内容提要

本书为中医药学高级丛书（第二版）之一，由全国二十余所中医院校、医院的专家编写而成。

本书在保持第一版的优势和特色的基础上，坚持继承与创新并存，博采了近十几年国内外中医诊断学在教学、科研、医疗等方面的新进展、新技术和新成果，并进行梳理与提炼，以便为今后中医药学的发展提供借鉴和思路。

本书仍按中医诊断学的基本体系进行章节划分，每单元都从基本内容、补充阐发、古代文献、研究进展四个方面阐述，力求全面深入系统地发掘整理

中医药学高级丛书

中医诊断学

第2版

主　编　朱文锋　袁肇凯
副主编　高尔鑫　杨牧祥　吴承玉　王天芳　陈家旭

图书在版编目（CIP）数据

中医诊断学/朱文锋，袁肇凯主编. —2 版 . —北京：人民卫生出版社，2011.4

（中医药学高级丛书）

ISBN 978-7-117-13821-5

Ⅰ. ①中… Ⅱ. ①朱… ②袁… Ⅲ. ①中医诊断学 Ⅳ. ①R241

中国版本图书馆 CIP 数据核字（2011）第 000504 号

中 医 诊 断 学

第 2 版

主　　编：朱文锋　袁肇凯
出版发行：人民卫生出版社（中继线 010-59780011）
地　　址：北京市朝阳区潘家园南里 19 号
邮　　编：100021
E - mail：pmph @ pmph. com
购书热线：010-67605754　010-65264830
010-59787586　010-59787592
印　　刷：保定市中画美凯印刷有限公司
经　　销：新华书店
开　　本：787×1092　1/16　**印张：**66
字　　数：1647 千字
版　　次：1999 年 11 月第 1 版　2025 年 3 月第 2 版第 24 次印刷
标准书号：ISBN 978-7-117-13821-5/R・13822
定　　价：128.00 元

中医药学高级丛书

中医诊断学(第2版)
编写委员会

主　　编

朱文锋　袁肇凯

副 主 编

高尔鑫　杨牧祥　吴承玉　王天芳　陈家旭

编　　委（按姓氏笔画排序）

丁成华　马维骐　王国斌　方朝义　刘华生
刘英锋　刘晓伟　刘燕平　孙贵香　严　灿
严石林　严惠芳　李　杰　李　晶　李灿东
杨　梅　杨晓晖　邹小娟　张　力　陆小左
陈雪功　周小青　郑　进　郑小伟　郑东升
胡志希　徐　征　顾　星　殷　鑫　唐亚平
黄利兴　黄碧群　龚一萍　彭清华　董昌武
谢梦洲　黎敬波　戴　红　魏　红　瞿岳云

编写人员（按姓氏笔画排序）

王　萍　王丽萍　吴秀艳　郑景辉　黄　勃
简维雄

中医药学高级丛书

中医诊断学(第1版)
编写委员会

主　　编

朱文锋

副 主 编

高尔鑫　季绍良　杨牧祥　张崇孝

编　　委（按姓氏笔画排序）

王鸿谟　邓中炎　庄泽澄　刘智壶　孙益鑫　严惠芳
李冰星　李绍芝　李鹏图　吴中柏　吴承玉　冷任轩
陈家旭　陈素云　张家锡　和贵章　柯新桥　袁肇凯
徐建国　黄惠勇　彭清华　瞿岳云　蔡光先

编写人员（按姓氏笔画排序）

马维骐　王其芳　艾　英　刘英锋　刘晓伟　刘　莺
阳　晓　严　灿　杨晓晖　肖绮玲　邹小娟　张　力
陆小左　陈雪功　周小青　周　萍　莫新民　唐金元
海　霞　常小荣　彭家谋　韩丽萍　韩树芬　黎敬波

出版者的话

《中医药学高级丛书》(第1版)是我社在20世纪末组织编写的一套大型中医药学高级参考书,内含中医、中药、针灸3个专业的主要学科,共计20种。旨在对20世纪我国中医药学在医疗、教学、科研方面的经验与成果进行一次阶段性总结,对20世纪我国中医药学学术发展的脉络做一次系统的回顾和全面的梳理,为21世纪中医药学的发展提供借鉴和思路。丛书出版后,在中医药界反响很大,并得到专家、学者的普遍认可和好评,对中医药教育与中医药学术的发展起到了积极的推动作用,其中《方剂学》分册获得"第十一届全国优秀科技图书三等奖",《中医内科学》获第16批全国优秀畅销书奖(科技类)及全国中医药优秀学术著作一等奖。

时光荏苒,丛书出版至今已十年有余。十余年来,在党和政府的高度重视下,中医药学又有了长足的进步。在"读经典,做临床"的学术氛围中,理论探讨和临床研究均取得了丰硕的成果,许多新观点、新方法受到了学界的重视,名老中医学术传承与经验总结工作得到了加强,部分疑难病及传染性、流行性疾病的中医诊断与治疗取得了突破性进展。在这种情形下,原丛书的内容已不能满足当今读者的需求;而且随着时间的推移,第1版中存在的一些问题也逐渐显露。基于上述考虑,在充分与学界专家沟通的基础上,2008年,经我社研究决定,启动《中医药学高级丛书》的修订工作。

本次修订工作在保持第1版优势和特色的基础上,增补了近十几年中医药学在医疗、教学、科研等方面的新进展、新成果。如基础学科方面,补充了"国家重点基础理论研究发展计划(973计划)"的新突破、新成果,进一步充实和丰富了中医基础理论,反映了当前我国中医基础学科研究的新思路、新方法;临床学科方面,在全面总结现代中医临床各科理论与研究成果的基础上,更注重理论与临床实践的结合,并根据近十年来疾病谱的变化,新增了传染性非典型肺炎、甲型H1N1流感、艾滋病等疾病的中医理论与临床研究成果,从而使丛书第2版的内容能更加适合现代中医药人员的需求。

本次修订的编写人员,在上一版专家学者的基础上,增加了近年来中医各学科涌现出来的中青年优秀人才。可以说此次修订是全国最具权威的中医药学家群体智慧的结晶,反映了21世纪第1个10年中医药学的最高学术水平。

本次出版共21种,对上一版的20个分册全部进行了修订,新增了《中医急诊学》分册。工作历时二载,各位专家教授以高度的事业心、责任感,本着求实创新的理念投入编写或修订工作;各分册主编、副主编所在单位也给予了大力支持,在此深表谢意。希望本版《中医药学高级丛书》,能继续得到中医药界专家和读者的认可,成为中医药学界最具权威性、代表性的重要参考书。

由于本套丛书涉及面广,组织工作难度大,难免存在疏漏,敬请广大读者指正。

人民卫生出版社

2010年12月

2版前言

《中医药学高级丛书·中医诊断学》(第1版)是人民卫生出版社在20世纪末组织编写的大型系列中医药高级参考书之一，是一本产生过较大影响的品牌著作。近十余年来，中医诊断学又有了长足的发展，新的诊断理论得到深入探讨，新的诊疗技术被陆续研发，临床诊断经验得到再整理与发掘，第1版的内容已不能反映中医诊断学的现实水平，不能满足广大读者的需求。在人民卫生出版社的统一组织下，我们于2008年10月启动了《中医药学高级丛书·中医诊断学》(第2版)的修订工作。

根据人民卫生出版社"丛书总体修订原则"，第2版编辑委员会结合本学科的特点及学术发展现状，制定并完成了以下的修订工作：

1. 明确指导思想：遵循第1版的指导思想和编写原则，本次修订工作是站在中医诊断学科发展的前沿，反映当前中医诊断学在临床医疗、中医教育、科学研究方面的最新成果，为今后中医药学的发展提供借鉴和思路。

2. 原书全面修订：在第1版主体框架未作明显变动的基础上，对原书的内容进行了一次全面修订，剪其繁芜，去粗取精，改正原书中存在的错漏，汰伪存真；删除其中较陈旧的内容，精简原书赘言。我们特别注意了中医诊断相关概念的准确性，古籍原文选用的贴切性，注释用语的简明性，以及中医诊断理论与临床的衔接性。此次修订之后，仍保持本书层次分明、条理清晰、实用性强的特点。

3. 新版信息扩展：在保持第1版的优势和特色的基础上，增补了近十几年国内外中医诊断学在医疗、教学、科研等方面的新进展、新技术和新成果。对于文献资料，我们严格筛选，取拾精华。其中，对古代文献的引用，注意选用较好的版本，并校对无误；对于现代文献的采用，则以核心期刊、知名专家、较高水平文章为主体。本次收集的参考文献发表日期截至2010年7月底。

中医诊断学是一门由基础到临床的桥梁学科，因此本书不仅为中医药大专院校教师、中医药专业研究生所需，同时也适用于中医和中西医结合临床医师，以及从事中医药科学研究的人员。

第2版的修订工作，我们组织了全国20多所中医院校、医院的学者参加，集各位专家教授数十年的教学、科研和医疗经验，在一定程度上反映了中医诊断学当前的学科现状和学术水平。虽经反复审改，但缺点和错误在所难免，恳请国内外专家和读者批评指正，以便于下一版修订和完善。

在本书修订期间，主编朱文锋教授不幸病逝，我们对其表示深切的悼念。

《中医药学高级丛书·中医诊断学》(第2版)编委会

2010年9月

1版前言

《中医诊断学》是根据中医学的理论体系，研究诊察病情、判断病种、辨别证候的基础理论、基本知识和基本技能的一门科学。它是中医基础理论与中医临床各科之间的桥梁，是中医学体系中的主要内容。

中医诊断学渊源古远，两千多年前的殷墟甲骨文中已有疾病的记载，《史记》生动地描述了扁鹊高超的诊疗技术，《内经》、《难经》已有"四诊"的方法与理论。汉代张仲景以"六经"论伤寒，以脏腑论杂病，创立了辨证诊治体系。王叔和《脉经》的问世，开诊断专著之先河，以后众多的脉诊、舌诊等专著的出现，大大丰富了中医诊断的内容与特点。"四诊合参"、"辨证论治"、"辨病与辨证相结合"等，已成为中医诊断的主要特点，六经辨证、脏腑辨证、病因辨证、气血津液辨证、卫气营血辨证、三焦辨证、经络辨证等，充分反映了中医诊断的灵活性、复杂性。尤其是近几十年来，中医诊断在继承前人经验的基础上，广泛开展了四诊客观化、病证规范化、辨证微观化等方面的研究，并取得一定的成绩，从而大大丰富了中医诊断学的内容。

随着中医事业发展，中医高等教育取得了丰富的经验。为了总结我国40年来中医诊断学科的成果，反映20世纪中医诊断学术发展的最高水平，进一步充实和丰富中医诊断学的内容，全面深入系统地发掘、整理中医诊断学的理论和实践资料，汲取历代中医学家的学术精华，反映当代的研究成果，我们应人民卫生出版社之约，编写了这本高级丛书《中医诊断学》，以满足中医药事业特别是高层次教学、科研和临床医疗的需要，促进医疗和科教水平的提高。

本书按中医诊断的基本体系进行章节划分，每单元一般包括基本内容、补充阐发、古代文献、研究进展四个方面的内容。其中：

【基本内容】赅括本单元的基本知识，突出完整性、系统性，并增添了学科中成熟的内容，以帮助读者掌握中医诊断的核心、要点。

【补充阐发】原则上是对诊断内容进行挖掘、应用、发扬、阐释、补充、析疑、解难，以及阐发新观点、新见解等，其中虽有的仅为一家之言，但均可帮助读者辨疑解惑，加深认识，启迪思维，知常达变。

【古代文献】选录历代著作中的精辟文献，以说明言有依据，论有源流。

【研究进展】主要为近、现代研究资料，如微观辨证、观察指标、新方法、新手段等，为综述性质，体现中医诊断的发展趋势，且有评述与展望，目的在于开阔视野，提供情报信息，借鉴新知。

本书的编写，组织了全国20多所中医院校、医院的专家学者参加。在集体审定编写大纲的基础上，分头搜集资料与编写，然后由主编统稿。由于编者水平所限，其中不可避免地存在一些不足之处，殷切期望得到专家和读者的批评指正，以便今后修改补充。

编者

1997年3月

目　录

上篇　诊　　法

中篇　辨　　证

下篇　诊断综合运用

绪　　论

【基本内容】

诊，即诊察了解；断，即分析判断。“诊断”就是通过察看、询问、检查患者，掌握病情资料，从而对患者的健康状况和病情的本质进行辨识，并对所患病、证作出概括性判断。

中医诊断学是根据中医学的理论，研究诊察病情、判断病种、辨别证候的基础理论、基本知识和基本技能的一门学科。它是中医学专业的基础，是联系基础理论与临床各科之间的桥梁学科，是中医学专业课程体系中的主干课程。

一、中医诊断学的主要内容

中医诊断学以研究疾病中各种症状、病名、证名的概念、临床表现、诊断方法及其相互关系为主要内容。

（一）诊法

指诊察收集病情的基本方法。主要包括望、闻、问、切四诊。张景岳说：“诊，视也，察也，候脉也。凡切脉望色，审问病因，皆可言诊。”其中：望诊是察看患者的神、色、形、态、舌象以及排出物等，从而发现异常表现，以了解病情的诊察方法；闻诊是通过听患者的语言、呼吸等声音及嗅患者散发出的异常气味和排出物的气味，以判断病情的诊察方法；问诊是询问患者有关疾病的情况，包括患者的自觉症状、既往病史、生活习惯等，从而了解病者的各种病态感觉和疾病的发生发展、诊疗等情况的诊察方法；切诊是通过切脉和触按患者身体有关部位，测知脉象变化及有关异常征象，以了解病变情况的诊察方法。

通过四诊所收集的病情资料，主要包括症状、体征和病史。症状是指患者自觉的痛苦和不适，如头痛、眼花、胸闷、腹胀等。体征是指经客观检查而发现的病情征象，如面色白，舌苔黄，脉浮数等。

症状和体征中医又统称为“症”，古代还将其称为病状、病形、病候等。“症”（含症状、体征）是反映疾病的现象，是判断病种、辨别证候的主要依据。

（二）诊病

诊病又称辨病，就是在中医学理论的指导下，综合分析四诊资料，判断疾病的病种，作出病名诊断的思维过程。疟疾、消渴、麻疹、红丝疔、股骨骨折、白喉等属于病名概念。疾病的病名，是对该具体疾病全过程的特点与规律所作的概括与抽象，即该疾病的代名词。

任何一种疾病的发生，都有一定的病邪、一定的病位、一定的病机，并以一定的病状表现于外，具有一定的演变规律。因此，对疾病进行判断是诊断所不可缺少的内容。

诊病为临床各科应讨论的主要内容，在中医诊断中主要是介绍疾病命名与分类等共性知识。

（三）辨证

证为中医学所特有的概念（不同于“病”、“症”）。“证”与“病”、“症”相对而言，是对疾病所处一定阶段的病因、病位、病性以及病势等所作的概括。证是对致病因素与机体反应性两方面情况的综合，是对疾病当前本质所作的结论。

证名——对证的本质的概括，如痰热壅肺证、脾肾阳虚证等。

证候——证所表现的具有内在联系的症状、体征，亦即证的外候，如表证的恶寒、发热、头痛、脉浮等。

证型——临床较典型、规范的证，如心血虚证、脾气虚证、肝气郁结证等。

辨证——是在中医学理论的指导下，对患者的症状、体征等进行分析、综合，对疾病当前阶段的病因病性与病位等本质作出判断，并概括为完整证名的诊断思维过程。

中医诊断学主要介绍各种诊查、辨证分类方法，以及由各种辨证方法综合而形成的辨证统一体系，辨证思维的技巧，常见证型的概念与临床表现。

（四）病案

病案是临床有关诊疗等情况的书面记录，古称诊籍。

病案包括医案和病历两种形式。其中病历要求将患者的详细病情、病史、诊疗等情况如实记录，以作为医疗、教学、科研、管理及司法的重要资料。

病历书写是临床工作者必须掌握的基本技能，因而也属中医诊断学的内容之一。

二、中医诊断的原理与原则

（一）中医诊断的基本原理

中医诊断的基本原理是建立在整体观念、相互联系的认识之上。《素问·阴阳应象大论》之“以我知彼，以表知里，以观过与不及之理，见微得过，用之不殆”为其纲领。具体有司外揣内、见微知著、以常衡变三点。

1. 司外揣内　司外揣内（语出《灵枢·外揣》），即观察外表的病理现象（症状、体征等），以推测内在的病理变化，从而了解所发生的疾病，认识内在的病理本质。其理论即如《丹溪心法·能合色脉可以万全》所说：“欲知其内者，当以观乎外；诊于外者，斯以知其内。盖有诸内者形诸外”，也即《灵枢·论疾诊尺》所谓“从外知内”之理。这一认识与近代“黑箱”理论非常相似。

2. 见微知著　见微知著（语出《医学心悟·医中百问歌》），是指通过微小、局部的变化，可以测知明显的、整体的病理状况。因为机体的某些局部，常包含着整体的生理、病理信息。这一理论与近代所谓“生物全息”、“缩影”等理论相通。

中医诊断中见微知著的典型例证，有面部色诊分候，即“此五脏六腑肢节之部也，各有部分”（《灵枢·五色》）；又如独取寸口诊全身之疾，即“独取寸口，以决五脏六腑死生吉凶之法”；而其他如耳诊、舌诊、目诊等局部分候脏腑的诊方都属于“见微知著”诊断原理的运用。

3. 以常衡变　以常衡变，即《素问·玉机真脏论》所谓“五色脉变，揆度奇恒”之义，是指通过观察比较，在认识正常的基础上，发现太过、不及的异常变化，从而认识事物的性质及变化的程度。

中医诊断应从对比中找出差别，从正常中发现异常，以认识病、证的本质。如疾病与健康，不同的面色或舌色，脉搏的虚、实、细、洪等，都是相对的，只有通过比较，才能发现是正常或异常，并进而认识疾病的本质，这就是“以常衡变”的诊断原理。

（二）中医诊断的基本原则

病情变化错综复杂，临床表现有显、隐、真、假、微、著之别，病、证有先后、主次、标本、合病、并病、兼夹之异。医生要从千变万化、纷纭复杂的表现中，抓住疾病的本质，对病、证作出正确的诊断，除了应熟悉中医学的理论与知识外，还需要遵循中医诊断的基本原则。中医诊断的原则主要有整体审察、诊法合参、病证结合三点。

1. 整体审察　疾病中存在广泛的整体影响，如局部病变可以影响到全身，全身病变也可反映于某些局部；外有病可以内传入里，内脏有病也可以反映于外；精神刺激可以影响脏腑生理功能，脏腑有病可以造成精神活动的异常；气机的病变可以造成形体的改变，形体损伤必然会影响气机功能；脏腑有病往往有气血阴阳的偏颇失衡，气血阴阳的盈亏必然会出现脏腑的病变；机体病变要受到时令气候等方面的影响，当周围环境的改变超过机体的适应范围，就可导致疾病。

中医诊断中整体审察的要求，是要全面了解局部与全身的病理表现；了解病史、体质、精神情绪、家庭、时令气候、周围环境等对病情的影响；从整体上对病情进行全面分析、综合判断，认识疾病的前后因果关系、演变发展趋势等。

2. 诊法合参　“诊法合参”是指四诊并重，诸法参用，综合收集病情资料。《素问》所谓“能合色脉，可以万全”；《医门法律》所谓“望闻问切，医之不可缺一”；《四诊抉微》所谓“然诊有四，在昔神圣相传，莫不并重”，均是强调诊法不可偏执。

四诊应并用或并重的道理，是因为四诊是从不同的角度诊察病情，方法各异，不能互相取代，各诊所收集的资料均对诊断有益。同时，临床上的病情资料，有时并不完全一致，甚至会出现矛盾，若单凭某诊就有可能导致误诊，故前人有所谓“舍症从脉”、“舍脉从症”、“舍舌从症”、“舍脉从舌”等说法，就是说，只有综合四诊资料，全面分析，才能得出正确的诊断。

实际上，临床上是四诊合参运用而难以截然分开的，并不一定按固定的诊法顺序进行。

3. 病证结合　在中医学中，“病”与“证”是密切相关的不同概念，中医诊断既要辨病，又要辨证。

辨病与辨证的意义不同，辨病有利于从全过程、特征上认识疾病的本质，重视疾病的基本矛盾；辨证则有利于认识疾病当前阶段证候的病位与性质，抓住当前阶段的主要矛盾。

中医诊断强调要病证结合，是因为虽然病与证都是对疾病本质的认识，但病、证反映的侧重面有所不同，两者不能互相取代。辨病与辨证相结合，是既重视疾病的基本矛盾，又抓住当前的主要矛盾。中医诊断在辨病基础上辨证有利于缩小辨证范围，先辨证后辨病则有助于对疾病全过程和本质的认识。

三、中医诊断学的发展简史

（一）中医诊断学的渊源

中医诊断疾病的理论与方法，早在《周礼·天官》便有“以五气、五声、五色，眡其死生”的记载。公元前5世纪著名医家扁鹊，即可通过“切脉、望色、听声、写形”，而“言病之所在”。

（二）中医诊断学的发展

各个时期在诊断方面都有突出贡献的医学家及主要著作列举如下。

中医学理论体系的经典著作《黄帝内经》，在诊法上有望神、察色、闻声、问病、切脉、诊尺肤等内容，从理论上奠定了诊法和辨证的基础，并贯串了病证结合的诊断思路。《难经》称四诊为神圣工巧的技能，尤其重视脉诊，其所提出的独取寸口诊脉法，对后世的影响极大。西汉名医淳于意(仓公)创立"诊籍"。东汉张仲景创立了辨证论治的理论,被公认为是辨证论治的创始人,他通过以六经为纲辨伤寒,以脏腑为纲辨杂病,将理、法、方、药有机地结合在一起,其代表著作《伤寒杂病论》在疾病分类上具有很高的水平。

西晋王叔和所著《脉经》为我国现存最早的脉学专著,集汉以前脉学之大成,分述三部九候、寸口、二十四脉等脉法。葛洪所著《肘后备急方》对天花、麻风等传染病,基本上能从发病特点和临床症状上作出诊断,并对黄疸患者进行了实验观察等。隋朝巢元方编撰的《诸病源候论》为我国第一部论述病源与病候诊断的专著,全书分 67 门,列各种病症 1739 候。宋代陈无择的《三因极一病证方论》是病因辨证理法较为完备的著作。南宋施发的《察病指南》是诊法专著,绘脉图 33 种,以图示脉象。元朝《敖氏伤寒金镜录》为第一部论舌专著,绘有 12 图,后经杜清碧增补为 36 图。金元时期,戴起宗撰写的《脉诀刊误集解》于脉学殊有见解;滑寿的《诊家枢要》专载诊法;刘昉的《幼幼新书》对望小儿指纹专有论述;危亦林的《世医得效方》论述了危重疾病的"十怪脉"。

明代张介宾所著《景岳全书》,内容丰富,论述精辟,其"脉神章"、"十问歌"、"二纲六变"等论述,对后世影响甚大。李时珍所著《濒湖脉学》,详述 27 种脉的脉体、主病和同类脉的鉴别,言简意深,便于习诵。《诊家正眼》、《脉诀汇辨》、《三指禅》、《洄溪脉学》、《重订诊家真诀》等,均为脉诊专著。清代张登所撰《伤寒舌鉴》,载有 120 幅舌图,梁玉瑜所作《舌鉴辨正》载图 149 幅,吴谦所著《医宗金鉴・四诊心法要诀》以四言歌诀简要介绍四诊理法,林之瀚的《四诊抉微》注意色脉并重,四诊互参。此外,《形色外诊简摩》、《医学实在易・四诊易知》对诊断也有一定意义。清代汪宏的《望诊遵经》为全面讨论望诊的专著。

明清时期中医学在瘟疫、温热类疾病的认识方面有突破性的发展。明代吴又可所作的《温疫论》对温病学说的发展起了极大的推动作用,清代叶桂的《温热论》、薛雪的《湿热病篇》、余师愚的《疫疹一得》、吴瑭的《温病条辨》、王士雄的《温热经纬》等书,记载了丰富的温热病诊疗经验,突出了望舌、验齿等内容,创立了卫气营血辨证、三焦辨证。在传染病方面,《痎疟论疏》、《时疫白喉捷要》、《白喉全生集》、《麻科活人全书》、《霍乱论》、《鼠疫约编》等书,对不同传染病的诊断与辨证,均有较详细的论述。

(三) 中医诊断学的进展

1949 年以后,随着科学的发展,中医学研究的深入,人们对中医诊察疾病的方法提出了新的要求,如对症状和体征不明显的患者,可以借助实验诊断或仪器检测的方法,从宏观到微观,从直接到间接,从定性到定量,使一部分不易为医生感官觉察的病情得以及时发现,为早期诊断及治疗提供依据。为使望、闻、切诊等的资料客观化,研制和引用了一些用于中医诊断的仪器,如脉象仪、舌诊仪、色差计等,使部分诊断手段得以客观化,在运用声学、光学、电学、磁学等知识和生物医学工程、电子计算机技术等方面,进行了多学科综合研究,获得了一些新的成就。为使中医诊断达到规范、统一的目的,近些年来开展了病证规范化研究,统一了病、证诊断术语,制定了各科病、证诊断标准,建立了病、证诊疗体系。

值得一提的是,近代在中医诊断的实验研究、仪器研制等方面,取得了一定的成就,在中医诊断规范化、标准化和微观辨证方面,也获得了可喜的成果。

四、学习中医诊断学的方法与要求

(一) 学习方法

中医诊断学是一门理论性、实践性、科学性很强的学科。它通过中医基础理论、基本知识、基本技能对疾病进行病、证诊断，既要有理论知识，又要有实际操作，还要进行分析思维。因此，学习中医诊断学，必须培养正确的学习方法。

（二）学习要求

在学习中，要理解中医基础理论对学习中医诊断学的意义，因为中医诊断的诊察方法与辨证思维，无不贯穿着基本理论；要特别强调临床实践对学习中医诊断学的意义，学习中要主动、积极地参加临床实践，正规操作，切忌浅尝辄止；要学习和正确运用辨证思维方法，注意思维方法、思维形式的锻炼和修养，以提高临床诊断水平。

【补充阐发】

一、有关“证”的若干概念

《说文解字》中有“證”、“証”字，“證”的本义为证实、验证，“証”通“證”，为证据、证验之义。中医学引申其作为疾病的征象、证据，如《伤寒论》、《金匮要略》各篇均称“病脉证并治”，并且既可指病状（如“但见一证便是”），又可指证候（如“有柴胡证”）。

“症”字虽义同“證”、“証”，但将部首“言”改为“疒”，当是专用于医学，然因其系俗字，故至清代才渐被中医书中正式采用。

实际上“證”、“証（证）”、“症”以及“征（徵）”字的含义有互通之处，在医学上都是指疾病的征象、特征、证据、验证，故在医学使用中常混淆。然而，在近代中医学中已逐渐约定证、症、征的各自含义，今有进一步规范之必要。

1984 年 4 月卫生部在北京召开的全国中医证候规范学术讨论会上，起草的证候初步定义为：“证候是疾病本质的反映，在疾病发生发展的过程中，它以一组相关的脉症表现出来，能够不同程度地揭示病位、病性、病因、病机，为治疗提供依据，并指明方向。”

“症”即症状，指患者自己主观体会到的痛苦或不适感觉。“征”即体征，指医生或患者自己可以发现的客观病理征象。“证”作为中医诊断的一个特有概念，实际又包括证名、证候、证型等概念。疾病过程中，具有内在联系的一组特定症状和体征，可将其称之为“证候”；医生通过对该证候进行辨析，所作出的诊断性结论称为“证名”；临床较为常见、规范的证名则称为“证型”。

二、关于辨证的“辨”与“证”

张仲景《伤寒论・辨太阳病脉证并治》指出：“观其脉证，知犯何逆，随证治之。”前后两个“证”字的含义显然不同，前面的证是指症状（即应为“症”），后面的证是指诊断性结论。因此，在中医学的历史过程中，“证”既可指症状、证据，又可指证名、证型。

那么，辨证的“辨”，则既可是对症状、体征的辨认，又可是对证名、证型的判断。这实际涉及到中医诊断中的两个认识过程。因为诊与断是既相联系又有区别的认识过程，诊察属于认，判断则是识。“辨”作为及物动词，“证”作为被认识的对象。“证”若是指可被诊察体认的现象或证据，则辨证的“辨”，是指发现临床症状、体征，辨认这些单个症状所表现的具体部位、性质、程度等，及其可能反映的临床意义的认识过程，即诊断中所谓“诊”的过程；“证”若是指诊断性结论，则辨证的“辨”，是指对通过四诊所得到的资料进行综合分析、思辨推理，即从众多的证名、证型进行分辨、区分的认识过程，即诊断中所谓“断”的过程。

同理，中医学所谓“审证求因”，实际上也可有两种理解。即通过审析症状而辨别病因（即“审症求因”）；通过分析思考而确定证名、明确病因。

三、"黑箱"理论与中医"司外揣内"的诊断原理

黑箱理论是控制论的一个重要概念，它是指内部结构不能或是不便被直接观察，但可以从外部去认识，通过考察对象的输出、输入及其动态过程，来研究对象的行为、功能等特性的科学方法。黑箱理论是认识和研究事物的有效方法，尤其对那些内部结构非常复杂的系统。推导联系，是黑箱理论中控制复杂系统的重要方法之一。中医诊断学的"司外揣内"原理，正是从外部进行观察，而不破坏机体结构的诊断方法，与黑箱理论有着惊人的相似之处。

中医认为人体的体征、症状，或是体表的变化，都不是孤立的，而是连动的，与疾病的主症互相联系，再由连动的变化，推导它们内在的生理以及病理的规律。中医的望闻问切四诊，就是对人体这个黑箱的各项输出进行综合考察，透过中医理论的破译，确定系统的定性、定量和定位，再进行诊治。尽管中医学没有精细的解剖学和生化理论来说明每一个器官的功能，可是经过系统化的观察，中医发现可通过这个快捷方式来解决存在的问题，这样越过解剖学、生化学、分子生物学，以及物理、化学各个方面的阻碍，直接通过观察功能变化，来判断脏腑的病理改变。黑黑的箱子，我们并不知道它的构造，可是我们能够用它，如同我们学会驾驶汽车之后，就可以开着车到任何地方，而不用去知道它的汽缸推动原理或是流体力学的风阻系数等。

四、"生物全息律"与中医"见微知著"的诊断原理

全息生物学是研究全息胚生命现象的科学，是生物学的一个重要分支。从胚胎学观点看，由于在受精卵通过有丝分裂分化为体细胞的过程中，DNA经历了半保留复制过程，所以体细胞也获得了与受精卵相同的一套基因，其也有发育成一个新机体的潜能。这在植物界表现得十分明显，如在吊兰长出软藤的末端或分枝处，可以萌发出一棵棵完整的植株。又如切下一块长芽的马铃薯，便可培育出一棵完整的马铃薯。而更有力的证据是用胡萝卜的一个分离细胞或细胞团成功地培养成一棵胡萝卜植株。在动物界也可发现许多证据，如出芽繁殖，全息学说认为，每一个机体包括成体都是由若干全息胚组成的，任何一个全息胚都是机体的一个独立的功能和结构单位；或者说，机体的一个相对完整而独立的部分，就是一个全息胚。在每个全息胚内部镶嵌着机体各种器官或部位的对应点，或者全息胚上可以勾画出机体各器官或部位的定位图谱。全息胚犹如整体的缩影，这些对应点分别代表着相应的器官或部位，甚至可以把它们看做是处于滞育状态的器官或部位。在全息胚内，各个对应点有不同的生物学特性，但是每一个对应点的特性都与其对应器官或部位的生物学特性相似。也可以把全息胚看做是处于某种滞育阶段的胚胎。因此，其内不仅含有全身的遗传信息和生理信息，而且在病理条件下，全身或局部的病理信息也相应地出现在全息胚或其对应点内。故可以认为面、目、舌、耳、脉等部位都是一个全息胚，它包含有人体各器官或部位的定位图谱，即反射区分布图。因此，观察、刺激反射区可以查出相应的病证。这一理论也揭示了中医学所寓藏的科学原理，为中医学"见微知著"的诊断原理提供了一定的理论依据。

五、中医学所揭示的"生命全息律"

中医学早已发现了人体生命全息现象的存在。如舌体的脏腑部位分属，独取寸口以诊五脏六腑之疾，尺肤诊法，耳廓如倒置的身形，眼分五轮候五脏，颜面分部色诊法，望唇系带以诊痔疮，察人中探讨与子宫的关系等等。

中医学认为，人体躯干部是一个较大的生命全息单位，如背部的背俞穴、胸腹部的募穴，可以分别配属五脏六腑；头部大至颜面、五官（五脏分别开窍于五官），各自形成一个生命全息系统，小至眼、耳、鼻、舌、齿，皆是相对独立的生命全息单位；其余的肢节，大至整个上肢或下肢，可以是一个生命全息单位，小至一个指节，也可以反映出整体的信息。

这种认识的形成，是与中医学以整体观为特点的认识论分不开的。人体的任何一个组织、器官、部位、物质，都不可能孤立存在，都受五脏所主；任何一个器官的构成、一种功能的实现、一种物质的生化，都是脏腑共同作用的结果。因而五脏之精微物质与功能信息，通过气血等沿着经脉而布达于周身，全身各部分的生理病理信息，也通过经气而传输于五脏，这样就形成了以五脏为中心，以气血精津为载体，以经脉为通道的整体生命观。这也就是机体任何一个相对独立的部分，都有可能获得并反映出整体生命信息的原理。因而可以把整个脏象经络学说，当成最早的生物全息理论。

整体的病变可以反映于局部，局部的病、症可从整体上进行诊疗，内脏病变可以反映于体表，在体表治疗可以获得全身性的效应，这正是生物全息律在医学上的具体运用，也是中医微诊诊法的主要理论依据。

六、中医诊断学从外知内的诊断原理

人体疾病的病理变化，大都蕴藏于内，仅望其外部的形色，听其声音，嗅其气味，切其脉候，问其所苦，而没有直接察觉到病变的所在，似乎会认为中医诊病不可能、不科学，或者觉得玄妙而不可知。其实不然。中医是怎样判断出疾病的内在本质的呢？其主要原理就在于“从外知内”（《灵枢·论疾诊尺》），亦即“司外揣内”（《灵枢·外揣》）。

“视其外应，以知其内”，“有诸内者，必形诸外”，这是前人认识客观事物的重要方法。我国先秦的科学家很早就发现，许多事物的表里之间都存在着相应的确定性关系，例如在地质学方面，《管子·地数篇》云：“上有丹砂者，下有黄金；上有磁石者，下有铜金；上有陵石者，下有铅、锡、赤铜；上有赭者，下有铁。此山之见荣者也。”《内经》更反映出了认识疾病应从外以测知内的光辉思想。因为事物的联系是普遍存在的，每一事物都与其周围事物发生一定的联系，如果因某些条件的限制而不能直接认识某一事物时，便可以通过研究与之有关的其他事物，间接地把握或推知这一事物。《灵枢·刺节真邪》说：“下有渐洳，上生苇蒲，此所以知形气之多少也。”表示可以从苇蒲生长的繁茂，推断出其下的湿地大小和肥瘠。同理，机体外部的表征与机体内部的状况必然有着相应的关系，通过观察分析体外的表征，应可把握人体内部的变化规律。《素问·阴阳应象大论》明确提出通过“以表知里”的方法，可以认识人体内部过与不及的变化。《灵枢·外揣》更具体地把从表知里的诊病原理用形象的比喻来进行说明，曰：“日与月焉，水与镜焉，鼓与响焉。夫日月之明，不失其影；水镜之察，不失其形；鼓响之应，不后其声。动摇则应和，尽得其情。……昭昭之明不可蔽。其不可蔽，不失阴阳也。合而察之，切而验之，见而得之，若清水明镜之不失其形也。五音不彰，五色不明，五脏波荡，若是则内外相袭，若鼓之应桴，响之应声，影之似形。故远者司外揣内，近者司内揣外。”《灵枢·本脏》亦说：“视其外应，以知其内脏，则知所病矣。”五脏外应于皮、肉、脉、筋、骨，以及耳、目、口、鼻、舌，所以视其外应，就可以知其内部五脏及其互为表里的六腑的病变。

七、四诊并重是中医诊断的原则

正确的诊断要对疾病进行整体考察，因而要对患者进行全面的检查和了解，就需要四诊并重。

望、闻、问、切四诊，各自从不同的角度检查病情，收集资料，各具独立的意义，不能相互取代。只有四诊并重，才能全面发现病情，病情资料越完整、越准确，则确诊的可能性就越大，四诊偏执，资料不全，难免不发生错误的诊断。因此，历代医家都强调色脉并重，四诊合参。诚如《医门棒喝·四诊合参与脉症从舍论》所说："望、闻、问、切，名曰四诊，医家之规矩准绳也。四诊互证，方能知其病源，犹匠之不能舍规矩而成器皿也。……自古医圣，莫不以脉症互印，是四诊之不可偏废，岂不彰彰乎哉？然则自谓切脉即能知病，而无籍于四诊者，其技果能超出轩岐、扁鹊、仲景乎？抑亦自欺，而又欲欺人乎？明者察诸，慎勿自误，而追悔莫及也。"

同时，临床上的病情表现，有相一致者，脉症相符、症舌相应，但也有不相一致者，脉症不符、症舌矛盾，这必然给诊断带来困难。如果医生偏执某诊，而不是全面收集病情，必然为一诊所误。所以张景岳说："凡治病之法，有当舍症从脉者，有当舍脉从症者。"徐大椿《医学源流论》亦说："症脉各有不同，有现症极明，而脉中不见者，有脉中甚明，而症中不见者。其中有宜从症者，有宜从脉者，必有一定之故。审之既真，则病情不能逃，否则不为症所误，必为脉所误矣。"因此，那种所谓"一望而知"或仅凭切脉来诊断疾病的做法，是不符合四诊合参的原则的，往往会因调查资料不全而作出错误的诊断，以致贻误病情，甚至造成不可挽回的严重后果。

八、临床思维中的辨证与辨病

"辨证"与"辨病"是中医学体系中认识疾病矛盾的两种思维方法，二者从不同侧面反映了疾病的某些本质，给临床治疗提供了一定的依据。但目前在中医临床思维中，对辨证比辨病要重视得多，往往强调辨证论治而不强调辨病论治，过度关注审证求因而不是审病求因。强调辨证的方法，对诊疗疾病虽发挥了不小的作用，但是一种不全面的认识方法。

"某某病"应该是指疾病的特殊规律，是使这一疾病与他病区别开来的特征，因而是对该病的致病因素、机体功能、形态结构变化等所作的本质性结论，所以辨病就是认识该疾病的矛盾的特殊性。"辨证"对同一疾病来说，重在认识其不同阶段矛盾的特殊性，却不能指出这一疾病与其他疾病的区别所在。强调"辨证"而忽视"辨病"，实际上是只强调事物矛盾的普遍性而忽视了其特殊性，因而势必妨碍进行病与病的区别，妨碍对疾病深层次的认识和对其形态结构的具体研究。因此，"辨病"与"辨证"同样重要，对于某些专科来说，如眼科、耳鼻喉科、伤科等，辨病显得更为重要，切不可忽视。

造成目前重辨证而轻辨病的原因，主要有以下几方面：一是"证"在于从整体上辨别疾病的病位与病性等本质，而"病"多从疾病现象、主症等命名，因此"辨证"更有利于临床治疗；二是由于历史的原因，中医学未能从微观病因和形态结构上真正认识疾病的本质，以致辨病显得无关紧要，于是采用多种辨证方法，从不同的角度观察疾病在整体上的反映性，从而有利于对疾病本质的认识；三是"重道轻器"观念的影响，在医学上表现为重整体功能的认识，忽视形态结构的研究，重视"天人相应"而忽视特殊致病因素；四是西医学重视对"病"的研究，特异性、针对性很强，中医学所说的"病"却相形见绌，于是在中西医结合、辨病与辨证相结合时，便忽视了中医学的病而只是重视其辨证。

九、诊断在中医学中的重要意义

在中医学领域中，基础理论要和临床实践相结合，主要是由诊断把它们联系起来。清代林之翰《四诊抉微·自序》说："维医之为道，……阐微穷奥，首重于诊。……如临河问津，舍梁筏乌能飞渡耶?”强调了诊断在理论和实践之间起着“舟楫”过渡的桥梁作用。

程文囿《医述》引《医验录》曰:“医医脉症罔辨之病。凡医人用药,须先认证,认证须先审脉。审脉明,斯认证真;认证真,斯用药当。凡有一症,即有一症之寒热虚实。苟不有以辨之,其能不倒行逆施乎?是证之重者,大寒偏似热,大热偏似寒,大虚偏似实,大实偏似虚。若仅就其似者而药之,杀人在反掌间也。然则于何辨之?即于脉辨之。如伤寒脉浮而紧数,按之有力者,知其证为阳邪在表也;若沉而急数,重按有力者,知其证为阳邪入里也。又如沉而且迟细而且软者,知其证为纯阴无阳也;若浮大满指,按之如丝者,知其证为阴极似阳也。诸如此类,宜细心辨别,斯临证无骑墙之见,用药无相左之虞。”说明脉症合参,辨证准确,是治疗用药无误的前提。

清代汪宏《望诊遵经》说:“将欲治之,必先诊之,非诊无以知其病,非诊无以知其治也。顾欲知其诊之所当然,究其诊之所以然,则凡峙天地古今之理,南北高下之宜,风时气候之殊,昼夜阴晴之变,以至赋禀强弱之不齐,老少居养之各异,莫不著见于四诊焉。但明乎血气、经络、皮肉、筋骨,与乎病之五脏六腑,证之七情六淫也哉!盖著乎外者,本乎内;见于彼者,由于此。因端可以竟委,溯流可以穷源。是故寒热补泻之法,因诊而定;标本先后之理,因诊而分;七方十剂、八法九针,莫不因诊而决用舍焉。”可以看出,正确的治疗取决于正确的诊断,而正确的诊断又是何等之不易。作为一名医生,应上知天文,下知地理,中旁人事,精通医理,色脉合参,思辨敏捷,方能诊之无误,治方有数。

十、中医诊断学主要古代专著简介

古代中医诊断学著作,大多为舌诊或脉诊的专著,如晋代王叔和《脉经》、宋代崔嘉彦《脉诀》、元代戴起宗《脉诀刊误》、元代滑寿《诊家枢要》、明代李时珍《濒湖脉学》、明代李中梓《诊家正眼》、明代李延昰《脉诀汇辨》、清代张璐《诊宗三昧》、清代黄宫绣《脉理求真》、清代周学霆《三指禅》、清代徐大椿《洄溪脉学》、清代周学海《诊家直诀》等,均为脉诊专著;元代杜本《敖氏伤寒金镜录》、清代张登《伤寒舌鉴》、清代杨云峰《临证验舌法》等为舌诊专著。除舌诊、脉诊专著(将分别在舌诊、脉诊章介绍)以外,还有以下属于诊断学的重要专著。

宋代施发《察病指南》,成书于1241年。书凡三卷,以脉诊为主,尚辑有听声、察色、考味等诊法,内容较为详细,是现存较早的诊断学专著。

清代林之翰《四诊抉微》,成书于1723年。书凡八卷,卷一、二论述望诊,卷三论述闻诊和问诊,卷四至卷八论述切诊,后附管窥附余一卷。本书全面总结了清以前有关四诊之成就,“先集经文,继附先哲之神髓,复分部而详之”,内容丰富,析理深刻,切合实用。强调四诊合参,四诊之中,尤重望诊。

清代吴谦《医宗金鉴·四诊心法要诀》,成书于1742年。以四言歌诀的形式,简要介绍望、闻、问、切四诊,提纲挈领,便于记诵。末附修正《素问》脉位图及订正《素问·脉要精微论》。

清代汪宏《望诊遵经》,成书于1875年。书凡二卷,上卷论述望诊的基本原则和纲领,下卷从眼、口、舌、唇、齿、鼻、耳、须发、头、面、腹、背、手、足、毫毛腠理、尺肤、皮、肉等部位的诊察进行辨证。是书系作者从《内经》、《难经》、《伤寒杂病论》等医著中搜集有关望诊的资料而辑成,立论有据,依遵经义,内容丰富,既有前人经验,又有个人临证体会,是一本有学术价值的有关望诊的诊断学专著。

清代周学海《形色外诊简摩》,成书于1894年。书凡二卷,上卷专论望形,首叙总义,次叙生形、病形及络脉形态等；下卷主论望色，首叙总义，次叙面色、目色、舌色及外诊杂法等。该书内容较全，对望诊的学习和研究有较大参考价值。

【古代文献】

《史记·扁鹊仓公列传》：……越人之为方也，不待切脉、望色、听声、写形，言病之所在。

《素问·经脉别论》：诊病之道，观人勇怯，骨肉皮肤，能知其情，以为诊法也。

《类经·脉色类》：黄帝问曰：诊法何如？诊，视也，察也，候脉也。凡切脉望色，审问病因，皆可言诊。

《素问·脉要精微论》：切脉动静，而视精明，察五色，观五脏有余不足，六府强弱，形之盛衰，以此参伍，决死生之分。

《难经·六十一难》：经言望而知之谓之神，闻而知之谓之圣，问而知之谓之工，切脉而知之谓之巧。何谓也？然。望而知之者，望见其五色，以知其病。闻而知之者，闻其五音，以别其病。问而知之者，问其所欲五味，以知其病所起所在也。切脉而知之者，诊其寸口，视其虚实，以知其病在何脏腑也。

《望诊遵经·叙》：望闻问切者，诊法也；针灸药石者，治法也。将欲治之，必先诊之。非诊无以知其病，非诊无以知其所治也。

《素问·五脏生成》：五脏之象，可以类推；五脏相音，可以意识；五色微诊，可以目察。能合色脉，可以万全。

《素问·阴阳应象大论》：善诊者，察色按脉，先别阴阳；审清浊，而知部分；视喘息，听声音，而知所苦；观权衡规矩，而知病所主；按尺寸，观浮沉滑涩，而知病所生。以治无过，以诊则不失矣。

《伤寒论·序》：夫天布五行，以运万类，人禀五常，以有五脏，经络府俞，阴阳会通，玄冥幽微，变化难极。自非才高识妙，岂能探其理致哉！……观今之医，不念思求经旨，以演其所知；各承家技，始终顺旧；省疾问病，务在口给；相对斯须，便处汤药；按寸不及尺，握手不及足，人迎趺阳，三部不参，动数发息，不满五十，短期未知决诊，九候曾无仿佛；明堂阙庭，尽不见察，所谓窥管而已。夫欲视死别生，实为难矣。

《备急千金要方·大医精诚》：今病有内同而外异，亦有内异而外同，故五脏六腑之盈虚，血脉营卫之通塞，固非耳目之所察，必先诊候以审之。而寸口关尺，有浮沉弦紧之乱；俞穴流注，有高下浅深之差；肌肤筋骨，有厚薄刚柔之异，唯用心精微者，始可与言于兹矣。今以至精至微之事，求之于至粗至浅之思，其不殆哉！……故学者必须博极医源，精勤不倦，不得道听途说，而言医道已了，深自误哉！

凡大医治病，必当安神定志，无欲无求，先发大慈恻隐之心，誓愿普救含灵之苦。若有疾厄来求救者，不得问其贵贱贫富，长幼妍蚩，怨亲善友，华夷愚智，普同一等，皆如至亲之想。亦不得瞻前顾后，自虑吉凶，护惜身命，见彼苦恼，若己有之，深心凄怆，勿避崄巇，昼夜寒暑，饥渴疲劳，一心赴救，无作功夫形迹之心。如此可为苍生大医，反此则是含灵巨贼。

《素问·移精变气论》：欲临病人观死生，决嫌疑，欲知其要，如日月光，可得闻乎？岐伯曰：色脉者，上帝之所贵也，先师之所传也。上古使僦贷季，理色脉而通神明，合之金木水火土、四时、八风、六合，不离其常，变化相移，以观其妙，以知其要。欲知其要，则色脉是矣。色以应日，脉以应月，常求其要，则其要也。夫色之变化，以应四时之脉。此上帝之所贵，以合于神明也。

《素问·疏五过论》：善为脉者，必以比类奇恒，从容知之。为工而不知道，此诊之不足贵，此治之三过也。……圣人之治病也，必知天地阴阳，四时经纪，五脏六腑，雌雄表里。刺灸砭石，毒药所主，从容人事，以明经道，贵贱贫富，各异品理。问年少长，勇怯之理，审于分部，知病本始，八正九候，诊必副矣。

《素问·征四失论》：不适贫富贵贱之居，坐之薄厚，形之寒温，不适饮食之宜，不别人之勇怯，不知比类，足以自乱，不足以自明。此治之三失也。诊病不问其始，忧患饮食之失节，起居之过度，或伤于毒。不先言此，卒持寸口，何病能中？妄言作名，为粗所穷。此治之四失也。

《灵枢·本脏》：视其外应，以知其内脏，则知所病矣。

《素问·阴阳应象大论》：以我知彼，以表知里，以观过与不及之理，见微得过，用之不殆。

《灵枢·外揣》：日与月焉，水与镜焉，鼓与响焉。夫日月之明，不失其影；水镜之察，不失其形；鼓响之应，不后其声。动摇则应和，尽得其情。……昭昭之明不可蔽，其不可蔽，不失阴阳也。合而察之，切而验之，见而得之，若清水明镜之不失其形也。五音不彰，五色不明，五脏波荡，若是则内外相袭，若鼓之应桴，响之应声，影之应形。故远则司外揣内，近则司内揣外，是谓阴阳之极，天地之盖。

《灵枢·邪气脏腑病形》：夫色脉与尺之相应也，如桴鼓影响之相应也，不得相失也。此亦本末根叶之出候也。故根死则叶枯矣。色脉形肉，不得相失也。

《素问·刺节真邪论》：下有渐洳，上生苇蒲。此所以知形气之多少也。

《灵枢·论疾诊尺》：黄帝曰：余欲无视色持脉，独调其尺，以言其病，从外知内，为之奈何？岐伯曰：审其尺之缓急、大小、滑涩，肉之坚脆，而病形定矣。

《丹溪心法·能合色脉可以万全》：欲知其内者，当以观乎外；诊于外者，斯以知其内。盖有诸内者形诸外。苟不以相参而断其病邪之逆顺，不可得也。……诚能察其精微之色，诊其微妙之脉，内外相参而治之，则万举万全之功，可坐而收矣。《素问·五脏生成》曰：能合色脉，可以万全。其意如此。原夫道之一气，判而为阴阳，散而为五行，而人之所禀皆备焉。夫五脉者，天之真，行血气，通阴阳，以荣于身。五色者，气之华，应五行，合四时，以彰于面。惟其察色按脉而不偏废，然后察病之机，断之以寒热，归之以脏腑，随证而疗之，而获全济之效者，本于能合色脉而已。

《灵枢·五阅五使》：脉出于寸口，色见于明堂，五色更出，以应五时，各如其常，经气入脏，必当治里。……鼻者，肺之官也；目者，肝之官也；口唇者，脾之官也；舌者，心之官也；耳者，肾之官也。黄帝曰：以官何候？岐伯曰：以候五脏。故肺病者，喘息鼻张；肝病者，眦青；脾病者，唇黄；心病者，舌卷短，颧赤；肾病者，颧与颜黑。……黄帝曰：五色之见于明堂，以观五脏之气，左右高下，各有形乎？岐伯曰：腑脏之在中也，各以次舍，左右上下，各如其度也。

《医学源流论·四诊合参》：凡诊病之法，固莫妙于脉。然有病脉相符者，有病脉相左者，此中大有玄理。故凡值疑似难明处，必须用四诊之法，详问其病由，兼辨其声色，但于本末先后，中正之以理，斯得其真。若不察此，而但谓一诊可凭，信手乱治，亦岂知脉症最多真假，见有不确，安能无误？且常诊者知之犹易，初诊者决之甚难。此四诊之所以不可忽也。

《医门棒喝·四诊合参与脉症从舍论》：望、闻、问、切，名曰四诊，医家之规矩准绳也。四诊互证，方能知其病源，犹匠之不能舍规矩而成器皿也。盖望者，望面色之明晦、舌苔之有无，以辨病邪之轻重进退也；闻者，闻声音之怯壮、语言之伦次，以辨神气之爽昧强弱也；问者，问病之由、痛苦之处，以辨内伤外感、脏腑经络，尤为紧要也；切者，切脉之浮沉迟数、有力无力，以辨虚实阴阳，而与外证参合逆顺吉凶也。……自古医圣，莫不以脉证互印。是四诊之不可偏废，岂不彰彰乎哉！然则自谓切脉即能知病，而无籍于四诊者，其技果能超出轩岐、扁鹊、仲景乎。抑亦自欺，而又欲欺人乎。明者察诸，慎勿自误而追悔莫及也。

【研究进展】

一、中医诊断研究的范围[1,2,3,16,17,24,25]

中医诊断，是通过一定途径，采用一定手段，收集临床资料，并在中医理论指导下，对病情资料进行分析、综合、判断，导出反映疾病本质的病证概念，为遣方用药提供依据的过程。中医诊断是中医基础理论与临床各科之间的桥梁，其具备自身的基本理论、基本知识和基本技能，形成了完整、独立的学科体系，在整个中医学科中占有极为重要的地位，临床各科研究的内容主要是诊断和治疗两大部分，各科都与诊断不可分离。

在中医学的悠久历史中，诊断学的内容不断得到充实和发展。伴随着现代科技的不断渗入，近几十年来，中医诊断学的研究更是方兴未艾，是当前中医药研究中非常活跃的一个领域。

目前的中医诊断研究在蕴涵传统特色的基础上，又被赋予了时代的使命，其研究已逐步形成了以四诊客观化、病证规范化、辨证微观化、教学多元化为主要内容的研究体系。中医诊断学的范围极为广泛，其内容既包括对临床病症资料进行收集所采用的手段与方法，又包括诊断思维过程中的理论指导及对病证概念的明确与规定。从诊断学科的诊法、辨证等基本内容到临床各科具体病证的诊断；从抽象的基本理论到临床的操作运用；从文献整理、各种专著的出版，继承传统学术精华，到收集散见于医者个人乃至民间独特的诊断方法与经验；从制订各科病、证诊断标准、建立病证诊断体系等宏观研究，到利用各种先进的检测指标探讨病证本质等微观研究；从借用、研制各种仪器设备，到各种病证动物模型的复制；从大样本的流行病学调查，到精确的数理统计分析；从探讨诊断思维的基本原理，到分析诊断失误的原因等等，都是中医诊断学涉猎的范围。

二、中医诊断研究的主要内容

（一）四诊客观化研究[13,14,26,27]

传统的中医诊断方法主要借医者的主观诊察及患者对主观病感的描述，病症资料来源受客体和主体主观因素的影响和干扰，模糊而欠精确，重复性较差，为此，现代诊断提出了四诊客观化的要求。

所谓“四诊客观化”，应是指对以往凭医者直观诊察所收集的病情资料，使之能通过各种客观指标反映出来，诸如色泽的分辨、面或舌的有神无神、声音的清浊低亢、疼痛的性状与程度、脉搏的虚实洪细等等，即使病情资料从主观认定变为客观定性定量。四诊客观化的内容，可有以下几个方面：

其一，在原有中医诊法的基础上，根据整体观念、全息思想，挖掘、创研新的诊法。如头诊、眼科五轮诊法、虹膜诊法、耳诊、鼻诊、唇诊、腭黏膜诊、舌诊、齿诊、腹诊、脐诊、手诊、鱼际脉络诊、目络诊、皮纹诊、足诊、四肢诊、肛门诊、腧穴诊、示指侧全息诊法等等。

其二，研制、利用各种检测仪器，使病症资料客观化。如利用色差仪对面部及皮肤色泽进行定量观察；利用红外成像仪、热辐射仪、皮温计、深部测温计等进行肢端、腧穴测温，以探求脏腑的病变；利用声波摄谱方法、录音方法、声图仪等摄取声波，用频谱分析正常人及与病证之间的关系；利用气相、液相色谱技术分析口腔呼出气体成分与构成比，作为分析病证的指标等；利用B超，并研制出腹诊参数检测仪、腹力探测仪等以研究腹诊。通过对舌诊仪的研制与运用，探讨舌象的形成机制、正常人及临床病证的舌象变化规律；对脉诊仪的研制与运用，开展了正常人脉象及其影响因素的观察，各种病脉的形成机制及所主病证，建立脉象图与病证的相关性等。

其三，对传统望、闻、问、切四诊进行面的拓展与延伸，如进行X线、B超、A超、超声多普勒、CT、磁共振、放射性核素、介入放射诊断等影像学研究，通过心功能、肺功能、脑电、心电、各种阻抗血流图等检测手段对四诊进行补充发挥。

其四，要重视活体信息、动态信息、生态信息、外内环境作用于人体的整体信息，要重视不同人群的标识，不同成因的结果。从单个、零散的基因到整体的基因组学研究，对四诊的综合研究有很好的启示。要引进循证医学的研究方法，确立整体研究思路，形成综合分析系统并建立分析与解释系统，发现特异性。

其五，要密切结合临床进行四诊客观化研究，以使其更好地发挥临床效应。要加强对人体功能性的物理检测研究，使四诊量化、智能化的综合采集分析系统研究形成产业化。

（二）病证规范化研究[10,11,28,29]

中医诊断规范研究包括病的规范、证的规范、症状规范、病案规范四大部分内容。"病"的规范研究包括病名的规范，疾病诊断标准与鉴别诊断，病种的分化，疾病分类等内容；"证"的规范研究包括证名的规范，辨证要素的统一，证的诊断标准，辨证体系的建立等；"症"的规范包括症状、体征及检测指标的定义，症的客观化、定量化，症对各病、证的诊断贡献度等；"病案"的规范包括病案书写通则，书写格式，书写内容等。

对于"症"的规范研究，《中医临证备要》、《中医症状鉴别诊断学》等书，对各症的概念和辨证辨病意义有较详细阐述。

对于"证"的规范研究，近些年出版的《中医证候鉴别诊断学》、《中医证候辨证轨范》、《中医证候规范》等书，都对常见证型作了概述、鉴别等规范化整理。另一方面，一些医家对于概括辨证基本内容（或称辨证要素）的认识，已渐趋统一，从而抓住了辨证的实质，为把握复杂的辨证体系找到了执简驭繁的要领。《中医虚证辨证参考标准》、《血瘀证诊断标准》等，则提出了某些基本证的诊断依据。

针对国际业已明确的疾病，通过严格的、大样本的中医证候临床流行病学调查，准确阐述不同证候的特点及其出现频率、演变规律、证候相兼、不同治疗方法对证候的影响，并在此基础上逐一建立起具体疾病的辨证标准。要注意疾病不同，且病情、兼证、病程不一，不可能只有一个标准。辨证标准的制定要符合中医的理论与实践，要适应当今临床实际，还要面对临床的需要去不断发展。

在"病"的规范研究方面，对于中医疾病病名的整理、分化、分类、诊断标准等作了大量的工作。同时，经过反复讨论，对于疾病的中医命名原则、命名形式、取舍依据、中西医病名对照的原则与方法等，其认识渐趋统一。并且相继制定颁发了《中医病证诊断疗效标准》、《中医病证分类与代码》等国家和行业标准，加速了中医诊断规范化的进程。

1991年国家中医药管理局颁发了《中医病案书写规范》，包括病案书写通则、统一名称、排列顺序、书写格式、各科情况书写要求等内容，从而使中医病案书写得以规范。

（三）诊断微观化研究[4,5,6,30,31]

上海从20世纪50年代就开始了"肾"本质的研究，自沈自尹提出"微观辨证"的概念之后，诊断微观化研究方兴未艾。所谓微观辨证，亦或称为辨证微观化、诊断微观化研究、证的实质研究、证的现代化研究等等，都是指采用现代科技，尤其是西医学的先进技术，在较深入的层次上，对病情进行较为微细的检测，以求从微观上更准确地认识和辨识病证，更为本质地阐明证的物质基础，简言之即用微观指标认识和辨别证。

从事微观化研究，主要从两个方面着手。一是针对八纲辨证、气血辨证之“证”进行，以阐明阴阳学说、寒热本质、气血理论，如对气虚证的研究、血瘀证的研究、阴虚阳虚证的研究等；二是针对脏腑辨证之“证”进行，以解释脏腑病证的本质，如对肾实质、脾实质、肝实质的探讨等。这些研究主要采用了生化免疫指标、电生理、微循环、阻抗血流图、血液流变、细胞分光、微量元素、病理形态、影像学、色度学、热能辐射等技术手段，从而大大扩展了中医诊断的思路和视野，获得了许多有益的资料。“微观辨证”对于传统的“宏观辨证”起到了发展、补充和深化的作用。

必须注意，利用现代理化检测手段进行中医微观辨证的目的是将先进的诊断技术和方法纳入中医诊断体系之中，发展和完善中医诊断学，并非将中医辨证与西医诊断结果简单相加。在微观辨证的研究中，要阐明所涉及的某些现代理化检查的原理和方法及其在中医微观辨证中的意义，并逐步扩大其研究和应用范围，为建立微观辨证学作出尝试，以实现中医诊断质的飞跃。

（四）临床诊断研究

各科病证都与诊断有关，其中与《中医诊断学》关系密切者，主要是各病种的辨证分型及其客观指标的研究。

其一是拟定了一批疾病的辨证分型方案。如慢性肾炎的辨证分型；冠状动脉粥样硬化性心脏病中医辨证标准；中风病证候诊断标准；肝病证候辨证标准；消渴病辨证分型；慢性非特异性溃疡性结肠炎中西医结合诊断、辨证和疗效标准；白塞综合征的诊断标准——中医辨证标准及疗效评判标准；5 种皮肤病的中西医结合诊断与疗效判定标准；单纯性肥胖病的中西医结合诊断与疗效标准等。

其次是运用现代仪器进行中医病、证诊断。如急性期中风中医诊断与颅脑 CT 扫描关系分析；细胞 CT 技术在脾虚证研究中的应用；小儿肾病综合征辨证分型与血浆白蛋白等的关系；食管癌中医分型与 X 线征象及病理分型对照分析；血象与证候关系；慢性胃炎中医分型与客观指标检测；主观性耳鸣客观测量与中医临床证型关系等。

再次是通过观察舌脉等变化探讨中西病证的诊断规律。如精神分裂症舌象、舌苔细胞学研究；声带息肉的舌诊及血液流变与血瘀的关系；“再障”脉诊的临床研究等。

（五）教学及其他方面研究

教材作为教学知识的基本媒体，全国统编使用的《中医诊断学》教材已至第六版，并先后编印了教学参考书、舌诊图谱等资料。为配合教学，还建立了中医诊断学国家试题库，即将投入使用。在教学手段和方法上，各校进行了不同程度的探索和改革，如开设了实验课，运用了录像、幻灯、仪器、模型、挂图、图谱等声像教材进行辅助教学，现在有的院校还研制了诊断学多媒体教学系统、诊断思维和辨证诊断电子计算机软件，这都将大大提高诊断学的教学水平。中医诊断信息库也正在建立之中。

辨证数学模型的建立，使诊断在数学的帮助下精确化。如多元逐步回归模型的确立，用于证的诊断与鉴别，使辨证标准引入量的概念，提高了诊断的效率；特尔菲方法的引入，可以有效地总结名老中医的诊断经验，给各种模糊信息进行模糊定量。又如由四诊特征幂集到证型幂集作为分析推理过程，再由证型幂集到断语幂集的映射，这种评判过程，模拟了人脑辨证的逻辑思维过程，从而促进了中医诊疗专家计算机软件的实现。

为了进行诊断客观化、微观化研究，现已重视“证”的动物模型的复制。根据中医学的病因病理，现已初步研制出脾虚、阴虚、阳虚、气虚、血虚、血瘀、肝郁、寒证、热证、里实、亡阳等“证”的动物模型，为加快研究进程提供了有益的帮助。

三、中医病证动物模型的研制简介[22,23,32,33]

动物病证模型的研制对医学发展有着重要意义，已经成为现代中医学理论研究中不可缺少的手段之一。关于中医诊断中如何应用动物病理模型的问题，是一个新的课题。因为中医临床诊断主要靠四诊等手段来进行辨证，并没有各种实验室或病理组织学等检查指标；而对于人体以外的各种动物来说，因为没有主诉，很难得到四诊资料，以致往往无证可辨，主要是靠实验室各种检查来确定病理类型；中医的七情、六淫等损伤因素不易模拟，且各种检测指标往往缺乏特异性。这就给制造各种中医病证的动物模型带来了很大的困难，也局限了中医动物模型的运用范围。

近三十年来，中医诊断在病证动物模型方面有了一些初步探索，创造了部分较为符合中医病证诊断的动物病理模型，如阳虚模型、血虚模型、血瘀模型、寒证模型、热证模型等等。当然，对这些模型的认识并未统一，如动物与人在生理上，特别是在心理上有很大的差别，所得到的资料无法满足中医辨证的需要，且中医“证”的本质尚未真正揭示，所作模型是否反映了该病证诊断的本质尚待探讨。但是应当认识到，单凭四诊已难满足临床对病证诊断的要求，而对人体又很难进行一些损伤性检查，包括组织形态学观察等，也很难进行带试验性质的检查或治疗，因此病理动物模型的研制，不失为中医诊断研究的途径之一。

病理动物模型的制作，在动物种类、种系的选择，用作模型动物的配对一致，制作的操作方法、制作病程时间、是否给药及用药剂量与途径等方面，已有西医学的经验可以借鉴。中医学则在制作原理上正在探索符合中医病证特点的方法与途径，如应对中医病因有辩证的理解，对损伤效应作合理的分析等。

复制中医病证动物模型需要遵守 4 个基本的原则：①以中医理论为指导；②复制的模型症状符合中医临床；③相应的药物能够反证治疗；④模型稳定，能重复。模型造型成功的依据包括：①模拟中医病因；②模拟临床症状；③客观检测指标；④中医方药反证等基本要求。复制理想的中医动物模型可以采取以下几个步骤：①选择研究的病、证模型；②了解相应病、证的临床表现、病因、病理和病机；③紧密关注临床，找寻适当造模因素；④选择恰当造模动物；⑤选择恰当的评判指标；⑥通过药物进行反证；⑦能重复验证。

对于缺乏四诊资料的动物模型，如何对其进行辨证？一般是从以下几个方面进行考虑的：一是根据中医理论设计制作“证”的动物模型，如将动物置于寒冷的环境中，或以过量的寒凉中药给予动物，其所制成的动物模型，可以认为具有“寒证”的特征。二是将动物的表现与人的症状与体征相联系，如所制成的动物如有腹泻、纳减、体重减轻、消瘦、不活泼等表现，就认为可能有“脾虚”的证候。三是进一步作各种试验以取得数量指标，如将小鼠放在一定温度的冰箱中，观察其冻僵所需的时间，作为寒证的定量标准，即所谓“耐冻试验”；将小鼠放在冰水中游泳，观察疲劳没顶时间，作为虚寒证的指标等。四是结合“证”本质研究的成果作为指标，如通过血液流变学或微循环的观察，以了解动物是否有“血瘀”的存在；阳虚患者往往有尿-17 羟皮质固醇减少，因而对于肾上腺皮质功能减退的动物模型可以考虑为阳虚证。

四、中医诊断研究评述与展望[7,8,9,12,15,20,21,34,35]

与西医学相对而言，在中医诊疗体系中，诊断是较为落后的方面，因而也是值得重点研究、大有可为的方面，是最应现代化，也是最有可能实现现代化的领域。

现在除了中医诊断学科自身乃至整个中医学都在研究诊断的内容以外，尤其是借用了西医学所采用的仪器、方法、手段，还吸引了多学科的专家，运用各方面的知识、技术，对中医诊断进行了多途径、多层次、多领域的研究，体现出了传统与时代交融，艰难与希望同在。已往研究的成就是不容忽视的，这些新的研究思路与方法的运用，有可能冲破中医学术体系的封闭性，带来某些实质性的进展。但是其中存在的问题也很多，尤其是背离中医学理论与特色的研究，其结果有可能将中医学引入歧途。因此，我们必须保持清醒的头脑，认真总结分析，研究对策，以求事半功倍之效。

中医诊断的宏观研究与微观研究相结合，总结传统的诊法经验与延伸、扩展诊法手段，尽可能地使病情资料客观化与高度重视医生的主观思辨能力、中医学的整体观念，即宏观与微观、主观与客观、定性与定量、传统诊法与现代科技手段的结合，是中医诊断学研究的趋势、方向和出路。

中医诊断的检测手段较为落后，不能永远停留在“三个指头，一个枕头”的水平上，可以采用“拿来主义”，积极引进声、光、电、磁等现代科学仪器和技术，使之为我所用，以提高诊断的准确性、客观性。在四诊客观化研究方面，传统的望闻问切诊法虽似简单、模糊，却简便而全面，更加上诊察与思辨的交互诊断过程，因此远非一个舌象仪、脉诊仪或其他单项检查手段所提供的信息，就能替代中医四诊所获得的资料，如脉诊的“三部九候”、舌苔的颜色等，至今尚未找到理想的解决办法，“有神、少神、无神”概念的确定，更需医者高度的综合概括，“一会即觉”的意会，而非仪器所能简易作出判断。再加之仪器使用的“不便”，其可信度、精确度亦尚难令人完全满意，所以医生们还是习惯于传统诊法，客观化仍处于研究、实验室阶段，离临床推广应用还有相当大的距离。最简便而又准确的诊断方法，最容易为医者所接受，也最富有生命力，而医生们由于受中医固有理论和知识的束缚，不愿意和不善于发现新的诊断闪光点。因此，我们一方面仍应积极研制和引进新的检测仪器，并提高其临床的实用性；另一方面总结创立和验证行之有效的独特诊法、局部诊法，如预后诊法、试治诊法、中医影像诊法等，以丰富诊察的内容，也应引起高度重视。

由于中医学术自身的复杂性和特殊性，中医诊断规范的基础还很薄弱，中西两种医学诊断体系的相互渗透与矛盾，虽也提供了某些有益的启迪和借鉴，但也更加增大了中医诊断规范的难度。现在对规范化研究的整体思路与框架还不够明确，尚未完全取得共识，未获得广泛理解。由于诊断基本概念的混乱，古今的演变，现实的复杂，以致当今约定的含义并未被多数学者所掌握，或即使承认也远未恪守，因而当前有关病、证、症、候等的应用仍然极不规范。由于主管部门不一，各自为政，以致新编订的标准、规范，其内容并不统一，从而出现了新的不规范，必然影响应用。因此，在今后的诊断规范研究中，卫生行政主管部门应该统一步调，正确部署与组织协调各方面的关系，避免重复和矛盾，并且有必要召开全国性专业学术研讨会，进一步统一认识，以利于加快研究进程和推广应用。应当宏观设计，统一规划，确立原则，突出特色。如虽然每一具体病、证的诊断标准等可以分批制订、分批颁发实施，但病、证体系的建立则应总体完成；中医的病名诊断应当以中为主，能中不西；病、证、症名应当与中医基本理论相应、一致。应当打好规范的基础，如应进一步明确和严格区分病、证、症的概念与关系；加快中医基础理论方面的规范研究；规范好中医诊断的基本术语；进行大量病案统计分析，开展流行病学调查等。研究中还应对内、妇、儿等科的“病”进行分辨，即对原有症状性或病类性的所谓病名加以分化，使每一病名都能代表具有独立诊断意义的病种；对于其余专科则应发展完善其辨证体系，克服不重视辨证或针对性不强的弊端。在制订每一病或证的诊断标准时，有分析地吸取某些现代理化检测指标作为诊断与鉴别的部分依据，则可提高诊断的可靠性、针对性和实用性。

微观辨证的深入研究，几乎现代医用检测仪器和方法基本上都用到了，其深度已到了细胞、亚细胞、分子、亚分子水平，从中找到了许多有关的病理改变指标，为中医辨证提供了一定的客观根据，特别是在“无证(症)可辨”的情况下，有助诊断的深化。然而其前提条件是不能脱离中医学理论，不能背离整体、辩证认识的特点，要建立在证的规范的基础上，不能脱离临床诊疗实践，否则就会失其所本，以致出现研究血瘀者凡病皆有瘀，研究气虚者则几乎人人皆为虚，这种研究结果是难以为中医界所接受的。再者，微观指标普遍存在着特异性不强的问题，往往一个“证”可以出现许多方面的病理改变，数十项指标都有可能出现异常，而这些指标在其他证中同样也可以出现，不少项目是单指标的孤立研究，既不同步，又非动态，可比性并不强，同时某些研究数据的真实性也还值得怀疑，因而很难从中找出具有确诊意义的特征性指标。但是现在还在大量从事这方面的重复研究，并在不断涌现和寻找更新、更精细水平的指标，这势必耗费大量人力、财力，其收效并不理想。因此，有必要强调，在开展微观研究、实现客观化的过程中，一定要坚持中医学从整体上进行综合判断的自身特点，客观地看待各种微观信息在整个病理变化中所处的地位，不能本末倒置，要在突破性和实用性上多作工作。同时现在很有必要由在学术上对中西两方面都很有造诣的专家，对已有研究资料进行一次全面系统的综合整理、科学分析，争取能从中发现和确定某些带有规律性的认识和可供参考的指标来，并注意用中医学理论予以消化，使之真正作到为我所用，避免盲目和不必要的重复。

现在从微观角度对中医诊断进行研究，处于压倒多数的优势。其实从宏观的角度研究中医诊断，应当大有可为。天文地理、气候环境、精神心理、体质性格、人文社会等因素，在病证诊断中均有着重要的意义。现在连起码的流行病学调查都作得很少，如所谓春温、风温、暑温、湿温等各自包括的病种、流行的时令、地域、条件等，尚缺乏有说服力的调查统计分析资料。对临床所收集的资料如何进行轻重分级量化，每一症状对各病证的诊断贡献度及其判别阈值等，尚未见全面系统的报道。又如六淫、七情等刺激，对人体生理生化可产生些什么影响？常可导致什么疾病？既无严格设计的调查统计，也无完整的动物模型观察。这些内容，广大中医工作者是有条件，也是应当进行研究的。

证候是中医基础理论研究的瓶颈，是一个复杂而又关键的科学问题，一直以来临床主观症状是中医辨证论治的基础，但如何寻找证候分类的科学依据，如何制作辨证标准仍是摆在人们面前的问题。以后应该在中医药理论体系建设方面有所突破，使中医理论能够用现代语言表述，并能与现代相关学科广泛交流，使中医药理论指导临床实践的作用进一步加强，使适于中医药理论与实践的现代高新技术与方法得到广泛应用。

总之，对于传统研究方法与现代研究方法，这里面涉及中西医学两种理论体系、认识的层次、特点相互交融、矛盾等问题，现在不应是互相排斥、互相否定，而应是摆正各自的地位，正确评价各自的作用，并尽可能地结合起来，取长补短，相得益彰。我们有理由相信，通过大家的辛勤耕耘，在中医诊断学这块殷实的土地上，一定能结出丰硕的成果。

参考文献

[1] 孟庆云．中医理论研究四十年．中国中医基础医学杂志，1995，1(4)：9-11
[2] 朱文锋．论中医特色与诊断研究．湖南中医学院学报，1990，10(1)：1-2
[3] 匡调元．中医基础理论研究与方法学探讨．中西医结合杂志，1982，2(2)：115-117
[4] 沈自尹．微观辨证与辨证微观化．中医杂志，1986，27(2)：55-56
[5] 张文安．微观辨证何处去．医学与哲学，1990，11(5)：27-28
[6] 危北海．宏观辨证和微观辨证结合的研究．北京中医，1992，11(1)：19-20
[7] 黄惠勇．中医辨证现代化研究述评．湖南中医学院学报，1996，16(1)：56-57
[8] 匡萃璋．论宏观辨证与微观辨证相结合的方法学问题——关于血瘀证与活血化瘀研究的几点思考．中国医药学报，1992，7(7)：3-5
[9] 杨维益，等．关于中医"证"研究的思考．中国医药学报，1996，11(1)：4-5
[10] 朱文锋．中医诊断规范研究述评．中国中医药报，1996年7月22日(3版)
[11] 吴厚新．我国中医医疗标准规范工作现状与展望．中医药时代，1994，4(2)：4-5
[12] 朱文锋．对中医科研方向的思考．中国医药学报，1992，7(5)：50-52
[13] 王强．中医脉诊现代化研究的困境与对策．河南中医，1994，14(3)：138-139
[14] 梁茂新，等．中医症状量化的方法初探．中国医药学报，1994，9(3)：37-39
[15] 沈自尹，等．中医理论现代研究．南京：江苏科学技术出版社，1988：22-28
[16] 王建华，等．中医基础理论研究进展．广州：华南理工大学出版社，1990：25-38
[17] 季钟朴，等．中西医结合研究思路与方法学．上海：上海科学技术出版社，1985：22-46
[18] 赵金铎，等．中医症状鉴别诊断学．北京：人民卫生出版社，1985：5-9
[19] 赵金铎，等．中医证候鉴别诊断学．北京：人民卫生出版社，1990：3-6
[20] 中国中医药学会理论研究专业委员会．中医药理论研究的若干问题探讨．中医杂志，1994，35(8)：457-459
[21] 马学玉．对中医证研究的思考．山东中医学院学报，1995，19(5)：299-300
[22] 吕爱平，等．试论中医动物模型的研制．医学与哲学，1990，11(10)：20-21
[23] 申冬珠，等．中西医结合动物实验模型研制问题．中国中西医结合杂志，1994，14(2)：115-117
[24] 郑忻，金明秀．中医理论研究新结合点管窥．中医药学刊，2004，22(5)：894，913-914
[25] 李海玉．论中医理论研究的方向．世界中医药，2007，2(2)：71-72
[26] 王琦．中医四诊客观化研究的现状与思考．中医杂志，2000，41(4)：242-245
[27] 朱崇田，吴承玉，李翠云．诊断客观化的研究思路探讨．辽宁中医杂志，2004，31(7)：560-561
[28] 方肇勤．中医辨证标准制定的若干关键问题．上海中医药杂志，2006，40(1)：11-13
[29] 王天芳．对病证规范化研究的认识．中华实用中西医杂志，2005，18(3)：2-3
[30] 刘实，韩丽萍．微观辨证与中医诊断现代化刍议．陕西中医学院学报，1999，22(3)：16-17
[31] 薛飞飞，陈家旭．论微观辨证与宏观辨证的关系．中华中医药学刊，2007，25(8)：1594-1596
[32] 郑小伟．论中医动物模型的造型依据与研制方法．浙江中医学院学报，2004，28(6)：1-3
[33] 张宏，彭成，秦路平，等．关于复制中医动物模型的思考．四川动物，2007，26(1)：192-195
[34] 朱海峰，陈雪功．中医诊断客观化研究的现状和展望．甘肃中医，2007，20(6)：10-13
[35] 贾金梅．中医证候的研究现状与展望．中华临床医学杂志，2008，9(7)：61-63

上篇　诊法

第一章

问　诊

第一节　问诊概述

【基本内容】

问诊是医生通过对患者或陪诊者进行有目的的询问，以了解病情的方法。

问诊是中医诊察疾病的基本方法之一。在《内经》中早已记载许多问诊的具体内容，为中医问诊奠定了基础。而后，问诊备受历代医家的重视，在长期的医疗实践中不断得到补充，使之逐渐完善。

一、问诊的意义与方法

（一）问诊的意义

问诊是了解病情，诊察疾病的重要方法，在四诊中占有重要的地位。因为疾病的很多情况，如疾病发生、发展、变化的过程及治疗经过，患者的自觉症状、既往病史、生活史和家族史等，只有通过问诊才能获得。上述与疾病有关的资料，是医生分析病情，进行辨证的可靠依据。尤其是在某些疾病的早期，患者尚未出现客观体征，仅有自觉症状时，只有通过问诊，医生才能抓住疾病的线索，作出诊断。此外，问诊还可以为其他诊法提供一个大体查病的范围，并通过问诊了解患者的思想状况，以便及时进行开导，也有助于疾病的诊断和治疗。所以，问诊是医生诊察疾病的重要方法之一。在诊察疾病时，应首先询问疾病的开始情况、致病原因等，若不询问明白，仓促诊脉，是难以作出正确诊断的。

（二）问诊的方法

在临床上要运用好问诊，除必须熟练地掌握问诊内容，具有较坚实的理论基础和较丰富的临床经验之外，还应注意下列事项：

1. 环境要安静适宜　问诊应在较安静适宜的环境中进行，以免受到干扰。尤其对某些病情不便当众表述者，应单独询问，以便使其能够无拘束地叙述病情。一般是直接向患者本人询问病情。若因病重意识不清等原因而不能自述者，可向知情人或陪诊者询问。但当患者能陈述时，应及时加以核实或补充，以使资料准确、可靠。

2. 态度要严肃和蔼　医生对患者疾苦要关心体贴，视患者如亲人。在问诊时，切忌审讯式的询问。对患者的态度，既要严肃认真，又要和蔼可亲，细心询问，耐心听取患者的陈述，使患者感到温暖亲切，愿意主动陈述病情。如遇病情较重，或较难治愈的患者，要鼓励患者树立战胜疾病的信心。医生切忌有悲观、惊讶的语言或表情，以免给患者带来不良的刺激，增加其思想负担，而使病情加重。

3. 不用医学术语询问　医生询问病情，切忌使用患者听不懂的医学术语。应使用通俗易懂的语言进行询问，以便患者听懂，能够准确地叙述病情。

4. 避免资料片面失真 医生在问诊时，既要重视主症，又要注意了解一般情况，全面地收集有关临床资料，以避免遗漏病情。如发现患者叙述病情不够清楚，可对患者进行必要的、有目的的询问或作某些提示，但决不可凭个人主观臆测去暗示、套问患者，以避免所获临床资料片面或失真，影响诊断的正确性。

5. 重视主诉的询问 医生在问诊时，应重视患者的主诉。因为主诉是患者最感痛苦的症状或体征，也往往是疾病的症结所在，所以要善于围绕主诉进行深入询问。对危急患者应扼要地询问，不必面面俱到，以便迅速抢救。待病情缓解后，再进行详细询问。

二、问诊的内容

问诊的内容主要包括一般情况、主诉、现病史、既往史、个人生活史、家族史等。

（一）一般情况

包括姓名、性别、年龄、婚否、民族、职业、工作单位、现住址等。

询问一般情况的意义是：一方面便于与患者或家属联系，做好随访观察。另一方面可获得与疾病有关的资料，为诊断治疗提供一定依据。年龄、性别、职业、籍贯等不同，各有不同的多发病。如水痘、麻疹、顿咳多见于小儿；胸痹、中风、癌病多见于中老年。妇女有月经、带下、妊娠、产育等疾病；男子可有遗精、阳痿等病证。青壮年气血充盛，抗病力强，患病多属实证；老年人气血已衰，抗病力弱，患病多属虚证。职业不同，工作环境不同，可有某些不同的致病因素，如长期从事水中作业者易患寒湿痹病；硅沉着病、汞中毒、铅中毒等病与职业有关。某些地区因水土关系而使人易患瘿瘤病；疟疾在岭南等地发病率较高；蛊虫病见于长江中下游一带等。

（二）主诉

主诉是患者就诊时最痛苦的症状或体征及其持续的时间。根据主诉可初步估计疾病的范畴与类别、病势的轻重缓急。对主诉的询问，医生一是要善于抓准主诉，二是要将主诉所述症状或体征的部位、性质、程度、时间等询问清楚，不能笼统、含糊，以便作出正确诊断。

（三）现病史

现病史是指主诉病证从起病到此次就诊时的发生、发展和变化，以及治疗的经过。现病史应从发病情况、病变过程、诊治经过三个方面进行询问。其中，问现在症状也属于问现病史的内容，因其是问诊的核心内容，故另节专门讨论。

1. 发病情况 主要包括发病时间的新久、发病原因或诱因，最初的症状及其性质、部位，当时曾作何处理等。一般凡起病急、时间短者，多为外感病，多属实证；凡患病已久，反复发作，经久不愈者，多为内伤病，多属虚证或虚实夹杂证。询问患者的发病情况，对辨别疾病的病因、病位、病性有重要作用。

2. 病变过程 了解病变过程，一般可按疾病时间先后顺序进行询问。注意各阶段出现症状的时间、性质、程度有何变化，变化有无规律等。询问病变过程，对了解疾病邪正斗争情况及病情发展趋势有重要的临床意义。

3. 诊治经过 有些患者在就诊前已经医院诊断和治疗。了解既往诊断和治疗情况，对当前诊断与治疗有重要参考价值。所以，对初诊者应询问曾作过哪些检查，结果怎样；作过何种诊断，诊断的依据是什么；经过哪些治疗，治疗的效果及反应如何等。

(四)既往史

既往史又称过去病史,主要包括患者平素身体健康状况,以及过去曾患疾病的情况。

1. 既往健康状况　患者素日健康状况常与其现患疾病有一定关系,故可作为分析判断病情的依据。一般来说,素体健壮,现患疾病多为实证;素体衰弱,现患疾病多为虚证。

2. 既往患病情况　既往患病情况应询问曾患过何种疾病,是否接受过预防接种,有无药物或其他物品过敏史,做过何种手术治疗等。询问既往病史,对诊断现患疾病有一定作用。

(五)个人生活史

个人生活史主要包括生活经历与习惯、精神情志、生活起居、饮食嗜好、工作情况、婚姻生育等。

1. 生活经历　应询问患者的出生地、居住地及经历地,应注意某些地方病或传染病的流行区域,以便判断所患疾病是否与此相关。

2. 精神情志　精神情志的变化,对某些疾病发生、发展与变化有一定影响。了解患者的精神情志状况,有助于对病情的诊断和辅以思想上的开导。

3. 饮食起居　饮食偏嗜、生活起居失调是某些疾病发生的原因之一。了解患者饮食嗜好、生活起居情况,对分析判断病情具有一定意义。如素嗜肥甘者,多病痰湿;偏食辛燥者,易患热证;贪食生冷者,易患寒证。喜热恶凉者,多为素体阴气偏盛;喜凉恶热者,素体多阳气偏盛。

4. 婚姻生育　对成年患者,应注意询问是否已婚,结婚年龄,爱人的健康状况,以及有无传染病或遗传病。育龄女性应询问月经初潮年龄或绝经年龄、月经周期、行经天数和带下的量、色、质等变化。已婚女性还应询问妊娠次数、生产胎数及有无流产、早产、难产等。

(六)家族史

家族史,是指患者直系亲属或者血缘关系较近者的患病情况。包括询问患者的父母、兄弟姐妹、爱人、子女等健康和患病情况,必要时应注意询问直系亲属的死亡原因。有时还应询问与患者接触最多的其他人的患病情况,从而为传染病和遗传病提供诊断依据。

【补充阐发】

一、症状的意义及与病机的关系

(一)症状的意义

症状,中医学又称征候、病候等,一般是指患者自身觉察到的各种异常感觉,或由医生的眼、耳、鼻、指等感觉器官所直接感知的,机体病理变化的外部表现。这些感觉或表现,通常都具有一定的规律性,是人们赖以认识疾病的指征,它引导医生去识别和区别具体的病证,并成为中医辨证的主要依据。

《灵枢·本脏》认识到症状是体内病变的"外应",因而指出"视其外应,以知其内脏,则知所病也"。朱丹溪继承了《内经》的有关思想,进一步指出体内的各种病机变化必然会通过症状的形式表现出来,并称之为"有诸内者,形诸外",强调"欲知其内者,当观乎外;诊于外者,斯以知内"等重要的诊断学原理,对症状的意义给予了恰如其分的评价。随着医疗实践的持续和对症状认识的不断深化,也完善和丰富了中医问诊的内容。

(二)症状与病机的关系

中医学的"证",通常是由人体内部阴阳失调或正邪交争等一系列矛盾运动构成的,它包含着病机变化的各种内部联系。不同的病机,可赋予证以不同质的差异性,而不同的症状则是体内病机变化的外部联系或反映,即已表露出来的各种临床征象。症状与病机有着内在的、不可分割的联系,是帮助医生识别证的向导。但一个具体的症状,往往只是某些病机的局部反映或部分表现。所以,尽管临床症状纷纭复杂,毕竟是各种病证的现象而已,病机终究比症状深刻得多。在症状与病机之间,存在着多方面的辨证关系。

《备急千金要方·论大医精诚》所说的"病有内同而外异,亦有内异而外同",表明相同的病机可以表现出不同的症状,而不同的症状,也可以导源出不同的病机。这也就是说,症状与病机的关系是多元的,它们相互间的关系既可平行,也可以不平行。症状与病机之间存在着难以分割的联系。而联系的方式是多种多样的,其中往往有纯有杂、有正有反,或有顺有逆、有真有伪等。

二、"主诉"与"主症"的关系

"症状"指患者主观可以体会到的痛苦或不适等异常感觉,如疼痛、恶心、腹胀等。"体征"指医生可以客观检查到的异常改变,如舌苔黄、脉涩等。症状和体征,统称为"症"。"症"是反映病情的重要指标之一,尤其"主症"更是判断病种、病位、进行辨证的主要依据。

主症是指疾病中的主要症状与体征,它是疾病病理本质的外在表现。每一病证都有其特定的主症。主症可以是一个,也可由若干个所组成。"主诉"是指促使患者就诊的最感痛苦的症状或体征及其持续时间。一般只有一两个症状,往往是患者现阶段的主症。主诉有两个要素:主症及其持续时间。

临床尤其要善于在患者叙述的诸多症状中抓住和确定主症,然后围绕该主症进一步询问主症的部位、性质、程度、时间等,以确定主诉,再结合其他三诊结果全面、综合辨证,作出正确诊断。

抓住主症进行询问,就是以主症作为认识证候本质的中心、关键而进行诊断思维的方法。临床若能准确抓住主症,并能围绕主症进行询问,且通过主症进行分析思考,则有利于对疾病本质的认识,为准确治疗提供可靠依据。①主症一般是主诉中的主要症状或体征;②要认准主症,主症是对病证诊断起决定作用的症状;③要围绕主症进行询问和思考;④要将问症与辨证相结合(即边询问边分析),减少盲目和防止遗漏。临床上的问诊并非机械地按"十问"的顺序进行,而是要以主症为中心开展询问。即:首定主症问深全,次问主症紧相关,再问全身不适感,十问顺序可以参。

如主症为四肢关节疼痛,临床上首先应详细询问四肢关节疼痛的程度、特征、时间,其次了解四肢关节疼痛的伴随症状,构成主诉。

三、现病史与既往史的界定及关系

现病史是指当前所患病证的病史,包括就诊疾病从起病到就诊时病情演变与诊治的全部过程,以及就诊当时的全部自觉症状;既往史是指过去所患疾病的病史,包括既往健康情况,曾患过何种疾病及其诊治的主要情况。二者的概念似乎非常清楚,区别并不困难。其实不然,临床要将二者分清并不容易,因为现在与过去是相对的概念,其间并无明确的界线,现在就诊的疾病可能既往已经存在,而既往的疾病现在可能并未消除。这就使得有的病情是该做现病史,还是写为既往史,往往难以确定。

那么,怎样区分现病史和既往史呢?主要是应根据主诉所定症状与体征的性质及持续时间而定。即主诉所述症状与体征的性质及持续时间符合本病的临床特征，则本病从起病到就诊时的所有表现属现病史的内容；如果主诉所述症状与体征的性质及持续时间不符合本病而符合其他疾病的临床特征，则本病所有表现应属于既往史的内容。

如某患者经常头晕、血压高，已有5年，今晨突然仆倒，神志不清，喉间痰鸣。若以昏仆、喉间痰鸣3小时作为主诉，此时主诉症状与体征已为中风（脑血管意外）的临床特点，则头晕、血压高等病情，应属既往史的内容。若以经常头晕、血压高5年，昏仆3小时作为主诉，则现病史应记载该病5年来发生发展及演变的经过。同时，主诉以外的其他疾病，即使其病程未超过主诉所述症状与体征的时间，一般也应记在既往史内。如以关节疼痛反复发作4年为主诉，则4年之内所患过的如痢疾、尿出砂石、外伤骨折等疾病，仍应属既往史的内容。

由此可知，现病史与既往史的内容及时间界定，实际是由主诉症状与体征的性质及持续时间决定的。因此，临床时一定要确定好主诉的内容及其限定时间，否则将给现病史与既往史的询问和书写带来困难。

四、"十问歌"的演变及其意义

"十问歌"始见于《景岳全书·传忠录·十问篇》，其内容为：一问寒热二问汗，三问头身四问便，五问饮食六问胸，七聋八渴俱当辨，九因脉色察阴阳，十从气味章神见，见定虽然事不难，也须明哲毋招怨。

后见于清·陈修园《医学实在易·问症诗》，张心在增润为：一问寒热二问汗，三问头身四问便，五问饮食六问胸，七聋八渴俱当辨，九问旧病十问因，再兼服药参机变，妇人尤必问经期，迟速闭崩皆可见，再添片语告儿科，天花麻疹全占验。

近又据卫生部中医司《中医病案书写格式与要求》通知精神，改编为：问诊首当问一般，一般问清问有关，一问寒热二问汗，三问头身四问便，五问饮食六胸腹，七聋八渴俱当辨，九问旧病十问因，再将诊疗经过参，个人家族当问遍，妇女经带并胎产，小儿传染接种史，痧痘惊疳嗜食偏。

十问歌之产生，是张景岳对前人诊疗过程的经验概括，并且加上了个人的临床体会而总结写成。它不仅可作为初学中医者临床问诊的准绳，而且亦规范了医家问诊的范围，所以《景岳全书·传忠录·十问篇》曾说："十问者，乃延医之要领，临证之首务也。"《十问歌》构思精妙，言简意赅，易于诵记，对后学影响很大。然而十问歌尚有察色脉、明阴阳，以及药物的气味等方面的知识，实际包括了望、闻、问、切四诊的内容，且问诊的内容也未尽详备。张心在删除了张景岳所编原歌诀中不属于问诊的内容，不仅重现十问歌之要，而且更展其所不及，拓宽了妇人与儿科等条项，涵盖了临床问诊的重点，使之更为完善。最近改编的问诊歌，既具有原十问歌之优点，又具有时代精神，超越了原来局限于现在症问诊的范围，补充了一般问诊、家族史、小儿接种史等有关内容，使十问歌具备更广泛的应用前景。

十问歌所包涵内容属于全身问诊的范畴，临床运用中一般在问完患者主症（包括部位、性质、时间、程度）、兼症后，再用十问歌作为问全身症状的提纲，方可保证临床问诊简便、系统、全面。

【古代文献】

一、问诊的意义

《素问·三部九候论》：必审问其所始病，与今之所方病，而后各切循其脉。

《素问·疏五过论》：凡欲诊病者，必问饮食居处。

《难经·六十一难》：问而知之谓之工。

《素问·征四失论》：诊病不问其始，忧患饮食之失节，起居之过度，或伤于毒，不先言此，卒持寸口，何病能中。

《存存斋医话稿续集》：脉居四诊之末，望、闻、问贵焉。其中一问字，尤为辨证之要。

《景岳全书·传忠录·十问篇》：右十问者，乃诊治之要领，临证之首务。

《医门法律·明问病之法·律一条》：凡治病，不问病人所便，不得其情，草草诊过，用药无据，多所伤残，医之过也。

《薛氏医案·本草发挥·卷之四》：王海藏云：至于得病之由，及所伤之物，岂能以脉知乎？故医者不可不问其由，病者不可不说其故。孙真人云：未诊先问，最为有准。东波亦云：只图愈疾，不图困医。二公之言，良为有理。

《冷庐医话·诊法》：六经提纲，大半是凭乎问者。至于少阳病口苦、咽干、目眩，及小柴胡汤证往来寒热、胸胁苦满、默默不欲饮食、心烦喜呕等，则皆因问而知。此孙真人所以未诊先问也。

《冷庐医话·求医》：惟问可究病情，乃医之自以为是者，往往厌人琐语，而病家亦不能详述，此大误也。故凡求医诊治，必细述病源，勿惮其烦。

二、问诊的方法

《素问·疏五过论》：凡诊者，必知终始，有知余绪，切脉问名，当合男女。……问年少长，勇怯之理，审于分部，知病本始。

《医学入门·观形察色问症·问症》：凡初症题目未定，最宜详审，病者不可讳疾忌医，医者必须委曲请问，决无一诊而能悉知其病情也。

《医门法律·明问病之法·问病论》：医，仁术也。仁人君子，必笃于情，笃于情，则视人犹己，问其所苦，自无不到之处。古人闭户塞牖，系之病者，数问其情，以从其意。诚以得其欢心，则问者不觉烦，病者不觉厌，庶可详求本末，而治无误也。……人多偏执己见，逆之则拂其意，顺之则加其病，莫如之何。然苟设诚致问，明告以如此则善，如彼则败，谁甘死亡，而不降心以从耶！……如疑难证，著意对问，不得其情，他事间言，反呈真面。若不细问，而急遽妄投，宁不伤人乎。

《医原·问症求病论》：工于问者，非徒问其证，殆欲即其证见，以求其病因耳。

三、问诊的内容

《灵枢·师传》：入国问俗，入宾问讳，上堂问礼，临病人问所便。

《医部全录·医学准绳六要·问病必详》：凡诊病，必先问所看何人，或男或女，或老或幼，或婢妾，或童仆，次问得病之日，受病之源，及饮食胃气如何。

《医原·问证求病论·问妇人病》：妇人问其有无胎产，月事先前后期，有无胀痛。

《侣山堂类辨·问因论》：盖得其因，则能定其名；能定其名，则知所以治矣。……故当详审其受病之因，所病之苦。

《医门法律·问病论》：至于受病情形，百端难尽。如初病口大渴，久病口中和，若不问而概以常法治之，宁不伤人乎？如未病素脾约，才病忽便利，若不问而计日以施治，宁不伤人乎？如未病先有痼疾，已病重添新患，若不问而概守成法治之，宁不伤人乎？

《医部全录·身经通考·问证》:问其病起于何日?日少为新病,实证居多。日多为久病,虚证居多。……及问初起何证?如初起头疼、发热、恶寒,属外感。如初起心腹疼痛及泻痢等证,属内伤。后变何病?如痢变泻,变疟为轻,疟变泻、变痢为重。先喘后胀,病在肺。先胀后喘病在脾。先渴后呕为停水之类。

《医原·问症求病论》:再问其病,初起何因,前见何症,后变何症。恶寒发热,孰重孰轻。有汗无汗,汗多汗少,汗起何处,汗止何处。口淡口苦,渴与不渴,思饮不思饮,饮多饮少,喜热喜凉。思食不思食,能食不能食,食多食少,化速化迟。胸心胁腹,有无胀痛。二便通涩,大便为燥为溏,小便为清为浊,色黄色淡。种种详诘,就其见症,审其病因,方得轩岐治病求本之旨。岂徒见痰治痰,见血治血而已哉!

《医原·问证求病论》:法当先问其人之平昔有无宿疾,有无恚怒忧思,饮食喜淡喜浓,喜燥喜润,嗜茶嗜酒,……再问其病,初起何因,前见何证,后变何证。

《医法心传·诊病须察阴脏阳脏论》:凡人阴脏、阳脏、平脏,本性使然。如素系阴脏者,一切饮食必喜热物,偶食生冷,腹中即觉凝滞不爽;……若系阳脏者,一切饮食必喜寒冷,偶食辛热之物,口中便觉干燥,……临证先当询问,再辨其病之阴阳。阳脏所感之病,阳者居多;阴脏所感之病,阴者居多。不独杂病,伤寒亦然。

《针灸甲乙经·问情志以察病》:所问病者,问所思何也?所惧何也?所欲何也?所疑何也?问之要,察阴阳之虚实,辨脏腑之寒热。疾病所生,不离阴阳脏腑、寒热虚实,辨之分明,治无误矣。

《医门法律·明问病之法·问病论》:饮食起居,失时过节。忧愁恐惧,荡志离魂。所喜所恶,气味偏殊。所宜所忌,禀性迥异。不问何以相体裁方耶?所以入国问俗,入家问讳,上堂问礼,临病人问所便。便者问其居处动静、阴阳寒热、性情之宜。

《医部全录·古今医统·问证》:好食甘者为脾虚,好食辛者为肺病,好食酸者为肝虚,好食咸者为肾弱,嗜食苦者为心病。此皆顺应而易治。若乃心病爱咸,肺伤欲苦,脾弱喜酸,肝病好辣,肾衰嗜甘,此为逆候。病轻必危,危者必死。治得其法,服药预防,犹可回生。

【研究进展】

一、中医"问诊"内容的逐步完善

朱文锋[1]、王忆勤[2]等主编的国家规划教材中,都指出问诊是中医诊察疾病的主要方法之一,它在全面、系统了解病情,获取患者资料中占有很重要的地位。问诊时既要突出重点,又要全面了解。明代医家张景岳根据前人的问诊经验,总结出问诊的重点内容,并编写成"十问歌",从而规范了问诊的内容,为初学者提供了参考。后来,人们又在其基础上增设了妇人与儿科问诊的条目,使问诊的内容更加系统而全面。目前多数《中医诊断学》教材根据其对临床问诊的重要指导意义,将此"十问歌"略作修改为:"一问寒热二问汗,三问头身四问便,五问饮食六胸腹,七聋八渴俱当辨,九问旧病十问因,再兼服药参机变,妇女尤必问经期,迟速闭崩皆可见,再添片语告儿科,天花麻疹均占验",并作为指导学生临床问诊的参考依据。随着医学的发展及疾病谱的演变,现代医家建议应增加一些问诊的条目,故有人在原"十问歌"的基础上改编如下:"一问寒热二问汗,三问疼痛四头身,五问饮食六问便,七问情绪八睡眠,九问妇女十问男,再添儿科皆占全",从而使之更加符合临床实际,满足中医临床诊病与辨证的需求。

二、中医临床信息采集表设计的思路

王忆勤[2]、王天芳[3]等认为，随着中医科研工作的逐步规范，现代中医临床诊治及科研调查对问诊的要求不断提高。因此，中医临床信息采集表（调查表）的设计，在中医临床科研工作中占有重要的地位，其内容与结构的合理与否关系到研究课题的成败。在进行调查表的设计时，除应遵循临床流行病学调查的一般原则，注重症状术语的规范表述等外，还应注意以下几个方面。

1. 调查内容既要全面，又要突出重点　在设计调查表时，既要注意不能遗漏辨证、辨病所需信息，又要注意突出重点，避免过多的垃圾信息。

（1）注重结合所调查疾病的特点：不同的疾病具有不同的发生发展规律，因此必须在全面了解疾病特点的基础上，根据中医辨证思维，充分估计需要考虑的因素，进行严谨的设计。如：当调查的疾病为慢性乙型肝炎时，在"病史"部分，要考虑增加饮酒史、感染史或可能的感染途径等，在望诊部分要考虑增加有关蜘蛛痔、朱砂掌等的内容。当调查的疾病属于情志类疾病时（西医学的精神类疾病或心身性疾病），对于患者平时的性情、情志所伤史及情绪变化的详细情况等，都应作相应的询问等，使之既保留中医的一些特色，又要与西医学接轨。

（2）注重中医传统特色项目的调查：饮食、睡眠、二便等方面的信息，是中医判断疾病寒热虚实的重要依据，因此，即使对于一些非消化或睡眠异常方面的疾病，也要注意询问。另外，有关舌、脉象的调查要全面、客观，避免在表中只列出几种舌象与脉象的做法，这样很容易遗漏信息。

2. 症状的量化表述应因症而宜　传统中医所获得的四诊信息主观性强、模糊性大，因此，中医科研调查需要对症状进行定性和定量两个方面的综合分析。对中医症状、体征等软指标的量化分级目前已进行了较多的研究，取得了一定的成果，但距离临床实际应用还有一定的差距。临床中，应根据不同疾病与症状各自的特点，采用不同的量化分级方法（如症状出现或发作的频率、症状持续的时间、症状发作时涉及的范围与严重程度、症状的诱发与缓解因素、症状对日常工作与生活的影响、症状对药物的依赖程度、症状的相应实验室客观指标分级及症状的量表描述等）进行表述，而不应采取千篇一律的模式，否则，临床实际中的可操作性会受到很大影响。

3. 临床信息采集表的结构要合理　临床信息采集表的结构包括内容与形式两个方面。

从内容结构上来说，调查表的条目内容（尤其是症状）应能有效地代表所调查疾病的特征，准确、真实地反映患者的症状信息，回答调查研究要回答的问题。应在相关文献检索及专家论证的基础上，围绕调查目的，结合临床实际，筛选与确立调查条目。原则上讲，为达到调查目的所必需的项目一个不能遗漏，而不属于调查研究所必需的项目应尽量少地列入调查表。

从调查项目的排列结构和顺序来看，原则上既要符合传统问诊的习惯，又要考虑临床实际的可操作性。因此，首先应在参照临床问诊习惯（如"十问歌"的顺序）的基础上，按照内容或性质相关的原则，将调查内容组合在一起归并成若干大类，使调查者和被调查者都能集中思考和回答同一类问题，避免跳来跳去形成思维混乱。其次，问题之间应具有一定的逻辑性，即符合人们对事物的认识过程，由简单到复杂，由粗到细等。

从每个调查项目的表述形式上来看，主要有开放式与封闭式两种，其各有优缺点。开放式的调查，患者的回答较为随意，不便于总结，但能够使患者"畅所欲言"；封闭式的调查，便于调查者实际操作与数据总结，但有时满足不了临床实际中遇到的各种可能性。因此，研究者可以根据问题本身的性质、答案的特点，结合课题的研究目的，混合使用上述两种调查表的设计方法。如在主要应用封闭式调查项目的设计基础上，适当增加"其他"或"备注"栏目，以便获取、发现患者的特殊症状与描述，最大可能地避免遗漏有效信息。

总之，问诊作为临床信息采集的主要方式，其理论体系应随着时代的进步逐步完善。从传统的模糊的症状积累阶段，过渡到临床信息的规范化、程序化采集显得尤为重要。通过不断丰富中医症状学的内容，逐步完善科研设计与操作，最终达到问诊内容与过程的规范化、标准化，为准确辨证提供可靠依据。

三、注意问诊的心理学效应

李明等[4]认为，问诊不只是简单地了解病情，更重要的是通过医生与患者的交流，充分发挥患者和医生的主观能动性，使患者与医生成为一个和谐的整体，这与现代心身医学(psychosomatic medicine)、人性医学(humanistic medicine)、人类生态学系统(human ecological system)等现代学说不谋而合。

科学仪器的应用越来越淡化了医生的诊治能力，似乎患者也是机器，而不是有血有肉有感情的人。而传统医学正是通过医生的问诊与患者交流来诊治疾病，充分发挥患者和医生的主观能动性，使医生与患者成为一个和谐的整体，体现了人情人性，这是传统医学的本质。中医问诊的应用过程在某种程度上体现了西医学心理学的临床应用。

忽视问诊就失去了沟通医患关系的桥梁，这违背了中医这门科学的根本原则，不符合辨证施治的精髓，是造成漏诊、误诊，治疗效果不满意，以及医患关系紧张的原因之一，更达不到"诊治未病之病"的高境界。

四、建构问诊训练平台，强化技能培养

马维骐[5]、徐晤[6]等从教育的角度考虑，认为问诊作为一种临床的基本技能，除必须加强、规范"以患者为中心的专门训练(patient-centered interviewing skill，PCI)"之外，可借鉴标准化患者思路，开展问诊训练。采用标准患者(standardized patient，SP)进行临床能力客观考试(OSCE)。其方法是经过严格的训练，培养出掌握正确操作规范的模拟患者，并让学生以其为对象，从询问主诉、病史等到各种查体，进行完整的临床病情资料收集操作。以标准化模拟患者为对象，进行问诊实习，并特别强调问诊过程中应建立良好的医患关系，再收集同主诉有关的信息。这一方法已为欧美的医学院校广泛采用，对于评价临床技能，其作用十分显著。SP 技术在我国的开展始于 20 世纪 90 年代，研究表明 SP 技术介入实习教学，可使学生的社会心理素质和人际交流技巧得到锻炼。由此可见，借鉴这一方法完全可以培养出掌握中医诊法正确操作规范的模拟患者，作为一种训练平台，用于中医教学实践，以提高学生包括问诊在内的中医临床技能，弥补上述教学见习、实习之不足。当然这项技术对标准患者的培养周期较长，使之投入成本相对偏高。据四川大学华西医院 SP 中心介绍，该中心的标准患者一般都需要经过 5、6 年的培训，才能达到相对熟悉的程度，也才能达到 SP 技术所期望达到的效果，这也在一定程度上限制了该项技术的普及与运用。随着迅猛发展的计算机人工智能技术，使开发具有人机对话功能的训练软件成为可能，研制具有人机交互功能的中医问诊训练系统，开发出能进行诊法技能训练的教学软件，探索科技含量高的现代教学手段势在必行。将中医内容进行编程，输入计算机，由电脑模拟患者，由学生模拟医生，运用

所学知识，通过输入操作，逐步对“患者”进行询问，电脑作出相关应答，学生根据反馈信息，对“患者”的病证进行综合分析，判断病证，最后电脑给出正确与否的相应测评，以此达到训练诊法技能目的。利用这一虚拟训练平台，实现模拟临床实际声景，达到训练问诊技能、培养诊断思路、检测辨证水平、提高实际操作能力的目的。

五、把握中医问诊的认识论特点

问诊的目的是医生为了获得临诊时所不能感知到的病情而进行的围绕病情的询问。霍勤[7]强调，问诊并不是医生利用感官直接感知病情，而是根据需要在发问的前提下，获得患者的语言信息，把患者关于病情的语言信息转化为临床辨证需要的病情形象，还需要经过一系列的辨认、想象或构思等以思考活动为特点的认识活动。

（一）问诊的感知特征

1. 问诊不是感官的直接感知　问诊是医生根据检查病情的需要，借助语言的交流向患者询问医生当时了解不到的病情，而不是医生直接利用自身的感官去感知患者机体的征象。如，在眼科疾病检查中，关于患者的视力、视野、色觉的信息等，都不能由医生去直接感觉。

2. 问诊获得的是语言信息　医生发出的询问及患者回答给医生关于病情的信息，都是语言的表述，是医生无法直接感知的机体征象。例如，眼科患者常回应诸如“视物不清”、“眼球胀痛”等的描述。

3. 问诊所得的信息是他人的感觉　在临床诊断过程中，医生向患者询问所获得的病情，是患者自己或监护人对病情的直接感知，他们是感性认识的主体，是反映给医生病情的感知者。

综上所述，问诊活动不具备感性认识的特征，却表现出许多思维活动的特点。

（二）问诊的思维因素

问诊中，病人回答的语言信息如何转化为动态的症状表象等，都需要医生在思维中实现，因此，问诊是一个充满思维活动的临床过程。

1. 确认的过程就是思考的过程　由于缺乏医学知识，患者表述的主要症状，很可能分辨有误，甚至夸大了痛苦的程度，这就需要医生根据已掌握的症状和中医相关理论对病人所述之症进行去粗取精、去伪存真的分析和判断。这个过程就是以思维活动为显著特点的四诊活动。

2. 引导患者准确和全面反映病情需要深思熟虑　如何引导病人准确和全面地把医生不能直接感知的症状搞清楚，需要医生利用中医理论并结合自己的临床经验，有针对性地、巧妙地引导患者陈述病情、病因、病史。

3. 必不可少的再造想象过程　医生把病人对症状的描述在思维中经过再造想象，转化为医生认为具有动态形象的病症，与望、闻、问、切直接感知的症状形象汇合，才能作为辨证的材料输入辨证思维过程。

因此，正确把握问诊的认识论特点，是优化中医临床诊断思维的基础，也是哲学研究揭示中医诊断的认识论本质的重要内容，它对于优化中医临床诊断有着重要的意义。

六、量表在问诊研究中的使用

日本的迁晋吾等借助 GERD(gastro esophageal reflux disease)，即胃食管反流疾病典型症状结构化问诊表进行临床验证，表明敏感性、特异性、吻合率均可满足临床诊断要求，从而说明了该问诊表的评分标准设计的合理性。这种问诊表在临床诊疗的使用值得国内研究者借鉴。刘国萍[8]等以中医理论为指导，在文献梳理的基础上，研制中医心系问诊量表。借助频次、Delphi 法和卡方检验等多元统计学方法筛选症状，反复修改心系问诊量表，并进行重测信度、内部一致性信度和内容效度等评价。结果中医心系问诊量表主要包括基本信息、主诉、现病史（伴随症状）和既往史，并附望、切诊信息及中西医诊断结论。其中一般问诊包括寒热、汗、头身胸腹、饮食口味、二便、睡眠、情绪、妇女 8 个维度，最终筛选出 66 个症状变量。经专家讨论，量表具有较好的内容效度；整个量表一致性检验的克朗巴赫系数为 0.82。同一专家前后两次诊断的一致性检验结果显示心气虚、心阳虚、痰浊和寒凝的辨证诊断一致性较高，同一医生前后两次测量的 Kappa 值均在 0.74～1 之间；评分者信度评价中心气虚、心阳虚、心血虚和心阴虚的诊断一致性较高，Kappa 值分别为 0.63、0.72、1 和 0.48，其余的诊断一致性较低或不具有一致性。王天芳等[9]参照心理测量学的相关方法研制出了信度良好，并具有良好结构效度的疲劳自评量表，在量表的运用方面作了有益的尝试，同样也为中医问诊，尤其是针对某种症状的详细问诊提供了思路。

但是专家们也指出[10,11]，尽管国外生存质量和患者报告的指标的评价内容与中医问诊的内容基本一致，同是软指标的中医疗效评价可以借用量表作为评价工具，并逐渐被中医药专家接受和应用。但量表测评方法的应用、中医特色量表的研制等工作尚刚刚起步，目前存在对量表理论的认识不足，中医特色量表体系尚未形成，量表的选择缺乏针对性，量表测评的实施过程尚不够规范等问题。有必要加强中医理论的遵循，按照国际通用的量表研制规范，开展相关研究，以推动量表测评方法在中医药领域的规范化发展。具体到中医问诊量表的研制和规范工作更需如此。

参考文献

[1] 朱文锋．中医诊断学．北京：中国中医药出版社，2002：11-14

[2] 王忆勤．中医诊断学．北京：中国中医药出版社，2004：64-68

[3] 王天芳，李洪娟．关于改进中医诊断学"问诊"内容与方法的思考．中医教育，2004，23(1)：52-54

[4] 李明，徐嵘明．刍议中医问诊的意义和临床应用．广州中医药大学学报，2003，20(1)：25-27

[5] 马维骐，江澜，元缓．对中医问诊研究的思考．中华实用中西医杂志，2007，20(5)：421-423

[6] 徐晤，王志荣，黄一虹，等．诊断学虚拟问诊系统的设计与实现．中国高等医学教育，2007(6)：87-88

[7] 霍勤．试探中医问诊的认识论特点．光明中医，2009，24(8)：1415-1417

[8] 刘国萍，王忆勤，董英．中医心系问诊量表的研制及评价．中西医结合学报，2009，7(1)：20-24

[9] 王天芳，薛晓琳．疲劳自评量表．中华中医药杂志，2009(3)：348-349

[10] 唐利龙，王天芳．中医问诊研究进展．云南中医学院学报，2009，32(6)：71-74

[11] 许朝霞，王忆勤，刘国萍，等．中医问诊客观化研究进展．时珍国医国药，2009，20(10)：2546-2548

第二节 问现在症

【基本内容】

问现在症是指对患者就诊时所感到的痛苦和不适，以及与其病情相关的全身情况进行详细询问。

症状是病理变化的反映，是诊病辨证的主要依据。临床上很多症状是患者的痛苦感觉，如痞闷、胀满、困重、疼痛、麻木等，无客观指征可查，只有通过问诊方可得知。因此，问现在症状对确诊病情具有极重要的意义。

问现在症状的内容很多，医生应熟悉询问的症状内容及其临床意义，并应根据病情而询问。询问时有主有次、有先有后，不乱、不漏。

一、问　寒　热

问寒热是指询问患者有无怕冷或发热的感觉。寒与热是临床常见症状之一，是辨别病邪性质和机体阴阳盛衰的重要依据。

寒热即怕冷、发热。怕冷是患者的主观感觉，有恶寒和畏寒之别。凡患者自觉怕冷，多加衣被，或近火取暖，仍感寒冷不能缓解的，称为恶寒；若患者身寒怕冷，加衣覆被，或近火取暖而寒冷能缓解的，称为畏寒。所谓发热，除指患者体温高于正常者外，还包括患者虽体温正常，但自觉全身或某一局部发热，如五心发热等。

寒与热的产生，主要取决于病邪的性质和机体阴阳盛衰情况两方面。因寒为阴邪，其性清冷，故寒邪致病，则多见恶寒；热为阳邪，其性炎热，故热邪致病，多见发热。在机体阴阳失调时，阳盛则热，阴盛则寒，阴虚则热，阳虚则寒。即寒热是阴阳盛衰的表现，寒为阴象，热为阳征。因此，通过询问患者恶寒与发热情况，可作为辨别病变性质和阴阳盛衰变化的依据。

在询问寒热症状时，应首先了解怕冷与发热是同时出现，还是单独出现。然后问清寒热的轻重程度，出现的时间，持续时间的长短，表现特点及其兼症等。临床常见的寒热症状有恶寒发热、但寒不热、但热不寒、寒热往来四个类型。

（一）恶寒发热

恶寒发热是指患者恶寒与发热同时并现，即发热的同时又感到恶寒，恶寒的同时又有发热。多见于外感病的表证阶段，历代医家都将恶寒与发热并见作为诊断表证的重要依据。在外感病中，恶寒是主症，是发热的前奏。其机制是外邪侵袭肤表，卫阳被遏，正邪抗争于表，肌表失煦则恶寒，卫阳失宣则郁而发热。

由于感受外邪的性质不同，寒热症状可分以下三种类型。

1. 恶寒重发热轻　即患者感觉恶寒明显，并有轻微发热。是外感风寒的特征，主风寒表证。因寒为阴邪，寒邪袭表伤阳，故恶寒明显；又因寒性凝滞，致使卫阳郁闭失宣，故同时出现轻微发热。

2. 发热重恶寒轻　即患者感觉发热较重，同时又感轻微怕冷。是外感风热特征，主风热表证。因风热皆为阳邪，阳邪致病则阳盛，阳盛则热，所以发热较重；又因风热袭表，使腠理开泄，所以同时有轻微恶寒。

3. 发热轻而恶风　即患者感觉轻微发热并恶风。所谓“恶风”即遇风觉冷，避之可缓的症状，较恶寒轻。是外感风邪的特征，主伤风表证。因风性开泄，腠理疏松，阳气郁遏不甚，所以发热恶风皆轻。

外感表证寒热的轻重，不仅与病邪性质有关，而且和邪正盛衰密切相关。一般说来，邪正俱盛者，恶寒发热皆较重；邪轻正衰者，恶寒发热均较轻；邪盛正衰者，多为恶寒重而发热轻。

值得注意的是，里证也有寒热并见者。如疮疡火毒内发的早期，或酿脓的中期，或疮疡已溃而毒邪未去，正不胜邪的末期等，均可出现寒热并见的症状。

（二）但寒不热

但寒不热是指患者只感怕冷而不觉发热的症状。根据发病急缓，病程长短，可分为两种类型。

1. 新病恶寒　可见于外感病初起尚未发热之时，或是寒邪直中脏腑经络。突起恶寒，四肢不温，或腹部冷痛，或咳喘痰鸣者，为里实寒证。多因感受寒邪较重，阳气郁遏，皮毛失其温煦所致。

2. 久病畏寒　亦称畏冷。指患者经常畏寒肢冷，得温可缓，为里虚寒证。多因阳气虚衰，形体失于温煦所致。

（三）但热不寒

患者只发热不觉寒冷，或反恶热的，称但热不寒。多属阳盛阴亏的里热证。根据发热的轻重、特点、时间长短等不同，可分为壮热、潮热、微热三种类型。

1. 壮热　患者高热（体温39℃以上）持续不退，不恶寒反恶热的，称为壮热。多因风寒入里化热，或风热内传，阳热炽盛所致。多见于外感温热病的“阳明病证”或“气分证”阶段，属里实热证。

2. 潮热　发热如潮汐之有定时，即按时发热，或按时热更甚，有一定规律，称为潮热。外感及内伤疾病中皆可见到。有日晡潮热与午后及夜间潮热之分。

日晡潮热：因其常于日晡即申时（下午3～5时）发热明显，且多为高热，故称日晡潮热。并见口渴饮冷、腹满而痛、大便秘结等症。因其为胃肠燥热内结所致，故又称阳明潮热。

午后及夜间潮热：患者午后发热明显，并有身热不扬（肌肤初扪不觉很热，但扪之稍久即感灼手）等特点，属湿温发热，系湿郁热蒸之故。午后及夜间发热，且多为低热，并表现有五心烦热、骨蒸发热等特点者，属虚热证，乃阴虚火旺所致。

3. 微热　发热不高，一般不超过38℃，或仅自觉发热，称为微热，或称为长期低热。微热大多发病时间较长，病因与病证较复杂，如温病后期；内伤阴虚、气虚；情志不舒，气郁化火等均可表现为微热。

此外，小儿在夏季气候炎热时，长期低热不已，至秋凉时不治自愈，称为小儿夏季热。是因小儿气阴不足，不能适应夏令炎热气候所致。

（四）寒热往来

寒热往来又称往来寒热，是指恶寒与发热交替发作，其寒时自觉寒而不热，其热时自觉热而不寒。是邪正相争，互为进退的病理表现，为半表半里证的特征，可见于少阳病、温病和疟疾。

1. 寒热往来，发无定时　即指患者时冷时热，一日发作多次，无时间规律，可见于少阳病，主半表半里证。由于外感病邪达半表半里阶段，正邪相争，相持不下，邪气既不能遽然入里，正气也不能祛邪使之外出，故恶寒与发热交替而作。

2. 寒热往来，发有定时　即寒战与高热交替发作，发有定时，每日发作一次，或二三日发作一次，兼头痛剧烈、口渴、多汗等症，常见于疟疾。由于疟邪伏藏于半表半里，入与阴争则寒，出与阳争则热，故其寒热往来，休作有时。

此外，气郁化火，有时也可出现寒热往来，似疟非疟；妇女月经期间，出现寒热往来，经水时来时断，为“热入血室”之证。

二、问　汗　出

《素问·阴阳别论》曰：“阳加于阴谓之汗。”汗是阳气蒸化津液，从腠理达于体表而成。

汗的有无、多少,是体内阴阳平衡或失调的表现之一。正常人在体力活动、进食辛辣、气候炎热、衣被过厚、情绪激动等情况下汗出,属生理现象。

若当汗出而无汗,不当汗出而汗多,或仅见身体的某一局部汗出,属病理现象。病理性无汗或有汗,与正气不足和病邪侵扰有密切关系。由于病邪的性质和正气亏损等程度不同,可出现各种不同情况的病理性汗出。故了解患者汗出的异常情况,对诊察病邪的性质及人体阴阳盛衰有重要的意义。

询问时,应了解患者有汗无汗,出汗的时间、多少、部位及其主要兼症等。

(一) 全身辨汗

在疾病过程中,尤其对外感患者,询问汗的有无是判断感受外邪的性质和卫阳盛衰的重要依据。

1. 表证有汗　外感病初期有汗出,多属中风表虚证,或为风热表证。由于风性开泄,热性升散,风热袭表,腠理疏松,故见汗出。若卫阳素虚,肌表不固,则更易汗出。

2. 表证无汗　外感病初期不出汗,多属外感寒邪所致伤寒表实证。因寒性收引,腠理致密,玄府闭塞,因而症见无汗恶寒、头身疼痛、脉浮紧等。

3. 里热汗出　发热甚而汗出多,多属里热炽盛,迫津外泄所致里实热证。常伴有烦渴饮冷等症。

4. 里证无汗　内伤久病,多因津血亏耗,汗无化源所致,或由阳气不足,无力蒸化津液使然。

(二) 局部辨汗

指身体的某一局部汗出(有时实际是某部不出汗)。其病证有寒热虚实之别。应注意询问具体部位及兼症。临床常见的局部汗出有以下几种。

1. 头汗　仅见头部或头项部汗出较多者,谓之头汗,或称但头汗出。其因有四:上焦热盛,迫津外泄;中焦湿热蕴结,湿郁热蒸;阴寒内盛,元气将脱,虚阳上越,为亡阳之象;素体阳气偏盛,热蒸于上。

2. 半身汗出　指身体的一半出汗,另一半无汗,或见于左侧,或见于右侧,或见于上半身,或见于下半身。多因风痰或痰湿、风湿之邪闭阻经络,气血运行不周所致,故无汗的半身为病变的部位。多见于中风、痿病及截瘫等患者。

3. 手足心汗　手足心微汗出者,一般为生理现象。热郁于内或阴虚阳亢,逼津外出而达于四肢,故见手足心汗出。可见于阴经郁热熏蒸、阳明热盛、中焦湿热郁蒸等证。

4. 心胸汗　指心胸部易汗出或汗出过多。多见于心脾两虚或心肾不交之证。

此外,问汗还需注意了解汗的冷热、色泽等,以作辨证之依据。一般来说,冷汗多由阳气虚衰所引起,热汗多由外感风热或内热蒸迫所致。汗出粘衣,色黄如黄柏汁者,谓之黄汗,多因风湿热邪交蒸之故。

(三) 特殊汗出

所谓特殊汗出,是指具有某些特征(出汗的时间、出汗的状况等)的病理性汗出。主要有以下四种。

1. 自汗　经常日间汗出不止,活动后尤甚,称为自汗。多见于气虚、阳虚证,常伴气短乏力、畏冷等症。由于阳气亏虚,不能固护肌表,玄府不密,津液外泄,故见自汗。每当活动则更加耗伤阳气,因而汗出尤甚。

2. 盗汗　入睡之后汗出,醒后则汗止,称为盗汗。多见于阴虚内热证,常伴有潮热颧红等症。因入睡时，卫阳入里，肌表不固，虚热蒸津外泄，故睡时汗出；醒后卫阳复归于表，肌表固密，虽阴虚内热，也不能蒸津外出，故醒后汗止。

3. 绝汗　指在病情危重的情况下，出现大汗不止，每可导致亡阴或亡阳，又称脱汗。若病势危重，在高热烦渴，脉细数疾的情况下，见汗出如油，汗热粘手者，为亡阴之汗。若病势危重，在身凉肢厥，脉微欲绝的情况下，见大汗淋漓，汗稀而凉者，属亡阳之汗。

4. 战汗　在病势深重时，先见全身恶寒战栗，而后汗出，称为战汗。战汗是邪正相争，病变发展中好转与恶化的转折点，应注意观察病情的变化。若汗出热退，脉静身凉，是邪去正复之佳象；若汗出而身热不减，仍烦躁不安，脉来急疾，为邪胜正衰之危候。

三、问 疼 痛

疼痛是临床常见的自觉症状之一。问疼痛应注意询问疼痛产生的原因、性质和部位，同时亦应了解患者疼痛的程度、时间及喜恶等。

（一）疼痛的原因

导致疼痛的原因很多，概括为虚实两类：一是感受外邪，或气滞血瘀，或痰浊凝滞，或食滞虫积等，阻滞气机，血流不畅，“不通则痛”，属因实而致痛；二是因气血不足，或阴精亏损，脏腑经络失养，“不荣则痛”，属因虚而致痛。

一般而言，新病疼痛，痛势较剧，持续不解，痛而拒按者，多属实证；久病疼痛，痛势较缓，时痛时止，痛而喜按者，多属虚证。

（二）疼痛的性质

询问疼痛的性质特点，可作为分析疼痛病因病机的依据。

1. 胀痛　指疼痛且有撑胀饱满的感觉，是气滞作痛的特点。如胸胁脘腹等处的胀痛，时发时止，多属气滞证。但头目胀痛，则多见于肝阳上亢或肝火上炎的病证。

2. 刺痛　指疼痛如针刺之状。是瘀血致痛的特征之一，多固定不移。全身各部位的瘀血证，均可出现刺痛。

3. 走窜痛　指痛处游走不定，或走窜攻痛。胸胁脘腹疼痛而走窜不定，称为窜痛，多因气滞所致；肢体关节疼痛而游走不定，称为游走痛，多见于风湿痹病。

4. 固定痛　指痛处固定不移。胸胁脘腹等处固定作痛，多属血瘀；肢体关节疼痛固定不移，亦多瘀血，或为寒湿痹病。

5. 冷痛　指疼痛有冷感而喜暖。常见于腰脊、脘腹及四肢关节等处。因寒邪阻络所致者，属实证；阳气不足，脏腑、肢体失于温煦而致者，属虚证。

6. 灼痛　指疼痛有灼热之感，且喜冷恶热。常因火邪窜络，或阴虚火旺，组织被灼所致。

7. 绞痛　指疼痛剧烈如刀绞，多因有形实邪阻闭气机，或寒邪凝滞气机所致。如心脉痹阻引起的“厥心痛”，结石阻塞尿路引起的少腹痛，寒邪内侵肠胃所致的气腹痛等，往往都具绞痛的特点。

8. 隐痛　指疼痛不剧烈，尚可忍耐，但绵绵不休。常见于头、脘、腹等部位。一般多由精血亏损，或阳气不足，导致经脉气血运行缓慢所致。

9. 重痛　指疼痛并有沉重之感。常见于头部、四肢、腰部及全身，多因湿邪困阻气机而致。头部重痛，亦有因肝阳上亢，气血上壅所致者，应与湿盛头重如裹相区别。

10. 掣痛　指抽掣牵扯而痛，由一处而连及他处。也称引痛、彻痛。多因经脉失养或阻滞不通所致，由于肝主筋，故多与肝的病证有关。

11. 空痛　指疼痛有空虚之感。一般多见于头部或小腹部，多由气血精髓亏虚所致。

（三）疼痛的部位

疼痛可出现在人体各个部位，询问疼痛的部位可了解病变所在的脏腑经络。

1. 头痛　指整个头部，或头的前后部位，或两侧，或头顶部的疼痛。根据头痛部位，参照经络的循行部位，以辨别病属何经。如头项痛者，属太阳经；两侧头痛者，属少阳经；前额连眉棱骨痛者，属阳明经；巅顶部痛者，属厥阴经等。

引起头痛的原因很多，外感风、寒、暑、湿、火邪以及痰浊、瘀血阻滞所致，多属实证；气血精髓亏少，不能上荣于头者，则为虚证。结合询问头痛的性质及兼症，可作为辨证求因的依据。

2. 目痛　单目或双目疼痛，谓之目痛。目痛原因较为复杂，一般痛剧者，多属实证，如肝火上炎、风热袭目等；痛微者，多属虚证，如阴虚火浮等。

3. 胸痛　指胸部正中或偏侧疼痛。多为心肺病变。问胸痛首先应注意分辨胸痛的确切部位，如胸前"虚里"部位作痛，或痛彻臂内，病位在心；胸膺部位作痛，病位在肺。根据胸痛的部位，结合疼痛的性质及兼症，综合分析判断疾病的原因。如"虚里"部位憋闷，痛如针刺者，多属血瘀心脉；胸痛咳吐脓血腥臭痰者，多为肺痈等。

4. 胁痛　指胁的一侧或两侧疼痛。多与肝胆及其经脉的病变密切相关。如肝郁气滞、肝胆湿热、肝胆火盛以及悬饮等病证，常有胁痛。

5. 脘痛　指上腹部剑突下疼痛。临床所见寒、热、食积、气滞等原因，均可导致胃脘疼痛，应根据疼痛的性质及兼症进行辨证。一般进食后痛势加剧者，多属实证；进食后疼痛缓解者，多属虚证。

6. 腹痛　腹部的范围较大，可分为大腹、小腹、少腹三部分。脐以上为大腹，属脾胃；脐以下至耻骨毛际以上为小腹，属肾、膀胱、大小肠、胞宫；小腹两侧为少腹，是足厥阴肝经所过之处。临床问腹痛常与按诊密切配合。首先查明疼痛的部位，判断病变所在脏腑，然后结合疼痛的性质及兼症，来了解引起疼痛的原因，以辨病证虚实。如因寒凝、热结、气滞、血瘀、食积、虫积等所致者为实证；若由气虚、血虚、阳虚等所致者为虚证。

7. 背痛　脊背痛多与督脉、足太阳经、手三阳经脉病证有关。如脊痛不可俯仰者，多因督脉损伤所致；背痛连及项部，常因风寒之邪客于太阳经所致；肩背作痛，多为风寒湿邪阻络所致。

8. 腰痛　指腰脊正中或腰部两侧的疼痛。多为肾及局部经脉组织的病变。腰脊或腰骶部疼痛，多属风湿痹病，或为瘀血阻络，或由肾虚所致。腰痛以两侧为主者，多属肾虚。临床常结合按诊，询问患者腰部两侧有无叩击痛，作为诊断肾病的重要指征；若腰脊疼痛连及下肢者，多属经络阻滞；腰痛连腹，绕如带状，则为带脉损伤。

9. 四肢痛　指四肢肌肉筋脉及关节疼痛。多因风寒湿邪侵袭，或湿热蕴结所致；亦有脾胃虚损而四肢作痛者；若独见足跟或胫膝酸痛者属肾虚。

10. 周身疼痛　指头身、腰背、四肢等部位均感觉疼痛。问诊应注意询问发病时间，病程长短。一般新病周身疼痛多属实证，以感受风寒湿邪居多；若久病卧床不起而周身作痛则属虚证，乃气血亏虚所致。

四、问 不 适

问不适,是指"十问"中问头胸腹身部位除疼痛感觉之外的其他不适,如头晕、耳鸣、耳聋、重听、目痒、目眩、目昏、雀盲、歧视、胸闷、心悸、胁胀、脘痞、腹胀、身重、麻木等症状的有无、程度及其特点等,不仅可了解局部有无病变,而且有助于推断全身生理病理变化。此外,恶心、神疲、乏力、气坠、心烦、胆怯、身痒等,亦属"不适"的问诊范围,临床中不容忽视。

(一) 头部不适

1. 头晕　头晕是患者自觉头脑有晕眩之感,病重者感觉自身或景物旋转,站立不稳。询问应注意了解引发或加重本症的因素及兼症。如头晕而胀,脉弦数者,多为肝火上炎;头晕面白,舌淡脉细者,多为气血亏虚;头晕且重,如物裹缠,苔白腻者,多为痰湿内阻;若外伤后头晕刺痛者,多属瘀血阻络。

2. 耳鸣　患者自觉耳内鸣响,如闻蝉鸣,或如潮声,或单侧或双侧,妨碍听觉者,称为耳鸣。凡突发耳鸣,声大如蛙聒,或如潮声,按之鸣声不减者,多属实证,多因肝胆火盛,上扰清窍所致。若渐觉耳鸣,声音细小,如闻蝉鸣,按之鸣声减轻或暂止者,多属虚证,常是肝肾阴虚,肝阳上扰所致;或由肾虚精亏,髓海不充,耳失所养而成。

3. 耳聋　患者有不同程度的听力减退,甚至听觉丧失,不闻外声,谓之耳聋。一般耳暴聋者,多属实证,常由外感风寒,清窍失灵,或肝胆火逆,上壅于耳而成。若温病出现耳聋,多由热邪蕴结上焦,蒙蔽清窍所致。久病或年老而耳渐聋者,属于虚证,多因精气虚衰,不能上充清窍所致。

4. 重听　听力减退,听音不清,声音重复,称为重听。日久渐致重听,以虚证居多,常因肾之精气虚衰,耳窍失荣所致,多见于年老体衰的患者。若耳骤发重听,以实证居多,常见原因是痰浊上蒙,或风邪上袭耳窍所致。

5. 目痒　指眼睑、眦内或目珠有痒感,轻者揉拭则止,重者极痒难忍。临床应注意询问目痒程度及兼症。目痒甚者,多属实证,如肝经风火上扰。若两目微痒而势缓者,多属血虚,目失濡养所致。

6. 目眩　视物旋转动荡,或眼前有蚊蝇飞动之感,谓之目眩,或称眼花。风火上扰清窍,或痰湿上蒙清窍所引起的目眩属实;中气下陷,清阳不升,或肝肾不足,精亏血虚,以致目窍失于充养所致的目眩属虚。

7. 目昏、雀盲、歧视　视物昏暗不明,模糊不清,称为目昏。若白昼视力正常,每至黄昏视物不清,如雀之盲,称雀盲,或称雀目、鸡盲、夜盲。视一物成二物而不清,谓之歧视,或称视歧。目昏、雀盲、歧视三者均为视力不同程度减退的病变,各有特点,其病因、病机基本相同,多由肝肾亏虚,精血不足,目失充养而致,常见于久病或年老、体弱之人。

(二) 胸部不适

1. 胸闷　胸闷指胸部有痞塞满闷不舒之感,亦称胸痞、胸满。与心、肺等脏气机不畅有密切关系,外邪束表,肺气不宣;心气不足,心阳不振;心血瘀阻;痰湿内阻,肺气壅滞;肝气郁结,气滞胸中等均可见胸闷的症状。

2. 心悸　心悸指患者经常自觉心跳、心慌、悸动不安,甚至不能自主的一种症状。多是心神或心脏病变的反映。因受惊而心悸,或心悸易惊,恐惧不安者,称为惊悸。惊悸的全身情况较好,其病情较轻。心跳剧烈,上至心胸,下至脐腹者,称为怔忡。怔忡常是惊悸的进一步发展,每由内因引起,稍劳即发,全身情况较差,其病情较重。

惊悸、怔忡均属心悸，其形成原因较多，临床上应根据心悸的轻重、特点及兼症的不同来进行辨证。

（三）腹部不适

1. 胁胀　胁胀是指胁肋的一侧或两侧有胀满不舒的感觉。多见于肝胆病变，如肝气郁结、肝胆湿热等。

2. 脘痞　脘痞指患者自觉胃脘部胀闷不舒，又称脘胀。是脾胃病变的反映，如饮食伤胃、脾胃虚弱等。

3. 腹胀　腹胀指患者自觉腹部胀满痞塞不舒，如物支撑的症状。腹胀喜按属虚，多为脾胃虚弱；腹胀拒按属实，多为食积胃肠，或实热内结等。若腹胀如鼓，皮色苍黄，腹壁青筋暴露者，称为臌胀。

（四）周身不适

1. 身重　身重指身体有沉重酸困的感觉。多与肺、脾二脏病证有关，如风邪外袭，肺失宣降，或脾虚失运，湿邪阻困，以及久病气阴两伤的患者，可有身重之症。

2. 麻木　麻木指患者肌肤感觉减退，甚至消失的症状，又称不仁。多因气血亏虚，或肝风内动，或痰湿瘀血阻络所致。

五、问 睡 眠

睡眠是人体正常的生理活动，人体为了适应自然界昼夜节律性变化，维持人体阴阳的协调平衡，故睡眠具有一定的规律性。在正常的情况下，卫气昼行于阳经，阳气盛则醒；夜行于阴经，阴气盛则眠。睡眠除与人体卫气循行和阴阳盛衰相关外，还与气血的盈亏及心肾的功能相关。

问睡眠主要是询问睡眠时间的长短、入睡的难易、有无多梦等情况，以便了解机体阴阳气血的盛衰，心脾肝肾等脏腑功能状况。睡眠失常主要有失眠、嗜睡。

（一）失眠

失眠又称不寐或不得眠。是以经常不易入睡，或睡而易醒不能再睡，或睡而不酣时易惊醒，甚至彻夜不眠为特征的病证。失眠的主要病因病机：一是营血亏虚，心神失养，或阴虚火旺，内扰心神。二是邪气干扰，如痰热上扰心神，或食滞内停等。

（二）嗜睡

嗜睡是指患者不论昼夜，睡意很浓，经常不自主地入睡，又称多寐、多睡眠。多因痰湿内盛，阳虚阴盛，脾失健运，清阳不升所致。大病之后，精神疲乏而嗜睡，是正气未复的表现。若患者精神极度疲惫，神志朦胧，似睡非睡，肢冷脉微，属心肾阳衰。至于温热病出现昏睡，是热盛神昏之象；中风患者若见昏睡，为痰瘀蒙蔽心神之征，二者均不属嗜睡，而属昏迷之类。

六、问 饮 食

问饮食是指对病理情况下的口渴、饮水、进食、口味等的询问。应注意了解有无口渴、饮水多少、喜冷喜热，有无食欲、食量多少、对食物的喜恶，口中有无异常味觉和气味等。通过询问饮食口味的情况，可了解体内津液的盈亏及输布是否正常，脾胃及有关脏腑功能的盛衰等，对临床疾病的诊断具有重要意义。

（一）渴饮

渴饮，指口渴与饮水。口渴是指口干渴的感觉；饮水是指实际饮水的多少。临床上应注意询问口渴的特点及其兼症。

1. 口不渴饮 指患者口不渴，不欲饮水。说明津液未伤，多见于寒证、湿证。由于寒邪或湿邪不耗津液，津液未伤，故口不渴不欲饮。或见于无明显燥热症状的病证。

2. 口渴欲饮 指患者感到口渴欲饮水，是津液损伤的临床表现。多见于燥证、热证，如外感温热病初期，或里热炽盛的阳明经证。口渴多饮，小便量多、多食易饥、体渐消瘦者，为消渴。

3. 渴不多饮 指患者虽感口渴，但饮水不多，或不想饮水。口渴而不多饮，多属湿热证，也可见于温病营分证；若渴喜热饮、饮水不多，多为痰湿内停，或阳气虚弱所致。若口干，但欲漱水而不欲咽者，多属内有瘀血。

4. 饮入即吐 先渴饮而后作呕，或饮后即吐，多为饮停于胃的“水逆”证。但先见呕吐而后渴欲饮水者，是津液耗伤，饮水以自救之征。

（二）食纳

食纳，即进食状况，临证注意询问食欲和食量。食欲是指进食的要求和对进食的欣快感觉；食量是指实际的进食量。询问食欲与食量，对于判断脾胃功能强弱以及疾病的预后转归有重要意义。

1. 食欲减退 包括不欲食、纳少与纳呆。不欲食指不想进食，或食之无味，食量减少，又称食欲不振；纳少，指进食量减少，常由不欲食所引起；纳呆，指无饥饿感及进食要求，可食可不食，甚则恶食。

新病食欲减退，一般是正气抗邪的保护性反应，故病情较轻，预后良好；久病食欲减退，兼神疲倦怠、面色萎黄、舌淡、脉虚者，多属脾胃虚弱。纳呆食少，伴有头身困重、脘闷腹胀、舌苔厚腻者，多由湿盛困脾所致。

2. 厌食 厌恶食物或恶闻食味，称为厌食或恶食。可因饮食不节，食滞胃脘，或脾胃、肝胆湿热内蕴所致。如孕妇若见厌食呕吐，为妊娠恶阻，是因妊娠冲脉之气上逆，胃失和降所致，轻微者属生理反应，可逐渐消失。

3. 消谷善饥 指食欲过于旺盛，食后不久即感饥饿，进食量多的症状，又称多食易饥。乃胃火炽盛所致。若消谷善饥，形体反见消瘦者，多见于消渴病。

4. 饥不欲食 指患者虽有饥饿感，但不欲进食，或进食不多。多因胃阴不足，虚火内扰所致。

5. 偏嗜食物 因地域与生活习惯不同，饮食偏嗜，一般不会发生疾病。若偏嗜过甚，亦可导致疾病。妇女妊娠期间，嗜酸择食，不属病态。若嗜食生米、泥土等异物的，称为嗜食异物。常见于小儿，多属虫积。

在疾病过程中，食欲渐复，食量渐增，是胃气渐复，疾病向愈之兆；若食欲逐渐不振，食量渐减，是脾胃功能逐渐衰弱的表现，提示病情加重。久病患者，本不能食，若突然欲食或暴食，称为“除中”，是脾胃之气将绝的征象，属病危。

（三）口味

口味是指口中有无异常的味觉和气味。口味异常多为脾胃功能失常或其他脏腑病证的反映。

1. 口淡 指口中无味，味觉减退的症状。多为脾胃气虚，或见于寒证。

2. 口苦 指自觉口中有苦味。多见于肝胆火旺、胆气上逆的病证。

3. 口甜 指自觉口中有甜味。若口中甜而黏腻不爽，舌苔黄腻者，多属脾胃湿热。若舌苔薄净，口中涎沫亦稀薄者，多属脾虚。

4. 口酸 指自觉口中有酸味。多由肝胃蕴热、肝胃不和所致。若口中酸馊，则属伤食。

5. 口涩 指口中有如食生柿子后口涩之感觉。每多与舌燥同时出现。为燥热伤津或脏腑阳热偏盛，气火上逆所致。

6. 口咸 指自觉口中有咸味。多与肾虚及寒水上泛有关。

7. 口黏腻 指口中黏腻不爽，常伴舌苔厚腻。多由湿浊停滞、痰饮食积所致。若口中黏腻而甜，多为脾胃湿热。若口中黏腻而苦，多属肝胆湿热。

此外，还有口麻、口腔疼痛等症，虽不属口味异常，但有临床意义。亦归纳在问口味一节。若口舌麻木而感觉减退者，应注意肝阳化风或是否因某些药物过量所致。口腔疼痛者，多为脾胃火热上炎或阴虚火旺证。

七、问 二 便

大小便的排出是正常的生理现象，若排泄异常，属病理表现。询问大小便的排泄状况，是判断脾胃运化功能、水液代谢状况及疾病寒热虚实的重要依据。

问二便应注意了解大小便的性状、颜色、气味、时间、量的多少、排便次数、排便感觉及兼有症状等。其中颜色、气味详见望诊和闻诊。

（一）大便

健康成人一般每日大便一次，成形不燥，干湿适中，排便通畅，多呈黄色，便内无脓血、黏液及未消化的食物等。本节重点讨论询问便次、便质以及排便感异常的临床意义。

1. 便次异常 指大便次数多少的变化。包括便秘和泄泻两种情况。

便秘：大便秘结不通，排便时间延长，或欲便而艰涩不畅的，称为便秘或大便难。多因热结肠道，或津液亏少，或阴血不足所致，亦有因气虚或阳虚寒凝者。临床注意从兼症之不同，来判断病证的寒热虚实。

泄泻：便次增多，便质稀薄，甚至便稀如水样，称为泄泻。内伤饮食、感受外邪、机体阳气不足、情志失调等均可引起泄泻。一般新病泻急者，多属实证；病久泄缓者，多属虚证。临床应注意询问泄泻的性状及兼症。若泻下黄糜，腹痛，肛门灼热者，多属湿热所致。黎明前腹痛作泄，泄后则安，形寒肢冷，腰膝酸软者，称为“五更泄”，多由肾虚命门火衰所致。

2. 便质异常 除便秘、泄泻必然伴有便质的干燥、稀薄之外，常见者尚有以下三种情况。

完谷不化：即大便中经常含有较多未消化的食物。多见于脾胃虚寒或肾虚命门火衰所致的泄泻。

溏结不调：即大便时干时稀，或先干后溏。前者多因肝郁脾虚，肝脾不调所致；后者多属脾胃虚弱。

脓血便：大便中夹有脓血黏液，多见于痢疾。此外，若先便后血，便血紫黯为远血；先血后便，便血鲜红为近血。

3. 排便感异常 排便中的异常感觉有以下几种。

肛门灼热：指排便时肛门有灼热感。多因大肠湿热下注，或大肠郁热下迫所致。多见于热泻或湿热痢。

里急后重：腹痛窘迫，时时欲便，肛门重坠，便出不爽，称为“里急后重”。多因湿热内阻，肠道气滞所致。为痢疾的主症之一。

排便不爽：即排便不通畅，有滞涩难尽之感。可因湿热蕴结，肠道气机不畅；肝气犯脾，肠道气滞；食滞胃肠等所致。

滑泻失禁：指大便不能控制，滑出不禁，甚则便出而不自知，故称大便失禁或滑泻。多因脾肾虚衰，肛门失约所致。多见于久泻患者。

肛门气坠：即肛门有下坠之感。常因劳累或排便而加重。多属脾虚中气下陷，常见于久泻或久痢不愈者。

（二）小便

健康成人在一般情况下，日间排尿3～5次，夜间排尿0～1次。每昼夜总尿量约1000～1800ml。尿次和尿量受饮水、温度、出汗、年龄等因素的影响。

了解小便有无异常变化，可诊察体内津液的盈亏和有关脏腑的气化功能是否正常。一般应询问尿量的多少、排尿的次数及排尿时的感觉等。

1. 尿量异常　指尿的量次明显增多或减少。

尿量增多：指尿次、尿量明显超过正常量次。临床常为诊断某些疾病的重要依据，如消渴病出现的“三多症”之一即为多尿。在一般病证中，小便清长量多者，属虚寒证。

尿量减少：指尿次、尿量皆明显少于正常量次。多由热盛津伤，或汗下伤津，或肺、脾、肾功能失常所致，多见于各种热病和水肿病。

2. 尿次异常　指尿的次数明显增多或减少。

小便频数：即排尿次数增多，时欲小便。如新病小便频数，短赤而急迫，是膀胱湿热。小便频数，量多色清，夜间尤甚，为下焦虚寒，多因肾阳不足，肾气不固，膀胱失约所致。

癃闭：小便不畅，点滴而出为癃；小便不通，点滴不出为闭，一般统称为癃闭。因肾阳不足，气化失常，或由肾阴亏损，津液内匮所致者，多属虚证；若因湿热下注，或有瘀血、结石阻塞而成者，多属实证。

3. 排尿感异常　指排尿时的感觉异常。

小便涩痛：即小便排出不畅而痛，或伴急迫、灼热等感觉，多因心火下移或膀胱湿热所致，可见于淋病。

余沥不尽：小便后点滴不尽，又称尿后余沥。多因肾关不固而致，常见于老年或久病体衰者。

小便失禁：指小便不能随意控制而自遗。多属肾气不固或下焦虚寒所致。若神昏而小便自遗，属于危重证候。

遗尿：指睡眠中小便自行排出，俗称尿床。多由肾气不固所致。

八、问 情 志

情志，或称为情绪、情感活动，即喜、怒、忧、思、悲、恐、惊等情志活动，它是机体对客观事物的主观态度和因之而产生的相应的内心体验，并能影响人们的思维和行为。当情志过于剧烈、突然，或持续处于某种情志状态时，可使脏腑功能紊乱而导致躯体或情志病变的产生。反之，脏腑气血功能的紊乱，亦可影响情志活动而表现为一定时间段内的情绪异常。因此，临床中询问患者是否存在情志异常有重要意义。

临床上常见的情志症状有抑郁、焦虑、烦躁、愤怒、恐惧等。

（一）抑郁

抑郁是一种不愉快的情志，作为患病后的症状，常表现为持续的情绪低落，心境苦闷，寡言少语，愁眉不展，唉声叹气，善悲易哭，兴趣缺乏，甚至意志消沉，悲观绝望，自罪自责，有自杀观念或行为等。

抑郁的发生多责之于肝、心、脾、肾及气血功能失调，常见于肝气郁结、肝郁脾虚、心脾两虚、脾肾阳虚等证候。

（二）焦虑

焦虑是在对未来事件无法预测和把握时产生的一种情志。对于正常人可不作为病态表现；作为一个症状，是指在缺乏明显客观因素或充分根据的情况下，患者经常担心可能发生和难以预料的某种危险或不幸事件，感到忧虑不安，紧张恐惧，顾虑重重，以致出现搓手顿足，坐卧不宁，唉声叹气，怨天尤人，若大祸之将临，惶惶不可终日，即使多方劝解也不能消除。有时，焦虑也可呈发作性，为一种突然发生的极端焦虑状态，患者出现强烈的恐惧感，有如大祸临头或将要死去，并伴有心悸胸闷，胸前压迫感，如将要窒息等。

焦虑情志的发生多因脏腑亏损，心神失养，或邪热内扰，心神不安所致，常见于心胆气虚、心脾两虚、阴虚内热及胆郁痰扰等证。

（三）烦躁

烦躁是指心中烦热不安，手足躁扰不宁的表现。其中"烦"即"心烦"，为心中郁烦的一种情志，属于自觉症状；"躁"即"躁扰"、"躁动"，表现为手足躁扰不宁等症状。因二者常常伴随出现，所以往往并称。

引起烦躁的原因，不外虚实两方面。属实者，多由邪热、痰火、瘀血为患；属虚者，多为阴虚火旺。然而不论属虚属实，又多与心经有火相关。心藏神，神明被心火所扰，则烦躁不宁。如烦躁不宁，伴有发热面赤，痰黄黏稠，大便秘结，小便短黄，舌红苔黄腻，脉滑数者，为痰火内扰所致；虚烦不寐，躁扰不宁，伴有心悸怔忡，健忘多梦，手足心热，潮热盗汗，咽干口燥，尿黄便干，舌红少苔，脉细数者，为阴虚火旺所致。

（四）愤怒

愤怒，是当愿望不能实现或行动受到挫折时引起的一种紧张而不愉快的情志。如幼儿哭闹、手足舞动，青少年与同伴争吵等，均可为愤怒的表现；成人的愤怒强度及表现与人的修养有密切关系，从轻微不满、郁怒、激愤到大怒等，有程度的不同。

中医认为，怒为肝之志，因此愤怒的发生常由肝气升发太过，肝阳亢扰于上而成。临床常有肝气郁滞、肝火上炎、肝阳上亢和肝阳暴张等证型。

（五）恐惧

恐惧，是指面临不利或危险处境时出现的一种正常的保护性情志，恐惧症状则是指患者对某种客观刺激产生的一种不合理的恐惧反应，表现为紧张、害怕、提心吊胆，并伴有心悸、气促、汗出、颤抖、面色改变等。

虚实均可引起恐怖症状的发生。如胆怯寡断，性情忧郁，遇事善恐，伴胸胁空痛不适，气短乏力等，属于肝胆气虚；善思多虑，触事易恐，伴有心悸健忘，自汗气短，失眠多梦，身倦乏力，面色无华，舌淡苔薄白，脉细弱者，属于心之气血两虚；性急易怒，善惊易恐，眩晕耳鸣，胸胁满闷，失眠多梦，口干口苦，舌红苔黄腻，脉弦滑数者，属于胆郁痰扰。

九、问　两　性

（一）妇女

妇女有月经、带下、妊娠、产育等生理、病理特点。对妇女的问诊，尚应注意月经、带下、妊娠、产育等情况。

妇女月经、带下的异常，不仅是妇科常见疾病，也是全身病理变化的反映。因而即使一般疾病也应询问月经、带下情况，以作为诊断妇科或其他疾病的依据。

问妊娠、产育的目的是了解妊娠、产育与所患疾病的关系，以便指导正确的诊断治疗。妇女在非妊娠、产育期患病，对于妊娠、产育的情况可作为个人生活史询问。

1. 月经　月经是指有规律的、周期性的子宫出血。一般每月一次，信而有期，故又称月汛、月水或月信。健康女子，一般到 14 岁左右月经便开始来潮，称为初潮。到 49 岁左右，月经便停止，称为绝经。

问月经应注意了解月经的周期，行经的天数，月经的量、色、质，有无闭经或行经腹痛等表现。必要时可问末次月经日期，以及初潮或绝经年龄。

(1) 经期异常：指月经周期的异常变化。正常月经周期，约 28 天左右行经一次，行经期一般为 3～5 天。

月经先期：若月经周期经常提前 8、9 天以上，称月经先期，或称月经超前。多因气虚，冲任不固所致，或因阳盛血热、肝郁血热、阴虚火旺，以致热扰冲任所致。

月经后期：若月经周期经常错后 8、9 天以上，称月经后期，或称经迟。虚者多因营血亏损，或因阳气虚衰，血源不足之故。实者多为气滞血瘀，或寒凝血瘀所致。

经期错乱：月经或前或后，经期不定，称经期错乱，或称月经先后不定期。多因肝气郁滞，气机不调，或脾肾虚损，或瘀血阻滞所致。

(2) 经量异常：经量是指健康女子经期排出的血量。一般每次行经的经量为 50～100ml，由于个体素质、年龄等不同，经量的多少可略有差异。

月经过多：月经量较以往明显增多，周期基本正常者，称为月经过多。多因血热、气虚或血瘀胞络所致。

崩漏：不在行经期间，阴道内大量出血，或持续下血，淋漓不止者，称为崩漏。一般来势急，出血量多者称崩，或称崩中；来势缓，出血量少者称漏，或称漏下。崩与漏在病势上虽有缓急之分，但发病机制基本相同，崩与漏常互相转化，交替出现，故统称为崩漏。其原因或由热伤冲任，迫血妄行；或因脾肾气虚，冲任不固；或因瘀阻冲任，血不归经所致。

月经过少：月经周期基本正常，经量明显减少，甚或点滴即净，称为月经过少。虚者多因营血衰少或肾气亏损所致。实者多因寒凝、血瘀或痰湿阻滞引起。

闭经：在行经年龄停经三个月以上而又未受孕，或不在哺乳期月经不来潮，称为闭经。气虚血亏所致者，属虚证；气滞血瘀或寒凝痰阻而致者，为实证。

(3) 经色、经质异常：经色是指月经的颜色，正常月经色正红。经质是指月经性状，正常经质不稀不稠，不夹杂血块。若色淡红质稀，为血少不荣；经色深红质稠，乃血热内炽；经色紫黯，夹有血块，兼小腹冷痛，属寒凝血瘀。

(4) 痛经：正值经期或行经前后，出现周期性小腹疼痛，或痛引腰骶，甚或痛剧不能忍受，称为痛经，或称经行腹痛。若经前或经期小腹胀痛或刺痛，多属气滞或血瘀；小腹冷痛，遇温则减轻者，多属寒凝或阳虚；经期或经后小腹隐痛，多属气血两虚所致。

2. 带下　带下是指妇女阴道内的一种少量乳白色、无臭味的分泌物，具有润泽阴道的作用。若带下过多，淋漓不断，或有色、质的改变，或有臭味，即为病理性带下。问带下应注意量的多少、色质和气味等。临床常见者有白带、黄带、赤白带。

白带：带下色白量多，质稀如涕，淋漓不绝，多属脾肾阳虚，寒湿下注。

黄带：带下色黄，质黏臭秽，多属湿热下注。

赤白带：即白带中混有血液，赤白杂见，多属肝经郁热，或湿热下注。

（二）男子

1. 阳痿 指患者阴茎不能勃起，或勃起不坚，或坚而不能持久，不能进行性交的症状。阳痿不是患者的不适感觉，而是性功能低下的表现。

阳痿，腰膝酸软，畏寒肢冷者，多因肾阳虚，命火衰微，性功能衰减所致。阳痿，心悸失眠，纳呆腹胀者，多因思虑过度，损伤心脾所致。阳痿，精神抑郁易怒者，多因肝气郁结，失于疏泄，宗筋弛缓所致。阳痿，肢体困重，苔黄腻者，多因湿热下注，宗筋弛纵所致。暴受惊恐之后而出现阳痿者，系惊恐伤肾之故。

2. 遗精 指患者不性交而精液遗泄的症状。其中，清醒时精液流出者，谓之“滑精”；梦中性交而遗精者，谓之“梦遗”。成年未婚男子，或婚后夫妻分居者，一月遗精1～2次，为精满自溢，属于生理现象。遗精频繁，甚至清醒时，精液自出，并出现其他症状者，则属于病理表现。

梦遗，失眠多梦，腰膝酸软，颧赤潮热者，多是肾阴亏虚，相火扰动精室所致。遗精，过劳则甚，心悸失眠，纳呆腹胀者，多是心脾两虚，气不摄精所致。梦遗频作，甚则滑精，腰膝酸软，面白，头晕耳鸣者，多是肾气亏虚，精关不固所致。遗精，小便混赤，苔黄腻者，多是湿热下注，扰动精室所致。

3. 早泄 指患者阴茎插入阴道不足1分钟，甚至尚未插入便发生射精，不能进行正常性交的症状。早泄是肾气亏虚，精关不固的表现。阴虚火旺，心肾不交；肝气郁结，疏泄失度；湿热下注，扰动精室等，亦可引起早泄。

十、问 小 儿

儿科古称“哑科”，问诊较困难，临床主要是通过询问陪诊者，来获得有关小儿疾病的资料。小儿在生理上具有脏腑娇嫩，生机蓬勃，发育迅速的特点；在病理上有发病较快，变化较多，易虚易实的特点。问小儿除一般问诊内容外，还要注意以下几点：

（一）出生前后情况

新生儿（出生后至1个月）的疾病多与先天因素或分娩情况有关，故应着重询问妊娠期及产育期母亲的营养健康状况，有何疾病，曾服何药，分娩时是否难产、早产等，以了解小儿的先天情况。

婴幼儿（1个月至3周岁）发育较快，需要供给充足的营养，但脾胃功能又较弱，如果喂养不当，易患营养不良、腹泻以及五软、五迟等病。故应重点询问喂养方法及坐、爬、立、走、出牙、学语的迟早情况，从而了解小儿后天营养状况和生长发育是否符合规律。

（二）疾病预防情况

小儿6个月～5周岁之间，从母体获得的先天免疫力逐渐消失，而后天的免疫功能尚未形成，故易感染水痘、麻疹等急性传染病。预防接种可减少感染发病。患过麻疹者可获终身免疫。若密切接触传染病患者如水痘、丹痧等，则容易感染发病。询问上述情况，可作为诊断的重要依据。

（三）小儿致病原因

小儿脏腑娇嫩，抵抗力弱，调节功能低下，易受气候及环境影响而发病。如可因感受六淫之邪而导致外感病，出现发热恶寒、咳嗽、咽痛等症；小儿脾胃薄弱，消化力差，极易伤食，出现呕吐、泄泻等症；婴幼儿神志发育不完善，易受惊吓，而见哭闹、惊叫等症。了解上述小儿常见致病原因，有利于抓住问诊的重点。

【补充阐发】

一、主症的识别及询问

主症是指疾病的主要症状与体征，是疾病本质的外在表现。每一病证都有特定性的主症。主症可以是一个，也可由若干个组成。抓住主症进行询问，就是以主症作为认识疾病本质的中心、关键而进行诊断思维的方法。临床若能准确抓住主症，并能围绕主症进行询问，且通过主症进行分析思考，则有利于对疾病本质的认识，为准确治疗提供可靠依据。

主症不单纯是对患者感觉最痛苦的主要症状的简单记录。多数时候，患者首先陈述的主症，可以确定为主诉。但有时主症不一定是患者诉说的第一个症状。譬如"太阳之为病，脉浮，头项强痛而恶寒"是《伤寒论》太阳病的提纲，对于外感表证的患者来说，脉浮不易察觉，恶寒往往也不是患者就诊的主要痛苦，因此头项强痛很可能是首先陈述的主症。然而对于诊断太阳病来说恶寒是必有的症状，应是太阳表证的主症。

准确地认识主症，并不是一件容易的事。患者缺乏对疾病本质的认识，就诊时往往诉说的症状较多。有时会将自认为很重要的痛苦当作主症，或主次无序，仅讲出一些表面的、次要的症状，不能反映病证本质。这就要求临床医师必须详细地询问病史，并要配合望、闻、切诊获得的资料，包括西医的体格检查，然后结合自己所掌握的中西医知识，进行判断、挑选，寻找能真正揭示反映病证本质的症状体征作为主症。

主症确定以后，要围绕这一中心线索进行询问和思考，并且要问症与辨证（即边询问边分析）相结合，减少盲目和防止遗漏。如以"腹痛"为主症，则首先应询问腹痛的发生时间、发生的原因，疼痛的具体部位、性状、程度、喜恶等；其次询问与主症密切相关的情况，如有无恶心呕吐？有无腹胀腹泻？饮食如何等；然后询问全身其他病情，如有无恶寒发热？有无汗出？小便如何等等；最后是进行舌脉等项检查。由此可见，临床上的问诊，并不是机械地按"十问"的顺序进行，实际是要以主症为中心开展询问。所以对于问现在症的方法，可以这样归纳：首定主症问深全，次问主症紧相关，再问全身不适感，十问顺序可以参。

二、怎样理解恶寒发热

恶寒发热是指恶寒发热同时并见，为外感病常见的一个症状，并且是诊断有无表证的主要依据。正如《医碥·问证》所说："外感则寒热齐作而无间，内伤则寒热间作而不齐。"

临床上六经辨证中的太阳病证，卫气营血辨证中的卫分证，三焦辨证中的上焦病证及内伤杂病的初起阶段，均可见恶寒发热的表现。其常见证候有风寒束表证、风寒犯肺证、太阳中风证、风热犯表证、风湿犯表证、暑温寒湿证、湿遏卫表证、燥邪犯表证和风水相搏证等。

恶寒与发热是两种性质相反的症状，似乎不能同时出现，但临床上却可同时并存。因为发热是一个过程，从发热的过程来看，恶寒发热见于发热的初期，恶寒时体温已开始上升，故恶寒是发热的伴随症状。其具体表现为：患者感到恶寒，而只是偶尔觉得轻微发热，甚至加衣覆被，向火取暖，其恶寒仍不得缓解，但切诊或探测则可有客观发热存在；或者是患者虽感发热，但同时又有恶寒的感觉。如《伤寒论·辨太阳病脉证并治》云："太阳病，或已发热，或未发热，必恶寒"；《中医临证备要·全身症状》云："有的一边发热，一边仍觉恶寒"；也有的表现为去衣则恶寒，加衣则发热，如《症因脉治·寒热病》曰："寒热病之症，头疼身痛，恶寒发热，去衣则凛凛，著衣则烦躁。”

恶寒发热中，“恶寒”是患者的主观感觉，“发热”既可是主观的，也可是客观的。关键在于，患者一定既要有恶寒，又要有发热的感觉，即在某一时期内恶寒发热必定同时并见。如果只觉恶寒而毫无发热之感，则即使体温很高，也不能称做恶寒发热，而只能是“恶寒”。

《素问·刺热》云：“肺热病者，……恶风寒，舌上黄，身热。”《伤寒论·辨太阳病脉证并治》云：“病有发热恶寒者，发于阳也。”“恶寒发热”是外感表证的特征性表现，其病因是感受六淫、温疫等病邪。病机是外邪袭表，玄府失调，卫阳被遏，不得外达，肌肤失于温煦则恶寒；卫阳奋起抗邪，邪正相争，失于宣发，郁于肌表，不得外泄则发热。故恶寒发热同时并见对诊断外感表证有十分重要的意义。

但是，恶寒发热并不局限于外感表证，亦见于里热证。从临床看，恶寒发热见于表证者居多，里证者较少。但里实热证之恶寒发热，病情较之表证更为严重，是邪正激烈斗争的反映。如邪毒内陷、脓毒流注、肝胆湿热、肝痈、肠痈等病证，均可见恶寒发热，并且恶寒愈重发热愈高，病情比表证更为严重。病机为火毒内蕴，正邪相争，气血壅滞，营卫不调。因此所谓“有一分恶寒，便有一分表证”的说法带有片面性。陈实功在《外科正宗》中明确指出：发热恶寒在疮疡初期是外感风热或火毒内发，中期是疮疡等将要作脓，疮疡溃后是气血虚极的表现。火毒内发、疮疡作脓和溃后，恶寒发热显然都不是表证，而是属于里证。疮疡之病，因其具有局部红肿热痛、化脓等症状，或体内痈疮必伴相应脏腑证候，故不难与单纯外感表证的恶寒发热相区别。

三、感寒发热与气虚发热、阳虚发热

1. 感寒发热　《素问·热论》云：“人之伤于寒也，则为病热。”外感寒邪可出现恶寒，发热，头身疼痛，无汗，脉浮紧的表实寒证。其中发热可为轻度，亦可为高热，可感觉皮肤烫热，或检测体温升高。同时，外寒不解，化热入里，亦可表现为以发热为主，但热不寒的里实热证。所以，感受寒邪可成为多种发热性疾病的始发原因之一。

感受的是寒邪，为何反致发热？由于外寒袭表，寒主收引，腠理闭塞而无汗，卫阳被遏，不得外泄（相当于散热减少），大量卫阳郁积于表，与邪相争，气有余便是热（相当于产热增加），故见发热之症。因此，只要体质较强、阳气不衰而又表闭无汗，虽为感寒，而必然发热，并与恶寒无汗等表现同见。

2. 气虚发热　指元气不足而引起的发热，由于基本病机是脾胃气虚，又称脾虚发热。至于脾虚如何引起发热，争议颇大，主要有四种观点。

其一，脾胃气虚，营亏气乏，阳气浮动。即脾胃气虚，气血生化无源，阴血不足，阴不敛阳，阳气浮张而发热。当活动劳累过度、病久耗损等情况下，元气更被耗伤而浮越，从而表现为烦热、气喘、汗出、心悸、脉数等症。此种“身热而烦，气高而喘”，并非实热所致，而是营亏气乏、阳气浮动的现象，即《内经》所谓“阳气者，烦劳则张”的道理。故治当用甘温之品，健脾益气，收敛浮阳，称为“甘温除热”。

其二，脾胃气虚，升降失调，气机郁滞生热。由脾胃气虚不能升清降浊，气滞于中，不得宣泄，气郁而热。这种发热轻微则可以表现为局部头面烘热汗出或手足烦热，胃脘饥嘈，甚或为口腔溃疡，咽喉肿痛；较重则表现为全身慢性低热，或高热，时发时止等。如黄元御在《四圣心源·劳伤解·中气》说：“中气衰则升降窒。……气病则痞塞而不宣。”

其三，中气下陷，谷气下流，湿郁发热。是因为脾胃气虚，不能升清，水谷精微等清气不能上输，反而下流成湿，致湿气闭塞阳气（下焦相火），郁久而化热。如《内外伤辨惑论·辨寒热》云："是热也，非伤寒邪皮毛间发热也，乃肾间脾胃下流之湿气闭塞其下，致阴火上冲，作蒸蒸燥热，上彻头顶，傍彻皮毛，浑身燥热作，须待袒衣露居，近寒凉处即已，或热极而汗出而亦解。"表现为身热，自汗，渴喜热饮，脉大而虚等症。升举下陷之阳，使清阳上升，阳气外达，则热象可除。

其四，气虚体弱，兼感外邪。是由脾肺之气先虚，抵抗力减弱，同时风寒外袭而致发热。这种"发热"与"恶寒"并见，有邪气的存在，是脾胃之气损伤后体外邪气乘虚而入所致的气虚兼发热证，并非气虚发热的直接病机。

3. 阳虚发热　指阳气虚衰，虚阳外或上越而引起的发热表现，属于内伤发热中的一种类型。阳虚发热，初始多指肾阳虚衰，阴寒内盛，格阳或戴阳所致的虚阳外越而引起的假热。实际上阳虚发热还可见于其他脏腑，主要为脾肾阳虚。

其一，肾阳虚衰，阴盛格阳、戴阳所致的假热现象。如《景岳全书·杂证谟·火证》："阳虚者，亦能发热，此以元阳败竭，火不归原也。"可见发热烦躁，面红如妆，口渴欲热饮，并伴有两足逆冷，小便清白，下利清谷，脉沉细或浮数无力、按之欲散等表现。

其二，脾胃阳虚，阴盛阳浮而致的发热。属感受寒凉，或过食生冷，或疾病过程中阳气耗损，或劳倦内伤，或寒凉过度而导致的脾阳损伤，阴寒内盛，阴寒格拒虚阳，逼迫阳气浮越于外，而呈现的热象。其热势可高可低，但病程日久，恶寒倦怠，口不渴或渴喜热饮，饮而不多，口淡无味，大便溏稀，兼有四肢不温，头晕嗜卧，少气懒言，舌淡胖，有齿印，苔白滑，甚者舌青，脉沉细无力等，证属脾阳虚发热。如秦伯未在《谦斋医学讲稿·种种退热法》中说："阳虚发热多在子午之分，即下半夜和上午为常见，伴形寒，恶风，神疲懒言，饮食少味，脉大无力等症。"

四、对寒热往来机制的认识

寒热往来，是指恶寒与发热交替出现，寒时自感恶寒而不觉热，热时自觉发热而不觉冷，一日一发或数发。历代医家认为病位在少阳，为半表半里证。唯对寒热往来的病机众说纷纭，莫衷一是。大部分医家从邪正斗争展开争议，唐容川《伤寒论浅注补正·辨太阳病脉证》篇云："出与阳争则寒，入与阴争则热。"而方有执《伤寒论条辨·辨太阳病脉证并治》则认为："邪入并于阴则寒，邪出并于阳则热。"叶桂《医效秘传·伤寒诸证论·寒热》则从阴阳相胜来解释，认为："阳不足，则阴邪出表与之争，故阴胜而为寒；阴不足，则阳邪入里而与之争，故阳胜而为热。"诸家解释互相矛盾，难以归于一致。高等医药院校教材《伤寒论讲义》认为邪正分争，正胜则热，邪胜则寒。五、六版中医诊断学教材亦持此说，把寒热往来又分为两大类：一是无规律性的寒热往来，属少阳病。二是有规律性的寒热往来，属疟疾。

其实寒热往来，不仅见于外感病，亦可见于内伤杂病。病位不仅见于半表半里证，还可见于表证、里证。外感热病中《伤寒论》太阳病篇桂枝麻黄各半汤、桂枝二麻黄一汤证（表证），均有寒热往来的表现；温病湿热阻遏于膜原（半表半里证），正邪相争可致寒热往来如疟状；内伤杂病中奔豚气病（如《金匮要略·奔豚气病脉证治》云："奔豚气上冲胸，腹痛，往来寒热，奔豚汤主之。"），疟疾病，妇人热入血室，西医学所说的败血症，即中医所云邪毒内陷证（里证）等，均可见到寒热往来的表现。

由此可见，寒热往来一症并非是少阳证半表半里证所特有，其病机不宜一概用少阳枢机不利，邪正出表入里阐释。寒热往来的病机是邪正相争，肌表阳气出现不足或增多的盛衰交替变化所致。表证与半表半里证是邪正相争，邪气胜，卫阳被遏，失于温煦，肌表阳气较少，而出现恶寒。正气胜，正气抗邪，卫阳郁积于外，阳气增多，则出现发热；里证之恶寒，是邪气胜，正邪相争，阳气困遏于里，不能外达，肌表阳气不足所致。其发热，则是正胜邪，阳热蒸腾，肌表阳气增多所致。故正胜则热，邪胜则寒，正邪相持，互有胜负，而寒热往来。

五、潮热的分类与病机

潮热，是指按时发热，或按时发热加重，如潮汐涨落，按时而发，按时而止，有一定的时间节律。

有人把潮热称为午后潮热。其实潮热的发作时间不局限于午后，只要有一定的发作时间节律则可。故潮热的种类很多，有上午潮热、下午潮热，前半夜潮热、后半夜潮热，或某个时辰潮热等。对于潮热发作的频律，《杂病证治准绳·寒热门》云："潮热有作有止，若潮水之来，不失其时，一日一发。若日三五发，即是发热，非潮热也。"其提出一日只能发作一次，不能一日数发的观点，值得商榷。因为潮热主要特点是强调发作的时间节律，并未限制其频率，故不宜加以过多的约束。如妇人绝经期出现的发热，并非一日一次，而是时作时止，一日数次，没有人要求一定称为发热，仍习惯称为潮热。

潮热可分为正虚和邪实两大类。正虚包括气虚潮热、阴虚潮热、阳虚潮热等。邪实包括阳明潮热、湿温潮热、血瘀潮热、食积潮热等等。

气虚潮热以上午发热、劳累加重为特点。病机为气虚阳浮。上午属阳中之阳，阳气旺盛，鼓动气机升浮，若气虚无力升发敷布清阳，阳气浮张，郁积肌表，则出现发热。热后汗出，阳气外泄，发热停止，从而形成了上午潮热。

阴虚潮热以午后和夜间发热、颧红盗汗为特点。病机为阴虚阳亢。阴虚之人，阴不舍阳，阳气偏旺，午后及夜间卫气由阳入阴，削弱阴血，体内偏亢的阳气相对更加亢盛而发热加重。待到天明卫阳出表，则发热停止。

阳虚潮热以夜半发热、畏寒肢冷为特点。病机为虚阳外浮。夜半为阴气当令，阳虚阴盛者，适逢阴令，雪地加霜，阴盛格阳，虚阳外浮，故见身热明显。天明之后，阳气逐渐回升，格拒减弱，则发热渐平。

湿温潮热以午后潮热、身热不扬为特点。病机为湿遏热伏。因湿为阴邪，重浊沉滞，难以升散，午后一阴生，阳气开始沉降，气机不利，阴湿之邪郁遏阳气加重，则身热不扬。

阳明潮热以日晡热甚、腹满便秘为特点。病机为阳明腑实。根据十二地支在三阴三阳中的建位，申时正应下午之阳明，时值午后3—5点，是阳明经气旺盛之时。所以当阳明腑实，邪热结于胃肠，内热蒸腾，又适逢阳明旺盛之经气加凌，则午后申时发生潮热。

血瘀潮热以夜间潮热，瘀血舌脉为特点。病机为阳气郁遏发热。清代医家王清任《医林改错·气血合脉说》云："后半日发烧，前半夜更甚，后半夜轻，前半日不烧，此是血府血瘀。"瘀血为阴邪，最易阻遏气血运行，使气机郁滞。入夜阳气收敛，阴寒偏盛，加重瘀血对气血的遏阻，阳气郁极而热。待天明阳气升浮，遏阻改善，则潮过热止。

辨证首当分虚实。虚证潮热，多由劳倦内伤所致，病程多较长，热势较低，或仅有自觉发热，上午、午后或夜间潮热，其后热退身凉；实证潮热多由外感或病理产物停留，病程较短，热势较高，常常热退不清；然实证久延、失治、误治，可转为虚实夹杂证或虚证。《张氏医通·潮热》云："有潮热者，当审其虚实。若大便坚涩，喜冷畏热，心下愊然，睡卧不着，此皆气盛，所谓实而潮热也。……若胃气消乏，精神憔悴，饮食减少，日渐尪羸，病虽暂去，而五心常有余热，此属虚证。……有每遇夜身发微热，患者不觉，早起动作无事，饮食如常，既无别证可疑，只是血虚，阴不济阳。”可资借鉴。

六、盗汗、自汗的虚实辨析

盗汗在《黄帝内经》中称为“寝汗”。《金匮要略·血痹虚劳病脉证并治》曰：“男子平人，脉虚弱细微者，喜盗汗也。”正式提出盗汗之名。自汗之名，首见于《伤寒论》，称“自汗出”。陈无择《三因极一病证方论·自汗证治》曰：“无问昏醒，浸浸自出者，名曰自汗。”可见宋以前并未明确自汗一定是白天出汗，也不认为自汗一定是阳气亏虚，只要是全身性汗出异常，都可称之为自汗。

患者体虚，时常汗出，活动劳累尤甚者，称为自汗。因其常伴有形寒、疲乏、易感风寒等阳气亏虚的证候，故多称“阳虚自汗”（或作“气虚自汗”）。其机制是阳气亏虚，卫外不密，活动劳累则能更加耗伤阳气，肤表开泄，于是汗液自出。正如《景岳全书·杂证谟·汗证》所说：“自汗者，属阳虚，腠理不固，卫气之所司也，人以卫气固其表，卫气不固，则表虚自汗，而津液为之发泄也。”

寐（入睡）时汗出，寤（清醒）则汗止，称为盗汗。因其一般伴有烦热、失眠、脉细数等阴虚内热之症，故常称“阴虚盗汗”。对于盗汗的病机，书上虽有多种解释，如“阴虚者，易阳亢浮越，汗液随阳外泄”；“阴虚则阳无所附，而液随阳泄”；“心阴虚，阳不摄阴”；“阴气虚弱不能敛阳”等等，似难说明寐汗寤止的道理。可用以下认识帮助理解：醒时卫气行于外，入睡后卫气行于内，卫表暂时不密；阴虚失制，阳气偏亢，内热逼迫，津液外泄而为汗出；醒寤时，卫气复行于外，肤表固密，因而汗止。如清·吴仪洛《成方切用·理血门》所云：“阴虚有火，睡去则卫外之阳乘虚陷入阴中，表液失其固卫，故濈濈然而汗出。及觉则阳用事，卫气复出于表，表实而汗即止。”

“自汗属阳虚，盗汗属阴虚”的说法，大约起于明代，如明·龚廷贤《寿世保元·汗症》曰：“自汗者，无时不濈濈然出，动则为甚，属阳虚，卫气之所司也。盗汗者，寐中汗出，通身如浴，觉来方止，属阴虚，营血之所主也。”明·薛铠《保婴撮要·盗汗》亦曰：“自汗属阳虚，盗汗属阴虚。”然同时代的《景岳全书·杂证谟·汗证》却说：“自汗亦有阴虚，盗汗亦多阳虚也。……所以自汗盗汗亦各有阴阳之证，不得谓自汗必属阳虚，盗汗必属阴虚也。”

从临床而论，自汗盗汗主病十分复杂，并有虚实之辨。

自汗辨析：虚证有阳虚、气虚、血虚、阴虚、气阴两虚；实证有营卫不和、脾胃湿热、肝胆湿热、膀胱失司、瘀血内阻、肝气郁结、阳气亢盛、风邪袭表、痰阻、惊恐等等。

盗汗辨析：虚证有阴虚、气虚、阳虚、气血两虚、脾胃气虚、肾元不足；实证有营卫不和、邪郁少阳、外感风寒、内伤胃热、湿热交蒸、湿浊困阻、肝胆火盛、脾虚湿阻、痰湿、血瘀等等。

自汗、盗汗的病机：阳虚气虚者，肌腠疏松，玄府失密；血虚阴虚者，阴不舍阳或制阳，虚阳浮越，津液随之外泄；邪气侵犯或病理产物停留者，是干扰卫气的固护而肌理失密。如阳虚盗汗，是由于阳虚卫气弱，入寐卫气入里，卫表更虚，腠理开泄而汗液外泄；阴虚自汗，是阴虚火旺之人，虽在白天，由于阴虚火旺，阳亢逼迫，津液随之外泄。

总之，自汗、盗汗的辨析，不在于汗出的时间是白昼还是夜晚，也不在于是睡眠还是醒寤，主要根据伴随的症状与体征所反映的证候性质而定。不论自汗、盗汗，凡是伴有虚热之证者，皆属阴虚所致；凡是伴有虚寒之证者，皆属阳虚而成。如虽然睡中出汗，患者表现一派阳虚证候，辨证结论应为阳虚而不是阴虚。

七、疼痛的病因与病机

疼痛是临床上最常见的症状，可以发生于全身很多脏器、组织、器官，可以见于不同的疾病。不同性质、不同程度、不同部位的疼痛，对辨证、诊病具有重要的意义。

疼痛的病机，中医学常以“不通则痛”进行解释。即气血阻滞不通，经气不利，气化不行，是引起疼痛的常见病机。不过，这主要是针对实证所致疼痛而言。但张景岳《质疑录·论诸痛不宜补气》云：“夫实者，固不宜补，岂有虚者而亦不宜补乎？……凡属诸痛之虚者，不可以不补也。”裘庆元《三三医书·经历杂论·诸痛论》又云：“古人谓：‘通则不痛，痛则不通’。盖为实痛而言，若执此以治诸痛则谬矣。”可见疼痛的病机绝不止“不通则痛”一说，还有另外一类病机。

《素问·举痛论》云：“脉涩则血虚，血虚则痛。”《金匮翼·肾虚腰痛》曰：“精气不足，则经脉虚而痛”，“阴虚血燥则经脉失养而痛”。《临证指南医案·胃脘痛》亦曰：“营气日虚，脉络枯涩”，“络虚则痛”。这就是说，疼痛的另一类病机是“因虚而痛”、“不荣而痛”。即阴阳气血等亏虚，络脉空虚，脏腑经络等组织失于温煦、濡润、充养，也可导致疼痛，这主要是针对虚证所致疼痛而言。“不荣而痛”，具有起病缓慢，病程较长，喜按喜暖，时痛时止，劳累后加重，多为隐痛、绵绵作痛、空痛、冷痛等特点。

根据疼痛部位，可辨别病位。根据疼痛性质，可辨别病性。风邪善行而数变，故风邪所致疼痛以肢体游走性疼痛，此起彼伏，痛无定处为特点；寒性凝滞收引，故寒邪所致疼痛具有冷痛固定，遇寒痛增，得温痛减的特点；湿性重浊、滞腻，故湿邪致痛以痛有定处，沉重酸痛为特点；火热之邪致痛者，灼痛而伴红、肿，遇热则痛增，得凉则痛减；气滞所致疼痛者，胸胁脘腹等处胀闷窜痛，得气行觉舒；血瘀致痛具有固定刺痛、夜间痛甚等特点。实痛拒按，按之则痛剧；虚痛喜按，按之痛减。张景岳《质疑录·论诸痛不宜补气》云：“故凡痛而胀闭者多实，不胀不闭者多虚；痛而喜寒者多实热，喜热者多虚寒；饱而甚者多实，饥则甚者多虚；脉实气粗者多实，脉虚气少者多虚；新病壮实者多实，愈攻愈剧者多虚；痛在经者脉弦大，痛在脏者脉沉微。兼脉症以参之，而虚实自辨。”此为辨痛之虚实的大法，可以参考。

八、五更泄泻的时间与辨证

清晨腹泻有五更泄、鸡鸣泄和晨泄，发作时间容易混淆。“五更”、“鸡鸣”和“晨”是更点记时法的不同时段。“五更”相当于寅时，即3—5点；“鸡鸣”相当于丑时、四更，即1—3点；至于“晨”，《说文解字》：“晨，早昧爽也。从臼从辰，辰时也。”疏：昧是晦冥，爽是未明，谓夜向晨也。所以晨的含义是指上午8—9点，一般常把7—9点当作晨时。由于“五更”、“鸡鸣”、“晨”所指的时段不同，因而所对应的脏腑亦异。“五更”应肺，“鸡鸣”应肝，“晨”应脾胃。故发生于不同时间的泄泻，其脏腑病机不尽相同。如《张聿青医案·泄泻》云：“肾泄又名晨泄，每至黎明辄暴迫而注者是也。然肝病亦有至晨而泄者，以寅卯属木，木气旺时，辄乘土位也。疑似之症，将何以辨之哉？盖肾泄是命门火衰而无抑郁之气，故暴注而不痛；肝病而木旺克土，则木气抑郁，多痛而不暴注。”

五更泄的病机，一般认为是脾肾阳虚，脾虚运化失常，肾虚后阴不固所致。为何发生于鸡鸣？《素问·金匮真言论》说：“平旦至日中，天之阳，阳中之阳也；日中至黄昏，天之阳，阳中之阴也；合夜至鸡鸣，天之阴，阴中之阴也；鸡鸣至平旦，天之阴，阴中之阳也。”夜半至黎明，为阴中之阳，阳气渐长，常人肾中之阳每于夜半发动，五更携诸阳上升。肾阳虚衰之后，夜半阴寒凝聚，气结而不见泄泻。时近天明，阴极而生阳，天时与人体之阳气均处于逐渐萌动而未隆盛阶段，与阴寒相争。若不同原因（如肾阳虚衰）导致阳气不升反降，则阴寒下趋，腹痛肠鸣，洞泄不止。随着时间的推移，人体阳气借天时阳气的资助，足以把阴寒之气驱逐出体外，缓解了体内阴寒之气，腑气疏通，故患者泻后则安。如《景岳全书·杂证谟·泄泻门》云："肾为胃之关，开窍于二阴，所以二便之开闭，皆肾脏之所主，今肾中阳气不足，则命门火衰，……阴气盛极之时，即令人洞泄不止也。"故治疗常以温补脾肾，四神丸、真人养脏汤为其代表方剂。

肾阳亏虚而五更泄，此言其常。明·秦景明《症因脉治·附五更泄泻》云："五更泄泻，多属肾虚。然亦有酒积、寒积、食积、肝火之不同。病机既多，变化用药，尤贵圆通。"临床上引起阳气不升反降的原因很多，分述如下。

肝气乘脾：长期的紧张、焦虑、抑郁，导致肝气郁滞，木旺乘土，运化失常，清浊不分，混杂而下，而成泄泻。五更时分为卯时（清晨5—7时），为手阳明大肠经所主之时，木旺乘脾，脾气不升，反而下陷，肠运加快，因而五更时分出现肠鸣泄泻。可见清晨腹中肠鸣剧痛难忍，旋即泄泻，泄而不爽，阵痛阵泻，伴胸胁腹胀，嗳气少食，肢倦乏力，舌淡苔薄，脉弦等症。

脾虚寒湿：中阳亏虚，寒湿困脾，黎明阳气升举无力或欲升受阻，当旺反微，清气下陷，则五更作泻。可见泻下清稀，腹满肠鸣，纳呆食少，肢冷神疲，面色苍白，苔白滑腻，舌淡胖，脉细缓等表现。

酒食郁积：饮食过度，嗜酒成癖，损伤胃肠，化生湿热，寅卯之交，清阳欲升，浊阴欲降之时，食积与湿热积聚肠中，搏击欲出，气机逆乱，大肠传导失司，发为五更泄泻。可见腹痛肠鸣，泻下粪便臭如败卵，伴脘腹痞满，嗳腐酸臭，不思饮食，舌苔垢浊或厚腻，脉弦滑。其食积为主者，泻下为稀粪；酒积为主者，泻下为涎沫。

瘀血阻络：血络受损，或久病入络，胃肠气滞血瘀。时至五更黎明，阳长阴消之际，阳气欲升，又为瘀血所陷，阴阳交争而发生泄泻。可见小腹刺痛拒按，清晨腹泻反复发作，泻后有不尽之感，面色晦黯，舌质紫黯，或有瘀斑，脉细涩或弦涩等症。

此外，阴虚内热，心脾两虚，营卫不和，肺气不宣，气陷湿积等等均可引起。可见，对于五更泄，既应重视时辰与脏气的对应关系，更应考察全身病情表现，综合进行辨证。切不可一见五更泄，便统统视之为肾虚、阳虚，或者仅凭时辰而定证，必然致误。

九、但欲漱水不欲咽的病机

《金匮要略·惊悸吐衄下血胸满瘀血病脉证治》云："病人胸满，唇痿，舌青，口燥，但欲漱水不欲咽，无寒热，……为有瘀血。"二版教材《金匮要略讲义·惊悸吐衄下血胸满瘀血病脉证并治》认为："瘀阻之处，必有郁热，故口燥欲漱水；但病在血分，虽燥而不欲咽。"又说："这是瘀血郁热的轻重问题。瘀热不甚，故仅欲漱水不欲咽；瘀久郁热加甚，则口干燥而渴。"

但欲漱水不欲咽的机制，《血证论·瘀血》云："瘀血在里则口渴，所以然者，血与气本不相离，内有瘀血，故气不得通，不能载水津上升，是以发渴，名曰血渴，瘀血去则不渴矣。"说明瘀血内阻，阻碍气机，气化不利，津液不能上承则口燥；不是津液损伤，而是津液输布障碍所致，故口中焦燥，但欲饮水，水入漱口，不欲吞咽，为蝶斑疮、臌胀、干燥病、伤寒蓄血证、温病热入营血等之常见征兆。

十、虫积为何嗜食异物

虫积者嗜食异物，是长期医疗实践中总结出来的经验。如《幼幼集成·虫痛证治》指出：

“凡腹内有虫，必口馋好甜，或喜食泥土、茶叶、火炭之类。”指出嗜食异物，多见于小儿疳积，虫积内生，脾胃运化失纳。对于嗜食异物的机制，有人解释是因虫积于肠道，吸食体内营养，导致机体营养缺乏和失衡，脾胃功能紊乱，清浊升降失司，燥湿不调，刚柔不济，或郁而化火，或水液停蓄而生寒湿，故嗜食奇特之物，如煤炭、生米、谷物、泥土、茶叶等。希望用异物之性纠正身体之偏性，或补充体内某种特殊营养物质之亏虚。另外所嗜异物为何会消化呢？有人认为可能是因虫体内含有消化这些物质的酶类成分，如白蚁之专食木料。是否恰当，存疑待研。

应当指出，嗜食异物并非皆是虫积作祟。临床所见，嗜食异物，虫积者有之，非虫积者亦有之；小儿有之，成人亦有之。从病机而论，脾胃气虚者有之，非脾胃气虚者亦有之。如有人报道，心脾两虚嗜食糯米，胃阴亏虚嗜食猪油，胃热炽盛嗜食污泥，热毒积滞嗜食樟脑丸，成人湿郁嗜食黄土，成人血虚、成人脾虚湿阻、老年脾虚嗜食生盐等。《景岳全书·杂证谟·饮食》云：“凡喜食茶叶、喜食生米者，多因胃有伏火，所以能消此物。……又有喜食炭者，必其胃寒而湿，故喜此燥涩之物，亦当察脉症。”因此嗜食异物，其病机非只虫积，当凭脉症而辨证。

十一、“除中”的机制分析

除中是指久病重病之人，胃气欲绝，引食自救的危重证候。表现为本已失神，不食少食，而突然欲进饮食，暴食多食的反常现象。往往食已而随之即亡，故称之为“除中”。成无己《注解伤寒论·辨厥阴病脉证并治》云：“除，去也；中，胃气也。言邪气太甚，除去胃气，胃欲引食自救，故暴能食，此欲胜也。”所以“除中”实际上是中气衰败的死亡前兆，属残灯将灭，“回光返照”的一种表现。

假神是精气衰竭已极，阴不敛阳，虚阳外越，神气外现所致。由于精竭、阴绝、阳微，神失依存，故浮而外越，本神暴露。此种饮食暴增，乃胃之本能的一种体现。是后天之本的胃为维持生存的能力，欲保生命的延续，最后引食纳谷欲以自救的反映。但因胃气之本已消失，即使勉强食之，却不能化谷生气，而更加耗竭胃之本气，于是神去机息，迅速导致死亡。

十二、口苦、口酸、口甜、口咸的病机

口中味觉的异常称为“口溢”，常常反映脏腑的病变。因为五味归属于五脏，当脏腑的精气外泄时，可因脏气的偏盛上溢入口而见口味异常，也可因为脏腑之虚，不能摄纳精气而外漏，故见口味的异常。

1. 口苦　指未进食苦味食物或药物而自觉口中有苦味。《灵枢·邪气脏腑病形》云：“胆病者，善太息，口苦。”《素问·奇病论》又云：“口苦者，病名为何？何以得之？岐伯曰：病名曰胆瘅。……胆虚气上溢而口为之苦。”《素问·痿论》亦云：“肝气热则胆泄口苦。”《伤寒论·辨少阳病脉证并治》云：“少阳之为病，口苦，咽干，目眩也。”柯韵伯注：“苦、干、眩者，皆相(胆)火上走空窍而为病也”。说明胆热、肝热是形成口苦的主要原因。除肝、胆外，心、胃、脾、肺、肾等许多脏腑之火热上炎，亦可出现口苦，是因火过成炭，便作苦味。

在时行热病中口苦主热无可非议，且口苦不作主症，热清则口苦自除。然在内伤杂病中，口苦亦有主寒者。如《圣济总录·胆门》曰：“治胆虚生寒，气溢胸膈，头眩口苦，常喜太息，多呕宿水，天雄丸方。”秦景明《症因脉治·口》谓：“胆热则苦，口苦亦有肝虚寒者。”虚寒证之口苦，可见口苦而淡，渴不思饮、饮亦不多或喜热饮，或口苦而咸涩多涎，或口多清水，舌淡苔白而润滑等表现。其病机是中焦虚寒，痰湿壅滞，土壅木郁，胆气上溢；或脾肾阳虚，阴寒内盛，虚阳上浮所致。

2. 口酸 不因食酸物或吞酸嗳腐，口中常有酸味感觉，且恶酸。因肝味酸，故口酸常为肝气上溢。如《素问玄机原病式·六气为病·热类》云："酸者，肝之味也，由火盛制金，不能平木，则肝火自甚，故为酸。如饮食热，则易于酸也。"系指肝热上蒸而致味酸。再者土虚木乘亦可作酸，除见口酸外，常有纳食不香，食少，脘胀，嘈杂泛酸等症。

口酸亦可主寒证。如《景岳全书·杂证谟·吞酸》云："且人之饮食在胃，惟速化为贵，若胃中阳气不衰，而健运如常，何酸之有？使火力不到，则其化必迟，食化既迟，则停积不行而为酸为腐，此酸即败之渐也。故凡病吞酸者，多见饮食不快，自食有不快，必渐至中满、痞隔、泄泻等证，岂非脾气不强，胃脘阳虚之病，而犹认为火，能无误乎？"充分说明因寒可致吞酸吐酸。病机为脾阳虚衰，运迟食腐。治法宜温中散寒，运脾制酸。方药用黄芪建中汤加良姜、香附、煅瓦楞、煅牡蛎。

3. 口甜 口中作甘而不喜甜。因甜为脾味，故口甜又称脾瘅。如《素问·奇病论》曰："有病口甘者，……此五气之溢也，在名曰脾瘅。"其病机则是"夫五味入口，藏于胃，脾为之行其精气，津液在脾，故令人口甘也"。意为脾之精气上溢入口则口甜。如过食肥腻厚味，郁积化热，积湿于脾，热蒸脾气上溢，则为口甜。少数亦为脾虚，虚火迫脾津上溢而口味作甘。还有脾为湿困，精气失于运化，上泛口中亦作口甜。

4. 口咸 口中常有食盐之咸味。咸为肾味，肾液上溢则口中作咸。其产生机制常为肾阳虚而不摄，肾液上泛；或肾阳虚衰，气化不行，水气、痰饮内停，寒水上犯；或肾阴虚，虚火逼肾液上乘而成。

十三、"嗜睡"、"昏迷"与"昏睡"的区别

1. 嗜睡 《素问·诊要经终论》有"嗜卧"一词，指神志清醒但睡意很浓，常不自主地入睡，呼之则醒，醒后又睡，甚至不分场合，卧倒即睡，醒后回答问题准确。《诸病源候论·嗜眠候》云："其气行于阴而迟留，其阳气不精神明爽，昏塞，故令嗜眠。"《太平圣惠方·治胆热多睡诸方》云："夫胆热多睡者，同营卫气涩，阴阳不和，胸膈多痰，腑壅滞，致使精神昏浊，昼夜耽睡，此皆积热不除，肝胆气实，故令多睡也。"说明痰湿困阻，清阳不升；脾气虚弱，中气不足，清阳失养；胆热内积，痰浊蒙闭；肾精不足，脑府失养；瘀血阻络，脑髓失养；暑热伤气，脑窍昏塞；卫气行迟，阴气偏盛，清气不能上荣，皆可使精明之府失于清阳之荣，而出现嗜睡。

嗜睡与《伤寒论·辨少阴病脉证并治》所说"但欲寐"不同，但欲寐是指精神疲惫，困倦欲睡，似睡而非睡的状态，呼之能应，并非真正熟睡，为正气极度亏虚的一种疲倦表现。

2. 昏迷 是指患者神志模糊，不省人事，或者昏睡不醒，呼之不应，对外界刺激无任何反应的一种临床表现。成无己《伤寒明理论·郁冒》云："昏冒而神不清也，世谓之昏迷是也。"常见于外感热病重证，内伤杂病中的中风、痫病和厥病类疾病、重度外伤等。其病机有热闭心神（包）、腑热熏蒸、热毒攻心、暑热闭神、湿热蒙蔽、风痰内闭、热盛动风、瘀血乘心、阴竭阳脱等。

3. 昏睡 是病中日夜沉睡，虽能唤醒，但神志朦胧，答非所问，偶能正确对答，后旋即复睡。昏睡多为昏迷之先兆，即浅昏迷，若进一步发展，易成昏迷。

十四、"阳痿"、"遗精"虚实属性辨析

1. 阳痿 是指男子青壮年时期，由于命门火衰、肝气郁结、惊恐伤肾、湿热蕴结、气血瘀滞等原因，致使宗筋失养而弛纵，引起阴茎痿软不能勃起，或勃起不坚，或坚而不持久，致使

不能进行性交的症状。阳痿，在《灵枢·邪气脏腑病形》、《素问·五常政大论》及《诸病源候论》等书中称为"阴痿"。《灵枢·经筋》称"阴器不用"、"不起"。《太平惠民和剂局方》称"阳事不举"。《景岳全书》称为"阳痿"。

《内经》把阳痿的成因归之于"气大衰而不起不用"(《素问·五常政大论》)，"热则筋弛纵不收，阴痿不用"(《灵枢·经筋》)，认识到虚衰和邪热均可引起该症。隋唐诸家多从劳伤、肾虚立论，认为阳痿是虚劳的一种病理反映，起于房劳伤肾，肾中精气亏损，阳气不足所致。《景岳全书》论述其病因病机，十分精辟而全面，说阳痿"多由命门火衰，精气虚冷，或以七情劳倦，损伤生阳之气……亦有湿热炽盛，以致宗筋弛纵"；"凡思虑焦劳，忧郁太过者，多致阳痿"；"凡惊恐不释者，亦致阳痿"。可见，阳痿不尽属"肾阳亏虚"。目前，临床可分为命门火衰、心脾两虚、肝气郁结、恐伤肾气、湿热蕴结、气血瘀滞等证型。

2. 遗精　是指不因性交而精液自行遗泄的症状。多因肾虚不藏、君相火旺、湿热下注等所致。有梦而遗者，称梦遗；无梦而遗，甚至清醒时精自滑出者，称滑精，是遗精的两种轻重不同的表现。大抵有梦而遗者轻，无梦而遗者重。遗精次数频繁，并出现全身症状者方为病态。

《金匮要略》认为本病是由于虚劳所致。隋·巢元方《诸病源候论·虚劳病诸候》进一步认识到遗精是由于肾气虚弱所致。元·朱丹溪又有所发明，认为遗精不仅有虚证，还有实证。《丹溪心法·遗精》说"精滑专主湿热"。明代对遗精的认识，渐臻完善，认为遗精之证有：①劳神太过，心阴暗耗，心阳独亢，心火不能下交于肾，肾水不能上济于心，心肾不交，水亏火旺，扰动精室而遗；②肾阴虚，阴虚火旺，相火偏盛，扰动精室而遗；③先天禀赋不足，下元虚惫，精关不固，易于滑泄；④用心思虑过度，中气不足，心脾两虚，而致遗精；⑤湿热下注，扰动精室，亦可发生精液自遗。可见，遗精并非皆"肾阴亏虚"。目前，临床可分阴虚火旺证、心肾不交证、心脾两虚证、肾气不固证及湿热下注证等证型。

【古代文献】

《景岳全书·传忠录·十问篇》：一问寒热二问汗，三问头身四问便，五问饮食六问胸，七聋八渴俱当辨，九因脉色察阴阳，十从气味章神见，见定虽然事不难，也须明哲毋招怨。

《医学实在易·问症诗》：一问寒热二问汗，三问头身四问便，五问饮食六问胸，七聋八渴俱当辨，九问旧病十问因，再兼服药参机变，妇人尤必问经期，迟速闭崩皆可见，再添片语告儿科，天花麻疹全占验。

一、问 寒 热

《内外伤辨惑论·辨寒热》：皮肤毛腠者，阳之分也，是卫之元气所滋养之分也。以寒邪乘之，郁遏阳分，阳不得伸，故发热也。……其恶寒也，虽重衣下幕，逼近烈火，终不御其寒。……其寒热齐作，无有间断也。……内伤不足之病，表上无阳，不能禁风寒也。……与外中寒邪，略不相似。其恶风寒也，因脾胃不足。……若胃气平常，饮食入胃，其荣气上行，以舒于心肺，以滋养上焦之皮肤，腠理之元气也。……其心肺无有禀受，皮肤间无阳，失其荣卫之外护，故阳分皮毛之间虚弱，但见风见寒，或居阴寒处，无日阳处，便恶之也，此常常有之，无间断者也。但避风寒及温暖处，或添衣盖，温养其皮肤，所恶风寒便不见矣。

《丹溪手镜·恶寒》：不待风而寒，虽身大热而不欲去衣，厚衣犹言冷也，向火不能遏其寒。又云：身大热不欲去衣，表热里寒也；身大寒不欲衣者，表寒里热也。有虚实之别：汗出恶寒，表虚也，可解肌；无汗恶寒，表实也，可汗。有阴阳之别：恶寒而踡，脉沉细而紧者，发于阴也，可温之；寒热相继者，发于阳也，可发汗。

《景岳全书·传忠录·十问篇》：问寒热者，问内外之寒热，欲以辨其在表在里也。人伤于寒则病为热，故凡病身热、脉紧、头疼、体痛拘急无汗，而且得于暂者，必外感也。盖寒邪在经，所以头痛身疼，邪闭皮毛，所以拘急发热。若素日无疾，而忽见脉证若是者，多因外感。……若无表证，而身热不解，多属内伤，然必有内证相应，合而察之，自得其真。……凡内证发热者，多属阴虚，或因积热，然必有内证相应，而其来也渐。盖阴虚者必伤精，伤精者必连脏，故其在上而连肺者必为喘急咳嗽；在中而连脾者或妨饮食，或生懊侬，或为躁烦焦渴；在下而连肾者或精血遗淋，或二便失节，然必倏热往来，时作时止，或气怯声微，是皆阴虚证也。……凡内伤积热者，在癥痞必有形证，在血气必有明征，或九窍热于上下，或脏腑热于三焦。若果因实热，凡火伤在形体而无涉于真元者，则其形气声色脉候，自然壮丽，无弗有可据而察者，此当以实火治之。凡寒证尤属显然，或外寒者阳亏于表，或内寒者火衰于中，诸如前证。但热者多实，而虚热者最不可误，寒者多虚，而实寒者间亦有之，此寒热之在表在里，不可不辨也。

《景岳全书·杂证谟·寒热》：病有寒热者，由阴阳之有偏胜也，凡阳胜则热，以阴之衰也，阴盛则寒，以阳之衰也。故曰发热恶寒者发于阳也，无热恶寒者发于阴也。

《医碥·发热》：昼热夜静，是阳邪自旺于阳分也；昼静夜热，是阳邪下陷于阴分也；昼夜俱热，烦躁，是重阳无阴，当亟泻其阳，峻补其阴。

《医碥·恶寒》：夜寒者，阴气旺于阴分，昼寒者，阴邪加于阳分，昼夜俱寒者，重阴也。按阳虚则畏寒而恶阴，故旦安而暮乱，阴虚则畏热而恶阳，故夜宁而朝争，此正虚之候也。阳邪实者遇阳而愈旺，故朝热而暮轻，阴邪实者，逢阴而更强，故夜寒而昼减，此邪实之候也。阳虚而阴邪乘于阳分，则气行阳二十五度而病发，故日寒而夜息，阴虚而阳邪陷于阴分也，则气行阴二十五度而病发，故夜热而昼凉，此正虚挟邪之候也。其有昼夜俱热甚者，为重阳无阴；昼夜俱寒甚者，为重阴无阳；昼寒夜热者，为阴阳交错也。其有久病虚弱，无分昼夜，作止不时者，以正气不能主持，而阴阳相乘，胜复无常也。

二、问 汗 出

《景岳全书·传忠录·十问篇》：问汗者，亦以察表里也。凡表邪盛者，必无汗。而有汗者邪随汗去，已无表邪，此理之自然也。故有邪尽而汗者，身凉热退，此邪去也。有邪在经而汗在皮毛者，此非真汗也。有得汗后，邪虽稍减而未得尽全者，犹有余邪，又不可因汗而必谓其无表邪也，须因脉症而详察之。凡温暑等证，有因邪而作汗者，有虽汗而邪未去者，皆表证也。总之表邪未除者，在外则连经，故头身或有疼痛，在内则连脏，故胸脯或生躁烦，在表在里，有证可凭，或紧或数，有脉可辨，须察其真假虚实，孰微孰甚而治之。

《景岳全书·杂证谟·汗证》：汗证有阴阳，阳汗者热汗也。阴汗者，冷汗也。人但知热能致汗，而不知寒亦致汗，所谓寒者非曰外寒，正以阳气内虚，则寒生于中，而阴中无阳。阴中无阳则阴无所主而汗随气泄。故凡大惊、大恐、大惧，皆能令人汗出，是皆阳气顿消，真元失守之兆，至其甚者，则如病后、产后，或大吐、大泻、失血之后，必多有汗出者是岂非气去而然乎。故经曰：阴胜则身寒，汗出，身常清，数栗而寒，寒则厥，厥则腹满死，仲景曰：极寒反汗出，身必冷如冰。是皆阴汗之谓也。

《张氏医通·汗》：自汗虽由卫气不固，胃中之津液外泄，而实关乎脏腑蒸发使然。心之阳不能卫外而为固，则自汗出，包络之火郁发也；肾之阴不能退藏于密，则盗汗出，阴火乘虚蒸发也。

《医碥·问证》:外感身热有汗为伤风,无汗为伤寒。盗汗为邪初传阳明,又为阳入扰阴。自汗为阳明邪实(手足心、腋下皆汗),又为表虚不固。自汗身重鼾睡为风温。服药后得汗,表应解,不解是汗未彻也(必汗出至足乃为彻)。……凡热汗必涩(肌肉热而涩也),冷汗必滑(肌肉冷而滑也)。汗味淡而不咸,缀而不流者为绝汗,即死。

三、问 疼 痛

《素问·举痛论》:按之则热气至,热气至则痛止矣。

《素问·脏气法时论》:肝病者,两胁下痛引少腹。

《灵枢·经脉》:胆足少阳之脉,……是动则病口苦,善太息,心胁痛不能转侧。

《灵枢·邪气脏腑病形》:胃病者,腹膜胀,胃脘当心而痛。

《金匮要略·五脏风寒积聚病脉证并治》:身劳汗出,衣里冷湿,久久得之。腰以下冷痛,腹重如带五千钱。

《金匮要略·胸痹心痛短气病脉证治》:心痛彻背,背痛彻心。

《圣济总录·心痛门》:心痛诸候,……其候不一,有寒气卒客于脏腑,发卒痛者;有阳虚阴厥,痛引喉者;有心背相引,善瘛伛偻者;有腹胀归于心而痛甚者。有急痛如针锥所刺者;有其色苍苍,终日不得太息者;有卧则从心间痛,动作愈甚者。有发作肿聚,往来上下,痛有休止者,或因于饮食,咸从于外风,中脏既虚,邪气客之,痞而不散,宜通而塞,故为痛也。若夫真心不痛,痛即实气相搏,手足厥冷,非治疗之所及,不可不辨也。

《丹溪心法·痛风》:如肥人肢节痛,多是风湿与痰饮,流注经络而痛,……如瘦人性急躁而肢节痛发热,是血热。

《卫生宝鉴·气虚头痛治验》:清阳之气愈亏损,不能上荣,……所以头苦痛。

《古今医统·身体痛》:身体痛者,种种不同,风、寒、湿、痰者多。风寒痛,明知得于寒邪,而脉浮紧,湿痰留滞关节,一身尽痛。有风湿相搏,肢体重痛;有阴毒伤寒,身如被杖之痛者;有湿郁而周身作痛,有伤食滞而身作痛;痰滞经络而作块痛;致于骨节酸疼,或寒或热,皆宜随证审其病机,……所感寒热虚实而施治之,无不中也。

《古今医鉴·胁痛》:胁痛者,……若因暴怒伤触悲哀气结,饮食过度,冷热失调,颠仆伤形,或痰积流注于血,与血相搏,皆能为痛。

《景岳全书·传忠录·十问篇》:问其头可察上下,问其身可察表里,头痛者邪居阳分,身痛者邪在诸经,前后左右阴阳可辨,有热无热内外可分,但属表邪,可散之而愈也。凡火盛于内而为头痛者,必有内应之证,或在喉口,或在耳目,别无身热恶寒在表等候者,此热盛于上,病在里也,察在何经,宜清宜降,……凡阴虚头痛者,举发无时,是因酒色过度,或遇劳苦,或逢情欲,其发则甚,此为里证。或精或气,非补不可也。凡头痛属里者,多因于火,此其常也。然亦有阴寒在上,阳虚不能上达而痛甚者,其证则恶寒呕恶,六脉沉微或兼弦细,诸治不效,余以桂附参熟之类而愈之,是头痛之有阳虚也。凡云头风者,此世俗之混名,然必有所因,须求其本,辨而治之。

《景岳全书·传忠录·十问篇》:凡身痛之甚者,亦当察其表里,以分寒热,寒作痛者,或上或下,原无定所,随散而愈,此表邪也。若有定处而别无表证,其若感乃痛痹之属,邪气虽亦在经,此当以里证视之,但有寒热之异耳。若因火盛者,或肌肤灼热,或红肿不消,或内生烦渴,必有热证相应,治宜以清、以寒。若并无热候而疼痛不止,多属阴寒,以致血气凝滞而然。经曰:痛者寒气多也,有寒故痛也。……凡劳损病剧,而忽加身痛之甚者,此阴虚之极,不能滋养筋骨而然,营气惫矣,无能为也。

《景岳全书·杂证谟·心腹痛》:胃脘痛证,多有因食、因寒、因气不顺者,然因食因寒,亦无不皆关于气。盖食停则气滞,寒留则气凝。

《证治汇补·腹痛》:腹痛乃脾家受病,或受有形而痛,或受无形而痛。盖暴伤饮食,则胃脘先痛而后入腹;暴触怒气,则两胁先痛而后入腹;血积上焦,脾火熏蒸,则痛从腹而攻上;血积下部,胃气下陷。则痛从腹而下坠;伤于寒者,痛无间断,得热则缓;伤于热者,痛作有时,得寒则减;因饥而痛者,过饥即痛。得食则止;因食而痛者,多食则痛,得便乃安;吞酸腹痛,为痰郁中焦,痞闷腹痛,为气搏中州;火痛,肠内雷鸣,冲斥无定,痛处觉热,心烦口渴;虫痛,肚大青筋,饥即咬啮,痛必吐水,痛定能食;气虚痛者,痛必喜按,呼吸短浅;血虚痛者,痛如芒刺,牵引不宁。

《医学真传·心腹痛门》:夫痛则不通,理也。但通之之法各有不同,调气以和血,调血以和气,通也,……虚者助之使通。

《冯氏锦囊秘录·杂症·方脉腰腿痛合参》:腿痛者,有属湿者,六脉沉濡或伏,两膝隐隐作痛,或麻木作肿,遍身沉重,天阴益甚,初宜微表,后兼分利。有属湿热者,脉濡细而数,痛自腰胯以至足肿,或上或下,或肿或红,小便赤涩。……有属痰流注者,脉沉滑或弦,腰脐一块互换作痛,及恶心头眩者,痰也。……有属阴虚者,脉细而数,或两尺洪盛,肌体羸瘦,足心及胫俱痛,不能任地。……有属阳虚者,脉沉弱,或虚大,两足浮肿,大便不实,小便短少,痛不能动,属命门火衰,真阳虚极,补中益气加桂附或金匮肾气丸。

《东医宝鉴·外形篇·腰》:腰痛有十:有肾虚,有痰饮,有食积,有挫闪,有瘀血,有风,有寒,有湿,有湿热,有气,凡十种。

《医学心悟·腰痛》:腰痛拘急,牵引腿足,脉浮弦者,风也;腰冷如冰,喜得热手熨,脉沉迟,或紧者,寒也。……腰痛如坐水中,身体沉重,腰间如带重物,脉濡细者,湿也。……若腰重疼痛,腰间发热,痿软无力,脉弦数者,湿热也,恐成痿症。……若因闪挫跌仆,瘀积于内,转侧若刀锥之刺,大便黑色,脉涩,或芤者,瘀血也。……走注刺痛,忽聚忽散,脉弦急者,气滞也。腰间肿,按之濡软不痛,脉滑者,痰也。……腰痛似脱,重按稍止,脉细弱无力者,虚也。

《医学心悟·身痛》:身体痛,内伤外感均有之,如身痛而拘急者外感风寒也。身痛如受杖者,中寒也。身痛而重坠者,湿也。若劳力辛苦之人,一身酸软无力而痛者,虚也。

《医碥·头痛》:头为清阳之分,外而六淫之邪气相侵,内而六腑经脉之邪气上逆,皆能乱其清气,相搏击致痛,须分内外虚实。实者其人血气本不虚,为外邪所犯,或蔽覆其清明,或壅塞其经络,或内之实火上炎,因而血瘀涎滞,不得通行而痛,其痛必甚,此为实。虚者其人气血本虚,为外邪所犯,或内之浊阴上干,虽亦血瘀涎滞,不能通行,而搏击无力,其痛不甚,此为虚。

四、问 不 适

《灵枢·海论》:髓海不足,则脑转耳鸣,胫酸眩冒,目无所见,懈怠安卧。

《素问·至真要大论》:诸风掉眩,皆属于肝。

《证治汇补·上窍门·眩晕》:眩者,言视物皆黑。晕者,言视物皆转,二者兼有,方曰眩晕。

《景岳全书·传忠录·十问篇》：凡眩晕者，或头重者，可因之以辨虚实，凡病中眩晕，多因清阳不升，上虚而然。如丹溪云：无痰不作晕。殊非真确之论，但当兼形气分久暂以察之。观《内经》曰：上虚则眩，上盛则热。痛其义可知。至于头重，尤属上虚，经曰：上气不足，脑为之不满，头为之苦倾。此之谓也。

《景岳全书·杂证谟·眩运》：丹溪则曰：无痰不能作眩，当以治痰为主，而兼用他药，余则曰：无虚不能作眩，当以治虚为主，而酌兼其标。

《金匮要略·胸痹心痛短气病脉证治》：胸痹，心中痞气，气结在胸，胸满，胁下逆抢心，枳实薤白桂枝汤主之。

《景岳全书·杂证谟·怔忡惊恐》：怔忡之病，心胸筑筑振动，惶惶惕惕，无时得宁者是也。然古无是名，其在《内经》则曰：胃之大络，名曰虚里，出于左乳下，其动应衣，宗气泄也。在越人、仲景则有动气在上下左右之辨，云诸动气皆不可汗下也。凡此者，即皆怔忡之类。此证惟阴虚劳损之人乃有之。盖阴虚于下，则宗气无根而气不归源，所以在上则浮撼于胸臆，在下则振动于脐旁。虚微者动亦微，虚甚者动亦甚。

《医碥·悸》：悸者，心筑筑惕惕然，动而不安也。

《济生方·怔忡论治》：夫怔忡者，由心血不足也。……血富则心君自安矣。多因极极富贵，戚戚贫贱，久思所爱，触事不意，真血虚耗，心帝失辅，遂成怔忡。

《红炉点雪·惊悸怔忡健忘》：惊者，心卒动而不宁也，悸者，心跳动而怕惊也，怔忡者，心中躁动不安，惕惕然如人将捕之也。

《医学入门·惊悸怔忡健忘》：怔忡因惊悸久而成。

《秘传证治要诀及类方·怔忡》：怔忡……与惊悸若相类而实不同。

《灵枢·水胀》：鼓胀如何？岐伯曰：腹胀，身皆大，大与肤胀等也。色苍黄，腹筋起，此其候也。

《丹溪心法·厥》：手足麻者，属气虚；手足木者，有湿痰死血。十指麻木，是胃中有湿痰死血。

《张氏医通·痿痹门》：著痹者，肢体重著不移，疼痛麻木是也。盖气虚则麻，血虚则木，治当利湿为主，祛风解寒，亦不可缺，更须参以理脾补气之剂。

《灵枢·海论》：脑为髓之海，……髓海不足，则脑转耳鸣。

《灵枢·决气》：精脱者，耳聋，……液脱者，……耳数鸣。

《灵枢·口问》：故上气不足，脑为之不满，耳为之苦鸣。

《医学入门》：耳鸣乃是聋之渐。

《景岳全书·杂证谟·耳证》：凡暴鸣而声大者多实，渐鸣而声细者多虚，少壮热盛者多实；中衰无火者多虚；饮酒味厚，素多痰火者多实；质清脉细，素多劳倦者多虚。

《杂病源流犀烛·耳病源流》：然耳聋者，音声闭隔，竟一无所闻者也。亦有不至无闻，但闻之不真者，名为重听。其症之来，或由风气壅耳，常觉重听，头目不清，或由肾经热，致右耳听事不真，不得竟为耳聋，……一若乃耳鸣者，聋之渐也。

《医学心悟·耳》：凡伤寒邪热耳聋者，属少阳证。……若病非外感，有暴发耳聋者，乃气火上冲，名曰气闭耳聋。……若久患耳聋，则属肾虚，精气不足，不能通于耳。

《医贯·耳论》：耳鸣以手按之而不鸣，或少减者，虚也；手按之而愈鸣者，实也。

《杂病源流犀烛·目病源流》：雀目者，日落即不见物也。此由肝虚血少，时时花起，或时头痛，久则双目盲。

五、问 睡 眠

《素问·逆调论》:胃不和则卧不安。

《类证治裁·不寐》:惊恐伤神,心虚不安。由思虑伤脾,脾血亏损,经年不寐。

《景岳全书·杂证谟·不寐》:如痰如火,如寒气水气,如饮食忿怒之不寐者。此皆内邪滞逆之扰也。舍此之外,则凡思虑劳倦,惊恐忧疑,及别无所累而常多不寐者,总属真阴精血之不足,阴阳不交,而神有不安其室耳。

《灵枢·寒热病》:阳气盛则瞋目,阴气盛则瞑目。

《脾胃论·肺之脾胃虚论》:脾胃之虚,怠惰嗜卧。

《丹溪心法·中湿》:脾胃受湿,沉困无力,怠惰好卧。

六、问 饮 食

《景岳全书·传忠录·十问篇》:问饮食者,一可查胃口之清浊,二可查脏腑之阴阳。病由外感而食不断者,知其邪未及脏,而恶食不恶食者可知。病因内伤而食饮变常者,辨其味有喜恶,而爱冷爱热者可知。素欲温热者,知阴脏之宜暖;素好寒冷者,知阳脏之可清。或口腹之失节以致误伤,而一时之权变,可因以辨。故饮食之性情,所当详察,而药饵之宜否,可因以推也。凡诸病得食稍安者,必是虚证;得食更甚者,或虚或实皆有之,当辨而治也。

《景岳全书·传忠录·十问篇》:问渴与不渴,可以察里证之寒热,而虚实之辨亦从以见。凡内热之甚则大渴,喜冷冰水不绝,而腹坚便结,脉实气壮者,此阳证也。凡口虽渴而喜热不喜冷者,此非火证,中寒可知,既非火证何以作渴?则水亏故耳。凡病人问其渴否,则曰口渴,问其欲汤水否,则曰不欲,盖其内无邪火,所以不欲汤水,真阴内亏,所以口无津液。此口干也,非口渴也,不可以干作渴治。

《证治汇补·上窍门·口病》:心热口苦,……肝热口酸,……脾热口臭。……肺热口辛,……肾热口咸,……如谋虑不决,胆虚口苦,……如中气不足,木乘土位口苦。

《医碥·问证》:外感邪未入里,则知味而食如常,入里则不思食矣。喜冷者,内热也。喜热者,内寒也。得食稍安者,虚也。得食更甚者,实也。

《医法心传·诊病须察阴脏阳脏论》:凡人阴脏、阳脏、平脏,本性使然。如素系阴脏者,一切饮食必喜热物,偶食生冷,腹中即觉凝滞不爽;大便一日一度,决不坚燥,甚则稀溏,食不消化。若系阳脏者,一切饮食必喜寒冷,偶食辛热之物,口中便觉干燥,甚则口疮咽痛;大便数日一次,必然坚燥。甚则燥结。

《医宗己任编·口渴》:有一等中气虚寒,寒水泛上,逼其浮游之火于咽喉口舌之间者,渴欲引饮,但饮水不过一二口即厌,少顷复渴饮,亦不过若此。……又有一等口欲饮水,但饮下少顷即吐,吐出少顷复求饮,药食毫不能下,此是阴盛格阳,肾经伤寒之证。

七、问 二 便

《景岳全书·杂证谟·秘结》:阳结证,必因邪火有余,以致津液干燥,……凡因暴病,或以年壮气实之人,方有此证。……凡下焦阳虚,……不能传送而阴凝于下,此阳虚而阴结也;下焦阴虚,则精血枯燥,……此阴虚而阴结也。

《丹溪心法·泄泻》:寒泄,寒气在腹,攻刺作痛,洞下清水,腹内雷鸣,米饮不化。……热泻,粪色赤黄,肛门焦痛,……小便不利。

《医述·泻》:泻黄腹痛者,湿也;泻白腹痛者,寒也;痛一阵泻一阵,泻后涩滞者,火也;痛一阵泻一阵,泻后痛减者,食也;腹中胀痛,泻不减者,肝气也;腹中绞痛,暴泻烦渴者,霍乱也,腹中绞痛,下无休时,去如蟹渤者,气食交并也;腹中隐痛,下如稠饮者,痰也。

《赤水玄珠·癃闭门》:小便频而清白长者为虚寒,频而少,黄赤涩者为热。及脉洪数,有力、无力,或滑,或涩参验之,始无差误。凡热天小便少,寒月小便多,寒热之理亦易见尔。

《医宗金鉴·杂病心法要诀·小便闭癃遗尿不禁总括》:膀胱热结,轻者为癃,重者为闭。膀胱寒虚,轻者为遗尿,重者为不禁。闭者,即小便闭,无点滴下出,故少腹满胀痛也。癃者,即淋漓点滴而出,一日数十次,或勤出无度,故茎中涩痛也。不知而尿出,谓之遗尿。知而不能固,谓之小便不禁。

八、问 情 志

《素问·阴阳应象大论》:人有五脏化五气,以生喜怒悲忧恐。

《灵枢·本神》:是故怵惕思虑者则伤神……喜乐者,神惮散而不藏;愁忧者,气闭塞而不行;盛怒者,迷惑而不治;恐惧者,神荡惮而不收。

《类经·疾病类·情志九气》:情志之伤,虽五脏各有所属,然求其所由,则无不从心而发。

《素问·举痛论》:百病生于气也,怒则气上,喜则气缓,悲则气消,恐则气下,……惊则气乱……思则气结。

《素问·调经论》:血之与气并走于上,则为大厥,厥则暴死,气复反则生,不反则死。

九、问 两 性

《景岳全书·妇人规·经脉类》:妇人之病,当以经血为先。

《景岳全书·妇人规·经脉类》:凡血色有辨,固可以察虚实,亦可以察寒热。若血浓而多者,血之盛也;色淡而少者,血之衰也,……至于紫黑之辨,一紫赤鲜红,浓而成片成条者,是皆新血妄行,多由内热;紫而兼黑,或散或薄,沉黑色败者,多以真气内损,必属虚寒。……或如屋漏水,或如腐败之宿血,是皆紫黑之变象也。

《医原·问症求病论》:妇人问其有无胎产,月事先期后期,有无胀痛。

《医述·女科原旨·崩漏》:崩为急证,漏是缓病。

《先醒斋医学广笔记·带下》:白带多属气虚,……带下如浓潜而臭秽特甚者,湿热。

《妇人良方·带下》:妇人带下其名有五,……若伤足厥阴肝经,色如青泥;伤手少阴心经,色如红津;伤手太阴肺经,形如白涕;伤足太阴脾经,黄如烂瓜;伤足少阴肾经,黑如虾血。

十、问 小 儿

《备急千金要方·卷五》:夫初生一腊之内,天在八风之邪,岂能避害,良由在胎之时,母失爱护,……蕴毒于内,损伤胎儿,降生之后,故有胎热,……胎黄,诸病生焉。

《临证指南医案·卷十·幼科要略》:婴儿肌肉柔脆,不耐风寒,六腑五脏气弱,乳汁难化,内外二因之病自多。

《医述·幼科集要·杂病》:小儿百病,先从热起。有感风热者,则恶风头痛,脉浮嗽嚏。有伤食热者,则手心热甚,嗳气吐食。有瘀积热者,则颊赤口疮。有痘疹热者,则耳鼻尖冷,两目含泪,耳纹现,中指冷。有惊热者,则面青心悸,啼叫恍惚。有瘀热者,则形瘦多渴,骨蒸盗汗，泄泻肚大。种种不同，随证治之。

【研究进展】

一、症状的规范化研究

(一) 症状术语的规范化研究

问诊的内容非常丰富，但相当多症状的内涵模糊，表述不精确，加之汉语词汇的丰富多彩、不同地区使用语言的差异及临床表现的多样性和复杂性，导致了临床上中医症状术语使用的不统一，一症多名的现象普遍存在。如“失眠”一症，就有“不得眠”、“不得卧”、“不寐”、“不眠”、“少睡”、“少寐”等众多说法。王明三等[1]对历代名医医案数据库进行初步统计发现关于“腹泻”就有 1864 种不同的表述方式。

症状术语的不规范，不仅容易引起概念使用的混淆和混乱，而且也是影响中医药现代化、国际化的瓶颈之一。因此，根据古代文献及临床实际首先开展症状的规范化研究，克服症名的不规范、内涵欠明确、症状表述的模糊性及诊断意义认识上的差异等缺陷，是进行证候规范化研究的前提和基础。

1949 年以来，人们通过多方努力，对中医常见症状术语及其内涵进行了规范化研究，王天芳等[2]认为，其方式与途径可概括为以下几个方面。

1. 集全国高等中医药院校优秀师资的力量，通过编写不同版本的《中医诊断学》等国家规划教材，促进症状术语的规范。

2. 通过政府部门组织编写国家行业标准(如中华人民共和国中医药行业标准 ZY/T001.1—001.9—94《中国病证诊断疗效标准》；中华人民共和国国家标准《中医病证分类与代码》GB/T15657-1995；中华人民共和国国家标准《中医临床诊疗术语》GB/T16751-1997)，促进症状术语的规范。

3. 通过学术力量，组织中医药人员进行相关研究。如原中国中医研究院(现更名为“中国中医科学院”，下同)组织全国编写的《中医症状鉴别诊断学》(赵金铎主编)，对 500 个中医症状的概念、常见证候及鉴别诊断进行了阐述。原中国中医研究院王永炎院士等主持的国家科技基础性专项项目“中医药基本名词术语规范化研究”已于 2003 年 12 月通过鉴定。在项目成果《中医药基本名词》(含中医症状术语)中，对 5284 个中医药名词术语的中、英文进行了规范，并作出了相应的注释。如在既往工作的基础上，将单纯的“怕冷”现象界定为“恶寒”、“恶风”、“畏寒”及“寒战”四类，并分别加以注释。如恶寒(aversion to cold)：感觉怕冷，虽加衣覆被，采取保暖措施，身体发冷的感觉仍不能缓解的表现；恶风(aversion to wind)：遇风则怕冷不适，甚至战栗，避风则缓的表现；畏寒(fear of cold)：自觉怕冷，加衣被或近火取暖，采取保暖措施，身体发冷的感觉可以缓解的表现；寒战(shivering)：感觉寒冷的同时伴有全身不由自主颤抖的表现。该项研究所规范的名词术语已经被新版国家《药典》配套书《临床用药须知》、国家标准《中医基础理论术语》、新版《现代汉语词典》、新版《中医大词典》及“中医药科技数据库”等相关研究项目所采用。

虽然上述的《中医诊断学》、《中医临床诊疗术语》、《中医药基本名词》等对症状术语及内涵进行了界定，但有些术语的内涵界定还不十分清楚，所以，尚需在这方面继续进行研究。如关于恶寒与畏寒，目前基本统一认识为恶寒是指自觉怕冷，加衣被或近火取暖不能缓解的一种症状。畏寒是自觉怕冷，但加衣被近火取暖可以缓解的一种症状。但白舒霞等[3]有不同看法，认为这种认识显然不能将恶寒与畏寒明确区分开来。因为“有一分恶寒就有一分表证”，中医区分恶寒与畏寒的主要目的是鉴别患者表现的怕冷症状是属表证还是里证，而表证初期的自觉怕冷通过加衣被或近火取暖应能缓解。区分恶寒与畏寒更明确的依据应是是否伴有额头或躯干的他觉发热和发病时间的长短。伴有他觉发热，发病时间较短是恶寒；不伴有他觉发热，发病时间较长是畏寒。恶寒是不能脱离他觉发热而独立出现的临床现象。关于《中医诊断学》教材定义的日间经常汗出，活动尤甚为自汗，庄泽澄等[4]认为此种说法欠妥。其认为午睡在日间，但午睡时汗出不能谓之自汗；午夜属夜间，午夜时未睡而汗出，不能谓之盗汗。故自汗的概念以“醒时经常汗出，活动尤甚”为妥。

（二）症状的量化评定研究

传统的中医诊断，多侧重于定性诊断，忽略对“病”或“证”严重程度的定量诊断。由于中医主要以症状为诊断依据，因此，开展证的定量化诊断，不仅有利于掌握病情的严重程度，使临床施治更有针对性，而且也是现代临床研究中的实际需求。例如：为了增加所纳入研究对象的齐同性以提高不同课题组科研数据的可比性，不仅需要定性的诊断标准，而且需要一个定量化的诊断标准。对于证的定量化诊断，是以科学、合理的症状量化为基础与依据的，因此，开展症状的量化研究是必然的趋势。

对症状在量上的变化，古代文献中有一些记载，常以症状的有无（口不渴与口渴等）、症状出现的时日（热三日等）、症状涉及的范围（腰以下肿及一身悉肿等）、类比的方法（身重如带五千钱等）及在症状名称前后冠以“略”、“微”、“很”、“甚”、“大”等程度词（口微渴、口大渴、微热、高热等）等方式进行量化表达，这种量化描述比较模糊、简朴，在实际临床研究中的把握与操作方面存在一定困难。

近年来，人们在传统中医症状量化方法的基础上，吸取了一些西医学和心理学中较为成熟的对主观症状的量化分级方法，在中医症状的量化表达方面进行了尝试，并应用于临床研究中，作为判断证候严重程度或疗效评价（根据干预前后症状积分的变化）的依据，促进了中医症状的量化描述与表达。

1. 采用轻、中、重对症状进行量化分级　目前，研究者常常依据症状的性质特征、出现频率、出现情境、持续时间、伴随的其他症状、对药物的依赖程度、与外界刺激的关系及对日常生活影响程度等对中医症状进行分级。对于症状的分级多采用两分法、三分法，并赋予相应的分值。如按轻度、中度、重度三级，分别记为 1、2、3 分；对难以分级的症状分为不出现、出现，分别记为 0、1 分。

如梁茂新[5]从虚证的量化入手，选出 30 个症状，按轻度、中度、重度分别记为 1、2、3 分，制定了虚证症状量级赋分法，举例如下：

健忘：近事记忆力和远事记忆力均明显减退为 3 分（重）；近事记忆力减退，远事记忆力略减为 2 分（中）；近事记忆力减退为 1 分（轻）。

失眠：日睡眠少于 2 小时（3 分）；在 2～4 小时（2 分）；在 4～6 小时（1 分）。

腰膝酸软或酸痛：不经坐立即见（3 分）；稍经坐立即见（2 分）；坐立时间稍长可见，尚可小劳（1 分）。

多梦：睡眠必做，梦境不清，醒后头晕脑胀（3 分）；经常做梦，梦境时清时乱，醒后头脑不适（2 分）；经常做梦，梦境尚清，醒后无明显不适（1 分）。

心悸：无感触而发，发作频繁，持续时间长，症状重（3 分）；有无感触均可发作，间断出现，时轻时重（2 分）；感触而发，症状轻，持续时间短（1 分）。

五心烦热：不扰自作，反复出现，持续时间长，症状显著（3 分）；有无感触均可发生，午前轻，午后重，或昼轻夜重，或间断出现（2 分）；感触而发，或偶尔发生，症状轻，自行缓解快（1 分）。

畏寒肢冷：四季明显，秋冬和阴雨天尤甚（3 分）；春夏轻、秋冬重，晴日轻、阴雨天重，时轻时重（2 分）；偶尔发生，症状轻，持续时间短（1 分）。

眩晕：反复发作，持续时间长，不敢睁眼和转动身体，或倾倒（3 分）；间断出现，时轻时重，姿态不稳（2 分）；偶尔发生，症状轻，自行缓解快，略感头重脚轻（1 分）。

耳聋：大声说话，概不可闻（3 分）；大声说话，基本可闻，正常说话则不可闻（2 分）；正常说话则时可闻、时不可闻（1 分）。

耳鸣：持续出现且时间长，症状重，耳中轰隆声（3 分）；间断出现，时轻时重，耳中蝉鸣声（2 分）；偶尔出现，症状轻，鸣声低微，自行缓解快（1 分）。

纳呆：无食欲，每日进食常量的 1/3（3 分）；食欲不振，每日进食常量的 1/2（2 分）；食欲欠佳，每日进食常量的 2/3（1 分）。

食后腹胀：少食即胀满不舒，活动不减，常持续至下餐（3 分）；进食常量 2/3 则胀满不舒，活动稍减，常持续 2 小时左右（2 分）；进食常量则胀满，活动则明显减轻，常在 1 小时内消除（1 分）。

腹中冷痛：疼痛频作，剧烈难忍，持续疼痛，得热减轻（3 分）；间断出现，时轻时重，得温则减（2 分）；隐隐作痛，偶尔发作，得温则止（1 分）。

倦怠乏力：不劳即见（3 分）；稍劳即见，且恢复较慢（2 分）；不耐久劳，而较易恢复（1 分）。

浮肿：按之凹陷没指，不易平复（3 分）；按之凹陷明显，平复较慢（2 分）；按之略见凹陷，易于平复（1 分）。

又如徐迪华等在《中医量化诊断》中，列出内、妇、儿常见四诊信息 393 个，分轻、中、重三级，附注栏内酌情提出定位、动态、性状描述的要求，对四诊信息模拟定量（级）的方法进行了探索。其量级分档采用计数标准、比拟标准、病情标准三法，每档信息至少含有二重或三重标准。每一信息除轻中重的量级外，另选用医生惯用的术语，作为描述量级的小标题，举例如下。

呃逆：偶呃：偶发，日不过 3～4 次，瞬间即平；时呃：较频，日 5～20 次，或持续时间较长；呃频：频繁，每小时发多次，甚至整天发作。

尿有泡沫：少见：尿中见少许泡沫不散，散见于盛器表面，面积直径在 5cm 以下；颇多：尿中见较多泡沫不散，散见于盛器表面，面积直径在 6～10cm 之间；甚多：尿中见甚多泡沫不散，散见于盛器表面，面积直径在 10cm 以上。

里急后重：少见：便意略急，肛肠有重滞感，似欲再便，临厕时间略有延长；颇剧：便意急颇，便下不畅，肛肠胀坠，频有便意，临厕时间明显延长；甚多：便意甚急，便下不畅，肛肠胀坠难受，努责而下，临厕时间成倍延长。

月经先期：略先：不满 28 天而至，先期 1～5 天；先期：满 25 天而至，先期 6～10 天；一月两见：15 天左右而至，或一月两见。

经血色淡：偏淡：经血稍淡，红而不赤，逊于常人，细查方得；色淡：经血色淡，呈浅红或桃红色，稍查即得；甚淡：经血极淡，白胜于红，若枯黄色，一望可知。

赤白带：少见：有血性带，在 5ml 以下，或为偶见，偶用卫生纸或用纸极少；多见：血性带较多，在 5～20ml 之间，或为屡见，常需用卫生纸或用纸较多；甚多：血性带甚多，甚至下多如注，量在20ml以上，常需用卫生纸，甚至日更二三次。

目前症状的量化分级虽已广泛用于临床疗效测评及证候研究中，但仍存在着一些问题，如量化分级之标准不统一，不同研究者分别制定自己的分级标准，与临床实际不相符合；量化分级的具体内容表述不客观，分级时随意性大等，未能真正起到症状客观化、标准化、规范化的作用。

2. 运用100毫米刻度法对症状的严重程度进行量化评定 根据西医学的疼痛强度评价方法中广泛使用的视觉模拟评分法（VAS），由松[6]引入了100mm标尺法用于症状客观量化研究，即每一项症状都限定在0～100mm的范围。治疗前在医生协助下患者自己选择一个点（例如50mm）作为基线变量，治疗后完全由患者自己参照基线变量再选择另一个点（例如30mm），则50－30＝20mm，即为该项症状的改善量。官君达等[7]提出对于能用频次表达的症状，可以用频次表示，如尿频、腹泻、呕吐、遗精。分别用24小时及2周内的次数定量表达，单位为次（time），对于不能用频次表达的症状，都用100mm标尺法，认为这些症状的量化值都是以患者为中心收集的计量资料，可以相应地选择计量资料统计分析方法。

3. 运用通用量表对症状的严重程度进行量化评定 有些主观症状，如疼痛、失眠、抑郁、焦虑、疲劳等，往往反映的是一种综合状态或行为，需要从多个角度去把握，并且对这些症状的主观感受与实际严重程度往往因个体的不同而有差异。因此，不少学者在研究中尝试直接运用国内外一些成熟的量表（如汉密尔顿抑郁量表、匹兹堡睡眠质量指数量表等）对上述症状的严重程度进行量化评定。

如王天芳等[8]研制的“疲劳自评量表（FSAS）”，可对“疲劳”一症的特征及程度等进行评价。该量表是在全面回顾国内外有关疲劳研究文献及近十年有关疲劳和症状规范化研究工作的基础上，采用心理测量学的有关方法，结合中国语言习惯及人文特点，研制成的具有良好信度和效度的疲劳自评量表。该量表由23个项目（如疲劳让我的情绪低落、我感到注意力不能集中、我感到脑子反应迟钝、我感到四肢肌肉无力、疲劳让我的工作或学习效率降低、我感到身体虚弱、疲劳让我的心情焦躁不安、疲劳影响了我的走亲访友、疲劳使我不能胜任日常事务、休息不能缓解我的疲劳、睡眠不能缓解我的疲劳、情绪低落或急躁时我感到疲劳、在嘈杂的环境中我的疲劳加重等）组成，可用于评定有疲劳表现的亚健康与各种疾病人群的疲劳类型、程度（包括躯体疲劳、精神疲劳与疲劳后果3个因子）、特征（包括疲劳对睡眠/休息的反应、疲劳的情境性与疲劳的时间模式3个因子）及对疲劳的干预效果。该量表已成为中华中医药学会亚健康分会与中医诊断分会推荐使用量表。

（三）症状的辨证学意义研究

证候表现为一组相关的症状，包括自觉症状和客观体征。症状是辨证的前提与依据，二者密切相关。因此，有关症状的辨证学意义是症状学研究中的一项重要内容。有学者在这方面进行了探索，举例如下。

1. 恶寒发热 指恶寒与发热感觉并存，多主外感表证，这已为历代中医学家所共识。表证与恶寒发热之间存在着密切的关系，恶寒发热是诊断表证的重要依据，然而恶寒发热是不是表证的必有症状，表证患者中恶寒发热出现的几率有多大，恶寒发热对于表证的诊断到底有多大意义，唐亚平等[9]对此进行了临床观察和探讨。研究结果发现，表证患者中仅有39.84%的人会出现恶寒发热并见的表现。这说明恶寒发热并见尽管对表证的诊断有重要意义，但不是表证的必有症状，相当大一部分表证的患者不会出现恶寒发热并见的表现。因此，不能过分夸大恶寒发热对表证的诊断意义，不能认为没有恶寒发热并见的表现就不能诊断为表证。另外，恶寒发热并不是仅见于表证，“恶寒发热是表证的特征性症状”的说法也欠严谨。病邪入里，正气奋起抗邪，正邪剧烈交争，亦可出现恶寒发热，而且往往出现高热寒战，恶寒愈甚，发热愈高。如肠痈、疮疡、瘟疫及邪毒内陷等，常表现为自觉恶寒严重甚则寒战，而又有高热。这属于里证，是正气与邪气剧烈斗争的反映，绝不能用解表法治疗。薛己曾在《外科正宗》中明确指出：“疮疡初期发热恶寒是外感风热或火毒内发，中期发热恶寒是疮疡将要作脓。”这说明古人对恶寒发热并非仅见于表证也是早有认识。

恶寒与发热这两个症状中，一般认为恶寒对于表证的诊断更为重要，如《伤寒论》第 3 条说：“太阳病，或已发热，或未发热，必恶寒……”在其研究中发现，除了 39.84％的人会出现恶寒发热并见的表现外，还有 34.15％的人出现恶寒，这说明恶寒确实对表证的诊断有非常重要的意义。在一般情况下，表证多有恶寒，古人“有一分恶寒，便有一分表证”的说法确实很有道理。但表证亦有无恶寒可辨者，从研究结果看，有 26.02％的患者未出现恶寒发热并见或恶寒，这提示对“有一分恶寒，便有一分表证”这句话的理解不能绝对化、公式化。本研究中，有 12.20％的表证患者无明显恶寒、发热表现，这主要见于病情特别轻的表证患者。这虽然与相关文献的记载不相符合，但临床上确实存在这种情况，对此我们需进行进一步的观察和研究，不能因为文献上没有记载就轻易加以否定。

2. 消谷善饥　指食欲过于旺盛，食量增多，食后不久即感饥饿。传统认为此由胃火亢盛引起。沈津湛等[10]认为仅将其局限为中消因“胃中热”所引起的一种主症，未免显得简单，笼统，有失全面。归纳起来，不外以下三种情况：一是见于从事剧烈运动、体力劳动而未至疲劳状态者，属生理现象；二是见于妇人新产之后、外科大手术之后、热病恢复期而气阴均呈不足者，属病理生理现象；三是见于隶属“消渴”、“瘿气”、“肥胖”等病证范畴的糖尿病、甲状腺功能亢进症、单纯性肥胖病患者等。从此三类情况来看，几乎均兼口干或有异味，胃脘略感灼热，溲黄等表现，故胃阴亏、胃火亢、脾气伤当为所有见本症者的共同病理基础。然而，除糖尿病可径用此病机解释之外，余则又无不需要复加相关因素所使然。考虑到前两类情况均无需治疗，故这里着重阐发见于后两种疾病中的本症之病机，那就是见于甲状腺功能亢进症中的本症均因肝郁化火，克脾伐胃，耗伤气阴，滋生胃火所引起；单纯性肥胖病（几乎多伴见“阳痿不育”或不孕）反映命火不足，失于温煦，脾气呆滞，斡旋无力，浊邪停胃，复加肝火内扰，灼胃阴，滋胃火，从而引发本症。此已充分说明本症确实病在胃脾，或为本腑本脏自病，或源于肝脏，或源于肝肾，病机简复不一，病性均为虚实夹杂。尽管简复程度与虚实比例因人因病而异，但多比较复杂而偏重于虚，且未必需要治疗，即使必须治疗，也切不可偏执于“胃中热”而误作实证治疗，以免酿致他变。

3. 五心烦热　指患者自觉手足心发热，同时并伴有心中烦热的症状。长期以来作为临床诊断阴虚证的重要依据。严惠芳等[11]结合临床调查发现，阴虚证患者并非皆有五心烦热，有五心烦热者也并非全属阴虚证，如在湿热、血瘀、痰浊、食积等证中也可见到，由此可知，五心烦热并非阴虚证所独有。

4. 盗汗　指睡则汗出，醒则汗止。历代医家多从阴虚论治，也有医家持不同的见解，如《丹溪心法·自汗》认为“盗汗属血虚、气虚”。《景岳全书·杂证谟·汗证》云：“自汗亦有阴虚，盗汗亦多阳虚也。……所以自汗盗汗亦各有阴阳之证，不得自汗必属阳虚，盗汗必属阴虚也。”许铁兰[12]认为，盗汗非独阴虚，任何原因引起人体阴阳失调、腠理开阖不利，皆可引起汗液外泄，导致盗汗。临床以阴虚盗汗为多见，但阳虚、血瘀、痰热亦间或有之。

5. 五更泄　一般指黎明前作泄，多从脾肾虚论治，但医界对其病机解释并不一致，有从卫气循行角度解释，亦有从经络的时辰角度去解释，认为寅时属于肺经，卯时属于大肠经，因此两经的功能失调都可引起泄泻。斋藤宗则等[13]认为“五更泄”的病机不是某一个功能系统的失调，而是由很复杂的病机构成的，主要是命门火衰引起肾、脾、肺三脏的虚寒性失调，以肾失封藏、脾失健运为泄泻的基础，肺失治节而促进寅卯时肝胆妄盛和卫气运行、阴阳消长为时间性的条件，虽然有轻重之不同，但具备这些因素的，在特别的时辰——“五更”时出现的慢性泄泻，才可称为“五更泄”。

6. 嗜睡　又称多眠，是指神疲困倦，睡意很浓，经常不自主地入睡。引起嗜睡的病因，古人多从阳虚而论。然而现在较一致的看法则认为，阳虚、湿盛与热入心包、痰蒙心窍是引起嗜睡的主要原因，其病机为，阳气虚衰，神气不足，精明之府失于清阳之荣，故而嗜睡；湿邪困阻，清阳不升，脾气虚弱，中气不足，不能上荣，头失所养致困倦易睡；热蔽心包，痰蒙心窍，心神被蒙，可致神志朦胧，昏睡不醒。王静珠[14]通过临床实践发现瘀血是引起嗜睡的又一原因。这一观点前人未曾提及，其病机大抵为瘀血阻滞，脉道闭塞，气血运行失调，阳气不能畅达全身而致嗜睡；或由瘀血阻滞心窍，而心主神志，心神被蒙，故致神志昏蒙，神倦嗜睡。

二、症状对证候诊断贡献度的算法研究

从临床实际来看，症状与证或病(尤其是证)之间不是一一对应的简单关系，一个症状往往与多个证有关，而且与相关证之间关系的疏远程度也不同。例如：一个症状在甲证中可能属于主要症状，在乙证则属于次要症状。也就是症状与证候之间的关系，有主次和不同权重之分。过去中医对于症、证间关系的确立，主要是依据古代文献的记载及个人的临床经验，而且多侧重症状与证之间定性关系的论述，忽略定量关系的描述，因此使得症状与证之间关系的描述比较模糊。

从20世纪80年代计算机中医专家系统和辨证论治系统研究启动伊始，人们在症状辨证意义方面的研究中，不仅探讨每一症状与哪些证有关，而且还开展了各个症状与证诊断之间计量关系的研究(即每一症状在不同证诊断中的贡献度)，促进了症、证之间关系(也即症状在辨证中的意义与贡献)的研究。近年来，用于该方面研究的数理分析方法主要有双层频权剪叉算法、双百分法、判别分析、回归分析、隐结构法等。

(一) 双层频权剪叉算法

双层频权剪叉算法是朱文锋教授[15,16]根据临床辨证的实际，在寻找辨证参数的过程中，探索出的一种确定证候(指证的临床表现，即症状、体征，下同)诊断贡献度的方法，该方法能获得辨证的准确参数。

1. 双层频权剪叉算法基本原理　中医临床辨证的实践提示，证候辨证具有多维复杂性。每个症状对各证素(指构成证的基本要素，如气虚、血瘀、肝、心等)判断的贡献度，并不是简单地以出现频数的多少为依据。有些证候，临床出现的频数虽然很高，但其对证素的判断能力并不强；与之相反，某些证候，临床发生的频数虽然不高，但其对证素的诊断具有很强的特异性。为了避免一些变量的频数范围过大，另一些变量的频数范围过小，从而造成局部优化、判别偏移的弊端，应将频数转化成权值，即根据证素中所见证候的不同属性、证素与证候间的不同关系，拟定各证候的标准化权值、各证素的标准化权值。为使每个证候纳入判断的机遇相等、每项证素纳入判断的机遇相等，应明确“高频数变量的权值轻、低频数变量的权值重”的原则，这就是“频权剪叉”。据“频权剪叉”原理，将证素所见证候的权值进行分配，将各症状对相关证素的贡献度进行分配，从而形成证候标准化权值、证素标准化权值，故为“双层”。

2. 双层频权剪叉算法权值确定方法　首先从“证素辨证数据库”资料中统计出证候、证素频数(证候总频数、证素总频数,各证候发生相关证素的频数、各证素发生相关证候的频数);其次按“高频数变量权轻、低频数变量权重”的原理,据各证候的总频数计算各自的权值,据各证素的总频数合理分配各自的权值;再次将某证候在某证素中出现的频数乘以该证候的权值、乘以该证素的权值,即为该证候对该证素判别的实际权值。

3. 双层频权剪叉算法的运用

(1) 证候辨别证素贡献度:在所建“中医辨证数据库”的基础上,采用“双层频权剪叉算法”,能够计算出各证候对证素的诊断贡献度。证候辨别证素贡献度提取的方法是:

证候频数×证候权值×相关证素的权值=证候对相关证素的诊断贡献度

兹举临床常见5个症状、体征的辨证贡献度,如表1-1所列。

表1-1　5个常见症状、体征的辨证贡献度

排序	咳嗽		心悸		便溏		头晕		发热	
	证素	贡献度	证素	贡献度	证素	贡献度	证素	贡献度	证素	贡献度
1	肺	48.80	心	40.41	脾	34.45	血虚	27.83	热	22.78
2	痰	21.88	血虚	18.69	阳虚	21.29	肝	23.24	肺	17.81
3	表	17.15	阳虚	18.23	气虚	18.72	阴虚	19.11	湿	15.61
4	饮	14.29	气虚	16.23	湿	14.57	肾	18.35	血热	12.78
5	心	13.90	阴虚	15.73	胃	14.00	痰	18.21	痰	11.83
6	风	12.22	肺	13.70	气滞	12.18	气虚	17.96	表	11.72
7	热	12.06	痰	13.32	肾	11.97	阳亢	17.02	风	10.90
8	阳虚	11.86	肾	12.73	肝	10.76	心	16.89	阴虚	9.15
9	阴虚	11.05	脾	11.15	血虚	10.65	脾	16.86	气滞	8.75
10	寒	10.00	肝	10.89	血瘀	9.37	阳虚	16.46	闭	8.53

(2) 临床辨证运用:临床辨证时,将患者所出现的证候,按照“双层频权剪叉算法”原理,确定各症映射相关证素的权重,然后进行加权求和阈值判断,即按证素进行权重累加,权重达到及超过阈值以上的证素诊断成立。如某号病例的病情表现,按上述算法,辨证结果见表1-2。

表1-2　某号病例病情表现的辨证结果

证候	肺	热	痰	阴虚	湿	心	气滞	血瘀	脾
发热(+)	17.81	22.78	11.83	9.15	15.62	7.26	8.75	6.18	5.66
咳嗽	28.53	7.09	12.82	6.50	3.25	7.62	3.34	4.74	4.62
新病气喘	28.33	14.99	13.22	5.07	4.04	5.17	2.82	3.56	2.96
痰色黄	33.65	16.73	27.69	7.74	3.70	7.68	4.13	4.32	2.81
胸闷	6.13	2.63	5.96	6.04	2.79	18.05	3.40	4.71	4.99
胸痛(一)	16.28	4.88	9.70	7.00	2.94	10.78	4.36	8.57	3.91
口渴	7.49	10.01	5.57	10.88	5.96	5.48	5.99	4.75	4.76
尿短黄	6.91	12.45	5.22	8.97	9.21	4.82	6.94	4.59	4.80
面色赤	7.34	14.44	6.87	9.37	4.56	5.10	3.96	3.17	4.00
舌赤	6.30	10.55	5.40	9.70	7.12	3.94	5.89	3.77	3.83

续表

证候	肺	热	痰	阴虚	湿	心	气滞	血瘀	脾
舌苔黄	7.50	12.87	7.75	8.14	8.85	5.44	8.25	5.90	4.60
苔腻(一)	4.95	5.57	8.53	3.24	10.72	4.0	5.57	4.54	5.36
脉数	7.22	9.26	4.2	7.89	6.35	4.58	4.42	4.02	3.56
脉滑	9.49	11.78	14.91	6.35	13.48	5.43	7.83	4.89	5.90
合计	195.6	155.9	139.8	99.5	98.7	95.4	75.6	67.7	61.7

据上述各证候映射有关证素的系数之和，证素肺、热、痰的权重超过100的阈值，故可组合成"痰热壅肺证"。

根据临床辨证的实际，"双层频权剪叉算法"能从杂乱无章的数据中找出中医辨证的规律，合理度量变量间的相关性，能明确证素、常见证的特征证候，明确各症状的诊断贡献度，建立起证候与证素、证型间的非线性映射函数，使隐性变量转化成显性参数，将模糊信息变成清晰数据。这对认识证候与证素、证型间复杂的非线性关系具有重要意义，为解决中医辨证研究中证候辨证权值的确定这个关键问题找到了一种简便、准确的新算法。

（二）双百分法

针对Delphi法传统的权重确定法未考虑指标特异度的缺陷，结合中医证候诊断标准的特点，吴崇胜[17]等提出了确定权重系数的双百分法。双百分法：计算"某一指标在某一证型中的得分占该指标在各证型中得分总和的百分比"和"认为该证型中可见到该指标的专家数占专家总人数的百分比"，即以这两个百分比的乘积作为该指标在诊断该证型时的权重系数。以计算情绪抑郁在诊断心脾两虚证中的权重系数为例。

第一步：计算某指标（情绪抑郁）在某证型（心脾两虚证）的得分，即所有专家对该指标在某一证型重要性打分的总和，记为score1，此步计算同百分权重法。如情绪抑郁在心脾两虚证中的等级和score1＝167。

第二步：计算某一指标在各证型得分的总和，记为score2。因为情绪抑郁在肝郁脾虚证的等级和为179，在肝郁气滞证的等级和为185，在肝郁痰湿证的等级和为184。因而score2＝167＋179＋185＋184＝715。

第三步：计算score1/score2，记为percent1。percent1＝167/715＝0.23。

第四步：计算认为某证型可见到某指标的专家人数占专家总人数的百分比，记为percent2。认为抑郁症心脾两虚证中可见到情绪抑郁的专家人数为90，专家总人数为93，则percent2＝90/93＝0.97。

第五步：计算权重系数，记为wc(weight coefficient)。wc＝Percent1 * percent2＝0.23。即情绪抑郁在抑郁症心脾两虚证中的权重系数为0.23。同样可计算得出情绪抑郁在肝郁脾虚证的权重系数为0.25，在肝郁气滞证的权重系数为0.26，在肝郁痰湿证的权重系数为0.26。按照上述的方法，计算出各指标在各证型中的权重系数。采用双百分法确定的指标（症状或体征）权重系数与临床实际情况是吻合的。

双百分法以指标得分在各证型间的分布百分比（percent1）与认为某指标在某证型常见的专家百分比（percent2）的乘积，作为该指标的权重系数，各个证型联合统计分析，既考虑了各指标的鉴别意义——相当于特异度，又考虑了指标的阳性率（多数专家认为常见）——相当于灵敏度。因而与百分权重法和条件概率法相比，具有更好的科学性。

（三）频数优势法

频数优势法是指将预诊断对象（如中医的某证）各指标按频数出现多少，计算每一指标的频数，并进行归一化处理，最后再计算权重，并可进一步求取核心指标与重要指标。在确定各病证的诊断阈值的基础上，可进一步求得各病证轻、中、重的诊断阈值。潘毅等[18]采用频数优势法对心理应激人群中四个中医常见证型：肝气郁结、肝气犯脾、肝气犯胃及胆气虚等进行计量诊断。结果发现，在求得各证的诊断阈值的基础上，对原确诊的各证型患者作回归检验，诊断符合率均在93%以上，并进一步求得各证的轻、中、重不同程度的诊断阈值。说明频数优势法作为一种新的计量诊断方法，在证的计量诊断研究中具有一定实用性。

（四）多因素回归分析

龚燕冰等[19]指出，多因素回归分析目前在证候研究中得到较多应用，人们主要根据逐步线性回归分析各指标的标准偏回归系数及偏回归平方和计算其对证候的贡献值，还有通过比较 Logistic 回归分析过程中各变量比数比值（即 OR 值）的大小来评价变量对证候贡献的大小。

刘士敬等[20]等对中医各科 129 种疾病的脾气虚证的诊断因素作了多元逐步回归分析，经 868 例病例统计，得到了一个能代表各系统并反映各系统脾气虚证共性特点的回归方程，并认为该方程中的 17 种诊断因素（食欲不振、舌淡体胖兼齿痕、面色萎黄、四肢无力、大便溏稀、浮肿、肠鸣、大便次数增多、食后腹胀、唇色淡、食后困顿、虚脉、口淡无味、慢性出血、脘腹隐痛、低热、消瘦）可作为确立脾气虚证诊断标准的主要参考因素。黄益兴等[21]通过系统复习古今中外有关文献，参照权威标准、专家研讨，结合临床实践，对 465 例头风患者进行临床调研。建立数据库，对临床资料进行多因素分析，对专家经验量表进行数学综合评判，运用逐级回归、偏回归系数及 Logistic 逐级回归等数学方法制定了头风病证候诊断标准，具有可计量性、可重复性和简便易行的特点，为该病的临床辨证论治、多中心大协作研究及新药开发与利用打下了基础。

（五）判别分析法

判别分析是在事先已有明确诊断或分类标准条件下的一种鉴别诊断或分类技术，用于临床鉴别诊断。计量诊断学就是以判别分析为主要基础迅速发展起来的一门科学。该方法早已被引入到证候研究中。潘毅等[22,23]分别根据 168 例心血管系统疾病患者和 182 例肺系疾病患者的四诊资料，应用最大似然判别法分别建立了心气虚证和肺气虚证的计量诊断表，并简化为诊断计分表，认为是心气虚证和肺气虚证的较为客观化的诊断方法。

（六）基于熵的复杂系统分划方法[24]

基于熵的复杂系统分划方法，又称为“熵聚堆”方法。该方法属于复杂系统学科内的一种系统的方法，与一般统计的方法很不同，它对变量的分布类型没有任何特殊要求，并且可以度量变量之间的线性和非线性统计相关性，而中医证候与症状之间及症状间也不是简单的线性关系，因此中国科学院自动化研究所西广成研究员将该方法用于中医证候的研究，并得到一定的推广应用。如高怀林等[24]在对动脉硬化闭塞症中医证候量化诊断标准研究中就引用了该方法，首先在不同参数调整下把有内在联系的变量（症征）聚在一起，得到大量的四诊信息集合群，然后根据中医理论把同证型的症征集合合并，结合专业知识，得到各基本证型的症征。各基本证型为由若干特定症征组成的集合，各症征对集合的关联度可作为每个症征对其证型的贡献分值，其反映的是该症征对于该症状集合（证候）的组成所作的贡献（重要程度）。

（七）结构方程模型

结构方程模型是近年来统计领域发展十分迅速的一个分支，已广泛应用于心理学、营销学和社会学领域。该分析方法几乎包括了传统的分析方法，特别是能分析隐变量间可能存在的因果关系。陈启光等[25]在因子分析的基础上，运用结构方程模型，对脑梗死、围绝经期综合征、冠状动脉粥样硬化性心脏病、高血压和肺源性心脏病等七种病作了研究。结果在区分各病种的证候、寻求各证候相应的主要指标，以及病和证候结合研究临床辨证等方面都得到较满意的结果。说明了用结构方程模型方法作为定量研究中医学的证候规范标准是可行的。

（八）因子分析法

因子分析（factor analysis，FA）是将具有错综复杂关系的变量综合为数量较少的几个因子，以再现原始变量与因子之间的相互关系，探讨多个能够直接测量，并且具有一定相关性的实测指标是如何受少数几个内在的独立因子所支配的。其思想类似症状与证候之间的关系，被引入到证候研究中。如徐丽华[26]随机调查 700 例慢性支气管炎患者，详细记录全部四诊信息，用 Amos 软件建立数据模型，进行证实性因子分析（CFA）。结果经三因子、四因子和五因子分析（CFA），三因子分析结果与临床实际相一致。根据三因子分析结果排序，以标准回归系数 0.4 作为主次证界值，慢性支气管炎可概括为“痰”、“瘀”、“虚”三大类。

（九）隐结构法

根据隐结构的基本思想，中医的症状是可以通过望闻问切而直接观察到的，是显变量，而中医证候是通过分析显变量而获得，是隐变量。隐变量与隐变量之间以及隐变量与显变量之间的关系构成了一个隐结构。张连文等[27]认为，中医的证候是人脑在通过对众多病例的观察发现了一些规律后，为解释这些规律而引入的一个用自然语言描述的隐结构。在中医临床实践中，“舌上少津”、“口渴喜饮”、“小便短少”这三个症状常常结伴出现。中医引入“津亏”这个隐变量来解释这一现象：津亏能导致这三个症状的出现；而无津亏时，它们则一般不会出现。中医临床用这个人脑构造的隐结构来指导辨证，因此缺乏客观性、定量性。隐结构法的基本思想是用电脑来取代人脑进行数据分析，构造用数学语言描述的隐结构。

隐结构分析的工具众多，当隐变量和显变量都取离散值时，一般采用隐类分析（latent class analysis，LCA），而中医症状数据的特点正适合隐类分析。隐类分析所运用的数学模型叫做隐类模型（latent class model，简称 LC 模型）。通常一个隐类模型只对应一个隐变量，这对于中医证候的研究显然是不够的，因为中医辨证中常常涉及多个隐变量。香港科技大学张连文教授自 2000 年来一直潜心研究隐类分析，对隐类模型进行了发展，提出了多层隐类模型（hierarchical latent class model，简称 HLC 模型），又称隐树模型，隐树模型所采用的分析方法称为隐树分析。

在机器学习领域中，一般用模型评分函数，即贝叶斯信息准则（Bayesian information criterion，BIC）来度量一个模型的质量。用 HLC 模型分析数据就是要寻找 BIC 分数最高的最优 HLC 模型。由于隐结构法的指导思想与中医辨证理论相近，并且其对模型有客观的评价标准，所以将其运用到证候研究中。用隐结构对中医数据进行分析，会得到以下结果：

1. 互信息　在隐结构中，隐变量用 X 表示，显变量用 Y 表示。要把握一个隐变量 X 的含义，就需要看它与哪些显变量 Y 密切相关。怎样来度量两个变量相关的紧密程度呢？证候研究中涉及的变量全部都是离散变量。两个离散变量 X 和 Y 关系紧密程度可以用它们的互信息 I(X∶Y)来度量。当 X 和 Y 相互独立（即完全无关）时，I(X∶Y)取值是 0，为最小；而当X和Y相互完全决定对方（即关系最紧密）时，I(X：Y)取值最大。直观上，I(X：Y)是对X所含关于Y的信息的量度，同时也是对Y所含关于X的信息的量度，这就是称其为互信息的原因。

2. 结构图 结构图直观地显示了隐变量与显变量之间的关系，与隐变量直接相连的显变量，多是与隐变量关系密切的显变量，即互信息较高的显变量。因此，通过结构图，可以初步把握哪些显变量与隐变量相关。

3. 信息曲线图 通过结构图虽然可以把握一些与隐变量关系密切的显变量，但是也有一些显变量通过结构图分析并没有直接与某些隐变量相连，但对其互信息较高，关系也很密切，因此，为了全面、准确地揭示与隐变量X关系紧密的显变量，我们把所有显变量按其与X的互信息大小排序为Y_1，Y_2，……Y_n，其中Y_1与X的互信息最大，Y_2与X的互信息第二大，等等。我们把X与Y_1，Y_2，……Y_n间的互信息依次描在一个坐标里，并用一条线将它们连接起来，就得到隐变量X的两两互信息曲线(pair wise mutual information curve)。

目前隐结构法广泛应用于国家科技部"973"计划重大项目"证候规范与疾病、方剂相关的基础研究"中，王天芳等[28]已经采用该方法对抑郁症、慢性乙型肝炎、慢性肾功能不全、围绝经期综合征等病的临床横断面调查获得的四诊信息进行了分析，得到了相应疾病的隐结构模型，通过对互信息、信息曲线图等的分析，可以把握症状对证候的权重，为证候计量诊断标准的建立提供了依据。该方法已经开发成孔明灯隐结构分析软件，为隐结构法的使用和推广提供了必要条件。

三、常见症状发生机制的现代研究

临床上症状一般是认识疾病的切入点，在诊疗疾病中占有重要的位置。中西医都很重视对症状的研究，然而，由于中西医理论体系的不同，中西医对同一症状的发生机制有着不同的解释，中医多从宏观和整体的角度去认识症状的含义，而西医则是从微观的角度去分析症状的成因。中医症状的发生机制实际上也就是西医对症状的现代认识，但由于中西医对同一症状现象的名称不尽相同以及同一症状名称的外延和内涵并不完全相同，所以有时两者并不完全重叠。随着科学技术的发展，对中医症状，尤其是具有中医特色的一些症状的发生机制的现代认识和现代研究已成为广大中医学者的内在要求，它必将有助于提高中医学者对疾病的认识，有助于症状规范化，提高中医辨证论治水平。下面是几个关于中医常见症状的现代机制研究的例子。

1. 寒热往来 寒热往来是指患者自觉恶寒与发热交替发作。目前，多数中医学者认为这一症状多见于半表半里证。庄泽澄[29]认为寒热往来一症虽然多见于半表半里证，但不是半表半里证特有症状，亦可见于表证和里证。从中医角度看，这一症状的出现，是机体正气与邪气相互斗争处于相持状态，互有胜负的反映。其又从西医学的角度进行了解释，西医学认为，发热的过程分为三个阶段：一是初期，体温上升阶段。当致热原经血液作用于体温调节中枢，从中枢发出的神经冲动，一方面，通过交感神经到达效应器官（如肝脏、骨骼肌、腺体等），使这些器官的分解代谢增高；另一方面，通过神经—体液途径增加甲状腺素、肾上腺素及肾上腺皮质激素的分泌，使氧化性分解代谢加强而产热增加。同时，由于交感神经兴奋引起皮肤血管和竖毛肌收缩，身体表面的血液量减少，排汗停止，体表温度下降，皮肤冷感受器受到刺激，而出现恶寒，寒战。此时体温已开始上升。二是高热期，体温继续上升，产热与散热在高水平上保持相对平衡。在分解代谢增强、产热增加的同时，皮肤血管扩张，并有少量汗出，散热因之也相应增加，而出现恶寒消失、发热面赤的状态。三是退热期，在高热期持续一定时间之后，皮肤血管进一步扩张，大量汗出而使热量的丧失大大增加，从而使机体的散热超过了产热，体温开始下降并逐渐恢复正常。寒热往来实际上是发热过程无规律或有规律性的重复。在发热过程中，机体开始动用储备能量以抗御致病因子，此时单核-吞噬细胞系统活跃、抗体形成增多、吞噬细胞增强了吞噬功能、肝脏增强了解毒功能以防御和杀灭致病因子。因此，可以认为寒热往来是正邪斗争所表现出的一种热型，它并不局限于半表半里证。

2. 自汗、盗汗　自汗多见于阳虚证和气虚证，《景岳全书》谓："自汗者，属阳虚，腠理不固，卫气之所司也。人以卫气固其表，卫虚不固，则表虚自汗而津液为之发泄也。"另外，血虚、阴虚亦可出现自汗。这是因为阴血亏虚，阴不敛阳，阳气敷张于外，致玄府不能密闭，故自汗出。若营卫不和，营强卫弱，开阖失司，玄府失闭，亦可自汗。盗汗多属于阴虚，关于阴虚产生的机制，其认为由于入睡卫阳由表入里，使偏亢的阳气更加亢盛，加重内热，蒸津外泄，故汗出；醒后，卫阳出表，内热减轻而肌表又得以固密故汗止。

李志刚[30]应用西医学的思维方式和基本原理解析了自汗和盗汗的产生机制。①自汗机制：肺气虚、心气虚时，白天，由于血液循环减弱，直捷通路血流量显著减少，从而辐射散热等方式不能解决散热问题，特别是皮肤，毛孔、汗孔的收缩度显著降低，汗孔明显开放，故易以出汗的方式散热。夜晚，则由于新陈代谢低，产热少，汗孔等相对收缩，且血液循环不再继续减弱（已处于减弱状态），所以辐射散热能满足散热需求，故不会夜晚再出汗。②盗汗机制：心阴虚和心血虚等时，由于血液循环能力基本正常（心血虚时可能减弱），白天虽然水液明显缺乏，产热明显增加，但由于白天时血液循环应产热增加而增强（心血虚不能），以及动静脉短路相应加大开放度，故体温基本保持正常且无汗出。夜晚，由于血液循环相对于白天而言减弱，皮肤、毛孔虽有收缩，但人体产热量仍较正常夜晚多，故辐射散热等方式不能满足需求，故易以出汗方式加强散热。

3. 嗜食异物　嗜食异物指嗜食生米、泥土、茶叶等异物，一般认为多属肠道寄生虫病，尤多见于小儿。明·龚廷贤《寿世保元》中说："或好食生米，或好食壁泥，或食茶炭咸辣等物者是虫积。"

西医对异食的病因目前还不十分清楚，目前多数认为与患儿体内缺铁、缺锌等元素有关。同时还要注意，小儿嗜异现象是一种心理失常的强迫行为，往往与家长疏忽对孩子的照料或环境不正常有关。开始时，孩子可以因为缺乏照顾，擅自拿取异物吃，日久成为习惯，变成不易解除的条件反射。

4. 口味

（1）口苦：口苦，为患者的自觉症状，临床较为常见，前贤多认为属实热有余之证。《素问·奇病论》说："病口苦……病名为何？……岐伯曰：病名曰胆瘅。"王冰注云："亦谓热也。"马莳注曰："此病乃胆气之热也。"《伤寒论》云："少阳之为病，口苦，咽干，目眩也。"柯韵伯注解说："苦、干、眩者，皆相火（胆火）上走空窍而为病也。"苦为胆味，《灵枢·四时气》说："胆液泄，则口苦。"《灵枢·邪气脏腑病形》谓："胆病者，善太息，口苦，呕宿汁。"而胆汁的分泌，又与肝的疏泄功能有关，《素问·痿论》说："肝气热，则胆泄口苦筋膜干。"现在有关中医论著，亦多谓口苦是属肝胆有热，因而治疗就从清泻肝胆火热立论。

口苦，属实属热者固多，但属虚属寒者，亦屡有所见。如《圣济总录·胆门》曰："治胆虚生寒，气溢胸膈，头眩口苦，常喜太息，多呕宿水，天雄丸方……治足少阳以不足，目眩痿厥，口苦太息，呕水多唾，沉香汤方。”这是从虚从寒立论的。

从理论上言，朱丹溪在《脉因证治》中即谓：“胆热则苦，口苦亦有肝虚寒者。”张景岳亦谓：“口苦口酸等证。”刘完素《素问玄机原病式》谓口苦“则皆指为热……若据此说，则凡以口之五味，悉属火证，绝无虚寒之病矣，岂不谬哉。如口苦者……此其咎不在心脾，则在肝肾。心脾虚，则肝胆邪溢而为苦……故凡临此者，但察其别无火证、火脉，则不宜以劳伤作内热而妄用寒凉，此治有不容误也。”朱、张两氏都明确指出，口苦也有属虚寒者。

口苦的现代机制还不完全清楚，有学者推想口苦可能与口腔中由血液向唾液移行的胆汁酸有关，并进行了实验，结果表明，口苦与口腔唾液中的胆汁酸有关。口腔唾液胆汁酸来源于血液胆汁酸向唾液中的移行，两者相应成分之间具有显著相关性。口苦与多种疾病有关，如胃炎、胆囊炎、肺炎、神经官能症、冠状动脉粥样硬化性心脏病、肝癌、口腔溃疡等，亦可由服用抗精神病等药物后发生。如有研究者收治口苦患者 184 例，在所得病例中消化系统疾病占首位，呼吸系统疾病占第二位，癌症占第三位。并认为其原因可能与消化系统功能紊乱、各种酶的分泌异常或缺乏、味蕾功能异常、胆汁的排泄受阻、舌微循环障碍，使舌感受甜味的味蕾萎缩、唾液内成分改变等有关[2]。

(2) 口淡：口淡指口中无味，舌上味觉减退，无法尝出饮食滋味。中医认为人之味觉，与脾胃有关。《灵枢·脉度》云：“脾气通于口，脾和则口能知五谷矣。”素体虚弱或久病脾胃受损，致使脾胃之气虚惫，运化转输失职故可见口淡。

江耀广[31]认为，维生素、微量元素如锌等缺乏，蛋白质、热量不足，可以使味蕾敏感度下降而出现口淡无味。多见于炎症的初起或消退期，而以肠炎、痢疾以及其他消化系统疾病为多见，还见于大手术后的恢复阶段；内分泌疾病及长期发热的消耗性疾病、营养不良、维生素及微量元素锌的缺乏、蛋白质及热量摄入不足的患者，也常有口淡感，因为这类疾病可使舌味蕾敏感度下降而造成口淡无味。另外，口淡无味、味觉减弱甚至消失，还是癌症患者的特征之一。因此，中老年人发生原因不明的味觉突然减弱或消失时，要高度警惕癌症的可能。

(3) 口甜：口甜，指口中自觉有甜味，多见于脾胃湿热或脾虚之证，中医对此早有认识。《素问·奇病论》“有病口甘者，病名为何？……此五气之溢也，名曰脾瘅。”后世《温热经纬·叶香岩外感温热篇》亦言：“舌上白苔黏腻，吐出浊厚涎沫，口必甜味也，为脾瘅病。”该病病机关键在脾，因甘味入脾；病因多样，当分虚实。实证为多，多因过食肥甘，损伤脾胃，滋生湿热或外感湿热，蕴结于脾胃，与谷气相搏，上蒸于口，致口中甜。《素问·奇病论》解释“此人必数食甘美而多肥也”，“五味入口，藏于胃，脾为之行其精气，津液在脾，故令人口甘也。”《张氏医通·七窍门下·口》：“脾热则口甘。……俱属土中湿热，脾津上乘。”《温热经纬·叶香岩外感温热篇》：“乃湿热气聚，与谷气相搏，土有余地，盈满则上泛。”实证口甜多伴见舌苔厚腻而黄，涎黏而稠；虚证也可导致口甜，多为脾虚及肾虚。《张氏医通·七窍门下·口》：“燥渴甚者，为肾虚，……老人虚人脾胃虚热不能收敛津液而口甘。”《温热经纬·叶香岩外感温热篇》：“脾瘅而浊泛口甜者，……由脾虚不能摄涎而上泛。”虚证口甜多伴见舌苔薄净，口中涎沫稀薄。又口甜与消渴病关系甚大，常是消渴病转重或某一阶段突出的表现。江氏[31]认为，《素问·奇病论》即言脾瘅可“转为消渴”。

西医学对口甜未能完全阐释，常见于消化系统功能紊乱或糖尿病患者，前者是因为消化系统功能紊乱引起各种消化酶的分泌异常，尤其是唾液中的淀粉酶含量增加而感觉口甜，后者则由于血糖增高，唾液内糖分亦增高，觉得口中发甜。

(4) 口咸：口咸，是自觉口中有咸味，犹如口中含盐粒一般。中医则认为口咸与肾虚及寒水上泛有关。王冰曰:“凡物之味咸者,皆水气之所生也。”五脏各主五味,咸为肾之味。久病及肾,肾阴亏虚,虚火上炎,煎灼肾液,肾液上乘可引起口咸。所以《张氏医通・七窍门下・口》说:“肾热则口咸……肾液上乘也。”另外肾阳虚气化无力,不能主水,寒水上泛于口也可见口咸,多见于肾虚水肿。也有因年高肾气不固,肾液上乘而自觉口咸者。

江氏[31]认为,西医学口咸由于唾液中钠、钾、钙、镁含量增多所致。多见于慢性咽喉炎、慢性肾炎、神经官能症或口腔溃疡。

(5) 口酸:口酸,是口中自觉有酸味。中医认为口酸主要与肝胆脾胃相关。王冰曰:“凡物之味酸者,皆木气之所生。”因肝之味为酸,肝气郁结,横逆犯胃,肝胃不和,胃失和降,泛吐酸水可致口酸。西医学认为与胃酸分泌过多有关,常见于胃炎和消化性溃疡的患者[31]。

(6) 口涩:口涩,指口中自觉有一股涩味,常见于神经官能症或通宵未眠者,一般只要调整好睡眠时间,必要时用少量镇静剂即可消除口涩。但须注意,有些恶性肿瘤,尤其到晚期,多有味觉苦涩。

5. 黄汗　黄汗是指全身汗出色黄如柏汁,汗出粘衣。该词出自《金匮要略・水气病脉证并治》。《张氏医通》曰:“病水身黄,汗出如柏汁者,由阳明胃热,故见色于外。”《金匮要略发微》中记载:“黄汗之病,郁于营分,久而后发……营郁而生热也。”《金匮要略浅注补正》中曰:“水从汗孔入,是入膜膝膏油之间,蒸发脾土之色,则为黄汗。”后世部分医家把黄汗混同于黄疸,如《症因脉治・黄疸论》提出的“黄汗之症,眼白黄,面皮黄,汗出沾衣如黄柏汁”是不对的。中医学一般认为多为湿热交蒸,郁遏营卫所致。有人认为《金匮要略》中的黄汗属于西医学痛风性肾病范畴,也有人认为《金匮要略》中描述的黄汗的病因是铅、汞、砷中毒。

从西医学角度认为黄汗见于:①药物的反应:如利福平、核黄素、呋喃妥因等;②肝胆疾病:如急慢性肝炎、急慢性胆囊炎、肝胆结石、肝硬化以及肝癌、胰头癌等,引起肝功能减退或胆汁淤积堵塞,胆红素在血液中浓度增高,随汗液排出体外,而出现黄汗;③某些溶血性、感染性疾病:如自身免疫性溶血性贫血,误输异型血液,以及蚕豆病的患者,因红细胞大量破坏,间接胆红素在血中滞留而致黄汗。疟疾、伤寒、钩端螺旋体病、败血症的患者,由于红细胞破坏加快,肝脏功能受到损害,而出现黄汗;④食物因素:进食胡萝卜、橘子、柑橙等食物,以及过量食用含色素的食品或饮料;⑤环境因素等。

也有学者认为黄汗症的病因可能为惊恐、愤怒或肾上腺及拟肾上腺素药物的刺激等因素造成,内分泌功能紊乱导致小汗腺分泌黄色汗液,或由产生色素的细菌所引起[2]。

6. 呃逆　呃逆是指胃气上逆动膈,气逆上冲,喉间呃呃连声,声短而频,不能自止。中医学认为其是由寒邪、燥热、气滞、脾胃虚弱等引起的胃气上逆动膈而成。《景岳全书・杂证谟・呃逆》曰:“皆其胃中有火,所以上冲为呃。”《丹溪心法・咳逆》曰:咳逆为病,古谓之哕,近谓之呃,乃胃寒所生,寒气自逆而呃上。

从西医学角度看,呃逆系由一侧或两侧横膈阵发性痉挛性收缩所引起,并伴有其他呼吸肌的收缩及声门突然关闭。发病病因可分中枢性和末梢性两种:①中枢性原因:如涉及延髓的一些疾病(脑炎、脑血管意外、脑瘤);尿毒症、酒精中毒、糖尿病酮症及代谢性、中毒性疾病时;也可见于癔症。②末梢性原因:常由脑、胸、腹部疾病引起。胸部疾病中有肿瘤、纵隔炎、动脉瘤、心肌梗死、心包炎、胸膜炎、肺炎等;腹部疾病中有胃扩张、腹膜炎、肠梗阻、膈下脓肿、胃肠肿瘤、胰腺炎等;此外腹部手术后留置胃管或膈肌下引流管等刺激也能引起呃逆[2]。

7. 奔豚　奔豚是指气冲上逆如豚之奔突。中医学亦将这种症状认为是一个证候或疾病。奔豚之名初始见于《灵枢・邪气脏腑病形》:“肾脉急甚为骨癫疾,微急为沉厥奔豚,足不收，不得前后。"《难经·五十六难》亦有奔豚之名："肾之积名曰奔豚，发于少腹，上至心下，若豚状，或上或下无时，久不已，令人喘逆，骨痿，少气。"《金匮要略·奔豚气病脉证治》记载有："奔豚病，从少腹起，上冲咽喉，发作欲死，复还止，皆从惊恐得之。"中医对此症状的认识并不完全相同。牟氏认为奔豚气病的根本在于脏虚（血虚、气血两虚）受邪所迫，肾虚不能调节，则引冲脉应急。王氏认为奔豚气的发生可能与肝、肾、冲、任四脉有关。

对本症的现代研究也不甚清晰，西医常诊奔豚证为"神经官能症"。有人则认为诊断奔豚证为神经官能症不符合疾病的发生规律，而认为奔豚证和脑血管栓塞及脑神经功能障碍均有密切关系。气冲上逆是腹腔血管神经丛的病理兴奋和内脏反射所产生。

8. 腹胀　腹胀是指腹部饱胀，满闷，如有物支撑的感觉，或有腹部增大的表现。腹胀的病因很多，有寒有热，有气滞、痰饮、食积、瘀血、虫积等。其病机却总以气机不畅为主，虚则气不运，实则气郁滞。寒湿内侵，气机凝滞；燥结阳明，腑气不通；食积胃肠，滞而不行；肝气横逆，脾胃失调；痰饮停聚，气机阻塞；中气不足，脾失健运等，其证候多为实证。

西医学研究腹胀是由胃肠积气引起的。正常人胃肠道内存在100～150ml气体，分布于胃与结肠部位。当胃肠道积存过量气体时，就会产生腹胀，导致原因主要有如下方面：①食物发酵。正常情况下，回肠下端和升结肠有大量细菌存在，如果食糜在这段肠中，因某种原因停留时间过长，在细菌的作用下，可以引起食糜发酵，产生大量的气体，引起腹胀。②吸入空气。吃东西时因讲话或饮食习惯不良吸入大量空气，可引起肠胀气。③胃肠道中气体吸收障碍。正常情况下，腹腔内大部分气体，经肠壁血管吸收后，由肺部呼吸排出体外。有些疾病，肠壁血液循环发生障碍，影响肠腔内气体吸收，从而引起腹胀。④胃肠道内气体排出障碍。因某些原因，肠蠕动功能减弱或消失，致使肠腔内的气体排不出体外，因而引起腹胀。

临床上常见的引起胃肠道胀气的疾病有吞气症、急性胃扩张、幽门梗阻、肠梗阻、肠麻痹、顽固性便秘、肝胆疾病及某些全身性疾病。晚期妊娠也可引起腹胀，但属于生理性的。

对中医症状现代机制的研究从一定程度上深化了对中医症状的认识。随着医学技术水平的不断提高，人们对症状的认识也必然不断深入，由于中医学中症状是辨证与辨病的依据，因此，加强症状的现代机制研究必然会丰富中医症状学，也必将会推动中医诊疗能力的进步。

四、症状信息采集方法的研究

（一）采用通用量表进行临床症状信息的收集

目前国内外通用的一些量表在中医症状收集及疗效评价研究中被广泛引用。如樊莉[32]在评估传统针刺治疗抑郁性神经症效果的客观性研究中，就采用汉密顿抑郁量表24项版本收集症状，并对各项各指标进行疗效评价。常诚等[33]观察中药治疗失眠的疗效研究中，采用匹兹堡睡眠质量指数量表、睡眠损害量表和里兹睡眠评估问卷对睡眠状况进行收集和评价。翁明等[34]观察电针治疗老年性失眠的疗效研究中，采用匹兹堡量表和阿森斯量表记录治疗后的各项睡眠质量指数并分别加以组间比较。刘健红等[35]观察醒痴方加针刺对老年性痴呆患者的影响，以简易精神状态检查（MMSE）量表为评判标准进行研究。周建英等[36]观察益气复智颗粒对血管性痴呆患者的影响，以长谷川智能量表（HDS）、简易精神状态（MMSE）、韦氏记忆量表（Wechsler）进行症状采集和疗效评价。

（二）编写具有中医特色的临床信息采集表[37-39]

随着中医科研工作的逐步规范，现代中医临床诊治及科研调查对问诊的要求不断提高。

因此，设计中医临床信息采集表(调查表)，在中医临床科研工作中占有重要的作用，众多学者在这方面进行了尝试。如王天芳等在病证结合思想的指导下，设计了慢性肾功能不全[37]、慢性乙型肝炎[38]、围绝经期综合征[39]等病的症状信息采集表，并运用到临床进行了全国横断面的调查，该表设计的模式和内容已被众多相关研究者所引用。在调查表的设计中，发现内容与结构的合理与否关系到研究课题的成败。在进行调查表的设计时，除应遵循临床流行病学调查的一般原则，注重症状术语的规范表述等外，还应注意以下几个方面。

1. 调查内容既要全面，又要突出重点　在设计调查表时，既要注意不能遗漏辨证、辨病所需信息，又要注意突出重点，避免过多的垃圾信息。

(1) 注重结合所调查疾病的特点：不同的疾病具有不同的发生发展规律，因此必须在全面了解疾病特点的基础上，根据中医辨证思维，充分估计需要考虑的因素，进行严谨的设计。如当调查溃疡性结肠炎时，大便情况要详细询问，包括大便次数和质地、脓血便、排便感觉(里急后重、肛门灼热、肛门气坠)等；当调查的疾病为慢性乙型肝炎时，在“病史”部分，要考虑增加饮酒史、感染史或可能的感染途径等；在望诊部分要考虑增加有关蜘蛛痔、朱砂掌等的内容；当调查的疾病属于情志类疾病时(西医学的精神类疾病或心身性疾病)，对于患者平时的性情、情志所伤史及情绪变化的详细情况等，都应做相应的询问，使之既保留中医的一些特色，又要与西医学接轨。

(2) 注重中医传统特色项目的调查：饮食、睡眠、二便等方面的信息，是中医判断疾病寒热虚实的重要依据，因此，即使对于一些非消化或睡眠异常方面的疾病，也要注意询问。另外，有关舌、脉象的调查要全面、客观，避免在表中只列出几种内容，如1～2项舌象与脉象的做法，这样很容易遗漏信息。

2. 症状的量化表述应因症而宜　传统中医所获得的四诊信息主观性强、模糊性大，因此，中医科研调查需要对症状进行定性和定量两个方面的综合分析。对中医症状、体征等软指标的量化分级目前已进行了较多的研究，取得了一定的成果，但距离临床实际应用还有一定的差距。临床中，应根据不同疾病与症状各自的特点，采用不同的量化分级方法(如症状出现或发作的频率、症状持续的时间、症状发作时涉及的范围与严重程度、症状的诱发与缓解因素、症状对日常工作与生活的影响、症状对药物的依赖程度、症状的相应实验室客观指标分级及症状的量表描述等)进行表述，而不应采取千篇一律的模式，否则，临床实际中的可操作性会受到很大影响。

3. 临床信息采集表的结构要合理　临床信息采集表的结构包括内容与形式两个方面。

(1) 从内容结构上来说，调查表的条目内容(尤其是症状)应能有效地代表所调查疾病的特征，准确、真实地反映患者的症状信息，回答调查研究要回答的问题。应在相关文献检索及专家论证的基础上，围绕调查目的，结合临床实际，筛选与确立调查条目。原则上讲，为达到调查目的所必需的项目一个不能遗漏，而不属于调查研究所必需的项目尽量少地列入调查表。

(2) 从调查项目的排列结构和顺序来看，原则上既要符合传统问诊的习惯，又要考虑临床实际的可操作性。因此，首先应在参照临床问诊习惯(如“十问歌”的顺序)的基础上，按照内容或性质相关的原则，将调查内容组合在一起归并成若干大类，使调查者和被调查者都能集中思考和回答同一类问题，避免跳来跳去形成思维混乱。其次，问题之间应具有一定的逻辑性，即符合人们对事物的认识过程，由简单到复杂，由粗到细等。同时采集表的填写上力求简便、清楚，尽量多用简单的符号或数字，少用文字填写。

(3) 从每个调查项目的表述形式上来看，主要有开放式与封闭式两种，其各有优缺点。开放式的调查，患者的回答较为随意，不便于总结，但能够使患者“畅所欲言”；封闭式的调查，便于调查者实际操作与数据总结，但有时满足不了临床实际中遇到的各种可能性。因此，研究者可以根据问题本身的性质、答案的特点，结合课题的研究目的，混合使用上述两种调查表的设计方法。如在主要应用封闭式调查项目的设计基础上，适当增加“其他”或“备注”栏目，以便获取、发现患者的特殊症状与描述，最大可能地避免遗漏有效信息。

总之，问诊作为临床信息采集的主要方式，其理论体系应随着时代的进步逐步完善。从传统的模糊的症状积累阶段，过渡到临床信息的规范化、程序化采集显得尤为重要。通过不断丰富中医症状学的内容，逐步完善科研设计与操作，最终达到问诊内容与过程的规范化、标准化，为准确辨证提供可靠依据。

(三) 问诊软件的研究

问诊作为中医四诊之一，内容极为丰富，涉及寒热、汗、头身胸腹、饮食口味、二便、睡眠等现在症及个人生活史、既往史等众多内容，面对如此大量，对诊断如此重要的信息，为了减轻临床医生书写的麻烦，增加中医问诊的规范性，借助计算机技术实现中医问诊的规范化、程序化及数字化显得尤为必要。

刘国萍等[40]在中医心系问诊量表研制的基础上，根据计算机批量数据统计和处理功能，研制心系问诊采集系统。该系统可以完成以下几方面的信息采集。一是患者基本信息录入。通过系统软件用户界面录入患者的基本信息，如姓名、性别、年龄、身高、体重、居住地、居住时间等。二是患者问诊信息录入。医生根据患者主诉，进行相关症状的询问，并保存到数据库中，系统将症状分为主症(主诉)、一般症状，每一次诊断时最多可以输入 3 个主症。三是望切诊和临床诊断信息的录入。医生对患者进行望、切诊，通过用户界面输入相关信息，并保存到数据库中；提供中医诊断信息和西医诊断信息输入功能，作为样本信息的补充。除数据录入功能外，该系统还具有如下数据管理功能：①数据排序：系统可以按照就诊日期，病历号自动排序；②数据查询：系统可按照就诊日期，姓名等多条件的任意组合查询，浏览；③数据读取：系统可以根据查询结果读取该患者的信息；④数据修改：对病历库可随意修改输入的记录中任何字段内容；⑤数据删除：对已过时或认为错误的记录，经确认后可以进行删除；⑥数据输出：能够将病历进行报表输出，例如保存为 PDF 文档，或直接打印输出，系统能够预览打印效果；⑦格式转换：软件使用者可利用程序以 excel 表的形式输出用 0/1 方式显示的具有统计功能的文件；⑧数据统计：实现简单统计功能。

该系统经临床测试及用户测评，显示其界面友好，性能稳定，实现了人机结合的病史资料输入，提高了临床信息收集速度，又能确保病历的标准和质量，基本实现了中医心系问诊信息采集的规范化、程序化及数字化，实现了问诊病史记录的完整性及规范性。

五、中医问诊研究的主要内容及展望

许朝霞等[41]对此作出如下阐述。

(一) 问诊研究的主要内容

目前中医问诊规范化研究主要有三个方面。

1. 中医问诊症状的规范化　包括症状的描述及其内涵的规范、症状的量化。

2. 中医问诊信息的规范化采集　包括量表的制作及使用，问诊采集系统的研制和使用。

3. 中医问诊信息分析方法的研究 这些也为中医辨证的规范化及客观化奠定了好的基础。

（二）问诊研究存在的问题

1. 中医症状体征繁多，文字深奥，描述及内涵难以统一。

2. 没有统一的症状量化分级标准。

3. 量表的制作多是参考国外的资料，不能完全适应中医问诊的需要。

4. 中医问诊信息采集系统不够成熟和完备。

5. 中医问诊信息分析方法的局限性，为了计算的方便，筛选症状参与分析计算，删除部分症状，而且没有统一的量化标准，所以不能完全反映中医辨证的实质。

（三）问诊研究工作的展望

中医四诊客观化、规范化关系到中医辨证规范化、病证诊断标准化及教学手段的现代化，是中医现代化的重要内容。在以后的工作中，我们可以在以下几个方面进行探索。

1. 组织中医专家、语言学家等多方面专家对中医症状体征进行描述及内涵的规范。

2. 建立在群体调查的基础上的统一的症状量化分级标准。

3. 制作并使用有中医特色的中医问诊信息量表及采集系统，实现中医问诊信息的规范化采集。

4. 开展计算机技术的多维多息的柔性分析方法。

通过上述努力，中医问诊的规范化、中医的现代化研究必将更进一步得到发展。

参考文献

[1] 王明三．应重视症状规范化的研究．山东中医杂志，2008(5)：296

[2] 袁肇凯，王天芳．中医诊断学．北京：中国中医药出版社，2007：30-35

[3] 白舒霞，田欣，王义国，等．中医寒热症状12种临床特征．山东中医药大学学报，2009(3)：186-187

[4] 庄泽澄，庄欣．中医诊断学疑难解读．北京：人民卫生出版社，2008：19

[5] 梁茂新，洪治平．中医症状量化的方法初探——附虚证30症的量化法．中国医药学报，1994(3)：37-39

[6] 由松．中医症状及证候的量化方法探讨．北京中医药大学学报，2002(2)：13-15

[7] 官君达，万霞，胡立胜．中医症状量化及其疗效评定方法探讨．中国中西医结合杂志，2002(6)：37-39

[8] 王天芳，薛晓琳．疲劳自评量表．中华中医药杂志，2009(3)：348-349

[9] 唐亚平，侯恩存，赵旭斌，等．表证与恶寒发热关系的观察和探讨．时珍国医国药，2008(2)：485

[10] 沈津湛，张剑，张笑平．消谷善饥辨析．安徽中医临床杂志，2001(2)：124-125

[11] 严惠芳，马居里，朱海慧，等．五心烦热与手心温度相关性的临床观察．陕西中医，2009(2)：175-176

[12] 许轶兰．盗汗非独阴虚．上海中医药杂志，2006(3)：16

[13] 斋藤宗则，王洪图．五更泄病机的探讨．中国中医基础医学杂志，2003(5)：18-20

[14] 王静珠．嗜睡病因新探．中医药研究，2002(3)：32-33

[15] 黄碧群，朱文锋，晏峻峰．运用“双层频权剪叉算法”确定证候辨别证素的贡献度．世界中医药，2008(2)：119-120

[16] 朱文锋．证素辨证研究钩玄．河南中医，2009(1)：1-4

[17] 吴崇胜，陈家旭，胡立胜．Delphi法建立中医证候诊断标准中权重系数确定法新探——双百分

法．中国中医基础医学杂志,2006(4):254-255

[18] 潘毅,徐志伟,严灿,等．频数优势法对心理应激人群中四个中医常见证型的计量诊断．江西中医学院学报,2006(4):63-65

[19] 龚燕冰,倪青,王永炎．中医证候研究的现代方法学述评(二)——中医证候的量化及数理统计方法．北京中医药大学学报,2007(1):5-8

[20] 刘士敬,林佩冲．中医各系统病证脾气虚证诊断因素的多元逐步回归分析．甘肃中医学院学报,1996(1):9-11

[21] 黄益兴,任占利,王顺道,等．头风病证候诊断标准的研究．脑与神经疾病杂志,1997(3):144-147

[22] 潘毅．心气虚证计量诊断再探．广州中医学院学报,1995,12(1):10-13.

[23] 潘毅．肺气虚证定量诊断的探讨．湖南中医学院学报,1995,15(4):22-25

[24] 高怀林,吴以岭,贾振华,等．基于熵的复杂系统分划方法在动脉硬化闭塞症中医证候量化诊断标准研究中的应用．中华中医药学刊,2007(11):2254-2257

[25] 陈启光,申春悌,张华强,等．结构方程模型在中医证候规范标准研究中的应用．中国卫生统计,2005(1):2-4

[26] 徐丽华,王俊,陈启光,等．慢性支气管炎中医四诊信息调查及 CFA 分析．浙江中西医结合杂志,2003(11):668-669

[27] 张连文,袁世宏．隐结构模型与中医辨证研究(Ⅰ)——隐结构法的基本思想及隐结构分析工具．北京中医药大学学报,2006,29(6):365-369

[28] 王天芳,张连文,赵燕,等．隐结构模型及其在中医证候研究中的运用．北京中医药大学学报,2009,32(8):519-526.

[29] 庄泽澄,皋建利．论寒热往来．山东中医杂志,1997(9):387-388

[30] 李志刚．中医学说的"现代化"与自汗、盗汗机理探析．世界中西医结合杂志,2008(9):553-554

[31] 江耀广．口味异常的临床意义及中医治疗．四川中医,2009(1):18-20

[32] 樊莉,符文彬,蒙昌荣,等．应用汉密顿抑郁量表评估正穴位与非穴位针刺治疗抑郁性神经症的疗效．中国临床康复,2005(28):14-16

[33] 常诚,姜亚军,邹建东,等．主观量表评价原发性失眠症中药疗效的特性分析．河北中医,2006(11):829-830

[34] 翁明,廖海清．电针治疗老年性失眠疗效量表分析．针灸临床杂志,2007(5):33-34

[35] 刘健红,叶绍伟,黄坚红．醒痴方加针刺对老年性痴呆患者 MMSE 量表得分的影响．按摩与导引,2006(8):13-15

[36] 周建英,孙长春,顾月星．益气复智颗粒对血管性痴呆患者精神量表评定的影响．医学研究生学报,2005(5):415-416,420

[37] 李志更,王天芳,薛晓琳,等．证候研究用慢性肾功能衰竭症状信息采集表的制订及评价．北京中医药大学学报,2006(9):599-602,606

[38] 于春光,王天芳,张秋云,等．慢性乙型肝炎症状信息采集表的制定与一致性研究．中医杂志,2007(5):443-445

[39] 李力,任婕,杜彩凤,等．证候研究使用围绝经期综合征临床信息采集表的评价和优化．中医研究,2007(10):24-26

[40] 刘国萍,王忆勤,郭睿,等．中医心系问诊采集系统初步研制及评价．世界科学技术—中医药现代化,2008(5):20-24

[41] 许朝霞,王忆勤,刘国萍,等．中医问诊客观化研究进展．时珍国医国药,2009,20(10):2546-2548

第二章 望诊

望诊是医生运用视觉察看患者全身的神色形态和局部的表现以及分泌物和排泄物色、质的变化等内容，以收集病情资料的方法。

望诊的主要内容包括：全身望诊（望神、色、形、态）；局部望诊（望头面、躯体、四肢、二阴、皮肤、小儿指纹）；望排出物（望痰涎、涕唾、呕吐物、二便）等。

中医学通过长期的临床实践观察，认识到人体的内脏与体表有着密切的联系，外部的表现可反映内在脏腑、气血、经络的病变。因为人体是一有机整体，脏腑通过经络与体表、五官、四肢密切相联，在生理和病理上关系密切、相互影响，故其外部表现，特别是精神、面色、舌象的变化，与内在脏腑的虚实和气血的盛衰密切相关。当人体脏腑、气血、经络等发生病理改变时，必然会反映于体表的相关部位，所以观察患者的外部异常表现，可以推测内在的病理变化。

望诊在诊法中是形成和发展最早的一种，由于视觉直观方便，快捷灵敏，故被列为四诊之首，并有"望而知之谓之神"之说。这是因为患者神色、形态等方面的外部表现，只有通过望诊才能了解，而这些又是临床诊断疾病的重要依据。所以医生在诊病时应当充分利用视觉观察，以收集各种相关病情资料。

临床望诊应注意以下事项：其一，应在充足的自然光线下进行望诊，要避开有色光线的干扰。其二，要充分暴露受检部位，以便能清楚地进行观察。其三，要熟悉各部位组织的正常结构和生理特点，熟悉各部位组织与内在脏腑经络的联系，运用整体观念进行分析。其四，必要时结合动态观察，从病情发展角度判断病理体征所提示的临床意义。此外，由于望诊还存在一定的局限性，不能替代其他诊法，故还应注意将望诊与其他诊法密切结合，四诊合参，进行综合判断，才能全面了解病情。

第一节 全身望诊

【基本内容】

全身望诊又称整体望诊，是指医生在诊察患者时，对患者的精神、面色、形体、姿态等整体表现进行观察，以期对病情的轻重缓急获得一个总体的印象。此即全身望诊的目的。医生须培养自己在刚接触患者的短暂时间内，通过敏锐观察，就能对病情有一个大体、初步估计的能力，达到"一会即觉"的目的。

一、望神

（一）望神诊病的原理

神有广、狭二义。狭义之神是指心所主之精神意识思维活动；广义之神是指人体整个生命活动的外在表现，是对机体脏腑组织功能活动和精神意识状态等方面的高度概括包括精神意识、思维活动、面色、眼神、形体动态、语言、呼吸和对外界的反应等各个方面。望神乃指广义之神而言。望神是医生通过观察人体生命活动的整体表现，以了解患者精气的盛衰，分析病情的轻重，推测预后的吉凶。

神的产生源于先天精气，同时又必须依赖后天脾胃所生化的水谷精微的滋养。精气充足则体健神旺，抗病力强，即使有病也多轻浅，预后较好；精气亏虚，则体弱神衰，抗病力弱，有病多重，预后较差。所以，观察患者神的旺衰，可以了解其精气的盛衰，判断病情的轻重和预后。故曰“得神者昌，失神者亡”（《素问・移精变气》）。

（二）神的具体表现

包括精神意识、面色、眼神、呼吸、语言、形体动态和对外界的反应等方面。而望诊时尤应重点观察神情、两目、面色和体态。

1. 神情　指人的精神意识状态和面部表情，是心神和脏腑精气盛衰的外在表现。心主神志，在人体生命活动中具有重要的作用。心神功能正常，则人精神饱满，神志清楚，思维敏捷，表情自然，反应灵敏，反之则精神委靡或神志昏蒙，表情淡漠，思维混乱，反应迟钝，此乃心神已衰，为病情深重的表现。

2. 两目　中医有“目者，心之使也”、“五脏六腑之精气皆上注于目而为之精”（《灵枢・大惑论》）之说。故观察两目之功能活动正常与否，可测知全身脏腑精气的盛衰。如目系通于脑，目的活动直接受心神支配，故眼神是心神的外在反映。目又为脏腑精气汇聚之处，目之视觉功能可反映脏腑精气的盛衰，因而望神之重点是观察两目。临床上，凡两目黑白分明，炯炯有神，运动灵活，视物清晰者为有神，提示脏腑精气充足。凡两目晦黯呆滞，毫无神采，运动不灵，视物模糊，或浮光暴露者为无神，是脏腑精气虚衰之征兆。

3. 面色　指人体面部以及全身皮肤的光泽。面部及全身皮肤的色泽荣润或枯槁，是脏腑精气盛衰的重要表现。

4. 体态　指人的形体动态。形体丰满还是瘦削，动作自如还是异常，也是机体功能强弱的主要标志。

5. 其他　重点观察上述几方面内容外，还应观察语言、呼吸、舌象、脉象等，进行综合判断，方能更准确地判断神气的有无。

（三）神的分类及判断

根据神的盛、衰和病情的轻、重，一般可划分为得神、少神、失神、假神 4 种。以神态失常为主要表现的神乱，乃属狭义之神范畴，本节亦附之于后，以备参考。

1. 得神　又称“有神”。临床每常表现为神志清楚，两目炯炯有神，面色荣润而有光泽，肌肉不削，动作自如，反应灵敏，呼吸平稳，语言清晰自然，提示正气充足，精气充盛，脏腑组织功能正常。为健康表现，预后良好，或虽病而正气未伤，精气未衰，病情轻浅，预后良好。

2. 少神　又称“神气不足”。临床表现一般为精神委靡不振，两目乏神，面色少华，肌肉松软，倦怠乏力，少气懒言，动作迟缓。提示正气不足，精气轻度损伤。多见于病情轻浅或急性病恢复期患者，亦可见于平素体质虚弱而无明显疾病者。

3. 失神　又称“无神”。是正气极度虚衰，精气神严重衰竭的象征。临床每常表现为精神委靡，神疲乏力，面色皖白而无光泽，两目晦黯呆钝不灵，呼吸气微或喘促，语言不清，形体羸瘦，动作反应迟钝；甚则神志不清或循衣摸床，撮空理线。提示正气大伤，精气亏虚，机体功能严重衰减。多见于久病、重病的患者。

4. 假神 是危重患者出现的精神暂时“好转”的虚假表现。其临床表现一般为：①久病、重病本已失神，但突然精神转佳，目光转亮，言语不休，想见亲人；②或原来语声低微，断断续续，突然清亮起来；③或原本面色晦黯，突然两颧浮红如胭脂状；④或原来不思饮食或毫无食欲，突然食欲增强，想吃东西。其中局部症状的“好转”与整体病情恶化不相符合。提示脏腑精气极度衰竭，正气将脱，阴不敛阳，虚阳外越，阴阳即将离决。常是重病患者临终前的虚假现象。此即所谓“回光返照”、“残灯复明”。

如何判断得神、少神、失神、假神，参见表2-1。

表2-1 得神、少神、失神、假神鉴别表

	得神	少神	失神	假神
目光	两目灵活，明亮有神	两目晦滞，目光乏神	两目晦黯，目无光彩	虽目似有光，但浮光暴露
面色	面色荣润，含蓄不露	面色少华，黯淡不荣	面色无华，晦黯暴露	虽面似有华，但泛红如妆
神情	神志清晰，表情自然	精神不振，思维迟钝	精神委靡，意识模糊	虽神志似清，但烦躁不安
体态	肌肉不削，反应灵敏	肌肉松软，动作迟缓	形体羸瘦，反应迟钝	虽思欲活动，但不能自转

5. 神乱 即精神错乱或神志失常，其临床表现为焦虑恐惧、狂躁不安、淡漠痴呆或猝然昏倒等。多见于癫、狂、痫、脏躁或热扰心神等患者。

(1) 焦虑恐惧：患者时时恐惧，焦虑不安，心悸气促。多属虚证。可见于卑惵、脏躁等患者。常由心胆气虚，心神失养所致。

(2) 狂躁不安：患者狂躁妄动，烦躁不宁，打人骂人，不避亲疏，多属阳证。常见于狂病等。多由暴怒气郁化火，煎津为痰，痰火扰乱心神所致。

(3) 淡漠痴呆：患者表情淡漠，神志痴呆，喃喃自语，面壁而泣等。多属阴证。常见于癫病、痴呆等。多因忧思气结、津液凝结为痰，痰浊蒙蔽心神，或先天禀赋不足使然。

(4) 神昏谵语：其临床表现一般为壮热烦躁，神昏谵语，四肢抽搐；或猝然神昏，两手紧固，牙关紧闭，角弓反张。提示邪气亢盛，热扰神明，邪陷心包；或肝风夹痰蒙蔽清窍，阻闭经络所致。

(5) 猝然昏倒：患者突然昏倒，口吐白沫，两目上翻，醒后如常人；或半身不遂，口眼㖞斜，多属痫病、中风。每因脏气失调，肝风夹痰上逆，阻闭清窍所致。

(四) 望神的注意事项

1. 做到一会即觉 神的表现在患者无意之时流露最真，所以医生要重视刚一接触患者时的第一直接印象，做到静气凝神，冷眼观察，一会即觉。

2. 务必形神合参 神为形之主，形为神之舍，两者关系密切。如体健则神旺，体弱则神衰。但亦有不一致的，如久病形羸色败，则虽神志清醒，亦属失神；新病昏迷烦躁，则虽形体丰满，亦非佳兆。故必须形神合参。

3. 抓住重要症征 有些症状和体征对判断失神具有重要意义，应予重视。如神昏谵语，循衣摸床，猝然神昏，手撒遗尿；骨枯肉脱，形羸色败；饮食不入，泄泻不止等，一旦出现，多为病重失神之象。

4. 注意识别真假 重病好转时，其精神好转是逐渐的，并与整体状况好转相一致，如饮食渐增，面色渐润，舌上复生薄白苔，身体功能渐复等。而假神多见于垂危患者，神志突然“好转”而整体状况并未好转，两者不统一，且时间短暂，病情很快恶化。对此，临证时务必鉴别清楚。

二、望　色

望色，又称“色诊”，是医生通过观察患者全身皮肤的色泽变化来诊察病情的方法。

（一）望色诊病的原理

中医理论认为，心主血脉，其华在面，手足三阳经皆上行于头面（特别是多气多血的足阳明胃经分布于面），故面部的血脉最为丰富。故《灵枢·邪气脏腑病形》说：“十二经脉，三百六十五络，其血气皆上于面而走空窍。”即是谓此而言者。因此，凡脏腑的虚实，气血的盛衰，皆可通过面部色泽的变化而反映于外。加之面部皮肤嫩薄而外露，其色泽变化易于观察。故望色重在观察面部。

望面色主要是观察患者面部的颜色与光泽两方面。颜色是色调的变化，光泽是明度的变化。颜色与光泽的意义是：

1. 颜色　面部的颜色可以反映血液的盛衰和运行情况。在病理状态下，则可反映疾病的不同性质和不同脏腑的疾病。《灵枢·五色》有“青黑为痛，黄赤为热，白为寒”之说。前人根据五行学说中五色与五脏相应的理论而提出五色分属五脏，其对应关系是：“青为肝，赤为心，白为肺，黄为脾，黑为肾”（《灵枢·五色》）。故面色的变化在一定程度上可反映不同脏腑的疾病。

2. 光泽　面部皮肤的光泽，是脏腑精气外荣的表现。可反映脏腑精气的盛衰，对判断病情的轻重和预后有重要意义。一般言之，面色容润光泽者，为脏腑精气未衰之征，见于无病或病轻者；反之，面色晦黯枯槁无泽者，则为脏腑精气已衰，见于病重之人。

（二）面色的临床分类

望面色必须注意常色和病色的区别。

1. 常色　即人体在正常生理状态时面部的色泽。常色的特点是明润、含蓄。明润，即面部皮肤光明润泽，是有神气的表现，显示人体精充神旺，气血津液充足，脏腑功能正常；含蓄，即面色红黄隐隐，含于皮肤之内，而不特别显露，是胃气充足、精气内含而不外泄的表现。

中国人属黄种人，其正常面色可概括为“红黄隐隐，明润含蓄”。不过常因体质禀赋、季节气候不同而略有差异。常色又分为主色和客色两种：

（1）主色：凡与生俱来，一生基本不变的面色，称主色。《医宗金鉴·四诊心法要诀》说：“五脏之色，随五形之人而见，百岁不变，故为主色也。”即是谓此而言。人群中，每一个人的面色是不一致的，这与遗传因素、地域、气候、工作环境等因素有关，如有白、黑、红之不同，然只要终生不变，即属主色。

（2）客色：凡因季节气候、地理环境、生活条件等改变而发生相应变化的面色，称客色。因人与自然相应，随着季节、气温等的变化，面色可发生相应的变化。按五行理论，春季面色可稍青，夏季面色稍赤，长夏面色稍黄，秋季面色稍白，冬季面色稍黯。此乃正常现象。又如天热则脉络扩张，气血充盈，面色可稍赤；天寒则脉络收缩，血行减少而迟滞。面色可稍白或稍青。正如《医宗金鉴·四诊心法要诀》所说：“四时之色，随四时加临，推迁不常，故为客色也。”再如野外作业其色见黑，室内工作其色多白。上述变化均属正常范围。

此外，人体面色还可因情绪变化、剧烈运动、饮酒等而发生变化。如情绪激动可面见红赤，饮酒或红赤或色白。但只要明润含蓄，均非病色，对此不可不知。

2. 病色　指人体在疾病状态时发生异常改变的面部色泽。常见病色有白、黄、赤、青、黑5种。病色的特点是晦黯、暴露。晦黯，即面部皮肤枯槁晦黯而无光泽，是脏腑精气已衰、胃气不能上荣的表现。暴露，即某种面色异常明显地显露于外，是病色外现或真脏色外露的表现。如实热证满面通红即为病色外现；肾病面黑暴露，枯槁无华即为真脏色外露的表现。故病色可反映不同性质的疾病和不同脏腑的病变。

临床所见，凡新病、轻病、阳证，其面色多鲜明显露但尚有光泽；而久病、重病、阴证者，则面色暴露，晦黯而无光泽。故病色又有善色和恶色之分。

（1）善色：面色光明润泽为善色。疾病过程中，说明虽病而脏腑精气未衰，胃气尚能上荣于面。属新病、轻病、阳证，易于治疗，其预后大多良好，故称善色。如阳黄者面黄鲜明如橘皮色，即为善色。

（2）恶色：面部枯槁晦黯者为恶色。说明脏腑精气已衰，胃气不能上荣于面，属久病、重病、阴证，不易治疗，预后较差，故称恶色。如臌胀患者面色黄黑晦黯枯槁，水肿患者面色黯黑而无光泽，即为恶色。

（三）五色诊病

面部颜色有赤、白、黄、青、黑5种，不同的病色常可反映不同性质的病证。故临证五色诊病又称之为“五色诊”，是望色的重点内容。

1. 赤色　主热证、戴阳证。人面见赤（红）色，多因热盛而面部脉络充盈所致；亦可见于阴寒极盛，虚阳上越的重证。

（1）满面通红：多属实热证。每因邪热亢盛，血行加速，面部脉络、气血充盈所致。并见其他实热之征。

（2）午后两颧潮红：多属阴虚内热证。由于阴虚阳亢，虚火上炎，故见两颧潮红。常见于肺痨等患者。

（3）面红如妆：久病重病面色苍白，却时而泛红如胭脂妆，游移不定者，属戴阳证。此乃久病脏腑精气衰竭，阴不敛阳，虚阳上越所致。其病往往深重。

2. 白色　主虚证、寒证、脱证。患者面色发白，多由气虚血少，或阳衰寒盛，气血不能上荣于面部所致。常见者有：

（1）淡白：面色（及唇舌）淡白无华。多属血虚证或失血证。

（2）㿠白：色白而无光泽。多属阳虚证；若㿠白虚浮，则多属阳虚水泛。

（3）苍白：色白而面带青灰，毫无光泽。多属阳气暴脱或阴寒内盛。因阳气暴脱，血行迟滞，面部脉络血少而兼血瘀所致；若外感寒邪或阴寒内盛，寒邪凝滞，面部脉络收缩而凝涩，亦可见面色苍白。

3. 黄色　主脾虚、湿证。患者面色发黄，多由脾气亏虚，机体失养；或湿邪内蕴，脾失健运所致。

（1）萎黄：面色黄而枯槁。多属脾胃气虚。是因脾胃虚衰，水谷精微生成不足，机体失养，故见面黄肌瘦而呈萎黄。

（2）黄胖：面色黄而虚浮。属脾虚湿蕴。是因脾虚不运，水湿内停，泛溢肌肤所致。

（3）黄疸：面目一身俱黄。其中色黄鲜明如橘皮色者，属阳黄，乃湿热为患；面黄晦黯如烟熏色者，属阴黄，乃寒湿蕴脾。

4. 青色　主寒证、痛证、气滞血瘀、惊风。患者面见青色，多由寒凝气滞，或痛则不通，或瘀血内阻，或筋脉拘急，使面部脉络血行瘀阻。

（1）淡青或青黑：多属寒盛、痛剧。每因阴寒内盛，或痛则不通，使面部脉络拘急、气血凝滞。可见于阴寒腹痛或虚寒证兼有瘀血等患者。

（2）面色与口唇青紫：多属心气、心阳虚衰，血行瘀阻；或肺气闭塞，呼吸不利所致。若突见面色青灰，口唇青紫，四肢冰冷，脉微欲绝，则多为心阳暴脱、心血瘀阻之象。可见于真心痛等患者。

（3）面色青黄：即面色青黄相间，又称苍黄。多见于肝郁脾虚、气血瘀阻之人，其胁下每有癥积痞块。

（4）小儿眉间、鼻柱、唇周发青：多属惊风。常因邪热亢盛、消灼阴津，筋脉失濡而抽搐；面部脉络血行瘀阻则发青。可见于高热惊厥患儿。

5. 黑色　主肾虚、寒证、水饮、血瘀。面色发黑，多因肾阳虚衰，阴寒内盛，或血失温养，脉络拘急，从而使水色外露。

（1）面黑黯淡：多属肾阳虚证。因阳虚水寒不化，血失温煦，故面色黯淡。

（2）面黑焦干：多属阴精亏虚。因肾精久耗，阴虚火旺，虚火上炎，面部失养所致。

（3）眼眶周围发黑：多属肾虚水饮内停或寒湿下注之带下。

（4）面色黧黑，肌肤甲错：多因血瘀日久渐致。

（四）望色的注意事项

1. 注意病色与常色的比较　望色时须把患者的面色（或肤色等）与其所处人群的常色比较来加以判断。如患者属某一局部色泽改变，还可与其自身对应部位的正常肤色进行比较。

2. 注意整体与部分色诊相结合　望色应以患者的整体面色（或肤色）为主，并以面色的荣润含蓄或晦黯枯槁作为判断病情轻重和估计预后的主要依据。如当患者因原来肤色较深不易发现其他病色，或因病情复杂，面色与病性不符时，则须观察患者体表其他部位组织（如舌体）的色泽，并结合其他诊法进行综合判断，以免造成误诊。

3. 注意面部色泽的动态变化　在疾病发展过程中，随着病情的变化，患者的面部色泽也会发生相应的改变。因此，注意观察患者面部色泽的动态变化，可以推测疾病的发展变化和转归。《灵枢·五色》说："五色各见其部，察其浮沉，以知浅深；察其泽夭，以观成败；察其散抟，以知远近；视色上下，以知病处；积神于心，以知往今。"清代医家汪宏在此望色理论的基础上加以补充，提出"望色十法"，即浮、沉、清、浊、微、甚、散、抟、泽、夭；分别用以判断疾病的表、里、阴、阳、虚、实、新、久、轻、重（见《望诊遵经》）。此可作为观察面部色泽动态变化时参考。

4. 注意非疾病因素对面色的影响　面部色泽除可因疾病发生异常改变外，还可因气候、光线、昼夜、情绪、饮酒、饥饱等非疾病因素的影响而发生变化，故望色诊病时还要注意排除上述因素的干扰，以免造成误诊。

三、望　　形

形，即形体。望形是通过观察患者形体的强弱胖瘦、体质形态和异常表现等来诊察病情的方法。

（一）望形诊病的原理

人体以五脏为中心，外与五体（皮毛、肌肉、血脉、筋腱、骨骼）有着密切的生理联系，即肺合皮毛，脾主肌肉，心主血脉，肝主筋，肾主骨。五体赖五脏精气的充养，五脏精气的盛衰和功能的强弱又可通过五体反映于外，形体的强弱与内脏功能的盛衰相统一，内盛则外强，内衰则外弱。故观察患者形体的强弱胖瘦和不同的表现，可以了解内在脏腑的虚实、气血的盛衰和相关病变。而不同的体质形态，其阴阳盛衰不同，对疾病的易感性和患病后疾病的转归也不同。所以，观察患者的体质类型也有助于对疾病的诊断。

（二）望形诊病的内容

1. 形体强弱　观察形体强弱，对判断疾病的预后与转归等有重要参考意义。

（1）体强：即体质强壮。表现为骨骼粗大，胸廓宽厚，肌肉坚实，皮肤润泽。同时精力充沛，食欲旺盛。说明体魄强壮，脏腑气血旺盛，抗病力强，有病易治，预后较好。

（2）体弱：即体质衰弱。表现为骨骼细小，胸廓狭窄，肌肉瘦削，皮肤枯槁。同时精神不振，食少乏力。说明体质虚衰，脏腑气血不足，抗病力弱，有病难治，预后较差。

此外，观察具体形体组织的强弱状态，有助于了解相应脏腑的虚实和气血的盛衰。如肺合皮毛，皮肤荣润光泽，腠理致密，常是肺气充沛，营卫充盛之象；皮肤枯槁，腠理疏松，则属肺气亏虚，营卫不足。脾主肌肉四肢，肌肉丰满，四肢坚实有力，是脾胃之气旺盛，气血充足之象；肌肉瘦削，四肢软弱无力，多属脾胃气虚，气血不足。肝主筋，筋健有力，关节运动灵活，是肝之阴血充盛，血能荣筋的表现；筋弱无力，关节屈伸不利，则属肝血不足，筋失血养。肾主骨，骨骼粗壮坚实，是肾气充盛，髓能养骨的表现；骨骼脆弱，或有畸形，则属肾气不足，发育不良。心主血脉，心血的盛衰则主要是从面色和脉象上反映出来。

2. 形体胖瘦　正常人不胖不瘦，各部组织匀称。过于肥胖或过于消瘦均属病理状态。

（1）肥胖：形体稍胖，肌肉坚实，是精气充足，身体健康的表现，不作病论。若形体过于肥胖，肉松皮缓，神疲乏力者，多属形盛气虚，是阳气不足、多痰多湿征象，易患痰饮、中风等病证。其此即《医门法律》所谓“肥人湿多”。

（2）消瘦：形体稍瘦，肌肉结实，精神饱满，亦不当为病态。若形瘦颧红，皮肤干焦者，多属阴血不足，内有虚火的表现，每见于肺痨等病。此即《医门法律》所谓“瘦人多火”。久病卧床不起，骨瘦如柴者，为脏腑精气衰竭，气液干枯，属病重之征，难以救治。

3. 体质形态　体质是人群中的个体在其生长发育过程中形成的形体结构与整体功能方面相对稳定的特殊性，在一定程度上反映了机体阴阳气血盛衰的禀赋特点和对疾病的易感性。不同体质患病后的转归也不同。故观察患者的体质形态，常有助于了解患者阴阳气血的盛衰和预测疾病的发展转归。目前中医学一般将人类的体质分为阴脏人、阳脏人、阴阳和平之人 3 种类型。

（1）阴脏人：体型偏胖，或较怯弱，面色偏白少华，平时体弱多病，畏寒喜暖，易于疲劳，性格内向，舌淡脉弱，大便多溏。其特点是阳不足而阴偏盛，患疾后易从阴化寒，对寒、湿诸邪有易感性。

（2）阳脏人：体型偏瘦长，面色偏红，平时畏热喜凉，喜饮，性格外向，易于激动、发怒，舌红，脉数，大便多燥。其特点是阴不足而阳偏亢，患病易于从阳化热，对风、火热诸邪具有易感性。

（3）阴阳和平之人：又称平脏之人。体型介于前两者之间。其特点是阴阳平衡，气血调匀。在平时无寒热喜恶之偏，面色不红不白，性格开朗随和，大便不燥不溏，是大多数人的体质类型。

此外，望形体的内容还应包括对各种形体畸形的观察，其具体表现和临床意义详见局部望诊。

四、望 态

望姿态是观察患者的动静姿态和异常动作来诊察病情的方法。

(一) 望态诊病的原理

患者的动静姿态与机体的阴阳盛衰和病性的寒热虚实关系密切。因阳主动，阴主静，故阳、热、实证患者机体功能亢进，多表现为躁动而不安；阴、寒、虚证患者机体功能衰减，多表现为喜静而少动。所以，观察患者动静姿态的不同，可以判断病性的阴阳、寒热、虚实。

患者肢体的异常动作表现与某些疾病有关，不同部位的异常特征，常反映不同脏腑的疾病。因此观察患者的某些异常动作，亦有助于诊断相关的疾病。

(二) 望态诊病的内容

1. 动静姿态　正常人动作协调，体态自然。脏腑组织发生病变，可使肢体动静失调，或不能运动，或处于强迫被动体位。一般规律是：凡喜动者、强者、仰者、伸者，多属阳证、热证、实证；凡喜静者、弱者、俯者、屈者，多属阴证、寒证、虚证。

坐而喜仰，呼吸气粗，不能平卧者，多属肺实气逆；坐而喜俯，少气懒言者，多属气虚体弱。

卧时面常向外，躁动不安，身轻自能转侧者，多属阳证、热证、实证；卧时面常向里，喜静懒动，身重不能转侧者，多属阴证、寒证、虚证。仰卧伸足，掀去衣被者，多属实热证；踡卧缩足，喜加衣被者，多属虚寒证。

此外观察患者因疾病而出现的强迫体位和因疼痛而出现的特殊姿态，亦有助于对疾病的诊断。如患者但坐不得卧，卧则气逆者，多属咳喘肺胀，或水饮停于胸腹；但卧不得坐，坐则晕眩者，多属气血极度亏虚。此即强迫体位。又如患者蹙额捧头，俯不欲仰者，多为头痛；叉手扪心，闭目不语者，多见于心虚怔忡；两手护乳前，唯恐触碰者，多见于乳痈患者；以手护腹，俯身前倾者，多为腹痛使然。

2. 衰惫姿态　脏腑精气虚衰、功能低下时，必然影响机体功能发挥而出现相应的衰惫姿态，如精神委靡、目光呆滞、少气懒言、形瘦无华等。观察这些衰惫姿态，可以了解脏腑的病变程度和预测疾病的转归。

3. 异常动作　不同的疾病可产生不同的病态，观察患者肢体的异常动作有助于疾病的诊断。如患者唇、睑、指、趾颤动者，多见于外感热病，常为发痉先兆；见于内伤虚证多为气血不足，筋脉失养。颈项强直，两目上视，四肢抽搐，角弓反张者，多属肝风内动，见于热极生风；或小儿惊风，或破伤风。猝然昏倒，不省人事，口角㖞斜，半身不遂者，属中风病。猝倒神昏，口吐涎沫，四肢抽搐，醒后如常者，属痫病。恶寒战栗，见于疟疾发作，或为外寒袭表，或为伤寒病，邪正剧争欲作战汗之时。肢体软弱，行动不灵，多属痿证。关节拘挛，屈伸不利，多属痹病。儿童手足伸屈扭转，挤眉眨眼，努嘴伸舌，状如舞蹈，不能自制，多由气血不足，风湿内侵头部所致。

【补充阐发】

一、怎样理解"望而知之谓之神"

《难经·六十一难》云："望而知之者谓之神"，列为四诊之首。"神"者，指具有极高水平的境界。其含义有二：一指患者就诊时，通常给医生的第一临床现象就是望诊所得，再经过四诊互参而使其丰富起来；二是学识渊博且经验丰富的医生，根据第一临床现象，就可以形成一定的方向性诊断，或已知其病之大概，再经四诊合参，分析其病因病机，鉴别有关诊断。就能使诊断明确起来。故元·滑寿《难经本义》说："望而知之者，望见其五色以知其病。"

二、如何理解"一会即觉"、"以神会神"

医生与患者之间的信息交流，必须依靠精神联系，而人类获得的信息，90%是依靠视觉所获取的，因此，望诊为中医诊法之首，望诊之中首先又是望神。

"一会即觉"、"以神会神"是望神的方法，这种提法见于清·石寿棠《医原·望病须察神气论》，其曰："望而知之谓之神．既称之曰神，必能以我之神，会彼之神。夫人之神气，栖于两目，而分乎百体，尤必统百体察之。……人之神气，在有意无意之间流露最真。医者清心凝神，一会即觉，……不宜过泥，泥则私意一起，医者与病者神气相混，反觉疑似，难以捉摸。此又以神会神之妙理也。"

"一会即觉"是说医者在望神时，要在刚一接触患者，患者还未注意(有意无意之间)时，平心静气，冷眼观察，在非常短暂的时间内凭自己的直觉即可获得对患者神的衰旺的真实印象。

"以神会神"是说望神的方法，以己之神会彼之神，以医生的意识与患者的意识进行交会、交流。即用医生的神志来观察患者的神志，以此来了解患者的精神意识状态和机体的整体功能状态。因此，要求医者在望神时，神应专一，善于用自己的神去察患者的神气，否则所察非真，甚至有误。

因人是有思维、有情感的，当患者发现医生在注意自己时，往往会表现拘谨，有所掩饰，掩盖了其神的真实情况。而医生如果过于用意，进行长时间的观察，也往往容易产生主观想法，而影响了观察所得的客观印象，反而不易作出正确的判断。所以，望神的最佳时机是医生刚一接触患者，患者尚未注意、毫无拘谨、没有掩饰、流露真实表情的时候，此时所表现的神气最为可靠。这种"一会即觉"、"以神会神"的能力，需要平时在临床和生活实践中不断加以训练才能获得。

三、望诊应远近结合，动态观察

《灵枢·五色》曰："明堂者鼻也，阙者眉间也，庭者颜也，蕃者颊侧也，蔽者耳门也，其间欲方大，去之十步，皆见于外，如是者寿必中百岁。"这说时望色之始，先从远处作整体的全面观察，如果五官明晰可辨，多是先天禀赋较好，其病易治。反之"五官不辨，阙庭不张，小其明堂，蕃蔽不见，又婢其墙，墙下无基，垂角去外，如是者，虽平常殆，况加疾哉"(《灵枢·五阅五使》)。此外，这种远距离的观察，还容易发现面部较突出的色泽和其他异常，独见的颜色必是病色，结合部位即可以作出相应的诊断。

四、"神乱"与"失神"的区别

神乱与失神都有精神症状，但神乱与精气衰竭的失神有着本质的不同。神乱即精神错乱或神志失常。其临床表现有焦虑恐惧、狂躁不安、精神痴呆、猝然昏倒等症状，多见于癫、狂、痫、脏躁等患者，其特点大多是反复发作而缓解期不出现神志失常。这些都是由特殊的病因病机和发病规律所决定的，多为邪气干扰心神所引起的神气变化，如痰火扰乱心神而狂躁不安，痰浊蒙蔽心神而淡漠痴呆，肝气夹痰上逆阻闭清窍而猝然昏倒等，多为实证。其一般发生在疾病的发展过程中，不一定是疾病的末期，也不一定预示着病情危重。其神志失常表现只能作为疾病诊断的依据，而不具有下述“失神”的临床意义。例如癫、狂、痫等，其病程均较长，但全身检查无明显的正气虚损或虚损不甚之候，一般不会很快出现死亡。

失神，又称无神。临床上失神虽有语言错乱、神昏谵语、猝然昏仆、烦躁不安、循衣摸床、撮空理线等精神失常的表现，但它却是脏腑功能衰败、正气大伤、精气严重受损时出现的神气变化，多见于久病患者，多为虚证。而且失神多发生于疾病病变过程的末期，疾病的危重阶段，属于精气严重亏损、机体功能严重衰减，多预后不良。因而“神乱”不等于“失神”，两者有着本质的区别。

五、假神的病机与辨识

假神是指垂危患者出现的暂时性精神“好转”的假象，为临终的预兆。据某些临床观察发现，患者多在出现假神后4～48小时内死亡。《内经》中虽无“假神”一词，但已提出“真脏之气独见”和“五色精微象见”的概念，张仲景《伤寒论》中又提出了“除中”的概念，均已在临床上发现有假神的现象。

假神的出现，是由于精气衰竭已极，阴不敛阳，虚阳无所依托而外越，残精无所固摄而外泄，以致暴露出一时“好转”的假象。这是阴阳即将离绝的危候，古人比做“残灯复明”、“回光返照”，好比灯油将尽时，灯光忽而转亮再熄灭，太阳将落时，由于空气的折射作用，天空暂时转亮，很快就会暗下来。《素问·脉要精微论》指出：“五色精微象见矣，其寿不久也。”《素问·玉机真脏论》也说：“真脏之气独见，独见者病胜脏也，故曰死。”这种精气完全暴露之象之所以是恶候，是因为不能久持。

假神与病情好转的区别在于：假神的出现比较突然，如本已神志不清而突然神志清楚，本已久不能食而突欲进食甚至食之颇多，其“好转”与整个病情不相符，只是局部的和暂时的。由无神转为有神，是整个病情的好转，有一个逐渐好转、全身状况同步好转的过程。

六、关于“㿠”字和“㿠白”的含义

“㿠”字是中医望诊术语中特有的文字，最早见于宋·钱乙《小儿药证直诀》一书中。在胃气不和，胃冷虚等条目下，均有论述。然该字古代字书无记载，《汉语大字典》“补遗”收录了“㿠”字，但对该字也未直接注释。查东汉·许慎《说文解字》和《中华大字典》、《辞海》等书，均无“㿠”字，而有“晄”字。“晄”字之义与“晃”字相同。如《广韵》曰：“晃者，明也，辉也，光也，亦作晄”。《说文解字注》说：“晃者，动之明也，凡光必动，会意兼形声字也。”《辞海》说：“晄同晃，其意有三，其一明亮，其二闪耀，其三闪过。”“㿠”字何时出现于中医医籍之中，尚无查证。但是根据“㿠”字与“晄”的字形和《说文解字注》的解释分析，则“㿠”字可能就是“晄”字。

目前，中医对“㿠”字的含义有不同的理解，主要反映在望面色之“㿠白”的解释上，有三种解释：①白而发光；②白而无光；③灰白色。如果“㿠”字与“晄”相通，则㿠白应作第一种解释为宜。究其机制有二：①多由阳虚阴盛，水湿不得温运而留于肌肤，导致皮肤因水气过多而发亮，故㿠白多伴有面部虚浮；②亡阳患者，因阳气虚脱，虚阳浮越所致。

七、关于“望色十法”

所谓望色十法，是指望色时要注意分辨色之浮沉、清浊、微甚、散传、泽夭。此内容在《灵枢·五色》中已有论述，但由《望诊遵经·相气十法提纲》中正式提出，曰：“大凡望诊，先分部位，后观气色，欲视五色之精微，当知十法之纲领。十法者，浮、沉、清、浊、微、甚、散、抟、泽、夭是也。”

1. 浮沉 浮是指色显露于皮肤之表，一般出现在疾病初起，提示病在表、在腑；沉是指色隐约于皮肤之内，提示病在里、在脏。病色初浮而后沉，为病从表入里，由浅入深。反之，病色由沉而转浮，提示病情好转，或病邪欲解。如果久病、重病反见两颧浮红，是虚阳浮越的表现，提示病情危重。

2. 清浊 清是指面色明亮，病属阳证；浊是指色泽晦黯混浊，病属阴证。病色由清转浊，为阳证转阴证；由浊转清，为病由阴出阳。

3. 微甚 微是指色浅淡，多见于正气虚或病邪轻；甚是指色深浓，多见于邪气盛（实证）或病势重。病色由微转甚，是病因虚致实，或病邪由轻转重；由甚转微，是病由实转虚，或病势由重转轻。

4. 散抟 散是指病色疏离，如去似散，为病程比较短暂，邪未积聚的表现；抟是指病色壅滞、团聚，为病久不解，病情深重。病色由散变抟，为病情加重；由抟变散，为病情减轻或病邪欲解。

5. 泽夭 泽是指肤色明润有光彩，提示虽病而气血未衰，病有生机；夭是指肤色枯槁，提示精气受损。先泽后夭，多为病趋严重，病情恶化；先夭后泽，多为正气渐复，病有转机。

总之，十法是辨其色之气，而气乃色之变化，故可从总体上辨表里、阴阳、虚实、久近、成败，这就是十法的临床意义。但是，在望诊时，一是要十法与五色合参，才谈得上色诊；二是要进行动态观察，才能知其变化。正如《望诊遵经·五色十法合参》所说：“病情深奥，望法精微，间有隐于此而显于彼者，其病盖又有遁情焉。”所以只有气色合参和动态观察，才能获得较为正确的诊断。

八、望色十法之“抟”

《中医诊断学》第五版教材在望色十法中，提出望色十法是“浮沉、清浊、微甚、散搏、泽夭”，并指出“搏者壅滞，其色闭，主病久渐聚。先散后搏，病虽近而渐聚；先搏后散，病虽久而将解聚。”此段文字是以《望诊遵经》为依据编写的，而清·汪宏《望诊遵经·相气十法提纲》中则为“抟”，系第五版教材把“抟”字误为“搏”。“抟”，音 tuan，团聚也。“搏”，音 bo，搏斗、搏动也。“抟”之繁体字为“摶”，形与“搏”近，故易混淆。汪宏所述之相气十法源于《内经》，《灵枢·五色》曰：“五色各见其部，察其浮沉，以知浅深；察其泽夭，以观成败；察其散抟，以知远近；视色上下，以知病处。”某些《内经》版本也将“抟”误为“搏”，这也可能是第五版教材引文有误的原因。受第五版教材之错误的影响，全国各地一批中医诊断学教材或专著，皆把“抟”误为“搏”。望色十法是中医望诊提纲，如此重要内容出现错误，而且讹传甚广，故予纠正。

九、何谓“有气不患无色，有色不可无气”

气指脏腑精气，脏腑精气充足，能够上荣于面，则面色荣润光泽，称为“有气”。脏腑精气虚衰，不能上荣于面，则面色晦黯枯槁，称为“无气”。所以面色有无光泽可反映脏腑精气的盛衰，对判断病情的轻重和预后有重要意义。

色指面色，是面部脉络中的血色与肤色相兼表现于外的颜色，不同面色可反映不同性质和不同脏腑的疾病。

患者面色荣润光泽，说明虽病而脏腑精气未伤，功能亦无大碍，即使缺乏血色，属阴血不足，但因气能化生血液，经过适当治疗亦易恢复，预后良好，故曰“气至色不至者生”，“有气不患无色”。

患者面色晦黯枯槁，说明脏腑精气虚衰，功能亦严重损伤，不论何种面色，皆属久病重病，难于治疗，预后不佳，故曰“有色不可无气”，“色至气不至者死”。

十、怎样理解“形胜气者夭”、“气胜形者寿”

形指形体胖瘦，气指精气盛衰，主要表现在机体功能的强弱方面。“形之所充者气”，形与气两者相合而不可离，观察两者的表现对判断机体的强弱具有重要意义。

“形胜气者夭”，是指形体肥胖而精气不足，表现为精神不振、纳少乏力、机体功能低下，虽胖亦属不健康表现，多非长寿体质。

“气胜形者寿”，是指形体虽瘦，但精气充足，表现为精力充沛、神旺有力，虽瘦亦属健康表现，每为长寿体质。

由此可见，在判断体质强弱方面，气的盛衰比形的胖瘦具有更重要的意义，所以医生在望形体的胖瘦时，一定要将形与气两者结合起来，进行综合判断，才能作出正确的结论。

十一、脏腑色部的定位

患病后患者会有相应的面色变化，不仅不同的病证会有不同的气色改变，而且因受病脏腑的不同而可反映在颜面的不同部位。如《灵枢·五色》说：“五色之见也，各出其色部。”《素问·举痛论》亦说：“五脏六腑，固尽有部。”

所谓色部，是指五脏六腑和形体肢节反映于面部的特定色诊部位。色部是古代医家根据“有诸内必形诸外”的道理，从长期临床经验中总结出来的。因此，《素问·阴阳应象大论》说：“善诊者，察色……审清浊而知部分。”《灵枢·五色》亦说：“当明部分，万举万当。”《望诊遵经》也提出：“明堂察色，以脏腑部位为体，以气色诊法为用。故分观之，可以视其常；合举之，可以通其变。”“既知气色之主病，当知部色之主病，夫而后可因部位气色之所主，以言脏腑经脉之所病。”

面部气色分候脏腑，《内经》有以下两种定位方法。

1. 明堂脏腑色部（出自《灵枢·五色》）　是以鼻为中心的明堂藩蔽图。它以面部中央部位分候五脏，六腑夹于两旁，其余头面咽喉胸背四肢等形体肢节各上下左右依次排列。惜其记载比较粗略，临床较难领会应用（图 2-1、图 2-2）。

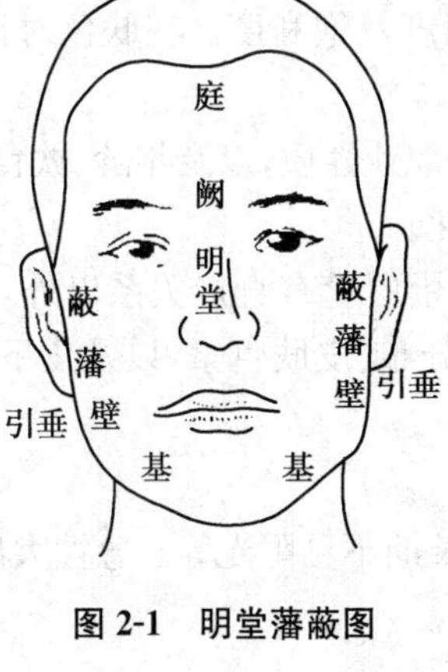

图 2-1　明堂藩蔽图

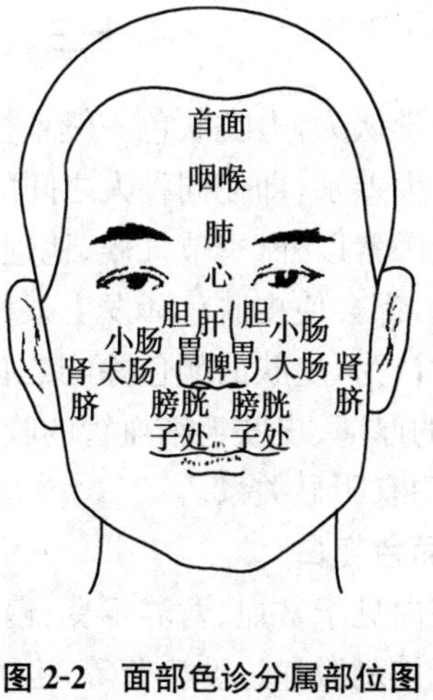

图 2-2　面部色诊分属部位图

王鸿谟绘制了一种脏腑色部中心坐标图，其绘图依据是人的面部正面宽度约为五个眼宽，可以通过前正中线、内眦垂线、瞳孔垂线（正前方线）、外眦垂线、太阳穴垂线，将面部均分为十个近似等份。这些垂线若与两眉内侧端连线、两目内侧端连线、两颧骨最高点连线、鼻翼中央偏上 1/3 连线、鼻翼基底水平线组成坐标，则脏腑色部的中心点基本均位于坐标横竖轴线的交叉点上（图 2-3）。

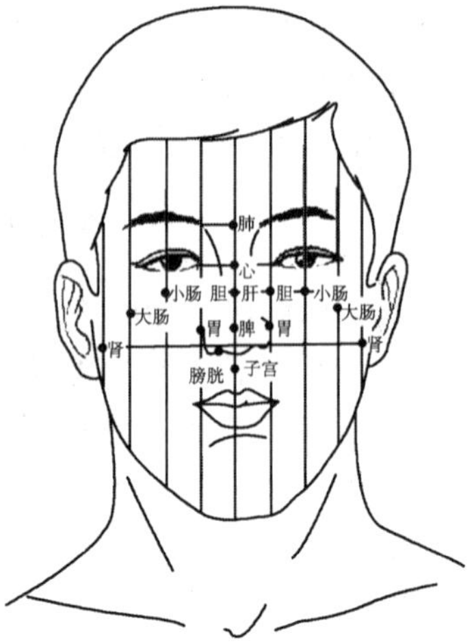

图 2-3 脏腑色部中心图

2. 颜面五脏色部（出自《素问·刺热》） 又可称为面貌色部。是以面部的额颜（上）诊心病，鼻部（中）诊脾病，颐颠（下）诊肾病，左颧（左）诊肝病，右颧（右）诊肺病。最初用于诊断外感热病，后扩展应用于内伤杂病，尤其在小儿科应用最为广泛。

十二、部位与色泽合参望色

部位有明堂周身部位相应，面貌分应脏腑，五官分应五脏，此外还有明堂六部变化。色泽则有五色分应五脏，五色交错合参，五色十法合参等等。于是气色与部位合参，再运用阴阳五行理论加以推演，就能对错综复杂的病情进行多方面的分析。诸如常色变色、主色客色、浮沉清浊、太过不及、生克顺逆、轻重吉凶、六淫七情、脏腑经络、寒热虚实等等。如此全面分析，诸般因素合参，则任凭证候千变万化，皆可包罗无遗。例如，青为风，青色见于肝部，为风中肝，余脏类推，此为相应；青又属肝，青见肺部，又是肝乘肺，余脏皆然，此又为相乘。再如本部见本色，浅淡为不及，深浓为太过，皆为病态，属本经自病，为正邪；若见所生之色，则子盗母气，为虚邪；若见生我之色，是母助子气，为实邪；若见克我之色，为贼邪；若见我克之色，为微邪。此外五色与六部合参，则阳部见阴色是阴乘阳位，为阴盛阳虚，主腰以上至头热，腰以下寒，阳气上争，得汗者生，或为阳中之阴邪，则寒起于上。若阳色见于阴位，是阳乘阴位，为阴虚阳盛；阳色见于阳部为重阳，阴色见于阴位为重阴。还有太过者属腑，不及者属脏，脏腑相乘，也可由此而推之。再参考望色十法，以辨阴阳表里、寒热虚实、轻重生死，合之四时，参之四诊，其变化实属无穷。

十三、面色变化的常见病症

现代科学认为，人类肤色一般系指皮肤的色调、明度及饱和度。在肤色对比中，不但不同人种有很大差别，即使同种人之间的差别也很明显。

除先天因素以外，季节气候、地理环境、生活习惯、职业性质，以及年龄、饮食、劳逸、情绪波动等因素，都会使皮肤色泽发生某种程度的生理变化。

西医学认为，皮肤的颜色除与皮内血管所含血红蛋白量有直接关系以外，还与多种因素，如表皮的厚薄、皮肤毛细血管的收缩情况、血管的分布、皮肤色素，以及皮下组织含液量的多少等，均有明显关系。

（一）面色变白

面部苍白见于贫血、营养不良、慢性消耗性疾病、长期不见阳光等。急性大出血、休克以及剧烈的精神刺激和过度疲劳等，也可使面色显白。

面色变白最多见的原因为各种贫血，某些过敏性、心源性休克亦可表现为苍白面色。苍白为贫血严重的临床体征，由于贫血使皮内毛细血管缺血，故皮肤因为不同程度的贫血而表现为不同程度的苍白，同时干燥、缺乏弹性，致使面色苍白而缺乏光泽。除皮肤外，口唇、颊、舌黏膜、睑黏膜和指甲也有苍白表现。

黏液性水肿和产后垂体功能减退患者亦常表现面色苍白。各种原因引起的剧烈疼痛，精神过度紧张，以及剧烈的精神刺激，可以造成交感神经兴奋，使末梢血管收缩，也能引起面色苍白。

（二）面色变黄

西医学认为，面色黄的主要原因是黄疸及其他疾病。导致黄疸的常见原因有肝胆疾病、溶血等。长期或过量服用阿的平，可使皮肤变黄，甚至巩膜黄染。大量食用富含胡萝卜素的食物（如胡萝卜、柑橘、蛋黄、南瓜等），血内胡萝卜素增多，亦可使皮肤（特别是掌面）变黄。充血性心力衰竭，营养不良，以及钩虫等寄生虫感染，各种贫血等，也都可引起面色发黄。

（三）面色变红

过冷或过热，可使皮肤出现一时性发红。在精神情绪紧张时，由于血管运动神经兴奋，亦可发生皮肤变红。一般情况下，发红是皮肤炎症的重要指征之一，如感染、烫伤、日光暴晒或紫外线照射时所见。

（四）面色变青

青紫或发绀，是由于血液中还原血红蛋白过多所引起。面部皮肤、黏膜、指甲发生青紫，常由缺氧或血液循环障碍而致，常见于心脏疾患，如二尖瓣狭窄、肺源性心脏病、某些先天性心脏病、各种原因所致充血性心力衰竭和急性心肌炎等。肺源性心脏病由于并发代偿性红细胞增多症，患者整个面部均可呈紫红色，尤以口唇最为明显。

呼吸系统疾病，如慢性支气管炎、广泛的支气管扩张、肺气肿、支气管哮喘、重症肺炎等，均可见面色变青。

末梢循环障碍，如中毒性肺炎、中毒性痢疾、急性心肌梗死、急性腹膜炎晚期及其他中毒性休克，由于微循环障碍，患者的面色常带青灰色。

久患肝病，以及代偿性或真性红细胞增多症，库欣病、正铁血红蛋白血症等，亦可见面色变青。

（五）面色变黑

在排除种族因素及生理因素以外，由于色素沉着而使皮肤呈现棕黑色者，可见于慢性肾上腺皮质功能不全、血色病、糖尿病、慢性肝病、糙皮病、慢性砷中毒，以及黑色棘皮症、瑞尔氏黑变病、黄褐斑等。

【古代文献】

一、望 神 气

《素问·六节脏象论》：天食人以五气，地食人以五味。五气入鼻，藏于心肺，上使五色修明，……以养五脏气，气和而生，津液相成，神乃自生。

《素问·移精变气论》：得神者昌，失神者亡。

《素问·脉要精微论》：衣被不敛，言语善恶，不避亲疏者，此神明之乱也。

《素问·阳明脉解》：病甚则弃衣而走，登高而歌，或至不食数日，逾垣上屋，所上之处，皆非其素所能也。

《灵枢·平人绝谷》：五脏安定，血脉和利，精神乃居。故神者，水谷之精气也。

《灵枢·天年》：失神者死，得神者生也。

《灵枢·大惑论》：五脏六腑之精气，皆上注于目而为之精。……目者，心之使也；心者，神之舍也。

《类经·脉色类》：精明见于目，五色显于面，皆五气之精华也。……五脏六腑之精气，皆上注于目而为之精，故精聚则神全；若其颠倒错乱，是精衰而神散矣，岂允安之兆哉？

《景岳全书·传忠录·神气存亡论》：善乎神之为义，此死生之本，不可不察也。……以形症言之，则目光精彩，言语清亮，神思不乱，肌肉不削，气息如常，大小便不脱，若此者，虽其脉有可疑，尚无足虑，以其形之神在也。若目暗睛迷，形羸色败，喘急异常，泄泻不止，或通身大肉已脱，或两手寻衣摸床，或无邪而言语失伦，……或忽然暴病，即沉迷烦躁，昏不知人，或一时卒倒，即眼闭口开，手撒遗尿，若此者，虽其脉无凶候，必死无疑，以其形之神去也。

《医门法律·望色论》：人之五官百骸，赅而存者，神居之耳。色者，神之旗也。神旺则色旺，神衰则色衰，神藏则色藏，神露则色露。

《石室秘录·六论气色》：色暗而神存，虽重病亦生；色明而神夺，虽无病亦死。

《慎斋遗书·二十六字符机》：目者，一身之精华所萃，色藏于内而发见于外，有神则精明光彩，黑白如常。实则阳光灿烂，虚则阴翳朦胧。若失其神，则昏昧不明，远近不辨。

《图书编·脏腑绪论》：人之神发于目，寤则栖心，寐则栖肾。

《医原·望病须察神气论》：夫人之神气，栖于两目，而历乎百体，尤必统百体察之。察其清浊，以辨燥湿；察其动静，以辨阴阳；察其有无，以决生死。如是而望始备，而望始神。……不论何色，均要有神气。神气云者，有光有体是也。光者，外面明朗；体者，里面润泽。光无形，主阳主气；体有象，主阴主血。气血无乖，阴阳不争，自然光体具备。经云：……如以缟裹……盖以平人五脏既和，其色禀胃气而出于皮毛之间。胃气色黄，皮毛色白，精气内含，宝光外发，既不浮露，又不混蒙，故曰如缟裹。……即重有神气之义。盖有神气者，有胃气者也。

《伤寒广要·察目》：凡目睛明能识见者，可治；睛昏不识人，或反目上视，或瞪目直视，或目睛正圆，或戴眼反折，或眼胞下陷，睛昏而不识人者，皆不治也。

《重订通俗伤寒论·伤寒诊法》：《内经》云：五脏六腑之精，皆上注于目。目系则上入于脑，脑为髓海，髓之精为瞳子。凡病至危，必察两目，视其目色以知病之存亡也。故观目为诊法之首要。凡开目欲见人者，阳证；闭目不欲见人者，阴证。目瞑者，鼻将衄；目暗者，肾将枯。目白发赤者，血热；目白发黄者，湿热。目眵多结者，肝火上盛；目睛不和者，热蒸脑系。目光炯炯者，燥病，燥甚则目无泪而干涩；目多昏蒙者，湿病，湿甚则目珠黄而眦烂。眼胞肿如卧蚕者，水气；眼胞上下黑色者，痰气。怒目而视者，肝气盛；横目斜视者，肝气动。阳气脱者，目不明；阴气脱者，目多瞀。目清能识人者轻；睛昏不识人者重。阳明实证，可治；少阴虚证，难治。目不了了，尚为可治之候；两目直视，则为不治之疾。热结胃腑，虽日中亦谵语神昏，目中妄有所见；热入血室，惟至夜则低声自语，目中如见鬼状。瞳神散大者，元神虚散；瞳神缩小者，脑系枯结。目现赤缕，面红娇艳者，阴虚火旺；目睛不轮，舌强不语者，元神将脱。凡目有眵、有泪、精采内含者，为有神气，凡病多吉；无眵、无泪、白珠色蓝、乌珠色滞、精采内夺，及浮光外露者，皆为无神气，凡病多凶。凡目睛正圆，及目斜视、上视、目瞪、目陷，此为神气已去，病必不治；惟目睛微定，暂时即转动者，痰；即目直视、斜视、上视，移时即如常者，亦多因痰闭使然，又不可竟作不治论。

二、望 色 泽

《素问·五脏生成》:心之合脉也,其荣色也,其主肾也。肺之合皮也,其荣毛也,其主心也。肝之合筋也,其荣爪也,其主肺也。脾之合肉也,其荣唇也,其主肝也。肾之合骨也,其荣发也,其主脾也。

《灵枢·邪气脏腑病形》:十二经脉,三百六十五络,其血气皆上于面而走空窍。

《灵枢·本脏》:视其外应,以知其内脏,则知所病矣。

《千金翼方·色脉·诊气色法第一》:夫为医者,虽善于脉候,而不知察于气色者,终为未尽要妙也。故曰:上医察色。……所以善为医者,必须明于五色,乃可决生死、定狐疑。

《丹溪心法·能合色脉可以万全》:欲知其内者,当以观乎外;诊于外者,斯以知其内。盖有诸内者形诸外。……诚能察其精微之色,诊其微妙之脉,内外相参而治之,则万举万全之功可坐而致矣。《素问》曰"能合色脉,可以万全",其意如此。

《医方类聚·五脏门·五脏内外所因证治》:人身之有形于外者,必有诸内,故五脏之受病于内,而发于外者,必见之眼、耳、鼻、舌、口、牙之间。

《四诊抉微·凡例》:四诊为岐黄之首务,而望尤为切紧。

《临证指南医案·斑痧疹瘰》:盖有诸内而形诸外,可决其脏腑之安危,邪正之胜负也。

《医宗说约·望色》:经曰:望其五色,以知其病。故望色者,活人之首事也。

《温证指归·望色论》:望色重于切脉,《内经》云:上古使僦贷季,理色脉而通神明。又云:能合色脉,可以万全。盖脉动于内,其理甚微,色现于外,其象至显。且有诸内,必形诸外,可一望而知之。……脏腑精华,毕陈于面,人能望面部之色,以知脏腑之病;而不能望脏腑之色,以决生死之机。彼洞见脏腑,一望而决生死者,大都观其外而知其内,使今之人理色脉而通神明,以为治病把握,胸有成竹,奏效可以十全。若徒讲病情,不知望色,茫然以温病为伤寒,将使病者含冤于地下矣。昔晋景公有疾,医缓视之曰:二竖入膏肓,不可为也。医缓洞见脏腑,宁非合色脉而参详耶!从古有诸内必形诸外,观其外可知其内,能于色脉而参详之,斯不独为治温病之大纲,即以为治他病之大纲也可。

《望诊遵经·五色相应提纲》:五色形于外,五脏应于内,犹根本之与树枝也。色脉形肉,不得相失也。故有病必有色,内外相袭,如影随形,如鼓应桴。……色之应于脏者,亦应其腑,应乎腑者,亦应其经。但当分其部位之内外,察其气色之阴阳。五色之见,莫不相输应焉,顾应者,常也;不应者,变也。知其常变,则知其生克矣;知其生克,则知逆从矣。五脏各有病证声色臭味,当与气口明堂相应焉,其太过不及,相生相克,皆病也。从外知内,盖本乎此。

《素问·五脏生成》:五脏之气,故色见青如草兹者死,黄如枳实者死,黑如炲者死,赤如衃血者死,白如枯骨者死,此五色之见死也。青如翠羽者生,赤如鸡冠者生,黄如蟹腹者生,白如豕膏者生,黑如乌羽者生,此五色之见生也。生于心,如以缟裹朱;生于肺,如以缟裹红;生于肝,如以缟裹绀;生于脾,如以缟裹栝楼实;生于肾,如以缟裹紫,此五脏所生之外荣也。……五色微诊,可以目察。能合色脉,可以万全。

《素问·脉要精微论》:夫精明五色者,气之华也。赤欲如白裹朱,不欲如赭;白欲如鹅羽,不欲如盐;青欲如苍璧之泽,不欲如蓝;黄欲如罗裹雄黄,不欲如黄土;黑欲如重漆色,不欲如地苍。五色精微象见矣,其寿不久也。

《素问·刺热》:肝热病者左颊先赤,心热病者颜先赤,脾热病者鼻先赤,肺热病者右颊先赤,肾热病者颐先赤。

《素问·举痛论》:五脏六腑,固尽有部,视其五色,黄赤为热,白为寒,青黑为痛,此所谓视而可见者也。

《素问·痿论》:肺热者色白而毛败,心热者色赤而络脉溢,肝热者色苍而爪枯,脾热者色黄而肉蠕动,肾热者色黑而齿槁。

《素问·三部九候论》:五脏已败,其色必夭,夭必死矣。

《灵枢·经脉》:手少阴气绝,则脉不通;脉不通,则血不流;血不流,则髦色不泽,故其面黑如漆柴者,血先死。

《灵枢·厥病》:厥心痛,色苍苍如死状,终日不得太息,肝心痛也。

《灵枢·五色》:明堂者鼻也,阙者眉间也,庭者颜也,蕃者颊侧也,蔽者耳门也,其间欲方大,去之十步,皆见于外,如是者寿必中百岁。

雷公曰:官五色奈何?黄帝曰:青黑为痛,黄赤为热,白为寒,是谓五官。

黄帝曰:赤色出两颧,大如拇指者,病虽小愈,必卒死。黑色出于庭,大如母指,必不病而卒死。

黄帝曰:庭者,首面也;阙上者,咽喉也;阙中者,肺也;下极者,心也;直下者,肝也;肝左者,胆也;下者,脾也;方上者,胃也;中央者,大肠也;挟大肠者,肾也;当肾者,脐也;面王以上者,小肠也;面王以下者,膀胱子处也;颧者,肩也;颧后者,臂也;臂下者,手也;目内眦上者,膺乳也;挟绳而上者,背也;循牙车以下者,股也;中央者,膝也;膝以下者,胫也;当胫以下者,足也;巨分者,股里也;巨屈者,膝膑也。此五脏六腑肢节之部也,各有部分。有部分,用阴和阳,用阳和阴,当明部分,万举万当。能别左右,是谓大道;男女异位,故曰阴阳。审察泽夭,谓之良工。

五色各见其部,察其浮沉,以知浅深;察其泽夭,以观成败;察其散抟,以知远近;视色上下,以知病处。积神于心,以知往今。

以五色命脏,青为肝,赤为心,白为肺,黄为脾,黑为肾。

《灵枢·五阅五使》:脉出于寸口,色见于明堂,五色更出,以应五时,各如其常,经气入脏,必当治理。

肺病者,喘息鼻张。肝病者,眦青。脾病者,唇黄。心病者,舌卷短,颧赤。肾病者,颧与颜黑。

黄帝曰:五色之见于明堂,以观五脏之气,左右高下各有形乎?岐伯曰:脏腑之在中也,各以次舍,左右上下,各如其度也。

《灵枢·论疾诊尺》:诊血脉者,多赤多热;多青多痛;多黑为久痹;多赤、多黑、多青皆见者,寒热身痛。

《灵枢·水胀》:鼓胀何如?岐伯曰:腹胀身皆大,大与肤胀等也,色苍黄,腹筋起,此其候也。

《灵枢·决气》:血脱者,色白,夭然不泽。

《灵枢·五音五味》:圣人视其颜色,黄赤者多热气,青白者少热气,黑色者多血少气。

《金匮要略·脏腑经络先后病脉证》:问曰:病人有气色见于面部,愿闻其说。师曰:鼻头色青,腹中痛,苦冷者,死;鼻头色微黑者,有水气;色黄者,胸上有寒;色白者,亡血也;设微赤非时者,死;其目正圆者,痉,不治。又色青为痛,色黑为劳,色赤为风,色黄者便难,色鲜明者有留饮。

《河间六书·察色论》:论曰:声合五音,色合五行,声色符合,然后定立脏腑之荣枯。若滋荣者,其气生,如翠羽、鸡冠、蟹腹、豕膏、乌羽是也。枯夭者,其色败,如草兹、衃血、枳实、枯骨、如炲是也。至如青赤见于春,赤黄见于夏,黄白见于长夏,白黑见于秋,黑青见于冬,是谓五脏之生者,以五行之相继也。得肝脉色见青白,心脉色见赤黑,脾脉色见黄青,肺脉色见白赤,肾脉色见黑黄,是谓真脏之见者,以五行之相克也。若乃肺风而眉白,心风而口赤,肝风而目青,脾风而鼻黄,肾风而肌黑,以风善行数变故尔。肝热而左颊赤,肺热而右颊赤,心热而颜赤,脾热而鼻赤。肾热而颐赤,以诸热皆属火,故尔。以至青黑为痛,黄赤为热,青白为寒,以九气不同故尔。鼻青为腹水,黑为水气,白为无血,黄为胸寒,赤为有风,鲜明为留饮,而五色取决于此故尔,然审病者又皆以真脾为本,盖真脾之黄,是谓天之气,五色又明,病虽久而面黄必生者,以其真气外荣也。此数者虽皆成法,然自非心清见晓于冥冥,不能至于此。故五色微诊而以目察尤难。难经曰:望而知之谓之神,为见五色于外,故决死生也。

《丹溪心法·能合色脉可以万全》:苟不以相参而断其病邪之逆顺,不可得也。为工者深烛厥理,故望其五色,以青黄赤白黑,以合于五脏之脉,穷其应与不应。切其五脉急大缓涩沉,以合其五脏之色,顺与不顺。诚能察其精微之色,诊其微妙之脉,内外相参而治之。则万举万全之功可坐而致也。素问曰:能合色脉,可以万全,其意如此。原夫道之一气,判而为阴阳,散而为五行,而人之所禀皆备焉。

夫五脉者,天之真,行血气,通阴阳,以荣于身。五色者,气之华,应五行,合四时,以彰于面。惟其察色、按脉而不偏废,然后察病之机,断之以寒热,归之以脏腑,随证而疗之,而获全济之效者,本于能合色脉而已。假令肝色如翠羽之青,其脉微弦而急,所以为生;若浮涩而短,色见如草兹者,岂能生乎?心色如鸡冠之赤,其脉当浮大而散,所以为顺;若沉濡而滑,色见如衃血者,岂能顺乎?脾色如蟹腹之黄,其脉当中缓而大,所以为从;若微弦而急,色见如枳实者,岂能从乎?肺色如豕膏之白,其脉当浮涩而短,所以为吉;若浮大而散,色见如枯骨者,岂能吉乎?以至肾色见如乌羽之黑,其脉沉濡而滑,所以为生;或脉来缓而大,色见如炲者,死。死生之理,夫惟诊视相参,既以如此,则药证相对,厥疾弗瘳者,未之有也。抑尝论之,容色所见,左右上下,各有其部。脉息所动,寸关尺中,皆有其位。左颊者肝之部,以合左手关位,肝胆之分,应于风木为初之气。颜为心之部,以合于左手寸口,心与小肠之分,应于君火为二之气。鼻为脾之部,合于右手关脉,脾胃之分,应于湿土为四之气。右颊肺之部,合于右手寸口,肺与大肠之分,应于燥金为五之气。颐为肾之部,以合于左手尺中,肾与膀胱之分,应于寒水为终之气。至于相火为三之气,应于右手命门、三焦之分也。若夫阴阳五行,相生相胜之理,当以合之于色脉而推之也。是以《脉要精微论》曰:色合五行,脉合阴阳。《十三难》曰:色之与脉,当参相应。然而治病万全之功,苟非合于色脉者,莫之能也。《五脏生成篇》云:心之合脉也,其荣色也。夫脉之大小滑涩浮沉,可以指别。五色微诊,可以目察。继之以能合色脉,可以万全。谓夫赤脉之至也喘而坚,白脉之至也喘而浮,青脉之至也长而左右弹,黄脉之至也大而虚,黑脉之至也上坚而大。此先言五色,次言五脉,欲后之学者,望而切之以相合也。

《外科精义·论荣卫色脉参应之法》:治病之始,五决为纪。盖五决者,五脏之色脉也。脉应于内,色应于外,其色之与脉当相参应。故曰:能合色脉,可以万全也。

《医学入门·形色脉相应总诀》:经言见其色而不得其脉,反得相胜之脉者,即死。得相生之脉者,病即自已。盖四时之邪,以从前来者为实邪,从后来者为虚邪。例看假令色红心病,热、痰火、癫狂、斑疹等证,其脉当浮大而散。色青肝病胁痛,干呕,便血等证,其脉当弦而急。色黄脾病，湿热、肿胀、伤食、呕泄、关格等证，其脉当中缓而大。色白肺病，气喘、痰饮、痿悴、咳嗽等证，其脉当浮涩而短。色黑肾病，腰脚、疝瘕、淋浊、漏精等证，其脉当沉濡而滑。其间多动则为虚，为火，静则为寒，为实，皆当与脉相应。又五积六聚，尤宜察色与脉证相应。故言赤脉白脉，合色脉而言之也。又五色应五脏，间有绿色，乃任督阴阳之会也。

《医学准绳六要·望法》：内经曰：望而知之者，望见其五色，以知其病。肝青象木，肺白象金，心赤肾黑，脾土色黄，一或有病，色必变见于面庭矣。然肺主气，气虚则色白，肾属水，水涸则面黛。青为怒气伤肝，赤为心火炎上。萎黄者内伤脾胃，紫浊者外感客邪。惟悴黯黑，必悒郁而神伤，消瘦淡黄，乃久病而体惫。山根明亮，须知欲愈之病，环口黧黑，休医已绝之肾。

《证治准绳·总例·察色要略》：凡看伤寒，必先察其色。《内经》曰：声合五音，色合五行，声色符同，然后可以知五脏之病也。然肝色青，其声呼；肺色白，其声哭；心色赤，其声笑；脾色黄，其声歌；肾色黑，其声呻也。且夫四时之色，相生则吉，而相克则凶。如青赤见于春，赤黄见于夏，黄白见于长夏，白黑见于秋，黑青见于冬，此乃相生之色也。若肝病之色青而白，心病之色赤而黑，脾病之色黄而青，肺病之色白而赤，肾病之色黑而黄，此皆五行之相克，为难治矣。且以五脏之热，色见于面者，肝热则左颊先赤，肺热则右颊先赤，心热则颜先赤，脾热则鼻先赤，肾热则颐先赤也。至于面黑者为阴寒，面青为风寒，青而黑，主风、主寒、主痛，黄而白，为湿、为热、为气不调，青而白，为风、为气滞、为寒、为痛也。大抵黑气见于面，多凶，为病最重，若黑气暗中明，准头、年寿亮而滋润者生，黑而枯夭者死也。此乃略举其要。内经以五色微诊，可以目察。难经曰：望而知之谓之神。故色不可不察也。

凡看伤寒，必先察脉色，然后切脉，审证，参合，以决死生，吉凶。夫色有青、黄、赤、白、黑，见于面部皮肤之上气，有如乱丝乱发之状，隐于皮里也。盖五脏有五色，六经有六色，皆见于面以应五行，相生者吉，相克者凶，滋荣者生，枯夭者死。自准头年寿命宫法令人中皆有气色，其滋润而明亮者吉，黯而枯燥者凶也。又当分四时生克之理而通察之。兹略具五气伤寒之要者列于下，以便览焉。

青色属木，主风、主寒、主痛，乃足厥阴肝经之色也。凡面青唇青者，阴极也。……如夹阴伤寒，小腹痛，则面青也。《内经》曰：青如翠羽者生，青如草兹者死。青而黑，青而红相生者生，如青白而枯燥者相克乃死也。脾病见青气，多难治。

赤色属火，主热，乃手少阴、心经之色，在伤寒见之而有三阳一阴之分也。如足太阳属水，寒则本黑，热则红也。经曰：面色缘缘正赤者，阳气怫郁在表，汗不彻故也，……经言阳明病面合赤色者，不可攻之。……若阳明内实恶热不恶寒，或蒸蒸发热，或日晡潮热，大便秘结，谵语面赤者，此实热在里，……如表里俱热，口燥舌干，饮水，脉洪面赤，里未实者，……如少阳经病，热在半表半里，面红脉弦者，……经言少阴病下利清谷，里寒外热，面赤者，……此阴寒内极，逼其浮火上行于面，故发赤色，非热也。……若久病虚人午后面两颊颧赤者，此阴火也，不可作伤寒治之。……《内经》曰：心热则颜先赤，脾热则鼻先赤，肝热则左颊先赤，肺热则右颊先赤，肾热则颐先赤。若赤而青，赤而黄，为相生，则吉。如赤而黑，为相克，则凶。经言赤如鸡冠者生，如衃血者死，盖准头印堂有赤气枯夭者死，明润者生也。如肺病见赤气者，则难治。

黄色属土，主湿，乃足太阴脾经之色。黄如橘子明者热也，黄如熏黄而黯者，湿也。凡黄而白，黄而红，相生，则吉，若黄而青相克者，则凶也。《内经》曰：黄如蟹腹者生，黄如枳实者死。若准头、年寿、印堂有黄气明润者，病退而有喜兆也；若枯燥而夭者死。凡病欲愈，目眦黄也，长夏见黄白则吉，若黄青则凶也。

白色属肺金，主气血不足也，乃手太阴肺经之色。肝病见之难治。《内经》曰：白如豕膏者生，白如枯骨者死。凡印堂、年寿，白而枯夭者凶，白而光润者吉。若白而黑，白而黄相生，吉也，若白而赤，相克，则凶矣。凡伤寒面白无神者，发汗过多，或脱血所致也。

黑色属水，主寒，主痛，乃足少阴肾经之色也。凡黑而白，黑而青，相生，则吉；若黑而黄，相克，则凶。《内经》曰：黑如乌羽者生，黑如炲者死。若准头、年寿、印堂黑气枯夭者死，黑中明润者生也。黑气自鱼尾相牵入太阴者死。黑气自法令人中入口者死。耳目口鼻黑气枯夭者死。凡面、准头、命宫明润者生，枯黯者死。若心病见黑气在头者死也。华佗曰：凡病患面色相等者吉，不相等者凶。如面青目白，面赤目青，面黄目青，面赤目白，面白目黑，面黑目白，面白目青，皆为不相等，故曰凶也。相等者，面目俱青，俱红之类也。

《万氏秘传片玉心书·惊风》：急症惊风面赤青，目多直视不回睛。手足搐掣牙关紧，只怕昏昏再不醒。

面色黄白神气弱，昏睡眼闭口不合。口鼻气冷手足冷，慢惊搐掣时时作。

《万氏秘传片玉心书·吐泻》：吐泻之病面皮黄，有寒有热有食伤。面红热渴难调理，手足寒时急补阳。

《万氏秘传片玉心书·小儿疟疾》：疟疾之色多黄黑，病至作寒又作热，早疟日来容易退，晚疟间日治宜急。

《万氏秘传片玉心书·疳痨》：面色黄白是疳痨，肚大颈细头发焦，折乳伤食大病后，只怕时时热来潮。

《万氏秘传片玉心书·伤食》：伤食发热面赤红，恶心腹胀痛时攻，露身怕热不思食，症与伤寒大不同。

《万氏秘传片玉心书·活幼指南赋》：欲观气色，先分部位：左颊兮青龙属肝；右颊兮白虎属肺。天庭高而离阳心火；地角低而坎阴肾水。鼻在面中，脾通土气。观乎色之所现，知其病之所现。

凡观乎外，可知其内。红色现而热蒸；青色露而惊悸。如煤之黑兮，中恶之因。似橘之黄兮，脾虚之谓。白乃疳痨；紫为热极。青遮口角，扁鹊难医；黑掩太阳，卢医莫治。年寿赤光兮，多生脓血；山根青色兮，频见灾危。能察色以知由，岂按图而索骥。

《万氏秘传片玉心书·观形察色总论》：凡看小儿疾病，先观形色，而切脉次之。盖面五脏部气总见，而五位青色者，惊积不散，欲发风候；五位红色者，痰积壅盛，惊悸不宁；位黄色者，食积癥伤，疳候痞癖；五位白色者，肺气不实，滑泄吐痢，五位黑色者，脏腑欲绝，为疾危恶。面青、眼青肝之病，面赤心之病，面白肺之病，面黄脾之病，面黑肾之病。

《万氏秘传片玉心书·黄疸门》：凡小儿身皮目皆黄者，黄病。身痛背强，大小便涩，一身面目指爪俱皆黄，小便如屋漏尘水色，着物皆黄，渴者，难治，此黄疸也。如面黄腹大，吐食而渴者，脾疳也，……。

《医门法律·望色论》：色之善者，青如翠羽，赤如鸡冠，黄如蟹腹，白如豕膏，黑如乌羽；色之恶者，青如草兹，赤如衃血，黄如枳实，黑如炲，白如枯骨。五脏有精华则色善，无精华则色恶，初非以青黑为大忌也。未病先见恶色，病必恶。……寒多则凝泣，凝泣则青黑。热多则淖泽，淖泽则黄赤。《内经》谓此皆无病，何反怪之耶？然而察色之法，亦有其传。岐伯谓生于心，如以缟裹朱；生于肺，如以缟裹红；生于肝，如以缟裹绀；生于脾，如以缟裹黄。生于肾，如以缟裹紫。缟，素帛也，加于朱、红、绀、黄、紫之上，其内色耀映于外，若隐若见。面色由肌内而透于外，何以异此？所以察色之妙，全在察神。血以养气，气以养神，病则交病。失睡之人，神有饥色。丧亡之子，神有呆色，气索自神失所养耳。

《医门法律·合色脉论》：合色脉之法，圣神所首重，治病之权舆也。色者，目之所见，脉者，手之所持，而合之于非目非手之间，总以灵心为质。《内经》云：上古使僦贷季，理色脉而通神明，合之金、木、水、火、土，四时、八风、六合，不离其常。是则色脉之要，可通神明。直以之下合五行休王，上副四时往来，六合之间，八风鼓坼，不离常候。咸可推其变化而前知，况人身病机乎？又云：色之变化，以应四时之脉，此上帝之所贵，以合于神明也。所以远死而近生。是色之变化于精明之间者，合之四时之脉，辨其臧否，早已得生死之征兆，故能常远于死而近于生也。常远于死而近于生，宁不足贵乎？其谓善诊者，察色按脉，先别阴阳，审清浊而知部分，视喘息听音声而知所苦，观权衡规矩，按尺寸，观浮沉滑涩，而知病所生。是出色脉以参合于视息听声，相时而求病所在之高下中外矣。

《医门法律·先哲格言》：五脏已败，其色必夭，夭必死矣。夫色者，神之旗。脏者，神之舍。神去则脏败。脏败则色见夭恶。

《身经通考·望色》：夫五色有光，明亮是也；五色有体，润泽是也。光者无形，为阳，阳主气；体者有象，为阴，阴主血。气血俱亡，其色沉晦枯槁，经所谓草兹、枳实、炲、衃血、枯骨五者是也。气血尚存，其色光明润泽，经所谓翠羽、鸡冠、蟹腹、豕膏、乌羽五者是也。此五色虽为可生，终为一脏之色独亢，亢则害，病也，非平也。盖平人五脏既和，其一脏之色必待其旺而始荣于外，其荣于外也，察胃气而出于皮毛之间，胃气色黄，皮毛色白，故云如缟裹。如缟裹者朦胧光泽，虽有形影，犹未灿然，内因气血无乖，阴阳不争，五脏无偏胜故也。苟或不然，五脏衰败，其见色也，昔之朦胧者，一变而为独亢，昔之光明者一变而为沉浊，昔之润泽者，一变而为枯槁，甚至沉浊枯槁，合而为夭，是光体俱无，阴阳气血俱绝，不死又何待哉！

《石室秘录·论气色》：有病必须察色，察色必须观面，而各有部位，不可不知。面上之两眉心候肺也，如色红则火，色青则风，色黄则湿，色黑则痛，色白则寒也。两眼之中为明堂，乃心之部位。明堂之下，在鼻之中，乃肝之部位。肝位之两旁以候胆也。鼻之尖上以候脾，鼻尖两旁以候胃，两颧之上以候肾，肾位之上以候大肠。肝胆位下鼻之两旁以候小肠。肺位之上为额以候咽喉。额之上以候头面，心位之旁以候膻中。鼻之下人中为承浆以候膀胱，三焦无部位，上焦寄于肺，中焦寄于肝，下焦寄于膀胱，其余各部位俱照《灵枢》无差错也。五色之见，各出于本部，可照五色以断病，一如肺经法断之，无不神验。但其中有生有克。如青者而有黄色，则木克土矣；红者而有黑色，则水克火矣；黄者而有红色，则火生土矣。黑者而有白色，则金生水矣。克者死，生者生也。……然其中有从内出外，有从外入内；从内出外者，病欲解而不欲藏；从外入内者，病欲深而不欲散，欲解者病轻，欲深者病重也。……但内外何以别之？色之沉而浊者为内，色之浮而泽者为外也。五色既见于部位，必细察其浮沉，以知其病之浅深焉；细审其枯润，以观其病之死生焉。细辨其聚散以知其病之远近焉；细观其上下以知其病之脏腑焉。其间之更妙者，在察五色之有神无神而已。色暗而神存，虽重病亦生，色明而神夺，虽无病亦死。然有神无神，从何辨之？辨之于色之黄、明。倘色黄而有光彩，隐于皮毛之内，虽五色之分见，又何患乎？此观神之法，又不可不知之也！

《通俗伤寒论》：辨色，色贵明润，不欲沉夭。凡暴感客邪之色，不妨昏壅滞浊；病久气虚，只宜瘦削清癯。若病邪方锐，清白少神，虚羸久困，而妩媚鲜泽，咸非正色。五色之中，青黑黯惨，无论病之新久，总属阳气不振。惟黄色见于面目，而不至索泽者，皆为向愈之候。若眼胞上下如烟煤者，寒痰也；眼黑颊赤者，热痰也；眼黑而行步艰难呻吟者，痰饮入骨；眼黑而面带土色，四肢痿痹，屈伸不便者，风痰也。病人见黄色光泽者。为有胃气，不死；干黄者，为津液之槁，多凶。……若赤色见于两颧，黑气出于神庭，乃火气入于心肾，暴亡之兆也。他如黄属脾胃，若黄而肥盛，胃中有痰湿也；黄而枯癯，胃中有火也；黄而色淡，胃气本虚也；黄而色黯，津液久耗也。黄为中央之色，其虚实寒热之机，又当以饮食便溺消息之。色白属肺，白而薄泽，肺胃之充也；肥白而按之绵软，气虚有痰也；白而消瘦，爪甲鲜赤，气虚有火也；白而夭然不泽，爪甲色淡，肺胃虚寒也；白而微青，或臂多青脉，气虚不能统血，若兼爪甲色青，则为阴寒之证矣。白为气虚之象，纵有失血发热，皆为虚火，断无实热之理。苍黑属肝与肾，苍而理粗，筋骨劳绩也；苍而枯槁，营血之涸也；黑而肥泽，骨髓之充也；黑而瘦削，阴火内戕也。苍黑为下焦气旺，虽犯风寒，亦必蕴为邪热，绝无虚寒之候也。赤属心，主三焦，深赤色坚，素禀多火也；赤而䐃坚，营血之充也；微赤而鲜，气虚有火也；赤而索泽，血虚火旺也。赤为火炎之色，只虑津枯血竭，亦无虚寒之患。大抵火形人，从未有肥盛多湿者，即有痰嗽，亦燥气耳。此皆望诊之大要也。

《医宗金鉴·四诊心法要诀》：五色相兼合化，不可胜数，而其大要，则相生之顺色有五，相克之逆色亦有五：青属木化，赤属火化，黄属土化，白属金化，黑属水化，此五行所化之常色也。木火同化，火土同化，土金同化，金水同化，水木同化，金木兼化，木土兼化，土水兼化，水火兼化，火金兼化，此五行所化之变色也。如青赤合化，红而兼青之色。如赤黄合化，红而兼黄之色。如黄白合化，黄而兼白，淡黄之色。如白黑合化，黑而兼白，淡黑之色。如黑青合化，黑而兼青，深碧之色。皆相生变色，为病之顺也。如白青兼化，青而兼白，浅碧之色。如赤白兼化，白而兼赤之红色。如青黄兼化，青而兼黄之绿色。如黑赤兼化，黑而兼赤之紫色。如黄黑兼化，黄而兼黑之黧色。皆相克变色，为病之逆也。医能识此，则可推五脏主病、兼病，吉凶变化之情矣。

五脏之色，随五形之人而见，百岁不变，故为主色也。四时之色，随四时加临，推迁不常，故为客色也。春气通肝，其色当青；夏气通心，其色当赤；秋气通肺，其色当白；冬气通肾，其色当黑；长夏四季之气通脾，其色当黄，此为四时常则之色也。主色者，人之脏气之所生也。客色者，岁气加临之所化也。夫岁气胜人气为顺，故曰客胜主为善。人气胜岁气为逆，故曰主胜客为恶。凡所谓胜者，当青反白，当赤反黑，当白反赤，当黑反黄，当黄反青之谓也。

凡病人面青脉弦，面赤脉洪，面黄脉缓，面白脉浮，面黑脉沉，此为色脉相合，不病平人之候也。假如病人已见青色，不得弦脉，此为色脉相反，主为病之色脉也。若得浮脉，是得克色之脉，则主死也；得沉脉，是得生色之脉，则主生也。其余他色皆仿此。

脉夺者，脉微小也。色夺者，色不泽也。新病正受邪制，故脉夺也。邪受未久，故色不夺也。久病受邪已久，故色夺也。久病不进，故脉不夺也。若新病而色脉俱不夺，则正不衰而邪不盛也，故曰易已。久病色脉俱夺，则正已衰而邪方盛也。故曰难治。

青、黄、赤、白、黑，显然彰于皮之外者五色也，隐然含于皮之中者五气也。内光灼灼若动，从纹路中映出，外泽如玉，不浮光油亮者，则为气色并至，相生无病之容状也。若外见五色，内无含映，则为有色无气。经曰：色至气不至者死。凡四时、五脏、五部、五官百病，见之皆死，故虽不病，命必倾也。若外色浅淡不泽，而内含光气映出，则为有气无色。经曰：气至色不至者生。凡四时、五脏、五部、五官百病，见之皆生，故虽病困而不凶也。

如白罗裹雄黄，映出黄中透红之色，是脾之气色并至之容状也。如白罗裹浅红，映出浅红罩白之色，是肺之气色并至之容状也。如白罗裹朱砂，映出深红正赤之色，是心之气色并至之容状也。如白罗裹黑赤，映出黑中透赤，紫艳之色，是肾之气色并至之容状也。如白罗裹蓝赤，映出蓝中扬红，石青之色，是肝之气色并至之容状也。

苍璧，碧玉也。蓝，蓝靛叶也。经曰：青欲如苍璧之色，即石青色，生青色也。不欲如蓝，即靛叶色，死青色也。衃血，死血也。赭，代赭石也。经曰：赤欲如白裹朱，即正赤色，生红色也。不欲如衃，即死血、赭石之色，死红色也。重漆，光润紫色也。炲，地上苍枯黑土也。经曰：黑欲如重漆，即光润紫色，生黑色也。不欲如炲，即枯黑土色，死黑色也。白羽，白鹅羽也。枯，枯骨也。盐，食盐也。经曰：白欲如鹅羽，即白而光泽如鹅羽之色，生白色也。不欲如枯盐，即枯骨、食盐之色，死白色也。经曰：黄欲如罗裹雄黄，即黄中透红之色，生黄色也。不欲如黄土，即枯黄土之色，死黄色也。

左颊，肝之部也。右颊，肺之部也。额上，心之部也。颏下，肾之部也。鼻者，脾之部也。本部见本色，浅淡不及，深浓太过者，皆病色也。假如鼻者，脾之部位，见黄本色，则为本经自病，正邪也。若见白色，则为子盗母气，虚邪也。若见赤色，则为母助子气，实邪也。若见青色，则为彼能克我，贼邪也。若见黑色，则为我能克彼，微邪也。所谓按法推类者，谓余脏准按此法而推其类也。

黄赤为阳色，故为病亦阳，所以主风也，热也。青白黑为阴色，故为病亦阴，所以主寒也，痛也。若黑甚，在脉则麻痹，在筋则拘挛。㿠白者，浅淡白色也，主大吐衄、下血、脱血也；若无衄吐下血，则为心不生血，不荣于色也。微黑者，浅淡黑色也，主肾病水寒也。萎黄者，浅淡黄色也，主诸虚病也。两颧深红赤色者，主阴火上乘，虚损劳疾也。

善色者，气色并至之好色也，其人于理当不病也。恶色者，沉深滞晦之色也，其人即不病，亦必主凶殃也。

正病正色，为病多顺，病色交错，为病多逆。母乘子顺，子乘母逆。相克逆凶，相生顺吉。

《望诊遵经·变色相法相参》：望诊之法，有天道之殊，有人事之变。故凡欲知病色，必先知常色。欲知常色，必先知常色之变。欲知常色之变，必先知常色变中之变。何则？饮酒者脉满脉充，故目红息粗而色赤；肝浮胆横，故趾高气扬而色青。食入于阴，气长于阳，故饱食者血华色而益泽；饥则气衰，甚则气少，故腹馁者色泽减而少气。奔走于风雪中者，寒侵肌表，故色青而闭塞；奔走于暑日中者，热袭皮肤，故色赤而浮散。房劳者，精气下泄，故目下色青；用力者，气血上趋，故面上色赤。久卧伤气，面则壅滞；未睡伤血，色或浮赤。怒则肝气逆，故悻悻然目张毛起而面苍；愧则心气怯，故赧赧然颜渐汗出而面赤。思则气结于脾，故睑定而色黄以涩；喜则气发于外，故颐解而色红且散。悲则气消于内，故五脏皆摇，色泽减而声噍以杀；忧则气并于中，故两眉双锁，色沉滞而气郁以塞。恐惧者，精神荡惮而不收，故色脱而面白；惊怖者，血气分离而乖乱，故气促而面青。此皆常色变中之变，固可因其气色未定而知之，然必待其气色已定而诊之。知其常色变中之变，可诊其病色变中之变矣。

《望诊遵经·色以润泽为本》：光明润泽者，气也；青赤黄白黑者，色也。有气不患无色，有色不可无气也，合而言之，而气色之见不可离，分论之，而气色之辨不可混。

气至色不至者生，色至气不至者死。

《形色外诊简摩·杂病面部五色应证篇》：面色夭然不泽，其脉空虚，为夺血、伤寒汗不出，大颧发赤，哕者死。颧见青气者死。黄兼青紫，脉芤者，瘀血在胃，或胁内有块。面上多白点，是虫积。面色青黄白不常，及有如蟹爪路，一黄一白者，主食积。……面黄白及肿连眼胞者，谷疸，其人必心下痞；面黑者，女劳疸，一曰黑疸。明堂眼下青色，多欲劳伤，精神不爽，即夜未睡。

《诊家直诀·外诊撮要》：凡察面色，以初见而乍视之为准，又须兼正面、侧面并视之。须知粗老与枯燥不同，明润与浮焰不同。大抵面色不怕浓浊，而怕夭薄，不怕满面，而怕一线。

《四诊抉微·望诊·合色脉诊病新久》：张三锡曰：五脏六腑之精华，上彰于明堂，而脏腑有偏胜盈虚，若色若脉，亦必随而应之，但当求其有神，虽困无害。神者，色中光泽明亮是也。

《望诊遵经·相气十法提纲》：大凡望诊，先分部位，后观气色。欲识五色之精微，当知十法之纲领。十法者，浮、沉、清、浊、微、甚、散、抟、泽、夭是也。何谓浮沉？色显于皮肤间者，谓之浮；隐于皮肤内者，谓之沉。浮者，病在表，沉者，病在里；初浮而后沉者，病自表而之里，初沉而后浮者，病自里而之表。此以浮沉分表里也。何谓清浊？清者清明，其色舒也；浊者浊黯，其色惨也。清者病在阳，浊者病在阴；自清而浊，阳病入阴，自浊而清，阴病转阳。此以清浊分阴阳也。何谓微甚？色浅淡者谓之微，色深浓者谓之甚。微者正气虚，甚者邪气实；自微而甚，则先虚而后实，自甚而微，则先实而后虚。此以微甚分虚实也。何谓散抟？散者疏离，其色开也，抟者壅滞，其色闭也。散者病近将解，抟者病久渐聚；先抟而后散者，病虽久而将解，先散而后抟者，病虽近而渐聚。此以散抟分久近也。何谓泽夭？气色滋润谓之泽，气色枯槁谓之夭。泽者主生，夭者主死；将夭而渐泽者，精神复盛，先泽而渐夭者，血气益衰。此以泽夭分成败也。盖十法者，辨其色之气也，五色者，辨其气之色也。气者色之变，色者气之常。气因色而其理始明，色因气而其义乃著。气也色也，分言之，则精微之道显；合观之，则病症之变彰。此气色之提纲也。

《石室秘录·论气色》：五色即见于部位，必细察其浮沉，以知其病之浅深焉；细察其枯润，以观其病之死生焉；细辨其聚散，以知其病之远近焉；细观其上下，以知其病之脏腑焉。其间之更妙者，在察五色之有神无神而已。色黯而神存，虽重病亦生，色明而神夺，虽无病亦死。

《医碥·望色》：青色属肝，主风，风主惊、主寒、主痛。面唇青者，寒极也；青而脱色，惊恐也；青而黑者，多寒痛；青而白者，多虚风；青而赤者，为肝火；青赤而晦滞者，为郁火。

赤色属心，主热。……面色缘缘正赤者，阳气怫郁在表，汗不彻故也；面赤而潮热谵语者，胃实也；面赤如微酣，或两颧浅红娇嫩，游移不定，乃阴证戴阳；……又有久病虚人，两颧至午后带赤者，此则阴虚火动之常证；……赤色出于两颧，大如拇指者，病虽愈必死。

黄色属脾，主湿热、食积。黄而明如橘子者，湿少热多也；黄如烟熏，暗浊不明，湿多热少也。黄而黯淡者，则为寒湿；黄而枯癯者，胃中有火；黄而色淡，胃气虚；黄而青黑者，为木克土，水无制。

白色属肺，主气血虚寒，纵有虚火，断无实热。白而无神者，为汗泄脱血；白而青者，气寒血凝；白而淖泽，肺胃之充也；白而肥者，有痰；白而瘦，爪甲鲜赤，气虚有火也。

黑色属肾，主寒、主痛。青黑为阴寒；焦黑齿槁为肾热；黑而枯夭见于耳目口鼻，不论何处俱不吉；若见于天庭，大如拇指，必不病而卒死。

面惨不光者，阴寒也；面光不惨者，阳热也。

五色之中，青黑黯惨，无论病之新久，总属阳气不振。惟黄色见于面目而明润者，向愈之候也。

《望诊遵经·气色部位合参》：盖部位者，体也，气色者，用也。气色见于脏部者，病在脏，见于腑部者，病在腑，见于肢节之部者，病在肢节。由是而观，有相应者焉，有相乘者焉，合五行而推之，变在其中矣。

《四诊抉微·望诊·五色见于面审生死诀》：潘硕甫曰：夫气由脏发，色随气华……或有鲜明外露，或有光润内含者，气也。气至而后色彰，故曰欲、曰生。……由此观之，则色与气，不可须臾离也。然而外露者，不如内含，内含则气藏，外露则气泄。慎斋按：总之，审视面色之大法，喜鲜明润泽而恶黯晦、沉滞、枯涩不明也。

三、望 形 体

《素问·玉机真脏论》:凡治病,察其形气色泽,脉之盛衰,病之新故,乃治之无后其时。形气相得,谓之可治;色泽以浮,谓之易已。……形气相失,谓之难治;色夭不泽,谓之难已。

《素问·三部九候论》:必先度其形之肥瘦,以调其气之虚实……形气相得者生,参伍不调者病,……形肉已脱,九候虽调,犹死。

《素问·经脉别论》:诊病之道,观人勇怯,骨肉皮肤,能知其情,以为诊法也。

《素问·方盛衰论》:形弱气虚死,形气有余,脉气不足死。脉气有余,形气不足生。

《灵枢·逆顺肥瘦》:年质壮大,血气充盈,肤革坚固,……此肥人也。广肩腋项,肉薄厚皮而黑色,唇临临然,其血黑以浊,其气涩以迟,……瘦人者,皮薄色少,肉廉廉然,薄唇轻言,其血清气滑,易脱于气,易损于血。

《灵枢·五变》:肉不坚,腠理疏,则善病风。五脏皆柔弱者,善病消瘅。黄帝曰:何以知五脏之柔弱也?少俞答曰:夫柔弱者,必有刚强,刚强多怒,柔者易伤也。黄帝曰:何以候柔弱之与刚强?少俞答日:此人薄皮肤而目坚固以深者,长冲直扬,其心刚,刚则多怒,怒则气上逆,胸中蓄积,血气逆留,髋皮充肌,血脉不行,转而为热,热则消肌肤,故为消瘅。此言其人暴刚而肌肉弱者也。……小骨弱肉者,善病寒热。……粗理而肉不坚者,善病痹。皮肤薄而不泽,肉不坚而淖泽。如此则肠胃恶,恶则邪气留止,积聚乃伤脾胃之间,寒温不次,邪气稍至,蓄积留止,大聚乃起。

《灵枢·论勇》:黄色薄皮弱肉者,不胜春之虚风;白色薄皮弱肉者,不胜夏之虚风;青色薄皮弱肉,不胜秋之虚风;赤色薄皮弱肉,不胜冬之虚风也。……黑色而皮厚肉坚,固不伤于四时之风。其皮薄而肉不坚,色不一者,长夏至而有虚风者,病矣。其皮厚而肌肉坚者,长夏至而有虚风,不病矣。其皮厚而肌肉坚者,必重感于寒,外内皆然,乃病。

《灵枢·阴阳二十五人》:木形之人,比于上角,似于苍帝。其为人苍色,小头,长面,大肩背,直身,小手足,好有才,劳心,少力,多忧劳于事,能春夏不能秋冬,感而病生。火形之人,比于上征,似于赤帝。其为人赤色,广朋锐面,小头,好肩背髀腹,小手足,行安地,疾心,行摇,肩背肉满,有气,轻才,少信,多虑,见事明,好颜,急心,不寿暴死,能春夏不能秋冬,秋冬感而病生。土形之人,比于上宫,似于上古黄帝。其为人黄色,圆面,大头,美肩背,大腹,美股胫,小手足,多肉,上下相称,行安地,举足浮,安心,好利人,不喜权势,善附人也。能秋冬不能春夏,春夏感而病生。金形之人,比于上商,似于白帝。其为人,方面白色,小头、小肩背、小腹、小手足,如骨发踵外,骨轻,身清廉,急心静悍,善为吏,能秋冬不能春夏,春夏感而病生。水形之人,比于上羽,似于黑帝。其为人黑色,面不平,大头廉颐,小肩大腹,动手足,发行摇身,下尻长,背延延然,不敬畏,善欺绐人,戮死。能秋冬不能春夏,春夏感而病生。其肥而泽者,血气有余;肥而不泽者,气有余血不足;瘦而无泽者,气血俱不足。审察其形气有余不足而调之,可以知逆顺矣。

《格致余论·治病先观形色然后察脉问症论》:经曰:诊病之道,观人勇怯,肌肉皮肤,能知其情,以为诊法也。凡人之形,长不及短,大不及小,肥不及瘦;人之色,白不及黑,嫩不及苍,薄不及浓。而况肥人湿多,瘦人火多;白者肺气虚,黑者肾气足。形色既殊,脏腑亦异。外证虽同,治法迥别。

《类经·针刺类》:形者神之体,神者形之用;无神则形不可活,无形则神无以生。故形之肥瘦,营卫血气之盛衰,皆人神之所赖也。故欲养神者,不可不谨养其形。

《医门法律·先哲格言》:肥人湿多,瘦人火多。湿多肌理纵,外邪易入,火多肌理致,外邪难侵。湿多中缓少内伤,火多中燥多内伤。

《四诊抉微·望诊》:凡人之大体为形,形之所充者气,形胜气者夭,气胜形者寿。……肥人多中风,以形厚气虚,难以周流,而多郁滞生痰,痰壅气塞成火,而多暴厥也。……瘦人阴虚,血液衰少,相火易亢,故多劳嗽。形体充大而皮肤宽缓者寿。形体充大而皮肤紧急者夭。形涩而脉滑,形大脉小,形小脉大,形长脉短,形短脉长,形滑脉涩,肥人脉细小,轻虚如丝,羸人脉躁,俱凶。血实气虚则肥,气实血虚则瘦。肥者能寒不能热,瘦者能热不能寒。

《医宗金鉴·四诊心法要诀上》:形有强弱,肉有脆坚,强者难犯,弱者易干。肥食多痰,最怕如绵。瘦食多火,着骨难全。形气已脱,脉调犹死。形气不足,脉调可医。形盛脉小,少气休治。形衰脉大,多气死期。

四、望　姿　态

《素问·脉要精微论》:头者精明之府,头倾视深,精神将夺矣。背者胸中之府,背曲肩随,府将坏矣。腰者肾之府,转摇不能,肾将惫矣。膝者筋之府,屈伸不能,行则偻附,筋将惫矣。骨者髓之府,不能久立,行则振掉,骨将惫矣。

《素问·痿论》:肾气热,则腰脊不举,骨枯而髓减,发为骨痿。

《素问·厥论》:手太阳厥逆,耳聋泣出,项不可以顾,腰不可以俯仰,治主病者。

《素问·评热病论》:诸水病者,故不得卧,卧则惊,惊则咳甚也。

《素问·逆调论》:夫不得卧,卧则喘者,是水气之客也。

《灵枢·热病》:偏枯,身偏不用而痛,言不变,志不乱,病在分腠之间……痱之为病也,身无痛者,四肢不收。热而痉者死,腰折,瘛疭,齿噤龂也。

《灵枢·寒热病》:骨痹,举节不用而痛,汗注烦心,……。

《医学入门·观形察色》:谦体即知腰内苦,攒眉头痛与头眩。手不举兮肩背痛,步行艰苦脚间疼。叉手按胸胸内痛,按中脐腹痛相连。但起不眠痰夹热,贪眠虚冷使之然。面壁身蜷多是冷,仰身舒挺热相煎。

《证治准绳·总例·察身》:凡病人身轻,自能转侧者,易治;若身体沉重,不能转侧者,则难治也。盖阴证则身重,必足冷而蜷卧,恶寒,常好向壁卧,闭目不欲向明,懒见人也。又阴毒身如被杖之疼,身重如山,而不能转侧也。又中湿、风湿,皆主身重疼痛,不可转侧,要当辨之。大抵阳证身轻而手足和暖,开目而欲见人,为可治。若头重视深,此天柱骨倒,而元气败也。凡伤寒传变,循衣摸床,两手撮空,此神去而魄乱也。

《望诊遵经·诊坐望法提纲》:稽之于古,则谓坐而仰者肺实,实则胸盈仰息;坐而伏者肺虚,虚则伏而短气;叉手冒心者,汗后血虚;以手护腹者,里实心痛。其坐而下一脚者,腰痛之貌;坐而掉两手者,烦躁之容。但坐不得眠,眠则气逆者,咳嗽肺胀;但眠不耐坐,坐则昏沉者,血夺气虚。……转侧不能者,痿痹之状;坐卧不定者,烦躁之形。

《望诊遵经·诊卧望法提纲》:腰痛左卧,蜷左足而痛减者,病在左肾;右卧,蜷右足而痛减者,病在右肾。……病在肺之左者宜于左,病在肺之右者宜于右。其肺痈生于左者,右卧则更痛,生于右者,左卧则更痛。其水病左半着床,则左半身愈肿,右半着床,则右半身愈肿。

《景岳全书·小儿则》:凡小儿形体既具,经脉已全,所以初脱胞胎,便有脉息可辨。……自《水镜诀》及《全幼心鉴》等书,乃有三岁以上当察虎口,寅卯辰风气命三关之说。其中之可取者,惟曰:脉从寅关起,不至卯关者易治,若连卯关者难治,若寅侵卯、卯侵过辰者,十不救一。

只此数语，乃于危急之际，亦可用辨吉凶。至若紫为风，红为伤寒，青为惊，白为疳，及青是四足惊，赤是水惊，黑是人惊，黄是雷惊之类，岂此一线之色，果能辨悉如此？最属无稽，乌足凭也。

《幼幼集成·指纹析义》：幼科指纹，总无正论。且游移不定，莫可稽考。有谓不必用者，有用而至于怪诞不经，诬民惑世者。是皆未明纹中之理，所以有用、不用之殊议也。请以一得之愚，聊发其要。

盖此指纹，与寸关尺同一脉也。按《内经》十二经络，始于手太阴，其支者从腕后出次指之端，而交于手阳明之者，即此指纹是也。明如景岳，犹谓此纹为手阳明浮络，不知手太阴经起于中府，而终于大拇指之少商，手阳明经起于食指之商阳，两不相值，若无此旁支交通荣卫，不几令太阴、阳明表里现断绝乎？况此脉可诊，人所不知，其迟数代促，与太渊一毫无异，但脉体差小，由旁支也。

指纹之法，起于宋人钱仲阳，以食指分为三关，寅曰风关，卯曰气关，辰曰命关。其诀谓风轻、气重、命危。虽未必其言悉验，而其义可取。盖位则自下而上，邪则自浅而深，证则自轻而重，人皆可信。只恨复出诡异之说，谬撰惊风门类，致后贤多歧亡羊，反成疑案。予意仲阳宋之明人，以孝见称，岂肯为此误世。大抵后之俗子，假托其名而为之者。惟有识者知其语言鄙俚，论证荒唐，便能弃置之不用。如张景岳、夏禹铸辈，皆谓可不必用。盖非不用，实恶其妄诞不经，而无可用耳！近世医家不知真伪，不辨是非，习而行之，乃致惑世诬民，祸害婴幼。夫医事动关生命，乃听无稽之言，流传贻殃，是岂其可？予虽不敏，粗知经脉，每见幼科指纹之说，不胜发竖，欲为规正，恨非其人，知而不言，此心未慊，今幸余闲，请言其要。

盖此指纹，即太渊脉之旁支也，则纹之变易，亦即太渊之变易，不必另立异说，眩人心目。但当以浮沉分表里，红紫辨寒热，淡滞定虚实，则用之不尽矣。倘舍此不图，妄执伪说以为是，临证不察病源，谬指为人惊、畜惊，诳惑愚昧，予恐盲人瞎马，终坠重渊，莫之能出矣。

【研究进展】

一、色诊客观化的色度学基础

根据荆其诚等[1]《色度学》，简述如下。

（一）视觉与光波

1. 可见光波　自然界充满着各种波长的电磁辐射，依次排列为γ射线→X射线→紫外线→可见光→红外线→微波→无线电波→交流电，波长各有不同。在整个电磁波谱中，能引起人眼视觉的可见光谱范围极为狭窄，只占整个电磁波范围的1/70，一般是从380～780nm（图2-4）。然而当光很强、人眼又在暗适应情况下，眼睛可感受的波长范围至少可扩大到350～900nm。

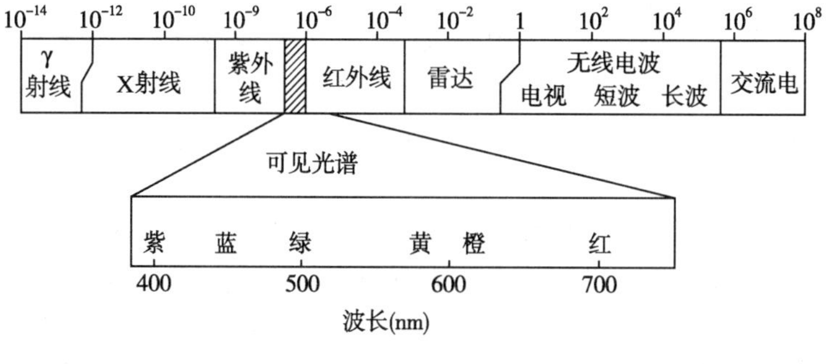

图2-4　电磁波与可见光谱

人的眼睛不但能辨别光的明暗，而且能对各种不同波长的光刺激产生不同的视觉。视觉可分为两类，一类是非彩色视觉，包括黑色、白色深浅不同的一切灰色；一类是彩色视觉，包括除了黑、灰、白以外的所有颜色。

当物体表面对可见光谱所有波长反射比都在 80%～90%以上时，该物体为白色；其反射比均在 4%以下时，该物体为黑色；介于二者之间的是不同程度的灰色。纯白色的反射比为 100%，纯黑色的反射比应为 0。在现实生活中没有纯白或纯黑的物体。对发光物体来说，白黑的变化相当于白色的亮度变化，亮度很高时人眼感到是白色，亮度很低时感到是灰色，无光时是黑色。非彩色只有明亮度的差异。

可见光的波长不同，引起人眼的颜色视觉就不同。单色光的波长由短到长，颜色视觉由紫到红。一般认为：

紫色 380～430nm；蓝色 430～470nm；青色 470～500nm；绿色 500～530nm；青绿色 530～560nm；黄色 560～590nm；橙色 590～620nm。红色 620～700nm。

这种划分只是给出大致的范围，实际上单色光的颜色是连续渐变的，不存在严格的界限。并且单色光的颜色视觉随着光的强度变化而变化，光谱上除了 3 个点(572nm，503nm，478nm)不受光强度变化的影响外，其他各波长的颜色都会略有改变。自然界人们见到单色光的机会不多，一般所见都是复色光。一定成分的复色光，有一种确定的颜色与之对应；但是反过来，一种颜色感觉并不只对应一种光谱组合。换言之，两种成分完全不同的复色光有可能引起完全一样的颜色感觉，此即所谓同色异谱。

2. 颜色的基本属性　颜色有 3 种基本属性：色调、明度、饱和度。

色调，又称光色、色相，即光的质量。它是一种彩色区别于另一种彩色的基本特征，是决定颜色本质的最重要的特性。光谱上不同波长的单色光在视觉上表现为不同的色调，如红、橙、黄、绿、青、蓝、紫等。发光物体的色调决定于它的光辐射的光谱组成。非发光物体的色调决定于照明光源的光谱组成和物体本身的光谱反射的特性。在物体表面放射和反射的光线作用于眼的情况下，色调是由一定波长光线的优势所决定的。无彩色便没有色调，因为在这种情况下，物体表面放射或反射一切波长的光线，无波长优势可目。

明度，又称亮度。是人眼对光或物体感觉明暗的程度。与物体放射或反射出来的能量大小有关。能量越大，感觉越亮；能量越小，感觉越暗。明度最大为白色，明度最小为黑色。发光物体的亮度越高则明度越高；非发光物体反射越高，明度越高。平时我们感觉某些颜色明亮，另一些颜色不太明亮，再一些颜色发黯，完全基于其明度不同。

饱和度，又称浓度、彩度、鲜艳度。是指彩色的纯洁性，反映了颜色的鲜艳和饱和程度，即色调深浅的表现程度。颜色的饱和度是由该基本颜色光线与混合在其中的白色光线的数量比例所决定的，所含白光量越多，其颜色越浅；所含白光量越少，其颜色越深。如深红和浅红属于同一色调的颜色，深红含较少的白色，饱和度高；浅红含较多的白色，饱和度低。可见光谱中的各种单色光是最饱和的彩色。物体色的饱和度决定于物体反射(透射)特性。如果物体反射光的光谱带很窄，它的饱和度就高。

色调、明度和饱和度是颜色的 3 个基本特性。色调和饱和度合起来又称为色品。非彩色则只有明度差异，而没有色调和饱和度这两种属性，即没有色品变化。

用一个三维空间纺锤体可以将颜色的三个基本属性——色调、明度和饱和度全部表示出来(图 2-5)。

颜色立体的垂直轴代表白黑系列的明度变化。其顶端为白色，底点为黑色，中间是各种程度浅深灰色的过渡。色立体的顶部和底部都各聚集于一点，表示颜色变白或变黑时便会失去色调。

圆周上各个点代表光谱上各种不同的色调（红、橙、黄、绿、青、蓝、紫）。沿垂直轴的上下方向，越在上方，明度就越大。图形中心是中灰色，其明度与四周上的各种颜色的明度相等。

圆心到圆周的距离代表饱和度，从圆周向圆心过渡，表示颜色的饱和度逐渐降低。即与中轴的垂直距离越短，饱和度越小，从圆周向上下白黑方向变化也表示颜色饱和度的降低。因此，最亮和最暗的颜色都不是饱和的颜色。明度不同，颜色饱和度也不同，在中等明度下，颜色可以获得最大的饱和。

颜色三维空间纺锤体可以很好地表示出颜色三种属性间各种不同的关系和规律，对于了解颜色视觉颇有用途。

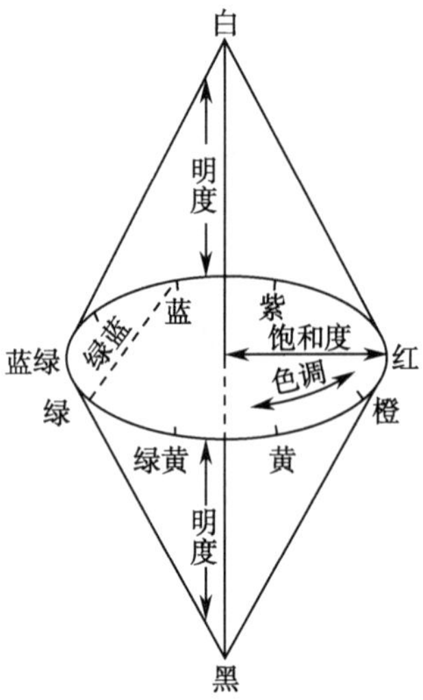

图 2-5　颜色立体

(二) CIE 标准色度学系统

描述颜色最简单的方法是用颜色名词，即给每种颜色一个固定的名称，并冠以适合的形容词，为人们互相交流色知觉信息提供简单、古老的方式，也是中医色诊、舌诊及其他望色诊法的基本表达方式。但是，这种方法不能定量地表示色知觉量，主观性强而且受医师经验及表达能力所左右。

自 1931 年起，经过大量实验，研究了人眼视觉规律而建立起来的国际照明协会的 CIE 标准色度学系统，可以用数字量来表示颜色，并可用物理仪器代表人眼来测量颜色，经过 60 多年的发展变化与逐步完善，规定了一整套颜色测量原理、数据和计算方法。虽尚不能完全反映人的色知觉，但对颜色及其差别一般已可以进行精确测量。CIE 标准色度学系统建立的基础是三色原理：光谱的各种颜色都可以由红(R)、绿(G)、蓝(B)三种原色匹配产生出来，因此可以用三原色不同的比例来表示。颜色匹配方程式为：

$$c(C) \equiv r(R) + g(G) + b(B)$$

式中 c 表示一种特定的颜色，(C)为该颜色的单位。r、g、b 是每种原色的数量（为代数量，可为负值）。(R)、(G)、(B)表示红、绿、蓝三原色的单位。“≡”表示视觉上颜色相同，即颜色匹配。

二、正常人肤色色度学测定

人类肤色的测定，不仅对人种学、人类学有着重要意义，而且在临床医学方面还可以根据人的肤色变化来诊断某些疾病。

(一) 不同肤色人种的光谱反射特性

在生物学上世界人类同属一个物种，但是人们常常根据皮肤的颜色而加以分类。目前世界上的人，按不同肤色大致分为黄、白、棕、黑四种。

1948 年 G. B. BUCK 等对美国白人的脸部肤色进行了较为系统的光谱反射特性的测定，测定 103 人，年龄在 17～65 岁，男性 51 人，女性 52 人。其平均结果，色度坐标 X＝0.3740；反射率为 32.2%。他们还对 13 名黄种人（日本人）及 13 名黑人的肤色进行了测定，并与白种人的结果进行比较，结果发现不同人种的肤色光谱反射曲线有差别。白种人由于皮肤的黑色素含量较少，对光的反射率较高，光谱反射曲线在黄种人及黑种人之上，黑种人由于皮肤黑色素含量的密集，对光反射率较低，光谱反射曲线在白种人与黄种人之下，黄种人则处在白种人与黑种人之间。许多资料表明，在具有遗传上相同肤色的人种中，日照长短、性别、年龄、气温以及心理状态都会影响肤色在一定程度上的变化。虽然不同肤色光谱反射曲线由于对光的反射率不同而有其所差别，但作为人类的自然肤色都具有其形状与走向规律的共同特点，即在短波范围(如蓝端)反射率较低，而随着波长的增长，反射率逐步升高，在波长550～600nm范围有一个陡升。这种情况对任何种族肤色的人都是如此。

作为不同人种特征的肤色，受多种因素影响而变化。人类的不同肤色是经历了漫长的演化阶段而形成的，并且可以遗传。但是每一个人种的成员都可以同任何其他人种的成员结合，种族混杂的地方会产生许多混血的类型，其自然肤色光谱反射率也不相同。

(二) 中国人常色色度测定

林仲贤[2]曾对我国人的肤色进行了广泛而系统的取样测定，共1668人，年龄从初生儿直到70岁的老人，被测者的籍贯包括北京、上海、广东、黑龙江、西藏等26个省、市、自治区，有汉、蒙、回、藏等17个民族，少数民族的被测人数约占被测总人数的6%。

1. 我国成年人自然肤色的测定　被测人数共612人，男女各306人，年龄18～70岁，其中18～30岁265人，男139人，女126人；31～49岁222人，男100人，女122人；50～70岁125人，男67人，女58人。测量系采用一台AU-CH-1型自动测色仪进行，此仪器能分别自动测出样品的X、Y、Z三刺激值。测量部位是面部的左面颊。

测定结果表明，不同性别的面部肤色在色度上稍有差别，并随着年龄的增大，色度的差别也略有增加，老年人的肤色偏于黄黑。不同性别的反射率有较大的差别，男性较女性为低，即女性略白，男性偏黑，随着年龄的增长，皮肤反射率有逐步下降的趋势。大部分人的皮肤反射率分布在18%～28%范围，人数最多的是22%～23.9%范围，其次是24%～25.9%范围。个体间的差别很大，肤色最黑者的反射率可低至12.4%，肤色最白者的反射率可高至33.4%。青少年及幼儿的肤色反射率较之成人为高。男性的肤色饱和度明显高于女性，并随着年龄的增长而增大。

我国成人肤色的主波长处在588nm范围，是在黄橙色区(白种人的面部肤色主波长为592nm)。612名我国成人的平均结果，色度坐标X＝0.3892，Y＝0.3500；反射率为23.5%。和白种人的结果比较，我国人的肤色更偏于黄黑。

2. 我国儿童、青少年自然肤色的测定　林仲贤等[3]报道，被测人数共548人，男283人，女256人。年龄3～17岁，其中3～6岁125人，男63人，女62人，均系幼儿园儿童；7～12岁217人，男113人，女104人，均系小学生；13～17岁206人，男107人，女99人，均系初高中学生。

测定结果表明，儿童、青少年中，无论男女，皮肤反射率均随年龄的增长而有逐步下降的趋势，这种情况与成人的结果十分相似。各个年龄组的刺激纯度(饱和度)，男性均高于女性，并随年龄的增长而刺激纯度增大，这种情况与成人的规律很相似，但成人的肤色比儿童、青少年更趋黄黑，饱和度也明显高于儿童、青少年。

我国儿童及青少年的皮肤反射率最低值为17.15%，最高值为36.6%，较成人的反射率略高。反射率在17%～26%范围的男性人数多于女性人数，而反射率在26%～36%范围者，则女性人数多于男性人数。大部分人的反射率处于20%～31%范围，人数最多的是

26%～27.9%范围，其次是 24%～25.9%范围。这一结果与成人稍有不同，成人皮肤反射率人数最多是在 22%～23.9%范围。

3. 我国新生儿至 3 岁幼儿肤色的测定　林仲贤等[4]采用 302D 型测色色差计。被测人数 508 人，男性 250 人，女性 258 人，年龄从新生儿到 3 岁幼儿，其中新生儿期(1～14 天)83 人；婴儿期(2～12 月)96 人；先学龄前期 329 人(其中 1～2 岁 158 人，2～3 岁 171 人)。

测量结果提示，儿童不同年龄阶段的肤色表现有一定的差异，新生儿的肤色与其他年龄阶段有明显不同，偏于黄红方向，随着年龄的增长，逐步增加黄的成分，一直到 3 岁，3 岁以后则橙黄的成分开始增加。皮肤的反射率新生儿明显低于婴儿期及先学龄前期，反射率随年龄的增长而逐步增高，而以先学龄前期 2～3 岁幼儿的皮肤反射率为最高(平均 32.1%)，男性的皮肤反射率略高于女性。新生儿的饱和度最高，婴儿期开始明显下降，而先学龄前期又开始逐步增加。

我国新生儿到 3 岁幼儿的皮肤反射率分布，多数处在 28%～35.9%范围内，人数最多的是在 30%～31.9%范围，其次是在 32%～33.9%范围。个体间的差别很大，肤色偏黑者的反射率可低至 18.2%；肤色偏白者的反射率可高达 39.3%。一般说，皮肤反射率在新生儿期相对偏低，男女间无明显差别，从 2 个月起反射率明显增高，即皮肤开始变得光滑白亮，1 岁以内的男女婴儿仍无明显差别，女孩的皮肤反射率较男孩略高，这种情况一直延续到老年期。3 岁以内儿童可能是人生皮肤最白亮的阶段(平均反射率高达 32%)。

4. 我国自然肤色色度及反射率的分布　林仲贤等[2]对肤色的测定，从新生儿直至 70 岁老年人，共达 1886 人。我国人的肤色色度分布范围广泛，X＝0.34～0.43；Y＝0.31～0.38；反射率 12.4%～39.3%。但人数相对集中的典型色区以 X＝0.38，Y＝0.34；X＝0.39，Y＝0.35；X＝0.37，Y＝0.34 为最多。

反射率人数以 24.0%～25.9%及 26.0%～27.9%为最多。肤色最黑者其反射率可低至 12.4%，肤色最白者其反射率可高达 39.3%。男性皮肤反射率较女性为低，但在反射率 36%～39.3%范围，男女人数分布无明显差别，而这个范围大都是幼小儿童。

5. 长沙地区正常人肤色测定　蔡光先等[5]研究认为，人体肤色特别是面部色泽与生活地区及年龄、性别有密切关系。为了了解长沙地区正常人肤色色度，对 327 名正常人进行测试，其中男性 170 人，女性 157 人，年龄在 20～60 岁之间，每 10 岁为一个年龄区间，测试结果如表 1-2、表 1-3 所示。

从测试结果可以看出正常人肤色具有以下特点：①L 值表示光泽度，女性普遍高于男性，男女都有随年龄的增长而减小的趋势；②a 值表示红光，女性普遍高于男性，男女也都有随年龄的增长而减小的趋势；③b 值表示黄光，男性普遍高于女性，而且男女都有随年龄的增长而增加的趋势。年龄组间亨特坐标值两两比较发现 20～29 岁年龄组与 50～60 年龄组之间的肤色差别最大，为 2.99NBS；20～29 岁组与 30～39 岁组肤色差别最小，只有 0.58NBS，为细微差别。

6. 正常人四季肤色测定　蔡光先等[6]研究认为，中医学认为：“五色者，气之华，应五行，合四时，以彰于面。”“春应色稍青，夏当色稍红，秋则色稍白，冬则色稍黑。五脏所主外荣之常。”说明一年春夏秋冬四季，随着自然界气候的变化，人体脏腑气血、津液相应发生变化，表现在外的肤色也有不同。蔡光先等对 102 名正常人四季肤色进行了测定，结果说明正常人四季肤色色度其特点是：①春天正常人的肤色，L 值稍低，b 值稍高，因而呈稍青之色；②夏天正常人肤色，L 值最高，a 值高，故红润而有光泽之象；③秋天正常人肤色，L 值稍低，但b值最高，所以呈黄而少泽之象，与中医学论述的秋色稍白而略有不同；④冬天正常人的肤色，L值最低，a与b值相等，故呈稍灰之象。正常人肤色参数四季间比较发现，夏天与冬天肤色差最大为2.95NBS，属明显差别，夏天与秋天肤色差为2.62NBS，秋天与冬天肤色差为1.89NBS，春天与冬天肤色差为1.69NBS，属可觉差别；其他肤色差在1.5NBS以下，属细微差别，肉眼很难察觉。以上实验证明，中医学认为人体肤色春夏秋冬之间有一定变化的理论是正确的。

7. 正常人"一日四时"肤色测定　蔡光先等[7]研究证明一日之中，随着自然界阳气的升降，人体脏腑功能、气血津液、心率、血压都有一定的变化。为观察正常人一日四时肤色的变化，蔡光先等对40例正常人肤色进行测定。测试时间是1989年10月8日，阴天。上午7—8时，气温24℃；中午11—12时，气温26℃；傍晚7—8时，气温26℃；夜半11—12时，气温25.5℃。测试初步证明，正常人一日四时肤色有以下特点：①正常人早晨色泽度高，而且红光与黄光比例适中，即光明润泽，红黄隐隐，明润含蓄之象；②中午面色的特点是色泽度尚可，而红光最高，即红润之象，傍晚和夜半的面色是色泽度较低，黄光较高，即黄而少泽之象；③亨特坐标值两两比较表明，正常人早晨与中午面色差1.68NBS，与夜半面色差1.71NBS，按色度学的规定属于可觉差别，其他时间的比较色差为1.41NBS之间，属于细微差别。

以上结果的出现，可能是由于早晨与中午自然界阳气升发，人体气血充盛，精力充沛，故面色红润。傍晚和夜半自然界阳气逐渐潜降，人体气血相对衰减，精力也欠充沛，故人体面色也相应黄而少光泽。

三、中国人病色色度测定

姚国美先生所著《诊断治疗学》云："色为气血所荣，面为气血所凑，气血变幻，色即应之。色之最著莫显于面，故望诊首重察色，面察色必重乎面部也。"临床医师对患者面部色泽主要采用目测法进行观察，这种观察方法的优点是简单方便，缺点是没有量值表达，而且准确性很差，要受到诸如光源、环境、背景、观察角度及医师的视觉、色觉等等因素的影响。蔡光先等从1982年开始，对1634位患者的面色色度进行定量检测。使用仪器为日本生产的CP6RIOOIDP型携带式色差计，该机自动打印Y、X、Z值和亨特坐标值L、a、b、△L、△a、△b、△E。操作方法：首先接通电源预热20～30分钟，然后进行"O～"和"S～"调整，再测标准白板，使其误差控制在允许的范围内，然后进行正式测试，测定时患者情绪要稳定，要洗去面部化妆品或护肤品，测定患者左右颧部和额部，取三点平均值，测定面积为20mm中，测试时不要漏光，才能测试准确。被测患者包括肺结核病、血液病、慢性肝炎、黄疸病等83个病种和中医的各种虚证，甚至急性热病等等。

（一）病理五色色度定量测定

蔡光先等[8]研究报告，中医的病理五色包括青、黄、赤、白、黑五种颜色和光泽。其中颜色是色调的变化，主要决定于波长。在亨特坐标值中与a、b值有关。a为正值表示红光，b为正值表示黄光。光泽反映明、黯、荣、枯，与亨特坐标值中的L值有关。为了使病理五色有一量化指标。共收集了508例病理五色患者，对其面色色度进行定量计测。患者中男性311人，女性197人。年龄最小的18岁，最大的77岁。病种分布，心血管病54例、消化系统病90例、呼吸系统病105例、内分泌病35例、泌尿系统病40例、血液病64例、其他病种120例。由三人望色、结论一致者作为观察对象。其结果可以看出病理五色具有以下特点：①面色淡白组的特点是L值最高，面色萎黄组是b值最高，L值较低，面色黯黑组是L值最低,面色青紫组是 L 值比较低,面色红赤组是 a 值最高;②L 值代表光泽,其结果是:淡白组>红赤组>萎黄组>青紫组>黧黑组;③a 值代表红光,其结果是:红赤组>黧黑组>青紫组>淡白组>萎黄组;④b 值代表黄光,其结果是:萎黄组>黧黑组>淡白组>青紫组>红赤组;⑤两两比较发现:面色黧黑组与淡白组色差最大为 6.74NBS,面色青紫组与面色黧黑组色差最小为 0.90NBS。

(二) 五脏病患者面色色度测定

为了定量观察五脏病的面色和五脏与面部分属部位的关系以及不同阴虚证患者的面色改变特征,胡丕丽[9]对 217 例患者的面色进行检测。将其明度值 L、色度坐标 a 和 b 进行了分析。结果显示,正常组的 L 值适中,a、b 比例十分接近,并且其面部不同部位的变化具有左右对称性。五脏病各组的 L 值均低于正常组,尤以肝病组最显著($P<0.01$)。L 值的排列顺序为正常组>肾病组>脾病组>肺病组>心病组>肝病组,红光值 a 则以心病组非常显著地高于其他各组($P<0.01$)。其排列顺序为心病组>肺病组>正常组>肝病组>肾病组>脾病组。黄光值以脾病组最高,肾病组次之,二组均十分明显地高于其他各组($P<0.01$)。其排列顺序为脾病组>肾病组>正常组>肝病组>肺病组>心病组。和正常组相比,五脏病各组面色均偏黯晦,尤以肝病组最为黯黑,而心病组面色偏红,脾病组面黄而少华,肾病面色苍白而黄,肺病则面色略红。而从五脏病各组 5 个测试点的色度值变化分析,似无面部五脏分属部位的不同。从不同脏器阴虚证患者面色看,各组的红光值 a 均高于正常组,以心阴虚证组最显著($P<0.01$)。黄光值 b 各组均低于正常组,以心阴虚和肺阴虚证组最为显著($P<0.01$),值则肺阴虚证组>正常组>心阴虚证组>肝肾阴虚证组,以肝肾阴虚证组明显低于正常组($P<0.05$)。说明阴虚证患者面色均比正常组偏红,而以心阴虚证最为红赤,肺阴虚证面色红而白亮(嫩红);肝肾阴虚色红而晦黯。从面部 5 个测试点分析,心阴虚证组和肺阴虚证组均以两颊部最为红赤($\triangle E>1.5$NBS),但肝肾阴虚证组两颊红赤不甚明显,提示不同脏器的病变可致面色发生不同的改变;不同脏器的阴虚证其面色也存在差异。但未能发现有面部五脏分属部位的变化规律。

(三) 气血阴阳虚证患者面色色度测定

蔡光先[10]报道,120 例气血阴阳虚证患者辨证标准依据 1982 年全国中西医结合虚证与老年病防治学术会议制定的《中医虚证参考标准》。病例先由两位医师双盲辨证,然后运用气血阴阳虚证计量鉴别诊断公式进行辨证。三次辨证一致者,方能作为观察对象,因此辨证基本上是准确的。经卡方检验,五组人员之间性别、年龄、工作环境 $P>0.05$,即无显著性差异,可以认为五组人员面部色泽的差异不是由于上述原因造成的,而是由于证型之间的差异造成的。实验结果可以看出五组人员面部色泽 L、a、b 值之间均 $P<0.01$,说明各组之间面部颜色和光泽存在着明显的差别。与正常人相比较,阳虚证的色差最大,为 4.49NBS;阴虚证次之,为 3.81NBS;血虚证为 2.56NBS;气虚证色差最小,为 1.27NBS。所以临床上阳虚证、阴虚证面部色泽改变较为显著,而气、血虚证面部色泽改变较次之。

(四) 肺结核病患者面色色度测定

中医学称肺结核病为"肺痨"。是由于体质虚弱,气血不足,阴阳失调、痨虫传染所致。临床以虚证为多见。据报道,日本阿部氏曾对肺结核病患者皮肤色泽进行过测定,发现肺结核患者皮肤彩度与色调低于正常人。这一发现为结核病的色诊提供了客观依据。既然肺结核病皮肤色泽与正常人有差异,根据中医理论推想肺结核病气血阴阳虚证各证型之间皮肤色泽也可能有差异。

蔡光先[11]报告，131例肺结核患者系湖南省和长沙市两个结核病医院住院患者。均经过X线照片、痰培养等实验检查，按全国统一规定的肺结核病诊断标准确诊的。其中气虚证33例、血虚证31例、阴虚证30例、阳虚证37例，同时收集正常人33例。五组人员均为汉族，病例收集时间1984年11—12月，测试时气温18～15℃，实验组和对照组同时测试。面部皮肤色泽与性别、工作环境和年龄有一定的关系，测试时尽可能使各组条件基本相同。从检测的数据来看：

(1) 气血阴阳虚证和正常人五组的亨特坐标L、a、b值均有非常显著性差异，$P<0.01$，说明五组之间的面部色泽是有差异的，其中正常人与阳虚证的差异是5.59NBS，与血虚证的差异是2.38NBS，与阴虚证的差异是1.63NBS，与气虚证的差异是0.96NBS，根据色度学的分级标准，色差0.5～1.5NBS为细微差别；1.5～3.0NBS为可觉差别，3.0～6.0NBS为明显差别。因此可以认为正常人与气虚证面部色泽的差别属于细微差别，与血虚证、阴虚证的差别属于可觉差别，与阳虚证的差别属于明显差别。

(2) L值代表光泽，其结果是正常人和气虚证组为高，表示光泽好；阴虚、血虚证组次之，表示光泽较差；阳虚证组L值最低，表示光泽最差。a值表示红光，阴虚证组最高；气虚证、血虚证比正常人低；阳虚证与正常人无明显差异。b值表示黄光，血虚证组最高并且与其他四组都有高度显著性差异。总的来说正常组是泽度高，红光与黄光比例适中，故在肉眼看来是淡黄红润而有光泽；气虚证组是泽度高，红光低，黄光正常，故在肉眼看来是白而有光泽，相当于临床上的㿠光；血虚证组是黄光高，红光和泽度均低，故在肉眼看来是黄而略带白色，而且少光泽，即临床上的萎黄；阴虚证组红光明显升高，黄光正常，泽度比较低，故在肉眼看来红润而稍欠光泽；阳虚证组是泽度最低而且红光与黄光正常，故在肉眼看来是晦黯少泽。

(五) 血液病患者面色色度测定

蔡光先[12]报告，60例血液病患者来自湖南医科大学和湖南中医学院附属医院的住院患者，均经过周围血象和骨髓象的检查，诊断可靠。其中气虚证30例，血虚证30例，其测试结果可以看出：气、血虚证与正常人3组之间亨特坐标L、a、b值分别$P<0.01$和0.05，说明三组人员面部色泽确实存在着差异。运用色差公式计算的结果得出：气虚证与正常人的色差是1.57NBS；血虚证与正常人的色差是2.95NBS。具体来说：气虚证组和正常人组L值均高而且两者经统计学处理无显著性差异，说明二者的光泽度都好。血虚证组L值低，说明光泽度差。正常组a值最高，气、血虚证组a值均低，而且经统计学处理、气、血虚证分别与正常人有显著性和高度显著性差异，说明气、血虚证二者的红光均低。这可能与血液病患者大多Hb下降有关，但是气、血虚证二者之间在红光上无显著性差异。b值表示黄光，血虚组最高，而且与正常人和气虚证之间分别具有高度显著性差异，说明血虚证组患者面色最黄。但是气虚证与正常人之间黄光差异无显著性意义。总而言之。正常人是泽度高，红光高，黄光低，故在肉眼看来是淡黄红润而有光泽。气虚证组是泽度高，红光低而呈白色，虚证组是泽度低，红光低而呈白色，黄光正常，故在肉眼看来是白而有光泽即㿠白，血虚证组是泽度低，红光低而呈白色，但是黄光特别高，是黄白相兼以黄为主，而且少光泽，故肉眼看来是萎黄，这些结果与临床基本一致。

(六) 慢性肝炎患者面色色度测定

蔡光先等[13]观察到，慢性肝炎辨证分型以肝气郁滞、肝郁脾虚、肝阴亏损3种证型为多见。明显者面色青紫，脾虚甚者面色萎黄，肝阴亏损者面色潮红。临床上为了对慢性肝炎上述3种证型面色差异进行比较，使其客观化、定量化，对90例慢性肝炎患者面色色度进行测定。实验结果可见，正常人面色泽度最高，红黄比例适中，即红黄隐隐，明润含蓄之意。肝气郁滞患者面色L值最低，因面呈青紫晦黯无光之色。肝郁脾虚患者面色b值最高，色泽度又欠佳，即萎黄之色。肝阴亏损者a值最高，且色泽度又可以，即潮红之色。说明慢性肝炎3种证型之间确实存在着面部色泽的差异。通过两两比较发现，肝气郁滞与正常人面部色差最大达6.36NBS，肝阴亏损与肝气郁滞面色差异为6.19NBS，肝郁脾虚与肝气郁滞面色差为5.22NBS。

（七）黄疸病患者面色色度测定

艾英等[14]对阳黄阴黄面色进行了鉴别实验研究，其结果见下。

1. 黄疸病患者面色与黄疸指数关系　36例黄疸患者均为病毒性肝炎急性黄疸型，其中男性25例，女性11例；年龄最小的19岁，最大的60岁。病例来源于长沙市传染病院住院患者，按全国规定的统一标准确诊，黄疸指数均在15个单位以上。患者在入院时和入院1周和2周以后，分别作了3次面部色泽和黄疸指数的测定，共计测定108人次，黄疸指数测定与面色测定相距时间不超过36小时，黄疸指数测定用目视比色法。测试结果可以看出36位黄疸患者治疗前后面部色泽变化情况，光泽度L值从48.46升高到49.43，虽然有逐渐升高的趋势，但是$P>0.05$无显著性差异，说明治疗过程中光泽度的变化不大。红光a值从10.23升高到10.38，虽然也有升高的趋势，但是$P>0.05$，也无显著性差异，说明红光变化也不大。黄光b值从15.38下降到13.51，方差分析$P<0.05$，而且三组间两两比较有显著性或非常显著性差异，说明治疗过程中黄光是逐渐下降的，黄疸指数从69.61下降到23.33，方差分析$P<0.001$，三组间两两比较均为显著性或非常显著性差异，说明治疗过程中黄疸指数也是逐渐下降的。从b值和黄疸指数逐渐下降的趋势来看，提示我们b值与黄疸指数可能存在着一种相关关系。36位黄疸患者，入院时及入院1周与2周后共计108人次面色测定值与黄疸指数的相关系数，L值$r=-0.524$，$P<0.001$，提示黄疸指数与光泽度为负相关，即黄疸指数越高，光泽度越低；a值$r=0.204$，$P<0.05$，提示黄疸指数与红光也为负相关，即黄疸指数越高，红光越少；b值$r=0.593$，$P<0.0005$，提示黄疸指数与黄光为正相关，即黄疸指数越高，黄光越多。

2. 阳黄阴黄患者面色色度测定　黄疸系指巩膜皮肤及小便发黄，俗称黄病。西医学认为它是由血液中胆红素浓度超过2mg时，致使巩膜、黏膜、皮肤及某些体液发黄。中医将其分为阳黄阴黄两大证型。对60例阳黄阴黄患者面色色度进行测定。结果可以看出正常人、阳黄、阴黄3组之间经方差分析和两两比较发现L、a、b坐标值均有高度显著性和显著性意义。L值代表光泽，实验结果正常人组>阳黄组>阴黄组。这说明在光泽上正常人最好，阳黄患者次之，阴黄患者最差。a值代表红光，结果是正常人>阴黄组>阳黄组，这说明红光是正常人最多，b代表黄光，Yi是黄度，它是根据三刺激值计算出来的，阴黄次之，阳黄最少。这两个指标的实验结果顺序都是阳黄组>阴黄组>正常人，它们都说明黄光是阳黄组最高，阴黄组次之，正常人最少。阳黄患者是泽度较高，黄光与红光都较高，黄光最高，故肉眼看来是黄而鲜明如橘皮色，阴黄组泽度最低，故肉眼看来是黄而晦黯如烟熏色。

在黄疸患者中，阳黄患者与正常人面部色差是4.54NBS，阴黄患者与正常人面部色差是6.17NBS。阴黄与阳黄的面部色泽差别是4.15NBS。按照色度学的规定，色差在3.0～6.0NBS时为明显色差，故黄疸患者与正常人面部色泽的差别以及阳黄与阴黄面部色泽的差别均属于明显差别。

（八）温病患者面色色度测定

为了探讨温病卫、气、营、血证型之间面色的差异，余小平[15]对 126 例温病患者面色色度进行测试，实验结果显示：温热病卫分证、气分证患者面色红光值 a 明显高于正常人（$P<0.05$；$P<0.01$）；温热病营、血分证患者面色明度值 L 低于正常（$P<0.05$），黄光值 b 高于正常人（$P<0.05$）；温热病卫分证、气分证患者面色的黄光值 b 明显高于正常人（$P<0.01$）。在卫分、气分阶段，温热病患者面色显著红于湿热病患者（$P<0.01$）；湿热病患者面色显著黄于温热病患者（$P<0.01$）。其色差值△E 与正常人相比，温热病营血分证组属于显著差别（△E>3.0NBS）；温热病气分证、湿热病卫分、气分证属可觉差别（△E>1.5NBS）；湿热病卫分证属轻微差别（△E>0.5NBS）。

温热病气分证、湿热病气分证的黄光值 b 与体温呈正相关，相关系数分别为 0.547（$P<0.01$），0.354（$P<0.05$）。正常人两颧部的黄光值明显高于额部（$P<0.05$）。温热病营、血分证、湿热病卫分证、湿热病气分证患者两颧部与额部的黄光值没有明显差异（$P>0.05$）。

四、红外成像面图研究

（一）红外成像技术简介

一切物体（包括人体）只要它的温度大于绝对零度（－273.16℃），物体内部的分子，因热运动就会向空间放射红外线，这种红外线可以通过精密的光机扫描系统，被高灵敏的锑化铟或碲镉汞等探测器接收下来，把物体辐射出的不可见红外线（光）转变成等效的电信号，然后经电子学处理，通过显示器把电信号再转变成可见图像。这种红外仪器是通过接收物体的红外线辐射能量而转变成像的，它能准确、客观、全面地反映和记录不同探测目标向空间放射红外线能量的大小。

人体是一个天然的生物红外源。热像仪可以接收其能量并显示热图。而且，人体辐射通量密度随温度上升而迅速增加，这种增加与绝对温度的四次方成正比，即相当小的温度变化会引起辐射通量的很大变化，从而保证了热图的高度灵敏性。

人的生物特性是温度的左右对称性。健康人的面部、躯干和四肢，其温度左右对称。皮肤表面温度低于体内器官温度。人体内的温度是通过器官向较冷组织和血液中传播的，再随着血液的流动而将热量带向体表。当人体处在病理状态时，局部或全身新陈代谢将发生变化，必将影响局部组织血管及末梢区供血的不平衡，导致全身或局部的热平衡分布破坏。临床上表现为生物组织温度的升高或降低。因此，测量这种温度变化，可作为诊断、分析病情的参考。传统的接触测温容易破坏原来的温度场，也做不到在空间和时间上的连续性，而红外热图技术恰能解决这一难题，可以连续测定人体体表温度变化及不同部位的温度差异。不仅不破坏原来的温度场，提高了精确度，而且把温度变成了可见的图像。特别是运用了计算机对红外热图进行处理，可以获取大量的信息，绘出各种生动醒目的图像，极大地扩展了可见光波的测定范围，为色诊客观化提供了可靠的保障。

（二）正常人颜面温度分布特点与规律

了解颜面温度分布特征及其生理和病理基础，对于掌握全身功能状况，以及将热像图用于中医辨证和疾病诊断，都有重要意义，并可补充有色光望诊之局限。

张栋[16]对正常人体颜面温度分布规律进行了观察，并对健康人红外面像进行了分析。该实验使用 AGA782 型红外热象仪及 TC-800，用 DISC3.1 热像图处理程序等进行颜面热像图的分析处理。以健康人 116 例（男 33 例，女 83 例，年龄范围 14～71 岁）为受试对象。

在室温 21～27℃、相对湿度 30%～65%的环境中静坐 30 分钟后，在距红外摄像镜头 1.5m 处正坐，检测时睁眼，屏气数秒钟，随即将记录的颜面热像图贮存于计算机磁盘中以便分析。该实验观察到 116 人颜面温度的平均值为 34.09℃，比人体体温（腋温 36.5℃，口温或肛温 37.5℃）低约 2.5～3℃，但比身体其他部位（四肢、躯干等）的体表温度（28～32℃）高约 4℃。目内眦、鼻唇沟、嘴角和额的温度相对较高，颊、鼻部相对较低。有 40%人的面部两侧温度相等，80%左右的人两侧温差在 0.1℃以内，因此认为多数健康人两侧面部温度基本对称。

陈振湘等[17]运用 AGA680LW 型热像仪测试 73 例正常人（17～53 岁，男女未分）的红外热像面图，在 21～23℃的恒温环境中，被试者坐在距离热像仪镜头 2.5m 处进行拍照和测温，结果发现左右两侧的明暗大多数相等，整个面部的温度分布多数为均匀和较均匀，耳尖和鼻尖稍暗，但不特别悬殊。陈振湘按 10 点法测定了面部各内脏反映区的温度，具体数据是：肺点 33.80℃，心点 33.58℃，肝点 33.26℃，脾点 33.35℃，肾点 33.55℃，胆点 33.15℃，胃点 33.10℃。即肺心肾三脏反映点的温度较高，肝、胆、胃反映点的温度较低。各点温度排列次序为：肺→心→肾→脾→肝→胆→胃。

陈振湘等[17]在另一实验中选取正常人 20 例（男 13 例，女 7 例，年龄 20～50 岁之间），仪器、方法、环境同前，结果 85%红外面图明暗分布均匀或较均匀，90%左右对称，10%左右较对称，无不对称者。其面部 10 点温度值为：头面咽喉点 33.52℃，肺点 33.47℃，心点 32.87℃，肝点 32.82℃，胆点 32.73℃，脾点 33.10℃，子处膀胱点 33.21℃，股点 33.39℃，胃点 33.77℃，肾脏大肠点 33.0℃。以头面咽喉点温度最高，胆点最低。各点温度排列次序为：头面咽喉→肺→股→子处膀胱→脾→肾大肠→心→肝→胃→胆。各点次序与前述实验不完全相同。

王鸿谟[18]采用瑞典产 AGA782 型红外热像仪，对 46 例健康青年（男 25 例，女 21 例，年龄 21～23 岁）进行红外测试。依正面→左侧面→右侧面顺序摄像三帧，将其全面温度、颜面色部五区温度、明堂色部 15 个脏腑色部中心点温度进行统计处理分析。其总平均温度为 34.94℃，男平均 35.21℃，女平均 34.62℃。左右基本对称。额温较高，颏温适中，鼻温、颊温偏低。各脏腑色部中心平均温度（表 2-2）。

表 2-2　脏腑色部中心平均温度表

平均值	F	X	G	P	S1	S2	B
34.94	35.89	35.27	33.88	33.75	35.17	35.25	34.77
D1	D2	W1	W2	XC1	XC2	DC1	DC2
35.52	35.48	34.22	34.31	35.47	35.49	34.68	34.91

本组温度平均值比一般生理书中所述略高，可能与测试对象为青年，测试时间在下午有关。因青年人阳气旺盛，午后环境温度较高。

颜面色部与明堂比较，两者相同处为：面额（心）区温度偏高，鼻（脾）区、颊（肝、肺）区温度偏低，颏（肾）区温度适中。但肺点温度按明堂色部为最高，按颜面色部则最低。男性面温平均值高于女性 0.59℃，这与男为阳的中医学理论相符。

（三）患者红外面图分析

1. 阴阳寒热证红外面图的辨别　陈振湘等[17]将 120 例观察对象分为黑颊组、白颊组、均匀组。黑颊组 34 例，有寒象属阴证者占 82.34%；白颊组 21 例，有寒象属阴证者占 78.26%；均匀组 47 例，临床有寒象者占 53.1%。从而提出，临床上寒象越重，面部温度越低，红外图像的黑暗区越大，明暗度分布越不均匀。因此红外热图可作为阴阳寒热辨证的客观指标之一。

2. 脾胃病红外面图观测 陈振湘等对95例脾胃病（胃脘痛）患者进行观测，发现69例脾胃虚寒证患者与8例脾胃湿热证患者的红外面图的明暗度都有异常反映，虚寒证暗区占优势，尤其以面图的明暗度分布不均匀为主。陈氏还测定了7个反映点的实际温度，从高到低依次排列为：肺33.98℃→肾33.82℃→脾33.62℃→心33.57℃→肝33.36℃→胃33.32℃→胆33.10℃。

3. 胸痹病红外面图观测 陈振湘等对32例胸痹病患者进行观测，发现其中有21例明暗分布不均匀，占65.63%，均匀和较均匀者11例，占34.38%；左右不对称者7例，占21.88%，对称和较对称者25例，占78.13%。在用微波针灸仪刺激内关后，有75%的人亮区扩大或亮度增加，25%的人暗区扩大或暗度增加，即有的人温度升高，有的人温度降低，显示出内关对面温有双向调节作用。针刺内关后10点中有8个点平均温度升高，其中心、肺、肾3个点的平均值有显著差异（$P<0.05$）。

黄静等[19]对60例心痹病（冠状动脉粥样硬化性心脏病）患者进行红外面图测试，结果发现多数（65%）的人心区温度偏低，66.67%的患者双颊温度偏低，最低者比周围温度低3.6℃，说明心痹病患者多伴有心阳不振。

五、中医色诊主生主死特性的光学信号分析

张郁靖[20]等应用USB4000-V IS-N IR可见近红外光谱仪（采用SMA9050.22数值孔径单纤芯光纤连接）对中医色诊翠羽、草兹、鸡冠、衃血、蟹腹、枳实，以及正常人群的鼻准与额头进行反射光谱分析，进行色的记录，并对其基本特性进行分析。结果显示，主生的青（翠羽）、赤（鸡冠）、黄（蟹腹）3个光谱分析体现出反射色谱波峰单一，体现了其色的鲜艳性；而主死的青（草兹）、赤（衃血）、黄（枳实）3个光谱分析体现出其反射色谱由多重色组成，也就是以复合色为主，表现了色的晦黯；正常人群的色则在一定程度上显示了红黄微隐与气血的充盈。表明对文献记录的中医色诊结果的正确分析，表明色的鲜艳性或晦黯性可以反映生死色的差异性，有助于中医色诊的客观化发展。

六、中医面色诊信息采集与识别系统研究

李福凤[21]等报告了以中医理论和临床实践为指导，应用图像处理、模式识别、人工智能等多种信息处理方法对面色的颜色等信息进行识别和分析，探索建立针对中医面色诊信息客观自动识别的方法，初步实现中医面色诊的计算机自动识别。

（一）中医面色诊规范化采集方法的建立

1. 中医面色拍摄暗箱的研制 考虑在光密闭性好的拍摄暗箱中使用人造光源照明，拍摄面色照片，以排除外界光线的干扰。选用合适人造光源照明模拟自然光照明，由奥普特公司定制了环形发光二极管光源（LED），并做了相应的小型化暗箱。LED光源具有耗电量极低、反应速率快、耐震性佳、发热量小、寿命长、亮度高、易弯曲、环保绿色等特点，配合控制器可以制作成符合各种要求的效果。在外观设计上采用一次性吸塑面，使设计更具有人性化；暗箱体积设计得更小，便于临床采集携带。

2. 中医面色诊暗箱采集环境效果检测 在自然光线条件和发光二极管光源两种条件下，10名中医师对20位被观察者的观察结果：面色前后一致率为85%，光泽前后一致率为

90%,唇色前后一致率为75%,唇润燥前后一致率为95%。说明自制的环形发光二极管光源条件下能采集到和自然光线条件下一致性比较好的面色信息,在此基础上建立的暗箱可以满足客观重现面色影像的需要。

(二)面色判读医理设计

1. 面色诊临床判读表的建立　根据历代中医望面色文献和望色原理初步制定了面色判读表,然后邀请各科临床专家对面色判读表的五色分类方法进行评价,采纳大多数专家的修改意见和建议确定了面色诊临床判读表。

2. 面色判读表的重测信度检验　5名中医专家对随机编号的21幅面色照片两次判读的Kappa分析结果说明中医医师对面部光泽判读的稳定性最高,对唇色判读的稳定性较低。

3. 面色判读表的效度检验　10名中医专家对20幅面色照片判读的总一致率为65%,对面部光泽判读的一致率为80%,说明面部光泽程度的区分相对容易,中医专家对此的认识比较一致。

(三)面色诊信息识别与软件实现

1. 面色图像的自动拍摄程序建立　本项目利用数码相机提供的SDK包和相关软件进行二次开发,实现了面色图像的全自动拍摄和传输。这样,用户可以在线直接控制相机在暗箱中对图像的采集过程。该系统具有有如下优点:

(1) 操作直观简便,易于掌握,不需要经过特别的学习和训练。

(2) 基于数码CCD相机的在线拍摄,具有方便、快捷、精确等特点。

(3) 可将数码相机固定在暗箱内部的托架上进行在线自动拍摄,避免离线手动拍摄时轻微抖动会影响相片的清晰度。

(4) 可得到高分辨率的真彩色图像,保证图像的质量。

2. 面色样本采集　采用该系统检测患者,建立中医面色图像信息数据库,选取数据库中的典型面色,作为研制面色识别分析系统的基础。共收入典型面色1456例。

3. 面部定位以及各部位的分割

(1) 图像识别面部定位:使用目标检测方法对面部进行定位。首先,利用样本的harr特征进行分类器训练,得到一个级联的boosted分类器。完成分类器训练后,将之应用于输入图像中的感兴趣区域(与训练样本相同的尺寸)的检测。检测到目标区域分类器输出为1,否则输出为0。为了检测整幅图像,在图像中移动搜索窗口,检测每一个位置来确定可能的目标。

(2) 确定需要分割的各部分位置并对各部位分割:在步骤(1)中得到面部的大概位置和面部各主要部分之间的相对距离的统计值。利用这些统计值得到任一面部主要部分的大概位置。然后使用Active Contour Model(snake)方法对它们进行分割。

4. 面色特征信息识别

(1) 面色图像的预处理:通用的彩色图像处理算法,如RGB颜色调整、亮度/对比度调整、色调/饱和度调整、颜色位数转换、旋转和缩放等几何变换、亚采样、特效(包括模糊、锐化和边缘增强等)等,可以完成对图像的颜色调整、几何校正、去噪和滤波等功能。

(2) 面色图像的色彩校正:采用了多项式校正的方法直接对色标颜色进行校正,通过最小二乘法来平衡映射关系的系数,是通过矩阵的运算来实现的。从这些数据可以看出,经过校正图片颜色明显地靠近了标准值。

(3) 面部颜色识别：①遍历在JSEG算法中由量化过程生成的类别映射图，得到面图像中出现的主要色类标签，并在量化调色板中找到相应的代表色；②以标准色标的颜色特征作为参考样本，利用最小距离分类器对各个代表色进行归类。用RGB色彩空间分别求出中医专家确定的典型面色照片各个像素点的RGB平均值作为典型面色。根据每幅面色照片像素点落在典型面色范围内的比例确定最终的判断结果。

本项研究初步建立了环形白色发光二极管光源代替日光的局部拍摄暗箱，用数码照相设备获得面色影像的方法，获得真实、客观的面色照片。通过图像处理、模式识别、人工智能等多种信息处理方法，建立了针对中医面色图像信息自动识别分析的方法。

七、面部望诊二维坐标体系的建立

蔡艺芳[22]等在中医理论的指导下，建立客观的面部分区体系和客观标准，并应用现代科学技术，将面部分区与计算机结合起来，将是面部望诊中的一个新突破。

(一) 面部二维坐标体系建立的依据

1. 中医基础理论　《素问·刺热》："肝热病者左颊先赤，心热病者颜先赤，脾热病者鼻先赤，肺热病者右颊先赤，肾热病者颐先赤。"将面部分为额头、鼻部、右颊、左颊、下颌5大区域，再细致地分区模块。

2. 三停五眼理论　"三停"就是从发际到眉为上停，眉到鼻端为中停，鼻垂到下巴为下停；"五眼"就是双目为"两眼"，双目之间为"一眼"，左耳轮至左眼角为"一眼"，右眼角至右耳轮为"一眼"，合起来共"五眼"之宽。为了使分区进一步细化，在"五眼"分区的基础上，在纵向坐标上更为细致地将面部分为10个等分。

3. 计算机人脸图像处理技术　计算机对人脸图像处理，包括人脸检测、人脸识别、人脸跟踪、姿态估计和表情识别等。先对图像矩阵进行分块，将分块得到的子图像矩阵直接用于鉴别分析。充分利用其技术，以准确地确定面部的坐标体系。

(二) 面部坐标体系的建立

1. 特征点提取法　就是提取面部中具有几何特征意义的点来作为分区时的操作依据。特征点的提取必须是变化性较小、相对稳定的点，与其他采用测量特征点的系统相比，这7个点更容易从图像中提取并加以测量。利用特征点的选取来建立坐标体系的方法，适用面较广，简单易行。

2. 数学矩阵的思维模式　矩阵与坐标结合，可将矩阵中的数，通过相应的线性变换，转化到坐标体系中。在条件允许的情况下，将图像进行更细致的分割，并通过线性变换，转化到坐标系中，而不需要建立新的坐标系。

3. 面部二维坐标体系

(1) 坐标系的选择：采用"屏幕坐标系"作为研究基础，它以屏幕的左上角为原点，其水平方向的坐标轴为X轴，以向右为正方向，垂直方向的坐标轴为Y轴，以向下为正方向。垂直(Y坐标)和水平(X坐标)的位移量在显示屏幕上指定一个点的位置。

(2) 坐标体系的建立：对面部的分区，以照片左上角为原点，建立屏幕二维坐标体系，并通过特征点A、B、C、D、E、F、G，做与Y轴平行的垂线，及经太阳穴垂线、脸的轮廓边缘垂线，过发际点(或两发迹切线)、两眉内侧点、鼻尖、下颌最低点，做平行于X轴的水平线。横纵线交织，组成一个3×10的图像矩阵。

(3) 矩阵的定位及编号：将该3×10矩阵进行定位和编号。最上一行属于心区；最下一行属于肾区;中间行由两内眦垂线和眉内侧端水平线、鼻翼基底水平线所围成的区域属于脾区;其余分别是左侧肝区,右侧肺区。然后由中间向左右两边分别进行编码,右边为R区,左边为L区。整个矩阵分别编为:心区:XR1、XR2、XR3、XR4、XR5、XL1、XL2、XL3、XL4、XL5;脾区:PR1、PL1;肝区:GL1、GL2、GL3、GL4;肺区:FR1、FR2、FR3、FR4;肾区:SR1、SR2、SR3、SR4、SR5、SL1、SL2、SL3、SL4、SL5。

如此将面部分为30个矩阵元素的模块,并分别给予了新的代号。不同人各区的模块大小是不同的。通过将面部分区细化,可以凸显出不同个体的面部特征,从而可探讨其在生理、病理方面是否存在着某种相关性。

(三)二维坐标体系的特点

1. 可行性　二维坐标体系是建立在中医理论的基础上,根据《内经》中颜面色部的理论而绘制成的,因此符合中医面部望诊的基本原理,可应用于中医望诊的客观化研究中,并可为计算机辅助中医诊断教学提供二维图像技术,为中医临床诊疗提供参考。

2. 细致性　二维坐标体系较前人所做的体系都更为细致,在面部的分区上,除了应用传统中医学上的5大分区法外,还依据其他学科的理论,将面部分区尽可能地细致化。在面部望诊的研究中,除了可以进行五脏之间面部区域的比较研究外,还可以进行同一脏器中不同小分块的比较研究,扩展了中医面部望诊的广度。

3. 直观性　二维坐标体系采用的是二维坐标系统,传统的面部分区一般以文本信息为主,而本坐标体系中图像信息较为丰富。在研究中将文字表述转化为图像信息,突破了传统面部分区的局限性,为面部望诊研究提供了形象、直观的二维图像资料。

4. 扩展性　二维坐标体系在坐标定位上,采用的是矩阵定位,并根据计算机人脸图像处理技术中的模块二维主成分分析方法的思想,在必要的时候可将分区进一步更细致地划分,在矩阵中建立子矩阵,从而使面部望诊的研究有了扩展性,面部望诊的客观化研究就有了更多的可能。

5. 操作性　二维坐标体系可结合计算机软件进行定点定位分区,在操作上容易实现,适用于科研、教学及医疗工作者。

该体系还可与计算机技术结合,对人的面部特征用数码相机取相,结合特殊软件,对面部进行人工或半人工分区,甚至在条件成熟时,为计算机智能识别化分区提供基础,使面部望诊的客观化更具有发展前景。

八、体质诊断的基本思路

宋咏梅[23]等认为,目前体质诊断方法主要采用中医四诊方法对体质进行分类辨别,因此无法将体质与证候截然分开,证候与体质概念混淆,使得体质诊断与辨证过程实则同一,导致体质诊断始终停留在理论探讨水平。只有合理解决体质诊断问题,才能真正发挥中医体质学在疾病预防及治疗中的作用。

1. 重视体质的形成因素　体质是由先天遗传和后天获得所形成的、个体在形态结构和功能活动方面所固有的、相对稳定的特性,与心理性格具有相关性。体质与证候存在明显差异,首先表现为体质的形成是以内因为主。因此,体质诊断要重视对先天禀赋因素的考察。临床实践可见病理体质的表现方式有显性与隐性两种,显性病理体质在体型、肤色、神态、性情等方面有明显特征,而隐性病理体质具有一定的隐匿性,平时无明显表现,其特征只能通过相关疾病的发病得以体现。此种情况下,对体质形成因素的全面考察具有更为重要的作用。

2. 把握体质的结构特征　体质结构应包括体形、体能、体神三方面。

（1）体形：是指个体的形态外象，如高、矮、胖、瘦、黑、白等。体形是体质诊断的重要依据，如“肥人多痰”、“瘦人多火”等经典认识。

（2）体能：是指个体的生命功能状态，主要表现为脏腑器官的功能、机体的卫外功能等。不同的体质类型，其体能特征不同，受到某种因素影响而发生变化的体能特征，亦会影响体质的演变。

（3）体神：是指个体在生命活动过程中，所表现出的精神面貌、性格、情绪等方面的特征。个体精神情志与脏腑生理形态和功能活动密切相关，是不同脏腑生理形态和功能活动的外在表现，脏腑生理形态和功能活动是形成精神情志特征的物质基础。

3. 分析体质的时相状态　体质是相对稳定的，又是不断缓慢变化的。体质诊断既要把握体质的稳定性，又要了解其变化规律。在个体生命过程中，随着年龄的增长，个体体质会发生改变，在不同的年龄阶段呈现不同的特征。临床流行病学角度证实，由青年组到老年组，痰湿体质发生率明显递增。体质诊断要注重不同生命阶段的自然演变规律，同时，还要注重个体在同一生命阶段生理状态、疾病状态下的不同表现。

4. 扩展体质的辨识方法　对体质类型描述借助传统四诊方法，使得体质诊断与辨证很难分开，从而淡化了体质诊断的地位及作用。应充分认识体质与证候的不同，扩展辨识体质的方法。随着基因技术的开展，可以引入“基因识体质”；在现阶段，可与社区医疗机构联合，为每位公民建立健康档案，跟踪研究其体质特征。应改变传统的以病为主的思维模式，更多地关注患者病前的个体特征，分析病后的症状、体征，借助流行病学研究方法，寻求体质与疾病的关系，将其研究结论用于丰富体质诊断的依据与思路。

九、中医色诊的研究方法

色诊，是诊视皮肤络脉色泽的变化，由于面部毛细血管丰富，故中医色诊主要是诊察面色。李伟等[24]研究表明，科研人员利用先进的光学仪器、光谱仪器、激光光谱仪器、光电血管容积和光机电算一体化仪器等，在总结千百年丰富的中医色诊经验基础上，对色诊进行客观化、仪器化、智能化及定量与半定量化研究，取得了可喜的成果。

（一）色差计测定

采用色差计对面色作光电比色，然后把光信号转为电信号，输入到电子计算机，并和计算机早已输入的标准色标相比较，经计算机分析处理而取得患者望诊客观定量结果。蔡先光[5-8]等用日本产 CF6R-100IDP 型便携式色差计对 102 名正常人四季面色进行了定量观察，结果表明正常人的面色在春天呈稍青之色，在夏天面呈红润而有光泽之象，在秋天面呈黄而少泽之象，在冬天呈稍灰之象，以科学定量的方法证明了色随四季而稍微改变的理论。并利用光色计进行了病理五色定量测定、慢性肝炎患者面色测定、肺结核病患者面色测定等研究工作。通过检测分析，发现 508 例成人典型病理五色色差计测色结果与肉眼观察结果基本一致，光泽情况由高到低为：淡白组、红赤组、萎黄组、青紫组、黯黑组；红光情况由高到低依次为：红赤组、黯黑组、青紫组、淡白组、萎黄组；黄光情况由高到低依次为：萎黄组、黯黑组、淡白组、青紫组、红赤组；慢性肝炎肝气郁滞者 L 值最低，因而呈青紫晦黯无光之色；肝郁脾虚患者面色 b 值最高，色泽度又欠佳，呈萎黄之色；肝阴亏损者 a 值最高，且色泽呈潮红，说明慢性肝炎患者确实存在面部色泽差异。表明测色仪器可为中医面部色诊提供一定的客观指标。

（二）测色仪、光谱仪、分光光度计检测

国内中医界有许多研究人员开始用测色仪、光谱仪等来验证传统中医理论，并尝试着用于中医临床。如郑咏梅等[25]研究一种光纤探头式光谱分析和颜色测试系统，依据色度学和光谱分析原理，结合医生临床经验，建立皮肤病变自动分析系统。田雪飞等[26]研究运用测色仪器 MPV-1I 显微分光光度计选择明堂部测定正常人和脾病不同证型的色相，观察各组的波长反射率光谱曲线图的形态改变，结果显示各组在 580nm 左右反射率最高，其反射率大小排列顺序为湿热蕴脾组＞正常人组＞脾不统血组＞脾气虚组，面色明堂位明度为湿热蕴脾组＞正常人组＞脾气虚组＞脾不统血组，面色彩色为正常人组＞脾不统血组＞湿热蕴脾组＞脾气虚组。表明面部明堂在疾病状态下会出现色彩光和白光的明显变化，并且在虚实状态时其色彩度亦有明显差别，为中医辨证提供依据。

（三）光电血管容积仪检测

光电血管容积是根据光电转换的原理检测末梢血管内血液灌流状态的一种无创伤性检测方法，可以观察可见部位末梢循环的变化。袁肇凯等[27-29]等应用改进的北京 BC-4 型定量式光电血流图仪观察健康成人面部常色的血流容积，描记额部、左颊、右颊、鼻尖、下颏的血流容积脉波，面色红黄明润者的首额、左颊、右颊、鼻尖、下颏五部的心搏输出系数（[Tae-Tab]/Tag）均无差异，提示作用于面部各部位的心脏射血功能相同；而随着健康人面部常色由偏红→红黄→偏黄→偏青→偏黑→偏白的不同，其血管弹性系数（Hd/Hb）渐小，而外周阻力系数（He/Hb）递增，认为面部血流容积变化是颜面常色形成及变异的生理基础之一。还对 253 例健康成人面部、舌尖、爪甲部位的光电血管容积图进行分析，认为该仪器可较好地反映心血管系统的功能和血液的状态，对色诊的研究可提供一些客观化指标。通过对 114 例心气虚证、心血虚证、心脉瘀阻证面部血管容积图检测，同步观测中医面色、心功能、血液流变学、舌尖微循环，研究发现心气虚证患者面色以淡白为主兼有萎黄，心血虚证患者面色以萎黄为主兼见淡白，心脉瘀阻证患者面色青灰兼有黯黑。不同证型患者面部血管容积变化与心血管功能、局部微循环、红细胞比积均密切相关。心病 3 个证型的面色、面部血管容积变化在一定程度上反映了各证的病理生理特点。因此，光电血流容积仪为中医色诊客观化提供了一个技术平台，血管容积变化可以作为中医色诊的一个客观指标，具有重要的诊断价值和临床意义。

（四）红外热像仪测定

吴敏等[30]采用日本产 TH1100 型高灵敏度红外热像仪，于 1999 年至 2000 年间对 700 名学龄期健康儿童进行了面部红外热像望诊的研究。以观测儿童面部和舌体各部位的平均温度及各部位间的温度差；同时对红外热像图谱进行直观分析，同时对影响面部热像显示的部分因素进行统计分析，探究与中医五色望诊的关联。结果表明正常学龄期儿童在男女性别之间面部温度均值比较无显著差异。在面部和舌部的红外热像谱上具有明显的规律；健康面色以淡黄淡白透淡红为主，色泽润泽，额部色泽偏黄。张世亮研究 31 例阳亢或阳虚型高血压患者面温，发现阳亢型患者面部平均温度明显高于阳虚证。

现代科学技术，扩展了人眼视觉功能，提高了信息获取量。充分利用现代科学技术将有利于中医色诊的发展，从而促进其现代化的进程。但亦有专家认为，四诊客观化研究的仪器，存在信息收集不全、客观描绘不完全、不确切性等缺点，在采用各种科学仪器去标准化、定量化的同时，在临床验证上却缺少严格科研设计，样本不多，重复试验少，诊断的特异性与敏感性方面无确切材料，缺乏精确的定量标准，难以量化与重复，因而给研究带来一定难度。纵观当代高新技术的巨大潜能，如何综合、优化、选择获取隐含的机体功能状态特征信息，使其真正成为世界医学科学中一种不可替代的有效诊断手段，是有望实现的目标。

十、中医证候动物模型望诊研究

高振等[31]在建立西北寒燥证动物模型的过程中，利用现代的一些技术对小鼠望诊做了一些有益的尝试。

（一）证候动物模型的观察方法

在对小鼠舌、爪、尾进行数码图像采集的基础上，用Photoshop7.0软件对小鼠的舌、爪、尾等部位的原色进行了提取分析并进行图像分析。

（二）证候动物模型的观察分析

1. 舌亮度值动态分析研究　小鼠舌部色泽在寒燥环境影响下，最早出现变化的部位是舌边，至第7日即出现明显变化，而且数值最不稳定；最后一个改变的是舌根，直至第21日才出现相对明显的变化。根据中医舌面脏腑分布的认识，认为干燥寒冷环境最先影响小鼠的肺（上焦），其次是中焦（脾胃），最后波及下焦（肾）。而且研究发现亮度（V）值越大，爪色越有光泽，呈现淡白色；V值越小，爪色越晦黯，呈现黯红色或青紫色[2]。

2. 爪甲亮度及分量值分析　中医舌诊是望诊的主要内容，但小鼠每次都直接查舌尚有诸多不便，故急需找到一种和查舌有着一定相似性的观察项目，以部分代替望舌。研究发现小鼠爪、尾部的角化质比较薄，可以较好地反应气血充盈和阴阳盛衰的表现[2]。小鼠爪尾部亮度值及红绿蓝平均分量值大小的变化与舌部亮度值及红绿蓝平均分量值大小的变化趋势有着一定程度的相似性。故认为望爪、尾是可以部分代替望舌的[2]。而且通过亮度（V）值及红（R）、绿（G）、蓝（B）分量值的变化趋势可以看出，望爪与望舌的相似度优于望尾与望舌的相似度。

十一、望色研究的成绩、问题与展望

程英等[32]、陆璐明等[33]在对中医望诊研究的分析中都认识到，在人类的诸多感觉中，最先实现客观量化的是颜色视觉。这对于主要依靠医师感觉器官诊断疾病，而又最为重视望诊的中医来说，极为有益。迅速发展的红外成像技术，又扩展了肉眼对光波的可知范围。

实践证明，色度学与红外成像技术应用于中医学，使中医色诊客观化、定量化不仅是可能的，而且已取得了一些初步成果。

现已研究了面部整体、自然标志分区、中心坐标定点三种定位方法，符合整体气色、颜面色部、明堂色部的文献记载和临床实践，定位较为精确、简便，适合现代科学仪器定位选用。从面部色度、温度两个方面，初步探测了正常人全面、五区、十五点的量化规律。将现代科学技术引入临床实践，探测了一些病证过程中患者面部色度、温度的变化，并总结出某些变化的规律。

当前主要的困难是，中医色诊的研究需要既熟悉中医知识，又了解色度学原理等的人员，而这种专业技术人员很少，故研究者不多，另一方面是测色仪器与红外成像仪十分昂贵，绝大部分中医单位无法满足研究条件。

为克服这些困难，有必要组织全国协作，互通有无，开展较大规模的探测研究，包括不同人种、民族、气候等，不同病证的温度、色度等方面的研究。对五官微诊系统的研究极不平衡，其实舌诊研究的许多思路、方法和手段都可应用于耳诊、目诊、鼻诊、唇诊，乃至面部色诊，从而加速研究的步伐，获取较多的成果。

参考文献

[1] 荆其诚，等．色度学．北京：科学出版社，1979：124-144

[2] 林仲贤，等．中国成人肤色色度的测定．科学通报，1979，22(10)：475-476

[3] 林仲贤，等．中国儿童和青少年肤色色度测定．心理学报，1981，13(1)：58-59

[4] 林仲贤，等．中国新生儿到三岁幼儿肤色色度的测定．心理学报，1981，13(3)：305-307

[5] 蔡光先．长沙地区 327 名健康成人面色定量检测报告．湖南中医杂志，1996，12(1)：15-17

[6] 蔡光先，等．102 例正常人四季面色定量观察．中医杂志，1996，37(6)：359-361

[7] 蔡光先，等．正常人一日四时面色定量观察//国际时间医学学术会议论文．1988：10-11

[8] 蔡光先．508 例病理五色定量计测．中国医药学报，1996，11(1)：20-21

[9] 胡丕丽．五脏病患者面色定量定位观察//湖南中医学院研究生学位论文．长沙：湖南中医药大学，1985

[10] 蔡光先．不同病种气血阴阳虚证患者面色定量研究．山西中医，1988，4(4)：26-28

[11] 蔡光先．肺结核病气血阴阳虚证面色定量初步研究．湖南中医学院学报，1987，7(3)：45-47

[12] 蔡光先．血液病气血虚证面色定量初步研究．湖南中医杂志，1985，1(3)：27-29

[13] 蔡光先，等．慢性肝炎患者面色定量实验研究．中国中医基础医学杂志，1996，2(2)：37-38

[14] 艾英．阳黄阴黄面色鉴别实验研究．湖南中医学院学报，1986，6(2)：41-42

[15] 余小平．温病患者面部色泽定量及与体温关系初探//湖南中医学院研究生学位论文．长沙：湖南中医学院，1986：31-47

[16] 张栋，等．正常人颜面温度分布及红外面像分析．红外成像技术医学应用研讨会议资料，1990：10-12

[17] 陈振湘，等．阴阳寒热红外面图．北京中医学院学报，1980，3(3)：38

[18] 王鸿谟，等．中医色诊量化研究——46 例健康青年红外面图参数测析．第二届全国中医诊断学术会议论文，1991：10-12

[19] 黄静，等．60 例心痹病的红外面图观察．红外成像技术医学应用研讨会议资料．1990：10-12

[20] 张郁靖，曾常春，孔猛，等．光学信号分析中医色诊三原色主生主死特性的应用研究．北京中医药大学学报，2010，33(2)：103-105，109

[21] 李福凤，邸丹，王忆勤，等．基于计算机技术的中医面色诊信息采集与识别研究．世界科学技术—中医药现代化，2008，10(6)：71-76

[22] 蔡艺芳，李灿东．面部望诊二维坐标体系的建立．福建中医学院学报，2008，18(1)：13-14

[23] 宋咏梅．体质诊断的基本思路．山东中医药大学学报，2006，30(1)：19-20

[24] 李伟，李明山，郭光照．皮肤颜色的定量测量．中华整形外科杂志，2002，18(2)：111-113

[25] 郑咏梅，梁路光，张铁强．皮肤光谱特性分析及诊断方法研究．光谱学与光谱分析，2003，23(1)：25-27

[26] 田雪飞，程曙，周青．脾病明堂色反射光谱图象分析．湖南中医药导报，2001，7(2)：79-80

[27] 袁肇凯，范伏元．健康人面部常色血流容积变化的临床研究．中国中医基础医学杂志，1996，2(2)：33-36

[28] 袁肇凯，黄献平，范伏元，等．253 例健康人不同部位光电血管容积图检测分析．湖南中医学院学报，2000，20(3)：1-3

[29] 袁肇凯，黄献平，范伏元，等．心病气血辨证面色变化特点及面部血管容积图检测分析．中医杂志，2001，42(3)：173-175

[30] 吴敏,宓越群,倪建俐,等.700名健康学龄期儿童红外热像谱特征及中医望诊关联研究.上海中医药杂志,2002(3):34-36

[31] 高振,阿地力江·阿布力米提,哈木拉提·吾甫尔.中医证候动物模型望诊初探.天津中医药大学学报,2009,28(3):127-129

[32] 程英,王学民,袁肖海.皮肤颜色客观评估方法的比较.临床皮肤科杂志,2005,34(7):424-426

[33] 陆璐明,陈晓,许家佗.中医面部色诊测定方法述评.中西医结合学报,2009,7(8):701-705

第二节　局部望诊

【基本内容】

根据诊断疾病的需要,对患者某一局部(如头面、五官、皮肤)进行深入、细致的观察,即局部望诊。人体为一有机整体,整体的病变可反映于各个局部,局部的病变也可影响全身,故观察局部的异常变化,对临床疾病的诊断,有着重要意义。

望局部情况时,要熟悉各部位的生理特征及其与脏腑经络的内在联系,并结合其他三诊,从整体的角度进行综合分析,以弄清局部病理体征所揭示的临床意义。如两目红赤,多为肝火上炎(肝开窍于目),头发枯萎发白每因肾精亏虚,(肾其华在发)等,即是。

局部望诊的内容包括头面、五官、躯体、四肢、二阴、皮肤等。

一、望　头　面

望头面内容包括头形、囟门、头发以及头部动态几个方面。关于面部的色泽变化,前面已作介绍。

(一) 望头部

头为精明之府,元神所居之处;肾之华在发,发为血之余;头又为诸阳之会,手足三阳经及督脉等皆上行于面,足厥阴肝经及任脉等阴经亦上达于头。全身脏腑气血皆上注于头面而荣养之。故望头部的情况,可以诊察全身脏腑气血的盛衰。

1. 头形　头的大小异常和畸形,多见于正值颅骨发育期的婴幼儿。头颅的大小以头围(头部通过眉间和枕骨粗隆的横向周长)来衡量:一般新生儿约34cm,6个月时约42cm,1周岁时约45cm,2周岁时约48.5cm。明显超出此范围者为头形过大,反之为头形过小。无论过大或过小,均当属于病态。

(1) 增大:小儿头颅均匀增大,颅缝开裂,面积较小,伴智力低下者,多属先天不足,肾精亏损,水液停聚于脑所致。

(2) 狭小:小儿头颅狭小,头形尖圆,颅缝早合,伴智力低下者,其多因肾精不足,颅骨发育不良所致。

(3) 方形:小儿前额左右突出,头顶平坦,颅呈方形者,亦是多因肾精不足或脾胃虚弱,颅骨发育不良所致,常见于佝偻病、胎传梅毒等病证。

2. 囟门　囟门是婴幼儿颅骨结合不紧所形成的骨间隙,有前囟、后囟之分。后囟呈三角形,约在出生后2～4个月时间闭合。前囟呈菱形,约在出生后12～18个月时闭合,是临床观察小儿生长发育状况的主要部位。

(1) 囟门突起(囟填):多属实证。常为温病火邪上攻,或脑髓有病,或颅内水液停聚所致。但小儿哭泣时囟门暂时突起者乃属正常,不作病论。

(2) 囟门凹陷(囟陷):多属虚证。多因吐泻伤津、气血不足和先天精气亏虚,脑髓失充所致。但6个月以内的婴儿囟门微陷属正常范围。

(3) 囟门迟闭(解颅):即后囟出生4个月后、前囟18个月后骨缝仍未闭合者,即为囟门迟闭。是肾气不足、发育不良的表现。多见于佝偻病患儿,常兼有"五软"(头软、项软、手足软、肌肉软、口软)、"五迟"(立迟、行迟、发迟、齿迟、语迟)等。

3. 动态　患者头摇不能自主,不论成人或小儿,多为阴血亏虚、肝风内动之证。

4. 头发　头发的生长与肾气和精血的盛衰关系密切,故望发主要可以诊察肾气的强弱和精血的盛衰。正常人头发乌黑致密、光亮润泽,是肾气充盛、精血充足的表现。

头发焦黄干枯、稀疏易落,多属精血亏虚,或见于病后和慢性虚损患者。突然片状脱发,显露圆形或椭圆形光亮头皮,称为斑秃,多为血虚受风所致。青壮年头发稀疏易落,有眩晕健忘、腰膝疲软表现者,为肾虚早衰之征;头皮发痒、多屑、多脂特点者,为血热化燥所致。青少年白发无症状者,不属病态;伴有肾虚症状者,多因精血亏虚;伴失眠健忘症状者,多因劳神伤血;小儿头发稀疏黄软,生长发育迟缓,甚至久不生发,多因先天不足,肾精亏损所致;患儿发结如穗,枯黄无泽,可见于疳积病,是因先天不足,或后天失养所致。

(二) 望面部

面部又称颜面,指包括额部在内的脸面部,是脏腑精气上荣的部位,又为心之华。观察面部的色泽形态和神情表现,不仅可以了解神的衰旺,而且可以诊察脏腑精气的盛衰和有关的病变。

临床望面部的基本内容,除前述望面部色泽外,还应包括以下几种常见异常特征。

1. 面肿　面部浮肿多见于水肿病,常是全身水肿的一部分。其中眼睑颜面先肿,发病较速者,为阳水,多由外感风邪,肺失宣降所致;兼见面色㿠白,发病缓慢者,属阴水,多由脾肾阳衰,水湿泛溢所致;兼见面唇青紫、心悸气促、不能平卧者,多属心肾阳衰,血行瘀阻,水气凌心所致。

2. 腮肿　一侧或两侧腮部以耳垂为中心肿起,边缘不清,按之有柔韧感或压痛者,为痄腮,系外感温毒之邪所致,多见于儿童。若颧下颌上耳前发红肿起,伴有寒热、疼痛者,属发颐,为阳明热毒上攻之征。

3. 面削颧耸　又称为面脱。即面部肌肉消瘦,两颧高耸,眼窝、颊部凹陷,每与"大骨枯槁,大肉陷下"并见。属气血虚衰,脏腑精气耗竭之象,多见于慢性病的重危阶段。

4. 口眼㖞斜　又称口眼歪斜。单见一侧口眼㖞斜而无半身瘫痪,患侧面肌弛缓,额纹消失,眼不能闭合,鼻唇沟变浅,口角下垂,向健侧歪斜者,为风邪中络。若口眼㖞斜,兼半身不遂者,则为中风病,多因肝阳上亢,风痰阻闭脏腑经络所致,即前人所谓"真中风"。

5. 特殊面容　较常见者如"惊恐貌",即患者面部表情惊恐,多见于小儿惊风、狂犬病等人。"苦笑貌",即由于面肌痉挛所呈现的苦笑面容,多见于新生儿脐风、破伤风等患者。"狮面",即面部出现凸凹不平的结节,每见于麻风患者。

二、望 五 官

五官包括眼、耳、鼻、口、舌等官窍。通过观察五官的异常表现,可以判断相应脏腑的病理变化。

(一) 望目

中医学认为,目为肝之窍,心之使,五脏六腑之精气皆上注于目,故目与五脏六腑皆有联系，而与心、肝、肾的关系更为密切，可反映脏腑精气的盛衰。因此，望目不仅是望神的重点，而且在诊察全身或局部病证方面也有重要的意义。

古人将目之不同的部位分属五脏，称为“五轮学说”。此说最早源于《灵枢·大惑》：“精之窠为眼，骨之精为瞳子，筋之精为黑眼，血之精为络，其窠气之精为白眼，肌肉之精为约束，……”后世医家据此归纳为：瞳仁属肾，称为“水轮”；黑睛属肝，称为“风轮”；两眦血络属心，称为“血轮”；白睛属肺，称为“气轮”；眼睑属脾，称为“肉轮”。并认为观察目的不同部位的形色变化，可以诊察相应脏腑的病变。“五轮”学说对眼科临床和内科疾病的诊断具有指导意义。

临床上，望目包括望两目的眼神、色泽、形态和动态的异常改变。其中望眼神部分于“望神”中已述。

1. 色泽　正常人眼睑内（眼结膜）与两眦红润，白睛（巩膜）白色，黑睛（虹膜）褐色或棕色，角膜无色透明。其异常改变有：

（1）目赤肿痛：多属实热证。如白睛发红为肺火或外感风热，两眦赤痛为心火上炎，睑缘赤烂为脾有湿热，全目赤肿为肝经风热上攻所致。

（2）白睛发黄：为黄疸的主要标志。多由湿热和寒湿内蕴，肝胆疏泄失常，胆汁外溢所致。在皮肤发黄轻微而不易发现时，望白睛黄染即可早期发现。但须与中老年人的球结膜脂肪沉着相鉴别：后者为稍隆起的淡黄色斑块，在睑裂部最明显，而黄疸的黄色则均匀无隆起，于眼球周围明显，越近黑睛越浅。

（3）目眦淡白：属血虚、失血。是血少不能上荣于目所致。

（4）目胞色黑晦黯：多属肾虚。是肾精亏耗，或命门火衰、水饮内停之象。

2. 形态

（1）目胞浮肿：为水肿的基本特征。因目胞属脾，脾湿不运，水湿内停，加之该处组织疏松，故水肿可先见于目胞。观察此处微肿可早期发现水肿，但健康人低枕睡眠后一时性胞睑微肿不属病态。目胞红肿热痛而病势急者，乃火热上攻之证。

（2）眼窝凹陷：又称眼球凹陷。多为津伤液脱或气血不足所致。多见于剧烈吐泻伤津或气血虚衰之人。若久病眼窝深陷，甚则视不见人，则为阴阳竭绝之危候。

（3）眼球突出：眼球突出兼喘满上气者，属肺胀，为痰浊阻肺，肺气不宣、呼吸不利所致。若眼球突出兼颈前微肿，急躁易怒者，为瘿气，因肝郁化火，痰气郁结所致。单眼突出，多属痰瘀内蕴之恶候。

（4）针眼、眼丹：睑缘肿起结节如麦粒，红肿较轻者，名为针眼；胞睑漫肿，红肿较重者，名为眼丹，常溃后排脓始愈。皆为风热邪毒或脾胃蕴热上攻于目所致。

3. 动态　瞳孔又称瞳神，正常人瞳孔双侧等圆等大，直径约为 3～4mm，对光反应灵敏。眼球运动随意、灵活。其异常改变主要有：

（1）瞳孔缩小：多属肝胆火炽所致；亦可见于中毒，如川乌、草乌、毒蕈、有机磷农药中毒等。

（2）瞳孔散大：多见于肾精耗竭，阴阳即将离决的危重患者；两侧瞳孔完全散大则是临床死亡的指征之一。《重订通俗伤寒论》所谓“瞳神散大者，神虚散”即是谓此而言。如一侧瞳孔逐渐散大，可见于中风或颅脑外伤患者，亦属危候。此外亦可见于五风内障（青光眼）患者。

（3）瞪目直视：即患者两眼固定前视，神志昏迷，为脏腑精气将绝，属病危。

(4) 戴眼反折:即患者两眼上视,不能转动,项强抽搐,角弓反张。为脏腑精气衰极而肝风内动之危候。

(5) 横目斜视:亦多见于肝风内动之危重证候。

(6) 昏睡露睛:多属脾胃虚衰。可见于吐泻伤津和慢脾风的患儿。为脾虚清阳不升,气血不足,胞睑失养,启闭失司所致。

(7) 眼睑下垂:又称睑废。双睑下垂者,多为先天不足,脾肾亏虚;单睑下垂者,多因脾气虚衰,升举无力或外伤所致。

(二) 望耳

两耳主司听觉。肾开窍于耳,手足少阳经脉布于耳,手足太阳经和足阳明经也分布于耳或耳周围,故耳为"宗脉之所聚"。耳与全身均有联系,在耳廓上有全身脏腑组织的反应点,而尤与肾、胆关系密切,所以望耳可以诊察肾、胆和全身病变。

1. 色泽 正常人耳廓色泽红润,是气血充足的表现。耳轮淡白,多属气血亏虚。耳轮红肿,多为肝胆湿热或热毒上攻。耳轮青黑,可见于阴寒内盛或剧痛的患者。耳轮干枯焦黑,多属肾精亏耗,精不上荣,为病重,可见于温病晚期耗伤肾阴及下消等患者。小儿耳背有红络、耳根发凉,多为出麻疹的先兆。

2. 形态 正常人耳廓厚实,是肾气充足的表现。耳廓瘦小而薄,是先天亏损,肾气不足。耳轮干枯萎缩,多为肾精耗竭,属病危。

3. 耳内病变 耳内流脓水,称为脓耳。多由肝胆湿热熏蒸所致;后期转虚,则多属肾阴不足,虚火上炎。

(三) 望鼻

鼻主司通气和嗅觉功能。其居面部中央,为肺之窍,足阳明胃经分布于鼻旁,鼻上和鼻周围有各脏腑的相应部位。望鼻不仅可以诊察肺的病变,而且还可以协助判断脏腑的虚实、胃气的盛衰、病情的轻重和预后好坏。

1. 色泽 正常人鼻色红黄隐隐,含蓄明润,是胃气充足的表现。鼻端微黄明润,见于新病者,虽病而胃气未伤,属病轻;见于久病者,常为胃气来复,属向愈。鼻端色白,多属气血亏虚,或见于失血患者。鼻端色赤,多属肺脾蕴热。鼻端色青,多见于阴寒腹痛患者;若兼鼻端发凉,则病情更为严重。鼻端色微黑,常是肾虚寒水内停之象。鼻端晦黯枯槁,则为胃气已衰之重病。

2. 形态 鼻红肿生疮,多属胃热或血热。鼻端生红色粉刺,称为"酒渣鼻",多因肺胃蕴热所致。鼻柱溃陷,多见于梅毒患者。鼻柱塌陷,眉毛脱落,见于麻风恶候。鼻孔干燥,黑如烟煤,多属高热日久或阳毒热深。鼻翼扇动,伴咳逆喘促,多见于肺热或哮喘患者,是肺气不宣、呼吸困难的表现。若重病出现鼻孔扇张,喘而额汗如油,则多属阴阳即将离决之危候。

3. 鼻内病变 鼻塞流涕,可见于外感表证或鼻渊等。其中鼻流清涕者,多属外感风寒;鼻流浊涕者,多属外感风热;鼻流脓涕气腥臭者,多为鼻渊,为外感风热或胆经蕴热上攻于鼻所致。鼻腔出血,称为"鼻衄",多因肺胃蕴热,灼伤局部脉络所致。

(四) 望口与唇

口指口腔,唇则指口唇。口为饮食通道,脏腑要冲,脾开窍于口,其华在唇,手足阳明经环绕口唇,故望口与唇的异常变化,主要可以诊察脾与胃的病变。

1. 色泽 唇部色诊与望面色基本相同,但因口唇黏膜薄而透明,故其色泽变化比面色更为明显,易于观察。正常人唇色红润,是胃气充足,气血调匀的表现。

（1）唇色淡白：是血虚不能上充于唇络所致。

（2）唇色深红：多属热盛，是因热而唇部脉络扩张，血液充盈的表现；若红肿而干者，多属热极。若口唇呈樱桃红色，多见于煤气中毒。

（3）口唇青紫：多属血瘀证：可见于心气、心阳虚衰而心血瘀阻和严重呼吸困难的患者。若口唇青黑，多属寒盛、痛极，是因寒盛血脉凝涩，或痛极血络郁阻所致。

2. 形态

（1）口唇干裂：为津液已伤，多属燥热伤津或阴虚液亏。

（2）口唇糜烂：多为脾胃积热上蒸，热邪灼伤唇部所致。

（3）口角流涎：见于小儿多属脾虚湿盛，见于成人多为中风口㖞不收所致。

（4）人中沟变平：口唇翻卷不能覆齿，称"人中满唇反"，为脾气将绝，属病危。

（5）口腔糜烂：即唇内和口腔黏膜出现灰白色小溃疡，周围红晕，局部灼痛，称为"口疮"；若满口糜烂则称为"口糜"，多由心脾积热上蒸所致。小儿口腔、舌上满布白斑如雪片，称为"鹅口疮"，多因湿热秽浊之气上蒸于口所致；若见于成人则多属重病晚期。

3. 动态　正常人口唇可随意开合，动作协调。其主要的异常形态，《望诊遵经》归纳为："张主虚，噤主实；撮为邪正交争，正气衰而邪气盛；僻是经筋相引，急为正而缓为邪；振乃阳明之虚，动缘胃气之绝。"此即所谓"口形六态"，此可作为望口时之参考要点。

（1）口张：即口开而不闭，属虚证。若口如鱼口，张口气直，但出不入，则为肺肾之气将绝，属病危。

（2）口噤：即口闭而难开，牙关紧闭，属实证。多因肝风内动，筋脉拘急所致。可见于痉病、惊风、破伤风等。

（3）口撮：即上下口唇紧聚，为邪正交争所致，可见于新生儿脐风，表现为撮口不能吮乳；亦可见于破伤风患者。

（4）口僻：又名口㖞，即口角向一侧歪斜。多为风痰阻络所致，常见于中风患者。

（5）口振：即战栗鼓颌，口唇摇振。多为阳衰寒盛或邪正剧争所致。可见于伤寒欲作战汗或虐疾发作。

（6）口动：即口频繁开合，不能自禁。是胃气虚弱之象。若口角掣动不止，则为热极生风或脾虚生风之象。

（五）望齿与龈

中医学认为，齿为骨之余，骨为肾所主；龈为手足阳明分布之处，故望齿与龈常可诊察肾、胃的病变，以及津液的充足与否。明清时期温病学派对验齿十分重视，在阳明热盛和热伤肾阴的情况下，观察齿与龈的润燥情况，可以了解胃津、肾液的存亡，正如叶桂所说："温热之病，看舌之后，亦须验齿，齿为肾之余，龈为胃之络，热邪不燥胃津，必耗肾液。"此实为经验之谈。

1. 望齿　正常人牙齿洁白润泽而坚固，是肾气充足、津液未伤的表现。其异常表现有：

（1）形色异常：牙齿干燥为胃阴已伤。牙齿光燥如石，为阳明热甚，津液大伤。牙齿燥如枯骨，多为肾阴枯竭，精不上荣所致。可见于温热病的晚期，属病重。牙齿稀疏松动，齿根外露，多为肾虚，或虚火上炎所致。牙齿枯黄脱落，见于久病者多为骨绝，属病重。齿焦有垢，为胃肾热盛，但气液未竭。齿焦无垢，为胃肾热甚、气液已竭之证。

（2）动态异常：牙关紧急，多属风痰阻络或热极动风。咬牙啮齿，多为热盛动风，将成痉病。睡中啮齿，多因胃热或虫积所致。

2. 望龈 正常人齿龈淡红而润泽，是胃气充足的表现。

（1）齿龈淡白：多属血虚而不能上充于龈络所致。齿龈色淡，龈肉萎缩，多属肾虚或胃阴不足。

（2）齿龈红肿：伴灼热疼痛者，多为胃火上炎，熏灼齿龈所致。

（3）齿缝出血：此为“齿衄”。兼见齿龈红肿疼痛者，为胃火上炎，灼伤龈络；齿龈不红不痛微肿者，属脾虚血失统摄，或肾阴虚虚火上炎所致。

（4）齿龈溃烂：流腐臭血水，甚则唇腐齿落，称为“牙疳”，多因外感疫疠之邪，余毒未消，积毒上攻所致。

（六）望咽喉

咽喉为肺、胃之门户，是呼吸、进食的通道。足少阴肾经循喉咙挟舌本，亦与咽喉关系密切。故望咽喉主要可以诊察肺、胃、肾的病变。

临床望咽喉时，应注意观察其色泽形态变化和有无脓点、假膜等。咽喉部的正常状态是：色泽淡红润泽，不痛不肿，呼吸通畅，发音正常，食物下咽顺利无阻。

1. 异常形态

（1）红肿：咽部深红、肿痛明显者，属实热证，多由肺胃热毒上攻咽喉所致。咽部色红娇嫩、肿痛不显者，属阴虚证，多由肾阴亏虚、虚火上炎所致。

（2）成脓：咽部肿势高突，色深红，周围红晕紧束，发热不退者，为脓已成，咽部色浅淡，肿势散漫，无明显界限，疼痛不甚者，为未成脓。

（3）溃烂：咽部溃烂分散表浅者，为肺胃之热轻浅或虚火上炎；溃烂成片或凹陷者，为肺胃热毒壅盛；咽部溃腐日久，周围淡红或苍白者，多属虚证。

（4）伪膜：咽部溃烂处表面覆盖一层黄白或灰白色膜称为伪膜（或假膜）。伪膜松厚，容易拭去者，病情较轻；伪膜坚韧，不能拭去，重剥出血，很快复生者，病情较重。

2. 常见病症

（1）乳蛾：咽部一侧或两侧喉核（扁桃体）红肿疼痛或溃烂有黄白色脓点，脓汁拭之易去者，为乳蛾，多属肺胃热盛、火毒熏蒸所致。

（2）白喉：咽部有灰白色假膜，拭之不去，重擦出血，很快复生者，为白喉，是外感疫邪所致，多见于儿童，属急性传染病。

（3）喉痹：咽部一侧或咽后壁明显红肿高突，甚则吞咽困难，身发寒热者，为急喉痹，每因风热痰火壅滞而成；若咽干微红微肿微痛，经久不愈，为慢喉痹，则多因肺肾阴虚、虚火上炎所致。

三、望 躯 体

包括望颈项、胸胁、腹部、腰背等部位。通过观察异常变化，可以测知相关脏腑的病变。

（一）望颈项

颈项是连接头部和躯干的部分，其前部称颈，后部称项。内有气管、食道、脊髓和主要动脉。手足阳明经与任脉行于颈，太阳经与督脉行于项，少阳经行于两侧。颈部不仅起着支撑头部、连接头身的重要作用，而且也是饮食、呼吸和气血精津运行的要道。颈项若有气血阻滞，可以引起全身病变；脏腑气血失调，亦往往可以在颈项部反映出来。

1. 外形 正常人的颈项直立，两侧对称，气管居中，男性喉结突出，女性不显。颈侧动脉搏动在安静时不易见到。常见病证有以下几种。

（1）瘿瘤：颈前喉结处有肿块突起，或大或小，或单侧或双侧，可随吞咽而上下移动者，称为“瘿瘤”。多因肝郁气结痰凝所致，或与地方水土有关。

（2）瘰疬：颈侧颌下有肿块如豆，累累如串珠者，称为“瘰疬”。多由肺肾阴虚，虚火内灼，炼津为痰，结于颈部；或外感风火时毒，夹痰结于颈部所致。

（3）气管偏移：气管不居中，向一侧偏移，称气管偏移。可见于悬饮、气胸和肺部肿瘤等患者，前者气管移向健侧，为水饮或气体压迫所致；后者气管移向患侧，为肿瘤牵拉所致。

2. 动态　正常人的颈项转侧俯仰自如，其活动范围是：左右旋转75°，后伸35°，前屈35°，左右侧屈45°。其异常改变主要有：

（1）项强：即项部拘紧或强硬。如项部拘急牵引不舒，兼恶寒发热等症，是风寒侵袭、经气不利所致。若项部强硬，不能前俯，兼壮热神昏抽搐者，则属温病热极生风所致。

（2）项软：即颈项软弱，抬头无力。发生于小儿常为先天不足，肾精亏损，发育不良，可见于佝偻病患儿。若久病重病颈项软弱，头垂不抬，眼窝深陷，则为脏腑精气衰竭之象，属病危。

（3）颈脉搏动、怒张：在安静状态时出现颈侧人迎脉搏动明显，可见于肝阳上亢（如眩晕）和血虚重证等患者。坐位时颈脉明显怒张，平卧时更甚，或兼有搏动，患者面青唇紫、浮肿者，多见于心血瘀阻、肺气壅滞和心肾阳衰、水气凌心的患者。

（二）望胸胁

包括胸腔和胁下。胸腔由胸骨、肋骨和脊柱等构成，内藏心脏等重要脏器，属上焦，为宗气所聚，是诸经循行之处。胸廓前有乳房，属胃经，乳头则属肝经。胸侧自腋下至第十二肋骨的区域为胁肋，是肝胆经循行之处。望胸胁主要可以诊察心、肺、肝胆的病变和宗气的盛衰。

临床望胸胁时，应注意观察其外形变化、虚里搏动情况（详见“按诊”）和呼吸运动有否异常等。

1. 外形　正常人的胸廓呈扁圆柱形，两侧对称，左右径大于前后径（比例约为1.5∶1），小儿和老人则左右径略大于前后径或相等。两侧锁骨上下窝亦对称。常见的胸廓变形有以下几种。

（1）胸廓扁平：即胸廓较正常人扁，前后径小于左右径的一半，颈部细长，锁骨突出，两肩向前，锁骨上、下窝凹陷，又称“扁平胸”。属形瘦阴虚体质，多见于肺肾阴虚或气阴两虚的患者。亦可见于平素体弱者。

（2）胸廓膨隆：即胸廓较正常人圆，前后径与左右径约相等。颈短肩高，锁骨上、下窝平展，肋间加宽，胸廓呈圆桶状，又称“桶状胸”。多为久病咳喘，耗伤肺肾，以致肺失宣降、肾不纳气而壅滞，日久致使胸廓变形。

（3）鸡胸：即胸骨下部明显前突，胸廓前后径长而左右径短，肋骨侧壁凹陷，形似鸡胸，多见于儿童。因先天不足或后天失养，肾中精气不足，骨骼发育异常所致。

（4）两侧胸廓不对称：一侧胸廓塌陷，肋间变窄，肩部下垂，脊骨常向对侧凸出者，多见于肺痿、悬饮后遗症和肺部手术后等患者。一侧胸廓膨隆，肋间变宽或兼外凸，气管向健侧移位者，多见于悬饮病、气胸等患者。

（5）肋如串珠：即肋骨与软骨连接处变厚增大，状如串珠。可见于肾气不足，发育不良的佝偻病患儿。

（6）乳房肿块：乳房肿块，称为乳癖，多见于肝郁气滞、痰凝血瘀之证。妇女哺乳期乳房红肿热痛，乳汁不畅，甚则破溃流脓，身发寒热者，为乳痈。多因肝气不舒，胃热窒滞，或外感邪毒所致。

2. 呼吸 正常人呼吸均匀，节律整齐，每分钟约16～18次，胸廓起伏左右对称，均匀协调。妇女以胸式呼吸为主，男子和儿童以腹式呼吸为主。常见的呼吸异常有以下数种。

（1）胸式呼吸增强、腹式呼吸减弱：多见于腹部病变。如臌胀、积聚等病，亦可见于妊娠妇女。

（2）胸式呼吸减弱，腹式呼吸增强：多见于胸部病变。如肺痨、悬饮、胸部外伤等病。

（3）两侧胸部呼吸不对称：即胸部一侧呼吸运动较另侧明显减弱。为呼吸运动减弱侧胸部有病，可见于悬饮、肺部肿瘤等病。

（4）吸气时间延长：多因吸气困难所致。可见吸气时胸骨上窝、锁骨上窝及肋间凹陷。多见于急喉风、白喉重证等病。

（5）呼气时间延长：多为呼气困难所致。常伴张口目突、端坐呼吸。可见于哮喘、肺胀等病。

（6）呼吸急促，胸廓起伏显著：多属实热证。为邪热、痰浊壅肺，肺失清肃，肺气不降所致。

（7）呼吸微弱，胸廓起伏不显：多属虚寒证。为肺气亏虚，气虚体弱所致。

（8）呼吸节律不整：表现为呼吸由浅渐深，再由深渐浅，以至暂停，往返重复，或呼吸与暂停相交替。皆为肺气虚衰之象，属病重。

（三）望腹部

腹部指躯干正面剑突以下至耻骨以上的部位，包括中焦、下焦，内藏肝、脾、肾、胆、胃、大肠、小肠、膀胱、胞宫，亦为诸经循行之处。故望腹部可以诊察相应脏腑的病变和气血的盛衰。

腹部异常表现主要有如下几种情况。

1. 腹部膨隆 即仰卧时前腹壁明显高于胸骨至耻骨中点连线。若单腹膨胀，四肢消瘦者，多属臌胀病，为肝气郁滞，水湿瘀血阻滞所致。若腹部胀大，周身俱肿者，多属水肿病，为肺、脾、肾三脏功能失调，水湿泛溢肌肤所致。若腹局部膨隆，按之有痞块者，多见于积聚患者，须结合按诊进行辨证。

2. 腹部凹陷 即仰卧时前腹壁明显低于胸骨至耻骨中点连线。若腹部凹陷，形体消瘦，多属脾胃虚弱，气血不足，可见于久病脾胃气虚、机体失养，或新病吐泻太过、津液大伤的患者。若腹皮甲错，深凹着脊，可见于长期卧床不起、精气阴阳大伤的患者。

3. 青筋暴露 患者腹大坚满，青筋怒张，多属肝郁血瘀。每因外邪侵袭，或饮食不节等，使肝郁气滞，脾虚湿阻日久，导致血行不畅，脉络瘀阻所致。多见于臌胀重证。

4. 脐部异常 新生儿脐部色青或黑，局部发硬，多为脐风危症。婴幼儿脐部不洁，湿热蕴结而发。水肿、臌胀患者脐部突出，多为脾肾虚衰，属病重。

5. 腹壁突起 腹壁有半球物突起，多发于脐孔、腹正中线、腹股沟等处，每于直立或用力后发生者，属于疝气。

（四）望腰背

背以脊柱为主干，为胸中之府；腰为身体运动之枢纽，为肾之府。督脉贯脊行于正中，足太阳膀胱经分行夹于腰背两侧，其上有五脏六腑俞穴，带脉横行环绕腰腹，总束阴阳诸经，皆与腰背关系密切。故望腰背部的异常表现，可以诊察有关脏腑经络的病变。

正常人腰背部两侧对称，俯仰转侧自如，直立时脊柱居中，颈、腰段稍向前弯曲，胸、骶段稍向后弯曲，但无左右侧弯。其异常改变主要有：

1. 脊柱过度后弯　多发生在胸椎部分，致使前胸塌陷，称为“驼背”或“龟背”。多由肾气亏虚、发育异常，或久病咳喘，或脊柱疾患所致。亦可见于老年人。

2. 脊柱侧弯　即脊柱离开正中线向左或右偏曲，多由小儿发育期坐姿不良所致，亦可见于先天不足、肾精亏损、发育不良的患儿和一侧胸部有病的患者。

3. 脊疳　即患者极度消瘦，以致脊骨突出似锯，为脏腑精气亏损之象，见于慢性重病患者。

4. 角弓反张　即脊背后弯，反折如弓，兼见颈项强直，四肢抽搐。为肝风内动，筋脉拘急之象。

5. 腰部拘急　即腰部疼痛，活动受限，转侧不利。多因寒湿内侵，腰部脉络拘急，或跌仆闪挫、局部气滞血瘀所致。

四、望四肢

四肢包括上肢的肩、臂、肘、腕、掌、指和下肢的股、膝、胫、踝、跖、趾等部位组织。就其与脏腑的关系而言，因肺主皮毛，心主血脉，肝主筋，肾主骨，脾主肌肉四肢，故四肢与五脏均有关，而脾与四肢的关系尤为密切。故望四肢主要可以诊察五脏病变以及循行于四肢经脉的病变。

望诊时应注意观察四肢、手足的形态变化和动态的异常。

（一）形态异常

1. 肌肉萎缩　即四肢或某一肢体肌肉消瘦、萎缩、松软无力。多因气血亏虚（尤其是脾气虚）或经络闭阻，肢体失养所致。

2. 四肢肿胀　每以下肢浮肿为主。多见于水肿病。常因肺、脾、肾功能失调，水饮内停所致。

3. 膝部肿大　膝部红肿热痛，屈伸不利，见于热痹，为风湿热郁滞关节所致。若膝部肿大而股胫消瘦，形如鹤膝，称为“鹤膝风”，多因寒湿内侵，络脉血瘀所致。

4. 下肢畸形　直立时两踝并拢而两膝分离，称为“膝内翻”（又称“O”型腿或罗圈腿）；两膝并拢而两踝分离，称“足外翻”。皆因先天不足或后天失养，肾气不充，而使发育不良。

5. 青筋暴露　即小腿青筋怒张，形似蚯蚓。多因寒湿内侵，或久站久立，络脉血瘀所致。

6. 手指变形　指关节呈梭形畸形，活动受限者，多由风湿久蕴，筋脉拘挛所致。指（趾）末节膨大如杵者，称为“杵状指”，多由久病心肺气虚，血瘀痰阻而成。

（二）动态异常

1. 肢体痿废　肢体肌肉萎缩，筋脉弛缓，痿废不用者，见于痿病，多因精气亏虚或湿热浸淫，筋脉失养所致。单侧下肢痿废不用者，称为“半身不遂”，见于中风喑痱，多因风痰阻闭经络所致。双下肢痿废不用者，多见于截瘫患者，多由腰脊外伤或瘀血阻络所致。

2. 四肢抽搐　四肢筋脉拘急与弛缓间作，舒缩交替，动而不止。多因热极生风或肝阳化风，肝风内动，筋脉拘急所致。

3. 手足拘急　即手足筋肉挛急不舒。如在手可表现为腕部屈曲、手指强直，拇指内收贴近掌心与小指相对；在足可表现为踝关节后弯，足趾挺直而稍向足心。多因寒邪凝滞或气血亏虚，筋脉失养所致。

4. 手足颤动 即手或下肢颤抖或振摇不定，不能自主。多由血虚筋脉失养或饮酒过度所致，亦可为动风先兆。

5. 手足蠕动 即手足掣动迟缓，类似虫行。多为气血不足，筋脉失养，虚风内动。

6. 循衣摸床、撮空理线 指重病昏迷患者伸手抚摸衣被、床沿，或伸手向空，手指时分时合，皆为重病失神之危候。

五、望 二 阴

包括前阴与后阴。前阴指生殖和排尿器官；后阴指肛门，为排便之门户。前阴为肾所司，宗脉所聚，太阴、阳明经所会，精窍通于肾，尿窍通于膀胱，阴户通于胞宫并与冲、任二脉密切相关，肝胆经脉络于阴器，故与肾、膀胱、肝、胆诸脏关系密切；后阴亦为肾所司，肛门通于肠，与脾、胃、肠、肾关系密切。此外，二阴皆与任、督二脉有密切生理联系。故望二阴可诊察相应脏腑经络的病理证候。

（一）望前阴

一般言之，望男性前阴应注意观察阴茎、阴囊和睾丸是否正常，有无硬结、肿胀、溃疡和其他异常的形色改变。对女性前阴的诊察应观察有无阴户肿胀等。

1. 外阴肿胀 男性阴囊或女性阴户肿胀，称为"阴肿"。阴肿而不痒不痛者，可见于水肿病。阴囊肿大，因小肠坠入阴囊或睾丸肿胀引起者，称为"疝气"，多由肝气郁结、久立劳累或寒湿侵袭所致。若阴囊或阴户红肿热痛，则多为肝经湿热下注之证。

2. 外阴收缩 男性阴囊、阴茎，或女性阴户收缩入腹，拘急疼痛，称为"阴缩"。多因外寒侵袭肝经，凝聚气血，肝脉拘急收引所致。

3. 外阴生疮 前阴部生疮，或有硬结破溃腐烂，时流脓水或血水者，称为"阴疮"，多因肝经湿热下注，或梅毒感染所致。若硬结溃后呈菜花样，有腐臭气，则多为癌肿，病属难治。

4. 阴囊湿痒 阴囊瘙痒，湿烂发红，浸淫黄水，焮热疼痛者，称为"慢囊风"。多由湿热蕴结而发。若日久阴囊皮肤粗糙变厚，则多为阴虚血燥之征。

5. 阴挺突出 妇女阴户中有物突出如梨状，名为"阴挺"。多由脾虚中气下陷，或产后劳伤，使胞宫下坠阴户之外所致。

6. 睾丸异常 小儿睾丸过小或触不到，多属先天发育异常；亦可见于痄腮后遗症（睾丸萎缩），常常致使男性不育。

（二）望后阴

检视时可嘱患者侧卧位，双腿尽量前屈靠近腹部，使肛门充分暴露。检查者用双手将臀部分开，即可观察肛门外部的病变。如观察有无内痔突出，内痔的位置、数目、大小、色泽，有无出血等。

1. 肛痈 肛门周围局部红肿疼痛，状如桃李，甚则重坠刺痛，破溃流脓者，为肛痈。多由湿热蕴毒下注或外感邪毒而发。

2. 肛裂 肛门与肛管的皮肤黏膜有狭长裂伤，可伴有多发性小溃疡，排便时疼痛流血者，为肛裂。多因血热肠燥，大便干结，努力排便时损伤血络所致。

3. 痔疮 肛门内外生有紫红色柔软肿块，突起如峙者，为痔疮。其生于肛门齿状线以内者为内痔，生于肛门齿状线以外者为外痔，内外皆有者为混合痔。多由肠中湿热蕴结或血热肠燥，肛门部血脉郁滞所致。

4. 脱肛 即直肠或直肠黏膜组织自肛门脱出。轻者便时脱出，便后缩回；重者脱出后不能自回，须用手慢慢回纳。检视时可嘱患者蹲位，用力迸气作排便动作，即可在肛门外看到紫红色球状物（直肠黏膜）或椭圆形块状物（直肠壁）脱出。本病多由脾虚中气下陷所致。

5. 肛瘘 肛门部生痈肿或痔疮溃后久不敛口，外流脓水，可形成瘘管。瘘管长短不一，或通入直肠，局部痒痛，缠绵难愈。

六、望 皮 肤

皮肤为一身之表，内合于肺，卫气循行其间，有保护机体的作用。脏腑气血亦通过经络而外荣于皮肤。凡感受外邪或内脏有病，皆可引起皮肤发生异常改变而反映于外。因此，观察皮肤色泽形态的异常变化和表现于皮肤的病证，可以诊察脏腑的虚实、气血的盛衰，以及邪气的性质等。

临证望诊时注意观察皮肤色泽形态的变化和表现于皮肤的病症，如痘、疹、斑、痞、痈、疽、疔、疖等。

（一）皮肤色泽

1. 发赤 皮肤之色如涂丹，边缘清楚，热如火灼者，为丹毒。发于头面者名抱头火丹，发于小腿者名流火，发于全身、游走不定者名赤游丹。发于上部者多由风热化火所致，发于下部者多因湿热化火而成，亦有因外伤染毒而引起者。

2. 发黄 面目、皮肤、爪甲俱黄者，为黄疸。其黄色鲜明如橘皮色者为阳黄，为湿热蕴蒸、胆汁外溢肌肤而发。黄色晦黯如烟熏色者属阴黄，为寒湿阻遏、胆汁外溢肌肤所致。

3. 发黑 皮肤黄黑晦黯，面额色黑者，多由劳损伤肾所致。周身皮肤发黑亦可见于肾阳虚衰的患者。

4. 白斑 白斑大小不等，界限清楚，病程缓慢者，为白驳风。多因风湿侵袭，气血失和，血不荣肤所致。

（二）皮肤形态

1. 润燥 皮肤润泽，为津液未伤，营血充足。皮肤干枯无华，多为津液已伤，或营血亏虚，肌肤失养。皮肤干枯粗糙，状若鱼鳞，称为“肌肤甲错”，常兼见面色黧黑，属血瘀日久，肌肤失养所致。

2. 肿胀 周身肌肤肿胀，按之凹陷不起，为水肿病。其中头面先肿，继及全身，半身以上肿甚者，多属阳水；足跗下肢先肿，继及全身，半身以下肿甚者，多属阴水。

（三）皮肤病症

1. 斑疹 斑、疹均为全身性疾病表现于皮肤的体征，两者虽常常并称，但实质有别。

（1）斑：色深红或青紫，多点大成片，平铺于皮肤之下，抚之不碍手，压之不褪色。有阳斑、阴斑之分。色多红紫，形似锦纹、云片，兼有身热烦躁、舌红苔黄、脉数等实热证者，为阳斑，多由外感温邪热毒，内迫营血而发。色多青紫，隐隐稀少，兼有面色淡白无华、肢凉脉虚等虚寒证者，为阴斑，多由脾气虚弱，血失统摄或阳衰寒凝气血所致。

（2）疹：色红，点小如粟或如花瓣，高出于皮肤之上，抚之碍手，压之褪色。有麻疹、风疹、瘾疹等。疹色桃红，形似麻粒，先见于发际颜面，渐延及躯干四肢，后按发出顺序逐渐消退者为麻疹，因外感风热时邪所致，属儿科常见传染病。疹色淡红，细小稀疏，皮肤瘙痒，症状轻微者为风疹，为外感风邪所致。皮肤上突然出现淡红或淡白色丘疹，形状不一，小似麻粒，大如花瓣，皮肤瘙痒，搔之融合成片，出没迅速者为瘾疹，为外感风邪或过敏所致。

2. 水疱　即皮肤上出现成簇或散在性小水疱，可见于白痦、水痘、湿疹等。

（1）白痦：皮肤出现白色小疱疹，晶莹如粟，高出皮肤，擦破流水，多发于胸颈部，四肢偶见，面部不发，兼有身热不扬等湿热证表现。因外感湿热之邪，郁于肌表，汗出不彻而发，属湿温病。

（2）水痘：小儿皮肤出现粉红色斑丘疹，很快变成椭圆形小水疱，顶满无脐，晶莹明亮，浆液稀薄，皮薄易破，分批出现，大小不等，兼轻度恶寒发热表现。因外感湿热之邪所致，属儿科常见传染病。

（3）湿疹：皮肤出现红斑，迅速形成丘疹、水疱，破后渗液，出现红色湿润之糜烂面。好发于四肢、会阴部等处。多因湿热蕴结，复感风邪，郁于肌肤而发。

3. 疮疡　望皮肤疮疡，应注意观察其形色特点，并结合其他兼证，以辨其阴阳寒热虚实。常见发于皮肉筋骨之间的疮疡类外科疾患主要有痈、疽、疔、疖等。

（1）痈：患部红肿高大，根盘紧束，焮热疼痛，属阳证。多为湿热火毒蕴结，气血瘀滞而发。其特点是未脓易消，已脓易溃，脓液黏稠，疮口易敛。

（2）疽：患部漫肿无头，皮色不变或晦黯，局部麻木，不热少痛，属阴证。常因气血亏虚，阴寒凝滞而发。其特点是未脓难消，已脓难溃，脓汁稀薄，疮口难敛。

（3）疔：患部形小如粟，顶白根深而硬，麻木痒痛，多发于颜面手足。因外感风热火毒，毒邪蕴结而发。

（4）疖：患部形小而圆，红肿热痛不甚，出脓即愈，症状轻微。因外感热毒或湿热蕴结而发。

七、望小儿指纹

又称望小儿示指脉络。是通过观察小儿指掌侧前缘浅表络脉的形色变化来诊察病情的方法。这一诊病方法适用于3岁以内的小儿。

（一）指纹诊察概述

1. 望指纹诊病的原理　因示指掌侧前缘络脉为寸口脉的分支（其支从腕出别上，循次指内廉，出其端），与寸口脉同属手太阴肺经，其形色异常变化与寸口脉的变化往往是一致的，望指纹与诊寸口脉的意义相同，故可以诊察体内的病变。

此外，3岁以内的小儿寸口脉短小，切脉时只能以"一指定三关"，加之脉诊时又常哭闹，容易影响脉象的真实性，故脉诊往往不准确。小儿皮肤较薄嫩，示指络脉易于观察。所以常通过望指纹的变化，来诊察小儿疾病。

2. 望小儿指纹的方法　将小儿示指按指节分为三关，即示指第一节（掌指横纹至第二节横纹之间）为风关，第二节（第二节横纹至第三节横纹之间）为气关，第三节（第三节横纹至指端）为命关。具体步骤是：

（1）向光：诊察时让家属抱小儿于光线明亮处，以自然光线为好。

（2）握指：医生用手拇指和示指握住小儿示指末端。

（3）推指：以右手拇指在小儿示指掌侧前缘从指尖向指根部推擦几次，用力要适中（不可用力太大，亦不可过小），指纹即可显见。

（4）诊察：然后在三关的部位上仔细观察指纹的形色变化，诊察内在的病变。

3. 望指纹的意义　观察小儿指纹的形色变化，作为儿科临床常用的一种辅助诊察方法，可以协助诊察脏腑气血的盛衰，病位的表里，病性的寒热虚实，以及判断病情的轻重和预后。

（二）正常小儿指纹

小儿正常指纹的表现是：浅红微黄，隐现于风关之内，既不明显浮露，也不超出风关。其形态多为斜形，单支，粗细适中。

（三）病理小儿指纹

对小儿病理指纹的观察，应注意其浮沉、颜色、长短、形状四方面的变化。

1. 指纹位置

（1）浮显：为病邪在表，见于外感表证。因外邪侵袭于表，正气抗邪，鼓舞气血趋向于表，故指纹浮显。

（2）沉隐：为病邪在里，见于内伤里证。因邪气内困，阻滞气血难于外达，故指纹沉隐。

2. 指纹颜色

（1）鲜红：属外感表证。因邪正相争，气血趋向于表，指纹浮显，故见指纹鲜红。

（2）紫红：属里热证。因里热亢盛、脉络扩张，气血壅滞，故见指纹紫红。

（3）青色：主疼痛，惊风。因痛则不通，脉络气滞血郁，或肝风内动，筋脉拘急脉络郁阻，故见青色。

（4）紫黑：为血络郁闭，病情危重之候。因实邪亢盛，心肺气衰，脉络瘀阻，故见指纹紫黑。

（5）淡白：多见于脾虚、疳积。因脾胃气虚，气血生化不足，不能充于脉络，故指纹色淡。

一般来说，指纹色深黯滞者多属实证，是邪气有余之征；色淡不泽者多属虚证，为正气不足之候。

3. 指纹长短

（1）显于风关：表明邪气初犯，邪浅病轻，可见于外感初起。

（2）达于气关：其色较深，是邪气渐渐深入，病情渐见加重。

（3）达于命关：其色更深，是邪气深入脏腑，病情严重。

（4）透关射甲：即指纹直达指端，其色紫黑，多病情凶险，预后不良。

4. 指纹形状

（1）指纹增粗：其分支显见，多属实证、热证。是因邪正相争，气血壅滞所致。

（2）指纹变细：其分支不显，多属虚证，寒证。则由气血不足，脉络不充所致。

总之，望小儿病理指纹的要点可概括为：浮沉分表里，纹色辨病性，淡滞定虚实，三关测轻重。

【补充阐发】

一、头部诊法

头居人体的最高位，为五体之尊，百骸之长。头诊法主要是通过观察头的外形、动态等来诊断脑、肾等脏腑的病变，及了解气血盛衰情况的诊察方法。

（一）望头诊病的原理

1. 头颅与肾精关系密切　头又称首，为“精明之府”，五体之尊，百骸之长，内藏脑髓，与脊髓相通。又肾藏精，主骨生髓，髓通于脑，脑为髓之海。故头与脑、肾的关系密切。颅骨与脑髓的生长发育，全赖肾精的充养。若肾精不足，就会导致颅脑生长发育障碍。

2. 头与经络密切关联　十二经脉和奇经八脉，都与头部有直接或间接的联系。如手足三阳经脉皆直接循行于头部，其中手阳明大肠经、足阳明胃经、手太阳小肠经循行于头前部，足太阳膀胱经循行于头之后部，手少阳三焦经、足少阳胆经循行于头之两侧；督脉伴太阳之脉从项中上头，阳维脉、阳跷脉也皆上至于头，故头被称为“诸阳之会”。此外，足厥阴肝经上会于头顶（巅），任脉、冲脉及一些阴经的分支或络脉也上行于头部。因而脏腑之精气皆上荣于头。故上述经脉及其相应脏腑的病变均可从头部反映出来。

3. 头有五官七窍与外界相通 头居人体的最高部位，又有五官七窍与外界相通，容易遭受外邪的侵袭。引起头部病证。故无论是头面五官的局部病变，还是与五官相应的脏腑病变，常易引起头部病证。

（二）望头诊病的临床运用

1. 头颅畸形 头之额部前凸，颧部向两侧凸出，称方颅；头颅不坚，按之如有弹性感，长期仰卧者，颅可呈不对称，称偏头畸形；头顶部扁平而呈方形，称为方头，可致扁头畸形。这三种头颅畸形大多由于先天肾精不足，或后天脾胃失调导致的颅骨发育不良。

2. 头面形态 头面呈上大下小的倒梯形，提示肾精充足，但易致肾阴亏损、心神不宁而发病，如郁病、不寐等；头面上小下大为正梯形，提示脾胃健运，但易致脾胃虚弱而发病，如泄泻、纳呆等；头面呈两头小中间宽大者，提示肺气充足，但易致肺阴不足而发病，如咳嗽、咽痛等；头面呈长方形上下一致者，提示脾脏健旺，但易致脾气虚而发病。

3. 头皮脱屑 头皮糜烂、脱屑状如糠皮，脱而又生，头皮糜烂，瘙痒流水，多因湿热之邪侵袭所致；头皮脱落白屑，多由风热化燥、湿热生风、血热化燥、毒邪浸淫等所致。

4. 腮肿 腮部耳前颊车之处，突然肿起，但肌肉肿胀而不着骨，称为痄腮。多因感染温热疫毒所致。

5. 头倾 头倾斜低垂，无力抬举，系中气虚衰或髓海不足所致。若头倾伴见面黄体弱，气短神疲，为中气虚弱；若头倾伴见耳鸣耳聋，腰膝酸软，为髓海不足。另外，颈部受伤亦可出现头倾不举。

6. 头仰 仰头不下，目睛上吊，常见于破伤风和小儿惊风。

7. 头偏 头部偏向一侧，掉转艰难，多属扭伤，也偶见于瘿瘤或痈疽。

二、头发诊法

头发诊法主要是观察头发的色泽、形态、疏密等变化来诊断疾病。中医学素来就重视头发诊法的临床运用，近20年来，头发在诊断上的价值更引起了国内外不少学者的兴趣和关注。1978年美国《Science》杂志说：“头发分析很有希望作为一种工具而成为血清和尿液分析的补充。”

（一）望头发诊病的原理

1. 发为血之余，肾之华。头发的生长与精血盛衰有关。隋代巢元方《诸病源候论·毛发病诸候》说：“足少阴肾之经也，肾主骨髓，其华在发。若血气盛，则肾气强，肾气强则骨髓充满，故发润而黑；若血气虚，则肾气弱，肾气弱，则骨髓枯竭，故发变白也。……足少阴之经血，外养于发，血气盛，发则润黑；虚竭者，不能荣发，故令发黄。”说明头发的正常生长或色泽的改变，都与肾之精血有关。故观察头发的改变，可知肾之精血的盛衰。

2. 脾为后天之本，脾胃为气血生化之源；肝为藏血之脏，主疏泄，脾统血，头发的生长，需要血液的濡养，故头发的生长与脾胃、肝等脏腑的关系密切，头发的荣枯可以反映肝脾等脏腑的功能正常与否。

3. 头发与经脉之关系亦密切，如足阳明胃经、足太阳膀胱经、手少阳三焦经、足厥阴肝经以及督脉、阳维脉，阳跷脉等，均在发际内有固定的循行部位，故内在脏腑的病变，可以通过其经脉，在其循行部位的头皮或头发上反映出来。

4. 头发与脏腑盛衰关系密切，在人的生命过程中，随着脏腑气血的盛衰变化，而有生、长、壮、老的生理过程，头发是反映这一过程的明显标志。如《素问·上古天真论》说："女子七岁，肾气盛，齿更发长；……四七筋骨坚，发长极，身体盛壮；五七，阳明脉衰，面始焦，发始堕；六七，三阳衰于上，面皆焦，发始白……"说明肾之精气、阳明经气血盛衰的情况均可从头发的变化上反映出来。

此外，头发的生长过程，还受精神情志活动、机体阴阳盛衰、外邪侵袭等因素的影响，某些皮肤病或使用某种药物后也可影响头发的生长，故观察头发的生长情况可作为临床诊病、辨证的重要依据之一。

（二）望头发诊病的临床运用

人的头发在胎儿4个月左右开始生长，至6个月左右可长成形。其生长期为2～6年，每日生长速度约为0.3～0.4mm。正常人头发浓密，约有头发10万～12万根，与头皮呈40°～50°角斜插入内，亚洲人的正常头发多黑而润泽。临床上望头发诊病主要观察头发的色泽改变、异常形态和生长障碍等方面。

1. 望头发色泽

（1）黄色：部分健康而皮肤白皙的黄种人，头发可略带棕黄色，但发荣润而有光泽。若头发枯黄，形似柴草，多为肾气不足，精血亏损，或久病失养；发直色黄干枯，系气竭液涸。

（2）灰色：头发呈灰黄或灰白色，常见于颞部出现成片灰色发，而后逐日增多，称为灰发病，多因先天不足或后天失养，精血不能上华于发。此外，灰发还可见于早老、老年性白斑、白驳风、油风脱发等病。

（3）红发：少数正常的黄种人，其头发可略带棕黄色。若砷、铅中毒时，头发常呈红色或红褐色。

2. 望头发形态

（1）枯萎发：头发枯萎无泽，易于折断分裂，形似乱草蓬蒿，常因禀赋不足，久病失养，阴虚血燥所致发失荣润。

（2）穗状发：小儿发结如穗，枯萎不泽，常伴有面黄肌瘦、脘腹膨胀、大便溏薄或干结，多见于脾胃失调的疳积病。

（3）头发迟生：称为发迟，小儿五迟之一，指头发稀疏萎黄，日久不长，因先天不足，禀赋素弱所致。

（4）束状发：头发紧缩成束，排列形似毛笔，发根头皮处堆有银白或污黄鳞屑，常见于白疕、发蛀脱发及黄癣。

（5）脆裂发：头发干燥变脆，易于断裂，尤其是长发末端，易纵裂成丝，状如羽毛。此见于脆发病和毛发纵裂症，除因天气干燥、洗涤过勤外，常因阴虚血燥而成。

（6）打结发：指头发干枯，发梢变细，分裂成丝，弯曲如钩，发干打结扭曲成环，若发干出现不全横断的小结节，其间为似断非断的细丝，梳理时易折，则称结节性脆发病。此二者常同时发生，多由脾胃不和、后天失养而成。

（7）念珠发、扭曲发：发干粗细不匀，扭曲稀少，状若佛珠，易于折断，称念珠状毛发；头发干燥扭曲，发硬变脆，易于折断，称扭曲发。此二者皆由禀赋不足、精血亏虚所致。

(8) 断发:头发易干折断而参差不齐,或出皮即断。除前述各种伴有断发的疾病外,还可见于黄癣、白癣、黑点癣等。

(9) 头发直立:指头发直立而干枯,称为发竖。多为正气衰败所致。

3. 望头发生长障碍

(1) 秃发:头发脱落过多,所剩无几,常因先天不足,或过早结婚,精血亏虚所致。枕部至颞侧头发呈半环状稀疏脱落,称为环秃,常见于小儿,因枕部摩擦所致;若伴头大额方、鸡胸龟背,多系脾肾不足。青壮年男子出现秃发始于前额两侧,渐向头顶延伸,头发纤细,萎软不泽,称为早秃,乃血热生风,风动发落而成。

(2) 油风脱发:俗称鬼剃头(脂溢性脱发)。表现为头皮油腻,如涂膏脂,或头皮多屑,痒如虫行,久则前额及巅顶部头发稀疏变细,成片脱落,皮红光亮。常见于青壮年男子,由血虚生风,发失所养而成。

(3) 斑秃:头发突然成片脱落而头皮平滑光亮,患区头皮松动,发干上粗下细,易于拔除,甚至全发脱尽,须眉俱落。多因血虚生风所致,也可因忧虑、紧张等精神刺激,致气滞火郁,血热生风而成。

(4) 肥疮:又称癞头疮。俗名钱癣,又称秃疮。指头生白痂,小者如豆,大者如钱,痛痒不痛,日久蔓延成片,发焦脱落。多因胃经积热生风而成,也可由疥虫所致。

(5) 发蛀脱发:又称蛀发癣,指头皮瘙痒而散在性脱发,以致头发稀疏,渐渐全脱。由湿热内蕴或血虚风燥所致。

(6) 假性脱发:指头皮有近圆形秃发斑,日久头皮菲薄光滑,皮塌内陷。可见于扁平苔藓、局限性硬皮病、秃发性毛囊炎等病,常由气血瘀滞、头皮失养所致。

(7) 症状性脱发:表现为头发枯萎色黄,干燥易折,梳理时大片脱落。常因久病失养,产后失血过多及某些急性热病,伤阴耗血,发失所养而得。

三、颜 面 诊 法

望颜面诊病是古今医家均十分重视的诊法,不少医家对颜面望诊有较深的造诣。通过观察颜面部的色泽、形态等来诊断疾病的颜面诊法在诊断学上具有十分重要的地位,如姚国美所著《诊断治疗学》载:"色为气血所荣,面为气血所凑,气血变幻,色即应之,色之最著莫显于面。故望诊首重察色,而察色必重乎面部也。"

(一) 望颜面诊病的原理

颜面居于全身的首要地位,是脏腑气血的外荣,又为经脉之所聚。《灵枢·邪气脏腑病形》曰:"首而与身形也,属骨连筋,同血合气耳,……十二经脉,三百六十五络,其血气皆上于面而走空窍,……其气之津液,皆上熏于面。"十二经脉中之手少阴心经、足阳明胃经、足太阳膀胱经、手阳明大肠经、手太阳小肠经、手少阳三焦经、足少阳胆经,奇经八脉中的冲、任、督脉,阴、阳跷脉,阴、阳维脉等,皆起于面部或循于面部,与面部有直接关系。其余经脉也都通过各种途径上荣于面,如六阴经中除足厥阴肝经上达巅顶之外,其他阴经虽未直达头面,却能作用于头面,这就是阴经经别与阳经经别"相合"而入于阳经的缘故。而经络之中,颜面又与心胃二经的关系最为密切。因心经之正脉直接上面至目,心又是主血脉的脏器,所以《素问·五脏生成》曰:"心之合脉也,其荣色也。"表明心经与面部色泽的关系至大。再从足阳明胃经来看,该经循面最广,在面部腧穴分布最多,所以面部色泽与足阳明胃经的关系也最大,故《素问·上古天真论》说:"阳明脉衰……面始焦。"强调了胃经与面部的关系。

由于面部经脉丰富，加之面部皮肤薄嫩，故人体脏腑精气通过气血的运化，从经脉而荣于外，通过色泽而显露于面部。《望诊遵经·五色相应提纲》曰："五色形于外，五脏应于内，犹根本之与树枝也。色脉形肉，不得相失也，故有病必有色，内外相袭，如影随形，如鼓应桴。"故脏腑气血精津液的盛衰，邪气对气血之扰乱，都会在面部有所反映。颜面诊法不仅可诊查出面部本身的病变，而且可以了解正气的盛衰及邪气的深浅，推测病情的进退顺逆，确定其预后。

另外，颜面一内脏相应，也是颜面诊法的重要基础。中医学认为，人体是一个内外统一的整体，体内五脏六腑气血盛衰皆能上映于面，面部的颜色、形态反映着内脏及全身的情况。对此，《灵枢·五色》早已有所记载，其面部色诊分布图，确定了面部望诊的定位问题。如曰："明堂骨高以起，平以直，五脏次于中央，六腑挟其两侧，首面上于阙庭，王宫在于下极，五脏安于胸中。"符合《内经》内外相应、上下相候、左右相配、中以候中的规律，表明五脏六腑在面部各有其相应的色诊部位，诊色可以独取面部。五脏有病，即可在其相对应的面部反映出来。

（二）望颜面诊病的临床运用

1. 阙庭诊断小儿脾胃病　李国民在《辽宁中医杂志》1994年第10期上发表文章，对望阙庭诊断小儿脾胃病作了探讨。望阙庭诊病源于《伤寒论》，该书序中曰："明堂阙庭，尽不见察，所谓窥管而已。""阙"是指两眉之间；"庭"是指前额。

望阙庭诊病之中，以望庭为主。按其经络循行部位，前额正中为督脉循行所过，两边是阳维脉循行的部位。因督脉能总督一身之阳经，为阳脉之海，其支多次与手足三阳经和阳维脉交会，而阳维脉能维系诸阳。足阳明胃经与足太阴脾经又互为表里，手阳明大肠经也直接参与饮食的消化、吸收和排泄。所以消化系统疾病均能反应到前额上。李氏经多年在临床中运用此诊法后认为，此法尤其对10周岁以下小儿的消化系统疾病的诊断符合率高，均在95%以上。

（1）望前额皱纹：一般健康小儿的前额没有明显皱纹，只有在哭笑时才略有显现。当小儿中气虚（脾胃虚弱）时，其前额上皱纹多而乱，严重者还出现高出皮肤表面的条状细纹。皱纹长短、粗细不一。出现皱纹的小儿大多消化不良，临床表现为吐乳、腹胀、腹泻、肚大青筋、睡卧不宁、睡觉时眼半睁半闭等。

（2）望前额黑点：仔细观察小儿前额，如发现有散在的小黑点，大的如大头针帽，小的如针尖大小，其数目多少不一，称为"虫痣"，说明患儿患有寄生虫病。

（3）望前额朱砂点：小儿前额如出现朱砂点，其形状大小不一，大的如火柴头，小的如大头针帽，黯红色或淡红色，散在出现，少时2～3个，多时不超过10个。说明小儿肝脾俱病。除了脾胃病所表现的消化不良外，还可能出现或将要出现惊悸、睡眠不安、抽搐、角弓反张等肝风内动证候。一般不高出皮肤表面，有的较明显。但朱砂点必须和血痣及出疹性疾病区别开来，朱砂点，有的隐约可见，压之退色。

2. 小儿面部青筋诊断脾肺虚证　时毓民等在《辽宁中医杂志》1995年第7期上发表《小儿面部青筋与脾肺虚证关系的初探》的论文，对86例有面部青筋的小儿进行了较详细的调查，除5例在2岁以内的小儿偶有患病，身体基本健康外，余81例患有不同疾病，自幼体质较差，占总数的94.2%。

81例患儿中所患主要疾病，包括反复呼吸道感染51例，哮喘12例，厌食6例，迁延性腹泻2例，过敏性紫癜性肾炎1例，肾病综合征2例，胃窦炎1例，糖尿病1例，胸腺瘤1例，巨细胞包涵体病1例,乳糜尿1例,佝偻病1例。伴随有厌食及盗汗各41例。

81例中,面部青筋分布以鼻根部为最多,共59例,其中同时伴其他部位青筋:双颞部36例,上下眼睑3例,额部4例;单独双颞部青筋18例,左、右颞部青筋各2例。青筋的形状:在鼻根部呈横形34例,直形13例,分支状12例,均以呼吸道疾病占多数;颞部青筋均为分支状;上下眼睑及额部青筋呈斜形或横形。青筋色泽:淡青色35例,深青色43例,紫红色3例,其中2例同时伴有2种以上疾病,未见到其他颜色。

中医辨证分型参照全国中西医结合虚证与老年病研究专业委员会1986年修订的《中医虚证辨证参考标准》,81例中肺脾虚证(肺气虚35例、脾气虚11例、肺脾气虚25例、肺阴虚6例)共77例,占97.1%。面部青筋分布与辨证分型关系表明:肺脾气虚以鼻根部多见,77例中有49例,占64%;肺气虚常见鼻根部联合有双颞部青筋,35例中有20例,占57.1%;而脾气虚多为鼻根部或颞部青筋,11例中有8例,占72.8%。

通过对44例面部青筋小儿血清免疫球蛋白的测定,与正常同性别同年龄小儿相比,面部青筋小儿组低于正常最低值IgG 2例,IgA 2例。高于正常最高值IgM 2例,IgE 16例。测定血T细胞亚群面部青筋小儿36例,与正常儿童16例比较,结果青筋小儿各组T细胞(CD_3、CD_4、CD_5)均明显低于正常小儿。

本研究结果表明,面部青筋分布与中医证型有一定的关系,鼻根部青筋多见于肺脾气虚,鼻根部联合双颞部青筋多见于肺气虚,而鼻根部或颞部青筋多见于脾气虚。免疫学检测表明,面部青筋小儿的血清免疫球蛋白仅少数患者IgG、IgA明显低下,而IgE增高较多,提示存在过敏体质。T细胞亚群检测表明CD_3、CD_4、CD_5均明显低于正常儿童,尤以CD_4更明显,提示细胞免疫异常较多见,因此易发生反复呼吸道感染或由于感染诱发哮喘发作。

四、眉 毛 诊 法

中医学认为,眉为肾所主,为肾之外候,又肺主皮毛,所以眉毛候肾及肺。眉部为手足阳明经所过之处,故眉毛又可反映阳明气血的盛衰状况。因此,诊察眉毛可作为反映肾气盛衰、气血多少及人体衰老的重要标志。望眉毛诊病在临床上的运用主要有以下几方面:

1. 眉毛浓密粗长,色黑有光泽,说明肾气充足,身强力壮,多能长寿;相反,若眉毛淡疏细少,说明肾气虚弱,体弱多病,多易早夭。

2. 40岁以后眉毛外侧逐渐掉落为自然衰老征象;若40岁以内眉毛掉落较频则为早衰的征兆,尤其外眉1/3过于稀疏或脱落,为肾气衰减的标志。

3. 眉毛黄面枯焦,为肺气虚的征象,小儿及营养不良患者常呈此象;眉毛黑而色泽光亮,又为气血充足的佳兆。

4. 眉部皮肤肥厚,眉毛特别稀疏或脱落,多为麻风的表现,乃风湿相乘,又遇毒风病气,气血凝滞而成。

5. 两眉颜色发青是一种无病的正常色泽,若见红色,多是烦热证候。

五、五 轮 诊 法

五轮诊法是中医眼科独特的诊病方法,它是将眼由外周向中心划分为肉轮、血轮、气轮、风轮与水轮,分别与脾、心、肺、肝、肾脏腑相应,并运用脏腑五行学说,来说明各轮的生理功能、病理变化及其相互关系,以指导眼科疾病的辨证。五轮诊法作为眼科常用的诊断方法,从古至今,一直指导着眼科临床实践。

（一）辨肉轮病变

肉轮部位在胞睑，包括上、下眼睑。在脏属脾，因脾主肌肉，故称肉轮。其病变多与脾胃有关。

1. 胞睑肿胀

（1）胞睑肿胀如球，按之虚软，皮色光亮，不红不痛不痒，为脾虚失运，湿邪停聚；或肾阳不振，水湿上泛。常见于胞虚如球。

（2）胞睑红肿如桃，呈弥漫性肿胀，触之灼热，压痛明显，为热毒壅盛。常见于胞肿如桃。

（3）胞睑局限性红赤肿胀，如涂丹痧，触之质硬，表面光亮紧张，为火毒布于肌肤。

（4）胞睑边缘局限性红肿，触之有硬结，压痛明显，为邪毒外袭。

（5）胞睑局限性肿胀，不红不痛，触之有核状硬结，为痰湿结聚。

（6）胞睑青紫肿胀，有外伤史，为脉破血溢，瘀血内停。

2. 睑肤糜烂

（1）胞睑皮肤出现水疱、脓疮，糜烂渗水，为脾胃湿热；若因药物引起者，是为药物过敏。

（2）睑弦红赤糜烂，痛痒并作，为风湿热三邪互结所致。

（3）胞睑皮肤肥厚粗糙，时时作痒，并附有头屑样物，为血虚风燥。

3. 胞睑位置异常

（1）上睑下垂，无力提举，多是脾胃气虚或风邪阻络所致。

（2）胞睑内翻，睫毛倒入，多为椒疮后遗，内急外弛引起。

（3）胞睑外翻，多为局部瘢痕牵拉或风邪入络所致。

4. 胞睑瞤动

（1）胞睑肌肤频频跳动，多为血虚生风。

（2）上下胞睑频频眨动，多为阴津不足；若是小儿患者，则多见于疳积上目的早期。

（3）频频眨目或骤然紧闭不开，数小时后自然缓解，多为情志不舒，肝失条达引起。

5. 睑内颗粒

（1）睑内颗粒累累，形小色红而坚，为热重于湿，并兼有气滞血瘀。

（2）睑内颗粒累累，形大色黄而软，为湿重于热，并兼有气滞血瘀。

（3）睑内红色颗粒，排列如铺卵石样，奇痒难忍，为风湿热邪互结所致。

（4）睑内黄白色颗粒如结石样，为津液受灼，痰湿凝聚。

（二）辨血轮病变

血轮部位在两眦，包括内、外眦部。在脏属心，因心主血脉，故称血轮。其病变多与心和小肠有关。

（1）内眦红肿，触之有硬结，疼痛拒按，为心火上炎或热毒结聚。

（2）内眦有瘘管，久不愈合，常流脓水，为气血不足，毒邪稽留。

（3）眦角皮肤红赤糜烂，为心火兼夹湿邪；若出现干裂出血，又为心阴不足。

（4）两眦部赤脉粗大，为心经实火；赤脉细小，干涩不适，为心经虚火。

（5）两眦部胬肉红赤壅肿，发展迅速，为心肺风热所致。

（三）辨气轮病变

气轮部位在白睛，包括球结膜和前部巩膜。在脏属肺，因肺主气，故称气轮。其病变多与肺、大肠有关。

1. 白睛颜色红赤

(1) 白睛红赤,越近白睛周边越明显,颜色鲜红,其血络位于浅层,推之可移动,称白睛红赤(即结膜充血),为外感风热或肺火上炎所致。

(2) 环抱风轮发红,颜色紫黯,其血络位于深层,推之不能移动,称为抱轮红(即睫状充血),为肝火上炎兼有瘀滞。

(3) 白睛红赤与抱轮红赤同时存在,称为白睛混赤(即混合充血),为肺肝热盛夹瘀滞。

(4) 白睛浅层赤脉纵横,病程慢性,有时轻时重,为热郁脉络或阴虚火旺所致。

(5) 白睛浅层下呈现片状出血,色如胭脂,为肺热郁络或肝肾阴虚或外伤引起。

2. 白睛肿胀

(1) 白睛浅层红赤壅肿,眵泪俱多,骤然发生,为外感风热。

(2) 白睛浅层紫黯壅肿,眵少泪多,舌淡苔薄白,为外感风寒。

(3) 双眼白睛浅层水肿,透明发亮,伴眼睑水肿,为脾肾虚弱,水湿上泛。

(4) 白睛浅层壅肿,甚至脱于睑裂之外,眼珠突起,为热毒壅滞;若仅限于眦部特别是外眦部者,多为眦部针眼引起。

3. 白睛结节

(1) 白睛浅层有泡性结节,周围局限性红赤,反复发作,多为肺经虚火所致。

(2) 白睛深层有紫红色结节,周围发红,触痛明显,为肺火亢盛所致。

4. 白睛膜障

(1) 白睛有膜状物,赤脉密集,向黑睛发展较快,称为赤膜,多为肺肝火盛,热郁脉络所致。

(2) 白睛有膜状物,赤丝细小稀疏,向黑睛发展较慢,称为白膜;如已发展至黑睛上,称白膜侵睛。多为肺阴不足,虚火上炎所致。

5. 白睛变青

(1) 白睛局限性青蓝,呈隆起状,高低不平,多因肺肝热毒,困于白睛。

(2) 白睛青蓝一片,不红不痛,表面光滑,为色素沉着,乃先天形成。

6. 其他

(1) 白睛浅层与眼睑粘连,为脾肉枯轮,多因椒疮后遗或酸碱烧伤结痂而成。

(2) 白睛枯涩,失去光泽,多为阴津不足,津液耗损。

(3) 白睛污浊稍红,痒极难忍,为肺脾湿热。

(4) 白睛出现漏口,时流稠浊白水,为偏漏。多为痰湿郁滞白睛而成。

(四) 辨风轮病变

风轮部位在黑睛,在脏属肝。因肝主风,故称风轮。风轮病变多与肝胆有关。

1. 黑睛翳障

(1) 动翳类:凡黑睛混浊,表面污浊,边缘模糊,基底不净,荧光素着色阳性,具有发展趋势或发展迅速者,均属此类范围。

黑睛翳色灰白,形如称星,散在如云雾状;或排列如树枝状;或如地图状;或向深层发展团聚如圆盘状,白睛混赤,羞明流泪,眼痛眉骨疼痛,为肺肝风热所致。黑睛翳色灰黄,如凝脂样脆嫩,迅速发展,黄液上冲,白睛混赤甚或壅肿,溲黄便秘,为肝胆实热兼阳明腑实所致。

黑睛翳色淡绿,迅速溃烂,前房黄液量多,遮满瞳神,白睛混赤壅肿,头目剧痛,为三焦热毒炽盛所致。

黑睛翳色白浊，表面如腐渣堆积，或边缘糜烂如虫蚀，眵泪黏腻，白睛混赤，为湿重于热，湿热蕴结所致。

黑睛翳色灰暗，双眼同时发生，白睛枯涩，不红不痛，只是羞明，是为疳积上目，多为脾虚肝旺所致。

翳陷不起，久不愈复，眼痛眼红赤等症较轻，为正虚邪（风）留。

（2）静翳类：凡黑睛混浊，表面光滑，边缘清楚，基底干净，荧光素着色阴性，病理变化相对静止的，均属此类范围。

翳非薄，须在聚光灯下方见到的，称冰瑕翳；翳较厚，自然光线下即可见到的，称云翳；翳更厚，肉眼明显可见的，称厚聆；翳与黄仁黏着的称斑脂翳，均是黑睛疾患痊愈后结痂而形成。

黑睛周边混浊如环，视物昏花，多为年老体衰，肝肾虚弱，黑睛失养所致。

2. 黑睛赤脉

（1）黑睛浅层赤脉，排列密集如赤膜状，逐渐包满整个黑睛，甚至表面堆积如肉状，为肺肝热甚，热郁脉络，瘀热互结而成。

（2）黑睛深层出现赤脉，排列如梳，且深层呈现灰、白蜡障，多为肝胆热毒蕴结，气血瘀滞而成。

（3）黑睛出现灰白色颗粒，赤脉成束追随，直达黑睛浅层，多为肝经积热或虚中夹实。

3. 形状改变

（1）黑睛形状大小异常，或比正常大，或比正常小，多为先天异常。

（2）黑睛广泛突起，或局部突起如螺旋尾之状，皆是肝气过亢，气机壅塞所致。

（五）辨水轮病变

水轮部位在瞳神，包括黄仁、瞳孔及内眼其他组织，在脏属肾，因肾主水，故称水轮。其病变多与肾和膀胱有关。

1. 瞳神形态改变

（1）瞳神散大，色呈淡绿，眼胀欲脱，眼硬如石，头痛呕吐，多为肝胆风火上扰所致。

（2）瞳神散大，眼胀眼痛，时有呕吐，病势较缓和，多为阴虚阳亢或肝郁气滞引起。

（3）瞳神散大不收，或瞳神歪斜不正，或有多个瞳神，又有明显外伤史，为黄仁受伤所致。

（4）瞳神紧小，甚至小如菜子，神水混浊，抱轮红赤，多为肝胆实热所致。黑睛后壁沉着物多，或前房内黄液上冲，

（5）瞳神紧小，干缺不圆，胞轮红赤，反复发作，经久不愈，多为阴虚火旺引起。

2. 瞳神气色改变

（1）瞳神内色呈淡黄，瞳神散大，不辨明暗，为绿风内障后期、瞳神全损。

（2）瞳神紧缩不开，内结黄白色翳障，如金花之状，为瞳神干缺后遗而成。

（3）瞳神展缩自如，内结白色圆翳，多为年老肝肾不足所致。

六、眼球经区诊法

眼球经区诊法由辽宁中医学院针灸专家彭静山教授提出，彭氏在辽宁科学技术出版社1990年出版的《眼针疗法》一书中，提出了眼球划区新方案，将眼球划成8个经区，每个经区45°，从1点方位开始，右眼按顺时针方向（左眼方向相反）分别为大肠与肺经区、下焦经区、

胃与脾经区、小肠与心经区、中焦经区、胆与肝经区、上焦经区、膀胱与肾经区，各经区所代表的脏腑，左右相同。认为观察各经区球结膜上血管形状和颜色的变化可以诊断疾病。其主病的一般规律为：①如血管根部粗大，多属血流瘀滞；血管曲张，甚至怒张，多属血瘀证；血管变长，从某一经区延到邻近经区，为病发于一经传到另一经之征象；血管像树枝似地分叉，常发生在瞳仁水平以下，多属血流瘀滞；血管在球结膜上似乎隆起一条，常常发生于六腑病变时，如左眼大肠区血管隆起，多属痔漏或肛门病；右眼小肠区血管隆起，多属十二指肠球部溃疡；瘀血凝集成片状，易出现于肝、胆、下焦区，多属郁症；延长的血管末端像悬垂的露水珠，多见于虫积或瘀血患者。②血管色紫红，多属热盛；色浅淡，多属虚证（气血不足）或寒证；色红中带黑，为新病传热；若热炽血滞，则由紫转为黑色；鲜红色，多为新感的实热证；黯灰色，为陈旧性病灶；深红色，为病势加重；淡黄色，为疾病将愈；红中带黄，为病势减轻。③如某经区的血管延伸至其他经区，且原发经区血管颜色深重，为邪传他经，原发经之病仍重；反之，为不传他经，原发经的症状已渐消退。

七、鼻部诊法

望鼻诊病的临床运用，主要体现在望鼻色、望鼻形态和鼻中分泌物与出血诸方面。

（一）望鼻色泽

鼻为脾之部，居中属土，其色黄。若鼻部出现除红黄隐隐以外的其他颜色，或见晦黯枯槁者，均为病色。

1. 赤色　鼻头色赤主肺脾实热；鼻头微赤主脾经虚热；鼻下红肿如疮者，多为腹中有虫之疮病；女子面王（鼻翼）色赤，大如榆荚，主闭经；小儿鼻柱红紫，易患疖肿脓疮之病；麻疹患儿鼻头见红疹，多为顺证。

2. 黄色　鼻头色黄，既主内有湿热，又主胸中有寒，小便不利；鼻头黄而无泽，主气虚有痰；鼻头色黄而干燥枯槁，主脾火津枯，属脾绝之征，死期将及；鼻头黄黑而亮，为有瘀血。

3. 白色　鼻头色白，主气虚血少，在小儿则常主脾虚泄泻、乳食不化；鼻头色白如枯骨，多为肺绝，属恶候，但若鼻色白而微润者可生。

4. 黑色　男子鼻翼色黑，常主大腹痛，若黑色下连人中，则多主阴茎睾丸痛。女子鼻翼色黑，常主膀胱子宫之病痛，若黑色下连人中，多主伤食、淋、露等病；鼻头色黑，微浮而明，如涂膏者，多主暴食不洁；色黑为劳，鼻头黑而枯燥，多为房劳；鼻准青冷连颐，常主肺胃气绝，为极危证。妇人产后鼻起黑气，多为肺败胃绝之危候。

5. 鼻头色泽　鼻色明润，为无病或病将愈之征兆；鼻色枯槁，死亡将及；鼻孔干燥焦枯多为肺绝，肺先死；鼻色明亮光泽为得神，预后佳；晦黯枯槁则为失神，预后凶。

（二）望鼻形态

鼻的形态大小，因人而异，个体差异较大，但一般外形端正，无明显的畸形。鼻准贵乎丰隆，明堂广大者寿，小者殆；鼻之骨部起者多主寿，骨部陷者多主夭。常见鼻部形态变化有：

1. 肿胀　新病外鼻肿胀是邪气实，多为肺经火盛，或因外伤；鼻窍红肿，皆因干热，常见于鼻疮、鼻疔、鼻疖、鼻疽等病的初起阶段；若初起状如粟粒，顶高头尖，根脚坚硬，起小白疱，或红赤，多为热毒壅肺，气血壅滞所致。若鼻肿如瓶，疮头紫黯，顶陷无脓，根脚散漫，则有热毒内陷营血之虞。

2. 鼻窍糜烂　鼻窍肿胀、糜烂、结痂，或干痒灼热，反复不愈，色紫斑烂，乃风热客于肺经，久蕴成疳，以致疳热攻肺，上犯鼻窍。此症久延，热毒夹湿，湿热郁蒸，则鼻肿糜烂，流出黄水，或干裂出血而成湿热郁蒸之患。

3. 鼻生粉刺　鼻部生碎小疙瘩，形如黍屑，色赤肿痛，破后出白色粉汁，日久皆成白屑，由肺经血热壅滞而成。

4. 鼻部生疔　鼻头、鼻翼或鼻窍内生出粟粒状小颗粒，或麻或痒，焮热疼痛，根脚坚硬，有如钉丁之状，称为鼻疔，乃肺经风热邪毒熏蒸肌肤而成；若 3～5 天后，疮顶出现黄色脓点，顶高根软，多自溃脓出，肿消而愈，为顺证；若疮头紫黯，顶陷无脓，根脚散漫，鼻肿如瓶，高热神昏，为热毒之邪内陷心包、疔疮走黄之逆证，病情险恶。

5. 鼻柱紫硬　鼻柱麻木疼痛，坚硬色紫，称为鼻疽，系肺火熏蒸，热毒凝聚而成。

6. 鼻部生疮　鼻黏膜生出粟粒样小丘疹，红肿糜烂，焮痒灼热，痛如火炙，经久难愈，常反复发作，称为鼻疮。多因风热之邪客于肺经，上冲鼻窍所致。

7. 鼻部外伤　鼻部皮破出血，或见青紫瘀斑，乃由外伤引起；外伤引起的鼻梁塌陷，则常为鼻骨骨折。

8. 鼻扇　呼气时鼻孔回缩，吸气时鼻孔开大，即鼻翼扇张，为呼吸困难的表现，常见于小儿高热、气喘以及久病体衰之人。一般而言，新病喘而鼻张者，多为邪热壅肺，或痰饮内停，属热证、实证，久病喘而汗出、鼻张者，为肺气衰竭之候，属虚证，难治。

9. 望鼻诊伤　望鼻部的瘀斑点还可以诊伤。若在鼻翼沟处出现红色斑点，表示伤势较轻；出现黑色瘀点，表示伤势较重。一般而言，瘀点在左侧鼻翼沟，示胸部有伤；在右侧鼻翼沟，示背部有伤。

（三）望鼻中分泌物及出血

1. 鼻涕正常鼻腔内有少许津液润泽其中，但不流出鼻外。若鼻流清涕，量多而稀，为外感风寒；鼻流浊涕，为外感风热。

鼻流浊涕不止，其味腥臭，形状如脓，称为鼻渊，多因鼻中热毒壅盛而致。如兼见鼻黏膜肿胀，尤以红赤为甚者，多为胆腑郁热；如兼见鼻腔红肿胀痛，尤以肿胀为甚者，多为脾经湿热。

鼻涕白黏而量多，鼻黏膜淡红肿胀，鼻甲肥大，久而不愈者，为肺气亏虚或脾气虚弱。

2. 鼻腔流血称为鼻衄。实者血色鲜红或黯红，虚者血色淡而质稀。血色鲜红量少，点滴而出，多为风热之邪侵犯，伤及肺卫；血色鲜红而量多，多为胃腑热盛，或肝阳亢盛，灼伤血脉的实热证，或为外伤；血色淡红量不多，时出时止，多为肝肾阴虚、虚火上炎，或脾虚不能统摄血液；夜间鼻衄，多为气血亏耗，血不循经。若鼻孔干燥，为津液已亏，一般是热在气分，必将衄血。

（四）鼻部蟹爪纹

鼻部出现蟹爪纹，可以诊断肝硬化。国内多篇文献报道（如蔡纪明，《浙江中医杂志》1986 年第 5 期等）提出了这种观点，并得到临床证实。蟹爪纹，是指如蟹爪之形状，底略宽而稍尖，弯曲，细长，犹如树枝的分叉，或如蚯蚓的扭曲，紫红色的血脉纹。其位置或布于鼻翼，或直射印堂。多自鼻孔外侧向眉心方向延伸，或向上伸至鼻之一半，或超过 2/3，远看连片呈火焰状。轻者仅见数条，甚者丝缕萦绕，满布整鼻。此为早期诊断肝硬化的重要体征。赵国仁在《浙江中医杂志》1980 年第 5 期上报道发现 7 例肝硬化腹水死亡的患者，其鼻部均有蟹爪纹，且此 7 例患者最后均死于食管静脉破裂出血。因而认为鼻部的毛细血管扩张与食管静脉回流障碍可能有关。蔡纪明观察的 16 例肝病患者中，鼻区布蟹爪纹 3 例，鼻区兼其他区域布蟹爪纹 9 例，亦认为鼻部出现蟹爪纹常提示肝病。

八、山根诊法

山根，即鼻根部。山根诊法就是通过观察山根部位脉纹的形态、色泽变化来诊断疾病。这种诊法主要运用于小儿科。

（一）望山根诊病的原理

1. 山根与心及小肠关系密切　山根，又称下极，位于鼻根部，两目内眦之间，正中睛明穴上。根据《内经》"中以候中"的原理，山根部位正好候心。由于山根位于两目内眦之间，手少阴心经，连目系，手太阳小肠经脉到达目内眦，心又与小肠经脉相表里，其经气均能上达目内眦间。因此，山根色泽的变化最能反映心气的存亡。尤其在小儿科，山根色诊更显得十分重要。

2. 山根与肺、脾、胃等脏腑亦相关　山根，即鼻根部，鼻为肺之窍而属脾经，足阳明胃经"起于鼻之交頞中。"《幼幼集成》说："山根，足阳明脉所起。"又说："倘乳食过度，胃气抑郁，则青黑之纹，横截于山根之位。"说明山根络脉的变化，可以测知肺、脾、胃等脏腑的病变。诊察山根横截之络脉在提示"脾肺为病，以脾为主"上有一定的参考价值。

（二）山根诊法的临床运用

1. 望山根脉纹的形态　小儿山根脉纹呈横向型（如"一"字型），多为消化系统疾患，常见于呕吐、泄泻、积滞、虫病、疳积等脾胃病证；小儿山根脉纹呈竖向型（如"I"字型），多见于咳嗽、哮病、肺炎喘嗽、感冒等肺经病证；小儿山根脉纹呈横向型与竖向型并见的混合型者，多为消化系统疾患和呼吸系统疾患同时发病，可同时出现脾胃与心肺疾病证候；若小儿山根脉纹呈钩字型（形如 U）或斜向型（形如"\"或"/"）者，其临床价值不大。

2. 望山根脉纹的颜色

（1）青色：小儿山根脉纹色青，包括淡青及黑色，多属消化系统疾病。常见于：①惊风，多因肝阳妄动或心肝火盛所致；或久病中气虚衰，木强侮土而成慢惊风；②中寒腹痛，多系肝经气滞或肝脾不和，引起乳食积滞而出现盘肠气痛、肠蛔虫、泄泻、痢疾等；亦有惊泄、大便色青，伴微热及惊惕不安。故山根脉纹色青，为风、为寒、为痛，多属肝经证候。

（2）黄色：小儿山根脉纹色黄，多属脾虚或湿盛，常见于积滞（消化不良）、泄泻、痢疾、疳积等病证。积滞者，多因脾虚湿困或脾胃有热；泄泻及痢疾者，多系湿热内蕴，乳食积滞；疳积患者，多属脾胃虚损，运化功能失调。故山根脉纹色黄，其病为湿、为热、为虚，提示脾胃受病。

（3）红色：小儿山根脉纹色红，主热，提示心、肺热证，其中以呼吸系统疾患占多数。常见的有感冒、乳蛾、哮喘、咳嗽、肺炎等，出现外寒内热或风热咳嗽，或外感风热结于咽喉的乳蛾，或痰热闭肺的哮喘。

（4）色泽：山根色泽光亮鲜明，多为新病，证较轻而易治；色泽晦黯而滞，多为久病，证较重而缠绵难愈。山根色晄白，见于心脏病患者，心阳虚时尤甚。但在心血瘀阻时，轻则出现青灰色，重则出现紫黯色。而小儿山根青灰，提示心阳不足；山根发黯，则提示气厥。山根色光泽为热；晦滞为寒为湿；色淡为气虚。

九、人中诊法

（一）望人中诊病的原理

人中，又称水沟，位于鼻下唇上正中处，古代医籍中常用"鼻下"来表示人中的部位。其诊病的原理主要有以下 3 个方面：

1. 人中部位是经络交错、经气贯注的要地，与经脉的关系密切　如手阳明大肠经“交人中”；足阳明胃经“挟口环唇”；足厥阴肝经“环唇内”；手太阳小肠经“别颊上顑抵鼻，至目内眦”等。由于经脉的络属关系，使人中与经脉及其相应的脏腑联系起来，所以，人体脏腑功能和气血津液等的变化，可以通过人中的形态、色泽等改变反映出来。

2. 人中与冲、任、督三脉密切相联　由于冲、任、督三脉皆起于人体会阴部的胞中，循行向上时，任、督二脉直接交会于人中，冲脉亦有一支络脉环绕于唇而与人中联系。而任脉为阴经之海，总领诸阴；督脉为阳经之海，统领诸阳，其气与肾相通。因此人中为人体经气汇聚之地，不仅脏腑经络的疾病可以反映于人中，而且尤可反映阳气的存亡和肾气的盛衰。人中是反映肾、命门、阳气的重要部位，诊察人中对泌尿生殖系统病证的诊断尤其具有重要意义。

3. 从人体发生学角度来看，人中与子宫在发生学方面有一定的联系　因为子宫形态异常与中肾旁管发育异常有关，而中肾旁管形成的时期，恰好是上唇（人中）形成的时期（胚胎生长的第 6～7 周），如果此时期胚胎受到某种因素的影响，则中肾旁管的形成和上唇的形成，均可遭受同一因素的影响而产生形态上的同步变异。因此说，观察人中的改变可以反映男女泌尿系及生殖系统的状况。

（二）观察人中的方法

1. 人中长度的测量方法与标准　人中长度的测量，可参照邵象清编《人体测量手册》（上海辞书出版社，1985）中的有关规定，以鼻下点（鼻中隔与上唇顶部交点）至上唇缘中点的连线为人中长度。人中长度小于 12mm 为人中偏短；12～19mm 之间为中等；大于 19mm 为人中偏长。

2. 人中沟道深浅的观察方法与标准　受检者与检查者相对而坐，检查者用聚焦灯光侧而照射受检者的人中沟，光线与上唇平面成 30°～45°角，观察受检者人中沟的两侧沟缘隆起是否清楚。若沟缘隆起不明显，沟道浅平或上唇漫平，则在沟道内无照射阴影，列为人中沟浅平；沟缘隆起明显，两条沟缘间有明显凹陷，沟道内可见明显的照射阴影，为人中沟深；介于两者之间为人中沟中等深浅。

3. 人中沟形态观察方法与异常特征　其观察方法与人中沟道深浅的观察方法相同，主要观察人中沟道内有无细线状或点状隆起，有无明显的纵行或横行皱褶纹，以及各种人中异常形态。细线状隆起者，其形状似皮肤瘢痕，长度不一，大多呈纵向或斜向分布于沟道内；点状隆起者似针头大小，皮肤色泽正常，无充血红肿现象，可与毛囊炎相鉴别；纵行皱褶纹大多在侧光照射时显现明显；横行皱褶纹则多见于微笑时。

（三）望人中的临床运用

望人中的临床意义主要体现在望人中色泽和形态两方面。

1. 人中的色泽改变　人中色泽与其人面部色泽相似，当病情严重时，可有异常色泽出现于人中。

（1）黄色：人中色黄而透红，肌肤丰润，为脾肾健旺，后天充盛之象；反之，人中色萎黄，肤松肉薄，为脾肾虚弱，阴血不充之征；人中显土黄色，为脾胃虚寒；孕妇人中隐黄，则胎漏下血，多为子死腹中。

（2）白色：人中色白者，多病危难治；人中色淡白，见于虚寒泄泻；色淡白而干者，多为血枯闭经；人中㿠白，冷汗涔涔，多见于咳嗽、咯血；人中上段近鼻际处呈㿠白色，多为气虚崩漏。

(3) 赤色:人中微见赤色,多病发痈;人中下段近唇际处潮红,多属血热崩漏,或为膀胱湿热之血淋;人中下段近唇际处色淡紫,甚则水沟短缩,多见于实热胃痛;人中隐现紫红,多见于瘀热痛经;孕妇人中色偏红而时生红疹者,多提示胎毒甚重,娩出之小儿多疮疖之灾。

(4) 青色:人中色青主寒证;人中隐现青色,多见于寒性痛经。

(5) 黑色:人中色黑,可见于肾病综合征及尿毒症;人中时青时黑,主肝病及肾;撮口色青,人中颤动,为肝风侮脾;人中微黑主热证;人中色晦黯失荣,多见于阳痿、男性不育、房劳过度、失精及男性泌尿系疾病和女性宫颈炎、附件炎、卵巢囊肿、子宫肌瘤等患者;人中青黑,可见于石淋、精浊(前列腺炎)、子痈等病变疼痛之时;下痢者,脐下忽剧痛,人中色黑,乃病危之征;人中出现黑褐色,或有片状黑斑,为天癸气竭,冲任不足。

(6) 黯绿色:人中呈黯绿色,多见于黄疸、胁痛(严重胆囊炎、胆结石、胆绞痛)患者。

另外,观察人中部位色泽的变化,还可作为早孕的诊断参考。如孕妇人中光泽明润明显,提示孕妇气血旺盛,母子安康;若人中色泽偏晦滞而枯夭,或见色素沉着,多为肾虚不孕。

2. 人中的形态改变　正常人中的形态是整齐端直,略呈上窄下宽的梯形,沟道深浅适中,沟缘清晰均匀、对称。提示子宫、阴茎等生殖系发育良好,女性月经、排卵、生殖等功能正常。常见的异常人中形态分为以下几种。

(1) 人中短浅:人中特短,沟道扁平,沟缘隐约,其色淡者,一般提示子宫小(常为幼稚型子宫),宫颈短,发育差,多无内膜生长;或见宫颈松弛,受孕后易产生漏胎;或阴茎短小,睾丸先天发育不良。

(2) 人中狭长:人中沟道狭窄细长,沟缘显著;或中段尤细,上下稍宽,其色黯者,为长窄型。提示子宫体狭小,宫颈狭长,男性可见包皮过紧或过长,女性多出现痛经。

(3) 倒梨形人中:人中上宽下窄,似倒梨形,多提示子宫前倾或前位,常有经行胀痛。

(4) 八字形人中:人中上窄下宽,呈八字形,多提示子宫后倾或后位,常表现为经行腰酸,严重者可影响受孕,多见于矮胖体型之人。

(5) 人中不正:人中沟道或一侧沟缘向左或向右偏斜(除先天性、损伤性及神经性的鼻唇沟变形外),为偏斜型人中。人中向左倾斜者,提示子宫体偏左;人中向右倾斜者,提示子宫体偏右。

(6) 凹陷形人中:人中有凹陷者,提示骨盆异常或骨盆狭窄,易发生难产。

(7) 浅坦形人中:人中沟道浅而平坦,沟缘不显,称为浅坦型,宽狭均可见。浅而窄者提示后天性子宫萎缩,质硬,活动较差,常表现为经期紊乱,经量逐渐减少而致闭经;浅而宽者提示先天性子宫发育不良,或生殖功能低下,或子宫萎缩(多见于老年人)。

(8) 人中隆起:人中沟道中有位置及形态不定的增生物隆起,甚至引起沟形的改变,称为沟道凹隆型人中。提示情况比较复杂,一般为宫颈糜烂。一侧增生或变形,则多有一侧腹痛或压痛或腰酸以及月经不调等症,妇科检查多有附件炎或增厚,子宫肌瘤或息肉、囊肿等。

(9) 人中起疹子:多提示宫颈糜烂、附件炎,男性则可见前列腺炎、精索炎等。

(10) 人中有瘀斑:每提示子宫内膜结核、附睾结核、精索静脉曲张等。

(11) 人中松弛变长者:多见于子宫下垂。

(12) 人中形态的改变:在危重病证之中,最常见于中风。风邪中于经络,每见口眼㖞斜;风邪中于脏腑,可见口痉、唇反张;唇(人中)瞤动者,可由血虚风动或脾失濡养所致,多见于生育过多的年老妇人、人流次数过多的贫血妇女,或中风后遗症。危重病患者,如人中短缩,唇且变薄,为脾阴绝;若短绝似无,则为阴阳离决之危症;人中卷缩,谓之唇反,为脏腑之气欲绝，尤其是脾气败竭之征象。反之，人中满，多为脾阳欲绝之象；若满而唇外翻，亦为阴阳离决之征。

(13) 在孕妇，如果人中短于同身寸，多为先天肾气不足，提示有流产、早产的倾向；若人中原本正常，而怀孕后某一时期突然短缩，且伴腰膂酸痛，带下绵绵者，提示难免流产，这种迹象每在流产前7～15天即已显露。若孕妇人中出现枯黄而浅平，且水沟呈上宽下窄的倒梨形，提示胎儿发育停止，甚或胎死腹中。而孕妇人中较孕前变长，且气色黄活，多提示胎儿为男性。

林伟芬在1984年1期的《江苏中医杂志》上介绍江苏名老中医朱良春望人中的临床经验，认为临床上凡是人中与中指同身寸长度不等的，无论男女，其"膀胱子处"(人中)均有病变，且长度差别越大，症状就越明显，男性则有阳事、生育等方面的病证；女性则见经带胎产诸异常与子宫下垂。并测量了男女各150例患者的中指同身寸及人中的长度，发现同身寸与人中之长度差距超过正常范围(大于0.3cm)的98例中除1例男性病者外，均有生殖系统病证；而长度差距在正常范围(小于0.2cm)的则无生殖系统病证。其中男性中指同身寸长度大于人中0.5cm的有29例，占受检人数的19.33%，分别患有阳痿、早泄、不射精、不育、子痈、狐病等病证。女性中指同身寸长度大于人中0.5cm的有69例，占受检人数的46%，分别患有痛经、崩漏、经前腹痛、习惯性流产、早产、不孕、闭经、妊娠恶阻、白带多等病证。且一般经治获效的患者，其人中的异常颜色如黑、赤、青等，均随病情向愈而转为正常，但其人中长度不能改变。

十、口唇诊法

(一) 望口唇诊病的原理

1. 口唇与中焦脾胃关系密切　口唇为齿之垣，肌肉之本，脾之官。脾开窍于口，其华在唇。《素问·六节脏象论》曰："脾……其华在唇四白。"《素问·五脏生成》曰："脾之合肉也，其荣在唇。"《素问·金匮真言论》说："脾开窍于口。"《灵枢·阴阳清浊》说："胃之清气，上出于口。"且足阳明胃经之脉"挟口环唇，下交承浆"(《灵枢·经脉》)。故口唇与中焦脾胃密切相关。而脾胃乃后天之本，气血生化之源，对全身各部都有举足轻重的影响。因此，口唇不仅可反映脾胃的功能状况，也可反映全身各脏腑组织器官功能的盛衰。

2. 口唇与气血关系密切　口唇有冲脉环绕，冲脉乃为血海，又为十二经之海，且脾主口，主统血。正常口唇色红润泽，是气血营养所至，故唇又是反映全身气血盛衰情况的重要器官。

3. 口唇与其他脏腑经络亦有联系　口唇又称飞门，为声音之扇；口以开合为用，为心之外户。以其开合运动，声音从口出，饮食从口入，四通五达，为脏腑之要冲。以经络而言，手阳明大肠之脉，"还出挟口，交人中气"，足厥阴肝经之脉"环唇内"(《灵枢·经脉》)；督脉"上颐环唇"(《素问·骨空》)，到唇系带处；冲脉络唇口；任脉上行至承浆，环绕口唇等。因而，这些经脉及其相关脏腑的生理、病理，都可由唇反映于外。如《灵枢·经脉》说："胃足阳明之脉……还出挟口环唇，下交承浆……是主血所生病者……口喎唇胗。"西医学也认为唇有着丰富的毛细血管，能灵敏地反映内脏的疾患。

(二) 口唇诊法的临床运用

口唇诊法在临床运用上主要是通过望口唇的颜色和形态改变来诊断疾病。

1. 望口唇颜色

（1）唇色红润：此为常人表现。外感患者唇色红润，提示没有内热；小儿唇红厚，为脾胃健，易养；妇人唇红厚，为冲脉盛，易产。患者口唇明润而有血色，主生，其病轻而易愈；但久病唇红者，难治。

（2）唇色淡红：为不及，主虚，主寒。唇色淡，当隐现红色，如枯晦而无血色者，多是恶候，常见于气血亏损已极。唇色淡红，常见于脾胃虚弱或气血不足者，孕妇如见此征，为血不足，或有难产。

（3）唇色深红：为太过，主热，主实。唇色红紫亦主热，深红而黯为热深，深红而干为热盛伤津。口唇红赤，甚至绛而干燥且现裂纹，为邪热深入营血分。久病或下痢病剧出现唇如朱红者，为虚阳外越，预后不佳；唇现焦红色，其焦色深入内唇，多为血燥生热之象；内唇出现深紫红色，较外唇为甚，为火劫阴液之象，或为胃家实证；外唇深红，内唇反现淡白无华，多为脾寒胃冷之象；下唇深红，上唇淡白，提示胃冷脾燥；下唇深红，但红而晦黯无华，多属脾虚运化不强，唇色乌红，其色晦黯，为血瘀阻滞，

（4）唇色发黄：为脾虚湿困之象，常兼见唇痿。若唇黄而流津，为脾阳虚极，阴寒内盛之征兆；如黄色现于下唇凹肉中，是饮食内伤脾胃，兼湿热郁于肝胆之象；两唇角黯黄，为寒湿伤脾之象；唇角白肉处橙黄而明润者，多为脾湿化热；唇色淡黄晦而不明，唇质干萎，多为中土大虚，尤当注意。

（5）唇色淡白：为虚证，主脱血夺气，临床上一切失血症（大出血、慢性出血等）以及用力过度、大病亏损、气虚不复等，均可出现唇色白。唇现淡白，其色晦而不明，多因气血虚寒，不能充营于唇；唇现苍白，多因气虚不能运血，或因暴怒气逆血阻；唇色惨白，毫无血色，为气血亏损已极，或阳虚生寒；妊娠唇白者，为血不足，或有难产，若蛊症（肝硬化）晚期，唇色苍白无华，且唇质枯萎，多为肝脾二脏之正气将绝，危在旦夕；唇白而肿者，多为脾绝，唇白如枯骨，多为死证；产妇口角白干，为病将至。

（6）唇色青黑：唇色青而淡者为寒；淡色青黑为寒甚，或为痛证。唇黑者，多为胃中热；惨黑者，为气血大亏。唇吻色青，四肢振摇，微汗出，多为肝绝；水气患者唇口发黑，为肝伤难治；干霍乱患者唇青黑，多为死证；唇色漆黑者，脾胃将绝；环口黧黑者，多为脾肾绝；唇青体冷遗尿，为膀胱绝；面青唇黑，面黑唇青，皆主死证。

（7）唇色紫：唇现紫色，多为胃气虚寒，又可见于血瘀；唇色发绀并干焦，主内有瘀热；口唇黯紫或淡紫，或伴见指甲、白睛黯紫者，为瘀血内停，见于外伤或内伤，唇色突变紫黑如猪肝色，多为瘀血攻心之象。

（8）唇现蓝色：临床上极少见。然偶有骤染时疫，外唇呈现浅蓝色，唇皮燥裂者，此为火毒炽盛之象。暑闭之症，唇上亦可偶见微蓝色。如果慢性病唇现蓝色，乃肝脏之真气将败；唇黏膜紫蓝色，提示心肺虚衰。

2. 望口唇形态

（1）唇肿：有虚实之分。红赤而肿者，多为实为热；唇白而肿，多为虚为寒。若唇口俱赤肿，为热甚；上唇肿大下唇细小，多为腹胀；唇肿齿焦黑者，多为脾肾绝。

（2）唇萎：唇肉缩小，多为血气亏损；唇萎而兼色黄者，为脾虚湿困；唇萎，伴见舌青、口燥、但欲漱水不欲咽，是内有瘀血。

（3）唇反：为上唇向上向外翻起，遮盖人中之象。唇反面人中满，为脾败之象，因脾气绝，脉不养唇所致。

（4）唇上生疮：多为脾胃蕴热之征。上唇生疮，唇质皱厚色紫，多属心肺火郁；下唇生

疮，唇质粗糙色乌，多系脾经蕴热，唇之四角生疮，多是膏粱厚味沃积之邪火蕴积胃与大小肠。

(5) 唇上生疔：唇之上下，或口角旁，生出小疔如粟，痛痒不定的疾病，多为火毒之候。生于上下唇者，多为脾胃火毒；生于口角者，则系心肺火毒亢盛。唇角生疔，不能张口，称为锁口疔。此疔若生于唇上，唇口外翻，称反唇疔。此二证初起形如粟米，色紫坚硬，肿甚，麻痒木痛，寒热交作，俱属危症，由火毒之邪上攻而成。疔生于人中之上称为龙须疔，生于人中之旁的称虎须疔，其轻者因风热而结；重者形如粟粒，如钉着骨，根盘漫肿不透，面目浮肿，寒热并见，乃火毒之邪上壅而成；若出现口燥神昏，称为走黄疔，乃疔疮走黄，邪毒内陷心包所致。

(6) 口腔糜烂：口腔黏膜糜烂色白，形如苔藓，色红作痛，常泛发出特殊气味，多由阴虚阳旺，脾经湿热内郁，致邪热熏蒸胃口而成。

(7) 唇部生疽：唇之上下左右，生出色紫有头，如枣李大小的肿物，肿硬如铁，时觉木痛，甚至寒热交作，因脾胃积热而成。

(8) 唇燥无皮：小儿口唇四旁，红赤无皮，不时燥裂，称骭唇疳，由阳明湿热上壅而成。

(9) 唇木：上唇或下唇突然肿胀，按之焮热，疼痛不甚或有麻木感，不坚硬，无疮头，称为木唇。由脾胃之热上攻而成。

(10) 唇核：唇肿生核，色赤，按之坚硬，由脾经湿热凝结而成。

(11) 唇屑：唇上生长皮屑，如鱼甲翻起，唇皮有绷痒不适的感觉，撕揭则疼痛出血，老屑脱落，新屑复生，缠绵难愈，为风燥在脾，血不濡燥之故。

(12) 口唇收缩：上下唇各收缩露齿，唇皮骤然缩短，或两唇日渐短缩，唇肌呈枯萎之象，称为唇缩。年老唇缩为正常现象。猝然收缩者，其病多实；日渐收缩，唇肌枯萎者，其病多虚。实者多因中风闭证，或中暑，或痰闭；虚者因于寒中三阴，或因痉厥，或因癫痫，或脾胃元气日衰，或暴脱，多预后不良。

(13) 唇部疱疹：唇上生小疱，如小米粒或高粱米大小，色黄透明，或混浊而带血，聚集一起，疱疹周围皮肤不红、不肿、不痛，唯稍痒而不适。此症多与风热感冒、麻疹、肺热喘咳并发，证轻易愈。

(14) 唇裂：唇部裂开一个缺口，称为唇裂，均发生于上唇，轻者仅裂到唇四白，严重者可裂至鼻孔，致鼻翼呈扁平形，此系先天畸形，乃胎儿时期发育不良所致。

(15) 唇部肿块：下唇红，唇外缘有凹凸不平的肿块，基底坚实，容易出血，其后表面破溃糜烂，有臭味，应考虑为唇癌之可能。

(16) 唇紧；唇口窄小，难以开合，饮食受限，称为紧唇。多由风痰入络所致。

(17) 唇病：唇口颤动不能自禁，多由血虚风燥引起；或为脾虚血燥，唇失濡养；或为胃火夹风，上扰口唇。口目频频动作者，为阳明终绝。

(18) 唇张：因下颌骨脱落致口开不闭者，称为落架风，为阳明之脉纵缓不收所致。

十一、齿龈诊法

(一) 望齿龈诊病的原理

望齿龈诊病的原理，主要有以下几方面。

1. 齿与肾、胃关系密切　齿为骨之余，肾主骨，故齿为肾之外候；龈为肉之延伸而主于胃。齿为肾之余，龈为胃之络。肾与胃，一为先天之本，一为后天之源，共同维持着齿龈的生长、发育。脾胃健运，肾精充足，则龈健牙坚，能正常地发挥磨谷食、强消化、助发音等功能；若脏腑精气虚衰，将致龈萎牙坠。《仁斋直指方》说："齿者，骨之所络，髓之所养，肾实主之。故肾惫则齿豁，精盛则齿坚，肾热则齿动。"可见，诊察牙、龈可以反映肾、胃等脏腑的生理病理变化。

2. 齿龈除与肾、胃密切联系外，还与大肠有关　手阳明大肠经与足阳明胃经，分别入上、下齿，其经气环贯齿龈，对齿龈的生理、病理有着重要的影响。如《灵枢·经脉》说："手阳明大肠经……一人下齿中……是动则病齿痛颈肿。"

3. 齿龈还与冲脉、督脉关系密切　因为冲脉、督脉之循行环唇而上行，其经气必然渗注齿龈，因此又有齿龈根于冲、督之说。

（二）望齿龈诊病的临床运用

1. 牙齿色泽形态异常

(1) 老年齿白润泽，为寿考之征。年长之人，齿渐变黄，此为生理之常；若齿忽变黄，多为肾虚；齿如黄豆色者，为肾气绝；齿色黄黯或带黑，或片片脱下，面色青黄，此为腹中有久冷积，太阳阳明之阳气受困而累及于冲督。温病齿黄而燥，是热盛伤津，若光燥如石，则是阳明热甚，津液大伤，见于温病极期。

(2) 牙齿色紫，如熟小豆，其脉躁，为阴阳俱竭，或齿忽变黑，多为死证；齿黑腰痛，足厥冷，为骨蒸。

(3) 牙齿滋润，津液犹充；形色明亮，精气未衰；牙齿干燥，津液已耗；形色枯槁，精气内竭；齿燥毫无光泽，色如枯骨，为肾阴枯涸，肾水不能上承，难治；牙齿上半截润，下半截燥，为肾水亏乏，心火燔灼所致；牙齿干燥，根部有垢，为火盛津伤，气液尚未枯竭；若齿焦无垢，主肾胃之精气枯竭，难治；前板牙干燥，身热目痛，鼻干不得卧，为欲发斑疹或行将衄血之先兆。

(4) 小儿齿出偏斜稀疏，主阳明本气不足；小儿牙齿久久不生，称为齿迟，属小儿五迟之一，主禀赋不足，肾气亏虚；中老年人齿渐稀疏，或齿长而垢，逐渐脱落，为肾气早衰的标志。

(5) 齿长而垢，为秽恋肠胃；齿枯面垢，为热结腑聚；齿黄面垢，为瘟疫之象。

2. 牙龈色泽形态异常

(1) 牙龈红肿疼痛，为外感风热邪毒或胃火上炎；牙龈浮而肿胀，不红而痛，为外感风寒；牙龈微红不肿，牙齿浮动，咬物时痛，午后疼痛明显，为肾阴不足，阴虚火旺。

(2) 牙龈腐烂，泌脓腥臭，黄稠量多，为肺胃火热壅盛；脓液清稀秽臭者，为肾阴不足，虚火上炎；脓液清稀无味，则主脾胃虚弱。

(3) 牙龈胬肉翻花，肿硬增生，腐烂凹蚀，恶臭剧痛，为火毒痰浊之邪凝结而成，属恶候。

(4) 重龈：齿龈起疮或局部红肿，高起增厚，形似齿龈重叠，多因于胎毒或脏腑积热，或外感风热，瘀结于龈，聚湿、化痰、生瘀，致成此疾。

(5) 牙根宣露：牙龈宣肿，龈肉日渐腐颓，以致牙根宣露，齿牙动摇，常渗脓血，其病称牙宣。多因胃火上蒸，或阴虚火炎而成，亦有气血双亏所致的。

(6) 牙龈生痈、生疔：牙龈肿胀而大，坚肿疼痛，甚则腮颊浮肿，称为牙痈，为胃经热毒上攻所致；牙龈肿胀局限，小如粟米，称为牙疔，为胃经火毒上攻或大肠经湿热所致。

(7) 牙龈腐烂：牙龈红肿赤烂，疼痛剧烈，流腐臭血水，甚或寒热交作，称为风热牙疳，系平素脾胃积热，复感风热之邪而发；若牙龈腐烂迅速，由灰白色随即变黑，流紫血水，肉腐蔓延，一时脱落，臭秽难闻，称为走马牙疳；多发生于儿童，常由伤寒、痘疹、疟痢等病余毒未清，蓄积毒火攻牙所致。

(8) 牙肿如覃；牙龈肿胀结肉，高低如覃，其色紫黑，由火盛血热夹滞气郁结于胃经而成。

(9) 牙龈萎缩，周边溃烂色赤，为肾阴亏损，虚火上炎；溃烂边缘色淡，龈肉苍灰，则属气血两亏。

3. 齿垢色泽形态改变

(1) 齿垢为胃中垢浊之气而结。垢黄厚为胃热熏蒸；垢白厚多为湿聚中焦；齿垢黄，面目爪甲上黄者，为黄疸；垢色灰为肾胃津液两伤；齿焦有垢为肾胃液涸。

(2) 垢多口臭者多实，垢少口和者多虚。

十二、腭颊黏膜诊法

翘起舌头，在牙齿的范围内能舔着处就是腭。腭分为前后两半部，前半部致密坚韧，不能运动，上覆骨组织，称为硬腭；后半部则柔软，能运动，称为软腭。口腔内左右两侧壁称为颊。腭、颊黏膜中有丰富的血液供应，在疾病的过程中，该部位可有不同程度的小静脉曲张、小动脉扩张、出血及黏膜面的色泽改变，这些统称为腭、颊黏膜征异常。

(一) 望腭颊黏膜诊病的原理

1. 腭、颊黏膜是人体表与里的交接区　腭、颊黏膜上皮血运丰富，而且血管位置表浅，易于显露，是观察人体细小血管变化的理想部位。中医理论认为腭、颊黏膜的解剖学位置在鼻咽部的中心，是人体“表”与“里”的交接区。因此，不论是外邪侵袭入内，还是体内发生病理变化，均最易在腭、颊黏膜上体现出来。

2. 腭、颊黏膜与心、肝、脾等脏腑关系密切　腭、颊黏膜位于口中，《素问·阴阳应象大论》说：“脾主口……在窍为口。”腭、颊黏膜上血络丰富，《内经》认为心主血脉，肝主藏血，脾主统血。因此，心、肝、脾等脏腑功能失调，即可反映于此。

3. 全身不少经络与腭、颊黏膜有联系　全身经脉中如手阳明大肠经、足太阳膀胱经、足少阴肾经和足厥阴肝经等均络于此，因而，腭、颊黏膜上的病理改变可反映这些经脉及其相应脏腑的病变情况。

因此，腭、颊黏膜上血络的扩张、充血、瘀血等变化，可以反映机体内的某些病理变化，尤其是迁延性及难治之症，在该部位可出现明显的变化。

(二) 正常人腭颊黏膜特征

正常健康儿童整个上腭红润而有光泽，中柱、硬腭、软腭均以粉红色为主，其软腭很少充血、瘀血，中柱亦无小静脉。

健康中、老年人的中柱呈浅黄色或粉红色，各部分轮廓清晰，无断裂及弯曲，表面干净，少见褐色斑点，无小动脉分布及出血点，左右可各见一条细小静脉。硬腭齿后部黏膜皱襞色泽粉红，分裂中柱两侧，横行排列，对称整齐，未见出血点及动静脉分布。软腭则呈黄色，一般无充血及瘀血。

正常人颊黏膜呈粉红色，无充血、瘀血及硬结、透明颗粒和苔膜等。

(三) 腭黏膜诊法的临床运用

1. 腭黏膜异常征的意义　根据北京儿科名医王鹏飞(北京儿童医院编《王鹏飞儿科临床经验选》，北京出版社，1981 年)等人的临床经验，腭黏膜异常征的主要临床表现为以下几点。

(1) 小儿上腭黏膜色白，如蒙乳皮状者，多为脾胃虚弱；上腭黏膜呈粉红或淡白色，为贫血、气血双亏；上腭黏膜色黄，主脾胃功能失调；色深黄为实证，主脾胃湿热；色浅黄为虚证，主脾虚不能运化水湿；上腭黏膜色深紫，为瘀血、出血及血分有热；上腭黏膜色红紫，多为实热证。

（2）小儿腭前、腭后均为深红色，二臼齿处黄、红色，中柱色淡白，主实热型腹泻；腭前、腭后黏膜均为粉红色，二臼齿处乳白色，中柱乳白色，主虚寒性腹泻；小儿腹泻，臼齿处乳白色且厚者，说明腹泻重，脾肾虚亏，病情重。

（3）腭前黏膜为红色，分线（指口腔位于上腭中柱前端分线处，左右各一）左右为橘黄色，两分线突出，臼齿处为红色，主外感风热、内有停滞的感冒。

（4）上腭分线为黑紫色，中柱两旁呈深紫红色，腭前及臼齿处均为紫色，多见于血热壅盛和出血严重的患者；而上腭有紫红色小出血点，尤以中柱两侧出血点增多者，多为出血性疾病。

（5）上腭及中柱均为正常色泽或浅黄色，唯中柱两旁有 2～4 个针尖大小的小孔，多则为 6～8 个小孔，多属肝肾不足（成人多失眠健忘）型遗尿症。

（6）上腭中柱直，周边清晰，无弯曲断裂，中柱上多见褐色斑点；硬腭部有散在的紫褐色透明小点，硬腭以黯紫或紫色为主，软腭部出现小凹，为胸痹（冠状动脉粥样硬化性心脏病）的征象。

2. 腭黏膜征诊断血瘀证　腭黏膜色红、深红或紫黯，其上的小动脉扩张充血，小静脉曲张瘀血，或有出血现象，可诊断为血瘀证。日本学者伊原信夫在《日本东洋医学会志》1981 年第 3 期发表的《腭黏膜征——血证望诊的新尝试》一文中，将在软、硬腭黏膜上基本看不到显露的小血管，黏膜面呈淡红色，定为 0 度。再根据软、硬腭黏膜的改变，分为 3 度，具体见下。

（1）软腭黏膜征（简称软腭征）：Ⅰ度：腭弓处黏膜稍红，可见较清晰的细小血管显露，此型基本属正常范围；Ⅱ度：在Ⅰ度软腭征的基础上，并可见到充血扩张的小动脉和曲张的小静脉；Ⅲ度：软腭黏膜上的小动脉明显充血扩张或小静脉明显曲张瘀血，或有出血现象，或在Ⅱ度变化的基础上再加黏膜面色调深红或紫黯的改变。

（2）硬腭黏膜征（简称硬腭征）：Ⅰ度：在硬腭黏膜上可见清晰的小血管；Ⅱ度：黏膜上小动脉扩张、充血，或小血管曲张、瘀血；Ⅱ度：黏膜上可见明显的小动脉充血、扩张，或小静脉淤血、曲张，或有出血现象，或在Ⅲ度变化的基础上再出现黏膜面色调深红或紫黯的改变。

上述软腭征Ⅱ、Ⅲ度改变和硬腭征Ⅰ、Ⅱ、Ⅲ度改变均可反映瘀血改变，只不过有轻重程度的不同。腭黏膜的瘀血、充血征象易见于妇科、肝炎、心血管病、骨关节病，泌尿生殖器疾病、皮肤科、眼科疾病及恶性肿瘤等患者，这些疾病，均有两个重要的共同点：一是均有复发、迁延倾向，并为进行性难治之症；二是从瘀血证开始，具备一系列血证综合征，即：①充血征象（小动脉扩张）；②瘀血性血滞征象（小静脉扩张）；③黏膜背景呈现血虚征象；④颗粒增生（硬腭黏膜变粗糙）；⑤出血及其他。

（四）颊黏膜诊法的临床运用

1. 颊黏膜上见瘀血斑或绛红色充血带及小米粒样的浅黄色硬结，为食管癌的征象。一般认为，其瘀斑出于颊黏膜，乃瘀滞为患，有形之疾积于食道；其色淡青，斑形隐隐。细如线者，常主虚寒，多见于食管癌的晚期患者；斑形如带，其色青紫者，多主邪实，邪正相搏，见于食管癌中期的患者；瘀斑上生颊膜者，乃正不胜邪，致使食道之毒邪得以蒸腾上乘之故。

2. 在相当于第二磨牙的颊黏膜处出现针头大小的白色斑点，称为麻疹黏膜斑，多见于小儿，为麻疹的早期特征。

3. 颊黏膜上出现蓝黑色色素沉着斑片，为肾阳不足，常见于肾上腺皮质功能减退者。

4. 颊黏膜下出现大小不等的瘀斑和出血点，多因血热妄行或脾虚不能统摄血液致血液溢于黏膜下，见于各种出血性疾病。

5. 颊黏膜溃烂，经久不愈，反复发作，因于脾、肾亏虚，多见于衰弱的病儿或老年患者，也可出现于长期使用抗生素和抗癌药之后，见于慢性复发性口疮、鹅口疮等病。

十三、胸胁诊法

胸胁是人体外壳的一部分，包含虚里、乳房等重要组织，内藏心、肺、肝、胆等诸脏腑。临床通过观察乳房的形态、虚里的搏动等来诊断疾病的方法，称为胸胁诊法。

（一）观察胸胁诊病的原理

1. 胸胁部是人体的重要部位，内纳心肺、膻中等重要器官，如《灵枢·邪客》曰："宗气积于胸中，出于喉咙，以贯心脉，为宗气之所藏。"《灵枢·五味》曰："其大气之抟而不行者，积于胸中，命曰气海。"《灵枢·胀论》曰："夫胸腹，藏府之廓也。而行呼吸焉。"说明胸廓是藏纳脏腑的重要处所，内脏有疾患，可从胸部及早反映出来。

2. 胸部内含膻中，膻中乃心主之宫城，又为气之海，为心之外围。《灵枢·胀论》曰："膻中者，心主之宫城也。"《灵枢·海论》曰："膻中者，为气之海。"故胸部又可候膻中的状况。膻中又为宗气之所聚，膻中的作用在于蓄精气，保卫心主。膻中宗气足则气化旺盛而阴阳和调，精神情绪正常，故《素问·灵兰秘典论》说："膻中者，臣使之官，喜乐出焉。"膻中穴为任脉募穴，又为八会中之气会，膻中病变，膻中穴可出现异常。故膻中穴为膻中之外候，通过膻中腧穴的异常，可测知膻中的状况，而膻中又为心肺的反映，因此通过膻中穴不但可以治疗心肺疾患，还可窥察心肺的虚实状况。

3. 髑骬即胸骨剑突，也是胸部诊察疾病的重要部位，可候胸部脏器的坚脆强弱。《灵枢·本脏》曰："无髑骬者心高，髑骬小短举者心下。髑骬长者心下坚，髑骬弱小以薄者心脆。髑骬直下不举者心端正，髑骬倚一方者心偏倾也。"明确阐述了髑骬与心的关系。《灵枢·师传》亦曰："心为之主，缺盆为之道，𩩲骨有余，以候髑骬。"进一步阐明了髑骬候心的理论。因此，据髑骬的大小、厚薄、偏正、色泽等可诊察内脏（尤其是心脏）的虚实状况。

4. 虚里位于左乳正下三寸，内为心尖搏动处，为心气之所至。因此根据虚里的状况，可直接得知心气的虚实盛衰，比寸口脉候心更为直接有利，尤其因虚里内应心系，为心之外窗，因此诊虚里是诊心的重要部位。临床上通过虚里的动悸、应衣、疼痛、弥散、内陷等可预知心的病理状况。虚里又为宗气之外候，宗气为心肺之气，宗气为十二经脉经气之所宗，故虚里又为诊察体内各脏腑经络尤其是心肺的重要部位。虚里又为"胃之大络"（《素问·平人气象论》），人以胃气为本，胃为宗气之源，宗气出于虚里，故虚里又为诊察胃气盛衰的处所。另外，虚里诊常与人迎、寸口、趺阳及腹诊相应，在危急之变或暴虚暴实的恶候下，诸脉皆伏而不见，唯虚里仍可察之，故在危急情况下，虚里诊有其特定意义。

5. 胸膺部经脉密行，腧穴满布。循行于胸膺部的经络有手少阴心经、手太阴肺经、手厥阴心包经、任脉和冲脉。此外，足少阴肾经、足厥阴肝经、足太阴脾经、足阳明胃经以及手阳明大肠经、手太阳小肠经、手少阳三焦经、足少阳胆经、阴维脉、阴跷脉等皆循行于胸部。即十二经脉除足太阳膀胱经之外，其余十一经皆循及于胸，奇经八脉除带脉、督脉、阳跷脉之外，全都走于胸膺，可见胸部是经络循行最丰富的部位。胸膺部穴位极多，并有膻中、乳中、虚里等重要穴位。因而诊察胸部对许多疾病有重要的诊断价值。

（二）望胸胁诊病的临床运用

望胸胁诊病主要包括望胸胁、望虚里、望乳房等内容。兹将其临床意义及主病分述于下。

1. 望胸胁诊病

（1）桶状胸：胸廓前后径增大如桶状，肋骨抬高，肋间隙增宽，两肩高耸，颈部变短，呈深吸气的姿势，即《内经》所说的"反膺"、"巨肩"、"陷喉"的特征，是肺胀的重要体征，多由痰饮久伏或肺肾气虚、肺气壅滞不畅所致。

（2）扁平胸：为胸廓前后径变小，呈扁平状。可见肋骨极度下倾，锁骨显著突出，锁骨上窝下陷明显，肩背薄，肩胛骨呈翼状翘起。多为体虚营养不良，或见于久咳肺肾两虚的肺痨患者。

（3）鸡胸：指胸骨向前方突出，胸骨前后径增大，横径缩小，形如鸡之胸骨隆突。多为小儿先天禀赋不足，肾之精气亏损；或在幼儿肋骨稚嫩，尚易弯曲时，久病喘咳，痰涎壅塞，肺气不畅所致。

（4）漏斗胸：指胸骨下部内陷，呈漏斗形状。由先天肾精亏损，或胸骨下部长期受压，或因慢性肺部疾病，长期吸气受阻所致。

（5）佝偻病串珠：指沿胸廓前面肋软骨与胸骨的移行部有串珠状的隆起。为瘀痰久积，或肾精不足、骨体不坚、骨软变形所致。

（6）两侧胸廓不对称：一侧平坦或缩陷，肋间隙缩小，另一侧特别饱满，肋间隙增大，即所谓"肋偏疏者肺偏倾"。缩陷侧多为肺痿（肺不张），饱满侧多由水、气结于胸腔所致的肺胀。

（7）胸廓运动：胸廓运动是呼吸功能的主要组成部分。正常成人呼吸平均每分钟14～20次。呼吸频率较正常快，多见于中焦有病或腹部剧痛，或因臌胀、横结肠不能下降所致，亦可见于热邪壅肺的患者。呼吸时肩胛也随之动摇，称为息摇肩，或称抬肩呼吸，严重者可伴见张口呼吸。呼吸时头部上下点动，肩亦振动，是呼吸极度困难的表现，多在濒死前出现。慢而深的呼吸，多见于神志昏迷或肾气不足时。胸廓呼吸运动不对称，一侧强另一侧弱，常见于肋骨骨折、痰饮充盈于一侧胸胁或热邪壅肺而偏于一侧等病证。呼吸时快时慢，时深时浅，快慢深浅相间而作，如潮水之往复或不时中止，为病情危笃的征象。

（8）髑骬形态：髑骬大而厚，色泽明润，端正居中，提示内脏（主要指心脏）坚实；髑骬小而薄，色泽枯滞，偏斜不正，提示内脏脆弱。

（9）腋下结核：腋下结核如卵，皮色不变，俗称痰核，多因肝气痰浊凝滞而成。

2. 望虚里诊病

（1）虚里动弱：虚里搏动微而不见，为不及，主宗气内虚。若虚里搏动微弱，见于久泄或大吐之后，伴面黄呃逆，食谷不下，为胃气将竭之兆。虚里搏动欲绝，见于久咳喘嗽后期，兼见喘息气微，面色青灰，张口抬肩，心悸脉微，为宗气欲绝之征；虚里绝而不至，见于怔忡心悸喘息之后，伴见面青唇紫、冷汗淋漓、气短息促者，为心气将竭之恶候；若虚里搏动三四至而一止，则主内有瘀滞。虚里搏动停止，为临床死亡之标志。

（2）虚里动甚：虚里搏动明显，动而应衣，是为太过，称为虚里大动，常见于高热喘咳、心悸怔忡、水肿等病。具体而言，虚里动甚，症见高热、喘咳、心悸、气急、鼻扇，为邪热壅肺，心气被耗，心力亢奋；如高热腹胀、便秘谵妄、胸高气粗、虚里动甚，则为阳明火炽、邪扰心舍致心气外逸，如血虚或心神过劳，致心悸、惊惕不安，虚里动甚，则为血虚心失养，心气不敛；如虚里动甚，见面色㿠白、形寒肢冷、唇青甲紫、冷汗淋漓、气短息促、脉疾数而散乱，或伴心痛，则为心阳暴脱、心气欲绝之险证。此外，虚里搏动位置过高，多为先天性损害。

（3）虚里悸动：虚里悸动，按之应手，动而不紧，缓而不急，是宗气积于胸中，为无病之征。按之动气过盛，范围过大，为心气亏损；按之搏动减弱，为心包络病，或肺气亏虚；按之其动微而不显，或跳动甚剧，喘气急促，兼有断绝之象，为宗气内虚，病情危重之象；若按之动甚仅一时不动，不久即恢复原状者，常见于惊恐愤怒，或大醉狂奔之后；按之跳动无力，不相接续，为血行不畅；按之动而涩滞不利，是心脉郁滞之象；按之其动已绝，其他各处脉也停止搏动者，是为死证。

（4）虚里疼痛：虚里出现疼痛，无论是何种性质的疼痛，包括刺痛、压痛、锥痛、钝痛等，皆为不吉之兆。虚里隐隐作痛，伴面色萎黄、乏力、心悸等症，为血虚心失荣养作痛；如虚里刺痛，兼胸闷气憋，舌质紫黯有瘀斑，脉涩不利，为心血瘀阻之象；如虚里疼痛如锥，见面色苍白，冷汗淋漓，气短心悸，脉微欲绝，为心络暴阻、心阳欲脱之证；如心胸憋闷，气短乏力，虚里隐隐作痛，则为心气不足之兆。

3. 望乳房诊病

（1）乳房形态：女子乳房增大，乳头周围颜色增深，范围增宽，呈对称性改变，为妊娠的征象；女子乳房瘪小，为气血虚损；乳房松弛下垂，多为肝木克土，胃虚血燥，乳房失于摄养所致。

（2）乳头形态：女子乳头焦黑，为早孕的表现；乳头凹陷，多属气虚下陷，也可见于少数哺乳期妇女；乳头红肿、皲裂，多为肝火上扰；乳头皲裂伴泌乳色赤，多为肝火炽盛，热灼血络所致。

（3）乳房肿溃：乳房部结块、肿胀疼痛，溃后脓出稠厚，称为乳痈。若妇女哺乳期内，乳房硬块，肿胀疼痛，乳汁不畅，寒热头痛，称为外吹乳痈。多因婴儿吮乳吹气，乳络壅滞；或乳多婴儿少吃，乳汁积滞所致。经过2～3日后，热退痛减，为消散之象；若热不退，肿块增大，焮红疼痛加剧，势将化脓。待持续10日左右，硬块中央渐软，按之应指，为脓已成熟。溃后一般肿消痛减，逐渐向愈；若脓流不畅，肿势不消，疼痛不减，身热不退，为脓液波及其他乳络，致成传囊之变。

妇女怀孕6～7个月时，初起乳房结块肿痛，皮色不变，日后逐渐转红，化脓而溃，称为内吹乳痈。多因胎气旺盛，胃热壅滞，以致结肿成痈。

男子发生乳痈，多因胃火炽盛、壅于乳房而致；初生婴儿患乳痈，多由胎热蕴结，加之挤伤染毒而成。

（4）乳房湿烂：初起乳房焮红漫肿疼痛，毛孔深陷，恶寒发热，2～3天后皮肤湿烂，随即皮肤变成焦黑，皮肉广泛溃烂、坏死，称为乳发，又称脆壳乳痈。本病来势较凶，易出现热毒内攻。多因火毒外侵，或肝胃湿热结滞于乳房肌肤之间所致。

（5）乳房溃孔：初起乳房结块，坚硬微痛，皮色少变，渐渐肿大，疼痛加剧，身热不退，1月左右脓成溃破，流出黄色脓液，先稠后薄，溃孔较深，称为乳疽。多由肝气郁结，胃热蕴蒸，以致气血凝滞而成。

（6）乳房结核：乳房结块如梅李，不痛，边界不清，皮肉相连，肿块化脓溃后脓出稀薄，疮口不易收敛，病程缓慢，称为乳疬，或称乳痰。多由素体肺肾阴虚，肝气郁滞，痰浊凝结而成；或继发于肺痨、瘰疬之后。

(7) 乳房漏管:乳房化脓性疾患溃脓后经久不敛,形成漏管,多发生于乳房部和乳晕部,称为乳漏或乳痰。发生于乳房部者,多因乳痈、乳发、乳疽疮口过大过深,脓毒旁窜,伤及乳络而成;或由于体虚乳痨,失于调养,溃久难敛而成漏。发生于乳晕部者,多因乳晕部脂瘤后遗所致。

(8) 乳房肿块:妇女乳房有形状大小不一的肿块,疼痛,与月经周期相关,皮色不变。边缘清楚,表面光滑,活动度大,与皮肤不粘连,称为乳癖,或称乳粟。多因情志内伤,冲任失调,痰瘀凝结所致。乳晕部一侧或双侧产生扁圆形,约如棋子大小的肿块,质地稍硬,触之疼痛,称为乳疬。多发生于女子月经将行的青春发育期,也可见于男性和儿童。多因肾气不足,冲任失调,肝失所养,气滞痰凝所致。

若乳房部结块,质地坚硬,高低不平,皮肉与肿块相连,推之不移,不痛不痒,不红不热,逐渐长大,病久肿块溃烂,脓血污秽恶臭,疼痛日增,称为乳岩或乳癌。多因情志内伤,冲任失调,气滞痰瘀互结而成。

(9) 乳晕疮肿:乳晕部生疮肿,糜烂结痂,经年不愈,或腐去半截乳头,状如莲蓬,痛楚难忍,称为乳疮。多因肝郁化火,湿热蕴结所致。

(10) 乳房湿疹;乳头、乳晕部出现群集的小丘疹、疱疹,基底潮红,间有渗出、糜烂,称为乳头湿疹。多因肝经湿热,或脾胃虚弱,血虚风燥所致。

(11) 乳头破碎:乳头或乳颈部破碎,或乳晕裂开,痛如刀割,揩之出血,或流黄色黏液,哺乳痛甚,称为乳头风。多因小儿生牙时吮乳咬破,或乳头内缩、被小儿强吸,或乳汁过多流溢、浸润湿烂等诱因,以致肝火不能疏泄,或阳明湿热蕴结而成。

(12) 乳晕孕征:妇女停经,乳房膨胀,乳头起晕而呈褐色,为怀孕的征象。晕大 3 分,为胎有 3 月;晕大 5 分,为胎有 5 月;余类推。晕至寸许,正圆不偏,为胎足 10 月。

(13) 乳窍出血:乳窍溢出血性液体,乳晕部可摸及活动的质软、不痛肿块,称为乳衄。多因肝脾两伤,肝经火郁,脾失统血所致。

(14) 溢乳:妇女产后乳汁分泌过多而自溢,称为乳溢,为经血盛而津液有余所致;孕妇乳汁自出,则为气血虚弱不能收摄所致;非哺乳期妇女泌乳汁,色带血丝味臭,则为胃热壅滞,肝气郁结,瘀血阻络所致;乳汁不断自行漏出,量少质脓,两乳胀硬疼痛,精神郁闷,性急易怒,为肝郁气滞所致;乳汁终日自潺,量少质稀,乳房柔软无胀满感,面色苍白,心慌气短,为气虚不摄所致。

(15) 少乳及无乳:妇女产后少乳或无乳,多因产后气血亏虚,乳汁化源不足;或产后脾胃虚弱,脾失健运,不能化生水谷精微;或肝郁气滞,气血运行不畅,乳汁壅滞不利所致。

十四、腹部诊法

(一) 望腹诊病的原理

中医学认为,腹部为阴海,内纳五脏六腑。《灵枢·胀论》曰:"脏腑之在胸胁腹里之内也。"俞根初之《通俗伤寒论》曰:"胸腹为五脏六腑之宫城,阴阳气血之发源。"日本医家吉益东洞曰:"腹者,生之本,百病皆根于此。"说明腹部是人体之外廓,是保护脏腑进行正常生理活动的坚强护卫,为水谷之乡,气血津液生化之源和输布气血津液营养全身的重要枢纽,生命之根本,且又是全身经气最集中的部位,故腹可谓全身之阴府,五脏六腑之宫城。根据《内经》"有诸内,必形诸外"的原理,胸腹之形色能反映脏腑、经络、气血的生理病理变化,因而有诊断疾病的重要价值。

从经络循行来看，任脉、冲脉、足少阴肾经、足厥阴肝经、足太阴脾经、足阳明胃经、阴维脉、阴跷脉、带脉等经脉主要循行于腹。另外，手太阴肺经“起于中焦，下络大肠”；手阳明大肠经“下膈，属大肠”；手少阴心经“出属心系，下膈络小肠”；手厥阴心包经“下膈，历络三焦”；手少阳三焦经“下膈，循属三焦”；足少阳胆经“贯膈，络肝，属胆”。这些经络又皆起于腹和止于腹，即十二经脉中除足太阳膀胱经外都和腹有直接联系，奇经八脉中除督脉及阴跷、阳维脉之外，也都和腹有直接联系。因此，腹部为全身经脉走循最多、穴位分布极密的部分。故诊察腹部可了解上述经脉及其相应脏腑的病变情况。

由于腹部内藏有脾胃、肾等重要脏器，脾胃为后天之本，气血生化之源；肾为先天之本，内藏真阴真阳，又受五脏六腑之精而藏之，为生命之精气的根本，故腹部是脏腑阴阳气血汇聚之地。又由于腹为阴，手足三阴经及任脉皆循于腹，故腹部为阴脉之海，主候阴气的盛衰。当人体脏腑发生病变以致阴阳之平衡被打破时，即可反映于腹。此外，腹部经穴密布，腹部之十二募穴内通五脏六腑，为窥视脏腑之孔道。更由于腹部还有神阙、气海等要穴，为观察内脏，尤为候脾胃冲任之要地。因此，腹部是窥视人体内脏的一个重要哨所。故《灵枢·胀论》曰：“胸腹脏腑之廓也。”再者，由于腹部募穴通过内气与背俞穴相通应，因此在诊断方面，二者必须互参，所谓“审募而察俞，察俞而诊募”是也，如此有利于增加诊断的准确性。

（二）望腹诊病的临床运用

1. 望腹部色泽

（1）腹皮色赤：主热证，包括实热与虚热。局部皮肤焮红者，为疮疡或内痈，全身皮色如常，唯独腹皮变赤，按之退色，放手则色赤如故，为火热之邪壅聚于腹部的征象，常因胃肠溃破引起，常伴有剧烈的腹痛，腹皮按之疼痛，放手时疼痛更甚。

（2）腹皮色黄者，主黄疸或虫积。麻疹出而忽隐，腹皮色白者，为正气不足；腹皮色白，又主虚证、寒证；色青者，主寒证、痛证及惊风；色黑者，主寒证、痛证、劳伤及瘀血；外感时邪，腹皮猝然青黑者，为危症。

2. 望腹部形态

（1）腹部凹陷，腹壁松弛者，多为虚证。如上腹部及右季肋部出现局限性凹陷，多见胃脘胀痛，为胃、十二指肠穿孔的早期征象。若整个腹壁瘦薄，腹皮甲错，腹皮以脐腹为中心下陷于里呈舟状者，称为舟状腹，严重者深凹着背，脐周搏动明显可见，多见于严重消瘦，伤津脱液，脏腑精气极度耗竭的患者，如霍乱、泄泻、痢疾等。

（2）腹部胀满，隆起，腹壁紧急者，多为实证。腹皮紧急光亮，抚之大热者，为内痈重症；腹皮因胀满或腹水而致腹大无纹者，为危症；腹膨满见于腹胀，未满心窝者病尚轻，已满心窝者病重。麻疹见腹胀满者，为逆证。

（3）臌胀：又称单腹胀，以腹部胀大，皮色苍黄，甚则腹部青筋暴露，四肢不肿或微肿为特征，乃由气、水、血积于腹内所致。如患者平卧时腹部高于胸部，坐位及站立时腹部突出于身前，按之柔软无凹痕，叩之如鼓，无波动感者，为气臌，多因气结所致。如腹部坚满，皮色光亮，平卧如蛙腹，按之如囊裹水，腹壁有凹痕，叩之音浊，摇动有水声，有波动感者，为水臌，多因水聚所致。如见腹上青筋暴露，面颊、颈胸部出现红缕赤痕，是以血瘀为主。本病腹部未见青筋者，虽胀易治；青筋暴露，腹臌胀者，难治。

（4）疝气：表现为直立时或用力后，腹壁呈半球状隆起，平卧后可回纳腹腔者。多因寒滞肝经，或气虚升提无力，气滞腑气不通所致。发生于脐部的称为脐疝，多见于小儿，啼哭时尤甚；出现于腹部正中线上的称为腹壁疝；位于腹股沟中部的称为股疝，多见于女性；发生于髂窝部的称为腹股沟疝等。一般有轻度胀痛感，如平卧不得回纳者，可产生剧烈绞痛。

（5）瘢痕：腹部瘢痕多为外伤、手术或皮肤疮疡愈后的遗迹，特别是手术瘢痕，对诊断很有帮助，应仔细询问，以便了解过去所患的疾病。

（6）腹纹变异：妇女怀孕后，在下腹壁丰满处多出现纵行条纹，色淡蓝或粉红，产后可转为银白色而长期存在，称为妊娠纹。乃怀孕之后，血养胎儿，冲任失养所致。另外，臌胀、腹水及较久之积聚证患者亦可出现紫色的腹部纹，但多伴有大腿上部和臀部紫色纹及其他体征。

（7）腹筋怒张：指腹部出现青紫色的脉络怒张，多见于久病体羸、血瘀气滞之证。如果出现以脐为中心向上、下走行的青筋怒张，其血流方向正常，此为经脉不畅，气滞血瘀于脉中，病情相对较轻；若出现以脐为中心向上、向下、向左、向右走行的腹壁青筋怒张，血流以脐为中心呈放射状走行者，常伴见蟹爪纹和血丝缕。多因经脉阻塞，血流不畅，血液瘀滞所致，病情较重，见于单腹胀患者。

（8）腹上凹陷而下部凸出呈袋状，多是内脏下垂（胃下垂），为中气不足所致；腹部大而均衡凸出，皮肤有厚的皱褶，肚脐深陷，是肥胖的特征。

（9）腹中蠕动：腹部见到明显蠕动者，多为脏腑功能紊乱，属于病态。若蠕动见于胃脘部，由左胁下近处开始，缓慢地向脐的右上方移动，形成宽大的波形，一起一伏，周而复始者，为病在胃，多为胃下口狭窄梗塞，水谷难通，可使人食入即吐，大便燥结状如羊矢，形容枯槁。若蠕动见于脐周，其形近乎平行排列，此起彼伏，状如索条而或粗或细，腹部隆起者，为病在肠，多为肠中梗塞不通，常并见呕吐不已、大便矢气尽无、腹中剧痛等症。

（10）腹部皮肤出现斑疹，多见于急性热病患者，或由风邪、湿热之毒侵犯肌肤所致。

十五、脐 部 诊 法

（一）望脐诊病的原理

1. 脐是人体阴阳交会之处　脐位于大腹中央，居人体一身之正中，《东医宝鉴》说："脐者齐也，身之半，正谓脐中也。"这就是说脐是人体上下左右交会的中心，在正常情况下，脐部的阴阳处于平衡状态，即阴平阳秘；而当机体发生病理变化，使阴阳处于失衡状态时，即可反映于脐部。

2. 脐与肾命、脾胃关系密切　肚脐又称丹田，《诊病奇侅》说："脐者，元气之所系，十二经之根本"，"脐下丹田，真气之所聚"。人生元气源于肾及命门，藏之于丹田，故张景岳说："命门者，下丹田，精气出入之处"，"先天真一炁藏于此"，"一点真灵之气聚于脐下"。说明脐与源于命门的元气有密切关系。又丹田位于人体的中焦，中焦属脾胃所主，脾胃为后天之本，人体出生后各组织器官能否正常地生长发育与后天水谷精微的是否充盛有密切的关系，所以脐的变化能够反映肾、脾胃及其他脏腑的病理变化。这也是练气功时为何强调意守丹田（脐）来达到锻炼身体、增强体质的原因之一。

3. 脐与全身经络关系密切　肚脐又名神阙，《厘正按摩要术》说："脐通五脏，真神往来之门户也，故曰神阙"，"是神气之穴，保生之根"。神阙为任脉之要穴，后与督脉之命门相应。任督二脉，一为阴经之海，总领诸阴，一为阳经之海，总督诸阳，属全身诸经百脉。脐又为冲脉循行之域，冲脉乃经脉之海，且任、督、冲"一源而三歧"，三脉经气相通。更由于奇经纵横，串于十二经脉之间，具有溢蓄经脉气血的作用。可见脐联系于全身经脉，通过各经气的循行，交通于五脏六腑、四肢百骸、五官九窍、皮肉筋膜等，无处不到。在正常情况下，任督经气相通，阴阳相济，调节各脏腑的正常生理活动。若各部气血阴阳发生病理改变，即可表现于脐。

4. 肚脐是人生命的根蒂　人体胎儿时期均是通过脐带来获取母体内的各种营养，以维系各脏腑组织的正常生长发育。因此，人体出生前各组织器官发育是否完善与经过肚脐而进入体内气血的多少有密切关系，而人体先天的充足又有利于后天的发育。所以，肚脐又有"命蒂"之称，即生命之根蒂。因而肚脐的状况应该可以反映机体，尤其是肾气的生理病理变化情况。

因此，观察肚脐的变化，能测知人体脏腑经络的盛衰情况，可以作为临床辨证和确定诊断的重要依据。

（二）望脐诊病的临床运用

1. 脐色　脐色皖白无光泽，反映肺气虚、心阳不足或血虚，常与脐下陷、腹凉并见；脐色红赤，甚至有疮疖，提示心火重，热毒内蕴，或心火下移小肠，热积腹中，或腑气不通，阳明热毒内蕴，毒溢于脐；脐色黑为肾阳式微、命火败绝的凶讯，亦为暴病将卒和久病生机将绝之征兆，临证险恶；脐色发黄，并有油性分泌物渗出，发痒，为湿热蕴积脾胃或肝胆湿热之兆，常因感受湿热外邪或过食肥甘酒肉内生湿热所致；脐色发青或青蓝，为内有寒积，水饮或风寒内伏中州，或为痛证；脐色发紫，色泽晦枯，或见瘀斑，为内有瘀积之象，腹腔癥积和盆腔肿瘤尤可反映于脐；脐边青黑，脐突腹紧，角弓反张者，为脐风险证，因断脐时感染风毒所致。

2. 脐相　脐为元气之候，对预测寿夭有一定的意义。若脐深，脐环圆整，轮廓宽宇，肌肉厚实，色泽明润，脐底光滑红润，脐之根蒂居中，牢实挺拔，推之不移，为神气内守、元气充盛之相，主寿；反之，如脐浅，脐环不圆，轮薄廓狭，脐肉薄，根蒂应手虚软如泥，色泽枯夭，或苍白显露青筋，甚至呈晦滞色，为神气不充、元气虚弱之相，主夭。故《诊病奇侅》说："人之寿夭，相脐可知也。"

3. 脐形　日本医者研究发现，从肚脐的形状可以了解人的健康情况。如肚脐呈圆形，看上去结实、丰满，表明精力充沛，身体健康；肚脐呈倒三角形者，多为脾虚，中气不足，易患脏器下垂和慢性、虚性疾病，如腹痛、胃脘痛、妇科疾病等；肚脐呈正三角形，或离开腹壁正中线而偏移于右侧者，易患胁痛、胃脘痛等肝气不舒、肝气犯胃等肝胃不和之证，肚脐偏移于左侧者，易患脾胃虚弱，消化不良、便秘等症；肚脐浅小者，表明体质较弱，气血亏虚。

4. 脐突　肚脐突出，称为脐突。若小儿初生，肚脐突出而红赤肿大者，称积热脐突，乃小儿在胞胎之中受热，热蕴腹中，冲入脐中所致。若小儿初生旬日后，肚脐忽然肿胀，不红赤者，称寒湿脐突，系婴儿着凉受寒，寒湿之邪侵袭脾胃，气机阻滞，郁于脐中而成。

脐部呈半球状或囊状突起，虚大光浮，大如胡桃，以指按之，肿物可以推回腹内，但当啼哭叫闹时又复胀突，称为脐疝，乃因婴儿腹壁肌肉嫩薄松弛，小肠脂膜突入脐中所致。

腹部胀大，肚脐突出，见于臌胀患者，多因湿热蕴结，或寒湿困脾所致；腹胀脐突，按之坚硬，大便硬结者，多属阳明腑实证，为肠中有燥屎所致。

危重患者亦可见脐突。肿胀患者发现脐突，为危症之一，乃脾肾俱败，不治；喘胀患者出现脐突为险候，预兆肺肾之气将绝；哮病出现脐突发黑，多为心阳欲绝之预兆；脐部溃烂坚硬，固定而突出者，多为癌症。当剧烈咳嗽及闭气胀腹时，肚脐亦可突出，不属病态；如发生脐疝，则属病态。

5. 脐陷　即肚脐深凹。多见于体质虚弱及慢性虚性病者，如泄泻、癌症病后期等，或久泻元气将脱及暴吐之后。而脐突然内陷为正虚邪闭之凶兆，多见于小儿温疫染身，毒邪内迫之证。

6. 脐上移　脐位上移，超越中线，为气逆气滞的反映，临床上为肺胃之气上逆或肝气升发太过或肝郁气滞之象。

7. 脐下移　脐位下移，下落中线，为肾虚中气不足的表现，多兼见腹壁松弛虚软，常提示内脏下垂。

8. 脐肿、脐痈和脐漏　婴儿脐肿如栗、如葡萄，疼痛而软者，称为脐肿。多因风湿侵袭所致。脐部微痛微肿，渐渐高突，或肿大如茄，皮色或红或白，触之痛剧，此为脐痈，多因局部不卫生，感染邪毒所致。一般溃后脓出稠厚而无臭味者为顺，容易收口；若溃后脓出臭秽，甚或夹有粪汁，可致久不收口，内生瘘管，脐孔部胬肉高突，脐孔正中下方有条索状硬结，此为脐漏或肠漏形成，又称漏脐疮。脐中时出黄色黏液，不痛而痒者，多属脾胃湿热脐漏；脐中脓水清稀，不痛不痒者，多属气血俱虚脐漏。脐漏日久不愈，或热毒感染而成脓漏者，可引起抽风而死亡，因此临床应及早治疗。

9. 脐湿　脐带脱落以后，脐中湿润久而不干，或微红肿突者，称脐湿，乃脐部为水湿或尿湿浸渍，感染秽毒所致。如不及时处理，可转成脐疮或脐痈。

10. 脐中分泌物　脐凹内出现黏液样分泌物者，多为感受湿热所致；出现水样分泌物且具有尿臊味者，多为先天发育畸形，脐尿管未闭所致。

11. 脐衄　指肚脐出血，可因断脐时结扎不善所致；若婴儿出生后第 1 周，脐带脱落前后脐部有血渗出者，多因胎热内盛，迫血妄行所致；肚脐时有渗血者，乃因肾水素亏，或肝肾阴虚，致肾火偏亢，阴虚内热所致。

12. 肚脐周围脉络扭曲、扩张，或细络密聚，兼脐突腹胀者，多为肝脾血瘀，常见于臌胀病患者。

13. 脐下悸动　脐下筑筑跳动，多责之于肾气亏虚，冲脉为病。如脐下跳动，口吐涎沫，小便不利，多由素体阳虚，或汗出多而伤阳，阳虚不能制水，水蓄下焦而悸动；如脐下跳动，连及脐部，伴有气喘、时太息者，为肾不纳气脐下悸动，多由肾水素亏，气不摄纳，鼓动于下；或为表证妄汗妄下，气血大亏，以致肾气不纳，动于下焦而成。

十六、鱼际络脉诊法

鱼际络脉诊法是观察手拇指本节后内侧肌肉丰满处浅表络脉的色泽变化以诊察病情的方法。本法始载于《灵枢·经脉》："凡诊络脉，脉色青则寒且痛，赤则有热。胃中寒，手鱼际之络多青矣；胃中有热，鱼际络赤；其暴黑者，久留痹也；其有赤、有黑、有青者，寒热色也；其青短者，少气也。"可见诊鱼际络脉，不但要看色泽，还要看长短和变化的快慢。此法后世医家主要用于小儿疾病的诊断，如唐代孙思邈用于观察小儿痫病。《备急千金要方·少小婴孺方》说："手白肉鱼际脉黑者是痫候；鱼际脉赤者热；脉青大者寒；细者平也。"即是把鱼际脉黑作为惊痫发作的一种预兆来认识；《四诊抉微·诊血脉》对望鱼际脉络总结说："多赤多热，多青多痛，多黑久痹，赤黑青色，多见寒热。"由于望鱼际络脉，显而易见，比较方便，因而在小儿疾病的诊断中尤为重要。

鱼际属手太阴肺经之部，在小儿推拿中，则属脾胃。其诊病原理与切脉独取寸口的原理是一致的。又因肺经起于中焦，与脾胃关系密切，而鱼际络脉中的气血，是以脾胃为化源，胃气上至于手太阴肺，才能布施全身，所以望鱼际络脉还可以候胃气及诊察胃中之寒热。

一般而言，临床上见鱼际络脉色青，多属寒、属痛，是因寒而血脉凝涩，或因痛而络脉郁滞不通的表现；鱼际络脉色赤，多属里热证，是因热而络脉扩张，气血充盈所致；鱼际络脉色黑，多属血络郁闭，或痹病日久，属病重；如果大小鱼际及指端腹面肤色鲜红，皮肤变薄，压之褪色，则称为朱砂掌，多见于肝郁血瘀患者。

十七、弹 踝 诊 法

（一）弹踝诊病的原理

弹踝诊法是古代医家用于判断疾病预后的一种诊断方法，最早见于《素问·三部九候论》，但由于原文有错简，历来注家解释不一。近代在敦煌石窟中发现的古医经残卷（希伯和编号3287卷）对此有比较全面的论述，并附有注文，有助于理解。其中记有："以左手去内踝上五寸，指微按之，以右手指当踝上微而弹之，其脉中气动应过五寸以上，需需然不病也（需需者，来有力）；其气来疾，手中恽恽然者病也（恽恽者，来无力也）；其气来徐徐，上不能至五寸，弹之不应手者死也（徐徐者，似有似无也）；其肌肉身充，气不去来者亦死（气不去来者，弹之似无）。"目前认为，古代医家所观察的是浮露于内踝及小腿内侧的皮下络脉，这段络脉即是大隐静脉的一部分。

大隐静脉起于足背静脉网，在内踝前沿小腿内侧上行，并逐渐转向前方，最后穿卵圆孔汇入股静脉。大隐静脉具有较多的交通支和静脉瓣，能引导表浅静脉中的血液流入深静脉；反之，如果表浅静脉曲张，交通支和静脉瓣失去作用，深静脉的血液也可流向浅静脉。古代医家可能利用了大隐静脉这一特点来观察静脉血液回流状态以诊断疾病、判断预后。

（二）弹踝诊病的临床运用

其观察方法，是以左手拇指按压内踝上五寸处浮露的大隐静脉，阻断静脉血液回流，然后以右手拇指沿静脉壁向下轻推至内踝上，将静脉内的血液驱回足部；再放开右手拇指，观察血液回流充盈的速度和状态。

弹踝诊法的临床意义可归纳如下：

1. 静脉充盈即所谓"脉中气动"或"其气来"，可达内踝上五寸所按处，且速度较快者为正常。

2. 静脉充盈甚快，甚至曲张隆起，即所谓"恽恽然"者为有病。如下肢静脉曲张、髂股静脉血栓形成、妊娠子宫、盆腔肿瘤等使下肢静脉内压增高者均可出现这种体征。

3. 静脉充盈甚慢，似有似无，达不到内踝上五寸指按处，且用指弹也不能改善者，有死亡的危险。

4. 静脉塌陷，来去均无血液充盈者，也有死亡的危险。

以上后两种情况可见于休克患者，由于微循环衰竭，血流缓慢，血压明显下降，脉压差进一步缩小，尿量减少甚至无尿，静脉回流量减少，中心静脉压降低，以致末梢静脉空虚塌陷，确是危候。中医学在2000多年前就能用观察络脉的充盈状态来判断疾病的预后，实为难能可贵。

十八、爪 甲 诊 法

（一）望甲诊病的原理

爪甲诊法是根据指（趾）甲的色泽、形态等的变化以诊断疾病的一种方法。其诊病原理主要有以下三方面。

1. 爪甲与肝关系密切　爪甲为手指与足趾的覆盖，是筋的延伸，五脏之中，爪甲与肝的关系最大，为肝胆之外候。如《素问·五脏生成》曰："肝之合筋也，其荣爪也。"《素问·六节脏象论》说："肝者，……其华在爪，其充在筋，以生血气。"《灵枢·本脏》说："肝应爪，爪厚色黄者，胆厚；爪薄色红者，胆薄；爪坚色青者，胆急；爪濡色赤者，胆缓；爪直色白无纹者，胆直。爪恶色黑多纹者，胆结。"说明爪甲为筋之余，筋为肝之血气所生，爪甲的荣养来源于肝，肝胆之病变与筋的虚实情况，可以从爪甲的变化反映出来。

2. 爪甲与肺、心等其他脏器亦有密切关系　《灵枢·经脉》曰："手太阴气绝……气不荣则皮毛焦，皮毛焦则津液去皮节，津液去皮节者则爪枯毛折。"《素问·五脏生成》说："肝之合筋也，其荣爪也，其合肺也……指受血而能摄。"说明爪甲的荣润，需秉承肺气，荣贯血脉。若肺气衰，血脉不利，则爪甲枯槁。《灵枢·心痹》说"真心痛，手足青至节，心痛甚，旦发夕死，夕发旦死"，并指出，临床出现唇口青紫，指甲青紫，为真心痛之急候。西医学也证实指甲青紫是肺源性心脏病的危重表现。《诸病源候论》说："手足爪甲皮剥起，谓之逆。风邪入于腠理，气血不和故也。"俞根初《通俗伤寒论》更指出："白而消瘦，爪甲鲜赤，气虚有火也；白而夭然不泽，爪甲色淡，肺胃虚寒也；白而微青，或臂多青脉，气虚不能统血也；若爪甲色青，则为阴寒之证也。"以上说明，爪甲与人体内在脏腑、气血的盛衰密切关联，甲相是脏腑气血功能状态的外露。

3. 爪甲是十二经脉起止交结的枢纽　爪甲虽是人体四肢的末端，为皮部之附庸，如《灵枢·卫气失常》所说"皮之部，输于四末"，但爪甲在经络系统中却有着重要的作用，是十二经脉起止交结的枢纽，手足三阳经与手足三阴经皆于甲床处相交以沟通表里之气，因此甲床上分布有丰富的经络网，气血极为充盈，是洞察经络及其相应脏腑癥结的良好窗口。

（二）望甲诊病的临床运用

甲诊法的临床运用，主要体现在望爪甲色泽和观爪甲形态改变两个方面。

1. 望爪甲色泽变化

（1）白色：指甲软萎皖白，压之白而无华，多是元气亏损，肝血不荣。一般色苍白者为虚寒，多因脾肾阳衰；色淡白者，多为血虚或气血两虚。

（2）红色：爪甲红赤多主热，一般为气分有热；若色鲜红，则多为血分有热；若红而见紫或色绛，为风热毒盛，邪犯心经，或为痹病、历节风等；红紫且黯或紫粉者，为死血瘀滞，见于久痹，或为痰火风热阻于胸肺，气血郁闭。但爪甲色红见于饮酒、洗澡之后，为正常现象。

（3）黄色：爪甲色黄，多为黄疸。若黄如被柏汁所染，为湿热熏蒸所致，多为肝胆疾患。其色以鲜明者为顺，黄而黯滞者多凶。若甲板色黄，边缘为黑色，伴有腹胀便溏、乏力气短、饮食无味、面目及肢体浮肿等，称为黄甲综合征，多因脾气不足、饮食失节或偏嗜五味，以致脾胃中气受损所致。若指甲表面呈现晦黄色，而无其他黄疸症状，多见于呕血、血漏等慢性疾患而呈脾肾两虚者。另外，临床所见肝癌、胃癌、子宫癌等癌症患者，其指甲表面必现晦黄色。

（4）青色：表现为爪甲青紫，失去光泽。爪甲色青，多为寒证。青色近乎蓝，实证见蓝色甲，多属瘀血，或为心血瘀阻；虚证见蓝色或青紫，多属恶候；若病久而见爪青，手足亦青者，是为肝绝，其预后不良；甲色青紫，多为邪热重笃，气血郁滞。

（5）黑色：表现为爪甲出现带状黑色或全甲变黑色或黑褐色，压之不退。爪甲乌黑者，主瘀血而痛，或死血内凝；若黑而枯槁，多为凶候；若发生于久病之后，多属肾绝之象，若甲黑而伴见肢厥呕逆、颜面乌青，其病凶险；小儿爪甲青黑，忽作雅声，为肝绝；若因局部外伤挤压所致，必是瘀血，并非死证。

2. 望爪甲形态改变

(1) 干枯甲:爪甲干枯多主肝热;或为心阴不足,肝血亏虚,血运不畅。爪甲干枯常属凶候。另有一种"鱼鳞甲",爪甲干枯如鱼之鳞,多为肾气衰竭,或脾失健运,气化不利,水液滞留所致。

宋孟斋在《河北中医》1984 年第 2 期上报道,爪甲干枯脱落与十二指肠球部溃疡有关。其曾遇一辨证为肝气犯胃的十二指肠球部溃疡患者,症状严重发作时,双足大踇趾甲内侧颜色发生改变,趾甲增厚干枯,用手一剥一块块脱落,但无疼痛不适,爪甲干枯无光。每逢冬春发病时都有类似的爪甲荣枯改变。溃疡病缓解后,爪甲亦恢复正常。故认为爪甲的荣枯变化,可作为溃疡病发作之先兆。

(2) 萎缩甲:甲体萎缩,状如初生虫翘。多属心阴虚损,血行障碍;或为疠风大毒所致。若见于先天性甲发育不良症,则多因先天禀赋不足,精血亏损,甲失润养而成。

(3) 剥离甲:甲板与甲床逐渐分离,如剥竹笋状,故又称竹笋甲。初起指甲游离缘处发白变空,后向甲根部逐渐蔓延,呈灰白色,无光泽,变软薄,多发于手指,单发或多发。多由失血过多,营血亏损;或素体肝血不足,肝经血燥,气血不济,阴阳失调,气机不畅,以致爪甲失于荣润。常见于各种出血、营养不良等致的贫血。

(4) 脱落甲:指(趾)甲自行脱落。多因患脱疽、疠风、蛇疔等病所致,排除外科疾患的病后致脱,不再复生者为危候,提示命门火衰,身体虚弱至极而难以恢复。

(5) 脆裂甲:甲板不坚,失去韧性,易于断裂,且呈层状分离的,称脆裂甲。如从中央裂成两片的,称纵裂甲。多因血行障碍,或血虚风燥,不能荣润爪甲,以致质脆易裂。

(6) 软薄甲:生理的软或薄,甲不失其坚韧之性。病态的软薄,爪甲失去韧性,失去其保护功能,甲下色淡,半月不整,甲皱亦不整齐。此多因气弱血亏,血行障碍,以致阴精不布,爪甲失养,提示易患出血症和钙质缺乏症,或因患疠风、久痹所致。

(7) 粗厚甲:指(趾)甲远端或侧端日渐增厚,甲体表面失去光泽,呈灰白色,表面高低不平,质粗增厚,变脆枯槁,呈粉状蛀蚀或缺损,甲板下生污黄色斑,常伴有足部真菌感染,此见于鹅爪风或甲癣患者,多因气虚血燥而受风,以致爪甲失于荣养而枯厚,亦有水湿浸渍或湿毒外侵,阻遏气血所致者。

(8) 钩状甲:甲板向指端屈曲,中间隆起呈山尖状,甚则形如鹰爪,其甲面粗糙不平,呈黑色、灰黑色或黑绿色,不透明,无光泽。多有外伤诱因,或属先天禀赋而得,但总因气郁血瘀,阻滞络脉,不能濡养爪甲而致。常见于风痹、筋挛患者。

(9) 勺形甲:又称反甲。甲板变薄发软,周边卷起,中央凹下,状如小勺。其甲下色偏苍白,甲皱不整齐,甲面有时出现小白点,多发于手指,少发于足趾。多因气虚血亏,或肝血不足,或脾失健运,营养不良,以致爪甲失养。常见于大病之后;或脾胃素虚,身体羸弱;或患癥瘕、积聚以及久痹之人。

(10) 横沟甲:甲板表面上出现凹陷之横沟,多少不等,使甲表面凹凸不平,甲面透明度降低。多因邪热肺燥,气津不布,或肝气郁结,或气虚血瘀,以致爪甲失养。常提示肝功能异常,伴甲下瘀血者多为外伤。

(11) 暗棱甲:由甲根向远端起纵行暗棱,数目多少不等,往往平行,形成纵沟,使表面凹凸不平,又称纵沟甲。多因肝肾不足,肝阳上亢,或气血双亏,或甲床损伤,以致阴阳失调,气血失和所致。

(12) 扁平甲:甲板逐渐变为扁平,表面不平,有交叉纹理,呈网球拍状,远端宽而扁,指节变短，甲沟肿胀。多发于婴幼儿，往往因吸吮或咬指甲等不良习惯，致气血不能循行畅达，指甲失养而变扁平。

(13) 凸甲：甲面中央明显凸起高于四周，甲远端部下垂，似贝壳或倒覆的汤匙，对光观察甲面上有凹点，甲色及甲下色偏白，半月(甲印)色偏粉红。多与阴虚火旺有关，提示易患痨病。

(14) 凹甲：甲面中央凹下低于四周，甲面上可见凹点与纵纹，甲下色不均匀。提示肝、肾功能不佳，易于疲劳，精力不充沛，也易患不育症。

(15) 筒状甲：指甲卷曲如筒状，又称为葱管甲。多见于久病体虚之人，或安逸少劳之人。多是气血两虚，机体抵抗力很弱，易患绝症。若以指压甲板，甲床苍白为血虚；松指仍显苍白，兼示气弱。

(16) 柴糠甲：甲面光泽黯淡，且自远端两侧增厚，变脆枯槁，呈黄朽木色，粉状蛀蚀或缺损，表面高低不平。提示循环功能障碍，气血瘀滞，肢端不得荣养而受风湿侵袭。

(17) 扭曲甲：指甲扭曲变形，失去光泽。多因肝气虚，或血不荣筋，以致爪甲失荣。

(18) 球形甲：指甲板增宽，并向指尖弯曲，呈球面，指端粗大如蒜头，故又称蒜头甲。多为气虚血瘀所致。若压之甲下孙络如细丝涌沸，多为气机郁滞，血行瘀阻。常见于咳喘、痰饮、肺痿、劳瘵、心阳虚衰之胸痹以及肝郁之癥瘕积聚。

(19) 瘪螺甲：俗称瘪螺痧。指甲瘪缩，甲床苍白，多因大吐、大泻、大汗，以致气津暴脱；或暴病亡阴之重笃者，津涸液竭，致指甲瘪缩。

(20) 杵状甲：指、趾末端肥大，甲板亦明显向纵、横方向增大，呈凸状膨出，向指、趾尖端包围弯曲。多由气血不能循行畅达，阻于络脉而成。

(21) 癥瘕甲：甲下赘生肿物，顶起甲板，又称甲下赘疣。其疣软者为血瘀，坚者为骨疣，皆气血瘀滞所致。

(22) 胬肉甲：甲皱襞增殖，贯入甲床，胬肉盘根，甲板缺损，为血不循经，赘生胬肉。

(23) 啃缺甲：小儿自咬甲缘，以致缺损，多为疳积或内有虫积。

(24) 云斑甲：指甲的中心部呈现条状或细块状、边缘不整齐的白色云斑。此甲多见于小儿，多提示体内有蛔虫。若云斑大、色浓者，提示蛔虫亦多；反之，云斑小、色稀，提示蛔虫亦少。

(25) 花甲：在儿童拇指、示指的指甲上，呈点状如大头针头大小、形圆的白色斑，与指甲红白相间，亦为蛔虫病的征象。白色斑大、色浓、出现的指多者，提示蛔虫亦多；反之，白色斑小、色稀、出现的指少者，提示蛔虫亦少。

(26) 手足逆胪：为甲根皮肤皱襞剥起，俗称倒枪刺。乃因风邪入于腠理，血气不和之故。

(27) 甲沟糜裂：在左侧或右侧的甲沟，呈韭叶状糜样裂开，触之有痛感，可在每一个甲沟出现，此为蛔虫病的征象。无论成人或儿童见此，其临床意义均相同。

(28) 甲印异常：正常甲印(半月)不超过指甲总长度的 1/4，边缘整齐。甲印过大(一般超过甲长的 1/3)者，多为气血旺盛；甲印过小(稍露边缘)或无甲印者，多为气阴不足；甲印边缘不齐者，多为气血不调。

(29) 弧线异常：正常为淡红色，边缘整齐，隐约可见。弧线变明显且宽者，多见于外感风寒、荨麻疹、营卫不和等证。

(30) 指甲孕征：妇女妊娠时，在指甲上显现指甲孕征，即妇女停经，按压其拇指指甲，呈红活鲜润者为孕征，黯滞无华的为月经病。

3. 望爪甲诊断外伤和骨折

(1) 望爪甲诊断外伤：《福建中医药》1960年第5期发表了林云章的文章，认为验指甲可以辨伤。将指甲下出现星状、片状或块状且按之不散的淤血斑点，其颜色呈黯红、青紫、黑色或黄色，称为报伤甲征，可以提示伤情；若甲下斑点按之即散，则为假性甲征，无诊断意义。若伤征在拇指甲，示伤在头部，伤征在示指甲，示伤在“血脏部”（锁骨以下，膈肌以上）；伤征在中指甲，示伤在“心肝部”（膈肌以下，脐以上）；伤征在无名指甲，示伤在“肠肚部”（脐以下，耻骨联合以上）；伤征在小指甲，示伤在“命门部”（耻骨联合以下）。同时，每一指甲又可分为东、西、南、北、中五个方位，以表明受伤的相应部位。以拇指为例，如报伤甲征在拇指甲正中，示头部正中有伤；在东方（尺侧），示头部左侧上部有伤；在西方（桡侧），示头部右侧上部有伤；其他各指类推。若报伤甲征贯穿任何一指的南（远心端）、北（近心端）、中三个方位，为伤在背脊的相应部位；从东或西方伸延到甲沟，为伤在背部之左侧或右侧，伤征呈黯红色，为3～5个月内受轻伤，在气分，则预后良好；呈青紫色，为半年至2年内受伤，较重，在营分，或受伤时间虽短，但伤重，预后也较好；呈黑色，为2～5年内受伤，很重，在血分，预后差；呈黄色，为伤在5年以上，或时间虽短而伤极重，为气血两伤，预后多不佳。

甲下瘀血点呈点状者多为钝物所伤；呈条状者多为撕裂伤或棍伤；呈片状者多为挤压伤。

(2) 观甲判断骨折愈合：詹爱菊等在《中西医结合杂志》1985年第1期、张超然在《江苏中医》1963年第9期报道了望指、趾甲的变化规律，对判断四肢骨骨折的愈合情况及预后有一定的参考价值。通过对四肢骨骨折患者指、趾甲变化的观察结果发现，外伤性新鲜骨折，一般约20～30天后，隐约可见甲体近端长出“新甲”，红润有光泽。随着新甲逐渐生长，远端的旧甲渐渐变粗糙、晦黯，呈淡棕黄色、灰白色或灰黑色，且表面高低不平、无光泽。新、旧甲之间渐渐形成分界线，多数呈隆起的嵴状。当新甲长到甲体约1/3～1/2时，X线显示骨痂生长良好，骨折线仍存在，但已模糊不清，正是骨折临床愈合阶段。当新甲长到甲体2/3～3/4以上时，X线显示骨折线消失，骨折愈合，最后新甲长满整个甲床。

十九、足掌诊法

足掌诊法主要是通过观察足掌的皮肤色泽、形态变化，按摩足掌各部位有无压痛等来诊断疾病。我国古代医籍中有关足掌诊法的内容极少，而在西方，近几十年来把足掌看做是人的第二心脏，欧美国家的足反射学（Foot Reflexology）认为人的足掌各个部位的不同表现，常可反映出人体不同器官的病变情况。目前，无论是国内还是国外，都有人把观足识病作为疾病的一种辅助诊断手段。

（一）观足诊病的原理

中医学认为，内脏与体表官窍的联络是以经络为其通道。足掌与人体中的不少经脉有密切的联系，如足太阴脾经、足少阴肾经、足厥阴肝经、阴维脉和阴跷脉都起源于足底部；而足太阳膀胱经、足阳明胃经、足少阳胆经、阳维脉和阳跷脉均终止于足底部。在这些经脉所属的脏器中，肾是人体阴阳之根，为先天之本；脾胃是气血生化之源，为后天之本；肝是条达气机、贮藏血液的脏器；胆参与消化与意识决断；膀胱是水液贮纳蒸化排泄的器官，其经脉广络周身，输注全身脏腑经穴之气。它们都有经络向特定的体表投影。而阴维脉能维护诸阴；阳维脉能维护诸阳；阴跷脉为通利内侧经气的经脉；阳跷脉是通利外侧经气的经脉；且足之三阴三阳经与手之三阴三阳经相互联系，使其经气循环周身。故人体某一脏腑器官发生病理变化，即可通过经脉反映于足掌部。中医学与国外许多医学专家认为，人之有足，犹树之有根，“树枯根先竭，人老脚先衰”。有人认为，人有四根，即鼻为苗窍之根，乳为宗气之根，耳为神机之根，而足为根中之根。说明鼻、耳、乳虽是人体精气的三个凝聚点，而足才是元精元气总的集合点。故人体元阳精气的盛衰最易体现于足部，这也是为什么通过诊足可以了解人体脏腑精气盛衰的原理之一。

近年来国内外的研究结果均发现，人体各个脏腑器官在足掌部几乎都有各自的投影反射区，各反射区压痛的出现，即代表其相应的组织器官发生了病理变化。故足掌和耳、目一样，也是人体的缩影。诊察足掌的信息，就可诊断全身各组织器官的病变。

（二）观足诊病的临床运用

足诊包括望足形态、按压足部压痛点、询问足部疼痛、温凉等方面，望足诊病的临床运用主要内容有以下几点。

1. 足趾长大，足部宽大厚实，主寿；足趾瘦短，足部狭窄薄小，主夭。足小趾粗大厚实，主肾气多盛；足小趾细小皮薄，主肾气多衰。足皮厚且红活润泽，提示阴分充盛。

2. 足背肿胀　足背肿胀，活动后加重，休息后减轻，多为脾虚水湿下注所致，亦见于水肿病的初期。若久居潮湿之地，引起足背浮肿，行走觉重，多为感受湿邪所致，可发展为脚气肿胀。

3. 足趾溃烂　足趾周围皮肤由紫变黑，逐步蔓延，渐至腐烂，流出脓水。溃处肉色不鲜，气味剧臭，疼痛异常，夜间更甚。腐烂延开，可使五趾相传，渐见罹病关节坏死，自行脱落，疮面久久不敛，称为脱疽。此为一种险恶外症，多因严寒涉水，寒湿下注，以致寒凝络痹，血行不畅，阳气不能下达所致；或由于过食膏粱厚味、辛辣炙煿，火毒内生，或房劳过度，邪火灼伤，水亏不能制火等，以致火毒蕴结，筋脉阻塞，气血凝滞而成。

4. 足生冻疮　足部皮肤先为苍白，继则红肿，自觉灼痛或瘙痒，或有麻木之感。重者可出现大小不等的水疱，或起肿块，皮肤呈灰白或黯红或转紫色，此时疼痛剧烈，或局部感觉消失，如出现紫血疱，势将腐烂，溃后流脓流水，收口很慢，须气候转暖时方能痊愈。多因遭受阴寒之气的侵袭，受冻时间过久。或严冬季节静坐少动，气血运行不畅，以致气血瘀滞而引起。

5. 足丫湿烂　脚丫潮湿，作痒难忍，往往搔至皮烂疼痛，流出水血，其痒方止，但至次日又痒，经年不愈。严重的腐烂疼痛，足趾浮肿，流脓淌水，臭气难闻，行走不便，称烂脚丫，俗称湿气。多因湿热下注，水液浸渍所致。

6. 足生老茧　足生老茧，根陷肉里，顶起硬凸，疼痛，妨碍步履，称为肉刺，俗称鸡眼。多因穿窄鞋远行，或走崎岖道路，伤及血脉所致。若擦伤在足跟旁者，形如枣栗，肿起色亮，可以化脓，称为土栗，多因擦伤后风热邪毒外袭所致。

7. 足底生疔　足掌中心生疔疮，初起局限无头，麻木作痒。继则焮热疼痛，红肿明显，随着肿势的逐渐扩大，疼痛剧烈而呈搏动性，其痛连心。继则脓出黄白稠黏，逐渐肿退痛止，称为足底疔。多由脏腑火毒凝结所致；他如针头、竹木等刺伤，感染毒气，阻于皮肉之间，留于经络之中，亦能引起本病。

8. 足生烂疔　指足掌部皮肤破损处胀痛，伤口周围呈黯红色，旋即迅速蔓延成片，状如丹毒，并有高热头痛、神昏谵语。继则灼热肿痛剧烈，皮肤上形成一个大水疱，溃破之后，流出淡棕色浆水。若身热渐退，患处红肿消失，腐肉与正常皮肉分界明显，并在分界处流出稠脓者，为转机之象；若身热不退，患处腐烂及肿势继续蔓延不止，是为逆证。本病多因皮肤破损，接触潮湿泥土，感染毒气，毒聚肌肤；或因湿热火毒炽盛，蕴蒸肌肤，均致毒滞血凝，热盛肉腐而成。

9. 妊娠足肿　妇女妊娠晚期出现脚掌部浮肿，渐及下肢，延至周身头面，皮薄光亮，压痕不易起，称为子肿，又称"脆脚"。多因平素脾肾阳虚，复因胎体渐长，气机不畅，运化敷布失职，水湿泛滥，流于足部而成。

10. 足底皲裂　足底皮肤枯燥裂开疼痛，多因摩擦、压力、破损和浸渍所致。

二十、前阴诊法

（一）望前阴诊病的原理

前阴是指男、女外生殖器。男子的前阴包括阴茎、尿道和阴囊，女子的前阴包括尿道、阴阜、阴唇、阴蒂和阴道等。临床上通过诊察前阴的形态、色泽等改变以诊断疾病的方法，称为前阴诊法。在中医诊法中，男子前阴诊法历来以望诊为主；而女子前阴诊法由于古代封建思想的束缚，历来以问诊为主，有关望诊的内容在古代医籍中极少见，望前阴诊病的原理在于，肾开窍于二阴，男子精窍通于肾，女子阴户通于胞宫，男、女尿窍通于膀胱。从经络来看，前阴为太阳、阳明经之所会，足厥阴肝经绕阴器，故前阴为"宗筋之所聚。"且冲、任之脉均起于胞宫，督脉系于阴部，足少阴、太阴之筋皆结于阴器，而小肠又连睾系。故前阴与肝、肾等脏腑及冲任等经络有密切的联系，诊察前阴的形态及男子的排精，女子的经、带、胎、产等情况，可以了解脏腑功能及气血的盛衰。

（二）望前阴诊病的临床运用

1. 男子前阴病症

在临床上，男子前阴发生病理改变及其所主病证常见的有以下几种。

（1）包皮过长：指男子包皮长过阴茎头，但上翻后能露出尿道口和阴茎头。如果包皮上翻后不能露出尿道口和阴茎头，则称为包茎。包皮过长系由先天包皮口狭窄所致。

（2）阴茎不举：凡男子青壮年时期，阴茎不能勃起，或勃起不坚，或坚而不久，致使不能进行房事，称为阳痿。多因房劳过度，命门火衰，精气虚寒所致；亦有思虑过度、心脾受损，或失志之人、抑郁伤肝，或惊恐伤肾、多疑易惊，或瘀血内阻等，以致宗筋弛缓，阳具不起；更有湿热下注，致阴茎不能伸举的。

（3）阴茎勃起：阴茎异常勃起，久举不衰，精液自溢，称为阳强，或称阴举不衰。多因于肝肾阴虚，虚火妄动；亦可因肝火偏亢而致。

（4）阴茎溃烂：阴茎焮肿痒痛溃烂，疮口色红，破溃流脓水，多由肝经湿热所致。若阴茎初起小疱，逐渐增大，破后腐烂，血水淋漓，四周凸起，中间腐蚀成窝，流脓水，称为妒精疮，或称杨梅疮，系由梅毒引起，为肝经湿热，交合不洁，传染梅毒而成。

（5）阴茎生岩：阴茎冠状沟处出现肿块，按之质硬，一两年后破溃，状如石榴，阴茎肿胀，龟头渐至破烂，气味异臭，痛苦不堪，血水淋漓。到后期胯间处可有结块，坚硬如石，根脚不活；或两大腿漫肿胀大，皮色褐红。称为肾岩。多因精血素亏，更加忧思抑郁，湿热乘虚下注所致。

（6）龟头紫肿：男子龟头色紫肿胀疼痛，随即化脓、溃烂，称为龟头痈，或称阴头痈，多由肝经湿热郁火结聚龟头所致。

（7）小儿阴囊形态：小儿阴囊紧实，或呈紫红色，为气充形足之象，松弛下垂或色白，提示气血亏虚或体弱多病。小儿阴囊皱黑有纹者易养，主寿；若阴囊色赤无纹者难养。

(8) 阴囊胀大：阴囊胀大，因小肠坠入阴囊或睾丸肿胀引起者，称为疝气，多由肝气郁结、久立劳累或寒湿侵袭所致。疝气有水疝、血疝、筋疝等种类。以阴囊一侧或双侧肿大如囊状，睾丸不可触及，不红不痛为主症者，称为水疝，因水湿潴积所致；以阴囊肿大，皮色紫黯为主症者，称为血疝，因跌打损伤，或因手术，导致阴囊瘀血所致；以阴囊筋脉曲张如蚯蚓状，伴有坠胀为主症者，称为筋疝，因血脉瘀滞所致。

(9) 阴囊肿痛：阴囊(又称肾囊)红肿热痛，但肾子(睾丸)不肿大，或称囊痈。因肝肾湿热下注，或外湿内侵蕴酿成毒所致。称为肾囊痈，若失治溃露睾丸者险。

(10) 阴囊湿疹：阴囊皮肤潮红、起疹，剧烈瘙痒，搔破皮肤湿润或有渗液，痛如火燎，称为肾囊风，或称绣球风、阴囊风。

(11) 睾丸肿痛：睾丸(肾子)肿痛因肝经湿热下注，称为子痈。有急、慢性之分。以急性发作，全身恶寒发热，肾子肿痛、灼热，阴囊皮肤紧张光亮，化脓或不化脓为主症者，称急性子痈。因湿热下注厥阴之络，气滞血凝所致。以慢性发作，肾子仅有硬结、疼痛不剧、不红不热，病程较长，溃后脓稀为主症者，称为慢性子痈。因肝肾亏损，痰浊凝聚所致。

(12) 睾丸肿块不痛：睾丸渐渐肿大，并形成硬结，疼痛不明显，阴囊不红不肿，常经数月或一二年后才形成脓肿，破溃后流出稀薄如痰的脓液，疮口凹陷，或溃久成瘘管，愈合困难，称为子痰，或称穿囊漏。多因肝肾亏损，络脉空虚，痰浊乘虚下注，结于睾丸而成。

(13) 睾丸异常：小儿睾丸过小或触不到，多属先天发育异常，亦可见于痄腮后遗症(睾丸萎缩)。阴睾一侧或双侧无睾丸者，称为子隐，系先天不足而成。

2. 女子前阴

(1) 阴户松宽：妇人产后阴户开而不闭及阴中松弛，如脱肛状，肿痛流清水，称为阴脱，或称阴宽。由脾虚中气下陷，或产时损伤所致。

(2) 阴户有物突出：妇人阴中有物突出如梨状，卧则收入，劳则坠出，甚则红肿溃烂，黄水淋漓，称为阴挺，又称子宫下脱。多因中气下陷；或因产后用力过早，损伤胞络所致。

(3) 阴中生息肉：妇人阴中突出肉样物，其状似鼠乳，阴道流血水及黄水，称为阴痔。多因胞络虚损，风邪乘虚侵入阴户，气血搏结而成。

(4) 外阴生疮：妇女阴户(阴道口)肿痛，甚至化脓破溃，或呈溃疡，或阴户侧出现肿块如蚕茧状，称为阴疮。多因热毒浸淫，寒邪凝结而成。

(5) 外阴湿疹：妇人大小阴唇及周围皮肤潮红、肿胀、糜烂、渗液、肥厚、瘙痒，称为女阴湿疹。因感受风湿热毒等所致。

(6) 外阴肿块：女性阴道口一侧或双侧出现柔韧圆滑的肿块，称为子户痰包。多因痰浊留滞所致。

(7) 外阴白斑：女性外阴部皮肤变白增厚，甚则延至会阴、肛门及阴股部，痛痒难忍，或溃疡流水，或皮肤干枯萎缩，称为女阴白斑，或称阴燥。多与肝、脾、肾功能失调，或与冲、任、督脉气血运行失常有关。

(8) 阴道粪便：直肠与阴道间有瘘道相通，致使粪便从阴道排出，称为阴道粪瘘，因产伤、妇科手术损伤、疮疡等所致。

(9) 女阴损伤：妇女阴部红肿疼痛，瘀斑或皮肤破损，多因外伤等所致。

3. 男女前阴病症

(1) 外阴纵弛：男、女外阴弛张不收，称为阴纵。多由肝经湿热所致。

(2) 外阴收缩:男子前阴(包括阴茎、阴囊和睾丸)内缩及妇人阴户内缩,拘急疼痛,痛引入小腹,称为阴缩。多因外感寒邪,侵袭肝经,凝滞气血,肝脉拘急收引所致。

(3) 外阴肿胀:男子阴囊或连阴茎、女子阴户肿胀,称为阴肿。多因坐地触风受湿,或为水肿之重者。若阴囊肿大,阴茎包皮通明,不痒不痛,或阴户肿胀不痛,均为水肿重症,以小儿为多见,若成人见此,则多为水肿病之死证。

(4) 阴毛部生疮:男、女阴毛生虱,瘙痒难忍,阴毛际中可见红色或淡红色丘疹,搔破则成疮,中含紫点,称为阴虱疮。由阴虱寄生所致。

二十一、肛 门 诊 法

肛门,在《素问·五脏别论》和《难经》中均称为魄门,魄门不独为排泄糟粕之官,由于其与五脏的关系密切,在诊断上具有重要的意义。

(一) 望肛门诊病的原理

肛门,又称谷道或魄门。肛门系于直肠,通于大肠、小肠与胃,肺又与大肠相表里,故肛门与肺、胃、大肠、小肠的关系非常密切。如《医学入门》曰:“肺热则肛门闭,肺寒则肛门脱。”然肛门不独主宰于肺,肛门与五脏皆密切相关,正如《内经》所说:“环魄门亦为五脏使。”即指肛门的启闭功能受五脏所统摄,脏腑功能正常,升降有序,则随着魄门的启闭而清升浊降。正如张景岳所说:“而藏气升降,亦类以调,故为五脏使。”其中,脾主升清,肺司肃降,肾为胃之关,司开阖之职,肝主疏泄,心藏神都影响着魄门的启闭。同样,大便的正常与否亦反映着五脏六腑的“藏”、“泻”功能,如肺主治节,主肃降,异常则导致大肠腑传化失常而致魄门启闭失职;心藏神,心神不藏也可引起魄门失控;肝主疏泄,疏泄太过或不及必然累及魄门;肾主闭藏,脾升胃降,如有失职者,可导致魄门的启闭失常;而肺肾升降失司,肾气失于固摄等,也可导致魄门不藏等,足见肛门不独为肺之所使,而是与五脏六腑皆有关联。五脏六腑的升降及“藏”、“泻”功能皆可影响魄门,说明魄门的开合得当与否对内藏精气盛衰、升降的正常和神魂的内闭等皆有很大影响,故《素问·脉要精微论》曰:“仓廪不藏者,是门户不要也。”因而诊察肛门,可知脏腑的功能正常与否。

另外,肛门与口存在着惊奇的对应现象。口为上窍,肛门为下窍,上下窍相应,故肛门的疾病,如痔核等可从口内舌系带上发现异常,口腔的疾病亦常与肛门病同时出现,称为口—肛综合征,如白塞综合征等。因此,口与肛门可互报疾病。

再者,肛门不仅有“泻”的功能,还有“藏”的作用,《素问·五脏别论》曰:“水谷不得久藏。”表明肛门有一定藏的作用。因而养生学中很重视“气道内提”,收提肛门以保元真之气内藏。故诊察肛门,可知体内真气之盛衰。

(二) 察肛门诊病的临床运用

在临床上,运用察肛门来诊断疾病的主要内容有以下几点。

1. 小儿肛门颜色　小儿泄泻患者,若肛门发红者为热,肛门不红者为寒;若暴泻肛门红赤者属湿热,泻久肛门红者属虚热;暴泻肛门不红者属寒湿,久泻肛门不红者属虚寒。

2. 肛门红肿　肛门周围焮红肿起,多由于大便困难、下蹲过久,或痔核脱出嵌顿、经络阻塞、气血凝滞不通,或热毒蕴积而成。如肿处高起,根脚收束,颜色红赤,肿块软硬适度,属实证;如肛周肿胀,患处中央平塌下陷,根脚散漫,颜色紫黯或皮色不变,肿块柔软如棉,属虚证。若肛门周围局部红肿疼痛,状如桃李,甚则重坠刺痛,破溃流脓的,为肛痈。多由湿热下注或外感邪毒而发。

3. 肛门肿块　肛门内外生肿块，外坚内溃，后期常致肛门直肠狭窄，粪便通过困难，称为锁肛痔。初期除便血外，肠壁上可触到硬结节；中晚期肿块逐渐增大，触之坚硬，中心溃烂，便意频繁，肛坠不适，大便时带有黏液脓血，奇臭难闻，伴有里急后重或大便变细变扁等症状。生于直肠者，称为内锁肛；生于肛门者，称为外锁肛。多因忧思郁结，饮食不洁，久痢久泄，息肉虫积，邪毒痰湿瘀血积聚肛肠所致。本病颇合肛管直肠癌的特征，临床应高度重视，详加审察。

若婴幼儿（多见于2～8岁的儿童）直肠内赘生蒂状肿物，突到肠腔，便后出血，其色鲜红，触之疼痛，肿物蒂小质软，有时有红色肉样物脱出肛外，称为息肉痔，又称婴幼儿樱桃痔。多因湿热下注，蕴结而成。肠道气机不利，瘀血浊气凝聚；或风气客于肠中，气血搏结而成。

4. 婴儿肛门瘘管　婴儿出生后肛门旁有一孔或数孔，孔口流出脓水或粪便；或肛门旁未发现外口，肛周已有红肿硬块，俟后肿块破溃，流脓水，外口经久不愈，均称为胎带肛瘘。婴儿出生后，有脓液从肛门口流出，或大便时带有脓液，肛门周围未见外口，称为胎带内瘘。均由胎毒郁久，湿热下注所致。

5. 先天性无肛门　婴儿出生时，肛门有皮肤包裹而无孔穴，称为肛门皮包。由于矢气及胎粪不能排出，常见婴儿腹满气短、烦躁啼哭、呕吐不乳等症。此为胎受寒热邪气，以及先天禀赋不足，而生畸形。

二十二、第二掌骨侧诊法

1973年，我国学者张颖清发现了第二掌骨侧的一个新的有序穴位群。尔后，张氏在此基础上创建了“第二掌骨侧速诊法”。此诊法是根据从头穴至足穴的次序，依次按压1次或数次双手第二掌骨侧的各穴，依据穴位压痛点的有无和位置，即可确定人体哪些部位或器官有病或无病。近20年来，第二掌骨侧诊法已在各地得以广泛应用，现根据张颖清著《生物全息诊疗法》将这种新的诊断方法介绍如下。

（一）第二掌骨侧诊法的原理

中医学认为，人体体表的每一个穴位均是体内脏腑、经络之气输注于体表之所在。传统中医理论和现代临床、实验研究均证实了体表穴位与体内脏腑的对应关系。根据穴位与脏腑对应的原理，凡是机体某一组织或器官有病，就必然会在特定的穴位上有所反映。因而通过按压这些穴位的感觉，就能诊断内在脏腑的病变。

张颖清发现的第二掌骨侧的新穴的分布形式与它们所对应的部位或器官在整体上的分布形式相同。第二掌骨节肢的近心端是足穴，远心端是头穴。第二掌骨侧的新穴分布，恰似整个人体在这里的大致缩小。第二掌骨节肢系统包含着整个人体各个部位的生理、病理信息，故此群穴位被称为第二掌骨侧的全息穴位群。这些穴位所对应的不仅是穴名所指出的整体上的部位和器官，而且还包括着整体上与穴名所指出的部位或器官处于同一横截面及邻近的其他部位或器官。如：头穴，对应头、眼、耳、鼻、口、牙；颈穴，对应颈、甲状腺、咽、气管上段、食管上段；上肢穴，对应肩、上肢、肘、手、腕、气管中段、食管中段；肺心穴，对应肺、心、胸、乳腺、气管下段、支气管、食管下段、背；肝穴，对应肝、胆；胃穴，对应胃、脾、胰；十二指肠穴，对应十二指肠、结肠右曲；肾穴，对应肾、大肠、小肠；腰穴，对应腰、脐周、大肠、小肠；下腹穴，对应下腹、子宫、膀胱、直肠、阑尾、卵巢、睾丸、阴道、尿道、肛门、骶；腿穴，对应腿、膝；足穴，对应足、踝。

因此，临床上通过按压第二掌骨侧上述穴位的病理反应，就可诊断其对应的组织和器官的病变。

（二）第二掌骨侧诊察方法

临床运用第二掌骨侧诊法时，以测患者右手第二掌骨侧为例，测试者与患者相对，用右手托起患者的右手，患者右手如松握鸡卵状，肌肉自然放松，虎口朝上，示指尖与拇指尖相距约 3cm。测试者用左手拇指尖在患者右手第二掌骨的拇指侧与第二掌骨平行处，紧靠第二掌骨且顺着第二掌骨长轴方向轻轻来回按压，可觉有一浅凹长槽，第二掌骨侧的新穴即分布在此浅凹长槽内。测试者以左手拇指尖逐个按压穴位，指尖垂直于浅凹长槽的方向施力，并略带以第二掌骨长轴为轴的顺时针方向旋转 30°角的揉压动作，从而使指尖的着力点抵达以第二掌骨为脊柱位置的“小人”的内脏的位置。按照第二掌骨侧全息穴位群的分布图，在第二掌骨侧从头穴至足穴用拇指尖以大小适中且相等的压力顺序揉压一次（如果一次测试结果不明显，可再重复揉压 1～2 次）（图 2-6）。在揉压时注意观察患者的表情和询问患者在所揉穴位上的感觉。如果在揉压某穴患者有明显的麻、胀、重、酸、痛的感觉时，可在此穴稍用力揉压或按压，这时，如果患者因不可忍受而发生躲闪、抽手等躲避反应，面部出现皱眉、咧嘴等表情，则称此为压痛点。这种反应为压痛反应。如果测试患者左手，则以左手托患者左手，用右手拇指尖以第二掌骨长轴为轴作逆时钟揉动。手法和步骤与测试患者右手相同。

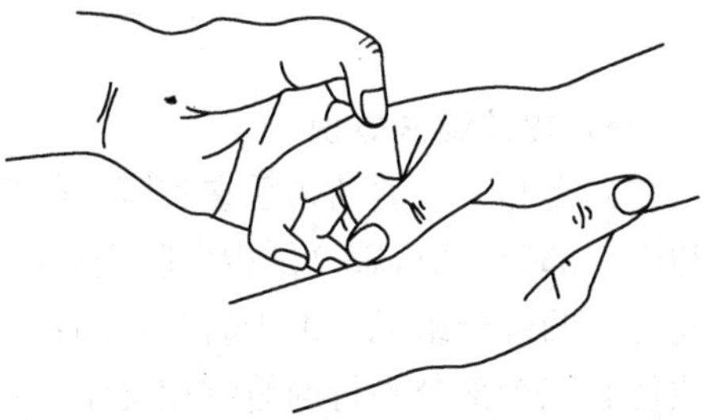

图 2-6　测患者右手第 2 掌骨侧时的姿势

（三）第二掌骨侧诊法的临床运用

临床上运用第二掌骨侧诊法进行疾病诊断时，测试者可根据第二掌骨侧穴位压痛点的有无及所在位置作出结论。

1. 部位对应原则　如果某一穴位是压痛点，则指示此穴所对应的人体上的同名部位或器官，或这一部位所处的横截面上的以及邻近的其他部位或器官有病。

2. 同侧对应原则　左手第二掌骨侧穴位压痛反应较左手的同名穴位强，表明人体左侧病重或病在左侧；右手第二掌骨侧相应穴位压痛反应较右手的同名穴位强，表明人体右侧病重或病在右侧。

3. 脏腑所主原则　与压痛点所在的穴位的对应脏腑密切相关的部位有病。如肺穴压痛除说明肺有病外，还可以推断相关的皮、牙有病；肝穴压痛除说明肝有病外，还可以说明眼有病，肾穴压痛除说明肾有病外，还可以推断耳有病等。总之，其病变部位遵循着由中医学所揭示的脏腑所主的部位或器官的规律。

4. 如果哪一穴不是压痛点，则此穴对应的人体上的相应部位无病。第二掌骨侧没有压痛点则表示全身无病。

对医师来说，第二掌骨侧诊法是一种可以采用的诊断新法，此法可以防止误诊、漏诊。如果遇到在多个部位有疾病症状的患者，医者可根据第二掌骨侧最敏感的压痛点来确定疾病的最主要部位，从而分清主次，对主要疾病部位给予优先和重点治疗。即使并非医师，一般人也可随时使用此法简便地了解自己身体各部位和器官的健康状况。凡疾病部位在身体上的位置比较明确的疾病，此法的诊断准确率较高，而在全身疾病定位不明确的疾病，则压痛穴位亦不确定，准确率低。此外，这种方法只能确定有无疾病以及病之部位，而不能提示为何种疾病。

为了验证此诊法的准确性，张颖清自 1973 年以来运用这种诊法诊断或测试 2074 例，诊断准确的为 1939 例，准确率为 93.5%，这一测试结果与随机情况有极显著性差异（$P<0.01$）。国内各地医者用此法测试的诊断符合率也多数在 90%以上。

日本饭田清七[医道の日本，1985(12):11]用此法诊断人体上部位疾病 70 例，准确率为 88.5%；中部位疾病 67 例，准确率为 85%；下部位疾病 88 例，准确率为 89.7%。他对张颖清的"同侧对应原则"也进行了验证，结果为左侧 36 例中符合 32 例，准确率 85.9%；右侧 52 例中符合 49 例，准确率为 94.2%。

二十三、皮 纹 诊 法

（一）皮纹诊法概说

在人类和灵长类动物手掌和脚跖的皮肤表层有许多特殊纹线走行，称为皮纹。皮纹由岭和沟二部分组成，嵴纹是指皮肤表面凸起的条状纹理，嵴上有汗腺开口；沟纹由两条嵴纹之间的下凹部分组成。由于嵴和沟的走向和分布不同，便构成了各种皮纹的特征。在皮纹中往往有三个部分平行的嵴纹相交于一点，构成各约 120°的三个角，称为三角区，是描述皮纹特征的一个重要指标。

我国是将皮肤理论最早应用到医学的国家，早在两千多年前的《内经》，就已经注意到了皮肤纹理的重要意义，并已用之于临床诊断学。如《灵枢・五变》曰："粗理而肉不坚者，善病痹。"《素问・刺要论》曰："病有在毫毛腠理者。"《灵枢・卫气失常》曰："粗理者身寒，细理者身热。"自此以后，民间虽有手相学的流行，可是在医学书籍中极少有观皮纹诊病的记录。到了唐代，人们认识到每个人的指纹不尽相同，因此在签订契约和单据时，往往用按捺指印来作为个人信用的凭证，并一直沿袭至今。从 18 世纪起，也是根据每个人的指纹嵴线构型有独特的个性，司法部门开始把皮纹分析作为鉴定个人和侦破案件的一种手段。1892 年 F. Galton 对皮纹进行了研究，提出了第一个比较科学的分类方法，基本上一直沿用至今。

医学界对皮纹嵴线构型发生兴趣是近半个世纪来的事情。1926 年 H. cummins 等首创"皮肤纹理学"(Dermatoglyphics)这个名词，并在 1936 年报道先天愚型(唐氏综合征)具有特殊的皮纹变化。1959 年 J. Lejeun 发现先天愚型具有染色体异常，1966 年 Alter 评述了皮纹与染色体异常的关系。从此，皮纹与染色体以及遗传性疾病的关系受到了学者们广泛的重视。我国自 1977 年才开始进行皮纹与疾病关系的研究，虽起步较晚，却进展较快。目前，皮纹研究已发展成一门皮纹学，专门研究人类皮肤嵴纹系统的形态、特征、功能及其临床应用，皮纹学已涉及人类学、遗传学、法医学及临床医学，是一门新兴的边缘学科。皮纹诊法则主要是观察皮纹的形态、特征来诊断包括遗传性疾病在内的各科疾病。皮纹主要指手纹和足纹，手纹包括掌纹和指纹，合称手相学；足纹包括趾纹和跖纹，合称足相学。

（二）望皮纹诊病的原理

望手、足皮纹诊断疾病的原理，主要体现在手足与脑密切相关、手足为人体阴阳交会之处以及手足皮纹是先天而得，与先天肾精充足与否有关等诸方面。

1. 手与心、脑的关系甚为密切 常言道，"十指连心"，手与脑之间，有诸多经络进行联系。如手三阳经从手走头，即手太阳小肠经、手阳明大肠经、手少阳三焦经皆发源于手，并直接上行于头。手三阴经脉虽然从脏走手，但也有经络上行于头，如手少阴心经、手太阴脾经和手厥阴心包经也都通过经别间接与头联系。虽然手与心、脑并非毗邻，但手掌的一些重要穴位，如手心的劳宫穴以及十指尖的十宣穴，其经气都和心、脑相关联。据王维浩在《科学画报》1986年第4期上报道，劳宫穴位于手心，为手厥阴心包经之荥穴，临床证实此穴与生命有关。因此，观察手部皮纹可以诊断心、脑（包括神经系统）的疾患。

2. 足与脑位置虽远却也密切相关　十二经脉循行路线中，足太阳膀胱经、足少阳胆经及足阳明胃经等“足三阳经从头走足”，其经气贯通足与脑之间。足三阴经中，足厥阴肝经直上“与督脉会于巅”，其余足太阴脾经、足少阴肾经其本经虽未直接上头，但也都通过阳经经别上颅。在奇经八脉中，冲脉为十二经之海，其行上至头颅，下达于足，是沟通头足通道的重要渠道；督脉虽未行足，但其经气通过足太阳膀胱经贯足；任脉则通过冲脉而下行；其余阴跷脉、阳跷脉、阴维脉和阳维脉等，经气皆直接上头下足。因此，观察足相可判断大脑及全身脏腑的功能状况。

目前有学者认为，手足与脑之间存在着手脑线和足脑线，刺激手足可引起脑的直接反映，故目前手足除在诊断疾病方面颇有价值之外，在养生学方面也具有新意，如手足健脑功能就有改善大脑血液循环、增进大脑功能的作用，也说明了手足脑线的客观存在。

手足虽然是人体的末梢，但与人体脏腑皆有着密切的联系。《灵枢·本脏》曰：“肾合三焦膀胱……密理厚皮者，三焦膀胱厚；粗理薄皮者，三焦膀胱薄；疏腠理者，三焦膀胱缓；皮急而无毫毛者，三焦膀胱急。”说明皮纹和内脏息息相通。脏腑之中，和皮纹（包括手足皮纹）关系甚为密切的是肺、肾、三焦和膀胱。所以，观察手足肤纹可以反映内脏疾病的情况。

3. 四肢以诸阳为本　《素问·阳明脉解》曰：“四肢者，诸阳之本也。”《素问·逆调论》曰：“四肢者，阳也。”说明四肢最能反映阳气的本来面目，如阳虚则四肢厥冷或四肢乏力，阳盛则四肢灼热或活动亢盛。四肢不仅能反映阳气，也反映脏腑的阴气，《灵枢·动输》说：“四末阴阳之会。”即言四肢手足末端为手足三阴三阳经气交接之处，因此最能反映经气的盛衰盈虚。另外，手为阳气之源，有许多经络如手三阳经皆起于手部，足部末端则是足三阴经经气的发源地，因此，人体脏腑阴阳之气的偏盛偏衰必然反映于手足，观察手足可以预测体内脏腑阴阳之气的盛衰情况和寒热程度。

4. 手足皮纹是先天而得，后天变化极少　根据胚胎学考据，在胎儿时期3～4个月时就产生了指纹，迄6个月时即告形成，以后随着年龄的增长，花纹可增粗或出现某些细小的变化，但绝对不会超出个人指纹特性的尺界。据出土尸体考究，死后千余年的尸体，指纹仍纹丝不乱，说明指纹具有相对稳定性很强和难以毁灭的特性。而肾主先天、肾主藏精与生殖，父母肾精充足与否关系到胎儿及其出生后身体状况的好坏。因此，观察手足皮纹既可了解一个人体质的强弱，尤其还对一些先天性、遗传性疾病有重要的诊断价值。所以，皮纹的观察在遗传医学领域的研究中占有重要的地位。

（三）皮纹诊法的临床运用

关于望手足皮纹诊病的临床意义，主要在于观察指纹形态、掌纹形态和足纹形态来诊断疾病，尤其是遗传性疾病。

1. 指纹形态　指纹为手指第一节的皮肤纹形，它有3种主要类型：弓形纹、箕形纹和斗形纹。其划分依据皮纹纹理走向以及有无三角区。斗形纹（又称为涡形纹）呈同心圆形或螺旋形，其左右下方各有一个三叉。箕形纹像簸箕，开口向一侧，只有一个三叉，若开口向小指侧，称尺箕；开口向拇指侧，称桡箕；两个箕形纹绞在一起，称双箕形纹。弓形纹是指指纹呈高低不同的弓形并横过指腹，无三叉。所谓三叉是指来自三个方向的脊线相交成“人”形的指纹结构。中国人指纹以斗形纹最多，其次为箕形纹；白种人则以箕形纹最多。指纹形态的临床意义体现在以下几个方面。

(1) 指纹对遗传性疾病有一定的诊断意义，尤其是染色体病变方面的疾病，主要特征为指纹的形态及纹线总数的变化，其中，总数变化则提示性染色体变异。目前已证实，多数染色体病都有特征性手纹变化，指纹形态变化标志着常染色体畸变，而所有的染色体畸变患者都有手纹的异常，虽然形式各异，但其变化均有以下共同特点：弓形纹增多；斗形纹增多，无名指和小指均是反箕形纹，双箕形纹增多；通贯手；倒Y形，t向掌心移位，atd角大于60°。

十指指纹都是箕形纹，并且是通贯手(掌心手纹往往只有一条)，其家族通常有人患有能引起智力衰退、发育迟缓等后遗症的遗传性疾病。其手纹特征还可在小指上只有一条折皱，而不是像普通人那样具有两条折皱。麻风、先天性青光眼等具有遗传性疾病的人，患有精神分裂症、癫痫、糖尿病、牛皮癣，其手掌上也会具有上述类似的手纹现象。

(2) 根据日本古屋氏的调查，每163万人口中，可有1人其十指均无指纹。而部分手指(一或二指)没有指纹者，可占常人之0.75%，若按指数计算，则为0.08%。据称此为常染色体显性遗传所致。有报道智能发育不全者无指纹者较多，可高达28.43%，占手指数的4.52%。

(3) 根据美国纽约大学的研究结果，十指都为尺侧箕形指纹的，年老后大多患老年性痴呆；先天性愚型者尺侧箕形纹也偏多；母体患过风疹的，则胎儿斗形纹偏多；先天性心脏病弓形纹减少，精神分裂症弓形纹增多；重症肌无力者斗形纹增多；而指纹十分清晰者，提示心脏二尖瓣可能有缺损。据国外研究人员经过长期临床观察后发现，倾向于患糖尿病的人其示指呈环状纹路和大脚趾下呈三角环形纹路，这一发现可以早期预测糖尿病，从而及早采取预防措施，美国夏威夷大学癌症研究中心一项研究发现，女性左手指纹开口向右的纹形较多者，患乳腺癌的机会可能较高。

2. 掌纹形态

(1) atd角：在掌上除拇指外，其他四指的指节基部(劳动后产生老茧的部分)各有一个“Y”形的三叉，依次称为a、b、c、d指三叉，而在靠近腕的一方有一个明显的倒“Y”形三叉，称为“t”(图2-7A)。如将a、t、d三个三叉线以线相连，则在t的部位能构成一个夹角，称为atd角。用量角器可测出夹角的度数，以双手度数计算，一般正常人的atd角小于40°(一说正常为小于48°)。如大于40°就视为异常。这里决定度数大小的是t，倒“Y”形三叉位置越高则角度越大，它是一个重要的健康指标。大多数染色体患者都有高位的倒“Y”形三叉。如唐氏综合征(先天愚型)atd角为81°，特纳综合征者为66°。

(2) 手褶纹：人的手掌上褶纹(指手掌屈肌形成的褶纹线)通常有三条，即近心曲纹(又叫近侧横曲纹、小鱼际抛物线或脑线)、远心横曲纹(又叫远侧横曲纹、小指根下横曲纹或心脏线)、鱼际横曲纹(又叫鱼际曲线或生命线)(图2-7B)。一般认为在正常情况下，鱼际横曲纹、近心横曲纹和远心横曲纹都以纹路清晰深刻，头尾连带无间断为佳。详言之，鱼际横曲纹粗而深长，呈现出淡淡的粉红色，且又不庞杂错乱，线端渐形变细进而消失者，则常提示身体健康，精力充沛，不会轻易患病；近心横曲纹粗深而长，明晰不断，颜色红润，略微下垂，且弯曲成优美的弧形，近掌心末端可有分支者，显示其身体健康，充满活力；远心横曲纹深长明晰，颜色红润，向下的支线少，向上的支线或辅助线多，则表示其心脏功能健全。

除了上面三条纹线外，还有一条健康线(图2-7B)，对于预测疾病也十分重要。它起于鱼际横曲纹(但以不接触鱼际横曲纹为准)，斜行向小指方向延伸到远心横曲纹上。它的形状与鱼际横曲纹、远心横曲纹和近心横曲纹不同，线越长越深，健康状况可能越差。一般而

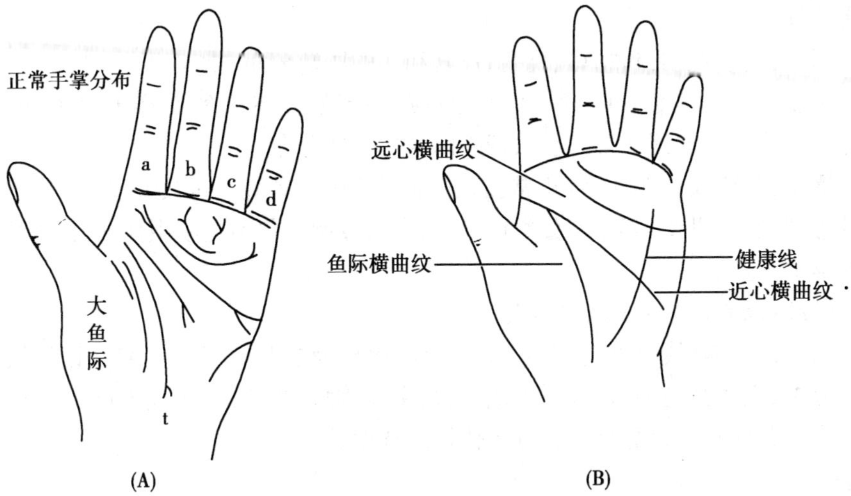

图 2-7 掌纹形态图

言，身体健康的人很少有健康线。此线大多见于脑力劳动者或体弱者身上，而体力劳动者或身体强壮的人手上很少出现此条纹线。因此，健康线以不出现为佳，即使有，也应以细线、连续不断，且不与鱼际横曲纹接触者为好。

有学者认为，掌纹纹理在正常情况下应清晰不乱，直而少弯曲，色泽红活而分支不多。反之，纹理不明朗，纹线短而分叉多则为不利，尤其当纹形及纹路有异常时则提示某些疾病，特别是遗传性疾病的存在。如通贯手为唐氏综合征的标志，其体内必有细胞染色体畸变存在，对诊断遗传性代谢病、器官缺陷，皆有一定意义。而掌纹缺损，尤其是小指屈纹的缺损，则多提示染色体畸变。

手纹还与人的气质寿夭有关。手纹修长清晰明泽，纹路不乱者，多长寿；分叉多，纹乱不清的人则相对寿短，性格较孤僻，猜忌疑重；手纹粗长无弯者，性格多刚勇；手纹细短弯曲者，气质多怯弱畏缩；手纹粗者多凶悍；手纹细者多善良。据报道，有人统计杀人犯 400 多例，发现手掌有一横纹相似。当然杀人犯和个人道德有关，并非是先天遗传的，但至少可以提示，手纹与人的性格气质有一定关系。

3. 足纹形态　足部皮纹包括各足趾纹及踇趾球区(为跖纹之一)，趾纹的纹形与指纹相同，仍为弓形、斗形和箕形。此外，大踇趾根部及其余趾间的纹形，也为弓形、斗形和箕形。

足纹中有早期诊断意义的主要是跖纹之一的踇趾球区，它位于前足掌内侧大踇趾根部，其皮纹图型与手掌小鱼际相似，常见有涡形、远攀、胫侧弓和腓侧弓，在遗传性疾病的诊断方面，具有十分重要的意义。

根据趾纹、趾间纹及前掌跖纹的纹形变化，对遗传性疾病的诊断颇有价值。据颜文伟在 1981 年第 5 期《国外医学 · 遗传学分册》上的报道，智能发育不全者，足底踇趾区呈现弓形纹；有的女子性功能不全，斗形纹在 8 个以上；有的男子性功能不全，其弓形纹增多。

(四) 人类皮纹学观察的标准项目

中国遗传学会皮纹学研究协作组于 1989 年 8 月在黑龙江省佳木斯市召开的全国皮纹学研究第 3 次学术会议上，经多次讨论修订，提出了皮纹学研究观察的标准项目。[郭汉璧. 人类皮纹学研究观察的标准项目. 遗传，1991，13(1)：38]

1. 皮纹学基础研究项目包括男性和女性左右手(足)以及两手(足)合并数据的下列内

容的分析统计：

(1) 指纹：指纹花样：包括弓、桡箕、尺箕和斗的频数分布；指纹脊线总数。

(2) 掌纹：a-b 脊线数；atd 角（度）；主线横向指数；掌区真实花样出现率：包括小鱼际区、大鱼际区、第一指向区及第二、三、四指向区的频数分布。

(3) 褶纹：掌褶纹按普通型（正常型）、过渡Ⅰ型（桥贯型）、过渡Ⅱ型（叉贯型）、通贯型（猿线）及悉尼型（中贯型）等 5 型分类记录，其中通贯型不包括过渡型在内；指褶纹以小指褶纹数有无异常为主。

(4) 趾纹：以踇趾球部真实花样为主。

(5) 其他：诸如脊线宽度、左右手（足）对应指（趾）纹组合格局、t 距比、记脊线数、白线、掌褶三型分类、主线其他参数（包括主线指数、主线构型、主线式、主线末端出口和 C 线构型等）、指节皮纹花样和褶纹分类分析等等依情况选用。

2. 资料处理

(1) 所有资料根据研究目的，分别进行有关定性或定量方面的分析，收集百分比、平均数、标准差（误）、t 检验、χ^2 检验、正态检验、相关系数、回归系数、遗传率及遗传距等统计数值。

(2) 保留原始样本和数据资料。

（五）脑动脉硬化症的手诊观察研究

张金栋等[中医杂志，1995(5)]报道，手诊诊断与客观检查符合率为 94％以上，并设手诊阴性者 126 例作为对照，手诊诊断与客观检查符合率为 93％以上。

其观察方法及手纹征象为：观察中指根掌丘处，若出现多种不同的手纹变化，如星纹、竖斜纹、十字纹、井字纹或网状纹等，最多见的为星纹，有以上纹者为手诊阳性（图 2-8），提示有脑动脉硬化症。左手显示右侧脑动脉硬化，右手显示左侧脑动脉硬化，呈交叉关系。手诊阴性者，中指根掌丘处一般不出现以上手纹变化，或变化不显著。

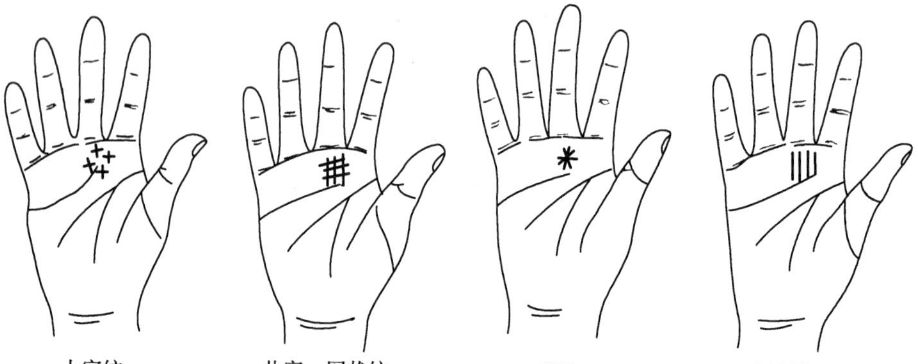

图 2-8 常见手纹变化图

脑动脉硬化症之程度按诊断标准分为Ⅰ、Ⅱ、Ⅲ度，即轻、中、重度 3 种。

Ⅰ度：中指根掌丘处手纹浅、细、少，临床表现轻或无表现。脑血流图显示早期脑动脉硬化。眼底：动脉血管弯曲，粗细不均。

Ⅱ度：中指根掌丘处手纹较深、宽、多，多数患者临床表现明显，或有合并症出现。脑血流图异常，提示脑动脉中度硬化。眼底：动脉呈铜丝状改变，出现动静脉交叉压迹，动静脉比例为 1∶2，耿氏交叉征阳性。

Ⅲ度：中指根掌丘处手纹明显加深，增宽、增多且乱，临床表现重，合并症明显。脑血流图异常，提示脑动脉严重硬化。眼底：动脉呈银丝状改变，眼底有絮状物。

表 2-3　手诊与各项检查对照表

检查项目	手诊阳性者			手诊阴性者		
	检查例数	符合例数	符合率	检查例数	符合例数	符合率
脑血流图	126	124	98.41%	60	56	93.33%
眼底	126	119	94.44%	60	58	96.67%
经颅多普勒超声	60	58	96.66%	30	30	100.00%

观察结果如表 2-3 所示，从中指根掌丘处能早期发现脑动脉硬化症。从手掌全息论角度分析，手掌为一个缩小的人体，中指根掌丘处则是人的头部，能反映头部病变。在人的手部汇集了人体六条经脉，中指根掌丘部为手厥阴心包经所过之处，心主神明，脑为元神之府，因此该区为心脑血管区，疾病的信号会通过神经、血管和经络反映到指掌的特定部位上来。

二十四、痈疽疔疖的表现特点

痈、疽、疔、疖均是发生于皮肉筋骨之间的疮疡，临床表现各有特点。

1. 痈　是一种发于皮肉之间的急性化脓性疾患。表现为患部红肿高大，根盘紧束，表皮变薄发亮，焮热疼痛，范围多在 6～9cm 左右。具有发病迅速，未脓易消，已脓易溃，脓液稠黏，疮口易敛等特点。属阳证。多由湿热火毒蕴结，气血瘀滞，热盛肉腐而成。

2. 疽　分为有头疽与无头疽两类。有头疽发于皮肤与较厚的肌肉之间，初起有粟粒大的脓头，焮热红肿胀痛，根盘大而深，范围较痈为大，常易向深部及周围扩散，溃破之后，可见有多处脓头，状如蜂窝，多属于阳证。因感受风温湿热之毒，或内生湿热火毒，凝聚肌肤所致。

无头疽是发于骨骼及肌肉深处的脓疡，表现为患部漫肿无头，皮色不变或晦黯，局部麻木，少热少痛。其特点是起病缓慢，未脓难消，已脓难溃，脓汁稀薄，疮口难敛。属于阴证。多为气血亏虚、阴寒凝滞而发；或五脏风毒积热，深窜入里，留滞于筋骨及肌肉深处所致。

3. 疔　多生于头面手足。生于头面部的称为颜面部疔疮，患部形小如粟，顶白根脚坚硬而深，如钉丁之状，初起麻木痒痛，继则红肿热痛，寒热交作，如果处理不当，更容易走黄，而致生命危险。发于手足部的称手足部疔疮，初起局部漫肿无头者较多，麻木作痒，继则焮热疼痛作脓；发生于手指关节处者，容易损伤筋骨，影响功能。多因外感风邪火毒，毒邪蕴结而发；或由脏腑火毒凝结而成，疔是外科疮疡中发病迅速而又危险性较大的疾病。

4. 疖　是生于皮肤浅表的急性化脓性疾病。表现为患部形小而圆，红肿灼热疼痛，突起根浅，肿势局限，范围多在 3cm 左右，容易化脓，容易溃破，出脓即愈。多因外感热毒，或湿热蕴结而发。

二十五、斑与疹、白痦与汗疹的区别

（一）斑与疹的区别

斑与疹均为全身性疾病表现于皮肤的症状，两者虽常常并称，但实质有别。凡色深红或青紫，多点大成片，平铺于皮肤，抚之不碍手，压之不褪色者，称为斑。有阳斑、阴斑之分。色多红紫，形似锦纹、云片，兼有身热、烦躁、脉数等实热证表现者为阳斑，多由外感温热邪毒，内迫营血而发。色多青紫，隐隐稀少，兼有面白、肢凉、脉虚等虚寒证表现者为阴斑，多由脾虚血失统摄或阳衰寒凝气血所致。

凡色红，点小如粟或如花瓣，高出皮肤，抚之碍手，压之褪色者，称为疹。疹有麻疹、风疹、瘾疹等。疹色桃红，形似麻粒，先见于发际颜面，渐延及躯干四肢，后按发出顺序逐渐消退者为麻疹，因外感风热时邪所致，属儿科常见传染病。疹色淡红，细小稀疏，皮肤瘙痒，症状轻微者为风疹，为外感风邪所致。若皮肤上突然出现淡红或淡白色丘疹，形状不一，小似麻粒，大如花瓣，皮肤瘙痒，搔之融合成片，出没迅速，则为瘾疹，为外感风邪或过敏所致。

另外，在温病邪入营分、血分时，既可以出现斑，也可以呈现疹。多由于热郁肺胃，充斥内外，营血热炽，透于肌表。从肌肉而出者为斑，从血络而出者则为疹。

（二）白㾦与汗疹的区别

白㾦与汗疹均是高出皮肤的疱疹，但白㾦是晶莹如粟的白色小颗粒，汗疹则是尖状红色小粒，实质不同。

暑湿、湿温患者，往往皮肤上出现一种白色小疱疹，晶莹如粟，高出皮肤，擦破流水，多发于颈胸部，四肢偶见，面部不发，兼有身热不扬等湿热证表现者，称为白㾦。因外感湿热之邪，郁于肌表，汗出不彻而发。由于湿温病，湿蕴热伏，一时难以透发，故白㾦可反复多次出现。

若皮肤发生密集的尖状红色小丘疹，很快变为小水疱或小脓疱，后干燥成细小鳞屑，有瘙痒及灼热感，常因搔抓而继发感染引起痱毒（汗腺炎），称为汗疹，或称痱子、痱疮、疿疮等。多见于炎夏，以小儿及肥胖之人易患。分布于头面、颈项、腹、背、肩、股等处．多因暑湿蕴蒸，汗泄不畅，湿热之邪郁于肌肤而发。

二十六、儿科分经察纹法

盛燮荪在《浙江中医杂志》1964 年第 9 期上发表文章，介绍浙江名医陆紫贯的儿科分经察纹法，其主要内容阐述如下。

（一）掌面指纹各部与脏腑经脉的关系

其认为大拇指横纹属肺，本节后大鱼际部属胃；示指第一节横纹属大肠，第二节横纹属脾；中指第一节横纹属三焦，第二节横纹属心包；无名指第一节横纹属肝，第二节横纹属肺；小指第一节横纹属肾，第二节横纹属膀胱，第三节横纹后、小鱼际大横纹前属小肠；掌心属心；小鱼际部属胆。

（二）各部纹形、颜色所主病候

大指横纹中央有明显纹形显露者主肺经病，患儿每有咳嗽，纹色淡者其咳较轻，纹色深者咳甚；大指本节后鱼际部有散纹，色青者为寒食积滞，色黄者为脾虚伤食；示指第二节横纹上有淡色纹形者为泻痢，脉纹紫色者为便秘，若第一节横纹有淡红色脉纹者为脾虚；中指第一二两节均主候热病，凡第二节横纹有纹形显露者为热入心包；若第一节横纹有赤色横纹，则已热甚而属热邪弥漫三焦；无名指第一节横纹主肝经病，若见青色脉纹者为惊风，青紫色纹者为疟疾、痞块；无名指第二节横纹见紫色脉纹者，为肺中痰热较甚；小指第一节横纹见青色纹者，为肾元虚冷，小便每有清长而频，小指第二节横纹见紫色脉纹者，为膀胱热，小便必短赤；小指后、小鱼际大横纹前有明显的脉形显露者，为小肠有热，小便必短少，甚至癃闭；小鱼际部若见青色散纹者，主惊厥，掌心见散乱之赤色脉纹者，为心火炽盛，或见齿衄、鼻衄等症；十指横纹均见脉纹者，为疳积。

二十七、望小儿指纹诊法

(一) 关于小儿指纹诊法的起源

对示指络脉诊法的创始,有各种不同的看法。李连达等在1959年第1期的《中华儿科杂志》上发表文章,认为小儿指纹诊法乃宋代儿科医师钱乙所首创。《幼幼集成》说:“指纹之法,起于宋钱仲阳。”因而现代不少学者也遵循此说。然经考证查对,发现现存钱氏《小儿药证直诀》中并无小儿指纹的记载,所以高晓山(《上海中医药杂志》1962年12期)、康诚之(《云南医学杂志》1963年3期)等认为所谓小儿指纹由钱乙首创之说不能成立。张先新、萧正安等人认为,描述小儿指纹起于唐代王超的《仙人水镜图诀》,书中记载了以小儿次指的上、中、下三节定名为风、气、命三关作为小儿指纹的诊察部位,并有其形态“八段锦”的描述。但因该书已佚,无据可证,且唐朝与其相去不远的《备急千金要方》、《外台秘要》、《千金翼方》三书均未提到小儿指纹,故对此说也难作定论,有待进一步考证。黄枚立(《中国医药学报》1991年1期)通过考证发现,明代医家所引述的《水镜诀》不是唐代王超的《仙人水镜图诀》,而可能是元代曾世荣所作,因此不能作为证明小儿指纹诊法起源于唐代的依据。但据《幼幼新书》引述的王超《仙人水镜图诀》、《杜光庭指迷赋》以及孙思邈之说和唐代“画指为信”在“立契”上的应用表明,小儿指纹诊法起源于唐代是可信的。

有小儿指纹诊法记载的现存最早医书为成书于1132年的许叔微的《普济本事方》,其后《小儿卫生总微论方》和《幼幼新书》(均成书于1150年)亦为记载有小儿指纹诊法的较早古籍,而后者又引用了杨大邺等八家之说,来源甚广。故高晓山认为,小儿指纹诊法起源于五代至北宋末年之间,是民间医家经验的积累,不是某一名医家之独创。

(二) 望小儿指纹诊病的原理

示指内侧络脉是由手太阴之脉分支而来,《灵枢·经脉》说:“肺手太阴之脉……入寸口,上鱼,循鱼际,出大指之端;其支者,从腕后直出次指内廉,出其端。”故望示指络脉,与切寸口脉、望鱼际络脉是同出一辙的,其原理和意义也相似。手指示指部位不仅有手太阴肺经的分支循行于此,而且是手阳明大肠经的起源部位以及手阳明经筋所出,因此亦为气血较为集中的部位,加之小儿皮肤嫩薄,脉络易于显露,示指络脉更是显而易见。近代有人通过解剖学观察,指出示指部位的指掌侧静脉注汇于头静脉,更证实了示指络脉的诊断价值。

西医学也同样认为手指能及早反映整体的信息。如伦敦皇家医学院医学系的科学家发现,人的肢体末端的供血量是随着血液中某些激素水平的变化而上下波动的,这些激素对肢体末端的血流量,以及血管对体温的反应性变化,均有明显的影响。英国医生韦伯还报道(《大众医学》1985年9期)查手指以测排卵期,称不久将有一种用综合手法预测排卵期的装置问世,它不仅测量妇女清晨的体温,而且每日测定流经手指的血流量,以便确实可靠地对育龄妇女进行生育报道。这些均表明了手指络脉和人体内部是密切相关的,通过观察手指络脉能预测内脏的状况。

(三) 小儿指纹诊法的适用年龄

对于示指络脉诊法的适用年龄,明代鲁伯嗣的《婴童百问》中提出以“未至三岁”为宜,清代陈复正在《幼幼集成》中指出:“小儿自弥月而至三岁……不若以指纹之可见者与面色病候相印证。”后人多依此说而用于临床,其理由乃因小儿的皮肤娇嫩而薄,表皮的透明度高,因而可以清楚地看到毛细血管的形状和色泽。年龄愈小,其皮肤愈娇嫩而薄,所以示指络脉的显露也愈清楚。随着年龄的增长,皮肤逐渐加厚,则示指络脉也随之模糊不清。一般来说,示指络脉在

3岁以下的小儿显露较为清楚，而对1岁以下的婴儿则更为显著。但姚伟然等在观察了30例3～6岁的小儿示指络脉后，发现其与3岁以内小儿相同，因而认为年龄可以推广到学龄前期[中医杂志，1962(8)]，甚至也有主张定位5～10岁的[高晓山．中医杂志，1960(6)]。

【古代文献】

一、望　头　面

（一）望头部

《素问·脉要精微论》：头者精明之府，头倾视深，精神将夺矣。

《灵枢·经脉》：足少阴气绝则骨枯。少阴者冬脉也，伏行而濡骨髓者也。故骨不濡，则肉不能著也。骨肉不相亲则肉软却，肉软却，故齿长而垢，发无泽；发无泽者，骨先死。戊笃己死，土胜水也。

《灵枢·论疾诊尺》：婴儿病，其毛皆逆上者，必死。

《万氏秘传片玉心书·头项门》：小儿头囟肿大，青筋暴露者，此脐热也，……头囟肿起者，此因热在内，其气上冲，故而肿起。

囟门下陷者，此因久病，脏腑虚弱；气不上行，故下陷如坑，……。

囟门开而不合者，此肾气有亏，名曰解颅，乃恶病也。

《四诊抉微·诊毛发》：发枯生穗，血少火盛。毛发坠落，卫疏有风；若还眉坠，风证难愈。头毛上逆，久病必凶。经云：婴儿病，其头毛皆逆上者，必死。

《形色外诊简摩·病深而形色毛发有不变者篇》：病得之于寒湿，寒湿气菀笃不发，化为虫矣。所以知然者，切其脉，循其尺，其尺索刺粗，而毛发奉发，是虫气也。其色泽者，中脏无邪气及重病也。

（二）望面部

《素问·评热病论》：有病肾风者，面胕痝然壅，害于言，可刺不？

《素问·平人气象论》：面肿曰风，足胫肿曰水。

《四诊抉微·望诊·五色兼见面部诀》风则面青，燥则面枯，火则面赤，湿则面黄，寒则面黑，虚则面白。面黑阴寒，面赤阳热。青黑兼见，为风为寒为痛相值；黄白兼见，为虚为气，再者为湿；青白兼见，为虚为风为痛三者。

《景岳全书·杂证谟·面病》：面肿有虚实，肿者为实，浮者为虚。

《景岳全书·杂证谟·面病》：凡风热肿痛，此必痄腮、时毒、痈疡之证。……面目虚浮，有因色欲过度，阴虚气越而致者，……若因劳倦伤脾，气虚不敛而面目虚浮者，……若因饮酒过度，湿热上聚而面目浮肿者。

《万氏秘传片玉心书·斑疹、隐疹门》：阳毒者，或发于面部，或发于背部，或发于四肢，极其稠密，状如锦纹。红赤者，胃热也。紫黑者，胃烂也。

《医宗金鉴·伤寒心法要诀卷二》：伤寒发颐耳下肿，失于汗下此毒生，高肿焮红痛为顺，反此神昏命必倾。毒伏未发脉亦隐，冷汗淋漓肢若冰，烦渴不便指甲紫，颇似三阴了了轻。

二、望　五　官

（一）望目

《素问·三部九候论》：足太阳气绝者，其足不可屈伸，死必戴眼。

瞳子高者太阳不足，戴眼者太阳已绝，此决死生之要，不可不察也。

《素问·诊要经终论》:太阳之脉,其终也戴眼反折瘈疭,其色白,绝汗乃出,出则死矣。

《素问·脉要精微论》:夫精明者,所以视万物,别白黑,审短长。以长为短,以白为黑,如是则精衰矣。

《素问·平人气象论》:目窠微肿,如卧蚕起之状,曰水。……面肿曰风,足胫肿曰水。目黄者曰黄疸。

《灵枢·论疾诊尺》:视人之目窠上微肿,如新卧起状,其颈脉动,时咳,按其手足上,窅而不起者,风水肤胀也。

目赤色者,病在心,白在肺,青在肝,黄在脾,黑在肾。黄色不可名者,病在胸中。诊目痛,赤脉从上下者,太阳病;从下上者,阳明病;从外走内者,少阳病。

《脉诀·察色观病生死候歌》:欲愈之病目黄,……眼胞忽陷定知亡。……目无精光者,神短也。……目黑者,肾虚也。……直视者,睹物而不转睛也。

《证治准绳·杂病》:凡目:睛明能识见者,可治;睛昏不识人,或反目上视,或瞪目直视,或目睛正圆,或戴眼反折,或眼胞陷下者,皆不治也。凡开目而欲见人者,阳证也;闭目而不欲见人者,阴证也。凡目中不了了,睛不和,热甚于内也。凡目疼痛者,属阳明之热,目赤,亦热甚也。目瞑者,必将衄血也。白睛黄者,将发身黄也。凡病欲愈,目黄,鼻准明,山根亮也。

《通俗伤寒论·观两目法》:《内经》云,五脏六腑之精皆注于目,目系则上入于脑,脑为髓海,髓之精为瞳子。凡病至危,必察两目,视其目色以知病之存亡也。故观目为诊法之首要。凡开目欲见人者阳证,闭目不欲见人者阴证。目瞑者鼻将衄,目暗者肾将枯。目白发赤者血热,目白发黄者湿热。目眵多结者肝火上盛,目睛不和者热蒸脑系。目光炯炯者燥病,燥甚则目无泪而干涩;目多昏蒙者湿病,湿盛则目珠黄而烂。眼胞肿如卧蚕者水气,眼胞上下黑色者痰气。怒目而视者肝气盛,横目斜视者肝风动。阳气脱者目不明,阴气脱者目多瞀。目清能识人者轻;睛昏不认人者重。阳明实证可治,少阴虚证难治。目不了了,尚为可治之候;两目直视,则为不治之疾。热结胃腑,虽日中亦谵语神昏,目中妄有所见;热入血室,惟至夜则低声自语,目中如见鬼状。瞳神散大者元神虚散,瞳神缩小者脑系枯结。目现赤缕,面红娇艳者,阴虚火旺;目睛不转,舌强不语者,元神将脱。凡目有眵有泪,精彩内含者,为有神气,凡病多吉;无眵无泪,白珠色蓝,乌珠色滞,精彩内夺,乃浮光外露者,皆为无神气,凡病多凶。凡目睛正圆及目斜视上视,目瞪目陷,皆为神气已去,病必不治;惟目睛微定,暂时即转动者痰,即目直视斜视上视,移时即如常者,亦多因痰闭使然,又不可竟作不治论。

（二）望耳

《证治准绳·杂病》:凡耳叶红润者生,或黄,或白,或黑,或青而枯燥者死。薄而白,薄而黑,皆为肾败。凡耳聋,耳中疼,皆属少阳之热,尚为可治;若耳聋、舌卷、唇青,此属厥阴,为难治也。

《万氏秘传片玉心书·耳病门》:耳病有五,皆由于肾经气实,热气上冲于耳,遂使津液壅而为脓,为清汁也。亦有因沐浴,水入耳中,灌为聋耳。

（三）望鼻

《证治准绳·杂病》:鼻头色青者腹中痛,苦冷者死。微黑者水气,黄色者小便难,白色者为气虚,赤色者为肺热,鲜明者有留饮也。鼻孔干燥者,属阳明之热,必将衄血也。鼻孔干燥,黑如烟煤,阳毒热深也。鼻孔冷滑而黑者,阴毒冷极也。鼻息鼾睡者,风温也。鼻塞浊涕者,风热也。鼻孔扇张者,为肺风,肺绝而不治也。

《四诊抉微·察鼻部》:鼻头微黑,为有水气。色见黄者,胸上有寒;色白亡血;微赤非时,见之者死。鼻头色黄，小便必难；余处无恙，鼻尖青黄，其人必淋。鼻青腹痛，舌冷者死。鼻孔忽仰，可决短期。鼻色枯槁，死亡将及。

《望诊遵经·诊鼻望法提纲》：鼻扇动者肺虚，鼻仰息者肺实。鼻枯槁者，寒热之证。鼻蚀烂者，疳疮之形。鼻窍干燥者，阳明之经病。鼻柱崩坏者，疠风之败症。鼻下红肿如疮者，腹中有虫之疳病。鼻流浊涕者，外受风热；鼻流清涕者，外感风寒。鼻渊者，脑中热，故涕下渗。鼻衄者，阳络伤，故血外溢。鼻生息肉谓之齆；鼻生粉刺谓之皶。

（四）望口与唇

《证治准绳·杂病》：凡口唇焦干为脾热，焦而红者吉，焦而黑者凶。唇口俱赤肿者，热甚也；唇口俱青黑者，冷极也。……口噤难言者，痉风也。……若唇青舌卷，唇吻反青，环口黧黑，口张气直，口如鱼口，口唇颤摇不止，气出不返，皆不治也。

《万氏秘传片玉心书·口疮门》：小儿鹅口者，口内白屑满舌上，如鹅之口者，此为胎热，而心脾最甚，重发于口也。

口疮者，满口赤疮，此因胎禀本厚，养育过温，心脾积热，熏蒸于上，以成口疮。

口糜者，满口生疮溃烂，乃膀胱移热于小肠，膈肠不便，上为口糜。

小儿两颐流涎浸渍胸前者，此滞颐，盖涎者脾之液，口为脾之窍，由脾胃虚冷，不能收敛津液，故涎从口出，而渍于颐者……。

小儿口频撮者，气不和也。盖唇应于脾，气乃肺之所生，脾虚不能养子，故口频撮。小儿急欲乳吃，而口不吮乳者，此心脾有热……。

《四诊抉微·察唇部》：赤肿为热，青黑为阴寒，鲜红为阴虚火旺，淡白为血虚。

（五）望齿与龈

《望诊遵经·牙齿望法提纲》：齿忽黄为肾虚，齿忽黄为肾热。滋润者津液犹存，干燥者津液已耗。形色枯槁者，精气将竭，形色明亮者，精气未衰。

《望诊遵经·牙齿望法条目》：牙床红肿者，阳明之病也；牙床溃烂者，肠胃之证也。重龈病齿，龈肿如水泡者，热蓄于胃也。小儿面色黧黑，齿龈出血，口中气臭，足冷如冰，腹痛泄泻，啼哭不已者，肾疳也。齿龈间津津出血不止者，阳明之经病也。牙肉色白者，非久病血少，即失血过多也。牙肉之际，有蓝迹一线者，沾染铅毒也。若服水银轻粉，亦令牙床壅肿也。

（六）望咽喉

《素问·阴阳别论》：一阴一阳结谓之喉痹。

《灵枢·痈疽》：痈发于嗌中，名曰猛疽。猛疽不治，化为脓，服不泻，塞咽，半日死。

《灵枢·忧恚无言》：咽喉者，水谷之道也。喉咙者，气之所以上下者也。会厌者，声音之门户也……悬雍垂者，音声之关也。颃颡者，分气之所泄也。

《圣济总录·咽喉中如有物妨闷》：肺胃壅滞，风热客搏，结于咽喉使然，……气逆痰结，皆生是疾。

《济生方·咽喉门》：多食炙煿，过饮热酒，致胸膈壅滞，热毒之气不得宣泄，咽喉为之病焉。

《景岳全书·杂证谟》：盖肿于咽之两旁者为双蛾，肿于一边者为单蛾。

《疡科心得集·辨喉蛾喉痈论》：夫风温客热，首先犯肺，化火循经，上逆入络，结聚咽喉，肿如蚕蛾，故名乳蛾。

《医宗金鉴·金匮要略注》：咽中如有炙脔，谓咽中如有痰涎，如同炙肉，咳之不出，咽之不下者，即今之梅核病也。

三、望小儿指纹

《万氏秘传片玉心书·看小儿虎口纹》：令人专看虎口纹，风关气关命关兮。风关病轻气关重，命关若过死将临。青筋红热黑势恶，直轻斜曲重看云。

小儿一指分三位，息数须将六至看，七至八至数为热，三至四至迟虚寒。坚实平和无病断，细小沉迟有病看。

《万氏秘传片玉心书·水镜诀》：……须明虎口，辨别三关，参详用药，必无差误。未至三岁，只看虎口，男左女右，从第二指第一节名风关，若脉见，初交病；第二节为气关，脉见，则难治；第三节为命关，脉见，则死。又当辨其色，若三关青，四足惊；三关赤，水惊；三关黑，人惊。紫色泄痢；黄色雷惊。三关脉通度，是急惊之症，必死，余病可治。或青或红，有纹如线一直者，是乳食伤脾及发热惊；左右一样者，是惊与积齐发，有三条，或散是肺生风痰，或似齁声，有青是伤寒及嗽，如红火是泻，有黑相兼主下痢。红多白痢，黑多赤痢；有紫相兼加渴不虚。虎口脉纹乱，乃气不和也。盖脉纹见有色者，曰黄、红、紫、青、黑，由其病甚，色能加变。如黄红之色，红盛作紫；红紫之色，紫盛作青；紫青之色，青盛作黑；青黑之色，至于纯黑之色者，不可治矣。又当辨，长珠形，主夹积伤滞，肚腹疼痛，寒热，饮食不化。来蛇形，主中脘不和，积气攻刺，脏腑不宁，干呕。去蛇形，脾虚冷积泄泻，神困多睡。弓反里形，主感寒热邪气，头目昏重，心神惊悸、倦怠，四肢稍冷，风痫证候。铊形、主邪热，痰盛生风，发搐惊风。鱼骨形，口噤搐搦。针形，主心肺受热，热极生风，惊悸烦闷，神困不食，痰盛搐搦。透关射甲，主惊、风、痰、热四症，皆聚在胸膈不散。透关射指，主惊风恶候，受惊传入经络，风热发生。十死一生，难治。此十三位形脉，悉有轻重，查其病根，则详其症。

《万氏秘传片玉心书·指掌形图》：……男验左手，女验右手。盖取左手属阳，男以阳为主，右手属阴，女以阴为主。然男女一身均具此阴阳，左右两手亦当参验。左手之纹，病应心肝；右手之纹，病应肺脾。知此消息，又得变通之意。惊风初得，纹出虎口。或在初关，多是红色。传至中关，色赤而紫。看病又传过，其色紫青，病势深重；其色青黑而纹乱者，病深重。若见纯黑，危恶不治。大抵红者风热轻，赤者风热甚，紫者惊热，青者惊积。青赤相半，惊积风热俱有，主急惊风。青而淡紫，伸缩来去，主慢惊风。或紫系、青系、黑系，隐隐相染，似出不出，主慢脾风。脉纹从寅关起，不至卯关者，病易治。若连卯关者，有病难治。若连卯关者，有病难治。如寅关连卯关，侵过辰关者，十难救一。若脉纹小或短者，看病不妨。如纹势弯曲入里者，病势虽重而症顺，犹可用力。纹势湾反出外，骎骎靠于指甲者，断不可回。其有三关纹，如流珠流来，三五点相连，或形于面，或形于身，危恶尤甚。

《万氏秘传片玉心书·辨虎口指脉纹诀》：气纹黄盛作红，红盛作紫，紫盛作青，青盛变黑，纯黑则难治矣。

黄色无形者，即安乐脉也。红若无形，亦安宁脉也。止有前数样形者，即病之脉。次第而变，初作一点，于气多红，脉至风关，其病危急，纯黑分明，不可疗治。

左有红纹似线形，定知发热又兼惊。右有双纹如左状，脾伤惊积一齐生。纹头有似三叉样，肺气生痰夜作声。青赤应是伤寒症，只是空红泄定生。

《幼幼集成·指纹晰义》：指纹之法，起于宋人钱仲阳，以食指分为三关，寅曰风关，卯曰气关，辰曰命关，其诀谓风轻、气重、命危。……盖位则自下而上，邪则自浅而深，证则自轻而重，人皆可信。盖此指纹，即太渊脉之旁支也，则纹之变易，亦即太渊之变易，不必另主异说，眩人心目，但当以浮沉分表里，红紫辨寒热，淡滞定虚实，则用之不尽矣。……世人好异，不从实地用功，以此为浅近之谈，不屑留意，不知临证能辨此六者，便为至高之平。盖表里清则知病之在经在腑，而汗下无误；寒热明则知用寒远热，用热远寒，或寒因寒用，热因热用，因事制宜，用无不当；虚实辨则知大虚有盛候，大实有羸状，不为假证眩惑。凡真虚真实易知，假虚假实难辨，真假既明，则无虚虚实实之患。

《四诊抉微·审虎口三关法》：……辨其纹色，紫者属热，红者属寒，青者惊风，白者疳病，黑者中恶，黄者脾之困也。若现于风关为轻，气关为重，过于命关，则难治矣。

《四诊抉微·辨虎口纹十三形》：第一，流珠形，只一点红色见风关，主饮食所伤，内热欲吐，或肠鸣自利，烦躁啼哭。第二，环珠形，其点差大，主脾虚停食，胸膈胀满，烦渴发热。第三，长珠形，其点圆长，主脾伤饮食积滞，肚腹作痛，寒热不食。第四，来蛇形，是长散出气关。一头大，一头尖，主脾胃湿热，中脘不利，干呕不食，此疳邪内作。第五，去蛇形，是大头向气关，主脾虚食积，吐泻烦渴，气短喘急，不食困睡。第六，弓反里形，主感冒寒邪，哽气出气，惊悸倦怠，四肢冷，小便赤，咳嗽呕涎。第七，弓反外形，主痰热，心神恍惚，夹惊夹食，风痫痰盛。第八，枪形直上，主风热，生痰发搐。第九，鱼骨形，纹分歧支，主惊痰发热。第十，水字形，三脉并行，主惊风、食积、胸膈烦躁或夜啼痰盛，口噤搐搦，此脾胃虚弱，饮食积滞，而木克土也。第十一，长针形，过命关一二米许，主心肝热极生风，惊悸困倦，痰盛搐搦。第十二，透关射指形，命脉曲里，主惊风，痰热聚于胸膈，乃脾肺亏损，痰邪乘聚。第十三，透关射甲形，命脉向外，主惊风，肝木克脾土之败症。……按虎口纹，其始止见于风关，先见于左，为伤风寒；先见于右，为伤乳食。得惊夹之，则上出于气关矣。此虽予无本之言，然亦有所试也。乃《水镜》有云："指纹曲里风盛，弯外食积。夫曲里弯外，则其纹已长，将透气关矣。其初起岂有之乎？将何以辨也？若夫色则以红淡为轻，深紫为重，亦有吐泻重困。而虎口无纹者，乃大虚也，不可以无纹，而易之也。"

【研究进展】

一、头面诊法研究进展

（一）头发的超微结构与年龄肾气相关

傅湘琦[1]报道，为了了解头发与肾气的关系，用扫描电子显微镜观察了105岁、81岁、70岁、50岁、33岁和22岁6个不同年龄人的头发，发现105岁的高龄者头发毛干表面其毛小皮的排列比较松，毛小皮与毛小皮的游离缘间距也较大，毛小皮的游离缘呈不整齐的钝尖状突起。81岁老人其头发毛干的毛小皮排列比105岁老人的稍紧，而毛小皮的游离缘虽然大部分呈钝尖状突起结构，但中间仍有锐尖状突起残存。而70岁者，其毛干毛小皮的游离缘亦大部分为钝尖状突起，锐尖状突起几乎与81岁无大区别。55岁者的毛发，在毛干表面毛小皮排列其游离缘间的距离，有的疏松，有的致密，松者与33岁和22岁者相近，而毛小皮的游离缘尖锐状的突起较多，钝尖状突起较少。33岁的毛干表面，毛小皮的排列比22岁者略疏一些，毛小皮游离缘的间距稍大。6种年龄的人中以22岁者毛小皮的游离缘间距最短，游离缘的突起绝大部分为锐尖状，几乎看不到有呈钝尖状者，更未见有像高龄者的毛小皮那样有破坏和脱落现象的。观察结果表明：头发的变化的确与年龄有关，头发的生长、变化与人的肾气盛衰有密切关系。

（二）面部与脏腑相关部位的划分

曹洪欣等[2]认为，在进行颜面望诊时，必须掌握面部的脏腑分属，才能对疾病作出正确的诊断。如陈士铎在《石室秘录》中所说:“看病必察色,察色必观面,面各有部位,不可不知。”面部与脏腑相关部位的划分,除在《中医诊断学》书籍中经常提到的“明堂周身部位划分”(《灵枢·五色》)、“面貌分应脏腑”(《素问·刺热》)、“五官分应五脏”(《灵枢·五阅五使》)外,国外学者亦认为颜面是人体整体的投影,脏腑在颜面上均有其投影区,当脏腑有疾病时,其面部相应部位即能提供内脏的信息。

哥伦比亚学者关于面部望诊的分属部位为:①膀胱、子宫区:在前额上部的正中处,与发际接近;②右卵巢、右睾丸区:在前额的右上部,右眼瞳孔直上,发际一横指处;③升结肠区:位于额角外上方,发际下二横指的颞区;④输尿管区:在前额中部,印堂穴直上二横指处;⑤横结肠区:在前额下部,两眉上一横指处,呈带状区;⑥右肾区:在右眼球直上的眼睑处;⑦胰区:在鼻梁正中部,印堂穴下一横指处;⑧右肾上腺区:在鼻梁右侧(鼻软骨右侧缘),右眼内眦正下方;⑨肝区:在右侧面颊部,稍偏外侧处;⑩左支气管区:在左侧嘴角下方的一横指处。

日本学者渡边正[3]提出面部三区划分法,将眉以上的部位叫上亭,诊断与脑有关的疾病;从眉以下到鼻下沿叫中亭,诊断与呼吸系统有关的疾病;鼻以下的部位叫下亭,诊断与消化系统有关的疾病。

(三) 相貌与易患疾病的关系

日本医生[3]经长期研究发现,人的不同相貌有其相应的易患疾病,将相貌分为以下5种。

1. 结核型:此型人以脸细长,下巴瘦而窄,两眼瞳孔间隔近为特征。此型人易患肺结核。

2. 肾脏型:此型人以脸长而窄,瞳孔间隔宽为特征。此型人易患肾炎。

3. 溃疡型(内脏下垂型):此型人的面容介于结核型与肾脏型之间,以瞳孔间隔不宽不窄,只是眼窝下陷明显为其特征。此型人胃溃疡的发病率高。

4. 恶性贫血型:此型人整个脸大而宽,脸下部更宽,下巴呈锐角,两瞳孔间隔异常宽,鼻根部和上唇之间距离短,面色发青或为苍白色。此型人多数面色不好。

5. 胆囊型:此型人以脸宽而圆,下巴稍圆,瞳孔间隔窄为特征。当面色红润,红中带紫黑色倾向时,易患胆结石;面色苍白时,则为肾脏系统有病的表现。

二、目诊研究进展

(一) 白睛“报伤点”诊断瘀伤

陈文友等[4]研究发现在眼球白睛上青紫红筋浮现,红筋末梢有瘀血斑,称为“报伤点”。瘀斑在左眼提示伤在左侧躯体,瘀斑在右眼提示伤在右侧躯体。一般“报伤点”在瞳孔水平线以下,伤在背、腰及下肢。瘀斑出现在两眼内侧,伤在胸骨旁及腋下。瘀斑色淡如云彩或黯灰乃伤在气分。色黑而沉着,凝结如小芝麻者,伤在血分。黑色点周围色淡如云彩则为气血所伤。红筋,明显充血,弯曲如螺旋状多为疼痛存在。

(二) 郁证眼皮颤动分析法

李鲁杨等[5]报道郁证的望诊法,望眼皮颤动。并对眼皮颤动进行分级,Ⅰ级:眼皮有较慢速的细微颤动;Ⅱ级:眼皮有明显可见的、较快速的颤动;Ⅲ级:眼皮颤动情况同Ⅱ级,并可见目珠在眼内左右滚动。Ⅱ、Ⅲ级还经常伴舌体抖。属Ⅰ级者无临床意义。Ⅱ、Ⅲ级者对郁证的诊断有重要意义,并且与病情、病程有着相对应或递进的关系。一般说来,颤动轻的多病史较短、病情亦轻。系统观察了郁证或兼有郁证的患者300例。病种包括各种神经官能症、抑郁症、围绝经期综合征、大病后自主神经功能紊乱，以及患有泌尿生殖系统疾病、消化系统疾病、冠心病、高血压及糖尿病等部分器质性病变的患者，男女比例约为1∶3，望诊中见有Ⅱ、Ⅲ级眼皮颤动269例，约占90%。

（三）内眼病理改变与辨证

内眼组织包括玻璃体、视神经、视网膜、视网膜血管、脉络膜等，临床上通过望这些内眼组织的病理改变，就可进行疾病的诊断。

1. 望玻璃体病理改变　玻璃体的病理改变主要表现为玻璃体混浊，根据混浊产生的原因，可分为炎性、出血性和退行性3种。

（1）炎性混浊：眼内有炎性病变或病史，玻璃体内出现尘埃状混浊或见棕黄色色素颗粒，多为湿热蕴蒸所致。

（2）出血性混浊：眼内有出血性病变或病史，或有外伤史，玻璃体内出现片状、条状出血性混浊，多为肝经郁热、迫血妄行，或气滞血瘀所致。

（3）退行性混浊：眼底呈视网膜、脉络膜萎缩等退行性改变，玻璃体内出现棉絮状或蝌蚪状混浊，多为肝肾不足或气血虚弱所致。

2. 望视乳头病理改变　正常情况下视乳头颜色淡红，边界清楚，视杯与视盘之比例为0.3～0.4，其上血管走向正常。视乳头的常见病理改变有充血水肿、颜色变淡、杯盘比扩大、血管偏向鼻侧等。

（1）充血水肿：视乳头充血水肿隆起，颜色鲜红，边缘模糊，多为肝胆实火上炎，或肝气郁结，郁久化火；或兼气滞血瘀所致。

（2）颜色变白：视乳头颜色淡白或苍白，生理凹陷扩大加深致视杯与视盘之比例扩大，多为肝肾不足；或脾气虚弱，气血不足；或外伤后气血瘀滞所致；若继发于五风内障者，则多系玄府闭塞，目中神水瘀积，压迫视乳头所致。

（3）血管改变：视乳头血管呈屈膝状爬出，偏向鼻侧，或见动脉搏动者，多为阴虚阳亢，肝风上扰；或痰湿内阻所致。

（4）出血：视乳头上出现点状、片状出血，多为肝经郁热，迫血妄行所致。

3. 望视网膜病理改变　视网膜的病理改变主要表现为出血、渗出、脱离、萎缩等方面。

（1）视网膜出血：视网膜出血，颜色鲜红，出血量少，位于视网膜上，呈点状或火焰状者，病情相对较轻；若出血位于视网膜下，呈片状、团状者，病情较重；若出血量多，布满整个视网膜，或充满玻璃体，致眼底不能窥及者，病情更重。其因甚多，但均为血溢脉外所致，如：①视网膜新鲜出血，血色鲜红，多因心肝火热，蒸迫脉道，血液妄行；或肝肾阴虚，虚火上炎，灼伤脉络，或阴虚阳亢，脉道瘀阻，血不循经；或气血瘀滞，瘀血未去，新血又生；或外伤脉络等所致。②视网膜出血陈旧，血色黯红，多为气机不利，血凝不行，气血瘀滞之象。③若视网膜反复出血，新旧血液夹杂，或有新生血管，多为阴虚火旺，虚火上炎；或脾气虚弱，统血失权；或虚中夹瘀，虚中夹邪，正虚邪留所致。

（2）视网膜渗出：视网膜出现新鲜渗出物，多为肝胆湿热或热郁血分所致；渗出物较为陈旧者，多为肝肾不足，渗出或呈星芒状渗出，兼有气滞血瘀或兼痰湿郁积所致；若视网膜呈弥漫性水肿多为脾肾失调、水气上泛所致，常见于水肿病患者。

（3）视网膜脱落：视网膜脱离、隆起，呈青灰色及波浪状，多因脾肾失调，脾失健运，肾阳不振，水湿停聚，上泛于目所致。轻度外伤常为本病的诱发因素。

（4）视网膜机化物：视网膜上出现灰白或白色、条状或块状机化物，组织增生，多见于出血后期，因气滞血瘀，或痰湿郁积，凝积不散所致。

（5）视网膜萎缩：视网膜出现萎缩退变，脉络膜血管显露，多为肝肾不足、气血虚弱所致。

4. 望视网膜血管改变

（1）血管粗大：视网膜血管粗大扭曲、充血，伴有视网膜渗出物或出血者，多为血分有热所致。

（2）血管细小：视网膜血管痉挛，动脉变细，反光增强；或动、静脉交叉处有压迹；或黄斑部有螺旋状小血管者，多为肝肾阴虚，阴不潜阳，肝阳上亢所致。若血管细小，伴有眼底退行性病变者，则多为气血不足，目失濡养所致。

（3）血管阻塞：发生在视网膜动脉者，表现为动脉显著变细如铜丝甚或如银丝状，距视乳头不远处即消失，多为情志不遂，肝气上逆，以致目中玄府不通，脉络闭塞；发生在视网膜静脉者，表现为静脉怒张弯曲，甚或呈节段状，多为阴虚阳亢，脉络瘀阻；或肝火上炎，火灼脉道所致。

5. 望脉络膜病理改变

（1）脉络膜渗出：脉络膜、视网膜同时出现水肿渗出，多为湿热蕴蒸所致；若脉络膜有渗出斑块，而不伴有视网膜水肿与玻璃体混浊，则多与阳气不运，痰湿积聚有关。

（2）脉络膜萎缩：脉络膜萎缩变性，其上血管硬化，多为肝肾阴虚或气血不足，目失濡养所致。

6. 望黄斑部病理改变

（1）黄斑部水肿渗出：黄斑部出现水肿、渗出，多为肝气犯脾，脾失运化，水湿停聚所致。若水肿消退，遗留渗出物，则多为气血失和，气血瘀滞。如果新鲜渗出物与陈旧渗出物相互夹杂，多因阴虚火旺而成；若渗出质较为陈旧，或有色素沉着，或出现黄斑囊样变性者，多为肝肾不足所致。

（2）黄斑部出血：眼底出血仅局限于黄斑部，常见于中度以上近视和黄斑部盘状变性的患者，多因劳瞻久视，耗损肝阴，肝失藏血；或脾气虚弱，统血失权所致。

（3）黄斑部萎缩：黄斑部萎缩变性，多为肝肾不足，或气血俱虚。

（四）内眼组织与脏腑经络相属学说

历代中医眼科医家因历史条件的限制，对外眼疾病的诊断多论述精详，而对内眼疾患的症状、体征则缺乏细致深入的探讨，往往仅凭患者的自觉症状来诊断疾病。因而，古代医家对内眼疾患的论述，从目前临床实践来看，其价值不大。罗国芬[6]报告成都中医药大学已故著名中医眼科专家陈达夫教授于1959年创立了“内眼组织与脏腑经络相属”学说，该学说以《内经》理论原则为依据，结合西医学对眼的解剖生理知识，以临床实践为基础，对内眼组织与中医脏腑经络的关系，进行了深入的探讨。该学说的观点如下所述。

1. 视神经、视网膜、虹膜、睫状体小带属足厥阴肝经　因肝主筋，人身之神经属筋类组织，视网膜由三级神经元组成，故视网膜、视神经属足厥阴肝经；虹膜为风轮之里层，风轮在脏属肝，睫状体小带与虹膜相连，亦属风轮范围，故也属足厥阴肝经。

2. 视网膜黄斑区属足太阴脾经　眼底黄斑部，在用无赤光检眼镜检查时呈微黄色，黄色属脾，故黄斑区属太阴脾经。

3. 脉络膜属手少阴心经　《素问·五脏生成》曰：“心之合脉也。”从眼的解剖生理来看，脉络膜是由大、中、小血管层所组成，又称血管膜，故脉络膜属手少阴心经。

4. 玻璃体属手太阴肺经　陈氏认为眼内的精液即玻璃体是肺的精华所结，所以玻璃体的病变应从手太阴肺经去考虑。

5. 眼中房水属足少阳胆经　《灵枢·天年》说："五十岁肝气始衰，肝叶始薄，胆汁始减，目始不明。"《养生书》中说："肝开窍于目，胆司其明。"陈氏认为眼内神水是胆中渗润之精汁，升发于上而成，起濡养瞳神的作用。这种神水就是房水，因而房水的病变应从足少阳胆经论治。

6. 眼中一切色素属足少阴肾经　《素问·五脏生成》说："心之合脉也，其荣色也，其主肾也。"眼底的色素当得受生气时为橘红色，但生气一绝，经解剖后则全露其黑色，黑属肾，故眼中一切色素属足少阴肾经。

（五）血瘀证目征的研究

观察目征是中医重要的传统诊法之一，许多临床研究表明，目征与血瘀证有着密切的关系。李国贤等[7]对血瘀证目征进行了观察，其观察项目及记分值为如下所示。

①目周围皮肤色调黯红记5分，青紫记10分；②球结膜微血管扭曲或呈波浪状畸形，3条以上血管记5分，6条以上或畸形显著记10分；③球结膜微血管怒张，粗细不一或呈瘤状，3条以上血管记5分，6条以上或微血管明显怒张或呈瘤状记10分；④球结膜微血管呈网状畸形，范围超过1/8或1/4球结膜区，分别记5分或10分；⑤球结膜微血管色调黯红记5分，青紫记10分；⑥球结膜有出血点记5分，出血斑记10分；⑦球结膜有报伤点（即微血管末端有瘀血点，状如针头大小，色为黯紫或黑色），1～2个报伤点记5分，20～39分为轻度，40分以上为重度）。

通过对血瘀证组330例、非血瘀证组121例、可疑血瘀证组451例、健康人组37例目征的研究表明，目征是血瘀证的重要体征之一，借助目征诊断血瘀证有以下特点：①灵敏度高，血瘀证组目征阳性率为91.2%，明显高于健康人组（2.7%）和非血瘀证组（11.6%）的目征阳性率。目征对血瘀证的诊断符合率（91.2%），与青紫舌（90%）基本一致；②可推断有无血瘀证及血瘀证的轻重；③肉眼可直接观察，不需要借助特别仪器；④观察方法简捷方便，不需要去专门诊察室检查；⑤可作为疗效观察的一项客观指标。

彭清华[8]结合眼科临床实际情况，提出血瘀证的眼部体征为：①眼睑及结膜颜色黯红或青紫，或有瘀点瘀斑；②眼内外的各种出血、积血；③球结膜或视网膜血管怒张、扭曲或呈波浪状及网状畸形；④眼底血管显著变细；⑤眼内外各部位发生的新生血管；⑥眼局部组织的增生物（如颗粒、结节、硬节、肿块）；⑦视乳头生理杯扩大加深，颜色苍白；⑧眼各部的机化物及视网膜血管旁白鞘；⑨视网膜或球结膜血管瘤；⑩视野明显缩小；⑪眼球胀痛或刺痛；⑫眼肌麻痹。

（六）内障眼病虚实辨证的研究

在中医眼科基本理论之中，有"外障多实，内障多虚"之说，而五轮之中，又认为"瞳神属肾"。这些理论一直以来指导着眼科临床。但现在眼科医者可以借助现代先进的检测手段探查古代医家单凭肉眼不能分辨的许多眼科疾病。彭清华[9]等通过对404例门诊内障眼病的观察和1321例内障眼病住院患者的回顾性整理，探讨了"内障多虚"和"瞳神属肾"理论的临床实用价值。

1. 内障眼病并非以虚证为主　观察1725例内障眼病中，属实证的555例，占32.17%；属虚证的417例，占24.17%；属虚实夹杂证的753例，占43.65%。说明内障眼病以实证和虚实夹杂证为主，虚证少见。通过对 18 种不同内障眼病的辨证分析还发现，急性发病的内障眼病多实证，慢性发病者多虚证或虚实夹杂证；病程较长的内障眼病患者不但可属虚，而且可为虚实夹杂证。

2. 瞳神疾病并非多属肾　瞳神疾病并不都属肾，而是以肝及肝肾同病为主。1725 例内障眼病在脏腑辨证中的分布由高到低依次为：肝肾同病 705 例，占 40.87%；肝病 635 例，占 36.81%；脾病 218 例，占 12.64%；肾病 80 例，占 4.64%；脾肾同病 41 例，占 2.38%。

而从 18 种不同瞳神疾病脏腑辨证的结果分析还发现，瞳神疾病中单独由肾的功能失调引起病变者只占 1/3，而且多为慢性退行性病变；各种内障眼病的发病均与肝功能的失调有关；目系所患炎性病变纯为肝所主，与肾无关；黄斑部病变多属脾；大多数内障眼病后期和慢性退行性内障眼病多为肝肾同病，即肝肾阴虚；瞳神疾病中之实证多与肝病有关，如肝郁气滞、肝火上炎等；虚证则以肝肾阴虚为多见，脾虚气弱者次之，而肾阳虚及脾肾阳虚者极少见。

（七）虹膜诊断法的研究

1. 虹膜诊断法的发展与定位　虹膜诊断法是通过检查眼睛虹膜的颜色、斑点变化及纤维形状，以确定人体各器官和躯体的病损及功能紊乱的诊断方法。远在公元前 4～5 世纪，西方医学之父希波克拉底就说过："有什么样的眼睛，就有什么样的身体。"19 世纪末 Igmoce Von Pecziy 发表了《眼睛诊断学研究引证》，将虹膜上与人体相对应的关系划分为 30 多个区域，这些区域皆为组织器官在虹膜上的投射部位，证实了希氏的说法。后来，法国 Fragnay 等[10]人通过对 6000 只眼睛的检查，进一步肯定了虹膜诊断学的应用价值，并著成《虹膜诊断学》一书，使之成为一门新的分支学科。

虹膜诊断法中对虹膜体形的划分，是由内向外，将虹膜分成 7 个同心环，每环有代表性，称"同心环定位"。按 Vega 氏法从中心到周边由 6 个圆圈划分 7 个环，标志 7 个虹膜功能带：①代谢环和副交感神经系统投射环，此环存在时，全部器官的主要功能完整，提示虹膜其他对应点的病患属良性；环的色变或退色意味着神经系统失调；②消化区域——胃功能环，代表胃功能；③消化区域——肠功能环，是大小肠的投影处；④虹膜卷缩轮，本区域的隆起或变色，提示交感神经系统和较大的代谢功能紊乱；⑤体循环和淋巴系统的投影环，位于睫状部虹膜的最内侧；⑥睫状部虹膜划分两环，内环占 2/3，与各器官节段投影相对应；⑦外环占 1/3，是周边血管结构及皮肤的投影处。

在节段定位方面，每侧眼球整个睫状部虹膜上可划分为 16 个节段，分别依次为枕、耳、肺、心、脾、肾、脊柱、小腿、直肠、生殖器、纵隔、喉与甲状腺、口腔与食管、鼻眼、颜面、颈项，每节段分别确切地代表相应器官的投影，近 12 点钟处为颈项节段；右眼 9 点处、左眼 3 点处各为心脏节段；近 6 点处为小腿节段；右眼 3 点处、左眼 3 点处各为喉与甲状腺节段；左右两眼虹膜分别表示躯体各半侧的对应器官。

2. 望虹膜诊病的原理　虹膜在五轮八廓中属于风轮，内应于肝，且又称风廓，内应于胆；瞳神（瞳孔）属于水轮，内应于肾，且又称水廓，内属于膀胱。故虹膜能反映肝、胆、肾、膀胱等内脏的生理病理状况。

虹膜是眼的重要组成部分，《内经》云："五脏六腑之精气，皆上注于目。"从经络学说看，手足三阴三阳经多直接或间接地与眼睛有联系。又目为肝之窍，眼与目的关系更为密切，在眼科六经辨证中，肝主筋，虹膜属足厥阴肝经所主。故诊察虹膜能反映脏腑，尤其能反映肝脏的情况。

眼球虹膜是人体血管最丰富、最敏感的部位之一。虹膜为葡萄膜的最前部，其舒缩作用调节着瞳孔的大小，从而起到控制光线的作用。由于虹膜由脉络血管组成，虹膜是微细血管宗聚之处，是微循环的缩影，并且虹膜有丰富的神经纤维和中枢神经相通，因此，虹膜能较早反映器质性病变，故虹膜可称为全身的报警器。

3. 望虹膜诊病的临床运用　张师艺等[11]介绍了临床虹膜诊断情况。

(1) 毒性斑点(指斑点颜色很深，位于虹膜网状结构面上，其外观为边缘清晰的多角形)：表示一个暂时的中毒状态，如环境污染中毒、烟草中毒、酒精中毒和滥用药物等。当其以遗传形式出现时，则见于银屑病(牛皮癣)、心血管疾病和癌症。

(2) 色素沉着：指斑点呈色素颗粒状堆积，孤立地散在于虹膜纤维表面。如色素金黄，意味着脆弱；色素淡黄，意味着化脓性感染；色素黯黄，意味着中毒；外表绿色，意味着结核病或铜绿假单胞菌疾病；极深色素，意味着恶性疾病(或疾病性质险恶)可能，尤其呈海胆形态时如此；红色色素，意味出血；如果呈小洼状密集于虹膜面，说明出血仍在进展。

(3) 黑点：可见于任何部位，形状大小不一，颜色可深可浅。如冠状动脉粥样硬化性心脏病、心肌梗死、风湿性心脏病等，在心脏区常见黑点；扁桃体炎见于咽喉部；泌尿系疾病则见于肾或膀胱区。

(4) 黑线：多呈放射状排列，颜色可深可浅。慢性肾炎患者在肾上腺或肾区多见；咳嗽胸痛患者在肺部、肋部可见；腰腿痛者在腰背部或腿膝部常见。

(5) 缺损：以虹膜上方缺损多见。许多颅脑外伤患者或脑供血不足者有此表现。虹膜上的缺损较浅，颜色呈浅黑色，表现病程短，症状轻；若虹膜上的缺损较深，颜色呈深黑色，表示病程长，症状重。

(6) 苍白：虹膜上出现大小不等的苍白区，多见于尿路感染；如靠近外周出现苍白点，提示有急性炎症。如在膀胱、尿道区出现多为淋巴结炎。

(7) 窝孔：亦即隐沟，为形态不一、大小不等的凹陷，散布于虹膜各个区域，见于多个器官的损害、慢性贫血的患者，少数属先天性缺陷。

(8) 白环：老年人在虹膜周围出现一圈乳白色或灰黯色的环，俗称老年环。如果单独出现于上部脑区，多为脑部供血不良，如见于高血压、动脉硬化或低血压患者，常见有头晕头痛的症状。

(9) 卷缩轮：正常人卷缩轮靠近瞳孔，纹理均匀而纤细，病变时此轮明显增粗、扩大，状若蔷薇花环，俗称花环扩大，为有毒物质刺激所致，常见于腹腔炎症如急性肝炎、慢性浅表性胃炎、慢性结肠炎等。若仅见十二指肠区出现纤维增粗，多为十二指肠球部溃疡。

(10) 收缩圈：亦称神经圈或惊恐圈。为靠近虹膜外周边缘可见到1～2个白色的不完整的圆圈，多见于曾遇交通事故、创伤或受恐吓者，表现为精神紧张、焦虑、恐惧等。

(11) 辐射状裂隙：裂隙呈车轮状或辐射状，表示它呈现的虹膜某个节段及其对应的器官呈现某种程度的神经紧张。如出现于虹膜12点钟处，就意味着全身无力，极度疲乏。

(12) 痛性痉挛(绞痛)圈或同心环：其出现主要提示受检者特别有痛性痉挛及挛缩素质。若同心环位于左眼虹膜上，尤其是在颞部，为有心脏异常之可能。

(13) 虹膜出现代谢环消失合并瞳孔偏移，或代谢环消失合并瞳孔变扁平，或代谢环消失合并虹膜睫状体部的严重炎症信号者，其所出现区的相应脏器有发生癌症的可能。

(14) 当瞳孔向一侧(某脏器方向)偏移时，提示其偏移的对侧相应器官发生病变。如左眼瞳孔向鼻上方偏移，表明尿路系统有严重病症；左眼或右眼瞳孔向正下方偏移，表明有脑肿瘤；右眼瞳孔向颞下方偏移，提示有严重的鼻及眼病症；右眼虹膜向颞侧偏移，表明有严重的喉及甲状腺病症等。

(15) 左眼虹膜出现异常变化，说明右半身某处有了病变；右眼虹膜出现异常变化，说明左半身某处有了病变；如果两眼虹膜都出现异常，则证明人体的中间部位或两侧都出现了病变。

(16) 虹膜黄染是肝炎和黄疸的表现；虹膜上出现褐色斑点，在小儿多为肠蛔虫病；虹膜上有细血管瘀血，多见于高血压动脉硬化患者。

何家峰等[12]把计算机技术引入虹膜诊断中，不仅可以减轻患者眼部的光刺激和减轻虹膜诊断医生的劳动强度，而且有利于虹膜信息的长期跟踪研究。

(八) 眼神自动跟踪观察

郭锋等[13]在开展中医眼神望诊的研究中使用电脑对眼神进行自动跟踪，首先需要进行眼睛各部位的精确定位，包括眼皮、眼角、白睛、眼结膜、虹膜、瞳孔以及眼袋等；接着需要对眼睛的动作进行跟踪，包括眼球的转动、瞳孔的放缩等。对眼神的分析在定位与跟踪之后，由眼球各部分的形状、颜色、移动速度等信息结合相应的规则对病位、病性作出判断。作者综述了中医中望眼的一些经验总结，并给出了目前用于眼睛定位、跟踪的算法与思路。

三、耳诊研究进展

(一) 耳廓望诊阳性反应发生的规律

耳廓望诊阳性反应主要包括颜色异常、形态异常、血管异常等，是临床诊断的客观依据。柳学俭等[14]在长期临床实践及广泛搜集文献资料的基础上，初步归纳出耳廓阳性反应的发生具有如下规律：

1. 部位对应　指人体组织器官发生疾病多在相应耳穴区发生阳性反应。在人体对称结构中，耳廓的阳性反应仅见于患侧，或患侧明显地强于健侧。

2. 比例相符　指躯体组织结构间的大小比例与反映于耳廓的病理信息的强弱比例相符。躯体组织结构较大，反映于耳廓的病理信息较强，反之则较弱，甚至被掩盖或融合。

3. 内外同步　指随着疾病的发生、发展、变化，耳穴上对应出现的一系列阳性反应，例如伴随着炎症的充血、渗出、变质、增生，耳穴对应地出现充血、水疱、痛阈改变、结节等阳性反应。

4. 耳穴协同　指一种疾病往往在多个耳穴出现阳性反应。例如冠状动脉粥样硬化性心脏病不仅在心区，还可以在小肠、神门等穴区见到异常反应。协同耳穴的出现有一定的先后顺序。

5. 病因对应　耳廓阳性反应的原因性质对应于躯体内脏的病因病性。炎性病变耳廓多表现为充血、红晕、炎性丘疹、水疱；增生肥大病变多表现为灰白无泽、非炎性丘疹、隆起。

6. 超前错后　指有的阳性反应先于临床症状之前出现，或在临床症状消失数天、数周，甚至数年后依然存在。超前有重要的预防作用，错后可为既往病史提供充分的客观依据。

7. 好发部位　指各种阳性反应分别有各自的好发部位。如充血、红晕好发于三角窝、耳腔、耳背；隆起好发于对耳屏、对耳轮、耳腔等。

8. 生理变异　指生理状态下耳廓中出现的类似阳性反应的异常变化，俗称“假阳性”，但找不到患病的其他证据，以变色居多，好发于耳廓中血管神经丰富的部位。其产生与年龄、性别、职业、季节、气候等因素有关。必要时结合病史、体检加以鉴别。

（二）耳廓阳性反应物及其临床意义

汤晓云等[15]认为，耳廓的阳性反应物，是指耳廓皮肤上出现变色、变形、脱屑、丘疹、血管变化等改变，在临床疾病的诊断上有一定的意义。

1. 变色

（1）红色反应：有鲜红、淡红、黯红色，可呈点状、片状、不规则反应。鲜红色见于急性病症、疼痛病症；淡红、黯红色见于疾病的恢复期或病史较长的患者。如急性腰痛在肾区可呈片状红润；子宫颈炎伴有白带症，三角窝区可呈大片红色反应伴脱屑；头晕在晕区呈条片状凹陷红润。

（2）白色反应：可见片状不规则的白色隆起，光泽发亮，片状苍白或中央呈点片状白色，边缘红润，亦可见片状白色中小点、片状不规则红润。白色反应多见于慢性病，点白边缘红晕为慢性疾病急性发作。如慢性浅表性胃炎，胃区呈现片状不规则白色反应；风湿性心脏病在心区呈片状白色边缘红晕；腹胀、腹水在腹胀区或腹水点见白色反应；慢性胃炎急性发作时，胃区呈片状白色中间点状或不规则红润。

（3）灰色反应：有淡灰、黯灰、灰色、如蝇屎色之分。灰色多见于陈旧性疾病和肿瘤。如肿瘤在相关耳穴部位及肿瘤特异区Ⅱ，呈现灰色，似蝇屎状反应，压之退色。

（4）深褐色反应：慢性病变病愈后在相应的耳穴上呈现色素加深似色素沉着反应。如乳腺癌根治术后，在乳腺区可见深褐色反应；神经性皮炎在患病的相关耳穴上色素加深，皮肤粗糙，纹理加深。

2. 变形　变形是指相关的耳穴出现隆起水肿、凹陷或点片状隆起并伴有线状或点片状凹陷等。变形反应常见于慢性器质性疾病。

（1）隆起：常见结节状，小似芝麻、大如绿豆样硬结，高出于皮肤，或链珠状，三五个结节状硬结连在一起，高出于皮肤；或有片状、条片状、条索状隆起。如结节状圆形隆起，常见各种头痛；链珠状隆起，常见肥大性脊柱炎；条索状隆起，为关节疼痛；片状隆起，见于腹胀；条片状隆起，见于肩背肌纤维炎。

（2）凹陷：可见点状、片状、线形凹陷。如点状凹陷，为耳鸣、散光；片状凹陷，见于胃、十二指肠溃疡；线形凹陷，见于冠状动脉粥样硬化性心脏病、耳鸣、耳聋、缺齿等。

（3）点状、片状隆起伴有点、片状凹陷或线形凹陷，常见于屈光不正。

（4）耳穴皮肤粗糙不平、增厚或似皱褶，常见于皮肤病。

3. 丘疹　常见有点状丘疹和水泡样丘疹，高出于周围皮肤。从颜色上可分为红色丘疹、白色丘疹或白色丘疹边缘红晕，少数有黯灰色丘疹，似鸡皮疙瘩，数目不等。丘疹反应常见于急慢性器质性疾病、过敏性疾病、皮肤病等。

（1）丘疹呈扁平样密集状改变似蚕子，常见于结节样痒疹。

（2）丘疹呈白色点状或聚集样改变，常见于胆囊结石、支气管炎、腹泻等。

（3）丘疹呈黯褐色改变，似鸡皮疙瘩，常见于神经性皮炎。

（4）丘疹呈米字样排列改变，常见于心律不齐、传导阻滞。

4. 脱屑　脱屑常呈白色糠皮样或鳞状，不易擦去。脱屑反应常见于皮肤病、吸收功能低下、带下及内分泌功能紊乱等疾患。

（1）过敏区、肺区脱屑，常见于皮肤病，如脂溢性皮炎等。

（2）三角窝内脱屑，常见于妇科炎症、带下症。

（3）食管、贲门处脱屑，常见于消化不良、吸收代谢功能低下。

（4） 相应部位鳞片状脱屑，常见于鱼鳞病。

（5） 全耳廓脱屑，常见于脂溢性皮炎、牛皮癣。

5. 血管充盈 耳穴血管反应，常见于血管扩张、扭曲呈网状、条纹状、海星状、弧状、蝌蚪状或鼓槌状，其色泽为鲜红色、黯紫色和黯灰色。血管变化常见于心血管疾病、脑血管病、急性炎症性疾病和急性出血性疾病。

（1） 血管扩张：可呈扇叶状或条段状。扇叶状，常见于消化道溃疡、腰腿痛；条段状，常见于关节痛、支气管扩张。色泽鲜红，多为急性病、疼痛性病症；色泽紫黯，多为病愈、恢复期。

（2） 扭曲：海星状，多见于溃疡病；环球状、弧状，多见于风湿性心脏病；蝌蚪状、鼓槌状，多见于冠状动脉粥样硬化性心脏病；梅花状，多见于肿瘤。

（3） 网状：血管呈网状改变，多见于急性炎症，如咽喉炎、扁桃体炎、乳腺炎。

（4） 血管中断：血管主干充盈扩张，见中间呈条段状中断，常见于心肌梗死。

6. 阳性反应物的特征与疾病性质的对应关系

（1） 点片状红润或充血，点片状白色边缘红晕，或红色丘疹，并有脂溢及光泽者，多见于急性炎症或慢性炎症的急性发作。

（2） 点片状白色凹陷或隆起，白色丘疹，又无脂溢及光泽者，多见于慢性器质性疾病。

（3） 结节状隆起，或点片状黯灰色，或呈蝇屎状，多见于肿瘤。

（4） 糠皮样脱屑（不易擦去）、丘疹、皮肤纹理增粗、增厚，呈深褐色，多见于皮肤病。

（5） 线条状圆形，白色半圆形，或黯灰色瘢痕等，多见于手术及外伤。

（三）耳廓阳性反应物分析疾病

1. 耳轮充盈度预测心脏病 谢麦棉等[16]对儿科病房收住的162例心脏患者作了无创伤性诊断方面的探讨，直接肉眼观察心脏病患者耳轮充盈情况，并随机取健康儿童25例及成人50例为对照，观察心脏病患者的特异性体征。研究发现耳轮形态的不够充盈与心脏疾病有一定的相关性，其部位和形态（缺陷、狭窄、皮肤皱褶等）的不同与心脏病变的性质和程度亦有一定的相关性。认为耳轮不盈现象对诊断和预测心脏疾病有一定的参考价值。

2. 冠心病的耳廓反应——耳折征 耳折征又称耳垂皱褶，是从耳屏间切迹外伸到耳垂边缘的一条斜线皱痕。国内外大量研究表明[17,18]，耳折征的出现，对冠心病（冠状动脉粥样硬化性心脏病）的诊断有一定的价值。

1973年Frank首次报道了20例冠状动脉疾病的耳征，其中19例有一种以上冠心病的危险因素，提出早发的心血管疾病可伴发耳垂皱褶。他随后的观察表明，冠心病耳垂皱褶的发生，显著高于年龄相同的对照组，在531例证明有急性心肌梗死的冠心病患者中，47%（251例）有单侧或双侧耳斜形耳垂皱褶，而在305例年龄相同的对照组中，只有30%有耳垂皱褶。Lichstein等于20世纪70年代末研究年龄在40岁以上的113例尸检材料，观察冠状动脉硬化和闭塞的程度与耳垂皱褶之间是否有关，结果，有双侧耳垂皱褶者其冠状动脉硬化最显著，单侧者较轻，无耳垂皱褶者最轻，无耳垂皱褶组与两侧耳垂皱褶组比较，其动脉硬化的程度在统计学上有显著的差别。美国芝加哥大学曾对1000人进行调查，其中373人耳部有皱褶，他们当中73%的人有心脏病。另有研究显示，耳折征的角度亦有重要价值。男性如有约45°角的耳折横跨耳壳，55%的会死于心脏病，而其他耳折皱角度的心脏病致死率不如45°的高。国内上海、天津、四川、安徽等地的报道也证实了上述特征，且冠心病耳折征的阳性率为73.9%～97.7%，较国外报道为高，而正常人与非冠心病患者此征的阳性率则在

24%以下。陈克忠等[19]对92例冠心病患者和20例健康老人耳折征进行观察，其耳折征阳性率冠心病组为63%，健康老人组为35%，两组之间有显著性差异($P<0.05$)。冠心病耳折征阳性者较之耳折征阴性者，其血液流变学指标中的全血黏度、血浆比黏度、压积、血沉、胆固醇、甘油三酯均增加，有显著性差异($P<0.05$)或非常显著性差异($P<0.01$)，冠心病产生耳折征的原因尚难确知，Molen 等和 Wells 等认为耳垂系由结缔组织组成，既无韧带亦无软骨，故可能对缺血更为敏感，如果动脉发生病变，全身的微循环都可能发生改变。

3. 望耳诊伤　耳壳上出现鲜红或紫色的丝状红筋或斑点，压之不散，为诊伤之耳征。此征显现于右耳，示右侧半身有伤；显现于左耳，示左侧半身有伤。显现于耳壳上半部，示背部有伤；显现于耳壳下半部，示胸部有伤；在耳的上顶有黑色或红色向外扩散的点，示左腋下有伤，在耳垂底部有白色或黑色点，示右腋下有伤。

（四）长寿老人的耳廓特点

中医学认为，耳廓外形宽大厚实，耳垂肥厚下垂者是形盛，为肾气足，主寿；耳廓瘦小而薄，耳垂小而不能下垂者是形亏，为肾气亏，主夭。贝润浦[20]报道对50名80岁以上长寿老人耳廓视诊的观察结果，发现长寿老人耳廓的特点是耳廓长和耳垂大。据其测量，80岁以上老人，耳廓的长度均在7cm以上(一般人为5～8cm)，有的甚至达到8.5cm；80岁以上老年人耳垂长度均在1.8cm以上(一般人为1～2.5cm)，有的竟达3.2cm。有的老年人甚至自觉60岁以后耳廓及耳垂有逐渐增长的趋势，足见耳廓、耳垂与寿夭有一定的关系。胡志希[21]对24例长寿老人与21例短寿者耳轮色泽的观察和对耳轮廓长、宽、厚的测量发现，长寿老人耳轮颜色淡红，荣润光泽，肉厚丰满，耳轮长，耳垂长，而耳宽无明显改变；短寿者耳轮颜色多晦黯苍白，枯槁无泽，耳廓肉瘦干薄，耳轮和耳垂短，说明耳廓的长、厚与肾之精气、经脉气血的盛衰和寿命长短有密切关系。

（五）耳穴染色法简介

耳穴染色法是使用染色液和相应的活体染色技术，使与患病脏腑的相应耳穴着色的一种直观耳诊法，最早由云南中医药研究所管遵信[22]报道。该法采用由用氨基黑10B 0.5g，加甲醇50ml、冰醋酸10ml、蒸馏水50ml，充分混合而配制成的染液，密闭于玻璃瓶内。染色时依次用4%硫酸氢钠溶液、0.3%高锰酸钾溶液、5%环草酸溶液、蒸馏水清洗耳廓，去脂去污，然后将浸有染液的棉球置于耳甲腔内，紧贴皮肤，持续着色2分钟，再用甲醇、冰醋酸、蒸馏水按5∶1∶5的比例配制而成的脱色剂脱色、还原，然后记录、绘图。耳穴着色的形状有点状、片状、线状、环状、花斑状等。染色前注意不要摩擦、按压耳穴，且染色必须按顺序进行，每一步骤均不能省略。近年来，耳穴染色法已在硅沉着病、冠心病、胆囊炎、胆石症、间日疟等疾病的诊断中予以运用，其诊断阳性率均在80%以上。耳穴染色法的临床运用范围目前仍在进一步扩展。

（六）耳廓电子数据模型

陈一江[23]等在开展耳诊电子数据研究中，用数码相机，按照固定的方法，拍摄双耳，输入电脑。用自己编制的图形分析软件对电子照片进行测量计算，然后进行数理统计，从而得到耳廓的电子数据。由于耳廓的差别极其微小，用肉眼或普通的测量工具无法发现，而计算机可以测算得非常细致。建立耳廓电子数据模型是进行耳诊研究的基础性工作，有了电子数据模型可以方便快捷地进行耳诊的各项研究，对于开发中医耳诊、阐明耳诊原理具有重要意义。

四、鼻诊研究进展

（一）明堂色诊的部位划分

明堂即指鼻，位居面中。王鸿谟[24]曾对明堂色诊的部位划分作了研讨。根据王氏多年来大量临床病例的观察，发现色部范围大小虽有变化，却总是以一固定的点为中心。每一脏腑肢节病色的出现或聚或散，总是围绕在特定色部中心周围，大小方圆，各如其形。认为肺部中心在前正中线与两眉内侧端连线交点；心部中心在前正中线与两侧内眦连线交点，正当鼻尖上方，正常鼻梁骨最低处；肝部中心在前正中线与两颧骨连线交点，正当鼻梁骨最高处；脾部中心在前正中线与鼻翼中央偏上 1/3 连线交点，正当鼻尖上方，鼻端准头上缘正中处；胆部中心在目内眦垂线与两颧骨连线交点，肝部两侧，相当于鼻梁骨外缘偏下方，下缘尽处；胃部中心在目内眦垂线与鼻翼中央偏上 1/3 连线交点，脾部两侧，相当于鼻翼中央偏上方。

（二）鼻部异常与疾病的关系

1. 鼻部皮肤点状异常反映生殖系统的疾病　法国 Johan Nguyen 等[25]报道，经过大量临床调查发现，鼻部皮肤点状异常是疾病症状的反映，其证候学价值主要决定于它的病变部位。调查认为，患者所表现的病理变化与鼻部皮肤点状异常的部位之间有一定的相互关系。在鼻的卵巢—睾丸穴位[位于肾穴（鼻尖）与膀胱穴（鼻翼中线下端）]连线的中点，该部位的皮肤点状异常（包括点状血管瘤、有色或无色痣、雀斑、平圆形或圆形痣等），反映了生殖系统的疾病。调查表明：87 例涉及卵巢—睾丸区皮肤点状异常者中，女性患者占 72%。至于皮肤点状异常的性质，则血管瘤占了 67.8%，但两性发病率几乎相等，女性为 68.2%，男性为 66.6%。在 110 例女性患者中，25.4%的患者有皮肤点状异常；在 90 例男性患者中，26.6%的患者出现皮肤点状异常。在有生殖系统既往史的女性患者中（73 例），38.3%出现皮肤点状异常；在有生殖系统既往史的男性患者中，80%有皮肤点状异常。而 63 例有皮肤点状异常的女性患者中，96.8%（61 例）有生殖系统疾病既往史；24 例有皮肤点状异常的男性患者中，91.1%（22 例）有生殖系统疾病既往史。

2. 鼻部青筋反映小儿反复呼吸道感染的程度　丁敬远等[26]对 197 例反复呼吸道感染的患儿进行观察，其中 123 例有面部青筋。青筋分布以鼻根部最多，多数伴有双颞部青筋。鼻根部青筋以横形为主，其次为竖形。颞部青筋绝大多数为分支状。青筋组中医辨证以脾肺虚证居多，其次为肺气虚。免疫学检测表明：IgG、IgE 升高者分别为 37.5%、47.6%。青筋组与对照组、正常对照组在 T 细胞亚群多项指标上有统计学差异，青筋组血小板聚集率显著增高。山根诊法对疾病的诊治及预后都有一定的价值，它丰富了中医儿科望诊的内涵。

3. 鼻毛白化是机体衰老的标志　近年来，国内外学者认为鼻毛白化是机体衰老的重要标志之一。日本学者吉泽康雄等人[27]把 300 名 18～73 岁的健康男子作为调查对象，研究了实际年龄与鼻毛白化率的关系。表明鼻毛白化率随着年龄的增长而提高。由于鼻毛分布在鼻前庭，数量少，容易计数和观察，故作为判断机体衰老的客观指标较为优越。不久前，武汉同济医科大学等单位联合调查了湖北省 17～79 岁健康人口 1905 人，证实了我国人鼻毛的白化率同日本文献观察基本一致。但中国人鼻毛白化出现的年龄比日本人晚，全部白化年龄在 60 岁以后，这可能与民族和地域差异有关。

五、人中诊法研究进展

(一) 人中的发育与子宫的发育密切相关

人中和子宫之间的关系如何？据秦学义[28]对70例原发性不孕和100例经产妇人的人中沟和子宫发育情况的观察，将人中沟形态归纳为5型，即端直型、梨状型、平坦型、横凹型和狭窄型。发现70例原发不孕患者中，端直型和梨状型人中沟仅10例，占14.29%，而平坦型、横凹型和狭窄型者达60例，占85.71%。对照组100例经产妇中端直型、梨状型人中沟97例，占97%。经统计学处理，两组有非常显著性差异($P<0.001$)，说明原发性不孕症与人中沟的类型有非常密切的关系。且170例受检者中，子宫正常大者110例，其中端直型、梨状型人中沟者105例，占95.45%；其他3型人中沟仅5例，占4.55%。经统计学处理，有非常显著性差异($P<0.001$)。说明子宫正常大者多见端直、梨状型人中沟，而子宫不正常者多见平坦型、横凹型、狭窄型人中沟。证实人中与子宫二者之间确有联系。

顾亦棣等[29]报告了对284例育龄妇女的子宫和人中形态学进行相关性研究的结果，具体如下。

1. 正常组与疾病各组人中长度比较　子宫发育不良组人中偏短的出现率(11/51)，经χ^2检验，明显高于正常组($P<0.05$)。即正常组88例，畸形子宫组49例，子宫发育不良组51例，子宫肌瘤组35例，卵巢功能不全组61例，其中人中长度偏短者依次为4、1、11、1、4例；人中长度中等者分别为77、40、39、31、52例。人中长度偏长者依次为7、8、1、3、5例。

2. 正常组与各组人中深度比较　上述5组人中浅者分别为14、10、28、8、29例；人中中等深者分别为47、31、18、22、26例；人中深者分别为27、8、5、5、6例。经χ^2检验，差异有非常显著性意义($P<0.001$)。其中子宫发育不良组(54.90%)和卵巢功能不全组(47.54%)人中浅平的出现率，明显高于正常组(15.91%)。

3. 正常组与各组人中沟形态比较　上述5组人中形态正常者分别为69、8、39、20、49例；形态异常者分别为20、41、12、15、12例，经χ^2检验，有非常显著性差异($P<0.001$)。其中畸形子宫组(83.67%)与子宫肌瘤组(42.86%)人中沟异常形态的出现率均明显高于正常组(22.73%，$P<0.01$)。

4. 正常组与各组中指同身寸与人中长度关系比较　上述5组中指同身寸与人中长度之差≥5mm者分别有39、17、23、12、28例；长度差≤0者分别为11、13、5、7、6，差异无统计学意义。

5. 正常组与各组体型比较　上述5组体型瘦者分别为47、23、30、19、20例，体型中等者分别为22、13、13、12、13例；体型胖者分别为11、6、4、2、4例，经χ^2检验，差异无统计学意义。

(二) 人中异常改变与子宫肌瘤的关系

刘海洋等[30]随机抽取1998年1～4月在本院妇科手术治疗的子宫肌瘤患者50例，术前以卡尺测量每一患者人中部位微隆起呈淡白色区域长度、宽度，与B超检查所测瘤体之长度、宽度，以及术后当即完整剥出之肌瘤实际长度、宽度，分别进行直线相关回归法分析。发现B超下瘤体长度、宽度与肌瘤实际长度、宽度呈显著正相关($P<0.05$)，望诊所测人中部位微隆起呈淡白色区域长度、宽度与B超及肌瘤实际二径呈显著正相关。认为人中异常改变区域局部望诊，对子宫肌瘤具有一定诊断意义，且人中异常改变区域大小与肌瘤的大小有正比关系，可作为子宫肌瘤患者保守治疗期间自我监测的一种可靠的简便方法。

六、牙龈诊研究进展

山东中医学院附属医院姚保泰[31]对牙龈改变与胃黏膜病变的关系进行了探讨。共观察作纤维胃镜检查者130例，全部病例均因上腹部疼痛，或纳减消瘦，或痞满不适，或恶心呕吐，或呕血黑便前来检查。根据胃黏膜改变情况拍照或取活检。进行胃镜检查前检查患者牙龈，并制定如下诊断标准：

以牙龈丰满，呈粉红色，无黏膜下血管可见，龈乳头整齐，龈沟深度不超过2mm为正常牙龈。以牙龈欠丰满，黏膜下血管透见，牙齿松动为牙龈萎缩。其中，如游离龈萎缩，黏膜下血管透见，牙龈变淡，无光泽为轻度萎缩；游离龈和附着龈都萎缩变薄，黏膜下血管透见，牙齿松动为中度萎缩；如牙周明显萎缩，牙齿松动脱落为重度萎缩。以牙龈乳头增大、肥厚，呈球状，牙周袋深度超过2.5mm为牙龈增生。

观察结果：正常胃黏膜4例，均为正常牙龈；浅表性胃炎65例中，牙龈正常48例，牙龈萎缩11例(轻度10例，中度1例)，牙龈有炎症表现8例；萎缩性胃炎35例中，牙龈萎缩33例(轻度7例，中度17例，重度9例)，牙龈有炎症表现2例；胃溃疡8例中，牙龈正常2例，萎缩6例(轻度5例，重度1例)；十二指肠球炎1例，其牙龈正常；十二指肠球部溃疡5例中，牙龈正常4例，牙龈有炎症表现1例；胃息肉4例中，牙龈正常、中度萎缩及增生各1例，牙龈有炎症表现1例；胃癌6例中，牙龈均萎缩(轻度1例，重度5例)。观察结果表明，牙龈改变与胃黏膜病变存在一定的关系，如萎缩性胃炎、胃癌和病程较长的胃溃疡患者，牙龈多见萎缩。

七、甲诊研究进展

杨昶[32]研究认为爪甲虽是人体四肢的末端，为皮部之附庸，《灵枢·卫气失常》说："皮之部，输于四末。"但爪甲在经络系统中却有着重要的作用，是十二经脉起止交接的枢纽，手足六阳经与手足六阴经皆于甲床处沟通表里之气，因此甲床上分布有丰富的经络网，气血极为充盛，是洞察经络及其相应脏腑症结的良好窗口。患者伸出的手就象一份打开的病历，可以通过手和指甲的整体轮廓形状、特定部位出现的颜色、光泽、凹凸、纹理、杵状膨大、蓝新月、匙状甲、林赛氏指甲、博氏线、泰利氏指甲、黄甲征候簇、裂片形出血、不规则凹点、成行的凹点、褐斑或黑斑等异常表现，看出病变的性质和发生部位来。

王豪[33]研究发现，寒型者的甲印多表现为甲印偏小或有甲印的指数减少；热型者的甲印表现为甲印变大或有甲印的指数增多；寒热交错型者的甲印主要特点是甲印大而边界模糊不清，失去了清晰度和饱满度。在望诊时的甲印类型既反映了患者当时的体质状态，也反映了疾病的转归，结合其他四诊可以快捷地分辨患者的寒热体质，为八纲辨证施治提供了更直观的科学依据。

八、小儿指纹研究进展

(一) 小儿指纹的解剖学研究

小儿指纹是示指掌侧的络脉，一般均显而易见。朱兴仁等[34]通过用剥离法、组织学观察及活体调查，证实了此为汇入头静脉的示指掌侧静脉。不少医者认为示指掌侧静脉较其余手指静脉粗而浅表，观察较为方便，故为望诊的理想部位。静脉周围为皮下脂肪组织，皮下脂肪薄者，小儿指纹清晰浮现；皮下脂肪厚者，则小儿指纹隐沉难现，所以小儿体质的胖瘦往往影响小儿指纹的望诊结果。朱兴仁等用解剖的方法发现，示指掌侧静脉汇入头静脉时有6种不同方式的类型，见到3例示指掌侧静脉有侧支，5例有并行静脉，2例有并行的示指掌侧固有动脉，6例为一条静脉，1例有两个分叉的属支。这种情况表明，此静脉的分布有先天性的个体差异，而小儿指纹的形状亦应与此有不可分割的关系。

（二）小儿指纹形态影响因素研究

小儿指纹形状的改变往往与循环、呼吸、神经系统的功能障碍及营养不良等有密切关系。由于循环和呼吸功能的障碍，多造成小静脉内血液瘀滞，静脉压增高，血流迟缓，以致络中之血，郁而不伸，使之络脉横冲斜窜，弯环曲折而现诸般形状。在惊风、搐搦、剧烈疼痛、乙脑后遗症、小儿麻痹症及上肢弛缓性瘫痪等疾病中，都因神经血管失于协调，血流迟滞致使指纹有多种形状的变化。发育不良及贫血患儿，其指纹多数变细，分支及弯曲亦少，乃血流较速之故。体温高低也与纹形有关，体温愈高，则指纹的分支及弯曲也就愈多。其机制可能是由于体温的升高，使呼吸、循环、神经系统的功能障碍而引起的。

一般来说，小儿指纹少者多直，主无病及轻证；指纹多且弯曲，多达气关与命关，主病重病危之候。但也有见到虚证指纹多的，其鉴别当观其粗细，粗者为实，细者为虚，如参看色泽，则色深为实，色淡为虚。

杨力[35]认为，指纹形态大多为先天而定，后天改变不多，故小儿指纹形态对疾病的诊断价值不大，但也有一定的价值，如纹形短直而分叉少主吉，纹形弯而长，分叉多主凶；纹态奇异有时可主怪病。并提出指纹怒张，多提示气血瘀滞（可见静脉压升高，静脉瘀血），往往伴有色紫和透关射甲，临床上多为心衰的预兆，而纹形空虚色淡又为亡血、气脱之凶候。

（三）小儿指纹“三关测轻重”研究

1. 小儿指纹三关变化的临床分析　小儿指纹出现的部位及其形色，恰好随邪气入侵的浅深而变化。若络脉显于风关时，是邪气入络，邪浅而病轻；若络脉从风关透至气关，其色较深，则是邪气入经，主邪深而病重；若络脉显于命关，是邪气深入脏腑，可能危及生命，故曰命关。若络脉直达指端，称为透关射甲，病更凶险，预后不佳。对于内伤杂病的诊断，也是如此。姚伟然等[36]临床观察表明，健康小儿指纹除隐而不显外，88.5%的到风关或过风关（未到气关）。轻症疾病一部分指纹隐而不显，大部分过风关1/2以上，乃至气关、命关者在比例上明显增加。张先新[37]统计了604名儿童的指纹，健康儿多数在风关、气关（占71%），少数在命关或气、命关（占2.9%）。汝兰州[38]观察了1376例3周以内的乳幼儿，其中健康儿及轻病儿的指纹在风关者的比例为最高，分别占33%和39.5%，重病儿则主要在气关，占58.2%，命关次之，占31.1%；危重病儿则主要在命关，占66.2%。以命关的出现率来看，则健康儿、轻病儿、重病儿、危病儿的比率是依次而升高的。张笑歌等[39]对健康儿童指纹的大量观察表明，虽然其指纹大多在风关及风关以下，但亦有部分达气关或命关。如有人对526名正常儿指纹的统计结果，其中风关以下者占37.6%，风关者占40%，气关者占20%，命关者占2.4%。

上述研究结果表明，虽然病儿及健康儿的指纹均可现于三关，但其分布比例则有显著差别。管鹏声等[40]对指纹现于三关的216人次的小儿进行了观察分析，发现病儿与健康儿发生率之比为4.5∶1，重症与轻症之比为25∶1，也就说明了这个问题。但山东济南铁路局中心医院儿科[41]对200例健康儿、200例外感病儿、200例婴儿泄泻脱水患者指纹的观察，发现外感组及健康组的指纹透达风关者居多；外感组病重危者仍多在风关，甚至临终前仍有在风关者；而达命关者（外感组与健康组均占6.5%）却无1例死亡。故认为三关不能作为判断病情及预后的依据。

2. 小儿指纹三关变化的机制研究 小儿指纹的三关与病情有密切关系。关于小儿指纹延长的机制，现代研究[42-44]发现，主要与以下几个因素有关。

(1) 静脉压升高：小儿指纹达风关时的静脉压平均为 98～1471Pa，气关时为 686～1961Pa，命关时为 1569～3432Pa，提示静脉压与小儿指纹的长短呈正比关系。静脉压的升高，临床上表现为血液的淤滞，如心功能不佳，则血流速度减慢，末梢循环衰退，血液在静脉内淤滞，使远侧端不能看到的细小静脉扩张而显现出来。据临床统计，先天性心脏病患儿指纹达“气命”（一手指在“气”，一手指在“命”）、“命关”者占 60%；观察到肺炎患儿由于缺氧和肺循环压力增高，易于产生急性或亚急性肺源性心脏病，引起毛细血管循环障碍，血液淤滞，静脉压增高，使小儿指纹每因充盈度升高而延长；乳幼儿患者，由于神经及心血管的功能还未健全，一旦病情严重，就会使神经及心脏功能发生变化，末梢循环也受到一定的影响，小静脉淤血显露，因此，年龄越小，小儿指纹长的比例越高，以后随年龄的增长则逐渐缩短。总之，任何使静脉压升高、血液淤滞的因素，都可导致小儿指纹延长。

(2) 末梢血管扩张：呕吐、泄泻、温病后期阴血损伤、津液内竭（脱水及血液浓缩）或急性暴发性感染、晕厥等，都可引起末梢血管扩张，使小儿指纹变粗伸长，自主神经兴奋性的改变，也可使血管的舒缩受到影响，因而使小儿指纹的部位发生变化。气候的寒热，也会影响血管的舒缩，寒者收缩，热者扩张，则可见小儿指纹也随之而有短长的现象。

(3) 营养不良：此种病儿多较瘦弱，皮下脂肪也薄，因而本应难见之络脉也能显现，其小儿指纹达命关的比例也较高。

（四）小儿指纹“红紫辨寒热”研究

1. 小儿指纹颜色变化的临床分析 小儿指纹的颜色有白、黄、红、紫、青、黑 6 种。色红浮露者，主外感表证，多属风寒；色紫者，主内热，多属邪热郁滞；色青紫者，多为风热；色青者，主风、主惊、主各种痛证；色淡红者，为虚寒；色白主疳证；色黄为伤脾；色黑为中恶；色深紫或紫黑者，主血络郁闭，为病危之象。

现代医者临床观察发现，正常小儿的指纹颜色，65%为红色及紫红色，亦有报道 86.3%的是淡紫色或隐而不显。解放军 202 医院小儿科[45]观察了 303 例健康儿的小儿指纹，其中 59%是淡紫色，27.7%是紫红色。因此，正常小儿的小儿指纹一般是淡色，以红及淡紫色为多见。

既病之后，则外感风寒初起，其脉纹多色红而浮。如邪气化热，则随着体温的升高，络脉的颜色也由浅而深，变为深红，或由红而紫。若病情进一步发展加重，则小儿指纹可变青变黑。据冯益真、林曰铣等[46]临床统计，寒证呈淡红色脉纹者占 95%，热证显紫色或青紫色脉纹者占 96.87%，而小儿指纹色青者中 83.3%的主惊证[47]。至于虚弱之体，其气血每多不足，则小儿指纹色多淡，常见淡红或兼黄色，脉络隐而不现。但冯根源[48]认为小儿指纹色红不主寒证，应为络脉色青主寒，色紫主热。具体分类为：色青而浮主外感风寒；色紫而浮主外感风热；色青显露主风寒邪盛；色青而透气关偏重于风邪；色红艳而浮属寒热转折之际；色青转紫主邪从热化；色淡青而沉属脾气虚弱；色紫隐青为惊风之变；色青而沉滞主寒极痛证或气血瘀阻；色淡青属脾气虚弱。

2. 小儿指纹颜色变化的机制研究 蔡化理[49]研究认为，小儿指纹的颜色可以反映血液的质与量及缺氧的程度。贫血和营养不良时，血液中的血红蛋白含量下降，红细胞减少，血色变淡，则小儿指纹颜色亦淡。寒证时功能下降，代谢率低，耗氧少，血红蛋白及还原血红蛋白均少，故络脉多呈淡红；高烧时机体对氧需要量增加，红细胞相应增多，同时静脉中的二氧化碳含量亦增，血色变深，故小儿指纹呈紫色；如果高热稽留不退，则血容量减少，血液浓缩黏稠，使络脉颜色进一步变深而呈青紫；脱水、休克也因同样道理而使小儿指纹呈紫色。在机体缺氧的情况下，血中的还原血红蛋白含量升高，血液颜色明显呈黯红状态，故小儿指纹色多青紫，甚则为黑。肺炎及心力衰竭的患儿有明显的缺氧情况，惊厥患儿也有不同程度的因呼吸障碍而引起的缺氧，因而它们的小儿指纹多呈紫色或青色。而小儿指纹呈黑色多提示有血液淤滞、末梢循环衰竭以及疾病严重危笃的情况。此外，小儿指纹的颜色也往往受皮肤色素的影响。肤色浅的，小儿指纹清晰；肤色深者，则络脉模糊或隐约不见。

福建医学院附院小儿科[50]临床上还发现某些中毒能使血液的颜色发生改变，如当一氧化碳中毒时，血液呈樱桃样鲜红色，因而小儿指纹也出现红色；亚硝酸盐、苯胺、磺胺类中毒，可产生深度发绀，则小儿指纹亦多呈青紫色。

（五）小儿指纹“浮沉分表里”研究

林曰铣等[47]对古人“浮沉分表里”进行临床验证，结果“浮”属表证者 62.9%，“沉”属里证的占 65.2%。其机制多认为络脉既为太渊脉的旁支，太渊脉浮，则小儿指纹也当变浮。浮者，血流清畅，多主轻病、新病、六腑病；沉者，血流浊滞，故主久病、里病、五脏病。其次，血管充盈偏盛，络脉多见浮；血管充盈不足，络脉多见沉。故杨逢伦等[51]认为，络脉浮未必定属表证，常见高热气血两燔及先天性心脏病虽属里证，而小儿指纹却现浮者，实为血管充盈增加之故。

再者，营养不良的消瘦小儿，皮肤嫩薄，血管表浅，又无血流不畅，则小儿指纹常清楚可见而呈浮象；而肥硕小儿，皮下脂肪丰盛或有皮肤组织水肿的患儿，其浮象就不甚明显，此也不能用“浮沉分表里”来概述。

最近，杨力[35]指出小儿指纹的浮沉对判断病情吉凶有很大的实践意义。临床上小儿指纹色深沉滞、推之不移是病深重笃之危候，如心衰心力不运多有此兆；络脉浮淡无根亦提示预后不良，可为浮阳不敛、亡阳之端倪。

（六）小儿指纹“淡滞定虚实”研究

小儿指纹色深浓者病重，色浅淡者病轻；无论络脉何色，凡推之质淡流畅者，多属虚证；如滞涩不活，推之不流畅者，多属实证。临床上有阴阳暴脱者，由于阳气不达四末，以致浅淡到不见其形；若邪陷心包的闭证，常致气血郁闭，络脉色深而滞。如淡而红者，多属虚寒；紫而滞者，多属实热。

汝兰州、沈文鸳等[38,43]研究发现，正常儿童的小儿指纹活泼流利，推之即动，按之即退，并能很快复原，正常示指静脉流速约为 2cm/0.5s，若小儿指纹复盈时间超过 2cm/0.2s 者为速，少于 2cm/s 者为迟。对于古人“淡滞定虚实”的临床意义，根据福建医学院附属医院小儿科[50]的观察，小儿指纹淡的 14 例全部属虚证，而络脉滞的 40 例则全属实证。林曰铣、杨逢伦、汝兰州等[47,51,38]临床统计结果，淡纹属虚的占 92.5%，滞纹属实的占 92.5%。不少研究表明，涩滞之象多是病邪稽留体内，阻遏营卫的运行所致，常因痰湿、食滞、邪热、气滞郁结等，导致气血不畅，其血液循环障碍，静脉回流受阻，血流减慢甚至瘀血是其发生的机制所在，故常表现为“实”，而指纹淡则常见于体质虚弱、血气不足、营养不良及慢性功能衰退的病儿，故多主“虚证”。

参考文献

[1] 傅湘琦．论头发的超微结构与年龄肾气相关．湖北中医杂志，1985，17(7)：41-43

[2] 曹洪欣,等译．面部诊断．中医药信息,1986,3(3):35-37

[3] 渡边正．体貌手形识病法．魏中海,译．太原:山西科学教育出版社,1989:58-60

[4] 陈文友．望诊观察内伤临床体会．中国社区医师,2004,6(19):57-58

[5] 李鲁扬,李光华,赵玉霞．郁证望诊心得．辽宁中医学院学报,2001,3(2):108-109

[6] 罗国芬．陈达夫中医眼科临床经验．成都:四川科学技术出版社,1955:71-75

[7] 李国贤,等．血瘀证目征的研究．中西医结合杂志,1988,8(1):630-632

[8] 彭清华．从眼病学角度探讨血瘀证的诊断标准．云南中医杂志,1991,12(1):11-13

[9] 彭清华．对中医眼科"内障多虚、瞳神属肾"理论的临床考察．江苏中医,1992,13(7):20-22

[10] FRAGNOY P. 虹膜诊断学入门．昆明:云南人民出版社,1982:32-35

[11] 张师艺,等．眼睛虹膜诊断的临床应用．国外科技,1985(11):35

[12] 何家峰,叶虎年,叶妙元．计算机辅助虹膜诊断系统．中国生物医学工程学报,2004,23(5):472-474

[13] 郭锋,林颖．中医望诊中眼神跟踪与分析综述．心智与计算,2007,1(3):391-395

[14] 柳学俭,等．耳廓望诊阳性反应发生规律初探．中国针灸,1991,11(3):52-53

[15] 汤晓云,姜云武,管遵信．管遵信耳廓视诊诊断特点．中国针灸,2000,20(11):675-676

[16] 谢麦棉．心脏病变与耳轮形态特点的临床研究．山西中医,2000,16(3):24-25

[17] MOSLEN JF, et al. Capillarospic pattern in functioning people aged 70 and over. 7th, Europ Conf. Microculation 1972(part Ⅰ):325

[18] WELLS R, et al. Circulation. 1966,33-34(SupplⅢ):237

[19] 陈克忠,等．耳垂皱褶与冠心病及血液流变学的关系．上海中医药杂志,1955(11):16

[20] 贝润浦．耳廓望诊的临床运用．辽宁中医杂志,1983,10(12):15

[21] 胡志希．耳轮廓大小枯荣与寿夭的关系．湖南中医学院学报,1992,12(1):41-42

[22] 管遵信．研究耳针学的一种新方法——耳穴染色．云南中医杂志,1981,2(5):27-29

[23] 陈一江,陈礼民,张宇．耳诊电子数据的探讨．浙江中医药大学学报,2007,31(4):415-416

[24] 王鸿谟．面部色部定位法研究．山东中医杂志,2006,25(5):291-293

[25] Johao Nguyon,等．经络的作用与实质(一). Mensueldumede du acupuncteor,1981,86(8):381

[26] 丁敬远,时毓民,汪永红．山根青筋望诊对诊断小儿反复呼吸道感染临床意义的初步探讨．中医杂志,1998,39(9):557-558

[27] 吉泽康雄．鼻毛白化与衰老．浙江中医杂志,1991,26(8):381-382

[28] 秦学义．人中沟形态与子宫发育关系的临床观察．陕西中医,1984,5(3):11-12

[29] 顾亦棣,等．子宫与人中的相关性研究——附284例观察结果分析//全国中医诊断第二次学术会议论文.1991:46-47

[30] 刘海洋．中医望诊与B超在子宫肌瘤诊断中的相关性探讨．医学文选,1999,18(6):36-38

[31] 姚保泰．牙龈改变与胃粘膜疾病关系初探．中医杂志,1988,29(9):32-33

[32] 杨昶．读甲．北京:中国中医药出版社,2005:1-2

[33] 王豪．甲印望诊辨别寒热体质．家庭医学,2003(5):52-53

[34] 朱兴仁．小儿指纹的解剖学观察．哈尔滨中医,1964,7(5):4-5

[35] 杨力．中医疾病预测学．北京:北京科学技术出版社,1991:128-132

[36] 姚伟然,等.414例小儿指纹的初步探讨．中医杂志,1962,(8):8-9

[37] 张先新．对小儿指纹诊法的初步探讨．成都中医学院学报,1979(2):71-72

[38] 汝兰州．小儿指纹的诊察方法及对1376例的临床观察．山东医刊,1965,(11):22-23

[39] 张笑歌．小儿指纹临床观察初步总结．河南中医学院学报,1979(1):25-26

[40] 管鹏声,等．婴幼儿指纹1012例初步观察．云南中医杂志,1980,1(2):13-14

[41] 济南铁路局中心医院儿科．小儿指纹425例分析．山东医药,1980(2):27-29

[42] 李连达,等．指纹临床意义的初步探讨．中华儿科杂志,1959,10(1):27-28
[43] 沈文鸳．虎口三关指纹诊查的临床意义初步探讨．上海中医药杂志,1962(3):21-23
[44] 胡培德．小儿指纹气透命关的临床意义．浙江中医杂志,1964,7(8):198-199
[45] 解放军 202 医院小儿科．300 名正常小儿指纹舌象调查报告//医学资料汇编．1975(1):38-39
[46] 冯益真．日喀则地区小儿指纹 200 例初步观察．山东中医学院学报,1981,5(2):60-62
[47] 林曰铣,等．626 例小儿指纹的观察研究．福建中医药,1962,7(4):1-3
[48] 冯根源．小儿指纹“红色主寒”辨析．辽宁中医杂志,1986,13(3):15-16
[49] 蔡化理．小儿指纹产生机转及其对疾病的诊断意义．中医杂志,1964(2):36-37
[50] 福建医学院附院小儿科．55 例婴幼儿指纹临症初步观察．福建中医药,1961(1):27-29
[51] 杨逢伦,等．指纹诊断及临床应用的探讨．哈尔滨中医,1961,4(5):27-28

第三节 望 排 出 物

【基本内容】

一、望排出物概述

通过观察患者的分泌物和某些排泄物的形、色、质、量的变化来诊察病情的方法,称为望排出物。

(一) 望排出物的原理

分泌物主要是指人体官窍所分泌的液体,它具有濡润官窍等作用,如泪、涕、唾、涎等,其色、质、量的表现与脏腑的功能密切相关,当脏腑有病时,可引起其发生异常改变。排泄物是人体排出的代谢废物,如大便、小便等,当脏腑有病时,也可发生相应的形、色、质、量的异常改变。此外,人体有病时所产生的某些病理产物,如痰液、呕吐物等也属排出物范畴,其色、质、量也与病情密切相关。

(二) 望排出物的一般规律

望排出物变化一般规律是:凡色白、质稀者,多属虚证、寒证;凡色黄、质稠者,多属实证、热证。

二、望排出物的内容

观察排出物包括痰涕、涎唾、呕吐物、二便等。其他如月经、汗液等,可详见相关章节。

(一) 望痰涕

1. 望痰　痰是由肺和气道排出的病理性黏液。观察痰的色、质、量,可以判断脏腑的病变和病邪的性质。

痰白清稀者,多属寒痰。因寒邪阻肺,津凝不化,聚而为痰,或脾阳不足,湿聚为痰,上犯于肺所致。

痰黄稠有块者,多属热痰。因邪热犯肺,炼津为痰,痰聚于肺所致。

痰少而黏,难于咳出者,多属燥痰。因燥邪犯肺,耗伤肺津,或肺阴虚津亏,清肃失职所致。

痰白滑量多,易于咳出者,多属湿痰。因脾失健运,水湿内停,湿聚为痰,上犯于肺所致。

痰中带血,色鲜红者,称为咯血。常见于肺痨、肺络张、肺癌等患者。多因肺阴亏虚和肝火犯肺,火热灼伤肺络,或痰热、邪毒壅肺,肺络受损所致。

咯吐脓血痰，气腥臭者，为肺痈。是热毒蕴肺，化腐成脓所致。

2. 望涕　涕是鼻腔分泌的黏液，涕为肺之液。流涕多因六淫侵袭、肺失宣肃，或热邪熏蒸、气血腐败成涕，或气虚阳亏、津液失固所致。可见于多种鼻腔、鼻窦疾病。

新病鼻塞流清涕，是外感风寒；鼻流浊涕，是外感风热。

阵发性清涕量多如注，伴喷嚏频作者，多属鼻鼽，是风寒束于肺卫所致。

久流浊涕，质稠、量多、气腥臭者，多为鼻渊，是湿热蕴阻所致。

（二）望涎唾

1. 望涎　涎是从口腔流出的清稀黏液。涎为脾之液，由口腔分泌，具有濡润口腔、协助进食和促进消化的作用。望涎主要诊察脾与胃的病变。

口流清涎量多者，多属脾胃虚寒。因脾胃阳虚，气不化津所致。

口中时吐黏涎者，多属脾胃湿热。为湿热困阻中焦，脾失运化，湿浊上泛所致。

小儿口角流涎，涎渍颐下，病名曰滞颐。多由脾虚不能摄津所致，亦可见于胃热虫积。

睡中流涎者，多为胃中有热或宿食内停、痰热内蕴。

2. 望唾　唾是从口腔吐出的稠滞泡沫状黏液。唾为肾之液，然亦关乎胃。

胃中虚冷，肾阳不足，水液失其温运，气化失司，则水邪上泛，可见时吐唾沫。

胃有宿食，或湿邪留滞，唾液随胃气上逆而溢于口，故见多唾。

（三）望呕吐物

呕吐物是指胃气上逆，由口吐出的胃内容物。外感内伤皆可引起。

呕吐物清稀无酸臭味，或呕吐清水痰涎，多因胃阳不足，腐熟无力，或寒邪犯胃，损伤胃阳，导致水饮内停于胃，胃失和降所致。

呕吐物秽浊有酸臭味，多因邪热犯胃，胃失和降，邪热蒸腐胃中饮食，则吐物酸臭。

吐不消化、味酸腐的食物，多属伤食，因暴饮暴食，损伤脾胃，食积不化，胃气上逆，推邪外出所致。

呕吐黄绿苦水，多属肝胆郁热或湿热。

吐血，色黯红或紫黯有块，夹有食物残渣者，属胃有积热，或肝火犯胃，或胃腑血瘀所致。

（四）望二便

1. 望大便　正常的大便色黄，呈软圆柱状或条状。

大便清稀水样，多为外感寒湿，或饮食生冷，脾失健运，清浊不分所致。

大便黄褐如糜而臭，多为湿热或暑湿伤及胃肠，大肠传导失常所致。

大便夹有黏冻、脓血，多见于痢疾和肠癌等病，为湿热邪毒蕴结大肠，肠络受损所致。

大便灰白呈陶土色，多见于黄疸。

大便燥结，干如羊屎，排出困难，多因热盛伤津、阴血亏虚，肠失濡润，传化不行所致。

2. 望小便　正常的小便色淡黄，清净而不浑浊。冬天汗少尿多，其色较清；夏日汗多尿少，其色较黄。

小便清长，见于患者多属虚寒证。因阳虚不能蒸化津气，水津下趋膀胱，故小便清长量多。

小便短黄，见于患者多属实热证。因热盛伤津，或汗、吐、下、利，伤津所致。

尿中带血，多因结石损伤血络，或湿热蕴结膀胱，或阴虚火旺、疫毒或药毒伤肾，或脾肾不固所致。可见于石淋、热淋、肾癌、膀胱癌，某些血液病、传染病等。

小便浑浊如米泔水，或滑腻如脂膏，称为尿浊。多因脾肾亏虚，清浊不分，或湿热下注，气化不利，不能制约脂液下流所致。

尿中有砂石，见于石淋患者。因湿热蕴结下焦，煎熬尿浊杂质，久而结为砂石。

【补充阐发】

一、白痰非尽寒，黄痰非皆热

痰，自肺而出，有形可征。观察痰的颜色、质量、气味，是望、闻诊的内容之一。在辨证意义上，就痰之色而论，一般是色白者属寒，色黄者属热。但也有不尽然者。何西池曾说："辨痰之法，古人以黄稠者为热，稀白者为寒，此特言其大概而不可拘泥也。以外感言之，伤风咳嗽，痰随嗽出，频数而多，色皆稀白，误作寒治，多致困顿。盖火盛壅遏，频咳频出，停留不久，故未致于黄稠耳，……推之内伤亦然。"临床实际中为什么有些患者证候虽不属寒，而其痰却见白色呢？盖痰为津液所化，受热煎熬其色始黄，因此痰色由白转黄有一个转化过程。这个转化过程的快慢与邪热的微盛、来势的缓急和人体津液耗损程度及其生化能力有关。临床常见的外感风热证，虽见身热、口干、咽喉红痛、舌红脉数等热证表现，但却咳吐白痰，显然若从痰色辨证为寒，则与全身症状难以吻合。此乃感受外邪来势较急，津液虽受热灼而成痰，但频咳频出，留存尚暂，且病在初期津液化源尚充，故痰液未能致稠变黄。

另有一种情况，在人体正气驱邪外出的机转下，随着病情的好转，痰色由白转黄，往往是咳嗽向愈的佳兆。清代陈士铎《石室秘录》说："已病之痰，必观其色之白与黄，而辨之最宜分明，黄者乃火之将退也，白者火正炽也。"即指此而言。反之，其病本属寒，而痰却黄稠者，临床亦可见到，此乃阳虚水液气化失司，水液停聚日久而成痰，痰积既久，其色因郁遏而变黄，病本为寒，其标见热也。

二、多唾不一定是病

唾是从口腔吐出之泡沫状黏液，为肾之液，亦关乎胃。望唾可以了解肾与胃之盛衰及津液之存亡。临床上肾虚、胃虚、湿滞、食积、虫积表现为多唾。但多唾也一不定是病，在病愈或养生时也可以表现为多唾，大病新愈，津回液生，自有生机，可望康复；平人口中津液充足，是肾阴胃液充沛之表现，足以制火养心。养生家常以漱津吞津，为长寿之道。正如《杂病源流犀烛·诸汗源流》所云："修炼家以舌抵上腭，则津唾满口，咽之足以灭火，足以养心，此唾之无病，且可却病者也。"

三、如何辨脓和辨血

脓是痈疽疮疡一类外证的排出物，也是正邪相搏的结果，是气血肌肉所化生。辨脓可了解正气的旺衰以及邪气的性质与深浅。大抵痈疽疮疡，宜先出黄白稠脓，次出桃花脓，再次流淡红水，此属顺证情况。实证者，多稠黄脓，凡脓质稠厚，色泽鲜明，略带腥气，是气血充实的表现；虚证者，多稀白脓，凡脓质如水，其色不鲜，其味不臭，多为气血虚衰；半虚半实者，多为稠白脓。脓由稀转稠为正气渐复；脓由稠转稀为气血衰败。

血乃人之正气，其色属火，其形类水，灌溉周流，以奉生身。临床上有很多原因可造成经络损伤，血液外溢，成为血证。观察其形、色、质、量，可知其病因及邪正盛衰情况。凡血证，上行多逆，下行多顺；若吐血先鲜红而后凝紫，先多而后少，先疾而后徐，是其势渐减；吐血先凝紫而后鲜红，先少而后多，先徐而后疾，是其势渐增。

四、正常小儿大便特点

新生儿生后3～4天内，大便呈黏稠糊状墨绿色，无臭气，日行2～3次，称胎粪。

母乳喂养的小儿大便呈卵黄色，偶带绿色，稍带酸臭味，稠度均匀，日行3次左右。牛乳、羊乳喂养为主者，大便色淡黄，质较干硬，有臭气，日行1～2次。混合喂养婴儿的大便呈黄褐色，质稍软，量较多，臭气重，日行1～2次。小儿饮食过渡到与成人相同时，则大便亦与正常成人相似。

五、尿黄不尽属热证

尿黄，是指小便颜色呈深黄、黄赤或黄褐色，甚至尿如浓茶的异常表现。在临床辨证中，常把尿黄作为有热的症状。作为热证症状的尿黄又有湿热、实热和虚热之不同。肝胆湿热而尿黄者，小便短黄或黄赤，甚至色如浓茶，口苦纳减，恶心呕吐，胸胁疼痛，身目发黄，舌红苔黄腻，脉弦数；膀胱湿热而尿黄者，小便短黄或短赤，常兼尿频、尿急、尿痛，或见小便不通，小腹疼痛或胀痛，口苦咽干，渴不欲多饮，舌红苔黄，脉滑数；胃肠实热而尿黄者，小便短黄，口渴欲饮，口臭，大便秘结，腹满拒按，舌红苔黄燥，脉滑数或沉实而数；心经炽热而尿黄者，小便短赤，排尿热涩作痛，发热面赤，心烦失眠，夜寐多梦，甚或神志不清，神昏谵语，舌红，舌尖起刺，苔黄甚或焦黄，脉数；阴虚内热而尿黄者，小便短黄有灼涩感，头晕耳鸣，咽干，午后潮热，五心烦热，腰膝酸软，梦遗滑精，舌红少苔，脉细数。

但尿黄并不均属热证，也有因寒湿内蕴，脾阳受损，气机郁滞，湿邪受阻而尿黄者，其特点是起病缓而病程长，表现为小便黄赤如茶；但量不短少，面色晦黯，身目俱黄，神疲肢倦，纳呆腹胀，形寒畏冷，大便不实，舌淡苔白腻，脉濡缓。

此外，夏日天气炎热，排汗较多，尿少且稍黄一点，是完全正常的，不属热证。服用一些药物如阿的平、核黄素等，也会引起尿黄，更非热证。至于小儿尿黄，是因为小儿发育旺盛，代谢物排泄较多所致，是正常现象，也并非热证。如果一味地服用凉药，势必影响小儿的发育，导致疾病的产生。

【古代文献】

一、望 痰 涎

《望诊遵经·诊痰望法提纲》：……后世辨证以痰涎，是因人之物以验人也，盖天道远，人道近，远取诸物，近取诸身，其事虽异，其理则同，而况痰因病生，病以痰著，又事理之至明且显者乎，间尝考之于书，以为痰形稠而浊，饮色稀而清。寒痰青、湿痰白、火痰黑、热痰黄、老痰胶。其滑而易出者，湿痰属脾。燥而难出者，燥痰属肺。清而多泡者，风痰属肝。坚而成块者，热痰属心。有黑点而多稀者，寒痰属肾。病新而轻者，清白稀薄，病久而重者，黄浊稠黏。多唾者胃寒，流涎者脾冷。舌难言，口吐沫者，邪入于脏，腹时痛，口吐涎者，蛔乱于中。咳唾涎沫，口张气短者，肺痿之证。咳唾脓血，口干胸痛者，肺痈之证。其吐如米粥，吐而腥臭者，皆肺痈之候。形如败絮，色如煤炲者，悉老痰之容。此诸书因痰涎之形色，诊病之浅深也，或谓痰声相应为轻，不相应为重，由稀而稠者，病日退，由稠而稀者，病日进，因痰嗽而吐血者，多起于外感，因吐血而痰嗽者，多属乎内伤。亦可因证以相参也，会而观之，析而论之，则稀者为饮，稠者为痰。清者形气不足，浊者病气有余。青白者少热气，黄赤者多热气。而凡痰形之变，痰色之殊，胥于是乎推，亦于是乎断矣。

《养生主论》:或问:方书皆曰五痰,何谓也?答曰:所谓风痰、寒痰、热痰、气痰,味痰又名酒痰。味痰者,因饮食酒醪厚味而唾痰也。气痰者,因事逆意而然也。热痰者,因饮食辛辣烧炙煎煿,重褶厚褥,及天时郁勃而然也。寒痰者,因冲冒风凉不节之气而然也。风痰者,因感风而发,或因风热怫郁而然也。此皆素抱痰疾者,因风、寒、气、热、味而喘咯咳唾,非别有此五种之痰。

二、望呕吐物

《诸病源候论·呕哕诸病候》:呕吐者,皆由脾胃虚弱所为也。若风邪在胃,则呕;膈间有停饮,胃内有久寒,则呕而吐。其状:长太息,心里澹澹然,或烦满而大便难,或溏泄,并其候也。

恶心者,由心下有停水积饮所为也。心主火,脾主土,土性克水。今脾虚则土气衰弱,不能克消水饮,水饮之气不散,上乘于心,复遇冷气所加之,故令火气不宣,则心里澹澹然,欲吐,名为恶心也。

荣卫俱虚,其血气不足,停水积饮,在胃脘则脏冷。脏冷则脾不磨,脾不磨则宿谷不化,其气逆而成胃反也。则朝食暮吐,暮食朝吐。心下牢大如杯,往往寒热,甚者食已即吐。其脉紧而弦,紧则为寒,弦则为虚,虚寒相搏,故食已即吐。

《备急千金要方·呕吐哌逆第五》:夫吐家,脉来形状如新卧起,阳紧阴数,其人食已即吐;阳浮而数亦为吐;寸口脉紧而芤,紧即为寒,芤即为虚,寒虚相搏,脉为阴结而迟,其人即噎。关上数,其人则吐。趺阳脉微而涩,微即下利,涩即吐逆,谷不得入。趺阳脉浮者,胃气虚也,寒气在上,忧气在下,二气并争,但出不入,其人即呕而不能食,恐怖如死,宽缓即瘥。呕而脉弱,小便复利,身有微热,见厥难治。

《三因极一病证方论·呕吐叙论》:呕吐虽本于胃,然所因亦多端,故有寒热饮食血气之不同,皆使人呕吐。据论云:寒气在上,忧气在下,二气并争,但出不入。此亦一涂,未为尽论。且气属内因,则有七种不同,寒涉外因,则六淫分异,皆作逆,但郁于胃则致呕,岂拘于忧气而已。况有宿食不消,中满溢出,五饮聚结,随气翻吐,痼冷积热,及瘀血凝闭。更有三焦漏气走哺,吐利泄血,皆有此证,不可不详辨也。

《万氏秘传片玉心书·呕吐门》:呕吐病源不一,治者要辨根由,呕则声物一时有,有物无声曰吐。更有有声无物,此名哕而干呕,又当辨证药分投,有甚难为措手。冷吐乳食不化,腹胀喘急无时,面白眼慢气多吁,吐有夹食清水。此因风寒入骨,或食生冷伤亏,抑伤乳胃中虚,不纳乳食吐出。热吐唇红面赤,乳食入而虽消,吐物黄色遍身烧,大渴多烦躁。此因暑气在胃,或食热物煎熬,胃气因热不和调,气逆遂成吐了。积吐如何分晓,眼胞浮面微黄,足冷肚热异寻常,昼轻夜重魔瘴。宿气滞在脾胃,故吐黄酸水浆,或吐酸馊气难当,此伤宿食形状。小儿伤乳吐者,形症更要消详,乳才哺后吐浪荡,或少停而吐止,此因乳食无度,脾气弱不能当,速将空乳令儿尝,乳节吐止为上。……呕吐不止之症,分明说与医人,如服正药俱无灵,更加烦躁乱闷。呕吐只是不止,目睛上窜须危,头往上仰魄如飞,只好安排后事。

三、望大便

《诸病源候论·大小便不利候》:三焦五脏不调和,冷热之气,结于肠胃津液竭燥,大肠壅涩,故大便不通。张仲景云:妇人经水过多,亡津液者,亦大便难也。……肠胃虚弱,为风邪冷热之气所乘,肠虚则泄,故变为利也。此下利是水谷利也,热色黄,冷色白,带利由冷热不调，大肠虚冷，热气客于肠间，热气乘之，则变赤，冷气乘之，则变白，冷热相交，则赤白相杂而连带不止，名为带利也。其状白浓如涕，而有血杂亦有少血者，如白浓涕，而有赤脉如鱼脑，又名鱼脑利。

《四诊抉微·问便》：凡大便热结，而腹中坚满者，方属有余，通之可也。若新近得解而不甚干结，或旬日不解，而全无胀意者，便非阳明实邪。观仲景曰："大便先硬后溏者，不可攻。"可见后溏者，虽有先硬，已非实热，矧夫纯溏而连日得后者，又可知也。若非真有坚燥痞满等症，则原非实邪，其不可攻也明矣。

《万氏秘传片玉心书·泄泻门》：泄泻皆属于湿，其症有五，治法以分利、升提为主。如泄泻清白，或不思食，食不化，腹痛，四肢冷，面皖白，作渴者，此寒湿也。其症多得于冬。……如泄泻注成黄水者，或渴或不渴，此风湿也。其症多得于春。……如泄泻清水，腹中无痛者，此纯湿也。……如泄泻肠滑不止者，此湿伤元气下陷也。……如泄泻酸臭，腹痛，面黄带热，不喜饮食者，此食积也。……如泄泻日久，身热不退，只以调元汤治之。此虚热也。

便黄因内热，红赤黑同看。绿白青皆冷，积滞气臭酸。久泻四肢瘫，才惊睡不安。热府毛作穗，涎嗽定伤寒。肝冷传脾臭绿青，焦黄脾土热之形。肺肠寒色脓粘白，赤热因心肾热成。

《望诊遵经·大便望法提纲》：……屎以得黄色之正者为中，得干湿之中者为常。知其正，则知其偏，知其常，则知其变矣。设因饮食之殊，而有形色之异，亦其变之常也。诊之之法，诸书以为暴注下迫，皆属于热，澄彻清冷，皆属于寒。出黄如糜者肠中热，肠鸣渗泄中寒。濡泄者因于湿，飧泄者伤于风。粪如鹜溏者，泄泻之病，大肠寒。粪如羊矢者，噎膈之病，大肠枯，如水倾下者属火，完谷不化者为寒。泄利无度者肠绝，下利清谷者里寒，自利清水，色纯青者少阴病，急下之证。行其大便，燥且结者，胃家实，下后之征。诸下血先便后血为远血，先血后便为近血。从肠中来者，其色红；从胃中来者，其色黑。白痢者，属乎气，赤痢者，属乎血。便色白者，大肠泄，便脓血者，小肠泄。泄青白者，大肠虚，便肠垢者，大肠实。纯下清水者，风痢；泄如蟹渤者，气痢；黑如豆汁者，湿痢；黄如鱼脑者，积痢；白如鼻涕者，虚痢；黑如鸡肝者，蛊疰痢。五液注下，痢兼五色者，脾弱之证，谷道不闭，黄汁长流者，肠绝之征。腹胀泄蛔者，瘠胀。粪黑如狂者，蓄血。痢下蛔未死者，胃气未绝，痢下蛔已死者，胃气将绝，卧而遗尿，不知觉者死，病而大便如污泥者死，此皆因便以诊病也。然《难经》以入者为实，出者为虚，是则便闭者，形气虽不足，而病气有余，便泄者，病气虽有余，而形气不足……。

四、望 小 便

《诸病源候论·淋病诸候》：诸淋者，由肾虚而膀胱热故也。膀胱与肾为表里，俱主水，水入小肠下于胞，行于阴为溲便也。肾气通于阴，阴津液下流之道也。若饮食不节，喜怒不时，虚实不调，则腑脏不和，致肾虚而膀胱热也。膀胱津液之府，热则津液内溢，而流于睾。水道不通，水不上不下，停积于胞。肾虚则小便数，膀胱热则水下涩，数而且涩，则淋沥不宣，故谓之为淋。其状小便出少起数小腹弦急，痛引于脐，又有石淋、劳淋、血淋、气淋、膏淋，诸淋形证各随各。

石淋者，淋而出石也。肾主水，水结则化为石，故肾客砂石。肾虚为热所乘，热则成淋。其病之状，小便则茎里痛，尿不能卒出。痛引少腹，膀胱里急，砂石从小便道出，甚者塞痛令闷绝。

气淋者，肾虚膀胱热气胀所为也。膀胱合与肾为表里，膀胱热，热气流入于胞，热则生实，令胞内气胀则小腹满，肾虚不能制其小便，故成淋。其状膀胱小便皆满，尿涩常有余沥是也。亦曰气癃。

膏淋者，淋而有肥，状似膏，故谓之膏淋，亦曰肉淋。此肾虚不能制于肥液，故与小便俱出也。

劳淋者，谓劳伤肾气而生热成淋也。肾气通于阴，其状尿留茎内，数起不出，引小腹痛，小便不利，劳倦即发也。

热淋者，三焦有热，气搏于肾，流入于胞而成淋也。其状小便赤涩，亦有宿病淋，今得热而发者。其热甚则变尿血，亦有小便后似小豆羹汁状者，蓄作有时也。

血淋者，是热淋之甚者，则尿血，谓之血淋。心主血，血之行身，通遍经络，循环脏腑，劳甚者则散失其常经，溢渗入胞，而成血淋也。

寒淋者，其病状，先寒战然后尿是也。由肾气虚弱，下焦受于冷气，入胞与正气交争，寒气胜则战寒而成淋，正气胜则战寒解，故得小便也。

《诸病源候论·小便病诸候》：小便利多者，由膀胱虚寒，胞滑故也。肾为脏，膀胱肾之腑也，其为表里俱主水，肾气下通于阴，腑既虚寒，不能温其脏，故小便自而多。至夜尿偏甚者，则内阴气生是也。

小便数者，膀胱与肾俱虚，而有客热乘之故也。肾与膀胱为表里，俱主水，肾气下通于阴，此二经既虚，致受于客热，虚则不能制水，故令数。小便热则水行涩，涩则小便不快，故令数起也。诊其趺阳脉数，胃中热即消谷，引食，大便必硬，小便即数。

小便不禁者，肾气虚，下焦受冷也。肾主水，其气下通于阴，肾虚下焦冷不能温制其水液，故小便不禁也。

小便不通，由膀胱与肾俱有热故也。肾主水，膀胱为津液之府，此二经为表里，而水行于小肠，入胞者为小便。肾与膀胱既热，热入于胞，热气大盛，故结涩令小便不通，小腹胀满气急甚者，水气上逆，令心急腹满，乃至于死。诊其脉紧而滑直者，不得小便也。

小便难者，此是肾与膀胱热故也。此二经为表里，俱主水，水行于小肠入胞为小便。热气在于脏腑，水气则涩其热势极微，故使小便难也。诊其尺脉浮小便难，尺脉濡小便难，尺脉缓小便难，有余沥也。

遗尿者，此由膀胱虚冷，不能约于水故也。膀胱为足太阳，肾为足少阴，二经为表里，肾主水，肾气下通于阴，小便者水液之余也，膀胱为津液之府，既虚冷，阳气衰弱，不能约于水，故令遗尿也。诊其脉来过寸口入鱼际，遗尿肝脉微滑，遗尿左手关上脉沉，为阴。阴绝者，无肝脉也。若遗尿，尺脉实，小腹牢痛，小便不禁，尺中虚，小便不禁；肾病小便不禁；脉当沉滑，而反浮大，其色当黑反黄，此土之克水，为逆不沉。

夫人有于睡眠不觉尿出者，是其禀质阴气偏盛，阳气偏虚者，则膀胱肾气俱冷，不能湿制于水，则小便多，或不禁而遗尿。膀胱足太阳也，为肾之府，肾为足少阴，为脏与膀胱合，俱主水。凡人之阴阳日入而阳气尽则阴受气，至夜半阴阳大会，气交则卧睡。小便者，水液之余也，从膀胱入于胞为小便，夜卧则阳气衰伏不能制于阴，所以阴气独发，水下不禁，故于睡眠而不觉尿出也。

胞转者，由是胞屈辟小便不通，名为胞转。其病状，脐下急痛，小便不通是也。此病或由小便应下，便强忍之，或为寒热所迫，此二者俱令水气还上气迫于胞，使胞屈辟不得充张。外水应入不得入，内溲应出不得出，外内相壅塞，故令不通。此病至四五日，乃有致死者，饱食食讫应小便而忍之，或绝食讫，而走马，或小便急，因疾走，或忍尿入房，亦皆令胞转，或胞落并致死。

《景岳全书·传忠录·十问篇》：凡小便，人但见其黄，便谓是火，而不知人逢劳倦，小水即黄；焦思多虑，小水亦黄；泻痢不期，小水亦黄；酒色伤阴，小水亦黄。使非有或淋或痛，热证相兼，不可因黄便谓之火。余见逼枯汁而比斃人者多矣。《经》曰：中气不足，溲便为之变，义可知也。若小水清利者，知里邪之未甚，而病亦不在气分，以津液由于气化，气病则不利也。小水渐利，则气化可知，最为吉兆。

《望诊遵经·诊溺望法提纲》：……闭癃者，三焦实，遗溺者，三焦虚。水泉不止者，膀胱不藏也。得守则生，失守则死。小便不通者，膀胱不利也，头有汗则死，头无汗则生。外感小便清者，知不在里，仍在表也。外感小便浊者，知其在里不在表也。水液混浊，皆属于寒。溲便变者，中气不足，小便数者，腑气有余。小便黄者，小腹中有热。小便白者，小腹中有寒。浊赤而短者，下焦实热，清白而长者，下焦虚寒。溺如柏汁者，黄疸犹轻。溺如皂角汁者，黄疸已重。尿变米疳者食滞，溺如脂膏者肾消。溺如血者血淋，溺如膏者膏淋，溺如砂石者石淋，溺有余沥者气淋。病淋者，频欲小便，痛涩滴沥，欲去不去，欲止不止也。白淫者，思想无穷，所愿不得，意淫于外，入房太甚也。是皆诊溺之法也，由是观之。遗闭者，虚实之征也。清浊者，表里之征也。赤白者，寒热之征也。短长者，邪正之征也。遗闭清浊赤白短长交推，则虚实表里寒热邪正之变可知，虚实表里寒热邪正交推，则遗闭清浊赤白短长之变可知，他如淋浊消疸诸证，并举此而措之耳。

【研究进展】

一、痰实质的研究

张笑平等[1]认为痰的实质必以诸多病理变化为基础，包涵足以影响全身的神经体液变化及极具普遍性的局部组织变化。此据因痰所致肿块、癌瘤、肥胖、肢麻与心脑病证已知基本病理变化及从痰论治高脂血症、高尿酸血症、氮质血症、梅尼埃病等获显著效可推测而知。

1. 痰的病理变化

（1）血液因代谢紊乱导致糖、脂肪、蛋白质乃至嘌呤物质的分解产物升高及由此引起的血液黏稠度升高等。而现代药理研究所证明的皂荚、山慈菇两味化痰药各具明显降脂、降血尿酸作用，这为此说提供了一定的佐证。

（2）各局部组织因有关因素致使缺血、低氧及炎性、恶性变化等。而现代研究揭示瓜蒌、浙贝母、葶苈子、前胡、山慈菇等化痰药所具扩张血管、消除肿胀、抑菌抗炎乃至抗癌等作用，不失于旁证。

2. 黏附分子代谢失常与痰证

王剑[2]、静怡[3]、殷少军等[4]认为，正常水平表达的黏附分子属于中医学所说“津液”范畴，而病理性表达升高的黏附分子则属于痰浊。黏附分子代谢失常可导致多系统疾病，由此也可以说明痰证致病的广泛性和复杂性。

（1）呼吸系统疾病：肺炎、慢支、哮喘等发病机制与黏附分子密切相关。炎症刺激诱导呼吸道上皮细胞、血管内皮细胞、白细胞表面黏附分子生成增多，从而加强白细胞黏附、穿越内皮细胞进而黏附到上皮细胞的能力，释放炎症介质，形成炎症灶，产生咳嗽之痰。

（2）胃肠系统疾病：表达过高的黏附分子诱导胃肠道炎症灶的生成，表现为恶心呕吐、黏液样便的痰阻胃肠症状。

（3）心血管系统疾病：目前已证明，高血压、高血脂和高血糖均可促进内皮细胞和白细胞表面黏附分子的表达，而高密度脂蛋白和雌激素能抑制黏附分子的表达。另有研究发现痰证患者血小板凝集率和全血黏度异常升高。

(4) 中枢神经系统疾病：阿尔茨海默病的主要病理特点是神经细胞内神经元纤维缠结和细胞外神经炎性斑(老年斑)及神经元死亡，老年斑形成早期局部大量聚集的细胞间黏附分子介导炎症反应的发生。上述的病机与中医学中的“痰阻脑络、痰迷心窍”有关。

(5) 自身免疫性疾病与过敏性疾病：免疫应答时，巨噬细胞与 T、B 淋巴细胞之间的黏附分子加强抗原信息的传递，过多的黏附分子可使免疫应答过强而加重疾病的发展。上述的病机与中医学中的“瘿瘤瘰疬”有关。

(6) 肿瘤：癌细胞与基质成分如层粘连蛋白、透明质酸之间的黏附分子表达增加，使癌细胞易于转移。

痰证的病理机制内容广泛，黏附分子代谢失常可能只是其中一部分内容。目前许多研究表明痰证和高脂血证关系密切，其机制为水谷精微不归正化而化为痰浊。

二、尿检测指标与阴阳虚实辨证

1. 尿渗透压测定与阴阳虚实辨证关系　宋一亭等[5]通过对患者尿渗透压的观察，结果发现不同辨证组间尿渗透压水平确有显著差别，表现为阳虚组和阳虚挟实组、阴阳两虚组和阴阳两虚挟实组尿渗透压平均值均明显低于正常对照组；所有虚证组和虚中挟实组尿渗透压平均值均明显低于实证组；阳虚组和阴阳两虚组尿渗透压平均值均明显低于阴虚组。说明尿渗透压测定在阴阳虚实辨证中有一定的意义。

2. 尿肌酐、尿尿素量的测定与阴阳虚实辨证关系　毛良等[6]通过对慢性肾炎阴虚、阳虚患者尿肌酐量与尿尿素量的差异研究显示：阴虚患者的尿肌酐量明显高于正常，而阳虚患者的尿肌酐量明显低于正常，两组患者比较有明显差异。其次阳虚患者的尿尿素量又明显低于正常，与阴虚患者比较更有明显差异。尿尿素量的变化，与尿肌酐量基本上一致。说明中医的阴阳、寒热的区别，可以从尿肌酐量与尿尿素量的变化上反映出来。这对于中医阴虚和阳虚的诊断具有一定的价值。由此在理论上，也初步阐明了阴虚和阳虚的病理学基础，是患者的能量代谢及营养状况的异常。

三、“小便清长”模型研究

郑小伟等[7]运用现代科学技术手段，在大鼠身上复制“小便清长”的模型，其造模的依据是：①模拟病因——寒邪伤阳(大鼠在 3℃的冷环境中，持续 4 小时)；②模拟症状——畏寒喜暖，蜷缩竖毛，体温下降等；③尿量检查——寒冷刺激后，大鼠平均尿量由正常的 1.16g 增加到 3.98g，尿色由淡黄转为清淡。

参 考 文 献

[1] 张笑平．论痰及痰说．安徽中医学院学报，2001(5)：11

[2] 王剑，严灿，邓中炎，等．从粘附分子代谢失常探讨痰证机理．中国中西医结合杂志，2000(4)：296

[3] 静怡，王晓燕，刘安群，等．痰湿及痰湿夹瘀证 305 例血液流变学观察．中国医药学报，1993，9(4)：54

[4] 殷少军．粘附分子在变态反应性炎症中的作用．国外医学：生理病理科学与临床分册，1995，15

(3):165-166

[5] 宋一亭,顾铠,刘彩英．尿渗透压测定与阴阳虚实辨证的关系．中国中西医结合杂志,1984,4(7):417

[6] 毛良,沈静芬,吴禄芳．慢性肾炎阴虚、阳虚患者尿肌酐量与尿尿素量的比较．上海中医药杂志,1982(8):46

[7] 郑小伟．大鼠“小便清长”的动物模型实验研究．浙江中医学院学报,1994(4):40

第三章 舌 诊

舌诊，属于望面部官窍内容之一，因其内容丰富，故独立一章叙述。

舌诊，是以望舌体和舌苔为主。通过舌象的观察，可以了解机体的生理功能和病理变化，所以舌诊在临床上，一向被医家所重视。特别是近代，随着医学的发展，开创了舌诊现代化、客观化的研究，通过舌象的显微镜观察、多种生理生化测定、病理检查以及动物实验等方法，对舌象形成的原理有了更加深入的了解，对舌象的临床诊断有了新的拓宽和发展。实践证明舌诊在诊断上有很大的价值，所以今天我们不仅要学好历代医家对舌诊的认识，还要用现代科学知识和方法来整理、研究舌诊的理论和临床，使其更上一个新台阶。

第一节 舌诊概要

【基本内容】

一、舌的组织结构与功能

（一）舌的外形

舌是口腔中的一个肌性器官，正如《灵枢·经脉》所说："唇舌者，肌肉之本也。"它附着于口腔底部的下颌骨和舌骨(横骨)，呈扁平条状。舌的上面称舌背，下面称舌底。舌背又分为舌体与舌根两部分，以人字沟为分界。伸舌时一般只能看到舌体，故中医诊舌的部位主要是舌体。习惯上将舌体的前端(游离端)称为舌尖，舌体的后部人字形界沟之前称为舌根，舌体的中部称为舌中，舌体的两边称为舌边。舌面的正中有一条不甚明显的纵行沟纹，称为舌正中沟。

舌尖向上抬卷时可看到舌底，其正中线上有条连于口腔底的皱襞，叫舌系带。系带两侧各有一条平行的锯齿状小皱襞，叫伞襞，小儿较为清晰。舌系带和伞襞间的黏膜处隐约可见浅蓝色细小的舌下静脉，《内经》称之为舌下两脉。舌系带终点两侧有一对圆形黏膜隆起，叫舌下肉阜，其顶部有舌下腺和颌下腺的共同开口，中医左称金津，右称玉液。自舌下肉阜向两侧后方延伸成一对黏膜隆起，叫舌下襞，若肿胀可形成重舌，舌下腺小管向上散在开口于此襞。

（二）舌的黏膜

在舌面上，覆盖着一层半透明的特殊黏膜，它皱褶成许多细小突起，构成舌乳头。根据乳头形态不同，分为丝状乳头、蕈状乳头、轮廓乳头和叶状乳头四种。其中丝状与蕈状乳头对舌象形成有密切关系，轮廓乳头、叶状乳头与味觉功能有关。

丝状乳头是形如圆锥状的白色软刺，高约 0.5～2.5mm，呈角化树状，遍布于舌面。脱落细胞、食物残渣、细菌、黏液等附着并填充其间隙，形成白色苔状。

蕈状乳头上部圆钝如球，根部细小形成蕈状。蕈状乳头主要分布于舌尖和舌边，其余散布于丝状乳头之间，乳头表面的上皮细胞透明，透过上皮隐约可见乳头内的毛细血管，肉眼所见为一个个的小红点。蕈状乳头的形态和色泽改变，是影响舌象芒刺特征的主要因素。

（三）舌的功能

舌具有搅拌食物、感受味觉和调节语音的功能。如《灵枢·忧恚无言》曰："舌者，声音之机也。……横骨者，神气所使，主发音者也。"《中藏经·论小肠虚实寒热生死逆顺脉证之法》则指出，舌的功能正常，"则能言而机关利健，善别其味也。"舌作为一个肌肉组织，能自主灵活地伸缩卷转，使食物在口腔内得到充分搅拌，配合胸腔、声带的发音，使音调发生丰富的变化。舌的轮廓乳头、叶状乳头等味觉组织，内含味觉神经末梢，能充分感受饮食味道的变化。《辨舌指南·舌之乳头》则特别提出："在舌根近傍，排列如人字形，较前数种为大，内藏味觉神经之末梢，曰味蕾。"

二、舌诊的原理

（一）舌与脏腑经络的关系

舌虽是口腔内的一个局部器官，但与内脏气血有着密切的联系。

舌体通过经络与许多内在脏器相联系。《灵枢·经脉》曰："手少阴之别，……循经入于心，系舌本"；"肝者，筋之合也，筋者，聚于阴器，而脉络于舌本也"；"脾足太阴之脉，……连舌本，散舌下"；"肾足少阴之脉，……其直者，从肾上贯肝膈，入肺中，循喉咙，挟舌本"。《灵枢·营卫生会》曰："上焦出于胃上口，……上至舌，下足阳明。"《灵枢·经筋》曰："足太阳之筋，……其支者，别入结于舌本"；"手少阳之筋，其支者，当曲颊入系舌本"。肺、肠、胆虽无本经经脉直接通于舌，但通过经脉手足同经的影响，也与舌有间接联系。

舌体为苗窍之一，故与某些脏器还有特殊联系。如舌为心之苗窍，又为脾之外候，而且《形色外诊简摩·舌质舌苔辨》还认为："夫舌为心窍，其伸缩辗转，则筋之所为，肝之用也。其尖上红粒细如粟者，心气挟命门真火而鼓起者也。其正面白色软刺如毫毛者，肺气挟命门真火而生出者也。"另外，舌居于口腔之中，与食道相连，故与胃也有着直接连属关系。

（二）舌与气血津液的关系

心主血并为五脏六腑之大主，脾藏营而为诸脏后天之本。舌为心之苗窍、脾之外候，故诸脏营血之盈亏必显于舌；舌上之苔，为胃气熏蒸水谷浊气上潮所生，诸腑气化之动静亦易显于苔。另外，舌下有金津玉液，为胃津肾液上潮之孔道，即如《灵枢·胀论》所曰："廉泉玉英者，津液之道也"，故津液之多少，亦显现于舌。

总之，舌体虽小，但由于它与内脏气血的紧密联系，使之成为内脏气血的一面镜子，故能客观、灵敏地反映它们的生理功能和病理变化。正如《伤寒指掌·察舌辨症法》所说："病之经络、脏腑、营卫、气血、表里、阴阳、寒热、虚实，毕形于舌。"

（三）舌面的脏腑分布理论

对舌面的脏腑分布的基本规律，综括而言，大致以舌体候五脏为主，侧重血分，即舌尖主心肺，舌中主脾胃，舌根主肾与命门，舌边主肝胆；以舌苔候六腑为主，侧重气分，即前部主上脘以上，后部主下脘以下，中部主中脘及两侧。例如，舌质深红为热邪入脏及血；而现于舌尖深红为心火自炎，现于舌中为胃火伤阴，现于舌根为肾水重灼；舌苔厚腻为气分湿盛，湿郁上焦则显于舌尖，湿阻中焦则显于舌中，湿注下焦则显于舌根，湿着肝胆则显于两旁，湿浊弥漫三焦内外则满布全舌。……当然在临床实际中，由于病机有轻重缓急、新老兼夹等复杂情况，舌象表现未必这样固定和典型，故运用不宜机械套用和绝对划分，应该结合其他症状及其病机，变通分析，灵活对待。

三、舌诊的方法

（一）舌诊的基本操作

舌诊是以望舌为主，有时还须辅助舌觉之问诊和扪摸揩刮之切诊等进行。望舌是对舌的整体形象进行系统观察，舌象变化虽多，但若能掌握操作的基本方法和舌象特征的一般意义，是可以做到执简驭繁、知常达变的。

1. 望舌的基本姿势　望舌时，要求患者面朝自然光线，一般采取正坐位（重病患者可以仰卧），头略扬起，尽量张开口，使光线直照口中，再让患者将舌伸出口外，并使舌体自然舒张，舌面展开呈扁平形，舌尖略向下弯，便于观察。医者对面正坐，姿势可略高于患者，以便俯视患者口舌部位。对昏迷患者可借助压舌板或开口器撬开口腔，使舌充分暴露于视野内。

伸舌时，要求患者使舌体自然放松，忌用拙力，以免舌体紧张、卷曲而变形，致使舌色加深发黯、舌苔紧凑变样。同时，伸舌时间不宜过久，以免影响舌体血液循环而使舌质渐转青紫。《辨舌指南·辨舌之苔垢》就曾指出：平人舌质淡红，偶因用力过度，会骤变深红。无病之舌，由于伸舌姿势不同，或紧或尖，或松或软，或收束紧而成尖锋。对于这类患者，可反复训练几次，使之学会放松舌体，充分展平；医者也应观察敏捷，缩短望舌时间，对伸舌较久而仍未观察清楚者，也应暂让患者稍事休息，再重复伸舌观察，直至清楚为止。

2. 望舌的基本顺序　望舌的顺序是先看舌尖，再看舌中、舌边，最后看舌根，依次扫视；先察舌体，再察舌苔，以免伸舌较久舌体色泽失真。再就根据舌体、舌苔的各自基本特征，分项考察。察舌体，主要从舌质的颜色、光泽、形状和动态几方面着眼；察舌苔，主要从舌苔的有无、色泽、质地和分布状态几方面考察。最后，有必要时，还须查看舌下静脉。

3. 望舌的辅助方法　望舌有疑惑时，须配合其他诊察方法。如为了核实舌之润燥，须用扪舌摸舌以测之；为了辨明苔之松紧、腐腻以及有无根底，须用拭舌刮舌以验之。

舌望之干而扪之湿，为假燥现象，是湿阻气化而津失敷布之征；苔望之厚，揩之易退，为苔质松腐，而刮之不脱，为苔质紧腻；揩刮之后，苔底全无者为无根，苔减而不尽者为有根。另外，《辨舌指南·辨舌之苔垢》还提出："苔之燥润糙粘，须以指摸为准"；《温热经纬·叶香岩外感温热篇》指出："又不拘何色，舌上生芒刺者，皆是上焦热极也，当用青布拭冷薄荷水揩之，即去者轻，旋即生者险也。"

扪舌摸舌时，医者应先洗净手，再用示指指腹轻触患者舌面。扪舌须在舌面的一定部位点按2～3下，看指腹湿染的程度；摸舌则由舌根向舌尖方向滑动1～3次，不仅要观察指腹的湿染情况，有时还须体察舌面对指腹的刮刺感觉，以鉴别舌质舌苔的糙黏程度。

刮舌时，须用经过消毒的刮舌板或压舌板，由舌根向舌尖缓慢推刮，可连续3～5次；揩舌时，须用消毒纱布一小块，卷于食指端，蘸少许清水或薄荷煎的水，以湿滑为度，再从舌根向舌尖，连续揩拭4～5次。操作之中，刮舌揩舌都须用力适当，过轻则应退之苔垢没能退去，过重则难退之苔垢亦强行退去，且易损伤舌体。刮揩之后，注意观察舌面苔垢的脱落、复生等情况。二者的诊断意义虽然相似，但刮舌着力较深，揩舌着力较浅，故前者较适用于紧敛厚腻之苔，后者较适用于浮露松腐之苔。一般多先用揩法，不效则再用刮法。

当舌苔疑有染色、粘物等假象时，应当结合问诊，询问有无饮食、服药及味觉异常等情况，并令其喝水漱口，予以鉴别处理。

另外，观察舌体动态时，或须要求患者转舌、说话等，以便了解舌体是否灵活、有无歪斜等情况。

（二）诊舌的注意事项

舌诊是中医诊病的一大常规，为保证其操作的正确性，通常要特别注意以下几点：

1. 不同光线的影响　察舌首先要注意光线。因为光线对舌色的影响极大。同一舌象在不同的照明条件下会有较显著的色觉差异，稍有疏忽即易致错觉。正如《辨舌指南·观舌之心法》所云：“灯下看黄苔，每成白色，然则舌虽可凭，而亦未尽可凭，非细心审察，亦难免于误治矣。”

光线条件，一般以昼日充足而柔和的自然光线为准，让舌面正对光亮处。要避免暴日直射、阴天背光，避开反光较强的有色物体。因为光线耀眼则舌质发亮、舌苔泛黄，光线昏暗则舌质发黯而使红紫难分，舌苔发黯而使黄白难辨；有色折光映于舌面则难免产生假色。人工照明则光色多有偏向。如白炽灯光红黄成分较重，舌苔偏于黄染；日光灯光青紫成分较重，舌质偏带紫色；一般手电筒或弱光灯泡下，易将黄苔误作白苔。若无法避免这些情况，则应注意折算权衡，或配置强光电筒以辅助照明。

2. 食物或药品的影响　饮食、药物等由口而入时，会对舌象产生直接的干扰。一是着色物的染苔作用，如牛乳、豆浆等，可使舌苔发白变厚；橘子、核黄素及中药汤剂，会使舌苔黄染；酸梅汤、咖啡、含铁补品，以及长期吸烟等，会使舌苔呈褐色。二是刺激物的刺激作用，如刚进辣椒、生姜等辛辣之品或过热、煎炸食物，会使舌质充血而红色加深；刚进冷饮之类，会使舌色变淡带黯；饮汤水、多汁瓜果之类，会使舌苔暂变水润；刚食煎炸干粉之品，会使舌苔暂变干燥。三是渣质物的摩擦与附着作用，如吃粗质食物后，由于口腔咀嚼时粗质反复摩擦舌面，会使舌苔脱落变薄；吃花生、饼干等多渣多粉食物，部分细渣会附着苔上，使苔增厚、变腐；吃糖果、糕点等甜腻食品，部分膏质会附着苔上，使苔增厚变腻。另外，较长时间地服用某些药品，亦会产生特定的舌色改变。一般来说，上述情况可以通过漱口、刮苔及追问有关的饮食服药史来加以鉴别。如在出现舌象与病情不符而出入较大时，首先通过询问发现可能与饮食药物史有关，再进一步经漱口、刮揩等处理，染苔可随即退去或出现不均匀分布而有散在的异色底苔露出，即可确定为假象。

3. 伸舌姿态的影响　伸舌姿态不当，会直接改变舌体的血液循环状态和舌苔的排列形状。患者初诊时，往往不能很好地配合动作，伸舌过于用力、卷缩、变形，使舌色加深，苔质紧敛。这时应注意指导患者反复训练，学会放松舌体、舒展舌面，达到恢复扁平舌形，另外医生也应学会观察敏捷，不致使患者舌伸太久（一般不超过30秒钟），以免舌体血流瘀滞引起舌色及湿度的变化。对一时未能辨清的舌象，也应注意让患者稍事休息，再作重复观察。

四、舌诊的基本内容

舌诊主要观察舌质与舌苔两个方面的变化及综合分析的意义。

舌质是舌的肌肉和脉络等组织。舌质主要观察舌色、舌形和舌态等方面。舌色有淡、白、红、绛、紫、青；舌形有胖瘦、老嫩、裂痕、点刺；舌态有软硬、伸缩、歪斜、颤动等。另外，在特殊情况下，还要参看舌下络脉，观察其长短、粗细、形状和颜色。

舌苔是舌体上面附着的一层苔状物，是舌面黏膜上皮角化和代谢的产物，《伤寒论》称之为“舌胎”，《形色外诊简摩·伤寒舌苔辨证》则引《伤寒绪论》之言：“舌胎之名，始于长沙，以其邪气结，如有所怀，故谓之胎”，又注释道：“一谓之苔，如地之生苔。”舌苔主要观察苔色、苔质二方面。即苔色有白、黄、灰、黑；苔质有厚薄、润燥、松紧、净垢、偏全、聚散、剥落、有根与无根等。

【补充阐发】

一、舌既为心之苗，又为脾之外候

舌为心之苗主要体现在生理、病理两方面。从生理上看，舌体分布着丰富的脉络和旺盛的血液循环，能够较好地反映机体的血液循环状态；舌体的运动，执行神明之心的意志，具有协助完成说话发音的功能。在病理上，心血的失常，如心气虚弱，心血失荣，则舌质浅淡；心火上炎，血热壅盛，舌肿糜烂；心血瘀阻，血行不畅，舌黯或有瘀斑。心神的失常，如痰迷心窍，则舌强语謇；热闭心包，舌卷不语；心情不畅，又常舌不知味。可见，舌既能表现出“心主血脉”，又能反映“心主神明”的生理病理变化，故《素问·金匮真言论》说“心开窍于舌”，唐容川在《血证论》中指出“舌为心之苗”。

舌为脾之外候，主要体现脾开窍于口。因为脾主运化功能，与饮食、口味有关，脾的经脉循口挟舌，故脾气通于口，达于舌，使舌能主味觉。故《灵枢·脉度》曰：“脾气通于口，脾和则口知五谷矣。”若脾失健运，则食欲不振，舌淡乏味；湿热困脾，常口腻舌甜。此外，脾主肌肉，“唇舌者，肌肉之本也”（《灵枢·经脉》），若脾虚生化无源，气血不足，舌体失于气血充养，则舌萎软无力，舌色淡嫩。故《灵枢·经脉》指出：“肌肉软，则舌萎。”

二、舌诊与望舌的异同

舌诊和望舌都是以舌作为诊察疾病的部位。但望舌是通过观察舌象（包括舌体和舌苔）进行诊断的一种望诊方法；而舌诊虽以望舌为主，还包括问舌（如舌觉）、闻舌和切舌（如扪、擦、揩、刮舌）等诊法，其含义较望舌更广泛。

问舌，是询问患者有无异常舌部感觉以辨别病情的诊法。由于舌具有感受味觉的功能，询问口舌的酸、甜、苦、咸、淡不同味觉就可以判断病因病性的寒热虚实所属和病变脏腑之所在。此外，“心气通于舌”，患者舌痒、舌痛、舌麻等异常舌觉，均可反映心神所支配的经脉病变。

闻舌，是闻听患者所发之声以判断是否舌之功能异常，判别病情的诊法。《灵枢·忧恚无言》曰：“舌者，声之机也。……横骨者，神气所使，主发舌者也。”表明舌由心神所主，语言是经过思维，支配舌动而发出的。当人体患病后，心神被扰，舌失所主，故语言异声，发声障碍。

切舌，是用一定的方法，触按舌体以诊察病情的方法。切舌之法根据手法之不同，一般又分扪舌、揩舌和刮舌。所谓扪舌，是将手指用酒精等消毒后，直接触摸舌面，以了解润燥滑涩和粗糙芒刺等情况。所谓揩舌，是用消毒纱布卷在食指上。蘸少许生理盐水或薄荷煎水，使其湿润，以适中的力量，从舌根向舌尖连续揩拭四、五次。所谓刮舌则是用消毒刮舌板或压舌板，以轻重适中的力量由舌根向舌尖慢慢推刮，连续三至五次，观察刮下之苔垢及舌面情况。揩舌和刮舌都是为了检查舌苔是否易剥脱，显露舌体的色泽情况以及舌苔再生情况等等。一般较薄的浮松苔可用揩舌法，较坚实的厚腻苔可用刮舌法。

三、舌面脏腑分部的古今认识

舌面所分脏腑部，虽未见于《内经》，但与《内经》、《难经》中关于动脉部位的脏腑分配的原理是一致的。具体划分,其说有三。

以脏腑部位划分:如江笔花《笔花医镜》所论:“舌尖主心,舌中主脾胃,舌边主肝胆,舌根主肾。”梁玉瑜《舌鉴辨正》则细分为舌根主肾、命门、大肠(应小肠、膀胱);舌中左主胃,右主脾;前部中间属肺;舌尖主心、心包络、小肠、膀胱(应大肠、命门),舌边左主肝,右主胆。近人邱骏声《国医舌诊学》认为,肝胆同气,俱应候舌左,右应候肺;膀胱位最下,与肾相表里,故应以舌根候膀胱。《日本东洋医学会志》认为“舌侧属肝胆,而舌边属肺”。此类划分法,多用于内伤杂病辨证。

以胃脘分属划分:如吴坤安的《伤寒指掌》指出,满舌属胃,其中舌尖属上脘,舌中属中脘,舌根属下脘。此类划分法,多用于胃肠病变辨证。

以三焦分属划分:如北京中医学院《中医舌诊》提出舌尖属上焦,舌中属中焦,舌根属下焦。此类划分法,多用于外感病辨证。

以上各类舌面分候之法,各家看法虽略有不同,但总的规律是上以候上,中以候中,下以候下。

四、刮舌和揩舌的方法及临床意义

为了辨明苔之松紧、腐腻以及有无根底,可辅助用刮舌、揩舌的方法测之。刮舌的方法:用消毒压舌板的边缘,以适中力量,在舌面上由后向前刮三五次。揩舌的方法:用消毒纱布裹于手指上,蘸少许生理盐水在舌面上揩擦数次。

刮去浮苔,以清楚地观察苔底是刮舌和揩舌的目的,也是辨舌的一个重要方面。若刮之不脱或刮面留污质,多为里有实邪;刮之易去,舌体明净光滑,则多属虚证。

刮舌、揩舌还可鉴别舌苔之有根无根。

刮舌与揩舌的诊断意义虽然相似,但刮舌着力较深,揩舌着力较浅,故前者较适用于紧敛厚腻之苔,后者较适用于浮露松腐之苔。也可先用揩法,再用刮法。

五、古今重要舌诊著作介绍

舌诊虽在《内经》、《伤寒杂病论》中已有记叙,此后又有《备急千金要方》中的“舌论”和《伤寒明理论》中的“舌上胎”等篇,但从其形式和内容来说,前者只能说是舌诊的起源,而后者则只是舌诊学的雏形,还不能算是舌诊学的专著。中医舌诊学的重要专著有以下几部。

1.《敖氏伤寒金镜录》 本书由元代杜本(清碧)撰于1341年,现存光绪年间上海锦章书局石印本。此书原书仅有舌苔图谱12幅,后经杜清碧根据其临床经验整理又增加24图,合成36舌图,并在图下列出治则与方药,使其更趋完善。此书是我国第一部整理研究舌诊的专著,它的问世标志着我国舌诊研究至元代已成为一个研究专题,从而使舌诊研究进入了一个新的发展阶段。

2.《伤寒观舌心法》 明代申斗垣(拱辰)撰。此书是在《敖氏伤寒金镜录》36舌的基础上,演绎为137舌,其内容丰富,论述精辟,是申氏多年来临床实践的总结,集当时舌诊之大成,是为一代名著。

3.《伤寒舌鉴》 清代张登(诞先)撰于1668年。此书取《伤寒观舌心法》之精华,正其错误,削其繁芜,参其亲历及其父张璐之心得,共成120舌苔图。此书备列伤寒观舌之法,分白、黑、黄、灰、红、紫、酱、蓝8种舌苔,并附妊娠伤寒舌,每种舌除总论之外,各图均有说明,观舌辨证,颇为扼要;该书首次将望舌分出苔、质,阐述了前人未有之望舌经验。

4.《舌鉴》　清代王文选撰于1838年，载于清代刘以仁所著的《活人心法》卷中部分(1902年)。该书集杜本36舌、张登120舌、段正谊《瘟疫论》13舌，择录其中149舌而成。此书对温热病辨舌经验较以前有不少补充，且有特色，为清代以前舌诊学之总汇。

5.《舌胎统志》　清代傅松元(耐寒)撰于1874年。此书一改古代医家以苔色分门而从舌色分类，全书将舌色分为枯白舌、淡白舌、淡红舌、正红舌、绛红舌、紫舌、青舌、黑舌等8种舌色，其内容丰富，颇多经验之谈，其中尤以淡白舌、枯白舌的病理描述最为精当；淡白舌一名，也由傅氏在该书中所创，以有别于淡红舌。

6.《舌鉴辨正》　清代梁玉瑜(特岩)撰于1894年。该书是取王文选《舌鉴》为原本，逐条辨其谬误，正其偏差，并增入杂病观舌辨证之法而成。该书强调"分经辨证"察舌，重视"刮舌验苔"，不但辨其外感，且兼辨内伤。由于该书敢于辨谬纠偏，实事求是，是一本对我国舌诊学有重要贡献的参考书。

7.《察舌辨症新法》　清代刘恒瑞(丙生)撰于1911年。本书论述舌苔原理、看舌八法，着重阐述病理过程中的白苔、黄苔、黑苔三种舌苔的诊断法，内容较为简明扼要，理论结合实际，诊治并提。主张察舌时舌尖、舌心、舌边、舌根等都要仔细观察，除分辨其颜色之外，还要区别润燥、腻腐等的不同。尤须注意服药后苔色的变化。本书是最早采用西医学知识解释舌苔生成原理者。

8.《彩图辨舌指南》　民国曹炳章(赤电)撰于1917年。曹氏以其精湛的医术，博学多识之才，广采古今各家医书156家，东西洋近译医书30余部及各报杂志30余种，凡察舌治病之法，摘录无遗，并去繁就简，去粕存菁，写成有彩图122幅，黑白图6幅的舌诊类书名著。由于该书力集古人舌诊经验于一全，并能初步运用西医学解剖、组织、生理学观点来阐明中医舌诊原理，如舌之大体解剖和一些细微结构(舌乳头、味蕾、血管、神经)，此书内容充实，是我国舌诊学集清以前之大成者，是研究舌诊的重要著作。

9.《临证验舌法》　清代杨云峰撰写于1923年。全书分上下两卷。上卷为总论部分，主要以舌苔的形色(浮胖、坚敛、干燥、滑润；黑、白、青、黄、赤)来分析病情的虚实、阴阳和区分病变脏腑，并提出治法。下卷主要为方论，介绍42方，所用方的适应证和用法是第一部由博返约之著。

10.《国医舌诊学》　民国邱骏声撰写于1933年。该书系统地整理了中医舌诊的有关文献，其内容丰富，颇有体会，且条分缕析，很是醒目。全书分上、中、下三篇，上篇分述舌诊学之定义、历史、范围、价值，舌体生理构造和功能和内应脏腑部位，中篇除察舌辨证纲要外，分述苔色、苔质、舌色、舌体、味觉辨证法和舌诊特殊状态；下篇为舌诊图解，结合方药，阐述了145种不同舌图的辨证论治。

11.《中医舌诊》　北京中医学院中医系中医基础理论教研组编，人民卫生出版社1960年7月出版。这是新中国成立后的第一本舌诊专著，简述了舌诊发展史、舌的构造及与脏腑的关系、舌诊的临床意义、舌苔的诊察方法和舌质的诊察，并重点介绍了临床常见各种舌质结合舌苔的主病和治法。此书继承了中医学的舌诊学实质和精华，并有所发挥和进展。此书叙述简明，深入浅出，内容广博而不杂乱，是一本优秀的舌诊参考书籍，对我国舌诊研究和教学都产生了深远的影响。

12.《舌苔图谱》　北京中医学院中医系中医基础理论教研组编，人民卫生出版社1963年出版。该书共55幅彩色舌象图，包括舌诊学的舌色、舌苔、舌形等内容，与《中医舌诊》并用，起到了相互补充的作用。该书的出版有利于初学者看图辨舌，但因彩色照片印制条件所限，故图谱似还不够逼真。

13.《舌诊研究》 陈泽霖、陈梅芳编著，上海科学技术出版社1965年出版，1982年经修再版。该书系中西医结合研究舌诊的专著。作者运用现代解剖、组胚、生理、生化、病理、病理生理等方法以研究舌诊，中西医结合，融会贯通。该书叙述了舌诊的发展概况、临床意义和诊察方法；详述已有的各种舌诊研究方法；正常舌象和病理舌象，每种舌象都附有临床实例，分析出该舌象形成的有关因子，并提出了作者的独创性看法。作者结合临床经验，对每种病理舌象概括性地提出了临床辨证类型，对临床察舌辨证也有一定的指导意义。

14.《中医舌苔图谱》 宋天彬编著，人民卫生出版社1984年9月出版。此书共有彩图舌象257幅，是目前我国舌诊研究彩图篇幅较多的图谱。全书重点介绍了舌诊的原理、临床意义、舌质与舌苔的关系、舌诊方法与注意事项和舌诊内容五部分；图谱部分包括正常舌类、淡白舌类、淡红舌类、红舌类、绛舌类、青紫舌类和其他舌类七部分。该书是一部形象直观、突出了单因素的临床意义的舌诊图谱专著。

15.《望舌诊病》 李乃民著，黑龙江科学技术出版社1987年3月出版。全书共15万字，彩图24幅，其特点是在中医察舌辨证的基础上，结合西医学手段和临床经验，首次提出了望舌与西医学的单一疾病相联系的望舌诊病方法，作者总结了内科、外科、妇科24种疾病舌象的表征，使舌象第一次在舌诊专著中成为对某一疾病的诊断标准。

16.《中医舌诊史话》 陈泽霖、褚玄仁编著，江苏科学技术出版社1987年4月出版。该书将古今中外一些分散的舌诊资料作了系统的归纳、整理，总结了古今医家舌诊经验和理论，并通过对中西医舌诊不同认识的比较，分清各自的特点，为中西医结合研究提供了资料，作者系统介绍了当前国内外舌诊研究的方法和展望，为进一步开展舌诊提供宝贵的启迪。

17.《急腹症舌象图谱》 李乃民编著，黑龙江科学技术出版社1987年5月出版。全书有彩图179幅，配有1.5万文字，在系统介绍了正常人舌象的基础上，重点介绍了急性阑尾炎、胆囊炎、胆石症、胃及十二指肠穿孔、肠梗阻、急性胰腺炎等急腹症的舌象特点及其变化规律，内容系统而实际，相互之间有明显的鉴别指征，为急腹症的诊断与鉴别诊断提供了一种有效的物理诊断方法。

18.《瘀证舌象图谱》 李乃民编著，黑龙江科学技术出版社1990年12月出版。全书彩图88幅，约6万字，明确提出舌质淡紫、绛紫、青紫、紫色、蓝紫、黄瘀、晦黯等舌色是血瘀证可见之舌色，列举了35种具备血瘀证疾病的舌象表现；此书还较系统地介绍了在血瘀证舌诊研究过程中所采用的现代科学手段。

19.《中国舌诊大全》 李乃民主编，学苑出版社1994年2月出版。全书340余万字，分上、中、下三篇。上篇为中国古医籍舌诊，对先秦、西汉至1949年间的舌诊医籍作了系统的整理研究；中篇为建国后舌诊及非舌诊专著的舌诊内容；下篇为建国后有关杂志舌诊论文的摘录。书末尚附有部分国外舌诊研究的论述，以及舌诊彩色图谱300余幅。本书内容广博，集古今舌诊文献之大全，对我国临床及舌诊研究都有重要参考价值，是一部具有较高实用价值的工具书和参考书。

20.《舌诊学》 李乃民、张大鹏、王宽全主编，学苑出版社2006年2月出版。本书介绍舌诊发生、发展、舌的生理解剖、舌的生理病理特征、临床应用、相关技术及近代舌诊客观化研究方法，全面介绍了作者三十多年舌诊研究与应用的经验。并结合图谱，从舌生物学特征、舌生理病理特征及以舌辨证、辨病和舌诊研究的新成果。

21.《中医舌象的采集与分析》 沈兰荪、蔡轶珩、张新峰主编，北京工业大学出版社2007年4月出版。本书比较系统地介绍了基于数码相机的图像采集系统，建立了以CIE标准色度学为基础的舌象表色系统，重点进行了跨网络、跨设备的彩色重现和舌象分析仪中的颜色校正。在图像分析中，将分水岭算法应用于舌象分割，进行了舌象裂纹定量分析，采用二分光反射模型进行舌苔润燥分析，改进子空间法进行舌苔腐腻的分析，将多种算法应用于舌形、舌态的分析。应用统计学习理论与支撑向量机，科学选择SVM模型，建立了多类SVM应用于舌质、舌苔量化分类与评价，探索了舌象多特征信息融合的方法及新型中医舌象仪的研制。

还有一些古今医著虽非舌诊专书，但均有讨论舌诊的专篇章节，且颇有发挥，堪称佳作。如李梴《医学入门》(1575年)的四诊部分、王肯堂《证治准绳》(1597年)舌诊部分、张介宾《景岳全书·伤寒典·舌色辨》(1624年)、陈士铎《石室秘录·伤寒辨舌秘法》(1687年)、林之翰《四诊抉微》(1723年)舌诊部分、张璐《伤寒绪论·辨舌》(1795年)、吴坤安《伤寒指掌·察舌辨症歌》(1776年)、江笔花《笔花医镜·望舌色》(1824年)、章楠《医门棒喝·辨舌苔》(1825年)、石寿棠《医原·杂病舌苔辨证》(1861年)、汪宏《望诊遵经·望舌诊法提纲》(1875年)、周学海《周氏医学丛书·舌质舌苔辨》(1894年)等，有不少关于舌诊的精辟见解和宝贵经验。此外，温病学派在温病学说建立的过程中确立和丰富了"温病察舌"的经验，如吴有性的《温疫论》(1624年)、叶桂的《温热论》(1746年)、薛雪的《湿热病篇》(1754年)、余霖的《疫疹一得》(1794年)、陈平伯的《外感温病篇》(1824年)、吴瑭的《温病条辨》(1798年)、王士雄的《温热经纬》(1852年)等，都从各自的实践予以丰富、充实、完善了温病学说，并创立了一套适用于整个温热病的察舌方法，将舌诊和卫气营血辨证、三焦辨证联系在一起，从而奠定了温病察舌辨证施治的原则。

此外，近30年来还出版了一些非舌诊专著性质和有着舌诊专门章节的中医专科著作，如吴翰香的《色脉舌诊》(上海科学技术出版社，1987年)、邓铁涛主编的《中医诊断学》(五版教材，上海科学技术出版社，1985年)、费兆馥主编的《中医诊法学》(上海中医学院出版社，1987年)、顾亦棣等主编的《中医诊法图谱》(上海中医学院出版社，1988年)、沈自尹主编的《中医理论现代研究》(江苏科学技术出版社，1988年)、匡调元编著的《中医病理研究》(上海科学技术出版社，1980年第1版，1989年第2版)、朱文锋主编的《中医诊断学》(规划教材，上海科学技术出版社，1995年)、袁肇凯主编的《中医诊断实验方法学》("十一五"规划教材，科学出版社)等，对舌诊学的继承和发扬都很有意义。

【古代文献】

一、舌的组织结构与功能

《灵枢·经脉》：唇舌者，肌肉之本也。

《灵枢·肠胃》：舌重十两，长七寸，广二寸半。

《灵枢·卫气》：足少阴之本，在内踝下三寸中，标在背腧与舌下两脉也。

《素问·刺疟》：舌下两脉者，廉泉也。

《灵枢·胀论》：廉泉玉英者，津液之道也。

《灵枢·忧恚无言》：舌者，声音之机也。

《灵枢·脉度》：心气通于舌，心和则能知五味矣；……脾气通于口，脾和则口能知五谷矣。

《形色外诊简摩·舌质舌苔辨》:其尖上红粒细如粟者,心气挟命门真火而生出者也;其正面白色软刺如毫毛者,肺气挟命门真火而生出者也。

二、舌诊原理

《灵枢·经脉》:手少阴之别,……循经入于心中,系舌本。肝者,筋之合也。筋者,聚于阴气,而脉络于舌本也。脾足太阴之脉,……连舌本,散舌下。足少阴之脉,……其直者,从肾上贯肝膈,入肺中,循喉咙,挟舌本。

《灵枢·经筋》:足太阳之筋……其支者,别入结于舌本。手少阳之筋……其支者,当曲颊入系舌本。

《灵枢·营卫生会》:上焦出于胃上口,……上至舌,下足阳明。

《望诊遵经·望舌诊法提纲》:舌本在下,舌尖在上,舌中为内,舌边为外,左病者应在左,右病者应在右。

《笔花医镜》:心之窍,凡病俱现于舌,能辨其色,证自显然。舌尖主心,舌中主脾胃,舌边主肝胆,舌根主肾。

《临证验舌法·临症以验舌为准统论》:舌者,心之苗也。五脏六腑之大主,其气通于此,其窍开于此者也。查诸脏腑图,脾、肺、肝、肾,无不系根于心。核诸经络,考手足阴阳,无脉不通于舌,则知经络脏腑之病,不独伤寒发热有苔可验,即凡内外杂证,亦无一不呈其形著其色于舌。

《伤寒指掌·察舌辨证法》:舌之形色亦分属五脏,即白苔肺经,绛苔心经,黄苔胃经,鲜红胆经,黑苔脾经,紫色肾经,焦紫起刺或舌青滑均属肝经。病之经络、脏腑、营卫、气血、表里、阴阳、寒热、虚实,毕形于舌。

《望诊遵经·望舌诊法提纲》:心者,生之本,形之君,至虚至灵,具众理而应万事者也。其窍开于舌,其经通于舌,舌者,心之外候也,是以望舌而可测其脏腑经络寒热虚实也。

《形色外诊简摩·舌质舌苔辨》:至于苔,乃胃气之所熏蒸,五脏皆禀气于胃,故可借以诊五脏之寒热虚实也。若推其专义,必当以舌苔主六腑,以舌质主五脏。

《辨舌指南·辨舌审内脏经脉之气化》:蠡海集云:舌虽心窍,而津液生之,则由心肾交媾,水火既济,阴阳升降之理也。李时珍曰:舌下有四窍,两窍通心气,两窍通肾,心气流于舌下为神水,肾液流于舌下为灵液,……所以灌溉脏腑,润泽肢体。

《灵枢·邪气脏腑病形》:十二经脉,三百六十五络,其血气皆上于面而走空窍,……其浊气出于胃,走唇舌而为味。

《察舌辨症新法·舌苔原理》:舌为胃之外候,以输送食物入食管胃脘之用,其舌体之组织,系由第五对脑筋达舌,其功用全赖此筋运动。舌下紫青筋两条,乃少阴肾脉上达,名曰金津、玉液二穴,所以生津液以濡润舌质,拌化食物者也。

三、舌诊的方法和注意事项

《察舌辨症新法·看舌八法》:一看苔色,二看舌质(质亦有色,又有大小。湿热之证,舌质胀大满口,边有齿印。血热之证,质色紫),三看舌尖(自苔满舌尖,有红刺,勿用温燥之药),四看舌心,五看润燥,六看舌边,七看舌根,八看变换。

《辨舌指南·观舌之心法》:临证观舌,最为可凭。……其他观法,再举于后,一舌色,二舌质,三舌尖,四舌心,五舌边,六舌根,七润燥,八变换。凡见黑舌,问其曾否食酸甜咸物,因是物能染成黑色，非因病而生也。然染成之黑必润而不燥，刮之即退，虚寒舌润能染，若实热舌苔干燥，何能染及也。凡临证欲视病人舌苔燥润，禁饮汤水，饮后则难辨矣。……又白苔食橄榄即黑（酸物亦然），食枇杷即黄，又如灯下看黄苔每成白色，然则舌虽可凭，而亦未见可凭，非细心审察，亦难免于误治矣。

《辨舌指南·绪言》：常人一日三餐，故苔日亦三变，谓之活苔，无病之象也。

《辨舌指南·辨舌质生苔之原理》：平人舌中常有浮白苔一层，或浮黄苔一层。夏月湿土司令，苔每较厚而微黄，但不满，不板滞。

《形色外诊简摩·伤寒舌苔辨证篇二》引《伤寒绪论》：夏月热病，邪火时火内外燔灼，苔黑易生，犹可攻治；冬月伤寒，舌苔全黑，决难救也。此乃指黑而润者，是血因寒而瘀，夏热瘀易行，冬寒瘀难行也。

《辨舌指南·辨舌之苔垢》：如平人无病常苔，宜舌地淡红，舌苔微白隐红，须要红润内充白苔不厚，或略厚有底，然皆干湿得中，斯为无病之苔，乃火藏金内之象也。所谓变者，有因感触而变，有因得病而变，有因病中误药而变者。如阴虚火旺之人，平时舌质淡红无苔，偶因用力过度或行路太急，则舌质骤变深红；或常舌淡红，素不饮酒而强饮至醉，则舌亦变深红，甚则红紫；或平时舌淡红无苔，在早起食物未进之前，亦有淡薄白苔一层，食后仍退者；亦有平时苔润，在卧时，口不禁闭，则醒觉后舌必干燥，因肾系蒸腾之气随口开而外出，故舌干燥也。

《辨舌指南·辨舌明体质禀赋之鉴别》：辨舌审病……体格体质，人有不同，男女老少，又有分别。强壮体，平时舌质润厚而坦，舌色淡红，舌背常有滑苔，或白或微黄，有神彩。薄弱体，舌质尖薄，边尖多红，或紫或有瘰，甚则沿边屈曲如锯齿形，舌心苔少，或无苔。中等体，舌质狭长不厚，色亦淡红，微有薄苔，尖边淡红。

今论禀赋，则男女又有别，少壮亦有殊。男女气血异体，证治亦有大端不同者。男妇气壮，血不易瘀，舌黑耳聋，血络痹也，如热入血室，舌卷囊缩，血痹之甚，筋失养也。亦有未及化热，两肋血络先痹者，其证舌苔忽黄忽白，必带灰黑；若妇人血盛，经水适来适断，与病相触，肝胃之络，最易停瘀，舌黑谵语，事所常有，但耳不聋、乳不缩，不为败证，即耳微聋而谵妄狂躁者，亦邪正相搏之象；惟声息低微，不能转侧，乃为危象，其舌或蓝或灰或黑，有仅在一偏，有全舌皆透，均不得据为凶候，故治妇科伤寒温病，起手即宜和血以防之，否则病愈而络瘀不净，积为胃痛腰痛痼疾，又世以黑而芒刺为热，湿润为寒，然瘀血舌黑，虽热而不生芒刺。盖男子之血，必因寒而瘀，因热而瘀，因温病过服寒剂，遏热闭络而瘀。妇女不必因寒，因热，邪在血不必相入，而血能自瘀，故病愈而黑不退者有之。张石顽云：夏月热病，邪火与时火内外燔灼，苔黑易生，尤可攻治，冬月伤寒，舌苔全黑，决难救也。

老年气血衰颓，津液枯涸，一经染病，无气不能抵抗，邪气内溃，故舌与少壮异。凡老年阴阳俱不足者，苔虽白必浮，中有裂纹；中阳虚者，质胖无华；浊阴内聚，虽润而非液者，两畔厚白，中有裂纹，质绛为痰火，质白为痰气，此苔易脱，脱后色绛，胃阴竭也，脱后色白，肺阴涸也，均为不治，……苔脱后，舌上如涂黑者危。须问曾否食过青果、山楂、石榴等酸味之物，否则即属肾气上泛而欲气促痰升之兆。急用救逆回阳之法，如头汗面黑等象已显，是其机已发，不可救药矣。

凡小儿三、四岁以下，患温热杂病，辨舌与常人略同，惟产生至一二岁，其舌有特种疾患，不可不防之。

小儿之病，舌上每有白衣，若初生小儿，舌上白膜里，或如石榴子，或遍舌根，哭不出声，若不刮去，其儿必哑，或发惊。若小儿舌根下，忽有筋一条，绊其舌尖，不能吮乳，或舌下总筋上生白膜，连舌尖绊住，用银针磨尖，轻轻挑断之。若初生儿，舌上忽生黄泡出水，此为心脾之火；若小儿初生，舌上生白屑如米，剧者口鼻亦有之，此由胞胎中受谷气盛，所谓鹅口是也；凡小儿舌大肿硬，不能转动，此心火挟痰也；若舌肿满口，或胀出口外，难纳药者，用僵蚕、牙皂等分为末，少许吹鼻中，口自开，顽痰自出，再用筋绕丝棉，蘸甘草汤润其舌，然后用蒲黄末掺之，此皆小儿所特有也。

《辨舌指南·辨舌之苔垢》：凡吸烟之人，无病常见燥苔，一经染病，不拘白苔、黄苔，必兼灰黑，或兼裂纹，故临诊之时，先须问其吸烟与否，常苔染苔，斯可攸分。

《辨舌指南·辨舌察脏腑之病理》：如过啖五味，内伤脏气，则舌亦现特征。千金方云：心欲苦，多食苦则舌皮槁而毛焦枯；肺欲辛，多食辛则舌筋急而爪干枯；肝欲酸，多食酸则舌肉肥而唇揭；脾欲甘，多食甘则舌根痛而发落；肾欲咸，多食咸则舌脉短而变色。此五味内合五脏，本其所欲，然太过于常，皆能致病，而舌亦能发现各种特征矣。

《辨舌指南·辨舌之质本》：若舌淡红，尖起紫色蓓蕾星点，乃热毒中心血也，时疫、酒毒、梅毒等症皆有之。……若舌浑紫，满舌有红斑，为酒毒内蕴、湿中生热，宜化斑汤、消斑青黛饮。……若酒毒内蕴，舌必深紫而赤，或干涸，若淡紫而带青滑，则为寒证矣。

《伤寒指掌·察舌辨证法》：湿热内著，从饮食中得之，嗜酒之人多此苔，必厚黄黏腻，痞满不饥，呕吐不纳，惟泻心最效。

《冷庐医话·卷四》：临症视舌，最为可凭，然亦未可执一。《正义》云：凡见黑舌，问其曾食酸甜咸物，则能染成黑色，非因病而生也。然染成之黑，必润而不燥，刮之即退为异。又惟虚寒，舌润能染，若实热，舌苔干燥，何能染及耶？凡临症，欲视病人舌苔燥润，禁饮汤水，饮后则难辨矣。《重庆堂随笔》云：淡白舌苔，亦有热证；黄厚满苔，亦有寒证；舌绛无津，亦有痰证。当以脉、症、便、溺参勘。又曰：白苔食橄榄即黑，食枇杷即黄。又如灯下看黄苔，每成白色。然则舌虽可凭，而亦未尽可凭，非细心审察，亦难免不误治矣。

《辨舌指南·辨舌之苔垢》：苔之燥润糙粘，须以指摸为准。

《温热经纬·叶香岩外感温热篇》：又不拘何色，舌上生芒刺者，皆是上焦热极也，当用青布拭冷薄荷水揩之，即去者轻，旋即生者，险矣。

《辨舌指南·辨舌之质本》：如白滑灰刺，如湿润，刮之即净，为真寒假热，干厚刮不净，是脾胃湿热困心肺，里证热极也。白苔黑刺满舌者，如刮之黑刺即净，光润不干，渴不多饮，在杂病为真寒假热；若刮之不净，干燥粗涩，乃表经皆热极，传入阳明里证，始有此舌。……若白苔里斑舌，如刮之即净者，为湿热微也，刮不净者，为藏府皆实热，阴液欲竭也。即以苦寒合甘寒救阴。

《辨舌指南·辨舌之津液》：苔白如糙石糙手者，此燥伤胃汁不能润舌，肾气不能上达之候；亦有清气被抑，不能生津者，如舌苔黄黑相间，如锅焦黄色，摸之刺手，看之不泽，如胃中津液焦灼，舌干口燥之候，然亦有阳气为阴邪所阻，不能上蒸而化为津液者。

《潜斋医学丛书·重庆堂随笔》：若灯下看黄苔，每成白色。谚云：灯下黄金似白银是也。

四、舌诊内容

《伤寒论本旨·辨舌苔》：更可知舌苔，由胃中生气所现，而胃气由心脾发生，故无病之人，常有薄苔，是胃中之生气，如地上之微草也，若不毛之地，则土无生气矣。故观舌本，可验其阴阳虚实，审苔垢，即知其邪之寒热浅深也。

【研究进展】

一、有关舌诊的统一名词和舌上分部的规定(草案)

根据全国中西医结合四诊研究学术会议(1983 年 5 月,青岛)对舌诊名词的研讨,提出了《有关舌诊的统一名词和舌上分部的规定(草案)》[1],介绍如下。

(一) 舌诊名词

1. 淡红舌:正常舌质的色泽称淡红舌,不再用正红舌等名。

2. 淡白舌:较正常淡红舌质更淡的称淡白舌,不再用浅淡舌、浅红舌等名。

3. 舌面:即中医看舌的一面,不再用舌背之名。

4. 舌下:与舌面相对的一面,不再用舌底、舌腹等名。

5. 舌脉:舌下的两根静脉,不再用舌下脉、舌腹面静脉、舌下静脉等名。

6. 舌边:指舌边缘无苔之处,或出现齿痕之处。

(二) 舌面的分部

把舌尖至人字形界沟中点划分为 5 等份,前 1/5 称舌尖;中 2/5 称舌中;后 2/5 称舌根。另以舌中线与舌边的中点画一线,该线外的称舌侧(见图 3-1)。

(三) 舌下的分部

舌下以伞襞为界分为二个带,伞襞以外称外带;伞襞以内的称内带(见图 3-2)。

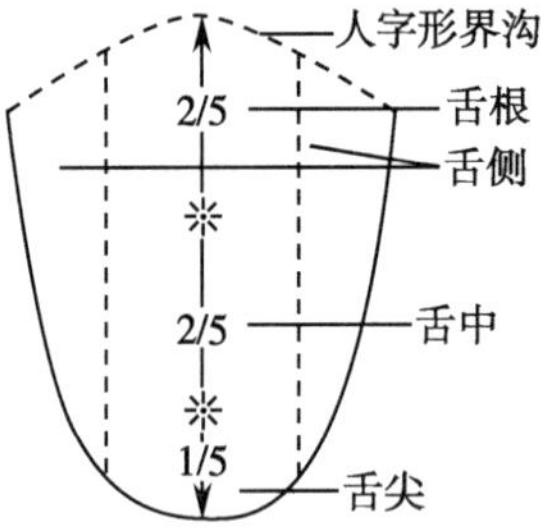

图 3-1 舌面分部

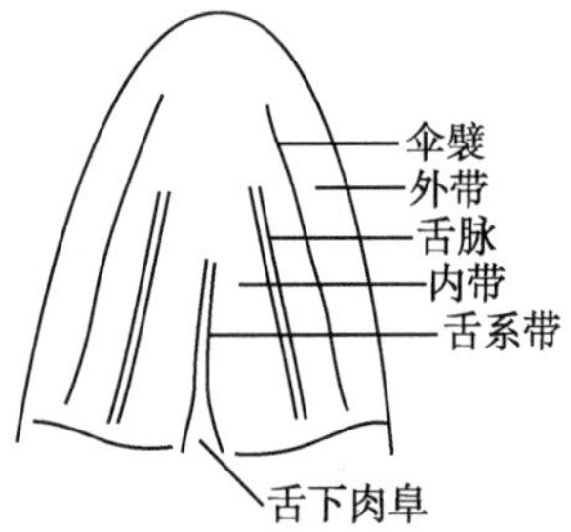

图 3-2 舌下分部

二、舌活体显微观察

舌活体显微观察方面已有较多的报道[2-4],包括放大镜、血管显微镜、角膜显微镜(裂隙灯)等,可将舌头放大数倍至数十倍,以研究各型舌象乳头的变化及其规律,其中尤以裂隙灯放大的倍数最大,灯光最为集中,可看到较细致的变化。最早有日本人德田氏[5]首先利用角膜裂隙灯显微镜检查舌面,以了解皮肤科疾患与舌变化的关系。他将舌面变化分为 10 种:即苔被、变色、混浊、浮肿、隆起、肿大、萎缩、溃疡、肥大、糜烂等。

李之和等[6]使用舌乳头镜(手持折叠放大镜或眼底镜)可放大约 30～80 倍。便于携带和临床使用。可以比较细致地观察舌乳头的形态与微循环的动态变化。正常舌乳头镜所见:丝状乳头在舌背上(舌尖部)成排横列分布均匀,每个丝状乳头表面的上皮突出分枝状(好像稻田一株株的稻苗),丝状乳头总合起来在舌的背面形成一层层薄薄的白色舌苔。青年发育旺盛,老年逐渐变为平滑,它们的形态和高度,随着个人情况而变动。蕈状乳头分散在丝状乳头间,分布较稀,红色圆锥形,镜下绿豆大,突出在丝状乳头表面。对好乳头镜焦点,透过蕈状乳头的上皮可以很好地透映出次级乳头内微血管的血液,正面看呈红色梅花瓣形，侧面看微血管呈线条状，每个蕈状乳头内可见 3～10 条，血管开放数目随着个人生理病理情况有明显的变动。仔细观察可见动脉很细，静脉稍粗，毛细血管呈细网状。蕈状乳头表面上皮，随年岁渐增厚，透明度逐渐变低，微血管显得模糊。吃饭前后蕈状乳头内微循环显著不同，饭后血管充盈，色稠深红。饮酒后更为充血显著。

曾常春等[7]应用自行装置的光学相干层析成像 OCT 设备对大鼠舌苔与舌苔下浅表组织进行在体的显微成像研究，并对舌苔的某些观测内容进行量化处理，能观察到大鼠舌的上表面浅表组织的显微结构层次：表面层为舌苔分布的亮区；其次为显色较浅层，是舌苔与舌体的紧密连接分界层；再其下为舌体组织结构层。也就是说，在体的光学相干层析成像于舌诊中，能够观察到舌上表面的不同层次结构，清楚地分析出舌苔层、舌体层与舌苔舌体连接层的基本结构，实现显微成像观察，并根据此显微检测图像的舌苔表层的厚度、结构的均匀性、透光性、与舌下组织的连续特点等，进行舌苔的厚薄、润燥、腐腻、有根无根客观资料的定量定性测量。

三、中医舌诊的微生态研究

卢林等[8]研究认为，中医临床实践证明舌苔与脾胃功能关系密切，因此舌部微生态与胃肠道微生态从理论上讲是密切相关的。

胃肠道微生态系是一个极其复杂的系统工程，就目前来说，对这个工程的进展过程却大部分或基本上尚不了解，这个过程仍然是一个“黑匣子”。因此通过进口的信息（口腔微生态，食物和水）和出口信息（大便）来了解这个“黑匣子”的内幕，就是十分必要的，而且是可能的。口腔微生态研究，尤其舌部微生态研究较大便微生态研究更为直观、方便，具有极大的临床实用价值。作者经过研究观察，结果表明舌部微生态与胃肠道微生态存在相关性。因此，我们应该将中医舌诊理论与微生态学相互结合，予以深入研究。

随着众多学者的深入研究，舌象及舌部微生态有望成为判断人体微生态状况的观察指标之一，笔者设想可将舌部微生态观察作为筛查人体微生态失衡指标之一，并可将其变化作为微生态调节剂作用效果的观察指标之一。

参考文献

[1] 有关舌诊的统一名词和舌上分部的规定（草案）//陈贵廷，薛赛义．最新国内外疾病诊疗标准．北京：学苑出版社，1992：1400-1401

[2] 陈泽霖，陈梅芳．舌诊研究．上海：上海科学技术出版社，1982：158-170

[3] 匡调元．中医病理研究．上海：上海科学技术出版社，1989：264-267

[4] 袁肇凯．中医诊断实验方法学．北京：科学出版社，2007：12-15

[5] 德田氏．皮肤科疾患与舌变化的关系．日本医学杂志，1957，16(2)：524-526

[6] 李之和．微观望舌与气血津液辨证论治．山西医药杂志，1977(2)：16-18

[7] 曾常春，钟会清，刘汉平，等．应用光学相干层析成像对大鼠舌的在体显微检测研究．北京中医药大学学报，2007，30(8)：532-535

[8] 卢林，杨景云，刘伦翠．浅谈中医舌诊与微生态．中国微生态学杂志，2008，20(4)：421-422

第二节 望 舌 质

【基本内容】

舌质，又称舌体，是舌的肌肉和脉络组织，《望诊遵经》称为“形容”，《辨舌指南》称为“形容”和“质本”。望舌体主要观察舌体的颜色、舌体的形质、舌体的动态和舌下脉络等 4 个部分。

正常人的舌体特点是:颜色淡红,红活鲜明;形质柔软,干湿适中,运动灵活,伸卷自由;舌下脉络不粗胀,脉络分支无瘀点。

一、舌 色

舌体的颜色可分为淡白、淡红、红色、绛色、紫色、青色等 6 种。这 6 种颜色,实质上是两大类型,即淡白、淡红、红色、绛色,是红色由浅淡到深浓的几个层次变化;从绛色到紫色,到青色,是红色成分减少,而青色呈增多的几个层次变化。除淡红色为正常舌色之外,其余颜色均属于病色。

(一) 淡红舌

【舌象特征】淡红为舌体之本色,即舌色白里透红,不浅不深,红润内充。

【临床意义】健康人或病情轻浅,气血未伤者。

《舌鉴辨正・红舌总论》说:“全舌淡红,不浅不深者,平人也。”在外感病中,舌色淡红,为热邪侵犯肌表,尚未侵入营血;在内伤杂病中,舌色淡红而明润,为阴阳气血旺盛,病情轻浅,或是疾病转愈之佳兆。

(二) 淡白舌

【舌象特征】舌色比正常舌色浅淡,红色偏少而白色偏多,称为淡白舌。若舌色淡白,干枯少津,则称为枯白舌;若舌色淡白,湿润光滑,则称为淡白光莹舌。

【临床意义】主气血两虚,阳虚寒湿。

舌色淡白,多因气血两虚,或阴寒内盛所致。若舌体不肥大,与正常舌体大小相似,或稍小于正常舌体,舌面虽润,但津液不多者,多为气血两虚;若舌色淡白,舌体胖嫩,舌边有齿印,舌面湿润多津者,多为阳虚寒湿内盛;若舌体淡白,干枯少津,甚则舌面毫无津液,多为阳虚不能化津液,或阳虚不能施布津液;舌体淡白光莹,舌面光滑无苔,多为脾胃之气衰败,气血两虚之候。

(三) 红舌

【舌象特征】舌色较淡红颜色为深,呈鲜红色。

【临床意义】主热证。

舌色鲜红,舌尖有芒刺,舌面兼黄厚苔者,多属实热证,在外感病中出现多为热盛期,在内伤病见之为脏腑阳热亢盛。

若舌色鲜红,舌面无苔无津液者,多为阴虚火旺。

若全舌纯红而有小黑点者,多为脏腑热极;舌尖独红,为心火上炎;舌边红赤,为肝胆有热;舌红中剥,为胃阴已伤;舌红瘦薄而干燥,为热盛伤津。

(四) 绛舌

【舌象特征】绛为深红色,比红舌的颜色更深更浓。

【临床意义】主热盛。

舌绛在外感病中出现,为热邪侵入营血之象征;在内伤病中出现,为阴液亏损虚火亢盛之候。舌绛而干为实热,舌绛而润为虚热。

若舌绛而光嫩,为阴液不足;舌绛光亮燥裂,为阴液大伤;舌绛而光莹,为胃肾阴亏已极。

舌尖独绛为心火亢盛;舌中绛盛为胃阴已伤;全舌红绛为热在心包。

红舌与绛舌的区别：

(1) 颜色深浅的区别：红舌与绛舌，都属于舌质红，但有深浅之别，红舌是舌色鲜红，比正常人的淡红舌颜色较深，而绛舌是在红舌的基础上颜色进一步加深加浓，属深红中略带黯黑。

(2) 主病部位的区别：红舌与绛舌都主热证，但在病位上是有区别的，红舌主病部位比较广泛，无论是卫气营血，脏腑经络，只要有热邪为犯，都可出现红舌；而绛舌主病部位比较狭窄，只有热邪侵入营血才可出现绛舌，在内脏只涉及心、心包络、肝、肾等脏器。

(3) 主病性质的区别：红舌主热证，虚热、实热都可出现。实热证为阳热有余，舌体形状多无变化；虚热证是阴液不足，由阴虚而导致火旺，故舌体形状多呈瘦薄干燥，且舌色多表现为嫩红鲜艳。绛舌主热证，是因热灼津伤，血液浓缩所致，多在热性病的中后期或久病低热不退的病程中出现，故绛舌所主的热证多属虚热证。

（五）紫舌

【舌象特征】紫为蓝、红合成的颜色，即舌色浅红而带蓝，或淡红而带青之舌色。淡紫、绛紫、青紫均称为紫舌。

【临床意义】主病有寒证，也有热证。舌淡紫或青紫湿润属寒证；绛紫干枯少津属热证。

舌色淡紫，或紫黯而湿润，多为阳虚寒盛，气血运行不畅之证。

舌色绛紫，干枯少津，多为火热炽盛，营阴受损之证；若绛紫舌肿大，多为酒毒冲心。

舌色青紫，或滑或黯，多为寒凝气滞，血液瘀阻之证；舌色青紫也可见于先天性心脏病，或药物、食物中毒等病证。

（六）青舌

【舌象特征】青为淡蓝之色，全舌呈均匀的青色，称为青舌，古书形容如水牛之舌。

【临床意义】主阴寒证、瘀血证。

全舌发青，是寒邪直中肝肾，阳气衰极或阳郁不宣所致；舌边发青，是内有瘀血阻滞，血液运行不畅之故。

二、舌　　形

舌形包括苍老、娇嫩、胖大、瘦薄、芒刺、齿痕、裂纹等。

（一）苍老舌

【舌象特征】舌质纹理粗糙，或皱缩，舌色晦黯干燥，称为苍老舌。

【临床意义】主实证。

舌质坚敛苍老，不论苔色如何，病多属实。若舌青而苍老，是肝胆两经邪盛；舌赤而苍老，是心与小肠邪盛；舌白而苍老，是肺与大肠邪盛；舌黑而苍老，是肾与膀胱邪盛。

《辨舌指南·辨舌之神气》又认为："老而焦紫，属肝肾阴涸，多死；舌心绛而老，乃胃热上灼心营；舌尖绛干，乃心火上炎。"

（二）娇嫩舌

【舌象特征】舌体纹理细腻，舌色淡白而湿润，称为娇嫩舌。

【临床意义】主虚证。

《临证验舌法·验舌分脏腑配主方》说："舌青而浮胖娇嫩者，为肝胆精气虚；……黄而嫩者，脾胃精气虚；……赤而嫩者，心与小肠精气虚；……白而胖嫩，为肺与大肠精气虚；……黑而胖嫩，肾与膀胱精气虚。"总之，娇嫩舌主虚证无疑，无论苔色如何，不是气虚，便是血虚，不是阳虚，便是寒甚。

（三）胖大舌

【舌象特征】舌体较正常肥大，轻则厚大异常，重则胀塞满口，称为胖大舌。

【临床意义】主水湿痰饮，热毒、酒毒。

舌体淡白胖大，舌面水滑，为脾肾阳虚，津液不化，水饮内停；舌体淡红或红赤胖大，舌面有黄腻苔者，为脾胃湿热，或心胃热盛；舌体红绛胖大，为心火上炎，热毒上壅；舌紫而肿，为邪热入血，夹酒毒上冲；舌紫黯胖大兼口唇发青，为中毒血瘀。

（四）瘦薄舌

【舌象特征】舌体萎缩，瘦小而薄，称为瘦薄舌。

【临床意义】主气血两虚、阴虚火旺证。

舌体淡白瘦薄，为气血两虚；舌体淡红或嫩红瘦薄，为心阴不足；舌体红绛瘦薄，舌干无苔，为阴虚火旺。

（五）点刺舌

【舌象特征】点，指蕈状乳头增大，数目增多，乳头充血水肿，大者称星，小者称点，色红者称红星舌，或红点舌；色白者称白星舌。刺，是蕈状乳头增大、高突，并形成尖锋，形如芒刺，摸之棘手，称为芒刺舌。

【临床意义】主火热炽盛、血分实热。

红点舌，是温热或瘟毒入血，热毒乘心，或湿热蕴于血分；白色小点，是热毒炽盛，舌将糜烂之先兆；纯红而有小黑点，是脏腑皆热，血中热盛而气血壅滞。

芒刺舌，总属邪热亢盛。舌尖有芒刺，为心火亢盛；舌边有芒刺，为肝胆火旺；舌中有芒刺，为胃肠热盛。若芒刺舌而兼黄燥苔者，为气分热极；若兼舌绛无苔者，是热入营血。

（六）裂纹舌

【舌象特征】舌面上呈现多少不等、深浅不一、形状各异的裂沟或皱纹，称为裂纹舌。

【临床意义】主热盛伤津，血虚不润。

裂纹或裂沟中有舌苔覆盖者，多为先天性裂纹；若舌质淡红，舌面荣润，体无病态，而舌有裂纹者，亦属平人，为生理现象；若舌色淡白而有裂纹或裂沟者，为血虚不润之候；裂纹舌，而舌体红赤，舌面有黄厚苔者，为脏腑实热；若舌绛无苔而舌面有裂纹者，为阴虚液涸；若舌绛干燥而舌有裂纹者，为热邪入肝，或阴液大亏。

（七）齿痕舌

【舌象特征】舌体边缘有牙齿压迫的痕迹，称为齿痕舌或齿印舌。

【临床意义】主脾虚、水湿内盛证。

齿痕舌多与胖大舌并见，若舌体淡白而舌边有齿痕，多为寒湿壅盛；若舌体淡红而舌边有齿痕，多为脾虚或气虚；若舌红而肿胀满口，舌边有齿痕，为内有湿热痰浊壅滞。

三、舌 态

正常人的舌体运动状态，应是活动灵敏，伸卷自如，是气血充盛，经脉通调，脏腑健旺的表现。若出现舌体萎软、强硬、歪斜、颤动、吐弄、短缩、弛纵等异常舌态，多为病态。

（一）痿软舌

【舌象特征】舌体软弱无力，不能随意伸缩回旋，称为痿软舌。

【临床意义】主气血两亏、热灼津伤和阴亏已极。

若舌体淡白痿软，为心脾气血两虚；舌质红绛光滑而舌体痿软，是热灼津伤，阴虚已极；舌红绛不鲜，舌体干枯而痿软，为肾阴涸竭；舌体紫绛痿软，舌形敛束，伸不过齿，为肝肾阴液枯竭之败证。总之，舌体痿软，在暴病中出现多为热灼，在久病中出现多为虚损。

（二）强硬舌

【舌象特征】舌体不柔和，板硬强直，卷伸不利，不能灵活转动，称为强硬舌。

【临床意义】主热入心包、高热伤津，或风痰阻络。

若舌体强硬而舌质深红，伴有高热者，为热入心包，或高热伤津；舌体强硬伴有舌胖苔厚腻者，为痰浊内阻；舌体强硬兼见舌质淡红或青紫，伴有口眼㖞斜者，为中风或中风先兆。总之，舌体强硬在外感病中出现，多为热盛伤津而风动，在内伤病中出现，多为中风入脏，或胃气将绝。

（三）歪斜舌

【舌象特征】舌体不正，伸舌时偏歪一侧，称为歪斜舌。

【临床意义】主肝风夹痰，或痰瘀阻滞经络。

歪斜舌多与口眼㖞斜、肢体偏瘫同时出现。若舌体偏歪，舌质紫红，来势急骤者，为肝风发痉；舌体偏歪，舌质淡红，来势缓慢者，为中风偏枯；单见舌体歪斜，多是中风先兆。

（四）颤动舌

【舌象特征】舌体不自主地振颤抖动，动摇不宁，称为颤动舌。

【临床意义】主气血虚衰，热极生风，肝阳化风。

若病久而舌体颤动，舌色淡白或淡红者，为气血两虚动风；外感热病而舌体颤动，舌色深红，或红绛少津者，为热极生风；内伤杂病，舌鲜红而舌体颤动者，为阴虚肝风内动。

（五）吐弄舌

【舌象特征】舌伸长于口外，不立即回缩者，称为吐舌；舌伸出即收，反复舐弄口唇四周，称为弄舌。

【临床意义】主热盛风动、脾肾虚热、痫病。

舌体吐弄，兼见口舌生疮、舌红苔黄者，为心火亢盛；舌体吐弄，兼见手足蠕动，舌红少津无苔者，为脾肾虚衰；舌体吐弄，兼见口吐涎沫，或四肢抽搐者，为痫病。

（六）短缩舌

【舌象特征】舌体紧缩不能伸长，甚则舌体抵齿都很困难，称为短缩舌，或称舌卷。

【临床意义】主寒凝筋脉，热极风动，气血亏虚，风邪夹痰。

舌体短缩，兼见舌色淡白，或青紫而湿润者，为沉寒痼冷，寒凝筋脉；舌体短缩，兼见舌胖苔黏腻者，为痰湿阻滞经络；舌体短缩，兼见舌色淡白胖嫩者，为脾肾衰败，气血亏虚；舌体短缩，兼见舌红绛干燥者，为热极风动，筋脉失养。

此外，先天性舌系带过短，亦可出现舌卷不伸，称为绊舌，无辨证意义。

（七）弛纵舌

【舌象特征】舌体伸长于口外，回缩困难，流涎不止，称为弛纵舌。

【临床意义】主实热内踞，痰热入心，气虚。

舌弛纵不收，兼见舌色深红，舌体肿满，坚敛干燥者，为实热内结，或痰火扰心；舌弛纵，兼有舌体麻木不仁者，为气血亏虚，筋脉失养。

四、舌 络

舌下络脉，是指位于舌下系带两侧纵行的静脉。

（一）观察方法

令患者张开口，舌体向上腭方向翘起，舌尖轻抵上腭或门齿内侧，勿用力太过，使舌体保持自然松弛，舌下络脉充分显露，仔细察看舌下络脉的长短、粗细、形态、颜色等变化。

（二）正常舌络

正常人舌下二根静脉仅隐现于舌下，并不粗张，管径小于2.7mm，其长度亦不超过舌尖至舌下肉阜的五分之三，其颜色为淡紫色。

（三）病理舌络

舌下络脉与心肝二脏密切相关，因心主血、肝藏血，心肝二脏关系到血液循环，不论身体任何部位如有血液瘀积，或痰湿内阻，脉道不利，均可见舌下静脉粗张、颜色青紫，甚至出现青黑色。若舌下络脉细而短，色淡红，周围小络脉不明显，舌色和舌下黏膜色偏淡者，为气血不足。所以，望舌下络脉，对瘀血、血虚等的辨证有较大的意义。

【补充阐发】

一、舌上点、刺，星、斑的区别及意义

凡舌面有鼓起之小点，无论红、黑、白、黄皆称点；若舌面之软刺及颗粒增大，且渐成尖峰，高起如刺，摸之棘手，则称刺。点和刺多见于舌之边尖部分，以红点多见，芒刺少见。点刺主病，一是热毒炽盛；二是营血郁热，或热毒乘心；三是湿热蕴于血分。

凡舌面突起的小点进一步增大者，即谓星，如红星舌、白星舌等；若舌面出现大小不等，形状不一的青紫色或紫黑色斑点，并不突起，则称为斑，或称瘀斑、瘀点。星斑的形成，多由脏腑血分热甚，气血壅滞所致。一般而言，无论红星、白星、黑星，皆主脏腑血分热极；无论红斑、紫斑、黑斑，统属血中热甚而气血壅盛。红绛星斑较轻，而紫黑星斑较重。

临床诊察点刺星斑，可根据其出现的部位，辨别邪热或瘀热所在脏腑，如位于舌尖，多属心火亢盛，或心血瘀阻；若位于舌边，多属肝胆火盛或肝郁血瘀；若位于舌中部位，多属胃肠热盛，或瘀阻胃络。

二、舌面凸凹的临床意义

凡舌起瘰突出者为凸，蚀烂低陷者为凹。一般地说，凸者多由疫毒热毒所致，凹者不外邪盛正衰。《辨舌指南》曰："气盛则凸，气陷则凹。"凸者多见于温毒时疫，肠胃枭毒内伏，治宜凉泻攻毒；凹者有虚实之别，实证先起糜点，脱去则现凹，或因舌体生疮，久蚀成穴，多因上焦邪热亢盛所致；若红点坑凹似虫蚀者，乃水不济火，热毒炽盛；或舌中剥蚀，边见腻苔，是湿痰停积；虚证由胃阴中竭所致，若舌黑中烂凹陷者，属危候。若舌根高起，累累如豆，内露人字纹深者，是胃肠食积。

三、正常情况下的齿痕舌、短缩舌、裂纹舌及剥落苔

齿痕舌、短缩舌、裂纹舌和剥落苔四种舌象，除在病理情况下可见之外，在正常情况下亦可见之，故不可概言为病理舌象。

（一）齿痕舌

若健康人舌体并不胖大而有轻微齿痕，且长期存在不易消失，这是先天性齿痕舌。上海中医学院第二届西学中研究班调查了2090例正常人中，先天性齿痕舌者为54例，占2.6%。如曹炳章《彩图辨舌指南》引《利济外乘》语："无病之舌，形色各有不同，有常清洁者，

有稍生苔层者，有鲜红者，有淡白者，或为紧而尖，或为松而软，并有齿印者，……此因无病时各有禀赋之不同，故舌质异也。”

(二) 短缩舌

若由于舌之系带过短，系带牵拉而使舌不能伸出口外，并无疾病之象之舌短缩，是先天性短缩舌。此与疾病无关，只需矫形手术把舌系带切断，在小儿可以完全恢复。故《彩图辨舌指南》又说：“凡舌短由于生就者，无关寿夭。”

(三) 裂纹舌

在健康人中，大约有0.5%的人在舌面上有纵横之裂沟，称先天性舌裂。其裂纹之中有舌苔覆盖，且无不适之症，此为与病理性裂纹舌的鉴别要点。上海第一医学院舌诊研究组对5403名正常人舌象调查中，有先天性舌裂者占398例(7.37%)，而且随着年龄的增长比例有所增加。1～9岁儿童中为1.07%，10～19岁为3.41%，20～29岁为8.33%，30～39岁为11.19%，40岁以上者为15.27%，但在性别上无显著差异。这一观察结果与国外有关报道相似。《中医症状鉴别诊断学·舌裂》指出：“健康人亦偶有舌裂，或与生俱来，或为时已久，但其人一切如常，则不可视为病态。此种舌裂之特点：舌质呈健康之肉红色，不胖不瘪，不老不嫩，苔薄白荣润，口中津液如常，其人毫无所苦，亦无其他不适感。”

(四) 剥落苔

有部分人生来即有舌苔剥脱，其部位常在舌面中央人字沟之前，呈菱形，这是舌器官轻度发育不良的痕迹，称为菱形舌，与疾病无关。关于正常人剥落苔的发生率不尽一致，分别有2.2%、2.96%、3.9%的不同报道。有人认为，在正常小儿中剥落苔的出现率与年龄有关，年龄愈小者出现率愈高。上海第一医学院舌诊研究组的调查表明，1～9岁的儿童舌苔剥落者高达7.23%，远较其他年龄段的出现率为高。

四、舌痒的临床意义

若舌体色泽形态并无异常，但感奇痒者称为舌痒。若因舌体肿胀、糜烂而致舌痒者，不在此列。一般舌痒多在舌之前半部或舌尖部。

《素问·玉真要大论》曰：“诸痛痒疮，皆属于心。”舌为心之苗，手少阴心经之别系舌本，五脏之脉虽都通于舌，然其主宰者为心，故舌痒一症多见于心肾阴虚受风和心火炽盛所致。

心肾阴虚受风舌痒：舌尖发痒，痒时彻心，心烦不安，但舌体如常，舌苔略少，小便清利，大便自调，脉细弱或细数。因心肾阴虚，心火上炎，风邪乘之，风火相搏，致舌痒难忍。病在心肾，邪为风火，故治当滋阴清火，祛风止痒。

心火炽盛舌痒：以舌尖或舌前部发痒，或伴舌前灼痛，心烦急躁，口干舌红，舌尖或有红刺，小便赤涩热痛，脉弦而数。本证舌痒，多由抑郁不遂，五志化火；或过食肥甘，贪嗜酒酪，心脾积热，心火上炎，复感风邪，风火相搏，而致舌痒。其病在心，心经火盛，治宜清心泻火，祛风止痒。

上述舌痒之二证，其鉴别要点是：心肾阴虚受风所发，为虚中夹实证候，临床所见除明显的心肾之阴亏虚表现外，常有舌质嫩红，无苔或少苔，脉细而数等舌脉变化。而心火炽盛者为心经火盛之实热证，以舌痒伴有心烦急躁，尿赤涩痛，舌尖红赤起芒刺，脉弦数为其辨证要点。

五、舌麻的临床辨析

舌上自觉麻木者，称舌麻；若舌强直而麻木者叫舌痹，或称舌麻痹。

《素问·逆调论》曰："荣气虚则不仁。"《辨舌指南·观舌总纲》谓："舌不燥而麻木，欲伸不能出者，肝风挟痰也。"《辨舌指南·辨舌总纲》又说："舌痹者，强而麻也，乃心绪烦扰，忧思暴怒，气凝痰火而成。"可见舌麻一症，临床有血虚舌麻、肝风舌麻和痰阻舌麻之别。

血虚舌麻：舌淡而麻，兼见面白而委，心悸，气短，失眠，多梦，健忘，脉细无力。由于营血虚少，滋养不充，舌肌失养，故而舌麻。心神失养，故心悸，健忘，失眠，多梦；血虚气少，故面白神委，气短脉细。本证舌麻的特点是舌麻而不强，且见血虚之见症。

肝风舌麻：舌麻而强，语言不利，头晕头痛，或猝然倒地，半身不遂，脉弦细而数。本证是由于肝肾阴亏，阳亢失制，化风上扰，阻滞一侧舌络，经气不畅所致舌体麻木而强。由于下虚上实，故除腰膝酸软之外，重在"阳亢"明显，头胀痛，面红赤，舌红脉弦细数是常见症状。

痰阻舌麻：常因所致病因不同，表现也不一。若风痰阻络，则舌麻而强，且兼头晕目眩，四肢麻木，昏仆倒地，口㖞偏瘫，苔白滑脉弦缓。若因痰火阻络，舌红而麻，舌强，头晕，耳鸣，口苦，烦躁易怒，脉弦而滑数。痰阻舌麻乃痰阻机窍，络道不通，舌机失灵，而舌麻不适。其特点是：舌麻而强，语言不利，且具有头晕目眩，肢体麻木，苔滑或腻，脉弦滑等痰盛之见症。

六、舌痛的辨证分析

凡舌感灼痛、麻痛、涩痛，而并非舌体痈肿疮毒所致者，都称做舌痛。舌痛之部位既可见于全舌，更多是见于舌之某一部分。《医学摘粹·杂证要法》曰："舌之疼痛、热肿，专责君火之升炎。"临床舌痛常见有脏腑实热和阴虚火旺两种原因。

脏腑实热舌痛：舌红赤，疼痛较重，舌起芒刺，苔黄或燥，兼口渴，口苦，心烦，尿赤，便结，脉滑数。

心脾肝肾多脏经络均上连于舌，故各脏火热之邪均可上攻舌络而致舌痛，但在部位上略有不同：舌尖红刺灼痛，心烦不寐者属心火；舌侧疼痛，口苦易怒者属肝火；舌痛中间，苔黄厚兼燥，喜冷饮而便结者，是胃火；若舌头辣痛，多属肺火熏灼；舌痛而头眩者，为痰火上攻，舌络阻痹；全舌青紫作痛，是脏腑热毒。

阴虚火旺舌痛：舌上灼痛或干痛，舌质光红，干燥少津，无苔或少苔，兼有盗汗，五心烦热，焦躁失眠，脉细数。

《舌诊研究》说："舌色红润，舌尖有突起如小刺状，可疼痛，多见于失眠及夜间劳作之人。"由于阴虚火旺，虚火内炽，故常兼见五心烦热，盗汗潮热，脉细而数。

七、舌下络脉的古今望诊

隋代巢元方的《诸病源候论》卷十二记载道："身面发黄，舌下大脉起青黑色，舌噤强，不能语，名为噤黄候也。"这大概是中医古代文献中最早记录有舌下络脉的文字了。此后，宋代陈自明在其《妇人大全良方》一书中指出："身重体热寒又频，舌下之脉黑复青。"施发在《察病指南·产难外候》谓："寒热并作，舌下脉青而黑，子母皆死。"此后较少有人论及舌下脉络诊法。直到1964年2月在《中医杂志》上张赞臣认为，舌下经脉与心肝两经关系密切，不论身体任何部位有所瘀积或痰湿内阻，脉道不利，皆可观之于舌下络脉。由于其部位浅在膜内，故清晰可辨，检查方便。若舌下络脉粗张，颜色青紫，甚至呈青黑者，多为肝郁失疏，或痰热内阻，或瘀血郁结之证。

上海医科大学观察了青紫舌患者的舌下络脉粗张的情况，发现舌下络脉粗张者达50.0%～68.8%，经过治疗后病情好转时，青紫舌和舌络粗张均有改善，因而提示舌下络脉粗张与舌两边紫黯，舌面瘀点、瘀斑意义相同，均属瘀血征象。

上海医科大学华山医院通过对4283例正常人的测量，其舌下络脉的直径平均为1.83mm（其中10～19岁平均为1.59mm；20～29岁为1.90mm；30～39岁为1.88mm；40～49岁为1.97mm；50岁以上为2.08mm）。其长度94.7%均不超过舌尖至舌下肉阜连线的3/5。其色泽淡紫色占84.96%，青紫色占12.75%，紫黑色占2.29%。因而作者提出若舌下络脉粗张于黏膜之下，且长度延长，或色泽青紫、紫黑，均应考虑为病态。

《中医诊断学》统编教材已将舌下络脉作为舌诊的内容之一，规定了望舌下络脉的方法、内容、意义和正常值，使舌下络脉的望诊更趋规范化。

八、舌下“瘀血丝”、“瘀血点”的临床意义

在望舌下络脉之外，有人提出诊察舌下“瘀血丝”和“瘀血点”以诊断血瘀。如四川德兴县血吸虫病防治站通过对肝硬化、肝脾肿大、冠心病、脑血管疾病、肿瘤等多种血瘀疾病的观察，发现舌下“瘀血丝”比舌色青紫、舌面瘀点、瘀斑的出现为早，对血瘀证的早期诊断有较大的参考价值。具体观察方法是：让患者张口，舌尖上翘，细察舌下、舌边之舌体上有一种呈放射状稍带青紫色的丝状脉络，此即为“瘀血丝”。瘀血丝的多少与患者血瘀的轻重成正比。无血瘀者舌下瘀血丝则无。

上海电业职工医院对131例患者的舌下瘀点进行观察，发现出现舌下瘀点者多为心血管疾病，如高血压、冠心病等。也见于慢性肝病、慢性支气管炎、慢性阻塞性肺病等有血瘀的疾病。此外，他们观察了100例正常人，均未见“瘀血点”的假阳性。由此认为舌下瘀点是血瘀证的一个阳性舌征，对于无青紫舌的血瘀患者是一个特别明显的指标。

【古代文献】

一、舌体的颜色

（一）淡红舌

《望诊遵经·诊舌气色条目》：夫舌者，心之官，色者，心之华。心主血而属火，色赤而主舌。是赤者，舌之正色也。

《舌鉴辨正·红舌总论》：全舌淡红，不浅不深者，平人也。有所偏，则为病。表里虚实热证皆有，红舌惟寒证无之。如全舌无苔，色浅红者，气血虚也。

《景岳全书·伤寒典》：舌为心之官，本红而泽。

《舌胎统志·淡红舌》：舌色淡红，平人之常候。……红者心之气，淡者胃之气。

《寿世医鉴·鉴舌知病诀》：凡看病以舌为主也，舌上红活光润者，无病也。舌尖红者，心热也；舌根红者，肾热也；舌中心红者，胃热也；舌左边红者，肝热；舌右边红者，肺热也；舌上满红者，内有蓄热也。

《舌胎统志·淡红舌》：淡红舌，两边白沫白涎，为相火之动，伤寒为在经之邪，温热为初犯膜原。……淡红舌中心白腻，为寒食伤中，为冷饮蓄积；两傍白腻，寒伏膜原；舌根白腻，为寒在丹田，为肠鸣泄泻；满舌白腻，为痞满塞痛，为痰嗽之急，为寒热截疟，为咳嗽呕恶。……淡红舌，左边白苔，为肥气，为息积，为贲豚；右半白苔，为痰火，为支饮，为气喘。……淡红舌，苔白如积粉，为外感风寒，内挟食滞。难症为哮喘肿满，宿饮留结；伤寒二三日，见此为重，若更渴而干者，为难治。……淡红舌，尖生芒刺，为上受风温，治宜清散。……淡红舌，尖血出不止，为血溅，此心火上冲所致。……淡红舌，中满者，有黄滑白滑灰滑，皆为湿苔，其病

为中湿。……淡红舌，强硬者，为中风，语言謇涩，此痰壅舌根故也。……淡红舌，中心一片透明无色者，为三阴俱虚，元阳竭绝。……淡红舌，中心无苔，嫩红娇艳者，为痨瘵骨蒸，为失血久痢，皆系阴液极虚，孤阳无制。……淡红舌，其质消瘦或薄削者，皆为虚损之征。……淡红舌，干白腻者，为中焦停滞，相火烁其胃津。……淡红舌，干白而碎裂者，为六气之邪，犯其上焦气分。……淡红舌，白滑之苔，须审脉色外证，如果寒湿，温燥无妨。

（二）淡白舌

《舌胎统志·淡白舌》：淡白者，病后之常舌也，较平人舌色略淡，比枯白之舌色略红润也。须分其舌本之厚薄大小，其舌色之淡者，中藏虚也，故淡白舌为藏气虚寒，治宜温补。妇人得孕二月后，多此舌，治以宣通脾胃之滞，宜辛香。淡白舌而白沫白涎者是人多寒气，胸中有寒湿也，或凉饮所致，或瓜桃所伤，宜辛温宜利治之。淡白舌而白苔者，为疟作，为飧泄，为痃疝，为癖积，为喘满，为膈塞，总之，不离乎寒饮凝伏，阳分衰微，调治不用汗、吐、下三法为宜。

《舌鉴辨正·白舌总论》：白舌为寒，表证有之，里证有之，而虚者实者亦有之。不独伤寒始有白舌，而白舌亦可以辨伤寒，其类不一。……至若杂病之人，舌白嫩滑，刮之明净者，里虚寒也。无苔有津，湿而光滑，其白色与舌为一，刮之不起垢腻，是虚寒也。……纯熟白舌，光滑无苔，乃气血两虚，藏府皆寒极也，宜十全甘温救补汤，加姜附桂不次急投，至白色（生活）转淡红乃愈。……淡白透明舌，不论老幼见此舌，即是虚寒，宜补中益气汤加姜附桂治之。……透明者，全舌明净无苔，而淡白湿亮，间或稍有白浮涨，似苔却非苔也，此为虚寒舌之本色。

《四诊抉微·白苔舌》：舌乃心之苗，……当赤色，今反见白色者，是火不制金也。……舌白无苔而明淡，外证热者，胃虚也，补中益气汤主之。凡言苔者，有垢上浮是也，若无苔垢而色变，则为虚也，……舌鉴之，年高胃弱，虽有风寒，不能变热，或多服汤药，伤其胃气，所以淡白通明，似苔非苔也，宜补中益气汤，加减治之。然于予观之，不止是也。此等舌，俗名镜面舌，多见于老弱久病之人，是津液枯竭之候，五液主于肾，尝用大剂生脉合六味治之，因而得生者多矣。舌见白苔，如煮熟之，厚厚裹舌，则饮冷之过也，脉不出者，死，四逆汤救之。

（三）红舌

《伤寒舌鉴·红色舌总论》：夫红舌者，伏热内蓄于心胃，自里而达于表也。仲景云：冬伤于寒，至春变为温病，至夏变为热病，故舌红而赤。又有瘟疫疫疠，一方之内，老幼之病皆同者，舌亦正赤而加积苔也。若更多食，则助热内蒸，故舌红面赤，甚者面目具赤而舌疮也。然病有轻重，舌有微甚，且见于舌之根尖中下左右，疮蚀胀烂，瘪细长短，种种异形，皆瘟毒火热蕴化之所为也，其所治亦不同。

《舌鉴总论·舌红色总论》：红色者，舌之正色也，……第红光外露，不能内藏，斯为有病之舌。夫红舌是少阴伏热，蓄于心胃，乃自里而达于表也。

《舌胎统志·正红舌》：正红者，火色也，绛红者，赤朱也。红者心之色，淡者胃之气。……故凡流之心，必赖胃气充荣，如舌之正红无粉气者，乃心脏失胃气之真色；胃者，土也。万物得土则生，失土则死。法云脉无胃气则死，色无胃气则死。故舌之正红为病色，若红色而娇艳者，为心脏之真色见，见必死。经云食气入胃，浊气归心，淫精于脉，故无粉色之正红者，为胃气之衰，人身之疾病也。

《舌鉴辨正·红舌总论》：色深红者气血热也，色赤红者脏腑俱热也，色紫红瘀红者，脏腑热极也。中时疫者有之，误服温补者有之。色鲜红无苔无点无津、无液者，阴虚火炎也（有苔可作热论，虚极不能生苔）。色灼红无苔无点而胶干者，阴虚水涸也；色绛红无苔无点光亮如钱，或半舌薄小而有直纹，或有泛涨而似胶非胶，或无津液而咽干带涩不等，红光不活，绛色难名（如猪腰将腐难以言状），水涸火炎，阴虚已极也。瘦人多火，偏于实热，医者拘于外貌辄指为虚，误服温补灼伤真阴，或误服滋补（名为滋阴降火，实则腻涩酸敛胶粘实热引入阴分），渐耗真阴亦成绛舌，而为阴虚难疗矣。不论病状如何，见绛舌则不吉。

《辨舌指南·辨舌之颜色》：少阳相火从火也，故红色应胆，少阳以木火为用。温邪内发必借少阳为出路，乃同气之应也。如淡红嫩红，白中带红，是温邪之轻者；……如纯红鲜红起刺，此胆火炽而营分热；……舌尖赤者心热也，尖赤而起芒刺者，心热甚也；舌边色赤者，肝热也，甚则起芒刺者，肝热极也。……舌心干红者，为阴伤也，宜用甘寒；平素舌多红赤者，其人必营虚。

《辨舌指南·红舌证治图说》：全舌鲜红柔嫩，光而无津液，或谓镜面舌。舌色光红，柔嫩无津，良由汗下太过，元精耗极于内，宜生脉保元清补之。……红嫩无津舌，全舌鲜红柔嫩而无津液，望之似润，而舌燥涸者，乃阴虚火旺也，宜十全甘寒救补汤常服之。旧说用生脉散人参三白汤，医家积弊，误人不少。……若舌绛而光亮者，胃阴亡也，急用甘寒濡润之品。……薛生白云：舌光如镜，外证口大渴，胸闷欲绝，干呕不止，此乃胃液受劫，胆火上冲，宜西瓜汁、金汁水、鲜生地汁、甘蔗汁，磨服木香、郁金、香附、乌药等味。

（四）绛舌

《舌胎统志·绛色舌》：绛色者，火赤也，深红也。为温热之气蒸腾于膻中之候，或过饮火酒，酒气熏胸中，亦有此色，故绛色者，神必不清，气必不正，为壮火食气，气乱则神昏是也。……绛舌卷缩者，为热毒伤肝；神昏不省者，热毒伤心；黑胎（苔）音哑者，热毒伤肾；齿焦唇吊者，热毒伤脾；皮槁脉涩者，热毒伤肺；伤一者难治，伤二者多危，伤三者终不救。

《温热经纬·叶香岩外感温热篇》：再论其热传营，舌色必绛。绛，深红色也。初传绛色中兼黄白色，此气分之邪未尽也，泄卫透营，两和可也；纯绛鲜色者，包络受病。……再色绛而舌中心干者，乃心胃火燔，劫烁津液。……至舌绛望之若干，手扪之原有津液，此津亏湿热熏蒸，将成浊痰蒙闭心包也。……其有舌独中心绛干者，此胃热心营受灼也，当于清胃方中加入清心之品，否则延及于尖，为津干火盛也，舌尖绛独干，此心火上炎，用导赤散泻其腑。

《辨舌指南·辨舌之颜色》：绛色心经，候营分血分之温热也。凡邪热传营舌色必绛。绛，深红色也，心主营主血。……马衣伯云：满舌明红，并无他苔者，为绛色，心之本色也。舌绛而润为虚热，舌绛而干为实热，绛而起刺为热甚，绛而光嫩为阴液不足，绛光燥裂为阴液大伤。……章虚谷曰：热入营分舌色必绛。风热无湿者无苔或有苔亦薄，热兼湿者必有浊苔而多痰，然湿在表分者亦无苔，或有苔亦薄。……舌尖独红绛者，心营暗炽也；舌根绛者，血热内燥也；全舌无苔色深红者，气血热也；舌肉绛者，邪居血分也；绛而有黄白碎点者，将生疳也。

（五）紫舌

《舌鉴总论·舌紫色总论》：紫色舌苔者，酒后伤寒也。由大醉露卧当风，或冷饮停积不散，或已病仍饮不节，或感冒不即解散，妄用姜葱热药发汗，汗虽出而酒热留于心胞，伏于经络。

《伤寒指掌·察舌辨证法》：紫色肾经，察少阴本脏之虚邪也。焦紫肝经，辨厥阴阳毒之危候也，厥阴风木纵火化，故焦紫应肝。

《舌胎统志·紫色舌》：紫舌者，绛之暗色也。为酒后伤寒，或大醉露卧，或酒后落水，此二者，有外寒之可凭；虚人见此，防有龙雷之上炎，或瘟毒之内壅，此二者有口之可凭。

《舌鉴辨正·紫色舌总论》：紫见全舌，藏府皆热极也，见于舌之某经，即某经郁热也。伤寒邪化火者，中时疫者，内热熏蒸者，误服温补者，酒食湿滞者皆有。紫舌有表里实热证，无虚寒证，若淡紫中夹别色，则有虚寒证。……旧本专指酒后伤寒未免拘执。

《温热经纬·叶香岩外感温热篇》：再有热传营血，其人宿有瘀伤宿血在胸膈中，挟热而搏，其舌色必紫而暗，扪之湿，当加入散血之品。……若紫而肿大者，乃酒毒冲心；若紫而干晦者，肾肝色泛也，难治。

《通俗伤寒论·六经舌胎》：秀按：舌色见紫，总属肝脏络瘀。因热而瘀者，舌必深紫而赤（绛紫），或干或焦；因寒而瘀者，舌多淡紫带青，或滑或暗；他如痰瘀郁久，久饮冷酒，往往现紫色舌；惟紫而干晦，如煮熟猪肝色，肝肾已坏，真脏色现也；必死。

（六）蓝舌

《舌鉴辨正·蓝舌总论》：蓝者，绿与青碧相合，犹染色之三蓝也。舌见蓝色而能生苔者，藏府虽伤，未甚犹可医治。若光蓝无苔者，不论何证何脉，皆属气血极亏，势难延年。凡病舌见蓝光无苔者，不治。若蓝色而有苔者，心肝肺脾胃为阳火内攻，热伤气分以致筋不行血也。……若孕妇舌见纯蓝者，胎死腹中也，宜下之。

《伤寒舌鉴·蓝色舌总论》：蓝色苔者，乃肝木之色发见于外也。伤寒病久，已经汗下，胃气已伤，致心火无气，胃土无依，肺无所生，木无所畏，故乘膈上而见纯蓝色，是金木相并，火土气绝之候，是以必死。如微蓝，或稍见蓝纹，犹可用温胃健脾，调肝益肺药治之，如纯蓝色者，是肝木独盛无畏，虽无他证，必死。

《伤寒绪论》：蓝苔色舌者，肝脏纯色也。伤寒日久，屡经汗下，失于调理，致胃气伤极，心火无气，脾土无依，则肺金不生；肝木无制，侮于脾土，故苔色如靛；或兼身生蓝斑，乃心脾肺三脏气绝于内也，必死。如微蓝色，而不甚深，或略见蓝纹者，为木受金伤，脏气未绝，脉不沉涩而微弦者，可治。

《形色外诊简摩·伤寒舌苔辨证篇二》：此语（指《伤寒绪论》中上文）极有道理，惜欠发明，沉涩者，正气不至，脉形断续不匀也；微弦者，气能至而血阻之，故脉形绷急也。小柴胡加肉桂炮姜主之。……常见痫厥及胃气久痛者，舌体全蓝，此亦瘀血在胃，肝气不舒也，故青黑蓝绛，皆谓之浊，皆涉血分，须辨寒、热、燥、湿及瘀血、宿食、燥屎、癥块而治之，总以松动血分为主。

《辨舌指南·辨舌之颜色》：蓝色肝经，候肝脏之本色也。……瘟疫及湿温热郁不解，亦有此舌，感受不正之气，蒸热不解也，治宜芳香清泄。满舌滑腻中见蓝色者，湿痰痰饮，为阴邪化热之候，法宜清化。……孕妇舌见纯蓝者，胎死腹中也，宜即下之。

（七）青舌

《舌胎统志·青色舌》：青色舌如水牛之舌，乃寒邪直中肾肝之候，竟无舌属热之因。虽有烦躁呕吐，发渴求凉，切不可以从之与冷与水，误为必死。……青舌中心白苔，为中寒夹食；青舌淡黄苔，或白沫，乃中寒之霍乱吐泻；青舌在孕妇，必子死腹中；青舌虽有燥渴，饮必不多，且喜温，虽有烦躁其声不扬，虽有脉洪，重按必细，故见青舌大温无错；惟冷汗噤齿者，不治；青舌上有黑苔者，为内有蓄血，用抵当汤或下瘀血汤。总之青为阴寒之象也。

《形色外诊简摩·杂病舌苔辨证》：舌青，或青紫而冷滑者，为寒证；青紫而焦燥，或胀大，或卷缩者，为热证；寒甚亦必卷缩，筋脉得寒而收引也，然必不焦燥。

《辨舌指南·辨舌之颜色》：肝属木，故青色应肝。舌苔青滑，乃阴寒之象。急宜四逆吴萸辈温之。外症若见面青唇紫，囊缩厥逆；筋急直视等症者，厥阴败症也，不治。……舌边色青者，有瘀血郁阻也，有热者，用赤芍、生瓦楞壳、竹茹等治之，舌青口燥，漱水不欲咽，唇痿胸满，无寒热，脉微大来迟，腹不满，其人自言满者，内有瘀血也；产母舌青而面赤者，子已死于腹中也，古方用黑神散下之，或平胃散加芒硝，下之更稳；孕妇面舌具青者，母子俱死。

《临证验舌法·验舌分脏腑配主方法》：一见舌青色，肝胆病也（紫色同）。不拘所见何症，但看青而舌坚敛苍老，肝胆两经邪气盛也，泻火清肝饮。青而浮胖娇嫩者，肝胆两经精气虚也，滋水生肝饮。青而干燥者，非胆腑阴虚火郁即肝脏血虚火旺也。……青而滑润者，非胆腑气怯即肝脏气虚也。

《金匮要略·惊悸吐衄下血胸满瘀血病脉证治》：病人胸满，唇痿舌青……为有瘀血。

二、舌体的形质

（一）老嫩舌

《临证验舌法·验舌分虚实法》：凡物之理，实则其形坚敛，其色苍老；虚则其体浮胖，其色娇嫩。而病之现于舌也，其形与舌亦然。故凡病属实者，其舌必坚敛而兼苍老，病属虚者，其舌必浮胖而娇嫩，如此分别则为虚为实。

《辨舌指南·辨舌之神气》：凡舌质坚敛而苍老，不论苔黄灰黑，病多属实；舌质浮胖兼娇嫩，不拘苔色灰黑黄白，病多属虚。……舌心绛干而老，乃胃热上烁心营，宜清心胃；舌尖绛干，乃心火上炎。宜导赤散以泻其府。余如黄苔亦有老嫩之不同，刘吉人云：老黄色为胃阳旺盛之候；若厚腐堆起，此胃中饮食消化腐浊之气上达之候，为湿温化热之始，湿热传入阳明之候；黄如炒枳壳色，为胃阳盛极阳亢阴虚之候，胃气欲伤，胃汁干槁，故苔色如枳壳炒过状，以其苔色干枯不润泽也。嫩黄色者，由白而变为黄，乃胃阳初醒之吉兆也，为饮食消化腐浊初生也。

《临证验舌法·验舌分脏腑配主方法》：舌见青色，肝胆病也（紫色同）。不拘所见何症，但看青舌而坚敛苍老，肝胆两经邪气盛也，泻火清肝饮；青而浮胖娇嫩者，肝胆两经精气虚也，滋水生肝饮。

舌见黄色，脾胃病也。不拘所见何症，但看黄而坚敛苍老者，脾胃两经邪气盛也，泻黄散，……黄而浮胖娇嫩者，脾胃两经精气虚也，益黄散。

舌见赤色，心与小肠病也。不拘所见何症，但看赤而坚敛苍老者，心与小肠邪气盛也，泻心汤，……赤而浮胖娇嫩者，心与小肠精气虚也，养心汤。

舌见白色，肺与大肠病也。不拘所见何症，但看白而坚敛苍老者，肺与大肠邪气盛也，泻白散，白而浮胖娇嫩者，肺与大肠精气虚也，补肺汤。

舌见黑色，肾与膀胱病也。不拘所见何症，但看黑而坚敛苍老者，肾与膀胱邪气盛也，清肝饮，黑而浮胖娇嫩者，肾与膀胱之精气虚也，补元煎。

《辨舌指南·辨舌之神气》：舌圆大碎嫩，其舌红润者，皆属心经虚热，病尚可治；舌枯小卷短，其质焦紫者，皆属肝肾阴涸，病多速死。若舌本无苔而舌皮光薄，且红白柔嫩，宛如新生，望之有津唾，抹之燥涸殆甚者，此因妄汗、吐、下，走亡血液所致，虽不板硬，亦死，不治。若舌红色柔嫩，望之似润，而实燥干者，数行汗下，津液告竭也，病多不治。若淡红嫩红，白中带红，是温邪之轻症，初起恶寒，继则发热不已，口渴甚者是也，宜柴芩栀翘等清解之。

（二）胖瘦舌

《辨舌指南·辨舌之形容》：胀者，浮而肿大也，或水浸或痰溢或湿热上蕴。瘪者，薄而瘦小也，或心虚或血微或内热消肉。舌肿胀者，病在血。舌赤胀大满口者，心胃之热也。舌赤肿满不得息者，心经热甚而血壅也。舌肿大者，或因热毒或因药毒也，唇舌紫黯青肿者，中毒也。舌紫肿厚者，酒毒上壅心火炎上也，或饮冷酒壅遏其热也。舌紫短团者，食滞中宫而又热传厥阴也，宜即下之。如神志清爽舌胀大不能出口者，此属脾湿胃热郁极，化风化痰毒延口也。邪在脾胃唇口，亦肿也。如胀大不能出口，神不清者，病在心脾两脏也，……更须添辨苔色，如舌色白滑黑滑者，多由水气浸淫，宜通阳利水；黄腻满布者，由湿热郁而化毒，宜清湿火化毒；白腻黄腻者，痰浊相搏上溢为胀也，宜蠲痰化浊。舌黄胀大满口者，乃胃府湿热蕴结不消也；舌红胀大满口者，乃心胃俱有热毒也；红舌胀出口外不话者，热毒乘心也。舌形圆大胖软者，足少阴虚证也；生有红点者，热毒乘心也。……嘉约翰云：舌之肿大或有出于心火发炎，或因于疔毒者，或因于过服汞药而致者，间有舌微肿，一伸出即现齿印者。

舌瘪者，薄瘦也。舌肉属心脾，心脾虚则舌瘦瘪也，亦虚辨其苔色，若淡红嫩红者，心血不足也；紫绛灼红者，内热动风也；舌干绛，甚则紫黯如猪肝色者，皆心肝血枯也；舌紫枯瘪形如猪肝色，绝无津液，乃不治证也；舌质不赤，中黄无苔枯瘦者，乃过汗津枯血燥死证也，舌红干瘪不能言者，亦死证也，舌红干瘪能言者，因证治之或可救也。

《诸病源候论·虚劳舌肿候》：心脾有热，故令舌肿。

《诸病源候论·舌肿强候》：心脾虚，为风热所乘，邪随脉至舌，热气留心，血气壅涩，故舌肿，舌肿脉胀急，则舌肿强。

《医方考·舌病方论》：本事方云：一士人夜归，其妻熟寝，士人撼之，妻问何事？不答。又撼之，其妻惊视之，舌肿已满口，不能出声。急访医得一叟，负囊而至，用药掺之，比晓复旧。问之，乃蒲黄一物。昆按：《内经》曰：热胜则肿。此证必心脾之火并于舌，故令舌肿而满口，蒲黄性寒，能清气凉血，故愈。

《备急千金要方·胃腑脉论》：胃绝舌肿。

《医学摘粹·舌诊》：凡舌肿胀，舌焦干，舌生芒刺，舌苔黄燥，皆主热。

（三）点刺舌

《四诊抉微·红色舌》：舌红而有刺者，此内有停积饮食也，承气汤下之，刮其刺，得净者生，不净者死。

《舌鉴总论·灰尖干刺舌》：舌尖灰色干燥有刺，乃热极津枯宿食不消也，调胃承气汤下之，或解毒汤加消导药。

《儒门事亲·舌说》：舌燥涩如杨梅刺者，生姜切厚片，蘸蜜于舌上揩之，其刺立消，神效。

《医学纲目·生斑舌》：舌见红色，而有黑点者，热毒乘虚入胃，蓄热则发斑矣，宜用元参升麻葛根汤、化斑汤解之。

《伤寒温疫条辨》：舌芒刺，热伤津液，此热毒之最重者，急下之。

《温热经纬·舌诊》：又不拘何色，舌上生芒刺者，皆是上焦热极也，当用青布拭冷薄荷水揩之，即去者轻，旋即生者险矣。

《舌胎统志·淡白舌》：淡白舌而尖生芒刺或黑刺，为阴火越出，非表热脉数，切忌凉饮；若失血后君相火炎，生刺而痛，治以滋阴清火。

《舌胎统志·淡红舌》：淡红舌尖生芒刺，为上受风温，治宜清散；尖生红点灰刺，为相火乘君火之位，相火宜抑，君火宜清；尖生蓓蕾响刺，蓓蕾为湿火，大黄黄连解毒汤；响刺为结胸，大小陷胸汤；若白苔黑刺，燥则为风火之变，滑则为湿热之蒸，皆宜下剂，然此象属危者多。

《辨舌指南·辨舌之质本》:质者,舌肉也,本者,舌本也。……如舌质生点刺,舌生瓣晕,舌生星斑,舌生裂纹,舌中凹如剥去,皆燥热伤阴,肓肠有燥屎久留不去,其证多险。点刺,苔点凹而起瘰者,枭毒内伏也,凹而缺陷者,藏形委顿也。苔点如粞者,内有虫蚀也;若苔现槟榔纹,隐隐有点者,亦属虫蚀也,皆宜祛积杀虫。亦有红舌中更有红点如虫碎之状者,热毒炽盛也,宜苦寒清泄之。若舌绛碎而有黄腐点者,此温热邪火蕴久不宣,蒸腐气血,化为瘀浊。叶氏云:舌绛而有碎点白黄者,当生疳也;黄连金汁皆可用,即此症也。满舌红点纹起者,心火燔灼也,宜即清之。若舌紫肿而起大红点者,乃热毒乘心,以导赤加犀连金汁;舌红而有大红点者,营热甚也;苔白而带黑点者,亦胃热也;舌苔青蓝杂色,如斑如点者,此疫疠秽邪也。……舌边有一点紫泡如黄豆大,或舌边缺曲如锯齿者,在左(属肝胆)者重,在右者轻,在中间者更轻;舌赤起紫泡者,心经热极也。又有舌根白苔板厚,如水泡形,而两边现红肉两点者,是下焦寒水甚结,真阳不宣也。如舌黑而灰,或黄而发泡,生虫蚀腐烂,虽为湿热,亦属肝伤,俱为危候。

舌常有刺也,无刺者气衰也。刺大刺多者,邪气实,刺微刺少者,正气虚。叶天士云:舌上生芒刺者,皆上焦热极也,当用青布拭冷薄荷水,揩之即去者轻,旋即生者,险矣。章虚古云:凡舌生芒刺者,苔必焦黄或黑,无苔者,舌必深绛。其苔白或淡黄者,胃无大热,必无芒刺,或舌尖或舌边有赤小瘰,是营热郁结,当开泄气分,以通营清热也。

又有白苔满布,中有朱砂点子者,是暑疫失解。抑郁心阳,宜凉透开泄之。如厚黄苔燥刺,或边黄中心焦黑起刺,脐腹胀满硬痛,乃阳明里证也。若纯红鲜红起刺,此胆火炽营分热,即用犀角知丹等清解之;如舌尖独赤起刺,心火上炎之故,犀角合导赤散以凉散之;若舌红极而有黑黄芒刺者,热毒入府也,调胃承气汤下之;若舌起红紫刺,心经热极而又受疫邪熏蒸而发也;若舌尖灰黑干燥起刺,是得病后,如常饮食,乃热极津枯,宿食不消也,宜调胃承气汤下之;若黑而燥刺,是热邪已入太阴,宜清火解毒,津液枯涸,宜甘露饮;黄而生芒刺黑点者,为热势极,黄而瓣裂者,为胃液干,下证尤急也;舌中红赤点,目黄头汗小便不利者,将发黄也。

《辨舌指南·辨舌之质本》:星斑:星者,较点大也,亦属脏腑血分热也。凡纯红舌而有深红星,乃脏腑血分皆热也,燥火疫毒及实热证,误用温燥药皆有之。吴坤安云:舌现红星,此因热毒乘心,外证必神昏谵语,宜用苦寒急泻其阴,狂乱者,非川连金汁不解;石顽云:红舌中起红星,心包火炎也,凉膈散主之;若舌淡红,尖起紫色蓓蕾星点,乃热毒中心血也,时疫酒湿梅毒等证皆有之,宜犀角大青银翘金汁等解之;舌红而起白星点者,乃心火有邪也,若红舌上起白星点如珍珠者,乃火极水化之象,较之紫赤黄苔生芒刺者更重,瘟疫多见此舌,即宜解毒清泄。……如舌红而有黑星点者,乃胃热已极将发斑疹之证;大抵舌上星点鼓起者,皆心火胃热也,在两旁主肝胆热,在尖主心热,淡而陷下者,胃虚也,在小儿为有滞有虫。……正义云:凡红舌中见紫斑者,将发斑也,宜元参升麻汤,斑已见,宜化斑汤;舌淡红中见红赤斑点,将发黄也;章虚谷云:舌红极有紫斑及红斑,如遍身发斑者,阳毒入心,宜人参白虎汤加犀连。

《舌鉴辨正·红舌总论》:红星舌全舌纯红而有深红星,乃脏腑血分皆热也,中燥火者,中疫毒者,实热人误服温补者,皆有之。……宜十全苦寒救补汤急投,旧说指为伤寒将发黄,用茵陈汤合五苓散误也。

《舌鉴辨正·黄舌总论》:黄苔黑斑舌,在杂病为脏腑实热,在伤寒为邪传阳明转入三阴。……黄苔黑刺舌,脏腑极热也,不论何病(在杂病为实热里结,在伤寒为邪已传里)。均宜白虎汤及大承气汤循环间服,至苔刺退净乃愈。

《史氏重订敖氏伤寒金镜录·第九虫碎舌》:舌见红色,更有红点如虫蚀之状者,乃热毒炽甚,火在上,水在下,不能相济故也。宜用小承气汤下之。介按:舌绛碎而有深红之点者,是属热毒蕴久不宣,薰蒸上达之候,故宜小承气汤以荡涤之。……至于红色虫碎舌,是红舌中更有红点,如虫碎之状者,热毒炽盛也,宜用小承气汤下之,如不退,再用大承气汤攻之。

(四)裂纹舌

《史氏重订敖氏伤寒金镜录·第八人裂舌》:舌见红色,更有裂纹如人字形,乃君火燔灼,热毒炎上,故发裂也。宜用凉膈散治之。介按:年老之人,则有舌中开裂,其苔则滑腻,或滑而微白,乃是津液干枯之体,而患寒湿之象,治疗适当,尚属不妨。惟不论男妇老少,凡患暑温燥热之证,而见苔色焦黄,或兼灰黑燥刺,致有裂纹如人字,或如爻字,外证身热口渴,甚则神昏谵语,治宜亟与白虎汤合承气汤,以急下而救液。今治以凉膈散者,是使热降清升,上下通治之义也。前贤梁特严云:不论白、红、黄、黑各舌,若中有裂纹,如川字、爻字、人字不等,或裂如直槽者,多由实热人误服温补药,热火在脏腑相争所致,大承气虽能下毒,而未能凉泻肠胃,宜以白虎汤合与承气。……凡实热内逼而见此舌,皆宜如此以治之。

《四诊抉微·红色舌》:舌红而碎裂如人字纹者,此阳明传热于少阴心也,凉膈散主之,内实者,承气汤。舌淡红而碎裂如川字纹者,外症神昏、自利,用导赤散加黄连,再用生脉散,加黄连、枣仁。

《舌鉴辨正·灰色舌总论》:裂纹舌,血液灼枯也,内热失治邪火毒炽者有之,宜大承气急下,以救真阴,则裂纹自平。

《舌鉴辨正·红色舌总论》:红断裂纹舌,如舌色赤红,厚苔腻而裂纹者,脏腑实热也,宜十全苦寒救补汤,倍加犀角,如灼红色(即比绛色略鲜),无苔无点而裂纹者,阴虚火炎也,旧说用黄连解毒汤加麦冬可也。

《辨舌指南·辨舌之质本》:裂纹,平人之舌无纹也,有纹者,血衰也,纹少纹浅者,衰之微;纹多纹深者,衰之甚。舌生横裂者,素体阴亏也。舌生裂纹如冰片纹者,老年阴虚常见之象也。淡白舌有发纹满布者,乃脾虚湿浸也。舌红露黑纹数条而苔滑者,水乘火位寒证也。舌淡红中见紫黑筋数条,肝经寒证也。全舌绛色无苔,或有横直罅纹而短小者,阴虚液涸也。舌现蓝纹者,在伤寒为胃气衰微,在杂病为寒物积滞中宫,碎裂者,血痕伤迹也。舌衄与抓伤当辨,凡有伤痕血迹者,必问曾经抓挖否,不可见有血而便认为枯证也。如裂纹出血者,血液灼枯也,此因内热失治邪火炽甚者有之,宜急下存阴。如舌尖出血,乃手少阴心经邪热壅盛所致。凡舌见裂纹断纹,如人字川字爻字,及裂如直槽之类,虽多属胃燥液涸,而实热内逼者,亦有之,急宜凉泻清火。中有裂纹者,多属胃气中虚,忌用寒凉,宜补阴益气;间有本无裂纹,经下后,仅见人字纹者,此为肾气凌心,宜纳气益肾。若舌根高起累累如豆,中露人字纹深广者,胃有积也;若舌红而开裂,纹如人字者,乃邪初入心,宜石膏黄连以解之。……舌红润而有黑纹,为厥阴之寒候。若舌纯红干燥,中露黑纹两三条,为火极似水,一带纯黑者,俱不可治。舌黄如有虎斑纹者,为气血两燔之候,急宜清泻之。舌红赤苔腻厚而裂纹者,藏府实热也,即宜苦寒泄热。如无苔无点而裂纹者,阴虚火炎也,宜苦寒兼育阴。舌红极而裂纹,燥热入肝也,宜清凉兼下。凡舌绛光燥裂纹,为阴液大伤,但裂不光,为胃阴不足痰热凝结;若舌色绛红,边尖破碎,舌有血痕而痛者,此阴液大亏、心火上炽也,宜弗氏大泽汤主之;舌大赤裂大渴引饮者,上消之证也。

(五)光滑舌

《舌鉴辨正·白舌总论》:纯熟白舌,光滑无苔,乃气血两虚,藏府皆寒极也。

《辨舌指南·辨舌之苔垢》:余常见久病厚苔满舌者,一用消攻药,忽然退去,光而且燥,乃胃气渐绝之征。

(六)舌衄

《辨舌指南·舌病证治》:凡舌上出血,名曰舌衄,多由心脾热甚逼血妄行。若舌上无故出血,如线不止,乃血热上溢心苗,宜用犀角地黄黄连泻心汤选用。……如舌上出血如泉者,乃心火旺极血不藏经也,宜用六味地黄汤。……有因肝热血上壅而衄者,先用木贼草四钱煎浓汁漱口,外掺炒蒲黄末即止。亦有不硬肿痛流血者,宜凉血清脾饮、犀角地黄汤。凡红尖舌出血,乃心经热毒壅盛,心血不藏,妄行而溅,用三黄泻心汤。

(七)重舌

《辨舌指南·舌病证治》:重舌乃舌下生一小舌,其色鲜红,外证颏下浮肿,有硬核。此因心经热毒或心经遏郁,忧思过度,心脾郁而生热。其状附舌下而近舌根,形如舌而微短小。……莲花舌是舌下生三小舌,其状如莲花之形,皆由思虑太过,心火上炎,或酒后当风取凉,以致风痰相搏而成。……莲花舌男妇多因思虑过度,每生此舌,若因循日久,以致溃烂腐秽,舌头一烂,外壳虽存,其中如烂鱼腐肠相似,切不可用升降药吹搽偶一,误用即血出如泉,致穿腮腐根,百不一生。

(八)舌疮

《辨舌指南·舌病证治》:舌疮有心热火毒上炎而生者,有下虚阴火上浮而生者,……亦有舌上病疮久蚀成穴,屡服凉剂不效,后服黑锡丹渐愈,此因下虚上实之证。

(九)舌痛

《辨舌指南·舌病证治》:奎元曰:舌痛初起,舌红而肿大,心经火盛,地角亦红。

《中医舌诊·诊察舌体》:间亦有生于舌下的,则为脾肾积热,消津灼液而成。

(十)舌疔

《辨舌指南·舌病证治》:心法云:舌疗者,乃心脾火毒。舌生紫泡,其形似豆坚硬,寒热疼痛,应心而起,宜用蟾酥丸含放舌下,随化随咽。

(十一)舌菌

《辨舌指南·舌病证治》:舌菌,心法名舌疳,由心脾毒火所致,其证最恶。初起如豆,次则如菌,头大蒂小,其色红紫,疼痛异常,甚则红烂无皮,朝轻暮重。……若失治,则焮肿,突如泛莲,或如大木耳,或如鸡冠,舌本短缩,将妨害言语饮食,时流臭涎,再因怒气上冲,忽然崩裂,血出不止,久久延及项颔,肿如结核,坚硬骨痛,皮色如常,顶软色暗,破后时流臭水,腐如烂绵,其证虽破,坚硬肿痛,仍前不退,此为绵溃,甚至透舌穿腮,汤水漏出,是以名瘰疬风也。内服汤药,宜用导赤汤加川连焦栀,重则解毒汤加焦栀、犀角、鲜地,外治或用锦地萝蘸醋磨敷,自古治法虽多,然此证治愈者,十不得一。

三、舌体的动态

(一)痿软舌

《灵枢·经脉》:肌肉软,则舌痿。

《伤寒杂病论》:阳明病,腹满,小便不利,舌痿黄燥,不得眠者,此属黄家。

《辨舌指南·辨舌之形容》:软硬,软者,痿柔也,气液自滋。硬者,强硬也,脉络失养,有胃气则舌柔和,无胃气则舌板硬。舌软者,软而不能动也,舌红痿软难言者,心脾虚也;心清语謇舌软无力难言者,营卫不足也。软而淡红者,宜补气血;深红者,宜凉气血,赤红者,宜清凉脏腑；紫红者，宜寒凉攻泻；鲜红灼红者，宜滋阴降火。绛红而光痿软者，阴亏已极，不治之证也。舌痿软黄燥，腹满，不得睡，将发黄也；声乱音嘶，舌痿，声不得前者，因误发其汗也；舌痿，人中满、唇反者，脾经气绝也；在病后，乏力之时，舌亦痿软不能言，养胃益阴则自复也。

舌强硬者，如木舌、重舌、肿舌、大舌之类，皆脏腑俱热而心经尤为热极也。舌忽肿而不硬者，木舌也。舌肿满口，溢出如猪胞，气息不得通，硬如木石者，血壅气滞也。舌木硬者，厥阴病也；舌红而强硬失音者，死候也。……大抵温暑热证，舌硬不语，下症为多；杂证舌强硬，胃气将绝也；如中风入脏，则舌难言，伤寒舌短，亦为死证，皆板硬无胃气也。凡板硬之舌，不论何色，不治者多，有苔硬如石，如茧裂，为龟纹，刮之不去，在舌心者可治，满舌如是者，不治。

舌痿者，舌软而不能动也，为舌神经麻痹所致。亦有暴久之分，如暴痿，多由于热灼，故常现于红干之舌，如深红者，宜清凉气血，紫红者，宜泄肝热通腑气，鲜红者，宜滋阴降火，色淡红者，宜补气血。若病久，舌色绛而痿软者，阴亏已极，津气不能分布于舌本，为不治。叶天士云：若舌绛而不鲜，干枯而痿者，肾阴涸也。吴坤安云：舌形敛束，伸不过齿，紫绛痿软，为肝肾阴液枯涸而败，若其舌色红泽而光，或其色鲜红者，属胃阴干涸，犹可滋养胃阴。章虚谷云：舌本或短或痿而赤色，苔厚者，为邪闭，色淡白，如煮熟猪肝而痿者，不论有苔无苔，皆为正败，死不可治。

《辨舌指南·舌病证治之鉴别》：肿舌，舌肿一症，皆由心火旺盛，逼血夹痰上壅所致，内必烦躁闷乱，甚则不能出声，有舌卒肿如猪胞者，有肿硬如木石者，有胀塞满口不能通声者，有舌下形如蝼蛄形、或如卧蚕形者，皆宜急将肿突处砭去其血。

木舌，凡舌不能转掉，肿而不柔和者，名曰木舌。先有风寒伤于心脾，热壅生痰，以致舌肿粗大，渐渐硬塞满口，气不得吐，如木之不和软者，然其外证憎寒壮热，齿浮肿痛，不急治即胀塞杀人，内服宜黄连汤，外以针日砭八九次，令出血二三盏，自然肿消痛减，再用龙脑破毒散。

《诸病源候论·舌肿强候》：手少阴为心之经，其气通于舌；足太阴脾之经，其气通于口。太阴之脉起于足大趾，入连舌本，心脾虚，为风热所乘，邪随脉至舌，热气留心，血气壅涩，故舌肿，舌肿脉胀急，则舌肿强。

《诸病源候论·风舌强不得语候》：脾脉络胃，夹咽，连舌本，散舌下，心之别脉，系舌本。今心脾二脏受风邪，故舌强不得语也。

（二）舌纵

《灵枢·寒热病》：舌纵涎下。

《辨舌指南·舌病证治之鉴别》：舌纵，涎下者，多唾也。经云：饮食者皆入于胃，胃中有热则虫动，虫动则胃缓，胃缓则廉泉开，廉泉开，故涎下，补足少阴。若口角流涎不止，口眼㖞斜，手足痿软，宜神龟滋阴丸，每服三钱，服至中病即止。……若舌纵语塞、不语者，用薄荷油一滴，和白蜜姜汁搽之；若流涎不止，喜笑舌喑，脉洪大，用芩连柏栀苍术半夏竹沥姜汁服五日，涎止笑息，凡流涎者，息然流出也，气虚则舌纵而麻。

舌喑，舌喑者，中风而舌不转运，舌强不能言者是也。冯楚瞻曰：足四经之脉，皆止于舌。邪中其经，则痰涎闭其脉道，舌不能转运而为之喑矣。……而舌本能言，舌喑者，舌本不能言，而喉中之声音如故，中风而舌喑者，舌与喉俱病，而音不能发于会厌也，有因外感实火上炎，则暴喑，有因内伤心、肺、肾，以致壅塞上窍而为喑；有因气血两虚不能上荣，则舌机不动，亦为喑；有因肾虚而气不归原，不能上接清阳之气而为喑。然中风不语之症有六，有失喑不语者，有神昏不语者，有口噤不语者，有舌强不语者，有舌纵语謇不语者，有舌麻语謇不语者。

《辨舌指南·辨舌之形容》：舒缩舌出不能收，不能语者，心绝也。舌伸长，收缓、面红、烦躁、口渴、溺赤者，心经有热也；舌形坚干，伸出似有摺纹者，气盛有火也；若形松润，如絮浸水中者，气虚有湿也；舌常欲伸出口外者，心有热痰，舌中胀也。……伸出不收者，痰涎上壅也；若发热口噤，临死舌出数寸者，此女劳复，阳气虚极也；阴阳易，舌出数寸者，死证也；舌出数寸者，又有因产后与中毒、大惊之候也，据证治之，犹可生也。小儿病，舌出不能收者，心气散也，不治。若舌枯细而长，如绛色无苔，或干枯红长而有直纹透舌尖者，阴亏已甚，心气已绝于内，不能上通舌根，故不显苔也，必死。若赤紫红色中，尚有黄黑腻苔者，虽有直纹透尖，仍宜作藏府实热治之；余如干红舌，忽瘦而长，为心气绝也，亦不治。

（三）短缩舌

《灵枢·五阅五使》：心病者，舌卷短，颧赤。

《辨舌指南·辨舌之形容》：缩者，卷短也，舌系收紧不能伸长之谓也。凡舌短由于生就者，无关寿夭；若因病缩短不能伸长者，皆危症也，邪陷三阴，皆有此证。如邪客于少阴，则舌卷而短；客于少阳之络，令人喉痛、舌卷、口干、心烦；客于阳明之筋，其病支痛，转筋，舌卷；客于厥阴络者，则舌卷，唇青，卵上缩。凡舌短囊缩者，属热极，舌短囊不缩者，属虚寒；舌短而胖者，属痰湿；舌本短缩者，厥阴外证必目睛直视，男子囊缩，妇人乳缩，乃藏府热极而肝血竭也。伸舌圆短不能出齿外，热已盛极，速当泻火；舌绛欲伸出，而抵齿难骤伸者，痰阻舌根，内有肝风也；亦有脾肾气败而舌短不能伸者，因脾肾之脉连舌本，其形貌面色，亦必枯瘁，多为死证；如舌根黄尖白，短缩不燥，硬而麻木，欲伸不能出者，肝风挟痰也，宜息风化痰。

郭元峰云：舌青紫而焦燥，或胀大或卷缩者，为热证，然寒证亦必卷缩，筋脉得寒而收引也，然苔不焦燥为辨。凡舌短缩强硬，神昏谵语，及素有痰病，而舌本硬缩，口噤唇青者，小肠府寒也；言声忧惧，舌本卷缩者，脾寒受邪，木克土也；舌形灰色，渐干缩者，死证也；舌卷缩如丹，咽唾不得，足踝微肿者，肉绝，死证也；颧赤，舌短卷者，心病也，舌卷不能言者，亦心病也，汗出不流，舌卷黑者，心绝也。舌苔根黄尖白，不甚干燥，短缩不能伸出者，风痰挟宿食也；垢腻揩去仍缩者，内有所阻，犹可治也；舌缩边卷者，胃液燥也，汤饮润之，仍卷者，胃液燥极也，汤饮润之即坦者，病去而舌未和也，为可治；舌红短而有白泡者，心火燔灼，因浮火不入血络，故有白泡也。霍乱转筋，舌卷阴卵入腹者，肝血涸也，中热咽干善溺心烦，甚则舌卷卵上缩者，厥阴终也，皆不可治。

（四）舌麻

《素问·逆调论》：荣气虚则不仁。

《辨舌指南·舌病证治之鉴别》：舌痹，舌痹者，强而麻也。乃心绪烦扰，忧思暴怒，气凝痰火而成。……若舌謇语声迟重者，脾窍在舌，湿邪阻窍也，亦有舌无故常自痹者，由心血不足，不可作风热治，宜理中汤，加附子、当归或归脾汤加炮姜服之。

舌麻，舌麻者，血虚也，麻木而伸不出者，内风挟痰也；若舌麻木连口，延及嘴角头面，症见呕吐痰涎者，痰多气滞也，有因风依于木，木郁则化风，肝风震动而舌麻也，亦有因五志过极，阳亢阴衰，风纵人出而舌麻也，皆宜柔润养血息风，挟痰者，兼豁痰宣痰。

（五）颤动舌

《辨舌指南·辨舌之形容》：舌为心苗，其伸缩展转，外筋之所为，肝之用也。舌战者，舌颤掉不安也。舌红而战动难言者，心脾虚也，汗多亡阳者，有之；舌挺出振战者，多见于酒客湿热，病神经衰弱者，大抵舌战，由于气虚者，蠕蠕微动，由于肝风者，习习扇动，更宜添之舌色，如舌色淡红而战者，气血俱虚也；嫩红而战者，血虚液亏也；鲜红而战者，血液亏，肝风内动也；紫红而战者，肝脏热毒动风也。

（六）歪斜舌

《辨舌指南·辨舌之形容》：歪斜，歪者，斜偏一边也，痉痱与偏枯常见，当再辨其色，若色紫红势急者，由肝风发痉，宜息风镇痉；色淡红势缓者，由中风偏枯；若舌偏歪，语謇，口眼㖞斜，半身不遂者，偏风也；舌偏向左者，左瘫，舌偏向右者，右瘫痪，宜补气舒筋，通络化痰。

（七）吐弄舌

《辨舌指南·辨舌之形容》：脾主舌本，脾热则吐舌、弄舌，舌伸长而收缓者，为吐舌，乃心脾积热水不上济；舌微出口外，而即收者，为弄舌，属心脾亏损，兼有微热，若心火亢盛，肾阴不能上制，所以舌往外舒，肝火助焰，风主动摇，谓之弄舌。小儿总微论云：弄舌者，其证有二，一者心热，心系舌本，热则舌本干涩而紧，故时时吐弄舒缓之。二者脾热，脾络连舌，亦干涩而紧，时时吐弄舒缓之，皆欲饮水，因心热发渴，脾热则津液耗。二证虽引饮相似，惟心热面赤，睡即口中气热，时时烦躁，喜冷咬牙，治宜清心经之热；脾热者，身面微黄，大便稠硬，赤黄色，治宜微导之，不可用凉药，又不可用下法，若误下之，则脾胃虚，津液耗，又加五心烦热，面红肌瘦，变为疳也。……若大病后弄舌者，大凶。凡弄舌摇头者，痫病也；病人喜扬目吐舌者，羊痫也。

《辨舌指南·舌病证治之鉴别》：舌吐长不能收者，名曰阳强，舌短缩不能言者，名曰阴强。阳强之证，如仲景言：伤寒热病，后犯房事得病，为阴阳易，舌出数寸而死。如医说言，伤寒热病愈后，不能调摄，舌出寸余，累日不收，必以梅冰为末掺舌上，应手而缩，须用多方效。

《望诊遵经·望舌诊法提纲》：舌者心之外候也，是以望舌，而可测其藏府经络寒热虚实也。约而言之，大纲有五，一曰形容，二曰气色，三曰苔垢，四曰津液，五曰部位，五者分论，则其体明，五者合观，则其用达矣。由是察其形容，舌常有刺也，无刺者，气衰也，刺大刺多者，邪气实，刺微刺少者，正气虚；舌常无纹也，有纹者，血衰也，纹少纹浅者，衰之微，纹多纹深者，衰之甚；舌肿者，病在血，舌萎者，病在肉，舌偏斜者，病在经，舌缺陷者，病在脏，舌颤动者，病在脾，舌纵舌缩者，病在心；舌裂舌烂者，病在脉；舌卷舌短者，心肝之证候；舌强舌硬者，心脾之病形诸太过者，病在外，诸不及者，病在内。

《石室秘录·奇症治法》：如人舌吐出，不肯收进，乃阳火强盛之故。以冰片少许点之即收，后用黄连三钱、人参、白芍各三钱，菖蒲一钱，水煎服，方名收舌散。

《幼幼集成·舌诊》：夫舌为心之苗，胃之根，小儿多生舌病，以心脾之积热也，故有重舌、木舌、弄舌、舌苔等证，宜辨其虚实而治之。……弄舌者，脾脏虚热，令舌络紧，时时舔舌，安人称为蛇系惊者是也，切勿以寒凉攻下治之。……大病后，精神困惫，饮食少思而弄舌者，凶候，因气血两虚精神将脱，速以十全大补汤挽救之。

《国医舌诊学·全舌变态辨证法》：舌时欲伸出口外者，心间有热痰，舌中胀也。舌伸而常舐唇口，时动不止，色紫而暗者，疫毒攻心也；舌偶时伸出弄唇者，中蛇毒也；……小儿病舌出不收者，心气绝也，不治。

（八）自啮舌

《灵枢·口问》：人之自啮舌者，何气使然？此厥逆走上，脉气辈至也。少阴气至则啮舌，少阳气至则啮颊，阳明气至则啮唇矣。

《望诊遵经·辨舌形容条目》：舌黑烂而频欲啮者，必烂至根而死也；啮舌者，厥气逆走上，少阴之脉气辈至也；舌色灰黑，时时自欲啮舌者，少阴气逆之死证也。

《舌鉴辨正·黑舌总论》:黑烂自啮舌，脏腑极热兼受秽毒也，患杨梅疮者多有之，他症罕见，宜三黄银花承气等剂，土茯苓作茶饮，治如不效，则将如旧说所云，黑烂而频欲啮，必烂至根而死也。

四、舌下络脉

《素问·气府论》:足少阴舌下、厥阴毛中急脉各一。

《素问·刺疟》:舌下两脉者廉泉也。

《灵枢·根结》:少阴根于涌泉，结于廉泉。

《灵枢·卫气》:足少阴之本，在踝上三寸中，标在背俞、舌下两脉也。

《素问·刺疟》:十二疟者，其发各不同时，察其病形，以知其何脉之病也。先其发时如食倾而刺之，一刺衰，二刺则知，三刺则已。不已，刺舌下两脉出血。

《素问·脏气法时论》:心病者，胸中痛，胁支满，胁下痛，膺背肩胛间痛、两臂内痛，以取其经少阴、太阳、舌下血者。

《灵枢·癫狂》:狂始发，少卧不饥，自高贤也，自辩智也，自尊贵也，善骂詈，日夜不休，治之手阳明、太阳、太阴、舌下少阴。视之盛者皆取之，不盛释之也。

《灵枢·忧恚无言》:足之少阴，上系于舌，络于横骨，终于会厌，两泻其血脉，浊气乃辟。

《肘后方》:比岁，又有虏黄病。初，微觉四体沉沉不快，须臾见眼中黄，渐至面黄，急令溺白纸，纸即如蘗染者，此热毒已入内。若已深，应看其舌下两边，有白脉弥漫处，芦刀割破之，紫血出数升亦歇。此须惯解割者。不解割，忽乱舌下青脉，出血不止煞人。可烧纺軨铁以灼此令焦。

《诸病源候论·噤黄候》:心脾二经有瘀热所为，心主于舌，脾之络脉出于舌下，若身面发黄，舌下大脉起，青黑色，舌噤强不能语，名曰噤黄也。

《诸病源候论·五色黄候》:其人身热发黑黄，视其唇黑、眼黑、舌下脉黑者，此脾移热于肾。

《太平圣惠方》:立黄者，两脚疼痛，眼目黄涩，小便色赤，淋沥不利，心下有气块者难治。烙上管穴……次舌下黑脉。

《太平圣惠方》:黑黄者，面色或黄或黑，腰脊拘急，口中两颊有黑脉出口角者难治。烙百会穴及舌下黑脉……。

《医门方·产难生死候》:产妇身热而恶寒，舌下脉青黑及胎中冷者，子母皆死矣。

《针灸大成》:左金津、右玉液，在舌旁紫脉上是穴，卷舌取之，治重舌肿痛、喉闭，用白汤煮三棱针出血。

《形色外诊简摩·舌质舌苔辨》;按:刘河间极论玄府之功用，谓眼耳鼻舌身意，皆借玄府以成其功用也。上言舌体隐蓝，为浊血满布于细络，细络即玄府也。所谓浊血满布，是血液之流通于舌之玄府者，皆夹有污浊之气也。或寒气凝结，或痰浊阻滞于胃与包络之脉中，致血液之上潮者，不能合于常度，即污浊之气生矣，非必其血腐败而后然也。

【研究进展】

一、几种常见病理舌质的组织学观察

匡调元[1]对常见病理舌质进行了组织学观察，主要表现如下。

1. 光红舌　舌背黏膜乳头不明显，因而变得较平整。表面覆有 3～4 层角化不全的细胞，其下方的颗粒细胞层消失不见，棘细胞层增厚至10～16层，其中散在少数棘细胞，见有胞核固缩现象，基底细胞无改变。上皮脚呈不规则地向下增长，多见二三个相互融合在一起，使得固有层的乳头变长变宽。毛细血管未见改变。

2. 淡白舌 丝状乳头稀疏排列，并且矮小，高达100μm。偶见在其顶端有少量角质组成一树立的轴柱。其余黏膜的表面仅被覆一薄层角化不全的细胞。在乳头间的棘细胞多呈空泡变性，胞核着色变浅，或将胞核推向一侧使其变形。同时也见部分棘细胞层增厚至15～17层，基底细胞排列仍然整齐，上皮脚相互融合，固有层乳头变狭变长。

3. 紫莹舌 舌的乳头多见消失，但也偶见较低矮的丝状乳头，致使舌黏膜面变成不平。基底细胞中可见空泡变性，但胞核多无改变。棘细胞层大部分区域明显增厚至20～26层之多，间见表皮萎缩，颗粒层消失，表面只残留3～4层角化不全的细胞。上皮却有的不规则地向下生长，或有的消失不见，因而使固有层的乳头也相应地变为不规则。在该层中可见吞噬棕褐色素颗粒的组织细胞及淋巴细胞浸润。

二、血瘀证舌质的组织学变化

靳士英等[2]对瘀证舌下络脉的病理组织学进行过研究，从观察结果看可从如下方面认识。

1. 舌腹面黏膜 临床观察以薄而“透明”，红活而润，有光泽为正常；以晦黯、混浊、变白、干燥，发生溃疡、白斑、色素沉着等为异常。其主要病理变化，一是黏膜上皮表层细胞出现轻度角化，细胞体变成扁平，细胞核消失，多层压缩在一起形成无生命的鳞状结构；二是有些病例棘细胞层增厚，棘细胞肿胀，细胞核固缩及核周围空隙形成出现空泡，细胞间隙增宽，细胞间桥消失。

2. 舌质色泽 从舌腹面观察舌质较从舌背观察容易，因为没有舌乳头的覆盖。正常的舌质，从舌腹面观之，红活鲜润，给人以“透明”感，尤以青少年为明显。异常时可见绛、紫、青、淡、苍老、污浊、晦黯，失去红活鲜润感。晦黯偏紫的舌质常见于瘀证。另外，随年龄老化，舌质的红活感亦随之降低，逐渐偏于晦黯。瘀证舌质的组织学观察主要为微静脉及小静脉的瘀血扩张，乃至静脉系统的压力增高。

3. 瘀血丝（或称细络瘀血） 临床观察分为三种类型：细网状瘀血丝、树枝状瘀血丝、襻状瘀血丝。正常时不见或仅见少量的细网状瘀血丝；瘀证时可见多量的细网状瘀血丝或树枝状、襻状瘀血丝。从组织学观察，正常的黏膜固有层有血管丛，但毛细血管、微静脉及小静脉的血管内皮细胞不肥大增生，管腔不扩大，亦无血液的充盈瘀滞。瘀证时可见毛细血管、微静脉及小静脉的瘀血扩张，红细胞聚积，电镜下可见血管内皮细胞的肥大增生，管腔内红细胞充盈，与瘀证的微循环障碍相一致。一般网状瘀血丝为毛细血管充血，常见于炎症；树枝状、襻状瘀血丝则为微静脉及小静脉的瘀血，是血瘀辨证中的重要见证。

4. 瘀血颗粒 为见于舌腹面黏膜下的一些圆形紫色的微小颗粒，与西医学所称的鱼子酱舌相一致。正常较少见，常见于瘀证，8例中有5例见此舌。组织学观察为伸入黏膜层的扩张的毛细血管，常见有血管内皮细胞的肥大增生。管腔内可见红细胞。西医学认为它与血中维生素C水平降低、血管周围弹力纤维减弱有关。亦见于老年前期甚至壮年期的瘀证患者。

5. 瘀点瘀斑 临床观察在1～5mm直径间的点状黏膜下出血为瘀点，5～50mm直径间的斑片状黏膜下出血为瘀斑。瘀点与瘀斑在黏膜下新鲜时呈红色、紫红，陈旧后呈褐色、黄色不等。常人有时因咀嚼损伤仅见有少许外伤性出血灶，异常时可见点状斑片状出血。组织学观察常为漏出性或破绽性出血，多量红细胞出现在血管外，主要见于瘀证，常因血管通透性增强所致，有的可见含铁血黄素的沉积。

6. 舌下络脉　根据中国中西医结合研究会四诊学术会议提出的标准，正常的舌下络脉长为舌下肉阜至舌尖的3/5以内，呈线状或条状，分支少，不饱满；异常时超过3/5，宽度超过2.7mm，有时可达5～15mm。从组织学观察有三种类型，柱状多分支、迂曲盘旋、葡萄串囊泡状。静脉内充盈饱满，呈青黑色。瘀证时多见有舌下络脉粗张，有时直达舌尖。通过解剖观察它是扩张的舌深静脉、舌尖静脉与其属支。

翁维良等[3]运用中国中医研究院西苑医院等研制的中医舌诊专家系统，对211例血瘀证和175例非血瘀证患者舌下络脉进行观察，结果显示血瘀证舌下络脉颜色以青紫、紫黯多见，非血瘀证组多为黯红或紫红，经统计学比较有显著差异($P<0.01$)；血瘀证舌下络脉除颜色变化外，更多地表现为舌下络脉曲张变化，舌下络脉变粗者103例(48.8%)，扩张结节者136例(64.5%)，有重度变曲者121例(57.3%)，中度变曲者38例(18.0%)，多数患者舌下络脉分支较多(108例，占51.2%)，与非血瘀证组比较均有统计学差异。

总之，肉眼观察可见舌质紫黯，舌腹面黏膜混浊，有瘀血丝、瘀血颗粒、瘀斑瘀点，舌下络脉扩张。光镜下见毛细血管、微小静脉扩张瘀血，黏膜上皮及棘层细胞增厚、核固缩，毛细血管内皮肥大细胞增生，腔内红细胞充盈，通透性增加。电镜观察见有微循环障碍表现，血管内皮细胞肥大增生，管腔内红细胞聚集，管腔外渗血，肥大细胞浸润等，提示舌下络脉的改变为血瘀证的一个指标。

三、不同舌质的舌尖微循环临床观察

舌尖微循环检查在国内临床应用开展已有20余年，但在检测项目指标及评价方法等方面仍不一致或不够全面。

陈泽霖等[4]研究证明，检查舌尖蕈状乳头微循环对探讨各种舌质的形成原理有一定价值。舌质淡红时微血管丛形态变化以树枝状及菊花形为主；舌质红则以网孔形及发团形为主，因此蕈状乳头中微血管丛的构型是影响舌质颜色的重要因素之一。舌质青紫者(包括全舌青紫及舌局部紫斑)与舌质淡红者相比，可出现异形管襻比例增高，微血管流态异常(如血流瘀滞缓慢、血细胞聚集、血色黯红等)和微血管周围严重的渗出、出血等一系列变化。由此可见，深入探讨舌尖微循环变化与各种不同舌质形成间的关系，可为舌诊的中西医结合研究提供新的途径。

肖景文等[5]经过10余年对临床患者和正常人体检1000余例的舌尖微循环检测，将中医舌诊与舌微循环联系作对比分析，并试制定“舌尖微循环检测综合定量评价方法”，以舌乳头状态、微血管形态、血流状态、微血管周围状态为四大检测项目，其中乳头状态检测乳头数、乳头直径、上皮层、角化层四项指标，舌乳头的变化反映脏腑气血之盛衰，其不断的代谢，直接影响着舌苔的厚薄，正常人苔薄白，乳头发育良好，疾病初起，病位尚浅时四项指标轻度变化，而病邪入里，病位较深时乳头增生、上皮剥落迟缓、角化过盛时外观舌苔厚腻；微血管形态包括微血管清晰度、管襻形状、管壁状态、管襻数及管径，微血管状态与中医血虚、血热、血瘀及寒凝等病证的性质有内在联系；血流状态包括血色、血流、血细胞数、红细胞聚集、白色微血栓(白微栓)等五项指标，血流状态对中医瘀证提出了明确的客观指标，根据红细胞聚集及白微栓在血流中出现的数量判断血瘀证的程度。邪实寒凝、瘀阻脉络时红细胞呈重度聚集，中风先兆时白微栓明显；微血管周围状态包括有渗出、出血、含铁血黄素沉着、紫褐色沉着等四项指标，中医脾肾两虚、心脾两虚、心肾不交及肾阴阳两虚，且热毒、寒凝、湿邪、痰浊等诸病理因素存在时，在微血管周围可观察到各种病理现象。最后结合舌微循环特点，制定出舌微循环的权值和分值，再进行综合定量评价。

根据上述中医舌诊微循环分析系统综合定量评价方法，蔡少峰等[6]综合评价了生脉散注射液对 65 例冠心病患者舌微循环的影响，结果发现经生脉散注射液治疗后，乳头状态、微血管形态、血流状态、血管周围状况均有改善，舌微循环加权总积分值明显下降，治疗前后比较，$P<0.01$。

此外，冯月娟等人[7]观察舌质青紫患者的舌尖蕈状乳头微循环与舌质淡红者相比，出现异形管襻的比例增高，舌微血管流态异常，如血流淤滞缓慢，血细胞聚集，血色黯红，微血管周围严重的渗出、出血等。瘀血舌内树枝状的微血管丛数减少，而粗网状形态的微血管丛数增多，乳头内血管丛的管襻数有所减少，流态不均，粒状流明显超过正常人舌的 3～4 倍。

四、中医证型舌质表面超微结构

1. 寒热证大鼠的舌体表面超微结构　刘志彬等[8]通过扫描电镜观察寒热证大鼠的舌体表面超微结构。结果表明：寒证组大鼠舌体表面丝状乳头密度较低、角质化程度较低，蕈状乳头角质化程度也较低；热证组大鼠舌体表面丝状乳头密度较高、角质化程度高，蕈状乳头角质化程度也较高。寒证大鼠舌质较光滑、舌苔较薄及热证大鼠舌质粗糙、舌苔较厚的实验结果与中医对寒热证舌象的描述一致。陈小野[9]观察大鼠长期热证造模的舌扫描电镜变化也得出相似的结果。

2. 脾虚证大鼠的舌体表面超微结构　对大鼠长期脾虚造模的舌扫描电镜变化观察，邹世洁等[10]发现，与对照组比较，脾虚动物舌体丝状乳头角化上皮剥脱较明显，剥脱部位较高，丝状乳头表面纹理呈后移改变，同时细菌附着部位较低，细菌较黯，细菌间联系较疏松。

五、紫黯舌、红绛舌形成因素的研究

1. 紫黯舌　张存钧等[11]运用激光多普勒血流仪分别对 56 例紫黯舌及 54 例正常舌从舌面多部位测试舌血流灌注量及流速。显示紫黯舌组患者的舌血流灌注量明显低于正常舌组（$P<0.01$），而流速明显增快（$P<0.01$）；舌体各部位（舌尖、舌中、舌边）之间的舌血流灌注量及流速参数接近，无统计学差异。表明紫黯舌患者舌血流灌注量降低、流速增快。舌微循环障碍可能是紫黯舌形成的主要因素之一。

2. 红绛舌　贺振燕等[12]认为，红绛舌与多系统疾病有相关性，从根本上讲，能引起红绛舌的因素甚多，有些目前已经明确，如激素水平、全身血循环状态、PaO、$PaCO_2$、离子酸碱平衡、胃黏膜损伤及长期接触放射线致舌蕈状乳头的微血管丛形态异常等，而其他许多因素是否与其相关，有待进一步临床观察及实验研究。但已确定的因素各自的量化指标及与红绛舌相关性有多大，哪几个因素特异性较强，现在国内还未见明确报道，有待进一步调查研究。

值得注意的是，各种报道大部分为肉眼观察的舌象，因此存在不同观察者之间的差异，很难做到标准化，不能作为循证医学的理论依据。要真正把舌象客观化、智能化，首先应把舌象量化，利用现代仪器，多系统、多角度、大样本进行分析，掌握舌的微观变化及作用机制，与现代科学、循证医学接轨，做到真正有据可循，指导临床。因此有必要利用先进仪器设备，如图像信息采集与处理识别软件，计算机舌象分析仪等，使红绛舌的研究逐步向微观、定量等方面深入。

六、舌下络脉的现代研究

杨爱萍等[13]对于舌下络脉的研究现代多从疾病谱展开研究，认为其对某些疾病具有特殊的诊断意义，尤其是对瘀血证、冠心病、消化系统疾患、脑血管疾患、糖尿病等的诊断具有明显的辅助作用，并有助于对肿瘤病程转归的观察。

传统的中医舌下络脉诊法是单纯依靠医生的目视进行分析，缺乏客观化、定量化的定量手段，为了克服这些缺点，西医学展开了对舌下络脉的形态客观化研究，不少学者利用计算机技术分析舌下络脉特征，提供舌下络脉诊法的客观数据加以分析。有报道采用舌下静脉血管提取方法对舌下络脉进行研究，在 HSI 空间中，首先利用色度对饱和度信息的约束对舌下静脉血管进行了粗提取，然后分别用 LUM 滤波器和基于先验知识的像素聚类区域成长法进行去噪和最终轮廓提取，对提取出的舌脉进行各种指标的研究及量化，找出其他诊病依据。也有学者认为舌下络脉诊断焦点集中于舌背部位，因此舌下络脉诊断自动化系统首先必须从患者下半脸部影像中撷取舌背部位，藉由分析舌背边缘和嘴唇、脸部皮肤、牙齿、口腔等不同部位彩色分量间的相对值差异，得到一强化对比影像以区隔不同部位，将强化后数值对应到灰阶范围 0～255 之间，增加其动态范围，即可增强舌背边缘和嘴唇、皮肤之间的对比，再以边界检测法寻找舌背边界，接着同样利用彩色分量间相对值差异并辅以色调与亮度特性，将舌下络脉分离出来，并撷取舌下络脉长度、宽度、色泽及络脉分支等特征，最后运用模糊理论以 Fuzzy C-Means Clustering 算法，将各项特征进行综合分析，并针对血瘀证计算病症程度深浅，作为中医师断症时之参考依据。总之，类似研究方法的出现在一定程度上克服了传统医学的不足。

而对于舌下络脉的微观指标研究方面，多个资料报道显示舌下络脉改变是由于某些致病因子作用于机体，产生血液流变学和动力学的改变，导致气滞血瘀，反映于舌下静脉，表现为舌下静脉压力升高、瘀血、缺氧、舌血流量增多等，出现不同程度的静脉曲张，甚或侧支静脉出血点等，且随着舌下络脉异常的逐渐发展，血液也渐趋向高浓高凝状态。因此，望舌下络脉可客观而迅速地反映气血津液的盈亏瘀畅。更有学者为研究舌脉异常变化的现代病理学，从微循环、免疫学等方面探讨了舌脉异常的形成机制。总之，对于舌下络脉的研究，在发展和继承原有研究的基础上，运用现代科技与舌下络脉诊法结合起来，在其基础上确立合理的量化诊断指标将是我们的研究方向之一。

七、中医舌色的 Delphi 法研究

Delphi 法是常用的专家咨询法，实质上是一种向专家几轮函询的预测法。是利用专家的知识、经验等无法量化的模糊性的信息，通过匿名方式进行几轮函询征求专家们的意见，预测、评价，多次反复，意见逐步趋于一致。岳小强[14]等邀请中医专家对舌色分类和舌色诊断进行 4 轮咨询，并借助舌色红绿蓝(RGB)分量的比较从侧面进行验证。结果将舌色分为淡白、淡红、红、绛、淡紫、紫、青紫和紫红 8 类；采集的 1255 幅舌图像中 1072 幅(87.0%)获得了一致的判别结果；不同舌色的 RGB 分量差异有显著性意义($P<0.05$ 或 $P<0.01$)。因此 Delphi 法是一种较好的拟合中医专家舌诊经验的方法。

参考文献

[1] 匡调元. 中医病理研究. 上海:上海科学技术出版社,1989:264-267

[2] 靳士英,等. 瘀证舌下络脉的病理组织学研究. 中医杂志,1992,33(3):170

[3] 翁维良,黄世敬,洪尚杓. 运用中医舌诊专家系统对血瘀证舌下络脉的观察. 中医杂志,2001,42(4):233-235

[4] 陈泽霖. 舌诊研究. 2版. 上海:上海科学技术出版社,1982:138

[5] 肖景文,魏艾红,黄世林. 中医舌诊与舌微循环检测. 微循环杂志,2002,12(1):36-40

[6] 蔡少峰. 生脉注射液对冠心病患者舌微循环的影响. 微循环杂志,2006,16(2):69

[7] 冯月娟,张建芳,张国良. 112例肺癌中医证型、舌象与病理分型关系探讨. 中国中医急症,2004,13(7):446

[8] 刘志彬,倪莉. 寒热证大鼠舌体表面的扫描电镜观察. 福州大学学报:自然科学版,2007,35(5):780-784

[9] 陈小野,邹世洁,王震. 大鼠长期热证造模的舌扫描电镜观察. 广西中医药,1998,21(2):42-45

[10] 陈小野,邹世洁,王震. 大鼠长期脾虚造模的舌扫描电镜观察. 陕西中医杂志,2002,23(2):181-183

[11] 张存钧,王松坡,杨红,等. 紫暗舌与舌血流关系的研究. 中西医结合学报,2004,2(1):27-29

[12] 贺振燕,耿乃志,蒋宁. 红绛舌的现代研究进展. 中医药信息,2009,26(4):97-99

[13] 杨爱萍,陈群. 浅述舌下络脉在诊察疾病中的作用. 陕西中医,2008,29(10):1440-1441

[14] 岳小强,刘庆,邓伟哲,等. 借鉴Delphi法对中医专家舌色诊断经验的拟合研究. 中医杂志,2007,48(7):635-637

第三节　望　舌　苔

【基本内容】

舌苔,指长在舌面的一层苔状物,由胃气蒸腾腑中食浊,上聚于舌面所致。正常的舌苔,一般是薄白均匀,干湿适中,舌面中部和根部稍厚。望舌苔主要观察苔质和苔色两方面的变化。

一、苔　质

苔质,是指舌苔的质地、形态。主要有薄厚、润燥、腻腐、剥落、偏全和真假等方面改变。

(一) 薄、厚苔

【舌象特征】舌苔分布稀薄,透过舌苔,可隐隐见舌质之本体者,称为薄苔;舌苔分布厚而稠密,不能透过舌苔看到舌质者,称为厚苔。

【临床意义】主要反映邪气的盛衰与浅深。薄苔主表证,亦主平人;厚苔主邪入里,或内有痰湿、食积。

舌苔薄而均匀,或中部稍厚,此为平人之舌象,是胃气和畅之故。苔薄在外感病中多属表证,在内伤病中多为病情轻浅。苔薄而湿润,为表邪未解,热未伤津。厚苔多为病邪入里,尤其是胃肠有积滞或痰湿,苔厚更为明显。

根据舌苔的厚薄变化,可测病情的进退轻重。大抵而言,舌苔由薄转厚,为邪盛病进,或潜伏之邪开始暴露;舌苔由厚转薄,为正胜邪退,或里蕴之邪逐渐消退。

（二）润、燥苔

【舌象特征】舌苔润泽有津，干湿适中，扪之有津液，称为润苔；若舌面水分过多，伸舌欲滴，扪之滑腻，称为滑苔；若舌苔含水特少，望之干枯，扪之无津，甚则舌苔干裂，称为燥苔；若苔质干燥而粗糙，称为糙苔。

【临床意义】主要反映津液的盈亏和输布情况。润苔主津液未伤，亦主平人；燥苔主热盛津伤，阴液亏耗，或阳虚气不化津。

润苔是正常舌苔表现之一，在疾病过程中见之，提示津液未伤，如风寒表证，湿证初起、食滞、瘀血等均可见到润苔。若苔滑，是水湿内停之征，多为感受寒湿之邪，或脾阳不振，痰饮水湿内停之故。

燥苔，提示体内津液已伤，若属火热耗津者，必伴舌红苍老；若属阴液亏耗者，多伴舌体瘦小；若属阳虚不能化津者，舌多淡白，口渴而不欲饮；若属糙苔，多属热盛伤津之重证；若为糙裂苔，多属津伤已极。另有舌苔粗糙白厚而不干者，则为秽浊之邪盘踞中焦。

舌苔由润变燥，表示热重津伤，或津失输布；舌苔由燥转润，为热退津复，或饮邪始化。

（三）腻、腐苔

【舌象特征】舌质细密，融合成片，中厚边薄，如涂有油腻之状，紧贴舌面，揩之不去，刮之不脱，称为腻苔。苔质疏松粗厚，形如豆腐渣，堆铺舌面，揩之可去，刮之见底，称为腐苔。若苔上黏厚一层，有如疮脓，则称脓腐苔。

【临床意义】皆主湿浊、痰饮、食积；但腻苔多属阴浊较盛，阳气被遏之机，腐苔多属阴浊郁热，阳气有余之象。脓腐苔则专主内痈。

舌苔薄腻，或腻而不板滞者，为食积，或脾虚湿困，阻滞气机；苔腻而滑，为痰浊、寒湿内阻，阳气被遏；苔白厚而腻，为脾胃湿热，气聚上泛；苔黄厚而腻，为痰热、湿热、暑温、食滞等邪内蕴，腑气不畅。腐苔多见于痰湿、食积蕴热上泛之征；脓腐苔，多见于内痈，如肺痈、肠痈多白腐苔；胃痈多黄腐苔；肝痈多灰紫腐苔。

（四）剥、落苔

【舌象特征】舌苔全部或部分脱落，脱落处可见舌底光滑无苔，称为剥苔。根据舌苔剥脱的部位和范围大小不同，临床可分为以下几种：

舌前半部苔剥脱者，称前剥苔；舌中部苔剥脱者，称中剥苔；舌根部苔剥脱者，称根剥苔；舌苔多处剥脱者，舌面仅斑驳片存少量舌苔者，称花剥苔；舌苔剥脱殆尽，舌面光滑如镜者，称为镜面舌。苔呈花剥，剥脱处仍有新生苔质颗粒，或舌乳头可见者，称为类剥苔。舌苔剥脱呈地图状，边缘突起，界线清楚，剥脱部位时有转移者，称为地图舌。

【临床意义】主胃气衰退，胃阴大伤，或气血久虚，亦是全身虚弱的征象。

舌红苔剥，为阴亏；舌淡苔剥或类剥，为血虚或气虚两亏，舌苔花剥，为邪实阴虚；镜面舌，为胃肾阴液枯竭；类剥苔，为久病气血两虚；地图舌，为湿热伤阴与过敏体质有关。

剥苔的范围大小，多与气阴或气血亏损程度有关。剥脱部位，亦与舌面脏腑分部相应，如舌苔前剥，为肺阴亏损；舌苔中剥，为脾胃亏虚；舌苔根剥，为肾阴涸竭。

（五）偏、全苔

【舌象特征】舌苔满布舌面，称为全苔；舌苔仅布于前后左右之某部，称为偏苔。

【临床意义】病见全苔变化，主邪气弥漫，多为湿痰浊邪郁滞；舌苔偏于某处，常示邪气停聚舌所分候的脏腑。

舌苔偏于舌尖部，是邪气客于上脘以上；舌苔仅见于舌中部，是邪气停聚中脘附近；舌苔偏于舌根部，是邪气滞留于下脘以下；舌苔偏见于左或右，常提示肝胆湿阻之类疾患。

总之，观察舌苔的有无，消长及剥脱等变化，不仅能测知胃气、胃阴的存在，亦可反映邪正盛衰，判断疾病的预后。如舌苔从全到剥，是正气渐衰的表现；舌苔剥脱后，复生薄白之苔，为邪去正胜，胃气渐复之佳兆。

（六）真、假苔

【舌象特征】舌苔紧贴于舌面，刮之难去，刮后仍留有苔迹，不露舌质，舌苔像从舌体上长出者，称为有根苔，此属真苔。若舌苔不紧贴舌面，不像舌所自生而似涂于舌面，苔易刮脱，刮后无垢而舌质光洁者，称为无根苔，即是假苔。

【临床意义】对辨别疾病的轻重、预后有重要意义。

判断舌苔真假，以有根无根为标准。真苔是脾胃生气熏蒸食浊等邪气上聚于舌面而成，苔有根蒂，故舌苔与舌体不可分离。假苔是因胃气匮乏，不能续生新苔，而已生之旧苔逐渐脱离舌体，浮于舌面，故苔无根蒂，刮后无垢。

病之初期、中期，舌见真苔且厚，为胃气壅实，病较深重；久病见真苔，说明胃气尚存。

新病出现假苔，乃邪浊渐聚，病情较轻；久病出现假苔，是胃气匮乏，不能上朝，病情危重。舌面上浮一层厚苔，望似无根，刮后却见已有薄薄新苔者，是疾病向愈的善候。

二、苔　　色

根据舌苔的颜色，舌苔可分为白苔、黄苔、灰黑苔三类，各类舌苔临床可单独出现，亦可相兼出现。

（一）白苔

【舌象特征】舌面附着白色的苔垢物，称为白苔。白苔有厚薄之分，若舌面上分布一层薄薄的白色舌苔，透过舌苔可看到舌体者，称为薄白苔；苔色呈乳白色或粉白色，舌边尖稍薄，中根部转厚，舌体被舌苔遮盖，而不被透露者，称为厚白苔。

【临床意义】主寒证、湿证。亦主平人，或邪热在表。

白苔为舌苔之本色，正常人亦多白苔。若薄白而湿润，为外感风寒，或风湿、寒湿之邪犯表，或体内素有寒痰宿食；若薄白而燥，多为风热犯表之初起。

舌苔厚白，为风寒邪盛，或寒湿踞于中焦；厚白而腻，为中阳不振，肠胃有宿食停滞，或湿浊内停；舌苔厚白而干燥，为温热病初起或中期，也可见于湿温病。

舌苔白如积粉，扪之不燥者，称为积粉苔，常见于外感湿热病，秽浊湿邪与热毒下相结而成。若白苔燥裂，粗糙如砂石，是暴热伤津，真阴将竭。

白苔的出现，不限于表证和寒证，如《舌鉴辨正》指出："白舌（苔）为寒，表者有之，而虚者、热者、实者也有之。"故察白苔时应结合舌质、苔质及临床症状综合分析。

（二）黄苔

【舌象特征】舌苔呈现黄色。根据程度，黄苔又有淡黄、深黄和焦黄之分。淡黄又称微黄苔，是指舌苔呈浅黄色；深黄又称正黄苔，是指舌苔黄而深稠；焦黄又称老黄，是指正黄色中夹有灰黑苔，呈现黄黑色。黄苔多与红、绛舌同时出现。

【临床意义】主热证、里证。

苔色淡黄，苔质较薄者，为风热之邪犯表，或风寒郁遏化热入里；苔色深黄，为里热夹湿，或痰饮化热，或食积热腐；苔色焦黄，为里热伤津，燥结腑实。

舌尖苔黄，为热在上焦；舌中苔黄，为热在胃肠；舌根苔黄，为热在下焦；舌边苔黄，为肝胆有热。

总之，黄苔为邪热熏灼所致，苔色愈黄，邪热愈甚。一般而论，淡黄苔为热轻，深黄苔为热重，焦黄苔为热结。

舌苔由白转黄，或呈黄白相兼，为外感表证处于化热入里、表里相间的阶段。

苔淡黄而润滑者，称为黄滑苔，为阳虚寒湿之体，痰饮聚久化热，或为气血亏虚之人，多感湿热之邪所致。苔黄而质腻者，称黄腻苔，主湿热或痰热内蕴之证。

（三）灰黑苔

【舌象特征】苔色浅黑，称为灰苔，苔色深灰，称为黑苔。灰苔与黑苔，只是颜色深浅之差别，故并称为灰黑苔。

【临床意义】既主阴寒内盛，亦主里热炽盛。

灰黑苔可见于寒湿病中，亦可见于热性病中。在寒湿病中出现，多由白苔转变而来，其舌苔灰黑必湿润多津；在热性病中出现，多由黄苔转变而来，其舌苔灰黑必干燥无液。无论是因寒因热，出现灰黑苔者，均属重证，且色越深者，病势越重。

舌边舌尖部呈白腻苔，而舌中和舌根部出现灰黑苔，为阳虚寒湿内盛，或痰饮停聚。

舌尖舌边黄腻苔，而舌中为灰黑苔，为湿热内蕴，日久不化。苔黄黑者，为黄酱苔，仍由湿热夹痰所致。苔焦黑干燥，舌质干裂起刺，不论是外感或是内伤病，均为热极津枯之征。

【补充阐发】

一、绿苔、霉苔、霉酱苔的临床意义

1. 绿苔　较为少见，多由白苔转化而来。《舌鉴辨正·蓝舌总论》认为，蓝舌是绿色与青碧相合，绿色亦肝之纯色。验之于临床，绿苔与灰黑苔意义相似，但多主热证而不主寒证。若满舌滑腻苔，中见绿苔，多为湿热痰饮，阴邪化热之候。

2. 霉苔　舌上罩着一层夹有黏液之灰白垢腻，颜色晦黯，或杂有白色霉点，轻者仅见舌之一部分，重者满舌皆是。《辨舌指南》说："舌与满口生白衣如霉苔，或生糜点者，胃体腐败也。"舌生霉苔多因胃肾虚火，湿邪内踞，虚热与湿毒蕴郁熏蒸而成。其轻者，仅见舌之局部，是正虚邪盛之候；若满口白衣，或糜点如米粒之状，是津液悉化腐浊，病变严重，预后不良。

3. 霉酱苔　苔色红中发黑，又带黄色，类似霉酱之色而得名。《舌鉴辨正·霉酱色舌总论》曰："霉酱色者，有黄赤兼黑之状，乃脏腑本热而加有宿食也。凡内热久郁者，夹食中暑者，夹食伤寒传太阴者皆有之。"故此苔是胃肠先有宿垢湿浊，积久化热而成，主湿热久郁。若霉色中夹黄苔，是湿热郁积；若舌中霉苔浮厚，是宿食郁久化热，脾胃被困。

二、黄苔主热也有变例

黄色舌苔，一般表示病已入里，邪已化热，这在古典医籍中有不少记载。如《舌鉴辨正》说："黄苔见于全舌，为脏腑俱热；见于某经，即某经之热。表里证均如此辨，乃不易之理也。"《舌诊研究·病理舌象》报道，对 100 例黄苔患者的八纲辨证分析，无一例表证及寒证；其中有发热症状者 63 人；部分虽不发热，多具有口苦咽干、溲黄便秘、二目赤浊、心烦失眠等内热现象。因此，中医舌诊学都强调黄苔主里证、主热证。

但黄苔主热也有其变例。如《舌胎统志》说："淡红舌满布黄苔，为湿阻中阻，滑者寒湿，腻者湿热。"陆定圃说："淡舌白苔亦有热证，黄厚满苔亦有寒证，舌绛无苔亦有痰证，当以脉症便溺参看。"结合舌质变化，临床黄苔而不能直言主热的舌象有下列数种。

1. 淡白舌黄裂苔　这是因气虚津少所致，与火热伤津之“红舌黄干苔”不同。由于素体虚弱，故舌质淡白；气虚津少，舌失润泽，则苔见裂纹；气虚而津不化，以致浮热上扰，故苔略呈淡黄色。这种舌苔的变化，关键在气虚不能化津，或气虚不能布津，皆可出现这种舌象。

2. 淡白舌黄滑苔　多因中焦阳气不振，内有停饮所致。因中阳不振，故舌色淡白；脾失运化，水饮内停，积久不化而郁热，则舌苔黄而滑。故《伤寒绪论》说：“黄滑而湿者，为热未盛，结当未定，不可便攻。”若气虚而夹湿，湿浊上泛，也可偶见滑润黄苔。

3. 青舌黄苔　多为寒湿内盛所致。因阴寒盛于内，逼热上浮，而成真寒假热证。故《伤寒绪论》指出：“舌色青紫，而苔却黄厚，甚至纹裂，但觉口燥，舌乃不干者，此阴证夹食也。”

4. 青紫舌黄滑苔　这是寒邪凝滞，血流不畅，甚至还有饮食停滞于中焦的表现。寒滞则血瘀，故舌质青紫；饮食内停，积热未盛，故苔虽黄但滑润。故《舌鉴辨正》说：“紫上黄苔湿润舌，外淡青紫，而中有黄苔湿滑润泽，食伤太阴也。”

此外，亦有学者认为，如见舌体瘦瘪，苔黄而滑润者，非胃气虚弱，即脾气亏虚。黄苔也可见于气血双虚证。

从以上诸种情况可见，在一些以阳气不足或寒湿内盛为主的特定病证中，也可出现黄苔，其黄苔的原因有因于气虚津少而生浮热，有因于阳气不振停饮郁热而热势未盛，有因于阴盛格阳，虚阳上浮，有因于寒湿痰食滞气郁热，皆属标热而本寒之机，在此，黄苔主热就变成了黄属标热之象。此时若不结合舌质等其他征象综合分析，辨证势必有误。

三、白苔并非独主寒证

黄苔主热，白苔是未发黄之苔，故一般认为较多见于寒证。如《舌鉴辨正》说：“白色（舌苔）可以辨伤寒，其类不一。”以往的《伤寒论本旨》更明确指出：“凡苔垢，色白者为寒，白甚者，寒甚也。”因此，在全国高校统编的教材《中医诊断学》中均提出“白苔主寒证”。然而，从临床实际及历代医家有关论述中，可以发现，寒证多现白苔，但白苔未必皆属于寒，具体情况，兹分述如下。

（一）不同白苔临床辨析

1. 薄白干苔　是燥气伤肺。如《伤寒论本旨》说：“（舌苔）若其白而干者，津液已枯，虽有表证，不能作汗。”

2. 白厚腻苔　主湿浊痰饮。《辨舌指南》说：“舌苔白腻，胸膈闷痛，心烦干呕，时欲饮水，水入则吐，此热因饮郁，宜辛淡化饮。”热为饮郁，热势不扬，但水饮湿浊之邪盛于外，上溢于舌，故使舌苔仍白而厚腻，而并不见黄苔。

3. 白厚腻干苔　主湿盛热郁。《舌鉴辨正》认为：“干厚白苔，舌中干厚白，尖边无异色，脾胃热滞也。”此所谓“热滞”，实际是热郁，热邪郁滞于里，因而苔干少津；湿浊停蓄于中，则苔白厚而腻。

4. 白糙苔、白裂苔　主暴热伤津。《舌鉴辨正》说：“白苔燥裂舌，乃因误服温补，灼伤真阴，无黄黑色者，真阴将枯竭，舌上无津，苔已干燥，故不能变显他色。”这两种舌苔，因都是由于内热暴起，津液暴伤所致，以致白苔来不及转黄。

5. 白黏腻苔　见于中焦湿热。《温热论》说：“舌上白苔粘腻，吐出浊厚涎沫，口必甜味也，为脾瘅病。乃湿热气聚，与谷气相传，土有余也，盈满则上泛。”

6. 白如积粉苔　常见于湿浊蕴热，有三种情况。①时疫初起，邪热浮经，如《温热论》说：“时疫初起，舌上白苔如积粉者，达原饮解之。”②邪毒内盛患者，如《舌鉴辨正》谓：“邪毒既盛，苔如积粉满布。”③邪热弥漫三焦病证，如《辨舌指南》引马良伯之说：“舌厚腻如积粉，……温病、热病、瘟疫、时行，并外感秽恶不正之气，内蓄伏寒伏热势，邪热弥漫，三焦充满，每见此舌。”

7. 白霉苔 多见于胃肾阴虚，湿毒熏蒸。如《辨舌指南》说：“舌与满口生白衣如霉苔，或生糜点者，胃体腐败也。”此类病变如发展至满口生白衣，或生糜点如米粒状，是津液悉化腐浊，预后多为不良。

（二）白苔结合舌质的综合分析

1. 淡白舌，白干苔 ①脾胃热滞：因阳气既虚，邪热又滞于中焦之故；②热结津伤：由于津液枯竭，邪热内结所致。

2. 红绛舌，薄白苔 ①阴虚外感：素体阴虚火旺，而又有外感表证；②表邪入营：患者外感表邪，体内有热，且热邪已入营分阶段。

3. 红舌，白滑苔 ①营热夹湿：舌体鲜红而质坚色老，是热在营分，但兼有水湿之邪的病变；②阳虚湿盛：其舌体娇红而浮胖，是虚阳上越，不能化津，水湿内停，故显白滑之苔。

4. 红绛舌，白黏苔 ①营热夹痰湿：因邪热入营，故舌红绛；痰饮内聚，故见白黏苔；②阴虚兼痰湿：阴虚火旺，但又兼痰湿蕴结，故成此舌象。

5. 红绛舌，白腻苔 ①湿遏营热：患者营分有热而气分有湿，湿气蕴结，致使热邪内伏，不得宣泄；②阴虚夹湿：因阴虚火旺，而胃肠中有湿邪，或因饮食停滞，致使火热内结。

6. 红绛舌，白粉苔 是秽浊疫毒蕴结，多见于瘟疫或斑疹营热较重的一类病证。

7. 红绛舌，白干苔 燥热伤津劫液，由于燥化迅速，病程发展较快，耗津劫液严重，故苔色尚未转黄，燥热入里，伤津严重。

8. 舌边红，苔白干 上焦邪热伤津，是外邪开始化火，上焦津液渐次受伤，其病邪虽不重，但病势确向前发展。

9. 舌尖红，苔白 ①在杂病中常为心火独旺；②在外感病中，常见于风热在表的阶段，或风证夹湿，渐次化热。

10. 舌根红，尖白苔 见于阴亏热郁，邪在少阳。舌之后半无苔而鲜红，是阴亏之象，而邪在少阳，郁热不解，故又见尖白苔。

11. 舌中红绛，边白苔 津气内亏，又伤外邪。无论舌红光亮部分大小，均是津气内亏之象；外感之邪在太阳经或少阳经，舌边皆见白苔。

12. 紫舌，白腻苔 酒毒内积，热湿内盛。有饮酒嗜好者，舌色青紫；酒积化生湿热，则苔白厚而腻。

以上分析可见，白苔主病，以其说主寒证不如说主未化热之证，其中，主寒证是其所主的基本性质，而临证时还需结合舌质和脉症具体分析，即如《舌鉴辨正》说：“白舌为寒，表证有之，里证有之，而虚者、热者、实者亦有之。”必须结合舌苔润燥，舌质深浅加以辨别，才能得出比较正确的结论。

四、灰黑苔的辨证意义

一般认为，苔色呈浅黑色时即为灰，苔色呈深灰色时即见黑，故灰黑色苔可以相提并论。从形成来看，灰苔多由白苔发展而成；黑苔则多由黄苔发展而来，少数由灰苔转化而成黑苔。《舌胎统志》阐述灰黑舌苔的形成时指出：“黑色本主寒水，滑润者，寒水之性也；其不滑润而燥者，主热，为寒极生热，性之变也。火性热而其色赤，理之常也，其火热之为病，多见于胎黑者，何也？盖热极反见胜己之化也。犹薪之得火则赤，火过而为炭黑者是也。”《舌诊研究》认为灰黑苔的形成过程可以分为两个阶段：当舌丝状乳头角质突起过长，呈细毛状，颜色可以仍为淡黄色或灰白色，是为丝状乳头增殖期，是第一阶段；此后，由于血红蛋白、蛋白碎屑或烟草中的崩解产物发生化学反应而产生色素，或因产色微生物的作用等使过长的细毛逐渐转黑，是所谓黑色形成期，即第二阶段。

一般认为，病至苔色见灰或黑色，均属里证，是寒证或热证发展到极端的表现。虽然如此，灰色和黑色舌苔在病变性质上仍略有区分。灰色多为实证、热证的反映，故《舌鉴辨正》说：“灰见舌色，有实热证，无虚寒证。”临床如邪热传里、时疫、郁积、蓄血等，都可以见到灰色舌苔。黑色则寒、热、虚、实的病变皆可出现。寒邪传里化火，或实热伤里，其黑苔多由中部黑起，延及舌根、尖部。其中，热甚所致黑苔干焦起裂，往往有由白转黄、由黄转黑的变化过程，这种黑苔刮之不脱，湿之不润，乃热极伤阴之故；若寒湿证中见到黑苔，其苔必湿滑；虚寒证中见到黑苔，其苔必薄；真寒假热证中见到黑苔，苔全黑而满舌，由淡白突然变黑，多无变黄的过程。

灰黑舌苔的临床意义：灰黑薄苔，乃中焦阴寒；苔色灰黑而滑，为寒饮痰湿；苔色灰黑而黏厚腻，是湿痰郁热；舌之两侧灰黑，余为白苔，见于中焦寒湿；白苔之中散见黑点，是表邪入里之征；若苔色白腻，但有黑点成斑，是湿热内盛；白苔中有黑色芒刺，润不碍手，是真寒假热；若白苔黑刺，粗糙刺手，是寒邪化热；中黑边白之滑苔，为阳虚寒湿之征；若半白滑半黄黑舌苔，是肝胆热结；舌边尖黄苔而中心黑苔，是脾胃湿热的表现。

【古代文献】

《伤寒论本旨》：舌苔由胃中生气所现，而胃气由心脾发生。故无病之人常有薄苔，是胃中之生气，如地上之微草也；若不毛之地，则土无生气矣。

《感证宝筏·辨苔十法》：一曰有无，二曰厚薄，三曰松腻，四曰偏全，五曰糙粘，六曰纹点，七曰瓣晕，八曰真假，九曰常变，十曰苔色。

一、苔　质

（一）薄、厚苔

《辨舌指南·辨舌之苔垢》：白而苔薄者，寒邪在表或气郁不舒，薄白无苔为虚寒；白而苔厚者，为中脘素寒或湿痰不化；薄黄为热；薄黄而滑，表犹未罢，热未伤津；苔黄而厚，湿热内滞；黄苔有根地而浊者，邪已入里，黄浊愈深，入里愈深，热邪愈结；若望之似有薄苔，一刮即净，全无苔迹者，血虚也；一片厚苔，或黄或白，如湿粉所涂，两边不能渐匀渐薄者，胃绝也。若白厚粉湿滑腻苔，刮稍净而又积如面粉，发水形者，里寒湿滞也；凡舌苔初则粗白渐厚而腻，是寒邪入胃挟浊饮而欲化火也，迨变黑则胃火已甚也，或干而燥裂，则毒火更甚也，若苔厚渐退，而舌底红色者火灼水亏也。……舌苔薄白，如米饮敷舌者，此伤寒中寒之初候也，如无表证，为饮停膈上也；如白而滑润，如稠白豆浆敷舌者，伤寒中寒，湿邪痰饮等候也；若舌白不润泽，舌质不甚红者，伤燥表证也；白而厚如豆腐脑铺舌者，痰热证也；……如粟米成颗粒者，此热邪在气分也。

（二）润、燥苔

《辨舌指南·辨舌之津液》：滋润者其常，燥涩者其变，润泽为津液未伤，燥涩为津液已耗。湿症舌润，热症舌燥，此理之常也。

滑者津足，扪之而湿；涩者津乏，扪之且涩。滑为寒，寒有上下内外之分；涩为热，热有表里虚实之辨。

无论润燥，大抵有苔垢者，湿病为多，无苔垢者，热病为多。然亦有湿邪传入血分，气不化津而反燥者，如热症传入血分而舌反润，亦有误用燥药，津液被劫逼迫而上，胃阴不能下济，舌反润。

凡舌绛而润为虚热，舌绛而燥为实热，舌绛而光亮为阴液不足；舌无苔而干燥者，肾脏不足，津液虚极也。舌中心黑厚而干燥者，谓之焙舌，邪传少阴，热甚津枯也；口干舌燥而渴者，少阴病也；舌上苔津液干燥，毒邪传里也；舌白者，阳气虚不能化津上润也；白而干者，津液已枯，虽有表邪，宜作里治；舌黄燥，下利不渴，胸中实下不止者，死证也；腹满口干舌燥者，肠间有水气也，如润滑姜黄色苔者，为太阴寒化也，焦燥不渴者，阴液枯槁也。舌苔黄燥，若足冷脉沉，非纯阳症，切忌硝黄。无病舌红而涸，偶见红心点者，将欲发黄也。

凡干燥之舌，皆属热毒亢甚，胃阴欲竭之势，切忌温燥淡渗伤阴之品，必须以存津为先；若燥而垢者，痰毒甚也，燥而黄者，胃热极也，燥而黑者，热极而阴竭也。若全舌黄黑积滞，或干焦罅裂芒刺者，实热也，宜清凉之。苔黑而燥，为痰热结胸，苔黑而润，为虚寒夹湿，灰黑苔为湿食停滞；若初病发热，胸闷，遍舌黑色而润，外无险恶情状，此胸膈素有伏痰也。……若黑燥而中心厚苔者，为脾燥肾竭，急以咸苦下之；若舌黑望之虽燥而生刺，但渴不多饮或不渴，其边或有舌滑，其舌本淡而润者，亦属真寒假热，治宜温补；其舌心并无黑苔，而舌根有黑苔而燥者，热在下焦也，宜即下之；若舌本无苔，惟舌尖黑燥，为心火自焚，不可救也。若全舌燥苔，由舌边渐渐润至舌心者，为病退佳兆；大抵辨舌之法，不论黄白灰黑，先宜区分燥润及刮拭坚松，以定胃肠津液之虚实，若无苔而舌色变幻，多属心肾虚证或肝胆风火证，甚则藏府绝证。

滑苔者，主寒主湿也，有因外寒而滑者，有因内痰而滑者。全舌淡白，滑嫩无点无罅缝无余苔者，虚寒痰凝也；如邪初入里，全舌白滑而浮腻者，寒滞中宫，胃阳衰也；若全舌白而有花点、罅裂、积沙等苔者，真热假寒也；白滑者，风寒湿也，滑而腻者，湿与痰也；滑腻而厚者，湿痰与寒也；惟薄白如无则虚寒也；但滑腻不白者，寒湿与痰也；两条滑腻者，非内停湿食，即痰饮停胃也；白浮滑薄苔，刮去即还者，太阳表证受寒邪也；白浮滑而带腻带涨，刮之有净有不净者，邪在半表半里少阳证也。……舌上白苔而滑腻，咳逆短气者，痰饮也；咳而口中有津液，舌上苔滑者，肺寒也；舌上无苔而冷滑者，少阴中寒也；藏结舌上白苔滑者，难治也。舌上淡红，苔薄而滑者，内寒也；舌色深红，苔厚而滑者，外寒也；苔黄而滑，目黄，头汗齐颈而还，小便不利者，必发黄也；舌黑而滑者，水极似火也，黑舌俱系危症，惟冷而滑如淡羹然者，乃无根虚火，可以化痰降火治之；若黄苔光滑，乃无形湿热，中虚之象。

涩为热，苔薄而涩，舌淡红者，虚热也；苔厚而涩，舌深赤者，实热也。苔白粗涩，兼有朱点罅裂纹之苔，白干胶焦燥满苔，刮不脱，或脱而不净者，刮去垢泥后，底子仍留污质腻者，不见鲜红，皆里热结实也；又有其白苔在舌如面上傅粉，刮之多垢，其白色与舌为两物，是实热也。若舌苔干，如雪者，脾热也。舌赤明润，苔厚燥涩者，形气病气俱有余，舌淡红枯黯，苔薄冷滑者，形气病气俱不足，舌干口渴，苔不滑而涩者，邪传厥阴也。嘉约翰云：大抵初起白苔，而后干燥，或粗，或硬，渐变黑色者，重也。更有血枯而津液不清，及不能改换炭气，则遗毒而致病者，舌亦干，此险证也。余如温暑之证，其舌红干，内脏发热及暗痘者，其舌亦多干涩，总之，口干者，舌汁少也，由此而推，舌干涩者，即知五脏内津液少也，凡病舌先干而后渐润者，轻；舌先润而后干枯者，重。

(三) 腻、腐苔

《察舌辨症新法·厚腐与厚腻不同辨》：厚腐与厚腻不同，腐者如腐渣，如腐筋，如豆腐堆铺者；其边厚，为阳有余，能鼓胃中腐化浊气上升，故有此象。若厚腻则中心稍厚，其边则薄，无毛孔，无颗粒，如以光滑之物，剧刮一过者，此为厚腻，为阳气被阴邪所抑，必有湿浊、痰饮、食积、瘀血、顽痰为病，宜宣化。一为阳气有余，一为阳气被抑，差之毫厘，失之千里，可不慎哉！

《辨舌指南·辨舌之津液》：腐者无迹，揩之即去，为正气将欲化邪；腻者有形，揩之不去，为秽浊盘踞中宫。……厚腐虽由胃中腐浊上泛，然尤有脓腐霉腐之别，如舌上生脓腐苔，白带淡红，粘厚如疮脓，凡内痈现此苔；肺痈及下疳结毒，多白腐，胃痈多黄腐，肝痈多灰紫腐；若霉腐满舌生白衣，为霉苔，或生糜点如饭子样，谓之口糜，此由胃体腐败，津液悉化为浊腐，蒸腾而上循食道上泛于咽喉，继则满舌，直至唇齿、上下腭皆有糜点，其病必不治矣。

《医原·杂病舌苔辨证》：霉腐苔，此因胃肾阴虚，中无砥柱，湿热用事，混合蒸腾，证属不治。

《辨舌指南·辨舌之津液》：苔黄而腻，为痰热湿热，黄腻而垢，为湿痰初结；腐气不利及食滞；滑厚而腻，为热未盛结未定，宜清下之；黄腐苔如豆渣炒黄堆铺者，下证也白滑而腻者，湿浊与痰也；滑腻厚者，湿痰与寒也；滑腻不白为湿痰，两条滑腻，非内停湿食即痰饮停胃，舌苔黑而湿滑者，脏结证也。刘吉人云：黄苔无孔而腻，水黄舌如鸡子黄白相间染成之状，此黄而润滑之苔，为痰饮停积、温湿证候，或为湿热病而有水饮者，或热伤胃阴，误服燥药，变生此苔。

《辨舌指南·辨舌之津液》：糙者，秽浊也，粘者，痰涎也。

凡黄苔有质地而起浊腐而黏者，邪已结里；黄浊愈甚，则入里愈深，热邪愈结，焦黄则热甚，宜下之。平人舌上有粘黑苔垢，拭之不净，经久不退，且口甜气秽，便是胃脘发痈之候。

（四）剥落苔

《辨舌指南·辨舌质生苔之原理》：若舌中有红路一条，俗称鸡心舌，血液尤虚，此平人之常苔也。周征之曰：尝见舌中心如钱大，光滑无苔，其色淡紫，但苦常遗滑，余无他病，又见舌质通体隐隐蓝色，余无他苔，但患胃气痛者，此皆痰血阻于胃与包络之脉中，使真气不能上潮，故光滑不起软刺，是血因寒而瘀也。……苔垢杂色并现，或中有边无，中无边有，胃气不化也；若舌绛而光亮，或绛而不鲜，甚至干晦枯萎，如猪腰样者，此为肝肾阴枯极。

《察舌辨症新法·舌质无苔分别诊断法》：质紫无苔，热在阴分也。质红无苔，热邪初入阴分；或者伤食，胃气不能上升；或忧思抑郁，阳气不能上升，须以脉诊参断。舌上无苔，质光如镜，为胃阴胃阳两伤，肠胃中之茸毛贴壁，完谷不化，饥不受食之候；亦有顽痰胶滞胃中，茸毛不起，皆有此候，须以脉诊参断。前症完谷阴阳伤，脉必细涩；后症痰滞，脉必洪滑而大。……中凹如驳去，胃有燥结伤阴；或盲肠有燥结久留不去之候。

《辨舌指南·辨舌之苔垢》：化退，又如舌苔忽剥蚀而糙干，为阴虚；剥蚀边仍有腻苔，为湿痰；剥换由尖及内，症可渐平，四围傍退中留，胃败变至。……若骤然退去，不复生新苔，或如驳去，斑斑驳驳存留，如豆腐屑铺舌上，东一点，西一点，散离而不连续，皆逆象也，皆因误用攻伐消导之药，或误表之故，胃气胃液均被伤残，故现此候。

《重订通俗伤寒论·伤寒脉舌》：亦有满舌厚苔，中间驳落一瓣，或有罅纹，或有凹点，底见红燥者，须防液脱中竭；若厚苔忽然退去，舌光而燥者，此胃气渐绝也。

（五）偏、全苔

《辨舌指南·辨舌之苔垢》：全者，苔铺满地也，为湿痰滞中；偏者，其苔半布也，有偏内偏外偏左偏右之分，凡偏外者，外有苔而内无也，邪虽入里，而犹未深也，而胃气先匮；偏内者，内有苔而外无也，里邪虽减，胃滞依然，而肠积尚存，及素有痰饮者，亦多此苔。偏左滑苔，为脏结证，邪并入脏，最为难治；偏右滑苔，为病在肌肉，为邪在半表半里。

（六）有根、无根苔

《形色外诊简摩·舌苔有根无根辨》：根者，舌苔与舌质之交际也。……苔之有根者，其薄苔必匀匀铺开，紧贴舌面之上，其厚苔必四围有薄苔铺之，亦紧贴舌上，似从舌里生出，方为有根；若厚苔一片，四围洁净如截，颇似一物涂在舌上，不是舌上所自生者，是无根也，此必久病，先有胃气而生苔，继乃胃气告匮，不能接生新苔，而旧苔仅浮于舌面，不能与舌中之气相通，即胃肾之气不能上潮以通于舌也。骤因误服凉药伤阳，热药伤阴，乍见此象者，急救之，犹或可复，若病热缠绵日久，渐见此象，真气已索，无能为矣。

《伤寒论本旨》：凡辨舌，有苔垢之分。苔如地上之草，根从下生，垢如地上浮垢，刷之即去。无根者，表分浊气所聚，其病浅；有根者，邪气内结，其病深也。有根之苔，又当分其厚薄松实，厚者邪重，薄者邪轻，松者胃气疏通，实者胃气闭结也。

《辨舌指南·辨舌之苔垢》：苔随食化者，中虚之候，因朝起未食则舌苔，食后则苔退。

（七）消长化退苔

《察舌辨症新法·苔之真退假退驳去辨》：真退必由化而退，何为化退，因苔由厚而渐薄，由板而生孔，由密而渐疏，由有而渐无，由舌根外达至舌尖，由尖而渐变疏薄，由退而复生新苔，此皆吉兆。

《辨舌指南·辨舌之苔垢》：如风温之邪，首伤肺经气分，故舌多无苔，即有黄白苔亦薄而滑，渐次传里，与胃府糟粕相为搏结，苔方由薄而厚，由白而黄，而黑而燥，其象皆板滞不宣，迨下后，苔始腐，腐者宣松而不板实之象，由腐而退，渐生浮薄苔一层，乃为病邪解尽。

（八）瓣晕苔

《辨舌指南·辨舌之质本》：苔起瓣晕，由脏腑实火熏蒸，见于温湿瘟疫等病为多。瓣则黑色为多，晕则灰黑为多。瓣则一二瓣尚轻，三四瓣已重，六七瓣极重而难治。石室秘录云：凡舌见黄苔而隔一瓣一瓣者，乃邪湿已入大肠，即用大黄茵陈下之；若舌黄而涩中有花瓣形者，热入胃府邪毒甚也；石顽云：极黄而瓣裂者，为胃液干枯，宜增液汤即下之；已有黑苔生芒刺及燥裂纹隔瓣者，先用青布蘸薄荷汤拭润，以生姜切平擦之，撅去隔瓣，看下瓣底舌质红者，可治，宜即下之，若舌质俱黑，为不治矣。舌黑腐烂者，心肾俱绝，更不治。

二、苔　　色

（一）白苔

《史氏重订敖氏伤寒金镜录·白苔舌》：白色为寒，表证有之，里证有之，而虚证实证亦有之。凡风寒湿邪，初中皮腠，即为白苔。寒湿本系阴邪，白为凉象，故舌苔白色。如白滑而腻者，湿与痰也；白滑厚腻者，湿痰与寒也；惟薄白如无，则为虚寒；白如积粉，则湿热或痰热也。因肺主卫，主气，又主皮毛，而太阳经亦主一身之表，凡受风寒，先入皮毛，内应于肺，其舌无苔而润，或微白而薄，或浮白薄滑。……如舌苔白燥，或白而边红，外证见发热口渴，咳嗽喉痛，此是风温入肺。……若苔白中带红，外证头痛身热，口苦，眼赤，胁痛，耳鸣，脉象浮弦而数者，太阳之邪已入少阳也。……或白苔浮滑、带腻、带涨，刮之有净、又不净者，亦有尖白根黄者，是邪在少阳经之半表半里也。

《临证验舌法·验舌分脏腑配主法》：舌见白色，肺与大肠病也。

《伤寒指掌·察舌辨证法》：白苔肺经，候卫分气分之表邪也。

《重订通俗伤寒论·六经舌苔》：白苔主表，……临证时，但看舌苔带一分白，病亦带一分表。

《舌鉴辨正·白舌总论》：白舌为寒。表证有之，里证有之，而虚者、热者、实者亦有之。

《察舌辨症新法·白苔类总论》：白苔有厚薄密疏之殊，其形似亦有深浅间杂之异。

《察舌辨症新法·白苔类分别诊断法》：薄白如米饮敷舌，此伤寒、中寒之初候也；无表症状见者，饮食停膈上也。……白如豆浆敷舌，此白而滑润，伤寒、中寒、湿邪、痰饮等病也，以脉诊分别断之；但薄白不润泽、舌质不甚红者，伤燥表证也。白而厚如豆腐脑铺舌，痰热证也；白而疏如米粉铺红，伤热、伤暑初传之候也。白如粟米成颗粒，此乃热邪在气分也。白如银色，谓光亮如银，此热证误补之变苔也。白如旱烟灰色，不问润燥，皆热证误燥之变苔也；白如银锭底，谓有孔如银锭底式，此热证误补误燥，津液已伤，元气欲陷，邪将深入之候也。白如豆腐渣堆舌，此热证误燥，腐滞积滞胃中，欲作下症也；如中心开裂，则为虚极反似实证之候，当补气，须以脉诊分别之。

（二）黄苔

《舌胎统志·黄苔说》：黄为中土之色，舌上苔黄，乃土郁之变征也。经云：土郁则夺之，是故黄苔为热实者多。苟非舌瘦舌光，黄滑黄润，一概不宜补燥，且湿之为黄色，必以温热之所化，是以三气时邪，六经蕴热，每多黄色之苔，其为热实可知，经云：热者多实。

《史氏重订敖氏伤寒金镜录·黄苔舌》：凡表证如风热暑燥，皆有黄舌。惟伤寒由表入里，传至阳明之府，其舌必黄，由浅转深。……盖以白苔主表，黄苔主里，太阳主表，阳明主里。

《临证验舌法·验舌分脏腑配主法》：舌见黄色，脾胃病也。

《伤寒指掌·察舌辨证法》：黄苔胃经，辨阳明里证之热邪也。

《舌鉴辨正·黄舌总论》：黄苔舌表里实热证有之，表里虚寒证则无，刮之明净，即为无病；刮之不净，均是热证。浅黄腻薄者，微热也；干涩深黄腻厚者，大热也；芒刺焦裂老黄，或夹灰黑色，极热也；黄苔见于全舌，为脏腑俱热，见于某经，即某经之热。表里证均如此辨，乃不易之理也。治里证分经辨准，对病用药，必不差讹。表证风火暑燥，皆有黄舌，惟伤寒邪在太阳少阳时，均无黄苔，待邪传阳明府，其舌必黄，初浅久深，甚则老黄，或夹变灰黑，其证多大热大渴，或无汗，或自汗谵语，痞结咽干，目暗，大小便秘，衄血吐血，蓄血如狂，自利清水不等，以舌脉相较，审证无误。

《察舌辨症新法·黄苔类总论》：黄色有深浅老嫩之殊，其形似亦有燥润滑涩之异。

《察舌辨症新法·黄苔类分别诊断法》：正黄色，为胃土正色，为温病始传之候，其为湿温、温热，当以脉之滑涩、有力无力，分别用药。

老黄色，为胃中阳气旺盛之候；若厚腐堆起，此胃中饮食消化腐浊之气上达之候，为湿热化热之始，为温热传入中焦阳明之候。

黄如炒枳壳色，为胃阳盛极、阳亢阴虚之候，胃气欲伤，胃汁干枯，故苔黄色如枳壳炒过状，以其干枯不润泽也。

黄黑相间，如锅焦黄色，摸之棘手，看之不泽，为胃中津液焦灼，口燥舌干之候。

嫩黄色，由白而变为黄，为嫩黄色，此为用药当，胃阳初醒之候，吉兆也，为饮食消化、腐蚀初升也。

牙黄色，胃中腐浊之气始升也；牙黄无孔，谓之腻苔，中焦有痰也。

黄如粟米染着，颗粒分明，此为胃阳太旺，胃热之候；黄如虎斑纹，气血两燔之候。

黄如蜡敷舌上，湿温痰滞之候，故苔无孔而腻。水黄苔，如鸡子黄白相间染成，此黄而润滑之苔，为痰饮停积，是湿温证候，或为温热证而有水饮者，或热入胃阴，误服燥药，而变生此苔色者，宜以诊脉分别断之。

黄腐苔，如豆渣炒黄堆舌，下症也；如中有直裂，气虚也，不可下，当补气，以气不足以运化也。

《辨舌指南·辨舌之颜色》：黄苔胃经。舌中苔黄而薄者，脾热也；舌中苔厚而黄者，胃微热也；黄苔不甚厚而滑者，表犹未罢未伤津，黄薄而干者，邪虽去而津受伤也；苔或黄或浊而有地，并不光滑并脘中痛，或痞胀者，邪已入里……或黄或浊而光滑者，此无形湿热也。……舌中有黄燥苔者，肠中有燥屎也。

（三）灰苔

《舌鉴辨正·灰色舌总论》：灰色不列五色，乃色之不正也。舌见灰色，病概非轻，均里证，无表证，有实热证，无虚寒证，有邪热传里，有时疫流行证，郁积停胸证，蓄血如狂证，其证不一。

《辨舌指南·辨舌之颜色》：灰色脾经，灰色苔者，即黑苔之轻也。如以青黄和入黑中，则为灰色也，当与黑苔同治。

《伤寒指掌·察舌辨证法》：如舌苔灰黑而滑者，此寒水侮土，太阴中寒证也。宜理中汤主之，如杂证而现黑滑苔者，必是湿饮伤脾，宜温中和脾逐饮治之。

《辨舌指南·辨舌之颜色》：舌灰而润，并无苔垢，更不变别色，始病即见，非由白黄渐变者，为夹食中寒及停饮蓄血；……灰色即黑之轻也，与黑同治。但少阴寒证，亦见灰色，见在一二日无苔而冷滑是也。……舌中尖见灰色者，外证消渴，气上冲胸，饥不欲食，食则吐蛔，乃伤寒邪入厥阴也，宜乌梅丸；若杂病见此舌，为实热里证，则宜大承气汤与白虎汤合用；全舌纯灰无苔而少津者，火邪直中三阴也；舌苔灰色重晕者，为温病热毒，传遍三阴也。舌灰唇焦者，中焦有浊积也。舌灰目黄者，湿中生热也；舌灰齿煤，其脉细涩若无，身已不热者，此火过呈炭，须大剂补阴……不必寒凉，以其病已无热也。……久病舌起烟煤者，胃虚液涸也；凡舌见灰色者，病皆非轻，均里证。

《四诊抉微·灰色舌》：舌鉴云：灰色舌，有阴阳之异，若直中阴经者，则即时舌便灰黑而无积苔；若热传三阴，必四五日表证罢，而苔变灰黑也，有在根、在尖、在中者，有浑舌俱黑者，大抵传经热证，则有灰赤干苔，皆当攻下泄热，若直中三阴之灰黑无苔者，即当温经散寒，又有蓄血证，其人如狂，或瞑目谵语，亦有不狂不语，不知人事，面黑舌灰者，当分轻重以攻其血，切勿与冷水，引领败血入心，而致不救也。

（四）黑苔

《伤寒指掌·察舌辨证法》：黑苔脾经，辨太阴湿土之寒热也。

《伤寒论本旨·辨舌苔》：凡黑色苔垢，大有虚实寒热之异。其有黄白苔垢而食酸味，其色即黑，滑者，乃是痰湿，而无大热大渴者，须用辛温苦降，以通阳祛浊，不可因黑而误认为火用凉泻也，若非食酸，而黑苔薄滑，或如败酱，如灰色，其舌本淡白，或晦不鲜明，此阳虚之极，寒痰浊秽，凝聚中宫，须用姜附通阳，苦辛开降之法也；若其舌本红赤，是邪热已甚，苔黑必燥或起芒刺，断无滑苔，胸腹胀满按之痛者，实邪在府，急须攻泻，迟则不救；若按胸腹立不胀痛，则内无实结，而黑苔干燥，此水涸也，当大剂凉润滋阴，亦须急救也。其苔垢有青蓝杂色，如斑如点者，此疫疠秽邪，舌本不红而苔滑者，为虚寒，舌本赤而干燥者，为实热。……其舌本或短或萎，而赤色苔厚者，为邪闭，色淡白，或如熟猪肝者，不论有苔无苔，皆为正败邪闭也，急通之，或可生，正败者，死不可治。

《舌鉴辨正·黑舌总论》：凡舌苔见黑色，病必不轻，寒热虚实各证皆有之，均属里证无表证也，在伤寒病，寒邪传里化火则舌苔变黑，自舌中黑起延及根尖者多，自根尖黑起者少。热甚则芒刺干焦罅裂，其初必由白苔变黄，由黄变黑，甚至刮之不脱，湿之不润者，热极伤阴也。……在杂病见黑苔，皆因实热伤里也，若虚寒而舌黑者，则必湿滑无苔，无朱点，无芒刺，无罅裂，刮之明净，如水浸猪腰有淡淡融融之形，是藏府极寒之舌也；亦有真寒假热证而见黑舌者，其舌必全黑而不分经，且必由淡白之时忽然转黑，其初无变黄之一境，约略望之似有焦黑芒刺干裂之状，然刮之必净，湿之必润，环唇皆白，而不红焦，寒结在脏也，其证亦周身大热，烦躁恶衣被，与实热邪火证相似，实则中宫寒极，阳气尽发于外也，口大渴喜饮冷水却不多，与实热诸证略异，外假热而里极寒也；……更有阴虚肾水亏而舌黑者，颇似寒舌之光亮无苔，又似热舌之焦干无津，详细审察，乃可无误。

《辨舌指南·辨舌之颜色》：黑兼青，平素舌常如水黑青色者，其人多虚寒；若因跌仆而舌青黑者，瘀血内蓄也；因痘疹而舌青黑者，疫毒内陷也；因痈疽而舌青黑者，毒气内攻也；因中寒而舌青黑者，邪气入脏也，因发斑而舌青黑者，胃烂也；因痢疾而舌青黑者，胃腐败也。

（五）霉酱苔

《舌鉴辨正·霉酱色舌总论》：霉酱色者……见此舌不论何证何脉，皆属里证实热证，无表证虚寒证。

《伤寒舌鉴·霉酱色苔舌总论》：霉酱色苔者，乃夹食伤寒。一二日间即有此舌，为寒伤太阴，食停胃府之证。轻者，苔色亦薄，虽腹痛，不下利，桂枝汤加橘、半、枳、朴。痛甚加大黄，冷食不消加干姜、厚朴。其苔色厚而腹痛甚不止者，必危。舌见酱色，乃黄兼黑色，为土邪传水，证必唇口干燥大渴，虽用下夺，鲜有得愈者。

《伤寒缵论》：霉酱色苔舌者，乃夹食伤寒也，食填太阴，郁遏不得发越，久之而成酱色也。

《辨舌指南·霉酱色舌类诊断鉴别法》：霉酱色苔者，为黄赤兼黑之色。如物经久雨青黑，而曰霉色是也，乃夹食伤寒而复夹湿热，胃气不化熏蒸于舌，故见此象也。……正义云：舌生厚苔而如霉色者，此夹食伤寒也，色淡者生，色浓者死，下之得通者生，不得通者死。周征之曰：此即沉香色也，总是血瘀气浊所致，湿热夹痰亦常有之，不仅夹食也。

【研究进展】

一、舌苔形成原理研究

（一）舌苔的形态学研究

陈群等[1]研究表明，健康人正常舌苔薄白苔由丝状乳头分化的角化树与填充其间的脱落上皮细胞、唾液、细菌、食物碎屑、渗出的白细胞等组成。厚苔的形成与舌上皮增殖加速、细胞退化延迟、剥脱减慢等密切相关。而剥苔是由于体内各种原因导致舌上皮角质化过程发生障碍，缺乏次级乳头以及表面细胞黏着力减低而形成的一种特殊舌象。正常人舌苔脱落细胞代谢处于相对平衡状态，在细胞形态学上表现为角化细胞居多，而完全角化细胞、角化前细胞相对较少，几乎没有中层细胞。在病理状态下，舌苔脱落细胞有相应的形态学改变。王莉等研究发现，厚苔脱落细胞涂片背景多较杂乱，角化细胞、白细胞、细菌明显增多；而剥苔则背景多较清晰，上皮细胞、白细胞数量减少，有时可见到较多中层细胞，并且发现细胞的角化程度及分布与苔色关系不明显。杨振江等发现食管癌患者中薄白苔脱落细胞以角化前细胞增多为主；黄苔脱落细胞（包括薄黄和黄腻苔）则以完全角化细胞增多为主；剥苔脱落细胞也以完全角化细胞增多为主，且亦多见中层细胞；白腻和白厚苔脱落细胞则角化前和完全角化细胞均增多。微核是染色体受损后的断片或有丝分裂后期滞后的染色体。周璿等对正常口腔黏膜颊部、舌背、舌腹三个部位进行的脱落细胞微核计数的分析表明，舌背细胞的角化程度高，完全角化细胞相对较多，且位于上皮的表层，抵抗各种外界刺激，保护下层细胞，因而有核的不全角化细胞、角化前细胞等受到的局部刺激及染色体损伤相对较少，反映在微核数上就偏低。为了避免在对各类细胞观察中的主观性，提高舌苔脱落细胞形态学研究的客观性，建立舌苔脱落细胞形态计量参数变化的量化标准，张平等对正常人舌脱落上皮细胞进行形态计量学检测，获得了正常人舌脱落细胞中不同细胞的形态计量学参数及总体细胞形态计量学参数值的频率分布图，使量化的细胞形态特征具体化，便于直观比较，为今后对舌象变化的脱落细胞机制研究打下基础。进一步的比较研究发现，黄腻苔脱落细胞的平均面积、周长、等效直径及最大直径均小于正常舌苔脱落细胞，且前者的总体细胞中面积或最大直径不同的细胞比例发生了明显变化，认为黄腻苔脱落细胞外形与正常舌苔相似，而直径、面积较小的细胞增多，直径、面积较大的细胞减少，从而导致其平均面积和平均直径减小。

（二）表皮生长因子及其受体与舌苔关系研究

表皮生长因子(EGF)具有刺激上皮细胞生长，促进上皮细胞增殖与分化，及刺激细胞DNA合成的生物活性，国内外临床研究已证明其具有保护胃黏膜，促进消化道溃疡愈合的功能。现已知舌苔形成与舌上皮细胞增殖有着密切的关系。舌上有两种乳头，即菌状乳头和丝状乳头，舌苔的厚薄决定于丝状乳头增殖的程度，丝状乳头短，苔就薄，反之，苔就厚。EGF既然在颌下腺中大量存在，那么除了可以随唾液吞咽进入胃内，对胃黏膜上皮起作用外，同样也应该可以对口腔黏膜上皮包括舌乳头上皮具有促进上皮增殖、分化及生长的作用。詹臻等课题组[2-7]的研究证实了这种思路。他们通过皮下注射EGF，观察小鼠舌上皮细胞生长和EGF-R的表达及对肿瘤患者舌苔变化与EGF关系的研究中发现，舌苔的厚薄与唾液中EGF的含量有关。他们通过采用荧光标记单克隆抗体流式细胞仪测定方法，发现EGF可以促进细胞角蛋白的表达，舌苔的厚薄与舌上皮细胞的角化有关，一般光剥少苔之舌，角化细胞及不全角化细胞均减少，外基底层细胞或中间细胞的比数则增多，而舌苔厚者，涂片上一般角化细胞及不全角化细胞的比数较大。因此，利用舌苔可否进一步判断肿瘤的预后，值得深入研究。近年来他们又通过研究表皮生长因子(EGF)对舌鳞癌细胞Tca-8113株黏附分子CD29、CD54、CD106表达的影响，来探讨EGF促进肿瘤患者舌苔增厚的分子机制，发现EGF能明显促进Tca-8113细胞膜上CD29、CD54的表达，但对CD106的表达影响不明显，因此得出EGF可能通过促进CD29、CD54的表达影响舌苔形成的结论。

（三）凋亡相关基因表达与舌苔的关系研究

近年来对舌苔与凋亡相关基因的表达展开了较深入探讨和研究，已由亚细胞水平进入基因水平，如秦鉴等[8]利用荧光差异显示技术(FDD)，筛选、克隆常见舌苔厚度变化的相关基因，提取病理舌苔组织与正常人薄白苔组织中mRNA，通过电泳找到mRNA表达的差异，获得的差异表达cDNA片段经Northern印迹证实后进行克隆和测序，分析其来源。结果发现45条差异表达cDNA片段(38条证实为阳性)，其中5条与人类98%以上同源，皆与细胞凋亡有关。从而得出舌苔厚度变化与促进和抑制舌苔上皮细胞的凋亡基因有密切关系的结论。相关的研究综述如下。

1. TGF-α基因在常见舌苔中的表达水平与舌苔形成的关系研究　张军峰等[9]运用基

因芯片和实时荧光定量 RT-PCR 技术检测 TGF-α mRNA 在常见舌苔中的表达水平，结果显示基因芯片检测 TGF-α mRNA 在常见舌苔中表达水平具有显著性差异，TGF-α mRNA 的表达水平从高到低依次为：黄厚苔＞薄白苔＞黄薄苔＞剥苔＞白厚苔＞胎儿薄白苔。因此得出 TGF-α 基因的表达水平可能是黄厚苔、黄薄苔和剥苔形成的重要因子，或者还有其他因素参与白厚苔和薄白苔的形成的结论。

2. TGF-β3 表达与厚薄苔形成之间的关系研究　转化生长因子-β 属于调节细胞生长和分化的 TGF-β 超家族，它们是一类多效能的细胞因子，许多研究表明，TGF-β 对上皮细胞凋亡具有促进作用，并对其生长起负性调节作用，可将生长细胞阻抑于细胞周期 G1 期。在哺乳动物细胞内，TGF-β 存在 3 种同源异构体，即 TGF-β1、β2 和 β3，其中 TGF-β1 和 TGF-β2 在表皮基底层附近表达较丰富，TGF-β3 在颗粒层表达较多，在许多方面它们共同具有类似的生物学活性，TGF-β3 对角质形成细胞的抑制作用比 TGF-β1 和 TGFβ2 更强。吴正治[10]等用特异性 TGF-β3 探针和抗体进行了常见舌苔舌上皮脱落细胞的原位杂交和免疫组化，从 mRNA 和蛋白质两个水平观察到不同类型舌苔及其舌上皮脱落细胞中都有 TGF-β3 基因表达，并且在不同类型舌苔中两个表达水平的变化趋势一致。与正常舌苔相比，病理薄苔 TGF-β3 mRNA 和蛋白质均无统计学差异，后者中 TGF-β3 对舌上皮脱落细胞的抑制程度与前者接近，因而舌苔厚薄度也接近；而厚苔中 TGF-β3 mRNA 和蛋白质的阳性细胞率降低，其对上皮脱落细胞的促进凋亡和生长抑制作用减少，因而舌苔变厚；吴氏等同时还观察到，在细胞生长受抑制的剥苔中，TGF-β3 的表达水平反而最低，可能是因为 TGF-β3 在颗粒层表达较其他层多，而剥苔中颗粒层几乎消失所致。李新华等运用 TUNEL（末端脱氧核苷酸转移酶介导的脱氧尿嘧啶核苷三磷酸缺口末端标记）技术、原位杂交、免疫组化和图像分析等技术，检测正常薄苔和剥苔 TGF-β3 基因的表达，也得出与正常薄苔相比，剥苔细胞凋亡增加，TGF-β3 表达水平反而降低的结果。

3. Fas 表达与厚薄苔形成之间的关系研究　Fas 基因是肿瘤坏死因子受体超家族中的成员，它通过与细胞表面的 Fas 受体（FasL）结合，诱导这些细胞凋亡。研究发现 Fas 单克隆抗体在体内或体外与 Fas 结合后均能导致表达 Fas 的细胞发生凋亡。上皮细胞凋亡的调控涉及许多基因的表达，其中 Fas 基因起促进凋亡的作用。Fas 介导的凋亡过程在维持上皮正常生理功能及皮肤损伤修复等方面都有着重要的作用。李明[11]等运用 TUNEL 技术、原位杂交、免疫组化技术，观察正常薄白苔、病理薄白苔、厚苔和剥苔等几种常见舌苔的舌上皮细胞凋亡指数的变化和 Fas 的表达水平。结果显示：与正常薄苔相比，剥苔凋亡指数（AI）升高，而厚苔 AI 降低。剥苔 Fas 基因表达阳性率高于其他各组，提示舌上皮细胞 Fas 表达水平与舌苔上皮细胞凋亡及舌苔厚度密切相关。李灿东[12]等选择慢性浅表性胃炎患者作为观察对象，运用同样的方法进行研究，得出舌苔上皮细胞凋亡相关蛋白的表达不仅与舌苔的厚薄有关，而且与舌苔的颜色也有一定关系。而佟书娟[13]等人的研究显示，Fas 在黄厚苔中表达最高，胎儿舌苔表达最低，Fas 基因过度表达伴随细胞凋亡增多，舌苔即变厚，这一结果与吴正治等研究结果相反，可能与取材的方法和厚度有关，也可能与肿瘤细胞能够抵抗 Fas 介导的凋亡，使肿瘤细胞得以生存有关，肿瘤细胞能够表达异常的肿瘤相关抗原，包括异常表达的 Fas，避免启动凋亡程序。但均可提示，凋亡相关基因 Fas 表达水平的变化可能是影响舌苔上皮细胞凋亡并导致舌苔厚度变化的重要原因。

4. Bcl-2、Bax 表达与厚薄苔形成之间的关系研究　Bcl-2（B-cell lymphoma/leukemia-2）是原癌基因的一种，许多实验证据表明 Bcl-2 可抑制多种因子激发的细胞凋亡，延长细胞寿命,但并不能刺激细胞增殖。Bax 也是 Bcl-2 基因家族成员之一,但其生物学作用是拮抗 Bcl-2,Bax 和 Bcl-2 各自可形成同源二聚体,也可互相作用为异二聚体,两者之间的比例决定了细胞的命运。当细胞中 Bax 蛋白高表达时形成同源二聚体,可促进细胞凋亡,而当 Bcl-2 蛋白高表达时则形成异二聚体,抑制细胞凋亡。李新华[14]等运用 TUNEL 技术、原位杂交、免疫组化和图像分析技术,检测常见舌苔舌上皮细胞凋亡情况及凋亡相关基因 bax mRNA 和蛋白产物,探讨舌苔厚度变化与舌上皮细胞凋亡、bax 基因表达的关系。结果发现,与正常薄苔比较,剥苔 bax 基因过度表达伴随细胞凋亡增多,而厚苔 bax 基因低表达伴随细胞凋亡减少,bax 基因表达水平变化趋势与细胞凋亡水平变化趋势一致,说明 bax 基因表达水平的变化可能是影响舌苔上皮细胞凋亡并导致舌苔厚度变化的重要原因。

5. 舌苔变化与 ICAM-1 表达水平的关系研究　丁兴[15]等从基因水平运用 Real-timePCR 方法检测了细胞间黏附分子-1(intercellular adhesion molecule 1,ICAM-1)在正常及常见病理舌黏膜组织中的 mRNA 转录水平,对 ICAM-1 在正常舌苔和常见病理性舌苔中的表达进行检测。结果 ICAM-1 在病理性舌苔中的表达高于在正常舌苔中的表达,其中在黄苔中的表达又高于在白苔中的表达。从而得出 ICAM-1 表达水平的高低与舌苔厚度以及舌苔颜色的变化密切相关的结论。

6. E-钙黏蛋白 mRNA 的表达与舌苔形成的关系研究　詹臻[16]等运用基因芯片和实时荧光定量 RT-PCR 技术检测 E-cad mRNA 在不同舌苔中的表达水平,研究 E-cad mRNA 在不同舌苔中的表达水平与舌苔形成的关系。发现基因芯片检测 E-cad mRNA 表达水平具有显著性差异,E-cad mRNA 在常见舌苔中的表达水平从高到低依次为:黄厚苔＞黄薄苔＞剥苔＞白厚苔＞薄白苔＞胎儿薄白苔。因此认为 E-cad 基因的表达水平可能是舌苔形成过程中的一个重要下游事件,直接参与舌苔的厚薄形成。

7. Ⅲ型胶原 α 链基因 mRNA 的表达与舌苔形成的关系研究　张春兵[17]等应用基因芯片技术和实时荧光定量反转录聚合酶链反应(RT-PCR)技术,检测Ⅲ型胶原 α 链在不同舌苔中的表达水平,发现常见舌苔中Ⅲ型胶原 α 链表达水平差异有统计学意义;实时荧光定量 PCR 证实从高到低依次为:黄厚苔＞白薄苔＞白厚苔＞无苔＞黄薄苔＞胎儿白薄苔,提示Ⅲ型胶原 α 链基因表达水平的调控在舌苔形成过程中可能有一定的意义。

(四) 影响舌苔形成的其他因素研究

戴慎等[18]应用基因芯片和荧光定量 PCR 技术检测舌癌患者舌黏膜 BIRC3 mRNA 的表达。结果不同舌苔 BIRC3 mRNA 表达水平具有显著性差异,从高到低依次为:白薄苔＞黄厚苔＞黄薄苔＞无苔＞白厚苔＞胎儿白薄苔,因此得出不同舌苔舌上皮细胞 BIRC3 基因表达水平存在明显差异,BIRC3 与不同舌苔形成关系密切的结论;米丽华等[19]测定舌苔溶菌酶含量,结果显示正常舌苔组溶菌酶含量显著高于异常舌苔组,认为异常舌苔与舌苔溶菌酶之间存在一定关系;李新华等[20]观察 116 例 6 种舌苔患者红细胞免疫功能及淋巴细胞 ANAE(L-ANAE)活性,结果显示各种红细胞 C3b 受体花环率(RCR)除黄苔组外均显著低于正常对照组,虚寒薄白苔组免疫复合物花环率显著低于正常组,各组 L-ANAE 显著低于正常组,表明 RCR、RICR、L-ANAE 可作为察苔(尤其是虚寒薄白苔)辨证的客观指标之一。

此外,尚有认为舌苔形成与细菌[21]、舌的自洁作用[22]、pH 值[23,24]等相关的研究。

二、舌苔脱落细胞的临床检测

正常脱落细胞包括上皮细胞与非上皮细胞。上皮细胞由复层鳞状上皮细胞与柱状上皮细胞组成；非上皮细胞则主要由吞噬细胞和血细胞组成。

舌由表面的黏膜和深部的舌肌组成。舌黏膜由复层扁平上皮与固有层组成，舌背部黏膜形成许多乳头状隆起，称舌乳头(lingua papillae)，可分为丝状乳头、菌状乳头、轮廓乳头和叶状乳头 4 种。其中丝状乳头数目最多，遍布于舌背各处，浅层上皮细胞角化脱落，外观白色，即舌苔。袁肇凯等[25]观察到在舌苔脱落细胞学检测中常见的为复层鳞状上皮细胞部分和部分非上皮细胞，如白细胞等。在众多的研究手段中，脱落细胞学的研究被普遍认为是舌诊客观化、定量化研究和探讨舌苔形成机制的主要方法之一。

（一）中医证型的舌苔脱落细胞检测

陈群等[26]经过研究认为，舌苔脱落细胞学对舌诊的量化标准有着重要的意义，并阐述了舌苔脱落细胞学在中医辨证分型，即卫气营血辨证、脏腑辨证、气血津液辨证、八纲辨证中的应用规律。

何羿婷等[27]的研究发现，脾虚证的角化细胞明显减少，角化前细胞及中层细胞显著增多，说明脾虚证患者新陈代谢缓慢，舌黏膜上皮细胞代谢障碍；肝胃不和及痰热证均为实证，机体代谢亢进，上皮细胞分化过于旺盛，较之虚证，其角化前细胞及中层细胞明显减少，角化、完全角化细胞则显著增加。脾虚、正常人、肝胃不和及痰热证等各证组炎症细胞分布呈递增趋势，其中痰热证的炎症细胞明显高于正常人及脾虚证，乃实热证正邪剧烈抗争的表现。表明脾胃功能的盛衰在舌苔上皮细胞的代谢上有明显的反映；马树恒等[28]的研究进一步表明，在气虚证组中性粒细胞计数均高于对照组，脾虚证组高于肾虚证组和心肺虚证组，肾虚证组高于心肺虚证组，说明角化细胞对证型的判别有一定的意义。

陈宇等[29]利用舌印片及细胞化学的实验方法，探讨慢性胃炎患者舌苔脱落细胞理化指标与不同证型之间的相关性。检测了 120 例慢性胃炎患者舌苔脱落细胞的成熟指数(MI)和成熟价值(MV)以及乳酸脱氢酶(LDH)、酸性磷酸酶(ACP)、琥珀酸脱氢酶(SDH)、巯基(-SH)含量。结果各证型 MI、MV 改变以气滞组为最轻，阴虚组、湿热组最明显；LDH 含量与正常组比较均有显著差异性，虚寒组最低，湿热组最高；SDH 含量湿热组高于正常组，其他各组均降低；气滞组、虚寒组 ACP 含量均低于正常组。从而得出舌苔脱落细胞理化指标可作为慢性胃炎中医辨证的客观参考指标的结论；梁岩等[30]则进一步探讨了舌苔脱落细胞在慢性胃炎湿证患者诊断中的应用价值。通过对脾虚证及脾胃湿热证、寒湿中阻证共 67 例及 18 例正常人进行舌苔脱落细胞的检测，结果发现各组舌苔脱落细胞的构成比均以角化细胞为主，其次为角化前细胞和完全角化细胞，最后为中层细胞。较之正常人，脾虚证组的角化细胞明显减少，而角化前细胞及中层细胞明显增多。各证型组及正常人，除脾胃湿热证组外，各组舌推片都以背景清晰、分布均匀为主，有少量炎症细胞浸润，炎症细胞的分布呈脾虚、正常人、寒湿中阻及脾胃湿热的递增趋势。故也认为舌苔脱落细胞的检测为中医在慢性胃炎湿证患者的辨证上提供了更为可靠的客观依据。

（二）临床疾病的舌苔脱落细胞检测

舌苔脱落细胞学检查被广泛用于多种病证的研究，但总体来看，以消化系统疾病、肿瘤和妇科内分泌失调及与证候相关性研究为多。

1. 舌苔脱落细胞与消化系统疾病相关研究

(1) 舌苔脱落细胞可反映脾胃虚实证候：梁岩[31]、李灿东[32]等分别以慢性浅表性胃炎脾胃湿热证患者为对象，同脾胃气虚和健康人为对照，采用舌象、舌印片脱落细胞成熟指数(MI)、成熟价值(MV)为指标进行研究，结果显示脾胃湿热证舌象以红舌黄腻苔为主，舌印片 MI、MV 变化以红舌和黄腻苔最明显。说明舌象能反映脾胃虚实证候，舌印片 MI、MV 与舌象形成有关，细胞凋亡是 MI、MV 变化的细胞学基础之一。

(2) 慢性胃炎舌印片与幽门螺杆菌存在相关性：李灿东等[33]选择 76 例慢性浅表性胃炎脾胃湿热证患者为对象，43 例同病脾胃气虚证患者和 10 名健康人为对照。采用辨证、舌印片 MI、MV 及 Hp 等为指标进行研究，结果显示脾胃湿热组 Hp 感染率最高；Hp 感染阳性组舌印片以中层细胞居多，MV 减少，证实了脾胃虚实证候与舌苔脱落细胞、Hp 感染存在相关性，脾胃湿热是 Hp 生长、繁殖的病理基础。

(3) 消化道肿瘤与舌苔脱落细胞存在相关性：杨丹丹等[34]的研究结论显示舌癌患者舌脱落上皮细胞 c-mvc 基因 mRNA 表达量明显高于正常人，且黄苔组高于白苔组，故通过观察舌癌患者的舌苔．可以初步估计患者的病情严重程度；杨振江等[35]发现了食管癌舌脱落细胞的变化规律，为舌诊早期诊断食管癌提供了客观依据；王莉等[36]研究发现，胃癌患者舌上皮细胞数量、分布、角化程度及形态与正常人明显不同，角化细胞及超角化细胞百分率增多。樊冬香等[37]则观察了胃癌手术患者手术前后舌苔的变化，发现术前白厚腻苔或黄厚腻苔者均在术后 1～2 周舌苔逐渐剥脱，脱落细胞学检查以过度角化细胞为主，黄厚腻苔中可见不同程度的细胞坏死，且发现低分化癌及黏液细胞癌均见于黄厚腻苔者，对临床诊断与用药有一定的意义。

2. 舌苔脱落细胞与妇科疾病相关性研究　目前较集中在不孕证的相关研究上，李灿东[38-40]、高碧珍[41]等以辨证分型、舌象观察、舌苔脱落细胞检查、阴道脱落细胞检查为指标进行对照观察，分别探讨了不同证候不孕症患者中医证候与舌及舌苔脱落细胞的相关性、不孕症中医舌诊及脱落细胞与性激素的相关性，得出不孕症患者的舌象与证候有关、不孕症患者舌苔脱落细胞检查反映机体雌、孕激素水平，能够为中医诊断提供依据的结论。

三、舌苔与病证的相关性研究

(一) 舌苔与证的相关性研究

从实验方法进行舌苔与证的相关性研究目前尚未见大量报道，吕军影等[42]观察 49 例湿热证患者舌象，检测舌苔舌上皮细胞凋亡指数，发现湿热证黄腻苔舌上皮细胞凋亡指数低于正常薄白苔；黄腻苔苔质厚者低于苔质薄者和正常薄苔，而苔质薄者与正常薄苔比较无显著差异；黄腻苔苔色深者低于苔色浅者和正常薄白苔，而苔色浅者与正常薄白苔比较无显著性差异。说明湿热证的病因病机和病位的变化，反映在舌苔的病理变化上并与舌上皮细胞凋亡密切相关。此外，李萍等[43]对 657 例慢性浅表性胃炎患者统计学分析表明，脾胃湿热组舌苔的厚度明显高于肝胃不和、肝郁脾虚、脾胃虚弱及胃阴不足组，脾胃虚弱与肝胃不和组舌苔厚度也高于胃阴不足组，从舌苔的颜色来分，肝胃不和、肝郁脾虚及脾胃湿热组舌苔黄者比例明显高于胃阴不足组，而脾胃湿热组黄苔比例也明显高于脾胃虚弱组。陈海燕[44]通过研究发现，高血压热证较多，热邪的轻重可以根据黄苔苔色定量值来衡量。

(二) 舌苔与疾病的相关性研究

1. 舌苔与胃及十二指肠疾病相关性研究　已有较多学者研究[43,45,46]表明，胃肠疾病的病理类型与舌苔表现有内在的联系，胃镜黏膜象和舌苔表现有一定的关联性。病情轻，舌苔以薄白苔为主，胃镜下表现亦轻，多见于充血渗出型；病情重，舌苔以厚腻为主，胃镜下则表现为糜烂型和反流型，而且无论从舌苔的厚薄还是颜色来分，单纯型浅表性胃炎和糜烂、疣状和反流性胃炎，都有比较明显差异。尚有研究表明，肿瘤腻苔发生率较慢性浅表性胃炎、慢性萎缩性胃炎明显增高;溃疡病与慢性浅表性胃炎、慢性萎缩性胃炎比较也有非常显著性差异,但溃疡病与肿瘤比较无显著性差异。

王忆勤等[47]发现慢性胃炎湿证患者的舌苔液、胃液在5分钟左右处的吸收峰与非湿证患者、正常组有明显差异,认为舌苔液、胃液电泳图谱对探索慢性胃炎湿证的物质基础有一定意义;郭丽等[48]利用细胞化学和图像分析系统研究慢性胃炎患者舌苔脱落细胞化学成分检测与不同证型之间的关系,检测舌苔脱落细胞中葡萄糖-6-磷酸脱氢(G-6-PDH)、琥珀酸脱氢酶(SDH)、糖原(PAS)的含量变化,结果PAS平均灰度值比较:脾气虚弱组较正常组显著降低,其他各证型均较正常组明显升高,其中肝胃郁热兼肝郁气滞组最高;SDH平均灰度值比较:除肝胃郁热兼肝郁气滞组外,其他各证型均较正常组明显升高,其中湿浊中阻组较脾气虚弱组升高;各证型G-6-PDH平均灰度值均较正常组升高,湿浊中阻组、湿浊中阻兼脾气虚弱组、脾气虚弱组明显升高,提示舌苔脱落细胞化学成分检测可以作为慢性胃炎中医辨证的客观参考指标之一。

2. 舌苔与严重急性呼吸综合征(SARS)的关系研究 侯一军[49]、胡建华等[50]研究发现腻苔为本病的主要舌象,而且重型比普通型出现腻苔的概率大。早期出现腻苔,易发展为重型,腻苔越明显,病程越长,激素用量较大,预后较差。说明观察SARS患者的舌苔变化对于判断病情变化,指导中药治疗以及激素使用有一定意义。

3. 其他相关性研究 王静等[51]的研究表明,急性胰腺炎(AP)病程中口腔舌面出现微生态失调现象,严重程度与病情及舌苔的变化有关。江月斐等[52]通过对腹泻型肠易激综合征脾胃湿热证患者舌苔微生态变化的观察,发现在脾胃湿热证舌苔存在菌群失调,可以为中医辨证论治提出重要依据。

(三)病证结合动物模型的舌象病理学观察

陈小野等[53]通过对脾虚组与对照组比较,发现脾虚Wistar大鼠舌体丝状乳头角化上皮剥脱较明显,剥脱部位较高,丝状乳头表面纹理呈后移改变,同时细菌附着部位较低,细菌较暗,细菌间联系较疏松,幼年组Wistar大鼠舌丝状乳头表面比较光滑,角化上皮剥脱少,同时细菌附着部位向上延伸,细菌较亮,细菌间联系较紧密,表明脾虚动物的舌象呈现出趋于舌体后部的变化,与幼年组也明显不同。

邹世洁等[54]对大鼠胃炎病证结合模型舌象组织病理的观察,表明:①脾虚CAG组:基底层核分裂象密度显著减少,基底层细胞表现为舌体后部型,棘细胞层细胞空泡变性岛增加,棘细胞层细胞核空泡变最严重,棘细胞层细胞形态偏于舌体后部型最明显,颗粒层颗粒明显减少,角质层较为紧密,舌圆枕后乳头密度增加,舌腺浆液腺核空泡变,舌肌出现萎缩改变;②肝郁CAG组:网状钉突较尖,基底层核分裂象密度显著减少,基底层细胞表现为舌体后部型,棘细胞层细胞空泡变性岛有增加趋势,棘细胞层细胞形态均偏于舌体后部型,颗粒层颗粒明显减少,舌圆枕后乳头密度增加最明显,丝状乳头软角质明显减少,上皮层厚度增加,舌腺浆液腺核空泡变最严重,舌肌出现萎缩改变;③肾虚CAG组:网状钉突较钝,基底层细胞表现为舌体后部型,棘细胞层细胞空泡变性岛增加。棘细胞层细胞核空泡变有所表现,棘细胞层细胞形态偏于舌体后部型最明显,颗粒层颗粒明显减少,角质层略显疏松,舌圆枕后乳头密度增加,上皮层厚度增加,肌层脂肪细胞减少,舌腺浆液腺核空泡变,舌肌萎缩改变最明显。

四、舌苔实验研究方法的进展

近年来,关于舌苔的实验研究方法的研究并不多见。詹臻等[55]采用放射配基结合法——用^{125}I标记EGF与肿瘤细胞膜EGF-R结合——来建立表皮生长因子受体(EGF-R)放射受体分析方法(RRA),用于研究舌苔、EGF-R与肿瘤的关系。结果从饱和曲线和scatchard作图得知150fmol浓度的EGF可使受体基本达到饱和,最大结合位点Bmax为5.89fmol,kd为106.38fmol。认为建立的EGF-R RRA方法符合实验要求,可以适用于舌苔研究。

张晓丽等[56]采用超声裂解法提取舌苔蛋白,利用固相pH梯度等电聚焦对舌苔总蛋白进行双向电泳,银染后获得的双向电泳图谱进行ImageMaster 2D Platinum软件分析,并对实验条件进行调整优化,成功构建了高重复性的舌苔蛋白质双向电泳图谱,共获得(1082±105)个蛋白质斑点,pH值主要集中在4~8之间。这个实验尝试建立了针对舌苔蛋白质组学研究的双向电泳及其相关技术体系,为后续舌苔蛋白质组学研究奠定了基础。

李兰等[57]指出,舌苔脱落细胞学的检查对舌苔形成机制的探讨虽有着重要意义,但目前除巴氏染色多见报道外,其他组织染色因实验方法及技术要求较高,报道不多。他们系统介绍了巴氏染色(Papanicolaow)、糖原染色(PAS)、台盼蓝染色、非特异性酯酶染色(alpha-naphthol acetate esterase)、脂肪染色(Bromine-sudan black)、特异性酯酶染色(naphthol AS-D chloroacetate esterese)几种舌苔脱落细胞学检查方法及在舌诊辨证中的意义。建议研究舌苔细胞最好选用多种方法,综合观察,而且要同时观察正常人作为对照,这样才能使舌象细胞学在中医舌诊观察中得到科学的运用。

五、舌苔研究的展望

近年来对舌苔形成的原理、舌苔脱落细胞学检查有较深入的研究,取得了一定的成果,但也存在以下一些问题[58]。

1. 目前国内对舌苔进行客观化研究仅集中在部分研究机构等,尚未开展较大规模的系统研究。

2. 舌苔形成的机制研究虽然有一定的成就,但尚未形成系统的理论,有必要进一步深入研究,以使舌苔形成的机制更加明确。

3. 舌苔研究的成果,许多还停留在实验研究上,较少为临床所应用。

因此,下一步应适当扩大研究规模,对舌苔形成的原理进行更系统的整理,对舌苔与疾病的联系进行更深入的探讨,使舌诊的客观化研究有更辉煌的成果。

参考文献

[1] 陈群,徐志伟,武哲丽,等. 舌苔形成机制的现代研究进展. 国外医学:中医中药分册,2004,26(6):326

[2] 丁兴,詹臻. 舌苔形成的分子机制研究进展. 中医药学刊,2006,24(10):1832

[3] 詹臻,郝晋丰,汪红,等. 肿瘤病人舌苔变化与唾液中人上皮生长因子的关系研究. 南京中医药大学学报,1999,15(6):350-351

[4] 周坤福,詹臻,侯亮. 表皮生长因子(EGF)影响舌苔形成的分子机制. 南京中医药大学学报:自然科学版,2002,18(5):283-285

[5] 许冬青,王明艳,狄洌,等. 表皮生长因子影响肿瘤患者舌苔变化的分子机制研究. 细胞与分子免疫学杂志,2002,18(6):598

[6] 许冬青,佟书娟,詹臻. 表皮生长因子受体在舌癌患者常见舌苔中的表达. 上海中医药大学学报,2007,21(1):47-49

[7] 许冬青,王明艳,梁枫,等. 表皮生长因子影响肿瘤病人舌苔形成的机理探讨. Journal of Oral Science Research,2007,23(6):604-606

[8] 秦鉴,吴正治,吴国珍,等. 应用MRNA差异显示技术克隆常见舌苔相关基因. 深圳中西医结合杂志,2007,17(5):291-293

[9] 张军峰,范媛,汪红,等. TGF-α基因表达水平与常见舌苔形成的关系. 新中医,2007,39(8):67-69

[10] Wu Zhengzhi,Li Ming,Zhang Yongfen,et al. Study on Relationship between the Thickness of Tongue Fur and the Expressions of Apoptosis-related Genes of the Tonuge Epithelial Cells in Patients with Diseases of the Digestive System. Journal of Traditional Chinese Medicine,2007,27(2):148-152

[11] 李明,潘文群,吴正治,等. 厚苔形成与bax、TGF-β3基因表达及舌上皮细胞凋亡关系研究. 中医研究,2005,18(8):19-20

[12] 李灿东. 舌苔脱落细胞学研究概况. 福建中医学院学报,2000,10(3):42-43

[13] 佟书娟,许冬青,詹臻. 舌苔形成与Fas基因表达关系的初步研究. 中国中医基础医学杂志,2007,13(10):753-754

[14] 李新华,吴正治,李明,等. 细胞凋亡及bax基因表达与舌苔变化关系的研究. 中医药学刊,2006,24(1):57-58

[15] 丁兴,詹臻. 常见舌苔变化与ICAM-1表达水平的关系研究. 实用中西医结合临床,2007,7(3):1-3

[16] 詹臻,张军峰,范媛. E-钙黏蛋白mRNA的表达与舌苔形成的关系研究. 陕西中医,2007,28(8):1088-1090

[17] 张春兵,范媛,詹臻,等. Ⅲ型胶原α链基因mRNA的表达与舌苔形成的关系研究. 检验医学,2007,22(5):524-526

[18] 戴慎,詹臻,许冬青,等. 应用荧光定量PCR技术研究常见舌苔中BIRC3的表达水平. 南京中医药大学学报,2007,23(4):228-230

[19] 米丽华,白素青,米亚英. 异常舌苔与舌苔溶菌酶含量的关系. 山西医科大学学报,2000,31(4):306-307

[20] 李新华,吴正治,周小青. 六种舌苔患者红细胞免疫功能及淋巴细胞ANAE活性观察. 湖南中医药导报,2000,6(1):35-37

[21] 孙育敏,张远,任学军,等. 常见舌苔中的苔面细菌分布情况. 天津中医,1995,12(3):28-29

[22] 钟天,杨刚. 手术后舌象变化的相关因素探讨. 江西中医学院学报,1998,10(1):3-4

[23] 沈英森,赵长鹰. 白腻苔、黄腻苔与舌质的pH值及其临床意义. 湖南中医杂志,1995,11(5):11-12

[24] 袁肇凯. 舌苔消长舌脱落细胞舌面酸碱度检测分析. 辽宁中医杂志,1994,21(7):289-291

[25] 袁肇凯. 中医诊断学实验方法学. 北京:科学出版社,2003:8-10

[26] 陈群,徐志伟,武哲丽,等. 舌苔脱落细胞学在中医辨证分型中的应用规律探讨. 中医杂志,2005,46(5):377-379

[27] 何羿婷,许鑫梅,劳绍贤. 脾虚证、肝胃不和证及痰热证患者舌苔脱落细胞的检测. 广州中医学院学报,1995,2(12):22-23

[28] 马树恒,张远炎,谭德银,等. 气虚证舌苔脱落细胞学研究. 成都中医药大学学报,2000,23(1):9-10

[29] 陈宇,任健,刘家义,等. 120例慢性胃炎患者舌苔脱落细胞理化指标与中医辨证相关性研究. 长春中医药大学学报,2008,24(3):273-274

[30] 梁岩,冯奇刚,李志明. 慢性胃炎湿证患者舌苔脱落细胞的检测分析. 宁夏医学杂志,2007,29(9):795-796

[31] 梁岩,吕学业,齐玉珍．慢性胃炎脾胃湿热证患者舌印片观察．宁夏医学杂志,2007,29(10):901-902

[32] 李灿东,高碧珍,兰启防．慢性胃炎脾胃湿热证舌印片与细胞凋亡的相关性研究．中国医药学报,2003,18(7):404-405

[33] 李灿东,兰启防,赵永洲．慢性胃炎舌印片与证候及幽门螺杆菌的相关性研究．福建中医学院学报,2002,12(4):8-10

[34] 杨丹丹,詹臻,范媛,等．舌癌患者舌苔变化与舌脱落上皮细胞 c-myc 基因 mRNA 表达改变关系的研究．江苏中医药,2007,39(7):23-24

[35] 杨振江,张英,郭振球．食管癌舌脱落细胞变化及其与中医辨证分型关系的初步研究．中国中西医结合杂志,1995,15(5):2,77

[36] 王莉,蔡吉华,迟永利．106 例胃癌患者舌苔脱落细胞观察．山东中医学院学报,1995,19(4):258

[37] 樊冬香,胡家才,宋恩峰．胃癌手术前后舌苔变化的研究．中医杂志,1999,40(7):433

[38] 李灿东,高碧珍,兰启防,等．不孕症患者证与舌象及舌印片的对照观察．中国医药学报,2004,19(12):740-741

[39] 李灿东,高碧珍,兰启防,等．原发性不孕症舌印片与阴道脱落细胞的对照观察．福建中医学院学报,2004,14(2):3-5

[40] 李灿东,高碧珍,兰启防,等．原发性不孕症患者舌苔脱落细胞与女性性激素的相关性研究．中国中医药科技,2005,12(2):65-67

[41] 高碧珍,李灿东,林雪娟,等．不孕症雌孕激素及其受体对舌苔脱落细胞影响的研究．中华中医药杂志,2006,21(11):665-667

[42] 吕军影,黄李平,阙铁生．湿热证患者舌苔舌上皮细胞凋亡的研究．辽宁中医杂志,2007,34(12):1677-1678

[43] 李萍,刘卫红,张蕾,等．657 例慢性浅表性胃炎患者经舌象分析仪观察的舌象分布规律探讨．中国中医基础医学杂志,2007,13(2):132-134

[44] 陈海燕,连怡绍,陈素珍,等．常见病理苔色的定量研究及与疾病和证型相关性的分析．中国中医药科技,2006,13(1):1-2

[45] 肖正华,林长喜,黄英,等．620 例慢性胃炎胃镜黏膜象与舌苔关系的临床观察．北京中医,2005,24(6):353-355

[46] 胡萍萍．361 例胃十二指肠病变舌象与内镜象相关性观察．江苏中医药,2002,23(7):16

[47] 王忆勤,李福凤,李琴韵．慢性胃炎湿证患者舌苔液、胃液高效毛细管电泳图谱分析．上海中医药大学学报,2004(6):41-43

[48] 郭丽,李福凤,王忆勤,等．102 例慢性胃炎患者舌象定量分析．上海中医药大学学报,2008,17(3):32-34

[49] 侯一军,何晓蕴,吴慧莉,等．92 例 SARS 患者舌苔变化的临床分析．天津中医药,2003,20(5):31-33

[50] 胡建华,李秀惠．53 例传染性非典型肺炎患者舌象观察．中国医药学报,2003,18(7):390-392

[51] 王静,邹才华,肖晓蓉．急性胰腺炎患者舌苔微生物研究．中国微生态学杂志,1999,11(3):159-161

[52] 江月斐,劳绍贤,邝枣园．腹泻型肠易激综合征脾胃湿热证舌苔微生态的初步研究．陕西中医学院学报,2005,28(2):5-7

[53] 陈小野,邹世洁,王震．大鼠长期脾虚造模的舌扫描电镜观察．陕西中医,2002,23(2):181-183

[54] 邹世洁,陈小野,佟彤,等．大鼠胃炎病证结合模型舌象组织病理观察．湖北中医杂志,2002,24(3):3-4

[55] 詹瑧，吴慧平．表皮生长因子受体(EGF-R)放射受体分析方法(RRA)的建立．南京中医药大学学报：自然科学版，2001，17(4)：239-241

[56] 张晓丽，吴正治．舌苔蛋白质双向电泳技术的建立．中国中医药科技，2008，15(2)：84-85

[57] 李兰，王莉，秦吉华．舌苔脱落细胞学的几种检查方法及应用．山东中医药大学学报，2004，28(3)：227

[58] 袁肇凯，王天芳．中医诊断学(新世纪全国高等中医药院校创新教材)．北京：中国中医药出版社，2007：68-80

第四节 舌象分析要点及意义

【基本内容】

一、舌质舌苔的综合分析

（一）综合分析的理由

舌苔和舌质的变化，所反映的生理病理意义各有侧重。一般认为，舌质颜色、形态主要反映脏腑气血津液的情况；舌苔的变化，主要与感受病邪和病证的性质有关。所以，察舌质可以了解脏腑虚实、气血津液的盛衰；察舌苔重在辨别病邪的性质、邪正的消长及胃气的存亡。如《辨舌指南》所说："辨舌质可辨五脏之虚实，视舌苔可观察六淫之浅深"；《伤寒论本旨》指出："观舌体，可验其阴阳虚实；审苔垢，即知其邪之寒热浅深也。"

（二）综合分析的方法

1．舌苔或舌质单方面异常

(1) 舌苔异常：苔色侧重反映寒热燥湿等六气的无形变化，即色白为寒为湿，色黄为热为燥，邪入三阴则色灰或黑；苔形侧重反映痰食水湿等浊物的有形变化，即苔厚为有形浊邪内盛，而苔少为有形津液不足，若苔厚而兼腻主痰湿、兼腐主食积、兼滑主水饮、兼糙主粪结；苔之分布侧重反映上下内外等病位变化，即舌苔满布主邪气散漫，舌苔团聚主邪气内结，苔有偏部则邪有偏着，若显于舌尖为邪在上焦，显于舌中为邪在中焦，显于舌根为邪在下焦，显于一边为邪在一侧。

(2) 舌质异常：舌神侧重反映生机之有无，即舌有神则生机在，舌无神则生机灭；舌色侧重反映气血之寒热变化，即色淡为寒，色深为热，深入血分则色紫或青；舌形侧重反映阴阳之虚实变化，即形质胖嫩为阳气不足，形质尖瘦为阴血不充，苍老起刺为邪气暴实，齿痕裂纹为正气久虚；舌态侧重反映深重危症，即舌痿软为脏虚至极，舌强硬为邪闭厥阴，歪斜、颤动、短缩之类皆为病邪直中而深入肝肾之征。

大抵说来，气病重苔，血病重质；苔变在腑，质变在脏。如寒伤气分则舌苔白滑，寒凝血分则舌质青淡；热犯气分则舌苔先黄，热入血分则舌质必绛；邪阻气分则苔多粗厚，邪滞血分则舌多紫黯；腑实内结苔必先变，脏虚久重舌必亦变；苔根有无关乎胃气之多少，舌神有无关乎脏真之存亡。

2．舌质与舌苔均出现异常　作为有机的整体，舌质与舌苔的变化存在内在联系，因此，临床诊病，不仅要分别掌握舌质、舌苔的基本变化及其主病，还应注意舌质和舌苔之间的相互关系，综合判断其主病规律。

(1) 舌体与舌苔变化一致：提示病机相同，所主病证一致，说明病变比较单纯。如舌质淡红、苔薄白润主风寒表证；舌质红、苔黄燥主燥热内盛；舌质淡嫩、苔白滑主阳虚内寒；舌质红瘦、苔干而少主阴虚内热等。同时亦说明病变比较广泛。如舌质红绛干裂、舌苔焦黄起刺为火热极盛而气血两燔；舌质苍老青紫、舌苔粗厚紧敛为邪实内阻而气滞血瘀；舌质瘦小、舌苔薄少为脏器薄弱而气血两亏等。

(2) 舌体与舌苔变化不一：舌体与舌苔出现不一致，甚至相反的变化，往往预示病因病机比较复杂。具体有两种类型：一种是舌质舌苔变化仅是参差不齐，即舌质变而苔未变，或舌苔变而质未变，这往往是病情发展尚在初期，或病变范围比较局限所致。如舌淡红而苔白厚者是寒湿在表，尚未及里，舌淡红苔薄黄者是风热犯卫，未及气血，故皆仅现舌苔变化而舌质如常；舌红赤而苔薄白者，可为郁火内生而尚未炽盛，舌淡嫩而苔薄白者，常因阳气虽虚而水湿未盛，故皆舌质先变而舌苔尚平。一般而言，外感六淫初期，往往先见舌苔变化而舌质变化不显，随着病情由轻而重、由表及里地发展，则舌质亦变；内伤七情早期，往往舌质先变而舌苔变化未必显著，随着病情由内及外、由隐而现地发展，则舌苔亦变。总之，病情发展的不平衡，会影响舌象的一致性。另一种是舌体舌苔变化完全相反。即舌苔显阴象而舌体显阳象，或舌体显阴象而舌苔显阳象，这往往是病证的阴阳夹杂所致。如舌淡白而苔黄腻者，淡白主虚寒而黄腻主实热，此因内外标本所主不同，即舌质主其内在之正气，舌苔主其外来之邪气，故脾胃气虚之体感受湿热之邪，便可显此舌象。又如舌赤苍老而苔白滑腻者，苍老而赤应属火热，滑腻而白应属寒湿；此因不同病因所犯浅深不同，即舌质侧重血分而舌苔专主气分，故湿犯气分而热郁血分，或素体阴分伏火而阳分复感寒湿者，皆可现此舌象。总之，新老合病、内外相引，以致病因病机浅深夹杂，是导致舌质舌苔变化不一，乃至相反的主要原由。

临床正常舌象和病理舌象均是舌质舌苔的综合分析的结果。

二、正常舌象

(一) 正常舌象的特点

要识别病态舌象，首先应掌握常态的舌象，知常才能衡变。正常舌象的特点是：舌色淡红鲜明，舌质充盈荣润，舌形大小适中，舌态柔韧灵活；苔色隐白透底，苔质松薄洁净、干湿适中，分布均匀有根而边尖略少。通常简述为“舌淡红，苔薄白”。

对正常舌象特征的形成机制，《舌鉴总论》认为：“舌乃心苗，心属火，其色赤，心居肺内，肺属金，其色白，故当舌质淡红舌苔微白，而红必红润内充，白必苔微不厚，或略厚有花。然皆干湿得中，不滑不燥，斯为无病之舌，乃火藏金内之象。”章虚谷认为“舌苔由胃中生气所现，而胃气由心脾发生。故无病之人常有薄苔，是胃中之生气，如地上之微草也”。另外，由于肝主筋，主动摇，肝充筋柔则舌体伸缩辗转灵动自如；肾属水、主五液，肾元充足则金津玉液上潮于舌窍而舌体滋润；脾主肌肉，脾旺则肌肉丰厚而舌体饱满。总之，正常舌象是五脏充实、气血安和的产物。

(二) 舌象的生理变异

正常舌象不仅有其一般共性特征，还会随内外环境的正常变化产生相适应的生理变异。因此，在掌握基本标准的前提下，还要熟悉某些生理变异，临床运用才能做到知常达变，正确灵活。

1. 气候因素　季节与地域的差别会产生气候环境的变化，引起舌象相应变异。如夏季暑湿较盛，舌苔多易增厚，苔色多带淡黄，如《辨舌指南·辨舌质生苔之原理》指出：“平人舌中常有浮白苔一层，或浮黄苔一层，夏月湿土司令，苔每易较厚而微黄，但不满不滞。”同理，秋季燥气当令，苔多偏薄偏干；冬季严寒，舌较湿润。我国东南热湿、西北干冷的地理差异，也会产生类似的影响。这些都是人体生理活动与自然环境息息相应现象在舌象上的反映。

2. 起居因素　一日之间，饮食起居变化也会影响舌象。如晨起之际，舌苔相对较厚；漱口、进食之后，舌苔相对较薄；体力活动之后，舌色可更红活。《辨舌指南·绪言》曰："常人一日三餐，故苔亦三变，谓之活苔。无病之象。"

3. 体质因素　正常人群因年龄、性别以及禀赋不同，体质会有差别，舌象也会相应变异。如儿童阴阳幼稚之体，脾胃较薄，故舌质多偏淡嫩，舌苔偏少而易剥；年老脏腑精气渐衰，气血运行迟缓，故舌色多较黯红，甚至略带紫黯。男女性别在一般情况下虽无显著差异，但女性因月经周期的生理影响，会出现经期舌蕈状乳头充血、舌质偏红、舌尖边部点刺增大，而经后则自行消退的现象。禀赋差异对舌象的影响更为普遍，正如《辨舌指南》指出的："无病之舌，形舌各有不同，有常清洁者，有稍生苔层者，有鲜红者，有淡白色者，或为紧而尖，或为松而软，并有牙印者，……此因无病时，各有禀赋不同，故舌质亦异也。"另外先天性裂纹舌、齿痕舌、地图舌等，亦多见于禀赋不足、体质单薄者。他们虽可长期无明显临床病证，但具有对某些病因的易感性和病种的好发倾向，并影响疾病的转归与预后。

4. 习性因素　日常生活中的一些生活习惯及饮食嗜好，对舌象会造成干扰。如嗜烟者，苔易发褐；嗜酒者，苔易黄腻；嗜茶者，舌多湿润；张口呼吸，舌易发干；习惯刮舌，厚苔变薄；禁食较久，苔会累积变厚等。

此外，值得注意的是，正常人出现异常舌象，除了上述生理因素外，有一部分可能是潜在疾病的前期征象，即有些内在的病变，通过舌象的灵敏变化，会先于自觉症状而表现出来。因此，临床实践中发现平常人有异常舌象时，首先要结合问诊，慎重鉴别，看其是真正的生理变异还是舌先于症的潜伏病态。

三、病理舌象

（一）常见的病理舌象（表 3-1）

表 3-1　临床常见舌象辨证简表

舌象		简称	主病
舌质	舌苔		
淡红	薄白	淡红舌，薄白苔	健康人；风寒表证；病势轻浅
	白苔	舌尖红，白苔	风热表证；心火亢盛
	白似积粉	淡红舌，积粉苔	瘟疫初起；或有内痈
	白腐	淡红舌，白腐苔	痰食内停；胃浊蕴热
	黄白相兼	淡红舌，黄白苔	外感表证将要传里化热
	白腻而厚	淡红舌，白厚腻苔	湿浊痰饮内停；食积胃肠；寒湿痹病
	薄黄	淡红舌，薄黄苔	里热轻证
	黄干少津	淡红舌，黄干苔	里热伤津化燥
	黄腻	淡红舌，黄腻苔	里有湿热；痰热内蕴；食积化热
	灰黑湿润	淡红舌，灰黑润苔	寒证；阳虚

续表

舌象		简称	主病
舌质	舌苔		
鲜红	白而干燥	红舌,白干苔	邪热入里伤津
	白而浮垢	红舌,白垢苔	正气亏虚;湿热未净
	白黏	红舌,白黏苔	里热夹痰湿;阴虚兼痰湿
	薄黄少津	红舌,薄黄干苔	里热证;津液已伤
	厚黄少津	红舌,厚黄干苔	气分热盛;阴液耗损
	黄腻	红舌,黄腻苔	湿热内蕴;痰热互结
	黑而干燥	红瘦舌,黑干苔	津枯血燥
绛红	焦黄干燥	绛舌,焦黄苔	邪热深重;胃肠热结
	黑而干燥	绛舌,黑干苔	热极伤阴
	无苔	绛舌,无苔	热入血分;阴虚火旺
青紫	黄燥	紫舌,黄燥苔	热极津枯
	焦黑而干	紫舌,苔黑干焦	热毒深重;津液大伤
	白润	紫舌,白润苔	阳衰寒盛;气血凝滞
淡白	无苔	淡白舌,无苔	久病阳衰;气血俱虚
	透明	淡白舌,无苔	脾胃虚寒
	边薄白中无	淡白舌,中剥苔	气血两虚;胃阴不足
	白	淡白舌,白苔	阳气不足;气血虚弱
	白腻	淡白舌,白腻苔	脾胃虚弱;痰湿停聚
	灰黑润滑	淡白舌,黑润苔	阳虚内寒;痰湿内停

(二)察舌的神气和胃气

舌象有神气、有胃气。舌有神气、有胃气者,说明病情较轻,或疾病虽重,但正气未衰,预后较好;舌无神气、无胃气者,说明病情较重,正气已衰,病不易复,预后较差。

1. 舌之神气　舌神的基本特征主要表现在舌质的色泽和舌体动态两方面。舌之颜色反映气血的盛衰,舌体润泽与否可反映津液的盈亏,而舌体运动可反映精神的虚实。若舌色红活明润,舌体活动自如者,为有神气之舌,说明气血津液精神皆足,生机乃旺,虽病也善,预后较好;而舌色晦黯枯萎,活动不灵者,为无神气,说明气血津液精神已衰,生机已微,预后必差。正如《辨舌指南》所说:"荣者谓有神,……凡舌质有光有体,不论黄、白、灰、黑,刮之而里面红润,神气荣华者,诸病皆吉;若舌质无光无体,不拘有苔无苔,视之里面枯晦,神气全无者,诸病皆凶。"总之,舌神以"红活润泽"为辨别要点。舌神是神气的重要表现之一,无论舌象如何变化,通过观察舌神的有无,可从总体上把握脏腑精气之盛衰、机体生机之胜败、疾病转归之凶吉等基本状况。

2. 舌之胃气　舌之胃气的盛衰,主要从舌苔是否有根表现出来。一般来说,舌苔中厚边薄,紧贴于舌面,苔底牢着,或苔虽松厚,刮之舌面仍有苔迹,或厚苔脱落,舌面仍有黏膜颗粒，有苔能逐生之象者，均属有根，是有胃气之征象；舌苔似有似无，甚至光剥如镜，或苔厚松腐，四周如截，刮之即去，舌面光滑，苔垢不易复生者，均为无根，是胃气衰败之恶候。正如《形色外诊简摩·舌苔有根无根辨》所说："前人只论有地无地，此只可以辨热之浮沉虚实，而非所以辨中气之存亡也，地者苔之里一层也，根者舌苔与舌质之交际也；无苔者胃阳不能上蒸也，肾阴不能上濡也。胃肾乃舌与苔之根。"

（三）舌象的动态分析

1. 舌苔、舌质的动态观察　无论外感与内伤，疾病都有一个发生、发展及转归的变动过程，舌象作为反映疾病的敏感体征，亦会随之发生相应的改变。通过对舌象的动态观察，可以了解疾病的进退、顺逆等病变势态。

从舌苔看，苔由薄变厚，由净变浊，由松变紧，提示邪气渐盛、由表入里、欲成内结之势，皆属病进，苔由板紧而转疏松，由厚浊而转薄净，说明里滞渐通、邪气渐退、胃气渐复而谷气渐进之机，皆属病退；苔色由白转黄，由黄转焦，由焦转黑，苔质由润转燥，由燥转裂，由裂见刺，均提示热势增长、津液更伤，皆属病进；苔色渐淡、苔质渐润，则说明邪热渐退、津液渐复，乃为病退。又无论舌苔如何消长，总以依次渐变为宜，骤然突变为病情恶化之兆。如舌苔减退之时，若由密而渐疏，由尖边而至舌根，渐转薄净，退而后生薄白新苔者，是胃气渐复、谷气渐开的自然过程，为顺象；若满舌厚腻苔而突然剥落，舌光无苔，不能生新，是邪盛正伤，胃气暴衰的内陷之兆，为逆象。

从舌体看，舌色由淡红转红，由红转绛，由绛变紫，提示邪热不断深入，由气入营，由营及血，以致伤阴动血，病进而势危；舌色由淡红转淡白，由淡白而淡青，或兼舌质胖嫩水滑，说明阳气益衰、阴寒益深，或水湿渐盛，病进而势重。又无论舌质如何变化，若舌神由晦黯而渐显红活，由僵滞而渐转灵动，则提示生机渐复，病趋好转；若反更紫黯，或兼枯萎，或兼黄腻厚浊之苔，则说明正不胜邪，病趋恶化。

2. 舌与症的相互参照　舌象虽然能比较客观而灵敏地反映内在疾病的多种变化，但它的反映范围和程度仍然有限。有些相同的舌象特征可现于若干种证候之中，有些病理证候又可表现为不同的舌象特征或没有显著的舌象改变，有时舌象还会有真假的不同表现。这些都必须通过望舌与其他症状的相互参照来加以鉴别，才能得出正确的判断。例如：舌淡红、苔薄白者，无病时主平人，有病时主轻浅病证，其中病程急促而现发热、咳嗽等外症时，主外感表证；病程渐缓而内证反复，时显时隐者，主内伤轻证。又如舌苔厚腻而或黄或白，舌质偏红者，既主外感之湿热、暑湿，又主内伤之痰热、食积，此须结合问诊等加以鉴别，若有外感病史，兼口黏脉濡者为湿热；兼口渴脉虚者为暑湿；若无外感过程，兼胸闷多痰者为痰热；兼腹痛厌食者为食积。再如舌质红绛，苔少而干者，若见于猝病高热时，主热入营血；若见于痼疾低热时，主阴虚火旺。还有舌淡白，苔薄净者，若兼面色㿠白、形寒肢冷，主阳虚火衰；若兼面色枯白，身形消瘦，主气血两亏。苔白厚腻者，若脉滑则属痰，脉弦则属饮，脉濡则属湿，脉紧则属食滞。舌质红，苔白厚腻堆积如粉者，若见于病初而骤发寒热，则主温疫之湿遏热伏；若见于病后而身体某部痛有定处，则主内痈之湿热蕴毒。舌红强硬者，若伴高热则主热极动风；若伴神昏则为热入心包；若伴眩晕则为痰热中风。总之，通过四诊合参，可使舌象的诊断意义更加明确而具体。

四、舌诊的临床意义

舌象的变化能较客观准确地反映病情，舌诊操作简便易行，已成为中医辨证诊断和了解疾病变化的常规手段和重要依据。正如《临证验舌法》所说："凡内外杂证，无一不呈其形，著其气于舌，……据舌以分虚实，而虚实不爽焉；据舌以分阴阳，而阴阳不谬焉；据舌以分脏腑、配主方，而脏腑不差、主方不误焉。危急疑难之顷，往往无证可参，脉无可按，而惟以舌为凭；妇女幼稚之病，往往闻之无息、问之无声，而惟有舌可验。"可见，舌象诊断意义普遍，简便易行，以致成为中医辨证的重要依据。

（一）区别病因性质

不同性质的邪气致病，在舌象上会出现比较显著的差异，故舌诊对于鉴别风、寒、暑、湿、燥、火和痰、饮、水、食、瘀、虫等病因有较大的作用。一般而言，寒令苔白舌淡，热令苔黄舌红，湿令苔腻舌胖，燥令苔干舌老，若夹无形之风气则苔较薄净，若合有形之浊邪则苔多厚浊——夹痰浊者兼黏腻，夹水饮者兼水滑，夹食滞者兼粗腐。另外，虫积者舌可见凹陷圆红点；瘀血者舌可见紫黯斑点；中毒者舌可显蓝色。

（二）判别病位浅深

舌苔与舌质候病有浅深侧重之分，舌体分部候病又有脏腑分属之别，故病位的变化在舌象上也有相应的表现。大体而言，病浅在表，初犯营卫而未殃及内脏气血时，舌象变化尚微，即舌仍淡红，苔仍薄白；病深入里，脏腑气血即受其扰，舌象变化随之显著。若病犯六腑，邪干气分，则舌苔变化突出；病入五脏，伤及血分，则舌体变化明显；脏腑同病，气血交伤，则舌苔与舌体变化俱甚。若舌苔异常显于前部，为病偏上焦；显于中部，为病在中焦；显于后部，为病及下焦；显于全舌，为病遍三焦；显于一侧，为病着于左右一处。若舌体异常显于尖边，病关乎心肺；显于中央，病关乎脾胃；显于两侧，病关乎肝胆；显于根部，病关乎肾、肠与膀胱。

（三）辨别病机虚实

舌质感应于五脏之精气，舌苔感应于六腑之浊气，故借助舌象可以了解正邪的虚实变化。一般而言，舌有神者正气旺，舌无神者正气败，舌少神者正气弱；舌淡白而苔薄少者气血不足，舌燥苔干者津液已伤，舌体胖嫩者阳气衰，舌体枯萎者阴精竭，舌体黯紫者气血瘀阻；有苔有根者胃气尚在，有苔无根者胃气不续，有根而松者胃气疏通，有根板结者胃气闭结，有苔而厚者实邪内盛，有苔而薄者内无实邪，舌苔剥落，甚至光剥者胃气衰败。另外，从苔的聚散变化上可以了解内在气机的运行状态，即如《察舌辨症新法·苔色变化吉凶总论》所说："更有气聚苔聚，气敛苔敛，气化苔化，气散布苔也散布，气凝聚而结，苔也凝聚而结，气结于一边，苔亦结于一边。"

（四）推断病势进退

通过对舌象的动态观察，可以测知疾病发展的进退趋势。从舌苔上看，若苔色由白转黄，由黄转为灰黑，苔质由薄转厚，由润转燥，多为病邪由表入里，由轻变重，由寒化热，邪热内盛，津液耗伤，为病势发展。反之，若舌苔由厚变薄，由黄转白，由燥转润，为病邪渐退，津液复生，病情向好的方向转变。若舌苔骤增骤退，多为病情暴变所致。如薄苔突然增厚，是邪气急骤入里的表现；若满舌厚苔突然消退，是邪盛正衰，胃气暴绝的表现，二者皆为恶候。从舌质上看，舌色由淡红转为红、绛或绛紫，或舌面有芒刺、裂纹，是邪热内入营血，有伤阴、血瘀之势；若淡红舌转淡白、淡紫湿润，舌体胖嫩有齿痕，为阳气受伤，阴寒内盛，病邪由表入里，由轻转重，病情由单纯变为复杂，为病进。以温病为例，《辨舌指南·察舌辨症之鉴别》即曰："舌苔由白而黄，由黄而黑，顺症也；有由白而灰，由灰而黑，不由黄转黑者，此谓之黑陷苔，逆症也。"

(五)估计病情预后

通过对舌象的神气、胃气的审视,可以估测病情预后与凶吉转归。舌荣有神,舌面有苔,舌态正常者,为邪气未盛,正气未伤,胃气未败,预后较好;舌质枯晦,舌苔无根,舌苔异常者,为正气亏虚,胃气衰败,病情多凶险。

【补充阐发】

一、望舌辨体质禀赋

体质禀赋的特点与某些疾病易发及转归预后均有一定联系,但舌象与体质禀赋的关系,古代论述甚少,现代研究也不多。曹炳章在《辨舌指南·辨舌明体质禀赋之鉴别》中则从人之体格、体质方面论述了望舌的意义。

1. 望舌辨体格

(1) 强壮体:平时舌体阔厚而坦,舌色淡红,舌背常有滑苔,或白或微黄,有神彩;其形体则骨骼粗大,胸廓广阔,肌肉坚实,皮肤滑润光泽。

(2) 薄弱体:舌体尖薄,边尖多红,或紫或有瘀,甚则沿舌边屈曲如锯齿形,舌心苔少或无苔;体型呈骨骼细弱,胸廓狭小,肌肉瘦软,皮肤宽浮。

(3) 中等体:舌体狭长不厚,色亦淡红,微有薄苔;体型介于上述二者之间。

2. 望舌辨体质

(1) 肺痨质:身体瘦弱,头颈细长,皮色苍白,胸廓狭小或扁平,两颧稍赤,眼大有神;其舌体坦薄,边尖红赤,舌根苔厚而腻,舌中间无苔,常有津液;若患肺痨至二期,则舌根苔灰白,舌边尖质紫红;若重至三期,舌体转红赤,舌根无苔垢。

(2) 卒中质:骨骼肌肉肥大,肥胖颇白,或兼苍兼赤,颈短而粗,肩高而耸,动则气喘;其舌体阔厚而长,尖端平圆,色淡红而白,常有白腻苔垢;发病后则舌体胖短,甚则强硬或胀大。

(3) 神经质:举动灵便,视物敏捷,语言爽快,情绪不稳,性情急躁,发润而光;舌体薄小而端尖,边红微紫,虽有薄苔而无浮垢;发病时多因阴虚火旺,兼夹外邪,苔白而灰,并不厚腻;若多服温燥,舌易光绛。

(4) 腺病质:多见于小儿期,呈皮肤苍白,体瘦不润,额面虚浮,颜面狭小,身体细弱。青筋暴露;皮肤易变,易生皮疹;其舌体薄短而尖,色多紫红,苔色灰白而少。曹氏论及不同舌体与体质的形成时,引用《利济外乘》之资料云:"无病之舌,形色各有不同,有常清洁者,有稍生苔层者,有鲜红者,有淡白色者,或为紧而尖,或为松而软,并有牙印者,或当伸出之时,润而软弱,或收束紧时而成尖锋,此因无病时,各有禀赋体格之不同,故舌质亦异也。"

匡调元在《中医病理研究·中医病因学研究》中报道了对141例五官科门诊患者的舌象与体质关系的研究,其结果表明:正常质者舌质正常,均为白苔,90.9%为薄苔;燥红质者舌质红出现率为76%,且为薄苔;倦㿠质者中淡白舌质占79%,有齿印者占32%,苔色以白为主,占84%,薄苔为79%;迟冷质者中有92%的舌质为淡白,齿印占62%,85%为薄苔,92%为白苔;腻滞质者舌质无明显特征,但腻苔占84%,而且65%舌苔较厚;晦涩质者无淡白舌,紫色舌质占78%,有78%是薄苔,且均为白苔。

陈泽霖《舌诊研究》中介绍了2090例平人舌象的普查,将受检者体型分为瘦削型、肥胖型和中等型3种。结果表明,以瘦削型舌质变化最多,其中红舌占5例,淡舌占21.6%;从舌苔来看,3种体型无显著差别。陈氏等另对5403例平人舌象进行普查,表明体质禀赋与舌质的变化尚无定论。这说明对此问题还有待于进一步探讨。

二、年龄、性别与舌象的关系

（一）年龄与舌象

在正常人群中，正常舌象也常随年龄的不同而呈现变化。如小儿稚阳之体，气血未充，易寒易热易虚易实，常易见舌象变化，如舌质多淡嫩，舌苔少或剥；一旦发病，则易患舌疾，常见白膜，舌多红点，或常因脾胃不和而生厚苔。老年人常因气血偏虚，肾亏脾弱，舌色较黯红或带黯色，但并无明显病变；若舌现裂纹，或少苔无苔，或苔浮白，舌体胖嫩，此可见微知著，以防病变。

《辨舌指南·辨舌明体质禀赋之鉴别》认为，老年人气血衰颓，津液枯涸，故舌象与少壮相异，若阴阳俱不足者，苔虽白必浮，中有裂纹；若中阳虚者，舌质胖而无华，若阴浊内聚，舌虽润而非液；若两畔厚白，中有裂纹，此苔属痰气或痰火，极易剥脱，脱后或为白色之苔者属肺阴涸，若为绛色者属胃阴竭，均为不治之症；如舌如涂墨，属肾气上泛，亦为危症。老年温病，虽舌黑燥无津，亦必温润攻下而可救。小儿 1、2 岁以内，舌多特种疾患，如舌生白衣白膜，或白屑如米，或舌根有筋绊其舌尖，或舌生黄疱出水，或舌肿胀满口等等。3、4 岁以上则与常人略同。

陈泽霖等《舌诊研究·舌诊的研究方法》介绍了对 2090 例正常人舌象调查，结果表明一般在 15 岁以下舌质大都正常，随着年龄的增长，其舌质、舌苔异常的百分率不断上升。作者分析认为这是由于抽烟及慢性病史在成年人中不断增多的原因所致。浙江省西医学习中医班（以下简称西学中班）在调查了 3554 名正常人舌苔后提出，1～5 岁舌苔有异常变化者占 12.2%，这是因为幼儿消化功能未臻完善，生长发育快，消化器官负担相对加重，脾胃受伤，因而出现舌苔异常变化。6～25 岁的舌苔异常变化较为少见，这是由于青少年的生活习惯比较单纯的缘故。26 岁以上的人，舌苔异常的百分率显著提高，这可能与随年龄的增大，受外界不良因素的作用增多有关。

（二）性别与舌象

男女因体质禀赋不同，舌象亦有差异，如月经周期，常对舌象有所影响。《辨舌指南·辨舌明体质禀赋之鉴别》指出：男女气血异体，症治亦有不同。男子气壮，血不易瘀，故瘀血舌黑常见于危症；女子经水适来适断，与病相触，肾肝之络最易停瘀，故舌黑常见，只要耳不聋、乳不缩，不为败证；其舌或蓝，或灰，或黑，均不得据为凶候；唯声息低微，不能转侧，乃为危象；若瘀血舌黑，虽热而不生芒刺，此亦妇女之特点。男子多因邪而致血瘀，女子不必因邪而自能血瘀，故病愈而苔黑而不退者亦有之。

《舌诊研究·舌诊的研究方法》报道，男女性舌质、舌苔的变异并无显著差别，对女性经期与舌象的关系发现月经超前者，舌边尖红的百分比较高；而月经推后者，舌质浅淡的百分比较高，与中医理论相符。浙江省西学中班调查正常人舌苔变化，发现男性舌苔异常（22.05%）明显比女性多见（16.71%）。湖南中医学院也发现男女性健康人中男性舌尖微观异常变化较女性为重，女性舌菌状乳头数目较多，面积较大，而且异常指标的发生率明显低于男性。因而认为，男女性舌象的差异，可能与工作、生活习惯的单纯与复杂、体内性激素水平变化等因素有关。

三、舌诊在温病辨证中的意义

温病的舌诊，已成为一种常规的诊法，临床主要从舌质、舌苔的性状、色泽、润燥等方面辨别病邪的性质，区分证候的类型，判断津液的存亡，用以指导临床辨证论治。

（一）温病辨舌质

通过舌的色泽、形态观察，以辨别温病热入营血的病候。

1. 红舌　一般标志着热邪渐入营分。舌尖红赤起刺，为心火上炎，多见于红绛舌之早期；舌红且有裂纹或红点，系心营热毒极盛；若见舌质光红柔嫩，望之潮润，扪之干涩，多为邪热初退，而津液未复。值得注意的是，温病邪在卫分、气分，由于热邪亢盛，舌质也可变红，但多局限在舌的边尖部位，且舌面上多罩有苔垢，与热在营血全舌纯红而无苔者有所不同。

2. 绛舌　绛舌多由红舌发展而来，标示着热邪更加深入。若纯绛色鲜，为热入心包；舌绛而干燥，为热入营血，邪热盛而营阴损；若舌绛而兼有黄白苔，是邪虽入营，而气分之邪未尽；若绛舌上罩黏腻苔或霉酱苔垢，是热在营血而夹痰浊秽气；如舌绛而光亮如镜，是胃阴衰败的表现；如舌绛而干枯萎，是肾阴耗竭之危候。

3. 紫舌　紫舌大多由绛舌发展而来，是营血热毒极甚之证，但也有其他因素而形成的，若焦紫起刺，状如杨梅，是血分热毒极盛，热盛动风或动风痉厥之先兆；若舌紫晦而干，色如猪肝，是肝肾阴竭，病危之候；若舌紫而瘀黯，扪之潮湿，为内有瘀血，常见于温病兼夹宿伤瘀血之证。

4. 淡舌　舌色淡红而干，其色不荣，比正常舌色更淡，多为心脾气血不足，胃津损伤而气不化津，主要见于温病后期邪热已退而虚损未复之证。

（二）温病辨舌苔

在温病的发病过程中由于邪正交争、发热伤津及脾胃失运等原因，可以使舌苔发生多种不同的变化，临床主要从舌苔色泽、润燥、厚薄等辨别邪之在卫在气，性质之属实属热。

1. 白苔　薄白苔主病在卫分，属表，一般见于温病初期；厚白苔主湿在气分，属里，多见于湿温湿邪偏重之证。若苔薄白欠润，舌边尖略红，为温病初起，邪在卫分之表证；若苔薄白而干，舌边尖红，是风热表邪未解而津液已伤；苔白厚而黏腻，主湿阻气分，多见于湿温病过程中，湿热相兼之证；苔白厚而干燥，是脾湿未化而胃津已伤，气不化液；苔白腻而舌红绛，为湿遏热伏；白苔滑腻而舌质紫绛，为湿热秽浊郁闭；白霉苔，是温病胃气衰败，预后多不良。

2. 黄苔　黄苔多由白苔转变而来，主热邪在里，候气分之邪。若苔薄黄不燥，邪热初入气分，津液未伤；苔黄干燥，是气分热盛，津液已伤；黄白相兼苔，为邪热虽传气分，但表邪未尽；苔老黄焦燥起刺，或中有裂纹，为邪热聚于胃腑，成阳明腑实之证；苔黄厚腻或黄浊，主湿热内蕴。

3. 灰苔　苔灰而干燥，多为阳明腑实而阴液已伤；苔灰而黏腻，主湿痰内阻；苔灰而滑润，属阳虚有寒。

4. 黑苔　温病过程中出现黑苔，是病情危重的标志，预后不良。黑苔大多由黄苔或灰苔转化而来。黑苔焦燥起刺，质地干涩苍老，是热毒炽盛，阴液耗伤之证，多见于阳明腑实，邪热内结患者；黑苔干燥甚或焦枯，多见于温病后期，热入下焦，肾阴耗竭之证；若遍舌黑润舌苔，为温病夹痰湿之象；舌苔干黑，舌质淡白无华，是湿温后期，湿热化燥深入营血，灼伤阴络，大量下血，气随血脱，舌质浅淡，由于温邪传变迅速，舌苔未及转化，故苔仍色黑；若舌苔黑滑，舌质不红，是阳虚寒盛，温病后期阴竭阳脱而呈虚寒之象。

（三）温病辨舌态

舌体强硬，活动不灵，是温病后期气液不足，络脉失养，动风之象；舌体短缩为内风扰动，痰浊内阻之征；舌卷而兼见挛缩，是温病邪入厥阴，属危险之象；若舌体痿软，不能伸缩，是温病后期，肝肾之阴将竭；舌斜或舌颤，均为温病肝风发痉之候；舌体肿胀，且满布黄腻苔垢，多系湿热蕴毒上泛。

四、临床常见中医舌病

（一）中医常见舌病

舌病，系指除舌诊表现之外的舌本体病变。临床常见的中医舌病简介如下。

1. 舌疔　见《医宗金鉴》。其生于舌上者名卷帘疔；舌下者名鹌鹑疔；生于舌根者名赤疔；生于舌尖者称鱼鳞风。辨证一般属心经火毒，症见舌生紫疱，其形如豆，坚硬疼痛；瘟疫病变之中，舌体亦可生疔。

2. 舌疮　见《外台秘要》。又名红点舌、坐舌风。可见：

（1）心胃积热证：因心胃积热熏蒸，或见舌上生疮，舌裂舌肿，时流鲜血，兼口臭便秘，脉实有力。

（2）虚火上炎证：多久治不愈，舌疮溃破成窟，且四肢倦怠，脉搏虚大。

3. 舌烂　见《世医得效方》，又名烂舌边、舌本烂、边舌。

（1）肝胃湿热证：舌边起白点溃烂，口苦善怒，小便短赤，脉象弦数。

（2）心脾热毒证：舌面和舌体溃烂，肿甚痛甚，妨碍饮食。

4. 舌衄　见《景岳全书》，又名舌血、舌本出血。

（1）心经蕴热证：舌上血如泉涌，肿大木硬。

（2）脾肾虚火证：脾肾二经虚火上炎，舌上渗血，且兼潮热盗汗等虚热之象。

5. 舌笋　见《串雅内编》，指小儿舌上起白疱，妨碍吮乳，令儿啼哭不止。

6. 舌痈　见《沈氏尊生书》。因痈生于舌之部位及颜色的不同，而有各种名称。红肿者名舌红痈；黄色者名舌黄、舌黄红；色白而木痛者名死舌痈；生于舌根者名舌根痈；生舌之两侧者名哑舌痈；生舌上者名舌上痈。因心火炽盛，胃中伏热熏蒸，化毒凝滞而成。初起舌赤红肿，不能饮食，言语困难。脓成已熟，或溃不收口，口中臭腐者，可用锡类散加儿茶末、人中白末等药吹敷局部。

7. 舌菌　见《沈氏尊生书》，又名舌岩。本病多由七情郁结心脾二经，化火化毒所致。初如豆如菌，头大蒂小；若热久阴伤，舌菌红烂无皮，朝轻暮重，疼痛不已；日久可颈生肿块，时流臭涎，食少便溏；若舌菌破裂如烂棉，透舌穿腮，可突发破裂出血而致死。

8. 舌痹　见《赤水玄珠》，又名舌麻、舌自痹。

（1）实证：多由七情郁结，心火灼痰，滞涩经络所致，症见舌肿大而麻木不仁，不辨五味，或有疼痛，舌质紫赤。

（2）虚证：多无故自痹，舌体麻木不仁，脉虚无力。

9. 舌生疱　见《丹溪心法》，又名舌上珠、舌下珠、珍珠毒、连珠疮、口疮风等。

（1）脾肾虚火：舌之白疱生于舌下，大小不一，5～6 个连绵而发，可出现红、黄、赤等色，脉虚无力。

（2）心脾积热：白疱生于舌上，亦 5～6 个连绵而发，疼痛溃烂，脉洪有力。

（二）其他舌病

1. 地图舌(Geographic tongue)　在红舌或覆盖有正常淡白舌苔的舌面上，存在着边缘不规则的黄色上皮细胞堆积而成的隆起部分，此类舌形称为地图舌。舌面的上皮隆凸部分存留时间不长，数日即可剥脱，恢复正常；或再形成新的黄色隆起部分，亦称移行性舌炎。这种舌炎多不伴随其他病变，发生原因尚不明确。

2. 草莓舌(Strawberry tongue) 舌乳头肿胀、发红，类似草莓，见于猩红热或长期发热患者。

3. 牛肉舌(Beef tongue) 舌面绛红如生牛肉状，见于烟酸缺乏之糙皮病。

4. 黑毛舌(Hairy tongue) 舌面敷有黑色或黑褐色毛，此为丝状乳头缠绕了真菌菌丝，以及丝状乳头上皮细胞角化展长所形成，见于久病衰弱或长期使用广谱抗生素，致真菌生长的患者。

五、舌诊临床意义的中西医对照

舌象对于临床辨证确有较大价值，许多患者通过舌诊即可诊出此证的寒热虚实。不同的舌象，西医亦有不同的认识和临床意义，对此，第七军医大学统计分析了1000个临床病例，将舌诊临床意义的中西医对照归纳如下：

1. 浅红舌 中医——气血两虚。西医——营养不良Ⅰ度、Ⅱ度；贫血。

2. 淡红舌 中医——正常舌色；温邪初起；表证；三阳经证。西医——正常舌色；疾病初起；慢性病不甚严重。

3. 红舌 中医——温邪入营分；心包络热；脏腑热极。西医——感染引起之毒血症、脓毒血症；化脓性感染；高热；重症肺炎；急性传染病的严重情况。

4. 绛舌 中医——温邪入营分血分；心包络热；心火上炎。西医——高热；败血症及上述红舌情况之严重者。

5. 紫舌 中医——热极；瘀血郁积；心经热；肺脏伏毒；上焦痰火；表里实热证。西医——严重感染；呼吸循环衰竭。

6. 蓝舌 中医——瘟疫湿温；痰饮内郁；热入血分；寒邪直中肝肾，深蓝者死。西医——呼吸循环衰竭；缺氧症。

7. 缩舌 中医——心虚血微；内热消肉。西医——疾病晚期，极度衰弱消瘦；严重感染；舌肌萎缩。

8. 肿舌 中医——水湿；痰饮；湿热；心火。西医——水肿；舌炎充血；巨舌症。

9. 木舌 中医——脉络失养；风痰；心火。西医——肿舌之严重者；舌瘫痪。

10. 重舌 中医——风痰；痰火上攻。西医——舌下腺炎；舌下腺囊肿；舌肿瘤。

11. 伸舌 中医——心有热痰；疫毒攻心；正气将绝。西医——高热；毒血症；伸舌样痴呆。

12. 舌生芒刺 中医——热毒内伏，邪气壅实。西医——高热；猩红热；重症肺炎等。

13. 舌有裂纹 中医——热伤胃液；阴虚血枯。西医——高热；脱水；营养缺乏或营养不良。

14. 舌光滑 中医——汗下太过，元津内耗，胃气将绝。西医——营养不良；巨细胞性贫血。

15. 舌溃疡 中医——上焦热逼。西医——溃疡性舌炎；口炎。

16. 舌剥蚀 中医——痰湿蕴积。西医——地图舌；渗出性体质；营养不良。

17. 歪斜、震颤、痿软、弄舌 中医——肝风；热伤阴亏；中风；弄舌为痫病，心脾有热或脾脏虚热。西医——因各种原因使神经系统受激惹，或舌神经功能丧失的神经损害。

18. 白苔 中医——表证；太阳证；邪在卫分证；虚证、寒证亦有。西医——疾病初起；

轻症;一般感染;慢性疾病不太严重者。

19. 黄苔 中医——里证;阳明证;温邪在营卫之间,属实热证。西医——常见于疾病较重者,或见于消化不良者。

20. 灰苔 中医——里证,三阴证,温邪入血分,为实热证;时疫流行,郁积停胸;蓄血如狂。西医——疾病沉重,消化系统疾病为时较久,脱水及酸中毒。

21. 黑苔 中医——里证;伤寒邪热传里;温邪入血分。西医——较上述灰苔表现更严重之疾病。

22. 薄苔 中医——表证;风寒证轻症;正常舌。西医——正常;疾病初期,轻症。

23. 厚苔 中医——里证;病邪正盛,伤食便秘。西医——病重,消化不良(中毒性)。

24. 润苔 中医——津液未伤,病轻,正常苔。西医——正常或轻症。

25. 干苔 中医——津液已耗,温邪较盛,邪入血分。西医——高热,毒血症,脱水,酸中毒。

26. 腻苔 中医——病邪较轻,秽浊未化。西医——病轻,消化不良。

27. 松苔 中医——正气化邪,痈。西医——严重感染,消化不良。

【古代文献】

一、舌质与舌苔的综合诊察

《形色外诊简摩·舌质舌苔辨》:若推其专义,必当以舌苔主六腑,以舌质主五脏。舌苔可刮而去者,气分之事,属于六腑,不可刮即渐侵血分,内连于脏矣。

《伤寒论本旨·辨舌苔》:故观舌本,可验其阴阳虚实;审苔垢,即知其邪之寒热浅深也。

《彩图辨舌指南·辨舌察脏腑之病理》:屠渐斋云:辨舌欲知脏病,当先观其舌形,如舌瘦而长者为肝病,短而尖者为心病,厚而大者为脾病,圆而小者为肺病,短阔而动如波起伏者为肾病,此大要也,而尤以察胃气为至要,有胃气则舌柔和,无胃气则舌板硬。

《察舌辨症新法·苔色变换吉凶总论》:更有气聚苔聚,气敛苔敛,气化苔化,气散布苔亦散布,气凝聚而结,苔亦凝聚而结。气结于一边,苔亦结于一边。故气郁之症,苔边整齐,如石阶之起边线,线内有苔,线外无苔,但红边而已。若气舒化则散布,由密而疏散,则不似斩然齐一之边矣。故苔有边齐如斩者,气聚也,有积聚抑郁者也。

二、正 常 舌 象

《舌鉴总论·舌白总论》:舌乃心苗,心属火,其色赤,心居肺内,肺属金,其色白,舌故当舌地淡红,舌苔微白;而红必红润内充,白必苔微不厚,或略厚有花,然皆干湿得中,不滑不燥,斯为无病之舌,乃火藏金内之象也。

《辨舌指南·辨舌之苔垢》:如平人无病,常宜舌质淡红,舌苔微白隐红,须要红润内充,白苔不厚,或略厚有底,然皆干湿得中,斯为无病之苔。

《伤寒缵论》:舌苔之名,起于长沙,以其邪气结里,如有所怀,故谓之胎。伤寒邪在表,则苔不生,邪热传里,则苔渐生,自白而黄,黄而黑,黑甚则燥裂矣。

《伤寒指掌·察舌辨证法》:舌之苔,胃蒸脾湿上潮而生。

《形色外诊简摩·舌苔有根无根辨》:夫苔者,胃气湿热之所熏蒸也;湿热者,生气也。无苔者,胃阳不能上蒸也,肾阴不能上濡也。……至于苔之有根者,其薄苔必匀匀铺开,紧贴舌面之上,其厚苔必四周有薄苔铺之,亦紧贴舌上,似从舌里生出,方为有根,……根者,舌苔与舌质之交际也。

三、舌 神

《景岳全书·伤寒典》:舌色辨,如黑色连地而灰暗无神,此其本原已败,死无疑矣。

《望诊遵经·望舌诊法提纲》:心者,生之本,形之君,……其窍开于舌,其经通于舌,舌者心之外候也,是以望舌,而可测其藏府经络寒热虚实也。约而言之,大纲有五,一曰形容,二曰气色,三曰苔垢,四曰津液,五曰部位。……虽然五者之用,固在通变,而五者之变,又在求神。神也者,灵动精爽,红活鲜明,得之则生,失之则死,变化不可离,斯须不可去者也。

《辨舌指南·辨舌之神气》:将舌之神气分淡浓浅深,荣枯老嫩。……荣者,有光彩也,凡病皆吉;枯者,无精神也,凡病皆凶。

有胃气则舌柔和,无胃气则舌死板。

荣者,有光彩也,凡病皆吉;枯者,无精神也,凡病皆凶;荣润则津足,干枯则津乏。荣者谓有神,神者也,灵动精爽,红活鲜明,得之则生,失之则死,明润而有血色者生,枯暗而无血色者死。凡舌质有光有体,不论黄、白、灰、黑,刮之而里面红润,神气荣华者,诸病皆吉;若舌质无光无体,不拘有苔无苔,视之里面枯晦,神气全无者,诸病皆凶。凡病初起,舌即干者,津竭,可知病久,而舌犹润者,胃气尚存;望之若干,扪之却润,其色鲜红者,湿热蒸浊也;色紫而暗者,瘀血内蓄也;望之若润,扪之却燥,其苔白厚者,气浊痰凝也;苔白而薄者,气虚伤津也。

四、危 重 舌 象

《感证宝筏·验舌诀死症法》:舌如去膜猪腰子者,危。舌如镜面者,危。此俗名镜面苔,舌糙刺如砂皮而干枯燥裂者,危。舌敛束如荔子肉而绝无津液者,危。舌如朱红柿者,危。舌如烘糕者,危。舌本强直转动不活而语言謇涩者,危。舌卷短痿软枯小者,危。二舌起白苔如雪花片者,不治,此俗名雪花苔。舌竟无苔,久病胃气绝者,不治。舌卷而囊缩者,不治。舌淡灰转黑,淡紫转蓝,邪毒攻心已甚,而伤腐脾胃者,不治。舌黑烂而频欲啮必烂至根而死。舌底干燥不拘苔色黄白,形如豆腐渣者或如碎饭子者,皆死,此俗名饭花苔。舌与满口生白衣如霉苔,或生糜点,胃体腐败也,多死。舌干晦枯萎而无神者,必死。舌绛无苔,干枯红长而有直纹透舌尖者,心气内绝也,必死。舌燥苔黄中黑通尖,下利臭水者,胃肠腐败也,十不救一。舌色㿠白兼青,此中焦生气已绝也,多死。若孕妇面舌俱青,母子俱死。

五、舌诊的临床意义

《证治准绳》:凡舌上苔白而滑者,表有寒也,又曰丹田有热、胸中有寒也。苔黄而燥渴者,热盛也。苔黑而燥渴者,热盛而亢极也。若不燥渴,舌上黑苔而滑者,为寒为阴也。舌卷而焦,黑而燥者,阳毒热极也。舌青而苔滑者,阴毒冷极也。

《伤寒舌鉴·自序》:盖邪气入里,其虚实寒热之机,必现于舌,非若脉法之隐而不显也。况阴盛格阳,与邪热郁伏,多有假证假脉,惟验舌上苔之色滑燥厚薄,昭若冰鉴,无所遁形。

《临证验舌法·临症以验舌为准舌论》:凡内外杂证,无一不呈其形,著其气于舌,……据舌以分虚实,而虚实不爽焉;据舌以分阴阳,而阴阳不谬焉;据舌以分脏腑,配主方,而脏腑不差,主方不误焉。危急疑难之倾,往往无证可参,脉无可按,而惟以舌为凭;妇女幼稚之病,往往闻之无息,问之无声,而惟有舌可验。

凡病属实者,其舌必坚敛而兼苍老;病属虚者,其舌必浮胖而兼娇嫩。阴虚阳盛者,其舌必干；阳虚阴盛者，其舌必滑；阴虚阳盛而火旺者，其舌必干而燥；阳虚阴盛而火衰者，其舌必滑而湿。如此分别，则为阴为阳，谁实谁虚，显然可见。

《辨舌指南·绪言》：舌为心之外候，苔乃胃之明征，察舌可占正之盛衰，验舌以识邪之出入。

《辨舌指南·辨舌审内脏经脉之气化》：辨舌质可决五脏之虚实，视舌苔可察六淫之浅深。

《望诊遵经·诊舌胎垢条目》：夫苔因病生，病以苔著，察色而不观苔，究难辨其虚实，观苔而不察色，安能测其盛衰，且三因百病，莫不有苔，则亦莫不可验，岂特伤寒而已哉。

《察舌辨症新法·苔色变换吉凶总论》：无论何证，若用药当，皆由白而黄，由黄而退，由退复生新薄白苔，此谓顺象。无论何证，若用药不当，则由黄而白，由白而灰，由灰而黑，由活苔变为死苔，此逆象也。骤退骤无，不由渐退，此陷象也。

《辨舌指南·辨舌之颜色》：苔色由白而黄，由黄而黑者，病曰进；苔色由黑而黄，由黄而白，病曰退。

《形色外诊简摩·杂病舌苔辨证篇》：其脾胃湿热素重者，往往终年有白厚苔，或舌中灰黄，至有病时，脾胃津液为邪所郁，或因泻痢，脾胃气陷，舌反无苔，或比平昔较薄。

《辨舌指南·观舌心法》：王秉衡曰：淡白舌苔亦有热病；黄厚满舌，亦有寒证；舌绛无津，亦有痰证；当以脉证参勘。

《辨舌指南·察舌辨证之鉴别》：顺逆舌苔有由白而黄，由黄而黑者，顺症也；有由白而灰，由灰而黑，不由黄转黑者，此谓之黑陷苔，逆证也。此因误用温燥之药过多之故，难得挽救。其由黄而黑者，乃阳明热结之故，润下得法，胃腑炭气得以外出也，故曰顺症也。若黄转黑枯者，真阴将绝也。

《辨舌指南·辨舌之苔垢》：常变、感变、缓变者吉，暴变、骤变者凶。

《重订诊家直诀》：凡舌苔，以匀薄有根为吉，……忽厚忽薄者，在轻病为肺气有权，在重病，为肾气将熄。

《形色外诊简摩·舌质舌苔辨》：舌苔无论何色，皆属易治。舌质既变，即当察其色之死活。活者，细察底里，隐隐犹见红活，此不过血气之有阻滞，非脏气之败坏也；死者，底里全变，干晦枯萎，毫无生气，是脏气不至矣，所谓真脏之色也。故治病必察舌苔，而察病之吉凶，则关乎舌质也。

《温热经纬·叶香岩外感温热篇》：再论其热传营，舌色必绛，绛，深红色也。初传绛色，中间黄白色，此气分之邪未尽也，泄卫透营，两和可也。纯绛鲜色者，包络受病也，宜犀角、鲜生地、连翘、郁金、石菖蒲等。再有热传营血，其人素有瘀伤宿血，在胸膈中，挟热而搏，其舌色必紫而暗，扪之湿，当加入散血之品，如琥珀、丹参、桃仁、丹皮等。……若紫而肿大者，乃酒毒冲心，若紫而干晦者，肾肝色泛也，难治。

【研究进展】

一、正常舌象的特点研究[1-3]

(一) 正常舌的组织学特点

正常舌的组织切片，其结构可分三层。

1. 黏膜层　由复层鳞状上皮组成。此层上皮代谢旺盛，上皮更新较快，故细胞代谢障碍容易在舌上反映。其中又可分为四层。

(1) 角化层:位于黏膜之最表层,由上皮细胞所形成的角化物质或不全角化的细胞组成。此类细胞外形扁平,在完全角化细胞中胞核已消失,呈伊红染色;在不完全角化细胞中,尚有固缩或梭形细胞核存留。正常时,此层细胞平铺于舌黏膜表面,但有时亦可形成角化突起,凸出于舌表面,一般为 150μm 左右;若角化过度时,角质突起延长增高,呈角化柱或角化树样,正常薄白舌苔即由此层形成。

(2) 颗粒层:此层细胞扁平而呈梭形,胞浆中含有角质颗粒。一般只有 2~3 层细胞。角质颗粒具有一定的折光性。

(3) 棘细胞层:此层细胞最多,约 5~6 层,由多角形上皮细胞构成,并具有细胞间桥。越靠舌表面,其细胞体积越大,胞浆越多,有时胞浆中可见少量空泡。越近深层,棘细胞体积越小,细胞间桥也较明显,细胞核也相对较大,染色较深,偶尔可见核分裂象。

(4) 基底层:又称生发层,其细胞呈柱状,单层排列,整齐而致密。胞核深染,常有核分裂象。基底层位于上皮之最底层,使黏膜上皮层与固有膜之间界线分明。

2. 固有层　位于黏膜上皮层之下,由结缔组织构成,其中有血管、淋巴管、神经、舌腺管等组织埋于其中。正常时可有少量淋巴细胞与浆细胞浸润,尤以舌根部为多见。在舌背部,固有膜向上皮伸入,形成许多大小不等的真皮乳头。

3. 肌层　固有层之下即为肌层,是为纵横交错的横纹肌束所组成。正常时在肌束之间有极少量的结缔组织,除血管、淋巴管、神经之外,舌腺亦位于此。这些结构均与舌的复杂生理功能相适应。

在舌腹面的黏膜尚有黏膜下层,而舌背面并无此结构,其意义尚待探讨。

4. 舌乳头　在舌背黏膜表面,外观粗糙,有许多小突起,统称为舌乳头,使舌背表面呈绒状。舌乳头按其形态、大小及分布部位的不同可分为 4 种。

(1) 丝状乳头:丝状乳头是舌背面最小最多的乳头,其状细长如丝,高约 0.5~2.5mm,其分布遮盖了舌背的前三分之二。丝状乳头上为复层鳞状上皮,下为固有层,略呈圆锥形状,顶端多角化,向后(即向咽部)倾斜,呈微白色,正常舌黏膜之薄白色即由此形成。丝状乳头的生理特点之一是具有缓慢的、持续不断的生长能力,而且其角化物质又能相应地持续不断地脱落、净化。在病理状态下丝状乳头可变得很长,如毛发状;丝状乳头在青年期最发达,到老年渐变平滑。

(2) 蕈状乳头:蕈状乳头又称菌状乳头,其数目远少于丝状乳头,但其体积较大。外观呈针头大小,分散夹杂于丝状乳头之间,主要分布于舌尖和舌边。此乳头上部钝圆,肥大如球形,根部细小,形如蕈状,故名。由于该类乳头上皮角化物质较少而透明,又因富含血管襻,固有膜内毛细血管接近上皮的表面,而使蕈状乳头正常时呈红色。该乳头内含有味蕾组织及味觉神经末梢,故司味觉。

(3) 轮廓乳头:轮廓乳头的形状较大,直径为 2~3mm,高约 1~1.5mm;其数量少,也不恒定,约 7~9 个,偶可见 4~16 个;位于舌根部,排成人字状界沟,成为舌体与舌根的分界线。轮廓乳头外形类似蕈状乳头,但上面扁平,周围有一狭窄的深沟,沟底有浆液腺之导管开口,这种腺名为味腺,其分泌物可溶解食物,而后刺激味蕾。

(4) 叶状乳头:叶状乳头位于舌后部两侧边缘上,每侧 6~8 条,亦有味蕾。人类的叶状乳头已逐渐退化,呈许多互相平行的皱襞,以深沟分界,一般只在新生儿较为明显。通常认为轮廓乳头及叶状乳头很少参与丝状乳头及蕈状乳头那样的病理变化。

5. 味蕾　味蕾是由特殊上皮构成的椭圆形的细胞团块,埋于复层鳞状上皮之间。其分布广泛，不仅在舌周围的蕈状、叶状、轮廓乳头中可见，而且在舌腭弓、会厌后面、咽后壁等处的上皮内，都可发现散在的味蕾，一般新生儿较多，成年人较少，有的则退化。味蕾的外层为盖细胞，内含有若干长形细胞，顶端有味孔，每个细胞之末端均有纤毛从味孔伸出孔外，以接受味觉刺激，而支配味蕾的神经末梢分成细枝状包绕在味蕾的味觉细胞上，以传导味觉冲动。味蕾的大部分（舌前 2/3 部分）是接受第 7 对脑神经（即面神经）的感觉纤维，此纤维随同舌神经分布于舌；另一部分味蕾（包括舌后 1/3 部分）系接受第 9 对脑神经（即舌咽神经）的支配。

有研究认为，味觉通常有甜、苦、酸、咸、辣 5 种，其他味觉可以认为是从这 5 种味觉融合而成。舌之各部分对各种味觉的刺激的灵敏度并不一致，舌尖部分对甜、苦、酸、咸四味的感觉均敏感，尤其是对甜、咸二味更甚；舌之两侧周围对于酸味感觉最灵敏；舌的根部则对苦味感觉最敏感，但也有若干舌乳头可对两种或两种以上的味觉起反应。当然，人类的口味除来自味觉感受器外，也常受嗅觉所影响。

（二）正常舌的血管分布

舌动脉分支有舌下动脉、舌背动脉和舌深动脉。舌的静脉有舌背和舌深静脉二组回流。与舌微循环联系紧密的是舌深动脉和舌深静脉。舌深动脉在舌下纵肌及舌下面黏膜之间同舌神经同行，至舌尖与对侧同名动脉末梢吻合。舌深静脉始自舌尖紧贴舌下面的黏膜向后行。在近舌骨肌前缘与舌下静脉（来自舌下腺）相汇合。与舌下神经伴行于舌骨舌肌表面，颌下腺的深面，最后注入面总静脉或颈内静脉。舌深动脉沿途发出分支，在舌内构成丰富的毛细血管网，沿肌束延伸扩展到黏膜表面和舌乳头。舌黏膜表面的每一个丝状乳头内都有 1～4 根较短的毛细血管襻，与表层不靠近，其上皮细胞表层也较厚；而菌状乳头内有较大的血管到基底部后，即分成多个毛细血管襻，呈树枝形，与表层非常贴近，仅为菲薄之上皮细胞层覆盖，故在显微镜下可观察到舌尖的微循环情况。

二、舌诊现代研究的主要方法

（一）舌尖微循环观察[4,5]

舌是一个具有咀嚼、吞咽、语言、触压觉、温度觉和特有的味觉等功能的肌性器官。并且有丰富的血管、神经及淋巴组织。其舌苔和舌质的变化与微循环有密切关系，与舌微循环直接相关的解剖部位是舌黏膜、舌乳头和舌血管。舌背黏膜上面分布着为数众多的各种舌乳头。在黏膜层下有一层结缔组织叫固有层，其中有丰富的血管、神经、淋巴管及舌腺管等穿行，是微循环检测的好窗口。

1. 观察方法　目前国内微循环研究方法主要有形态学方法、生物化学方法和生理学方法。这些研究方法都各具特点，但也有各自的局限性，而其中生理学方法与中医诊断研究关系比较密切。

（1）形态方法学：形态方法学即研究固定了的微血管形态、结构和周围组织相互关系的方法。最常用的有组织切片或连续切片，以观察微血管的断面形态结构，描绘出微血管的立体分布、走行及相互关系。还可利用透射电镜，该镜对认识微血管的微细结构、不同脏器微血管的特点等有很大意义；利用扫描电镜观察微血管的塑料铸型标本可获得完整、精细的微血管的立体分布和形态。灌注墨汁和明胶色素充盈微血管，可将周围组织透明，在立体显微镜下清晰地显示微血管的分布、形态及微血管的相互关系。形态学方法不足之处在于只能用于死亡或术后离体脏器组织的微血管观察，只能显示微血管管壁的形态、分布、走向、构型，而不能观察微血管管壁的结构及微血管管径、流速、流态的动态变化；目前对于微血管立体分布、构型，尚缺少定量测量仪器和技术。

（2）生物化学方法：生物化学方法即分析活体微循环血流在正常或异常时生物化学上的变化规律，从而阐明微循环的调节及病理变化的机制。常用方法如观察^{24}Na、^{40}K放射性减弱消失的速度，以检测局部微血流量；根据^{131}I白蛋白放射性衰减与消失曲线的变化，以了解由组织进入淋巴管代谢、分解所引起的减少速度；测定局部血管内血液、血浆的黏性、红细胞电泳、血液纤维蛋白原、纤维蛋白溶解活性、胞浆素及某些凝血因子、缓激肽等血管活性物质，以了解微循环状况。

（3）生理学方法：①间接生理方法：通过测量微循环以外的机体变化，以推测局部微循环的变化。如容积脉波描记、组织血流量分析、体表温度测量以及血压、脉搏、呼吸的幅度和频率、皮肤的色泽、神志、意识等，都是研究微循环变化的间接判断方法。②直接生理方法：借助显微镜，选择人体适当的部位，直接观察活体微循环的形态、分布、微血流速度、流态变化以及微血管周围的情况。这是目前研究中医理论运用较多的一种微循环研究方法。由于人体活体微循环观察的部位有一定的限制，舌尖作为临床常用的观察部位，不仅能反映正常及病理状态下消化器官微循环的变化，而且为从微循环角度探讨舌质的发生原理提供依据。

2. 舌微循环显微分析仪器　该仪器包括以下3个部分。

（1）光学系统：由多功能微循环显微镜、光导纤维、冷光源、下颌托、舌尖固定架、玻片等组成，于14～80倍观察。

（2）摄像系统：包括摄像镜头和专用图像接口卡。

（3）计算机测量系统：包括计算机、打印机、舌尖微循环分析软件等。

3. 检测指标

（1）微血管襻清晰度：①清晰：毛细血管襻轮廓清晰可见；②模糊：毛细血管襻轮廓模糊不清；③消失：菌状乳头区内无微血管襻。

（2）舌乳头内微血管丛形态：分为树枝形、花瓣形、网孔形、发团形和其他形五类。正常情况下，以树枝形和花瓣形为主，约占70%；网孔形和发团形约占30%。

（3）舌乳头内微血管管襻数：每个舌菌状乳头中微血管管襻数，用“支/乳头”表示，正常为9.2支/乳头左右。

（4）微血管管径：测量菌状乳头输入支、输出支、菌状乳头细动脉、细静脉管径（μm/支）。

（5）管襻外形：①正常：毛细血管襻外形光滑，呈“树枝状”或“花瓣状”；②异常：管襻边缘不齐、粗细不均、囊状扩张、微血管瘤、有缺血区等。

（6）乳头数目：单位面积内的乳头数目（个/mm^2）。

（7）菌状乳头直径：量取与微血管丛垂直的舌菌状乳头的最大直径（μm）。

（8）上皮层厚度：量取与微血管丛主干平行的舌尖菌状乳头襻顶至边缘的厚度（μm）。

（9）血色：一般分为淡红色、红色、黯红色。正常情况下微血管血色均鲜红。

（10）血流速度：光点同步跟踪法，即测量与血流速度平行一致时的光点流速。

（11）血流流态：①直线状：血液流动均匀、连续，无红细胞聚集；②泥沙状：血流失去线性，有轻度红细胞聚集；③虚线状：血流呈粗颗粒状态，有中度红细胞聚集，但无血细胞与血浆分离现象；④絮状：血液流动缓慢，或靠管壁，有重度红细胞聚集，且血细胞与血浆完全分离。

（12）渗出：微血管边缘不清，长度缩短，看不清血流，管襻周围间隙扩大，有渗出物。

(13) 出血：管襻顶可见帽状、点状、片状、串珠状出血。新鲜出血呈鲜红色，陈旧性出血呈紫红色或黄褐色。

(二) 舌的组织学观察[6,7]

病理舌象的舌组织变化表现如下。

1. 丝状乳头的变化

(1) 乳头肥大：丝状乳头体积增大，显著增高，甚者达 0.3～0.4cm。丝状乳头肥大时，固有层的结缔组织也相应增生，丝状乳头的数目并不增多，上皮的层次也不增多，基底细胞无生长活跃表现，上皮脚也无增生现象。有丝状乳头肥大时，其上的角化丝也增高。肥大的乳头间隙常缩小，造成角化丝过密现象；如有乳头间隙增宽，则常伴有脱屑过多或角化丝倒伏等现象；如角化丝分支较少或无分支，则苔虽厚而观之较净；若分支多或角化丝倒伏，则呈厚腻苔，此种现象常伴有上皮脱屑过多；过多脱屑的细胞积于分支多或倒伏的角化丝中，如更杂以食物残屑、细菌等物时，则更能加甚肉眼观察时之腻感。

(2) 乳头萎缩：乳头萎缩时，乳头矮小，间隙增宽，角化丝也短而稀疏。

(3) 乳头融合：丝状乳头变低而平，上皮的基底层有显著增生，层次增多，核分裂多见，上皮脚变长变宽，相互融合，使相邻的乳头失去明显界限，常三三两两相互融合，使舌的表面出现沟纹或裂纹。

(4) 乳头消失：可通过乳头间隙加宽，乳头被拉平的方式或上皮脚增生，以相互融合的方式使乳头完全消失。固有层乳头仅存残迹或完全消失；与此同时，角化丝也不复存在，失去舌背黏膜的特征，形成肉眼所见的光剥镜面舌。

2. 蕈状乳头的变化

(1) 舌尖及舌侧蕈状乳头：有时肥大，并高高地突起于舌面，呈基狭顶宽的息肉状；有时排列拥挤，使丝状乳头失去地位。在丝状乳头生长旺盛的舌中，蕈状乳头常显著减少，此时可在镜下发现有角化丝形成的不典型蕈状乳头，可能为中间型乳头。

(2) 舌根或舌中蕈状乳头：有时突出于舌面，且形成分支众多的角化丝，状似松开的毛笔，形成肉眼所见的白色雪花状外形。

3. 上皮细胞的病变

(1) 空泡变性：上皮的基底细胞层细胞中，胞浆有空泡变性，其程度不一，有呈小滴状，有呈大滴状，或占整个胞浆而细胞核偏位；细胞核中可见小空泡。严重时此种病变可占上皮各层。

(2) 大细胞岛形成：丝状乳头间隙中的上皮棘细胞层细胞体积增大，胞浆空淡，堆集成岛状，核无明显变化。

4. 固有层的病变

(1) 炎性细胞浸润：固有层可有炎性细胞浸润，常见的浸润细胞为淋巴细胞及浆细胞；有时也可见多量中性多形核白细胞浸润。此种炎性细胞，除浸润固有层结缔组织外，常渗入上皮各层，甚至渗出于黏膜表面进入口腔。

(2) 充血：固有层充血时，毛细血管扩张，管腔中充满红细胞；充血的血管随固有层乳头直达上皮层，与口腔仅有 1～2 层细胞之隔；有时见小血管壁增厚，管腔扩大，但中空无血。

(3) 水肿：表现为结缔组织离解疏松。在丝状乳头肥大时，乳头的固有层轴心即现水肿；肌肉间也有水肿而肌纤维分离。

（三）舌组织的电镜观察

扫描电子显微镜对于研究舌表面的结构，有其独到之处。

1. 人体舌表面观察

(1) 丝状乳头：如城崎[8]用扫描电子显微镜检查，发现人类舌丝状乳头的发育，在胎儿3个月始形成，至5个月接近成人，胎儿期舌表面口腔内无细菌附着。成人看到表层角化剥离，并附有各种口腔细菌；病态的舌上皮细胞角化剥离至深层，乳头部似菜花状，各乳头间部分细胞间隙也互相分离成凹陷状，口腔内细菌大量增殖。

Kullaa-Mikkonen A等观察发现[9,10]，丝状乳头是舌苔存在的基本条件。丝状乳头的变化与各种病理舌苔的形成有直接关系，丝状乳头覆盖着舌背的前2/3，是舌背面最多最小的乳头，细而长。乳头内有一个由结缔组织形成的轴心，外覆复层鳞状上皮。在扫描电镜下可见人的丝状乳头就像一个王冠，它由两部分组成，即圆屋顶状的乳头体（称初级乳头）和从乳头体顶部周围向外伸出的数根"毛"（称次级乳头）。初级乳头表面光滑，鳞状上皮呈多角形，边界清楚，其顶部表面的上皮细胞形成平行或分枝状的微皱襞。次级乳头向咽部倾斜，表面覆有许多菌斑。去除上皮细胞后可见丝状乳头的结缔组织轴心，初级轴心呈圆柱状，顶部中央凹陷，里面常可见一些梭状突起，从初级轴心顶部周围伸出数条杆状的次级轴心，在舌面的不同部位，次级轴心的数量、粗细、长度有所不同。

(2) 菌状乳头：张艳等[11]利用扫描电镜观察：菌状乳头从舌尖到舌背中部呈均匀分布，局部区域分布密集，菌状乳头直径大小不等，呈圆形或椭圆形，乳头四周有扁平的环沟，乳头中央有味孔，孔呈脐状。轮廓乳头位于舌根部，呈圆丘状，大小不一，直径在1～2μm之间，平均1.5μm，乳头正中部有不规则的味孔。

(3) 舌内淋巴管：Han XG等[12]对舌内淋巴管的描述为在黏膜内有浅、深两层毛细淋巴管网，浅层毛细淋巴网位于固有膜浅侧的乳头层，深层毛细淋巴管网位于固有膜深侧的网状层内。舌两侧的黏膜内毛细淋管网，越过中线连为一体。舌肌纤维束间也有毛细淋巴管，但较黏膜层的稀少。舌内集合淋巴管的流向分为舌尖、舌体侧缘、舌体中部和舌根4组。从舌尖到舌根，各组淋巴管最后都注入颈内静脉淋巴结，其注入部位，呈有规律地自下而上排列。

2. 动物舌表面观察　有学者用扫描电子显微镜检查，发现动物和人的舌乳头形态有所不同，但乳头各种上皮细胞的形状与细胞间结合的形态相似。

(1) 小鼠：温斯多等[13]用电子显微镜检查小鼠的丝状乳头角蛋白体的形成及其酶的活力，他们认为角蛋白体（Keratinosome）产生于高尔基膜系，并带有酸性磷酸酶，丝状乳头的颗粒层和角化层细胞之间的物质，即由角蛋白体产生。武藤等[14]用扫描电子显微镜检查小鼠舌乳头的发育状况。在出生时丝状乳头和蕈状乳头的分化不明显，但可以区别出丝状、蕈状、叶状和轮廓样4种乳头，而且不同部位的丝状乳头的形态也不同。出生后第8天，丝状乳头和蕈状乳头明显分化。出生后14～18天才逐渐变化成为一般所见的形态，丝状乳头的上端变尖锐，且倾向后方，蕈状乳头上面中央有一个味孔，形成小窝。

(2) 大鼠：张克呈等[15]用扫描电镜观察大鼠舌背侧黏膜表面，可见大量的舌乳头，在舌的两侧缘，腹侧面与背侧面分界清楚，形态差异较大。酶染组织切片的扫描电镜观察显示，二次电子图像（SEI）和背散射电子图像（BSE），均能分辨舌黏膜的各层组织结构。在舌腹侧和背侧的黏膜下层内，以及肌层内，均存在淋巴管；但是，各层结构内淋巴管的多少和管径不同，其中，在舌腹侧黏膜下层和肌层内，淋巴管较多、管径较大。透射电镜观察表明，舌内毛细血管的管壁较厚，而舌内毛细淋巴管仅由一层内皮细胞构成，管腔较大而且不规则，内皮外无周细胞，存在开放性间隙，管壁外缺乏基膜。提示舌腹侧与舌背侧的黏膜形态，存在较大的差异，可能与功能有关。

刘志彬等[16]通过扫描电镜观察寒热证大鼠的舌体表面超微结构。结果表明：寒证组大鼠舌体表面丝状乳头密度较低、角质化程度较低，蕈状乳头角质化程度也较低；热证组大鼠舌体表面丝状乳头密度较高、角质化程度高，蕈状乳头角质化程度也较高。寒证大鼠舌质较光滑，舌苔较薄及热证大鼠舌质粗糙、舌苔较厚的实验结果与中医对寒热证舌象的描述一致。陈小野等[17]观察大鼠长期热证造模的舌扫描电镜变化也得出相似的结果。另外，陈小野等[18]对大鼠长期脾虚造模的舌扫描电镜变化观察发现：脾虚组与对照组比较，脾虚动物舌体丝状乳头角化上皮剥脱较明显，剥脱部位较高，丝状乳头表面纹理呈后移改变，同时细菌附着部位较低，细菌较黯，细菌间联系较疏松。

（3）猴：阿维森等[19]用扫描电子显微镜专门研究了人和猴的蕈状乳头，见人的味蕾有大的细胞突出，而猴子则无。几乎有一半蕈状乳头可见味孔，一个乳头上的味孔可多至 3 个。大的味孔内可见微绒毛，这是过去从未报告过的。

（四）舌象色度学研究

舌象的客观化识别研究方法包括荧光法、光电转换法、光谱光度法、舌象比色板及图形摄像识别法等，主要可以分为测定法和比较法两类。测定法（如荧光法、光电转换法、光谱光度法）具有定量指标精确的优点，但仪器、操作等较为复杂；比较法（如舌诊比色板、图像摄像识别法）具有操作简捷、实用性强的优点，但有量化指标不精确，主观性强的不足。比较法虽然不是从严格的物理学意义上识别舌象的色彩图谱，但由于舌色表现是在一定范围内的色谱变化，所以在使用统一比色标准的情况下，比较法仍然不失为一种比较客观、实用的检测方法。应该指出的是，早期的舌色检测方法由于识别技术原因，不能将舌体和舌苔两方面颜色严格区分，多数检测方法则以舌尖、舌边代表舌体，舌中代表舌苔来表示。另一方面，由于每一种舌色的色谱实际上是一个色谱范围，没有严格的界限，所以必须依赖人的主观识别，这在以后的计算机舌色识别中也存在着同样的问题。在各种早期舌色识别方法中，由于方法、仪器、条件、标准等的不同，也造成了舌色识别的差异，此时医生个人的主观视觉因素和经验因素发挥了很大的作用。林凌等[20]认为，按照国际照明委员会（CIE）推荐的测色标准照明和观测条件测量舌体的反射光谱，并将测量得到的反射光谱进行归一化处理，以尽可能地除去光源等测量条件变化带来的影响，为舌象研究提供了客观规范的数据。

1. 各种舌色的色度和温度特征　已有研究表明[21-23]，舌色不同，色度学参数便不相同，其间差异非常显著，显示了各种舌色的色度学特征。

淡红舌的三刺激值分别为 19.02±1.99、17.92±1.46、17.74±2.25。淡白舌和淡紫舌与淡红舌比较，其 X 值低而 Z 值高，两者间 Y 值差别显著。而红舌的三刺激值均较淡红舌低，黯红舌和黯紫舌又都比红舌低。

各种舌质的主色调及色调饱和度也有明显区别。a^* 正值反映红色调饱和度，a^* 值越高，红色越多。检测结果表明，a^* 值黯红舌最高，为 10.00±2.44；红舌次之，为 9.62±2.87；淡红舌为 7.67±1.88；淡白舌最低，仅为 4.52±2.22。b^* 负值反映蓝色调饱和度，b^* 值越小，蓝色越多。检测结果表明，黯紫舌和淡紫舌 b^* 值最低，分别为 4.54±1.91 和 4.58±2.31。

再从明度参数 L^* 值来看，L^* 值越大，明度越高，也越接近白色。淡白舌的 L^* 值最高，为 50.47±2.18；而黯紫舌和黯红舌的 L^* 值最低，分别为 45.51±2.03 和 44.36±5.14。所

以看出 L^* 值是判断舌质明亮或晦黯的一个重要参数。

ΔE^* 反映了每种舌质颜色与标准白板颜色总的差异。黯红舌、黯紫舌及红舌 ΔE^* 值高，淡白舌、淡紫舌 ΔE^* 值低，与 L^* 值呈现了负相关的变化。

龚一萍等[24]对 349 例病理舌色用 Hue 法定量分析淡白、淡红、红、红绛、青紫舌色的量值的改变，结果分别为 60.17±0.94、57.28±1.11、52.66±1.99、39.87±2.26、29.70±2.71，结果表明，舌色越淡，其 Hue 法定量值越高；舌色越黯，其定量值越低。通过对舌色的两两比较证实：淡红舌、淡白舌、红舌、红绛舌、青紫舌不仅有其相应的定量值，而且两两比较有明显差异。

诸凯等[25]将红外线热象技术应用于舌温测量，认为舌质与舌温有如下关系：红舌舌温最高，依次为黯红、紫、淡白、淡红，各种舌温舌质间差异有统计学意义；从生物传热学的角度看，中医舌诊中"舌质"主要受舌的血液灌注率、血氧含量及血液流变学等参数的影响，使舌面温度受到影响而客观反映于"舌色"；魏番等[26]采用生物传热理论对舌诊机制进行研究，得到人舌表面温度分布的定量化曲线以及舌温与血液灌注率之间的特征关系，揭示了不同的舌色可以表现不同的舌温和血液灌注率，为舌诊定量化研究提供了思路和依据。

2. 苔厚指数的测定　舌苔有无及其厚或薄常常是评价疾病严重程度、疾病转归、病程长短等重要临床体征之一。张伯礼等[22]研究的计算方法是：苔厚指数＝(舌质 a^* －舌苔 a^*)/舌质 a^*，能比较客观化、定量化地反映舌苔的厚度。如薄苔、厚苔和少苔三种舌苔仅占据很小的范围，不易对各种病理舌象进行定量分型，但若采用 CIE 推荐的匀色空间坐标(L^*、a^*、b^*)表示，则人体常见的多种病理性舌象存在各自特有的色度学特征，这为临床察舌提供了一种定量化、客观化的诊断依据。

由于舌质的基本色调为红色，因此舌苔的厚薄基本决定了所显露的 a^* 值大小。该研究通过随机抽样统计，三者作比较，厚苔苔厚指数为 0.83±0.12，薄苔为 0.31±0.19，少苔(光剥苔)为 0.18±5.15，统计学有非常显著性差异。由于舌质的基本色调为红色调，而舌苔厚薄决定舌苔 a^* 值的大小，故采用该方法可较为客观地计算各种舌苔的厚薄。

(五) 舌象的血液流变学研究

一般讲来，血液流变学是研究血液的流动性质和凝固性质、血液有形成分(主要是红细胞的黏弹性和变形)以及心脏、血管的黏弹性的科学。

1. 常用指标及正常值　血液流变性研究目前在临床主要测定血细胞比容(正常值：男 0.43±0.04，女 0.37±0.03)、血浆黏度(正常值：1.45～1.86)、全血黏度(正常值：男 4.2±0.4，女 3.6±0.3)、纤维蛋白原(正常值：200～500mg%)、红细胞电泳时间(正常值：15～18.5s)、血沉(正常值：男<18mm/h，女<28mm/h)等 6 项指标。

2. 常见病理舌象的血液流变学改变　血液流变学研究血液的流动和凝固性质，主要有血细胞比容、全血黏度、血浆黏度等指标。刘夕茹[27]观察高黏滞血症(HVS)的血液流变学特征与舌诊的关系，结果复合性 HVS 较单纯性 HVS 异常舌苔出现几率增加，治疗后随血液流变学指标改善，舌苔也部分好转，从而说明血液流变学指标异常与病理舌苔的形成有关。邢锦秀等[28]在对 266 例慢性病患者以血液的血细胞比容、全血黏度等 7 项检测为指标，按舌诊中舌体、舌质、舌苔分类，比较舌象与血液流变学的关系后认为，血液流变学的指标测定对阐明舌体、舌质的形成原理具有一定价值，舌象可以反映人体血液流变学的一些变化，为中医舌诊辨证的科学性提供了有力证据。林秀萍等[29]研究发现萎缩性胃炎癌前病变患者的舌象多表现为舌质黯红或青紫瘀斑，舌苔腻，舌有齿痕或裂纹，舌下络脉扭曲、扩张或有瘀点；舌尖微循环观察畸形毛细血管襻增加，襻顶扩张瘀血，渗出明显，血色黯红，血液流态异常。

郑国伟等[30]观察血瘀证患者舌质与血液流变学的关系，结果发现淡黯舌组及红黯舌组血液流变学属淤血舌患者的血细胞比容、全血黏度、血细胞比容、红细胞沉降率、血浆黏度、红细胞电泳、凝血因子等指标，均高于正常对照组，而紫黯舌组则显著高于正常对照组；张存钧等[31]应用新一代激光多普勒血流仪对56例紫黯舌进行了舌血流灌注量及流速的检测，结果显示紫黯舌的血流灌注量明显低于正常舌组；而流速较正常舌组明显增快。由此可见，紫黯舌的形成可能与多因素影响下脏腑经络气血运行受阻，舌的血流灌注量降低有关；舌血流流速增快可能是与灌注量低下相应的一种代偿性变化。

（六）口腔生理生化指标测定

主要包括测定唾液分泌量、口腔pH值、唾液淀粉酶功能等。这些方法多取材容易，方法简便，易于被患者接受。结果显示，这些指标对于协助诊断某些疾病，了解机体状态及指导临床治疗均有一定的意义。

王大江等[32]观察了92例急性心梗患者后，发现舌面pH值的改变与病程的进展紧密相关，随着病情的好转，舌面pH值逐渐升高；结合舌苔的厚薄情况，发现急性心梗患者舌面pH值改变与舌苔的厚薄改变之间没有必然的联系。也就是说，厚苔（薄苔）时舌面pH值可高可低；患者厚苔组的琥珀酸脱氢酶、乳酸脱氢酶活性明显强于薄苔组，而酸性磷酸酶活性强弱差异不显著；薄苔组舌苔制片背景较清晰，细胞分布较均匀，细胞相互重叠现象较少，厚苔组舌苔制片背景较模糊、混浊，细胞分布较密集，有较多的上皮细胞堆积、重叠现象。

戴豪良等[33]在对小型猪的组织器官标本进行超微结构和消化器官组织化学观察发现，腻苔的形成可能是由于局部板层小体所分泌脂质层的受损，或者相关的组织受到损伤，或者脂质代谢的紊乱，这些因素通过神经内分泌的反馈性调节引起了全身多处组织器官板层小体增多，分泌脂质增加，从而造成了痰湿证的表现。这一表现发生在舌黏膜，即为腻苔。因此痰湿是全身性的膜被颗粒紊乱的表现，而腻苔是舌局部膜被颗粒紊乱的表现。

詹臻等[34]检测不同舌苔疾病患者与正常人表皮生长因子h-EGF含量，发现呈花剥、镜面舌患者明显低于正常人和呈薄苔、厚苔的患者，有极显著差异，认为唾液中h-EGF含量的高低与舌苔苔质的厚薄、剥脱之间有密切的关系，唾液中h-EGF含量增高，舌黏膜上皮细胞核酸合成增多，丝状乳头增殖速度加快，舌苔会变厚，反之，舌苔就可能呈现薄苔，甚至为花剥或无苔。

刘燕平等[35]认为黄腻苔的形成原因多见于以下几个方面：①发热、感染致机体脱水，舌自洁作用减弱，丝状乳头延长，加上局部的炎症渗出及微生物的作用；②由于消化系统功能紊乱或减退，舌苔上皮细胞营养障碍，产生异常代谢，引起舌苔增厚，成为微生物的良好培养基；③黄腻苔形成与优势菌群种类、数量、生长有关。姜莉芸等[36]通过观察308例消化系统患者的舌象，得出病位在食管、胃、十二指肠、大、小肠、肝胆的患者，苔以白腻、黄腻为主；胰腺炎者以红舌、黄腻苔为多。

（七）细胞因子分子生物学研究

分子生物学方面的研究也是舌诊现代化研究的热点之一，该领域的研究正在不断地深入。

李明等[37]运用TUNEL技术、原位杂交及免疫组化技术，对正常薄白苔、病理薄白苔、厚苔和剥苔等几种常见舌苔的舌上皮细胞凋亡指数的变化和fas的表达水平进行观察，认为与正常薄白苔比较，剥苔 AI(凋亡指数)升高，而厚苔 AI 降低，提示舌苔上皮细胞 fas 表达水平与舌苔上皮细胞凋亡及舌苔厚度密切相关；此外李明[38]还通过对不同患者舌苔涂片研究发现，与正常薄苔比较，厚苔 bax、TGF-β3 基因低表达伴随细胞凋亡减少，提示凋亡相关基因 bax、TGF-β3 表达水平的变化可能是影响舌苔上皮细胞凋亡并导致舌苔厚度变化的重要原因。贾海霞等[39]在对 4 组患者的舌苔上皮细胞凋亡情况研究发现，与正常薄苔比较，厚苔 bax 基因低表达明显减少。bax 基因表达水平变化趋势与细胞凋亡水平变化趋势一致。结果提示，bax 基因表达水平的变化可能是影响舌苔上皮细胞凋亡并导致舌苔厚度变化的重要原因之一。吴正治等[40]通过观察 4 组病理性舌苔受检者的舌苔涂片发现，与正常薄苔比较，TGF-β3 的表达水平在厚苔、剥苔显著降低，并且薄苔与厚苔、薄苔与剥苔、厚苔与剥苔之间均有显著差异。所以，舌上皮细胞 TGF-β3 表达水平与舌苔厚度密切相关。李灿东等[41]研究发现不同舌质的舌上皮细胞凋亡指数(AI)值以薄白苔和白厚苔为最高，其值按红舌→紫舌→淡红舌→淡白舌的变化逐步增高，体现了疾病由实转虚的过程，脾胃功能减退的过程。

肖寒等[42]探讨肺癌血管内皮生长因子与中医舌象的关系，测定 103 例肺癌患者的血管内皮生长因子(VEGF)值，并观察其舌象。结果提示：气血瘀滞证、黯舌、腻苔的患者 VEGF 值相对较高，其血管生成旺盛，肿瘤易于发生转移。因此中医治疗时在辨证论治的基础上酌加活血化瘀的药物，对于改善血瘀症状、降低血清 VEGF 值、预防转移有一定作用。

(八) 舌诊检测仪器研制及应用

舌诊客观化研究一直是中医界十分关注的课题。不少单位开展了舌诊客观化研究，并研制了多种舌诊检测仪器，特别是近年来随着电子信息技术的发展，基于计算机识别的图像处理技术日趋成熟，数字化舌象分析仪的研制有力地促进了这一领域研究的进展。

1. 舌象摄影仪　由天津中医学院中医工程研究所研制，并获得国家专利授权。用于临床舌象的拍摄记录。该仪器集照相机、增倍镜、光源、电源及支架于一体，仪器小巧轻便，重仅 1kg，可随身携带。它采用近距摄影的方法，拍摄出的舌象照片构图合理，形色真实，立体感强，符合自然。由于景深较长，口腔底及舌根的图像清晰逼真。同时还克服了用其他仪器和方法拍摄舌象照片的种种缺陷。天津中医学院中医工程研究所用该仪器所拍摄的数千幅照片及编著的《舌诊图谱》受到国内外专家的称赞。

2. 舌体测量器　由河北省医学科学院等单位试制。用于临床正常舌体及肿胀、瘦瘪舌体的客观记录。检测方法是让患者伸出舌体，测量舌体中 1/3 最宽和最厚处的幅度。计算方法是舌体宽度和厚度相加，除以体表面积得出此值。并对 518 例人群进行了检测，认为此值＞0.10 者为肿胀舌，＜0.10 者为瘦瘪舌。作者还报道了正常人舌体正常值及异常舌体的变化范围。

3. 舌津液测定仪　由天津中医学院中医工程研究所研制，并获得国家专利授权。用于临床舌表面津液的测定，为中医临床舌象的干湿润燥的辨证提供客观检测指标。该仪器依据不平衡电桥原理设计而成，仪器测量传感器为插楔式镀金梳形电极板，测量一次即更换电极板，换下的电极板可采用通常的消毒灭菌方法处理。测量数据由数码显示，测量精度高，重复性好，误差≤0.5%。应用该仪器对 753 例人群进行了检测，总结了检测方法和正常值范围，并探索了舌面津液的影响因素，为中医温病诊治及津液辨证提供了客观化的测量仪器。

4. 舌表浅血流量测量仪　由北京中日友好医院临床医学研究所研制。该仪器根据温差电动势原理研制，由探头、恒流电源和数字电压表等部分组成。测量时将圆形测头置于舌体前尖部，记录接触后1.5～2.5分钟间的温差电动势变化，以产生相同温差电动势变化的模型水流量(ml/s)表示血流量。有学者应用该仪器进行儿童肾炎舌浅表血流量及动物内脏浅表血流量观察，说明该仪器可以从宏观上定量地反映舌及脏器表面的微循环状态。

5. 舌诊比色板　侯浚等参照解放军总医院中医科的舌色板改制成33色的舌诊比色板，分为淡白、淡红、红绛、红紫、淡紫及青紫6类。使用时用比色板和受检者舌质颜色对比，确定相应的舌色，记录比色板分组分级的相应号码。这种舌诊检查方法记录舌质颜色比传统眼睛望舌、文字描述要客观准确得多，且便于治疗前后的自身对照。缺点是比色板的色度和舌色不能完全吻合，且缺乏活体光泽。

6. 舌象检查仪　国内自20世纪70年代末就开始进行舌象检查仪器的研制。上海华山医院与上海医疗器械研究所首先尝试应用汞灯做光源，激发出荧光再经单色分光的原理研制舌色检查仪；中国科学院物理所等单位采用舌质光谱分析原理研制物理舌诊仪。在"七·五"攻关课题组中，天津、上海、湖北、江苏等省市有关单位分别研制了数种根据不同测色原理而设计的舌色检查仪器。其中由天津中医学院中医工程研究所和沈阳仪器仪表工艺研究所共同研制的舌色测色仪于1988年通过国家中医管理局主持的专家技术鉴定，并获得国家专利授权，批量生产。

7. 数字化舌象分析仪　20世纪80年代，中国科技大学和安徽中医学院[43]率先开展了计算机图像识别技术用于舌诊客观化的研究；随后，北京市中医医院[44]对舌质、舌苔的颜色进行了客观的定量分析，提出了局部像素点RGB值的统计；西苑医院与我国台湾省的单位也先后研制了中医舌象系统，开展了舌象的初步分析[45]。这些研究已充分证明了基于计算机进行舌象分析的可行性[46]。近年来，北京工业大学信号与信息处理研究室和北京市中医院[47]合作，研制了计算机舌象分析仪。其硬件设备由数码相机、标准光源、计算机等构成，在标准的成像环境下采集受试者的彩色舌图像，再进行图像处理与分析，对舌色、苔色、舌苔的厚度与湿度、齿痕、裂纹等舌象指标进行分类与定量化。中医舌象分析仪科研样机经过在多家医院的临床应用，证明效果良好。

另外，上海中医药大学与厦门大学[48]中医信息处理联合实验室也开展了较为系统的研究，开发了"WZX舌色分析系统"。该系统在进行舌象要素分割时，能更好地观察中医图像处理的效果，并实现了舌体图像提取、舌象区域分割、色度测量等功能。基本做到了对舌色诊断的准确性、精确性，解决了长期以来一直通过医生的视觉进行诊察患者的舌色，仅凭医生的色觉来主观判断的问题。

卫保国等[49]开发研制了一种基于高光谱成像技术的舌象辅助诊断系统，这一系统包括高光谱舌图像采集、图像存储、特征提取和辅助诊断几部分。系统使用高光谱成像技术代替通常使用的数码相机进行舌图像采集，并对高光谱舌图像进行了图像和光谱特征提取，然后使用贝叶斯分类器初步建立起了舌象特征与病症之间的联系，最后通过初步试验证明了这一系统的有效性。该辅助诊断系统输出的诊断结果不是传统中医舌诊的"寒-热"或者"虚-实"等定性结果，而是通过样本训练直接将舌象特征与病症通过贝叶斯网络模型联系起来，最终将其分类到系统预定义的病症中的一种，从而为医生提供辅助诊断信息。

朱庆文等[50]研制了便携式舌诊信息获取与分析设备。该设备应用数字摄像机、视频网络服务器、笔记本计算机构建便携式舌诊信息获取与分析装置，便携、易用，可通过无线局域网及国际互联网进行视频数据传输，可应用于高危环境舌图采集及远程医疗舌图采集。采集的舌图基于 HSV 颜色空间进行舌体分割处理。

总之，中医舌象分析仪的研制与不断成熟，对提高舌诊理论水平和临床诊断能力，进一步丰富中医舌诊的医学宝库，开创中医舌诊的创新之路都具有十分积极的意义。

（九）计算机舌象识别技术的研究

以计算机技术为主要手段对舌象诊断进行客观化研究，是近些年来随着计算机技术发展起来的一种新兴的舌诊客观化研究方法[51]。近十年来，在舌诊图像识别与处理等方面的研究取得了一些突破性进展。

1. 舌象采集条件研究　舌象的客观化研究，离不开舌象图片的获取，许家佗等[52]的研究结果显示：自然光在照度上的变化虽然范围很大，但多数非阴雨天气的白昼照度都可以进行舌象采集；在合适的人工光源下，舌色分析结果与自然光源无显著性差别，人工光源可以作为采集光源使用；不同的硬件 CCD 图像采集设备也结果各异，相机模式尤其是白平衡模式对舌象颜色影响很大。因此，在舌象的图像采集条件控制与设备使用上，他们认为今后应该在颜色检测性能测试的前提下进一步固化使用硬件，并通过固定软件校正和控制输出设备的颜色性能，为舌象图像分析提供准确还原的图像信息。宋贤杰等[53]也发现，引进人造光源作为对自然光源的补充或直接应用人造光源来代替自然光，能得到稳定和真实的舌态图像，获得科学严谨的诊断结果。但不同的光源由于其各异的辐射光谱功率分布，显色性 Ra 和色温 Tc 的不同对同一物体照明会产生不同的颜色。因此他们选择了四种人造光源，通过光谱分析和分别照明时拍摄的相同图像、舌象，用舌象视觉计算比较的方法选出了最佳光谱对应的光源，并在多个光学参数，色坐标容差椭圆等色度学参数上进行比较，得出一种最接近于自然光的光源，即 PHILIPS YPZ220/18-3u. RR. D 型光源，其色温为 6500K 的光谱特性及光学参数最接近自然光源，可作为采集舌象时的照明标准光源。何岳等[54]则具体搭建了一个基于摄像机的舌象采集平台，并且根据舌象采集的需要，设计了高色温高显色性和低色温高显色两种光源，为后期研究的继续和深入，奠定了一个良好的基础。

2. 图像处理的研究　近年来，计算机图像处理技术和数字图像设备在中医舌诊研究中得到了广泛应用，极大地促进了舌诊数字化、定量化的发展。舌色、苔色等舌象颜色特征在中医舌诊中占有重要的地位。然而，由于光照环境、图像采集与显示等各种因素的影响，舌象的颜色失真难以避免，这种失真影响了图像分析结果，降低了图像分析系统的稳定性和可靠性。为了解决这些问题，近年来在色差研究领域取得了巨大的进展，提出了各种色差评价模型，其中 CIEDE2000 色差公式在理论上是和人的视觉最相匹配的公式，已在猪肉颜色分级、墙地砖表面质量检测等方面得到广泛应用。徐晓昭等[55]利用 CIE 两个重要色差公式对中医舌象颜色校正后的色差进行比较和分析，论证了 CIEDE2000 色差公式应用到中医舌象色差评价的可行性。

舌图像是经数码相机在装有标准光源的拍摄箱中得到的，它的预处理过程包括色彩校正、舌体分割和舌质舌苔同类区域划分。其中后两部分是预处理的重要组成部分，这一步的进行不但关系到整个系统的智能程度而且对于后续工作也有着至关重要的影响。因为如果人过多地介入舌体提取和舌苔与舌质的区域分划将大大降低系统的智能化；如果舌体分割或舌质与舌苔区域划分出现大的偏差将导致整个特征量化没有意义从而导致诊断的失败。因此，王郁中等[56]对舌诊客观化研究中涉及的图像预处理的重要内容——舌体分割提取和舌苔舌质同类区域划分进行了深入研究，提出了相应算法，并且通过对 1500 余幅舌图像进行实验，得到了很好的结果，充分证明了算法具有很好的鲁棒性。这给进一步的自动特征提取提供了保障和重要信息。王永刚等[57]又根据由粗到精的思路,将舌质和舌苔的颜色识别问题分解为苔质分离和颜色细分两步。在第一步中,提出一种基于 JSEG 算法和 K-NN 法的自动分离苔质的方法,并根据中医望诊先验知识设计先验模板和标准色块来辅助分类。颜色细分是在第一步的基础上采用最近邻法进行的。实验表明这种提出的方法简单且鲁棒性强,能够有效地用于舌诊客观化。

陈松鹤等[58]探讨了目前在舌诊纹理研究中需要解决的如标准模板的制定、加强对正常舌象的研究、避免过度追求舌诊自动化等问题。认为医生的舌诊评价与仪器的舌图评估应该相互参照,不主张以仪器评估替代医生诊断,采取临床医生参与的半定量评估方法可能是当前舌诊客观化的最佳模式。

3. 计算机图像处理技术的应用　舌苔腐腻分析是中医客观化、现代化的重要内容。朱洁华等[59]应用计算机图像识别研究中医舌诊的客观化。通过把舌象划分成 36×36 的舌象特征块以分析局部纹理特征,提出了对每个小块分析彩色与纹理特征的两种算法,且应用 Gabor 滤波器彩色对比特征与线性判断函数分析舌象纹理特征。试验表明这些方法在判断舌象时有较强的分辨力。但卫保国等[60]认为这种方法没有考虑到腻苔在形态和结构上的多样性和随机性,运算复杂度高,且不能实现量化分级。他们根据腐腻苔的纹理特点,提出了一种舌苔腐腻的图像分析算法。首先在舌色、苔色分类的基础上,将舌苔区分为固定大小的块,对各块进行分类,在分类结果的基础上给出整幅舌图像的腐腻指数和描述。舌苔块分类时,采用改进的子空间法,以投影长度比作为分类判别特征,来分析纹理结构的疏密。当可信度不够高时,再结合表达颗粒粗细的纹理粗糙度特征。实验表明,这种方法分析结果正确率达到 83%,能够获得与医生判别相当一致的结果,并且可以反映舌苔腐腻的程度。

二分光反射模型能客观地反映物体的光反射机制,将其应用于计算机视觉领域,可以实现反射光斑的识别。蔡轶珩等[61]深入研究了舌苔表面的光反射属性和其图像特征,在他们已提出的舌苔润燥分析算法的基础上进行改进,提出了一种新的基于二分光反射模型的舌苔润燥分析算法,大大提高了识别正确率。张衡翔等[62]提出了一种同时包含位置和颜色信息的舌象特征表示方法,实现了中医观点下舌色的自动分类。提出把 HSV 颜色空间中极坐标系下的 H、S 分量转化为直角坐标系的 X、Y 分量,并以此作为颜色特征,比较了这两种颜色特征表达方法对分类结果的影响。实验结果表明,(X,Y,V)颜色特征表示方法具有更好的分类效果。

4. 舌象的计算机数据挖掘研究　数据挖掘(data mining)是从大量的、不完全的、有噪声的、模糊的、随机的数据中提取隐含在其中的、人们事先不知道的、但又是潜在有用的信息和知识的过程。随着信息技术的高速发展,人们积累的数据量急剧增长,动辄以 TB(Terabyte)计(1TB=1024GB),如何从海量的数据中提取有用的知识成为当务之急。数据挖掘就是为顺应这种需要应运而生发展起来的数据处理技术。是数据库知识发现(knowledge discovery in database)的关键步骤。近年来这种技术在中医诊断中得到较广泛的应用。

(1) 基于舌诊的八纲辨证研究:施明辉等[63]提出了将人工神经网络应用于基于舌诊的八纲辨证诊断的完整算法,并利用 Matlab7.0 的人工神经网络工具箱作了仿真实验。结果表明,用 BP(Back-Propagation)人工神经网络可以作为中医辨证知识的一种有效表达方式,而且比基于规则的方法具有更高的时间效率。并且指出,利用 BP 人工神经网络实现的八纲辨证过程不是逻辑演绎过程,而是一种并行计算过程,可以有效避免逻辑演绎方法中规则匹配所带来的推理缓慢的缺陷,有助于发现新的知识。随着样本数据的增加,人工神经网络在学习能力、可塑性以及泛化能力等方面都可以使之提高。

但吴芸等[64]同时也发现，只用样本训练集对神经网络进行训练，而未经用遗传算法进行优化，经过有效训练后的神经网络虽然能够保证其封闭性，但是其开放性并不理想，对有效集计算的正确率较低。而加入主症因子的中医舌诊八纲辨证神经网络经优化后，对样本训练集计算的正确率为100%，对有效集计算的正确率也可达到80%。这在一定程度上提高了中医舌诊神经网络对有效集计算的正确率，提高了其开放性。

(2) 舌苔的自动识别：随着图像处理技术的发展，用计算机取代人眼来观察、判断舌苔的技术已经出现。彩色图像的检索中，用得最多的是基于内容，也就是色彩特征的检索方法。如梁艳梅等[65]提出了一种基于彩色直方图相关的模糊检索方法；秦鉴等[66]针对算法中参数手工设定带来的不确定性和适应性差等缺点，提出了利用模糊 CMAC 神经网络，实现了上述的模糊相关加权算法；丁明等[67]针对舌苔的色彩特征，采用 $L^*a^*b^*$ 彩色模式提取其特征参数，利用模糊统计的模式识别法对舌苔进行了分类，取得了满意的结果，并提出了舌苔指数的概念，为中医舌诊提供了客观化、定量化的依据。

(3) 舌苔的自动分类：刘关松等[68]提出了用 BP 神经网络集成分类器实现舌苔的自动分类。该方法把经单独训练的具有一定差异度的单个 BP 神经网络加以集成，构成舌苔分类器。结果表明，神经网络集成分类器的性能明显高于单个神经网络分类器，而且该分类器比现有的舌苔分类方法识别率更高、分类更细、更符合中医舌诊要求；张新峰等[69]认为加权 SVM 是解决不均衡舌象样本分类和识别的有效方法，但在边界支撑向量很少是错分样本的情况下，已有方法有时不能取得良好的效果。因此他们采用已有的加权方法进行舌象样本的分类与识别，在训练结果不能使得大小样本的分类率得到很好均衡的情形下，分别进一步加大和缩小重要样本和非重要样本的惩罚项，直到满足要求为止。理论分析和实验均表明这种改进方法有较好的效果。

(4) 舌色舌苔分离自动化：舌苔舌质分离是中医舌诊计算机自动分析系统中重要的一个环节，是实现舌诊图像自动分析重要的预处理工作，舌苔舌质分离后便于计算，消除相互的干扰，才能得到比较好的定量化结果。张新峰等[70]认为在分解法进行多类支撑向量机的训练中，所有的两类问题训练都采用一种核函数是不合适的。他们在一对一(one against one，OAO)训练算法中优先选择线性核函数，并将训练结果用有向无回路图 DAG(Directed Acyclic Graph)的方法进行中医舌质、舌苔识别。结果发现，该方法可以获得超过85%的正确识别率，识别速度也比较快；陈海燕等[71]在中医依靠经验辨识舌苔舌质的基础上，借鉴以往的单通道定阈值舌苔舌质分离算法，提出使用多个色彩通道动态选取阈值，再根据先验的空间信息辅助判断，最终分离舌苔舌质的算法。通过与手工分离结果以及现有自动分离算法的比较，表明了该算法在分离舌苔舌质的准确度以及处理速度上都有较好的效果；刘峰等[72]研究了聚类分析算法在舌质舌苔分离过程中的运用。在舌象分割完成后，对舌象图像用聚类分析的方法进行舌苔舌质分离处理。聚类算法通过迭代，把特征相似的点作为一类，划分出特征不同的几类，从而分离出舌苔和舌质。通过实验，并和阈值分离算法进行比较，聚类算法有很好的自适应性和准确性，在差异变化很大的不同图像中都能有较好的效果。但也发现聚类分析计算量大，耗费的时间多。如何控制聚类参数，改进聚类方法，在确保舌苔舌质分离的准确性的同时，使得计算量减小，仍是需要解决的问题。

晏峻峰等[73]将图像分析、人工智能、数据挖掘、网络等技术融合，建立了开放式的舌象分析平台。在此平台上，舌诊研究所涉及的技术、存在的问题，对后续研究者而言都是透明的，舌象的研究过程、人员组织不再受时间、地域和人员流动的限制，采用开放的组织模式。这样一个实际可行的、操作性强，而又能紧跟图像分析技术发展的工具，使中医科研工作者能够在不具备深厚的图像处理技术及相关科学的知识背景下，结合临床，科学地选用各种方法进行研究，同时将研究的主要过程、数据自动地保存起来，以给后来者提供参考，使研究具有科学的连贯性，避免重复研究。上海中医药大学与厦门大学中医信息处理联合实验室[74-75]也开展了较为系统的研究，开发了“WZX舌色分析系统”。该系统在进行舌象要素分割时，能更好地观察中医图像处理的效果；并实现了舌体图像提取、舌象区域分割、色度测量等功能；基本做到了对舌色诊断的准确性、精确性，解决了长期以来一直通过医生的视觉进行诊察，患者的舌色仅凭医生的色觉来主观判断的现状。数字化舌象分析仪运用近年发展起来的计算机图像识别技术等先进的科学方法，以摄像机代替人眼，将舌诊的综合信息如舌形、舌态、舌质、舌苔等内容直接转化为电视图像输入计算机，处理后再转化成数字图像，除实时显示出清晰、标准的舌象外，同时报告出各种色度学参数和关系图像，在中医舌诊专家系统参与下作出各种舌象的定性及定量诊断。为中医舌诊的临床、教学、科研提供了先进的可靠的检测方法和数据。

（十）舌象的动物实验研究

1. 气虚舌象和阴虚舌象的模型[76]

（1）实验方法及观察指标：家兔17只，体重在1.7～2.5kg之间，分为3组：甲组5只为正常对照组，乙组5只为气虚组，丙组7只为阴虚组。气虚模型通过人工慢性放血而造成。每日由耳动脉、耳静脉或心脏放血10ml左右，不使用任何其他破坏血液有形物质或造血系统功能性的药物。观测指标：贫血的程度，以定期作红细胞计数，血红蛋白测定，网织红细胞、新生红细胞及血清蛋白等检验来确定。气虚的指标，则根据临床症状如体温、脉搏、呼吸、体重、大小便、肢体温度、毛发光泽度及脱落情况、角膜及睑结膜光泽度、精神状态以及舌象变化等来评定。阴虚模型则通过人工高位小肠侧瘘而造成。化验则着重血清氯、钠、钾的测定，蛋白定量，红细胞计数及压积等；临床观察，则以上述的症状及舌象为主。

舌象观察约为3天1次，在硫苯妥钠静脉内麻醉或乙醚吸入麻醉下进行，包括肉眼观察及镜检观察；肉眼观察重点在舌质、舌体、舌苔及湿润度等；镜检观察则着重在舌尖、舌中、舌边的丝状乳头、蕈状乳头及其间质的变化。动物死亡之后，根据需要及条件作尸体解剖，但所有舌皆作病理切片检查，方法为：通过舌体中部作“十”字形切片，取组织4块，作苏木素-伊红染色。在实验后阶段，动物饮食基本固定，每天给予新鲜青菜250g、小麦25g，由于阴虚兔因大量漏液濒于死亡，为延长其生命计，增加少量水分；气虚兔中，仅有2只在模型已成功后（乳头已见萎缩），为证实乳头进一步消失与维生素的关系，曾停止青菜而单纯饲以小麦50g共3天。用肛表量体温，听心跳以知脉搏，肢体温度以耳根温度为准，大小便用特殊装置使其分开，不致互相影响，肠瘘的液体测量，根据换药前后敷料重量之差为计算标准。

（2）实验结果：正常兔舌象观察：从大体上看，在自然光线下，舌质的色泽皆为淡红色，微带紫色；舌体正常，不胖不瘦，湿润，酸碱度测定pH>7，舌苔如同一层具有银灰色反光的薄绒毛，厚薄度近于薄白苔，均匀满布于舌尖、中、根、边各部。从镜检上看，丝状乳头为数极多，排列极为整齐，形态如尖刀山之状。蕈状乳头数目较少，无一定排列，多集中在舌尖部及舌尖背面，舌中与舌边较少，形态与小圆纽扣相似，包膜突起，并透明，乳头内血管细，色红，呈放射状，舌边未见有特殊状态的叶状乳头，皆为丝状乳头组成；与人的舌比较尚有一特异者，即乳头的分布不仅见于舌背部，并见于舌边的腹侧四周，约有0.3cm的宽度，仿佛镶有一条花边一样。正常兔舌黏膜的组织学：正常兔之舌黏膜表层与人类舌黏膜的表层结构类似，为复层鳞状上皮组成，表层细胞显著角化，表皮以一定间隔向表面突起，形成乳头，在丝状乳头的顶端有角化细胞组成的角化丝；蕈状乳头体积较大，顶端钝圆，常无角化丝形成，表皮下结缔组织在表皮乳头相应处形成结缔组织乳头，其中有血管、淋巴管及神经等组织分布，结缔组织中无炎性细胞浸润。

气虚组舌象变化：从大体上观察，前 7 天不易看出变化，而在后期则出现苍白、胖嫩、湿润等特征。裂隙镜下观察：乳头变化非常明显，在早期，主要的变化表现在舌尖的丝状乳头稍现平坦，而蕈状乳头相对地表现得较为突出，蕈状乳头内放射形血管也变得较为明显；到后阶段，舌尖部丝状乳头则变得非常平坦，仅存散在性遗迹，在镜检下视之，如一片鱼鳞状，或如织有格形花纹绸缎的外观，蕈状乳头突起度稍低。透明度尚佳，但其中放射状血管明显变细，有的变为点状，红色变淡，有的仅有一条阴影而已。舌中部丝状乳头变化最为典型，尖锐结实的外观变为圆钝而浮肿，整齐排列变为紊乱而拥挤，蕈状乳头偶然夹杂其间，相形之下，视之较舌尖为小，色也淡，其中血管不易看见，仅见有一团红晕在其间。在本组实验最后阶段，乳头虽已呈现萎缩，然而未见有完全消失者。为了证明乳头生长与某些维生素的关系，曾将最后 2 只动物饮食改为单纯干小麦，停食新鲜青菜，三天后，观察舌象，即由淡红而变红，由湿而变干，由胖而变瘦，有一只并可见一块明显的剥苔，镜下可见该区乳头完全消失。5 只实验兔子，4 只皆因麻醉致死，其舌黏膜的病理组织学表现为：表皮的生发层细胞一般染色较淡，不显示增生活跃的现象，棘细胞的近表层处，细胞轻度肥大，胞浆空淡，层次增加，并向乳头间凹增生，使乳头间凹平坦或消失，使整个表皮层增厚。表层细胞显著角化不全，并形成薄膜状而覆盖于舌的表面，丝状乳头的角化丝与此膜相融合，而角化丝变短或消失，呈钝圆或鱼鳞状的外观。表皮下的结缔组织有轻度水肿及淋巴管扩张，无充血，无炎性细胞浸润。

阴虚组舌象变化：早期除出现舌尖稍有平坦外，其他变化不明显，到后期相继出现红、干、瘦、舌尖光莹等特征，1 例在舌根两侧及舌中一侧出现腐苔，擦之即去，1 例在舌中两侧皆呈现光莹区，舌中部的舌苔在所有阴虚组中皆未完全消失，仅最后 1 例有全舌近乎净舌的外观。裂隙灯观察，舌尖部蕈状乳头较突出，血管较充血，丝状乳头的突起几乎完全消失，仅存点状痕迹，舌中部蕈状乳头少，血管不易见，丝状乳头显然变平、变钝，但舌边尚存有一部分较尖锐的丝状乳头，排列尚比较整齐，腐苔区经过擦掉之后，舌质平坦，丝状乳头全部消失，净舌区可见极平坦的丝状乳头点状残迹。舌黏膜的病理组织学表现，表皮生发层核染色深，核分裂多见增生活跃现象。生发层及棘细胞层均有程度不同的空泡样变性，表皮角化细胞因脱屑过快而仅有 1～2 层残留，丝状乳头上的角化丝也因而脱落，故整个表皮层变薄，乳头变平，乳头间隙增宽。表皮下结缔组织无水肿现象，有明显充血，乳头中有时可见出血，近表皮生发层处有中度淋巴细胞浸润。

2. 阳虚舌质模型[77]

(1) 实验方法及观察指标：以大剂量醋酸氢化考的松（氢化可的松）造成小白鼠阳虚模型，以助阳药附子、肉桂、淫羊藿及肉苁蓉进行实验性治疗，实验共分五批，每批分三组：正常对照组，氢考组及氢考＋助阳药组。每组 10 只，共 150 只雄性小鼠，体重 22～25g，依次分别于实验第 6、7、8、9、11 天断头杀死动物，取动物舌尖及颌下腺进行组织及化学观察，以 HE 染色、甲绿-哌唧咛染色、PAS 法、Gomori 法显示碱性磷酸酶（AKP），Mal Denold 改良法显示酸性磷酸酶（ACP）。

（2）实验结果：舌尖的变化：①舌尖的组织结构：氢考组及氢考＋助阳药物组动物舌尖结构与正常对照组相比较无显著变化；②舌尖的核酸变化：正常舌尖组织中含肥大细胞较多，每一切片平均数为 136.9±8.68，氢考组动物舌尖组织中肥大细胞较正常对照组显著减少，每一切片平均数为 61.38±5.18，氢考＋助阳药物组动物肥大细胞含量显著增加，每一切片平均数为 89.4±8.07，与氢考组比较有非常显著的差异，至于舌尖组织的 RNA 含量，三组无显著差异；③舌尖 AKP 的变化：正常对照组舌尖丝状乳头角质层 AKP 反应阳性，颗粒层颗粒的 AKP 反应亦为阳性，舌底上皮角质层 AKP 反应则为阴性，三组动物的舌上皮 AKP 反应无显著区别，固有层中及肌间的小血管与毛细血管内皮 AKP 反应为强阳性，毛细血管交织成网，正常对照组中毛细血管数量较多，氢考组舌尖组织毛细血管量增多；④舌尖组织 ACP 的变化：对照组、氢考组及氢考＋助阳药组之间 ACP 反应无显著差异；⑤舌肌的糖原变化：正常对照组糖原较少，氢考组舌肌糖原含量增加，氢考＋助阳药物组动物舌肌糖原含量有所减少。

3. 脾虚证和热证模型的舌象观察[78]

（1）实验方法及观察指标：普通级 Wistar 大鼠，雌雄各半，购自首都医学院实验动物部。37 只，平均体重为 235g（雌）和 310g（雄）。动物按体重配对随机分为 3 组：①对照组：8 只，雌雄各半，正常饲养 26 周，每天灌喂自来水 2ml/只。②脾虚组：雌 10 只，雄 11 只。以厚朴、枳实、大黄按 3∶3∶2 比例常规制成 100%煎剂，隔日 1 次灌喂，4ml/（次・只）（雄），或 3ml/（次・只）（雌）。同时隔日喂饲料，即用耗气破气加饥饱失常法造模，共 26 周。③热证组：8 只，雌雄各半，以熟附子、肉桂、干姜、女贞子按 1∶1∶1∶1 比例常规制成 200%煎剂（附子先煎），用量 10g/（kg・d）灌喂，4 周后以 5g/（kg・d）用量灌喂，共 26 周。

实验期间和实验结束间均肉眼观察动物舌象。实验结束后处死动物，从舌根部剪下舌，中性福尔马林固定，避开舌中沟，纵向取材。常规制成石蜡切片，HE 染色，光镜观察其舌背黏膜上皮层。以 100 倍或 400 倍视野为单位，对舌背隆起前、后固有层乳头密度，舌背隆起前基底层细胞核分裂象频数，舌背隆起前菌状乳头密度进行全程计数。用测微尺测量上皮层和角质层厚度。

（2）实验结果

① 活体舌象：对照组舌质淡红，苔薄白，个别舌质红。脾虚组舌质淡、嫩，苔少，舌面水滑。热证组舌质红或淡红，苔薄白，舌面苍老。

② 组织病理：舌体中部有舌背隆起，背隆起前固有层乳头密度 3 组间无显著区别，背隆起后真皮乳头密度热证组有增加趋势。脾虚组与对照组、热证组比较，网状钉突显著变钝，基底层细胞排列疏松，核小，染色淡。基底层细胞核分裂象频数脾虚组与对照组无显著差异，而热证组大于对照组和脾虚组。脾虚组与对照组、热证组比较，棘细胞层细胞核小，胞体膨大，胞核及胞浆染色淡，核膜及胞膜较明显，有明显空泡变性、空泡变性岛及核空泡变；颗粒层细胞嗜碱性颗粒脾虚组与对照组间无显著区别，而热证组较粗大。脾虚组、热证组与对照组比较，丝状乳头颗粒层细胞核空泡变明显，角质颗粒染色嗜伊红性强，层次性明显，角质层也明显疏松，以背隆起后部分为甚，丝状乳头前部软角质与后部硬角质高度之比减少，菌状乳头密度明显增多。丝状乳头上附着的细菌量、上皮层厚度、角质层厚度显微测量 3 组间均无显著区别。

4. 肾阳虚模型小鼠舌象研究[79]

（1）实验方法及观察指标：昆明种健康雄性小白鼠 45 只，体质量 30～40g；雌鼠 180

只，体质量25～35g。动情期雌鼠的准备及雄鼠的筛选：①动情期雌鼠的准备：雌鼠每天灌胃戊酸雌二醇混悬液0.5ml（含药0.00468mg），以阴道涂片检查角化细胞证实之。②雄鼠的筛选：将每只雄鼠与两只动情期雌鼠同笼，次日取出雌鼠有阴道栓笼中的雄鼠为实验用雄鼠。

实验用雄鼠45只，随机分为3组，各15只。对照组：常规饲养，每日灌胃蒸馏水0.5ml/只。模型组：每天上午8点在水深25cm、水温25℃、容积500ml的圆形玻璃缸内强迫小鼠游泳至无力而下沉时捞出，造成劳倦过度；每只雄鼠与6只动情期雌鼠同笼，每天更换动情期雌鼠以诱导房室不节，每日灌胃蒸馏水0.5ml/只。治疗组：造模方法同模型组，每日灌胃金匮肾气丸混悬液0.5ml/只（含药0.00842g），实验至第6周，观察舌象，做舌石蜡切片。

观察指标：肉眼观察小鼠舌色、舌苔、舌形及湿润度。6周后颈椎脱臼法处死动物，从舌根部剪下舌，先用裸眼与放大镜大体观察，再用中性甲醛固定，避开舌中沟，纵向取材，常规石蜡包埋，连续组织切片，HE染色。光镜观察舌体部黏膜各层组成细胞及其变化，丝状乳头结构及其变化，重点观察舌背黏膜上皮层。

（2）实验结果

① 舌象：对照组小鼠舌淡红，苔薄白；模型组小鼠舌淡白、苔少，舌体胖嫩、湿润、边有齿痕；治疗组小鼠舌色黯、苔少，部分有齿痕舌。

② 舌组织病理形态学：模型组与对照组相比，舌背黏膜角质层厚度增加，细胞排列疏松。颗粒层细胞的嗜碱性颗粒细碎而少。棘层细胞膨大，细胞核较小，细胞核与细胞浆染色淡，核膜与细胞膜明显，空泡变性较显著。基底层细胞排列疏松，细胞核变小，染色较淡，核分裂象较少。丝状乳头角质层变薄红染，颗粒层细胞空泡变明显。菌状乳头数量减少。固有层乳头密度明显减少，肌层脂肪细胞减少。治疗组与模型组相比，舌背黏膜角质层较薄，细胞排列较致密。颗粒层颗粒粗大密集，嗜碱性增强。棘层增厚，细胞空泡变减少，核分裂象增多，细胞核大且圆，胞浆丰富，嗜碱性减弱。基底层细胞排列较致密，有空泡变，细胞核较大，嗜碱性增强，核分裂象多见。丝状乳头数量较多，表层明显角化、增厚、疏松。固有层乳头变浅且小，密度减小。

5. 温病湿热证“湿重于热”动物模型舌的病理观察[80]

（1）实验方法及观察指标：SD大鼠40只，雌雄各半，体质量180～220g，一级实验动物。①湿重于热组：高脂高糖饲料喂养，同时每日给予2kg/L大黄煎剂15ml/kg灌胃，10d后置入模型复制环境，96h后鼠伤寒沙门氏菌10ml/kg灌胃，120h后再加强感染1次5ml/kg，移出置入自然环境饲养1d。②湿热组：高脂高糖饲料喂养10d后，置入模型复制环境中，后模型复制方法同上。③脾虚组：于实验第6d以2kg/L生大黄煎剂15ml/kg灌胃，持续10d。④正常组：正常环境、正常饮食下饲养（温度19～25℃，相对湿度42%～56%），持续16d。

观察指标：实验期间肉眼观察动物舌象。实验结束后处死动物，舌根部剪下舌体，中性甲醛溶液固定，避开舌中沟，纵向取材。常规制成石蜡切片，苏木精—伊红染色，低倍或高倍光镜观察并用测微尺测量有关指标。

（2）实验结果

① 活体舌象观察：湿重于热组舌质淡红，苔白腻；湿热组舌质红，苔腻微黄；脾虚组舌质淡，苔薄；正常对照组舌质淡红，苔薄白。

② 组织病理：湿重于热组、湿热组固有层炎症、充血及水肿明显，尤其是前者固有层水

肿更甚，后者则炎症、充血更显。脾虚组棘细胞与颗粒细胞层出现空泡变。湿重于热组、湿热组固有层乳头密度和核分裂象频数显著增多，脾虚组显著减少，与正常组比较，差异有显著性。湿重于热组与湿热组比较，固有层乳头密度增加，差异有显著性。脾虚组黏膜上皮厚度明显增加，与正常组比较，差异有显著性。

6. 厥脱证动物舌浅表血流量的变化[76]

(1) 实验方法及观察指标：健康成年杂种狗20只，分3组进行实验观察：①内毒素休克组(9只)；②回阳救逆中药治疗组(6只)；③正常对照组(5只)。应用浅表血流量仪，分别在内毒素前(以此值为0点值)、内毒素后1、2、4、8小时测定舌、肾浅表血流量值。浅表血流量测定仪为作者所在部门根据温差电动势原理研制而成。当其探头与舌或肾组织表面接触时，随着血流的变化温差电动势发生变化。将温差电动势变化数值根据电动势—水流量变化模型所测数据绘制的标准曲线，查得对应的水流量，以反映舌及肾组织的浅表血流量。其单位为ml/s(在下段中均省略)。探头放置于舌腹面距舌尖1cm处和左肾前面上端。

(2) 实验结果：休克前舌浅表血流量为0.04357±0.07；休克后1、2、4、8小时舌浅表血流量分别为0.03348±0.06、0.03613±0.104、0.03833±0.045、0.03683±0.075，统计学处理后，发现休克后舌浅表血流量明显减少($P<0.01$)。肾浅表血流量在休克前为0.04374±0.08，休克后1、2、4、8小时流量明显减少，分别为0.02363±0.058、0.02175±0.077、0.02020±0.114、0.01779±0.056，统计学处理有显著差异($P<0.01$)，随休克时间延长呈进行性下降。回阳救逆方药治疗组肾浅表血流量在休克过程中有明显回升，在2、4、8小时分别为0.03637±0.147、0.03861±0.086、0.03093±0.088，其数值与休克未治疗组相比，有显著差异($P<0.01$)。治疗组平均存活时间(19.40小时)与休克组相比(11.31小时)有显著差异($P<0.01$)。舌浅表血流量在治疗后无明显变化。从实验结果来看，内毒素休克时，舌与肾浅表血流量明显减少，在一定程度上反映了内脏的微循环状态，此时脏腑循环发生了明显障碍。用回阳救逆中药后，肾浅表血流量有明显回升，说明此药改善了器官的微循环，由此，动物的存活时间有明显延长。但舌浅表血流量无明显好转，动物最终死亡。由此看来，在厥脱证时，如果舌的浅表血流量不能恢复，不能认为血液循环已有基本好转，其预后仍然不佳，故舌浅表血流量的变化可反映全身的气血运行情况。

7. 血瘀证动物模型舌体动脉血管形态分析[81]

(1) 实验方法及观察指标：选用雄性仔猪2只，随机分为模拟血瘀证动物和空白组，造模前动物称重，经耳缘静脉抽取外周血6ml，加入2U/50ml肝素钠，进行血流变检测，同时测取实验动物的心率、体温(肛温)。动物麻醉后，以10%高分子右旋糖酐注射液(50万分子量)为造模药物，耳缘静脉注射。首次注射剂量5ml/kg，隔日1次。给药前20分钟、给药后20分钟、给药后24h测取血流变检查。参考血流变值，给药量逐渐增加至10ml/kg。造模成功后，以5ml/kg剂量维持注射10%高分子右旋糖酐注射液，隔日1次。2周后抽取外周血，行血流变检查。记录舌血流灌注率，测量血流变检查。游离分出舌动脉，测取舌动脉血流。开始测量血液流量，待稳定后读出血流量值。抽取动脉血血样，检测动脉血气分析。经舌总动脉注入预先配好的红色塑料溶液，舌静脉注入蓝色塑料溶液，灌注压力适当，避免血管破裂，铸型失败，同时观察舌体颜色变化。

(2) 实验结果：静脉注射10%的高分子右旋糖酐注射液6次后，实验动物纤维蛋白原无明显升高，全血黏度与血浆黏度的高切与低切检测值均明显升高，最高者黏度值增加一倍；血瘀动物舌动脉血流略高于正常动物，动脉血氧饱和度低于正常动物；比较两组实验动物舌体铸型发现，动物实体血管管径在不同的病理状态下是不同的；血瘀组舌动脉管径最大值等于正常组，最小值与正常组近似，舌体动脉分支数3组相近，分别为18支与20支，正常组最少；而在对舌动脉不同节段管径的比较中，各组直径血管在不同节段均基本相似；在舌动脉分支管径及空间结构比较中，近起始端三分支以血瘀动物管径最大，正常组略低于血瘀动物，三支的二级分支以血瘀动物最大；血瘀动物血管直径大于0.7mm的分支共7个，另外正常动物其余分支管径均小于0.7mm；二级分支以血瘀组分支数最高，多为3～5支，正常动物多为2～3支，在动物实验中，其舌体铸型共同特征为，两侧根部血管对称，而在末端1/5范围里存在连接左右动脉主干的交通支，直径与相应节段血管直径大小相近。

8. 不同动物舌面结构的电镜观察[76]

(1) 大鼠：舌似长形的等腰三角形，舌中央有一条从舌尖到舌根的中央沟。舌表面覆盖一层半透明的乳白色、富有光泽的角化物质。可隐约看到舌黏膜下的淡红色。舌表面以细长突起的丝状乳头为主，丝状乳头似密集排列的竹尖样，丝状乳头表面较平整，有少量屑状黏附物，并明显显示出片状角化细胞包裹而成的痕迹。在丝状乳头之间散在着圆形的蕈状乳头。蕈状乳头不高出舌面，其四周有一圈界沟。乳头表面由许多扁平的角化细胞覆盖，乳头中央似有一个小孔。角化细胞表面呈橘皮样变化。

(2) 豚鼠：舌细长，舌尖部呈半圆状。舌表面角质层较厚，不易见到黏膜下的舌质颜色。舌表面密布各类大小、高度不等的尖形突起，其分布密度大于大鼠。有细长而上端弯曲的细长乳头，也有似大鼠那种小竹椿样的乳头，也有粗而短、上端尖的或圆形的乳头。没有明显的蕈状乳头样结构的乳头可见。

(3) 兔：舌尖部钝圆形，舌表面角化层较厚，仍可见到舌黏膜下之淡红舌质。舌表面可明显区分出丝状和蕈状乳头。舌尖及舌前部的丝状乳头粗短、排列紧密，舌中、后部的丝状乳头更长一些。蕈状乳头主要分布在舌前、舌尖部，呈圆形略隆起于舌表面，表面较光滑，似有一个小孔。

(4) 猫：舌表面尚平整，呈淡白色，不易见到黏膜下的舌质颜色。用10～20倍放大镜观察可见：舌尖及舌前半部分密布许多大小、高低完全一致的尖小突起，舌背中后部有一些细长的突起物。扫描电镜下可见舌尖部密布丝状乳头，并散见蕈状乳头。蕈状乳头呈五角形，中央部分向下凹陷，表面较光整，有少许脱落角化细胞黏着。丝状乳头呈低柱状，顶端四周有少数细丝。舌背中部也密布丝状乳头，丝状乳头呈稍向前弯曲的黄瓜样，其表面不平整，显露出包卷在其表面的扁平角化细胞的轮廓。

(5) 犬：舌尖部可见一些圆形、低矮的突起物，舌中后部表面毛糙，有很多尖而短的小突起，舌表面呈淡白色，舌质之颜色不易见到。扫描电镜下见舌尖部密布丝状乳头和蕈状乳头，以前者为主。蕈状乳头如椭圆形的桃子形状，中间微微隆起，表面黏附有片状角化细胞。丝状乳头扁而短，顶端锐利形成尖角，微微向前弯曲。舌背中部满布丝状乳头，每根丝状乳头的顶端是由一长一短向上突起的尖刺组成，乳头表面有片层状的角化细胞附着。

(6) 猴：舌表面较平整，可以明显见到舌黏膜下的淡红色舌质。舌尖部可以见到平坦的圆形蕈状乳头，乳头周围有一圈浅而细的界沟，乳头表面黏附有一些角化细胞。蕈状乳头之间有一些不突出舌表面的圆点状痕迹。蕈状乳头表面角化细胞呈橘皮样变化，或人舌表面角化细胞相似。舌中后部所见的圆形突起较为高耸，其结构及形态既似蕈状乳头，又似丝状乳头。未见细长突起的丝状乳头样结构。

(7) 猪：舌表面平整，可以明显看见舌黏膜下淡红色的舌质颜色。舌尖及舌中、舌后部分均可见到蕈状、丝状乳头相间分布。舌尖部蕈状乳头较平坦，微微突出于舌表面，乳头表面散布一些角化细胞，其周围稀疏地分布着一些丝状乳头。舌尖部丝状乳头细而长，其尖端可以有分支。舌中、后部蕈状乳头呈低平的圆丘样隆起，其周围有一圈界沟，其表面有扁平的片状角化细胞黏附。舌中部、后部的丝状乳头密布，细长而向上突出，其形态与人舌中部丝状乳头相似，其上部大多较尖锐，而人的丝状乳头上部大部分较钝。

综合分析各类实验动物舌表面结构的特征后，可以认为大鼠、豚鼠、猫、犬舌结构相差甚大，不宜用来制作舌象模型，猴舌表面角质化程度与人相似，易显露舌质颜色，但舌表面结构中丝状乳头结构不太明显，且猴价格昂贵，也不宜用来制作舌象模型。猪舌舌质显露明显，舌表面乳头结构与人舌相似，比较适宜用来做舌象模型，且猪的食性与人的食物种类相似，所以可以作为首选动物。但猪生长迅速，实验中要花费较多人力，所以在今后小型猪纯化工作成功后就会给舌象动物模型创制工作带来更大的方便。兔舌结构稍接近于人舌，且来源方便，价格不高，但舌表面结构角质化明显，舌质显露不理想，所以兔是一个可供选择，但不十分理想的实验动物。

三、舌象与疾病关系的研究

（一）舌象与肿瘤的关系研究

血管内皮生长因子(VEGF)是促进肿瘤血管形成的因子之一，它使内皮细胞具有特异性分裂能力。肖寒等[82]探讨了肺癌血管内皮生长因子与中医舌象的关系。他们通过测定了103例肺癌患者的血管内皮生长因子(VEGF)值并观察其舌象，发现气血瘀滞证、黯舌、腻苔的患者血清VEGF值明显高于气虚痰湿证、阴虚热毒证、气阴两虚证的患者。提示此类患者肿瘤易于发生转移。因此治疗时在辨证论治的基础上酌加活血化瘀的药物，以改善血瘀症状、降低血清VEGF值、预防转移。

（二）舌象与消化道疾病研究

魏学琴等[83]通过对384例慢性胃炎的舌质、舌苔与幽门螺杆菌的关系研究，发现Hp感染与舌质无关，而与舌苔关系较密切，尤其以白腻苔、黄腻苔为最多，其次为黄苔。因此，如果从临床角度考虑是慢性胃炎，而患者又不愿作胃镜检查，若患者舌苔为白腻苔或黄腻苔时，应考虑有Hp感染的可能性，应给予杀灭Hp的中、西医结合治疗，以便使患者的胃黏膜损害及时恢复，从而可防止消化性溃疡及胃癌的发生。王国栋[84]的研究表明，舌质的颜色与胃黏膜象存在一致性，舌苔的厚薄与病情的轻重存在一致性。舌苔颜色的变化可以判断病情的轻重，舌苔的厚薄与胃黏膜的肿胀及分泌物黏稠有关。病情轻者，舌苔可以呈薄白，胃内分泌物不多，也无苔状附着；白厚苔表明病情较重，胃内炎症较明显，胃内分泌物较多或有黏液附着；黄苔与胃黏膜的糜烂或活动性炎症有关，胃镜象以黏膜充血水肿或糜烂出血为特征。薄黄往往是炎症轻而不显，厚黄则常是炎症重而明显。

慢性胃炎是一种常见病，表皮生长因子(epidermal growth factor，EGF)是目前公认的与胃肠黏膜再生、修复密切相关的生长因子，EGF在颌下腺中合成并分泌到唾液中，通过吞咽及全身的血液循环作用，表达对胃黏膜创伤愈合过程的系统效应。陈雪功等[85]对慢性胃炎患者唾液EGF含量及舌苔脱落细胞表皮生长因子受体(epidermal growth factor receptor，EGFR)表达与不同舌象之间的关系进行研究，发现慢性胃炎不同舌象唾液EGF含量与舌苔EGFR表达均较正常组有所升高和增强。认为可能是由于胃部病理刺激，通过神经体液的变化，促使唾液中EGF代偿性分泌增加，以利于促进胃黏膜细胞的分裂、增殖、再生和修复所致。厚苔和黄苔唾液EGF含量及舌苔EGFR表达也较薄苔和白苔升高和增强，认为可能与胃黏膜病变程度的进一步加重、唾液EGF含量升高、舌黏膜上皮细胞DNA合成增多、丝状乳头增殖速度加快有关，而黄苔的唾液EGF含量及EGFR表达高于白苔的原因，则可能与黄苔者胃黏膜活动性炎症较白苔者为重相关。

（三）舌象与肾病的关系研究

杜家和[86]发现舌象与肾病有较密切的关系。肾病舌诊中舌质红淡、舌苔厚薄，齿印下舌色及舌边条纹的诊断观察价值高，而苔色黄白的分辨意义不大。沈祥立等[87]则发现肾病综合征的患者的舌形比舌色更重要。中医认为嫩舌主虚，老舌主实，而胖大兼有（或无）齿痕多是气虚、阳虚伴见水湿的这种规律在本组病例中得到体现。且发现该病患者舌苔以薄白、白厚腻多见，但苔色及苔质对辨证的意义均有限。

（四）舌象与心血管疾病的关系研究

贾钰华等[88]研究发现紫瘀舌的心排血前时间延长。淡白舌的左心室射血时间延长而血流动力学指数则以紫瘀舌组最高。再者淡白舌、黯红舌、紫瘀舌的主动脉顺应性降低，而反映血管功能的总外周阻力则依次增高，动脉压以紫瘀舌组最高。故认为，五种舌色按心功能指标的优劣排序为淡白舌＞红舌＞黯红舌＞淡紫舌＞紫瘀舌。李应东[89]测定了52例冠心病心绞痛患者红细胞谷胱甘肽过氧化物酶（GSH-Px）的活性来探讨其与心绞痛的关系。结果表明，心绞痛患者红细胞GSH-Px活性明显低于健康人，心绞痛患者舌质黯红和紫黯者血红细胞GSH-Px活性明显低于舌质淡白和红的患者。提示机体红细胞GSH-Px活性的降低与冠心病的发生有关，而冠心病患者舌质颜色的变化与红细胞GSH-Px活性有一定关系。

参考文献

[1] 北京中医学院中医系中医基础理论教研室．中医舌诊．北京：人民卫生出版社，1980：7-8

[2] 陈泽霖，陈梅芳．舌诊研究．上海：上海科学技术出版社，1982：158-170

[3] 李乃民，等．望舌诊病．哈尔滨：黑龙江科学技术出版社，1987：26-30

[4] 肖景文，魏艾红，黄世林．中医舌诊与舌微循环检测．微循环学杂志，2002，12(1)：36-40

[5] 袁肇凯．中医诊断实验方法学．北京：科学出版社，2007：12-15

[6] 匡调元．中医病理研究．上海：上海科学技术出版社，1989：264-267

[7] 张克呈，王颖，史树堂，等．舌粘膜结构特点的形态学研究．陕西医学杂志，2009，38(2)：145-147

[8] 城崎．人体舌扫描电子显微镜检查．日本耳鼻咽科学学会报，1970，73：1156.

[9] Kullaa-Mikkonen A，et al. Acta Anat(Basel). 1985，123(2)：114-120

[10] Kullaa-Mikkonen A，et al. Aeta Anat(Basel). 1987，130(3)：280-284

[11] 张艳，熊希凯．大鼠舌乳头酶组织化学及扫描电镜的研究．中国组织化学与细胞化学杂志，2001，10(1)：62-63

[12] Han XG，Li JR，Pi X. Study on distribution and drainage of lymphatic vessels of tongue. Hua Xi Kou Qiang Yi Xue Za Zhi，2005，23(5)：400-403

[13] J. Ultrastruct. Res. 1970，30：262

[14] Acta. Otolaryngol. 1976，81：496

[15] 张克呈，王颖，史树堂，等．舌粘膜结构特点的形态学研究．陕西医学杂志，2009，38(2)：145-147

[16] 刘志彬，倪莉．寒热证大鼠舌体表面的扫描电镜观察．福州大学学报：自然科学版，2007，35(5)：780-784

［17］ 陈小野，邹世洁，王震．大鼠长期热证造模的舌扫描电镜观察．广西中医药，1998，21（2）：42-45

［18］ 陈小野，邹世洁，王震．大鼠长期脾虚造模的舌扫描电镜观察．陕西中医杂志，2002，23（2）：181-183

［19］ Oral Surg. Oral Med & Oral Pathology，1977，43：97

［20］ 林凌，解鑫，李刚．基于光谱的中医舌色客观化方法初探．光谱学与光谱分析，2009，29（3）：707-710

［21］ 张伯礼，等．舌象检测仪研制及应用．天津中医学院学报，1990（3）：46

［22］ 张伯礼，等．舌象色度学研究．天津中医，1992，9（4）：38

［23］ 张丽，石强，张兴坤．色度学在舌诊客观化标准化中的应用．辽宁中医杂志，2009，34（6）：857-858

［24］ 龚一萍，连怡绍，陈素珍，等．常见病理舌色定量研究及疾病和证型相关性分析．中国中医药信息杂志，2005，12（7）：20-21，88

［25］ 诸凯，张伯礼．中医舌诊中的生物传热问题研究概况．上海中医药杂志，2003，37（2）：58-61

［26］ 魏番，诸凯，何坚，等．生物传热学在中医舌诊定量化中的应用．中西医结合报，2003，1（2）：135-137

［27］ 刘夕茹．高粘滞血症血液流变学特征与舌诊关系研究．中国微循环，1998，2（3）：184-186

［28］ 邢锦秀，刘春霞，张惠平，等．舌诊与血液流变学的研究．辽宁中医杂志，1998，25（10）：456-457

［29］ 林秀萍，王惠娟，姚保泰．慢性萎缩性胃炎癌前病变舌诊检测指标研究．浙江中西医结合杂志，2006，16（2）：73-75

［30］ 郑国伟，黄惜吟，黄执缨，等．血瘀证舌质与血液流变学关系探讨．中华医药卫生研究杂志，2003，1（4）：301

［31］ 张存钧，王松坡，杨红，等．紫暗舌与舌血流关系的研究．中西医结合学报，2004，2（1）：27-29

［32］ 王大江，梁嵘，王召平，等．急性心肌梗塞患者舌苔变化的细胞化学研究．中医药学报，2005，33（1）：18-21

［33］ 戴豪良，刘耿，陈依萍，等．小型猪腻苔模型的超微结构和组织学研究//第七次全国中西医结合四诊研究学术会议论文汇编．2004：17-19

［34］ 詹臻，汪红，王瑞平，等．舌苔与表皮生长因子（EGF）关系的临床研究．南京中医药大学学报，2003，19（1）：14-17

［35］ 刘燕平，章莹．黄腻苔现代研究概况．辽宁中医杂志，2007，34（9）：1340-1341

［36］ 姜莉芸．308例消化系统患者的舌象分析．云南中医中药杂志，2004，25（2）：49-50

［37］ 李明，吴正治，陈光，等．常见舌苔上皮细胞凋亡与fas mRNA和蛋白产物关系的研究．中国中医药科技，2003，10（5）：297-298

［38］ 李明，潘文群，吴正治，等．厚苔形成与bax、TGF-β3基因表达及舌上皮细胞凋亡关系研究．中医研究，2005，18（8）：19-21

［39］ 贾海霞，屈伸．舌粘膜上皮bax、bcl-2基因表达特点的研究．中国中医药科技，2005，12（3）：176-177

［40］ 吴正治，李明，张咏梅，等．常见舌苔舌上皮细胞TGF-β3基因表达特点的研究．中国中医药科技，2003，10（5）：296-297

［41］ 李灿东，兰启防．慢性胃炎患者舌象与细胞凋亡的相关性研究．中国中西医结合杂志，2003，23（6）：433-435

［42］ 肖寒，申小苏，方乃青．肺癌血管内皮生长因子与舌象的关系．辽宁中医杂志，2007，34（8）：1034-1035

［43］ 孙立友，程钊，高逢生，等．利用计算机图像识别技术进行舌诊客观化研究的探讨．安徽中医学院学报，1986（4）：5-7

[44] 赵荣莱,危北海．舌质舌苔的计算机定量描述和分类．中医杂志,1989(2):4-7

[45] 翁维良．临床舌诊图谱与疾病治疗．北京:学苑出版社,1997

[46] 陈建仲,蒋依晋,马建中．中医舌诊现代研究中影像撷取环境控制之探讨．中国医药学院学报,1997,6(3):193-201

[47] 晏峻峰,季梁,施诚．基于图像分析技术的开放式舌象研究平台的构建．医学信息学,2004,17(1):2

[48] 张志枫,王志国,周昌乐,等．WZX 中医舌色分析系统的设计与实现．医学信息学,2005,18(6):550

[49] 卫保国,沈兰荪,王艳清,等．数字化中医舌象分析仪．中国医疗器械杂志,2002,26(3):164-167

[50] 朱庆文,杨学智,司银楚,等．便携式舌诊信息获取与分析设备．世界科学技术—中医药现代化,2007,9(5):157-160

[51] 许家佗．舌象客观化识别方法的研究进展．上海中医药杂志,2002(2):41

[52] 许家佗,张志枫,费兆馥,等．舌象数字图像采集条件的实验观测．中国中医基础医学杂志,2007,13(1):23-27

[53] 宋贤杰,徐晨洁,刘晓谷,等．采集舌象用光源的光谱研究．光谱学与光谱分析,2008,2(5):978-982

[54] 何岳,刘长江,沈兰荪．基于数字摄像机的舌象采集平台设计方案．世界科学技术—中医药现代化,2007,9(5):102-106

[55] 徐晓昭,沈兰荪,刘长江．CIEDE2000 在中医舌象色差评价中的应用．世界科学技术—中医药现代化,2007,9(5):111-116

[56] 王郁中,杨杰,周越,等．图像分割技术在中医舌诊客观化研究中的应用．生物医学工程学杂志,2005,22(6):1128-1133

[57] 王永刚,杨杰,周越,等．中医舌象颜色识别的研究．生物医学工程学杂志,2005,22(6):1116-1120

[58] 陈松鹤,梁嵘．纹理分析技术应用于舌象研究的问题与对策．世界科学技术—中医药现代化,2006,8(5):22-24

[59] 朱洁华,阮邦志,等．舌诊客观化研究的一种图像处理方法．中国生物医学工程学报,2001,4(20):132

[60] 卫保国,沈兰荪,蔡轶珩,等．中医舌苔腐腻分析算法的研究．电子学报,2003(12A):2083-2085

[61] 蔡轶珩,沈兰荪．二分光反射模型在中医舌苔润燥分析中的应用．电子学报,2004(6):1026-1028

[62] 张衡翔,李斌,姚鹏,等．中医舌象自动分类方法研究．北京生物医学工程,2006,25(1):47-50

[63] 施明辉,周昌乐,吴清锋,等．用人工神经网络实现基于舌诊的八纲辨证推理初探//中国人工智能学会．中国人工智能进展:2005(下册)．北京:北京邮电大学出版社,2005:1394-1399

[64] 吴芸,周昌乐,等．中医舌诊神经网络的优化遗传算法．计算机应用研究,2007,24(9):50-52

[65] 梁艳梅,翟宏深,母国光．基于模糊相关的彩色图像检索．中国科学:E 辑,2003,33(10):934-938

[66] 秦鉴,吴正治,张灵,等．基于模糊 CMAC 神经网络的医学舌苔图像检索．深圳中西医结合杂志,2007,17(6):329-333

[67] 丁明,张建正．基于 $L^*a^*b^*$ 彩色模式的舌苔定量描述和分类．仪器仪表学报,2002,23(3):328-330

[68] 刘关松,徐建国,高敦岳．基于神经网络集成的舌苔分类方法．计算机工程,2003,29(14):100-102

［69］张新峰，沈兰荪．加权 SVM 在中医舌象分类与识别中的应用研究．中国生物医学工程学报，2006，25(2)：230-233

［70］张新峰，沈兰荪，卫保国，等．多类支撑向量机在中医舌质、舌苔分类和识别的应用研究．电路与系统学报，2004，9(5)：110-113

［71］陈海燕，卜佳俊，龚一萍，等．一种基于多色彩通道动态阈值的舌苔舌质分离算法．北京生物医学工程，2006，25(5)：466-468

［72］刘峰，王博亮，黄晓阳．聚类分析在舌苔舌质分离中的运用．漳州师范学院学报：自然科学版，2007(3)：30-34

［73］晏峻峰，季梁，施诚．基于图像分析技术的开放式舌象研究平台的构建．医学信息，2004，17(1)：2-3

［74］李庆利，薛永祺，刘治．基于高光谱成像技术的中医舌象辅助诊断系统．生物医学工程学杂志，2008，25(2)：368-371

［75］张新峰，沈兰荪．现代信息融合技术应用于中医舌象分析的初步研究．测控技术，2005，24(5)：30-33

［76］陈泽霖．舌诊研究．2 版．上海：上海科学技术出版社，1982：138

［77］李乃民．中国舌诊大全．北京：学苑出版社，1984：1311-1313

［78］陈小野，邹世洁，佟彤．大鼠长期脾虚和热证造模的舌象观察．北京中医药大学学报，1998，21(1)：32-35

［79］李哲，孙静，李震，等．"劳倦过度，房室不节"肾阳虚模型小鼠舌象研究．山东中医药大学学报，2006，30(4)：324-326

［80］阎翔，郭明阳．温病湿热证湿重于热动物模型舌的病理观察．安徽中医学院学报，2005，24(2)：19-21

［81］姜智浩，王怡，范祥．血瘀证动物模型舌体动脉血管形态研究．辽宁中医杂志，2008，35(7)：1098-1099

［82］肖寒，申小苏，方乃青，等．肺癌血管内皮生长因子与舌象的关系．辽宁中医杂志，2007，34(8)：1034-1035

［83］魏学琴，张泉，韦虹，等．幽门螺杆菌与慢性胃炎的舌质、舌苔关系的分析．四川中医，1999，17(11)：7-8

［84］王国栋．540 例消化道疾患患者舌象与胃黏膜象对比分析．中华实用中西医杂志，2003，3(16)：149

［85］陈雪功，张琼玉，周雪梅．慢性胃炎患者不同舌象唾液表皮生长因子及其受体变化．中华中医药杂志，2008，23(6)：559- 560

［86］杜家和．137 例肾病舌象的动态观察．中国中医基础医学杂志，2002，8(8)：39-40

［87］沈祥立，师晶丽．原发性肾病综合征舌象观察与辨证分型规律探讨．现代中西医结合杂志，2006，15(13)：1748-1749

［88］贾钰华，陈素云，吕志平，等．舌色与心脏功能及血管功能的关系．中国中西医结合杂志，1995，15(6)：331-334

［89］李应东．心绞痛患者舌质与红细胞谷胱甘肽过氧化物酶关系的探讨．甘肃中医学院学报，1998，15(3)：16-18

第四章

闻　　诊

闻诊是通过听声音和嗅气味来诊断疾病的方法。听声音包括诊察患者的声音、呼吸、语言、咳嗽、呕吐、呃逆、嗳气、太息、喷嚏、呵欠、肠鸣等各种响声;嗅气味包括嗅病体发出的异常气味、排出物的气味及病室的气味。人体的各种声音和气味,都是在脏腑生理活动和病理变化过程中产生的,所以鉴别声音和气味的异常,可以判断出脏腑的生理和病理变化,为诊病、辨证提供依据。

闻诊是诊察疾病的重要方法之一,颇受历代医家重视。早在《内经》中就有根据患者发出的声音来测知内在病变的记载,如《素问·阴阳应象大论》提出以五音、五声应五脏的理论;《素问·脉要精微论》以声音、语言、呼吸等来判断疾病过程中正邪盛衰状态。东汉·张仲景在《伤寒论》和《金匮要略》中也以患者的语言、咳嗽、喘息、呕吐、呃逆、肠鸣、呻吟等作为闻诊的主要内容。后世医家又将病体气味及病室气味等列入闻诊范围,从而使闻诊从耳听扩展到鼻嗅。正如清代王秉衡所说:"闻字虽从耳,但四诊之闻,不专主于听声也。"现代还可借助听诊器等,帮助提高对内脏声音的听诊水平。

第一节　听　声　音

【基本内容】

听声音是指听辨患者言语气息的高低、强弱、清浊、缓急变化以及咳嗽、呕吐、肠鸣等脏腑病理变化所发出的异常声响,以判断病变寒热虚实等性质的诊病方法。除正常生理变化和个体差异之外的声音,均属病变声音。听病变声音的内容,主要包括听辨患者的声音、语言、呼吸、咳嗽、胃肠异常声音等。

声音的发出,是气的运动通过空腔、管道、器官产生振动而形成的。语言声音是喉、会厌、舌、齿、唇、鼻等器官直接作用发出的,并与肺、心、肾等内脏的虚实盛衰息息相关。其他脏腑病变时,既可出现特异的声响,亦可通过经络影响语言声音。因此,临床根据声音的变化,既可诊察发音器官的病变,也可推断脏腑和整体的变化。

一、正常声音

(一)正常声音的特点

正常生理状态下人的声音称为常声,具有发声自然、声调和畅、柔和圆润、语言流畅、应答自如、言与意符等特点。表示人体气血充盈,发声器官和脏腑功能正常。

(二)正常声音的生理变异

但是,由于年龄、性别和禀赋等个体的差异,正常人的声音也有不同,一般男性多声低而浊,女性多声高而清,儿童声尖利而清脆,老年人声多浑厚而低沉。此外,语声的变化亦与情志变化有关，如喜时发声多欢悦，怒时发声多急厉，悲时发声多悲惨而断续，快乐时发声多舒畅而缓和，敬则发声多正直而严肃，爱则发声多温柔等，这些因一时感情触动而发的声音，也属于正常范围，与疾病无关。

二、病变声音

听病变声音，主要是辨别患者的语声、鼻鼾、呻吟、惊呼、喷嚏、呵欠、太息等异常声响，通过声音变化来判断正气的盛衰、邪气的性质及病情的轻重。声音的辨别要注意语声的有无、语调的高低、强弱、清浊，以及有无呻吟、惊呼、喷嚏、鼻鼾、呵欠等异常声音。

（一）语声异常

1. 发声　指语声的高低清浊。一般说，在疾病状态下，语声高亢洪亮有力，声音连续者，多属阳证、实证、热证；语声低微细弱，懒言而沉静，声音断续者，多属阴证、虚证、寒证；语声重浊者，称为声重，多属外感风寒，或湿浊阻滞，以致肺气不宣，鼻窍不通所致。

2. 音哑与失音　语声嘶哑者为音哑，语而无声者为失音，或称为“喑”。前者病轻，后者病重。新病音哑或失音者，多属实证，多因外感风寒或风热袭肺，或痰湿壅肺，肺失清肃，邪闭清窍所致，即所谓“金实不鸣”。久病音哑或失音者，多属虚证，多因各种原因导致阴虚火旺，肺肾精气内伤所致，即所谓“金破不鸣”。暴怒喊叫或持续高声宣讲，伤及喉咙所致音哑或失音者，亦属气阴耗伤之类。若久病重病，突见语声嘶哑，多是脏气将绝之危象。妇女妊娠末期出现音哑或失音者，称为妊娠失音（子喑），系因胎儿渐长，压迫肾之络脉，使肾精不能上荣于舌咽所致，分娩后即愈，一般不必治疗。

此外，应注意失音与失语的区别，失音是神志清楚而声音不能发出，即语而无声；失语为神志昏迷或欠清，不能言语，多见于中风或脑外伤之后遗症。

3. 鼻鼾　指熟睡或昏迷时鼻喉发出的声响。是气道不利所发出的异常呼吸声。熟睡鼾声若无其他明显症状，多因慢性鼻病，或睡姿不当所致，体胖、老年之人较常见。若昏睡不醒或神志昏迷而鼾声不绝者，多属高热神昏，或中风入脏之危候。

4. 呻吟　指病痛难忍所发出的痛苦哼哼声。新病呻吟，声音高亢有力，多为实证、剧痛；久病呻吟，声音低微无力，多为虚证。临床常结合姿态变化，判断病痛部位，如呻吟护腹者，多为脘痛或腹痛；扪腮者多为齿痛。

5. 惊呼　指患者突然发出的惊叫声。其声尖锐，表情惊恐者，多为剧痛或惊恐所致。小儿阵发惊呼，多为受惊。成人发出惊呼，除惊恐外，多属剧痛，或精神失常。

6. 喷嚏　指肺气上逆于鼻而发出的声响。应注意喷嚏的次数及有无兼症。偶发喷嚏，不属病态。若新病喷嚏，兼有恶寒发热，鼻流清涕等症状，多因外感风寒，刺激鼻道之故，属表寒证。久病阳虚之人，突然出现喷嚏，多为阳气回复，病有好转趋势。

7. 呵欠　是张口深吸气，微有响声的一种表现。因困倦欲睡而欠者，不属病态。病者不拘时间，呵欠频频不止，称数欠，多为体虚阴盛阳衰之故。

8. 太息　又称叹息，指情志抑郁，胸闷不畅时发出的长吁或短叹声。不自觉地发出太息声，太息之后自觉宽舒者，是情志不遂，肝气郁结之象。

（二）语言异常

主要是分析患者语言的表达与应答能力有无异常、吐字的清晰程度等。语言的异常，主要是心神的病变。病态语言主要有谵语、郑声、独语、错语、狂言、言謇等。

1. 谵语　指神志不清，语无伦次，声高有力的症状。多属邪热内扰神明所致，属实证，故《伤寒论》谓“实则谵语”。见于外感热病，温邪内入心包或阳明实热证、痰热扰乱心神等。

2. 郑声 指神志不清，语言重复，时断时续，语声低弱模糊的症状。多因久病脏气衰竭，心神散乱所致，属虚证，故《伤寒论》谓“虚则郑声”。见于多种疾病的晚期、危重阶段。

3. 狂言 指精神错乱，语无伦次，狂叫骂詈的症状。《素问·脉要精微论》说：“衣被不敛，言语善恶，不避亲疏者，此神明之乱也。”多因情志不遂，气郁化火，痰火互结，内扰神明所致。多属阳证、实证，常见于狂病、伤寒蓄血证。

4. 独语 指自言自语，喃喃不休，见人语止，首尾不续的症状。多因心气虚弱，神气不足，或气郁痰阻，蒙蔽心神所致，属阴证。常见于癫病、郁病。

5. 错语 指患者神志清楚而语言时有错乱，语后自知言错的症状。证有虚实之分，虚证多因心气虚弱，神气不足所致，多见于久病体虚或老年脏气衰微之人；实证多为痰湿、瘀血、气滞阻碍心窍所致。

6. 言謇 指神志清楚、思维正常而吐字困难，或吐字不清。因习惯而成者，不属病态。病中语言謇涩，每与舌强并见者，多因风痰阻络所致，为中风之先兆或后遗症。

7. 夺气 指语言低微，气短不续，欲言不能复言的症状。是宗气大虚之征。

（三）呼吸异常

闻呼吸是诊察患者呼吸的快慢、是否均匀通畅，以及气息的强弱粗细、呼吸音的清浊等情况。一般情况下，有病而呼吸正常，是形病气未病；呼吸异常，是形气俱病。呼吸气粗，疾出疾入者，多属实证；呼吸气微，徐出徐入者，多属虚证。

1. 喘 指呼吸困难、急迫，张口抬肩，甚至鼻翼扇动，难以平卧。又称气喘。常由肺、心病变及白喉、急喉风等导致，而辨证多与肺肾有关，亦可涉及心、脾等脏。

发作急骤，呼吸深长，息粗声高，唯以呼出为快者，为实喘。多为风寒袭肺或痰热壅肺、痰饮停肺，肺失宣肃，或水气凌心所致。

病势缓慢，呼吸短浅，急促难续，息微声低，唯以深吸为快，动则喘甚者，为虚喘。是肺肾亏虚，气失摄纳，或心阳气虚所致。

2. 哮 指呼吸急促似喘，喉间有哮鸣音的症状。多因痰饮内伏，复感外邪所诱发，或因久居寒湿之地，或过食酸咸生冷所诱发。

喘不兼哮，但哮必兼喘。喘以气息急迫、呼吸困难为主，哮以喉间哮鸣声为特征。临床上哮与喘常同时出现，所以常并称为哮喘。

3. 短气 指呼吸气急而短促，气短不足以息，数而不相接续的症状。其表现似喘而不抬肩，气急而无痰声，即仅自觉呼吸短促，其他征象不明显。短气有虚实之别，虚证短气，兼有形瘦神疲，声低息微等，多因体质衰弱或元气虚损所致；实证短气，常兼有呼吸声粗，或胸部窒闷，或胸腹胀满等，多因痰饮、胃肠积滞或气滞或瘀阻所致。

4. 少气 指呼吸微弱而声低，气少不足以息，言语无力的症状。又称气微。属诸虚劳损，多因久病体虚或肺肾气虚所致。

（四）咳嗽

指肺气上逆冲击喉间而发出的一种“咳—咳”声音。古人将其分为三种，有声无痰谓之咳，有痰无声谓之嗽，有痰有声谓之咳嗽。多因六淫外邪袭肺、有害气体刺激、痰饮停肺、气阴亏虚等而致肺失清肃宣降，肺气上逆所致。除肺咳以咳嗽为主症外，几乎所有肺系疾病均可见到咳嗽，他脏疾病亦可影响到肺而伴见咳嗽。故《素问·咳论》有“五脏六腑皆令人咳，非独肺也”的记载。

临床上首先应分辨咳声和痰的色、量、质的变化，其次参考时间、病史及兼症等，以鉴别病证的寒热虚实性质。

咳声重浊紧闷，多属实证，是寒痰湿浊停聚于肺，肺失肃降所致。

咳声轻清低微，多属虚证，多因久病肺气虚损，失于宣降所致。

咳声不扬，痰稠色黄，不易咳出，多属热证，多因热邪犯肺，肺津被灼所致。

咳有痰声，痰多易咳，多属痰湿阻肺所致。

干咳无痰或少痰，多属燥邪犯肺或阴虚肺燥所致。

咳声短促，呈阵发性、痉挛性，连续不断，咳后有鸡鸣样回声，并反复发作者，称为顿咳（百日咳），多因风邪与痰热搏结所致，常见于小儿。

咳声如犬吠，伴有声音嘶哑，吸气困难，是肺肾阴虚，疫毒攻喉所致，多见于白喉。

（五）胃肠异常声音

1. 呕吐　指饮食物、痰涎从胃中上涌，由口中吐出的症状。是胃失和降，胃气上逆的表现。前人以有声有物为呕吐，有物无声为吐，有声无物为干呕。但临床上难以截然分开，一般统称为呕吐。根据呕吐声音的强弱和吐势的缓急，可判断证候的寒热虚实等。

吐势徐缓，声音微弱，呕吐物清稀者，多属虚寒证。常因脾胃阳虚，脾失健运，胃失和降，胃气上逆所致。

吐势较猛，声音壮厉，呕吐出黏稠黄水。或酸或苦者，多属实热证。常因热伤胃津，胃失濡养所致。

呕吐呈喷射状者，多为热扰神明，或因头颅外伤，颅内有瘀血、肿瘤等，使颅内压力增高所致。

呕吐酸腐味的食糜，多因暴饮暴食，或过食肥甘厚味，以致食滞胃脘，胃失和降，胃气上逆所致。

共同进餐者皆发吐泻，多为食物中毒。朝食暮吐、暮食朝吐者，为胃反，多属脾胃阳虚证。口干欲饮，饮后则吐者，称为水逆，因饮邪停胃，胃气上逆所致。

2. 呃逆　指从咽喉发出的一种不由自主的冲击声，声短而频，呃呃作响的症状。俗称打呃，唐代以前称“哕”。是胃气上逆的表现。临床上根据呃声的高低强弱，间歇时间的长短不同，来判断病证的虚实寒热性质。

呃声频作，高亢而短，其声有力者，多属实证。呃声低沉，声弱无力，多属虚证。

新病呃逆，其声有力，多属寒邪或热邪客于胃；久病、重病呃逆不止，声低气怯无力者，属胃气衰败之危候。故《形色外诊简摩》说：“新病闻呃，非火即寒；久病闻呃，胃气欲绝也。”

突发呃逆，呃声不高不低，无其他病史及兼症者，多属饮食刺激，或偶感风寒，一时胃气上逆动膈所致，一般为时短暂，不治自愈。

3. 嗳气　指胃中气体上出咽喉所发出的一种声长而缓的症状。古称“噫”。是胃气上逆的一种表现。饱食之后，或饮汽水后，偶有嗳气，无其他兼症者，是饮食入胃排挤胃中气体上出所致，不属病态。临床根据嗳声和气味的不同，可判断虚实寒热。

嗳气酸腐，兼脘腹胀满者，多因宿食内停，属于实证。

嗳气频作而响亮，嗳气后脘腹胀减，嗳气发作因情志变化而增减者，多为肝气犯胃，属于实证。

嗳气频作，兼脘腹冷痛，得温症减者，多为寒邪犯胃，或为胃阳亏虚。

嗳声低沉断续，无酸腐气味，兼见纳呆食少者，为胃虚气逆，属虚证。多见于老年人或体虚之人。

4. 肠鸣　是气体或液体通过肠道而产生的一种气过水声或沸泡音。又称腹鸣。在正常情况下，肠鸣声低弱而和缓，一般难以直接闻及，肠鸣声高时，患者或旁人可以直接听到。借助听诊器诊察肠鸣音，在脐部听得较为清楚，大约 4～5 次/分，若超过 10 次/分则为肠鸣频繁，持续 3～5 分钟才听到 1 次者为肠鸣稀少。

肠鸣发生的频率、强度、音调等与胃肠功能、进食情况、感邪性质等有关。当肠道传导失常或阻塞不通时，则肠鸣声高亢而频急，或肠鸣音减少甚至完全消失。

(1) 肠鸣增多：当患者动摇身体，或推抚脘部时，脘腹部鸣响如囊裹浆，辘辘有声者，称为振水声，若是饮水过后出现多属正常，若非饮水而常见此声者，多为水饮留聚于胃。

鸣响在脘腹，如饥肠辘辘，得温得食则减，饥寒则重者，为中气不足，胃肠虚寒。故《灵枢·口问》说："中气不足，……肠为之苦鸣。"

肠鸣高亢而频急，脘腹痞满，大便泄泻者，多为感受风寒湿邪以致胃肠气机紊乱所致。肠鸣阵作，伴有腹痛欲泻，泻后痛减，胸胁满闷不舒者，为肝脾不调。

(2) 肠鸣稀少：肠鸣稀少主要显示肠道传导功能障碍。可因实热蕴结肠胃，肠道气机受阻所致。亦可因气机郁滞，肠道腑气欠通；脾肺气虚，肠道虚弱，传导无力；阴寒凝滞，气机闭阻，肠道不通等所致。

肠鸣音完全消失，腹胀满痛者，多属肠道气滞不通之重证，可见于肠痹或肠结等病。

【补充阐发】

一、闻诊及"闻"字考略

"闻"，一字多义，如《诗经》中即有"声闻于天"、"令闻令望"等。而中医闻诊中"闻"字的含义则随着中医闻诊的成熟和发展，其内涵亦不断充实和完善，主要有以下两层意思。

其一，闻字从"耳"，《说文解字》云："闻，知声也。""知"有理解、领会的意思，"知声"便是听到声音，并注意理解、领会其意义。在古代，"听"与"闻"并非同义，"听"仅仅指听到声音，不一定理解声音的意义。如《中华大字典》说"听者耳之官也，闻者心之官也"，表明"听"只动用耳朵，"闻"则不但用耳朵，而且有意识地理解，心里有所领会。心主神明，主宰意识思维。《大学》说"心不在焉，视而不见，听而不闻"便是"听"异于"闻"的明证。

对于闻诊来说，"闻"便是有意识地听患者发出的声音，并领会这些声音与证候的关系，以作为辨证的依据。在《内经》问世之前，闻声只有散在记述。《内经》明确地提出五音(角、徵、宫、商、羽)，五声(呼、笑、歌、哭、呻)与五脏相配，奠定了闻诊的理论基础，但《内经》却未明确闻诊为四诊之一。《灵枢·邪气脏腑病形》曰："余闻之，见其色，知其病，命曰明。按其脉，知其病，命曰神。问其病，知其处，命曰工。"至《难经》将闻诊定义为"闻而知之者，闻其五音，以别其病"。并以望、闻、问、切为序，确立了闻诊在四诊中的位置，而且强调了闻诊的重要性。如《六十一难》说："望而知之谓之神，闻而知之谓之圣，问而知之谓之工，切脉而知之谓之巧。"当时以闻诊为听声诊病的方法，对后世影响极大，历代医家论闻诊则多尊此说，从闻声立论。如《东垣十书》、《医学六要》、《医门法律》等均将闻诊称做"声诊"、"闻声"、"听声音"等。

其二，"闻"有嗅的意思，就是鼻闻之义。如《孔子家语》所说："与善人居，如入芝兰之室，久而不闻其香。"其中"不闻其香"便是没有嗅到香味的意思。对于闻诊来说，则是有意识地用鼻子嗅患者病体之气以及所居病室之气，以作为辨证的依据。有关病理性气味的记载，古亦有之。《内经》有臊、焦、香、腥、腐“五臭”,《难经》还有以嗅味诊病的记载,如《四十九难》“何以知伤暑得之,然当恶臭”,《脉经》甚至有“人病尸臭,不可近者,死”的记载,但历代医籍中大多只有“呕吐酸腐”、“泻下臭秽”等描述,而未能真正视嗅气味为诊法之一。随着温病学的兴起和发展,嗅气味得到了更多的重视和运用。《瘟疫明辨》开篇便以“辨气”,提出以有无臭气来鉴别瘟疫与风寒外感等,这实际上是运用嗅气味以诊病。《重庆堂随笔》对此“辨气”极为推崇,强调指出嗅气味具有普遍的临床意义,非疫证亦须辨气,并较为明确地论述了闻诊应包括听声音和嗅气味两部分。到了民国年间,更多的医家则将嗅气味作为一种诊法归于闻诊。如梁翰芬在其《诊断学讲义》中,于“闻诊”一章列上“附嗅法”,并加按语道:“此亦闻法之一,但一则以耳闻,一则以鼻闻,斯为异耳。”其所论内容涉及尸臭、口气、汗气、大小便气、矢气等病理性气味。这种理论体系,一直沿用至今。中医的四诊是尽量让自己的感官同患者所表露的一切征象直接接触,从而获得判断证候的依据。闻诊则是用耳朵听,用鼻子嗅,并且用心领会,以了解病情。

二、五声、五音诊病理论

古代医家将五声、五音诊病法视为闻诊的基础。声和音的含义既有区别而又密切相关。声是指高低、清浊、大小等不同的声调。音则是指声的浑厚、尖细等不同的韵律。《四诊抉微》谓:“音者杂比也,声者单出也。”声为音之本,音以声而生,故声音不能截然分开。

呼、笑、歌、哭、呻五声,均为生理和病理状态下所常见,所谓以人之情,感物成声。宫、商、角、徵、羽五音,是古代音乐中的五个音级,从宫到羽的顺序相当于现代简谱中的1、2、3、5、6。《黄帝内经》首先把五声、五音引入了中医学领域,《素问·阴阳应象大论》及《素问·金匮真言论》根据五行理论把五音、五声分别与五脏、五色、五气、五方、五体、五志等相互关系进行了阐述,《素问·五脏生成》还特别强调“……五脏相音,可以意识”,明确了闻声音诊察疾病的重要性。

《医宗金鉴·四诊心法要诀》指出,五音的发音和音韵特征是:舌头居中,音自喉出,为宫之正音,有沉洪雄厚之韵;开口张腭,音自口出,为商之正音,是五音中次低次长而浊之音,有铿锵清肃之韵;内缩舌尖而发,为角之正音,是五音中长短、高低、清浊居中之音,有条畅中正之韵;以舌抵齿而发,为徵之正音,是五音中较高、短、清晰之音,有抑扬咏越之韵;撮口而发,音自唇出,为羽之正音,是五音中最高亢而短的清晰音,有柔细尖利之韵。

五音随喉、会厌、舌、齿、唇五者的结构变化和功能状态而不同,所谓五者相须,故成五音。声音是人的喜怒哀乐等精神状态、情绪变化的外在反映,与五脏的虚实盛衰密切相关。五声、五音分属五脏,一般情况下,声音相应则无病,音乱声变则生病。

五声、五音的生理特征及病理变化,如《古今图书集成·医部全录》所言:“五脏有声,而声有音。肝声呼,音应角,调而直,音声相应则无病,角乱则病在肝;心声笑,音应徵,和而长,音声相应则无病,徵乱则病在心;脾声歌,音应宫,大而和,音声相应则无病,宫乱则病在脾;肺声哭,音应商,轻而动,音声相应则无病,商乱则病在肺;肾声呻,音应羽,沉而深,音声相应则无病,羽乱则病在肾。”

五脏受病,则五声也常随之改变。如肝气实,多呼声忿急;心气实,多笑声雄壮;脾气衰,则歌声怠慢;肺气伤,则哭声悲嘶;病深伤肾,则呻声低微。此音乱声变,多属病态。一般而言,轻浅疾病,声音变化小。病及脏腑,声音变化大。久病苛疾,声音必变,且与预后相关。

2500多年前的《周礼·天官冢宰·疾医》规定医师诊断“以五气、五声、五色胝其死生”。

孙思邈在《备急千金要方》中说："上医听声，中医察色，下医诊脉。"可见闻诊中五声、五音的诊病方法在诊断中的重要性，但由于医者听觉分辨力有限，此法尚未得到广泛应用。正如明·张三锡所说："然此义深奥，非寻常所可彷佛者。"目前，利用现代声频频谱技术对声调和音韵方面进行客观化研究，将会使五声、五音诊法得到新的发展。

三、喑哑、失音的虚实辨析

喑哑、失音是多种急慢性疾病中的常见症状。所谓喑哑是指发声不响亮，而失音则指发声不出。它们可以间断出现，也可以持续存在，两者虽有不同表现，但都属于同一病理过程，只是程度轻重不同而已，因此两者是可以相互转化的，属于中医学"喉喑"的范围。

临床所见，有病在喉者，有病在脏腑而渐及于喉者，故分清标本，辨明虚实尤为重要。《景岳全书·杂证谟·声喑》说："喑哑之病，当知虚实。实者其病在标，因窍闭而喑也；虚者其病在本，因内夺而喑也。窍闭者，有风寒之闭，外感证也。"猝然发病者，称为"暴喑"或"暴哑"，多属实证，易于诊断。久病声嘶渐致失音，则称"久喑"，多属虚证，但亦常有虚实夹杂，痰瘀阻滞，阳虚阴盛者，又不可不辨。

若突然起病，声音粗浊，音调降低，甚则嘶哑，或兼喉痒喉痛，咳痰不爽，或有咳嗽之声，常伴发热恶寒，查见咽部肿胀，声带轻度充血者，则多为外感风寒、风热所致。若兼咳痰黄稠，口干口苦，咽喉有阻塞感，查见咽喉红肿疼痛，声带充血水肿，咽后壁淋巴滤泡增生，则为痰火郁闭，均属金实不鸣。

若发病缓慢，声嘶日渐加重，日久不愈，咽喉痒痛，干咳少痰。常伴潮热盗汗，形瘦，腰酸耳鸣，查见咽喉轻度充血，声带微红，边缘增厚者，则属肺肾阴虚所致。喑哑日久不愈，疲劳后加重，胸闷气短，咽干而痛，潮热便干。查见声带呈慢性充血，肥厚，闭合不良者，则为气阴两虚。均属金破不鸣。

现代临床根据本病特点认为，它包括西医所称的急性单纯性喉炎、慢性喉炎、声带息肉和喉癌等病。喑哑长期不愈，甚则逐渐加重，咽干痛，喉镜检查见声带肥厚或生小结，或见声带息肉，或见喉部肿瘤，舌质紫黯；或因颈部或胸中肿瘤阻压络脉，而见头面颈胸水肿、青紫，喉部正常而声音嘶哑者，则属瘀血喑哑。又有起病缓慢，唇厚舌大，言语迟缓，发音不清，音调粗哑，常伴面容壅肿愚钝，眉发稀疏，皮肤苍白或蜡黄、粗燥干厚，似肿而按之不凹陷，畏寒肢冷，反应迟钝，舌淡胖，脉沉迟细弱者，则属脾肾阳虚喑哑。上两者虽见于久病，但均非金破不鸣。

若突然喑哑，或呈发作性，由悲忧恚怒而诱发，自觉胸闷咽塞，但喉部正常，多见于青年女性。此为肝郁肺气一时闭塞，乃属肝郁喑哑。至于因脑血管意外而引起的舌强不利，语言謇涩，称为舌喑，不属于喉喑的范围，两者应当加以区别。

四、对谵语、郑声寒热虚实的辨识

谵语、郑声二症，皆属于神志昏乱的失神危候。谵语最早见于《内经》，称做"谵言"。如《素问·热论》曰："二日则阳明与太阴俱病，则腹满身热、不欲食，谵言。"仲景则以"语"易"言"，更名为谵语。而郑声一词，原出于《论语》"恶郑声而乱雅尔"。仲景赋予了郑声特定的医学含义，曰"郑声者，重语也"。仲景通过谵语、郑声辨别虚实，以测阳明病之预后，强调"实则谵语，虚则郑声"(《伤寒论·辨阳明病脉证并治》)。谵语多为热扰心神之实证，但亦有阴竭阳脱、阴阳两虚及阴盛格阳者。郑声多属心神散乱之虚证，但亦有见于阳热之证者。故二者的寒热虚实尤当辨清。

实热谵语多在急性热病的极期出现，多因热入心包、痰热扰心、热结阳明、湿热蒙闭心神、热入血室及痈疽毒邪内陷、疔疮走黄等，热扰神明，脑为邪伤，而呈神志不清的谵语。临床表现又有轻重之分，轻者睡中呢喃，重者不睡亦语言错乱。若间有妄错，与人言犹有伦次，是热尚未极。若目不识人，神昏而无所见，甚则喊叫，是热邪已极。故《医学心悟·谵语》说："由其热有轻重，故谵语亦有轻重也。"

虚证谵语多见疾病后期或误治之后，常有阴竭阳脱、阴阳两虚与阴盛格阳之分。若热病汗出过多，而见身热，面赤，口渴，肌肤干燥或汗出，四肢厥冷，幻觉，躁动，谵语，狂妄而渐至神昏，舌干红，脉细数无力，则为阴竭阳脱。《伤寒论》指出："发汗多，若重发汗者，亡其阳，谵语，脉短者死。"即多指这种证候。亦有阴阳两虚者。《广温热论·里证》说："至若屡经汗、下、清里，二便已清利，胸腹无阻滞，六脉虚数、结代、微弱而谵语者，阴阳两虚，神无所倚也。"阴盛格阳之谵语，多见于下利清谷，里寒外热之假热证。《证治准绳·伤寒》指出："大便秘，小便赤，身热烦渴而妄言者，里实之谵语也。小便如常，大便洞下，或发躁，或反发热而妄言者，乃阴盛格阳之谵语也。"

郑声或见于亡阴，或见于亡阳，或因心脾肾气严重耗伤，多为大虚之候。但对于郑声的闻诊尚有两种不同的认识。一种认为郑声与谵语无须分别，皆是语言错乱，郑声只是声低气短而已，虚证谵语即是郑声。如《瘟疫论·神虚谵语》曰："郑声、谵语，态度无二，但有虚实之分，不应另立名色。"另一种认为郑声是重言复语，谵语是胡言乱语，二者虚实属性虽不同，但临床闻诊还必须脉症合参。如《医宗金鉴·伤寒心法要诀》指出："凡谵语、郑声，与阳经同见者，均属热证"，"与阴经同见者，总属寒证"。以上两说虽不同，但均强调了脉症合参在判别谵语、郑声寒热虚实属性中的重要性。

五、喉中痰鸣与哮、喘的关系

喉中痰鸣是指痰阻气道，肺气不利而呼吸鸣响有声，是痰涎壅盛的指征。因痰涎稀、稠、多、少及气机壅塞之状而鸣声不同，故有如"吹管声"、"鼾声"、"呀呷之音"、"水鸡声"、"痰声漉漉"、"喘鸣"、"哮鸣"等不同名称。一般而言，痰多而稠黏，滞于气道，则音低如鼾声；痰多而稀薄，呼吸冲击，则多辘辘之声；气机壅塞，肺管不利，则哮鸣如哨笛。咳吐痰去，则鸣声稍息。喉中痰鸣不仅可见于哮病，亦可见于痰喘、中风、痫病以及其他疾病垂危之时，故必辨别清楚。

哮病发作则呼吸困难，呼气长而费力，喉中哮鸣如哨，或如水鸡之声。《医宗必读·喘》说："哮发则喉中有呀呷之音，呷者口开，呀者口闭，开口闭口，尽有音声。"

喘见于多种急慢性疾病之中，有痰喘、气喘之不同。《景岳全书·杂证谟》说："实喘者，胸胀气粗，声高息涌，膨膨然若不能容，唯以呼出为快也；虚喘者，慌张气怯，声低息短，皇皇然若气欲断，提之若不能升，吞之若不相及，劳动则甚，而唯气促似喘，但得引长一息为快也。"此言气喘之虚实。痰喘与气喘稍有不同。《丹溪心法·喘》指出："有痰喘，有气急喘。……痰喘者，凡喘必有痰声；气急喘者，呼吸急促而无痰声。"《医宗金鉴·伤寒心法要诀》亦指出："若喘而唾痰稠粘，喉间漉漉有声，此痰喘也。"痰喘多属实喘或虚实夹杂之证。其喘促胸闷，痰鸣有声极似哮病，但不若哮病有反复发作的特点。痰喘日久，可因新邪旧邪相引而转变成哮。《医学入门·痰类》指出"痰喘必有痰声"，哮"即痰喘甚而常发者"，即说明了二者之间的区别和联系。

中风入脏，肝风夹痰壅塞气道，亦可见喉中痰鸣。痫病发作，喉中痰鸣，为痰蒙清窍，气机壅滞之象。久病、重病，气息低微，无力咳吐，喉中痰声辘辘者，则为肺肾气绝之候。《景岳全书·杂证谟·痰饮》曰："若杂证势已至剧，而喉中痰声漉漉，随息渐甚者，此垂危之候。"

六、对"五脏六腑皆令人咳，非独肺也"的认识

咳嗽是肺系疾病最主要的临床表现之一，《素问》专设"咳论"篇。古人曾将咳与嗽加以区别，如刘完素谓"咳谓无痰而有声，……嗽谓无声而有痰，……咳嗽谓有声而有痰"（《素问病机气宜保命集·咳嗽论》）。然临床实践表明，咳、嗽、咳嗽三者难以截然分开，亦无区分之必要。《读医随笔·论咳嗽》即言："前人每以有声无痰、有痰无声细分咳嗽二字，今概不取。无声不得为咳嗽矣，且亦安能无痰？"故现今一般统称为咳嗽。

肺主气，为五脏之华盖，上连喉咙，开窍于鼻，司呼吸，为气机出入升降之道；肺又为娇脏，不耐寒热，直通天阳之气，主宣发肃降，故极易受邪以致肺失宣降，肺气上逆而咳嗽。故《素问·宣明五气论》曰"肺为咳"。然肺贯百脉而通他脏，五脏六腑有病，病气亦可由脉络影响到肺的宣降功能而导致肺气上逆咳嗽。此正为《素问·咳论》"五脏六腑皆令人咳，非独肺也"之意。该篇还以此为据，详细论述了五脏咳、六腑咳的临床表现，确定了以脏腑分类的方法，为后世对咳嗽的研究奠定了理论基础。

《内经》从中医的整体观念揭示了肺外脏器病变仍可累及于肺，引起咳嗽。若不明脏腑，审证求因，见咳止咳，见痰治痰是不够的。后世医家通过长期的临床实践，在《内经》的基础上作出了新的补充。《景岳全书·杂证谟·咳嗽》进一步阐述"外感之咳，其来在肺，故必由肺以及他脏，此肺为本而脏为标也；内伤之咳，先因伤脏，故必由脏以及肺，此脏为本而肺为标也"。明确指出咳嗽的病位在肺，咳嗽之发生，外感由肺而及他脏，内伤则由他脏及肺，都必须在肺脏受累之后才能出现，阐明了咳嗽病机的总要。故前人形象地比喻"肺体属金，譬如钟然，钟非叩不鸣。风寒暑湿燥火，六淫之邪，自外击之则鸣；劳欲情志，饮食炙煿之火，自内攻之则亦鸣"（《医学心悟》）。由此可知，《素问·咳论》"五脏六腑皆令人咳，非独肺也"之说，可谓咳嗽病因病机之概要，临床治疗之指导。

七、少气、短气与喘的区别和联系

短气、少气之证，语出《内经》。《灵枢·癫狂》曰："少气，身漯漯也，言吸吸也，骨酸体重，懈惰不能动……短气，息短不属，动以气索……"少气又称气少，多由五脏气虚所致，以言语无力，呼吸微弱短促为特征。即《内经》所谓"言而微，终日乃复言者，此夺气也"。短气是由于痰饮、气滞、瘀阻，或体弱、久病真元耗损所致，以呼吸急而不续，似喘非喘为特征。正如《医宗必读》所言"短气者，呼吸虽急而不能接续，似喘而无痰声，亦不抬肩，但肺壅而不下"。

虚证短气必兼少气。古代医家常将二者相提并论。《诸病源候论·短气候》说："肺虚则少气，亦令短气，其人气微，常如少气，不足以呼吸。"《内外伤辨惑论·辨少气气盛》亦指出："内伤饮食劳倦者，心肺之气先损，……故口鼻中皆短气、少气，上喘懒言，人有所问，十不欲对其一。"

虚证短气甚则虚喘。故古代医家有以短气为虚喘者。如《明医指掌·喘症》说："胃虚喘者，抬肩撷腹，喘而不休，此不足之喘也。若肺气太虚，气不能布息，呼吸不相接续，出多入少，名曰短气，此虚之极也。"《医碥·喘哮》指出："再按古人以短气即喘，而喘分实喘、虚喘。……若依后人分短气与喘为二，则短气为虚喘，而喘单就实者言，未为不可也。"故《景岳

全书·杂证谟》亦称实喘为“真喘”，而称虚喘声低息短为“似喘”。

少气、短气与虚喘的联系与区别在于：肺肾气虚或元气虚弱之人，轻则口鼻气弱，徐出徐入，言懒无力，谓之少气。重则言而微，终日乃复言，谓之夺气。甚则息微，气急短促而频数，谓之短气。再重则气不接续，动则益甚，或张口抬肩，谓之虚喘。三者既有联系，但亦有轻重、缓急、动静之分。

实喘者亦必短气。尤其是心下有支饮，微则短气，重则喘咳。故《中医症状鉴别诊断学·少气》指出：实证短气，气逆不通，可归属于气喘。短气病因甚多，病机复杂，病及表证、里证，总是气逆不通，呼吸不得舒缓悠长。有胸中痰饮，胸中瘀血，痰热结胸，胸痹心痛短气者。有痨嗽肺伤，气积胸中，窒闷短气者。又有心水肿胀，胃肠积滞，热结阳明，腹满短气者。或为实证，或为标实本虚。故《伤寒明理论·短气》说：“经所谓短气者众，实为难辨之证，愚医莫识之。”辨识要点在于：实喘多因邪伤及肺，肺失肃降。而实证短气病位未必全在肺，凡胸、肋、脘、腹中邪气阻碍，呼吸升降不利，皆可短气。故闻诊时必详审形候，分清标本。

八、对咳逆、上气的认识

咳逆，是指咳嗽而气上逆不止，胸胁胀满，身体疼痛的一种症状。日久严重则不得平卧，身面浮肿。常见于肺痈、支饮、肺胀等病。如《金匮要略·痰饮咳嗽病脉证并治》说：“咳逆倚息，短气不得卧，其形如肿，谓之支饮。”《诸病源候论·咳嗽病诸候》指出：“咳逆者，是咳嗽而气逆上也。……其状，咳而胸满气逆，髆背痛，汗出，尻、阴股、膝、腨、䯒、足皆痛……夫气久逆不下，则变身面皆肿满。”

上气，是指呼吸气急，呼多吸少。常兼身面浮肿的一种症状。与喘相似，有虚证、实证之分。因外邪袭肺者，常伴有发热恶寒，咳嗽上气，甚则面目浮肿。如《灵枢·五邪》说：“邪在肺，则病皮肤痛，寒热，上气喘，汗出，咳动肩背。”因肺痈初起、痰饮阻肺者，常见胸胁胀满，痰涎壅塞，面目浮肿，咳嗽气喘，《金匮要略》称之为“咳逆上气”。因肺肾阴虚火旺者，常见口燥咽干，咽喉不利，咳痰不爽，咳嗽气喘，《金匮要略》称之为“火逆上气”。

咳逆、上气均为古代症状名称。咳逆为咳嗽中较重的一种类型，隋唐之前症状学中已作区别。宋、金、元时期，部分医家将其与呃逆混淆。明清以后，症状名称趋于简化，统称咳嗽。如《景岳全书·杂证谟》说：“咳逆者，咳嗽之甚者也。”《医宗金鉴·订正伤寒论注》也指出：“咳逆，即今之喘嗽。”

上气与喘在隋唐以前症状学中并未作严格区别，且常相提并论。《内经》中就有“暴上气而喘”、“上气肩息”等症状描述。《金匮要略》中咳逆上气并称，实际即咳喘症状。金元以后，将上气、喘息、喘逆、逆气等以呼吸困难、急促为特征，甚则张口抬肩的症状统称为喘。而将“上气喉中如吹管声”、“上气鸣息”等伴喉中哮鸣音者，重新命名为哮，则更为实用。

九、呕、吐、哕、噫的相关概念

呕、吐、哕、噫均为胃气上逆所致，在汉以前已区别应用，后世医家又不断进行补充，使之在临床应用时更趋规范。

呕，有声有物；干呕，有声无物；吐，有物无声。《内经》、《伤寒论》、《金匮要略》等书曾将三者清楚分别，但由于临床上呕与吐常兼见，其病因、病机大致相同，多数情况下难以截然分清，故后世症状学多将呕吐并称。如《景岳全书·杂证谟·呕吐》中所言：“呕吐或因暴伤寒凉，或暴伤饮食，或因胃火上冲，或因肝气横逆，或痰饮水气聚于胸中，或表邪传里，聚于少阳、阳明之间，皆有呕吐，此皆呕吐之实邪也。所谓虚者，或其本无内伤，又无外感而常为呕吐者，此既无邪，必胃虚也。”

“哕”即指呃逆而言。出自《素问·宣明五气》“胃为气逆，为哕、为恐”。至汉·张仲景在《金匮要略》中专设“呕吐哕下利病脉证治”篇论其治；《诸病源候论·呕哕候》则认为哕候的病机是“脾胃俱虚，受于风邪，故令新谷入胃，不能传化，故谷之气，与新谷相干，胃气则逆，……则哕也”。其立论与《内经》一脉相承。然至唐·孙思邈以哕为咳逆，金元时期《兰室秘藏》将“呕吐哕”混称后，哕的概念出现混淆。如《伤寒明理论·哕》称“哕者，俗谓之咳逆也”。《丹溪心法》谓：“有声无物，谓之哕。”哕、咳逆、干呕、呃逆在唐以后出现了概念的混淆与转换。明清以后，通过治法反证研究，基本上得到统一：唐以前的哕，即金元以后的呃逆，即《类经》所言“古之所谓哕者，则呃逆无疑”；金元以后的哕，即唐以前的干呕；而咳逆则是咳嗽气逆较重者。

噫，亦出自《内经》。《素问·宣明五气》谓：“五气所病，心为噫。”《灵枢·口问》亦云：“寒气客于胃，厥逆从下上散，复出于胃，故谓噫。”《伤寒论》称噫气，谓“上焦受中焦气未和，不能消谷，故能噫耳”。《诸病源候论》专设“噫醋候”论之，指为脾胃有宿冷。宋代方书多称噫气吞酸，视为脾胃病。《丹溪心法》始有嗳气之名，认为胃中有火、有痰。其后噫、嗳通用，如《证治要诀及类方》称：“噫败卵臭，是伤食之证。”《内科摘要》列吞酸嗳腐是脾胃亏损。明清以后则基本上以嗳气代替噫气症名。嗳气常与吞酸、嘈杂、痞满等症并见，甚则与脘痛、恶心、呕吐相伴，总属脾胃之病，胃气上逆。

十、肠鸣、矢气的病机

肠鸣，亦称腹鸣，是由于肠运动造成肠内容物之间以及肠内容物与肠壁间摩擦、撞击所产生的声音。《医碥·杂症》说：“大抵气与水相冲击而成声。气多则响高，水多则响沉。或无水而有痰食之闭塞，气闭忽通则鸣也。……是故气之和平而流畅者不鸣也，必其或热或寒，有塞有通而后鸣。”《内经》论肠鸣病机有五：一是脾虚；二是中气不足；三是邪在大肠；四是土郁；五是热胜。《伤寒杂病论》论肠鸣证候有三：一是下利，腹中雷鸣；二是腹满痛，呕吐，腹中雷鸣；三是痰饮，水走肠间，辘辘有声。凡肠鸣下趋小腹，辘辘水声者，多为泄泻之征兆。腹满痛，呕吐，肠鸣高亢而不能下趋小腹者，多为实邪闭阻，肠道不通。至于孕妇七八月，而腹中鸣响，则称子鸣，多为气虚不运所致。

矢气，又称转矢气。矢气偶作，不属病态。矢气频多既与气滞、气陷有关，又是肠道通闭与否的标志。若矢气频频，声响不臭，或腹胀欲排不出，为气滞肠道。若久病体弱，小腹坠胀，矢气连连，甚则脱肛，为气虚下陷。若腹胀痛，矢气臭如败卵，为食滞中焦。若伤寒热病，谵语，潮热而转矢气，为阳明腑实。《医学心悟·阳明腑病》说：“转矢气何以属阳明腑证？答曰：矢气者，气下泄也，病人内有燥粪，结而不通，则气常下矢。”若腹满胀痛而无矢气，治疗后，矢气频转，是肠道气机疏通之征。

【古代文献】

一、听声诊病原理

《难经·六十一难》：闻而知之者，闻其五音，以别其病。

《医门法律·闻声论》：凡闻声，不能分呼笑歌哭呻，以求五脏善恶，五邪所干，及神气所主之病者，医之过也。

《难经正义·六十一难》:是以发言歌咏,出于五脏神之五志,故有音声。语言不清者,当责之心肝;能言而无音声,当责之脾肺;能言语有音声,而气不接续者,当责之两肾。此音声之原委也。

《医宗金鉴·四诊心法要诀》:五声失正则谓之变,变则病生也。肝呼而声急,肝声失正,故知病生肝也。心笑而声雄,心声失正,故知病生心也。脾歌而声漫,脾声失正,故知病生脾也。肺哭而声促,肺声失正,故知病生肺也。肾呻而低微,肾声失正,故知病生肾也。

《内外伤辨惑论·辨气少气盛》:外伤风寒者,故其气壅盛而有余;内伤饮食劳役者,其口鼻皆气短促,不足以息。何以分之?盖外感风寒者,心肺元气初无减损,又添邪气助之,使鼻气壅塞不利,其面赤。不通其鼻,中气不能出,并从口出,但发一言,必前轻而后重,其言高,其声壮厉而有力。是以伤寒则鼻干无涕,面壅色赤,其言前轻后重,其声壮厉而有力者,乃有余之验也。伤风则鼻流清涕,其声嗄,其言响如从瓮中出,亦前轻而后重,高扬而有力,皆气盛有余之验。内伤饮食劳役者,心肺之气先损,为热所伤,热既伤气,四肢无力动,故口鼻皆少气、上喘、懒语,人有所问,十不欲对其一,纵勉强答之,其气亦怯,其声亦低,是其气短少不足之验也。

《四诊抉微·闻诊》:喘粗气热为有余,喘急气寒为不足。息高者,心肺之气有余;吸弱者,肝肾之气不足。怒骂粗厉者,邪实内热也;怒骂微苦者,肝逆气虚也。鼻塞声重喷嚏,风寒未解也。言语轻迟气短,中气虚也。呻吟者,必有痛也。噫气者,脾乃困也。嗳气者,胃中不宽也。嗳逆冷气者,胃之寒也。呕吐酸苦者,肝之火也。……干咳无痰者,胃中伏火也。嗽痰作而清白,寒也;稠黄,火也。谵语收财帛者,元已竭也;狂言多与人者,邪方实也。

二、发声异常

《通俗伤寒论》:声虽发于肺,实发自丹田。其轻清重浊,虽由基始,要以不异平时为吉。而声音清朗如常者,形病气不病也。始病即气壅声浊者,邪干清道也。病未久而语声不续者,其人中气本虚也。脉之呻吟者,痛也。言迟者,风也。多言者,火之用事也。声如从室中言者,中气之湿也。言而微,终日乃复言者,正气夺也。衣被不敛,言语善恶不避亲疏者,神明之乱也。出言懒怯,先重后轻者,内伤元气也。出言壮厉,先轻后重者,外感客邪也。攒眉呻吟者,头痛也。噫气以手抚心者,中脘痛也。呻吟不能转身,坐而下一脚者,腰痛也。摇头以手扪腮者,齿颊痛也。呻吟不能行步者,腰脚痛也,诊时吁气者,郁结也。摇头而言者,里痛也。形羸声哑者,劳瘵,咽中有肺花疮也。暴哑者,风痰伏火,或怒喊哀号所致也。语言謇涩者,风痰也。诊时独言独语,不知首尾者,思虑伤神也。伤寒坏病,声哑,唇口有疮者,狐惑也。平人无寒热,短气不足以息者,痰火也。此皆证之大要也。

《景岳全书·杂证谟·声喑》:声音出于脏气,凡脏实则声宏,脏虚则声怯。故凡五脏之病皆能喑。如以忧思积虑,久而致喑者,心之病也。惊恐愤郁,卒然致喑者,肝之病也。或以风寒袭于皮毛,火燥刑于金脏,为咳为嗽而致喑者,肺之病也。或以饥饱,或以疲劳,致败中气而喘促为喑者,脾之病也。至于酒色过伤,欲火燔烁,以致阴亏而盗气于阳,精竭而移槁于肺,肺燥而嗽,嗽久而喑者,此肾水枯涸之病也。

《张氏医通·诸气门·喑》:失音,大都不越于肺,然需以暴病得之为邪郁气逆,久病得之为津枯血槁;盖暴喑总是寒包热邪,或本内热而后受寒,或先外感而食寒物。……若咽破声嘶而痛,是火邪遏闭伤肺。……肥人痰湿壅滞,气道不通而声喑。……至若久病失音,必是气虚挟痰之故。……更有舌喑不能言者,亦当分新久,新病舌喑不能言,必是风痰为患。

《内科摘要·元气亏损内伤外感等症》：卒中昏愦，口眼㖞斜，痰气上涌，咽喉有声……若遗尿，手撒，口开，鼾睡，为不治。

《金匮要略·脏腑经络先后病脉证》：病人语声寂然，喜惊呼者，骨节间病；语声喑喑然不彻者，心膈间病；语声啾啾然细而长者，头中病。

三、语言异常

《医宗金鉴·四诊心法要诀》：言语心主之也，心气实热而神有余，则发为谵语，谵语为实，故声长而壮，乱言无次数更端也。心气虚热而神不足，则发为郑声，郑声为虚，故声短而细，只将一言重复呢喃也。盖神有余，则能机变而言乱，神不足，则无机变而只守一声也。

《广瘟疫论·多言》：时疫多言者，谵语之渐也，疫热蒸心之所致，治同谵语。

《形色外诊简摩·闻法》：谵语者，言语谬妄，非常所见也，邪热乱其神明故也。有燥屎、有瘀血、有凝痰、有血热、热入血室，皆有余之证，下之清之而愈，宜养津液，疏心包络。若亡阳谵语，为神离其舍，喃喃一二句，断续不匀，是汗多，津液无以养其心也。初起可治，急滋心阴，稍久延，即不治矣。仲景曰：身热脉浮大者生，逆冷脉沉细者不过一日死。又曰：直视谵语喘满者死。又曰：循衣撮空，直视谵语，脉弦者生，涩者死。

《医学心悟·阳明腑病·谵语》：问曰：谵语何以属阳明腑证？答曰：……今胃中热盛，上乘心肺，故神气昏愦而语言错乱。轻则呢喃谬妄，重则喊叫骂詈，不避亲疏。由其热有轻重，故谵语亦有轻重也。又问曰：经云谵语有虚有实者，何也？答曰：实则谵语，虚则郑声。谵语者，乱言无次，数数更端；郑声者，郑重其辞，重迭频言，不换他言也。盖气有余，则能机变而乱语，气不足，则无机变而只守一音也。又问曰：妇人伤寒，昼则明了，夜则谵语者，何也？答曰：此热入血室证也。

《景岳全书·伤寒典下》：郑声为虚，虚者，神虚也。……少有差谬，无不即死。治此者速宜察其精气，辨其阴阳，舍其外症，救其根本。……甚至有自利身寒，或循衣撮空，面壁啐啐者，尤为逆候。

《伤寒指掌·瘥后诸病新法》：伤寒热退之后，其舌转动不灵，语言謇涩不清者，亦邪留肝脾所致。……凡伤寒热病，每有身凉热退之后，其人如痴，言语谬妄者，此心神虚散不复所致。

《张氏医通·神志门》：癫之为证……精神恍惚，语言错乱，或歌或哭，或悲或泣，如醉如狂，言语有头无尾，秽洁不知，经年不愈，皆由郁痰鼓塞心包，神不守舍，俗名痰迷心窍。

《医学入门·癫狂》：癫者，异常也。平日能言，癫则沉默；平日不言，癫则呻吟，甚则僵卧直视，心常不乐，此阴虚血少，心火不宁，……狂者，凶狂也。轻则自高自是，好歌好舞，甚则弃衣而走，逾垣上屋，又甚则披头大叫，不避水火，且好杀人，此心火独盛，阳气有余，神不守舍，痰火壅盛而然。

四、呼吸异常

《医学正传·哮喘》：大抵哮以声响名，喘以气息言。夫喘促喉中如水鸡声者，谓之哮；气促而连属不能一息者，谓之喘。

《证治汇补·哮病》：哮为痰喘之久而常发者，内有壅塞之气，外有非时之感，膈有胶痼之痰，三者相合，闭阻气道，搏击有声，发为哮病。

《医宗金鉴·杂病心法要诀·喘吼总括》：呼吸气出急促者，谓之喘急。若更喉中有声响者，谓之哮吼。气粗胸闷，不能布息而喘者，实邪也；而更有痰稠便硬者，热邪也。气乏息微，不能续息而喘者，虚邪也；若更痰稀清冷，寒邪也。

《类证治裁·哮症》：大率新病多实，久病多虚。喉如鼾声者虚，如水鸡声者实。遇风寒而发者为冷哮，为实。伤暑热而发者为热哮，为虚。其盐哮、酒哮、糖哮皆虚哮也。

《医宗必读·喘》：喘者，促促气急，喝喝痰声，张口抬肩，摇身撷肚。短气者，呼吸虽急而不能接续，似喘而无痰声，亦不抬肩，但肺壅而不能下。哮者与喘相类，但不似喘开口出气之多，而有呀呷之音。

《四诊抉微·诊息》：气短不续，言止复言，乃为夺气。气来短促，不足以息，呼吸难应，乃为虚甚。素无寒热，短气难续，知其为实。吸而微数，病在中焦，下之则愈。实则可生，虚则不治。上焦气促，下焦吸远，上下睽违，何以施疗。

《杂病源流犀烛·少气》：少气，肺肾二经病也，……肾虚则气无所生，即不克壮气之原；肺虚则气无由藏，又不克充气之府。曰少者，犹言所剩无多，虚虚怯怯，非如短气之不相接续也。

五、咳 嗽

《素问病机气宜保命集·咳嗽论》：咳谓无痰而有声，肺气伤而不清也；嗽谓无声而有痰，脾湿动而为痰也；咳嗽谓有痰而有声，盖因伤于肺气，动于脾湿，咳而为嗽也。

《赤水玄珠·咳嗽门》：干咳嗽者，无痰出，而咳咳连声者是也。此本于气涩，涩之微者，咳十数声方有痰出，涩之甚者，虽咳十数声亦无痰出。

《医学入门·杂病分类·咳嗽》：风乘肺，咳则鼻塞声重，口干喉痒，语未竟而咳……寒乘肺，咳则胸紧声哑……遇寒则咳者，谓之寒暄，乃寒包热也……暑乘肺，咳则口燥声嘶吐沫……湿乘肺，咳则声重，骨节烦疼洒淅……火咳，声多痰少。五更咳多者，食积湿热，火流肺中……上半午咳多者，胃有实火……下半午咳多者，阴虚……黄昏咳多者，火浮于肺……郁咳，即火咳久者，干咳无痰，乃肾水焦枯，邪火独炎于肺……痰咳，痰出咳止，胸膈多满。……瘀血咳，则喉间常有腥气。

六、胃肠异常声

《灵枢·口问》：黄帝曰：人之欠者，何气使然？岐伯答曰：卫气昼日行于阳，夜半则行于阴。阴者主夜，夜者卧。阳者主上，阴者主下。故阴气积于下，阳气未尽，阳引而上，阴引而下，阴阳相引，故数欠。……黄帝曰：人之哕者，何气使然？岐伯曰：谷入于胃，胃气上注于肺。今有故寒气与新谷气，俱还入于胃，新故相乱，真邪相攻，气并相逆，复出于胃，故为哕。……黄帝曰：人之噫者，何气使然？岐伯曰：寒气客于胃，厥逆从下上散，复出于胃，故为噫。……黄帝曰：人之嚏者，何气使然？岐伯曰：阳气和利，满于心，出于鼻，故为嚏。……黄帝曰：人之太息者，何气使然？岐伯曰：忧思则心系急，心系急则气道约，约则不利，故太息以伸出之。

《景岳全书·杂证谟·呕吐》：呕吐一证最当详辨虚实。实者有邪，去其邪则愈；虚者无邪，则全由胃气之虚也。

《医学从众录·呕吐哕》：吐者有物无声；哕者有声无物；呕者声物俱出。总属于胃……寒者，口和身冷，或兼腹痛，脉必迟细……热者，或为热渴，或为烦躁，脉必洪数，吐必涌猛，形气声色必皆壮厉。

《随息居重订霍乱论·病情篇第一·热证》：凡伤暑霍乱，有身热烦渴，气粗喘闷，而兼厥逆躁扰者，慎易认为阴证。但察其小便必黄赤，舌苔必粘腻，或白厚……察其吐出酸秽，泻下臭恶，小便黄赤热短，或吐下皆系清水，而泻出如火，小便点滴，或全无者，皆是热伏厥阴也。

《景岳全书·杂证谟·呃逆》：哕者，呃逆也，非咳逆也。咳逆者，咳嗽之甚者也，非呃逆也。干呕者，无物之吐，即呕也，非哕也。噫者，饱食之息，即嗳气也，非呃逆也。……凡杂证之呃，虽由气逆，然有兼寒者，有兼热者，有因食滞而逆者，有因气滞而逆者，有因中气虚而逆者，有因阴气竭而逆者，但察其因而治其气，自无不愈。若轻易之呃，或偶然之呃，气顺则已，本不必治。唯屡呃为患，及呃之甚者，必其气有大逆，或脾肾元气大有亏竭而然。然实呃不难治，而唯元气败竭者，乃最危之候也。

《类证治裁·嗳气》：凡病后及老人脾胃虚弱者多有之。顾亦有肝气逆乘，嗳酸作饱，心下痞硬，噫气不除者。

《医碥·卷二》：仲景云：其人清涕出，发热色和者善嚏，可见嚏由气盛，郁勃使然，故阳虚者无嚏，得嚏则为佳兆。

《灵枢·口问》：阳气和利，满于心，出于鼻，故为嚏。

《金匮要略·腹满寒疝宿食病脉证治》：夫中寒家喜欠，其人清涕出，发热色和者，善嚏。中寒，其人下利，以里虚也。欲嚏不能，此人肚中寒。……腹中寒气，雷鸣切痛，胸胁逆满，呕吐……。

《金匮要略·痰饮咳嗽病脉证并治》：其人素盛今瘦，水走肠间，沥沥有声，谓之痰饮。

【研究进展】

一、声学基础及诊断技术研究

（一）声学基础研究

谈正卿[1]认为，中医学关于声音的发出，和肺、喉、会厌、舌、唇、齿、口鼻等有关。肺主声音，喉是声音之通路，会厌开阖，为声音之门户，舌是声音之枢机，又以唇齿为声音之扇助，如此而组成发音器官，再根据喉的宽隘，舌的锐钝，会厌、唇的厚薄，齿的疏密，从而产生不同的声音。又根据呼、笑、歌、哭、呻，角、徵、宫、商、羽声音的不同，而以五脏所主。认为五脏各有正声，以合乎五音。如肝声主呼，音主角；心声主笑，音主徵；脾声主歌，音主宫；肺声主哭，音主商；肾声主呻，音主羽等。在病理上，肺主声音，肺虚则发音的能源减弱，外邪犯肺，肺失宣降则直接影响气流的调制，根据其影响于肺的性质和程度的不同，所发出的声音亦就有相应的病理改变。

马大猷在《声学手册》[2]中论述，西医学认为，声音的发出，是由发音器官产生的。人的发音器官，是通过长期的进化过程形成的。现代人的发音器官是由上唇、下唇、上齿、下齿、齿龈、硬腭、软腭、小舌、鼻腔、口腔、咽头、舌尖、前舌面、后舌面、会厌、食管、气管、喉头、声带等十九个不同的组织器官组成。肺呼吸空气，在声道中形成气流，它推动声带振动发音，是发音的能源，在中枢神经支配下，声道中的不同部位以不同的方式运动，从而对气流的声波振动进行调制，使其负载一定的信息，再以大气声波的形式辐射传播出去。邬祥光[3]指出，值得注意的是，由于发音器官的结构和使用方法存在着个体差异，于是声音有大小，音调有清浊，并具有个性。

胡纪湘[4]强调，从物理学来看，人的发音是一个复杂的声学现象。声音是由物体振荡而产生的。一般来说，各种物体的振动均属于复合振动。由此而产生复合波，它是由频率和不同振幅所确立的若干谐振动组成。人体声带是发音的振源,从而产生基础频率,音波气流注入声道就会引起共鸣,当声带所产生的基础频率与声道的固有频率相接近或完全一致时,就会产生共振峰。在物理上任何物体振动时都会产生杂音,杂音是非周期性的音波,它的出现是无规律性的。正常人的声音也不例外,只是所含杂音成分极少,与病理性杂音相比,其含量就可以明显区分。由于母音的不同都有比较固定的位置。这种规律构成了某一母音音响的结构式。从而应用声图仪就可分析其生理病理之声音,对声音的变异给予客观的显示。

一般声源均为复杂的振动,即组合振动。声音具有三个基本特征:一是频率(专指基频);二是振幅;三是倍频成分。相应于人耳感觉,基频频率高低称为声调高低;振幅的大小给人耳以声音强弱的感觉,声源发声的强弱叫声强,经传播一定距离到人耳,人对声音强弱的主观感觉叫响度。倍频成分决定着声音的品色,是人耳区别声音倍频组分的主观感觉,通常称之为音质或音色。基音频率、振幅或声强、倍频组分是声音的客观特性。而声调或音调、响度、音色是主观特性,即人耳对声音客观特性的主观感觉。

(二)声诊的诊断技术的研究

张华[5]研究认为,声病学涉及整个基础医学及各门临床学科,吸收了物理学及心理学各门学科的理论知识和实施方法,电子科学技术的兴起与应用,给声病学在诊断方法上的发展又创造了有利条件。马天才等[6]报道,近20年来,国内外不少单位结合临床学科开展了声诊诊断技术的现代化研究,其主要方法有以下几种。

1. 声谱分析图法　利用连续式声图仪将人的声音信号通过电处理,转换为描记图的形式显示出来的一种声音诊断方法,能给主观听觉以客观的显示。

2. 电子计算机分析法　利用电子计算机声诊系统对患者的嗓音参数进行检测,从而分析患者发音的各种个性特征。

3. 空气动力学法　利用空气动力学检测仪,弄清空气压力与声门阻力二者相互作用而产生声音的实际过程,利用仪器可将所有记录的数值显示出来。

4. 喉动态镜法　现代电子喉动态镜在声诊中的临床用途包括:①声音生理的研究;②诊断各种急、慢性语声障碍;③诊断急、慢性嗓音障碍;④特殊和非特殊性声带病变的鉴别诊断及喉、声带的良性和恶性肿瘤等。

5. X射线法　用于观察声音的生理功能,方法是观察膈肌的位置和状况,喉及软腭的活动情况,及食管发音的病理及生理性活动,借助于病变所显示的暗影,可以说明有关的声音症状。

6. 肌电图法　利用现代电子技术,记录肌肉的生物电活动,借以诊断声音系统器官肌肉所处的功能状态。一种是生理性肌肉活动,另一种是在发声时电极所致的机械性活动,即微音效应。

7. 计算机辅助自动听诊系统　顾立德等[7]研究指出,这是一种基于Mel频率倒谱系数(Mel frequency cepstral coefficient,MFCC)的隐马尔可夫模型(hidden Markov model,HMM)系统,利用Mel频率倒谱系数对采集的声音信号进行特征提取,采用隐马尔可夫模型进行识别分类。分类正确率较高,可以对肠鸣音、心音等多种人体声信号进行识别分类,具有较高的临床应用价值。

二、中医声诊的现代研究

声诊是中医诊察疾病的重要方法之一。它历史悠久,内容丰富,具有独特的诊法和较完整的理论，是历代医家凭听觉诊察患者声音的变异来辨别邪正虚实与内脏病变的经验结晶。这些经验说明，凡从人体发声器官发出的而能被别人听到的声音，都包含着显示其人个性特征以及他所处的生理和心理状态的大量信息。显然，人的听觉系统具有提取、理解和识别这种信息的自然智能。然而这种测听的方法对中医病证的诊断仍有很多问题需进一步研究。因为每位医生的听觉认识有一定的主观性，不一定能够真实反映患者的语声变化情况；而且缺乏临床经验的医生对测听信息的有效识别、提取往往非常困难；此外，随着医生年龄的增加而听力会有不同程度衰退，加之测听时间较长患者容易疲劳，说话人多又容易发生混淆等等。要解决这些问题，必须开展声诊客观化的研究。近30年来，由于声图仪和计算机的广泛应用，使声诊的研究有了显著的进展，许多声学参数可客观地、定量地反映疾病的特性，对研究中医声诊客观化发挥了一定的作用。

（一）发声与“五脏相音”的研究

高也陶[8]根据《黄帝内经》的“五脏相音”理论，通过分析五音频率的范围，利用自制的二十五音分析仪，研究健康人群的二十五音规律。研究发现年轻女性发“徵”音具有显著性统计学差异；女性年龄越大，“角”音越多；男性发音以“羽”音为多。“角音”的基频是353.29Hz，“羽音”的基频是471.59Hz，这与一般认为女性发音频率比男性高的观点相反。

俞雪如[9]报道，日本森和等学者提出闻诊客观化的标准是声音，并指出音是物理性的，包括周波数（调子高低）、音压（响度、大小）、波形；声是心理性的，如调子高低、频率、大小等。通过研究对声音的构型作了分析，并应用声波摄谱（声纹图）分析了心、肝、脾、肺、肾五声。即用电磁示波器，将声波的成分通过1/3音组周波分析器，把声调作音调计数，把声纹作声波摄谱，把声的周波特性及成分用音谱分析器及资料相关计进行分析，将所得结果用电子计算机进行个体差异分类，通过一系列的图像解析系统处理、综合，构成评价指标，进行多元回归分析，构成定量的评价指标作为认识声音心理属性依据，并与声学家和临床医师的诊断结果进行对照。结果在声纹图上可见肝之声高频成分量多，相当于声学上的高亢声；脾之声含高频成分比肝之声少；肺之声除高频成分少外尚含有噪音，属于听不清的声音；肾之声频率紊乱含高频成分少，相当于呻吟声。与临床诊断结果有很高的一致性。使传统的中医“五声”理论得到了客观表述。

（二）声音与“气”关系的研究

《仁斋直指方》指出：“声由气而发，无气则无声。”可见气与声音关系密切。钟渠等[10]采用肺活量及声时测定作为考察气虚、气滞的定量指标，对比调查了502名歌唱学生和200名非歌唱学生，结果歌唱学生气虚、气滞证明显高于非歌唱学生（$P<0.01$），歌唱学生气虚和气滞证人数比例随练习时间增加而增多。得出了“歌唱”引起的“伤气”是嗓音疾病产生的主要原因，“歌唱伤气”理论具有正确性和科学性的结论。王勇等[11]通过收集正常成人的嗓音，采用计算机嗓音分析仪得出嗓音数据，并结合中医理论的相关知识，以阐释随年龄的增加，气与嗓音变化之间的客观联系。研究结果表明嗓音随着年龄的增加呈现出一定的变化规律，并且和“气”的盛衰变化呈正相关性。进而提出利用嗓音的数据分析，能够更加客观地表现“气”随年龄的增加而产生的盛衰变化，加深我们对中医“气”的客观性认识及各年龄阶段嗓音特征与“气”的盛衰变化关系的认识，同时为中医认识不同年龄段嗓音病的虚实辨证提供客观依据，为嗓音病的中医治疗提供理论基础。

（三）声诊的中医临床实验研究

台湾省长庚大学传统中国医学研究所胡克信等[12]选取鼻窦炎痰证组82人（女性30

人，男性52人），另设健康对照组60人（女性30人，男性30人）。测试对象在隔音室发/a/及/m/二音，撷取开始发音第1秒后至第4秒前之音声，并以10项音声共鸣参数进行比较分析。研究结果显示女性患者与对照组间共有4项参数、男性则有11项参数有显著差异。由此推测鼻窦炎痰证会影响音声的品质，原因可能与其改变声道形态有关。另以Fisher's线性判别函数与逐步判别分析方式，求得痰证之判别函数，女性患者正确率为66.7%，男性则为91.5%。

王晓岚等[13]应用电子计算机对肺结核患者的语声进行了研究。她把61名肺结核患者按辨证标准分为三组，并设53名正常人为对照组。用电子计算机对患者和正常人的语声进行了声学分析。检测结果：元音[a]的振幅扰动各组间差异有显著性（$P<0.05$或$P<0.01$），结果提示电子计算机检测系统对肺结核病的辨证是客观的、先进的，并具有实用价值。

莫新民等[14]应用声图仪对实证咳嗽、肺虚咳嗽及正常对照组120例的5个母音及咳嗽声的声频图进行了客观化的检测研究。结果显示：母音e、u咳嗽声各组之间的差别均具有高度显著性（$P<0.01$）。母音i、a、o除肺气虚咳嗽组和肺阴虚咳嗽组无统计学意义外（$P>0.05$），其余各组之间及咳嗽声各组之间差别均具有高度显著性（$P<0.01$）。临床诊断符合率分别为母音e 78.13%；i 80%；o 76.17%；a、u均为74.12%；咳嗽声88.9%。所有母音及咳嗽声各组的诊断特异性和诊断敏感性相加均>160%以上。因此认为谐波、顶频、振幅、共振峰、杂音、基频、顶频持续时间7项指标能够作为声诊有关内容诊断的客观指标。

林耿弘等[15]撷取非虚、气虚、阴虚及心脏衰竭受测者语音讯号[a]之单一周期平均讯号，利用双向关系型记忆网络进行语音讯号波形分类，最后再对波形进行定量化参数分析，找出语音讯号差异性。结果显示：气虚患者语音波形在副波强度部分明显较非虚者弱，非虚与气虚识别方面，平均正确率为82%。在非虚与阴虚识别方面，发现两者语音波形之间，在频谱能量方面有较显著差异，平均正确率为80%。对心脏衰竭患者的语音讯号进行分类测试，结果有75%与中医师临床辨证的结果一致。

杨家儒等[16]录取气虚实验组与非虚对照组一秒钟英文元音[a]一短声，在撷取有效之声波波形中找出副波过零点平均次数A_1、区域峰值的变异A_2、共振频率的变异A_3三个参数，使用探查数据分析和判别分析进行统计分析。结果显示：参数A_1、A_2、A_3在两组之间均有明显差异，但年龄无明显差异。使用单一参数，以A_1参数得到的判别正确率最高为74.51%；使用两个参数，以A_1与A_3参数得到的判别正确百分比为最高；使用A_1、A_2、A_3三个参数，得到的判别正确百分比高达88.24%。所以采用三个参数建立的判别函数，判别函数的系数显著性检定，$P<0.0005$。统计分析表明，A_1、A_2、A_3三个参数临床可作为判别气虚证的指标。

卓家祥等[17]研究气虚、阴虚以及非虚患者临床的特征。用语音数字化模型所对应的语音波形的表现，提出七个语音特征第一共振峰频率和第二共振峰频率的变异程度、尾端突起即第四共振峰振幅大于第三共振峰的现象和高频能量比。结果显示：平均过零点数、峰谷值变化、共振峰频率飘移、F_1和F_2的变异程度对于气虚与非虚证患者或阴虚与非虚证患者有较好的判别能力，但对于气虚与阴虚患者的判别能力则不佳，这几个参数可能和虚与非虚的判别有关，高频能量比值则为气虚与阴虚的语音不同之处。过零轴平移及尾端突起这两个参数的作用不佳。

罗纶谦[18]筛选了阴虚组患者60名，非虚者对照组60名，借助语音分析技术研究闻诊辨证的客观变化。录取英文元音[a]短音，将撷取有效之声波波形分成前、中、后三段进行频谱分析。结果显示：在共振频率均值方面，第一共振频率均值，非虚组高于阴虚组，但第二共振频率均值则是阴虚组高于非虚组；共振频率变异数方面，阴虚组皆高于非虚组，阴虚组的共振频率变异大，较不稳定。

李克成[19]用麦克风搭配语音分析相关之电脑软体对瘀血证患者的语声进行了研究。选轻度血瘀证 35 人，重度血瘀证 30 人，非血瘀证对照组 30 人。研究结果显示：轻血瘀证组与重血瘀证组之平均过零轴数均小于非血瘀组，而峰谷值变异数、共振峰变异数均大于非血瘀组，而且都有显著差异。

张虹[20]利用现代技术使耳鸣这一主观性描述客观化，弥补耳鸣诊断方法之不足。首先录制 C 大调中的 do、re、me、so、la，再分别录制比其高四个八度的 do、re、me、so、la 共 25 个音调，频率从 256Hz 到 7040Hz。分别标记为宫 1、宫 2、宫 3、宫 4、宫 5；商 1、商 2、商 3、商 4、商 5……，用 windows mediaplayer 给患者播放，进行耳鸣匹配，经患者 2～3 次确认为耳鸣音后，将其音调及音量分别记录分析。最后综合五音与其他四诊情况，进行综合辨证。

麦舒桃等[21]对 ICU 患者尤其强调听呼吸。通过调节呼吸机模式、参数对呼吸功能的支持，听患者的呼吸节律、哮鸣声的变化推断疾病的虚实变化。如呼吸机依赖的患者在呼吸机控制模式调整至辅助模式支持后，早期出现喘促、气粗、出气不爽，后期动则喘更甚，气怯声低、痰声响亮、哮鸣，病性多是虚实夹杂。

三、声诊的现代临床实验研究

（一）中医声诊的临床实验

自电子科学技术的兴起与应用以来，给声病学在诊断方法上的飞速发展创造了有利条件。顾立德等[7]应用国产连续式声图仪对嗓音进行了研究。他对 80 名被测试者的声样，按频率、强度和时间的三维坐标，共制成声图 1500m 后，逐 cm 地进行分析。结果表明：①国产连续试声图仪用于研究嗓音具有可行性和应用价值；②用声学分析法能给主观听感以客观的显示。

余永真等[22]应用电子计算机对正常人及喉病患者的音调扰动进行了研究；王丽萍[23]应用电子计算机对正常儿童嗓音参数进行了检测；韩仲明[24]把电子计算机应用于嗓音分析。他们的研究结果均表明：电子计算机检测系统用于声诊研究是可行的、先进的、客观的。

陈礼元[25]探讨正常人与肠癌患者在语音表现上的差异性。撷取自然发音[a]音，使用平均过零点数（A1）、峰谷值变化（A2）、低频能量比（A3）、高频能量比（A4）、碎形维度值（A5）、共振频谱比例参数（A6）和共振频谱能量参数（A7）等 7 个语音特征参数进行分析。结果显示：肠癌患者 A 组以及肠癌患者 B 组的自动辨识正确率较高，可达到 99.4%，表明肠癌中癌细胞转移至其他器官，脏腑功能衰退，发音时舌位前移，与正常人在发[a]音时差异甚大。而肠癌患者 A 组和 B 组在手术治疗后判别结果正确率较低，因肠癌患者术后的恢复率可达到 80%，其发音与正常人几乎无异，造成辨识上的困难度。

郑宇茹[26]研究分析慢性肾衰竭患者与健康人之语音样本差异性。筛选慢性肾衰竭 45 例及健康人 29 例进行对照，利用便携式迷你录音机（Mini-Disc，MD）收取患者及健康人语声进行分析，以母音 a、i、u、e、o 为实验语音样本，结果发现五个母音在音高、越零率及共振峰皆有差异存在。Abdul 等[27]研究慢性肾衰竭患者长期血液透析对声音特征的影响。应用 Kay Elemetric VISI pitch（330 型）声图仪，评价患者血液透析前后声音的变化，结果显示血透后惯常音高显著增加，与音高范围、最长发声时间呈边缘性增加。

黄德耀[28]分析健康人和过敏性鼻炎患者的语音，受测者以平常发音之音调及音量，依序发 a、i、u、e、o、m，发音前缓缓吸一口气，然后开始发音一直到无法发音为止，语音参数主要包括音高、越零率、共振峰、倒频谱参数四方面。结果显示，在患者和正常人之间有些语音有显著差异，并且对于过敏性鼻炎病的辨识率有明显提升的效果。

（二）中医闻诊的声生物学研究

冯前进等[29]研究认为，声生物学及其诊断技术虽然是基于传统中医学而提出的，但它的研究和发展却必须要以声物理学和声心理物理学为基础。在过去的发展中，声物理学和声心理物理学的研究已经取得了巨大的进步。

这些进步使我们能够更精确地对声振动和声波进行测量，了解声振动和声波传播的运动规律及其心理物理学特性，并利用各种方法和工具对声信号分别在时域和频域进行解析。例如基于傅里叶变换分析声音的基频以及纯音成分构成，或者将某个特定的声音信号 f(t) 分解到以{ejωt}为正交基的空间等，再例如基于 Matlab 对声波进行的 sptool、fdatool、wavelet、simulink 的分析处理，这些方法为声波识别提供了强有力的数学方法和工具，从而使我们能够从声信号中提取出更丰富的反映声振动运动和声波传播的动力学信息，使声信号更具有预测和诊断能力。

声物理学的研究还将声音分为乐音和噪音，基于乐音带给人的心理感受以及声音的心理物理学研究，音乐家们创造了音乐以及记录和表达乐曲的方法。在许多的音阶体系中，五音是一种独特的音阶和记谱方法，利用五音音阶能够创作出独具特色的音乐。

基于声物理学及其与中医学闻诊理论和方法相互比较，我们能够提出以下几方面关于声生物学的研究问题，并得出某些重要的推论。

1. 无论机体的生理活动还是病理活动，都会产生相应的声音，这些生命之声携载着相关生命活动状态的丰富信息，是一种用于辨识生命活动状态和体质以及早期诊断疾病的重要信号。近代已有的一些研究表明，生物细胞具有振幅在纳米水平的声振动频率（1000Hz/s）的微小振动。也有学者观察到，酵母细胞的振动频率大约相当于中音的频率，且受温度的影响。对生命活动的微小声振动进行检测分析并阐明其中的生理学和病理学意义是未来声生物学研究的一个极有意义的研究内容。

2. 从物质和生命演化的时序看，声音作为物质固有或受激下的一种机械振动是先于生命存在于时空之中的，因而，生命的演化和进化过程不仅基于“自然选择”规律赋予了不同生命以不同的感受声音的结构和功能，而且还基于“自相似、自组织、自适应”规律将物质的声音特性映射于生命物质及其运动之中，这就是生命所以能够感受声音以及生命运动具有声音变化的起源。这同样是声生物学需要加以阐明的问题。

3. 由此并按照中医学的“五脏相音”理论，我们可以给出一个大胆的推论：人体不同结构水平的生命活动不仅具有声振动的运动，而且能够以机体组织为媒质进行传播和相互作用，从而呈现五音组合（五而五之，二十五变）旋律，这种旋律随着生命活动状态的变化而改变。五音音阶乐律能够显著影响生命活动的大量研究反证出这一旋律的存在。对此进行完整的，也就是能够满足“五而五之，二十五变”要求的五音检测、分析和记谱，将是声生物学的一个非常具有吸引力的研究领域。可以预见，该领域的研究将使人类写出不仅仅是文学意义上的而且是生物学意义上的，不仅仅在感性意义上是美妙的而且在理性意义上同样是美妙的“生命之歌”。在中医学看来，五音、五脏和五行是相配的，以前的一项研究表明，五行相互作用的非线性动力学运行轨迹是一幅极具艺术美感的图画[3]，可见其间的联系并非纯粹的臆想和偶然。

4. 可以利用声物理学和声信号的数学分析处理方法对中医学所闻之声进行检测和分析，这将推动基于中医闻诊方法的声生物学诊断方法及其全新的声生物学诊断仪器的研究和开发，同时也有助于从声生物学的意义上重新理解并定义相关的中医学闻诊理论。例如，按照声物理学，声波的频率、振幅和能量是由声源决定的，其能量可以通过 I=1/2ρω2A2c 计算。进一步通过傅里叶分析将其分解展开为正交函数线性组合的无穷级数或进行傅里叶变换研究它在频域的能量特性，并且，在传播媒质条件确定的情形下，声波的这些特性能够反映声源体声振动的能量变化规律和状态，因此，可以通过对特定声源体声波的测量和分析，确定并给出声源体声振动的能量变化规律及状态。

此前我们的研究已经建立了气与能量的联系，给出了阴阳变化的正、余弦振荡性质，从此出发，正像中医学通过闻其声而知其证一样，就可以令我们给出“五气所病”之声对应的“五气所病”之体的具体能量形式、变化规律及状态。显然，这无论对于传统的中医理论，还是对于在传统中医理论基础上试图建立能量医学体系的努力都是非常有意义的。

（三）开展咳嗽声诊客观化研究的设想

鲁法庭等[30]提出，可将国内应用比较成熟的 Dr. Speech(DSS)软件与国外最专业的声音分析系统软件 DSSF5E(Diagnostic System for Sound Fields. v5. 0. 5. 5)相结合应用于咳嗽中医证型的声学客观化研究。采集病理性咳嗽声音，并将捕捉的病理声音信息进行分析，变换成用时间、频率和强度表示的三维声谱图，测定咳嗽声音属性的各种物理量，分析咳嗽声音的成分，并建立与咳嗽的中医证型的相关性，从中寻找共同的和特有的声图表现及声学参数，建立新的客观指标，揭示不同证型咳嗽的共性与个性。与临床治疗效果相结合，深入探索不同中医证型咳嗽症状缓解变化的声学规律。通过定量分析不同中医证型的咳嗽声音，搭建中医咳嗽证型与声学指标的对应关系，建立中医咳嗽证型声学指标数据库。应用于临床，可以辅助临床医生对咳嗽的中医辨证论治、评价治疗效果等，从而弥补传统诊法的听觉差异，避免了由于人的听觉误差而造成临床上的漏诊或误诊，提高临床疗效。通过研究探索出的方法和技术可以为更多声诊对象如：呼吸、语言、呕吐、呃逆、嗳气、太息、喷嚏、呻吟、喘息、啼哭、肠鸣等病理性声音的客观化研究搭建研究平台，提供可借鉴的方法，促进全面开展中医声诊的客观化研究。

四、国外对声诊的研究概况

国外尚未见到对疾病中医证型从声学角度开展客观化研究的报道，但是在其他领域的声学研究已经达到相当深入的水平。

汤建国等[31]研究报道，早在 1741 年，法国 Ferrein 用离体喉研究声带振动开创了现代声学概念。Hippocrates 时代已知发声需要气流，19 世纪 70 年代 Lootens 第一个从离体牛喉声带振动时观察到显示正负气压变化。Fonndort 又采用气流动力学定律的 BernouH1 公式计算和解释发声时的声门闭合活动。继而 Van-Berg 等用离体喉及喉模型研究发声现象。Titze 采用计算机模型—生物力学模型用于临床诊断声带的一些局部病变。近 20 年来，由于声图仪和计算机的广泛应用，使声诊的研究有了显著的进展，许多声学参数可客观地定量反映疾病的特性，对研究中医声诊客观化发挥了一定的作用。

Nessel 等[32]应用声图仪对声音嘶哑患者进行了研究，结果发现声音嘶哑的特征是低音成分被噪音取代，并且几乎所有声音嘶哑的患者在5kHz以上均可看到噪音成分。并指出谐噪比（HN或SN）是声音嘶哑的一个客观指标（谐波成分减少，噪音成分增加）。森和等[9]提出闻诊客观化的标准是声音，他们还调查了婴儿365种痛苦哭泣声，指出声音高低与临床诊断有很高的相关性。根据鲁法庭等[30]的报道，在声诊检测研究方面，美国Yoshimasa Electronic Inc. 研制的DSSF5（Diagnostic System for Sound Fields v5.0.5.5）是最专业的声音测试测量系统软件，已经广泛应用于人类发出的各种声音、医学听诊声音的声学分析、声频测量、测试和调整、房间的音响效果测试、电子设备声音的测量，噪音、乐器的声学分析等多领域。DSSF5E将计算机变成一个高级而又容易使用的声音测量实验室。其操作应用方便，操作者可以在笔记本电脑和台式机上的windows操作系统完成各类声音测试和分析。

由于中医的“证”是中医学特有的概念，因此国外相关声诊研究尚未涉及与中医证的研究领域，但是其用于声诊研究的先进的研究技术，成熟的检测指标以及数据处理方法可以为本课题的研究提供很好的借鉴。尤其是DSSF5，鉴于其广泛的应用范围、精确的测试功能以及对设备的低要求、操作的可行性，可为我们开展咳嗽中医辨证与声学客观多参数分析的相关性实验研究所用。

五、声诊研究的问题及展望

声诊是用听觉来作病证诊断的总称，是历代医家凭听觉诊察患者声音的变异来辨别邪正虚实与内脏病变的经验结晶。自20世纪80年代以来，国内外不少学者采用现代科学技术方法，从实验及临床角度，对听声音做了不少有益的研究。目前不仅能利用声音的特性，对其频率、振幅、持续时间进行分析，同时开发了声谱仪、语声仪、喉声气流图仪、频谱分析仪等仪器结合电子计算机分析系统，客观地对一些常见病变声音进行定性、定量分析。

声图仪和电子计算机目前用于声音分析，可把直流至16kHz范围内的各种声音信息动态频进行分析后，变换成用时间、频率和强度表示的三维声谱图。把它用之于临床，就能把声诊的内容（各种病理性声音）变换成声图，使听起来像流水一般的声音变为静止的、可见的图像固定下来，这样在识别时，不仅能用耳朵听，还能用眼睛看，使每个患者声音的谱图以及发音的各种个性特征都能分辨出来。因而弥补了传统诊法的听觉差异，避免了由于人的听觉误差而造成临床上的漏诊或误诊。

声诊的现代研究，反映了中医症状规范化研究的一个侧面，其研究思路、方法都说明了声诊的现代化研究取得了一定的成果。但分析近20余年，尤其是近些年的研究状况，这些研究的深度、广度均有不足，主要表现在：①诊断标准不统一，各种病变声音的指标及意义、如何进行分级量化、对各病证的诊断贡献度及其判断阈值等，尚未找出公认的标准；②研究病种及样本量较少，研究结果的可信度、认可度较低，离临床应用还有相当大的距离；③研究的方法、模式单一，对病变声音所涉及的各个系统及其功能之间的关系、客观规律以及听声音中寓有的心理学原理等，尚少有方法测定及分析；④近年来投入不足，少有新方法或新成果出现，现代研究几乎呈停滞状态。

声诊是中医诊断的重要方法之一，其内容有咳嗽、呼吸、语言、呕吐、呃逆、嗳气、太息、喷嚏、呻吟、喘息、啼哭、肠鸣等，它们都有各种声学特性表现。所以扩大分析对象，建立新的客观指标，应用声图仪和电子计算机测定声音属性的各种物理量，从中寻找共同的和特有的声图表现及声学参数，是分析声音成分，揭示声音共性与个性的实验诊断学途径。它将不仅为声音生理、病理研究提供客观依据，而且对临床诊断、科研与教学均具有实用价值。相信随着科技的发展、观念的更新，中医声诊的研究一定能走出困境，出现新的飞跃。

随着现代科学技术的发展，目前国内外西医学学者尝试利用各种声学仪器对临床常见疾病的声学参数特点进行了定性、定量分析，客观地对声诊的内容作出科学的判断，从中得出规律性认识，以提高诊断的准确性。2000 年德国洪堡大学的研究者发现动物患病或者受伤时的发音呈非线性改变。2002 年美国加利福尼亚大学的 Gimzewski 教授发现细胞从生到死，受酒精刺激和癌变时，都有细胞壁振动(声音)的改变，并且放大后可被人听到。细胞声学由此建立。2004 年美国《科学》杂志刊登 Gimzewski 教授声细胞学的研究论文，认为这是诊断学的革命性突破，人类有望在细胞还未发生病理学改变之前，就通过识别细胞壁振动的改变而获得诊断。一些重要的学术机构和国家，如斯坦福大学、法国的学者，都加入了研究行列。这些当代研究结论与 2000 多年前《素问·阴阳应象大论》中记载的“视喘息，听声音，而知所苦”的诊病理论遥相呼应，将会使声诊得到新的发展。

参考文献

[1] 谈正卿，等．中医工程学概论．上海：上海中医学院出版社，1990：4-6

[2] 马大猷．声学手册．北京：科学出版社，1983：43-48

[3] 邬祥光．汉医四诊的现代标准化．国外科技，1979(5)：29-30

[4] 胡纪湘．医用物理学．北京：北京科学技术出版社，1982：201-208

[5] 张华．简明声病学．北京：人民卫生出版社，1985：77-82

[6] 马天才，庄燕鸿，王忆勤．声诊现代化研究及其在中医学研究中的应用．上海中医药大学学报，2009，23(1)：79-82

[7] 顾立德，等．国产连续式声图仪在嗓音研究中的应用．中华耳鼻咽喉科杂志，1984，19(2)：86-88

[8] 高也陶．五脏相音．北京：中医古籍出版社，2007：351-412

[9] 俞雪如．日本汉医对四诊客观化的研究．浙江中医杂志，1984，29(6)：285-286

[10] 钟渠，李雪．从嗓音疾病调查结果看“歌唱伤气”理论．甘肃中医，2002，15(1)：3-5

[11] 王勇．正常成人嗓音年龄变化特点与中医“气”的相关性研究．南京：南京中医药大学硕士学位论文，2006

[12] 胡克信，张恒鸿，吴文祥．中医痰证患者之音声分析——以鼻窦炎患者为例．Asia-Pacific Traditional Medicine，2005，1(2)：45-47

[13] 王晓岚．肺结核病Ⅲ型患者语声咳声分析．湖南中医学院学报，1997，17(4)：33-34

[14] 莫新民，蔡光先，张建丽，等．中医声诊客观化的临床实验研究．中国中医基础医学杂志，1998，4(5)：33-34

[15] 林耿弘．中医闻诊自动分析虚证患者语音之分类识别．台北：台湾私立中原大学，2004

[16] 杨家儒，张恒鸿，邱创乾，等．中医闻诊现代化研究——气虚患者之语音分析．台中：中国医药学院中国医学研究所，1997

[17] 卓家祥．用以辅助中医闻诊现代化的临床实验研究．台北：台湾逢甲大学，1997

[18] 罗纶谦．中医闻诊现代化之研究(二)——阴虚证患者语音分析．中医药药学报，1998，16(1)：28-30

[19] 李克成．中医闻诊现代化研究——血瘀证患者之语音分析．台中：中国医药学院中国医学研究所，2001

[20] 张虹“五脏相音”理论及其在耳鸣诊诊断中的应用．北京中医药，2009，28(5)：350-352

［21］麦舒桃，韩云，李芳．ICU的中医四诊基本技能临床训练教学方法初探．江苏中医药，2008，40(12)：94-95

［22］余永真，张兵．正常人及喉病患者音调扰动的研究．中华耳鼻咽喉科杂志，1988，23(6)：360-362

［23］王丽萍．正常及病态嗓音声学分析中的某些进展．国外医学：耳鼻咽喉科学分册，1988，1(12)：260-261

［24］韩仲明，杨式麟．电子计算机在嗓音分析中的初步应用．临床耳鼻咽喉科杂志，1990，4(1)：36-38

［25］陈礼元．类神经网络用于辅助闻诊辨识系统之研究．台中：台湾逢甲大学，2005

［26］郑宇茹．中医闻诊结合问诊专家系统于慢性肾衰之应用．台北：台湾私立中原大学，2001

［27］Abdul LH，Walid M，Abbas Y，et al. The Effect of Hemodialysis on Voice：An Acoustic. Joumail of Voice，2005，19(2)：290-295

［28］黄德耀．语音信号应用于中医过敏性鼻炎病之研究——分析过敏性鼻炎患者声音与健康人间的差异．台北：台湾私立中原大学，2002

［29］冯前进．从中医闻诊到声生物学及其诊断技术研究．山西中医学院学报，2010，11(2)：68-70

［30］鲁法庭，张学娅，杨梅．声诊研究现状及开展咳嗽中医声诊客观化研究新思路．辽宁中医杂志，2010，37(7)：1231-1232

［31］汤建国，等．声学研究进展．国外医学：耳鼻咽喉科学分册，1989，2(5)：280-281

［32］黄忠华，等．动态镜检查对声嘶病人的诊断价值．国外医学：耳鼻咽喉科学分册，1992，5(5)：294-295

第二节　嗅　气　味

【基本内容】

嗅气味，是指嗅辨与疾病有关的气味，分嗅病体气味与病室气味两种。疾病情况下，由于邪气侵扰，气血运行失常，脏腑功能失调，秽浊排除不利，腐浊之气由是而生，故可出现体气、口气、分泌物、排出物的气味异常。嗅气味可以了解疾病的寒热虚实，一般气味酸腐臭秽者，多属实热；气味偏淡或微有腥臭者，多属虚寒。

一、病体气味

病体散发的各种异常气味，临床上除医生直接闻诊所得外，其他诸如痰、涕、二便、经、带、恶露等排出物的异常气味，还可通过询问患者或陪护者而获知。

（一）口鼻气味

1. 口气　指从口中散发出的异常气味。正常人呼吸或讲话时，口中无异常气味散出。若口中散发臭气者，称为口臭，多与口腔不洁、龋齿、便秘或消化不良有关。

口气酸臭，并伴食欲不振，脘腹胀满者，多属食积胃肠。口气臭秽者，多属胃热。口气腐臭，或兼咳吐脓血者，多是内有溃腐脓疡。口气臭秽难闻，牙龈腐烂者，为牙疳。

2. 鼻气　鼻出臭气，称为鼻臭。伴流浊涕不止者，是“鼻渊”，多因热邪上熏或湿热蕴结所致。

（二）汗液气味

指汗液散发出的气味。患者身有汗气味，可知曾有汗出。

汗出腥膻，是风湿热邪久蕴皮肤，津液受到蒸变所致，多见于风温、湿温、热病，或汗后衣物不洁所致。汗出腥臭，可见于瘟疫或暑热火毒炽盛之证。

腋下随汗散发阵阵臊臭气味者，是湿热内蕴所致，可见于狐臭病。

(三) 痰涕气味

正常状态下，人体排出少量痰和涕，无异常气味。

咳吐浊痰脓血，腥臭异常者，多是肺痈，为热毒炽盛所致。咳痰黄稠味腥者，是肺热壅盛所致。咳吐痰涎清稀味咸，无特异气味者，属寒证。

鼻流浊涕腥秽如鱼脑者，为鼻渊；鼻流清涕无气味者，为外感风寒。

(四) 呕物气味

呕吐物清稀无臭味者，多属胃寒；气味酸腐臭秽者，多属胃热。呕吐未消化食物，气味酸腐者为食积。呕吐脓血而腥臭者为内有溃疡。

(五) 二便气味

二便闻诊除注意了解特殊气味外，还要结合望诊综合判断分析。

大便酸臭难闻者，多属肠有郁热。大便溏泄而腥者，多属脾胃虚寒。大便泄泻臭如败卵，或夹有未消化食物，矢气酸臭者，为伤食，是食积化腐而下趋的表现。

小便黄赤混浊，有臊臭味者，多属膀胱湿热。尿甜并散发烂苹果样气味者，为消渴病。

(六) 经带恶露气味

经带闻诊主要是了解有无异常气味。

月经臭秽者，多属热证；月经味腥者，多属寒证。

带下黄稠而臭秽者，多属湿热；带下清稀而腥者，多属寒湿。

崩漏或带下奇臭，并见异常颜色，常见于癌症，病情多危重。

产后恶露臭秽者，多属湿热或湿毒下注。

二、病 室 气 味

病室气味是由病体本身或排出物、分泌物散发而形成。气味从病体发展到充斥病室，说明病情重笃。临床上通过嗅病室气味，可作为推断病情及诊断特殊疾病的参考。

病室臭气触人，多为瘟疫类疾病。如戴天章《瘟疫明辨》说："瘟疫病气从中蒸达于外，病即有臭气触人，轻则盈于床帐，重则蒸然一室。"

病室有血腥味，病者多患失血。病室散有腐臭气，病者多患溃腐疮疡。病室尸臭，多为脏腑衰败，病情重笃。病室尿臊气(氨气味)，见于肾衰。病室有烂苹果样气味(酮体气味)，多为消渴病患者，属危重病症。病室有蒜臭气味，多见于有机磷中毒。

【补充阐发】

一、嗅气味诊病的机制

气味古代称为"臭"(音 xiu)，《诗经·大雅》"上天之载，无声无臭"，意思就是天道难知，没有音声也没有气味。在中医的典籍里面，最早谈及闻气味的是《内经》，如《素问·金匮真言论》提到五行的归属，把腥、焦、香、腥、腐五种气味与五脏联系起来。《难经》则将嗅气味与听音声相提并论，作为闻诊的方法。

嗅气味诊病的机制与气味的产生关系密切。很多东西都有气味，如羊肉、牛肉、橘子、苹果等食物都有各自特殊的气味。当食物变质以后，其气味也跟着变了。人的气息、分泌物、排泄物以及整个身体也有气味，例如流汗有汗臭，大便有粪臭，小便也有小便的气味。在阴阳平衡、气血流畅、脏腑调和的情况下，这些气味是不会发生较大的变化的。如果阴阳失去平衡，气血阻滞，脏腑功能失调，邪毒入侵，这些正常的气味就会发生变化，还可能出现一些具有特殊气味的病理产物。嗅气味诊病的道理也是利用人体的正常气味在得病后可能发生变化的特点，为辨证多寻找一些依据。如肺为邪侵，热毒变阻，气血流行不畅，于是郁而成脓，形成肺痈，其人气息即有使人难以忍受的恶臭，而且所咳出的脓痰也有特殊的臭气。又如患者内热炽盛，迫血妄行，而致出血，病室中就可能有血腥气味。这些气味有助于了解脏腑气血的变化，从而辨识证候。

二、嗅气味诊病的注意事项

1. 要有心理准备和全心为患者诊治的精神　患病之人所散发的气味大多秽臭难闻，有的还会传染疾病，如一闻到臭味便捏住鼻子，转过头去，甚至草草了事，避之唯恐不及，不但难以作出正确的诊断，采取有效的治疗措施，有时还会损伤患者的自尊心而影响其情绪。

2. 运用正确的嗅诊方法　闻患者的气味不可离得太近，与排泄物的标本必须有一定的距离，可以不正对着患者或标本去嗅，而是用手把所发出的气味扇向自己的鼻前来嗅，对于容易传染的疾病尤其必须如此。

3. 闻气味的时间不宜过长　嗅气味最重要的是刚接触的一会儿，因为刚接触时感觉最灵敏，最容易辨别。这与在其他情况闻到气味是一样的，闻到什么气味都要注意辨别。

4. 注意辨别与疾病无关的气味　特别要注意避免与疾病所产生的气味混淆。有的气味很容易排除与病变的关系，如香蕉、橘子或香水的气味；而有的气味就很容易起干扰的作用，影响检查者的正确认识。

5. 检查排泄物须了解其放置时间的长短　放置久了任何排泄物都会改变气味，臭味一般是愈久愈浓，而放置不久的气味较能如实地反映病情。

6. 在问诊时注意气味的变化　有些气味医生难以闻到，或不便进行闻诊，例如带下、恶露等的气味，在询问病情的时候，患者如果自己谈到有关气味的情况，更应特别留心。

病变所产生的气味对于疾病的诊断有一定的意义，但是它仅仅是个别征象，没有望诊、问诊，以及闻音声诊法所获得的资料，诊断是难以进行的。在多数情况下闻气味诊法并不单独进行，只在望、问、切的同时也留心及此而已。但是有时还是必须着重闻一闻，特别是在气味对于该种病证有决定性诊断意义或有疑似情况难以确定的时候。

三、恶臭气息与辨证的关系

恶臭气息是指仅闻到臭味，无法分辨像什么气味。病证可出现于鼻、口、气道、食道、肺、胸、胃、大小肠等部位以及全身。

1. 鼻的病证　鼻疖和鼻疔成脓而溃破以后，可使气息恶臭，通常还能辨出脓的气味；鼽嚏的症状是经常鼻塞、流涕、打喷嚏，久久不愈，脑漏以鼻涕浊黄，其状如脏和经常头痛为主，这两种病证气息都常有恶臭；鼻孔里面有异物阻塞，如大豆、花生、杨梅核等，阻塞日久异物腐败或患处气血郁滞成脓，也可使气息有恶臭。

2. 口的病证　口糜又称为鹅口疮，以口中发红、灼痛，继而出现白色突起形如雪花为特征；口疮则口舌生病，破溃成疮，可伴发热恶寒，往往反复发作；口疳来势甚速，病情严重，主症为壮热烦渴、口内灼痛、溃疡，溃疡处有灰白色假膜，严重的会腐烂出血。这三种都会引起口臭而影响气息，其中口疳最严重，口疮次之，口糜较轻。

3. 牙齿和牙龈的病变　龋齿俗称蛀牙，即牙齿上面出现龋洞，甚至牙冠大部或全部破坏;牙宣即齿龈肿起,其色黯红,有的经常出血。如果经常出血,还有血腥气味。

4. 肺胸的病证 肺痈的主要症状是咳吐大量脓血样痰、胸痛、气喘,初起恶寒发热,特别是咳嗽吐痰的时候,气息腥臭非常;肺痨以咳嗽、咯血、厌食、消瘦和潮热盗汗为特征,在病情严重咳嗽较剧烈的期间,常有恶臭气息,咯血则有血腥味;肺热喘咳以小儿为多,表现为咳嗽、气喘、发热,这种病证有的也有恶臭气息。悬饮患者胸胁疼痛、咳嗽、气喘,严重者饮邪成脓,波及于肺,入侵气道,因而使气息带有腥秽的恶臭。

5. 脾胃大小肠的病证 其病变多为食积停滞,引起胃气上逆,酸腐之气随之而出,导致气息恶臭,多与腹胀、呕吐、泄泻、嗳气等症状同时出现。胃火炽盛或肠中热结,也常致使气息恶臭,多与口舌生疮、舌质红绛、便秘、尿赤等火盛的症状并见。

四、特殊气味的临床意义

1. 烂苹果味 见于消渴病重证,有口渴多饮、多食、多尿、消瘦和皮肤易生疮疖等症状,病情重,特别是发生昏迷的时候其气味尤甚明显。这种病证西医学称为糖尿病,其特殊气味称为丙酮气息。

2. 尿味 见于严重的水肿病、癃闭患者,多与厌食、恶心、呕吐等症状并见,是病危的征象。小便失禁浸渍衣被也可使患者带有这种气味,应仔细分辨。

3. 热臭味 壮热的患者热气迫人,而且有一种特殊的臭味,时日越久越明显。外感热病或其他疾病出现壮热的症状,都可能产生这种气味。根据这种气味,在问诊和切诊之前常能先发现有壮热的症状。

4. 血腥味 鼻腔、口腔出血,还有吐血、咯血,都可能使气息产生血腥味,这种气味有助于发现出血。

5. 霉臭味 黄疸、右胁下积聚和臌胀,如出现昏迷不醒,常产生一种霉臭味,这意味着病情严重,预后不良。

6. 毒物气息 误服或故意吞服毒物,如果毒物有特殊气味,例如乐果、敌敌畏、来苏、鸦片等,常在气息中表现出来;饮酒过量引起酒精中毒,气息则含有浓郁的酒味。对于不能说或不肯言明所服毒物的患者,闻气息非常重要。

【古代文献】

《疫疹一得·卷上·口秽喷人》:口中臭气,令人难近。使非毒火侵炙于内,何以臭气喷人乃尔也。

《疡科心得集·卷上·辨走马牙疳风热牙疳牙菌论》:李东垣曰:走马疳者,肾经热毒上攻,……始则口臭,继遂龈烂,色如干酱,后则齿黑,有时牙龈出血,或脓臭成虫,侵蚀口齿,甚则腮颊红肿。

《形色外诊简摩·嗅法》:病人尸臭不可近者,死。口气重者,胃热盛也,阳气尚充,其病虽剧,可治。汗出稠粘,有腥膻气或色黄者,风湿久蕴于皮肤,津液为之蒸变也,风湿、湿温、热病失汗者,多有之。唾腥吐涎沫者,将为肺痈也。唾脓血腥腐者,肺痈已成也。小便臊甚者,心与膀胱热盛也。不禁而不臊者,火败也。大便色坏,无粪气者,大肠气绝胃败也。小儿粪有酸气者,停滞也。病人矢气极臭者,为胃有停食,肠有宿粪,为内实,易治;若不臭者,在平人为气滞;病剧而出多,连连不止者,为气虚下陷,恐将脱也。

《景岳全书·杂证谟·鼻证》:鼻渊者,总由太阳、督脉之火,甚者上连于脑,而津津不已,故又名为脑漏。此证多因酒醴肥甘,或久用热物,或火由寒郁,以致湿热上熏,津汁溶溢而下，离经腐败，有作臭者，有大臭不堪闻者。

《素问玄机原病式·六气为病》：吐利腥秽，胃肠寒则转化失常……而吐利腥秽也。腥者，金之嗅也。由是热则吐利酸臭，寒则吐利腥秽也。亦犹饭浆，热则易酸，寒则水腥也。

《傅青主女科·带下》：妇人有带下而色青者，甚则绿如绿豆汁，稠粘不断，其气腥臭，所谓青带也。夫青带乃肝经湿热。……妇人有带下色黄者，宛如黄茶浓汁，其气腥秽，所谓黄带是也。夫黄带乃任脉之湿热也。

《广瘟疫论·卷之一》：风寒，气从外收敛入内，病无臭气触人，间有作臭气者，必待数日转阳明腑证之时，亦只作腐气，不作尸气。瘟疫，气从中蒸达于外，病即有臭气触人，轻则盈于床帐，重则蒸然一室，且专作尸气，不作腐气。以人身脏腑、气血、津液，得生气则香，得败气则臭。瘟疫，败气也，人受之，自脏腑蒸出于肌表，气血、津液逢蒸而败，因败而溢，溢出有盛衰，充塞有远近也。……若瘟疫乃天地之杂气，非臊、非腥、非焦、非腐，其触人不可名状，非鼻观精者，不能辨之。

《儒门事亲·卷六·口臭》：赵平尚家一男子，年二十余岁，病口中气出，臭如发厕，虽亲戚莫肯与对语。戴人曰：肺金本主腥，金为火所炼，火主焦臭，故如是也。久则成腐，腐者肾也。此极热则反兼水化也。

【研究进展】

一、气味的理论实质及其特征

曾宪斌[1]认为，“气味”从概念发展到范畴及至形成学说，已成为中医药理论体系中重要的组成部分，得到广泛的应用。下面就其理论实质及其特征作出探讨。

（一）气味的理论实质

1. 气味是本原、实体范畴　“气”是构成宇宙万物的质素。王充《论衡·自然》：“太虚不能无气，气不能聚而为万物。”说明“气”作为本原范畴，回答了关于何为宇宙万物起源的问题。不过，有的著作还会将“气”和“味”纠缠在一起，以“气味”的形式来回答宇宙万物（包括生物）的起源问题。如《素问·六节脏象论》：“天食人以五气，地食人以五味。”寇宗奭云：“生物者气也，成之者味也。”此之谓也。气味作为一个实体范畴，不仅用以说明概括事物的存在状态、结构关系和变化情况等。而且它已成为中医药学中固有的具体范畴，在中医药理论体系中，具有一些确定不移的意义，即气味是具体的物质。如李杲所谓“药之所用，皆以气味为主”，刘完素所谓“制方之体，本于气味也”，都说到气味是具体的物质，即气味是能够独立存在的，作为一切属性的基础和万物本原的东西。

2. 气味是功能模型范畴　《中药学》中，气味已脱离了具体的物质形态，成为药物多种多样的性质和效能的概括性标志之一，这一概括性标志就是所谓的“四气五味”。“四气五味”是前人以形象思维为基础，采用类比推理的思维方法，对药物的性质和效能进行简化、纯化的科学抽象，成为一个对药物性质和效能进行概括的理想模型，将这一模型用于推演具体药物的功效时很方便、很实用。如黄连苦寒，苦能燥湿泻火，寒能清热解毒，故黄连的功效是清热燥湿，泻火解毒。又如桃仁苦甘而平，苦泄能活血祛瘀，甘润能润肠通便。

（二）气味范畴的特征

1. 宏观性　当我们说到某药是某种气味时，只是对该药的一种定性描述，而非对其定量的表述，这就是气味的宏观性特征。这种宏观性主要表现在：其一，气味所指示的并非该药的内在物质结构；其二，气味字符之间界线模糊，虽有时也在气味字符之首冠以“微”、“大”

等字样,如"微苦"、"大寒"等。但仍然是粗放疏阔的。因为"大"到什么程度,"微"到何种界线,都没有定量的表述。因此,气味是对药物性质和效能的一种粗线条的描述。

2. 经验性 药物气味是人们在生活和医疗实践中对药物观察、体验和推论的结果。如气臭和具体五味是凭嗅觉和味觉感知而得到的。四气和抽象五味虽是以药物的疗效为依据进行推论而得出的,但这种推论往往要以病体(客体)对药物的反应为依据,医生(主体)根据病体的反应进行推论而确定的。这里病体对药物的反应和医生所做的推论都带有经验性,因而难免有局限性。如陶弘景论丹参时说:"久服多眼赤,故应性热。"又如据硝石得火则焰发而定为热等等。

3. 实用性 药物气味是其"物—效"关系的一种表征,它所使用的字符有:四气——寒、热、温、凉;五臭——香、焦、臊、腥、腐;五味——辛、甘、酸、苦、咸。这些字符非常实用,在标注药物时,具体气味用五臭和五味字符标记;抽象气味(凭药物疗效推论所得者)以四气五味字符标记。在分析药物时,以气味为依据去推理得出其功效和用途。在比较药物时,依据气味可归纳其共性和个性。在应用药物时,以气味为依据来决定其配伍形式,用法用量及宜忌。

4. 物质性 气味作为一个本原、实体范畴,具有物质性。药物气味中,具体气味(五臭、五味)是药物的真实气味和滋味,是药物内部运动着的物质的外部表现形态,是药物的"体",是药物内在质的规定性的反映,是对药物本质属性的反映。抽象气味也同样具有物质性,因为抽象气味本身就是从药物疗效推论得出的,它指示药物内部含有某种或某些种物质。换言之,药物抽象气味也是其内在运动的物质的一种外在表现。

5. 功能性 气味作为一个功能模型范畴,自然亦就具有功能性。因为气味中,抽象气味的四气五味是人们在生活、医疗实践中根据药物的功能推论得出的,是药物的"用"。如根据生石膏退热效果强而有力而推论其气为"大寒",根据白芍止汗的作用,推论其药味为"酸"。气味中的具体气味也同样具有功能性,因为药物具有什么样的真实气味和滋味,这种或这些气味和滋味就必定会产生什么样的功能,这是由物质的运动性所决定的。

二、气味诊断技术的研究

(一) 电子鼻技术在医学上的应用

电子鼻(Electronic nose)是仿照生物的嗅觉系统而研制开发出的一个检测气体的系统,它是将不同气敏传感元集成起来,利用各种敏感元对不同气体的交叉敏感效应,采用神经网络模式识别等先进数据处理技术,对混合气体的各种组分同时监测,得到混合气体的组成信息。毛友安、刘辉等[2,3]研究表明,患有不同疾病的人所呼出的气体中会出现某些特定成分,如肝硬化患者的呼气中会出现脂肪酸,肾衰竭者的呼气中有三甲氨,肝癌患者的呼气中存在烷类和苯的衍生物等。因此,采用电子鼻技术直接检测分析患者呼出的气体,能在不同病患呼出气之间进行识别,为临床提供简便快捷的诊断依据。

1. 国外研究工作 刘亭利等[4]曾撰文介绍,意大利专家研制了一种电子鼻技术,可以帮助医生诊断肺癌等疾病。这种电子鼻采用红外线激光原理,通过分析患者呼出气体中所含乙烷分子含量,判断患者是否患上肺癌等疾病。临床试验表明。这种电子鼻的可靠性很高,很容易辨别一个人是否患病,尤其是能早期诊断出癌细胞,以便及时治疗。意大利人还研制出一种可以完成气体信号远程传输的电子鼻,通过电话线将气味信号传输到远方。这样异地的医生就可以对糖尿病及肺部肿瘤等病症作远程医学诊断。英国克兰菲尔德大学正在研制一种可检测尿道感染的新型电子鼻,不仅可以缩短检测时间,而且还能识别出引发感染的一些细菌，从而为快速诊断和治疗提供了便利。初步试验表明，电子鼻能成功识别80％以上的尿道感染病例。英国 Osmetech 公司成功地开发出了一种电子鼻，试验表明，其能“嗅”出侵蚀患者皮肤伤口的细菌，提醒医生及时采取相应措施。研究的电子鼻是由32个不同有机高分子感应器组成的阵列，对各种挥发性化合物散发的气味十分敏感，化合物不同，则反应不同。通常，细菌生长时会发出化学气味，电子鼻接触气味后，每个感应器的电阻会各自发生变化。由于每个感应器对应一种不同的化学物质，因此32种各不相同的电阻变化组成的“格式”便分别代表了不同气味的“指纹”。试验表明，该电子鼻只需要数小时便可发现是否有细菌存在，而过去的化验方法通常要1～3天才能得到结果。Julian W. Gardner 等[5]应用电子鼻对其培养的病原体进行判别，以及根据患者呼吸的气体样本进行疾病诊断，结果显示电子鼻可以辅助诊断疾病。

2. 国内研究工作　陈星等[6]找出了4种气体作为肺癌细胞代谢的特异性气体，进行了呼吸检测电子鼻的设计，并将此电子鼻进行临床应用，对肺癌患者和正常人呼吸的样本进行检测，通过对比基于热解析 GC-FID 分析系统的临床实验数据，表明电子鼻可以应用于肺癌临床诊断以及肺癌呼出气体特征性标志物的研究。赵景波等[7]研制了基于 RBF 神经网络的电子鼻肺癌诊断系统，其对所收集的相关病理的呼吸气体样本的正确判别率达到90％以上。

（二）其他气味分析仪器[8]

气味由多种挥发性物质混合而成，这些化合物成分繁多，化学性质复杂且不稳定、易挥发，有些气味的组成成分尚不为人们所知。此外，嗅觉受心理因素影响，对气味的判断，单凭嗅觉器官是不准确的。因此，对气味的研究关键是将其保持原貌地分离，再进行定性定量分析，这就需要运用物理化学方法及高精密度、高灵敏度分析仪器。目前主要有以下几种用于科研及临床。

1. 红外光谱法　红外光谱用于测定和鉴定呼吸气息成分。众多的混合物可在浓度相当低的情况下得以鉴定和定量，但光谱极其相似的如碳氧化合物类不能由红外光谱检出，这是由于光谱法对有相似光谱的混合物中的众多成分不能进行分离和定量。

2. 直接顶空分析法　Green 用 Llawlly-Amol 分子分离器记述了质谱过程。Jasson 和 Larsson 采用直接注入塑料袋收集呼吸样品的方法，通过气相色谱-质谱来分析甲烷、乙醇、异戊二烯、丙酮、甲醇等。这种气相色谱-质谱的联用最广泛，且简便易行，对人体气味的分离提供了合适的方法。

3. 气相-液相色谱分析法　气相色谱法（gas chromatography）分析气味，主要是利用混合物在流动相与固定相中有不同的吸附能力或其他亲和力的差异，当两相作相对运动时，混合物则分开来。由于这种方法在分析中不发生化学反应，能保持样品的原貌，因此给气味的分析带来极大的方便。

4. 便携式口气测量仪　便携式口气测量仪（halimeter）是从工业上使用的检测环境气体中硫化物含量的便携式硫化物测量仪改进而来，可以检测出气体中挥发性硫化物的含量。其原理是将受试者的口腔气体以恒定的速率泵入仪器内，口气中的挥发性硫化物与仪器内的氧化锌薄胶片半导体传感器结合，导致电位变化，并以数值的形式显示在输出屏上。

三、对人体气味及其影响因素的研究

（一）人体气味分类

P. Jwne 等[9]已测出正常人的69种气味并将之分成三大类。

1. 与人体代谢有关的物质 此类物质共 43 种，如丙酮、乙醛、乙烯酮、二甲基三氯甲烷等。

2. 空气中存在的物质 此类物质共 13 种，包括污染物质，如苯、三氯二氟甲烷等。

3. 不明成分的物质 此类物质共 13 种，如甲苯环乙烷、邻甲苯等。

另有人已测出人体与各种疾病有关的呼出气味 200 多种，这些化合物可分为五大类：①酯的降解产物；②芳香族化合物；③含硫化合物；④氨类化合物；⑤卤化物。

（二）人体气味的主要影响因素[10]

1. 运动 运动会强烈地影响代谢率或清除率，特别是快速代谢的产物或血液中可溶解的产物。

2. 性别 呼出气味的成分与性别有关，如三氯甲烷呼出量男性＞女性，而丙酮呼出量则女性＞男性。

3. 饮食 饮食直接影响呼出气味成分，如吃油炸食品可使气味中丙酮量增加 1～3 倍。

4. 微生物干扰：经测定挥发性脂肪酸主要是由于肠道细菌对糖、脂肪、氨基酸分解而产生。

5. 体内脂肪 躯体肥胖的结果是使甲烷呼出减少。

6. 呼吸功能 凌晨 4 时呼吸气体中挥发性成分含量最低，中午时含量最高，具有昼夜节律变化。

7. 排卵期 妇女排卵期月桂酸含量较平常增加 10 倍，甲基硫酸盐增加 2～4 倍。

四、常见病症气味的实验研究

1. 糖尿病 运用最广泛的是对糖尿患者气味中的丙酮含量测定。气味中丙酮含量可以作为检查糖尿病的一个附加量度。Grofford O. 等[11]发现胰岛素依赖型患者气味中丙酮浓度在早晨最高，与非胰岛素依赖型糖尿病相比较，丙酮浓度的变化更敏感，因为当血中葡萄糖浓度没有变化时，气味中丙酮含量已经增高。

2. 肥胖 Walther A 等[12]通过测定口腔中丙酮的含量，来判断肥胖症患者的日常饮食与发胖的相关性。食用低糖食物的人，第 2 天口气中丙酮含量增加 1 倍，第 3 天或第 4 天则大约增加 5 倍。因此可根据口腔气味中丙酮含量增加程度来判断减肥效果，如果减肥者呼出气味中的丙酮含量达到 500nmol/h，每周可减轻体重 0.23kg。

3. 肝病 Kaji H 等[13]在肝硬化患者口腔气味中，发现二甲基硫醚、硫醇、硫酸二甲酯等成分浓度增加。肝硬化患者与正常人相比较，重症肝炎与轻微胃出血的患者相比，前者口腔气味中硫酸二甲酯显著增多，但慢性肝炎患者口腔气味中硫酸二甲酯没有明显增加。继发于心血管系统疾病的肝硬化患者，气味中甲基硫醚和乙基硫醚增加。服蛋氨酸使正常人口腔气味中硫醇增加 1 倍，但肝硬化患者则没有增加。有人认为口腔中的二甲基硫醚浓度与肝硬化患者恶臭气味及肝昏迷有关。氨在正常人口腔气味中也可出现，但在肝炎患者口腔气味中增高，与血氨浓度成正比。

4. 肾病[14] 在尿毒症患者口腔气味中，已发现有高浓度的乙烷和三甲胺，经肾透析后气味中和血清中的这些物质可恢复至正常水平。

5. 肺癌 S. M. Gondon 等[15]运用气相色谱-质谱技术对肺癌患者呼出气体作了分析测定，在肺癌患者的气相色谱—质谱图上其挥发性成分与正常人图谱完全不同，在肺癌组中有 preti、n-popano、methylethyketionl、o-甲苯胺 4 个峰值出现，而正常人却没有。这些特定的挥发性有机成分可能作为肺癌早期诊断的一个指标。

五、对口臭气味的研究

口臭是影响大多数成年人社交的一种常见症状。它不仅给周围人带来不愉快的感觉,同时也给自己带来心理上的压力。然而由于参数太多,对口臭的测定相当困难,如繁多的分子种类、取样困难、时间的变化、观察对象的选择及不同参照指标的制定等。

(一) 口臭的国际分类[16]

1. 真性口臭(genuine halitosis)

(1) 生理性口臭(physiologic halitosis):不是身体器官病理性变化引起的口腔异味。

(2) 病理性口臭(pathologic halitosis):包括来源于口腔疾患(oral pathologic),如未治疗的龋齿、牙周病、舌苔、不洁义齿、肿瘤等引起的口腔异味;以及来源于全身疾患(extraoral pathologic),以呼吸系统、消化系统、内分泌系统疾患为原因的口腔异味。

2. 假性口臭(pseudo-halitosis) 指患者本人自我感觉有口腔异味,检查结果为阴性者。可通过解释说明和心理咨询得到改善。

3. 口臭恐怖症(halitophobia) 指真性口臭和假性口臭的患者,通过治疗临床症状消失或缓解。但仍不能消除其心理障碍,不断要求治疗者。

(二) 口臭的主要原因

导致口臭的主要物质为硫化物(volatile sulfur compounds,VSC),据 Yaegaki K 等[17]研究表明,口腔气体中存有硫化氢(H_2S)、甲硫醇(CH_3SH)、硫化甲基[$(CH_3)_2S$]三种化合物的混合气体,而这种混合物气体是口臭的主要根源。

(三) 对生理性口臭的研究

据 Yaegaki K 等[18]对 120 例口臭患者检查发现,60%的患者口臭来源于舌后 1/3 舌苔部位。主要是由于脱落上皮细胞、葡萄球菌及残留食物残渣腐败发酵,产生过多 VSC 而引起口臭。Mel Rosenberg 等[19]的实验结果表明,生理性口臭变化还与以下因素有关:进行口腔清洁后及使用防腐口腔清洁剂后口臭减轻;口腔干燥时口臭更明显,这是因为致臭分子留在黏膜中,覆盖着口腔肌肉,当组织干燥时这些分子更容易挥发;气味特征峰由几十至几百种挥发性成分组成;尽管口腔中多种挥发性物质混合成一种气味,但当这些物质单独存在时闻起来并不像口臭,如硫化氢、甲基硫醇。

(四) 对病理性口臭的研究

1. 口臭来源于口腔 据 Kleinberg I 等[20]临床研究表明,患龋齿和牙周疾病的患者群口腔内硫化氢含量分别为 22%、50%,明显高于正常人群的 12%($P<0.01$)。牙周病患者口内甲硫醇与硫化氢比值为 4.5∶1,明显高于健康人群的 0.5∶1,($P<0.01$)。由此可表明,由于牙周病等病理原因,致口腔内环境发生变化,VSC 增加,产生口臭。同时发现:二硫化氢的含量与牙周间隙深度成正比;60%的硫化物来源于舌表面;病例组舌苔数量是对照组的 1~4 倍,当去掉舌苔时硫化物明显减少;在牙周病唾液中 2-酮丁盐较高,这意味着有牙周袋的牙病患者中,甲硫化胺代谢成分甲基硫醇增加了。

2. 来源于全身疾患 常见疾病有肾病、肝硬化、糖尿病、肺结核、肺癌等。然而这些不同疾病的口臭患者口腔气味的成分有何异同?能否作为这些疾病的诊断指标?针对这些问题,众多医家[20-22]对此进行了研究,并将已鉴定出来的特征化合物加以归纳,认为与以下几类疾病有关。

（1）先天性代谢障碍：这些疾病由于酶缺乏或酶运转障碍所致。其在全身散发异味。患者呼出的气体经测定，含大量的挥发性硫化物（VSC）、硫化氢等。有2例患者口腔气味最浓，离几步远都能闻到，经口腔及全身检查均无异常。研究者对患者尿的胱氨酸进行反复测试，发现其中一人的尿含大量的硫胱氨酸，另一人则含大量胱硫醚。提示了含硫氨基酸代谢障碍可能是导致胱氨酸尿症和半胱胺甲硫胺酸尿症的原因。所以含硫氨基酸多的成年人常出现持久的口臭。

（2）自发性口臭：这类患者经两个或两个以上医生或牙科专家诊断无任何临床原因，可确认其异常气味来源于口腔或鼻腔，这类患者呼气中出现的三甲胺也在尿、汗中存在。初步推测自发性口臭可能与肝脏解毒功能有关，因正常人体中的三甲胺主要在肝脏转化为无气味的代谢产物，通过粪、尿排出，当肝脏转化功能下降，则三甲胺不能转化成无气味的物质，直接从口腔中及汗、尿中排出，其次可能与腋下及生殖部产生的异味有关。但经解剖、生理检查却没发现任何联系，尚待进行深入的研究。

（3）常见疾病的影响：呼吸道（支气管扩张，肺脓肿等）、消化道（幽门狭窄，胃癌等）、鼻喉（萎缩性鼻炎、副鼻窦癌等）部位厌氧菌致蛋白分解产生恶臭如臭鸡蛋味；咽喉部、支气管、肺部念珠菌感染可致甜味；肝癌体内甲硫醇积聚产生肝臭味；糖尿病高酮酸血症，体内丙酮积聚产生烂苹果味；有机磷中毒体内硒积聚产生蒜味；肾衰、肝衰致三甲胺尿症可使散发鱼腥味；肝硬化、肝细胞癌、代谢性肝病等可致氨积聚产生氨味；氰化物中毒可由氰化物分解产生苦杏仁味。

（五）中医对口臭的研究

中医著作中关于口臭的论述很多[23]，从整体观上分析了口臭的形成，主要与胃热、食积、痰热、瘀血、阴虚、劳累等因素相关。

刘莺等[24,25]对胃脘痛口臭患者口腔气味成分进行实验研究。其运用气相色谱/质谱技术，对25名胃脘痛口臭患者及41名健康人呼出气味的成分进行了定性定量分析。测试结果表明，两组测试者共有成分为正丙醇、仲丁醇，胃脘痛口臭患者独有的成分为苯、吡啶、甲基吡啶、吲哚、3-甲基吲哚。其中，吡啶类和吲哚类物质是导致口臭的主要成分。并对不同病种进行了鉴别分析，各成分含量有显著性差异。这些产物有些是代谢的中间产物，有些是对人体有害的终产物。它们经过肝脏解毒，在呼吸或排便时排出体外，经口腔呼出者，则成为口腔气味的主要成分。这些成分是否可以成为口臭辨证的客观指标之一，还应扩大样本量深入研究。

杜泽园等[26]对口臭患者应用口臭仪与中医闻诊诊断的效果进行评价。将125例主诉口臭就医者，分别采用传统闻诊和口臭仪两种方法检测口臭，然后观察两者口臭检出率和操作方法的优劣。结果口臭检出率：口臭仪67.2%，闻诊71.2%，经检验无显著性差异；被检者对操作方法满意度调查：口臭仪95.2%，闻诊43.2%，有显著性差异。结论：口臭仪在口臭的检出率上稍有不足，而在操作方法上却有较大的优势。认为可将传统中医闻诊的方法改良为优先选用口臭仪检测口臭，部分阴性者（约4%）再通过闻诊确认，既可减少闻诊可能遇到不适气味的概率，又能防止挥发性硫化物（VSC）阴性口臭的漏诊，是行之有效的检测方法，值得临床应用和推广。

六、嗅气味研究的展望

刘燕平等[27]研究认为，人体气味包括口腔气味、躯体气味及排泄物气味，这些气味由机体代谢产生的挥发性成分组成。因此，在临床上分析这些气味的改变，对一些疾病的快速诊断大有帮助。中医历代医家非常重视嗅气味这一诊断方法，并积累了丰富的临床经验。但由于缺乏客观指标，嗅气味仍主要是凭借医者的主观嗅觉而定。而医者的感官有个体差异，心理状况、闻气味的经验、环境也不相同，因此嗅气味带有很大的随意性，嗅气味的标准化、客观化，是亟待解决的问题。因此运用物理、化学方法并研制高精密度、高灵敏度分析仪器对嗅阈、嗅觉享受梯度、嗅觉影响因素等进行测定及定性定量分析成为研究嗅气味的主要方向。

嗅气味的现代研究表明，人体气味的检验方式与一般检验方式相比具有不少优点：①样本易得又非损伤性；②密切反映生物物质在动脉血中的浓度又避免采血样；③样本不需经过复杂的预处理；④可直接提供呼吸功能的资料；⑤可对直接暴露于挥发性毒性物质环境中的人员进行动态实时检查；⑥可用于一些疾病的快速诊断，如癌、微生物感染及中毒等。然而由于历史的原因，人们对嗅觉的认识较为肤浅，目前对嗅气味的研究还不多，尤其是近几年，存在着重视不够、投入不足、量化信息模糊、指标零散、缺乏特异性、研究方法单一、病种样本量小、有关研究指标大多针对西医的“病”，与中医诊断脱节等问题。我们必须加快步伐，充分利用现代科学技术，进一步开发和完善采样—浓缩—分析鉴定系统，制定人体正常气味和异常气味的参照标准，建立各种病证气味的数据库，建立完整的人体气味学，以提高临床诊断的准确性。

参考文献

[1] 曾宪斌．气味的理论实质及其特征．中国中医基础医学杂志，2002，8(2)：21-22

[2] 毛友安，刘巍，钟科军．电子鼻技术应用研究进展．化学传感器，2009，29(2)：12-17

[3] 刘辉，牛智有．电子鼻技术及其应用研究进展．中国测试，2009，35(3)：6-12

[4] 刘亭利，胡国清．电子鼻的应用综述．传感器世界，2007(8)：6-10

[5] Julian W G，Hyun W S，Evor L H. An electronic nose system to diagnose illness. Sensors and Actuators B：chemical，2000(70)：19-24

[6] 陈星．呼吸检测电子鼻及其在肺癌诊断应用中的研究．杭州：浙江大学，2008

[7] 赵景波，赵德安，蒋春彬．基于神经网络的电子鼻肺癌早期诊断系统．电力技术应用，2006，32(7)：8-10

[8] 刘莺．闻气味的研究与展望．中医药信息，1991(1)：9-11

[9] james P. Arch Environ Health，1975，30：290-295

[10] Antony Manolis. CLIN CHEM，1983，29：5-9

[11] Grofford O. Trans Am Clin Climatol Assoc，1977，88：128

[12] Walther A. Acta Biol Med Ger，1969，22：117

[13] Kaji H. Clin Chim Acta，1978，85：279

[14] 张华．简明声病学．北京：人民卫生出版社，1985

[15] Gordon SM. CLIN CHEM，1985，31：1278

[16] 张波，李斌．口臭的诊断和治疗现状．现代口腔医学杂志，2005，19(6)：651-652

[17] Yaegaki K，Sanada K. Volatile sulfur compounds in mouth air from clinically subjects and patients with periodontal disease. J Periodont Res，1992，27(4)：223-238

[18] Yaegaki K，Sanada K. Biochemical and clinical factors influencing oral malodor in periodontal patients. J Periodontal，1992，63(6)：783-789

[19] Mel Rosenberg. J Pariodontol，1992(63)：776

[20] Kleinberg I, Codipilly M. The biological basis of oral malodor formation. Research perspectives ed1, Ramot Tel Aviv Israel, 1995, 13-39

[21] Adriana VF, Maria AP, Mara B, et al. Acoustic Analysis of Voice in Multiple Sclerosis Patients. Journal of Voice, 2004, 18(3): 341-346

[22] LIATSOS C, et al. Bowel sounds analysis: a novel noninvasive method for diagnosis of small-volume ascites. Digestive Diseases and Sciences, 2003, 48(8): 1630-1636

[23] 白利锐，白利云. 口臭病因及其预防的研究. 科技资讯，2008(6): 211

[24] 刘莺，等. 口臭患者口腔气味成分与证型关系的研究. 湖南中医学院学报，1996, 16 (4): 37

[25] 刘莺，朱文锋. 胃脘痛口臭患者口腔气味成分的实验研究. 湖北中医杂志，1998, 20(2): 18-20

[26] 杜泽园，工占平，陈礼云. 口臭患者应用口臭仪与闻诊诊断的效果评价及护理. 护理学报，2006, 13(3): 36-37

[27] 刘燕平. 嗅气味的研究动态//袁肇凯，王天芳. 中医诊断学. 北京：中国中医药出版社，2007: 87-89

第五章

脉　诊

脉诊又称切脉，是医生用手指对患者身体某些特定部位的动脉进行切按，体验脉动应指的形象，以了解健康状况或患者病情变化，进行病证辨别的一种诊察方法。

脉诊有着悠久的历史。公元前5世纪，著名医家扁鹊擅长候脉诊病。《黄帝内经》记载了"三部九候"等脉法；《难经》弘扬"独取寸口"候脉言病。东汉张仲景确立了"平脉辨证"的原则。西晋王叔和著《脉经》确立了二十四脉，是我国现存最早的脉学专著。宋·崔嘉彦的《脉诀》以浮、沉、迟、数四脉为纲，将二十四脉分别隶属其下，且增补革、牢二脉。明·张景岳《景岳全书·脉神章》对脉神、正脉十六部、脉之常变、脉之从舍、顺逆等论述甚详。李时珍《濒湖脉学》载二十七脉，编成"七言诀"。李中梓《诊家正眼》增定脉象二十八种。此外，李延昰《脉诀汇辨》、张璐《诊宗三昧》、黄宫绣《脉理求真》、周学霆《三指禅》等脉学专著，对于脉理辨析、临证经验互相印证，颇为实用。

学习脉诊既要熟悉脉学的基本知识，又要掌握切脉的基本技能，反复训练，仔细体会，才能识别各种脉象，并有效地运用于临床。

第一节　脉诊概说

【基本内容】

一、脉象形成的原理

脉象是用手指感觉到的脉搏跳动的形象，或称为脉动应指的形象。人体的血脉贯通全身，内连脏腑，外达肌表，运行气血，周流不休，所以，脉象能够反映全身脏腑功能、气血、阴阳的综合信息。脉象的产生，与心脏的搏动、心气的盛衰、脉管的通利和气血的盈亏及各脏腑的协调作用直接有关。

（一）心、脉是形成脉象的主要脏器

1. 心脏的搏动　在宗气和心气的作用下，心脏一缩一张地搏动，把血液排入脉管而形成脉搏。《素问·五脏生成》说："诸血者，皆属于心。"《素问·六节脏象论》说："心者……其充在血脉。"这些论述说明，脉动源出于心，脉搏是心功能的具体表现。因此，脉搏的跳动与心脏搏动的频率、节律基本一致。

2. 脉管的舒缩　《素问·脉要精微论》说："夫脉者，血之府也。"脉是气血运行的通道。《灵枢·决气》说："壅遏营气，令无所避，是谓脉。"说明脉管尚有约束、控制和推进血液沿着脉管运行的作用，当血液由心脏排入脉管，则脉管必然扩张，然后脉管依靠自身的弹性收缩，压迫血液向前运行，脉管的这种一舒一缩功能，既是气血周流、循行不息的重要条件，也是产生脉搏的重要因素。所以脉管的舒缩功能正常与否，能直接影响脉搏，产生相应的变化。

3. 心阴与心阳的协调 心血和心阴是心脏生理功能活动的物质基础，心气和心阳是心脏的功能活动。心阴心阳的协调，是维持正常脉搏的基本条件。生理状态下，心气旺盛，血液充盈，心阴心阳调和时，心脏搏动的节奏和谐有力，脉搏亦从容和缓，均匀有力。反之，可以出现脉搏的过大过小，过强过弱，过速过迟或节律失常等变化。

（二）气血是形成脉象的物质基础

气、血是构成人体组织和维持生命活动的基本物质。脉道必赖血液以充盈，因而血液的盈亏，直接关系到脉象的大小；气属阳主动，血液的运行全赖于气的推动，脉的“壅遏营气”的功能有赖于气的固摄作用，心搏的强弱和节律亦赖气的调节。因此，气的作用对脉象的影响更为重大。若气血不足，则脉象细弱或虚软无力；气滞血瘀，可以出现脉象细涩而不利；气盛血流搏击则脉多洪大滑数。

脉乃血脉，赖血以充，赖气以行。心与脉、血相互作用，共同形成“心主血脉”的活动整体。有关脉象形成与气血的关系，《四言举要》中曾作了简要的概括：“脉乃血脉，血之府也，心之合也……脉不自行，随气而至，气动脉应，阴阳之谊，气如橐籥，血如波澜，血脉气息，上下循环。”

（三）其他脏腑与脉象形成的关系

脉象的形成不仅与心、脉、气、血有关，同时与脏腑的整体功能活动亦有密切关系。

肺主气，司呼吸。肺对脉的影响，首先体现在肺与心，以及气与血的功能联系上。由于气对血有运行、统藏、调摄等作用，所以肺的呼吸运动是协助脉动的重要因素，一般情况呼吸平缓则脉象徐和；呼吸加快，脉率亦随之急促；呼吸匀和深长，脉象流利盈实；呼吸急迫浅促，或肺气壅滞而呼吸困难，脉象多呈细涩；呼吸不已则脉动不止，呼吸停息则脉搏亦难以维持。因而前人亦将脉搏称为脉息，并有“肺朝百脉”之谓。

脾胃能运化水谷精微，为气血生化之源，“后天之本”。气血的盛衰和水谷精微的多寡，表现为脉之“胃气”的多少。脉有胃气为平脉（健康人的脉象），胃气少为病脉，无胃气为死脉。所以临床上根据胃气的盛衰，可以判断疾病预后的善恶。同时，血液之所以能在脉管中正常运行而形成脉搏，还依赖脾气的统摄与裹护，使血液不溢于脉管之外而在脉管内运行，即“脾主统血”之谓。

肝藏血，具有贮藏血液、调节血量的作用。肝主疏泄，可使气血调畅，经脉通利。肝的生理功能失调，可以影响气血的正常运行，从而引起脉象的变化。

肾藏精，为元气之根，是脏腑功能的动力源泉，亦是全身阴阳的根本。肾气充盛则脉搏重按不绝，尺脉有力，是谓“有根”。若精血衰竭，虚阳浮越则脉象变浮，重按不应指，是无根脉，提示阴阳离散、病情危笃。

二、诊脉的部位

（一）三部九候诊法

三部九候诊法，又称为遍诊法，出自《素问·三部九候论》，是遍诊上、中、下三部有关的动脉，以判断病情的一种诊脉方法（图 5-1、表 5-1）。

上部为头部，中为手部，下为足部。上、中、下三部又各分为天、地、人三候，三三合而为九，故称为三部九候诊法。

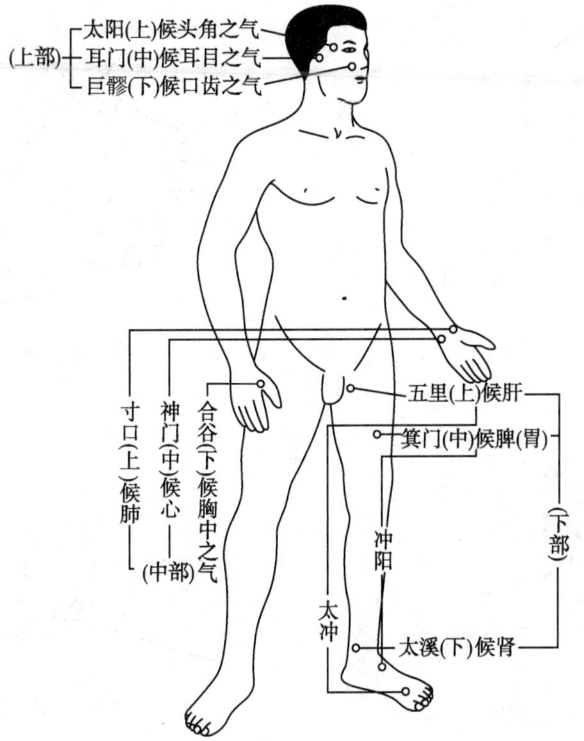

图 5-1 三部九候诊法示意

表 5-1 三部九候诊法诊脉部位及临床意义

三部	九候	相应经脉和穴位	所属动脉	诊断意义
上部(头)	天	足少阳经(两额动脉)太阳穴	颞浅动脉	候头角之气
	地	足阳明经(两颊动脉)巨髎穴	面动脉(颌内动脉)	候口齿之气
	人	手少阳经(耳前动脉)耳门穴	颞浅动脉	候耳目之气
中部(手)	天	手太阴经 太渊穴、经渠穴	桡动脉	候肺之气
	地	手阳明经 合谷穴	拇主要动脉	候胸中之气
	人	手少阴经 神门穴	尺动脉	候心之气
下部(足)	天	足厥阴经 足五里穴或太冲穴	跖背动脉	候肝之气
	地	足少阴经 太溪穴	胫后动脉跟支	候肾之气
	人	足太阴经 箕门穴或冲阳穴	股动脉或足背动脉	候脾胃之气

(二) 人迎寸口诊法

人迎，是指喉节两旁颈动脉搏动的部位，亦称人迎脉。《灵枢·寒热病》:“颈侧之动脉人迎。人迎，足阳明也，在婴筋之前。”人迎寸口诊法(图 5-2、图 5-3)，是对人迎和寸口脉象互相参照，进行分析的一种方法，它比遍诊法简单，目前多用于危重症的诊察。

(三) 仲景三部诊法

张仲景在《伤寒杂病论》中常用寸口、趺阳、太溪三部诊法(图 5-4、图 5-5)。三部诊法是以诊寸口脉候脏腑病变，诊趺阳脉候人之胃气，诊太溪脉候人之肾气。现在这种方法多在寸口无脉搏或者观察危重患者时运用。如两手寸口脉象十分微弱，而趺阳脉尚有一定力量时，提示患者的胃气尚存，尚有救治的可能；如趺阳脉难以触及时，提示患者的胃气已绝，难以救治。

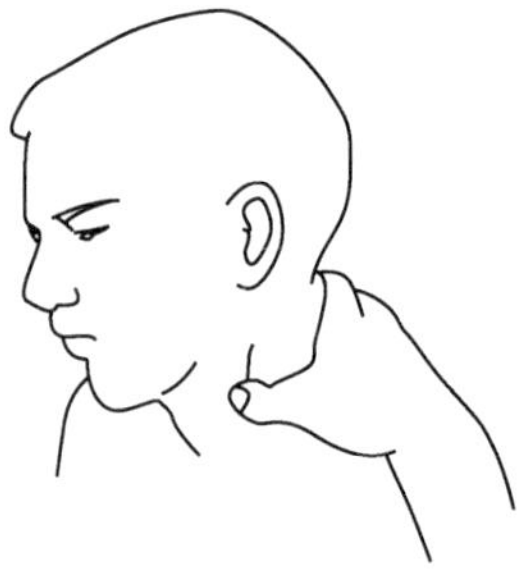

图 5-2 诊人迎脉

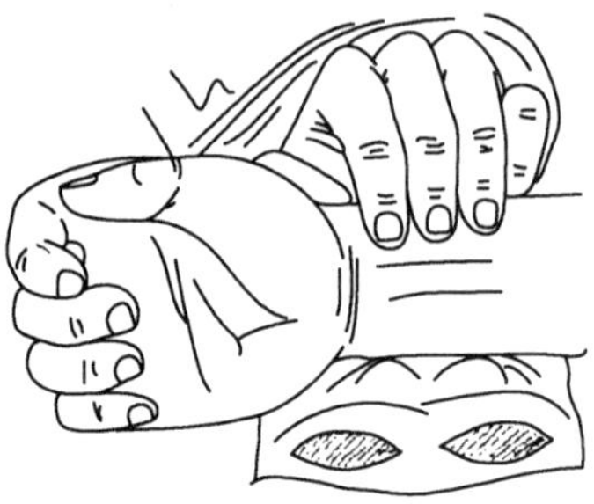

图 5-3 诊寸口脉

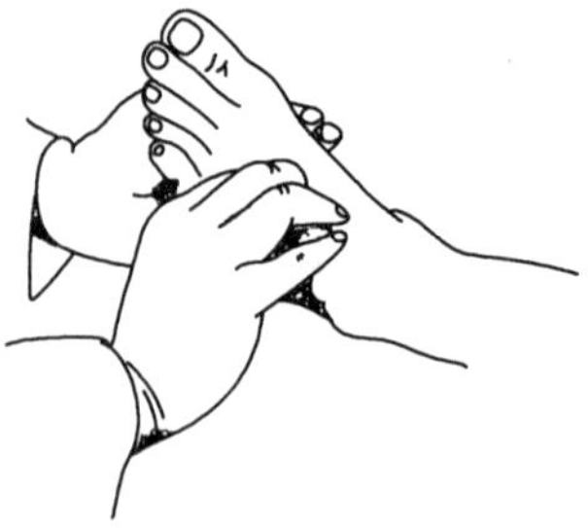

图 5-4 诊趺阳脉

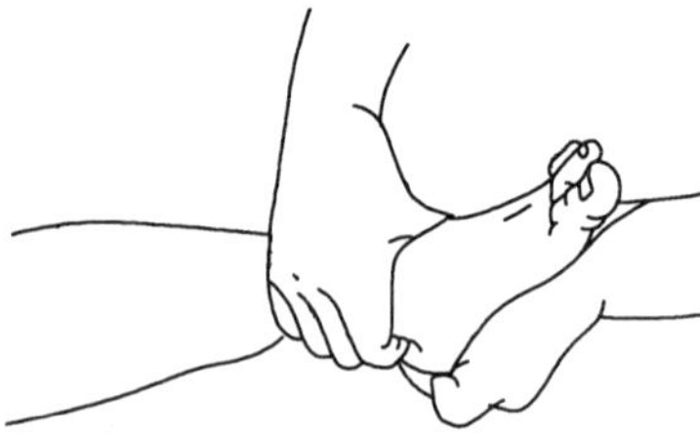

图 5-5 诊太溪脉

（四）独取寸口诊法

寸口，又称气口或脉口。独取寸口诊法是指单独切按桡骨茎突内侧一段动脉的搏动，根据其脉动形象，以推测人体生理病理状况的一种诊察方法。

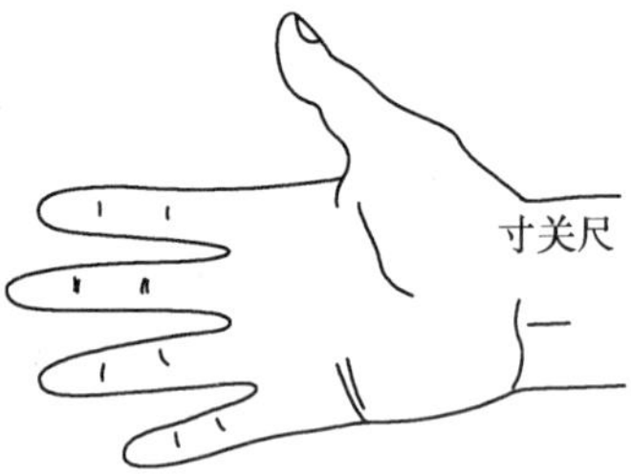

图 5-6 诊寸口脉

1. 寸口分部 寸口脉分为寸、关、尺三部（图 5-6）。通常以腕后高骨（桡骨茎突）内侧为关部，关前（腕侧）为寸，关后（肘侧）为尺。两手各有寸、关、尺三部，共六部脉。寸关尺三部又可施行浮、中、沉三候。《难经·十八难》说："三部者，寸、关、尺也；九候者，浮、中、沉也。"

2. 寸口分候脏腑 关于寸关尺分候脏腑，文献记载有不同说法，具有代表性者如表 5-2 所示。

表 5-2 寸口与脏腑相应的几种说法比较

文献	寸		关		尺		说明
	左	右	左	右	左	右	
难经	心	肺	肝	脾	肾	肾	大小肠配心肺，是表里相属；右肾属火，故右尺亦候命门
	小肠	大肠	胆	胃	膀胱	命门	
脉经	心	肺	肝	脾	肾	肾	
	小肠	大肠	胆	胃	膀胱	三焦	
景岳全书	心	肺	肝	脾	肾	肾、小肠	小肠配右尺是火居火位；大肠配左尺是金水相从
	心包络	膻中	胆	胃	膀胱、大肠	三焦、命门	
医宗金鉴	心	肺	肝	脾	肾	肾	小肠配左尺，大肠配右尺，又以三焦分配寸、关、尺三部
	膻中	胸中	胆、膈	胃	膀胱、小肠	大肠	

从表 5-2 可以看出，寸口六部脏腑分候中，五脏及胃、胆、膀胱的分属部位，各家所说皆同，分歧主要在大、小肠和三焦。产生分歧的主要原因不外两个方面，一是根据脏腑经络相表里的关系，把肺与大肠定位于右寸，心与小肠定位于左寸；另一种是根据脏腑的解剖位置，“尺主腹中”，所以把大小肠定位在尺部；将尺部定为三焦者，只是个别医家的意见。

现在临床上一般是根据《内经》中“上竟上”、“下竟下”的原则，即上（寸脉）以候上（身躯上部），下（尺脉）以候下（身躯下部），用来划分寸口三部所分候的脏腑（表 5-3）。

表 5-3 常用寸口三部分候脏腑

寸口	寸	关	尺
左	心，膻中	肝胆，膈	肾，小腹（膀胱、小肠）
右	肺，胸中	脾胃	肾，小腹（大肠）

左寸候心，右寸候肺，并统括胸以上及头部的疾病；左关候肝胆，右关候脾胃，统括膈以下至脐以上的疾病；两尺候肾，并包括脐以下至足部疾病。

此外，也有不分寸、关、尺，但以浮、中、沉分候脏腑的方法，如以左手浮取候心，中取候肝，沉取候肾；右手浮取候肺，中取候脾，沉取候肾（命门）。

三、诊脉的方法

（一）诊脉的时间

1. 平旦诊脉 《素问・脉要精微论》说：“诊法常以平旦，阴气未动，阳气未散，饮食未进，经脉未盛，络脉调匀，气血未乱，故乃可诊有过之脉。”说明清晨（平旦）未起床、未进食时是诊脉的理想时间。由于脉象是非常灵敏的生理与病理信息，它的变化与气血的运行有密切关系，并受饮食、运动、情绪等方面因素的影响。清晨未起床、未进食时，机体内外环境比较稳定，脉象能比较准确地反映机体的基础生理情况，同时亦比较容易发现病理性脉象。但这样的要求一般很难做到，特别是对门诊、急诊的患者，要及时诊察病情，而不能拘泥于平旦。但是诊脉时应保持诊室安静，且应让患者在比较安静的环境中休息片刻，以减少各种因素的干扰，这样诊察到的脉象才比较真实。

2. 五十动 指医生对患者诊脉的时间一般不应少于 50 次脉跳的时间。每次诊脉每手应不少于 1 分钟，两手以 3 分钟左右为宜。诊脉时间过短，则不能仔细辨别脉象的节律等变化；诊脉时间过长，则因指压过久亦可使脉象发生变化，所诊之脉有可能失真。古人提出诊脉需要诊“五十动”，其意义有二，一是有利于仔细辨别脉搏的节律变化，了解脉搏跳动 50 次中有没有出现脉搏节律不齐的促、结、代等脉象，或者是否有时快时慢、三五不调的脉象，如果在脉跳五十次中不见节律不齐的脉象，则以后的脉搏跳动也就一般不会出现了。二是提醒医者在诊脉时态度要严肃认真，不得随便触按而草率从事，正如张仲景所说：“动数发息，不满五十，短期未知决诊，九候曾无仿佛……夫欲视死别生，实为难矣！”

（二）诊脉的体位

诊脉时患者的正确体位是正坐或仰卧，前臂自然向前平展，与心脏置于同一水平，手腕伸直，手掌向上，手指微微弯曲，在腕关节下面垫一松软的脉枕，使寸口部充分暴露伸展，气血畅通，便于诊察脉象。如果是侧卧，下面手臂受压；或上臂扭转，脉气不能畅通；或手臂过高或过低，与心脏不在一个水平面时，都可以影响气血的运行，使脉象失真。《医存》说：“病者侧卧，则在下之臂受压而脉不行；若覆其手，则腕扭而脉行不利；若低其手，则血下注而脉滞；若举其手，则气上窜而脉弛；若身覆则气压而脉困；若身动则气扰而脉忙。”因此，诊脉时必须注意患者的体位，只有采取正确的体位，才能获得比较真切的指感。

（三）诊脉的指法

指法是指医生诊脉的具体操作方法。正确而规范地运用指法，可以获得比较丰富而准确的病理信息。临床诊脉常用的指法，可概括为选指、布指和运指等。

1. 选指　医者在诊脉时应当选用左手或右手的食指、中指和无名指三个手指指目，手指指端平齐，手指略呈弓形倾斜，与受诊者体表约呈45°角为宜，这样的角度可以使指目紧贴于脉搏搏动处。指目是指甲二角连线和指腹交界棱起之间的部位（图5-7），形如人目，是手指触觉比较灵敏的部位，而且推移灵活，便于寻找指感最清晰的部位，并可根据需要适当地调节指力。如脉象细小时，手指着力点可偏重于指目前端；脉象粗大时，着力点偏重于指目后端，指尖的感觉虽灵敏，但因有指甲，不宜垂直加压。指腹的肌肉较丰厚，用指腹切脉有时会受医者自身手指动脉搏动的干扰，容易产生错觉。所以诊脉时三指平按或垂直下指都是不合适的。

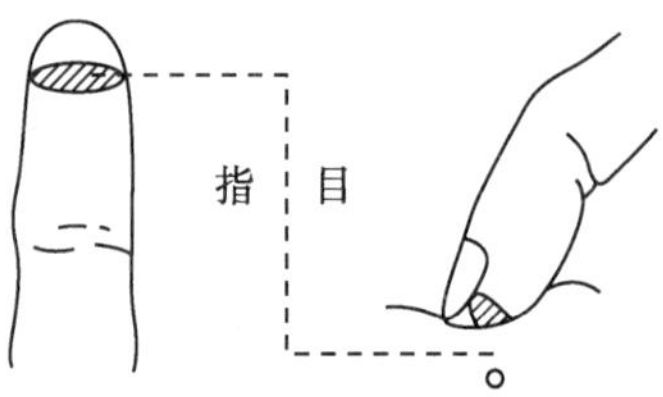

图5-7　指目部位

2. 布指　医生下指时，先以中指按在掌后高骨内侧动脉处，称为中指定关，然后用食指按在关前（腕侧）定寸，用无名指按在关后（肘侧）定尺。切脉时布指的疏密要得当，要与患者手臂长短和医生的手指粗细相适应，患者的手臂长或医者手指较细者，布指宜疏，反之宜密。小儿寸口部位甚短，一般多用“一指（拇指或示指）定关法”，而不必细分寸、关、尺三部。

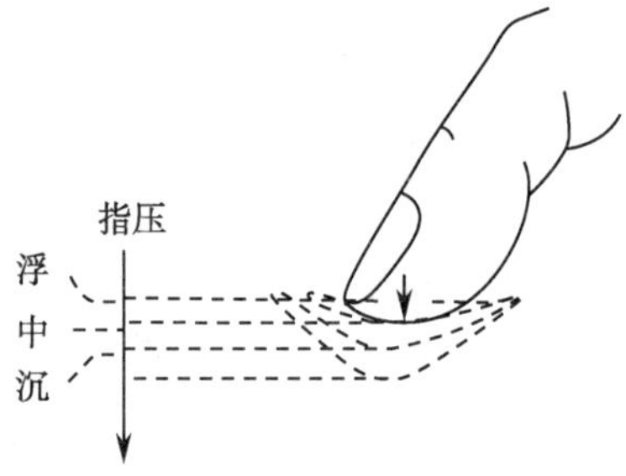

图5-8　浮中沉取脉示意

3. 运指　医生布指之后，运用指力的轻重、挪移及布指变化以体察脉象。常用的指法有举、按、寻、总按和单诊等（图5-8）。

举法：指医生的手指较轻地按在寸口脉搏跳动部位以体察脉象。用举的指法取脉又称为“浮取”。

按法：指医生手指用力较重，甚至按到筋骨以体察脉象。用按的指法取脉又称为“沉取”。

寻法：寻即寻找的意思，指医生手指用力不轻不重，按至肌肉，并适当调节指力，或前后左右推寻，以细细体察脉象。用力不轻不重，按至肌肉而取脉，称为“中取”。

总按：即三指同时用大小相等的指力诊脉的方法，从总体上辨别寸关尺三部和左右和两手脉象的形态、脉位、脉力等。

单诊：用一个手指诊察一部脉象的方法。主要用于分别了解寸、关、尺各部脉象的位、数、形、势等变化特征。

临床上一般三指均匀用力，但亦可三指用力不一，总按和单诊配合运用，以求全面捕获脉象信息。

4. 平息　平息指医者在诊脉时要保持呼吸调匀，清心宁神，以自己的呼吸计算患者的脉搏至数。平息的主要意义有二：一是以医生的一次正常呼吸为时间单位，来检测患者的脉搏搏动次数；二是通过平息，促使医生思想集中和专一，以便更仔细地辨别脉象。

（四）脉象的要素

脉象的辨识主要依靠手指的感觉。脉象的种类很多，中医文献常从位、数、形、势四个方面加以分析归纳，它与脉搏的频率、节律，显现的部位、长度、宽度、脉管的充盈度、紧张度、血流的通畅流利度、心脏搏动的强弱等因素有关。掌握脉象要素，可帮助理解各种脉象的特征及形成机制，起到执简驭繁的作用。

1. 脉位　指脉搏跳动显现的部位和长度。每次诊脉均应诊察脉搏显现部位的浅深、长短。正常脉搏的脉位不浮不沉，中取可得，寸、关、尺三部有脉。如脉位表浅者为浮脉；脉位深沉者为沉脉等；脉搏超越寸、关、尺三部为长脉；脉动不及寸、尺者为短脉。

2. 脉数　指脉搏跳动的至数和节律。每次诊脉均应诊察脉搏的频率快慢和节律是否均匀。正常成人，脉搏的频率约每分钟72～80次，且节律均匀，没有歇止。如一息五至以上为数脉；一息不满四至为迟脉；出现歇止者，有促、结、代等脉的不同；脉律快慢不匀者，为三五不调。

3. 脉形　指脉搏跳动的宽度等形态。每次诊脉均应诊察脉搏的大小、软硬等形状。脉形主要与脉管的充盈度、脉搏搏动的幅度及紧张度等因素有关。如脉管较充盈，搏动幅度较大者为洪脉；脉管充盈度较小，搏动幅度较小者为细脉；脉体大小不匀者，为参差不齐；脉管弹性差、欠柔和者为弦脉；脉体柔软无力者为濡脉、缓脉等。

4. 脉势　指脉搏应指的强弱、流畅等趋势。脉势包含着多种因素，如脉动的轴向和径向力度，主要由心脏和阻力影响所产生的流利度，由血管弹性和张力影响而产生的紧张度等。每次诊脉均应诊察脉动势力的强弱及流畅程度。正常脉象，应指和缓，力度适中。应指有力为实脉，应指无力为虚脉；通畅状态较好，脉来流利圆滑者为滑脉；通畅状态较差，脉来艰涩不畅者为涩脉等。

以上是构成脉象的基本要素，也是体察脉象的基本要点。脉象的辨别，主要依据医者指下感觉，因此，医者察脉，必须反复练习指感，细心体察，尤其是对脉象的位、数、形、势等更应反复体察，将各种脉象要素综合起来进行分析，才能形成比较完整的脉象，才能正确地分辨各种病脉。

【补充阐发】

一、寸口诊脉及分候脏腑的原理

（一）独取寸口脉诊断病证的原理

独取寸口脉能够诊断全身病证的原理，一般都遵循《素问·五脏别论》、《素问·经脉别论》和《难经·一难》的解释，即肺朝百脉，寸口为脉之大会的道理。

《素问·五脏别论》说："胃者水谷之海，六府之大源也。五味入口，藏于胃，以养五脏气，气口亦太阴也。是以五脏六府之气味，皆出于胃，变见于气口。"《难经·一难》指出："十二经皆有动脉，独取寸口，以决五脏六府死生吉凶之法，何谓也？然，寸口者，脉之大会，手太阴之脉动也。"提示独取寸口有以下几层含义。

1. 寸口部为"脉之大会"　寸口脉属手太阴肺经之脉，气血循环流注起始于手太阴肺经，营卫气血遍布周身，循环五十度又终止于肺经，复会于寸口，为十二经脉的始终。脉气流注肺而总会聚于寸口，故全身各脏腑生理功能的盛衰，营卫气血的盈亏，均可从寸口部的脉象上反映出来。

2. 寸口部脉气最明显　寸口部是手太阴肺经"经穴"（经渠）和"输穴"（太渊）的所在处，

为手太阴肺经经气流注和经气渐旺，以至达到最旺盛的特殊反映点，故前人有“脉会太渊”之说，其脉象变化最有代表性。

3. 寸口脉动反映宗气的盛衰　肺脾同属太阴经，脉气相通，手太阴肺经起于中焦，而中焦为脾胃所居之处，脾将通过胃所受纳腐熟的食物之精微上输于肺，肺朝百脉而将营气与呼吸之气布散至全身，脉气变化见于寸口，故寸口脉动与宗气一致。

4. 寸口脉便于诊察　寸口处为桡动脉，该动脉所在桡骨茎突处，其定位较为固定，解剖位置亦较浅表，毗邻组织比较分明，便于诊察，脉搏强弱易于分辨。

实际上，独取寸口的原因还可有以下几点：①脉动明显：寸口处覆盖组织较薄，脉动十分明显，脉下有桡骨衬托，便于运用指法，人迎处虽脉动亦明显，但不便于施用指法，且易引起瘙痒之感；②诊脉方便：古人拘于“礼”的束缚，不便解衣、触头、按足来进行诊脉，而诊寸口脉患者伸手即可取，操作极其方便；③脉气准确：诊脉时，寸口脉与心脏处于同一水平，较之人迎、趺阳，离心脏的距离适中，在人迎则心脏耗费的能量大于心脏输出的血流量，在趺阳则耗能量小于血流量，而在寸口则可能相等；④经验丰富：由于长期习惯于寸口诊脉，所以诊寸口脉较其他任何部位的脉象体会更多，经验更丰富，对病情的判断更有把握。

（二）寸口脉分候脏腑的原理

以左右寸关尺六部分候五脏六腑之法，是现今临床上应用最广的方法，寸口脉分候脏腑的原理，可用乐器加以比拟说明。吹笛子时，笛管长度的不同，启闭不同的笛孔，使吹入的气流在管中产生不同类型的驻波，从而发出不同的声调，这与切寸口脉的原理是颇相类似的。人的左右手寸口脉，也好像二胡的两根琴弦，而寸关尺则好比是不同的音阶，弹按不同的琴弦与音阶，会发出不同的音响，而寸关尺为什么不可以反映出机体脏器的不同内在状况呢？此外，古人还曾用弓弩之发、水之下岸等比喻寸口诊脉的原理，如《灵枢·动输》说：“气之过于寸口也，……卒然如弓弩之发，如水之下岸，上鱼以反衰，其余气衰散以逆上，故其行微。”毫无疑问，气血流过寸口这一特定部位时，在流体动力学上必然发生复杂的变化，且必然受到内在各个脏器不同功能状态的影响。因此，寸口局部的脉象变化，是完全有可能反映出整个身体的生理病理信息的，只是限于当前科学技术的条件，尚不能获得和识别出寸口脉象所反映的全部信息，尚未提出有充分说服力的客观资料，因此我们对此应积极地加以研究，而不能简单地予以舍弃。寸口诊法的脏腑相应定位，在临床实践中积累了丰富的经验。但其中还存在着不少理论和实际问题，有待进一步研究。关于寸口分候脏腑的理论根据，诸说不一，分述于下。

1. 根据气血阴阳的理论而确定　中医学认为，右手偏旺于气，肺主气，胸中为肺的宫城，故以右寸候肺与胸中；左手偏旺于血，心主血，膻中（心包络）为心的外围，故以左寸候心与膻中；脾居中州，体虽偏左而气行于右，脾胃互为表里，故以右关配脾胃；肝主藏血，其体虽在右而气化作用实行于左，肝与胆互为表里，故以左关配肝胆；肾在腰之两旁，位居低下，故候于两尺；小腹属下，为大小肠、膀胱所居之处；而膀胱、小肠从阴配于左尺；大肠从阳配于右尺。诚如李时珍所云：“两手六部皆肺经之脉，特取此以候五脏六腑之气耳，非为五脏六腑所居之处也。”说明寸口脉所候，为五脏六腑之气，而非其体。

2. 根据脏腑部位所在而确定　《难经·十八难》指出：“上部法天，主胸以上至头之有疾也，中部法人，主膈以下至脐之有疾也；下部法地，主脐以下至足之有疾也。”这是把躯体划分为胸、膈、腹三部，由于心肺居于胸中，其位在上，故应于两寸；肝脾居于膈下，其位在中，故应于两关；两肾居于脐下，其位在下，故应于两尺。这种脏腑配属方法，实际是源于《内经》“上竟上”、“下竟下”的原则。

寸口脉象主病的意义，在临床上常用“独异”主病的概念。即诊察六部脉象时，注意发现是否在某一部位有独特的变化，根据脏腑与寸口脉相应的关系，推测发病部位。

二、关于寸口脉分候脏腑的争议

（一）寸口三部分位的确立

寸关尺分候学说源于《内经》。虽然《内经》中没有关于寸关尺的名称和定位，但它对于气口切脉以及所候脏腑已有所记载。《素问·脉要精微论》云：“尺内两旁则季胁也。尺外以候肾，尺里以候腹；中附上，左外以候肝，内以候膈，右外以候胃，内以候脾；上附上，右外以候肺，内以候胸中，左外以候心，内以候膻中。前以候前，后以候后。上竟上者，胸喉中事也，下竟下者，少腹腰股膝胫足中事也。推而外之，内而不外，有心腹疾也。推而内之，外而不内，身有热也。”这段话已经包含了寸口分候脏腑的意思，且在脉学上具有划时代的意义。但除此之外，对寸口脉的长度及寸口脉的分位则语焉未详。至《难经》，首先解决了寸口脉的长度问题，并提出了寸关尺的概念。该书第二难提出：“从关至尺是尺内，从关至鱼际，是寸内，……阴得尺内一寸，阳得寸内九分，尺寸终始一寸九分。”第三难曰：“关之前者，阳之动，脉当见九分而浮；……关之后者，阴之动，脉当见一寸而沉。”由此可知，寸口脉共长一寸九分，其中前九分为寸，乃阳之动；后一寸为尺，乃阴之动。这样看起来，关部好像只是尺寸之间的一个界限，并无地位。但在第十八难又指出：“脉有三部九候，……三部者，寸关尺也。”再通过寸以候上部，关以候中部，尺以候下部的记载来看，在《难经》中，实际上关部也像尺寸一样，是有其实际位置的。在《伤寒论·平脉法》中，也明确提出“脉有三部，尺寸及关”，并对寸关尺的运用作了较为详细的记载。到了东汉时，寸关尺的分部问题已经得以解决。对这一问题记载最详的是王叔和的《脉经·卷一·分别三关境界脉候所主第三》中云：“从鱼际至高骨，却行一寸，其中名曰寸口，从寸至尺，名曰尺泽，故曰尺寸。寸后尺前名曰关，阳出阴入，以关为界。阳出三分，阴入三分。”这就说明，掌后高骨，为尺寸之界，亦即关部。关部占尺内三分，寸内三分，共计六分。《脉经》的成书，去东汉未远，其寸关尺的分部为当时所用。至此，我们可以说，寸口脉的长度及分部问题在东汉时已经十分清楚，即寸口脉共长一寸九分，以掌后高骨为界，前九分为寸（实际上是六分），后一寸为尺（实际上是七分），关部占寸内三分，尺内三分，共为六分。

（二）寸口脉分候脏腑的疑义

虽然历代医家对于寸口的分候，认识有差异，但在五脏的所候位置上基本相同，主要是大小肠的位置不同。寸口分候的认识基础是按部位划分，同时三焦应是三个部分而不宜单独配于尺部，故寸口脉的脏腑分候应以《医宗金鉴》所述为恰当。

寸口脉分候五脏，也并非毫无疑义。比如肾属水、属阴，而右为阴，故肾应在右尺；命门属火、属阳，而左为阳，故命门应在左尺，为什么二者会反易其位呢？《难经·十八难》提出的原则是“此皆五行子母相生养也”，亦即《类经附翼》所说“经文虽无五行所属之分，而后世诸贤以左尺为水，生左关木，木生左寸火，君火类从于右尺而为相火，火生右关土，土生右寸金而止，甚属有理”。张璐《诊宗三昧·脉位》则说：“火旺于南，故心居左寸；木旺于东，故肝居左关；金旺于西，故肺居右寸；土旺于中，而寄居西南，故脾胃居于右关；水旺于北，故居两尺。”陈修园《医学实在易》又说：“天为阳，地为阴，东南为阳，西北为阴，天一生水，水生木，木生火，是以心肝居左也。地二生火，火生土，土生金，是以脾肺居右也。此先天之五行，本于阴阳水火，分而上生，非脏体之谓也。又心主脉，肝主血，血脉生于水精，是以左手三部俱主血；肺主周身之气，脾主元真之气，气生于火，是以右手三部皆主气，此皆阴阳互换之妙。”总之，寸关尺所候脏腑，是按脏器的上下位置分的，脏器配候于左右手，则是按五行生克制化、上下升降、阴阳互换的原理而确定的。

（三）寸口分候脏腑的运用

由于解剖结构等方面的原因，寸关尺部的脉象可稍有差异，如《难经・三难》说：“关之前者，阳之动也，脉当见九分而浮”；“关之后者，阴之动也，脉当见一寸而沉”。但是一般说六部脉是大体一致的，如《脉经》说“脉三部大都欲等”，浮则俱浮，数则俱数，故寸口分候不必人人详分，应按清・周学霆所主张的“分而不分，不分而分”，即可分则分，不能机械对待。临床上当某部脉出现明显独异时，如独大、独小、独盛、独弱等，则提示其所候脏器发生病变之可能，如左关弦、右关弱，常示肝气犯脾，或肝郁脾虚；肺热盛者，可见右寸脉大；肝阳上亢、上实下虚者，有的出现关弦尺弱、寸大于尺等脉象，诊脉时应加以注意。

六脉分候脏腑之说，至今仍为众多中医所沿用，但亦存在争议，有人强调其在临床的应用价值，有人则持否定态度。认为由同一心脏射出、流在同一血管中的血流，不可能反映出脏腑的不同信息，因而对寸口分候持否定态度。如张三锡认为“强分部位，起于王叔和……立论背经，遗害后世”。当代任应秋先生在其所著《脉学研究十讲》中，也明确提出分候法“上不宗内经，下不符科学”，是“凭空臆说”。颜之亨等对寸口脉分候脏腑提出质疑，他以古今著名医案为依据，对六部脉分候脏腑的理论进行统计分析，发现明代江瓘著《名医类案》，收有1300余例医案。从中随机抽得145则医案，其中记录有脉象者为51例，此中有7例所述与分候脏腑定位理论相符，符合率为13.7%。秦伯未编《清代名医医案精华》，载有叶桂、薛雪、吴瑭、尤在泾、王旭高、马培之、王九峰、金子久、丁甘仁等20位医家的验案2145例。对其记录了脉象的医案进行统计，符合脏腑分候者仅占7.9%。现代10位医家的医案（包括张锡纯《医学衷中参西录・五・医案》，《施今墨临床经验集・内科疾病》，《蒲辅周医疗经验・医案・内科病案》，《岳美中医案集》，《张伯臾医案》，《李聪甫医案・内科》，《冉雪峰医案》，《程门雪医案》，《章次公医案》，《黄文东医案》），共得2160例，记录了脉象的1952例，符合者56例，总符合率仅为4.3%。再从“寸、关、尺”某一具体分候脏腑部位来看，右手寸脉主候肺的病变。从《清代名医医案精华》中，查出可以明确为肺部疾患的246例，与“寸部候肺”相符者15例，符合率亦只为9.9%。对于外感时病的统计，以何廉臣选编的《重印全国名医验案类编》为对象，该书包括“四时六淫病案”和“传染病案”两集，共收医案371例，全为外感时病，其中记录了脉象的309例，符合分候脏腑定位的有25例，符合率为8.1%。应该看到，临床上确有某部脉独异而提示病情者，故不可一概否定。也有医家依据临床实例统计说明寸关尺分部符合实际情况，有较高应用价值。

总之，寸口分候脏腑的理论，尽管在临床上有一定的参考价值，但单以寸口脉象分候而判断病位尚需进一步寻找依据。因此，今后还有必要对寸关尺分候脏腑定位的诊法及其应用价值作进一步的深入探讨。

三、遍诊法的诊脉部位及临床意义

从中医脉诊的发展史看，最初是在全身各有脉动的部位进行诊察，视其何部之异而判断病在何处。其后逐渐总结各处诊脉断病的经验，从中发现某些具有特殊意义的诊脉部位，然后才演变为独取寸口诊脉法。因此，可以认为三部九候遍诊法是一种局部诊法，或者说是分经诊脉法。

对于诊察三部九候以判别病情的方法,《素问·三部九候论》说:"察九候独小者病,独大者病,独疾者病,独迟者病,独热者病,独寒者病,独陷下者病。……九候之相应也,上下若一,不得相失。一候后则病,二候后则病甚,三候后则病危。所谓后者,应不俱(俱犹同也)也。察其府脏,以知死生之期,必先知经脉,然后知病脉。"义即在了解诊脉部位的所属经脉基础上,察其何处独异,而辨别病变所在的脏腑经脉。诊察这些脉动部位的脉象,可以了解全身各脏腑、经脉的生理病理状况。《素问·三部九候论》说:"人有三部,部有三候,以决死生,以处百病,以调虚实,而除邪疾。"可见三部九候诊法是一种最古老的诊脉方法,其用意是何处脉象有变化,便可以提示相应部位、经络、脏腑发生病变的可能,而不是用一处或几处脉象来测知全身情况。

四、趺阳脉的诊法与临床意义

《素问·评热病论》说:"胃脉在足也。"《素问·气交变大论》说:"冲阳绝者,死不治。"《灵枢·邪气脏腑病形》说:"两跗之上,脉坚若陷者,足阳明病,此胃脉也。"以上皆说明趺阳脉能诊断脾胃疾患。张仲景《伤寒杂病论》中对趺阳脉的论述达29处之多,并指出"人迎趺阳,三部不参"的错误。王叔和《脉经》有39处提到趺阳脉,并对其专主脾胃疾病以及与脾胃相关的肺、肠等主症作了很好的论述。宋·许叔微更有"趺阳胃脉定死生,少阴肾脉为根蒂"之说。国家中医药管理局所颁发的《中医病案书写规范》规定了"必要时切人迎、趺阳脉"。

趺阳脉即冲阳脉,为足背动脉,其位在足背第2、3跖骨间,体表约2~4cm间能触到搏动者即是。诊脉时应以医者一指(拇指或示指)顺脉行方向平行触到脉搏为切脉姿势,用浮中沉的轻中重按压程度和脉的搏动速度及形状等,以分辨其脉象,从而判断病情及预后。尤其是当病情危重时,若寸口脉很微弱,甚至触不到,此时应注意诊察趺阳脉动情况,若趺阳脉亦触不到,说明胃气已绝,多主死证,若趺阳脉仍搏动比较明显,说明胃气犹在,尚存生机。

五、古今脉象分类方法的研究

中医脉象种类繁多,如何执简驭繁,使医师诊脉时抓住重点,准确判断,古人在这方面做了大量的工作。《内经》以阴阳为总纲,下分大小、滑涩、沉浮(或缓急)六纲;《脉经》以阴阳为总纲,下分浮沉、长短、滑涩六纲。古代各家对纲脉的提法大同小异,近代对脉象分类也很重视,提出了一些好的分类方法,对脉象特征量的提取,计算机的检测及脉象机制研究等都大有裨益。

脉象是凭医生的手指感觉和经验来判断的,由于人体触觉的差异和师承经验的不同,使辨脉时缺乏统一的标准。加之各家对脉象的表述方法不一,造成概念的交错和相互包涵,因而出现脉同而名异,或出现脉异而名同的现象,名目繁多,增加了辨脉的难度。正如王叔和在《脉经·自序》中说"脉理精要,其体难辨,在心易了,指下难明"。因此,历代医家亦非常重视研究脉象的归类方法,希望能找到辨别脉象的关键要素,以做到执简驭繁、纲举目张,便于掌握与实用。

(一)古代脉象分类方法

1. 以阴阳为纲对脉象分类　这种归类方法是将各种特性相对的脉象,如浮脉和沉脉,迟脉与数脉等,运用阴阳学说分析其属性,分别归纳成阴脉和阳脉两大类。正如《难经》根据阴阳属性提出浮沉脉的归类。以浮脉为阳,沉脉为阴。《伤寒论》则具体地以大脉、浮脉、数脉、动脉、滑脉为阳脉；以沉脉、涩脉、弱脉、弦脉、微脉为阴脉。

2. 以基本脉象特性为纲进行归类　这种归类法是阴阳归类法的延续与细化，可以避免阴阳归类法过于笼统的弊病，所以后世诸家多在这方面进行了研究。如《医学启微》、《三因方》等以浮脉、沉脉、迟脉、数脉为纲；《景岳全书》等在此基础上增添了细脉、大脉、长脉、短脉四种基本脉象，合为"八纲"脉；《学古诊则》在《景岳全书》的基础上，又增添了滑脉、涩脉，从而形成了以十种脉象为纲的归类分析法。具体的说，就是以脉位分浮、沉；以脉动至数分迟、数；以脉象形态分大、小（细）；以应指范围分长、短；以脉气往来之势分滑、涩。这种分类法比较完备，目前临床上亦多采用。

3. 以位、数、形、势四要素法归类　周学海说："盖求明脉理者，须将位、数、形、势四字讲得真切，便于百脉无所不赅，不必立二十八脉之名可也。"因此，对"位、数、形、势"脉象构成要素进行生理探讨，脉位按脉象"位"的属性分为浮脉、沉脉。脉数按脉象的"数"的属性可分为脉率与脉律：脉率分为迟数；脉律分为整齐、无规则间歇、有规则间歇。脉形按脉象"形"的属性可分为脉宽与脉长：按脉宽分类的有大脉、细脉；按脉长分类的有长脉、短脉。脉势按脉象"势"的属性可分为力度、滑利度、紧张度：按脉的力度分类的有虚脉、实脉；按脉的流利度分类的有滑脉、涩脉；按脉的紧张度分类的有弦脉。

（二）现代脉象分类方法

1. 九维的线性空间分类　马美仁认为，脉象应包括脉位、脉率、节律、脉力、脉管紧张度、流利度、虚实、粗细、长短等九项基本指标。数学上可以用九维的线性空间，九种信息的模糊集合。

2. 生物流体力学基本参量分类　华有德等根据传统中医脉象与生物流体力学基本参量压力 P、流量 Q、血管半径 r、血管半径变化率 Δr 及黏度 n 间的关系，把常见脉象归纳为沉浮、迟数、虚实、弦滑四大类。

罗克聪等结合生物力学的一些概念，讨论了中医在桡动脉处提取信息的优越性，进而运用 Windkesse 理论及 Poiseuille 定律，对中医脉象的临床分类特点作了探讨，他们认为结合中医切脉特点，运用生物力学概念，28 种脉象大致上可分为弦滑、迟数、虚实、浮沉、粗细、长短六类，并用血管内压力 P、心率 f、血管的管径 r、位移 dr、位移的变化 dr/dt、动脉血管顺应性、脉波的反射及共振现象进行了解释。

3. 六种基本要素分类　张大祥等将 407 例脉象和脉图对照分析、分类归纳，抽出了构成脉象的六种基本要素，认为各种脉象只不过是这六种属性从不同的角度排列组合的结果，即浮沉——脉道的深浅状况；虚实——血液在血管中的充盈度；滑涩——脉动的流利状况；弦软——脉道的张力状况。并定出了代表六个方面的八项脉图指标：浮沉是最佳脉图出现部位压力的大小；迟数是脉动周期时间及均匀度；大小是脉图指标 be/bc 比值的变化；虚实是脉图指标 bc、SA 的改变；滑涩是 fg/bc 比值的变化；弦软主要是∠al/bc 比值及 T. g 的改变（EK＝（PS－Pd）/bc、T. g＝（e1b * SA *（PS－PD）/cb * be2）。他们认为从生物力学的角度看：浮沉所描述的是应力与应变的非线性程度，位置的深浅；迟数所描述的是心脏的速率和节律的变化状况；大小所描述的是动脉周向应变（ri－ro）/ro，即以指面大小为控制段的指下血管体积的大小；弦软所描述的是动脉的周向与轴向张应力的大小；虚实所描述的是血管内充盈压力（Pd、Pi）的大小；滑涩所描述的是轴向入射波与物理反射波，血管性生理反射波与心源性反流波之间的关系，它们决定了桡动脉脉波的形态、波幅及波速度；紧脉与散脉突出地描述了扭转波的强弱。

4. 自动建模识别的系统分类 钟琪等提出用一种改进的算法(IGEP),并对IGEP算法进行了复杂度分析,基于IGEP,设计出了对脉象信号进行自动建模识别的系统,并且用大量临床脉象样本对算法建模的函数进行了检验,实验结果表明该方法能够实现对中医常见脉象的准确、快速分类。

5. 脉象定量诊断模型分类 王慧燕等针对脉象信号复杂性以及脉象特征与脉象类别之间非线性等特点,提出一种基于贝叶斯分类器的脉象自动识别方法,并据此建立脉象定量诊断模型。首先,提取脉象信号的特征参数,创建脉象特征参数-脉象类别数据库,采用少数类合成过采样技术SMOTE结合Tomeklinks的方法,对数据库进行均衡,使不同的脉象类别具有大致相同的样本;然后基于均衡后的数据库学习贝叶斯网络结构,将得到的马尔可夫毯选择为特征集合并作为贝叶斯分类器的输入,创建脉象信号与类别之间的映射关系模型。通过创建的脉象样本数据库和交叉验证方法,对所提出的方法进行验证。结果表明:所提出的方法可有效识别脉象类型,对于脉位、脉率和脉律的预测准确率都超过90%,是一种有效的脉象定量诊断方法。

6. 现代脉象的八要素法 费兆馥等结合教学和研究实践,在四要素法的基础上,将脉象的指感分解为八个主要因素,包含着脉搏的脉位、脉数、均匀度、脉长、脉宽、紧张度、流利度、脉力等多种静态、动态的物理量。

(1) 脉位:指脉搏跳动显现部位的深浅,脉位表浅者属于浮脉类,脉位深沉者属于沉脉类。必须指出,脉搏显现部位的深浅与脉管解剖位置的深浅有一定的关系,但脉位并不完全等同于血管的解剖位置。它还与血管的舒缩状态、皮下组织的弹性等多种因素有密切关系。

(2) 至数:指脉跳频率的快慢。脉率快,一息五、六至为数脉。脉率慢,一息三至为迟脉。

(3) 均匀度:指脉动节律是否规则,以及脉力大小是否一致。一般而言,大多数脉象的脉律、脉力都是均匀规则的,只有少数脉如促脉、结脉、代脉等脉律不齐或兼有脉力大小不一。

(4) 脉长:指脉搏应指轴向范围的长短,也即脉搏显现部位的长短。脉动应指范围长,两端超越寸、尺属于长脉;应指范围短,两端不满寸、尺,或者但见于关部或寸部属于短脉类。

(5) 脉宽:是指脉搏应指的径向范围的宽度,也即手指感觉到的脉搏的粗细。脉宽与血管的粗细有一定的关系,但也不等同于血管的粗细,还与皮下组织、血管的舒缩状态、充盈状况等因素有关。脉道宽大的属于大脉类,脉道细小的属于细脉类。

(6) 紧张度:指脉管的弛缓与紧急程度。它与脉管的弹性、软硬,以及轴向与径向的张力有关。脉道绷紧者属于弦、紧脉,脉道弛缓者属于缓、濡脉。

(7) 流利度:指脉搏来势的流利通畅程度。体会流利度时要注意体察每一次脉搏跳动的流畅程度。比较流利的脉如滑脉,其每一次脉搏跳动都是比较通畅地在指下经过,因此有应指圆滑、如珠在指下滚过的感觉,而不同于数脉的频率快。相反,脉来艰涩而不流利者为涩脉。

(8) 脉力:指脉搏应指力量的强弱。脉搏应指无力者属于虚脉类,脉搏应指过分有力者属于实脉类。

脉象要素的确立,为我们提供了比较规范、统一的辨识或表述各种脉象的标准。每一种脉象的基本特征,均可以用八个脉象要素进行全面分析。

【古代文献】

一、诊象形成的原理

《素问·五脏生成》:心之合脉也。

《素问·平人气象》:胃之大络,名曰虚里,贯膈络肺,出于左乳下,其动应手(手,原作衣,根据《针灸甲乙经》改),脉宗气也。

《灵枢·邪客》:宗气积于胸中,出于喉咙,以贯心脉。

《灵枢·动输》:黄帝曰:经脉十二,而手太阴、足少阴、阳明独动不休,何也?岐伯曰:足阳明胃脉也。胃为五脏六腑之海,其清气上注于肺,肺气从手太阴而行之。其行也,以息往来,故人一呼脉再动,一吸脉亦再动,呼吸不已,故动而不止。黄帝曰:气之过于寸口也,上十焉息?下八焉伏?何道以还?不知其极。岐伯曰:气之离脏也,卒然如弓弩之发,如水之下岸,上于鱼以反衰,其余气衰散以逆上,故其行微。

《灵枢·五十营》:黄帝曰:余愿闻五十营,奈何?岐伯答曰:天周二十八宿,宿三十六分,人气行一周,千八分。日行二十八宿,人经脉上下、左右、前后二十八脉,周身十六丈二尺,以应二十八宿,漏水下百刻,以分昼夜。故人一呼脉再动,气行三寸,一吸脉亦再动,气行三寸,呼吸定息,气行六寸,十息,气行六尺,二十七息,气行一丈六尺二寸,日行二分。二百七十息,气行十六丈二尺。气行交通于中,一周于身,下水二刻,日行二十五分。五百四十息,气行再周于身,下水四刻,日行四十分有奇。二千七百息,气行十周于身,下水二十刻,日行五宿二十分。一万三千五百息,气行五十营于身,水下百刻,日行二十八宿,漏水皆尽,脉终矣。

《中藏经·脉要论》:脉者,乃气血之先也。气血盛则脉盛,气血衰则脉衰。气血热则脉数,气血寒则脉迟,气血微则脉弱,气血平则脉缓。

《四言举要》:脉乃血脉,气血之先,血之隧道,气息应焉。其象法地,血之府也,心之合也,皮之部也。资始于肾、资生于胃……脉不自行,随气而至;气动脉应,阴阳之义。气如橐籥,血如波澜;血脉气息,上下循环。

二、诊脉的部位

《素问·三部九候论》:帝曰:何谓三部?岐伯曰:有下部,有中部,有上部。部各有三候,三候者,有天、有地、有人也。必指而导之,乃以为真。上部天,两额之动脉;上部地,两颊之动脉;上部人,耳前之动脉。中部天,手太阴也;中部地,手阳明也;中部人,手少阴也。下部天,足厥阴也;下部地,足少阴也;下部人,足太阴也。故下部之天以候肝,地以候肾,人以候脾胃之气。帝曰:中部之候奈何?岐伯曰:亦有天,亦有地,亦有人。天以候肺,地以候胸中之气,人以候心。帝曰:上部以何候之?岐伯曰:亦有天,亦有地,亦有人。天以候头角之气,地以候口齿之气,人以候耳目之气。三部者,各有天,各有地,各有人,三而成天,三而成地,三而成人,三而三之,合则为九。

《灵枢·禁服》:寸口主中,人迎主外,两者相应,俱往俱来,若引绳大小齐等。春夏人迎微大,秋冬寸口微大。如是者,名曰平人。

《伤寒论·序》:按寸不及尺,握手不及足,人迎趺阳。三部不参,动数发息,不满五十。短期未知决诊,九候曾无仿佛,明堂阙庭,尽不见察,所谓窥管而已。夫欲视死别生,实为难矣。

《难经·二难》:脉有尺寸,何谓也?然:尺寸者,脉之大要会也。从关至尺是尺内,阴之所治也；从关至鱼际是寸口内，阳之所治也。故分寸为尺，分尺为寸。故阴得尺内一寸，阳得寸内九分，尺寸终始，一寸九分，故曰尺寸也。

《素问·五脏别论》：帝曰：气口何以独为五脏主？岐伯曰：胃者，水谷之海，六腑之大源也。五味入口，藏于胃，以养五脏气，气口亦太阴也。是以五脏六腑之气味皆出于胃，变见于气口。

《难经·一难》：十二经皆有动脉，独取寸口，以决五脏六腑死生吉凶之法，何谓也？然：寸口者，脉之大会，手太阴之动脉也（按原文为脉动，根据《针灸甲乙经》改之）。

《素问·经脉别论》：食气入胃，散精于肝，淫气于筋。食气入胃，浊气归心，淫精于脉。脉气流经，经气归于肺，肺朝百脉，输精于皮毛。毛脉合精，行气于府。府精神明，留于四脏，气归于权衡。权衡以平，气口成寸，以决死生。

《难经·十八难》：脉有三部，部有四经，手有太阴、阳明，足有太阳、少阴，为上下部，何谓也？然：手太阴、阳明金也，足少阴、太阳水也，金生水、水流下行而不能上，故在下部也。足厥阴、少阳木也，生手太阳、少阴火，火炎上行而不能下，故为上部。手心主、少阳火，生足太阴、阳明土，土主中宫，故在中部也。此皆五行子母更相生养者也。

《脉经·两手六脉所主五脏六腑阴阳逆顺第七》：肝心出左，脾肺出右，肾与命门俱出尺部……心部在左手关前寸口是也，即手少阴经也，与手太阳为表里，以小肠合为府，合于上焦，名曰神庭，在鸠尾下五分。肝部在左手关上是也，足厥阴经也，与足少阳为表里，以胆合为府，合于中焦，名曰胞门，在太仓左右三寸。肾部在左手关后，尺中是也，足少阴经也，与足太阳为表里，以膀胱合为府，合于下焦，在关元左。肺部在右手关前寸口是也，手太阴经也，与手阳明为表里，以大肠合为府，合于上焦，名呼吸之府，在云门。脾部在右手关上是也，足太阴经也，与足阳明为表里，以胃合为府，合于中焦脾胃之间，名曰章门，在季胁前一寸半。肾部在右手关后，尺中是也，足少阴经也，与足太阳为表里，以膀胱合为府，合于下焦，在关元右。左属肾，右为子户，名曰三焦。

《景岳全书·脉神章·部位解》：左寸，心部也，其候在心与心包络，得南方君火之气，脾土受生，肺金受制，其主神明清浊。右寸，肺部也，其候在肺与膻中，得西方燥金之气，肾水受生，肝木受制，其主情志善恶。……左关，肝部也，其候在肝胆，得东方风木之气，心火受生，脾土受制，其主官禄贵贱。右关，脾部也，其候在脾胃，得中央湿土之气，肺金受生，肾水受制，其主财帛厚薄。……左尺，肾部也，其候在肾与膀胱、大肠，得北方寒水之气，肝木受生，心火受制，其主阴气之寿元。右尺，三焦部也，其候在肾与三焦、命门、小肠，得北方天一相火之气，脾土受生，肺金受制，其主阳气之寿元。

《医宗金鉴·四诊心法要诀》：右寸肺胸，左寸心膻。右关脾胃，左肝膈胆。三部三焦，两尺两肾。左小膀胱，右大肠认。

三、诊脉的方法

《素问·方盛衰论》：圣人持诊之道，先后阴阳而持之，奇恒之势，乃六十首，诊合微之事，追阴阳之变，章五中之情，其中之论，取虚实之要，定五度之事。知此乃足以诊。是以切阴不得阳，诊消亡。得阳不得阴，守学不湛。

《素问·脉要精微论》：持脉有道，虚静为保。

《素问·脉要精微论》：诊法常以平旦，阴气未动，阳气未散，饮食未进，经脉未盛，络脉调匀，气血未乱，故乃可诊有过之脉。

《灵枢·根结》:一日一夜五十营,以营五脏之精。不应数者,名曰狂生。所谓五十营者,五脏皆受气。持其脉口,数其至也。五十动而不一代者,五脏皆受气;四十动一代者,一脏无气;三十动一代者,二脏无气;二十动一代者,三脏无气;十动一代者,四脏无气;不满十动一代者,五脏无气。予之短期,要在终始。所谓五十动而不一代者,以为常也。

《难经·五难》:脉有轻重,何谓也?然:初持脉,如三菽之重,与皮毛相得者,肺部也。如六菽之重,与血脉相得者,心部也。如九菽之重,与肌肉相得者,脾部也。如十二菽之重,与筋平者,肝部也。按之至骨,举指来疾者,肾部也。故曰轻重也。

《难经·十八难》:脉有三部九候,各何主之?然:三部者,寸关尺也,九候者,浮中沉也。上部法天,主胸以上至头之有疾也;中部法人,主膈以下至脐之有疾也;下部法地,主脐以下至足之有疾也。

《诊家枢要》:持脉之要有三:曰举,曰按,曰寻。轻手循之曰举;重手取之曰按;不轻不重,委屈求之曰寻。

《备急千金要方·平脉大法》:夫诊脉当以意先自消息,压取病人呼吸以自同,而后察其脉数,计于定息之限,五至者为平人,若有盈缩,寻状论病源之所宜也。

《南阳活人书》:凡初下指,先以中指揣按得关位,乃齐下前后二指,为三部脉,前指寸口也,后指尺部也。若人臂长,乃疏下指;若臂短,乃密下指。先诊寸口,浮按消息之,次中按消息之,次重按消息之;次上竟消息之,次下竟消息之;次推指外消息之;次推指内消息之。凡诊脉以气息平定方下指,以一呼一吸为一息。其一息之间,脉息四至或五至,不大不小,与所部分四时相应者,为平和脉也。

《医宗必读·新著四言脉诀》:诊人之脉,令仰其掌,掌后高骨,是名关上。关前为阳,关后为阴,阳寸阴尺,先后推寻。

《重订诊家直诀·指法总义》:诊脉之指法,见于经论者,曰举,曰按,曰寻,曰推,曰初持,曰久按,曰单持,曰总按。无求子消息七法,曰上竟下竟,曰内推外推,曰浮按中按沉按。更有侧指法,挽指法,辗转指法,俯仰指法。举而复按,按而复举,是操纵指法。若是者,皆有旧论可考也。至于私心所创获,与得诸益友所训示者,则又有移指法,直压指法。夫脉有四科:位、数、形、势而已。位者,浮沉尺寸也;数者,迟数促结也;形者,长短广狭厚薄粗细刚柔,犹算学家之有线面体也;势者,敛舒伸缩进退起伏之有盛衰也。势因形显,敛舒成形于广狭,伸缩成形于长短,进退成形于前后,起伏成形于高下,而盛衰则贯于诸势之中,以为之纲者也。此所谓脉之四科也,指法即由此而辨。曰举按以诊高深也;曰上下以诊长短也;曰寻推以诊广狭厚薄曲直也;曰初持久按以诊迟数滑涩止代也;曰单持总按以诊去来断续也。病者气口处骨肉不平,须用侧指法,病者不能平臂而侧置,须用挽指法;俯仰者,三指轻重相畸也;辗转者,一指左右相倾也;操纵者,举按迭用,以察根气之强弱,《难经》所谓按之软,举指来疾者此也。唯三指总按,横度三关,三指缝中,各有其隙。若三部脉形不同,如寸涩尺滑,前小后大,即无由得其接续之真迹。昔有同学示以移指法,如先诊三关,再略退半部,以食指加寸关之交,中指加关尺之交,终以有隙,而其真不见,后乃自创一指直压之法,以食指直压三关,而真象尽露矣。小儿脉位狭小,以食指横度脉上,而展转以诊之。

《重订诊家直诀·单诊总按不同》:脉有单诊总按不同者,或单诊强,总按弱也。或单诊弱,总按强也。或单诊细,总按大也。或单诊大,总按细也。凡单按弱总按强者,此必其脉弦滑。一指单按,气行自畅,无所搏激。三指总按,则所按之部位大,气行不畅,而搏激矣。此脉本强,而总按更强于单按也。单按强,总按弱者,此必其脉气本弱,但食指较灵,单指按下较显。名中二指较木，总按即不显其振指也。此脉本弱，而总按更弱于单按也。单按细，总按大者，是其脉体弦细，而两旁有晕也。总按指下部位大，而晕亦鼓而应指矣。单按大，总按细者，必其人血气虚燥，脉体细弱，而两旁之晕较盛也，食指灵而晕能应指，名中二指木，而晕不能应指矣。更有单按浮，总按沉，单按沉总按浮者，其浮即晕也。抑或脉体本弱，轻按气无所搏，力不能鼓，重按气乃搏鼓也。

【研究进展】

一、脉象机制研究

脉象是心脏收缩射血活动引起的血液、血管壁的周期性振荡运动，是循环系统的力学现象，用生物力学这门交叉的学科对脉象进行研究，对影响脉象的各种因素进行分析，建立相应的生物力学、数学模型，了解它的系统特性及生理活动规律、运动特征，建立本构方程和血流动力学参数表述方程，是近三十年来国内外脉动流研究的方法。以下是现代研究脉动流的几种主要理论和生物力学模型及在脉象研究中的应用。

（一）弹性管道脉动流理论

张大祥等[1]认为，弹性管道脉动流理论是通过研究脉波在充满黏性液体的弹性管道中传播的规律，来研究血流动力学，它不是首先建立动脉波表述方程，而是对动脉压力、脉波振幅、速度在管道传输过程中的影响因素（管壁弹性模量、管壁内黏滞摩擦力和阻尼系数、波的频率、色散、群速度和相速度、波的反射等）进行精辟分析，在此基础上推导出有关血流动力学参数的理论式。

（二）弹性腔理论

Otto Frank 的弹性腔模型，是由一个空气小室、动力泵和末端有阻抗的弹性管道所组成，这个模型给予了三个假定条件：①把整个动脉系看做一个弹性腔，并且腔内各点压力相等，腔本身无阻抗，只有终端才有阻抗存在；②假定脉波速度无穷大；③动脉系管壁应力与应变呈线性关系，体积弹性系数 C＝dv/dp，据此导出表述方程：

$$\frac{dp}{dt}=\frac{1}{C}(Q_{in}-Q_{out}) \qquad Q=\frac{\int_a^b P(t)dt}{R}$$

式中 Q 为流量、P 为压力、下标 in 为进入弹性腔，out 为流出弹性腔，R 为末端阻抗。

1979 年柳兆荣等[2]在研究脉搏波波形图的生理含义中，发现用弹性腔理论可以建立起脉搏波波形面积与心血管参量之间的定量关系，从而建立了心血管系统弹性腔模型，提出利用压力脉搏波波形图无创检测心血管参数的方法，在上海脉象协作组中得到应用。

心血管系统弹性腔模型的基本方程，是根据弹性腔模型，将大动脉等效成一个弹性腔，那么心室则为这个腔的输入端，静脉则为这个腔的输出端，介于弹性腔（大动脉）和输出端（静脉）之间的小动脉和毛细血管则为弹性腔终端阻力。在此基础上，推导出血流动力学参数之间应满足的连续方程、输出端压力降与流量的关系方程及动脉管腔体积与压力关系式等系列数学方程。

（三）线性弹性腔理论

柳兆荣等[3]指出，线性弹性腔理论是弹性腔理论中最简便的一种处理方法。它以动脉顺应性 C 为常数，动脉压力与体积呈线性关系为前提，通过解弹性腔理论的基本方程，进而讨论动脉顺应性、外周阻力、心排出量、血压以及与脉图之间关系的影响。通过对弹性腔理论基本方程的推导，导出压力脉图面积与心血管动力学参量的关系式：①R＝1/sv(As＋

Ad)；②$C=Ad/(As+Ad)\cdot Sv/(Ps-Pd)$；③$\overline{P}=1/T(As+Ad)\cdot Pv$ 用于临床，Sv 为每搏输出量、Ps 为收缩期血压、Pd 为舒张期血压、As 为脉图总面积、Ad 为脉图舒张期面积、$\overline{P}$ 为平均动脉压、R 为外周阻力、C 为血管顺应性、Pv 为静脉腔血压(可看做一个常量)。但此模型在使用中发现较为粗略，与实际血管功能状态不很一致，后来柳兆荣等[4]又将非线性弹性腔理论用于脉图参数估计心血管功能。

(四) 非线性弹性腔理论

李惜惜等[5]认为，非线性弹性腔理论是以动脉腔压力与体积不成线性关系，即将动脉顺应性看做依压力而变的变量为前提，来讨论压力脉波图与心血管动力学参量的相互关系。

1. 非线性弹性腔动脉顺应性　Ramington 等人曾对离体的人体主动脉做了大量的动脉腔灌注压 P 和体积 V 关系的测定，发现对于人体主动脉存在一个确定的压力 P^*，当压力 $P\leqslant P^*$ 时，动脉腔的体积 V 随灌注压 P 的上升而上升，且在 P 较小时呈直线上升，这是动脉管壁中弹性纤维和平滑肌弹性的反映。而当 $P>P^*$ 时，动脉腔体积 V 保持不变，这是动脉管壁中胶原纤维的张力抵抗动脉管壁继续扩张的结果。

2. 利用非线性弹性腔模型的基本方程计算血流动力学参量　包括收缩期和舒张期的压力、流量、阻抗关系式，柳兆荣等借助已建立的基本方程，建立起压力脉图面积与心血管动力学参数间的联系式，通过一系列推导演算，推导出外周阻力的表达式，再进一步推导出动脉顺应性随压力 P 而变化的表达式。这样就可以利用实测的脉图积分面积、血压和每搏输出量的数值测算出外周阻力和不同压力下的血管顺应性。此方法在上海脉象协作研究组中得到临床应用。

(五) 脉搏波的线化理论

线性弹性腔和非线性弹性腔理论用在脉搏波方面，通过脉搏波图对动脉压力流量、流阻、动脉顺应性等进行的分析检测，都把大、中动脉集中看做一个弹性腔为前提。然而，脉搏波在动脉系统内的传播规律，尤其是桡动脉处脉搏波随生理参数变化的规律，仍需进一步探讨。费兆馥等[6]指出，20 世纪 50 年代以来有人研究了动脉弹性管系中压力波的传播规律，但未考虑脉搏波在端点的反射情况。

柳兆荣等[7]在将臂动脉比拟为一根均匀弹性管，并不计及血液黏度的前提下，将臂动脉输入波形用若干阶梯波代替，然后在线化条件下求得桡动脉处瞬态压力的分析表达式，详细讨论了心动周期臂动脉弹性、臂动脉端点阻力对桡动脉压力脉波图形的影响，为进一步阐述脉图形态的变化机制提供了新的途径。

通过理论分析及推导，建立了桡动脉瞬态压力分析表达式。根据这一表达式讨论了桡动脉处脉图主波的形态及形成机制，并在心血管实验模拟装置上对推理进行了实验验证，取得与理论分析一致的结果。喻方亭等[8]应用脉搏波线化理论对 70 例弦脉脉图进行了分析。张镜人等[9]将脉搏波的线化理论用于正常人及冠心病患者脉图分析；陈德奎等[10]将脉搏波线化理论用于实验性弦脉脉图的研究，并探讨了脉图形态变化及形成机制。

(六) 体循环动力结构理论

脉搏波动是循环系统功能活动的一个显著讯息，张大祥等[1]认为，对脉搏波进行分析，研究脉图与心血管血流动力学的关系，在有生命的机体整体的前提条件下，解决体循环动力结构的一系列生理和病理变化过程中出现的问题，采用中医脉象信息进行无创研究是一个好的方法。他从宏观出发把体循环看做是一个动力系统，这个系统是由左心室、动脉系、微循环和静脉等系统组成，根据系统论理论，系统的行为取决于成分或分系统的特性、成分与分系统间的联络结构、系统的输入变量、系统的特性作用于输入就是输出。这个系统是一个非独立系统，它是整个循环系统中的一个分系统，它的特性和功能活动受其他系统特性的控制。系统内部维持着恒定的压力梯度、速度梯度，构成一个远离平衡有结构的状态，这种结构是靠不断地从系统外提供能量、质量来补偿系统内的能量、动量和质量流的消耗。在正常情况下系统处于相对稳定的有序状态，虽然任一固定空间内，流体、流量是瞬变的，但是，是周期性的变化，在每一周期中相应瞬时的流体参量是基本相同的，系统的压力梯度、流速梯度是稳定的，因而是有序的。系统为非平衡状态，物理几何因素十分复杂，特性太多，特性之间多呈非线性关系。由于神经体液调节功能的存在，分系统或分成分间，存在一系列反馈途径，系统的输入为系统的输出所控制，系统中的流体是生物流体。

依据上述特征，张氏认为从力学和生命科学相结合的角度来看，可以把人体血液循环系统看成是一般力学规律基础上还具有生命现象所独有的高级运动形式的动力体系，是一个受整个机体内外环境制约的，处于高度严密的控制和调节之下的，非平衡的有序的相对稳定的结构。这种结构不仅依靠系统内的耗散过程来维持，而且还依靠系统内外一系列的不同等级的自动控制和调节作用，才能维持系统状态的相对稳定和有序性。因此他从体循环动力结构的特征出发，采用系统论和控制论的理论和分析方法，对中医的脉搏波信息进行分析，建立了脉图曲线的各段表述方程组、体循环动力结构表述方程组、状态函数及反馈方程体系、63 项血流动力学参数表述方程、8 项脉象参数表示式，从 20 世纪 70 年代开始用于临床。

（七）脏腑气机的变化反映在寸口脉象上的特征

袁龙蔚[11]认为，从流变力学的观点看，寸口脉象具有下列特征：

1. 涉及前毛细血管括约肌控制作用的入射效应具有重大作用。

2. 涉及毛细血管径与可变形细胞尺寸的∑效应显著。

3. 涉及血液循环的动量方程中的对流加速度 v、ΔV 局部加速度 $\delta V/\delta t$ 更重要，从而运动方程非线性化。

4. 涉及脉波发生与传播的局部压力梯度是轴向空间变量 Z 和时间 t 的函数。

5. 涉及脉气强弱的脉动流入射效应所产生的边界层效应，是 Reynolds 数 $Re=\rho Vd/\mu$、血管壁性质、红细胞形态及尺寸的函数。

袁氏认为据此特征，可将繁多的脉象分成虚、实两大类，以能给予医生诊断感觉的入射效应显著与否为主要标志，提出两个基本特征量，即血液脉动速度分布与红细胞微旋分布，并应用 Laplace 变换与有限 Hankel 变换的联合变换对这两个基本参量进行了计算，采用 Eringen 微极流体理论的方程代替国际上研究脉动流常用的 Navier－Stokes 方程，而把后者作为不计微观效应的极端情况包括在内。

（八）心跳谐振波与器官共振的物理模式

张修诚等[12]提出心跳谐振波与器官共振的物理模式，以模拟体内血液循环与寸口诊脉波形的变化，并据此讨论各脏腑不同的共振特征以及对应压力脉搏波形的可能影响。他们认为各脏器与相连动脉协同共振，该共振频率以落在心跳的谐波上时有最大的共振效果，共振越好、阻力越小，血液便能顺利地出入其间，器官在获得充分的营养后才能发挥正常生理功能。五脏六腑各依其共振特性，选择适当谐波频率来共振，以减少血液循环阻力，顺利地从大动脉中分取压力波与血液的供应，然后才能发挥其正常功能，如果某一脏腑有病，器官功能降低，血液循环不佳，阻力增大，甚至共振频率改变不能与谐波很好地共振，则与其共振的谐波频率受影响，故脉波频率谱特征改变，中医即可从脉波的浮、沉、迟、数、滑、涩来判断脏腑的虚实。1987 年王唯工等以血液流体力学及器官与相关动脉协同共振的理论说明了中医脉诊的可能性；1989 年台湾大学杨顺聪等以动物实验证实此共振关系；1990 年台湾大学龙景良等人从肝癌、肝硬化、肾病患者脉波谐波频谱研究也证明体内脏器确与特定心跳谐振波密切关联；1993 年台中中医药学院张修诚等以脉搏谐波频谱分析探讨中医脏象学说与器官共振理论的相关研究，为中医脉诊的形成和机制提供了一个新的研究方法。

（九）脉象信号的功率谱、倒谱和传递函数分析

钟琦等[13]对六种常见脉象平脉、弦脉、滑脉、细脉、缓脉、数脉进行研究。所有的训练样本和检验样本均由经验丰富的中医，以“双盲法”在临床取得。并从脉象信号的三种谱图（功率谱、倒谱和传递函数）分析所获得的 15 个特征参数中，选取 7 个特征参数作为模式分类的特征分量，即 IGEP 算法的输入矢量 X=｛x1，x2，x3，x4，x5，x6，x7｝的各分量分别代表脉象三种谱图如下特征的归一化值，其中：x1：脉象信号功率谱的基频；x2：功率谱的谐波个数；x3：功率谱谱能比；x4：倒谱零分量的大小；x5：第一倒谱波幅值与零分量之比；x6：传递函数的共振峰个数；x7：共振峰平均间距。求解函数集选用标准函数集合中的简单函数集即 FunctionSet=｛'+','-','*','/'｝，使用 IGEP 算法对每个测试集（120 个六类识别训练样本转换成个二类识别样本即为各脉象均 20 个接受样本，100 个拒绝样本）进行训练，每个均运行 100 次，算法求出的数学函数模型 F1～F6。函数值大于 0.5 为接收类，其他情况为拒绝类。同理将六类识别检验样本（其中 120 个样本是训练样本）转换成 6 个二类识别样本后输入 F1～F6 函数进行脉象分类检验。BP 与 IGEP 对训练集的识别率均为 100%，但在测试集上的平均识别率为 88.8%，IGEP 的识别率均大于 89%，显示了其稳定性的一面，且平均识别率为 92.83%。

（十）心血管系统参数变化对脉搏波的影响

孔谙等[14]在美国 Drexel 大学 Jaron 教授的心血管模型基础上，通过团队的不断努力，而研制出包括右心、肺循环模型、左心、多元动脉模型、外周循环单元、多元静脉模型等部分的新型模型，并利用该模型比较全面地研究了心血管系统参数变化对脉搏波的影响。其中，选择的参数包括心率（HR）、心室收缩舒张能力（HF）、外周阻力（PR）、血液黏性（RB）及血管壁弹性（E），并以其作为仿真考察对象。同时，由于脉搏波波形复杂，直接分析其波形有一定困难，依据国内通用方法，利用考察心血管参数对脉搏波特征值的影响来代替对脉搏波的分析。整个实验分为三个步骤，首先计算出在上述五个参数的多种取值组合下的桡动脉脉搏波，再从波形中提取能够反映波形特征的特征值；最后用统计的方法分析参数变化对特征值的影响。

二、三部九候诊脉的研究

三部九候诊法，后世又称为遍诊法[15]，出自《素问·三部九候论》。其为遍诊上、中、下三部有关的动脉，以判断病情的一种诊脉方法。自《难经》以后，三部九候有了新的解释，即指寸口脉（桡动脉）分寸、关、尺三部，每部又有浮、中、沉三种取法，一直沿用至今，是中医脉学有别于西医学研究脉波的关键所在。然而，寸口部位的桡动脉只有 3～5cm 长，在此用不同的加压取脉方法，是否能取出更多的脉波信息？这是长期以来令人费解的问题。有关研究工作在这方面取得了一些有说服力的进展，为“三部九候”诊法提供了理论和客观依据。

（一）寸口三部九候诊脉的机制研究

1. 按中医切脉时取法的压力进行研究　陈先农等[16]用组合式平面三探头压力式脉波传感器及一个单探头压力式脉波传感器，按中医切脉时的取法压力对桡动脉寸、关、尺三部的脉波变化进行了观察。从实验得出，在尺部阻断桡动脉血流后，位于阻断点远心侧的寸部仍然有脉波存在，并且寸部脉波的升支时间延长，出现了显著的脉波平滑现象。从前臂及手部动脉的解剖特点考察，肱动脉在肘横纹附近分叉为桡、尺二支动脉进入前臂，桡、尺动脉在手掌部具有掌深弓和掌浅弓动脉通道。因此，在寸口某一部位将桡动脉血流完全阻断时，在阻断点的近心侧脉波仍由桡动脉直接传至；在阻断点的远心侧，脉波则改由尺动脉经掌深弓及掌浅弓旁路至桡动脉血流阻断点的远心侧（寸部）。陈氏称此现象为“掌弓旁路效应”。

为了探讨寸口桡动脉压阻点近、远心侧脉波变化、平滑化的原因，陈氏在清华大学生物力学实验室人工心血管模拟循环装置上作了实验。实验表明：①当模拟装置中没有“手部顺应性”或其数值很小时，远心侧脉波比近心侧（尺部）的陡化；②当加入较大的“手部顺应性”时，远心侧脉波的升支比近心侧平滑化；③当“手部顺应性”调节在合适范围时，压阻点近心侧的波形在压阻后较阻前陡化。因此陈认为，手部动脉顺应性是引起寸口桡动脉压阻点近、远心侧脉波陡化、平滑化的一个重要因素。陈氏同时用三个单探头压力式脉波传感器分别置寸、关、尺三部模拟中医三部九候取脉方法进行实验。结果表明：随着取法压力的加大，尺部脉波出现升支的时间缩短等陡化现象，而寸部脉波出现升支时间延长等平滑化现象，关部脉波当取脉压力较重时出现畸变并最后正向脉波消失；寸、尺部脉波起点间与峰点间出现时差。可见，中医三部九候在中医脉学中的意义是重要的，也是有科学依据的。

2. 从上肢动脉及中医切脉的特点进行研究　龚安特等[17]建立了“三部九候”及上肢动脉的力学模型。模型条件及方法是：①由于主动脉管径比桡动脉大 8 倍左右，经计算主动脉单位长度的液感与液阻仅为桡动脉的 0.02%～1%，而液容却大 69 倍以上，故可将主动脉简化为一个无液阻、液感的“体积元件”；②假设血管为均匀的薄壁圆管，将上肢动脉无分支的 A、B 两段视为“管路元件”，而分支管路，则将用阻抗为 Z' 的“分支元件”代替；③医师指头按压在桡动脉“寸口”处的圆形脉管将之变成椭圆形脉管。假设形变后血管壁周长不变，但面积变小，液阻增大，血流量减少。于是则可导出层流条件下，医师指下血管的液阻为：

$$R_1 = \frac{64\eta(1+K^2)E^4}{\pi^5 K^3 r_0^4} \qquad (1\text{-}1)$$

式中，

$K=a/b$ 为轴长比；η 为血液黏度；r_0 为圆形血管壁的内半径。

$E=\int_0^{\pi/2}[1-e^2\sin^2\theta]^{1/2}d\theta$：第二类椭圆积分　　(1-1)'

$e=[1-K^2]^{1/2}$：椭圆偏心率

对于圆管，$K=\frac{a}{b}=1$，代入式(1-1)、(1-1)'

得：$e=0$，$E=\pi/2$，于是液阻 $R_0=8\eta/\pi r_0^4$　　(1-2)

所谓浮取、中取、沉取，就是中医利用轻重不同的指力改变桡动脉的轴长比 K，使脉管的液阻及流量发生变化。因此将医生指下血管段假设成一液阻为（$R=R_1-R_0$）的“节流元件”。

他们认为在动脉中流动的血液是黏性液体，是有红细胞、白细胞、血小板等多种有形颗粒的悬浮液体，但由于红细胞直径约 8μm，为上肢动脉最小直径的 1/125。根据这一特点建立了动脉管中血液的动态微分的本构方程、运动方程和连续方程，并探讨了上肢动脉长度为

L 的始端及终端压强与流量的关系。

在对上肢动脉力学模型中的四种基本元件列出各基本元件的传递矩阵的基础上，建立了上肢动脉的传递矩阵，并计算出上肢动脉系统的终端阻抗 Zn＝Pn/Qn，及动脉中任一处的阻抗 Zi＝Pi/Qi。

脉搏波的反射：连续方程中入射波和反射波对脉波的影响，计算出终端反射系数及桡动脉终端压强、流量和阻抗。

根据上述结论，医师在临床中可采用两次按脉法，来判断终端阻抗和压强的大小，若桡动脉传递矩阵已知，则可求出整个桡动脉直至主动脉的压强、流量和血流参量。因此，中医"三部九候"的切脉手法获取的生理、病理信息远比"一部脉诊"为多。陈氏的"掌弓旁路效应"及"压阻效应"[16]；龚氏的上肢动脉力学模型，血液在血管中流动的微分方程，脉波的传递矩阵及脉波反射等[17]，对中医"三部九候"原理的探索，为中医传统的诊脉方法提供了实验及理论依据。

3. 三部脉象传感器研究　汤伟昌等[18-20]采用测力法的基本原理，三部脉象传感器由三个独立的、设计参数相同的压力传感器组成，每个传感器的物理模型如图 5-9 所示。

当触头 4 向人体桡动脉处的"皮肤 5-血管 6"系统施加一定压力时（相当于手指切脉时的浮、中、沉取脉压力），触头 4 受到反压力 F 和脉搏搏动力 ΔF 的作用。该两力传递到弹性梁，使弹性梁 3 发生应变，则贴在弹性梁上的应变片 2 的阻值也随之改变。由于应变片接在一定的测量电路中，因此该测量电路就能随 F＋ΔF 的变化而输出不同电平的信号。我们可根据电路输出信号的不同变化来区分不同取脉压力和各种脉搏，实现脉象的定量检测。

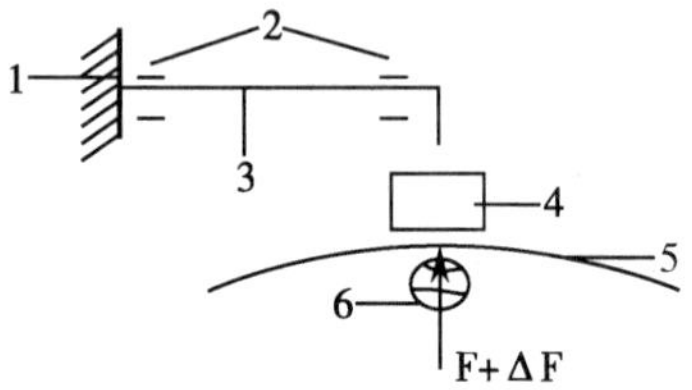

图 5-9　压力传感器物理模型

1. 固定架　2. 应变片　3. 弹性梁　4. 触头　5. 皮肤　6. 血管

利用上述检测系统并配用三道心电图机记录脉图，对三部九候脉象检测方法以及三部脉象参数的建立等方面进行了一系列研究，取得了一定的进展。使其能对寸、关、尺三部脉象进行客观、定量的检测分析，为定量、综合地分析"三部九候"的脉象特征，充实、补充脉象图谱资料，实现脉象信号的远程网络传送，促进脉学教学和脉象的临床研究等方面，提供了科学有效的检测手段。

（二）寸口三部九候测脉方法的探讨

费兆馥等[21]用 MX-1 型脉象仪三探头换能器，以随机调压方法，经对各种取脉方法进行探讨和研究，通过切脉动作和操作过程的分解，及临床切脉经验总结，确定了以脉波幅 H 和取法压力 P 为主的评价最佳脉图的基础指标。具体加压组合方式有：

单按加压法：以单个换能头逐级加压（每级压力 25g，加压范围 25～250g）分别测试同侧寸、关、尺三部脉象。

总按加压法：①三个换能头同时以相同的压力逐级加压取脉；②根据寸、关、尺各部单按的最佳脉图压力组合成三个换能头的压力加压取脉；③根据总按加压方法①中寸、关、尺各部的最佳脉图取脉压力组合成三个换能头的压力加压取脉；④根据正交设计，随机调节三个换能头的压力加压取脉。

总按最佳脉图的确定，是以关部最佳脉图为基准，寸、尺二部尽量逼近其单按时最佳脉图主波波峰值和形态的一组脉图。

将上述资料进行显著性 t 检验或方差检验，从中筛选出最佳脉图的加压组合方案，并且对与最佳脉图取脉压力(P)值有关的所有参数进行逐步回归分析。观察各种参数对最佳脉图取脉压力(P)值影响的大小，求出相互间的相关系数 R，列出最佳脉图取法压力(P)值与单探头加压以及简便的三探头同等压力方法之间的校正方程，并通过回代检验校正公式可靠性。结果表明：正常人最佳脉图取法压力 P 值主要与单探头加压及三探头同等压力加压方法之间有着较恒定的联系，可通过校正方程从两者中推算求得。

(三) 三部九候诊脉法的临床研究

费兆馥等[22]对健康青年学生 151 例，男性老年患者 10 例用三头脉象换能器对其三部九候脉象进行观察。测试结果：①正常人寸、关、尺三部脉图形态相似，青年人多出现平滑脉，老年人以弦脉为主；②单按时寸、关、尺三部取法压力无显著差异(右寸 189.741±46.49，右关 181.42±48.85，右尺 190±39.44，左侧相似，单位：g)，总按时寸、关二部脉的取法压力较单时浮，尺脉比单按时沉(右寸 172.92±42.89，右关 174.32±47.55，右尺 217.59±33.99，左手相似)，符合临床三指总按，指感清晰，寸关偏轻取，尺部偏于重按；③单按、总按时寸、关、尺三部最佳脉图的主波幅值 h_1 比较：单按时寸、关部脉图 h_1 显著大于尺部(左寸：19.33±10.10；右关 20.29±6.69，右尺 11.50±5.12，单位 mm)，左手相似，$P<0.05$ 或 $P<0.001$；而总按时右关脉图主波幅值 h_1 显著大于右寸、尺主波幅(右寸 18.87±0.49，右关 21.39±7.88，右尺 18.27±7.66，$P<0.001$)，寸、尺的主波相似。左侧三部脉图主波幅无显著差异。④总按时两手六部脉图比较：左寸比右寸浮，右关比左关大，左尺比右尺沉，总的来看，右关 h_1 最大，应指最有力，寸、尺 h_1 相似，所以切脉时体会到三部脉力匀称，右关比较有力的特征。尺脉 F 最大(F 为取脉压力)，尺脉部位深沉，右关有力象征脉以胃气为本(右关候脾胃)，尺脉沉而有力象征元气充盛。脉来有根(尺脉候肾，沉亦候肾)，六脉调和，从容有序是脉来有神的表现。只有三部总按得到的脉图，才能比较全面地反映正常人平脉的特征。⑤在比较单按、总按的脉图中，提示大多数总按的寸脉小于单按时寸脉(符合率为 89.29%)，总按时的关脉大于单按关脉(符合率 84.43%)，总按尺脉大于单按尺脉(符合率 67%)，这种现象可能和三部加压时力的相互作用、血管状态和远端反射等因素有关，当尺部(或关部)取法压力加大出现较大脉象时，关部(或尺部)的图像显著变小，此可能与血管受到压迫，前端血流不畅有关。而当寸部(或关部)适当加压时，尺脉和关脉变大，可能与远端反射有关。但在尺脉过小，部位太沉的情况下，寸、关加压尺脉亦不增大。

李绍芝等[23]观察了 40 例正常人寸、关、尺三部脉图变化，结果显示：①关部脉图主波高度、脉图总面积、脉图舒张期面积三项参数较尺部和寸部大，关部与尺部比较均值差别有非常显著意义($P<0.01$)，关部与寸部比较，差别较小，均值差别无显著意义($P>0.05$)；②寸、关、尺三部取法压力关部＜寸部＜尺部，女性＞男性。

冯新为等[24]在肾炎患者的脉波描记中，发现左尺特别弱，符合左尺候肾的论述，又说“早妊时的脉波曲线出现明显变化，各波都比正常波大，尺脉旺，寸脉亦盛。费兆馥等[21]也观察到肾气虚衰的患者，尺脉过小、部位太沉，寸关加压尺脉亦不增大(而正常人增大)，由此他们用寸关适当加压，观察尺部变化的大小来探测元气盛衰。同样亦发现高血压动脉硬化患者，尺脉加压时寸、关脉不变小，反映血管弹性差。江启中等[25]对 33 例高血压患者三部九候脉图观察结果显示：①高血压组右尺的脉力显著小于健康组($P<0.001$)，而左寸、左关、右关的脉力高血压组偏大，右寸、左尺的脉力高血压组偏小；②高血压组左、右寸部和左尺的脉位比健康组显著沉($P<0.01$)，而左关、右尺的脉位，高血压组亦偏沉，右关则高血压

组偏浮，总的倾向是高血压组六脉大而偏沉；③高血压组与健康组比较，两组的脉力、脉位各自六部之间总体比较均有极显著差异($P<0.01$)，高血压组同侧三部间，尺脉沉小较正常组明显：左尺比左寸、左关，右尺比右寸、右关都是显著沉小($P<0.05$)，两手对应部位间左尺脉力显著大于右尺($P<0.01$)，而健康组无显著差异。

费兆馥等[22]用3MX-1型三头脉象仪测绘43例肝脏肿瘤患者的三部九候脉图，平均年龄为45岁。从同步等压递增条件下测绘的脉图资料表明：肝脏肿瘤患者三部脉形大致相同，弦脉占90.9%，比同年龄组正常人弦脉出现率显著增高，两手尺脉图 h_1 显著减少，指感尺脉比较无力，与肿瘤患者元气虚损有关，左关脉图 h_1 有"独大"、"独小"、或"先大后小"等异常表现，出现率为47.6%，而右关异常率仅9.52%，提示肝脏肿瘤患者左关脉图变化比右关显著增加，可能与左关候肝有一定关系。在辨证方面三部九候脉图也有一定意义，如晚期肿瘤患者，全身情况极差，精神委弱，脉图主波幅 h_1 小，切脉指感无力，显示虚脉的特点。尺脉的最佳取脉压力大而脉图 h_1 小，故指感沉而无力。关部脉图 h_1 较大，寸、尺部脉图 h_1 较小，使动脉应指范围不及三部，呈现短脉的特征，关部脉图先大后小，指感轻取虚大，而按之空豁。以上均为正气虚弱的征象。有的患者寸、关脉图 h_1 比尺部显著增大，与指感寸关弦亢、尺部沉弱相一致，符合肝肾阴虚肝阳上亢的病理特征，湿热内阻型患者显示二关部脉图 h_1 独大，是肝脾实证的表现。临床症状虚实夹杂者则三部脉图特征不明显。

徐蓉娟等[26]用三头脉象仪对62例慢性胃炎患者的寸口六部脉图，同步采集三部九候脉图资料。经多元逐步回归法分析，结果表明同一患者寸口六部的脉位、脉形、脉力可显著不同，寸口脉象变化与辨证分型有关，临床表现为脾胃功能失常或肝脾不和为主者，脉象变化主要在左右关部，并以右关部变化更为显著。脾胃气虚组右关脉明显减弱，湿困脾胃组右关脉增强，两组虽有虚实之分，但病机主要在脾胃，因此脉图的变化主要反映在与之对应的右关部，肝郁气滞组病机为肝木侮脾，涉及肝脾二脏，故反映左右关部均增大。阴虚内热组，左关脉减小。不同证型的脉力大小的改变，提示了证虚脉虚、证实脉实的规律，从各部脉图的变化，客观地显示了寸口六脉分脏腑的临床意义。

宓云峰等[27]根据三部九候脉诊法探讨左手寸部脉图与其所候脏腑是否有相关性。方法选择身体健康的在校大学生52例，随机配对分为两组，一组为心经合穴组，另一组为阑尾穴对照组。采用脉图仪对两组大学生的左手寸脉进行检测，分析针刺心经合穴前后左手寸脉脉图参数的变化。结果针刺少海穴后左手寸脉脉图主波波幅明显增高($P<0.01$)；降中峡波幅明显增高($P<0.05$)；降中波波幅明显增高($P<0.05$)；脉搏波周期明显延长($P<0.05$)，以左心室舒张期延长明显($P<0.05$)；而针刺阑尾穴后左手寸脉脉图波幅参数无显著变化($P>0.05$)；但脉搏周期延长($P<0.05$)，且以左心室舒张期延长明显($P<0.05$)。结论针刺少海穴对左手寸脉有明显影响，即支持三部九候脉诊法中左手寸候心的理论。因此左手寸部脉象能反映心脏的生理及病理信息，在以后的中医临床诊断当中具有指导意义。

夏卫东等[28]针刺阴陵泉穴后发现左关脉图 H_1 显著增高，$P<0.01$；H_3 及 H_5 差异无显著意义，$P>0.05$；右关脉图 H_5 明显增高，$P<0.05$，H_1 及 H_3 差异无显著意义，$P>0.05$。左右关T明显延长，$P<0.05$；T_5 显著延长，$P<0.01$；而 T_4 则明显缩短，$P<0.05$，且与针刺阑尾穴组比较有明显差异，$P<0.05$。左右关的波幅相对比值 H_3/H_1、H_5/H_1 差异无显著意义，$P>0.05$。表明针刺阴陵泉穴后左关脉图主波波幅显著增高，右关脉图降中波波幅明显增高，左右关脉图的脉动周期均明显延长，且以左心室舒张期延长为主；而收缩期则明显缩短，降中峡波幅及其相对比值无明显变化。针刺阑尾穴后左右关脉图 H_1、H_3、H_3/H_1、

H_5/H_1差异均无显著意义，$P>0.05$。T_4、T_5、T表现为延长，但无统计学意义，$P>0.05$。表明针刺阑尾穴后左右关脉图的参数无明显变化。结果表明，针刺脾经合穴阴陵泉后，左关脉图示主波波幅显著增高，脉动周期延长，兼见弦脉图的特征。右关脉图示降中波波幅明显增高，且降中峡位置明显提前，兼见滑脉图的特征。左右关脉图的脉动周期均明显延长，以左心室舒张期延长为主，而收缩期则明显缩短。说明针刺脾经合穴阴陵泉后对左右关脉图均有影响，并没有表现为对右关脉图的参数影响更明显。而针刺经外奇穴阑尾穴前后，左右关脉图的参数无明显变化。该实验结果提示调节脾的生理功能确能从寸口六部脉象中体现出来，且左右关脉图的参数表现不同，即支持寸口六部分候法之说，但与传统的脏腑配属法，即“右关候脾”之说不相吻合。针刺引起一过性心率减慢反应，是交感神经系统共同作用的结果。

夏卫东等[29]将90例健康大学生配对分成3组，分别观察针刺曲泉、阴陵泉、阑尾穴前后两关脉脉图参数变化。结果：针刺曲泉穴后右关脉脉图主波波幅明显增高（$P<0.05$）；针刺阴陵泉穴后左关脉脉图主波波幅显著增高（$P<0.05$），右关脉脉图降中波波幅明显增高（$P<0.05$）；两组左右关脉脉图的脉动周期均明显延长，以左心室舒张期延长为主（$P<0.05$）；左心室舒张期在前组明显延长（$P<0.05$），而在后组则明显缩短（$P<0.05$），而且组间有明显差异。针刺阑尾穴后两关脉脉图的参数无明显变化。提示针刺肝脾经腧穴在关脉部位上有不同表现，即支持寸口六部分候法，与传统的“左关候肝”，“右关候脾”不完全吻合。

三、脉象客观化的研究

长期以来，人们就渴望对脉象用客观的描记分析来代替主观的经验感觉。早在宋·施发著的《察病指南》就有33种脉象示意图；明代张世贤的《图注难经脉诀》、沈际飞的《人元脉影归指图说》用脉影示意图来说明脉象的“体位”及“性状”。1860年Vierordt创制了第一台弹簧杠杆式脉搏描记器，描绘了脉搏图，使脉象图由示意图进入波示图阶段。1953年朱颜首先将杠杆式脉搏描记器用于中医脉象研究，1958年陈可冀用自制的压电式脉搏拾振器连接脑电图仪，在三种不同压力下，描记研究了若干高血压患者弦脉脉象的波形图。20世纪60年代，上海医疗器械工业公司中心实验室研制出“20型三线脉象仪”，该仪器曾在上海中山医院应用4年，取得不少数据。20世纪70年代以来，随着电子技术和医学工程技术的发展，各种脉象仪和脉象传感器[30-34]相继问世，大大地推动了脉象研究的发展。从总的研究趋势来看，脉象客观仪器的研制，呈现百花齐放的态势，包括弹簧杠杆式描记器、电子换能式脉象仪、多功能智能式脉象仪、影像式脉象仪、超声式脉象仪等；从图形而言，不仅有单一的波示图、多项因素波示图，也有影像图和声像图等；传感器也从单点式到多点式，不主故常，咸与惟新。

（一）脉象传感器研究

传感器又称换能器，脉象传感器的基本功能是将切脉压力和桡动脉脉搏搏动力等生物信息的非电量物理量转换成可以测量的电量。它是脉象仪器检测系统中至关重要的部分。传感器是能感受一定的被测量并按照一定的规律转换成可用信号的器件或装置，通常由敏感元件和转换元件组成，脉搏传感器所采信息量将直接影响后面的信息分析，并最终决定系统检测性能的优劣。石强[35]报道，目前研究的脉象传感器从原理上可分为压力传感器、光电传感器、传声器和超声多普勒式传感器等。脉象传感器探头形式除了常用的单探头外，还有双探头复合式脉象传感器、三探头脉象传感器、五探头脉象换能器、多路脉象换能器和附指式脉象换能器等。

1. 压力传感器 压力传感器是目前应用最多的，包括压电式传感器、压阻式传感器和压磁式传感器三种。

(1) 压电式传感器[36,37]：是利用压电材料的特性将脉搏的压力信号转换为电信号。压电式传感器根据压电材料的不同可分为压电晶体式传感器、压电陶瓷式传感器、压电聚合物传感器和复合压电材料传感器。压电聚合物传感器所用的压电聚合物以 PVDF(polyvinylidene floride)为最常用。PVDF 是一种有机高分子敏感材料，其名称为聚偏二氟乙烯。自从 1969 年日本学者首次发现 PVDF 的压电效应以后，PVDF 在电声、水声、探伤、超声、传感器等技术领域以及生物医学上得到广泛的应用。

(2) 压阻式传感器[38]：主要利用电阻率随应力变化的性质制成的，目前它的应用最为广泛。压阻式传感器根据压力的传导方式不同可分为固态压阻式传感器、液压传感器和气导式传感器。固态压阻式传感器是利用硅的压阻效应和集成电路技术制成的新型传感器。通常用的应变式压力传感器既是固态接触式传导，也是脉象仪普遍采用的一类传感器。它通过应变片受力后，产生变形，使阻值发生变化，通过桥路输出电压的变化反映脉搏搏动情况。

(3) 压磁式传感器[39]：也称做磁弹性传感器，是近年来国内外新兴的一种新型传感器。它的作用原理是建立在磁弹性效应的基础上，即利用这种传感器将作用力变换成传感器导磁率的变化，并通过导磁率的变化输出相应变化的电信号。压磁式传感器具有输出功率大、信号强、结构简单等优点。但因磁性材料的选择、励磁方式的选择、磁性材料的热处理、输出特性等理论和技术上尚未成熟，限制了其广泛应用。

2. 光电式传感器[40] 光电式传感器原理是由于心脏搏动时血液波动式流动引起了血管内血容量的变化，而血容量的多寡又决定了光线经过组织被血液吸收量的多少，而当照明光线投照到组织时，其透过组织的光线也随着血流波动的变化而变化，光电转换器将接收的光信号转换为电信号，以此反映脉搏波的变化情况。血容量的变化改变透光量，通过光电池输出的电信号来反映受力大小。近些年来，不少学者将光电传感器应用于科研及临床。光电式传感器实现了光电隔离，减少了对后级模拟电路的干扰；并具有抗干扰能力强、较高的灵敏度、良好的线性度和频响特性。由于对容积脉搏血流信号的机制与信息特征研究得还不够充分，还不能完全满足中医脉象检测的需要。

3. 液态传感器[40] 液态传感器的原理是由薄膜制成的感压面受压后变形，使容器内部的导电液柱发生升降，电阻发生改变，从而将脉搏压力信号转换为电信号。这类传感器虽然有较高的灵敏度，但由于液态传感器本身结构特点的限制，使测量过程并不十分方便。

4. 传声器[41] 近年来有研究认为脉象信号的本质是一种次声波，并研制了传声器用于脉搏信号检测。王炳和等采用了间接耦合方式(即非接触式)的提取方法，在传声器与皮肤之间形成了一段空气柱，脉搏声波经空气腔耦合后传到传声器振膜上被拾取。但这种非接触的取脉方式与传统中医在加干扰力的条件下取脉的方式相差较大，不便与中医经典文献中有关脉象的文字描述加以对照。

5. 超声多普勒技术[42] 超声多普勒技术用于脉象信号检测，能检测到除压力搏动信号外的管腔容积、血流速度、脉管的三维运动等多种信息。但从目前研究应用的情况来看，存在诸多问题，如研究结果不一致，研究样本量太小等，对科研、临床工作的指导意义不大，难以揭示脉象的变化规律。值得一提的是传声器与超声多普勒技术共称为非接触式传感器，有学者报道，该类非接触方式与中医切脉特点有一定的不相符性，因此临床采集可靠性有待进一步验证。

6. 软接触式换能器[38] 软接触式换能器，是从仿生学角度出发模拟医生手指的指面性质和加压，常见的有空气腔和乳胶膜组成的传感器和由传感膜和硅油腔组成的传感器。但由于橡胶材料易老化的特性以及漏油漏气等因素，使用期限较短。

7. 硅杯传感器[40] 该传感器为单晶硅制成的力敏弹性器件——硅杯型软接触脉搏传感器。传感器由传感膜、硅油腔、硅杯及底座、外壳等部分组成。传感膜用理化性能好的高分子材料制成半球形软膜，把它放置在桡动脉上面，可以与皮肤保持良好的接触，在传感膜与硅杯感压面之间充满硅油，硅油是传导压力的介质。

8. 气囊加压小区多点式传感器[43] 孔祥骝等设计了一种气囊加压小区多点式传感器，压缩空气囊的压力，相当于切脉指法压力，可连续调节并显示，弹性悬臂梁触头相当于压觉小体，为一个七点式，六点均布于圆周，一点在圆心，乳胶薄膜下切脉部位脉管上软组织各点的非一致波动，可被工作在自然状态邻近范围的弹簧小片所感知，乳胶薄膜模仿手指的表皮和真皮，被压在压缩空气和寸口软组织之间，具有很大的柔度，不影响腔内悬臂梁在交变作用下的振动。七根悬臂梁的刚度是用机械方法调整统一的，其力灵敏度是用调整桥式电压的方法使其一致。乳胶膜由气体作用压在脉管上，由触杆感受胶膜的位移而进行测量；仪器的输出与脉管搏动的位移成正比，又称位移式传感器。经第四军医大学临床测试性能良好，只是气囊在测试中使用不方便。

9. HMX-4C 型脉象传感器[44] 该传感器是多功能复合型压力传感器，是在 MX-3 传感器的基础上改进、设计研制而成。它由母传感器和子传感器排列复合而成。母传感器采用特殊的双曲线型触头，以保证脉波检测的稳定性和重复性；子换能器结构上附属于母传感器，但又有独立的功能，它由七只微型传感器在一个很小面积上排列，输出各自独立的脉波信息。用复合传感器放置在诊脉部位时，母传感器的输出主要反映了平均脉象信号和切脉取法压力值，而子传感器的输出却反映了作用部位上脉动横向的压力波分布，客观上反映了脉管粗细。

10. 多维脉象换能器[45] 2000 年，汤伟昌等人研制了多路换能器，不但能检测到普通换能器所能检测的脉象信息，还能检测到脉象宽度方向上的有关信息。

11. 高精度阵列脉搏传感器[46] 2008 年，由中国科学院微电子研究所的淮永进、韩郑生提出了一种可以把脉压力信号直接转换为电流信号输出的高精度阵列脉搏传感器。采用介电层法加工晶体管的栅极与 CMOS 工艺具有良好的兼容性。对传感器栅电容输出电流进行测试，在 1.5～9.5kPa 的动态范围，传感器电容的灵敏度约为 0.5fF/kPa；传感器输出电流与压力呈现较好的线性和指数特性。

12. 压电陶瓷传感器[30] 冈田腾等提出用压电陶瓷元件作为适用于浮、中、沉取三种压力的传感器元件，测试结果完全满足他提出的四点中医切脉的要求。该装置忠实地再现了桡动脉的波形，描绘出了寸口桡动脉无异变重量改变时，左右桡动脉寸、关、尺等部位的浮、中、沉脉波；正常人左右波形无差异，而患者左右脉波振幅和波形都有差异，该传感器测得的波型基线平稳，寸、关、尺三部位浮、中、沉各波有较好的对应关系，并有各自特征。

脉象传感器的探头形式有多种，但从科研、临床应用情况来看，单探头的传感器应用较广泛、成熟，另外几种形式的传感器应用较少；传声器、超声多普勒技术等非接触式的脉象检测方式，与中医指压切脉的特点不相合，在数据采集中虽然能够清楚地反映血流等信息，但应用不够广泛。

（二）脉象仪研究

1. ZM-Ⅲ型智能脉象仪[30] ZM-Ⅲ型智能脉象仪由上海中医药大学研制。脉象换能器采用“带副梁的悬臂式”结构，通过电脑软件的处理，将脉象信息以图形的型式输出，并得出检测结果和临床提示。

2. BYS-14 型脉象仪[31] BYS-14 型脉象仪由北京医疗器械总厂生产，该仪器由六个基本部分组成：①脉象换能器。由具有压阻效应的半导体应变电阻和固定电阻各两只构成惠登斯电桥。采用恒压供电方式(±4V)。当换能器放在切脉点上时，悬臂梁受力端便受到两个力的作用，一为操作者的取法压力，二为被测者脉动的反弹力。在这两个力的合力作用下，悬臂梁产生应变，贴在梁上的两个应变电阻，也随之变化，在电桥的输出端得到与之对应的电信号。②脉象前置放大器：由两级放大器、电压比较器和钳位保护部分组成。③主放大器：含电压放大、功率放大两部分，输出到描笔记录，与走纸系统共同组成记录器。④脉象斜率运算器。供分析脉象图使用，它由微分器、放大器和保护电阻组成，能对脉象自动连续进行微分运算，并可作为脉象的触发信号送到时差部件。⑤心电脉波传扩时间(时差)。由心电 R 波甄别电路、斜率触发电路、双稳态触发器和高线性度积分器组成，能自动运算心电波传扩时间。⑥心电前置放大器。仪器的主要特点是具有四笔式热笔记录仪，具有三道脉象，一道心电，采用应变式刚性圆触头悬臂梁换能器，插件式整机结构。该仪器可同步检测心电、脉象、脉象斜率、时差或心电及寸、关、尺三部脉象。

3. MTY-A 型脉图仪[47] MTY-A 型脉图仪由天津医疗器械研究所研制，具有检测脉管粗细的换能器，利用电子扫描开关电路做出脉管粗细示意图，采用浮沉自动加压电路及描记自动控制电路做出浮沉趋势图。此仪器采用自动加压系统虽然容易控制，加压方便，但是它的结构复杂，制造成本高，由于该仪器的换能器是应变片式，导致环境温度对它有所影响，数据精度在一定程度上受影响。

4. MX-3 型脉象仪[33] MX-3 型脉象仪由上海医疗器械研究所研制生产，采用梯形刚性触头悬臂梁换能器，单部探头形式，具有取脉压力定量指示电表。为具有脉象、速率、时差三种检测功能的仪器。脉象信号放大部分是由集成化运算放大器组成的线性放大器，放大器有良好的幅频特性、相频特性和较大的动态范围，因而保证了脉象检测信号的可信度。连接心电图机描记。

5. ZM-1 型脉象仪[34] 整机仪器电路包括几个基本组成部分：①换能器。与 MX-3C 型相类似。②高输入阻抗电桥放大器。它对来自换能器的取脉压力信号和脉搏波信号电压进行混合放大。③脉搏波放大器。放大器的放大倍率设×1/2、×1、×2、×4 四挡，×1 挡是仪器正常运算运用状态。④取法压力指示器。电流表指示 1 小格代表 25 克压力，电流表满刻时表示 250 克压力。⑤取脉压力值和放大器倍率标记电路。本级电路的作用之一是将取脉压力值变换成为一串特定宽度和矩形脉冲波，以便将其叠加在脉搏波图形上，矩形脉冲波的宽度即代表取脉压力值。⑥脉图微分电路。对脉搏放大器的输出信号进行微分处理。⑦心电放大器。由场效应管 C5、C6 和运放器 A10 组成，本级电路的作用是得到心电与脉波的混合，称心电—脉搏波时差图形。⑧2.5Hz 振荡器。它能输出 5mV 的矩形方波以作为放大器灵敏度的校正信号。⑨脉幅指示器。由运放器、驱动电路和 10 个发光二级管线列组成。用于监视换能器检出脉搏信号的频率、节律及幅度的大小。⑩模拟量输出电路。即脉象波幅模拟量输出电路，以配计算机 A/D 的输入电平。

6. MX-811 型脉象仪[48]　液态传感器是一种将单位长度动脉管段内血液体积随时间的变化量转换成导电液柱电阻改变的换能装置，它所描记的图形是动脉控制段体积变化的轨迹。液态传感器下端盛水银适量，作为一个活动电极；另一固定电极插入导电液中，用乳胶膜水银封闭作为感受面，其直径为 10mm。要求膜的张力 F(t)与水银重力 F(g)处于平衡状态。即 F(t)=F(g)。当用传感器压置于脉搏上取图时，脉搏搏动在 10mm 长的动脉管壁所发生的运动，使乳胶膜发生相应的弹性位移，因而就使传感器中的液体容积产生相应的改变量。这种液体容积的变量是被测控制段各点动脉壁搏动量的积分，它被成正比地转化为液柱升降，即得到导电液柱体电阻的改变量 ΔR(T)。整机由液态传感器、模拟转换电路及低通滤波器组成，接心电图机进行描记。

7. ZH-2 型同步脉象仪的研制[49]　该仪器由宛新铮等于 1992 年研制成功。仪器由四块印刷电路板及附属元器件组成，内中一块是高精度直流稳压电路板，另外三块是讯号测量桥路放大板。仪器面板上有平衡兼压力指示装置、输出衰减调整器，另有波段开关控制同步或分步讯号输出。背板装有三组对应的寸关尺讯号输入及放大输出插座。仪器采用半导体应变片作换能器，利用该应变片的压阻效应，将人体脉搏的压力位移变化呈线性地变换成电量，经晶体管桥路放大后送入配套仪器描记，显示出时间变化的脉波图。经临床使用表明，仪器灵敏度高，失真小，重复性好，连机性能好，可单按、总按，并能显示出轻举、中取、重按不同操作条件下的脉波图，脉图清晰、稳定，通过操作调节螺丝，还可以测估脉体管径的大小。

8. 光电血管容积脉图仪[50]　袁肇凯、张渝寒等根据中医气血理论和光电转换的原理，研制了一种智能型光电血管容积脉图仪。该仪器能同步检测中医面色及切脉，1995 年投入临床运用。其整机主要由传感器、接口电路、功能电路、A/D 变换、单片机处理系统、显示器、打印机和键盘等组成。其中传感器采用桥式应变片可调压力传感器和光敏电阻等组成，既反映了信号采集时的压力情况，又如实反映了受检血管容积变化的真实信息。根据中医临床要求，系统软件具有键盘监控、A/D 变换、数据采集和处理、实时显示或选择及打印脉图曲线、结果等功能，不仅能自动输出压力、率律、时间、波幅、面积、比值等 22 项脉图参数，也能同时输出 14 项心血管功能参数。此外，本机设有多个接口电路，可与心电图机、心电示波器及计算机连接，以扩大其应用功能。临床实验表明，本仪器测量方法可靠，数据处理速度快，整机稳定，不仅能应用于面部色诊、舌诊等微区血管容积变化检测，也可用于人迎、寸口等较大动脉容积变化的检测。

9. 九路脉象检测及计算机处理系统[51]　本系统由上海孙汉钧等研制，它由传感器和计算机处理系统两大部分(硬件)组成。九路脉象传感器由九个独立的测力传感器组成，有 2 个外围传感器，1～7 为 7 个面积为 0.8mm×1mm 的中心触点。9 个触点设计在6.8mm×6.8mm 的同一平面内，并固定在同一框架上。2 个外围传感器的结构设计采用性能稳定的复式悬臂梁结构。梁上贴有美国 Entran 公司生产的半导体应变片，组成全桥电路。最大工作压力设计为 300g。灵敏度标定为 0.5mV/g。经温度补偿后，温漂误差控制在不大于 2% F.S(0～40℃)范围内。7 个中心传感器采用等截面悬臂梁结构，探杆和悬臂梁经线切割加工成一体，在每个梁上贴有 2 片半导体应变片，组成半桥电路。每个梁的最大工作压力设计为 40g，灵敏度标定为 4.5mV/g，温漂也控制在 2%F.S 内。计算机处理系统保留了单探头脉象检测系统所能反映的全部参数外，着重建立了四种新的力学参数，即桡动脉径向搏动力、脉管轴向张力系数、脉管系统硬度及脉宽系数。并通过 PC 机对脉象信息进行各种分析计算，打印或显示出各种结果报告。

10. 智能脉象仪的研制[52] 本仪器由肖一之等于1990年研制成功。系统由传感器及其固定装置、放大器、压力显示电路、滤波器、A/D转换器、数据处理机、液晶显示器、功能选择键和微型打印机等部分构成。传感器由具有压阻效应的半导体应变电阻和固定电阻构成的惠氏检测电桥,采用可调压力的单头传感器并置于固定装置上,其固定装置具有一副用于搁置手臂的凹槽式底座,在底座上端设有一块中部开通的上盖,在上盖设有一副可作横向移动的滑动框架,将传感器卡在滑动框架的两纵向边框的内槽中,并使其可依槽沿纵向移动,传感器上设有一个调压螺钉。软件设计主要采用模块化结构和功能调用模式。其程序包括主程序、"左关中取"处理程序、自动计算程序、人工找点处理程序、其他取法处理程序、数据采集和数字滤波程序等。可对脉图及其微分图进行自动测量和光标手动测量。检测结果所获得的脉象图及其25个参数可立即打印,较好地反映了形成各种脉象的因素,特别是脉率、脉位、脉律、脉图形态和脉体长短等要素。

11. 实时环形脉象自动分析系统[53] 陈振中等经过几年努力,在1986年研制成功实时环形脉图自动分析系统。硬件方面组成:①传感器:直接式恒流阻抗容积脉图仪为主机,传感器用气囊袖带加压固定;②拟模量放大及电平调整电路;③A/D转换器;④微机系统。软件方面组成:①采样模块,8个通道,可任意多路信息分时采样,脉图检测采样频率为250Hz;②数据预处理模块;③测量计算模块;④诊断模块。

12. MTY型脉图仪[47] 20世纪80年代魏韧等将复杂的脉象还原成7种最基本的指下感觉,以3张图表分段表示。医务工作者能使用这3张图表直接读出《濒湖脉学》中的27种脉象及各种兼脉。采用脉管粗细换能器及电子扫描开关电路,模仿切脉时用"指目"对脉管"推"、"寻"的手法,做出粗细示意图;采用浮、沉自动加压电路及描记自动控制电路,模仿切脉时"举按"手法,做出浮沉趋势图;采用国内较成熟的应变片换能器,在最佳取法压力下,做出传统波示图。通过以上三张图,可以得出寸、关、尺一部脉象图。欲描记寸、关、尺三部脉图,可将探头在滑道上移动一次,就可得完整的三部九候脉图。其脉图描记包括:①粗细示意图的描记:用七组相邻中心矩为1mm的成梳状排列的复合探头来模仿医生的手指头对脉道均匀加压。由于压在脉道正中的探头测得的幅度必然最大,设它为F,而略偏的探头则为Fcosx,基于以上原因,利用一套电子开关对多探头顺次扫描,以描笔用慢速同步描记,可得一张血管粗细示意图,分出最细、细、正常、略粗、粗五种。②浮沉趋势图的描记:举、按手法的模拟,将探头轻轻接触皮肤,直至推筋着骨全过程,分成7次加压,采用探头压力反馈控制,伺服电机拖动钢丝绳,探头对脉道分7次等压力间隔均匀加压,同时用慢速(1mm/s低速)记录脉波幅度。在描记完毕后,波幅的顶点轨迹就是浮沉趋势图,可分为渐降、渐升、中空、底实、正常五种类型。③传统脉波图的描记:脉形、节律、脉率的拾取。脉象传感器是由铍青铜等应力柱形传感器、半导体应变片组成的半桥电路组成。该仪器存在问题是只有定型机,未推广应用;寸、关、尺三部脉的描记调整费时费力,只能单按,不能总按。

13. MX-5型多功能中医脉象仪[54] 该脉象仪是以微处理机为基础的智能化仪器,它能接收来自HMX-4C型换能器的各道信号,进行采集、存贮、冻结、组合、编辑、计算、打印、传输等多种功能的处理,适应科研和临床诊断的需要。仪器主要由换拟通道和数字通道两大部分组成。换拟通道主要完成放大、滤波、增益控制等功能。放大器有主通道和七路子通道,由低噪声、低漂移、高增益和高输入阻抗之集成运放组成,滤波器主通道采用高阶低通滤波器,子通道采用双T网路滤波器来抑制50Hz干扰,增益控制有手动和自动两种,自动增益控制由微处理机进行。数字通道的核心是微机系统,它包括8031单片微处理器,8路8

位 A/D 转换器，2 路 8 位 A/D 转换器，容量为 32K 的存贮器，用作程度固定存贮和动态数据和波形的存贮，整个面板设置专用按键 28 只，10 只数字键，18 只功能键作用工作方式选择、处理功能选择、加压方式控制等，微机配有专用的 RS-232C 接口，可实现将所采集的波形和数据串行传输，以供示波显示和笔式记录等，仪器配有彩色打印绘图仪，可立即打印各种波形和数据，供诊断分析用。仪器主要特点是采用多功能复合换能器和微机系统，实现仪器的多功能，可以检测脉位浮沉、脉幅大小、脉力强弱、脉波形态、脉势虚实、脉道形态、脉搏频率、节律和脉体长短。

14. 脉象显影器[55] 脉象显影器由中国台湾万寿永等研制。是采用光学原理，利用液态晶体的偏光效应制成的。第一层为偏光镜，第二层为液态晶体，第三层橡胶薄膜，薄膜上镀一层反光金属膜。使用时将脉象显影器放置于手的寸、关、尺部位，第三层接触于脉搏上方皮肤，并对显影器用充气之气囊施加不同大小的压力，得到浮、中、沉三部脉动影像。当压力稳定后显影器趋于透明，只有脉搏跳动处显现脉动影像，若脉振动部宽，显影就宽，若圆则显影就圆，若跳得有力则显影颜色较浓，反之则较浅，如此运用不同且适当的压力，就可得到浮、中、沉各部影像，进而判断出浮、沉、滑、涩、紧、弦、长、数、缓等各种脉象及其兼脉。

15. WD-I 型脉象仪[56] 山东轻工业学院设计研制的 WD-I 型脉象仪，传感器是由铍青铜片和半导体应变片组成的，可将脉搏的搏动信号转变成电信号，并与计算机连接，对脉象图进行初步的定量分析和处理。

16. 中医指套传感器脉象仪[57] 2005 年郑小伟等人发明研制了中医指套传感器，传感器设计成三指指套，模拟医生的脉诊，在桡动脉上寸、关、尺三部位用示指、中指、无名指三指来诊断患者寸口的脉象。将微型传感器经改造直接粘贴在指套下，使用时与平常诊脉一样，压力、疏密等由医生手指控制，可以实施医生的手法，在手指感触脉象的同时还可以从计算机上观察到脉象的波形。

17. 脉象采集数字手套[58] 2005 年，上海交通大学的马利庄等人设计发明了脉象采集数字手套，在手套的示指、中指、无名指三指套上设有触觉感应器，三个触觉感应器形成触觉感应器阵列，手套的背部设有一个带监测显示屏的嵌入式计算机，嵌入式计算机与触觉感应器由信号线连接。此发明采用触觉感应器阵列来采集触觉图像和触觉视频信号，丰富了中医脉诊技术；数字手套形式的采集仪利用人的手指进行定位和施压的灵巧性，来简化寸、关、尺三部定位，和浮、中、沉施压的操作；通过监测显示屏来帮助操作人对采集过程进行有量化控制的初始化和交互；通过移动通讯技术使得采集设备便携。

18. TD-Ⅲ型中医脉象采集分析仪[35] 由天津中医药大学陆小左与天津大学王学民等在 2007 年开发出来。该仪器采用抗干扰能力较强的高敏度压力传感器，以空气动力源气控加压，配以液晶显示屏实时显示脉象信息，取脉压力可以调节，方便读取和标记，具有长时间采集稳定性好、重复性好的特点；仪器增益可以调节，有足够的频响、灵敏度、动态范围等，参数设置的可调性可提高脉图信息的准确性，便于脉象信息的客观表达；脉象分析程序能够对所采集脉象进行自动分析，给出分析结果、正常值和临床意义，便于医生患者对脉象信息的了解。

（三）脉象模拟装置的研制

对于中医脉象的模拟，实际是将传统脉学中脉象的文字描述和比喻，以一种能让人直接触知的具体指感形态保存下来。可用于中医诊断教学，给学生以具体而形象的感性认识，进行切脉和辨脉技能的训练，还可以用作脉象机制研究。

1. 中医脉象模拟模型[30] 上海中医学院诊断教研室与上海交通大学人体科学研究室协作，根据中医脉学理论进行仿生模拟，研制了中医脉象模拟模型。全套模型有四只模型手，共能模拟常见脉象十余种，用脉图仪测录其脉图与人体实测脉图基本一致。

2. 脉搏波模拟实验装置[59] 清华大学席葆树等人用力学模拟实验的方法，按照相似原理，保证被研究对象在生理条件几乎相似、运动相似和动力相似的情况下进行模拟实验，并建立了一套脉搏模拟实验装置。它由三部分组成：循环系统、驱动系统、测量和数据处理系统。循环系统主要包括与人体生理条件相似的心房、心室、主动脉弓以及桡、尺动脉（包括掌深弓、浅弓）手臂模型和模拟血管顺应性、阻抗的液容及阻力器。驱动器部分是循环系统的动力，由任意波形发生器产生与人体心室容积变化相似的电信号，驱动直线电机带动活塞反复活动，以液体压缩弹性心室，使心室产生与人体相似的收缩与舒张。调节任意波形发生器可以产生不同需要的波形，心率在 60～150 次/分任意改变。用流量计测量流量。波形除显示和记录外，可用计算机实时采样，对脉搏波进行频谱分析。目前已调试出弦、滑、弦滑、平、涩等几种脉搏波形，并就顺应性对滑脉各阶段谐波的影响进行了初步研究。实验结果表明，该装置能近似地模拟人体生理条件，调节方便灵活，性能良好。

3. 中医脉象训练考试仪[60] 中医脉象教学考试仪是由天津中医药大学陆小左等与天津大学王学民等合作研制的脉象模拟仪器，此仪器具有单机版与联机版两种工作形式，既适用于学生课堂练习，也适用于课堂测试。该训练模拟系统的特点主要体现在以下几个方面：教学考试仪分为两个部分，主控机遥控平台和单机接收脉象训练仪。主控台可以控制多个单机脉象训练仪，在 200m 范围内的实现无线发射接收功能、单机接收。模拟训练仪仿脉诊台设计，外观大方，底部滑轮方便仪器的移动；仿生手的选材质感柔和，贴近常人皮肤感觉，可模拟平脉与病脉 26 种，使脉象训练更贴近于临床；一键开关，全按键选择的设置和友好的操作界面适合教学与考试；此外，仪器可以受控于主遥控发射平台，也可以独立工作。

（四）国外脉搏检测仪器介绍

1. 手套压电脉波记录仪[30] 美国医学博士 John H. Laub 使用三个脉象换能器，采用重力补偿式的小型压电传感器开展脉象研究。使用时将三个换能器固定在一个特制的手套中，并且通过电缆线与三道纸带记录仪连接。检测时，操作者可任意从浮取到沉取变化指压，并且可按需记录一部脉或三部脉。为了在记录波形的同时测量和记录切脉压力的大小，对初样换能器进行了改进，设计了一个复合式换能器组件，改进后的换能器是一个应变式测力换能器与压电式压力换能器紧密相结合的组合体，压电换能器的感压面与患者取脉点接触，测力应变换能器的工作面与医生指尖接触，测力应变换能器的工作面与医生指尖接触。测力换能器的输出电压用毫伏表或者以毫米汞柱标定的记录器来测量。这台脉波记录仪有两个特点：一是对切脉压力的测量和脉波图形的记录分别由两个换能器完成（用应变式换能器测量切脉压力，用压电式换能器记录脉波图形）；二是将三个换能器安装在特别的手套中。

2. 加压杆式脉搏测定装置[30] 由日本的田口贤辉发明。该装置的换能器部分由一个测力换能器（测定指压力）和一个压电式脉搏波换能器复合而成。其结构特点是诊疗台，上面设计了一个门形支架件，换能器组件安装在加压杆的下端，加压杆带有弹簧缓冲结构，目的是调节阻尼，减少杂波干扰。电动机通过减速器带动齿轮而使得加压杆上下运动，切脉压力和脉搏波分别由两个换能器检出并送进记录、显示装置中。该装置的最大加压力是 $7kg/cm^2$。加压方法可以从零开始无阶梯连续加压，也可以 1、2、3、4…$7kg/cm^2$ 的步骤阶梯加压。

3. 局部加压型检脉装置[30] 日本的代田文彦模拟医生手指的指面性质和加压力的特点，设计了一种结构简单的软性接触面的检脉装置。该装置由空气贮气瓶、换能器装置及支架等主要部分组成。换能器由固定气腔和滑动气腔组成，固定气腔安装在支架上，滑动气腔的工作端面用橡胶膜包封，并且将传递杆的圆形触头包装在橡胶膜内部，橡胶膜的工作面制成椭圆形，目的是模拟手指切脉时指面与皮肤表面接触形成的真实形象。当压缩空气通过气瓶及导气管进入空气腔后，由于腔内压力增加，滑动腔便向下滑动并按压在患者手臂的动脉管上。于是动脉管的搏动通过触头和传递杆的传导使换能元件工作。输出电缆将信号接入记录、显示仪。取脉压力即为空气腔内和气瓶内的气压值，压力值通过测压管接入血压计进行测量。

中医脉象的概念是立体的、多维的，人体是个复杂的有机整体，影响脉象的因素很多。近年来在客观化仪器研制方面虽做了大量的工作，但由于目前国内外的脉象仪和传感器基本是在测力和测量血管壁位移的原理上研制，多数又是单触点、单道脉象仪，这样就将医生切脉时多维精细感受器简化，反映的是血管径向搏动和血管轴向张力等各种力的综合量，它不能区分各种分力对形成中医各种脉象的影响程度，因此尚不能全面反映表达中医脉象信息特征。

四、脉象信息特征与分析

(一) 脉象反映的生物信息

赵恩俭等[61]研究认为，生物信息既包含生物体本身在生命运动过程中所产生的生理、生化信息，也有生物体受外界刺激所产生的信息。中医学认为疾病的根本原因是机体内的阴阳平衡状态受到破坏，因而引起脏腑气血的变化，脏腑气血等的变化带来了脉象的变化，所以说脉象反映的是人体的(生物)信息。

西医学认为，脉象为心脏功能状态、血管功能状态、血液的质和量三个因素共同作用、相互影响的表现。脉象不但反映了整个血液循环系统的功能状态，同时由于循环系统受自主神经及内分泌系统的控制，所以脉象也就反映了整个机体的自主神经和内分泌系统的功能状态，脉象的变化能对很多种疾病的性质和发展趋势提供重要的指征。

机体脏腑组织都各有自己的一套信息系统，各信息系统汇集到中枢神经，中枢神经作出反馈，因此各个信息系统之间都有取得、使用、保持、传递、反馈信息的功能，将机体的各个部分有机地联系在一起，组成为一个整体，以保持机体的稳定平衡。中医称“阴平阳秘，精神乃治”的健康状况，脉象的表现为“不浮不沉，不快不慢，从容和缓，节律一致”，是有胃气的脉。如果由于疾病，机体的阴阳平衡状态遭到破坏，脉象也会随之发生变化，因此病脉也可看做疾病的一种信息。诊脉时医生通过运动感受器官，将获得的患者脉象信息作用于中枢神经，同医生大脑中已储存的信息进行分析、比较、分类、排列、选择、判断，这就是信息的加工处理，然后作出诊断。

信息论的研究还证明，一个脏腑或组织中的信息量，是这个脏腑或组织之组织化程度的度量，它的熵就是组织有序的度量。因而信息熵可以反映该脏腑组织的有序状态。所以人们可以通过测定这个熵来确定生命机体组织结构的复杂程度和有序状态；可以判断机体是否处于正常状态。在疾病的情况下，机体受外界环境的影响，所产生的变化，脉象反应得较为灵敏。几千年来，经历代医家的整理，对于脉象的诊法积累了丰富的临床经验。不同的疾病，出现不同的变化，疾病的转归、轻重、预后等情况，都可以通过脉象加以判断。以熵而言，疾病变化时熵也随之变化。疾病加重时，相应的信息熵值就增加，当疾病好转时，相应的熵值就减少。脉象是否是信息熵的特殊表现形式？若是，便可对脉象变化用信息熵的变化来解释。这些都是值得多学科结合，进一步深入探讨的。

总之，运用信息论的方法，对脉象信息进行研究，可能会提示出其中一些规律和内涵，亦可解释一些临床上确有一定意义，而人们认为玄妙的问题（如寸、关、尺脏腑定位），而显露出其科学含义。

（二）脉象信息的特点

已有的研究[61,62]表明，脉象是一种生物信息，和其他生物信息一样具有随机性，并有如下特点：

1. 重复性差　除生物体个体之间存在着一定的差异性以外，就是对同一个体作重复实验，由于外界环境及生物体本身内部状态的影响，也很难获得完全相同的信号。

2. 生物体的整体性和可调性　脉象是循环系统中一个能在外部测得的信号，与人体其他系统功能有密切关系。从人体本身而言，人体是一个复杂系统，每一个环节均以前一环节的输入为输出条件，各部分存在着强烈的相互影响。此外，生物与非生物系统的区别，还在于其功能有高度的自调性，有些环节至今尚未被认识和察觉，使得所采集的信号易被伪迹污染或掩盖，或误认为是伪迹。

3. 非线性　生物体各组织的性质，如与脉象关系最密切的心、血管、血液等，都具有非线性。由于非线性，输入信号或实验条件的微小变化，都可能引起信号大的波动，因此测量到的信号与欲提取的信息之间往往存在一定距离。

（三）脉象信号的提取

怎样才能最大限度地提取脉象信息，检测信号的真伪，对信号进行定量的辨识，最终建立生物过程的机制。为此 Bemmel 等[63-64]提出了信号分析的两个阶段。

1. 信号测量与预处理阶段　将所提取的信号进行一段预处理及相关分析。如脉象仪的设计，主要是通过对脉象信号的变换、提取、放大、滤波及相关分析，然后确定出数学模拟参量，使脉图信号能尽量真实地反映脉象的信息。

2. 系统辨识阶段　目的是估计出信息中的未知参量以及研究系统的机制，常使用参数定量和参数辨识的方法。如通过脉象信息定量鉴别，可了解患者生理与病理，正常与异常及脉象与各种病、证之间的关系；对脉象信息进行参数辨识可得出压力波的传扩速度、血管弹性、血流动力学参数。并可应用系统分析方法进行血流动力学研究，探讨其生理过程的调节与控制。如张大祥等[65-66]用脉搏波对体循环动力结构系统功能进行的估计。

最早定量地描述动脉中脉搏波的传播规律的还属 Leonhard Euler（1707-1783）在 1775 年提出的不可压缩无黏性液体在弹性管中流动的一维方程（Euler 方程），其对血液在动脉管中流动的控制方程作了详细的论述，但却没有给出方程的解，原因是当时求解这组非线性方程的特征线法还未被人们知晓。后来 Thomas Young（1808）、Poiseuille（1840）、Moens（1876）、Korteweg（1876）、Lamb（1895）等[67]分别对血液流动中的脉搏波进行过定量的研究。从 20 世纪 50 年代到 70 年代，研究者 Womersley、McDonald、Cox、Bergel、Fung YC 和冈小天等[67]，分别对脉搏波传播的现代分析进行了深入研究，他们建立了动脉管段中脉搏波的线性化模型，并发展了 Windkessel 模型，在此基础上讨论了动脉脉动流的传播规律。国内也有以陶祖莱、柳兆荣、张镜人等为代表的研究者，从 20 世纪 70 年代以来对脉搏波的传播规律作了许多研究。特别是柳兆荣、吴望一、丁光宏、伍时桂等[67-70]将动脉管段当做等厚小变形薄壁弹性管(血液近似为牛顿流体)或者当做黏弹性简支梁处理,分析了血管中压力波和位移波的近似变化规律,定性地解释了常见的滑脉、弦脉与脉搏波时域波形之间的关系。

(四)脉图分析方法

1. 时域分析法　主要分析脉波波幅的高度和脉动时相的关系。目前虽已尝试用计算机软件作自动分析,但尚未脱离人工读图的指标。时域脉图的参数分析法虽然存在缺点,但是该方法既有最长的研究时间,又有最丰富的历史资料,同时准确性又高,仍然处于脉诊研究中不可替代的基础地位。

李敏等[71]观察比较桡动脉直径内从中间到两边的7个等分点上压力随时间变化的波形,检测后发现细脉者中间到两边的峰高下降快而且平均值较小,并设想用脉图面积积分和7个波平均峰值的乘积作为鉴别脉道粗细的指标,与中医切脉符合率达70%左右。李国刚等[72]进行脉图研究显示实证P值大于虚证,且差异性显著,符合实证脉象三部举按皆充盛有力的特征,反映邪气虚而正气不虚的实证病理机制,虚证脉象举之无力,按之空虚,反映正气不足的虚证病理特点,故P值偏小。作者认为,虚证与实证主要表现在脏腑功能方面的情况。虚证表现为脏腑功能减退,实证表现为脏腑功能亢进。虚证的病理变化是由于神经功能处于低落或抑制状态,副交感神经紧张度上升,使心肌功能低落,循环血量不足,血管收缩,基础代谢率下降,所以 H_1 和P值减小。实证的病理变化是由于神经功能较为亢进或过度兴奋,交感神经紧张度上升,使心肌功能增强,循环血量增多,血管扩张,基础代谢率上升,因此 H_1 和P值增大。

2. 频谱分析法　是近代物理学一种常用的对周期性波动信息作数值分析的方法。频谱分析的基本出发点是一个随时间作周期性变化的量可以分解为它的简谐分量,主要是采用傅里叶变换把一个很复杂的由许多叠加波构成的脉搏波分解成不同的简谐波,将其中所包含的丰富信息和能量提取出来,得到相应的脉搏频谱曲线,通过频谱曲线的特征分析,实现脉象分类。

王唯工等[73-75]以血液流体力学及器官与相关动脉协同共振理论说明了中医诊脉的可能性,并以动物实验证明肝脾肾等脏器与心跳的谐振波有共振的关系,杨顺聪等[76-77]以动物试验证实此共振关系,并更进一步证明动物的上肠系动脉等有关脏器与心跳的谐波有共振的关系。张修诚等以脉搏谐波频谱分析进行中医脉象学说与器官共振理论的相关研究,并分别从经络与器官共振理论,肝功能异常与脉搏频谱异常,以及中医"肝阴不足"证的脉搏频谱分析中,探讨中医脉象的形成机制。王唯工等[78]以人参等三种中药证明特定药物对人体的特定谐振波有不同的增强或减弱作用。此外,王唯工、张修诚等[79]以针刺人体足三里穴发现第五、六、八、九谐振波振幅增加而第二及第四谐振波振幅减少,符合中医传统经络学说抑彼注此的观点。同时,赵承筠等[80]以实时频谱分析仪对妊娠妇女滑脉脉图进行频域分析,得出了妊娠滑脉的频谱特征。据姜斌[81]报道,加拿大滑铁卢大学 L. Y. Wei 应用美国Entran 公司 EPX-10-50 型微型压力传感器,得到两组计36名正常人和11名患者的脉象信息的功率谱,探讨正常人和患者的脉谱分布规律。

3. 小波分析法　宋国乡、孙延奎、Mallat 等[82-84]认为,小波分析是近年来国际上一个非常热门的前沿研究领域,是继 Fourier 分析之后的一个突破性进展,它给许多相关领域带来了崭新的思想,提供了强有力的工具,在科技界引起了广泛关注和高度重视。它既包含有丰富的数学理论,又是工程应用中强有力的方法和工具。钟琦等[85]认为,从数学角度看,小波分析属于调和分析范畴，它是泛函分析、Fourier 分析、样条分析、调和分析、数值分析的最完美结晶；从工程应用角度来看，小波分析是一种信号与信息处理的工具，特别是在信号处理、图像处理、语音分析以及非线性科学领域，它又被认为是继 Fourier 分析之后的又一有效的时频分析方法。1996 年，Swanson 和 Tewific 研究了处理二值图像的二值小波分解，非线性算子被引入了小波变换的结构，取代了通道的线性滤波算子、非线性多分辨分析和小波的已有成果，建立了非线性多分辨分析和非线性小波变换的理论框架，也表明了非线性提升是构造非线性小波变换的一个潜在工具，而小波变换这种独特的能力使之也成为了分析脉搏这种非平稳信号的有力工具。

具体来讲，小波分析是一种时频联合分析法，时频表示（time-frequency representation，TFR）是把一维信号或系统表示成一个时间和频率的二维函数，时频平面能描述出各个时刻的谱成分。小波变换是一种重要的线性时频表示方法，它在时频平面上具有可变的时间和频率分辨率，把 FT 中的正弦基函数修改成在整个时频平面上具有可变时频分辨率的基函数，使得它在高频区域能够提供高的时间分辨率，而在低频区域能够提供高的频率分辨率。

王燕等[86]运用小波模极大方法进行脉象信号周期分割和基本分解，沿时间排列并符号化脉象波上升沿与下降沿的模极大特征点、脉象波谷底和波峰的模极大特征点以确定不明显的重搏前波、重搏波，以及在主波上升沿和下降沿上出现的不规则脉波，并进一步准确提取了脉象信号的多尺度特征和各种时域特征，为进一步进行脉象分类识别研究奠定了一定的基础。徐强等[87]从信号尺度谱之和（即尺度—小波能量）入手，利用小波包变换，通过提取吸毒者和正常健康人脉象信号的尺度-小波能量及均值参数，找出两者的显著差异，并利用 BP 神经网络来进行分类，取得了比较好的效果。岳沛平等[88]利用小波变换具有良好的时—频局部化的能力和对非平稳信号突变点的检测能力，对平、浮、沉、迟、数、虚、实、滑、涩、洪、弦、促、结、代等基本脉的识别率为>92%，对于临床常见的相兼脉也有相当高的识别能力（>82%）。余丙星等[89]采用小波变换对吸毒者脉象信号分析，结果证明该方法是检测海洛因吸毒者脉象信号异常的有效且可行的方法。

4. 模糊数学模型法　模糊数学是用数学方法研究和处理具有模糊性现象的科学，扩展了数学的研究领域和应用范围，使数学从清晰现象扩展到模糊现象。陈荣山等[90]认为，中医学是经长期实践而来的经验医学，在理论类属、脏腑形态结构与功能活动、临床症状性态、证候质量互变等方面存在着模糊性，模糊数学的出现使得这类概念的量化成为可能，也就使得用数学方法处理一些中医问题成为可能。

5. 人工神经网络　人工神经网络是在结构上模仿生物神经连接的连接型网络，经训练的网络可用来进行模式分类、信号处理与检测等。脉象的人工神经网络分析系统的建立，为提取脉象信息提供了新的手段。胡家宁等[91]采用人工神经网络的方法，建立了浮沉、弦滑、迟数等一组脉象特征网络。证实了人工神经网络用于具有模糊性的脉象特征的识别和分类是可行的，带智能处理的特色。徐方维等[92]成功地应用 BP（back propagation，BP）网络对 15 例海洛因吸食者和 15 例正常人的脉象信号进行了识别。

脉图检测技术的应用，为中医脉诊的定量化表述提供了有效的方法，在探索脉图的力学含义和临床意义方面有重要的价值。

（五）脉象标准研究

谭延亮等[93]在脉诊客观化研究中提出了新思路，其首次提出利用数字信号处理技术，找出并提取妊娠脉象中跟婴儿性别相关的信息，建立定量采集系统，通过对人体脉搏波的分析，试图找到脉诊客观化新思路与科研方法，以用来研制真正具有诊断人体疾病作用的脉象仪。陆小左等[94]主张从中医脉象传统文字标准研究、脉象信息采集系统的研究、脉象信号分析方法研究、脉图标准研究与脉象基准系统的研制五个方面进行脉象标准化的研究，并在古今文献整理优化的基础上与现代脉诊成果及科学的方法相结合，提出脉诊客观化、规范化的标准，最终形成一套为临床医家认同和接受的规范标准，并尝试提出脉诊的指感辨别标准与压力脉图辨别标准。

参考文献

[1] 张大祥．体循环动力结构特征和表述它的几种理论．江西中医药，1980(3)：1-3

[2] 柳兆荣，等．弹性腔理论及其在心血管系统分析中的应用．上海医学，1980，3(7)：8-10

[3] 柳兆荣，等．桡动脉脉搏波的分析Ⅰ．上海力学，1980(1)：12-14

[4] 柳兆荣，等．桡动脉脉搏波的分析Ⅱ．上海力学，1980(3)：28-30

[5] 李惜惜，等．非线性弹性腔理论与心血管参数的无创伤检测．医疗器械，1981，5(3)：7-9

[6] 费兆馥．中国脉诊研究．上海：上海中医学院出版社，1991：133-135

[7] 柳兆荣，等．桡动脉压力波随机生理参数的变化．力学学报，1982(3)：244-246

[8] 喻方亭，等．应用脉搏波的线化理论对 70 例弦脉脉图的研究．中西医结合杂志，1989，9(10)：603-605

[9] 张镜人，等．脉搏波的线化理论在冠心病脉图上的应用．中国生物医学工程学报，1986(3)：175-177

[10] 陈德奎，等．弦滑脉的血液动力学分析．中西医结合杂志，1983，3(4)：232-234

[11] 袁龙蔚．中医脉象流变力学与生物场数学模式．科学探索，1981(1)：97-99

[12] 张修诚，等．脉搏波频谱分析——中医脉诊研究新方法．中国中西医结合杂志，1995，15(12)：743-745

[13] 钟琦，肖随贵．基于进化计算的中医脉象分类识别研究．计算机应用与软件，2007，24(5)：158-159，174

[14] 孔谙，等．心血管系统参数变化对脉搏波波形影响的数字仿真研究．航天医学与医学工程，1999，12(4)：288-292

[15] 邓铁涛，等．中医诊断学．上海：上海科学技术出版社，1984：62-66

[16] 陈先农，等．中医脉波的“掌弓旁路效应”与“取脉压阻效应”．中国生物医学工程学报，1984，3(2)：95-97

[17] 龚安特．中医“三部九候”切脉的力学机理．湖南医药杂志，1984(1)：210-212

[18] 汤伟昌，等．ZMH-I 型中医脉象传感器的设计．传感器技术，1990，1(1)：22-24

[19] 汤伟昌．双探头复合式中医脉象传感器的研究．中国医疗器械杂志，2000，24(1)：34-36

[20] 汤伟昌，李睿．三部脉象检测系统的研究．中国医疗器械杂志，2005，29(3)：164-166

[21] 费兆馥．中国脉诊研究．上海：上海中医学院出版社，1991：100-172

[22] 费兆馥，等．三头脉象换能器测绘脉图的意义//全国中西医结合学术研讨会论文汇编．1983：22

[23] 李绍芝，等．40 例正常人寸关尺三部脉图的初步研究．湖南中医学院学报，1991，11(4)：25

[24] 冯新为，等．对中医脉象的初步研究．武汉医学院学报，1959(1)：5

[25] 江启中，等．高血压患者寸口三部九候脉图的分析//第二届全国中医诊断学术会议论文．1991

[26] 徐蓉娟．62 例慢性萎缩性胃炎寸口三部脉图与中医辨证关系探讨．上海中医杂志，1987(10)：45

[27] 宓云峰，等．针刺心经合穴对左手寸部脉图参数的影响．杭州师范学院学报：医学版，2006，26(2)：45-47

[28] 夏卫东,傅珍春.针刺腧穴对脉图参数影响分析——针刺脾经合穴对左右手关脉图参数影响.浙江中医杂志,2003,38(7):40-41

[29] 夏卫东,付珍春.针刺对健康大学生关脉脉图参数影响分析.上海中医药杂志,2003,37(6):26-28

[30] 费兆馥.现代中医脉诊学.北京:人民卫生出版社,2003:145-159

[31] 黄献平,李冰星.BYS-14 型心电脉象仪与 MX-811 型脉象仪的比较.湖南中医学院学报,1999,19(1):66-67

[32] 魏钢.多因素脉图识脉法——脉诊客观化的一种新尝试.医疗器械,1981(2):1-4

[33] 李景唐.MX-3 型脉象仪的研究设计.医疗器械,1980(5):20-22

[34] 费兆馥,等.中国脉诊研究.上海:上海中医学院出版社,1991:78-80

[35] 石强.中医脉象标准研究.天津:天津中医药大学,2007:77-128

[36] 王国力,赵子婴,白金星.PVDF 压电薄膜脉搏传感器的研制.传感技术学报,2004,17(4):688-692

[37] 王代华,周德高,刘建胜.PVDF.压电薄膜振动传感器及其信号处理系统.压电与声光,1999,21(2):122-126

[38] 杨冰.脉诊仪研制及分析方法的研究进展.北京中医药大学学报,2000,23(6):68-69

[39] 黄献平,李冰星.BYS-14 型心电脉象仪与 MX-811 型脉象仪的比较.湖南中医学院学报,1999,19(1):66-67

[40] 杨丽娟.脉象分析系统的发展概况.中医药信息,2005,22(4):5-6

[41] 王炳和,杨顺,相敬林.脉搏声信号检测系统实验设计及功率谱特征.中华物理医学杂志,1998,3(3):13-16

[42] 田家玮,李如萍.三维血管超声研究的进展.中国医学影像技术,1999,15(5):398-399

[43] 孔祥骝,等.气囊加压小区多点式传感器.西安交通大学学报,1982(1):102

[44] 王高,等.HMX-4C 型传感器简介//第二届全国中西医结合四诊会议论文汇编.1987:226

[45] 汤伟昌,孙汉钧.多路脉象检测方法和换能器的研究.中国中医药科技,2000,7(5):319-320

[46] Huai Yongjin,Han Zhengsheng. Design of High Precision Array Pulse Sensor in TCM. Journal of Semiconductors,2008(4):136-138

[47] 张晓然,李素香,张勤善.脉象仪的发展现状与思考.中医研究,2008(4):3-6

[48] MX-811 型脉象仪说明书.南昌无线电八厂.1982

[49] 宛新铮.ZH-2 型同步脉象仪研制//中医药工程研究与应用.北京:中国中医药出版社,1992:122

[50] 张渝寒,等,光电血管容积脉图仪//中医药工程研究与应用.北京:中国中医药出版社,1992:122

[51] 孙汉钧,等.九路脉象检测处理系统//中医药工程研究与应用.北京:中国中医药出版社,1992:34

[52] 肖一之,等.智能脉象仪的研制//中医药工程研究与应用.中国中医药出版社,1992:36

[53] 实时环形脉图自动分析系统//第二届全国中西医结合四诊会议论文汇编.1987:150

[54] 王高.MX-5 型多功能中医脉象仪简介//第二届全国中西医结合四诊会议论文汇编.1987:227

[55] 万寿永,等.脉象显影器及太空医学//中医药工程研究与应用.北京:中国中医药出版社,1992:38

[56] 王贻俊,樊育,蔡新吉.中医脉象传感器的研究.医疗卫生装备,1999(5):1-3

[57] 郑小伟,潘礼庆,包素珍,等.基于虚拟仪器技术的中医指套传感器脉象仪的研究.中华中医药杂志,2005,20(2):117-118

[58] 马利庄,杨旭波,肖学中,等.脉象采集数字手套[P].中国知识产权局.200410025689.X

[59] 席葆树，等．脉搏波模拟实验研究//中医药工程研究与应用．北京：中国中医药出版社，1992：182

[60] 陆小左，等．中医脉象教学考试仪及相关标准研究．天津中医药，2006，23(3)：197-198

[61] 赵恩俭．中医脉诊学．天津：天津科学技术出版社，1990：637-640

[62] 蔡骏，周昌乐，黄旭，等．中医脉象信息检测方法研究的新进展．生物医学工程学杂志，2007(3)：709-711

[63] 耿长松，等．脉象力学参数的辨识//中医药工程研究与应用．北京：中国中医药出版社，1992：184

[64] 李枝．中医常见脉象的波形识别．数理医药学杂志，1993(1)：19

[65] 张大祥．从生物力学角度看中医脉象分类的形态．中医药研究资料，1980(1)：100

[66] 周霞继．心脑血管系统疾病舌脉客观化互动式神经网络辨证诊疗系统．天津：天津中医学院，2004

[67] 柳兆荣．心血管流体力学．上海：复旦大学出版社，1986

[68] 柳兆荣，黄林，李惜惜．关于人体平均血压的估算．中国生物医学工程学报，1986，5(2)：27-29

[69] 罗志昌，等．由脉搏波计算人体心输出量的方法及在临床中的应用．北京工业大学学报，1988，14(2)：13-20

[70] 刘忠权，等．心血管动力学常数分析．科学通报，1983，28(19)：1205-1121

[71] 李敏，吕维新，燕红．细脉客观化研究．辽宁中医杂志，1992(11)：1-3

[72] 李国刚，雍丽，徐建国．虚实辨证的脉图判别式及其特征值参数研究．贵阳中医学院学报，1997，19(4)：60-61

[73] Wang WK, Wang Lin Y, Hsu TL, et al. The relation between meridian and energy distribution from the pulse study//Proe. 1st International Conference on Bioenergetic Med. -past, Present and future, 1989：302-319

[74] Wang L, Chang SL, Wuye, et al. Resonanee-ThemissingPhenomenonin hemodynamies. Circ Res, 1991：69-246.

[75] Wang WK, Lo YY, Chiang Y, et al. Resonance of organs with the heart//Advance in Biomedieal Engineering. Young WJ, (ed), HemisPhere, Washington, DC, 1989：259-268.

[76] Young ST, Wang WK, Chang LS, et al. Specific frequency ProPerties of renal and superior mesenteric arterial beds in rats. Cardiovasc Res, 1989, 60(2)：23-465

[77] 张修诚，王唯工，董猛三．针刺陷骨穴时脉波频谱的影响．中医药学报，1993，8(3)：7-8

[78] Wang WK, Chen HL, Hsu TL, et al. Alterations of pulse in human subjects by three Chinese herbs. Am J Chin Med, 1994, 22(2)：197

[79] Wang WK, Hsu TL, Chang HC, et al. Effect of acupuncture at tsu-san-li(st-36) on the pulse spectrum. Am J Chinese Med, 1995, 23(2)：121

[80] 刁颖敏．生物力学的原理与应用．上海：同济大学出版社，1991

[81] 姜斌．脉象传感器的发展概况．科技资讯，2006，23：18

[82] 宋国乡，甘小冰．数值泛函与小波理论．西安：西安电子科技大学出版社，2003：1-2

[83] 孙延奎．小波分析及其应用．北京：机械工业出版社，2005：54-58，245-257

[84] Mallat S. A Wavelet tour of signal processing. 2nd ed. 北京：机械工业出版社，2003

[85] 钟琦，肖随贵．基于进化计算的中医脉象分类识别研究．计算机应用与软件，2007，24(5)：158-159，174

[86] 王燕，等．基于小波模极大原理的脉象特征提取研究．航天医学与医学工程，2006，19(1)：41-46

[87] 徐强．吸毒者脉象信号识别方法的研究．重庆：重庆大学硕士学位论文．2008

[88] 岳沛平,李训铭. 基于小波变换的中医脉象信号特征提取与分析. 医疗卫生装备,2006(1)

[89] 余丙星. 小波分析在海洛因吸毒者脉象信号中的应用. 重庆:重庆大学,2006

[90] 陈荣山,陈东汉. 模糊数学在中医脉象模式识别中应用. 医学信息,1998(3):22-25

[91] 胡家宁,阎述池,王秀,等. 脉象人工神经网络分析系统模型. 中国医科大学学报,1997(2)

[92] 徐方维,蔡坤宝. 人工神经网络在中医脉象信号检测中的应用. 重庆大学学报:自然科学版,2004(8):45-47

[93] 谭延亮,等. 脉诊客观化研究新思路. 四川中医,2007(8):11-12

[94] 王学民,王槿,陈枫,等. 中医脉象教学考试仪的研究. 医疗卫生装备,2007(6):133-134

第二节　正常脉象

【基本内容】

正常脉象也称为平脉、常脉。是指正常人在生理条件下出现的脉象,既具有基本的特点,又有一定的变化规律和范围,而不是指固定不变的某种脉象。

正常脉象反映机体气血充盈,气机健旺,阴阳平衡,精神安和的生理状态,是健康的象征。

一、正常脉象的特点

(一) 正常脉搏的形象特征

正常寸口部脉搏的寸关尺三部皆有脉,不浮不沉,不快不慢,一息四五至,相当于 72～80 次/分(成年人),不大不小,从容和缓,节律一致,尺部沉取有一定的力量,并随生理活动、气候、季节和环境等的不同而有相应变化。

(二) 正常脉象的胃、神、根

古人将正常脉象的特点概括称为“有胃”、“有神”、“有根”。

1. 有胃　“有胃”,即脉有胃气。脉之胃气,主要反映脾胃运化功能的盛衰、营养状况的优劣和能量的储备状况。正如《素问·平人气象论》所说:“人以水谷为本,故人绝水谷则死,脉无胃气亦死。”

脉象中的“胃气”,在切脉时可以感知。《灵枢·终始》认为是“谷气来也徐而和”,就是说有胃气的脉应是不疾不徐、从容和缓。《素问·玉机真脏论》说:“脉弱以滑,是有胃气。”戴启宗《脉诀刊误》则称:“凡脉不大不细,不长不短,不浮不沉,不滑不涩,应手中和,意思欣欣,难以名状者,为胃气。”陈士铎《脉诀阐微》指出:“无论寸关尺,下指之时觉有平和之象,即是有胃气。”这些论述,虽说法不一,但均可供参考。

现在一般认为,脉有胃气的表现是指下具有从容、徐和、软滑的感觉。平人脉象不浮不沉,不疾不徐,来去从容,节律一致,是为有胃气。即使是病脉,不论浮沉迟数,但有冲和之象,便是有胃气。

胃为“水谷之海”,是人体营卫气血生化之源,各脏腑、组织、经络的功能活动,有赖于胃气的充养。脉之胃气亦赖水谷之气的充养,在一定程度亦决定于胃气的有无。人以胃气为本,脉亦以胃气为本,有胃气则生,少胃气则病,无胃气则死;正如清·程国彭《医学心悟·脉法金针》所言:“凡诊脉之要,有胃气曰生,胃气少曰病,胃气尽曰不治。”因此,诊察脉象有无胃气,对于推断疾病的预后具有重要的意义。

2. 有神　“有神”,即脉有神气。诊脉神之有无,可察精气之盈亏,并与胃气的盛衰有关。

脉之有神的表现，李杲认为“脉中有力，即为有神”，周学霆认为“缓即为有神”，陈士铎《脉诀阐微》中说：“无论浮沉、迟数、滑涩、大小之各脉，按指之下若有条理，先后秩然不乱者，此有神之至也。若按指而充然有力者，有神之次也。其余按指而微微鼓动者，亦谓有神。”综合各家之说，脉之有神是指脉律整齐、柔和有力。即使微弱之脉，但未至于散乱而完全无力；弦实之脉，仍带柔和之象，皆属脉有神气。反之，脉来散乱，时大时小，时急时徐，时断时续，或弦实过硬，或微弱欲无，都是无神的脉象。

脉贵有神与脉有胃气的表现基本一致，都是具有和缓有力之象，故周学海说：“脉以胃气为有神。”神以精气为物质基础，而精气产生于水谷之气，故有胃即有神。

“神”是机体生命活动的体现，可表现在各个方面，亦可表现在脉象上。脉象有神，常人见之，精气充盛；有病之人见之，虽病而精气未竭。故观察脉神推测病情，须与全身情况结合，患者形神充沛，虽见脉神不振，尚有挽回之望；若形神已失，虽脉无凶象，亦不能掉以轻心。

3. 有根　“有根”，即脉有根基。脉之有根无根主要说明肾气的盛衰。由于肾藏精，乃先天之本，元气之根，人身十二经脉全赖肾间动气之生发，故《难经・八难》说：“然诸十二经脉者，皆系于生气之原，所谓生气之原者，谓十二经之根本也，谓肾间动气也，此五脏六腑之本，十二经脉之根……”

有根脉主要表现为尺脉有力、沉取不绝两个方面。因为尺脉候肾，沉取候肾，尺脉沉取应指有力，就是有根的脉象。若在病中，症虽危重，但尺脉沉取尚可摸得，则为肾气未绝，犹如树木之有根，枝叶虽枯，根本不坏，尚有生机。正如王叔和所说：“寸口虽无，尺犹不绝，如此之流，何忧殒灭。”相反，若尺脉沉取不应，则说明肾气已败，病情危笃。

总之，脉贵有胃、有神、有根，是从不同侧面强调正常脉象的必备条件。胃神根三者是三位一体的，相互补充而不能截然分开，有胃必然有神、有根，即不论是何种脉象，只要节律整齐，有力中不失柔和，和缓中不失有力，尺部沉取应指有力，就是有胃、有神、有根的表现，说明脾胃、心、肾等脏腑功能不衰，气血精神未绝，虽病而病尚轻浅，正气未伤，生机仍在，预后良好。

二、正常脉象的生理变异

脉象受年龄、性别、形体、生活起居、职业和精神情志等因素的影响，机体为适应内外环境的变化而进行自身调节，因而可以出现各种生理变异。当然，这些脉象的变异，往往是暂时的，或者是可逆的，只要有胃、有神、有根，仍属平脉范围，临床应与病脉相鉴别。

（一）个体因素影响

1. 性别　由于性别的不同，导致体质的差异，而脉象亦随之各异。一般来说女性的脉势较男性的脉势弱，且至数稍快，脉形较细小。

2. 年龄　健康人的脉象，随年龄的增长而产生各种变异。三岁以内的小儿，一息七、八至为平脉；五、六岁的小儿，一息六至为平脉；青年人的脉象较大且有力，老年人脉象多弦，所以，滑、弦都可以是相应年龄组的平脉。

3. 体质　身躯高大的人，脉的显现部位较长；矮小的人，脉的显现部位较短。瘦人脉多浮；胖人脉多沉；运动员脉多缓而有力。由于禀赋的不同，体质的差异，有六脉同等沉细而无病者，称为六阴脉；有六脉同等洪大而无病者，称为六阳脉，均不属病脉。

4. 脉位变异　有的人脉不见于寸口，而从尺部斜向手背，名叫斜飞脉；若脉出现在寸口的背侧，名叫反关脉；还有出现于腕侧其他位置的，都是生理特异的脉位，即桡动脉解剖位置的变异，不属病脉。

(二) 环境因素影响

1. 情志　恐惧、兴奋、忧虑、紧张等情绪的变化，常导致脉象的变异，当情绪恢复宁静之后，脉象亦随之恢复正常。《素问·经脉别论》指出："人之居处、动静、勇怯，脉亦为之变乎？……凡人之惊恐恚劳动静，皆为变也。"一般是喜则气缓而脉多缓；怒则气上而脉多弦；惊则气乱而可脉动暂时无序。

2. 劳逸　剧烈活动之后，脉多洪数；入睡之后，脉多迟缓。长期从事体力劳动之人与从事脑力劳动之人比较，脉多大而有力。

3. 饮食　酒后、饭后脉稍数而有力；饥饿时脉多缓弱。

4. 季节　季节气候的变化，时时影响着人体的生理活动，人体为适应自然而进行的生理性调节，亦可反映在脉象上。《素问·脉要精微论》说："万物之外，六合之内，天地之变，阴阳之应，……四变之动，脉与之上下。"因此，正常人形成了与时令气候相应的四季脉象，《素问·平人气象论》总结为"春胃微弦"、"夏胃微钩"、"秋胃微毛"、"冬胃微石"曰平脉。这是因为，春令虽阳气初升，人体应生发之气，阳气向外浮越，但寒气未尽除，气机仍有约束之象，故脉位较浅，且端直而长，如按琴弦；夏天阳气旺盛，人应盛长之气，气盛血涌，脉管充盈，故脉来形体较大，且来势盛而去势衰；秋天气机开始收敛，人应之而阳气乍敛，故脉在肤下，但脉势已减而但见浮象；冬日气候严寒，人应闭藏之气，腠理致密，阳气内潜，故脉位深沉而有力。此为应时之脉，属无病，反此则病，故《素问·玉机真脏论》曰："脉从四时，谓之可治；……脉逆四时，为不可治。"

5. 昼夜　一日之中随着平旦、日中、日西、夜半的阴阳消长，脉象也有昼夜节律的变化，总的趋势是昼日脉象偏浮而有力，夜间脉象偏沉而细缓。

6. 地理环境　长时期生活在不同地区的人，由于受地理环境的影响，以致体质有别，因而出现的平脉亦不同。如我国东南方地势低下，气候偏温，空气湿润，人体肌腠缓疏，故脉多细软偏数；西北方地势高，空气干燥，气候偏寒，人体肌腠致密紧缩，故脉象多沉实。

【补充阐发】

一、"平脉"的含义与脉象

(一) 关于平脉的含义

"平脉"即正常脉象，是健康无病之人的脉象，也就是指人们在正常生理条件下所表现出来的脉象。平脉的定义看来似乎十分明了和简单，亦为大家所熟知，然而，真正理解并掌握"平脉"却非易事。"平脉"的定义至少包含了两方面的内容：一是"平脉"的典型脉象特征；二是"平脉"的生理变异以及由此涉及的与其他若干脉象的关系问题。

(二) 平脉特征的古今论述

关于平脉的典型脉象，历代文献有诸多的描述，如《素问·平人气象论》云："人一呼脉再动，一吸脉亦再动，呼吸定息，脉五动，闰以太息，命曰平人，平人者不病也。"《景岳全书》曰："凡从容和缓，浮沉得中者，此是平人之正脉。"《脉诊》曰："不浮不沉，不迟不数，恰在中部，来去从容，一息四至的缓脉，是表示脾胃调和，健康无病，谓之平脉。"张元素描述更为具体："应指和缓，往来甚匀。……不浮不沉，恰在中取，不迟不数，正如四至，欣欣然，悠悠然，洋洋然，从容柔顺，圆净分明。”历代医家从平人脉象的脉位、至数以及形、势等方面进行了表述，后世医家据此逐步完善并标定了典型的正常脉象特征：三部有脉，一息四至，不浮不沉，不大不小，从容和缓，柔和有力，节律一致，尺脉沉取有一定力量。用“脉象要素”来分析表述平脉的脉象特征，可以理解为：脉位居中，不浮不沉，沉取不绝；至数适中，不快不慢（一息四、五至）；脉律均匀；脉宽、脉长适中，不大不小、不长不短、寸关尺三部均有脉；脉力、紧张度适中，和缓而有力、不强不弱；流利度适中，从容而滑利。至此，典型的平脉特征有了比较完整的表述。

（三）影响平脉生理变异的因素

由于“正常生理条件”是一个相当宽的范围，它包含了年龄、性别、形体、饮食、情志、劳逸等多方面的因素，同时包含了因不同的季节、气候、地理环境等自然条件的影响而作出的正常生理反应性变化。因此，“平脉”实际上也包含了相当宽的范围，由于不同的个体和环境而有相应的变异。如王叔和《脉经》云：“小儿呼吸八至者平，九至者伤，十至者困。”指出了小儿的正常脉象，其脉率比成人快。《脉经》又云：“妇人脉小软。”《备急千金要方》也云：“妇人之脉常濡弱于男子。”说明男女不同性别的脉象差异。《素问·三部九候论》中还注意到形体肥瘦等对脉象的影响，其云：“以候奈何？岐伯曰：必先度其形之肥瘦。”清·董西园《医级》也云：“瘦者肌肉薄，其脉轻手可得，应为浮状；肥者肌肉丰，其脉重按乃见，当为沉类。”清·周学海在《脉义简摩》中描述更为具体，其云：“人之禀赋各有不同，而脉应之，如血气盛则脉盛；血气衰则脉衰。血气热则脉数；血气寒则脉迟；血气微则脉微，血气平则脉和。长人脉长，短人脉短。性急人脉急，性缓人脉缓。肥人脉沉，瘦人脉浮，寡妇室女脉濡弱，婴儿稚子脉滑数，老人脉弱，壮人脉强，男子寸强尺弱，女子尺强寸弱。又有六脉细小同等，谓之六阴；洪大同等，谓之六阳。至于酒后脉数大，饭后脉洪缓，久饥脉空，远行脉疾，临诊者皆须详察。”又云：“浮沉有得之禀赋者，趾高气扬脉多浮，镇静沉潜脉多沉……肉坚者脉多实，虚泡者脉多虚……皮肤绷急者脉多紧，宽松者脉多缓也。”至于在不同的自然条件下人体脉象的生理变异，《素问·脉要精微论》中明确指出：“万物之外，六合之内，天地之变，阴阳之应，彼春之暖，为夏之暑，彼秋之忿，为冬之怒，四变之动，脉与之上下。”《素问·玉机真脏论》亦曰：“脉从四时。”《素问·平人气象论》中具体描述了人应四时的四季平脉：“春胃微弦曰平；……夏胃微钩曰平；……秋胃微毛曰平；……冬胃微石曰平。”《四诊抉微·卷五》云：“东夷之地，四时皆春，其气喧和，民脉多缓。南夷之地，终年皆夏，其气炎蒸，民脉多大。西夷之地，终年皆秋，其气清肃，民脉多劲。北夷之地，终年皆冬，其气凛冽，民脉多石。东南卑湿，其脉软缓。居于高巅，亦西北也，西北高燥，其脉刚劲。”

由此可见，平脉的典型特征与生理变异是平脉不可缺少的两个方面。判断正常脉象需结合考虑诸多的条件才能确定，否则就易流于机械或导致错误。当然这些条件或因素对脉象的影响，只能在适当的程度之内，超过了就会是异常脉象。因此，理解和掌握平脉（正常脉）并不是轻而易举、十分简单的事情，其中还涉及了平脉与若干其他脉象在一定条件下的关系等问题。有时候，同样的脉在这个人是平脉，在那个人就未必是平脉。例如：弦脉，在老年人可以是平脉，在青年人则多半是病脉，而且属于老年人正常脉象的弦脉，只能“弦”在一定的程度以内，超过了则亦是病脉。所以从某种意义上说，平脉只是一类与众多脉象不能绝然分开的相对脉象，而且必须是有条件的。故明·张介宾《景岳全书》曰：“持脉之道，须明常变。凡众人之脉，有素大素小、素阴素阳者，此其赋自先天，各成一局也。”

二、对脉象“胃、神、根”的理解

大凡诊脉察病，历代医家无不注重脉象的“胃、神、根”，并将其列为诊脉要领之首。如程钟龄曰：“脉有要诀，胃神根三字而已。”之所以如此，是因为脉象中的“胃、神、根”实际上是人的正气在脉象中的反映或体现。所以，脉有胃、有神、有根为平脉；少胃、少神、少根为病脉；脉无胃、无神、无根为死脉，是病情十分危重的表现。

（一）脉之胃气

脉象之“胃”，亦称胃气。中医学认为：胃为后天之本，气血生化之源。因此，胃气直接和间接地反映了脾胃运化功能的强弱以及全身气血的盛衰、营养状况的优劣。显然，在脉象所反映的人体生理信息中，势必包含了胃气的盛衰。所以《素问·平人气象论》指出：“人以水谷为本，故人绝水谷则死，脉无胃气亦死。”说明脉亦以胃气为本。关于脉之有胃气的表现，古人描述很多，如《素问·玉机真脏论》云：“脉弱以滑，是有胃气。”此处所说的“弱”非虚弱之意，是指与强相对而言不太过的意思。《灵枢·终始》云：“邪气来也紧而疾，谷气来也徐而和。”认为脉来和缓、徐和从容就是有胃气。《景岳全书·脉神章》则云：“大都脉来时，宜无太过、无不及，自有一雍容和缓之态，便是有胃气之脉。”指出了“无太过、无不及”的雍容和缓之态。戴起宗对于胃气更有具体的指述：“凡脉不大不细、不长不短、不浮不沉、不滑不涩，应指中和，意思欣欣，难以名状者为胃气。”提出了“中和”是脉有胃气的特点。所谓“中和”就是不大不细、不长不短、不浮不沉、不滑不涩，也就是张介宾“无太过、无不及”之意。综上所述，古人对脉有胃气的描述，主要是指：“和缓”、“从容”、“徐和”、“和匀”、“中和”、“无太过、无不及”。

然而，尽管前人反复地、不厌其详地描述脉中胃气的形态，可总觉得笔墨难以形容，使人难以领会。为此，也有一些医家提出“胃脉无形”的观点，认为欲得胃气之真实形态，全在心领神会。如李中梓、戴起宗等在解释脉之胃气时，虽都指出了—“和缓”、“从容”、“中和”之意，但最后都还是提到了“意思欣欣、悠悠扬扬、难以名状”。祝茹穹则更明确地指出：“其在脉中，难取形状。诊脉者，指下浑浑缓缓，无形可拟者为平脉也。”《辨脉指南》亦云：“胃气本不可拟，而欲拟示人，不可拟其略似耳。昔人拟以依依扬柳，又曰口中吐出重气，若浑浑缓缓，无名可拟者是也。盖二十八脉俱为病脉，一有可拟便非胃气。”《中医脉诊学》对此作了解释，书中曰：“《黄帝内经》早已指出‘胃者，平人之常气也。’健康无病之人，脉中自有胃气。所谓无形可拟者，正是这平人常气。所谓拟其略似者，正是因为缓脉与胃气相似。所以，若以健康人论之，则不必求其形，若以病人论之，则在和缓之中。”

综上所述，脉有胃气是指脉中胃气充沛，其脉象特征的典型表现是：脉来从容和缓，在脉象要素的各个方面都呈“中和”之态，而且能随四时等内外因素作相应的调节，无太过、无不及。

（二）脉之神气

“神”，神是人体生命活动的综合反映。神不仅反映了人的精神、思维活动，也反映了机体脏腑、气血的功能盛衰，是人体生命现象的高度概括。神气的充足与否，主要通过目光、面色、神情、形态以及舌、脉表现出来。所以诊脉时，强调“脉贵有神”，如张景岳曰：“善为脉者，贵在察神，不在察形。察形者，形千形万，不得其要，察神者，唯一唯精，独见其真也。”

脉中之神的表现，医家多崇李东垣“有力即有神”之说，其曰：“脉中有力，即有神矣。”《景岳全书·脉神章》载云：“东垣曰，不病之脉不求其神而神无不在也，有病之脉，则当求其神之有无，谓如六数七极热也，脉中有力即有神矣；……若数极迟败中不复有力为无神也。”着重指出了脉搏有力是有神的标志。其余如刘完素、龚廷贤、吴山甫等亦都以脉之有力为有神。当然“脉中有力”是在一定的范围之内，应是如平人脉象之有力而又柔和，即如李东垣所曰：“无病之脉不求其神而神无不在也”。太过不及均反映了脉中神气的不正常。陈士铎则在此基础上进一步有所补充，他将脉中神气分为三等，其曰：“按指之下，若有条理先后秩序不乱者，此有神之至也；若按指充实而有力者，有神之次也；其余按指而微微鼓动者，亦谓有神。”综合前人之说，脉有神气的主要特征是：①应指有力、柔和从容；②井然有序、节律整齐。

由于平人脉象是有胃、有神的典型表现，脉之有神须是有力而带柔和之象，与脉有胃气之和缓从容难以截然分开，二者均有冲和之象，故前人又有“有胃即有神”之说。只是脉之“胃气”与“神气”虽有其相互包容、重叠的一面，但二者的侧重还是略有不同：脉之胃气重点表现在脉气之和缓、流利，脉之神气则主要表现为脉律整齐和应指有力。

（三）脉之有根

“根”：脉之有根，古人的认识较为一致，认为都与肾有关。因为肾为先天之根本，是人体脏腑功能活动的原动力。若肾气充足，则脉象必有根。《难经》曰：“夫脉之有根，犹树之有根，枝叶虽枯槁，根本将自生。”临床诊脉，以沉取候肾、以尺部候肾，故脉之有根主要表现为：三部脉沉取有力，或尺脉沉取有力。

综上所述，脉象之有胃、有神、有根，从不同的侧面强调了正常脉象所必备的条件，三者相互补充而不能截然分开。临床诊脉以胃、神、根作为辨识脉象常与变之要领，只有理解、掌握脉象之胃、神、根，才能审察正气，辨识病脉。

三、“四季平脉”的研究

（一）“四季平脉”的脉象特征

“四季平脉”是正常人脉象随四时而发生的变化。中医“天人相应”学说十分重视人与自然界的关系，认为人体的生理活动、病理变化，与外界自然环境如昼夜、季节、气候等因素密切相关。如《素问·宝命全形论》曰：“人以天地之气生，四时之法成。”《灵枢·岁露论》也曰：“人与天地相参也，与日月相应也。”人体的气血运行、脏腑功能活动都随着外界环境的改变而发生相应的变化，而这些变化都可在脉象上反映出来。因此，“四季平脉”实际是“天人相应”在脉象上的体现。

脉象的四季变化，早在《黄帝内经》中就有较全面的论述。如《素问·脉要精微论》曰：“春日浮，如鱼之游在波；夏日在肤，泛泛乎万物有余；秋日下肤，蛰虫将去；冬日在骨，蛰虫周密。”从脉位方面描述了四季脉象的浮沉变化。又如《素问·玉机真脏论》曰：“春脉如弦，……夏脉如钩，……秋脉如浮，……冬脉如营。”从脉形方面描述了四季的脉象。元·滑寿《诊家枢要》则进一步作了补充：“凡诊脉须要先识时脉……谓春三月，六部中俱带弦，夏三月，俱带洪，秋三月，俱带浮，冬三月，俱带沉……凡人腑脏脉既平，胃脉和，又应时脉，乃无病者也，反此为病。”明·李言闻《四言举要》根据上述原则，明确指出：“春弦夏洪，秋毛冬石，四季和缓，是谓平脉。”当今学者亦有不少对四季平脉作了观察研究，《中国脉诊研究》中记载了应用脉象仪测试四季脉图所得的结果：夏季脉较洪大而浮，冬季脉象较沉细。春、秋两季则分别处于冬、夏之间的过渡阶段。提出脉象的四季变化与《灵枢·顺气一日分为四时》所述“春生、夏长、秋收、冬藏”的自然规律基本相符的观点。

(二)"四季平脉"的生理基础

夏季炎热,万物茂盛,自然界的阳气长盛。人应"夏长"之气,脉道充盛,气血畅达,易趋于表,机体代谢旺盛,故脉来洪大易取。如《素问·玉机真脏论》所述:"夏脉如钩,何如而钩?岐伯曰:夏脉者心也,南方火也,万物之所以盛长也,故其气来盛去衰,故曰钩,反此者病。"又如《素问·脉要精微论》所述:"夏日在肤,泛泛乎万物有余。"对于夏脉之"钩",李中梓《诊家正眼》曰:"洪者大也,以水喻也。又曰钩者,以木喻也,夏木繁滋,枝叶敷布,重而下垂,故如钩也",认为"钩即是洪,名异实同"。

冬季寒冷,地冻冰封,万物封蛰,自然界的阳气潜藏。人应"冬藏"之气,腠理致密,阳气内潜,气血趋向于里,故脉沉而细小。如《素问·玉机真脏论》曰:"冬脉如营,何如而营?岐伯曰:冬脉者肾也,北方水也,万物之所以合藏也,故其气来沉以搏,故曰营,反此者病。"又如《素问·脉要精微论》曰:"冬日在骨,蛰虫周密。"对于冬脉之"石"与"在骨",清·董西园《医级·脉诀》曰:"石即沉也,冬脉也,水也,象万物之闭藏也。"明·龚信《古今医鉴》曰:"冬日在骨,阳气伏藏,故其脉沉而软滑。"

至于春、秋两季,由于二者皆处于寒暑更易、阴阳交替的过渡阶段,气温、气候变化跨度较大,故在春、秋的不同阶段,可以出现不同的脉象。

初春之时,植物萌芽,蛰虫复苏,自然界的阳气开始生长,如李中梓所述,初春为"阳中之阴,天气犹寒",故脉"如琴弦之端直而挺然,稍带一分之紧急也"。此处"带一分之紧急"即《素问·平人气象论》所述,春脉"微弦"之意。春脉之"弦"是弦而柔和,乃有胃气之"微弦",而非病脉之"弦"。故《素问·玉机真脏论》曰:"春脉如弦,何如而弦?岐伯对曰:春脉者肝也,东方木也,万物之所以始生也,故其气来,软弱轻虚而滑,端直以长,故曰弦。反此者病。"随着气候渐暖,自然界的阳气渐生。人应"春生"之气,阳气渐渐向外舒展,气血渐趋于表,故脉渐浮。如《素问·脉要精微论》曰:"春日浮,如鱼之游在波。"但此时终不及夏季之阳盛,故明·龚信《古今医鉴》曰:"虽出犹未全浮"。可见"春日浮"亦是稍浮、微浮之意,在程度上不如"夏日在肤",且无"泛泛乎万物有余"之洪大之势。

初秋之时,自然界阳热之气尚盛,故脉仍较浮。但终因暑夏之时人体阳气发泄而有所损耗,故入秋后脉力较夏季之洪大而有所减弱,因此脉见浮软而"微毛"。深秋之时,凉意渐深,草木凋谢,昆虫蛰伏,自然界的阳气日渐收敛,如清·董西园《医级·脉诀》所述:"象爽肃之气下临,而万物成实也"。人应"秋收"之气,故脉渐下沉。如《素问·脉要精微论》曰:"秋日下肤,蛰虫将去。"

综上所述,"四季平脉"的内涵在于,随着四时阴阳消长,寒暑更迭,正常人脉象存在着与自然界"春生、夏长、秋收、冬藏"相适应的变化规律。

(三)"四季平脉"的临床意义

掌握四季平脉的变化规律,对于观察和推测病情有一定的意义。《素问·平人气象论》根据五行学说的属性及其生克规律,阐述四时脉象和五脏的关系,并以此来判断病情。如肝应春时,所以春脉微弦是肝的本脉;心应夏时,所以夏脉微洪是心之本脉;脾应长夏,所以长夏脉微软而缓是脾的本脉;肺应秋时,所以秋脉微浮为肺之本脉;肾应冬时,所以冬脉微石是肾的本脉。这是以五行属性来分析五脏的本脉,也即是五脏的正常脉象。如果春季出现了秋季的浮脉,即是金乘木,在夏季出现了冬季的沉脉,即是水克火,均提示病态。当然全凭五行学说的推论来诊断疾病是机械的,但若脉象的变化不顺应四时,则提示机体的生理功能和适应性调节机制失常,这是可以肯定的。

【古代文献】

一、平脉的特点

《素问·平人气象论》：人一呼脉再动，一吸脉亦再动，呼吸定息，脉五动，闰以太息，命曰平人。平人者，不病也。

《素问·平人气象论》：平人之常气禀于胃，胃者，平人之常气也。人无胃气曰逆，逆者死。

《素问·平人气象论》：人以水谷为本，故人绝水谷则死，脉无胃气亦死。所谓无胃气者，但得真脏脉不得胃气也。所谓脉不得胃气者，肝不弦，肾不石也。

《难经·八难》：寸口脉平而死者，何谓也？然：诸十二经脉者，皆系于生气之原。所谓生气之原者，谓十二经之根本也，谓肾间动气也，此五脏六腑之本，十二经脉之根，呼吸之门，三焦之原，一名守邪之神。故气者，人之根本也，根绝则茎叶枯矣，寸口脉平而死者，生气独绝于内也。

《难经·十四难》：上部有脉，下部无脉，其人当吐，不吐者死。上部无脉，下部有脉，虽困无能为害，所以然者，譬如人之有尺，树之有根，枝叶虽枯槁，根本将自生。脉有根本，人有原气，故知不死。

《景岳全书·脉神章·胃气解》：凡诊脉须知胃气。如经曰：人以水谷为本，故人绝水谷则死，脉无胃气亦死。又曰：脉弱以滑，是有胃气。又曰：邪气来也紧而疾，谷气来也徐而和。又曰：五味入口，藏于胃以养五脏气，是以五脏六腑之气味，皆出于胃而变见于气口。是可见谷气即胃气，胃气即元气也。夫元气之来，力和而缓；邪气之至，力强而峻。高阳生曰：阿阿软若春杨柳，此是脾家脉四季。即胃气之谓也。故凡诊脉者，无论浮沉迟数，虽值诸病叠见，而但于邪脉中，得兼软滑徐和之象者，便是五脏中俱有胃气，病必无害也。何也，盖胃气者正气也，病气者邪气也。夫邪正不两立，一胜则一负。凡邪气胜则正气败，正气至则邪气退矣。若欲察病之进退吉凶者，但当以胃气为主。察之之法，如今日尚和缓，明日更弦急，知邪气之愈进，邪愈进则病愈甚矣；今日甚弦急，明日稍和缓，知胃气之渐至，胃气至则病渐轻矣。即如顷刻之间，初急后缓者，胃气之来也；初缓后急者，胃气之去也。此察邪正进退之法也。至于死生之兆，亦惟从胃气为主。夫胃气中和，主于四季，故春脉微弦而和缓，夏脉微钩而和缓，秋脉微毛而和缓，冬脉微石而和缓，此胃气之常，即平人之脉也。若脉无胃气，即名真脏。脉见真脏，何以当死？盖人有元气，出自先天，即天气也，为精神之父；人有胃气，出乎后天，即地气也，为血气之母。其在后天，必本先天为主持；在先天，必赖后天为滋养。无所本者死，无所养者亦死。何以验之？如但弦、但钩、但毛、但石之类，皆真脏也，此以孤脏之气独见，而胃气不能相及，故当死也。且脾胃属土，脉本和缓；土惟畏木，脉则弦强。凡脉见弦急者，此为土败木贼，大非佳兆。若弦急之微者，尚可救疗；弦急之甚者，胃气其穷矣。

《医宗必读·脉以胃气为本》：至哉坤元，万物资生，唯人应之，胃气是也。故脉以胃气为本。夫肝心肺肾四脏之气，各有偏胜，但赖胃气调剂之，使各得和平，故曰：土位居中，兼乎五行。

《诊家枢要·脉贵有神》：不病之脉，不求其神，而神无不在也。有病之脉，则当求其神之有无。谓如六数七极，热也。脉中有力即有神矣，为泄其热。三迟二败，寒也。脉中有力，即有神矣，为去其寒。若数、极、迟、败中，不复无力，为无神也，将何所恃邪？苟不知此，而遽泄之、去之，人将何以依而主邪？故经曰：脉者，气血之先。气血者，人之神也。

《灵枢·终始》：谨奉天道，请言终始，终始者，经脉为纪，持其脉口人迎，以知阴阳有余不足，平与不平，天道毕矣。所谓平人者，不病，不病者，脉口人迎应四时也，上下相应而俱往来也，六经之脉不结动也，本末之寒温之相守司也，形肉血气必相称也，是谓平人。

二、平脉的生理变异

《素问·玉机真脏论》：黄帝问曰：春脉如弦，何如而弦？岐伯对曰：春脉者，肝也，东方木也，万物之所以始生也。故其气来软弱，轻虚而滑，端直以长，故曰弦。反此者病……帝曰：善。夏脉如钩，何如而钩？岐伯曰：夏脉者，心也，南方火也，万物之所以盛长也，故其气来盛去衰，故曰钩。反此者病。……帝曰：善。秋脉如浮，何如而浮？岐伯曰：秋脉者，肺也，西方金也，万物之所以收成也，故其气来轻虚以浮，来急去散，故曰浮。反此者病。……帝曰：善。冬脉如营，何如而营？岐伯曰：冬脉者，肾也，北方水也，万物之所以合藏也，故其气来沉以搏，故曰营。反此者病。

《难经·十五难》：经言，春脉弦，夏脉钩，秋脉毛，冬脉石，是王脉耶？将病脉也。然：弦钩毛石者，四时之脉也。春脉弦者，肝东方木也，万物始生，未有枝叶，故其脉之来，濡弱而长，故曰弦。夏脉钩者，心南方火也，万物之所茂，垂枝布叶，皆下曲如钩，故其脉之来疾去迟，故曰钩。秋脉毛者，肺西方金也，万物之所终，草木华叶，皆秋而落，其枝独在，若毫毛也，故其脉之来，轻虚以浮，故曰毛。冬脉石者，肾北方水也，万物之所藏也，盛冬之时，水凝如石，故其脉之来，沉濡而滑，故曰石。此四时之脉也。

《素问·脉要精微论》：春日浮，如鱼之游在波；夏日在肤，泛泛乎万物有余；秋日下肤，蛰虫将去；冬日在骨，蛰虫周密，君子居室。故曰：知内者，按而纪之，知外者，终而始之。此六者，持脉之大法。

《素问·至真要大论》：帝曰：其脉应，皆何如？岐伯曰：差同正法，待时而去也。《脉要》曰：春不沉，夏不弦，冬不涩，秋不数，是谓四塞。沉甚曰病，弦甚曰病，涩甚曰病，数甚曰病，参见曰病，复见曰病，未去而去曰病，去而不去曰病，反者死。故曰：气之相守司也，如权衡之不得相失也。

《素问·平人气象论》：夫平心脉来，累累如连珠，如循琅玕，曰心平。夏以胃气为本。……平肺脉来，厌厌聂聂，如落榆荚，曰肺平。秋以胃气为本。……平肝脉来，软弱招招，如揭长竿末梢，曰肝平。春以胃气为本。……平脾脉来，和柔相离，如鸡践地，曰脾平。长夏以胃气为本。……平肾脉来，喘喘累累如钩，按之而坚，曰肾平。冬以胃气为本。

《脉经·平脉视人大小长短男女逆顺法》：凡诊脉当视其人大小长短及性气缓急。脉之迟速大小长短皆如其人形性者则吉，反之者则为逆也。脉三部大都欲等，只如小人，细人，妇人，脉小软。小儿四五岁，脉呼吸八至细数者吉。

《南阳活人书·问消息之证》：长人脉长，短人脉短；性急则脉急，性缓则脉缓。

《河间六书·原脉论》：人性候躁急，怀促，迟缓，软弱，长短，大小，皮坚肉厚，各随其状，而脉应之。……长人脉长，短人脉短；肥人脉沉，大人脉壮，小人脉弱。

《脉诀汇辨·因形气以定诊论》：形体各有不同，然脉之来去，因之亦异，又不可执一说以概病情也。何则？肥盛之人，气居于表，六脉常带浮洪；瘦小之人，气敛于中，六脉常带沉数；性急之人，五至方为平脉；性缓之人，四至便作热医；身长之人，下指宜疏；身短之人，下指宜密；北方之人，每见实强；南方之人，恒多软弱；少壮之脉多大，老年之脉多虚；醉后之脉常数，饮后之脉常洪；室女尼姑多濡弱，婴儿之脉常七至。

《医学正传·卷一·医学或问》：或问：有人寸、关、尺三部之脉，按之绝无形迹，而移于手阳明经阳溪与合谷之地动者，何与？曰：手太阴经肺与手阳明大肠，一脏一腑，相为表里，其列缺穴，乃二经之络脉，故脉从络而出于阳明之经，此为妻乘夫位，地天交泰，生成无病之脉耳。

《医学准绳六要·反关脉》：平人正取无脉，即侧手于大指后外廉一路诊之乃得，名反关脉。……有平生六脉极清虚，不禁寻按者，不可便断为虚。贵人多此，稍大易常，即是有病矣。

【研究进展】

一、正常人脉象因年龄、性别变化的特点

（一）正常脉象的调查分析

脉诊是一种“以常衡变，以变测病”的诊察方法，《素问·平人气象论》曰：“常以不病调病人。”正常人脉象是指人体在当时自然环境中，无明显的自觉症状，依据当时医疗技术条件检查无病理体征，同时无明显的外界因素或内在精神因素影响，所呈现的脉象。

宣文虎等[1]对245例青年人脉象调查分析结果显示：两手脉象一致者189例，占77%，多为单纯脉象，主要为细、弦、滑脉，其中弦脉55例，滑脉37例，细脉69例，其他脉28例；相兼脉象56例，占23%，多为细弦、细滑或略弦滑。宣氏认为，可能因为此项调查在春天进行，因此弦脉比较多，但这种弦脉端直以长中兼有柔和之象，滑亦为均匀和缓中略滑，是平滑脉。

费兆馥等[2]对185例21～93岁不同年龄的正常人脉象调查结果：21～30岁平脉占57.1%，平滑脉占31%，平弦脉占12.3%；31～40岁，平脉占55.5%，平滑脉9.3%，平弦脉占35.2%；41～50岁，平脉占17.9%，平滑脉占7.7%，平弦脉占74.6%；51～60岁，平脉无，平滑脉8.3%，平弦脉占91.6%；61～93岁，平弦脉占100%。由此可见，随着年龄的增加，平脉和平滑脉逐渐减少，而弦脉逐渐增加。30岁以下的青年人以平、滑脉为主，是肾气充盛的表现，40岁以上弦脉逐渐增加，弦度也随年龄的增大而硬度增加，这种变化规律与人体随年龄增大而产生的血管退行性变化一致，与心血管功能随年龄而衰退有密切关系。《素问·上古天真论》曰：“女子……六七，三阳脉衰于上，面皆焦，发始白。七七，任脉虚，太冲脉衰少，天癸竭，地道不通，故形坏而无子。”“丈夫……五八肾气衰，发堕齿槁。六八阳气衰竭于上，面焦，发鬓颁白。七八肝气衰，筋不能动……。”可见年四十阴气自半，肝肾亏损，精血衰少，脉无水而不软，故见端直以长的弦脉。

张镜人等[3]对175名正常人脉象及脉图采用脉搏波线化理论进行了分析，结果显示：①正常人脉象可分为细弦、细、弦、细滑、滑、弦滑、平等七种脉象，弦脉者的平均年龄、收缩压、舒张压、H_1值[$H_1=(h_2-h_1)/h_1$，h_1为主波高、h_2为主波后沿第一阶梯波的切迹]、M值[$M=ts/(4L/\alpha)$，ts为主动脉瓣开启时间，L为桡动脉到臂动脉始端的距离，一般为0.4～0.7m，α为脉波在臂动脉的传播速度]显著大于滑脉；细弦脉者的平均年龄、H_1、N值[$N=\delta_0\delta_L$，δ_0为臂动脉始端反射系数，δ_L为臂动脉终端反射系数]大于细滑脉，而H_1、M、N大于细脉；细脉的M、H_1大于细滑脉，这些均属于生理范围的变化，非病理脉象。②M、H_1、N值均随年龄增大而增大，20～29岁组与60～89岁组比较，两组间差别有非常显著意义($P<0.01$)；50～59岁组男、女之间H_1值差别有非常显著意义($P<0.01$)。③随着年龄的由小到大，重搏前波相对位置由低到高，主波宽度增大，故切脉感觉由平、缓向弦的方向发展。张氏

根据上述规律和各正常年龄组的代表脉图，建立了桡动脉压力脉图随无量纲量 M、N 的变化脉图图谱，对所描记的脉图可用简易的目测法对照分析及报告，对预测动脉是否衰老及其衰老程度，以及脉图是否为病理改变，均有一定意义。

张承恩等[4]用 BYS-14 型心电脉象仪对 488 例正常青年人脉象进行检测，结果：①488 例青年中，细、缓(平)、平弦脉居多，占 81.96%，男女之间差别有显著意义，男性弦脉多于女性，脉图参数男性也大于女性；②脉图升支光滑均匀，上升速度快，但并不骤然，上升时间为 0.06～0.1 秒，脉波顶峰持续时间 0.06～0.12 秒，整个脉图形态光滑；③缓脉(指平脉)脉图主波高度适中，升支速度、时值及脉图上 1/3 宽度都在细脉和弦脉之间；平细脉上升支坡度和主波幅比缓脉小，降中波等于降中峡水平；平弦脉主波幅较高，潮波显著，降中峡相对高度略高，降中波明显，其波峰高于降中峡。

丁学民等[5]用 BYS-14 型心电脉象仪对 16～45 岁的 500 例健康人脉图进行了分析，结果显示：①500 例健康人中以平、细、弦三种脉象最多，其中平脉 227 例占 45.4%，细脉 162 例占 32.4%，弦脉 64 例占 12.8%。男性以平、弦为主，占男性总数的 70.87%，女性以平、细脉为主，占女性总数的 82.66%。三种脉象的共同特征是：从容和缓，节律均匀，不浮不沉，不迟不数，脉图主波幅 82.2%的健康人以中取最高，脉动周期平均为(0.85±0.006)秒，相当于一息四至，无一例不整脉。从脉图分析，平脉的升支坡度和速度不大不小，不快不慢，主波幅、降中峡幅、降中峡相对高度，重搏波幅等均不高不低，顶峰持续时间不长不短，潮波一级占 59.91%，二级占 36.12%。细脉主峰持续时间较平脉长，降支第一段下降缓慢，升支坡度及速度类似平脉，潮波一级占 56.17%，二级占 37.65%。弦脉升支坡度和速度均大于平脉，主波幅高度、降中峡高度、重搏前波高度均比平脉高，潮波一级 62.5%，二级 28.13%。由此可见正常人弦脉脉图特点是陡、高而尖，细脉是缓而低平，平脉则处于两者之间，正常人细脉与平脉比较各项参数差别无显著意义，正常人弦脉与平脉比较仅有升支最大斜率、降斜Ⅱ，差别有显著意义；②该项研究分工种统计时，不同工种间脉图指标差别无显著意义；③男女性别之间有 3/4 的指标差别有显著意义，其中 AA'、平均升支斜率、降斜、升支最大斜率、OD'、OO'、D'O'/OO'、CD 八项指标男性大于女性，OA'、OA'/OO'、顶峰持续时间、DD'/AA'、OD'、OD'/OO' 六项参数女性大于男性；④在年龄分组时，可见绝大多数指标都有随年龄增减而上升或下降的趋势。

张珍玉等[6]对 114 例正常人脉图分析结果显示：①各项脉图参数男性与女性比较，主波幅、降中峡幅、降斜Ⅰ、降中波幅值男性大于女性，两者均值差别有非常显著意义；②各年龄组脉图参数比较，29 岁以内成人各组差别无显著意义，随着年龄的增长，主波幅、降中峡幅、降中峡幅/主波幅，降斜Ⅱ均值逐渐增大，降斜Ⅰ、降中波幅，时差均值逐渐减小。

张泰怀等[7]对 190 例正常人脉波图分析结果显示：主波高度均值 40 岁以前各年龄组较低，40 岁后增高，60 岁以后增高更明显，性别之间各组差别无显著意义；重搏前波高度从 15 岁起随年龄增大而增大，男女性别间差别无显著意义；重搏波幅 40 岁前较明显，40 岁后降低，男女之间差别无显著意义；随年龄增长降中峡位置抬高。

李冰星等[8]对 464 例正常人脉图参数观察结果显示：①正常人临床脉象以平、细、弦脉为主，平脉随年龄增大逐渐减少，弦脉出现频率随年龄增大逐渐增加，与费氏研究结果颇同；②正常人脉象和脉图均以中取为主，中取占 83.6%；③脉图参数 BB'/AA'、DD/AA'、AT(脉图总面积)、W/t、OA'(上升支时间)五项参数均值随年龄增大逐渐增大，以 40 岁以上和 40 岁以下差别最明显，提示正常人随年龄的增大脉象逐渐变弦；④男性与女性比较，潮波高/主波高(BB'/AA')、降中峡高度/主波高(DD'/AA')、脉图主波上 1/3 宽度/脉动周期时间(W/t)女性大于男性;主波高度、升支最大斜率、脉图总面积男性大于女性,两组间均值差别有非常显著者意义。

梁骅等[9]对 193 例健康青年人的脉象进行观察,认为正常人弦、细、滑脉为"平弦"、"平细"、"平滑"脉,从而与病理细、弦、滑脉象相区别。

陈德奎等[10]分析了 20—93 岁不同年龄组的有关心血管动力学参数,结果表明:随年龄增大,动脉血管弹性模量增大,血管顺应性下降,外周阻力上升,而且脉压增大,每搏心排出量减小。特别在平均年龄 60—69 岁时这些变化更为急剧,动脉的固有顺应性很快地降到 1,表明动脉管有明显的硬化,这与眼底动脉检查和甲皱微循环观察到的结果一致。人体脉象自幼儿期的细弦,到青壮年时期的平、滑,直到老年期脉弦的演变过程,符合机体生、长、壮、老、已的自然变化规律,与机体适应外界条件的自身调节功能及促进生长发育的内分泌激素等急剧变化密切相关,是心血管系统出现生理性老年化倾向的反映。

谢梦洲等[11]对 464 例正常人脉象进行了初步观察,患者全部采用 Bys-14 型心电脉象仪,结果表明:①男女之间脉图参数差别较明显。BB'/AA'、DD'/AA'、W/T 3 项参数女性大于男性。两组间差别有非常明显意义($P<0.001$);AA' 及升支斜率 E 男性大于女性,两组间差别有显著意义($P<0.01$)。②男性各年龄组脉图参数比较:结果表明,随着年龄的增大,BB'/AA'、DD'/AA'、AT、W/T、OA'5 项参数的值逐步增高。16~20 岁组与 40 岁以上两组比较,差别均有非常显著意义($P<0.01$);16~20 岁组与 20~29 岁两组比较仅 DD'/AA'差别有非常显著意义($P<0.01$);AT 差别有显著意义($P<0.05$);20~29 岁组与 30~39 岁组比较,两组间仅 W/t 差别有非常显著意义($P<0.01$);40~49 岁组与 50 岁以上组比较,两组间各项参数均有显著意义($P>0.05$)。③女性各年龄组脉图参数比较,结果表明,BB'/AA'、W/T、OA'3 项参数随年龄的增大而增高。15~29 岁组与 30~39 岁组比较 AA'、AT、W/T、OA'两组间差别有非常显著意义($P<0.05$);BB'/AA'差别有显著意义($P<0.05$);15~29 岁组与 40~49 岁组及 50 岁以上组比较,AA'、BB'/AA'、AT、W/T、OA'差别均有非常显著或显著意义($P<0.01$ 或 $P<0.05$);40~49 岁组与 50 岁以上组比较两组间各项参数差别均无显著意义($P>0.05$)。④40 岁以上与 40 岁以下脉图参数变化的比较结果表明,BB'/AA'、DD'/AA'、AT、W/T、OA' 5 项参数均值 40 岁以上组(男、女)均比 40 岁以下组高,两组间差别有非常显著意义($P<0.01$)。本实验结果 BB'/AA'、DD'/AA'、W/T 3 项参数随年龄的增加而增大。提示随年龄的增长而脉象逐渐变弦,以 40 岁前、后为界最为显著,与人体血管退行性变化一致。说明脉图参数的变化与年龄、性别有关系,在临床及科研中应注意排除这些影响。

张镜人等[12]对 159 名正常成人脉图的谐波幅值和初相角进行统计分析。对每例脉图应用频域分析软件包计算其八次谐波的幅值 M1~8 和初相角 P1~8,统计结果如下:谐波幅值 M1~4、M7~9、M8 与实足年龄呈显著相关($P<0.05$~0.0001),谐波初相角 P1、P6、P8、P3、P4、P5 均与年龄呈显著相关($P<0.05$~0.0001)。切脉和脉图呈弦象者随年龄增大而增多,与脉图频域指标谐波幅值与初相角的变化趋势相一致。结果提示,脉象图频域分析有助于确定中医脉象和脉搏波的老化程度。

郑进等[13]对 45 例正常青年人寸关尺三部脉图进行分析,发现脉象以关部搏动较强,尺部较弱;脉图最佳取法压力以尺部最大,关部最小;男子脉搏较女子稍强;正常人中,除见平脉外,还见其他脉象,男子组以滑脉居多,女子组濡脉、弦脉的出现率也较高。

牛欣等[14-15]采用彩色多普勒血管成像技术，在44名健康青年中，以自创的心电时相标记定点和肢体免加压浴筒法，测量分析得到桡动脉及肢体浅表动脉均存在径向、轴向、轴心位移三种运动形式。此三种运动与脉动一致呈周期性变化。与尸体解剖测量比较，浅表动脉的运动范围和运动形式与其所处的解剖位置有关。本文提出的轴心位移是从二维平面观察血管整体绕动，是一个三维信息。系统研究血管运动规律及其与脉诊位数形势四种属性的关系，对于揭示血管活动的个性化，阐明中医脉象的形成机制均有重要意义。

(二) 正常人脉象及脉图的特点

综合各家研究结果，正常人脉象及脉图的特点为以下几点。

1. 脉象特点　一般应为不浮不沉、不大不小，不疾不徐，从容和缓，脉律均匀，一息四至闰以太息，五十至内无间歇的脉象。但是不偏不倚的平脉只是一部分，青年人比较多见，随年龄的增大，平脉出现频率逐渐减小。一般在切脉时有偏弦、偏滑、偏细的指感，但不失从容和缓的感觉。研究结果也显示正常人弦脉、细脉、滑脉仅少数参数与平脉有差别，与病理的弦脉、滑脉、细脉比较差别显著。

2. 脉图特点　上升支直立陡峭，或升支坡度略缓(与平弦脉比)；主波幅不高不低，浮取与沉取主波幅接近，以中取时最大，主波峰尖锐但柔和或略圆滑；有一倾斜的下降支，降支在潮波前下降的速度比潮波后下降的速度显著地增加(即降斜Ⅰ＞降斜Ⅱ)；潮波明显低于主波，潮波可以不显著(占多数)，也可以显著；下降支的重搏波及降中峡明显，位置适中；节律整齐均匀，脉动周期时间为0.96～0.76s(脉率为65～79次/分)。

3. 年龄特点　青年人脉略滑，表示肾气充盛，血管顺应性好，中年人逐渐变弦，老年人以弦脉为主。正常人脉象的这一变化，与人体40岁以后随年龄的增加，心血管功能状态的自然衰退，以及血管顺应性退行性变化一致，也与中医"年四十阴气自半"，肝肾阴亏有关。脉图参数变化表现为：随年龄的增大，顶峰持续时间延长，重搏前波，降中波位置上移，重搏前波高/主波高、降中峡高/主波高，主波高度及脉图总面积随年龄的增大而增大；降中波幅、升支最大斜率，随年龄的增大而减小，以40岁上下变化最显著。

4. 性别特点　正常人脉象"平弦"脉男性多于女性，"平细"脉女性多于男性。脉图参数变化表现为：重搏前波高/主波高，降中峡高度/主波高度，主波上1/3宽度/脉动周期的时间女性大于男性；主波高、升支最大斜率男性大于女性。

二、正常人脉象因四时、昼夜变化的特点

中医认为，人与自然密切相关，人体的气血活动、脏腑功能都随四时气候的变迁、昼夜阴阳的盛衰而发生相应的变化，脉象亦与之相应。

(一) 四季脉象及脉图变化的研究

脉象对于四时气候变迁的反映，古人将其概括为春弦、夏钩、秋毛、冬石。应当说弦、钩、毛、石中而不失柔和之象的微弦、微洪、微浮、微沉，是有胃气的脉象，脉象能适应四时变化的表现，它反映了健康人在不同气候条件下对外界环境的适应性调节正常，如果在病理情况下，这些正常调节则可能发生改变，甚至丧失。

为了进一步探讨四季脉象变化的规律，徐建国等[16]应用MX-3型脉象仪及HMX-3C型换能器对16例18～25岁正常男性一年24节气的脉象进行了检测，同时记录血压、体温、室温等，并于春分、夏至、秋分、冬至四大节气时检测心功能及尿17-羟24小时排泄量。结果显示：①脉图参数和切脉指感均有明显的季节性变化，其中以各波幅值h变化最为显著，并

与四季温度变化呈正相关。全年主波高度 h_1、降中波高 h_2、潮波高 h_3、降中峡高 h_4 等均值在夏至前后的芒种、大暑时最高，冬至后的小寒、大寒为最低，春、秋两季分别处于由低到高、由高到低的过渡阶段。脉图波幅与脉象指感的强弱有关，h_1 均值夏季高，故切脉时较洪大而略浮，冬季 h_1 低，故脉象指感细小而沉，经统计学处理，春分、夏至、秋分、冬至之间 h_1、h_2、h_4 均值差异有非常显著意义。上述四个季节脉图波幅，及切脉指感的变化与《内经》"四变之动，脉与之上下"的论述相符。②从脉图的形态看：春、夏、秋、冬四季按各脉图参数值绘成的脉图形态基本相同，都属于正常平滑脉脉图。③脉位方面：指感冬季稍沉、夏季脉较浮，最佳脉图的取法压力冬季比夏季大，但均值差别无显著意义；脉动周期时间夏季延长，心率变慢。④四季脉象的节律测定表明正常人脉象变化存在近似年节律。

肖珙等[17]对 1131 幅四季脉图分析结果显示：①春、夏、秋、冬四季脉图主波幅、脉图面积等五项参数(X_1、X_8、X_{18}、X_{25}、X_{54})夏季＞春季＞秋季＞冬季，春夏二季＞秋冬二季。冬、春二季脉象呈紧、弦者多，而夏、秋脉呈洪大、浮者为多，冬季脉沉者较多；②四季脉图特征指标平均值中春 $X_1=2.32$、$X_8=16.311$，夏 $X_1=2.39$，$X_8=21.33$，秋季 $X_1=2$，$X_8=16.33$，冬季 $X_1=2.15$，$X_8=14.91$，其中冬、春二季上 1/5 相对宽度为最大，故冬季脉呈紧的趋向，而春季脉呈弦的趋向。其中女性春季弦的比例最大；③夏季升支斜率最大(X_{16})为9.98mm/s，明显大于其他三季，说明脉来势盛，冬季则升支上升斜率最小为 6.74mm/s，较其他三季为低，说明脉图来势缓。《濒湖脉学》曰："春弦、夏洪、秋毛、冬石，四季和缓是谓平脉"，该实验证明正常人四季脉象变化特点与古人论述基本相符。

朱传湘等[18]对 46 例正常青年大学生四季脉象变化进行了观察，结果显示：①主波高度、潮波高度，春、冬较高，夏秋较低，W/t、BB'/AA'，秋、夏高而春、冬低，与上海、山东等地结果有一定差异，可能与 1989 年被测者生活及情绪不够稳定有关；②对脉图参数主波高(AA')、潮波高(BB')，降中峡高(DD')、BB'/AA'、DD'/AA'、W/t 及取法压力进行圆统计学处理，结果表明一年四季上述参数的变化有一定集中趋势，r 值有显著意义，说明脉象的变化存在一定的节律性。

综合以上研究结果表明，随着四时阴阳消长，寒暑往来，正常人脉象存在着与自然界春生、夏长、秋收、冬藏的变化规律相适应的季节性变化，脉象及脉图变化特点与《素问・玉机真脏论》及《素问・平人气象论》和《素问・脉要精微论》中关于四时平脉的描述一致，并存在着近似年节律，其变化机制可能与心血管功能及下丘脑-交感-肾上腺髓质功能活动的适应性调节有关。

（二）昼夜脉象及脉图变化的研究

《素问・金匮真言论》曰："平旦至日中，天之阳，阳中之阳也；日中至黄昏，天之阳，阳中之阴也；合夜至鸡鸣，天之阴，阴中之阴也；鸡鸣至平旦，天之阴，阴中之阳也，故人亦应之。"

朱传湘等[18]的研究结果显示：①午夜(23—0 点)脉图有 BB'/AA'、DD'/AA'、t 三项参数较早晨(5—6 点)增大，两组间差别有显著意义($P<0.01$)；上午(11—12 点)AA' 增大与下午(18—19 点)比较差别有非常显著意义($P<0.01$)，说明午夜阴中之阴时脉象偏弦，脉率偏慢，而上午脉略平滑，脉率较午夜略快，与昼夜阴阳的变化一致；②对一日四时脉图的 10 项参数进行圆统计，各项指标 r 值均有显著意义($P<0.01$)，说明正常人昼夜脉象的变化存在一定节律性。

费兆馥等[19]对 69 例正常人脉图参数昼夜变化的分析结果显示：①白天脉率较快，晚上脉率较慢，中午脉略浮，经统计学处理压力值 10 点比 22 点、6 点比 22 点、6 点比 2 点，P 值均小于 0.05；②平旦到日中脉图的主波幅度升高（6 点比 14 点 $P<0.001$），重搏前波高/主波高，降中峡高/主波高降低（h_3/h_1、h_4/h_1，6 点比 10 点、6 点比 14 点 $P<0.01$），W/t 变小（6 点比 10 点、6 点比 14 点 $P<0.01$），即脉象出现平滑有力的特点。而日西至夜半，脉图主波幅逐渐降低（h_1 值 14 点比 22 点，$P<0.01$，14 点比 2 点，$P<0.001$），重搏前波上升（h_5/h_1，14 点比 22 点、17 点比 2 点，$P<0.001$），主波变宽（W/t 值，14 点比 22 点、14 点比 2 点，$P<0.001$），即脉图逐渐出现弦的特征。

综上面两家研究结果，昼夜脉图变化特点的夜间平脉图变弦，脉率减慢；白天脉图参数向平滑转变，脉率略快，沉弦者阴也，平滑者阳也，人体在脉象上反映的昼夜阴阳变化与自然界昼夜阴阳的变化基本相符。

三、正常人脉象因地域、种族变化的特点

李杰等[20-21]观察了高原地区（西宁市）100 名健康青年人脉图参数的变化，并与 76 名上海市青年大学生作对照，结果显示：西宁地区健康青年人以平、弦、滑、弦脉多，与上海市基本一致；将脉图参数 h_1、h_4、h_5、t、W、h_4/h_1、h_5/h_1、W/t 进行比较，两地差别无显著意义，西宁地区海拔 2200m 以上，与内地（上海市）比较，气候干燥，大气压、氧分压均较上海低，风沙多，冬季长，夏季短，属于高原干旱寒冷地区，健康青年人脉图参数，常见脉象的出现频率与上海基本一致，说明健康青年人“阴平阳秘，精神乃治”，具有较好的适应和调节能力。而老年人有明显的区别。

王坤等[22]对长住呼和浩特地区健康人与长沙地区同龄健康人进行对照，观察了北方与南方、蒙古族与汉族的脉图循环动力学变化，探讨了地理环境及气象对脉图血流动力参数的影响，结果表明：北方组喷血前相、左室总泵力、心脏功率、左房最大充盈压较南方组增大，左室有效功率增强，心排出量增加，从而改善了人体重要生命器官的低氧状态，外周阻抗与平均动脉压增加，相应的射流压力时间常数下降，有利于各种代谢状态的改善，这种生理性的变化是机体为适应低氧环境的一种代偿性表现，证明了不同地理环境及气候条件等因素对人体心血管血流动力学方面的影响，也进一步证明了中医学“天人相应”的理论。对长期居住在呼和浩特地区的汉族与蒙古族脉图血流动力学参数比较，结果显示：蒙古族平均动脉压力、左室喷血压力、左室有效功率比汉族高；而改善机体需氧量、微循环方面，蒙古族组毛细血管前动脉及括约肌顺应性比汉族组增高，提示微小动脉及毛细血管开放数目增高，可以看出蒙古族健康成人的心肌功能及微循环功能均较汉族强。

以上结果说明不同地域、不同民族的脉图循环动力学存在差异，此改变可能与这些地区的地理环境、生活习惯和种族遗传等因素有关。

四、正常人脉象因职业关系变化的特点

于尔辛等[23]对 71 例从事脑力劳动者正常人脉图的分析结果显示：71 例中弦脉占 11.30%，弦滑脉占 32.4%，滑脉占 14.1%，平脉占 7.04%，细弦占 35.2%。不同性别比较，女性弦与弦细脉多，男性滑脉与滑弦多见，而对照组为体力劳动者，滑脉与弦滑脉占 99%；脑力劳动组主峰均值减小，h_4/h_1、W/t 增大，两组间差别有非常显著意义。以上结果说明，脑力劳动者平日用脑频繁、活动量小，体质较弱，故脉象以弦及弦细脉为主，长期的工作性质和环境的影响使脉象也能产生一定的变化。

五、胃、神、根的脉象与脉图研究

蔡光先等[24]研究认为，胃、神、根是中医诊察脉象的三要素，是根据脉象诊断疾病凶吉、进退及预后的重要标准。《素问·平人气象论》曰："人以水谷为本，故人绝水谷则死，脉无胃气亦死。所谓无胃气者，但得真脏脉，不得胃气也。"《素问·玉机真脏论》在论述平人四时、五脏之平脉时，虽有弦、钩、毛、石之别，然其要则，为有胃为平，胃少为有病，无胃为死，所以说脉有胃气与否，是辨别正气盛衰和病邪进退的标志。《灵枢·终始》又曰："谷气来也徐而和。"说明有胃气的脉象应指从容和缓，节律均匀，脉率不快不慢，脉体不大不小，其中脉势从容和缓尤为重要，张景岳曰："善为脉者，贵在察神，不在察形，察形者形千形万，不得其要，察神者唯一唯精，独见其真也。"从应指而言，应为从容柔和有力，井然有序。根指肾气，肾气不绝，生机尚存，尺以候肾，沉以候肾。所以脉之有根主要反映在尺脉不绝、沉取有力。脉象的胃、神、根是不能绝然分开的，也是密切相关的，胃气中有神态，神态中又含有根基，所谓无根难有神，无神胃难存，三者是互相依存的关系。

黄士林等[25]认为：胃气的脉图特征：①脉律整齐有序，各脉动周期时间相差不得超过0.12秒，脉率60～100次/分（有些资料为60～90次/分）；②主峰角柔和＜42°，重搏明显，居中位；③脉来从容和缓，主波不高也不得低，顶峰持续时间小于0.1秒。有神脉图特征：①脉波形态正常，各波清晰；②上升支直立，无转折；③主峰角柔滑＜42°；④升支上升时间＜0.1秒；⑤重搏波明显，位于降支中段；⑥主波幅适中。其中①为神的综合指标，②③⑤项表示血管柔软、弹性好，即脉来柔和，④⑥项为心阳充沛，心血丰盛，脉来有力的表现。根基脉图特征：①浮、中、沉三种压力描记的脉象图以中取最佳；②寸、关、尺三部脉图均较清晰；③脉波频率60～100次/分（部分资料为60～90次/分或65～90次/分），取法压力区间适中。

参考文献

[1] 宣文虎．青年人常脉245例春季脉象分析//全国中西医结合学术研讨会论文汇编．1983

[2] 费兆馥，等．弦脉客观化研究．中西医结合杂志，1984，4(4)：203

[3] 张镜人．脉搏波的线化理论对正常人桡动脉脉图和脉象分析．中国生物医学工程学报，1987，6(3)：168

[4] 张承恩，等．488例正常人脉图分析//全国中西医结合学术研讨会论文汇编．1983

[5] 丁学民，等．500例健康人脉图分析．衡阳医学院学报，1983，12(2)：10

[6] 张珍玉，等．正常人脉图参数的研究．山东中医学院学报，1982，6(1)：58

[7] 张泰怀，等．190例正常人脉图分析//全国中西医结合学术研讨会论文汇编．1983：77

[8] 李冰星，等．464例正常人脉图参数变化观察//七五攻关：望、闻、切三诊检测方法研究论文汇编．1990：13

[9] 梁骅，等．193例健康青年人脉象观察．天津医药，1981，6(1)：59

[10] 陈德奎．健康老年人的血流动力学分析．中华老年医学杂志，1984，3(1)：1

[11] 谢梦洲，李绍芝，李冰星．常人脉象和脉图参数的观测．湖南中医药导报，2000(12)：10-12

[12] 张镜人，等．脉象图频域指标和时域指标的典型相关分析．辽宁中医杂志，1995，22(9)：393-395

[13] 郑进，等．45例正常青年人脉图的初步研究．云南中医学院学报，1994，17(3)：25-27

[14] 牛欣，杨学智，傅骢远，等．桡动脉的三维运动与脉诊位数形势．中国中西医结合杂志，1994，14(7)：435-437

[15] 牛欣，杨学智．动态识别的寸口桡动脉运动多维脉诊信息采集处理与分析系统．北京中医药大学学报，2005，28(6)：43-46

[16] 徐建国，等．正常人脉象四季变化规律的初步探讨．上海中医药杂志，1984(10)：42
[17] 肖珙，等．正常人四季脉图 1131 幅分析．山东中医学院学报，1984，2(1)：13
[18] 朱传湘，等．正常青年人四季及昼夜脉象变化的观察．湖南中医学院学报，1991，11(1)：36
[19] 费兆馥，等．平人昼夜脉象及胃、神、根的观察．上海中医药杂志，1981(7)：45
[20] 李杰，等．高原地区 100 例健康大学生脉图分析//第二届全国中医诊断学术会议论文．1991
[21] 李杰，等．高寒地区老年人脉图分析//第三届全国中医诊断学术会议论文汇编．1996：36
[22] 王坤，等．北方与南方、汉族与蒙族的脉图循环动力学观察//第二届全国中西医结合四诊研讨会论文汇编．1987：202
[23] 于尔辛，等．71 例从事脑力劳动者脉图初步分析//全国中西医结合学术研讨会论文汇编：四诊专辑．1983：73.
[24] 蔡光先，等．传统中医基础理论现代研究．长沙：湖南科学技术出版社，1990：184
[25] 黄士林，等．中医脉象研究．北京：人民卫生出版社，1986：40

第三节　病理脉象

【基本内容】

疾病反映于脉象的变化，叫病理脉象，简称“病脉”。一般说来，除了正常生理变化范围以内及个体生理特异变化之外的脉象，均属病脉。

一、常见病脉

由于对脉象感觉与体会的差异，历代医家对常见病脉的分类和命名亦存在着差别。《内经》记载有二十一种脉象，《伤寒杂病论》中记载二十六种，《脉经》总结分为二十四种，《景岳全书》只分为十六种脉，《濒湖脉学》、《三指禅》则分为二十七种，《诊家正眼》增疾脉而为二十八脉，《脉理求真》增至三十种，《辨证录》则更有三十八脉之多。近代临床所提及的脉象，有浮、沉、迟、数、洪、细、虚、实、滑、涩、弦、紧、结、代、促、长、短、缓、濡、弱、微、散、芤、伏、牢、革、动、疾等二十八种。

(一) 脉位异常

1. 浮脉

【脉象特征】轻取即得，重按稍减而不空，举之有余，按之不足。

浮脉可理解为“浅脉”，形容为“浮如水漂木”、“浮如水上负轻舟”。其脉象特征是脉管的搏动在皮下较浅表的部位，即位于皮下浅层。因此，轻取即得，按之稍减而不空。

【临床意义】一般见于表证。

【机制分析】浮脉为阳脉，《内经》称为毛脉，在时应秋，在脏应肺。桡动脉部位浅表而显浮象，瘦人肌薄而见浮脉，夏秋脉象偏浮，皆属常脉。

表证见浮脉是机体驱邪向外的表现。外邪侵袭肤表，卫阳抗邪于外，人体气血趋向于肤表，脉气亦鼓动于外，故见浮脉，邪盛而正气不虚时，脉浮而有力，虚人外感，或邪盛正虚时，脉多浮而无力。外感风寒，则寒主收引，血管拘急，故脉多浮紧；外感风热，热则血流薄急，故脉多浮数。

相类脉

(1) 散脉

【脉象特征】浮取散漫，中候似无，沉候不应，并常伴有脉动不规则，时快时慢而不匀(但无明显歇止），或脉力往来不一致。故散脉为浮而无根之脉，形容其为“散似杨花无定踪”。

【临床意义】多见于元气离散，脏腑精气衰败，尤其是心、肾之气将绝的危重病证。

【机制分析】由于气血虚衰，精气欲竭，阴不敛阳，阳气离散，脉气不能内敛，涣散不收，无力鼓动于脉，以致浮大无根，至数不匀。

（2）芤脉

【脉象特征】浮大中空，如按葱管。芤脉的脉象特点是应指浮大而软，按之上下或两边实而中间空。说明芤脉位偏浮、形大、势软而中空，是脉管内血量减少，充盈度不足，紧张度低下的一种状态。

【临床意义】常见于大量失血、伤阴之际。

【机制分析】多因血崩、呕血、外伤性大出血等突然出血过多之时，血量骤然减少，无以充脉，或因剧烈吐泻津液大伤，血液不得充养，阴血不能维系阳气，阳气浮散所致。若失血、伤液之后，血管自敛，或经输血、补液等而阴液得到补充，则往往不再现芤脉。

（3）革脉

【脉象特征】浮而搏指，中空外坚，如按鼓皮。革脉的脉象特点是，浮取感觉脉管搏动，范围较大并且较硬，有搏指感，但重按则乏力，有豁然而空之感，因而恰似以指按压鼓皮上的外急内空之状。革脉与芤脉虽均有按之豁然中空之感，但革脉为浮弦而硬，如按鼓皮；芤如按葱管。

【临床意义】多见于亡血、失精、半产、漏下等病证。

【机制分析】因精血耗伤，脉管不充，正气不固，气无所恋而浮越于外，以致脉来浮大搏指。外急内空，恰似绷急的鼓皮，有刚无柔，此为太过。为无胃气的真脏脉，多属危候。

2. 沉脉

【脉象特征】轻取不应，重按始得，举之不足，按之有余。

沉脉显现的部位较正常脉深，故可理解为“深脉”。其脉象特点是脉管搏动的部位在皮肉之下靠近筋骨之处，因此用轻指按触不能察觉，用中等指力按触搏动也不明显，只有用重指力按才能感觉到脉搏明显的跳动。这是因为沉脉脉气沉，脉搏显现部位深沉所致。

【临床意义】多见于里证。有力为里实，无力为里虚，亦可见于正常人。

【机制分析】沉脉为阴脉，《内经》称为石脉，在时应冬，在脏应肾。肥人脂厚，脉管深沉，故脉多沉；冬季气血收敛，脉象亦偏沉；有的人两手六脉皆沉细而无临床症状，均可视为平脉，不一定是病脉。

病理性沉脉的形成，一为邪实内郁，正气尚盛，邪正相争于里，致气滞血阻，阳气被遏，不能鼓搏脉气于外，故脉沉而有力，可见于气滞、血瘀、食积、痰饮等病证；二为气血不足，或阳虚气乏，无力升举鼓动，故脉沉而无力，可见于各脏腑的虚证。

相类脉

（1）伏脉

【脉象特征】重按推筋着骨始得，甚则暂伏而不显。伏为深沉与伏匿之象，伏脉的脉象特点是脉管搏动的部位比沉脉更深，隐伏于筋下，附着于骨上。因此，诊脉时浮取、中取均不见，需用重指力直接按至骨上，然后推动筋肉才能触到脉动，甚至伏而不见。

【临床意义】常见于邪闭、厥病和痛极的患者。

【机制分析】伏脉多为邪气内伏，不得宣通而致。邪气闭塞，气血凝结，乃致正气不能宣通，脉管潜伏而不显，但必伏而有力，多见于暴病。如实邪内伏，气血阻滞所致气闭、热闭、痰闭等。

危重病症的伏脉，与血管病变造成的无脉症不同。无脉症往往发生在肢体的某一局部，出现相应肢体无脉，而其他部位的脉象可正常。

（2）牢脉

【脉象特征】沉取实大弦长，坚牢不移。“牢”者，深居于内，坚固牢实之义。牢脉的脉象特点是脉位沉，脉形长，脉势实大而弦。牢脉轻取、中取均不应，沉取始得，但搏动有力，势大形长，为沉、弦、大、实、长五种脉象的复合脉。

【临床意义】多见于阴寒内盛，疝气癥积之实证。

【机制分析】邪气牢固，而正气未衰者，如阴寒内积，阳气沉潜于下，或气血瘀滞，凝结成癥积而固结不移，在脉象上则可表现为沉弦实大的牢脉。

若失血、阴虚等患者反见牢脉，当属危重征象。

（二）脉率异常

1. 迟脉

【脉象特征】脉来迟缓，一息不足四至（相当于每分钟脉搏在 60 次以下）。迟脉的脉象特点是脉管搏动的频率小于正常脉率。

【临床意义】多见于寒证。迟而有力为实寒，迟而无力为虚寒。亦见于邪热结聚之实热证。

【机制分析】脉管的搏动源于血流，而血的运行有赖于阳气的推动。当寒邪侵袭人体，困遏阳气，或阳气亏损，均可导致心动缓慢，气血凝滞，脉流不畅，使脉来迟慢。若为阴寒内盛而正气不衰的实寒证，则脉来迟而有力；若心阳不振，无力鼓动气血，则脉来迟而无力。

阳明腑实证多因邪热亢盛与糟粕相搏，结为燥屎，阻塞肠道，腑气壅滞不通，气血运行受阻，脉道不利，故必迟而有力。所以脉迟不可概认为寒，临床当脉症合参。

此外，运动员或经过锻炼之人，在静息状态下脉来迟而和缓，正常人入睡后，脉率较慢，都属于生理性迟脉。

相类脉：缓脉

【脉象特征】其义有二：一是脉来和缓，一息四至（每分钟 60～70 次），应指均匀，是脉有胃气的一种表现，称为平缓，多见于正常人；二是脉来怠缓无力，弛纵不鼓的病脉。缓脉的脉象特点是脉搏的跳动不疾不徐，从容和缓稍慢于正常而快于迟脉。

【临床意义】多见于湿病，脾胃虚弱，亦可见于正常人。

【机制分析】脾胃为气血生化之源，脾胃虚弱，气血不足，则脉管不充，亦无力鼓动，其脉必见怠缓弛纵之象。湿性黏滞，阻遏脉管，气机被困，则脉来虽缓，必见怠慢不振，脉管弛缓。若有病之人，脉转和缓，是正气恢复之征，疾病将愈。

2. 数脉

【脉象特征】脉来急促，一息五至以上而不满七至。数脉的脉象特点是脉率较正常为快，脉搏每分钟 90～120 次之间。

【临床意义】多见于热证，亦见于里虚证。

【机制分析】实热内盛，或外感病邪热亢盛，正气不衰，邪正相争，气血受邪热鼓动而运行加速，则见数而有力，往往热势越高脉搏越快。病久阴虚，虚热内生也可使气血运行加快，且因阴虚不能充盈脉道，而脉体细小，故阴虚者可见脉细数无力。

数脉还可以出现在气血不足的虚证，尤其是心气不足、心血不足的病证更为多见。心主血脉，主要依赖于心气的推动。若人体气血亏虚，为满足身体各脏腑、组织、器官生理功能的需要，心气勉其力而行之，则表现为心动变快而脉动加速、脉率增快，但必数而无力。若为阳虚阴盛，逼阳上浮；或为精血亏甚，无以敛阳，而致阳气外越，亦可见数而无力之脉。此即“暴数者多外邪，久数者必虚损”之谓。总之，数脉主病较广，表里寒热虚实皆可见之，不可概作热论。

相类脉：疾脉

【脉象特点】脉来急疾，一息七八至。疾脉的脉象特点是脉率比数脉更快，相当于脉搏每分钟 120 次以上。

【临床意义】多见于阳极阴竭，元气欲脱之证。

【机制分析】若疾而有力，按之愈坚，为阳亢无制之候，可见于外感热病之热极时。若脉疾而弱，按之不鼓指，多为虚阳外越，元阳欲脱使然。3 岁以下小儿脉搏可在一息七至以上，为平脉，不作病论。

（三）脉力异常

1. 虚脉

【脉象特征】三部脉举之无力，按之空豁，应指松软，是一切无力脉的总称。

虚脉的脉象特点是脉搏搏动力量软弱，寸、关、尺三部，浮、中、沉三候均无力。是脉管的紧张度减弱，脉管内充盈度不足的状态。

【临床意义】见于虚证，多为气血两虚。

【机制分析】气虚无力推动血行，搏击力弱故脉来无力；气虚不敛则脉管松弛，故按之空豁；血虚不能充盈脉管，则脉细无力。迟而无力多为阳虚，数而无力多为阴虚。

相类脉：弱脉

【脉象特征】沉细无力而软。弱脉的脉象特点是位沉、形细、势软。由于脉管细小不充盈，其搏动部位在皮肉之下靠近筋骨处，指下感到细而无力。

【临床意义】多见于阳气虚衰、气血俱虚。

【机制分析】脉为血之府，阴血亏少，不能充其脉管，故脉形细小；阳气衰少，无力推动血液运行，脉气不能外鼓，则脉位深沉，脉势软弱。

2. 实脉

【脉象特征】三部脉充实有力，其势来去皆盛，应指愊愊。亦为有力脉象的总称。

实脉的脉象特点是脉搏搏动力量强，寸、关、尺三部，浮、中、沉三候均有力量。脉管宽大。

【临床意义】见于实证，亦见于正常人。

【机制分析】邪气亢盛而正气不虚，邪正相搏，气血壅盛，脉管内充盈度较高，脉管呈紧张状态，故脉来充实有力。

若为久病虚证见实脉，是脉证相反的反常脉象。久病之人，正气虚衰，脉当虚弱，若脉反实，是邪气盛，正虚邪盛，故曰难治。

实脉也见于正常人，必兼和缓之象，且无病证表现。一般两手六脉均实大，称为六阳脉，是气血旺盛的表现。

（四）脉宽异常

1. 洪脉

【脉象特征】脉体宽大，充实有力，来盛去衰，状若波涛汹涌。

洪脉的脉象特征主要表现在脉搏显现的部位、形态和气势三个方面。脉体宽大，脉动部位浅表，指下有力。由于脉管内的血流量增加，且充实有力，来时具有浮、大、强的特点。脉来如波峰高大陡峻的波涛，汹涌盛满。充实有力即所谓“来盛”；脉去如落下之波涛，较来时势缓力弱，即所谓“去衰”，其脉势较正常脉为甚。

【临床意义】多见于阳明气分热盛。

【机制分析】洪脉为阳脉，在时应夏，在脏应心。夏令阳气亢盛，肤表开泄，气血向外，故脉象稍现洪大，为夏令之平脉。

洪脉多见于外感热病的中期，即阳明(气分)热盛证。此时邪热亢盛，充斥内外，且正气不衰而奋起抗邪，邪正剧烈交争，气盛血涌，脉管扩大，故脉大充实有力。

相类脉：大脉

【脉象特征】脉体宽大，但无脉来汹涌之势。大脉的特点为寸口三部皆大而和缓、从容。

【临床意义】多见于健康人，或为病进。

【机制分析】健康人见之，为体魄健壮的征象。疾病中若脉大，则提示病情加重，故《素问·脉要精微论》说：“大则病进。”脉大而数实者为邪实；脉大而无力者为正虚。

2. 细脉

【脉象特征】脉细如线，但应指明显。

细脉的脉象特点是脉道狭小，指下寻之往来如线，应指明显，但按之不绝，应指起落明显。

【临床意义】多见于气血两虚、湿邪为病。

【机制分析】阴血亏虚不能充盈脉管，气虚则无力鼓动血行，致脉管的充盈度减小，故脉来细小而无力。湿性重浊黏滞，脉管受湿邪阻遏，气血运行不利而致脉体细小而缓。

相类脉：微脉

【脉象特征】极细极软，按之欲绝，若有若无。微脉的脉象特点是脉形极细小，脉势极软弱，以至轻取不见，重按起落不明显，似有似无。

【临床意义】多见于气血大虚，阳气衰微。

【机制分析】营血大虚，脉管失充则脉细；阳气衰微，鼓动无力则脉弱，按之欲绝，似有似无。

临床上以心肾阳气衰微较为多见。久病脉微是正气将绝，新病脉微主阳气暴脱。

（五）脉长异常

1. 长脉

【脉象特征】首尾端直，超过本位。长脉的脉象特点是脉搏的搏动范围显示较长，超过寸、关、尺三部。

【临床意义】常见于阳证、热证、实证，亦可见于平人。

【机制分析】若阳亢、热盛、痰火内蕴，正气不衰，使气血壅盛，脉管充实而致脉搏搏动长，超过寸尺，如循长竿之状。

正常人气血旺盛，精气盛满，脉气充盈有余，故搏击之势过于本位，可见到柔和之长脉，为强壮之象征。老年人两尺脉长而滑实多长寿。《素问·脉要精微论》说：“长则气治。”说明长脉亦是气血充盛，气机调畅的反映。

2. 短脉

【脉象特征】首尾俱短，常只显于关部，而在寸尺两部多不显。短脉的脉象特点是脉搏搏动的范围短小，脉体不如平脉之长，脉动不满本位，多在关部应指较明显，而寸部及尺部常不能触及。

【临床意义】多见于气虚或气郁。

【机制意义】《素问·脉要精微论》说："短则气病。"心气亏虚，无力鼓动血行，则气血不仅难以达于四末，亦不能充盈脉道，致使寸口脉搏动短小且无力。气滞血瘀或痰凝食积，致使气机阻滞，脉气不能伸展而见短脉者，必短涩而有力。故短而有力为气郁，短而无力为气虚。

（六）脉流利度异常

1. 滑脉

【脉象特征】往来流利，应指圆滑，如盘走珠。

滑脉的脉象特点是脉搏形态应指圆滑，如同圆珠流畅地由尺部向寸部滚动，浮、中、沉取皆可感到。

【临床意义】多见于痰湿、食积和实热等病证。亦是青壮年的常脉，妇女的孕脉。

【机制分析】痰湿留聚、食积饮停，邪气充渍脉道，鼓动脉气，故脉见圆滑流利。火热之邪波及血分，血行加速，则脉来亦滑但必兼数。

滑而和缓之脉为平人之脉，多见于青壮年，张景岳在《景岳全书·脉神章》说："若平人脉滑而冲和，此是荣卫充实之佳兆。"育龄妇人脉滑而经停，应考虑为妊娠，若过于滑大则为有病。

相类脉：动脉

【脉象特征】见于关部，滑数有力。动脉的脉象特点是具有短、滑、数三种脉象的特点，其脉搏搏动部位在关部明显，应指如豆粒动摇，故《脉经·卷一》说："动脉见于关上，无头尾，大如豆，厥厥然动摇。"

【临床意义】常见于惊恐、疼痛等症。

【机制分析】惊则气乱，痛则气结，阴阳不和，气血阻滞。故因惊、因痛致使阴阳相搏，气血运行乖乱，脉行躁动不安，则出现滑数而短的动脉。

2. 涩脉

【脉象特征】形细而行迟，往来艰涩不畅，脉势不匀。

涩脉的脉象特点是脉形较细，脉势滞涩不畅，如"轻刀刮竹"；至数较缓而不匀，脉力大小亦不均，呈三五不调之状。

【临床意义】多见于气滞、血瘀和精伤、血少。

【机制分析】气滞、血瘀，邪气内停，阻滞脉道，血脉被遏，以致脉气往来艰涩，此系实邪内盛，正气未衰，故脉涩而有力。精血亏少，津液耗伤，不能充盈脉管，久而脉管失去濡润，血行不畅，以致脉气往来艰涩而无力。总之，脉涩而有力者，为实证；脉涩而无力者，为虚证。

（七）脉紧张度异常

1. 弦脉

【脉象特征】端直以长，如按琴弦。

弦脉的脉象特点是脉形端直而似长，脉势较强，脉道较硬，切脉时有挺然指下、直起直落的感觉，故形容为"从中直过"、"挺然于指下"。其弦硬程度随病情轻重而不同，轻则如按琴弦，重则如按弓弦，甚至如循刀刃。

【临床意义】见于肝胆病、疼痛、痰饮等，或胃气衰败者。亦见于老年健康者。

【机制分析】肝主筋，脉道的柔软、弦硬与筋之弛缓、强劲之性相同；肝病多郁滞，肝气失于条达则脉多弦劲，故称弦脉“在脏应肝”，多主肝胆病变。

寒热诸邪、痰饮内停、情志不遂、疼痛等，均可使肝失疏泄，气机郁滞，血气敛束不伸，脉管失去柔和之性，弹性降低，紧张度增高，故脉来强硬而为弦。并随邪气性质不同而或为弦紧，或为弦数，或为弦滑等。

虚劳内伤，中气不足，肝木乘脾土；或肝病及肾，阴虚阳亢，也可见弦脉，但应为弦缓或弦细。如脉弦劲如循刀刃，为生气已败，病多难治。戴同父在《脉诀刊误·七表》说“弦而软，其病轻；弦而硬，其病重”，是以脉中胃气的多少来衡量病情轻重的经验，临床有一定意义。

弦脉在时应春，春季平人脉象多稍弦，是由于初春阳气主浮而天气犹寒，脉管稍带敛束，故脉如琴弦之端直而挺然，此为春季平脉。健康人中年之后，脉亦兼弦，老年人脉象多弦硬，为精血衰减，脉道失其濡养而弹性降低的征象。朱丹溪指出“脉无水而不软也”，经云“年四十而阴气自半”，故随年龄增长，脉象失其柔和之性而变弦，属于生理性退化表现。

相类脉：紧脉

【脉象特征】绷急弹指，状如牵绳转索。紧脉的脉象特点是脉势紧张有力，坚搏抗指，脉管的紧张度、力度均比弦脉高，其指感比弦脉更加绷急有力，且有旋转绞动或左右弹指的感觉，但脉体较弦脉柔软。

【临床意义】见于实寒证，疼痛和食积等。

【机制分析】寒为阴邪，主收引凝泣，困遏阳气。寒邪侵袭机体，则脉管收缩紧束而拘急，正气未衰，正邪相争剧烈，气血向外冲击有力，则脉来绷急而搏指，状如切绳，故主实寒证。寒邪侵袭，阳气被困而不得宣通，气血凝滞而不通，不通则痛。

2. 濡脉

【脉象特征】浮细无力而软。濡脉的脉象特点是位浮、形细、势软。其脉管搏动的部位在浅层，形细而软，如絮浮水，轻取即得，重按不显，故又称软脉。

【临床意义】多见于虚证或湿困。

【机制分析】多见于崩中漏下、失精、泄泻、自汗喘息等病证，而致精血阳气亏虚之人。

脉管因气虚而不敛，无力推运血行，形成松弛软弱之势；精血虚而不荣于脉，脉管不充，则脉形细小而应指乏力。湿困脾胃，阻遏阳气，脉气不振，也可以出现濡脉。

(八) 脉律异常

1. 促脉

【脉象特征】脉来数而时有一止，止无定数。促脉的脉象特点是脉率较快且有不规则的歇止。

【临床意义】多见于阳盛实热、气血痰食停滞；亦见于脏气衰败。

【机制分析】阳邪亢盛，热迫血行，心气亢奋，故脉来急数；热灼阴津则津血衰少，心气受损，脉气不相接续，故脉有歇止；气滞、血瘀、痰饮、食积等有形实邪阻滞，脉气接续不及，亦可形成间歇。两者均为邪气内扰，脏气失常所致，故其脉来促而有力。若因真元衰惫，心气衰败，虚阳浮动，亦可致脉气不相顺接而见促脉，但必促而无力。

正常人有因情绪激动、过劳、酗酒、饮用浓茶等而偶见促脉者。

2. 结脉

【脉象特征】脉来缓慢，时有中止，止无定数。

《脉经》曰：“结脉往来缓，时一止复来。”《诊家正眼》称结脉是“迟滞中时见一止。”故结脉的脉象特点是脉来迟缓，脉律不齐，有不规则的歇止。

【临床意义】多见于阴盛气结、寒痰血瘀，亦可见于气血虚衰。

【机制分析】阴寒偏盛则脉气凝滞，故脉率缓慢；气结、痰凝、血瘀等积滞不散，心阳被抑，脉气阻滞而失于宣畅，故脉来缓慢而时有一止，且为结而有力；若久病气血衰弱，尤其是心气、心阳虚衰，脉气不续，故脉来缓慢而时有一止，且为结而无力。

正常人因情绪激动、过劳、酗酒、饮用浓茶等而偶见结脉者。

3. 代脉

【脉象特征】脉来一止，止有定数，良久方还。代脉的脉象特点是脉律不齐，表现为有规则的歇止，歇止的时间较长。

【临床意义】见于脏气衰微、疼痛、惊恐、跌仆损伤等病证。

【机制分析】脏气衰微，元气不足，以致脉气不相接续，故脉来时有中止，止有定数，脉势软弱，常见于心脏器质性病变。疼痛、惊恐、跌打损伤等见代脉，是因暂时性的气结、血瘀、痰凝等阻抑脉道，血行涩滞，脉气不能衔接，而致脉代而应指有力。

二、脉象鉴别

在28种常见病脉中，有些脉象很相似，容易混淆不清，正如王叔和在《脉经·序》中所云："脉理精微，其体难辨……在心易了，指下难明。"故必须注意相似脉的鉴别。对此历代医家积累了丰富的经验，如李时珍在《濒湖脉学》中编有言简意赅的"相类诗"加以鉴别，徐大椿更具体地说明脉象的鉴别可用近似脉象相比的比类法，和用相反脉象对比的对举法。

（一）脉象比类鉴别

比类法鉴别可从两个方面着手：一是归类，或称分纲，即将相似的脉象归为一类；二是辨异，即分析相似脉象的区别。

1. 归类　由于脉象繁多，且有很多脉象彼此相似，不易掌握和记忆，将28种脉进行归类、分纲，就能提纲挈领，执简驭繁。

以往对脉象的分类标准并不一致。汉·张仲景把脉象分成阴阳两大类：浮、数、大、动、滑诸脉为阳脉，沉、涩、弱、弦、微诸脉为阴脉；宋·崔嘉彦以浮、沉、迟、数四脉为纲，将24脉隶属其下；元·滑寿主张以浮、沉、迟、数、滑、涩六脉统辖各脉；清·陈修园则主张以浮、沉、迟、数、虚、实、大、缓八脉为纲统28脉。各种病脉均是在邪正斗争中形成的，辨证以表里寒热虚实为纲，脉象则有浮沉迟数虚实之相应。因此，现按浮、沉、迟、数、虚、实六个纲脉加以归类比较。临床常见病脉的脉象和主病归类如表5-4。

表5-4　常见病脉归类简表

脉纲	共同特点	相类脉		
		脉名	脉象	主病
浮脉类	轻取即得	浮	举之有余，按之不足	表证，亦见于虚阳浮越证
		洪	脉体阔大，充实有力，来盛去衰	热盛
		濡	浮细无力而软	虚证，湿困
		散	浮取散漫而无根，伴至数或脉力不匀	元气离散，脏气将绝
		芤	浮大中空，如按葱管	失血，伤阴之际
		革	浮而搏指，中空边坚	亡血、失精、半产、崩漏

续表

脉纲	共同特点	相类脉		
		脉名	脉象	主病
沉脉类	重按始得	沉	轻取不应,重按始得	里证
		伏	重按推至筋骨始得	邪闭、厥病、痛极
		弱	沉细无力而软	阳气虚衰、气血俱虚
		牢	沉按实大弦长	阴寒内积、疝气、癥积
迟脉类	一息不足四至	迟	一息不足四至	寒证,亦见于邪热结聚
		缓	一息四至,脉来怠缓	湿病,脾胃虚弱;亦见于平人
		涩	往来艰涩,迟滞不畅	精伤、血少;气滞,血瘀,痰食内停
		结	迟而时一止,止无定数	阴盛气结,寒痰瘀血;气血虚衰
数脉类	一息五至以上	数	一息五至以上,不足七至	热证;亦主里虚证
		疾	脉来急疾,一息七八至	阳极阴竭,元气欲脱
		促	数而时一止,止无定数	阳热亢盛,瘀滞、痰食停积;脏气衰败
		动	脉短如豆,滑数有力	疼痛,惊恐
虚脉类	应指无力	虚	举按无力,应指松软	气血两虚
		细	脉细如线,应指明显	气血俱虚,湿证
		微	极细极软,似有似无	气血大虚,阳气暴脱
		代	迟而中止,止有定数	脏气衰微;疼痛、惊恐、跌仆损伤
		短	首尾俱短,不及本部	有力主气郁,无力主气损
实脉类	应指有力	实	举按充实而有力	实证;平人
		滑	往来流利,应指圆滑	痰湿、食积、实热;青壮年;孕妇
		弦	端直以长,如按琴弦	肝胆病、疼痛、痰饮等;老年健康者
		紧	绷急弹指,状如转索	实寒证、疼痛、宿食
		长	首尾端直,超过本位	阳气有余,阳证、热证、实证;平人
		大	脉体宽大,无汹涌之势	健康人;病进

2. 辨异 在了解同类脉象相似特征的基础上,再将不同之处进行比较而予以区别,这就是脉象的辨异。这样有比较有鉴别,更易于掌握,也便于诊察。

(1) 浮脉与芤脉、革脉、散脉:四种脉象的脉位均表浅,轻取皆可得。不同的是浮脉举之有余,重按稍减而不空,脉形不大不小;芤脉浮大无力,中间独空,如按葱管;革脉是浮取弦大搏指,外急中空,如按鼓皮;散脉是浮而无根,至数不齐,脉力不匀。

(2) 沉脉、伏脉与牢脉:三种脉象的脉位均在皮下深层,故轻取不应。不同的是沉脉重按乃得;伏脉较沉脉部位更深,须推筋着骨始得,甚则暂时伏而不见;牢脉沉取实大弦长,坚牢不移。

(3) 迟脉与缓脉、结脉:三者脉率均小于五至。但迟脉一息不足四至;缓脉虽然一息四至,但脉来怠缓无力;结脉不仅脉率不及四至,而且有不规则的歇止。

(4) 数脉与疾脉、滑脉、促脉：四种脉象的共同点是脉率均有快于正常脉象的感觉。不同的是数脉一息五至以上，不足七至；疾脉一息七八至；滑脉仅指脉形往来流利，应指圆滑似数但并不数；促脉不仅脉率每息在五至以上，且有不规则的歇止。

(5) 细脉与微脉、弱脉、濡脉：四种脉象都是脉形细小且脉势软弱无力。细脉形小而应指明显，主要从脉搏的形态而言；微脉则极软极细，按之欲绝，若有若无，起落模糊，不仅从脉形言，而且主要指脉搏的力量弱；弱脉为沉细而无力；濡脉为浮细而无力，即脉位与弱脉相反，轻取即得，重按反不明显。

(6) 实脉与洪脉：二者在脉势上都是充实有力。但实脉应指有力，举按皆然，来去俱盛；而洪脉状若波涛汹涌，盛大满指，来盛去衰。

(7) 短脉与动脉：二者在脉搏搏动范围上都较小，仅关部明显。但短脉常兼迟涩；动脉其形如豆，常兼滑数有力之象。

(8) 结脉与代脉、促脉：三者均属有歇止的脉象。但促脉为脉数而中止，结脉为脉缓而中止，二者歇止均不规则；代脉是脉来一止，其脉率可快可慢，且歇止有规则，歇止时间较长。

(二) 脉象对举鉴别

在脉象的位、数、形、势的某一方面完全相反的两种脉象，称为对举脉。脉象对举的学习有助于加深理解各种病理脉象。对举鉴别法就是把两种相反的脉象对比而加以鉴别的方法。举例说明如下。

1. 浮脉与沉脉　脉位对举，是脉位浅深相反的两种脉象。浮脉脉位浅表，轻取即得，重按反弱，“如水漂木”；沉脉脉位深沉，轻取不应，重按始得，“如石投水”。

2. 迟脉和数脉　脉率对举，是脉率慢快相反的两种脉象。迟脉脉率比平脉慢，一息不足四至；数脉脉率比平脉快，一息五至以上不足七至。

3. 虚脉与实脉　脉力对举，是脉搏气势相反的两种脉象。虚脉三部脉举按均无力；实脉三部脉举按皆有力。

4. 滑脉与涩脉　流利度对举，是脉搏流利度相反的两种脉象。滑脉是往来流利，应指圆滑，“如盘走珠”；涩脉是往来艰涩，滞涩不畅，“如轻刀刮竹”。

5. 洪脉与细脉　脉宽对举，是脉体大小和气势强弱相反的两种脉象。洪脉的脉体宽大，充实有力，来势盛而去势衰；细脉脉体细小如线，其势软弱无力，但应指明显。

6. 长脉与短脉　脉长对举，是脉位长短相反的两种脉象。长脉的脉象是脉管搏动的范围超过寸、关、尺三部；短脉的脉象是脉管的搏动短小，仅在关部明显，而在寸、尺两部不明显。

7. 弦脉与濡脉　脉紧张度对举，是因脉管性质有差异而脉势脉形有别的两种脉象。弦脉主要是脉管较硬，弹性差，端直以长，如按琴弦；濡脉浮细无力而软，脉象特点是位浮、形细、势软，其脉管搏动的部位在浅层，形细而软，如絮浮水。

8. 散脉与牢脉　是脉位、脉势均相反的两种脉象。散脉脉位浅表，浮取应指，脉势软弱，散而零乱，至数不清，中取、沉取不应；牢脉脉位深沉，脉势充实有力，实大弦长，坚牢不移。

三、相 兼 脉 象

(一) 脉象相兼的概念和理由

凡两种或两种以上的单因素脉相兼出现，复合构成的脉象即称为“相兼脉”或“复合脉”。

由于疾病是一个复杂的过程，可以由多种致病因素相兼致病，疾病中邪正斗争的形势会不断发生变化，疾病的性质和病位亦可随之而变。因此，患者的脉象经常是两种或两种以上相兼出现。

在28脉中，有的脉象属于单因素脉，如浮、沉、迟、数、长、短、大、细等脉即属此类；而有些脉本身就是由几种单因素脉合成的，如弱脉是由沉、细、软三种因素合成，濡脉是由浮、细、软三种因素合成；动脉由滑、数、短三者合成；牢脉由沉、实、大、弦、长五种合成。

实际上临床所见脉象都是复合脉。只是从脉位、脉数、脉形、脉势等某一个侧面论脉而已，而诊脉时则必须从多方面进行综合考察，论脉位不可能不涉及脉之数、形、势，其余亦然。如数脉，必究其是有力还是无力、是浮数还是沉数、是洪数还是细数等等。

这里尚需介绍其他一些复合脉。如浮数为二合脉，沉细数为三合脉，浮数滑实为四合脉。

（二）脉象相兼的原则和主病

只要不是构成脉象的要素完全相反的脉，一般均可相兼出现。这些相兼脉象的主病，往往就是各种单因素脉象主病的综合。临床常见相兼脉及其主病列举如下：

浮紧脉：多见于外感寒邪之表寒证，或风寒痹病疼痛。

浮缓脉：多见于风邪伤卫，营卫不和的太阳中风证。

浮数脉：多见于风热袭表的表热证。

浮滑脉：多见于表证夹痰，常见于素体多痰湿而又感受外邪者。

沉迟脉：多见于里寒证。

沉弦脉：多见于肝郁气滞，或水饮内停。

沉涩脉：多见于血瘀，尤常见于阳虚而寒凝血瘀者。

沉缓脉：多见于脾虚，水湿停留。

沉细数脉：多见于阴虚内热或血虚。

弦紧脉：多见于寒证、痛证，常见于寒滞肝脉，或肝郁气滞等所致疼痛等。

弦数脉：多见于肝郁化火或肝胆湿热、肝阳上亢。

弦滑数脉：多见于肝火夹痰，肝胆湿热或肝阳上扰，痰火内蕴等病证。

弦细脉：多见于肝肾阴虚或血虚肝郁，或肝郁脾虚等证。

滑数脉：多见于痰热（火）、湿热或食积内热。

洪数脉：多见于阳明经证、气分热盛，多见于外感热病。

四、特殊脉象

（一）真脏脉

真脏脉是在疾病危重期出现的无胃、无神、无根的脉象。是病邪深重，元气衰竭，胃气已败的征象，故又称“败脉”、“绝脉”、“死脉”、“怪脉”。

《素问·玉机真脏论》说：“邪气胜者，精气衰也。故病甚者，胃气不能与之俱至于手太阴，故真脏之气独见，独见者，病胜脏也，故曰死。”真脏脉的形态在该文中亦有具体描述：“真肝脉至中外急，如循刀刃责责然，如按琴瑟弦……真心脉至坚而搏，如循薏苡子累累然……真肺脉至大而虚，如以毛羽中人肤……真肾脉至搏而绝，如指弹石辟辟然……真脾脉至弱而乍数乍疏……诸真脏脉见者，皆死不治也。”《医学入门·死脉总诀》说：“雀啄连来三五啄，屋漏半日一滴落，弹石硬来寻即散，搭指散乱真解索，鱼翔似有又似无，虾游静中跳一跃，更有釜沸涌如羹，旦占夕死不须药”，可供参考。

根据真脏脉的主要形态特征，大致可以分成三类。

1. 无胃之脉　无胃的脉象以无冲和之意，应指坚搏为主要特征。如脉来弦急，如循刀刃称偃刀脉；脉动短小而坚搏，如循薏苡子为转豆脉；或急促而坚硬，如弹石称弹石脉等。临床提示邪盛正衰，胃气不能相从，心、肝、肾等脏气独现，是病情重危的征兆之一。

2. 无神之脉　无神之脉象以脉律无序，脉形散乱为主要特征。如脉在筋肉间连连数急，三五不调，止而复作，如雀啄食状，称雀啄脉；如屋漏残滴，良久一滴者，称屋漏脉；脉来乍疏乍密，如解乱绳状，称解索脉。主要由脾（胃）、肾阳气衰败所致，提示神气涣散，生命即将告终。

3. 无根之脉　无根脉象以虚大无根或微弱不应指为主要特征。若浮数之极，至数不清，如釜中沸水，浮泛无根，称釜沸脉，为三阳热极，阴液枯竭之候；脉在皮肤，头定而尾摇，似有似无，如鱼在水中游动，称鱼翔脉；脉在皮肤，如虾游水，时而跃然而去，须臾又来，伴有急促躁动之象，称虾游脉。均为三阴寒极，亡阳于外，虚阳浮越的征象。

但是，随着医疗技术的不断提高，通过不断研究和临床实践，对真脏脉亦有新的认识，其中有一部分是由于心脏器质性病变所造成的，不一定是无药可救的死证，应仔细观察，尽力救治。

（二）妇人脉

妇人有经、孕、产育等特殊的生理活动及其病变，因而其脉诊亦有一定的特殊性。

1. 诊月经脉　妇人左关、尺脉忽洪大于右手，口不苦，身不热，腹不胀，是月经将至。寸关脉调和而尺脉弱或细涩者，月经多不利。妇人闭经，尺脉虚细而涩者，多为精血亏少的虚闭；尺脉弦涩者，多为气滞血瘀的实闭；脉象弦滑者，多为痰湿阻于胞宫。

2. 诊妊娠脉　已婚妇女，平时月经正常，突然停经，脉来滑数冲和，兼饮食偏嗜者，多为妊娠之征。《素问·阴阳别论》云：“阴搏阳别，谓之有子。”《素问·平人气象论》又云：“妇人手少阴脉动甚者，妊子也。”指出妇人两尺脉搏动强于寸脉或左寸脉滑数动甚者，均为妊娠之征。尺脉候肾，胞宫系于肾，妊娠后胎气鼓动，故两尺脉滑数搏指，异于寸部脉者为有孕之征。此两说可供临床参考。

3. 诊临产脉　妇人临产时，脉象会异于平常。《诸病源候论·妇人难产病诸候》中云：“诊其尺脉，转急如切绳转珠者，即产也。”《脉经》卷九中谓：“妇人怀娠离经，其脉浮，设腹痛引腰脊，为今欲生也。”《医宗必读·新著四言脉诀》认为“离经者，离乎经常之脉也”。由上可知，临产妇人可出现不同于平常的脉象，其脉多浮，或脉数而滑或紧。清·王燕昌《医存》云：“妇人两中指顶节之两旁，非正产时则无脉，……若此处脉跳，腹连腰痛，一阵紧一阵，二目乱出金花，乃正产时也。”薛己《女科撮要》亦指出：“欲产之时，觉腹内转动……试捏产母中指中节或本节跳动，方临盆，即产矣。”这说明孕妇在平时无脉的中指中节或本节的两旁出现脉搏跳动，即是临产之兆。诊脉方法如图 5-10。

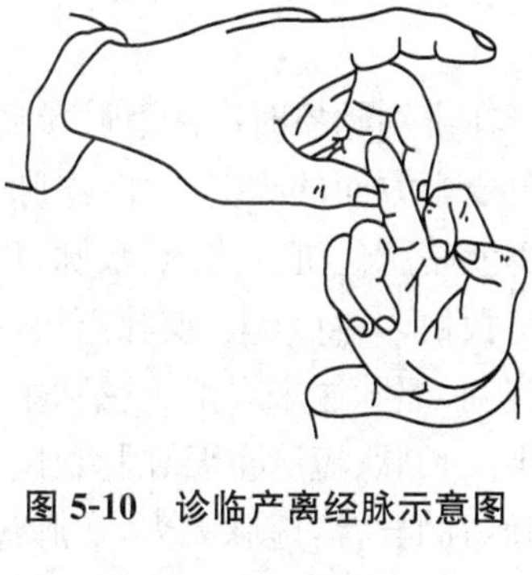

图 5-10　诊临产离经脉示意图

（三）小儿脉

诊小儿脉在《内经》中已有记述，自后世医家提出望小儿指纹的诊法以后，对于 3 岁以内的婴幼儿，往往以望指纹代脉诊，对 3 岁以上者才采用脉诊。

1. 诊小儿脉方法　小儿寸口部位短，难以布三指以分三关，故诊小儿脉的方法与诊成人不同，常采用一指总候三部诊法，简称一指定三关。

操作方法是用左手握小儿手，对3岁以内婴幼儿，医生可用右手拇指或示指按于掌后高骨处诊得脉动，不分三部，以定至数为主(图5-11)；对3～5岁病儿，以高骨中线为关，向高骨的前后两侧(掌端和肘端)滚转寻三部(图5-12)；对6～8岁病儿，可以向高骨的前后两侧(掌端和肘端)挪动拇指，分别诊寸、关、尺三部；对9～10病儿，可以次第下指，依寸、关、尺三部诊脉；对10岁以上的病儿，则可按诊成人脉的方法取脉。

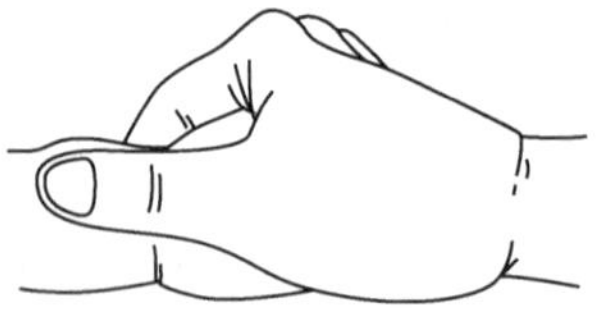

图5-11　诊小儿脉法示意图1

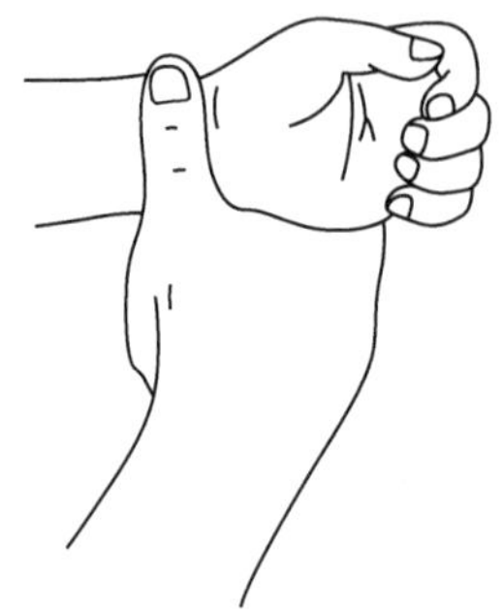

图5-12　诊小儿脉法示意图2

2. 小儿正常脉象的特点　由于小儿脏腑娇嫩、形气未充，且又生机旺盛、发育迅速，故正常小儿的平和脉象，较成人脉软而速，年龄越小，脉搏越快。若按成人正常呼吸定息，2～3岁的小儿，脉动6～7次为常脉，约每分钟脉跳100～120次；5～10岁的小儿，脉动6次为常脉，约每分钟脉跳100次左右；4～5至为迟脉。

3. 小儿常见病脉　由于小儿疾病一般都比较单纯，故其病脉也不似成人那么复杂。主要以脉的浮、沉、迟、数辨病证的表、里、寒、热；以脉的有力、无力定病证的虚、实。浮脉多见于表证，浮而有力为表实，浮而无力为表虚；沉脉多见于里证，沉而有力为里实，沉而无力为里虚；迟脉多见于寒证，迟而有力为实寒，迟而无力为虚寒；数脉多见于热证，浮数为表热，沉数为里热，数而有力为实热，数而无力为虚热。此外，痰热壅盛或食积内停可见滑脉；湿邪为病可见濡脉；心气、心阳不足可见歇止脉。

【补充阐发】

一、注意运用脉象要素辨别脉象

在辨别脉象时应注意脉象要素的运用。在二十八脉中，有些脉象仅主要表现为某一个脉象要素方面的改变。如：浮脉、沉脉主要表现在脉位上的异常，浮脉主要就是脉位浮；沉脉主要就是脉位沉。迟脉、数脉、疾脉主要表现为至数方面的改变，迟脉至数慢，一息三至；数脉至数快，一息六至；疾脉更快，一息七至以上。滑脉、涩脉主要在于流利度的改变，滑脉往来流利，涩脉往来艰涩。弦脉主要表现为紧张度的增高，如按琴弦。细脉主要表现在脉宽的细小。长脉、短脉主要在脉长度方面的异常，前者脉长，后者脉短。虚脉、实脉的特点主要在于脉力的异常，虚脉无力，实脉过分有力。这些脉象在其他七个脉象要素方面则一般没有明显的变化。若有变化，则属于相兼脉，如浮数脉、沉细脉、弦滑脉、沉涩脉等等。而有些脉象本身就表现为两个或两个以上脉象要素方面的变化。如：促脉、结脉表现为至数与均匀度的改变，促脉数而脉律不齐，结脉缓而脉律不齐。洪脉、弱脉表现为脉位、脉力、脉宽上的改变，洪脉浮大而有力，弱脉沉细而无力。濡脉表现为脉位、脉宽、紧张度、脉力的变化，即浮细软而无力。综上所述，任何脉象都包含着位、数、形、势等8方面的因素，当某一因素突出表现异常时，就以此单一因素而命名，如以脉位浮为单一的突出表现，而脉率适中，脉的形和势不大不小、和缓从容，即称为浮脉；如脉位浮而脉率速，其他因素无异常时，称为浮数脉。又如脉沉而脉形小，脉软无力时，可采用已经定义了的脉名——弱脉，亦可将几种特征并列而命名为沉细无力脉。总之辨脉时务必考察诸方面的因素，并将各种变化因素作为辨证诊断的依据。初学者在辨别时可采取先分项后综合的方法，先记录寸关尺各部各相关要素的表现，再综合相关的阳性脉象要素，作出比较准确的判断。

二、脉象主病应把握其常，注意其变

脉象的表现与其生理病理意义密切相关，从常规上讲，“浮脉主表，沉脉主里”，“数脉主热，迟脉主寒”，“有力为实，无力为虚”。但在临床上由于患者体质、季节气候等多方面因素的影响，其病理意义也有常有变，现以浮沉迟数四脉为例加以简要介绍。

1. 浮脉 是临床常见的脉象之一，浮脉的脉象特征表现为脉动显现部位浅表，即脉位较浅。切诊时用较轻的指力取脉（浮取），即可感到明显的脉搏跳动，而指力加重时（沉取），反觉脉搏跳动减弱。浮脉多见于表证，此乃外邪侵袭肌表，机体为抵御外邪，气血趋向于表，与入侵之外邪抗争，故而脉气鼓动于外所致，脉见浮而有力。这是浮脉的主要临床意义之所在，故历代诸家都曰：“浮脉主表”。浮而兼数为表热，浮而兼紧为表寒。但是在临床实际中，还应认识到“浮脉主表”并不是说反过来凡是表证必现浮脉。临床上确有表证并不现浮脉者，这可能是由于表邪轻微，人体气血反应轻微，脉象尚未表现出来；或可能由于原来脉较沉细，表证时浮脉可不明显。此外，除了表证以外，浮脉亦可见于里证。如久病体虚，正气严重损耗，虚阳外越而致浮脉，表明病情危重，故周学霆曰：“里虚而浮精血脱。”《濒湖脉学》曰：“久病逢之却可惊。”此类浮脉，脉虽浮，但浮而无力，而且重按无根。

2. 沉脉 与浮脉相反，其脉象特征表现为脉动显现部位较深，切诊时须用较重的指力按脉（沉取）才可感到脉搏跳动，即脉位深沉。沉脉多见于里证，此乃邪郁于里，如阴寒痰食凝滞等，气血内困；或因正气不足，如阳虚气陷、亡血失精、阴血不足等，气血无力鼓动于外所致。前者属实，脉见沉实有力；后者属虚，脉见沉而无力。这是沉脉的主要临床意义之所在，故曰“沉脉主里”。但是，更应该强调指出的是，“沉脉主里”绝不能理解为凡是里证均见沉脉。临床上有相当数量的里证并不现沉脉，这是因为里证的范围十分广泛，属于里证的病证种类繁多，如阳热、阴寒以及气血阴阳诸虚等都属里证。这诸多的里证，远非一个沉脉所能概括，而常可见多种其他脉象，如：洪、芤、革、濡、弦、散、滑、涩、促、结、代脉等等。事实上，28脉中除了浮脉明确主表外，其他诸脉或单独主里，或与沉脉相兼而主里。此外，沉脉亦可见于表证。如寒邪束表，阳气严重受遏时，亦可出现沉脉。

3. 迟脉 是脉率不及之脉象。《诊家枢要》曰：“迟，不及也，以至数言之，呼吸之间，脉仅三至，减于平脉一至也。”《脉决汇辨》曰：“迟脉属阴，象为不及，往来迟缓，二至一息。”然而也有将一息不足四至归于迟脉范围的，如《诊宗三昧》曰：“迟脉者，呼吸定息，不及四至，举按皆迟。”《景岳全书·脉神章》曰：“迟脉者，不足四至者皆是也。”

关于迟脉主病，历代医家多崇《难经》“迟则为寒”之说而言迟脉主寒证，如《景岳全书·脉神章》曰：“迟脉，乃阴寒阳亏之候，为寒为虚。”迟而有力为阴寒，迟而无力为阳亏。然而在临床上，迟脉所主之寒证，有其一定的范围，并非凡是寒证皆见迟脉。此类情况临床甚多，例如:表热证见浮数脉,但表寒证则多见浮紧脉而非浮迟脉。表寒证之所以见浮紧脉,是因为寒邪侵袭肌表,此时寒邪对机体的影响,主要是导致肌表经脉收引,脉道紧缩而拘急,故见脉浮紧。虽然亦有认为表证者脉浮迟,但事实上表寒证的脉率一般不会“迟”(一息三至),往往是“稍数”或“不数”而已。故《伤寒论·辨太阳病脉证并治》载:“脉浮而数者,可发汗,宜麻黄汤。”《景岳全书·脉神章》说得更明确:“外邪有数脉,凡寒邪外感,脉必暴见紧数。……此外感之数,不可均以为热也,若概用寒凉,无不杀人。”因此,表寒证一般不见迟脉。前人曾注意到这一点,如《脉经》曰:“迟者脏也,迟即生寒。”《濒湖脉学》也曰:“迟脉主脏,有力冷痛,无力虚寒。”《四诊抉微·管窥附余》也曾曰:“……迟脉属脏主寒,此一定之理,乃其常也。”上述诸家皆明确指出,迟脉主寒、属脏。可见,迟脉主寒,主要是指里寒证,而不包括表寒证。

结合临床实际,我们还可进一步发现,在诸多的里寒证之中,并非都见迟脉。中医学认为,心主神明而统血脉,脉搏跳动、至数快慢,源于心之鼓动。从临床实际来看,迟脉之出现,或里实,或里虚,往往直接或间接地与心阳、心气之鼓动有关,或为阴寒等邪气凝滞,影响于心,以致心之阳气被遏,鼓动受阻(里实寒),故脉迟而有力;或为心阳心气亏虚,鼓动不及(里虚寒),故脉迟而无力。此外,亦有少数迟脉见于热证,如阳明腑实证之脉迟;热入血室、瘀热互结而脉迟等。此类迟脉(有的是相对数脉而言,应属于缓脉,并非真“迟”),究其原因亦是由于瘀热浊邪壅结,间接影响于心所致。

4. 数脉　是脉率太过之脉象。《医学入门》曰:“数,太过也,以呼吸息数取之。”《诊家枢要》曰:“数,太过也,一息六至,过平脉两至也。”《脉理求真》曰:“数则呼吸定息,每见五至六至,应指甚速。”临床一般以脉来一息5至以上、7至以下为数脉。

关于数脉主病,《难经》载“数者为热”,诸家皆从之。临床上数脉最多见于热证,故数脉主热证已为常理。但这仅是数脉主病的一个方面,数脉还可主虚证。《景岳全书·脉神章》曰:“凡患虚损者,脉无不数,数脉主病,唯损最多,愈虚愈数,愈数则愈危,岂数皆热病乎。若以虚数作热数,则万无不败者矣。”说明虚证也多见数脉,而且数脉的频率与虚损的程度成正比。

虚证,包括气虚、血虚、阴虚、阳虚,临床均可出现数脉。如《四诊抉微》曰:“久病脉数或浮数空软,阳浮于上,治以温补;沉细数涩,阴竭于下,法必滋阴。”《轩岐救正论·四诊正法》曰:“数大而虚,则为精血销竭之脉细疾。”《景岳全书·脉神章》曰:“凡患阳虚之数者,脉必数而无力;……又有阴虚之数者,脉必数而弦滑。”诸虚之中,阴虚者即虚热证,脉见沉细而数,属于“数脉主热”范畴,临床颇为常见。然而,阳虚、气虚者,脉见数而无力,或浮大虚数,血虚者,脉见沉细数而无力等,临床亦不少见。故《医学衷中参西录·医方》曰:“世俗医者,遇数脉之证,大抵责之阴虚血涸,不知元气虚极莫支者,脉可至极数。”

此外,实寒证亦可见数脉。如《伤寒论》所载,太阳伤寒(表寒证)脉浮而紧数;《金匮要略》载:“太弦数,有寒饮,冬夏难治。”可见,数脉主病,寒热虚实皆可,非单主热。对此,张介宾《景岳全书》论述较为全面:“数脉为寒热,为虚劳,为外邪,为痈疡。暴数者多外邪,久数者必虚损,数而无力仍是阴证。”

综上所述,对于“浮脉主表,沉脉主里”,“迟脉主寒,数脉主热”临床不可机械理解。沉迟脉主病仅以里证为主。虚寒、实寒以及个别热证,须直接影响于心之鼓动,方见迟脉。数脉主病较广,表里寒热虚实皆可见之。应把握其常,注意其变。

三、临床不能相兼的脉象

由于疾病是复杂的，病理改变往往是多方面的，因此，临床上的脉象大部分是相兼存在的。如脉滑数、脉浮紧、脉弦细数等。

然而也并不是所有的脉象都可以随意相兼。主要有以下几类情况：

一是完全对立的脉自然不能相兼，如同一患者其脉不可能既浮又沉、既迟又数、既滑又涩等。

二是有些脉类上属于对立的脉也不能相兼，如濡脉为浮细无力，而弱脉为沉细无力，故不能称濡弱脉；结脉是缓而中止，止无定数，代脉则是止有定数，故结脉与代脉不会同时出现（有时可以交替出现），而促脉则是数而中止，故不能与结、代脉相兼。

三是有的脉象本来就是由多个脉象要素综合构成的，因此不能又将单因素的脉象与之相兼，如洪脉是脉体洪大而脉势汹涌，浮沉均很明显，故不能称脉洪浮、沉洪、洪而有力；微脉是脉搏极细极弱，若有若无，因此严格地说，所谓脉微细、脉微弱都是不恰当的；虚脉是无力脉的总称，因此若称脉虚无力则是重复缀语。此外紧脉主实寒，脉道因寒邪所遏而绷急紧束，故紧脉的脉势虽甚有力但其脉体不可能是大，因而不会有洪紧、脉紧而大之类的脉象。

四、弦脉与紧脉的脉象鉴别

弦脉以脉硬有形、端直以长为脉象特征。其形成可能与周围神经功能失调而影响血管平滑肌的舒收、脉管弹性状况较差等因素有关。脉波图示波峰较钝、切迹高而显，故顶似平坦，且降支呈弧凸状，这与脉来挺然直过、长硬如弦的指下感觉是一致的。弦脉属有力脉是指其脉硬欠柔、按之不移而言。实际上脉势并不很强，因而弦脉当是阳中之阴脉，这与弦脉主要候肝胆疾患，而肝病有肝气易郁、肝阳易亢、肝阴肝血易亏的病理特点是相符的，即气郁则脉势欠盛、脉道舒收失调，阳亢阴血亏则使血管壁硬而失柔、弹性降低。

紧脉以紧张有力、绷急弹指为脉象特征。紧脉主实寒证。一方面由于寒性收引，既可使脉管在纵的长度上收引绷急，又可使脉管在横的管径上收缩紧束，因而脉道处于绷急紧束的状态。另一方面由于新病突起，正气本非虚衰，故阳气亢奋以胜寒，血行旺盛以祛邪，因而脉势冲击有力。这样，气血旺盛的脉势，冲击着绷急紧束的脉管壁，因而指下感觉脉体虽然不大，但脉势却弹指有力，状若转索。李时珍"紧乃热（"阳"字更为恰当）为寒束之脉"的说法，有助于对紧脉主实寒及其脉象的理解。

《濒湖脉学》所说"紧言其力弦言象"，是弦紧二脉辨别的要点。即紧脉是以脉势强盛、弹指有力为特点；弦脉是以脉象挺然、管硬有形为特点。

五、大脉与小脉的脉象特征

大脉和小脉均见于《内经》，但均未列入28脉之中。有的文献将大脉并入洪脉，有的文献将小脉并入细脉，然细究之尚有不同。

1. 大脉　《诊宗三昧》云："大脉者，应指满溢，倍于寻常。"大脉脉体宽大，但无脉来汹涌之势。其特点为寸口三部皆大而和缓、从容。大脉多见于健康人，为体魄健壮之征象。有文献报告在大学生中有接近6%的正常青年人会出现大脉。大脉在男性中出现的比率明显高于女性，《血证论》中说："男子主气，女子主血"，"男子以气为主"，"女子以血为主"。男子属阳，脏腑功能一般较强，体壮劲强，肌肉壮满，脉体较大，且男性较多参加体育锻炼，心气充足，故大脉出现的比率较高；在病中见大脉则为病进，提示病情加重，故《素问·脉要精微论》说："大则病进。"脉大而数实者为邪实；脉大而无力者为正虚。

2. 小脉 记载小脉最早的文献为《内经》。"脉小，色不夺者，新病也。"最早提出小脉脉形的是《脉经》："小大与微，常有，但细耳。"部分文献认为，小脉即细脉。如《脉诊选要》："惟细与小皆以形象言，字义无甚区别……故本编并为一条。"《中医诊断学讲义》："小与大相反，名细。"刘冠军《脉诊》也说："小脉又名细脉。"但也有一些医家将细脉、小脉并列，如《诊家枢要》曰："小，不大也，浮沉取之悉皆损小。"《脉语》："小脉形减于常脉一倍。"又曰："今之小，其古之细乎。"《医碥》："小与大相反，一名曰细"。《脉理求真》："小则三部皆小，而指下显然。凡微细短弱，皆属小类。不似微脉之微弱依稀，细脉之微细如发，弱脉之软弱不前，短脉之首尾不及也。"细脉作为单因素脉，与浮沉、迟数、虚实、滑涩等俱为纲领脉象，代表了脉管细这一方面的特征，小脉则主要表现为脉管的搏动幅度小，是脉体细和脉搏无力两者复合的特征。从主病上看细脉是脉管缩小成为细小如线的形状，表明血管的收缩功能良好。由于血液、津液的亏损，不足以充实脉管，或心阳虚衰，不足以搏血于外充实脉管，或体内某些收缩血管物质存在，均可使血管处于收缩状态，而显出脉管细如线的形象。小脉则不仅是脉管收缩细小，而且表现在心气不足，难以鼓动脉气。小脉即细软无力之脉。从中医脉象现代化的进程看，将细脉与小脉明确分离，赋以新的形象含义是大有裨益的。

六、妊娠脉象的特征

妊娠脉象，一般均以脉滑为其代表，其实临床可有几种情况。

1. 停经而脉象如常 《素问·腹中论》云："何以知怀子且生也？岐伯曰，身有病而无邪脉。"是指妇女突然停经，并有饮食口味异常，如嗜酸、作呕等类似疾病的一些症状反应，而脉象无异常的表现，此时应考虑妊娠可能。所谓"无邪脉"，《难经》有较具体的说明："三部脉浮沉正等，按之无绝者，有妊也。"《诊家枢要》也曰："三部脉浮沉正等，无他病而不月者，妊也。"所谓"浮沉正等"，即仲景《金匮要略·妇人妊娠病脉证并治》所讲的"妇人得平脉"的引申，亦即人虽病而脉仍正常之谓。清·林之翰《四诊抉微》引王宏翰之说，则描述更为具体："按脉浮沉正等者，即仲景所谓寸关尺三处之脉，大小浮沉迟数同等也。"

2. 阴搏阳别 《素问·阴阳别论》："阴搏阳别，谓之有子。"所谓"阴搏阳别"，唐·王冰《重广补注黄帝内经素问》曰："阴，谓尺中也。搏，谓搏触于手也。尺脉搏击，与寸口殊别，阳气挺扬，则为有妊之兆。何者？阴中有别阳故。"清·林之翰《四诊抉微》引王宏翰之说，作了更具体的解释："细释《内经》，并诸家之论，谓阴搏阳别，则尺脉搏击于手者，乃数滑有力，而寸脉来微，有别异于尺，则是寸脉来微，殊别于尺脉之滑数，是有子之象也……此节之经文，乃寸微尺数之旨也。"可见妊娠时脉象可表现为尺脉滑数有力（阴搏），寸脉较尺脉稍微弱（阳别）。这是由于尺脉属肾属阴，肾主胎胞，妊娠者胎气鼓动，故两尺滑数搏指。

3. 手少阴脉动甚 《素问·平人气象论》曰："妇人手少阴脉动甚者，妊子也。"对于"手少阴脉"的理解，历代有三种注释：一种认为是指左寸部，因为是男左女右，妊子者左脉明显，手太阴属心，分属于左寸部。此说欠妥，关键在于"妊子者"可能是泛指妊子女而已，因《素问·平人气象论》中未再提及"妊女者"的脉象。第二种认为是指两手尺部，因为尺脉属肾，肾藏精，主胎胞，故两手尺脉动甚。此说与"阴搏阳别"有相似之处。第三种认为是指神门穴处的动脉，如王冰《重广补注黄帝内经素问》注曰："手少阴脉，谓掌后陷中者，当小指动而应手也"。理由是手少阴为心经之脉，神门穴为心经之原穴。心主血，血聚养胎，胎气鼓动，故神门穴处脉动甚。对于此说，启玄子评曰："手少阴脉……盖指心经之脉，即神门穴也，其说甚善。"

综上所述，人是复杂的有机整体，由于个体的差异，包括妊娠时间、孕妇体质等不同，妊娠脉象可有多种表现。临床辨识妊娠脉象宜结合停经、身体情况等从多方面考虑，同时还须与有关的病脉进行鉴别才能确定。

七、离经脉的特征

产妇临产时的脉象变化，古人统称为离经脉。清·林之翰《四诊抉微》曰："离经者，离乎经常之脉也。"明·李延昰《脉诀汇辨》曰："此言产中之脉也，其脉与十月怀妊平常见者忽异；假如平日之脉原浮，临产则脉忽沉；平日之脉迟，临产则脉忽数；至如大小滑涩，临产皆忽然而易。"可见，临产时脉象可有多种变化。近人赵恩俭等《中医脉诊学》归纳临产脉象的变化，约有以下 4 种。

1. 脉浮　晋·王叔和《脉经》卷九曰："妇人怀妊离经，其脉浮。设腹痛引腰脊，为今欲生也。但离经者，不病也。"

2. 尺脉转绳如珠　隋·巢元方《诸病源候论》曰："孕妇诊其尺脉，转急如切绳转珠者，即产也。"

3. 沉细而滑　高阳生《王叔和脉诀》曰："欲产之脉离经，沉细而滑亦同名。"

4. 中指冲脉异常搏动　《医存》曰："又须知，两中指顶节之两旁，非正产时则无脉，不可临盆也，若此处脉跳，腹痛连腰，一阵紧一阵，二目乱出金花，乃正产时也，速临盆。"目前，有人单以中指顶节两旁动脉的异常搏动称为离经脉。

《中医脉诊学》分析离经脉形成的原因，可能因临盆时产妇高度精神紧张，努挣忍痛等，导致气血发生相应的改变，而使原来的脉象变异。明·李延昰《脉诀汇辨》曰："盖十月胎气安定，一旦欲落，气血动荡，胞胎迸裂，自与经常离异，而脉也非平昔之状貌矣。"

八、怪脉的脉象特征与主病

怪脉，或称绝脉、败脉、死脉，是中医脉学二十八脉以外的极度异常的脉象。其特点是无胃、无神、无根。由于无胃气而真脏之气外泄，故又称真脏脉。《素问·玉机真脏论》曰："五脏者，皆禀气于胃，胃者，五脏之本也；脏气者，不能自致于手太阴，必因于胃气，乃至于手太阴也。……故病甚者，胃气不能与之俱至于手太阴，故真脏之气独见，独见者，病胜脏也，故曰死。"怪脉的出现，绝大部分表示病邪深重，元气衰竭，胃气已败，是病情十分危重，濒临死亡的征象。

怪脉首见于《黄帝内经》，此后《难经》、《脉经》、《备急千金要方》等书中均有记载，后经元·危亦林整理，在《世医得效方》中记载怪脉 10 种，并作了比较全面的描述，始称为"十怪脉"：釜沸脉、鱼翔脉、虾游脉、屋漏脉、雀啄脉、解索脉、弹石脉、偃刀脉、转豆脉、麻促脉。

1. 釜沸脉　脉在皮肤，浮数之极，至数不清，如釜中沸水，浮泛无根。《脉经》曰："三部脉如釜中汤沸，朝得暮死，夜半得日中死，日中得夜半死。"《世医得效方》曰："釜沸，脉在皮肤，有出无入，如汤涌沸，息数俱无。乃三阳数极，无阴之候。"此外，《素问·大奇论》所载："脉至浮合，浮合如数，一息十至以上，是经气予不足也。微见九十日死。"文中虽未提及"釜沸"，其实是同一意思。

釜沸脉特征：脉位极浅表，至数极快，脉律基本规则，脉力弱且重按无根。中医学认为釜沸脉的出现，是由于三阳热极，阴液枯竭所致，病情危急。

2. 鱼翔脉　脉在皮肤，头定而尾摇，似有似无，如鱼在水中游。《世医得效方》曰："脉在皮肤，头定而尾摇，浮浮泛泛。"《医学入门》曰："鱼翔脉在皮肤，其本不动而末强摇，如鱼在水中，身首帖然，而尾独悠飏之状，肾绝也。"《脉诀乳海》曰："鱼跃者，鱼翔脉也。迟疑掉尾者，头不动而尾摇，撇然一厥也。"

鱼翔脉特征：脉位极浮，至数极慢，脉律严重不齐，脉力极弱，似有似无，重按无根。中医学认为，鱼翔脉为三阴寒极，亡阳于外之候。故危亦林曰："当以死断"。

3. 虾游脉　脉在皮肤，来则隐隐其形，时而跃然而去，如虾游冉冉，忽而一跃的状态。《世医得效方》曰："脉在皮肤，如虾游水面，杳然不见，须臾又来甚急，又依前隐然不动。"《脉经》曰："虾游者，冉冉而起，寻复退没，不知所在，久乃复起，起辄迟而没去速者是也。"《医学入门》曰："虾游脉在皮肤，始则冉冉不动，少焉瞥然而去，久之倏尔复来。脾胃绝也。"《四诊抉微》曰："虾游脉，始则冉冉不动，沉时忽一浮。"《脉诀乳海》曰："虾游者，冉冉而起，及细寻之，不知脉之所在，久而复起，迟迟辄没，言来迟去速也。"

虾游脉特征：脉位极浮，至数极慢，脉律严重紊乱，脉力极弱而不匀，时而突然一跳随即隐没，重按无根。中医学认为，虾游脉是阴绝阳败的表现，主死。

4. 屋漏脉　脉在筋肉之间，如屋漏残滴，良久一滴，溅起无力，状如水滴溅地貌。《素问·平人气象论》曰："如屋之漏，如水之流。曰脾死。"王冰注："……水流屋漏，言其至也。水流，谓平至不鼓，屋漏，谓时动复住。"《脉经》曰："屋漏者，其来既绝而止，时时复起而不相连属也。"《四诊抉微》曰："屋漏脉，如残漏，良久一滴。"

屋漏脉特征：脉位居中或沉，至数极慢，一息二至，脉律规则或不规则，脉力弱。中医学认为屋漏脉是脾气衰败，化源枯竭，以至胃气荣卫俱绝。

5. 雀啄脉　脉在筋肉之间，连连数急，三五不调，止而复作，如雀啄食之状。《脉经》曰："雀啄者，脉来甚数而疾，绝止复顿来也。"《世医得效方》曰："脉在筋肉间，连连凑指，忽然顿无，如雀食之状，盖来三而去一也。脾无谷气已绝于内，醒者十二日死，困者六七日死。"《四诊抉微》曰："如雀啄食，连三五至忽止，良久复来。"《脉诀刊误》曰："其脉来指下，连连凑指，数急殊无息数，但有进无退，顿绝自去，良久准前又来，宛如鸡践食之貌。"《脉诀乳海》曰："凡雀之啄食，必连连啄之，时一回顾，恐人将捕也。怪脉之来，连连数急，时复一止，如雀啄食之状。又曰雀啄者，脉来甚数而疾，绝止复顿来也。"

雀啄脉特征：脉位居中或沉，至数快，脉律不齐，在连续三五次快速搏动后出现一次较长的歇止，反复出现，并伴有脉力不匀。中医学认为，雀啄脉是脾之谷气绝于内。

6. 解索脉　脉在筋肉之间，乍疏乍密，散乱无序，如解乱绳状。《脉经》曰："脉……去如解索者，死。……解索者，动数而随散乱，无复次序也。"《世医得效方》曰："解索，脉如解乱绳之状，散散无序。肾与命门之气皆亡。戊己日重笃，辰巳日不治。"《医学入门》曰："解索脉如解乱绳之状，指下散之无复次序，五脏绝也。"《脉诀乳海》曰："解索者，谓如索之朽坏，解散无复次序也。若谓解结之解则误矣。"

解索脉特征：脉位居中或沉，至数时快时慢（80～150次/分），脉律严重紊乱、散乱无序，脉力强弱不等，绝无规律。中医学认为，解索脉是肾与命门之气皆亡的表现。

7. 弹石脉　脉在筋骨之间，如指弹石，辟辟凑指。《素问·平人气象论》曰："死肾脉来，……辟辟如弹石。"《脉经》曰："脉来如弹石，……弹石者，辟辟急也。"《脉诀乳海》曰："弹石者，如指弹于石上，劈劈而坚硬也。"《世医得效方》曰："弹石，脉来劈劈凑指，急促而坚，乃真脏脉见。”

弹石脉特征：脉位偏沉，至数偏快，脉律基本规则，紧张度极高，毫无柔和软缓之象。中医认为，弹石脉是肾水枯竭，孤阳独亢，风火内燔的阴亡液绝征象。

8. 偃刀脉　如抚刀刃，浮之小急，按之坚大而急。《黄帝内经素问集注》曰：“偃，仰也，脉如仰起之刀，口利锐而背坚厚，是以浮小急而按之坚大也。”《世医得效方》曰：“脉如手循刀刃，无进无退，其数无准。由心亢血枯，卫气独居，无所归宿。见之四日难疗。”

偃刀脉特征：紧张度极高，坚硬而毫无柔和之象，脉宽度细，脉律不齐。中医认为偃刀脉是肝肾阴液耗竭、孤阳独亢的表现。

9. 转豆脉　脉来累累，如循薏仁之状。《世医得效方》曰：“转豆，脉形如豆，周旋展转，并无息数。脏腑空虚，正气飘散，象曰行尸。其死可立待也。”《脉经》曰：“脉如转豆者，死。”

转豆脉特征：至数极快，脉长度短，过于流利而躁动不安。中医认为转豆脉是脏腑空虚，正气飘散的征象，是心之死脉。

10. 麻促脉　脉如麻子之纷乱，细微至甚。《世医得效方》曰：“脉如麻子之纷乱，细微至甚。盖卫枯荣血独涩。轻者三日死，重者一日殂矣。”《脉经》曰：“脉有表无里者，死。经名曰结，云即死。何谓结？脉在指下如麻子动摇，属肾，名曰结，去死近也。”

麻促脉的特征：脉位极浮，至数极快，脉律极不规则，脉宽度极细，脉力极弱，重按无根。中医认为麻促脉是由于气衰血枯，气不运血，卫枯荣血独涩所致。

综上所述，怪脉之无胃、无神、无根的特点，在总体上主要表现为以下几个特征：①脉位极浮或极沉；②脉率极数或极迟；③脉律极度紊乱；④脉力极弱；⑤紧张度极高，毫无柔和之象。每一种怪脉，往往至少有上述特征中两点以上的极度异常。

应该指出的是，临床出现怪脉，过去文献一向认为是无药可救，必死无疑。但随着医学的不断发展，通过不断的研究和临床实践，对怪脉已有了新的认识，其中大部分是由于严重的心脏器质性病变所造成的。怪脉的出现，预示疾病已发展到极其严重的阶段，但并非必死无疑，仍应抓住时机，尽力救治。

【古代文献】

一、常见病脉

《脉经·脉形状指下秘诀》：浮脉：举之有余，按之不足（浮于手下）。芤脉：浮大而软，按之中央空，两边实（一曰手下无，两旁有）。洪脉：极大在指下（一曰浮而大）。滑脉：往来前却，流利展转，替替然与数相似（一曰浮中如有力；一曰漉漉如欲脱）。数脉：去来促急（一曰一息六七至，一曰数者进之名）。促脉：来去数，时一止复来。弦脉：举之无有，按之如弓弦状（一曰如张弓弦，按之不移；又曰浮紧为弦）。紧脉：数如切绳状（一曰如转索之无常）。沉脉：举之不足，按之有余（一曰重按之乃得）。伏脉：极重指按之，著骨乃得（一曰手下裁动；一曰按之不足，举之无有；一曰关上沉不出，名曰伏）。革脉：有似沉伏，实大而长微弦。（《千金翼》以革为牢）。实脉：大而长微强，按之隐指愊愊然（一曰沉浮皆得）。微脉：极细而软，或欲绝，若有若无。（一曰小也；一曰手下快；一曰浮而薄；一曰按之如欲尽）。涩脉：细而迟，往来难且散，或一止复来（一曰浮而短；一曰短而止）。细脉：小大于微，常有但细耳。软脉：极软而浮细（一曰按之无有，举之有余；一曰小细而软。软，一作濡，曰濡者，如帛衣在水中，轻手相得）。弱脉：极软而沉细，按之欲绝指下（一曰按之乃得，举之无有）。虚脉：迟大而软，按之不足，隐指豁豁然空。散脉：大而散，散者气实血虚，有表无里。缓脉：去来亦迟，小玦于迟

(曰浮大而软,阴浮与阳同等)。迟脉:呼吸三至,去来极迟(一曰举之不足,按之尽牢;一曰按之尽牢,举之无有)。结脉:往来缓,时一止复来(按之来缓,时一止者,名结阳;初来动止,更来小数,不能自还,举之则动,名结阴)。代脉:来数中止,不能自还,因而复动。脉结者生,代者死。动脉:见于关上,无头尾,大如豆,厥厥然动摇。

《脉经·平杂病脉》:滑为实、为下(又为阳气衰);数为虚、为热;浮为风、为虚;动为痛、为惊;沉为水、为实(又为鬼疰);弱为虚、为悸;迟则为寒;涩则少血;缓则为虚;洪则为气(一作热);紧则为寒;弦数为疟。疟脉自弦,弦数多热,弦迟多寒。微则为虚,代散则死。弦为痛痹(一作浮为风疰)。偏弦为饮,双弦则胁下拘急而痛,其人啬啬恶寒。脉大,寒热在中,伏者霍乱。

《四言举要·脉诀》:浮脉法天,轻手可得。沉沉在上,如水漂木。有力洪大,来盛去悠;无力虚大,迟而且柔;虚甚则散,涣漫不收;有边无中,其名曰芤;浮小为濡,绵浮水面;濡甚则微,不任寻按。沉脉法地,近于筋骨,深深在下,沉极为伏。有力为牢,实大弦长,牢甚则实,愊愊而强;无力为弱,柔小如绵,弱甚则细,如蛛丝然。迟脉属阴,一息三至,小駃于迟。缓不及四;二损一败,病不可治;两息夺精,脉已无气。浮大虚散,或见芤革;浮小濡微,沉小细弱。迟细为涩,往来极难;易散一止,止而复还。结则来缓,止而复来;代则来缓,止不能回。数脉属阳,六至一息;七疾八极,九至为脱。浮大者洪;沉大牢实;往来流利,是谓之滑;有力为紧,弹如转索;数见寸口,有止为促;数见关中,动脉可候;厥厥动摇,状如小豆。长则气治,过于本位;长而端直,弦脉应指。短则气病,不能满部;不见于关,惟尺寸候。

一脉一形,各有主病,数脉相兼,则见诸证。浮脉主表,里必不足;有力风热,无力血弱。浮迟风虚,浮数风热,浮紧风寒,浮缓风湿,浮虚伤暑,浮芤失血,浮洪虚火,浮微劳极,浮濡阴虚,浮散虚剧,浮弦痰饮,浮滑痰热。沉脉主里,主寒主积;有力痰食,无力气郁。沉迟虚寒,沉数热伏,沉紧冷痛,沉缓水蓄,沉牢痼冷,沉实热极,沉弱阴虚,沉细痹湿,沉弦饮痛,沉滑宿食,沉伏吐利,阴毒聚积。迟脉主脏,阳气伏潜;有力为痛,无力虚寒。数脉主腑,主吐主狂;有力为热,无力为疮。滑脉主痰,或伤于食,下为蓄血,上为吐逆。涩脉少血,或中寒湿,反胃结肠,自汗厥逆。弦脉主饮,病属肝胆;弦数多热,弦迟多寒。浮弦支饮,沉弦悬痛,阳弦头痛,阴弦腹痛。紧脉主寒,又主诸痛;浮紧表寒,沉紧里痛。长脉气平,短脉气病。细则气少,大则病进。浮长风痫,沉短宿食。血虚脉虚,气实脉实。洪脉为热,其阴则虚。细脉为湿,其血则虚。缓大者风,缓细者湿,缓涩血少,缓滑内热。濡小阴虚,弱小阳竭,阳竭恶寒,阴虚发热。阳微恶寒,阴微发热,男微虚损,女微泻血。阳动汗出,阴动发热,为痛为惊,崩中失血。虚寒相搏,其名为革,男子失精,女子失血。阳盛则促,肺痈阳毒;阴盛则结,疝瘕积郁。代则气衰,或泄脓血;伤寒心悸,女胎三月。

《诊家枢要·脉阴阳类成》:浮,不沉也。按之不足,轻举有余,满指浮上,曰浮。为风虚动之候,为胀,为风,为痞,为满不食,为表热,为喘。……

沉,不浮也。轻手不见,重手乃得,为阴逆阳郁之候。为实,为寒,为气,为水,为停饮,为癥瘕,为胁胀,为厥逆,为洞泄。……

迟,不及也。以至数言之,呼吸之间,脉仅三至,减于平脉一至也。为阴盛阳亏之候,为寒,为不足。……

数,太过也。一息六至,过平脉两至也。为烦满,上为头疼,上为热,中为脾热口臭,胃烦呕逆,左为肝热目赤。左下为小便黄赤,大便秘涩。……

虚,不实也。散大而软,举按豁然,不能自固,气血俱虚之诊。为暑,为虚烦多汗,为恍惚多惊，为小儿惊风。……

实，不虚也。按举不绝，愊愊而长，动而有力，不疾不迟。为三焦气满之候。为呕，为痛，为气塞，为食积，为气聚，为利，为伏阳在内。……

洪，大而实也。举按有余，来至大而去且长，腾上满指。为荣络太热、血气燔灼之候，为表里皆热，为烦，为咽干，为大小便不通。……

微，不显也。依稀轻细，若有若无。为血气俱虚之候，为虚弱，为泄，为虚汗，为崩漏败血不止，为少气。……

弦，按之不移，举之应手，端直如弓弦。为血气收敛，为阳中伏阴。或经络间为寒所滞，为痛，为疟，为拘急，为寒热，为血虚盗汗，为寒凝气结，为冷痹，为疝，为饮，为劳倦。……

缓，不紧也。往来纡缓，呼吸徐徐，以气血向衰，故脉体为之徐缓耳。为风，为虚，为痹，为弱，为疼，在上为项强，在下为脚弱。……

滑，不涩也。往来流利，如盘走珠，不进不退，为血实气壅之候，盖气不胜于血也。为呕吐，为痰逆，为宿食，为经闭。滑而不断绝，经不闭；其断绝者，经闭。上为吐逆，下为气结。……

涩，不滑也。虚细而迟，往来极难，三五不调，如雨沾沙，如轻刀刮竹然。为气多血少之候，为少血，为无汗，为血痹痛，为伤精。女人有孕为胎痛，无孕为败血病。……

长，不短也。指下有余，而过于本位，气血皆有余也。为阳毒内蕴，三焦烦郁，为壮热。……

短，不长也。两头无，中间有，不及本位，气不足以前导其血也。为阴中伏阳，为三焦气壅，为宿食不消。……

大，不小也。浮取之若浮而洪，沉取之大而无力。为血虚，气不能相入也。经曰：大为病进。……

小，不大也。浮沉取之，悉皆损小。在阳为阳不足，在阴为阴不足，前大后小，则头疼目眩，前小后大，则胸满气短。……

紧，有力而不缓也。其来劲急，按之长，举之若牵绳转索之状。为邪风激搏，伏于荣卫之间，为痛，为寒。……

弱，不盛也。极沉细而软，怏怏不前，按之欲绝未绝，举之即无。由精气不足，故脉痿弱而不振也。为元气虚耗，为痿弱不前，为痼冷，为关热，为泄精，为虚汗。……

动，其状如大豆，厥厥动摇，寻之有，举之无，不往不来，不离其处，多于关部见之。动为痛，为惊，为虚劳体痛，为崩脱，为泄利。阳动则汗出，阴动则发热。……

伏，不见也。轻手取之，绝不可见；重取之，附著于骨。为阴阳潜伏，关膈闭塞之候。为积聚，为瘕疝，为食不消，为霍乱，为水气，为荣卫气闭而厥逆。关前得之为阳伏；关后得之为阴伏。……

促，阳脉之极也。脉来数，时一止复来者，曰促。阳独盛而阴不能相和也。或怒气逆上，亦令脉促。为气粗，为狂闷，为瘀血发狂。又为气，为血，为饮，为食，为痰。盖先以气热脉数，而五者或有一留滞其间，则因之而为促，非恶脉也。虽然，加即死，退则生。亦可畏哉！……

结，阴脉之极也。脉来缓，时一止复来者，曰结。阴独盛，而阳不能相入也。为癥结，为七情所郁。……

芤，浮大而软。寻之中空旁实，旁有中无。诊在浮举重按之间，为失血之候。大抵气有余血不足，血不能统气，故虚而大，若芤之状也。……

革，沉伏实大，如鼓皮，曰革。气血虚寒，革易常度也。妇人则半产漏下，男子则亡血失精。又为中风寒湿之诊也。……

濡，无力也。虚软无力，应手散细，如绵絮之浮水中，轻手乍来，重手却去。为气血俱不足之候，为少血，为无血，为疲损，为自汗，为下冷，为痹。……

牢，坚牢也。沉而有力，动而不移，为里实表虚。胸中气促，为劳伤。大抵其脉近乎无胃气者，故诸家皆为危殆之脉云。亦主骨间疼痛，气居于表。……

疾，盛也。快于数为疾，呼吸之间脉七至，热极之脉也。在阳犹可，在阴为逆。……

细，微眇也。指下寻之，往来如线。盖血冷气虚，不足以充故也。为元气不足，乏力无精，内外俱冷，痿弱洞泄，为忧劳过度，为伤湿，为积，为痛在内及在下。……

代，更代也。动而中止，不能自还，因而复动，由是复止，寻之良久，乃复强起，为代。主形容羸瘦，口不能言。若不因病而人羸瘦，其脉代止是一脏无气，他脏代止，真危亡之兆也。若因病而气血骤损，以致元气不续，或风家痛家，脉见止代，只为病脉。故伤寒家亦有心悸而脉代者，腹心痛亦有结涩止代不匀者，盖凡痛之脉不可准也。又妊娠亦有脉代者，此必二月余之胎也，亦无虑焉。

散，不聚也。有阳无阴，按之满指，散而不聚，来去不明，漫无根柢。为气血耗散，腑脏气绝。在病脉主虚阳不敛，又主心气不足。大抵非佳脉也。

《外科精义·论脉证名状二十六种》：夫脉之大体二十六种，此诊脉之纪纲也。细而论之，毫厘少差，举止必远。总而言之，逆从虚实，阴阳而已。两者议之，以要其中。谨于诸家脉法中撮其机要，剪去繁芜，载其精义。

浮脉之诊，浮于指下，按之不足，举之有余，再再寻之，状如太过，瞥瞥然见于皮毛间。其主表证，或为风，或为虚。

洪脉之诊，似浮而大，按举之则泛泛然满三部，其状如水之洪流、波之涌起。其主血实积热。《疮肿论》曰：脉洪大者，疮疽之病进也。如疮疽结脓未成者，宜下之；脓溃之后，脉见洪大则难治；若自利者不可救治。

滑脉之诊，实大相兼，往来流利如珠，按之则累累然滑也。其主或为热，或为虚，此阳脉也。疮疽之病，脓未溃者，宜内消也。脓溃之后，宜托里也。所谓始为热，而后为虚也。

数脉之诊，按之则呼吸之间，动及六至，其状似滑而数也。若浮而数则表热也；沉而数则里热也。又曰诸数为热。仲景曰：脉数不时见，则生恶疮也。又曰：肺脉洪数，则生疮也。诊诸疮洪数者，里欲有脓结也。

散脉之诊，似浮而散，按之则散而欲去，举之则大而无力。其主气实而血虚，有表无里。疮肿脓溃之后，而烦痛尚未全退者，诊其脉洪滑粗散，难治也，以其正气虚而邪气实也。又曰：肢体沉重，肺脉大则毙，谓浮散者也。

芤脉之诊，似浮而软，按之中央空两边实。其主血虚，或为失血。疮肿之病，诊得芤脉，脓溃后易治，以其脉病相应也。

长脉之诊，按之则洪大而长，出于本位。其主阳气有余也。伤寒得之，欲汗出自解也。长而缓者，胃脉也，百病皆愈，谓之长则气治也。

牢脉之诊，按之则实大而弦，且沉且浮，而有牢坚之意。若瘰疬结肿，诊得牢脉者，不可内消也。

实脉之诊，按举有力而类结，曰实。经曰：邪气盛则实。久病虚人，得此最忌。疮疽之人得此，宜急下之，以其邪气与脏腑俱实故也。

弦脉之诊，按之则紧而弦。其似紧者，为弦如按弦而不移，紧如切绳而转动，以此为异。春脉浮弦而平，不时见则为饮为痛，主寒主虚。《疮疽论》曰：弦洪相搏，外紧内热，欲发疮疽也。

紧脉之诊，似弦而紧，按之如切绳而转动。其主切痛积癖也。疮肿得之，气血沉涩也，亦主痛也。

涩脉之诊，按之则散而复来，举之则细而不足。脉涩则气涩也，亦主血虚。疮肿溃后得之，无妨也。

短脉之诊，按举则不及本位。《内经》曰：短则气病。以其无胃气也。诸病脉短皆难治也。疮肿脉短，真气短也。

细脉之诊，按之则萦萦如蜘蛛之丝而欲绝，举之如无而似有，细而微。其主亡阳衰也。疮肿之病，脉来细而沉，时直者，里虚而欲变证也。

微脉之诊，按之则软小而极微，其主虚也。真气复者生，邪气胜者危。疮肿之病，溃后脉微而匀，举自差也。

迟脉之诊，按举来迟，呼吸定息，方得三至，其状似缓而稍迟。痼疾得之则善，新疾得之则正气虚惫。疮肿得之，溃后自痊。

缓脉之诊，按举似迟，而稍驶于迟。仲景曰：阳脉浮大而濡，阴脉浮大而濡，阴阳同等，谓之缓。脉见长缓，百疾自瘳。凡诸疮肿溃后，其脉涩迟缓者，皆易愈，以其脉候相应，是有胃气也。

沉脉之诊，举之不足，按之方见，如烂绵。其主邪气在脏也，水气得之则逆，此阴脉也。疮肿得之，邪气深也。

伏脉之诊，比沉而伏，举之则无，按之至骨方得，与沉相类，而邪气益深矣。

虚脉之诊，按之不足，迟大而软，轻举指下豁然而空。经曰：脉虚则血虚。血虚生寒，阳气不足也。疮肿脉虚，宜托里和气养血也。

软脉之诊，按之则如帛在水中，极软而沉细，亦谓之濡。其主胃气弱。疮肿得之，补虚排脓托里。

弱脉之诊，似软而极微，来迟而似有。仲景曰：微弱之脉，绵绵如泻漆之绝。其主血气俱虚，形精不足。大抵疮家沉迟濡弱，皆宜托里。

促脉之诊，按之则去来数，时一止而复来。仲景曰：阳盛则促。主热蓄于里也，下之则和。疮肿脉促，亦急下之。

结脉之诊，按之则往来迟缓，时一止而复来。仲景曰：阴盛则结。经曰：促结则生，代则死。

代脉之诊，按之则往来，动而中止，不能自还，因而复动者，曰代脉也。代者气衰也，诸病见之不祥。大凡疮肿之病，脉促结者难治，而况见代脉乎？

动脉之诊，见于关上，无头尾，如豆大，厥厥然而动摇者是也。《脉经》曰：阴阳相搏，故谓之动。动于阳，则阳气虚而发厥；动于阴，则阴气虚而发热。是阳生于尺，而动于寸；阴生于寸，而动于尺，不可不辨也。

《濒湖脉学》：

浮脉，举之有余，按之不足，如微风吹鸟背上毛，厌厌聂聂如循榆荚，如水漂木，如捻葱叶。

体状诗:浮脉惟从肉上行,如循榆荚似毛轻,三秋得令知无恙,久病逢之却可惊。

主病诗:浮脉为阳表病居,迟风数热紧寒拘,浮而有力多风热,无力而浮是血虚。寸浮头痛眩生风,或有风痰聚存胸,关上土衰兼木旺,尺中溲便不流通。

沉脉,重手按至筋骨乃得。如绵裹砂,内刚外柔,如石投水,必极其底。

体状诗:水行润下脉来沉,筋骨之间软滑匀,女子寸兮男子尺,四时如此号为平。

主病诗:沉潜水蓄阴经病,数热迟寒滑有痰;无力而沉虚与气,沉而有力积并寒。寸沉痰郁水停胸,关主中寒痛不通。尺部浊遗并泄痢,肾虚腰及下元痼。

迟脉,一息三至,去来极慢。

体状诗:迟来一息至惟三,阳不胜阴气血寒,但把浮沉分表里,消阴须益火之源。

主病诗:迟司脏病或多痰,沉痼癥瘕仔细看。有力而迟为冷痛,迟而无力定虚寒。寸迟必是上焦寒,关主中寒痛不堪,尺是肾虚腰脚重,溲便不禁疝牵丸。

数脉,一息六至,脉流而薄疾。

体状诗:数脉息间常六至,阴微阳盛必狂烦,浮沉表里分虚实,惟有儿童作吉看。

主病诗:数脉为阳热可知,只将君相火来医,实宜凉泻虚温补,肺病秋深却畏之。寸数咽喉口舌疮,吐红咳嗽肺生疡,当关胃火并肝火,尺属滋阴降火汤。

滑脉,往来前却,流利展转,替替然如珠之应指,漉漉如欲脱。

体状诗:滑脉如珠替替然,往来流利却还前,莫将滑数为同类,数脉唯看至数间。

主病诗:滑脉为阳元气衰,痰生百病食生灾,上为吐逆下蓄血,女脉调时定有胎。寸滑膈痰生呕吐,吞酸舌强或咳嗽,当关宿食肝脾热,渴痢癫(癞)淋看尺部。

涩脉,细而迟,往来难,短且散,或一止复来,参伍不调,如轻刀刮竹,如雨沾沙,如病蚕食叶。

体状诗:细迟短涩往来难,散止依稀应指间,如雨沾沙容易散,病蚕食叶慢而艰。

主病诗:涩缘血少或伤精,反胃亡阳汗雨淋,寒湿入营为血痹,女人非孕即无经。寸涩心虚痛对胸,胃虚胁胀察关中,尺为精血俱伤候,肠结溲淋或下红。

虚脉,迟大而软。按之无力,隐指豁豁然空。

体状相类诗:举之迟大按之松,脉状无涯类谷空,莫把芤虚为一例,芤来浮大似慈葱。

主病诗:脉虚身热为伤暑,自汗怔忡惊悸多,发热阴虚须早治,养营益气莫蹉跎。血不荣心寸口虚,关中腹胀食难舒,骨蒸痿痹伤精血,却在神门两部居。

实脉,浮沉皆得,脉大而长、微弦,应指愊愊然。

体状诗:浮沉皆得大而长。应指无虚愊愊强,热蕴三焦成壮火,通肠发汗始安康。

主病诗:实脉为阳火郁成,发狂谵语吐频频,或为阳毒或伤食,大便不通或气疼。寸实应知面热风,咽疼舌强气填胸,当关脾热中宫满,尺实腰肠痛不通。

长脉,不小不大,迢迢自若,如揭长竿末梢,为平;如引绳,如循长竿,为病。

体状相类诗:过于本位脉名长,弦则非然但满张,弦脉与长争较远,良工尺度自能量。

主病诗:长脉迢迢大小匀,反常为病似牵绳,若非阳毒癫痫病,即是阳明热势深。

短脉,不及本位,应指而回,不能满部。

体状相类诗:两头缩缩名为短,涩短迟迟细且难,短涩而浮秋喜见,三春为贼有邪干。

主病诗:短脉惟于尺寸寻,短而滑数酒伤神,浮为血涩沉为痞,寸主头疼尺腹疼。

洪脉,指下极大,来盛去衰,来大去长。

体状诗:脉来洪盛去还衰,满指滔滔应夏时,若在春秋冬月份,升阳散火莫狐疑。

主病诗：脉洪阳盛血应虚，相火炎炎热病居；胀满胃翻须早治，阴虚泄痢可踌躇。寸洪心火上焦炎，肺脉洪时金不堪，肝火胃虚关内察，肾虚阴火尺中看。

微脉，极细而软，按之如欲绝，若有若无，细而稍长。

体状相类诗：微脉轻微瞥瞥乎，按之欲绝有如无，微为阳弱细阴弱，细比于微略较粗。

主病诗：气血微兮脉亦微，恶寒发热汗淋漓，男为劳极诸虚候，女作崩中带下医。寸微气促或心惊，关脉微时胀满形，尺部见之精血弱，恶寒消瘅痛呻吟。

紧脉，来往有力，左右弹人手，如转索无常，数如切绳，如纫箄线。

体状诗：举如转索切如绳，脉象因之得紧名，总是寒邪来作寇，内为腹痛外身疼。

主病诗：紧为诸痛主于寒，喘咳风痫吐冷痰。浮紧表寒须发越，紧沉温散自然安。寸紧人迎气口分，当关心腹痛沉沉，尺中有紧为阴冷，定是奔豚与疝疼。

缓脉，去来小快于迟，一息四至，如丝在经，不卷其轴，应指和缓，往来甚匀，如初春杨柳舞风之象，如微风轻飐柳梢。

体状诗：缓脉阿阿四至通，柳梢袅袅飐轻风，欲从脉里求神气，只在从容和缓中。

主病诗：缓脉营衰卫有余，或风或湿或脾虚，上为项强下痿痹，分别浮沉大小区。寸缓风邪项背拘，关为风眩胃家虚，神门濡泄或风秘，或是蹒跚足力迂。

芤脉，浮大而软，按之中央空，两边实，中空外实，状如慈葱。

体状诗：芤形浮大软如葱，边实须知内已空，火犯阳经血上溢，热侵阴络下流红。

主病诗：寸芤积血在于胸，关里逢芤肠胃痈，尺部见之多下血，赤淋红痢漏崩中。

弦脉，端直以长，如张弓弦，按之不移，绰绰如按琴瑟弦，状若筝弦，从中直过，挺然指下。

体状诗：弦脉迢迢端直长，肝经木旺土应伤，怒气满胸常欲叫，翳蒙瞳子泪淋浪。

主病诗：弦应东方肝胆经，饮痰寒热疟缠身，浮沉迟数须分别，大小单双有重轻。寸弦头痛膈多痰，寒热癥瘕察左关，关右胃寒心腹痛，尺中阴疝脚拘挛。

革脉，弦而芤，如按鼓皮。

体状主病诗：革脉形如按鼓皮，芤弦相合脉寒虚，女人半产并崩漏，男子营虚或梦遗。

牢脉，似沉似伏，实大而长，微弦。

体状相类诗：弦长实大脉牢坚，牢位常居沉伏间，革脉芤弦自浮起，革虚牢实要详看。

主病诗：寒则牢坚里有余，腹心寒痛木乘脾，疝㿗癥瘕何愁也，失血阴虚却忌之。

濡脉，极软而浮细，如帛在水中，轻手相得，按之无有，如水上浮沤。

体状诗：濡形浮细按须轻，水面浮绵力不禁，病后产中犹有药，平人若见是无根。

主病诗：濡为亡血阴虚病，髓海丹田暗已亏，汗雨夜来蒸入骨，血山崩倒湿浸脾。寸濡阳微自汗多，关中其奈气虚何，尺伤精血虚寒甚，温补真阴可起疴。

弱脉，极软而沉细，按之乃得，举手无有。

体状诗：弱来无力按之柔，柔细而沉不见浮，阳陷入阴精血弱，白头犹可少年愁。

主病诗：弱脉阴虚阳气衰，恶寒发热骨筋痿，多惊多汗精神减，益气调营急早医。寸弱阳虚病可知，关为胃弱与脾衰，欲求阳陷阴虚病，须把神门两部推。

散脉，大而散，有表无里，涣漫不收，无统纪，无拘束，至数不齐，或来多去少，或去多来少，涣散不收，如杨花散漫之象。

体状诗：散似杨花散漫飞，去来无定至难齐，产为生兆胎为堕，久病逢之不必医。

主病诗：左寸怔忡右寸汗，溢饮左关应软散，右关软散胻胕肿，散居两尺魂应断。

细脉，小于微而常有，细直而软，如丝线之应指。

体状诗：细来累累细如丝，应指沉沉无绝期，春夏少年俱不利，秋冬老弱却相宜。

主病诗：细脉萦萦血气衰，诸虚劳损七情乖，若非湿气侵腰肾，即是伤精汗泄来。寸细应知呕吐频，入关腹胀胃虚形，尺逢定是丹田冷，泄痢遗精号脱阴。

伏脉，重按着骨，指下裁动，脉行筋下。

体状诗：伏脉推筋着骨寻，指间裁动隐然深，伤寒欲汗阳将解，厥逆脐疼证属阴。

主病诗：伏为霍乱吐频频，腹痛多缘宿食停，蓄饮老痰成积聚，散寒温里莫因循。食郁胸中双寸伏，欲吐不吐常兀兀，当关腹痛困沉沉，关后疝疼还破腹。

动脉，动乃数脉，见于关上下，无头尾，如豆大，厥厥动摇。

体状诗：动脉摇摇数在关，无头无尾豆形团，其原本是阴阳搏。虚者摇兮胜者安。

主病诗：动脉专司痛与惊，汗因阳动热因阴，或为泄痢拘挛病，男子亡精女子崩。

促脉，来去数，时一止复来，如蹶之趣，徐疾不常。

体状诗：促脉数而时一止，此为阳极欲亡阴，三焦郁火炎炎盛，进必无生退可生。

主病诗：促脉惟将火病医，其因有五细推之，时时喘咳皆痰积，或发斑狂与毒疽。

结脉，往来缓，时一止复来。

体状诗：结脉缓而时一止，独阴偏盛欲亡阳，浮为气滞沉为积，汗下分明在主张。

主病诗：结脉皆因气血凝，老痰结滞苦沉吟，内生积聚外痈肿，疝瘕为殃病属阴。

代脉，动而中止，不能自还，因而复动，脉至还入尺，良久方来。

体状诗：动而中止不能还，复动因而作代看，病者得之犹可疗，平人却与寿相关。

主病诗：代脉元因脏气衰，腹疼泄痢下元亏，或为吐泻中宫病，女子怀胎三月兮。

《诊家正眼·诊脉法象论》：

浮脉（阳）

体象：浮在皮毛，如水漂木，举之有余，按之不足。

主病：浮脉为阳，其病在表。寸浮伤风，头疼鼻塞。左关浮者风在中焦；右关浮者风痰在膈。尺部得之，下焦风热，小便不利，大便秘涩。

沉脉（阴）

体象：沉行筋骨，如石投水，按之有余，举之不足。

主病：沉脉为阴，其病在里。寸沉短气，胸痛引胁；或为痰饮，或水与血。关主中寒，因而痛结，或为满闷，吞酸筋急。尺主背痛，亦主腰膝，阴下湿痒，淋浊痢泄。

迟脉（阴）

体象：迟脉属阴，象为不及，往来迟慢，三息一至。

主病：迟脉主脏，其病为寒。寸迟上寒，心痛停凝，关迟中寒，症结挛筋。尺迟火衰，溲便不禁，或病腰足，疝痛牵阴。

数脉（阳）

体象：数脉属阳，象为太过，一息六至，往来越度。

主病：数脉主腑，其病为热。寸数喘咳，口疮肺痈。关数胃热，邪火上攻，尺数相火，遗浊淋癃。

滑脉（阳中之阴）

体象：滑脉替替，往来流刺，盘珠之形，荷露之义。

主病：滑脉为阳，多主痰液。寸滑咳嗽，胸满吐逆；关滑胃热，壅气伤食；尺滑病淋，或为痢积，男子溺血，妇人经郁。

涩脉(阴)

体象:涩脉蹇滞,如刀刮竹,迟细而短,三象俱足。

主病:涩为血少,亦主精伤。寸涩心痛,或为怔忡;关涩阴虚,因而中热;右关土虚,左关胁胀;尺涩遗淋,血痢可决;孕为胎病,无孕血竭。

虚脉(阴)

体象:虚合四形,浮大迟耎,及乎寻按,几不可见。

主病:虚主血虚,又主伤暑。左寸心亏,惊悸怔忡;右寸肺亏,自汗气怯。左关肝伤,血不营筋;右关脾寒,食不消化。左尺水衰,腰膝痿痹;右尺火衰,寒症蜂起。

实脉(阳)

体象:实脉有力,长大而坚,应指愊愊,三候皆然。

主病:血实脉实,火热壅结。左寸心劳,舌强气涌;右寸肺病,呕逆咽痛。左关见实,肝火胁痛;右关见实,中满气疼。左尺见之,便闭腹疼;右尺见之,相火亢逆。

长脉(阳)

体象:长脉迢迢,首尾俱端,直上直下,如循长竿。

主病:长主有余,气逆火盛。左寸见长,君火为病;右寸见长,满逆为定。左关见长,木实之殃;右关见长,土郁胀闷。左尺见之,奔豚冲竞;右尺见长,相火专令。

短脉(阴)

体象:短脉涩小,首尾俱俯,中间突起,不能满部。

主病:短主不及,为气虚症。短居左寸,心神不定;短见右寸,肺虚头痛。短在左关,肝气有伤;短在右关,膈间为殃。左尺见短,少腹必疼;右尺短时,真火不隆。

洪(阳)

体象:洪脉极大,状如洪水,来盛去衰,滔滔满指。

主病:洪为盛满,气壅火亢。左寸洪大,心烦舌破;右寸洪大,胸满气逆。左关见洪,肝木太过;右关见洪,脾土胀热。左尺洪大,水枯便难;右尺洪大,龙火燔灼。

微脉(阴)

体象:微脉极细,而又极耎,似有若无,欲绝非绝。

主病:微脉模糊,气血大衰。左寸惊怯,右寸气促。左关寒挛,右关胃冷。左尺得微,髓绝精枯,右尺得微,阳衰命绝。

细脉(阴)

体象:细直而软,累累萦萦,状如丝线,较显于微。

主病:细主气衰,诸虚劳损。细居左寸,怔忡不寐;细在右寸,呕吐气怯。细入左关,肝阴枯竭;细入右关,胃虚胀满。左尺若细,泄痢遗精;右尺若细,下元冷惫。

濡脉(阴中之阳)

体象:濡脉细软,悬于浮分,举之乃见,按之即空。

主病:濡主阴虚,髓绝精伤。左寸见濡,健忘惊悸;右寸见濡,腠虚自汗。左关逢之,血不营筋;右关逢之,脾虚湿侵。左尺得濡,精血枯损;右尺得之,火败命垂。

弱脉(阴)

体象:弱脉细小,见于沉分,举之则无,按之乃得。

主病:弱为阳陷,真气衰竭。左寸心虚,惊悸健忘;右寸肺虚,自汗短气。左关木枯,必苦挛急;右关土寒,水谷之疴。左尺弱形,涸流可征;右尺若见,阳陷可验。

紧脉(阴中之阳)

体象:紧脉有力,左右弹指,如绞转索,如切紧绳。

主病:紧主寒邪,又主诸痛。左寸逢紧,心满急痛;右寸逢紧,伤寒喘嗽。左关人迎,浮紧伤寒;右关气口,沉紧伤食。左尺见之,脐下痛极;右尺见之,奔豚疝疾。

缓脉(阴)

体象:缓脉四至,来往和匀,微风轻飐,初春杨柳。

兼脉主病:缓为胃气,不主于病;取其兼见,方可断证。浮缓风伤,沉缓寒湿。缓大风虚,缓细湿痹,缓涩脾薄,缓弱气虚,左寸涩缓,少阴血虚,右寸浮缓,风邪所居,左关浮缓,肝风内鼓,右关沉缓,土弱湿侵,左尺缓涩,精宫不及,右尺缓细,真阳衰极。

弦脉(阳中之阴)

体象:弦如琴弦,轻虚而滑,端直以长,指下挺然。

主病:弦为肝风,主痛主疟,主痰主饮。弦在左寸,心中必痛;弦在右寸,胸及头疼。左关弦见,痰疟癥瘕;右关弦见,胃寒膈痛。左尺逢弦,饮在下焦;右尺逢弦,足挛疝痛。

动脉(阳)

体象:动无头尾,其形如豆,厥厥动摇,必兼滑数。

主病:动脉主痛,亦主于惊。左寸得动,惊悸可断;右寸得动,自汗无疑。左关若动,惊及拘挛;右关若动,心脾疼痛。左尺见之,亡精为病;右尺见之,龙火奋迅。

促脉(阳)

体象:促为急促,数时一止,如趋而蹶,进则必死。

主病:促因火亢,亦因物停。左寸见促,心火炎炎;右寸见促,肺鸣咯咯。促见左关,血滞为殃;促居右关,脾宫食滞。左尺逢之,遗滑堪忧;右尺逢之,灼热为定。

结脉(阴)

体象:结为凝结,缓时一止,徐行而怠,颇得其旨。

主病:结属阴寒,亦主凝积。左寸心寒,疼痛可决;右寸肺虚,气寒凝结。左关结见,疝瘕必现;右关结形,痰滞食停。左尺结见,痿躄之疴;右尺见结,阴寒为楚。

代脉(阴)

体象:代为禅代,止有常数,不能自还,良久复动。

主病:代主脏衰、危恶之候;脾土败坏,吐利为咎;中寒不食,腹疼难救。两动一止,三四日死;四动一止,六七日死。次第推求,不失经旨。

革脉(阳中之阴)

体象:革大弦急,浮取即得,按之乃空,浑如鼓革。

主病:革主表寒,亦属中虚。左寸之革,心血虚痛;右寸之革,金衰气壅。左关遇之,疝瘕为祟;右关遇之,土虚为疼。左尺之革,精空可必;右尺之革,殒命为忧。女人得之,半产漏下。

牢脉(阴中之阳)

体象:牢在沉分,大而弦实,浮中二候,了不可得。

主病:牢主坚积,病在乎内。左寸之牢,伏梁为病;右寸之牢,息贲可定。左关见牢,肝家血积;右关见牢,阴寒痞癖。左尺牢形,奔豚为患;右尺牢形,疝瘕痛甚。

散脉(阴)

体象:散脉浮乱,有表无里,中候见空,按则绝矣。

主病：散为本伤，见则危殆。左寸见散，怔忡不卧；右寸见散，自汗淋漓。左关之散，当有溢饮；右关之散，胀满蛊疾。左尺见散，北方水竭；右尺得之，阳消命绝。

芤脉（阳中之阴）

体象：芤乃草名，绝类慈葱，浮沉俱有，中候独空。

主病：芤脉中空，故主失血。左寸呈芤，心主丧血；右寸呈芤，相傅阴亡。芤入左关，肝血不藏；芤现右关，脾血不摄。左尺如芤，便红为咎；右尺如芤，火炎精漏。

伏脉（阴）

体象：伏为隐伏，更下于沉，推筋着骨，始得其形。

主病：伏脉为阴，受病入深。伏犯左寸，血郁之症；伏居右寸，气郁之疴。左关值伏，肝血在腹；右关值伏，寒凝水谷。左尺伏见，疝瘕可验；右尺伏藏，少火消亡。

疾脉（阳）

体象：疾为急疾，数之至极，七至八至，脉流薄疾。

主病：疾为阳极，阴气欲竭。脉号离经，虚魂将绝。渐进渐疾，旦夕殒灭。左寸居疾，弗戢自焚；右寸居疾，金被火乘。左关疾也，肝阴已绝；右关疾也，脾阴消竭。左尺疾兮，涸辙难濡；右尺疾也，赫曦过极。

《医学入门·诸脉体状》：浮按不足举有余，沉按有余举则无；迟脉一息刚三至，数来六至一呼吸。滑似累珠来往疾，涩滞往来刮竹皮；大浮满指沉无力，缓比迟脉快些儿。洪似洪水涌波起，实按愊愊力自殊；弦若张弓弦劲直，紧似牵绳转索初。长脉过指出位外，芤两头有中空疏；微似蛛丝容易断，细线往来更可观。濡全无力不耐按，弱则欲绝有无间；虚虽豁大不能固，革如按鼓最牢坚。动如转豆无往来，散漫乍时注指端；伏潜骨里形方见，绝则全无推亦闲。短于本位犹不及，促急来数喜渐宽；结脉缓时来一止，代脉中止不自还。

《医学入门·诸脉主病》：浮风芤血滑多痰，实热弦劳紧痛间。洪热微寒脐下积，沉因气痛缓肤顽。涩则伤精阴败血，又闻迟冷伏格关。濡多自汗偏宜老，弱脉精虚骨体酸。长则气理短则病，细气少兮代气衰。促为热极结为积，虚惊动脱血频来。数则心烦大病进，革去精血亦奇哉。

《景岳全书·脉神章·正脉十六部》：

浮脉，举之有余，按之不足。浮脉为阳，凡洪、大、芤、革之属皆其类也。为中气虚，为阴不足，为风，为暑，为胀满，为不食，为表热，为喘急。

沉脉，轻手不见，重取乃得。沉脉为阴，凡细、小、隐伏、反关之属皆其类也。为阳郁之候，为寒，为水，为气，为郁，为停饮，为癥瘕，为胀实，为厥逆，为洞泄。

迟脉，不及四至者皆是也。迟为阴脉，凡代、缓、结、涩之属，皆其相类，乃阴盛阳亏之候，为寒，为虚。

数脉，五至六至以上。凡急疾、紧促之属，皆其类也。为寒热，为虚劳，为外邪，为痈疡。……暴数者多外邪，久数者必虚损。

洪脉，大而实也，举按皆有余。洪脉为阳，凡浮、芤、实、大之属，皆其类也。为血气燔灼，大热之候。

微脉，纤细无神，柔软之极，是为阴脉。凡细、小、虚、濡之属。皆其类也。乃血气俱虚之候。为畏寒，为恐惧，为怯弱，为少气，为中寒，为胀满，为呕哕，为泄泻，为虚汗，为食不化，为腰腹疼痛，为伤精失血，为眩晕厥逆。此虽气血俱虚，而尤为元阳亏损，最是阴寒之候。

滑脉，往来流利，如盘走珠。凡洪、大、芤、实之属，皆其类也。乃气实血壅之候。为痰逆，为食滞，为呕吐，为满闷。……妇人脉滑数而经断者，为有孕。若平人脉滑而和缓，此自营卫充实之佳兆。

涩脉，往来艰涩，动不流利，如雨沾沙，如刀刮竹，言其象也。涩为阴脉，凡虚、细、微、迟之属皆其类。为血气俱虚之候。为少气，为忧烦，为痹痛，为拘挛，为麻木，为无汗，为脾寒少食，为胃寒多呕，为二便违和，为四肢厥冷。男子为伤精，女子为失血，为不孕，为经脉不调。

弦脉，按之不移，硬如弓弦。凡滑、大、坚搏之属，皆其类也。为阳中伏阴，为血气不和，为气逆，为邪胜，为肝强，为脾弱，为寒热，为痰饮，为宿食，为积聚，为胀满，为虚劳，为疼痛，为拘急，为疟痢，为疝痹，为胸胁痛。

芤脉，浮大中空，按如葱管。芤为阳脉，凡浮豁、弦、洪之属，皆相类也。为孤阳脱阴之候。为失血脱血，为气无所归，为阳无所附，为阴虚发热，为头晕目眩，为惊悸怔忡，为喘急盗汗。芤虽阳脉，而阳实无根，总属大虚之候。

紧脉，急疾有力，坚搏抗指，有转索之状。凡弦、数之属，皆相类也。紧脉阴多阳少，乃阴邪激搏之候。主为痛，为寒。

缓脉，和缓不紧也。缓脉有阴有阳，其义有三：凡从容和缓，浮沉得中者，此平人之正脉；若缓而滑大者多实热，如《内经》所言者是也；缓而迟细者多虚寒，即诸家所言者是也。

结脉，脉来忽止，止而复起，总谓之结。旧以数来一止为促，促者为热，为阳极；缓来一止为结，结者为寒，为阴极。通谓其为气，为血，为食，为痰，为积聚，为癥瘕，为七情郁结。浮结为寒邪在经，沉结为积聚在内，此固结促之旧说矣。然以予之验，则促类数也，未必热；结类缓也，未必寒。但见中止者总是结脉，多由血气渐衰，精力不继，所以断而复续，续而复断，常见久病者多有之，虚劳者多有之，或误用攻击消伐者亦有之。但缓而结者为阳虚，数而结者为阴虚，缓者犹可，数者更剧。此可以结之微甚，察元气之消长，最显最切者也。

伏脉，如有如无，附骨乃见，此阴阳潜伏，阻隔闭塞之候。或火闭而伏，或寒闭而伏，或气闭而伏。为痛极，为霍乱，为疝瘕，为闭结，为气逆，为食滞，为忿怒，为厥逆，水气。

虚脉，正气虚也，无力也，无神也。有阴有阳。浮而无力为血虚，沉而无力为气虚，数而无力为阴虚，迟而无力为阳虚。虽曰微、濡、迟、涩之属，皆为虚类，然而无论诸脉，但见指下无神者，总是虚脉。

实脉，邪气实也，举按皆强，鼓动有力。实脉有阴有阳，凡弦、洪、紧、滑之属，皆相类也。为三焦壅滞之候。表邪实者，浮大有力，以风寒暑湿外感于经，为伤寒瘴疟，为发热头痛，鼻塞头肿，为筋骨肢体酸疼，痈毒等症。里邪实者，沉实有力，因饮食七情内伤于脏。为胀满，为闭结，为癥瘕，为瘀血，为痰饮，为腹痛，为喘呕咳逆等症。火邪实者，洪滑有力，为诸实热等证。寒邪实者，沉弦有力，为诸痛滞等证。凡其在气在血，脉有兼见者，当以类求。

《医宗金鉴·四诊心法要诀》：一呼一吸，合为一息，脉来四至，平和之则。五至无疴，闰以太息。三至为迟，迟则为冷。六至为数，数则热证。转迟转冷，转数转热。迟数既明，浮沉须别。浮沉迟数，辨内外因。外因于天，内因于人。天有阴阳，风雨晦明。人喜忧怒，思悲恐惊。浮沉已辨，滑涩当明。涩为血滞，滑为气壅。浮脉皮脉，沉脉筋骨，肌肉候中，部位统属。浮无力濡，沉无力弱，沉极力牢，浮极力革。三部有力，其名曰实。三部无力，其名曰虚。三部无力，按之且小，似有似无，微脉可考。三部无力，按之且大，涣漫不收，散脉可察。惟中无力，其名曰芤。推筋着骨，伏脉可求。三至为迟，六至为数。四至为缓，七至疾脉。缓止曰结，数止曰促。凡此之诊，皆统至数。动而中止，不能自还，至数不乖，代则难痊。形状如珠，滑溜不定。往来涩滞，涩脉可证。弦细端直，且劲曰弦。紧比弦粗，劲左右弹。来盛去衰，洪脉名显。大则宽阔，小则细减。如豆乱动，不移约约。长则迢迢，短则缩缩。浮阳主表，风淫六气，有力表实，无力表虚。浮迟表冷，浮缓风湿，浮濡伤暑，浮散虚极，浮洪阳盛，浮大阳实，浮细气少，浮涩血虚，浮数风热，浮紧风寒，浮弦风饮，浮滑风痰。沉阴主里，七情气食。沉大里实，沉小里虚，沉迟里冷，沉缓里湿，沉紧冷痛，沉数热极，沉涩痹气，沉滑痰食，沉伏闭郁，沉弦饮疾。濡阳虚病，弱阴虚疾，微主诸虚，散为虚剧。革伤精血，半产带崩。牢疝癥瘕，心腹寒疼。虚主诸虚，实主诸实，芤主失血，随见可知。迟寒主脏，阴冷相干，有力寒痛，无力虚寒。数热主腑，数细阴伤，有力寒热，无力虚疮。缓湿脾胃，坚大湿壅。促为阳郁，结则阴凝。代则气乏，跌打闷绝，夺气痛疮，女胎三月。滑司痰病，关主食风，寸候吐逆，尺便血脓。涩虚湿痹，尺精血伤，寸汗津竭，关膈液亡。弦关主饮，木侮脾经，寸弦头痛，尺弦腹疼。紧主寒痛，洪是火伤。动主痛热，崩汗惊狂。长则气治，短则气病，细则气衰，大则病进。脉之主病，有宜不宜，阴阳顺逆，吉凶可推。

《脉义简摩·主病类》：浮，轻手乃得，重手不见，为阳为表。浮而中空为芤，主失血。浮而搏指为革，主阴阳不交。浮而不聚为散，主气散。沉，轻手不见，重手乃得，按至肌肉以下，为阴为里。沉而几无为伏，主邪闭。沉而有力为牢，主内实。迟，一息二三至或二至，为在脏，为寒。迟而时止为结，主气郁、血壅、痰滞。亦主气血渐衰。迟而更代为代，主气绝，亦主经隧有阻，妊妇见之不妨。数，一息五六至，为在腑，为热。数而牵转为紧，主寒邪内痛，亦主表邪。数而时止为促，主邪气内陷。数见关中为动，主阴阳相搏，主气与惊，男子伤阳，女子血崩。虚，不实也，应指无力，浮中沉三候俱有之，前人谓豁然空大，见于浮脉者非，主虚。虚而沉小为弱，主血虚。虚而浮小为濡，主气虚，亦主外湿。虚而模糊为微，主阴阳气绝。虚而势滞为涩，主血虚，亦主死血。虚而形小为细，主气冷。虚而形缩为短，主气损，亦主气郁。实，不虚也，应指有力，浮中沉俱有之，主实。实而流利为滑，主血治，亦主痰饮。实而迢长为长，主气治，亦主阳盛阴衰。实而涌沸为洪，主热极，亦主内虚。实而端直为弦，主肝邪，亦主寒、主痛。大，即洪脉而兼脉形之阔大也，邪气盛则胃气衰，故脉大而不缓。缓，脉来四至，从容不迫，主正复。和缓之缓主正复；怠缓之缓主中湿。数者，脉息辐辏。六至以上，主阳盛燔灼，侵剥真阴之病，为寒热，为虚劳，为外邪，为痈疽。

《医宗必读·脉有相似宜辨》：洪与虚皆浮也，浮而有力为洪，浮而无力为虚。沉与伏皆沉也，沉脉行于筋间，重按即见；伏脉行于骨间，重按不见，必推筋至骨乃见也。数与紧皆急也，数脉以六至得名；而紧则不必六至，惟弦急而左有弹，状如切紧绳也。迟与缓皆慢也，迟则三至，极其迟慢；缓则四至，徐而不迫。实与牢，皆兼弦大实长之四脉也，实则浮中沉三取皆然，……牢则沉取而见也。濡与弱皆细小也，濡在浮分，重按即不见也；弱主沉分，轻取不可见也。细与微皆无力也，细则指下分明；微则似有若无，模糊难见也。促、结、涩、代皆有止者也，数时一止为促；缓时一止为结；往来迟滞，似止非止为涩；动而中止，不能自还，止有定数为代。

《脉诀汇辨·审象论》：迟之与缓，似乎同也，而迟则一息三至，脉小而衰；缓则一息四至，脉大而徐。沉之与伏，似乎同也，而沉则轻举则无，重按乃得；伏则重按亦无，推筋乃见。数紧滑似乎同也，而数则来往急迫，呼吸六至；紧则左右弹指，状如切绳；滑则往来流利，如珠圆滑。浮虚芤似乎同也，而浮则举之有余，按之不足；虚则举之迟大，按之则无；芤则浮沉可见，中候则无。濡之与弱，似乎同也，而濡则细软而浮；弱则细微而沉。微之与细，似乎同也，而微则不及于细，若有若无，状类蛛丝；细则稍胜于微，应指极细，状比一线。弦长似乎同也，而弦则状如弓弦，端直挺然而不搏指；长如长竿，过于本位而不搏指。短与动似乎同也，而短为阴脉，无头无尾，其来迟滞；动为阳脉，无头无尾，其来数滑。洪之与实，似乎同也，而洪则状如洪水，盛大满指，重按稍减；实乃充实，应指有力，举按皆然。牢之与革，似乎同也，而牢则实大而弦，牢守其位；革则虚大浮弦，内虚外急。促结涩代，似乎同也，而促则急促，数时暂止；结为凝结，迟则暂止；涩则迟短涩滞，至至带止，三五不调；代则动而中止，不能自还，止数有常，非暂之比。

一曰，对举以明相反之脉，有可因此而悟彼，令阴阳不乱也。如浮沉者，脉之升降也，以察阴阳，以分表里。浮法天为轻清，沉法地为重浊也。迟数者，脉之急慢也，脉以四至为平，如见五至，必形气壮盛，或闰以太息，五至皆为无疴之象。不及为迟，太过为数。迟阴在脏，数阳在府。数在上为阳中之阴，在下为阴中之阳；迟在上为阳中之阴，在下为阴中之阳。虚实者，脉之刚柔也，皆以内之有余不足，故咸以按而知。长短者，脉之盈缩也，长有见于尺寸，有通于三部；短只见于尺寸。盖必质于中而后知，过于中为长，不及于中为短。滑涩者，脉之通滞也。千金曰：滑者血多气少，血多故流利圆滑；涩者气多血少，血少故艰涩而散。洪微者，脉之盛衰也。血热而盛，气随以溢，满指洪大，冲涌有余，故洪为盛；气虚而寒，血随以涩，应指而细，欲绝非绝，故微为衰。紧缓者，脉之张弛也。紧为寒伤营血，脉络激搏，若风起水涌，又如切绳转索；缓为风伤卫气，营血不流，不能疾速。数见关上，形如豆大，厥厥动摇，异于他部者，动也。藏于内，不见其形，脉在筋下者，伏也。结促者，脉之阴阳也，阳甚则促，脉疾而时止；阴甚则结，脉徐而时止。至于代、牢、弦、革、芤、濡、细、弱八脉，则又不可对举也。

二、相 兼 脉

《脉经·平杂病脉》：浮而大者，风。浮大者，中风，头重、鼻塞。浮而缓，皮肤不仁，风寒入肌肉。滑而浮散者，瘫缓风。滑者，鬼疰。涩而紧，痹病。浮洪大长者，风眩癫疾。大坚疾者，癫病。弦而钩，胁下如刀刺，状如蜚尸，至困不死。紧而急者，遁尸。洪大者，伤寒热病。浮洪大者，伤寒，秋吉，春成病。浮而滑者，宿食。浮滑而疾者，食不消，脾不磨。短疾而滑，酒病。浮而细滑，伤饮。迟而涩，中寒，有癥结。快而紧，积聚，有击痛。弦急，疝瘕，小腹痛，又为癖病，(一作痹病)。迟而滑者，胀。盛而紧，曰胀。弦小者，寒癖。沉而弦者，悬饮，内痛。弦数，有寒饮，冬夏难治。紧而滑者，吐逆。小弱而涩，胃反。迟而缓者，有寒。微而紧者，有寒。沉而迟，腹藏有冷病。微弱者，有寒，少气。实紧，胃中有寒，苦不能食，时时利者，难治(一作时时呕，稽留难治)。滑数，心下结，热盛。滑疾，胃中有热。缓而滑，曰热中。沉(一作浮)而急，病伤寒，暴发虚热。浮而绝者，气急。辟大而滑，中有短气。浮短者，其人肺伤，诸气微少，不过一年死，法当嗽也。沉而数，中水，冬不治自愈。短而数，心痛，心烦。弦而紧，胁痛，脏伤，有瘀血(一作有寒血)。沉而滑，为下重，亦为背膂痛。脉来细而滑，按之能虚，因急持直者，僵仆，从高堕下，病在内。微浮，秋吉，冬成病。微数，虽甚不成病，不可劳。浮滑疾紧者，以合百病，久易愈。阳邪来，见浮洪；阴邪来，见沉细；水谷来，见坚实。

《四言举要·脉诀》：一脉一形，各有主病，数脉相兼，则见诸证。浮脉主表，里必不足；有力风热，无力血弱。浮迟风虚，浮数风热，浮紧风寒，浮缓风湿，浮虚伤暑，浮芤失血，浮洪虚火，浮微劳极，浮濡阴虚，浮散虚剧，浮弦痰饮。

浮滑痰热。沉脉主里，主寒主积；有力痰食，无力气郁。沉迟虚寒，沉数热伏，沉紧冷痛，沉缓水蓄，沉牢痼冷，沉实热极，沉弱阴虚，沉细痹湿，沉弦饮痛，沉滑宿食，沉伏吐利，阴毒聚积。迟脉主脏，阳气伏潜；有力为痛，无力虚寒。数脉主腑，主吐主狂；有力为热，无力为疮。滑脉主痰，或伤于食，下为蓄血，上为吐逆。涩脉少血，或中寒湿，反胃结肠，自汗厥逆。弦脉主饮，病属肝胆；弦数多热，弦迟多寒。浮弦支饮，沉弦悬痛，阳弦头痛，阴弦腹痛。紧脉主寒，又主诸痛；浮紧表寒，沉紧里痛。长脉气平，短脉气病。细则气少，大则病进。浮长风痫，沉短宿食。血虚脉虚，气实脉实。洪脉为热，其阴则虚。细脉为湿，其血则虚。缓大者风，缓细者湿，缓涩血少，缓滑内热。

《诊家枢要·脉阴阳类成》：浮大伤风鼻塞，浮滑疾为宿食，浮滑为饮。……沉细为少气，沉迟为痼冷，沉滑为宿食，沉伏为霍乱，沉而数内热，沉而迟内寒，沉而弦心腹冷痛。……浮而迟，表有寒；沉而迟，里有寒。……浮数表有热，沉数里有热也。……浮而微者，阳不足，必身体恶寒；沉而微者，阴不足，主脏寒下利。……浮缓为风，沉缓血气虚。……滑数为结热。……浮紧，为伤寒身痛；沉紧，为腹中有寒，为风痫，……浮结，为寒邪滞经；沉结，为积气在内。

《诊家正眼》：

浮脉（阳）兼脉：无力表虚，有力表实，浮紧风寒，浮迟中风，浮数风热，浮缓风湿，浮芤失血，浮短气病，浮洪虚热，浮虚暑惫，浮涩血伤，浮濡气败。

沉脉（阴）兼脉：无力里虚，有力里实，沉迟痼冷，沉数内热，沉滑痰饮，沉涩血结，沉弱虚衰，沉牢坚积，沉紧冷疼，沉缓寒湿。

迟脉（阴）兼脉：有力积冷，无力虚寒，浮迟表冷，沉迟里寒，迟涩血少，迟缓湿寒，迟滑胀满，迟微难安。

数脉（阳）兼脉：有力实火，无力虚火，浮数表热，沉数里热，阳数君火，阴数相火，右数火亢，左数阴戕。

滑脉（阳中之阴）兼脉：浮滑风痰，沉滑痰食，滑数痰火，滑短气塞。滑而浮大，尿则阴痛；滑而浮散，中风瘫缓；滑而冲和，娠孕可决。

实脉（阳）兼脉：实而且紧，寒积稽留；实而且滑，痰凝为祟。

紧脉（阴中之阳）兼脉：浮紧伤寒；沉紧伤食；急而紧者，是为遁尸；数而紧者，当主鬼击。

缓脉（阴）兼脉：缓大风虚，缓细湿痹，缓涩脾薄，缓弱气虚。

弦脉（阳中之阴）兼脉：浮弦支饮，沉弦悬饮，弦数多热，弦迟多寒，弦大主虚，弦细拘急，阳弦头痛，阴弦腹疼，单弦饮癖，双弦寒痼。

《脉诀汇辨·卷四》：缓脉兼脉：缓为胃气，不主于病，取其兼见，方可断证。浮缓伤风，沉缓寒湿，缓大风虚，缓细湿痹，缓涩脾薄，缓弱气虚。左寸涩缓，少阴血虚；左关浮缓，肝风内鼓；左尺缓涩，精宫不及。右寸浮缓，风邪所居；右关沉缓，土弱湿侵；右尺缓细，真阳衰极。

三、真　脏　脉

《素问·玉机真脏论》：真肝脉至，中外急，如循刀刃责责然，如按琴瑟弦，色青白不泽，毛折乃死。真心脉至，坚而搏，如循薏苡子累累然，色赤黑不泽，毛折乃死。真肺脉至，大而虚，如以毛羽中人肤，色白赤不泽，毛折乃死。真肾脉至，搏而绝，如指弹石辟辟然，色黑黄不泽，毛折乃死。真脾脉至，弱而乍数乍疏，色黄青不泽，毛折乃死。诸真脏脉见者，皆死不治也。黄帝曰：见真脏曰死，何也？岐伯曰：五脏者，皆禀气于胃，胃者五脏之本也。脏气者，不能自至于手太阴，必因于胃气，乃至于手太阴也。故五脏各以其时，自为而至于手太阴也。故邪气胜者，精气衰也。故病甚者，胃气不能与之俱至于手太阴。故真脏之气独见，独见者，病胜脏也，故曰死。

《素问·平人气象论》：死心脉来，前屈后居，如操带钩，曰心死。……死肺脉来，如物之浮，如风吹毛，曰肺死。……死肝脉来，急益劲，如新张弓弦，曰肝死。……死脾脉来，锐坚如鸟之喙，如鸟之距，如屋之漏，如水之流，曰脾死。……死肾脉来，发如夺索，辟辟如弹石，曰肾死。

《素问·大奇论》：脉至浮合，浮合如数，一息十至以上，是经气予不足也，微见九十日死。脉至如火薪然，是心精之予夺也，草干而死。脉至如散叶，是肝气予虚也，木叶落而死。脉至如省客，省客者，脉塞而鼓，是肾气予不足也，悬去枣华而死。脉至如丸泥，是胃精予不足也，榆荚落而死。脉至如横格，是胆气予不足也，禾熟而死。脉至如弦缕，是胞精予不足也，病善言，下霜而死，不言，可治。脉至如交漆，交漆者，左右傍至也，微见，三十日死。脉至如涌泉，浮鼓肌中，太阳气予不足也，少气味，韭英而死。脉至如颓土之状，按之不得，是肌气予不足也，五色先见黑，白藟发死。脉至如悬雍，悬雍者，浮揣切之益大，是十二俞之予不足也，水凝而死。脉至如偃刀，偃刀者，浮之小急，按之坚大急，五脏菀热，寒热独并于肾也，如此其人不得坐，立春而死。脉至如丸滑不直手，不直手者，按之不可得也，是大肠气予不足也，枣叶生而死。脉至如华者，令人善恐，不欲坐卧，行立常听，是小肠气予不足也，季秋而死。

《世医得效方·十怪脉》：一曰釜沸，二曰鱼翔，三曰弹石，四曰解索，五曰屋漏，六曰虾游，七曰雀啄，八曰偃刀，九曰转豆，十曰麻促。

釜沸：脉在皮肤，有出无入。如汤涌沸，息数俱无。乃三阳数极，无阴之候。旦见夕死，夕见朝死。

鱼翔：脉在皮肤，头定而尾摇。浮肤泛泛，三阴数极，又曰亡阳。当以死断。鱼翔脉似有似无。

弹石：脉在筋肉间，辟辟凑指，急促而坚。乃肾经真脏脉见。遇戊己日，则不治。曰：弹石硬来寻即散。

解索：脉如解乱绳之状，散散无序。肾与命门之气皆亡。戊己日笃，辰巳日不治。

屋漏：脉在筋肉间，如残霤之下，良久一滴，溅起无力。状如水滴溅地貌。胃气荣卫俱绝，七八日死。

虾游：脉在皮肤，如虾游水而，杳然不见，须臾又来甚急，又依前隐然不动。醒者七日死，困者三日死。

雀啄：脉在筋肉间，连连凑指，忽然顿无，如雀啄食之状，盖来三而去一也。脾元谷气已绝于内。醒者十一日死，困者六七日死。

偃刀：脉如手循刀刃，无进无退，其数无准。由心元血枯，卫气独居，无所归宿。见之四日难疗。

转豆：脉形如豆，周旋展转，并无息数。脏腑空虚，正气飘散，象曰行尸。其死可立待也。

麻促：脉如麻子之纷乱，细微至甚。盖卫枯荣血独涩。轻者三日死，重者一日殂矣。

《医学入门·死脉总诀》：万机四脉既包含，生死何尝另有玄。浮散沉无迟一点，数来无数病难痊。雀啄连来三五啄，屋漏半日一滴落。弹石硬来寻即散，搭指散乱真解索。鱼翔似有又似无，虾游静中跳一跃。更有釜沸涌如羹，旦占夕死不须药。

【研究进展】

一、常见病脉的研究进展

（一）脉象浮与沉的研究

李美仁[1]、李景唐[2]等多数医者认为，脉象的浮与沉主要是反映脉位的浅与深，取决于医师切诊时三指施加压力的大小，浮脉压力小，沉脉压力大。因此，近年来用脉象仪客观描记脉图研究，也多基于这一认识。但是，各家所用仪器及压力单位的不同，标准不一致。傅聪远等[3]认为取脉压力单位采用压强单位“kPa”较好，这样在不同类型的传感器间可通用，较为方便，拟以 5～10kPa 为浮取，20～25kPa 为沉取。

随着脉象研究的进一步深入，魏韧等[4]发现浮、沉不能简单地用取法压力来表示，取法压力的绝对值意义不大，而加压后主波幅的变化趋势可以判断脉象之浮沉（称趋势图），取法压力一主波幅关系曲线图呈渐降型的为浮取，取法压力一主波幅关系曲线图呈渐升型为沉取，从浮、沉的机制而言，近年的研究也打破了单纯从血管解剖位置浅深来探讨浮、沉的方法，而是从生理、病理及生物力学的角度进行了一些研究。徐建国[5]、费兆馥等[6]从正常人四季脉象及外感发热患者脉象观察中发现，脉象的浮沉除与血管的解剖位置、皮下组织及黏弹性等因素有关外，还与血管的舒张状态有关。龚安特等[7]认为脉管的几何位置是不易改变的，医生指下所感知的浮沉变化主要是由于血压、脉管半径、脉管刚度、脉管外周软组织刚度四个因素相互作用的结果，而这些因素随人体生理、病理及环境影响而变化。张大祥等[8]认为中医诊脉时的浮、沉变化是基于：①动脉应力与应变的非线性关系；②区分管壁张力与管内压力波的振幅大小。梁壁光等[9]研究了取法压力一主波幅曲线与局部跨壁压力的关系，浮取时呈渐降型趋势图时跨壁压力小，而沉取时跨壁压力大，所以趋势图呈渐升型；并发现血管平滑肌主动张力的变化对取法压力一主波幅曲线和脉象的沉浮有一定影响。牛欣等[10]认为取法压力一主波幅曲线趋势图客观地反映了脉的浮、沉变化规律，并从桡动脉的径向扩张与收缩、轴心位移、桡动脉上方组织厚度的变化及压力脉波的基频功率值、阻抗血流的功率谱和心血管参数的变化等探讨了脉位浮变与沉变的机制。张崇等[11]对1000余例脉图血流动力学资料分析结果示，浮脉与沉脉的大循环容量及心脏功能相同，但沉脉组的压力梯度容量及动脉壁张力大于浮脉。

1. 浮脉的研究

(1) 浮脉的脉图特征：①轻按(加压)时波幅较高，中取、沉取压力下主波幅逐渐降低，取法压力一主波幅曲线峰值左移呈渐降型。②单纯性浮脉的脉图特点为各波清晰，但波群形态发生明显变化，常呈双峰型，上升支陡直，上升时间较平脉缩短，降中峡高/主波高低于30%，费兆馥等[6]从外感发热病患者的脉图观察到浮脉脉图有降中峡加深，其中约40%左右患者的脉图降中峡极低，甚至低于基线，重搏波升高，符合典型的扩张波型，但是约有60%左右患者仅有降中峡降低的特征，而降中波无明显增大，甚至平坦，与上述扩张波不完全相同，而两者都有浮的指感，但后者浮而兼有弦紧的指感，往往恶寒发热并见。日本学者山本岩等的观察结果与此相同。③浮脉常因兼脉的不同，脉图形态发生一定变异，常随兼脉而改变。

王全来[12]等通过快速傅里叶变换方法将中医浮脉与沉脉的脉象信号从时域变换到频域，提取了浮脉和沉脉的频谱特征，即浮脉主波峰尖锐，大起大落，幅度比较高；沉脉主波峰较低，起伏平缓，幅度比较低；常脉居中。从时域脉象图还可看出，浮脉和沉脉的频率要高于常脉，其中浮脉频率最高。

(2) 浮脉的形成机制：研究结果显示浮脉的产生多因外周血管扩张，血管弹性降低，血流量增加，血管对血流产生的侧压力及阻抗减少，血流速度加快，因此应指浅表。这是由于各种病理因素，如外感发热、风水、皮水，或药物因素，如使用异丙肾上腺素、妥拉唑林、毛冬青等均可出现上述血流动力学变化，而形成浮脉。黄士林等[13]通过对30余例发热患者观察，发现外感发热患者浮脉的出现是鉴别病毒性感染和细菌性感染发热的一项重要体征。

唐亚平等[14]将医师诊脉与ZM-ⅢC型智能化脉象仪检测相结合，对1062例在校健康大学生进行浮脉测定。结果受检者中，浮脉为146例，占受检者总数的13.75%，在消瘦体型者中出现的比率明显高于正常体型、超重或肥胖体型者($P<0.01$)，在男女之间、四个季节之间出现比率的差异无统计学意义($P>0.05$)。结论：秋季脉浮的理论的实际意义值得商榷，而体型的胖瘦是判断生理性浮脉的重要依据。

2. 沉脉的研究

(1) 沉脉的脉图特征：①取法压力增大，取法压力一主波幅曲线图峰值右移，趋势图呈渐升型；②无病时的沉脉脉图形态正常，主、潮、重三波明显，主波幅较正常略低；时令沉脉图多表现为沉而平弦的图形；病理性沉脉都合并有兼脉，图形特征随兼脉而改变。

（2）沉脉的形成机制：诸家研究表明，除脉管位置较深外，尚有如下原因：①心搏血量少时血压下降，血管内压力减小，血管充盈不足，血流缓慢，如心脏及其他脏腑功能虚衰，低血压等常出现沉脉；②周围血管收缩，外周阻力增加，脉道变小，管内压力增高；③天气寒冷，体表浅动脉收缩，肌肤绷紧；④体肥或高度浮肿，表皮及脉管间的组织增厚而使脉管位置相对变深。脉象出现沉位时可因心脏功能不同、心搏出量的多少、外周血管所处状态及外周阻力的大小而出现不同的兼脉，如沉弦、沉细、沉缓、沉而有力、沉而无力等。

唐亚平等[15]将医师诊脉与ZM-ⅢC型智能化脉象仪检测相结合，对1062名健康大学生进行沉脉测定。结果：受检者中，沉脉为109例，占受检者总数的10.26%，在冬季出现的比率明显高于其他季节（$P<0.01$），在超重或肥胖体型者中出现的比率明显高于消瘦体型、正常体型者（$P<0.01$），而正常体型者又明显高于消瘦体型者（$P<0.05$），男女之间出现比率的差异则无统计学意义（$P>0.05$）。结论：体型胖瘦、季节等生理性因素与沉脉存在着密切的相关性，形体肥胖、冬季出现是判断生理性沉脉的重要依据。

3. 芤脉的研究

芤脉属于指感较浮的脉象，《脉经》："浮大而软，按之中央空，两边实。"近年来采用人体无创实验、动物的放血实验等，对芤脉的形成机制及脉图特点进行了研究。

（1）芤脉的脉图特征：肖氏研究结果表明，芤脉脉图为降中峡高度明显降低，重搏波明显增高，重搏前波消失，脉图升支上升时间缩短。傅聪远等Valsalva性芤脉脉图除肖氏所述变化外，尚有主波高度变小。并发现老年人以非典型性芤脉为主，降中峡位置略高，可能与老年人动脉硬化有关。

（2）芤脉的形成机制：肖一之等[16]观察了14名健康飞行员，在下肢负压（LBNP）作用下出现实验性芤脉的血流动力学变化。结果显示：心排出量（SV、CO、CI）明显减少，收缩压明显下降，舒张压及平均动脉压变化不大，心率加快，总外周阻力增高，以上变化与大失血、失水所致的血流动力学变化近似，同时出现芤脉的指感和脉图。肖氏认为芤脉的形成机制是大量出血或失水引起循环血量减少，心排出量减小，从而引起收缩压下降，心率加快和外周阻力增加是其代偿性反应。傅聪远等[17]采用Valsalva试验，观察到使受试者出现实验性芤脉时的心血管功能状态除上述改变外，尚有舒张压升高、收缩压降低、脉压变小、动脉顺应性增大、脉速缓慢、射血前期时间延长、左室射血时间缩短、PEP/LVET比值增大，傅氏认为以上变化可看做是芤脉形成的病理、生理基础，其中心搏指数和心指数降低是主要的。黄士林等[13]认为芤脉为大失血时出现的一过性脉象，临床常出现，但不易见到，动物实验及临床实践证明，只有当失血者年龄较大，血管弹性降低，失血达一定量时（临床中一般出血在400～600ml之间），造成循环容量不足，而机体的失血性调节反应尚未能使血管强烈收缩时，才能出现芤脉。黄作福等[18]对芤脉形成与每搏输出量及外周阻力的关系进行了研究，结果显示：①随每搏输出量的逐渐减少，脉图主波幅及降中峡逐渐降低，潮波消失，降中波幅逐渐明显，并发现降低外周阻力后再减少每搏输出量易导致芤脉的出现；②脉图参数降中峡高与每搏心排出量的减少呈负相关，降中峡高与每搏心指数、脉压呈正相关，相关系数有显著意义；③芤脉血流动力学变化与前面学者的实验结果一致。

（二）脉象迟与数的研究

张崇等[11]认为脉象的迟与数取决于控制心动周期的神经体液机制，心率的变化受多种因素的影响，又是心脉与代偿功能的一个综合表现。杨天权等[19]将其归入心律失常脉象。

1. 数脉的研究

数脉是指脉律基本整齐，而脉率增快的单一因素为主的脉象。现代一般将 90 次/分以上(或 90～120 次/分)定为数脉，亦有定为 100 次/分以上者。黄士林等[13]认为数脉本身无特异性的诊断意义，常是多系统、多种疾病所引起的一种重要体征，在无病时，数脉是一种生理反应，如体力活动、情绪激动、饮酒等均可出现数脉，使用某种药物，如阿托品、肾上腺素等也可引起心率加快，脉率变数。病理情况下，如失血、心功能不全，急性心肌梗死、发热、严重感染、甲状腺功能亢进等都可出现数脉，脉率的进行性增快，常是某种疾病加重的表现。

(1) 数脉的脉图特征：费兆馥[20]采集了一些表现为数脉患者的脉图，发现数脉脉动周期都小于 0.645，相当于脉率>90 次/分，而且虽然同为数脉，其脉图通过脉象分析系统的辨识，形状与参数之间还是存在差别的。朱传湘等[21]通过对 40 例数脉脉图的高度、面积、升支斜率等的判读，通过统计学分析，对数脉的脉图进行了描述，其主波高(20.81±4.99)mm，潮波高(13.56±4.27)mm，降中波高(7.2±1.93)mm，降中峡高(6.67±2.15)mm，总面积(123.27±34.90)mm^2，舒张期面积(32.60±8.72)mm，升支斜率(288.25±61.4)mm/s。并与平脉脉图进行比较，数脉脉图的降中峡高度、脉图总面积、脉图舒张期面积等参数小于平脉组，两组间差提示数脉脉体小，阻力小，较流利。

(2) 数脉的形成机制：潘文昭等[22]认为数脉除热证外，主要提示疾病在发展，如急性阑尾炎、肝炎、胃肠炎、气管炎等的急性期，脉象多弦滑数，病情好转后脉象缓和，脉象动数不静是病情未稳定的表现，如各种出血，尤其是内出血，可作为判断是否继续出血的一项体征。叶日乔等[23]对 100 例各型阑尾炎脉率观察后认为，对阑尾炎患者连续观察脉率变化，可了解病情的发展情况，对治疗方案的选择有一定的参考价值，急性化脓性和坏疽性阑尾炎，数脉出现率分别为 90%和 100%，而 20 例单纯性阑尾炎中，数脉出现率仅 28%，说明脉率变化可以反映阑尾炎的轻重程度。

数脉因其疾病的不同，机制不一。陈素云等[24]对 58 例血液病患者数脉心功能的观察，结果显示：数脉组以每搏心排出量减少、左室射血时间缩短为损伤特点，与非数脉组和正常组比较差别有非常显著意义($P<0.01$)，这种虚证的数脉有数而无力特点。朱传湘等[21]观察的结果：数脉脉动周期(0.64±0.04)秒，降中峡高度/主波高度、降中波高度/主波高度、脉图总面积等均降低，提示数脉除脉率增快外，脉图参数向滑的方面改变。黄士林等[13]认为数脉频率为 100～139 次/分之间，脉动周期时间在 0.6～0.43 秒之间，单一数脉图形和正常脉图相同，数脉常与其他脉相兼出现，如浮数、滑数、弦数、细数等，其脉图形态随兼脉而变化。

岳沛平[25]还提出数脉可见于正常人运动、激动时、妊娠的中后期等。心血疾病中，病理性数脉多属心血、心阴虚弱，虚热内扰所致。多见于自主神经功能紊乱以及充血性心力衰竭、活动性心肌炎与心内膜炎、肺源性心脏病、甲亢、贫血性心脏病等。自主神经功能紊乱所致的数脉，常因情绪激动、疲劳、体位改变等诱发。心衰等器质性病变所致的数脉，多为持续性，脉数无力，常伴有胸闷、心悸、气短、乏力等症状。此外，肾上腺素、麻黄碱、咖啡因、阿托品等亦可致一过性数脉。

程奕等[26]通过历代医家对数脉记载，结合西医学生理病理学、临床医学及脉图的研究。分析了数脉的形成机制；借助西医学的心电图，心脏多普勒超声，生化检验等方法，发现数脉与心功能的关系密切。在心气心阳心血不足的情况下，心脏为满足机体对血液的需求而代偿性地加快搏动，故心气心阳心血愈虚，心功能则愈差，搏动愈快，在脉则为愈数。

2. 迟脉的研究

(1) 迟脉的脉图特征:迟脉是指脉率较慢,频率低于正常的单一因素脉象,单纯性迟脉脉律基本规整,脉率41～59次/分(有的定为40～56次/分)。朱传湘等[21]对迟脉脉图参数的观察结果:脉动周期时间(1.16±0.05)秒,脉图总面积、潮波高/主波高、降中波高/主波高、降中峡高/主波高,较平脉略增大,提示迟脉除脉率减慢外,脉形比较丰满,脉图参数略向弦方面改变。

(2) 迟脉的形成机制:迟脉有生理性迟脉和病理性迟脉之分,李国彰等[27]对病理性迟脉和生理性迟脉脉图及心功能状态研究表明,虽然迟脉为频率依从性的单因素脉象,但生理性迟脉和病理性迟脉之间,甚至同为冠心病迟脉,因其兼脉不同,脉图参数及心血管参数有明显差异。黄士林等[13]认为迟脉因其产生的原因不同,机制各异,健康人中长期坚持体育锻练的运动员,或经常从事体力劳动的人,迟脉为强烈的体力活动者保持了气血的供给(每搏输出量增加)。病理性迟脉中有神经性迟脉,如颅内压升高、梗阻性黄疸、神经官能症、呕吐、压迫颈动脉窦及眼球或尿路结石绞痛时均可出现迟脉,这是因为迷走神经过度紧张,或反射性迷走神经兴奋;药物性迟脉常见于使用利血平、普萘洛尔、洋地黄、奎尼丁后,应根据病情进行药物或剂量的调整;心脏病性迟脉,常见于心肌病或心脏病引起的心肌病变,如冠心病、心肌炎、心肌病、心肌肿瘤、风湿性心肌炎、急性心肌梗死等,这些疾病出现迟脉有重要的临床意义,尤其是急性心肌梗死出现迟脉时,可能出现严重的心律紊乱,或为心脏停搏的先兆,应特别重视,并要迅速采取对症处治的措施,病毒性心肌炎或风湿性心肌炎出现迟脉,预示心脏骤停的可能,病态窦房结综合征脉率小于50次/分的迟脉,提示窦房结功能明显衰减。

临床中最常见引起迟脉的直接病因为窦性心动过缓、完全性房室传导阻滞、病态窦房结综合征、二度二型房室传导阻滞或2∶1窦房传导阻滞。张镜人等[28]观察到35例迟脉中,窦性心动过缓27例,窦性心律不齐3例,房室传导阻滞3例,结性逸搏2例。姜建国等[29]根据《伤寒论》中有关迟脉的论述,联系临床和血流动力学探讨迟脉脉理,认为其一是阳虚寒凝,血失鼓动,或血虚失养,运血无能;其二为邪热壅结,阻滞经脉,或痰瘀阻络,血行不畅,血管阻力增加等。临床常见窦性心动过缓、颈动脉窦过敏、颅内压增高、黏液性水肿、梗阻性黄疸、流行性感冒、心肌炎、冠心病下壁心肌梗死、甲状腺功能减退、营养不良及电解质紊乱(高血钾)等。李冰星等[30]通过历代文献整理、名老医师临床诊脉经验调查,发现名老中医100%以一息三至作为迟脉的定脉标准,结合迟脉的脉图分析,提出迟脉规范化初步意见即迟脉为以脉率单因素变化异常为主的脉象,脉率40～56/分,脉动周期为(1.16±0.04)秒,脉律基本整齐,脉图特征常随兼脉而改变。

唐亚平等[31]将医师诊脉与ZM-ⅢC型智能化脉象仪检测相结合,对1062例在校健康大学生进行迟脉测定。结果:受检者中,迟脉为58例,占受检者总数的5.46%,在正常体型者中出现的比率明显高于消瘦体型超重或肥胖体型者($P<0.05$),在男性中出现的比率明显高于女性($P<0.01$),在各个季节之间出现比率的差异无统计学意义($P>0.05$)。提示:性别体型胖瘦等生理性因素与迟脉存在着密切的相关性,长期参加体育锻炼是导致生理性迟脉的重要原因。

(三) 促、结、代脉象的研究

促、结、代脉是脉律异常,或脉率和脉律均异常的脉象。周跃辉[32]观察了迟、涩、结、代四脉和心电图的关系,认为此四脉的病理基础都是正气虚损,心气不足,故用养心益气、敛阴复脉法可以促进心肌代谢,提高窦房结兴奋性,达到治疗效果。张镜人等[28]测绘了促、结、代、脉图与心电图对照，50例结脉图患者中窦性心律不齐3例，房性期前收缩10例，室性期前收缩20例，心房颤动15例，房室传导阻滞1例，结性逸搏1例；30例代脉中窦性心动过缓3例，房性期前收缩17例，室性期前收缩10例；5例促脉均为心房颤动。薛芳[33]认为结、代、促脉可以反映一些比较常见的心律失常，促脉在心电图上表现为窦性心动过速，心房率、心室率超过100次/分，偶见期前收缩，临床常见感染性中毒性心肌炎；结脉在心电图上的表现为窦性心律，心房率、心室率60～70次/分，且偶有期前收缩或心房颤动；代脉在心电图上的表现有三种，即窦性停搏，二度窦房阻滞，期前收缩形成二联律、三联律、四联律等。不论何种脉律失常脉象，按之有力的大多是功能性的，为实证；按之无力的大多属器质性，为虚证。

1. 结脉的研究

(1) 结脉的脉图特征：结脉是脉律失常中常见的一种脉象，由于心脏跳动的异常而致脉搏产生不规则歇止，即在一次完整的脉搏之后，脉搏停搏或发生一次小的搏动，而后出现一个不完全或完全的代偿间歇期，脉率可迟、可缓。李冰星等[34]的调查结果显示，75%临床医师认为结、代脉脉势应指略艰涩。

黄士林等[13]将心跳次数多于脉搏次数者称为“结阴脉”，其脉图特征为：在一个常态脉波波群后有1～2个提前出现的插入性小波，一般波幅较小，波群的形态也多有改变，波群之后常有一段时限延长期，呈完全性或不完全性代偿，也可无代偿期；脉搏至数与心搏次数相同者则为“结阳脉”，其脉图特征：系在一个常态脉波群之后，有一段明显延长的时限，但无插入性小波，间歇后的脉波波群同前一个脉波波群，主波幅稍增高，脉图基线常明显降低，下一个波起点下移。

(2) 结脉的形成机制：来自于心律失常中的各种期前收缩，或传导阻滞等，当心脏出现期前收缩时，不论房性、交界性或室性期前收缩，均可引起暂时性血流动力学障碍，其障碍的程度，与心动提高的程度有关。期前收缩越早，心室舒张充盈时间越短，心室充盈不足，心血容量减少，心排出血量亦少，而导致血管内血容量不足，脉搏小而弱，甚至难以触知，脉图上在脉波指数曲线段出现插入性小波；另一型则多因二度Ⅰ型房室传导阻滞、窦房传导阻滞、窦性静止及并行心律等而出现心室暂时性停搏时，无血液排出，无脉搏搏动，脉图上脉波指数曲线段明显延长并下移，无插入性小波，间歇后的脉波波群形态如前，起点下移。

李冰星等[34]研究发现：结、代脉患者有心脏左室总泵力显著降低，射血分数、左室有效泵力、射流压力显著降低，外周阻力增加。提示心肌收缩力减弱，而心肌耗氧量、心脏功率反而增加；说明心肌耗能性代偿亢进，而能量的转换降低，心脏受损。

王志耘等[35]利用TCD探测28例结代脉患者发生期前收缩时的脑血流速度。结果发现：结代脉发生时的收缩峰度、舒张末速度、平均速度均低于正常脉象组；而搏动指数、阻力指数则高于正常脉象组。表明结代脉患者会出现显的脑血流速度下降，易引起脑动脉硬化。

结脉在临床上可见于多种疾病，常见于各种器质性心脏病，如冠状动脉粥样硬化性心脏病、风湿性心脏病、甲状腺功能亢进性心脏病、肺源性心脏病等，由于广泛性缺血、缺氧对心肌的损害，造成异位节律点兴奋性增高和快、慢纤维的传导功能障碍，而引起期前收缩，或是心肌发生退化性病理改变，而发生房室传导阻滞，导致结、代脉的产生；六淫邪气内伤心质，如病毒性心肌炎、感染性心肌病，都可出现结、代脉，如果是在急性期危害性较大，若炎症已完全恢复而留下纤维瘢痕性病变，可以发生期前收缩而出现结、代脉，对机体影响不大。其次强烈的情绪变化、思虑太过也可致心气和心阴损伤，长期失眠、过度疲劳、过量烟酒可致自主神经功能失调，交感神经或迷走神经兴奋，使心肌收缩加快，慢纤维的兴奋性失去均衡致使传导发生变化而引起期前收缩，导致结、代脉的发生；饮食不节，损伤脾胃，吐、泻过度而致津液亏损，电解质紊乱，钾离子浓度降低，或钠离子浓度升高，导致快纤维的自搏性增强，易发生多发性期前收缩，出现结、代脉。

李志刚[36]诊察结脉患者 57 例，经心电图检查均为心律不齐，心率在 50～90 次/分之间，其中室性期前收缩 22 例，心房颤动 15 例，房性期前收缩 15 例，窦性心律不齐 4 例，房室传导阻滞，结性逸搏 1 例。说明结脉的产生来自于心律失常中的各种期前收缩、心房颤动、窦性心律不齐、传导阻滞等。偶发性的结脉（每分钟 7 次以下），如果无心脏病史，又无自觉症状及体征，患者比较年轻，多为功能性结脉，可作如下检查：①让受诊者做 15～20 次蹲起运动后，如脉率增快，结脉次数减少或消失，或脉率逐渐减慢而结脉虽仍有发生，但次数较运动前少者，往往是功能性结脉（本试验不适于冠心病患者）；②心电图检查证明为室性期前收缩者，多为功能性结脉，若为房性或其他性质的期前收缩，则以器质性病变较多。

2. 促脉的研究[5,23,27]

（1）促脉的脉图特征：促脉为脉率快（数或疾）而节律异常（有歇止）的脉象。黄士林等[13]认为促脉的脉率在 90～160 次/分之间，同时出现间歇，脉图特征有两种情况：①在几个规则脉波形态后，有一个不规则波，此波指数曲线段延长，基线下移，使下一个波的起点下移，有明显歇止；②在几个规则脉波形态后，有不完全代偿间歇期的脉波，脉图指数曲线可见一异常的插入性小波。临床中常见于感染性或中毒性心肌炎、心肌病、窦性心动过速伴偶发的期前收缩、非阵发性的结性心动过速伴部分传导阻滞，或心房扑动持续 2∶1 房室传导阻滞伴部分 4∶1 传导阻滞时。李冰星[30]认为历代文献对促脉的描述有两种：一为急促而无歇止，一为数而时一止复来。后者为现代临床医师诊察促脉的唯一标准，100 名老中医诊脉经验调查中，100%的人以“数而时一止复来”作为促脉的诊脉标准，根据文献、调查及脉图检测结果提出诊断促脉的标准如下：①脉率 90 次/分以上，有明显歇止；②除歇止以外的脉波应指均匀，无乍大乍小，乍数乍疏指感；③脉图可见几个规则性脉波后有一插入性小波，或几个规则脉波后有一不规则的脉波，促脉的血流动力学改变与结脉相同。

（2）促脉的形成机制：李冰星[34]认为促脉的产生机制与结脉相同。即应为：来自于心律失常中的各种期前收缩或传导阻滞等，当心脏出现期前收缩时，不论房性、交界性或室性期前收缩，均可引起暂时性血流动力学障碍，其障碍的程度与心率提高的程度有关，期前收缩越早，心室充盈时间越短，心室充盈不足，心室容量减少，心排血量亦少，而导致血管内血容量不足，脉搏小而弱，甚至难以触知；另一型则多因二度Ⅰ型房室传导阻滞、窦房传导阻滞、窦性静止及并行心率等而出现暂时性停搏时，无血液排出，无脉搏搏动。

李冰星[34]还曾根据文献、调查及脉图检测结果提出了促脉诊断的标准：①脉率 90 次/分以上，有明显的歇止；②除歇止以外脉搏应指均匀，无乍大乍小，乍疏乍数指感；③脉图可见几个规则性脉波后有一插入性小波，或几个规则脉波后有一不规则脉波。

3. 代脉的研究

（1）代脉的脉图特征：代脉是脉律异常的脉象。黄士林等[13]归纳古、今文献对代脉的描述，认为有三种概念：①脉来忽见软弱，乍数乍疏，乍大乍小，完全没有规律，表明强弱与至数的不均匀；②脉来动而中止，不能自还，良久复动，表现为较长的间歇时间；③脉来动中有止，止有常数。李冰星[37]认为代脉止有常数是李中梓为了将代脉与促脉和结脉区别而提出的，在临床中没有实际意义，同时与代脉的主病不符。后世医家把止有常数作为诊断代脉的唯一标准，值得商榷。李氏认为除以上所述外，尚有脉来应指无力，脉图可见各脉波波形大小不一，脉动周期时间、主波高度、脉图面积等完全不一致。赵恩俭[38]认为代脉的诊断标准除上述三条外，还可把结、促脉以外的歇止脉都看做代脉。

(2) 代脉的形成机制：宋应勤等[39,40]发现，代脉信号与平脉、弦、滑、细脉信号的频谱特征差别显著，其激励信号是由3个具有不同周期的周期冲激激励序列组成。说明代脉受检者存在心律异常，但心脏节律有其规律性，因心房颤动或期前收缩等引起的心脏期前收缩是以一定节律进行的。这与《诊家正眼》所云“止为禅代，止有定数，不能自还，良久方动”是一致的。表示脉搏搏动强度的hco值比数脉、迟脉都要小，但比细脉强，可能是由于心脏异位起搏点的自律性增强或不完全房室传导阻滞导致的心室充盈量和心排血量减少所致。

代脉的血流动力学变化与结脉相同，有时在程度上比结脉更重，现代临床医师诊脉时常将歇止脉统称为“结代”脉。结、代脉在临床上是一种常见的心律失常脉象，多数为心脏一种病理现象表现于外的体征之一。也可以见于心脏以外的疾患，病情危重时所出现的“怪脉”也属于心律失常脉象，心律失常亦可见于正常人，所以说心律失常脉象，情况是复杂的，必须四诊合参，结合心电图，全面分析。

结代脉心血管功能特征：李冰星等[37]的研究发现，结、代脉患者有心脏左室总泵力显著降低，射血分数、左室有效泵力、射流压力显著降低，外周阻力增加。提示心肌收缩力减弱，而心肌耗氧量、心脏功率反而增加；说明心肌耗能性代偿亢进，而能量的转换降低，心脏受损。王志耘等[35]利用TCD探测28例结代脉患者发生期前收缩时的脑血流速度。结果发现：结代脉发生时的收缩峰速度、舒张末速度、平均速度均低于正常脉象组；而搏动指数、阻力指数则高于正常脉象组。表明结代脉患者会出现明显的脑血流速度下降，易引起脑动脉硬化。

(四) 弦与濡脉象的研究

张大祥等[8]认为脉象的弦与濡所描述的是动脉的周向与轴向张力的大小。张崇等[11]认为脉的弦与濡是动脉壁的体积弹性模量和动脉内的容量与压力所决定的。细弦脉常可见心脏泵力、心肌耗氧量及血管紧张度增加等交感神经功能亢进的表现，弦而有力脉则常有主动脉弹性系数及冠状动脉必需阻抗减小等动脉硬化的表现。可见脉象的弦、濡与血管硬度和紧张度关系密切。

1. 弦脉的研究

(1) 弦脉的脉图特征：弦脉脉图特征及生理含义是：①弦脉主波高度和陡度增大，反映心脏射血量和主动脉压力升高的速度；②重搏前波抬高是由于血管弹性增大，引起压力波传导速度加快，使外周反折波来回叠加的次数增加；③随外周阻力增大，主动脉中的血流排空减慢，舒张压升高，所以弦脉时的降中峡亦较高；④重搏波明显衰减亦与血管硬化、零压顺应性小有关。弦脉之所以具有“如按琴弦”之感，主要是血管顺应性减小和外周阻力增加，因此降中峡高/主波高增大，＞50％，潮波高/主波高＞75％，主峰角增宽，＞42°，升支角＞84°。

(2) 弦脉的形成机制：弦脉是临床上较常见的一种脉象，近年来对弦脉的研究报道较多，对正常人“平弦”脉，很多种疾病中出现的弦脉及弦脉脉图特征、形成机制等进行了研究。对弦脉形成的机制，主要从心血管、神经体液等方面做了一些工作。

殷文治[41]等借助西医学的心功能指标和无创检测心功能方法，分析弦脉形成的主要因素。结果表明，出现弦脉时的外周阻力增高，血管顺应性降低，心排出量减少。费兆馥[42,43]以Kubicek阻抗法测算每搏心排出量，以桡动脉脉图的面积、波幅和血压的换算系数等弹性腔理论代入非线性方程，求得外周阻力R、动脉顺应性C(包括C_O、C_S、C_D、C)以及对应的动脉弹性模量E(包括E_O、E_S、E_D、E)、脉图斜率$1/R_C$和时相平均压P_C，参考吉村正藏的心力系数近似法，求出心力系数 FI，并从心电图、心音图测得左心收缩功能 PEP/LVET。经分析 112 例平、弦、滑、涩、代脉的心血管功能，得知：由平脉演变为弦脉，以及弦脉由功能性进入器质性变化时，弦脉的心排出量低于平脉，心力系数减少，左心收缩时间间期部分延长，表明心脏功能减弱，外周阻力增高，血管顺应性小，提示血管弹性变差，张力增加，与平、滑脉时的心血管功能有显著差异。在以上基础上进一步分析指感刚柔不同的弦脉脉图的心血管功能（弦Ⅰ、Ⅱ和弦Ⅲ、Ⅳ）。观察资料表明，弦脉由功能性（弦Ⅰ）变到器质性（弦Ⅳ）时，主要是血管顺应性显著减小，而滑脉变为弦脉时，主要是外周阻力增大。不论是功能性弦脉还是器质性弦脉兼滑时，其循环功能都比单纯的弦脉好，尤其是外周阻力减小更为显著。

陈德奎[44]从血流动力学的角度，在非线性弹性腔理论建立的数学模型基础上，通过脉图测出动脉顺应性、弹性模量等参数，并以眼底及甲皱微循环为对照检查，发现动脉零压顺应性 Co＜1.5 时，已有不同程度的动脉硬化，从而将弦脉中 Co＜1.5 者归属为硬化性弦脉，Co＞1.5 者为功能性弦脉。同时证明动脉硬化阶段，心输心量比正常低得多，外周阻力的提高，均由毛细血管前细动脉的痉挛所引起。

赵冠英等[45]对 643 例正常成年人脉搏图与同侧上肢电阻抗图进行同步观察，结果提示，弦脉时的肢体血流量和每 100ml 组织血流量均少于平、滑脉、弦Ⅲ、弦Ⅳ型的肢体血流量。熊鉴然等[46]以脉图法测算高血压弦脉图，每搏心排出量、心指数比平脉明显增加，与其他单位测量结果不同。

关于弦脉的心排出量问题，傅聪远[47]认为，虽然实验测试结果出现弦脉的心排出量有增大和减少两种情况，但这两种情况并不互相矛盾。因为外周阻力与心排出量分别在控制主动脉根部血液的流出量和流入量中起主要作用，即共同决定着管腔内的血流增量，从而产生一定的张力变化。在一定的外周阻力下，心排出量的增加对弦脉形成可起促进作用，但它却不是形成弦脉的必要条件。相反，当外周阻力加大到一定程度以后，在心排出量减少的情况下，仍可产生具有弦脉特征的脉搏张力变化，而且这恰好是在某些心血管患者中常见的现象。因为外周阻力增加，使动脉血压升高，往往最后导致心排出量减少，这也许是生理性弦脉与病理性弦脉形成的不同之处。生理性弦脉的脉管富有张力，主要由于心排出量比较充盈，而动脉外周阻力仍正常，是功能旺盛的表现；病理性弦脉的高脉搏张力，主要由于外周阻力异常增加，而心排出量不大，甚至减少，是疾病或不健康的表现。

此外，宛新铮等[48]用生物力学知识，按桡动脉解剖及该处脉搏运动特点，运用流体瞬变线化理论，确定影响弦滑类脉象的主动脉瓣开启的持续时间、臂动脉入口处与终端的反射系数、臂动脉中脉搏波的传播速度等 5 个因素，结合心血管系统特点，通过电子计算机数值模拟改变其中某些参量，如主动脉下段血流量、主动脉开启时间、臂动脉压力波的速度等能复制典型的弦脉波形。柳兆荣[49]在线性化条件下，计算血液黏度，求得描述桡动脉处压力脉搏图的分析表达式，在此基础上讨论脉搏波图，随某些生理参数（血管弹性、血液黏度、外周阻力、心功能等）变化规律，弦脉脉搏图主波后缘阶梯波宽而高，通常阶梯的高度接近甚至高于主波，切脉时医生指面有“端直而长”感觉，主波后缘有高而宽的阶梯，将意味着对应的无量纲参量 η_1 与 η_2 较大，对应的血液阻力较大，使血管壁的弹性较差，切脉时指感是患者血管很硬，因而指面上有“如张弓弦”感觉。

唐亚平等[31]将医师诊脉与 ZM-ⅢC 型智能化脉象仪检测相结合，对 1062 例在校健康大学生进行弦脉测定。受检者中，弦脉为 118 例，占受检者总数的 11.11%，出现的比率在春季明显高于其他季节（$P<0.01$），在男女之间及消瘦体型、正常体型、超重或肥胖体型之

间出现比率的差异无统计学意义($P>0.05$),说明生理性弦脉在春季多见,其脉象与病理性弦脉相比较为柔和。

吴喜庆等[50]应用天津中医药大学与天津大学联合研制的TD-Ⅲ型智能脉象信息检测仪器,临床采集200例不同类型弦脉,同时进行脉图描记,从波幅指标、时间指标以及比值指标等构建弦脉脉图参数,得出年龄因素对取脉压力、h_1、h_3/h_1、升支角/α四组参数值影响较大,生理病理因素对取脉压力、t_1、h_1、t_4、h_3/h_1、h_4/h_1、升支角/α七组参数值影响较大。说明年龄及生理病理因素对脉象特征具有一定的影响。

徐芳等[51]应用彩色超声诊断仪——惠普8500中的CVIQ功能(彩色速度成像定量化)对20例弦脉者的桡动脉及20例非弦脉者的桡动脉进行了定量化分析,结果是弦脉者的桡动脉血流收缩期最大峰值速度S、阻力指数RI、血流加速斜率AS及血容量VOLT均明显高于非弦脉者,而舒张期最大峰值速度却低于非弦脉者。进一步证实了弦脉"端直以长,如张弓弦"的特点。而彩色多普勒超声中的彩色速度成像定量化这一功能正好弥补了以往对脉象学的研究缺少一种定量化的方法这一缺陷,将为中医脉象学的研究提供了一种全新无创伤性的、直观的、定量的科学方法。

以上研究结果说明:弦脉的形成是外周阻力、心脏射血功能和动脉弹性等因素综合作用的结果,其中外周阻力升高与动脉弹性模量增大常常起着主导作用。

此外,神经体液对心血管系统的调节功能亦及时反映在脉象上,当交感神经兴奋时,脉象变弦。费兆馥[43]在观察阴虚火旺患者时,发现体内儿茶酚胺升高与弦脉的出现率平行。陈可冀[52]曾对正常人用4μg/ml去甲肾上腺素葡萄糖注射液以20滴/分的速度作静脉滴注,一分钟内舒张压升高至90mmHg,同时可出现Ⅰ～Ⅱ期弦脉图,而肌内注射肾上腺素0.5mg及口含生姜片时,只能产生缓而有力的脉象。可见心脏收缩力增强或心排出量增加并未能引出弦脉,只有在周围血管阻力增加时,弦脉方能产生。熊鉴然[46]和陈德奎[44]同样在动物实验中采用缩血管药物去甲肾上腺素引出平脉向弦Ⅰ～弦Ⅳ的演变过程,与临床实验观察结果相吻合。以上提示交感神经兴奋,或缩血管类血管活性物质含量增加等都是形成弦脉的重要因素。如遇疼痛、寒冷、激怒、紧张等刺激,使交感神经兴奋,缩血管神经介质或内分泌激素分泌增加,或肝脏疾病使肝脏的灭活功能减弱等,都可导致脉象变弦。

张家庆[53]测得弦脉的脉波传导速度平均为7.6m/s,比同年龄平脉组6.30m/s大为增加,熊鉴然[46]、殷文治[54]亦测得狗的实验性弦脉组,脉波传导速度加快,认为主要与血管壁紧张度增高有关。

对于弦脉主病的研究,费兆馥等[43]根据文献弦脉主病记载对高血压、外科急腹症、慢性肝炎、慢性气管炎、恶性肿瘤、子宫肌瘤、慢性肾炎等患者进行脉图检测和分析,统计结果:慢性肝炎组、高血压组的弦脉构成比显著高于正常人同年龄组($P<0.02$;$P<0.05$),而其他各疾病组与正常同年龄组比较无显著差异。陈可冀[52]观察高血压患者弦脉出现率为156/168,不同等级的弦脉图又与高血压程度相应,所以认为弦脉是高血压诊断的一个重要依据,并可用以判断高血压病情的轻重和治疗效果。徐鸿达等[55]发现弦脉组患者的肝血流图异常者多,而平、滑脉组的肝血流图正常者多。以上提示弦脉与中医的肝脏功能有关。高血压出现的肝阳上亢、肝火上炎、肝风内动以及慢性肝炎出现的肝气郁结、肝脾(胃)不调、血不养肝等证,均属中医肝病的范畴,故都以弦脉为主。

2. 濡脉的研究

(1) 濡脉的脉图特征:濡脉是一种脉位偏浮、脉体细、脉势无力而柔软的复合脉。陈冰灿等[56]用HMX-C4型脉象换能器及MX-5型脉象仪对濡脉进行了观察，结果显示：濡脉在脉道形态示意图中显示浮取压力波动态在4、5、6通道较其他通道明显，切脉压力大时，脉搏波急剧下降，脉道形态呈压平状态，符合濡脉轻手即得，按之无有的特征；从脉位趋势图可见，最佳切脉压力在浮位，当切脉压力继续增加时，脉波波幅急剧下降，呈明显柔软象，脉波形态可见主波幅小，主峰宽度窄，重搏波不明显，脉图总面积较小，符合波动无力指感。魏轫[4]观察到濡脉趋势图为渐降无力型，血管图细，仅占二格宽，脉小而柔。

(2) 濡脉的形成机制：黄士林等[13]认为濡脉可见于胃肠型感冒、急性胃肠炎；或于吐泻过度造成体内津液不足，致使脉浮细无力，或咯血日久，或患崩漏均可见濡脉。李冰星等[57]观察到539例虚证中仅见1例濡脉为气虚患者，238例非虚证中，5例濡脉，主要是湿困脾胃的女性患者。

(五) 滑与涩脉象的研究

滑与涩是完全不同的两种应指感觉，滑指应指流利，涩指应指艰涩。张崇等[12]认为脉的滑涩是由心肌收缩动量、动脉弹性模量及终端阻抗所致的血液流变学状况所决定的。

1. 滑脉的研究

(1) 滑脉的脉图特征：①主波升支陡耸，主波顶峰持续时间短，上升支时间0.07～0.09秒，主峰角小，在17°～22°之间；②重搏波明显，常＞2m；③降支下降快，潮波常微小或不显著，有时分辨不出，降中峡位置较低，降中峡高比主波高30%左右(以上三条为病理滑脉脉图)。正常人滑脉脉图与平脉脉图近似，但潮波的位置较低，主、潮、重可见。

(2) 滑脉的形成机制：健康人稍滑脉是血管弹性好，心排出量正常，外周阻力小；病理性滑脉主要是末梢血管扩张，动脉弹性模量减少，血管内膜壁光滑，血液黏度降低等因素影响而产生；妊娠滑脉参见妇女、小儿脉象研究。

滑脉是指感流利、圆滑的一种脉象，可见于正常人(青年及运动员)；脉来和缓滑利，是有胃气的表现；亦可见于妊娠妇女，反映气血充盈和畅；当热邪内盛或痰饮、食滞等病变时，也可出现滑或弦滑、滑实的脉象。傅聪远等[58]用硅杯传感器测绘桡动脉脉图，同步记录Ⅱ导心电图、心音图、心尖搏动图、颈动脉图、指端容积脉波图及胸阻抗血流图和微分图，测算各项心功能指标，结果显示：正常人生理滑脉和妊娠滑脉的脉图比较接近，滑化程度比较高，具有典型滑脉图的特征。心功能指标比较，四组均有心率加快，动脉脉波传导速度减慢，指端容积脉波图均显现扩张波、容积脉波的切迹系数较小(DI相当于h_4/h_1)，而阻抗系数(RI)较大，反映末梢血管扩张。两种生理性滑脉比两种病理性滑脉的DI值小，而RI值却比病理性滑脉大，表明生理性滑脉末梢血管扩张的程度超过病理性滑脉。生理性滑脉的每搏和每分心排出量、心指数及动脉顺应性均比对照组大，而总外周阻力比对照组小。两种病理滑脉则恰好相反。PEPI(射血前期)、LVET(收缩期)、PEP/LVET与QSI等心室收缩时间间期参数，在各滑脉组与其他对照组之间几乎无明显差别。以上说明，末梢血管扩张和动脉弹性模量减小是滑脉形成的基本因素。然而在具体形成各种不同类型的生理或病理性滑脉时，还必须具备各自的特征因素。如生理性滑脉末梢血管扩张的程度较大，心排出量增多，而总外周阻力降低；病理性滑脉则心排出量减少，而总外周阻力略增大。其他因素如心率、心肌收缩力、血液的容量和质量等都是通过影响心排出量和总外周阻力而影响滑脉的形态。傅氏又通过观察献血员和正常人饮酒后心血管功能改变引出滑脉，这种实验性滑脉都具有心排出量减少的特点，与上述病理性滑脉形态相似。而用静脉输入右旋糖酐溶液，或静脉滴注扩张血管药物桑寄生提取液等，可出现实验性滑脉，其血流动力学特点与人体出现生理性滑脉时所具备的心血管功能特征相同，从另一方面为滑脉形成提供了实验例证。

黄士林等[59]通过对147名健康人、80名妊娠妇女、340例患者滑脉检测和12只狗的滑脉造型实验，以多项客观参数证明了滑脉的客观存在及滑脉的脉图，发现滑脉的基本图型有三种：双峰型（由明显的主波与高振幅的重搏波构成）、三峰型（由明显的主波、潮波和重搏波组成）、四峰型（由主波、潮波、重搏波及第四波组成，黄氏将此型称为重滑脉）。临床及动物实验结果还显示，滑脉的形成机制为血管内膜壁光滑、血管弹性良好和诸种因素导致血液黏滞度降低。黄氏按滑脉的图型、滑的程度不同分成三度：即稍滑脉常见于正常人；滑脉见于孕妇滑脉及病理滑脉；重滑脉为病情严重时的滑脉，预示某些疾病的恶化、活动或进展。临床检测结果，滑脉可见于多种疾病，依其程度的不同，可作为一项判断病情和疗效的指征。

李浩然等[60]对滑脉进行观察，发现外感发热将汗之际，滑脉患者占95.8%，支气管咯血及肺结核、肾结核、溃疡病等患者，出血之前均见滑脉。观察23例经治疗缓解的急性阑尾炎出现滑脉者，其中22例停药后3～10天复发，仅1例停药后三天滑脉消失而获近期治愈，认为滑脉是病根未除表现之一。李氏又在高热患者治疗中发现，热退后仍现滑脉者均在2～3天复发。此外，细菌性痢疾、肺结核、尿路感染以及慢性肾炎等病患者，即使临床治愈而仍见滑脉者，均非痊愈之征象。

殷文治等[54]运用桡动脉脉图法对临床患者的弦、滑脉进行血流动力学分析，结果表明滑脉的心血管功能与平脉比较，滑脉时的心排出量大，外周阻力降低，血管顺应性好。反映在脉图上，左心室射血时主动脉根部血容量增加而血管扩张明显，故主波陡耸；外周阻力低，血液从主动脉向外周流出快，故主波顶峰持续时间短，降支下降速度快，降中峡相对幅度低；因血管顺应性好，外周反折波传导速度减慢，故重搏波出现推迟，多落在远离主波而接近降中峡附近，往往使重搏前波不明显，出现典型双峰波滑脉图。

厉树忠[61]将中医脉象中的滑脉与涩脉信号，从时域到频域通过傅里叶变换，分析其时域和频域特征，并以常脉作对照探讨了其中所包含的某些病理信息得出了一些有助于破译其脉理的结论。从脉象时域信号的波形上看，滑脉比常脉的主波幅稍高，主要区别是重搏波幅较高，与主波一起构成双波型。临床还有潮波幅也较高的三波型，四波型较少见，其成因不是很清楚。从病理上说，滑脉多为实证，正气不虚，多见“痰证、热证、食积证”，低蛋白血症，血清凝固机制差等症，似乎与风湿毒热病邪引起人体血量多、流速快有关。从生理上讲，中医还独到地认为滑脉是已婚妇女的妊娠之脉。

何玉萍[62]为探讨心脑血管病滑脉者心血管功能的改变，分析了71例滑脉冠心病、中风病患者脉象图的心功能指标，并与126例非滑脉者进行比较。结果表明：滑脉组患者主要表现在左心泵力减弱、有效循环量不足、动脉硬化、肺动脉高压高阻。与非滑脉组患者比较，各项指标差异均有统计学意义（$P<0.05\sim0.001$）。提示：心脑血管病滑脉者有心血管功能损害。

唐亚平等[63]将医师诊脉与ZM-ⅢC型智能化脉象仪检测相结合，对1062例在校健康大学生进行滑脉测定。受检者中，滑脉为163例，占受检者总数的15.35%，出现的比率在超重或肥胖体型者中明显高于消瘦体型、正常体型者（$P<0.01$），在正常体型者出现的比率明显高于消瘦体型（$P<0.01$），在男女之间、各个季节之间出现比率的差异无统计学意义（$P>0.05$）。结论：生理性滑脉与体型胖瘦存在着密切的相关性，体型胖瘦是判断生理性滑脉的重要依据。

2. 涩脉的研究

（1）涩脉的脉图特征：主波幅较低，脉力较弱，主波升支与降支速度缓慢，主波和潮波融合，主夹角增大，有的脉图主波升支上有顿挫，降中峡界限不清或较低，降支不光滑。部分涩脉脉率迟缓，节律不整，脉势强弱不均，这些变化与切脉指感相符。

(2) 涩脉的形成机制：涩脉是以指感不流利为主要特征的一种脉象，心电图检查发现涩脉的患者绝大多数为心房纤颤，少数为室性、房性期前收缩及二度房室传导阻滞。心房纤颤时心排血量降低，心律完全不规则，故脉律不齐，脉搏强弱不匀。涩脉的心血管功能与平脉比较，心脏每搏和每分输出量显著减少，PEP/LVET 延长，FI(心力系数)降低，外周阻力增大，血管顺应性降低，表明涩脉时心血管功能明显受损。

王双英[64]观察了 60 例冠心病涩脉患者，临床辨证为“心阳不振”、“心血瘀阻”，结合临床症状和心脉功能分析，对涩脉形成的机制进行初步探讨。心阻抗微分图特征表明，A 波加深，C 波幅度降低，D 波呈平坦、宽大、高尖等改变，心功能指标皆低于正常值，表明心肌收缩力减弱，心排出量减少，血管弹性降低，外周阻力增加，血液流速、流量减少等变化，是形成涩脉的主要因素。

(六) 细与洪脉象的研究

1. 细脉的研究

(1) 细脉的脉图特征：细脉是脉道细小、应指显然的一种脉象，有以下特点：①主波幅降低，上升支和下降支均缓慢；②重搏波幅低或不明显，重搏波高度常等于或小于降中峡高度；③降中峡高比主波高 55%左右。

(2) 细脉的形成机制：细而无力的脉象多因心脏舒缩功能减弱，血容量不足，不足以充盈脉道，或外周阻力增加，有效循环容量减少，血流速度缓慢而致脉细如线；细而有力的脉象常因体内有某些缩血管物质存在，使血管处于收缩状态而显脉细如线，多呈细弦。

张崇等[11]观察了细脉的血流动力学变化规律，发现细脉有效循环血容量显著减少，心脏喷血阻抗增加，每搏心排出量明显减少，与《脉经》“脉细血少病在心”的论述相吻合。在循环功能方面，细脉组与正常对照组比较，细脉组显示血流速度减慢，血流半更新率减少，血流半更新时间延长，血流平均滞留时间延长。由于心排出量减少，微循环不良，血流迟滞，组织血液灌流状况不佳，氧化和组织代谢不足。与正常组比较有显著差别($P<0.01$ 或 $P<0.001$)，但细脉组的平均动脉压与正常组比较无显著差异($P>0.05$)，这是由于在每搏心排出量降低的情况下，机体为维持一定的动脉压，以保证主要器官的血液灌流，便通过加速心率，提高每分心排出量和心指数，并增加动脉血管床的张力，使其弹性系数减少，动脉血管床容积减少，以维持充盈的压力梯度，从而使减慢的血液速度相对增加。此外，细脉组的动脉血管弹性系数比正常对照组明显减少($P<0.001$)，以上两方面的代偿机制都是由交感神经的兴奋性提高所致，故脉细弦数常伴见头晕目眩、心悸怔忡、气短失眠、易倦易怒等气阴不足、心肝阳亢的症状。这些症状可能与组织血液灌注不足，特别是脑血流灌注不足，大脑皮质功能降低，扩散集中，内抑制等功能降低，以及心脏血管代偿反应有关。当机体的自身适应性调节失代偿时，能量代谢、组织代谢随血液灌注不足而降低，出现脉象沉细无力，伴见倦怠乏力，动则气短，心悸畏寒，面色㿠白等一系列气虚阳虚症状。

李敏等[65]用 MX-5 型脉象仪对 50 例细脉进行研究，结果显示：细脉者有左心舒张内径较小，桡动脉舒张期内外径均显著变小，心脏每搏血量与平均动脉压降低，动脉血流量偏低，与非细脉组比较差别有非常显著或显著意义($P<0.001$ 或 0.05)；动脉壁张力较小($P<0.005$)。并发现细脉者脉道图 7 个压力峰值依序下降，速率较快而且平均值亦较低，这符合中医细脉脉体细小的特征。李绍芝等[66]对 43 例细脉患者进行了脉图和超声心动图检测，并与 26 例滑脉、30 例平脉进行对照，结果显示细脉患者主波高度、脉图总面积均减小，心搏

血量降低，与对照组比较差别有非常显著或显著意义（$P<0.01$ 或 $P<0.05$），李氏认为心搏血量减少是形成细脉的主要原因。

李冰星等[57]对 539 例虚证、238 例非虚证、225 例正常人临床脉象进行分析，发现细脉虽多见于虚证，亦可见于正常人，正常人中平细脉占 22.67%，但正常人细脉多略滑略沉而兼和缓，为胃气充足的表现。高鼓峰曰："细脉必沉，但得见滑，即为正脉，平人多有之。"细脉在气虚组和血虚组中以细弦和沉细、细弱为主，阴虚组以细弦、细数为主，两者占 89.3%，阳虚组以沉细和迟细为主，两者占 74.02%。五脏虚证中，心气虚证患者比其他脏腑虚证患者出现细脉的比例高。

唐亚平等[67]将医师诊脉与 ZM-ⅢC 型智能化脉象仪检测相结合，对 1062 例在校健康大学生进行细脉测定。受检者中，细脉为 137 例，占受检者总数的 12.90%，细脉在女性中出现的比率明显高于男性，在消瘦体型者中出现的比率明显高于正常体型、超重或肥胖体型者，在四季出现的比率的差异无统计学意义。结论：性别、体型胖瘦等生理性因素与细脉存在着密切的相关性，对于女性、体型消瘦者，应充分考虑到生理性细脉的可能性。

2. 洪脉与细脉的对比研究：张崇等[11]认为脉象的洪与细是由左心室的心泵力、有效泵力、大循环容量、动脉压力梯度容量所决定的。魏钫[4]用多因素脉图描记到洪脉与细脉是完全不同的两种形态。洪脉脉图：趋势图为渐降型有力，血管图宽度大，占 5 格，脉象图略滑；细脉脉图：趋势图为渐升型无力，血管图宽度小占 2 格，脉象图柔。费兆馥等[6]观察外感患者脉象时有 3 例洪脉、11 例细数脉，分析其脉图特征及心血管功能结果显示：细脉图的主要特征为主波幅度比较低，脉图面积较小；洪脉图的主波高大，脉图面积较大。从心血管功能比较，细脉时的脉压差较小，每搏心排出量相对减少，血管零压顺应性低，外周阻力比较高；洪脉时的心排出量大，血管零压顺应性佳，外周阻力较小，脉压差大于正常。厉树忠等[68]将中医脉象信号中的洪脉和细脉，从时域到频域进行傅里叶变换，分析其时域和频域特征，并以常脉作对照，探讨了其中所包含的某些病理信息：①洪脉信号表征人体血流量较大，细脉信号表征人体血流量较小；②洪脉信号所表现的高能量不仅高于细脉，而且高于常脉；③洪脉、细脉信号相位的正负交变频繁是人体抗病状态激化和危重的标志。洪脉、细脉都是病脉信号，与常脉信号相比，其相位的正负交变频繁，是人体抗病状态激化和危重的标志。

二、妇女脉象的研究进展

（一）月经期脉象研究

朱安娜等[69]对妇女月经期与非月经期正常女大学生群体脉象及脉图参数变化进行了三个月经周期的脉象自身对照研究。结果显示：月经期的脉象及脉图参数变化为滑脉较多，月经末期及经后多沉细脉。吴仲如等[70]用 BYS-14 型心电脉象仪，对非月经期及月经期的妇女进行了观察。发现月经期妇女多为滑脉，非月经期妇女多为平脉，月经初期（第 1 天）多为平脉，月经中期（第 2、3 天）多为滑脉，月经末期及月经期后多为细脉。

罗英华[71]选取月经周期正常的健康育龄女性 85 人，观察所处月经时期的脉象，并以 B 超观察卵泡作为参照。结果：经后期脉象为弦；经间期脉象左右一弦一滑或弦滑；经前期脉象为滑；月经期脉象由滑转弦。按照各脉象出现的平均日期排序，月经周期脉象的变化规律为：滑脉（2 天）—弦脉（6.4 天）—弦滑脉（11.9 天）—滑脉（22.1 天）。结论：育龄女性的脉象随着月经周期发生着规律性变化。

（二）妊娠期脉象研究

赵承筠等[72]用 MX－3 型脉象仪对 400 例妊娠滑脉进行了观察，结果显示：①妊娠滑脉的脉象大概能分为滑、滑细、滑数、滑弦 4 型。脉图特点：呈双峰波型，主波、重搏波明显可见，主峰角小，重搏波切迹位置较低，脉率较快。②根据《脉诀》"左疾为男，右疾为女"，《妇人良方》"诸阳脉皆为男，即为大、疾、数、滑、实之类也，当怀男子；诸阴脉，三部脉沉细之类是也，当怀女子"的论述，对 247 例妊娠滑脉胎儿性别鉴别分析，从切脉强弱及流利度来比较判别，符合率为 51.4%；脉图描记判别，符合率为 77.7%。③对 20 例孕妇产前产后脉象图对照分析，结果显示：产后大多以细弱脉为主，与产前比较，脉图参数的变化差别均有显著意义。④400 例妊娠滑脉，177 例缓（平）脉，27 例涩脉进行比较，差别有显著意义。妊娠滑脉呈双峰波，主峰尖锐高耸突出，重搏波切迹较低，脉率加快，高峰持续时间缩短。与西医学认为妇女妊娠后血容量增加，血液稀释，心排出量增加，外周阻力降低，脉压差增大；中医学认为"妇人以血养胎"，气血充实，血流加快，因而往来前却，流利展转，替替然如珠之应指是相符合的。

黄士林等[59]对 30 例妊娠 2～9 个月妇女作了脉图、血液流变学观察，发现妊娠 2 月后即能表现滑脉，以 4 个月后滑脉最明显，直至产后 2 个月或人工流产后，滑脉渐减或消失。妊娠滑脉是一种生理反应，是代谢旺盛、营卫充实的表现。临床和实验资料表明，妇女在妊娠期间，血液各项黏度均值降低，这主要由于妊娠期雌性激素的作用，血容量增加，但血浆增加约为 40%，而红细胞增加约为 20%，故呈生理性稀血状态，而使血细胞比容显著降低，红细胞沉降率加快，妊娠末期时红细胞沉降率约为正常时的 5 倍。另一方面雌性激素可使血管内、外的水分潴留，使血液稀释，血液黏滞度降低，血流滑利、快速而呈现滑脉。

刘永欣等[73]对 300 例次妊娠脉图进行了分组分析，分为妊娠早期组（孕 40 天～12 周）、妊娠中期组（16 周～18 周）、妊娠晚期组（孕 30 周～分娩前）、正常妊妇产后（产后 42 天～5 个月）、妊娠高血压孕妇晚期组、妊娠高血压产后组。结果显示：①从各组 h_2/h_1、h_3/h_1 的比值画成的曲线图看，随着妊娠月的增大而曲线下降，说明妊娠中、晚期的外周阻力减少，与血液流变学的改变相符；②高血压孕末期妊妇与正常孕末期孕妇的脉图比较，高血压孕妇组由于病理变化，脉图参数 h_2/h_1、h_3/h_1 的比值大于正常孕妇末期组，T_2 时值也比正常孕妇末期组缩短，说明高血压孕妇外周阻力大于正常孕妇末期组。

赵冠英等[74]对妊娠 26 周以上与同龄未孕妇女脉图分析，结果显示：①正常妇女 135 例，其中滑脉 6 例，占 4.44%，孕妇 53 例，滑脉 43 例，占 81.13%，两组差别有非常显著意义；②将孕妇分成三组，Ⅰ组（26～29 周）、Ⅱ组（30～32 周）、Ⅲ组（32 周以上）进行比较，结果显示：随孕周的增加，心率加快，W/t 增大，Ⅲ组与Ⅰ、Ⅱ组比较，差别有显著意义，但主峰波宽度和主峰角差别无显著意义；③随孕周的增加，主波高、降中峡高、舒张间期三指标均变小，Ⅰ与Ⅱ、Ⅲ组比较差别有显著意义，Ⅲ组心动周期缩短，弹力系数 h_2/h_1 下降，心缩间期与心舒间期比值缩小，与Ⅰ、Ⅱ组比较，差别有显著意义；④孕妊滑脉与正常妇女的滑脉比较，主要区别为主波升高，收缩期（t_4）延长，W 变窄，心率加快，舒张期和心动周期缩短，t_2/t_3 及主峰角 θ 减小。

中医认为孕妇所以产生滑脉，是由于妇人受孕之后，肾精充沛，阴血旺盛所致。《濒湖脉学》曰："滑为阳气有余，故脉来流利如水，脉者，血之腑也，血盛则脉滑，故肾脉宜之。"西医学对妊娠生理的认识，则认为当卵子受精后，体内 hCG（绒毛膜性腺激素）量逐步上升（早孕时），使机体的代谢改变，血容量增加，血液稀释，心排出量增大。有实验证实，妊娠 28 周左右心排出量达高峰，可比孕前增加 25%～40%，外周阻力降低，血流速度加快，脉压差增加，故出现滑脉，形成医师指下流利如滚珠的感觉。

(三) 正常分娩过程脉象研究

徐建国等[75]用MX—3型脉象仪对21例健康适龄产妇正常分娩过程中的平卧位左尺、左关脉图进行了观察。按产科学将产程分为Ⅰ(第一产程潜伏期)、Ⅱ(第一产程活跃期)、Ⅲ(第二产程，宫口全开时)、Ⅳ(分娩后1小时)四个阶段，分4次记录脉象，作自身对照，结果显示：①分娩过程中尺脉脉图参数 h_3/h_1、h_4/h_1、W/t、W/t_4，从Ⅰ至Ⅱ阶段增高，表示脉图弦的程度增加，Ⅲ阶段上述各参数减小，表示向滑转变，为弦滑脉图，Ⅳ阶段上述参数变小，弦度消失，加上分娩中气血耗损呈细滑脉。Ⅱ阶段出现弦的原因与此过程中腹痛最甚有关，与中医"弦主痛"理论相符；②尺部与关部脉图比较结果显示，在分娩过程中相邻的二期之间，尺脉的脉图参数 h_3/h_1、h_4/h_1、W/t、W/t_4，多数都显示出显著差异。说明在分娩过程中尺脉脉图变化较关脉明显。因中医认为女子受孕、怀胎及分娩都与肾有关，而肾气通于尺，结合本实验结果，说明《诸病源候论》强调临产观察尺脉的变化，是有一定道理的。

(四) 临产离经脉研究

自晋·王叔和提出"妇人欲生，其脉离经"以来，后世诸家，众说云云。《医学入门》曰："临产六至，号曰离经。"《医宗必读》曰："欲产之脉，散而离经。"《诊家正眼》又曰："离经者，谓离于经常之脉，如昨大今小，昨涩今滑，昨浮今沉之类。"张景岳云："离经脉，即歇止者也。"唯有明代薛己在《女科撮要》中进行了详尽的论述："欲产时，觉腹内转动，即当正身仰卧，待儿转身向下，其时作痛，试捏产母手中指中节或本节跳动，方临盆即产。"

尤昭玲等[76]采用传统手法诊中指脉与仪器识别相结合对35例非孕、105例不同孕月的健康妇女及210例次正常产妇进行了系统的临床观察，结果显示：①临产组左手中指第1、2诊区脉诊符合率91%以上，尤以第一诊区最高占71%，与非孕组及妊娠5、7、9月比较，差别有非常显著意义；②阻抗容积脉波波幅上升时间、流入容积速度、流出容积速度等，非孕组＜孕5月＜孕7月＜孕9月＜临产组；③阻抗容积脉波波幅与临产组宫口扩张度呈正相关，相关系数 $r=0.952$($P<0.001$)，尤氏用所测容积脉波波幅值与宫口扩张度两者关系建立回归方程，可根据波的幅值计算宫口扩张度，从而减少肛检的损伤。不失为一无创简便的好方法。

三、小儿脉象及脉图研究

李丽霞等[77]用BYS—14型心电脉象仪对89例4～6岁健康小儿左手脉象及脉图进行了观察。结果显示：①脉象：该组主要脉象有细、弦、滑三种，不浮不沉者72例，占80.9%，16例偏沉，占18%，1例兼浮(占1.18%)；虽有偏细、弦、滑之分，但都不疾不徐，和缓有力，节律一致，为有胃、有神、有根之正常脉象，平均脉率97次/分；②脉图特点：细脉脉图主要表现为主波、潮波、降中波幅度较低，潮波及降中峡与主波的比值较滑脉组高，上升支速度较缓，脉波升支角度较小，降斜Ⅰ＜降斜Ⅱ；弦脉组的主波、潮波、降中波幅较高，上升支陡峭，潮波与降中峡的相对高度均高，脉波上升速度快，升支角度大，降斜Ⅰ＞降斜Ⅱ；滑脉组脉图主波幅较高，上升支陡，升支斜率大，近似弦脉，但潮波与降中峡的相对高度较低，降斜Ⅰ＞降斜Ⅱ。小儿因心率快，整个脉动周期时间、心缩时间和心舒时间相应缩短。李氏认为小儿的生理特点及个体的差异与健康成人一样，脉象出现偏弦、偏细、偏滑是完全可能的。

钱静庄等[78]用脉图和无创心功能检测法，观察了113例学龄儿童[平均年龄(10.75±0.82)岁]的心血管功能，并与79例健康青年对照[平均年龄(26.18±4.66)岁]，结果显示，学龄儿童脉图主波高显著低于青年组，潮波相对高度(潮波高/主波高)、降中峡相对高度(降中峡高/主波高)均较青年组高,最佳取法压力较低;血流动力学指标的每搏输出量(SV)、心排出量(Co)、心指数(CI)、平均顺应性(C)显著低于青年组,提示学龄儿童心血管功能明显弱于青年组,这可能是学龄儿童脉象以细为主,脉图主波幅小,上升支缓慢,潮波及降中峡相对高度较高的原因,与洪曼丽等[79]对110名3~5岁正常小儿脉搏图多见细脉的报道一致。

以上结论符合小儿脏腑娇嫩,血少气弱,形气未充,精、血、津液、肌肤等有形之质皆未充实、完善,各脏腑功能活动均属幼稚和不稳定状态,而新陈代谢旺盛,交感神经占优势的生理特征,所以脉象和脉图有细而数或细弦而数的特点。

四、真脏脉象的研究

十怪脉即釜沸脉、解索脉、雀啄脉、鱼翔脉、麻促脉、虾游脉、转豆脉、屋漏脉、弹石脉、偃刀脉。是中医28脉以外的非常脉象,形象表现复杂,切诊难度较大,不易掌握,但常可预示异乎寻常的病变。临床实践证明"十怪脉"是客观存在的,其中绝大部分是某种疾病的危重脉象,临床中具有重要的实用价值。黄士林等[80]和杨天权等[19]通过临床及动物实验的研究结果证明,十怪脉是心率过快或过慢,心律严重失常,血管发生超强改变,和心脏功能不全等诸多因素交错形成的脉象。主要反映心血管系统病变,有的是临床死亡前的先兆,虽属少神、无根和缺乏胃气的真脏脉,预后一般较差,但绝非都是绝证的脉象,有的若及早发现,救治及时,可延长患者生命,争取治疗时间。熟练地掌握、结合其他检查,及时判测病情,有部分真脏脉的病症是可以治愈或缓解的。

(一) 釜沸脉的研究

1. 脉象特征　①脉浮在皮肤,搏动浅表;②脉来有出无入,脉率极快,息数俱无;③脉律基本规则。现代研究认为:釜沸脉是一种心率在181次/分以上,脉率极快,测数困难,脉搏搏动浅表无力,脉律基本规整的脉象。有突然发作、突然终止的特点。

2. 脉图特征　①脉波频率在181次/分以上,脉动周期时间<0.33秒,脉波节律规正;②主波幅显著降低;③波群常态消失,呈丘状波型。

3. 形成机制　釜沸脉由一种快速的心律失常所致,临床常见于阵发性室上性心动过速及器质性心脏病,频发的室性心动过速易转化成室颤(心室颤动)和室扑(心室扑动)而猝死,实验性釜沸脉出现于注射高浓度的异丙肾上腺素后。常常在心率为181~250次/分之间出现。由于心率骤然增加,心脏舒张缩短,心室舒张不全,心血充盈减少,使心脏搏出量下降,血液对血管壁侧压作用力明显减弱,而出现极端浮而无力的脉象。

4. 临床意义　釜沸脉可见于各种器质性心脏病;无器质性心脏病的人,由于情绪激动、劳累过度、饮酒过量或吸烟过多等亦可引发;电解质紊乱时的低钾血症;洋地黄、锑剂中毒,去甲肾上腺素、异丙肾上腺素过量等也可发生釜沸脉。一般无器质性心脏病患者多为室上性心动过速,釜沸脉发作持续时间短者仅有心悸、恐惧、头昏、手足麻木感;持续时间长者,也可出现心衰、休克,甚至造成死亡;有器质性心脏病患者出现釜沸脉大多见于室性心动过速,可使原病症状加重,而出现心衰、休克或心肌梗死,甚至脑缺血症状。所以发现釜沸脉必须及时救治。

(二) 解索脉的研究

1. 脉象特征　①脉率乍疏乍密,快慢交替出现但无规律;②脉力强弱不等;③脉象散乱无序,如解绳索状。现代研究认为解索脉是一种脉律散乱、脉力大小不等、脉率时快时慢反复出现,且脉率多在80~150次/分之间的紊乱脉象。解索脉临床可分为阵发性和持久性两型。阵发性发作时间仅为数秒、数小时或数日;持久性可持续数日甚至半年。反复发作的阵发性可发展为持久性解索脉，阵发性脉率常较快，而持久性的脉率多数在100次/分以下。

2. 脉图特征 ①脉动周期时间不相等，其差值>0.12秒；②主波幅大小不等；③波群形态有异变或不规整。

3. 形成机制 主要为心房颤动所致。心房颤动时，房性冲动到达房室连接组织，但同时遇到房室连接组织的绝对和不同阶段的相对不应期，而发生完全性或不完全性干扰。由于心房率不规则，房室连接组织内不规则传导，而引起心室率快慢不匀和心室搏动强弱不同，使脉率的快慢和强弱不等，以90～130次/分时，解索脉的形象最为典型。尹继增等[81]认为，怪脉通过心电图可确诊。解索脉脉象为"脉搏乍疏乍数，散乱无序即脉律不整，脉率（至数）时快时慢，脉力强弱不等"，与28种病脉中之散脉同，解索脉实则散脉。结合心电图检查，解索脉与散脉均指心房颤动（房颤）脉。庄泽澄[82]对"乍疏乍数脉"即是代脉的观点提出质疑，并根据《内经》等文献的有关论述，认为乍疏乍数脉是十怪脉之一的解索脉，并认为乍疏乍数脉与促、结脉亦有着内在的病理联系。

4. 临床意义 出现解索脉的患者90%以上患有器质性心脏病，如冠心病、高血压性心脏病、先天性心脏病房间隔缺损、肺源性心脏病、心肌炎、风湿性心脏病、二尖瓣狭窄及关闭不全的患者常有解索脉。若二尖瓣狭窄者心率低于80次/分，患者耐受力强时，可无明显症状；若解索脉突然发生于重度二尖瓣狭窄者，脉率又较快时，可导致心阳衰竭及肺淤血，预后较差。

（三）雀啄脉的研究

1. 脉象特征 ①连连急数，三五跳不等；②顿然歇止，良久复来，反复发作。主病为脾亢气绝。现代研究认为雀啄脉是一种脉搏连续快速搏动3次以上（或5、6次），后出现一次较长时限的歇止，并有频频发作的短阵性不规则脉象。临床上可突然发作，骤然终止，也可由结脉发展而来。

2. 脉图特征 ①脉波节律不整齐，在常态波形后出现3～5个小波群，小波群频率较快，脉动周期明显缩短；②小波群的主波幅低于常态脉波的主波幅，且形态有变异；③小波群之后常表现一段间歇代偿期，脉图指数曲线段延长，基线下移。

3. 形成机制 主要由于短阵频发性室上性或室性心动过速所引起。数次过快的心室收缩，心室充盈不足，心脏排血量减少，动脉血压降低，发作时其脉动周期<0.37秒，所以表现有连连急数有进无退之感。突发骤止，反复发作，发作之后有一较长时限的间歇代偿期，所以脉搏表现三五不调，止而良久复来的特征。

4. 临床意义 雀啄脉患者可见心悸、头晕或颈部胀感，或有焦虑、恐惧。情志失调、劳伤太过、低血钾、洋地黄中毒等引起的雀啄脉多为短阵房速（房性心动过速）所致；严重广泛的心肌损害，如急性心肌梗死、心肌缺氧、严重器质性心脏病发生的雀啄脉为短阵性室速（室性心动过速）所致。测得雀啄脉时，应及时进行心电图检查。雀啄脉的出现常预示病情的进展或危重，应及时急救处治。发作时可使用针刺或指压内关穴，亦可用体位法、深呼吸法、按压人迎脉法，增高迷走神经张力，使短阵房速转为正常的窦性心律。

（四）麻促脉的研究

1. 脉象特征 《世医得效方》："脉如麻子之纷乱，细微至甚。"现代研究认为，麻促脉是一种严重心律紊乱时的脉象，脉率快（160次/分以上），脉律极不规整，心室输出量显著减少，血压较低时脉搏细而微弱。

2. 脉图特征 ①脉波频率速，160次/分以上；②脉波节律不齐，波群间存在间期差异，各波间脉动周期时间差>0.12秒；③主波幅显著降低，波群形态有变异，但大多数波群相似。

3. 形成机制 主要为多源性室性心动过速(紊乱性心室律),心室率极快而紊乱,心搏血量低,充盈不足,故脉体细弱无力而紊乱。

4. 临床意义 器质性心脏病引起的心室收缩不协调、阵发性室性期前收缩和室颤(心室颤动),也可见于严重的低钾血症,洋地黄中毒,及濒死患者,是心阳欲脱,阴阳离决的危象,预示短时内将发生室颤,是死亡的先兆。

(五) 虾游脉的研究

1. 脉象特征 ①脉位浮在皮肤,如虾游水面之浅;②脉来甚急,搏动无力而隐约可见;③时而跃然而去,杳然不见。其中以第三条为主要特征。现代研究认为:虾游脉是一种严重心律紊乱,是危症的脉象。脉率 160 次/分以上,脉位浅而无力,反复出现隐脉现象,隐没时血压为零,临床上此种现象持续时间较短,仅数秒或数分钟。

2. 脉图特征 ①脉波频率多在 160 次/分以上;②主波幅极低;③有短阵隐约波,一般每次 3～10 个,隐约波振幅呈渐减或渐升,波群形态变异,隐约波反复出现。

3. 形成机制 虾游脉是心脏发生扭转型室性心动过速时的脉象,主要见于低钾血症。由于心肌细胞内的钾离子大量丢失,心肌细胞动作电位产生不同程度的延长,使超常期兴奋性提高,心室自律性亦提高而产生异位心律,出现扭转型室速,以致心排血量明显减少,血压和脉搏消失反复出现,致使脉搏时隐时现,隐隐有形,跃然而去,形成虾游之状。林乔等[83]从 OMIM 检索出的脉搏相关基因座,与中医脉象对比,十怪脉中的“虾游脉”与“急冲脉”相对应,因此提出中医从相关基因的相应脉象,可以诊断出遗传性疾病的证的观点。

4. 临床意义 与雀啄脉相似,也可能是临终前脉象。

(六) 鱼翔脉的研究

1. 脉象特征 ①脉率极快;②浮泛无力;③似有似无。现代研究认为,鱼翔脉也是一种严重心律紊乱的脉象,脉率 160～200 次/分之间,发作初期脉体尚清楚,持续时间不长则脉突然减弱,脉弱无力呈似有似无现象,可转化为麻促脉和虾游脉。

2. 脉图特征 ①脉波频率在 160～200 次/分之间;②主波幅明显降低,但波群形态无异常,潮波消失,重搏波明显,降中峡极低;③脉动周期小于 0.37 秒,间期常不等;④连续记录的脉波中主波幅有逐渐(或突然)减低的表现。

3. 形成机制 是一种严重心律失常引起的脉象,临床常见于室性心动过速而导致的严重血液循环异常;由于心动过速,心室的充盈不足,从而使心排血量减少,动脉压下降,冠状动脉对心肌的供血不足,加上舒张时间短,不利于消除心肌疲劳,致使心肌收缩力降低,脉搏突然潜伏,似有似无。

4. 临床意义 可见于各种心脏实质严重损害的疾病,如冠心病、重症心肌炎、风湿性心脏病、梅毒性心脏病等。临床中必须及时救治,救治不当可发生室颤,而致心脏停搏。所以古人认为鱼翔脉主病为三阴寒极,肾绝亡阳之兆。

(七) 屋漏脉的研究

1. 脉象特征 脉来良久一至,如屋漏水;脉位在筋肉间;脉律不规整或规整。现代研究认为:屋漏脉是脉率缓慢,一息二至,脉率 21～40 次/分之间,多数为 35 次/分左右,脉律基本规整的脉象。

2. 脉图特征 ①脉动周期时间>1.5 秒,脉律整齐,脉波频率 40 次/分以下;②主波幅增高显著;③主峰持续时间延长,常>0.2 秒。

3. 形成机制 由于心室率缓慢,心脏舒张时间延长,心室充盈血量大,每搏输出量增加，以致收缩压升高，而舒张压每因心室舒张期延长而降低，造成脉压差大，所以脉来如潮水之大，去时则缓而无力，三部脉充盈，有如水冲脉，并可见手指甲床毛细血管搏动和颈动脉搏动增强。

4. 临床意义　屋漏脉可见于风湿性心瓣膜病、冠心病急性心肌梗死、病态窦房结综合征、完全性房室传导阻滞等。长期屋漏脉者，表示心肌病变弥漫，症状严重，预后较差。如因精神过度疲劳，迷走神经张力增强而出现短暂的屋漏脉，预后良好。

（八）弹石脉的研究

1. 脉象特征　急数，辟辟凑指，脉体硬而坚。现代研究认为，弹石脉是一种脉率快速，脉管发生高度硬化，弹性极差，触摸血管时毫无柔和及软缓感，同时外周阻力明显增高的脉象。

2. 脉图特征　脉波频率 100～160 次/分，脉动周期时间＜0.37 秒，节律整齐；主峰角圆滑或增宽，潮波和重搏波消失（或不明显）；脉波波幅大小变化无规律性。

3. 形成机制　由于各种原因产生的动脉粥样硬化，受累动脉表现为内膜有类脂质的沉着，引起血管内膜增生，其后内膜的中层逐渐退化或钙化，使动脉失去弹性而变硬，因此触诊感沉，脉管坚硬如石。动脉硬化的病变分布，在体内多散在，如肾动脉粥样硬化，可使肾实质缺血、缺氧而分泌大量肾素，使全身细小动脉痉挛及钠、水潴留，形成顽固性高血压，累及心脏致左心室扩大，心率加快，或心肌损害，心率过速等，而致脉象辟辟急数，状如弹石。

4. 临床意义　弹石脉是一种无胃气的真脏脉，预示病至晚期，预后较差。

（九）转豆脉的研究

1. 脉象特征　脉率快速，难于计数；脉形如豆，展转如循薏仁，极滑。现代研究认为：转豆脉是一种心脏节律过速，血液黏滞度降低，血流加快而出现的滑而数的脉象。

2. 脉图特征　①脉率 100 次/分以上，脉动周期＜0.59 秒，脉律规整；②脉图升支直立，主峰角尖锐，潮波不显著；③降中峡位置极低，降中峡高/主波高在 15％以下；④重搏波波幅异常增高；⑤浮取时波群形态清晰，中取主波幅降低。

3. 形成机制　中医认为转豆脉产生的原因为血虚内热，或毒热内蕴。现代研究认为：①严重贫血时，由于血液携氧量明显减少，从而引起全身各组织与器官缺氧而产生相应的变化。血液循环产生明显代偿变化，心搏及动脉与毛细血管搏动增加，脉压增宽，循环时间缩短，心排出量增加，红细胞因贫血而压积减小，血沉加快，血液黏度降低，血流加快，所以脉出现滑数无力；②恶性疾病进展末期或病毒感染，病理产物所致红细胞表面负荷减少，聚集加大，血沉加快，或因发热、心肌受损，致使心动过速，而出现转豆脉。

4. 临床意义　转豆脉主要见于重度贫血、病毒性心肌炎，恶性疾病如白血病、红斑狼疮性心肌病等，预示疾病的恶化和心肌受累。

（十）偃刀脉的研究

1. 脉象特征　①脉体坚硬，细如手循刀刃；②至数不定。现代研究认为，偃刀脉是一种动脉硬化合并有中小动脉血管紧张度显著增强时出现的脉管极细而弦坚的脉搏形象。临床中可见于肾性高血压及高肾素性高血压并动脉硬化的重型病例。

2. 脉图特征　①重搏波不明显或消失，脉图上升支直立有转折；②降中峡谷较深，可降至基线以下；③主峰角呈尖峰状，主波幅增高；主峰角顶圆或平顶状时主波幅稍低。

3. 形成机制　经临床及动物实验表明其形成主要为在动脉硬化的基础上，有中、小动脉的紧张度增高，小动脉过强收缩，使外周血管阻力增加，血管紧张度增大，而出现极细而弦坚的偃刀之象。

4. 临床意义 偃刀脉多见于肾性高血压、原发性高血压。如及早查出原因，审因论治能获得较好效果。

五、其他危重脉象的研究

（一）鬼祟脉的研究

1. 脉象特征 ①脉力表现忽大忽小，脉体表现忽长忽短；②脉象的强弱变化反复出现。因古人认为主病多为鬼神作祟，难治而得名。现代研究认为：鬼祟脉是一种心率节律正常，心肌收缩力发生强弱的改变而导致脉搏出现忽大忽小、强弱交替的脉象，预示心肌存在严重而广泛的病变。

2. 脉图特征 脉波波幅大小不等，高与低可为1∶1(或1∶2)交替出现，各波群形态基本相同，节律整齐，脉动周期时间基本相等，基线平稳。

3. 形成机制 主要是因为心肌结构的广泛损害而引起心脏收缩功能的强弱变化而产生的心肌收缩不齐。

4. 临床意义 鬼祟脉的出现多提示心肌严重而广泛的损害。黄士林等[84]对100例心功能不全者的脉象检测，鬼祟脉10例，占10%，其中冠心病急性心肌梗死3例，冠心病合并肺源性心脏病3例，病毒性心肌炎1例，心肌病3例。一般预后都较差。

（二）临终前脉象图的观察

刘宝顺等[85]用脉象仪对13例24小时内死亡的患者进行了脉图及脉象检测，13例中7例血压消失为零，6例平均血压80/62mmHg，平均心率115次/分，对照组为同年龄的健康人23例。用八类因素对两组患者脉图进行归纳分析，观察组微兼数脉5例，微兼散脉3例，弱兼数脉3例，细数脉1例，促脉1例，与对照组比较差别有高度显著意义。结果表示：观察组脉象均有无胃、无根、无神的特点，提示临床中若遇微或弱，兼有数和散的脉象，预后极差，脉图形态与疾病之间无特异性关系。

参考文献

[1] 李美仁，等．中医脉象基本指感客观化探讨．浙江中医杂志，1985，20(1)：89

[2] 李景唐．中医脉象客观描述和检测的可能性及中医脉图谱设计//第二届全国中西医结合四诊研讨会论文．1987

[3] 傅聪远，等．脉诊浮、沉、虚、实客观指标探讨．中西医结合杂志，1990，10(10)：603

[4] 魏韧．多因素识脉法．医疗器械，1981(2)：1

[5] 徐建国，等．中医脉象四季及昼夜变化的生物节律．上海中医药杂志，1984(10)：42-43

[6] 费兆馥，等．外感发热患者的脉图观察．上海中医药杂志，1985(12)：40

[7] 龚安特，等．试论中医脉象浮、沉的力学内涵．辽宁中医杂志，1986，13(1)：11

[8] 张大祥，等．从生物力学看中医脉象形态．江西中医药，1980，11(1)：100

[9] 梁壁光，等．脉象取法压力—主波幅曲线与跨壁压关系探讨．上海中医学院学报，1988，2(2)：36

[10] 牛欣，等．脉位浮变与沉变的心血管生理机制//第三届全国中医诊断学术会议论文汇编．1996：23

[11] 张崇，等．脉象图与脉学研究初步结果．江西中医药，1980，11(3)：38

[12] 王全来，等．中医浮脉与沉脉的频谱分析．甘肃科技，2007，23(6)：77-79

[13] 黄士林，等．中医脉诊研究．北京：人民卫生出版社，1987

[14] 唐亚平，等．浮脉与生理性因素的相关性的研究．时珍国医国药，2007，18(11)：2818-2819

［15］唐亚平，等．沉脉与生理性因素的相关性研究．辽宁中医杂志，2007，34(18)：1046-1047

［16］肖一之，等．实验性芤脉的形成机理及脉图特征．中医药工程研究与应用．北京：中国中医药出版社，1992：251

［17］傅聪远，等．实验性芤脉脉图特征及形成机理探讨//第二届全国中西医结合四诊研讨会论文汇编．1987：178

［18］黄作福，等．芤脉形成机理的实验研究//第三届全国中医诊断学术会议论文汇编．1996：109

［19］杨天权，等．心律失常和脉诊．辽宁中医杂志，1986，13(2)：47-49

［20］费兆馥．现代中医脉诊学．北京：人民卫生出版社，2003：112-113

［21］朱传湘，等．迟、数、缓脉脉图参数观测．湖南中医学院学报，1994，14(2)：42

［22］潘文昭．数脉在临证中的意义．广西中医药杂志，1982，5(2)：21

［23］叶日乔．100例各型阑尾炎脉率临床观察．广西中医药杂志，1986，9(2)：19

［24］陈素云．数脉主虚的心功能探讨//第三届全国中医诊断学术会议论文汇编．1996：111

［25］岳沛平．脉象与脉图变化在心血管疾病临床诊断中的意义．中医文献杂志，2006(1)：31

［26］程奕，岳沛平．数脉的形成机理及现代临床疾病相关性研究进展．辽宁中医药大学学报，2007，9(1)：58-60

［27］李国彰，等．病理性迟脉与生理性迟脉的脉图和心血管功能状态的对比研究．北京中医药大学学报，1996，19(1)：35

［28］张镜人，等．结、代、促、迟脉象的初步研究．上海中医药杂志，1981(9)：44

［29］姜建国．从《伤寒论》迟脉主病联系血流动力学探讨迟脉脉理．山东中医学院学报，1982，6(4)：21

［30］李冰星．迟、数、缓、促、结、代六脉规范化探讨．中医诊断学杂志，1996(2)：22

［31］唐亚平，等．迟脉与生理性因素的相关性的研究．陕西中医，2007，28(10)：1352-1353

［32］周跃辉．迟、涩、结、代脉象的初步研究//全国中西医结合学术研讨会论文汇编：四诊专辑．1983：64

［33］薛芳．心律失常在脉象上的反映及其治疗．新医学，1978，9(11)：56

［34］李冰星，等．促、结、代脉患者林场资料及血流动力学分析．湖南中医药导报，1998(1)：2

［35］王志耘，等．结代脉与脑血流关系的探讨．湖南中医药导报，2000，6(8)：16

［36］李志刚．对57例结脉的临床分析．吉林中医药，1994(5)：27

［37］李冰星．迟、数、缓、促、结、代脉形态综述．中医诊断学杂志，1996(1)：60

［38］赵恩俭．中医脉诊学．天津：天津科学技术出版社，1990：297

［39］宋应勤，等．中医代脉谱分析研究．陕西师范大学学报，1995，23(6)：38

［40］宋应勤，等．倒谱技术在人体脉搏信号分析中的应用．陕西师范大学学报，1997，25(2)：35

［41］殷文治，等．桡动脉脉图法检测几种脉象循环功能．上海中医药杂志，1983(1)：47

［42］费兆馥，等．弦脉的客观化研究．中西医结合杂志，1984，4(4)：243

［43］费兆馥．弦脉的探讨//全国中西医结合学术研讨会论文汇编：四诊专辑．1983：27

［44］陈德奎，等．弦、滑脉的血流动力学分析．中西医结合杂志，1983，3(4)：232

［45］赵冠英，等．643例左侧脉搏图与同侧上肢电阻抗图同步观察．中西医结合杂志，1987，7(4)：221

［46］熊鉴然．弦脉与血流动力学关系实验研究．中西医结合杂志，1982，2(3)：72

［47］傅聪远．脉象形成机理探讨//中西结合四诊研究进展学习班讲稿汇编．1985

［48］宛新铮，等．192例肝炎脉波图的初步分析//全国中西医结合学术研讨会论文汇编：四诊专辑．1983：79

［49］柳兆荣，等．弹性腔理论在心血管参数检测中的应用．上海医学，1980，3(7)：44

［50］吴喜庆．不同年龄生理病理性弦脉脉象特征研究．天津：天津中医药大学，2009

[51] 徐芳,等 .CVIQ 对 40 例弦脉与非弦脉桡动脉血流的测定 . 辽宁中医杂志,2000,27(4):153-154

[52] 陈可冀,等 . 高血压病弦脉的血液动力学分析 . 中华内科杂志,1962,27(10):638

[53] 张家庆 . 弦脉和滑脉脉波速度的初步探讨 . 新医药学杂志,1974(10):21

[54] 殷文治 . 家兔动脉粥样硬化与脉波传播速度//第二届全国中西医结合四诊研讨会论文汇编 . 1987:183

[55] 徐鸿达 .100 例弦脉与肝血流图关系的分析//全国中西医结合学术研讨会论文汇编:四诊专辑 .1983:80

[56] 陈冰灿,等 . 濡脉在综合性中医脉图谱中的动态表现//第二届全国中西医结合四诊研讨会论文汇编 .1987:192

[57] 李冰星,等 . 虚证脉象临床研究 . 浙江中医杂志,1991,26(3):126

[58] 傅聪远 . 滑脉的实验研究//第二届全国中西医结合四诊研讨会论文汇编 .1987:109

[59] 黄士林,等 . 滑脉实验研究与临床意义//全国中西医结合学术研讨会论文汇编 .1983

[60] 李浩然,等 . 滑脉机理的临床印证 . 浙江中医杂志,1985,20(10):45

[61] 厉树忠 . 基于时频信号处理的中医滑脉与涩脉的特征分析 . 西北师范大学学报,2008,4(5):43-47

[62] 何玉萍 . 心脑血管病滑脉者心血管功能观察 . 广州中医药大学学报,1998,15(4):246-248

[63] 唐亚平,等 . 滑脉与生理性因素的相关性的研究 . 四川中医,2007,25(12):27-28

[64] 王双英 . 涩脉机理探讨//第二届全国中西医结合四诊研讨会论文汇编 .1987:193

[65] 李敏,等 . 细脉客观化研究 . 辽宁中医杂志,1992,19(11):1

[66] 李绍芝,等 . 细脉者脉图参数和心排出量的初步观测 . 辽宁中医杂志,1988,15(1):42

[67] 唐亚平 . 生理性细脉相关性研究 . 江苏中医药,2007,39(8):58-59

[68] 厉树忠,王全来,杨金龙 . 基于信号处理的中医洪脉与细脉的特征分析 . 西北师范大学学报:自然科学版,2009,45(2):44-48

[69] 朱安娜,等 . 月经周期中的脉象变化//上海市脉象研究资料汇编 .1982:88

[70] 吴仲如,等 . 月经期妇女脉象的观察//全国中西医结合学术研讨会论文汇编:四诊专辑 . 1983:81

[71] 罗英华 . 育龄女性月经周期脉象调查分析 . 山东中医杂志,2007,26(6):87-388

[72] 赵承筠,等 . 妊娠滑脉 400 例分析 . 上海中医药杂志,1981(11):47

[73] 刘永欣,等 .300 例妊娠各期脉图分析//全国中西医结合学术研讨会论文汇编:四诊专辑 . 1983:72

[74] 赵冠英,等 . 妊娠 26 周以上脉图分析与同龄未孕妇女脉图比较//第二届全国中西医结合四诊研讨会论文汇编 .1987:175

[75] 徐建国 . 正常分娩过程中的脉图变化//第二届全国中西医结合四诊研讨会论文汇编 . 1987:224

[76] 尤昭玲 . 妇科离经脉与正常产程关系的初步研究 . 天津中医,1986(1):25

[77] 李丽霞,等 .89 例健康小儿脉象观察 . 广州中医学院学报,1985,2(2):27

[78] 钱静庄,等 .113 例学龄儿童脉图与心血管功能的观察 . 上海中医药杂志,1992(10):46-49

[79] 洪曼丽 .3-5 岁正常小儿脉搏图 110 例分析 . 甘肃医药,1982,(增刊):70

[80] 黄士林,等 . 中医脉象研究 . 北京:人民卫生出版社,1987

[81] 尹继增,金栋 . 怪脉解索新探 . 河北中医,2004,26(7):545-546

[82] 庄泽澄 . 乍疏乍数脉之我见 . 中国中医基础医学杂志,2001,7(12):3-4

[83] 林乔,王米渠,王刚 . 切诊遗传性疾病初探 . 浙江中医学院学报,2002,26(3):11-13

[84] 黄士林,等 . 鬼祟脉的临床与实验研究 . 北京中医学院学报,1985,2(1):16

[85] 刘宝顺,等,对临终前的脉象图初步探讨//全国中西结合四诊会议论文汇编 .1987:221

第四节 脉诊的临床运用及意义

【基本内容】

一、脉诊的临床运用

由于脉象与主病之间的关系十分复杂，因而对于如何分析脉象所反映的不同病证本质，或辨别病证所出现的不同脉象，在脉诊临床运用中，需要注意下列几个问题。

（一）独异脉象主病

临床时若能发现疾病中所表现出的某种特殊的脉象变化，即“独异脉”，这对于病证诊断是极为有益的。如《景岳全书·脉神章·独论》说：“独之为义，有部位之独也，有脏气之独也，有脉体之独也。部位之独者，谓诸部无恙，唯此稍乖，乖处藏奸，此其独也。脏气之独者，不得以部位为拘也，如诸见洪者皆是心脉……五脏之中，各有五脉，五脉互见，独乖者病……脉体之独者，如经所云，独小者病，独大者病，独疾者病，独迟者病……但得其一而即见病之本矣。”

1. 部位之独　是指某种脉象仅见于某一部，例如左关脉独弦，右寸脉独弱之类。这些脉的主病多与该部所属脏腑有关。如左关脉弦为肝郁，右寸脉弱为肺虚，左尺脉弱多肾虚等等，以此类推。

2. 脏气之独　是指某些脉常见于相应脏腑的病证，如结、代、促脉常是心病的表现，其他如肝病多见弦脉，肺病常见浮脉，脾病常见缓脉，肾病的脉象多沉等，五脏之中，各有本脉，独见者病也。

3. 脉体之独　是指病中突出表现为某种脉象，其所主的病证自明，如滑脉主痰湿、湿热、食积，紧脉主伤寒、痛证，濡脉主脾虚、湿困，伏脉主邪闭、厥病、痛极，芤脉见于亡血、伤阴之际等。

（二）注意反向意义脉象

脉象一般以浮为主表，沉为在里，数多热，迟多寒，弦大为实，细微为虚。但这些表、里、寒、热、虚、实之间，又有真假疑似，需要注意。如《景岳全书·脉神章·真辨》说：“浮虽属表，而凡阴虚血少，中气亏损者，必浮而无力，是浮不可以概言表；沉虽属里，而凡外邪初感之深者，寒束皮毛，脉不能达，其必沉紧，是沉不可以概言里。数为热，而真热者未必数，凡虚损之证，阴阳俱困，气血张皇，虚甚者数必甚，是数不可以概言热；迟虽为寒，凡伤寒初退，余热未清，脉多迟滑，是迟不可以概言寒。”

（三）脉症的顺逆与从舍

1. 脉症顺逆　是指脉与症的相应与不相应，以判断病情的顺逆。一般而论，脉与症相一致者为顺，反之为逆。如暴病脉来浮、洪、数、实者为顺，反映正气充盛能够抗邪；久病脉来沉、微、细、弱者为顺，说明正虽不足而邪亦不盛。若新病脉反见沉、细、微、弱，说明正气虚衰；久病脉反见浮、洪、数、实等，则表示正气衰而邪不退，均属逆证。

2. 脉症从舍　脉与症有时有不相应者，故临床时当根据疾病的本质决定从舍，或舍脉从症，或舍症从脉。如自觉烦热，而脉见微弱者，必属虚火；腹虽胀满，而脉微弱者，则是脾胃虚弱之故。胸腹不灼，而见脉大者，必非火邪；本无胀满疼痛，而脉见弦强者，并非实证。脉有从舍，说明脉象只是疾病表现的一个方面，因而要四诊合参，才能全面认识疾病的本质。

二、脉诊的临床意义

诊脉是中医临床不可缺少的诊察步骤和内容。脉诊之所以重要，是由于脉象能传递机体各部分的生理病理信息，是窥视体内功能变化的窗口，可为诊断病证提供重要依据。

中医整体观指出，人体是一个有机的整体，《灵枢·脉度》载："阴脉荣其脏，阳脉荣其腑……其流溢之气，内溉脏腑，外濡腠理。"表明机体各部分的功能有赖经络气血的运行流注和温煦濡养而实现；同时人体又与自然界相应，人的经脉气血随日月运转而产生相应的变化，正如《素问·脉要精微论》所说："四变之动，脉与之上下。"上述各种生命现象，都通过脉象的动态变化及时地反映出来。但是，脉象的生理性变异有一定的限度和规律（不失胃气为平）。当机体遭受外邪侵扰时，这种生理性平衡就遭到破坏，造成气血、脏腑功能逆乱，反映在脉象上就出现各种病脉。《景岳全书·脉神章·脉神》载："脉者血气之神，邪正之鉴也，有诸内必形诸外。故血气盛者脉必盛，血气衰者脉必衰，无病者脉必正，有病者脉必乖。"脉象的盛、衰、正、乖，都是气血邪正的外在表现，通过诊脉可以了解气血的虚实、阴阳的盛衰、脏腑功能的强弱，以及邪正力量的消长，为治疗指出方向。医生不识脉就无以辨证，不辨证就无以论治，只有精通脉理，方能成为良医。脉诊的临床意义，可归纳为以下四个方面。

（一）辨别病证部位

病证的部位就是指机体发生疾病时，病邪在表或在里，或侵犯机体的何脏何腑等。五脏六腑之气血，无不通于心脉。因此，当脏腑生理功能发生病理改变时，便会影响气血的正常运行而在脉象上反映出来。如浮脉多主表证，沉脉多为里证。寸口部的寸、关、尺三部，在左分属心、肝胆、肾，在右分属肺、脾胃、肾，若某部脉象发生特异变化，则应考虑其相应脏腑发生病变的可能，如两手尺部脉见微弱，多为肾气虚衰；右关部见弱脉，多为脾胃气虚；左寸部见洪脉多为心火上炎或上焦实热等。

"心主身之血脉"，"诸血者，皆属于心"，脉与心息息相关，脉搏是心功能的具体表现，故诊察脉象尤可帮助诊断心的病证。如促、结、代三脉多见于心血、心阴不足或心气亏虚、心阳不振的患者。又如随着医疗技术的不断发展，在大量的临床实践中，证实真脏脉中的大部分是心律失常的脉象，而其中绝大部分又是由心脏器质性病变所造成。

（二）判断病证性质

病证的性质就是指病证属寒或属热，以及痰饮瘀滞等。《素问·脉要精微论》说："长则气治，短则气病，数则烦心，大则病进，上盛则气高，下盛则气胀，代则气衰，细则气少，涩则心痛……"说明各种脉象都能在一定程度上反映证候的病理特点。如寒与热均可改变气血在体内运行的速率，常反映出不同的脉象，故可从不同的脉象上判断病变的性质。数脉、洪脉、滑脉、长脉等，多见于热证，有力为实热，无力为虚热；迟脉、紧脉等，多见于寒证，有力为实寒，无力为虚寒。

（三）分辨邪正盛衰

疾病过程中邪正双方的盛衰，必然影响脉象的变化，故诊察脉象可以分辨疾病过程中的邪正盛衰。如脉见虚、细、弱、微、革、代等无力脉象，多为气血不足、精亏、阳气衰微所致之虚证；若脉见实、洪、滑、弦、紧、长等有力脉象，则多为邪气亢盛，正气不衰，正邪交争剧烈所致之实证。

（四）推断病势进退

通过诊脉能及时反馈病变的信息，可以判断病情的轻重，推测预后的凶吉，观察疗效的好坏。

观察脉象推断疾病的进退和预后，必须结合症状，脉症合参；并要注意对脉象的动态观察。如外感病脉象由浮转沉，表示病邪由表入里。久病而脉象和缓，或脉力逐渐增强，是胃气渐复，病退向愈之兆；久病气虚或失血、泄泻而脉象虚大，则多属邪盛正衰，病情加重的征兆。热病脉象多滑数，若汗出热退而脉转缓和为病退；若大汗后热退身凉而脉反促急、烦躁者为病进，并有亡阳虚脱的可能。正如《景岳全书·脉神章·胃气解》所说："若欲察病之进退吉凶者，但当以胃气为主，察之之法，如今日尚和缓，明日更弦急，知邪气之愈进，邪愈进则病愈甚矣。今日甚弦急，明日稍和缓，知胃气之渐至，胃气至则病渐轻矣。即如顷刻之间，初急后缓者，胃气之来也；初缓后急者，胃气之去也。此察邪正进退之法也。"所以缺乏和缓从容之势的脉象，是预后凶险的征兆。

此外，脉象和症状都是疾病的表现，二者通常反映一致的特性，若脉与症不一致时，则提示病情比较复杂，治疗比较困难，预后较差，如脱血者脉反洪，是元气外脱的征兆；病寒热而脉反细弱，是元气虚陷，正不胜邪的现象。这些情况多反映邪正的消长和病情进退，对推测疾病的预后吉凶有一定意义。

【补充阐发】

一、关于脉症顺逆与从舍的认识

（一）脉症顺逆

脉与症都是疾病征象的反映。由于疾病种类繁多，有简单，有复杂，更有新病宿疾集于一身者，故临床变化莫测，脉症表现有典型、非典型以及反于常态等等。因此，一个正确的诊断，须经过医生全面收集病情资料，并作周密分析后才能确立。在对脉症进行分析的过程中常会遇到两种情况：一种是症状表现与脉象一致。如症见恶寒发热、头身疼痛、无汗、鼻塞流清涕、口不渴等一派风寒外感之象，脉见浮紧，脉与症二者一致。古人称之为"脉症相应"。这是发病的一般情况。另一种是症状表现与脉象不一致。如高热、面赤、烦躁、口干、腹满疼痛、大便秘结等一派实热之象，而反见迟脉，脉与症不相吻合。此为"脉症不应"。

一般而言，脉症相应为顺，脉症不应为逆。对此，张介宾曾有详细的论述，《景岳全书·脉神章》曰："凡内出不足之证，忌见阳脉，如浮、洪、紧、数之类是也；外入有余之病，忌见阴脉，如沉、细、微、弱之类是也。如此之脉，最不易治。"又曰："凡有余之病，脉宜有力有神，如微、涩、细、弱而不应手者，逆之兆也；凡不足之病，脉宜和缓柔软，若洪、大、实、滑、浮、数者，逆也。凡暴病脉来浮、洪、数、实者，为顺；久病脉来微、缓、软、弱者，为顺。若新病脉沉、微、细、弱，久病脉浮、洪、数、实者，皆为逆也。凡脉症贵乎相合，设若症有余而脉不足，脉有余而症不足，轻者亦必延绵，重者即危亡之兆。"归纳起来，张氏所述"脉症相应"有二：一是"有余之病"，如外感、暴病等等，邪盛而脉见洪、数、滑、实者，谓之脉症相应。反映邪虽盛而正气尚充盛，足以抗邪，故"为顺"。二是"不足之病"，如内伤、久病、正气虚衰，脉见沉、细、微、弱者，亦谓脉症相应。此乃正虽虚而邪不盛，病情尚属单一、明了，治疗容易对症下药，故亦"为顺"。至于"脉症不应"，亦有二：一是"有余之病"，如新病、外感，邪盛而反见沉、细、微、弱之脉，谓之脉症不应。说明邪盛而正衰，正不胜邪，易致正气内陷，故"为逆"。二是"不足之病"，如内伤、久病、正气虚衰而反见浮、洪、数、实之脉，亦谓脉症不应。表明正衰而邪盛，或是虚阳浮越，病情复杂、危重，故亦"为逆"。

应该指出的是，顺与逆是相对的，而不是绝对的。脉症相应之顺，并不就是指病情轻、预后好、治疗容易。有时候往往病情并不轻，只是病机比较明了，诊断比较明确而已。如久病、重病、正虚严重而见微弱之脉，可谓脉症相应，但病情严重，难以治疗，预后并不好。脉症不应之逆，也并不全是病情危重，预后不良。有时候只是病机比较复杂，诊断难以明确而已。除此之外，脉症顺逆还体现在脉与四时的逆从。如《素问・平人气象论》“脉得四时之顺,曰病无他;脉反四时及不间脏,曰难已”等所载便是。

(二) 脉症从舍

由于“脉症不应”是症状表现与脉象不相一致,因此其中必有一方反映疾病本质,而另一方则与本质不符合或是假象。所以临床辨证时就必须以反映疾病本质的一方为诊断依据,而舍弃另一方,此即所谓的“脉症从舍”。如陶节庵《伤寒家秘的本》曰:“大抵病人表里虚实不同,邪之传变有异,……有症变者,或有脉变者,或有取症不取脉者,或有取脉不取症者。”若症真脉假,则“舍脉从症”;症假脉真,则“舍症从脉”。

1. 舍脉从症　所谓“舍脉从症”,是在脉症不应的情况下,医生经过分析,认为症状反映了疾病的本质,而脉象与疾病本质不符,也即症真脉假。因此以症状作为辨证的依据而舍弃脉象。例如:症见腹部胀满、疼痛拒按,大便燥结,舌红苔黄厚干燥,而脉迟细者。此时症状所反映的是实热内结肠胃的本质,而脉象所反映的似是虚寒之象,症真脉假,故须舍脉从症。此外,临床上某些慢性病因发病时间较久,脉象无显著变化,诊断用药往往多根据症状而定。还有,根据前人经验,对于某些病证,辨证时主要凭症而定。如周学霆有“偏正头痛不问脉”、“痿症不从脉”、“老痰不变脉”之说。这当然不能一概而论,但亦是前人经验之谈,有一定参考价值。

2. 舍症从脉　所谓“舍症从脉”,是指脉症不应而症假脉真时,以反映本质的脉象作为辨证的依据,而舍弃与本质不符,甚至是假象的症。例如:热闭于内,症见四肢厥冷,脉象滑数。此时脉象所反映的是阳热内盛的本质,而四肢厥冷似是寒象,症假脉真,故须舍症从脉。

值得注意的是,对于脉症之“从”与“舍”,不能机械地理解。实际上“从”与“舍”也是相对的,往往是“从中有舍”,“舍中有从”。这一方面是由于对不同的疾病以及在发病的不同阶段,脉与症在辨析疾病上各有侧重与专长,其所发挥的作用不尽相同。另一方面是脉与症的辨证意义都有常、有变,有一般的规律与特殊的规律。“症真脉假”时“舍脉”,此时的“脉假”只是对一般的常规来讲属假。但如从其特殊的规律而言,实际还是“真”。例如,阳明腑实证之“脉迟”,对于“迟脉主寒证”这一常规而言,是“假”。但如考虑到“迟脉也可见于热证”这一特殊规律而言,“脉迟”也就无所谓“假”,自然就不必“舍”了。同样,“症假脉真”时“舍症”,也有类似情况。例如,邪热内闭时“四肢厥冷”,对于四肢厥冷一般属于寒象而言,此时的“肢冷”与邪热内盛的本质不符,是谓假象。但若考虑到“热深厥深”、“阳盛格阴”这一特殊规律时,“肢冷”也就无所谓“假”,自然就不必“舍”了。此外,就“舍症从脉”之“舍症”而言,并不是将全部症状都舍弃,而单凭脉象就作出诊断。事实上,患者患病时的诸多症状不可能全部是假象。所谓的“症假”只是指少数乃至个别的症状,而多数的症状显然还是与疾病本质相符的。

由此可见,“舍脉从症”也好,“舍症从脉”也好,其实质是在于告诫我们,诊病辨证时要全面收集病情资料,并对其进行全面的综合分析,对脉与症互勘互证,知常达变,透过现象,去伪存真,揭示疾病本质,从而作出正确的诊断。

至于脉症从舍的具体方法,张景岳曾有精辟的论述,可资参考。《景岳全书・脉神章》其曰:“凡治病之法,有当舍症从脉者,有当舍脉从症者,何也?盖症有真假,脉亦有真假,凡见脉症有不相合者,则必有一真一假隐于其中矣。故有以阳症见阴脉者,有以阴症见阳脉者,有以虚症见实脉者,有以实症见虚脉者。此阴彼阳,此虚彼实,将何从乎?病而遇此,最难下手,最易差错,不有真见,必致杀人。矧今人只知见在,不识隐微,凡遇症之实而脉之虚者,必直攻其症而忘其脉之真虚也。或遇脉之弦大而症之虚者,亦必直攻其脉而忘其症之无实也。此其故,正以似虚似实,疑本难明,当舍当从,孰知其要?医有迷途,莫此为甚。余尝熟察之矣，大都症实脉虚者，必其症为假实也；脉实症虚者，必其脉为假实也。何以见之？如外虽烦热而脉见微弱者，必大虚也；腹虽胀满而脉微弱者，必胃虚也。虚火虚胀其堪攻乎？此宜从脉之虚不从症之实也。其有本无烦热而脉见洪数者，非火邪也；本无胀滞而脉见弦强者，非内实也。无热无胀，其堪泻乎？此宜从症之虚，不从脉之实也。凡此之类，但言假实，不言假虚，果何意也？盖实有假实、虚无假虚。假实者病多变幻，此其所以有假也；假虚者亏损既露，此其所以无假也。大凡脉症不合者，中必有奸，必察其虚以求根本，庶乎无误，此诚不易之要法也。真实假虚之候，非曰必无，如寒邪内伤，或食停气滞而心腹急痛，以致脉道沉伏，或促或结一证，此以邪闭经络而然，脉虽若虚，而必有痛胀等症可据者，是诚假虚之脉，非本虚也。又若四肢厥逆，或恶风怯寒而脉见滑数一症，此由热极生寒，外虽若虚而内有烦热便结等症可据者，是诚假虚之病，非本虚也。大抵假虚之症，只此二条。若有是实脉而无是实症，即假实脉也；有是实症而无是实脉，即假实症也。知假知真，即知所从舍矣。

近见有治伤寒者，每以阴脉作伏脉，不知伏脉之体，虽细虽沉，亦必隐隐有力，亦必明明有症，岂容任意胡猜以草菅人命哉！仁者必不然也。又有从脉从症之法，乃以病有轻重为言也。如病本轻浅别无危候者，但因见在以治其标，自无不可，此从症也。若病关脏气，稍见疑难，则必须详辨虚实，凭脉下药，方为切当。所以轻者从症十惟一二，重者从脉十当八九，此脉之关系非浅也。虽曰脉有真假，而实由人见之不真耳，脉亦何从假哉！"

二、关于脉诊的临床意义

脉诊是最具有中医特色的诊断方法，是中医理论用于临床实践的一种具体方法，它能够反映中医理论的特点，千百年来，人们把脉诊作为别阴阳、辨脏腑、论虚实、断病机与定治则的根据之一，在整个医疗实践中有着举足轻重的地位。

脉诊的起源与中医学的历史几乎一样悠久，它是四诊中唯一直接接触患者人体的方法，历代医家大都十分重视脉诊。如李东垣指出："持脉有道，虚静有保，……以此参伍，以决死生之分矣。"徐大椿也提出："虚实之要，莫逃于脉。"如张仲景更是对脉情有独钟，伤寒论篇篇均冠有脉诊，其应用更是后世人的典范。

1. 根据脉象判定病机　如《金匮要略·中风历节病脉证并治》"寸口脉浮而紧，紧则为寒，浮则为虚。虚寒相搏，邪在皮肤。浮者血虚，络脉空虚，贼邪不泻，或左或右，邪气反缓，正气即急，正气引邪，㖞僻不遂。"可根据脉象来判断疾病的传变，如《伤寒论》第四条"伤寒一日，太阳受之，脉若静者，为不传。颇欲吐，若躁烦，脉数急者，为传也"。

2. 根据脉象推断病情的预后　如《金匮要略·痰饮咳嗽病脉证并治》："久咳数岁，其脉弱者可治，实大数者死。"

3. 根据脉象指导针灸方法的选用　如《素问·缪刺论》："邪客于经，左盛则右病，右盛则左病，亦有移易者，左痛未已而右脉先病，如此者，必巨刺之，必中其经非络脉也。"可见邪气客留于经脉，由于经脉之气左右互相贯通，所以遭受邪气侵袭时，往往会使左边的邪气盛，出现病脉(以涩脉和弦脉为主)，而其症状体征反现于右；或右边的邪气盛，出现病脉，而症状体征反现于左的情形，由于邪中于经而不在于络，因其邪深，所以应用长针深刺的巨刺法，直刺经穴。但临床上当身体一侧出现症状或者体征时，除可出现对侧脉象改变外，还可出现同侧或者双侧脉象的改变。只有当身体一侧出现症状或者体征，病脉出现在对侧时才应该采用巨刺的方法。否则应该采用病侧循经取穴针刺或者双侧循经取穴针刺的方法。《素问·调经论》曰："身形有痛，九候莫病，缪刺之。"《素问·缪刺论》："凡刺之数，先视其经脉，切而循之，审其虚实而调之，不调者经刺之，有痛而经不病者缪刺之，因视其皮部有血络者尽取之，此缪刺之数也。”身体有疼痛的症状，而九候之脉象没有出现病脉，这种情况就应该采用缪刺的方法来进行治疗，多选取四肢末端井穴或者皮部显现的血络，刺其出血。可见九候脉象是判断应该采用巨刺还是缪刺的主要指标，在巨刺与缪刺的临床运用中具有重要的意义。

4. 脉证合参辨明病机，确定治则　脉诊对选用药方有举足轻重的作用。症状上难以论定的时候，审察脉象有决定的意义。《景岳全书》：“脉者，气血之神，邪正之鉴也。”通过诊脉可以了解气血的虚实、阴阳盛衰、脏腑功能的强弱、邪正力量的消长，故徐春甫《古天医通》称“脉为医之关键”，认为医生不识脉就无以辨证，不辨证就无以论治。此类例子不胜枚举，但都反映了脉诊在临床诊断治疗中的重要性。二十多个世纪的历史表明，脉诊方法具有很强的生命力，而且经久不衰，至今仍然占有非常重要的地位。

三、临床忽视脉诊的原因探析

近代临床的部分医生存在着脉诊被忽视的现象，探求其原因，可能有以下几种。

1. 脉诊内容较复杂，在短短的寸口有三部九候之别，又有二十八脉之分，十分玄妙，难以掌握。如陈修园所说“脉之为道，最为微渺而难知也”。由于脉象是脉动应指的形象，要依靠手指的触觉来体察，需要在长期临床实践中逐步辨识、体认、总结，才能掌握，很难在短时间把握。近来不少中医医生由于畏难情绪而忽视脉诊。

2. 脉诊主要靠医生指腹感觉，目前各种脉象的指感标准尚未统一，且各人感觉灵敏程度不一，辨脉时意见有时难以统一。前人曾提出“熟读王叔和，不如临证多”。从另一个角度指出了脉诊是靠长期实践体会的，而初学者未免“心中了了，指下难明”。

3. 望、闻、问三种诊法客观易学，在一般情况下，以上三诊便能收集脉诊所能提示的绝大部分临床信息，进行辨证。如同乡村医生没有化验、心电图、B 超等客观检查一样可以治病一样，对于未能掌握脉诊的中医，也可以不必使用。正如《笔花医镜》曰：“四事本不可缺一，而唯望与问为最要……故医家谓据脉定症，是欺人之论也。”

4. 脉象易受内外环境因素的影响，如运动、情绪等会影响诊脉的准确性，初学者无法依据经验纠正偏差，更觉不可靠。

5. 历代医家名人对脉象体会不同，论述各异，故而出现种类杂乱，使学者莫衷一是。

因此，一部分医家对脉诊的权威性提出了质疑。而实际上，脉象的动态变化是客观存在的现象，故先贤才可能在长期的实践中经过比较、归纳，总结出对各种脉象的表述，并逐渐形成统一的概念，绝不是主观的臆造。对此，唯有经过长期临床实践方能加深认识。当然，脉诊的现代化、客观化研究落后于现代临床的需求，也是导致脉诊被忽视的一个客观因素。

【古代文献】

一、脉象分析病证

《素问·脉要精微论》：夫脉者，血之府也。长则气治，短则气病，数则烦心，大则病进，上盛则气高，下盛则气胀，代则气衰，细则气少，涩则心痛。浑浑其至如涌泉，病进而色弊，绵绵其去如弦绝，死。

《难经·十四难》：脉来一呼再至，一吸再至，不大不小曰平。一呼三至，一吸三至，为适得病。前大后小，即头痛目眩；前小后大，即胸满短气。一呼四至，一吸四至，病欲甚，脉洪大者，苦烦满；沉细者，腹中痛；滑者伤热；涩者中雾露。一呼五至，一吸五至，其人当困，沉细夜加，浮大昼加，不大不小，虽困可治；其有大小者，为难治。一呼六至，一吸六至，为死脉也，沉细夜死；浮大昼死。一呼一至，一吸一至，名曰损，人虽能行，犹当着床。所以然者，血气皆不足故也。再呼一至，再吸一至，呼吸再至，名曰无魂。无魂者当死也，人虽能行，名曰行尸。上部有脉，下部无脉，其人当吐，不吐者死。上部无脉，下部有脉，虽困无能为害，所以然者，譬如人之有尺，树之有根，枝叶虽枯槁，根本将自生，脉有根本，人有元气，故知不死。

《难经·九难》：数者，腑也。迟者，脏也。数则为热，迟则为寒。诸阳为热，诸阴为寒。

《灵枢·邪气脏腑病形》：黄帝曰：请问脉之缓、急、大、小、滑、涩之病形何如？岐伯曰：臣请言五脏之病变也。心脉急甚者为瘈疭；微急为心痛引背，食不下。缓甚为狂笑；微缓为伏梁，在心下，上下行，时唾血。大甚为喉吤；微大为心痹引背，善泪出。小甚为善哕；微小为消瘅。滑甚为善渴；微滑为心疝引脐，小腹鸣。涩甚为喑；微涩为血溢，维厥，耳鸣，癫疾。

肺脉急甚为癫疾；微急为肺寒热，怠惰，咳唾血，引腰背胸，若鼻息肉不通。缓甚为多汗；微缓为痿瘘，偏风，头以下汗出不可止。大甚为胫肿；微大为肺痹，引胸背起，恶日光。小甚为泄；微小为消瘅。滑甚为息贲上气；微滑为上下出血。涩甚为呕血；微涩为鼠瘘，在颈支腋之间，下不胜其上，其应善酸矣。

肝脉急甚者为恶言；微急为肥气，在胁下若覆杯。缓甚为善呕；微缓为水瘕痹也。大甚为内痈，善呕衄；微大为肝痹，阴缩，咳引小腹。小甚为多饮；微小为消瘅。滑甚为㿗疝；微滑为遗溺。涩甚为溢饮；微涩为瘈挛，筋痹。

脾脉急甚为瘈疭；微急为膈中，食饮入而还出，后沃沫；缓甚为痿厥；微缓为风痿，四肢不用，心慧然若无病。大甚为击仆；微大为疝气，腹里大脓血在肠胃之外；小甚为寒热；微小为消瘅。滑甚为㿗癃；微滑为虫毒蛔蝎腹热。涩甚为肠㿗；微涩为内㿗，多下脓血。

肾脉急甚为骨癫疾；微急为沉厥，奔豚，足不收，不得前后。缓甚为折脊；微缓为洞，洞者，食不化，下嗌还出。大甚为阴痿；微大为石水，起脐已下至小腹腄腄然，上至胃脘，死不治。小甚为洞泄；微小为消瘅。滑甚为癃㿗；微滑为骨痿，坐不能起，起则目无所见。涩甚为大痈；微涩为不月，沉痔。……诸急者多寒；缓者多热；大者多气少血；小者血气皆少；滑者阳气盛，微有热；涩者多血少气，微有寒。

《素问·平人气象论》：脉盛滑坚者，曰病在外。脉小实而坚者，病在内。脉小弱以涩，谓之久病。脉滑浮而疾者，谓之新病。脉急者，曰疝瘕，少腹痛。脉滑曰风。脉涩曰痹。缓而滑，曰热中。盛而紧，曰胀。

《难经·十八难》：人病有沉滞久积聚，可切脉而知之耶？然：诊在右胁有积气，得肺脉结，脉结甚则积甚，结微则气微。诊不得肺脉，而右胁有积气者，何也？然：肺脉虽不见，右手脉当沉伏。其外痼疾同法耶？将异也？然：结者，脉来去时一止，无常数，名曰结也。伏者，脉行筋下也。浮者，脉在肉上行也。左右表里，法皆如此。假令脉结伏者，内无积聚；脉浮结者，外无痼疾。有积聚，脉不结伏；有痼疾，脉不浮结，为脉不应病，病不应脉，是为死病也。

《脉经·平三关病候并治宜》：寸口脉浮，中风，发热，头痛……寸口脉紧，苦头痛，骨肉疼，是伤寒。……寸口脉微，苦寒为衄。……寸口脉数，即为吐，以有热在胃管，熏胸中。寸口脉缓，皮肤不仁，风寒在肌肉。……寸口脉滑，阳实，胸中壅满，吐逆。……寸口脉弦，心下愊愊，微头痛，心下有水气。……寸口脉弱，阳气虚，自汗出而短气。……寸口脉涩，是胃气不足。……寸口脉芤，吐血；微芤者衄血，空虚，去血故也。……寸口脉伏，胸中逆气，噎塞不通，是胃中冷气上冲心胸。……寸口脉沉，胸中引胁痛，胸中有水气。……寸口脉濡，阳气弱，自汗出，是虚损病。……寸口脉迟，上焦有寒，心痛咽酸，吐酸水。……寸口脉实，即生热，在脾肺，呕逆气塞；虚即生寒，在脾胃，食不消化。……寸口脉细，发热，吸吐。……寸口脉洪大，胸胁满。

二、脉象阐述病机

《素问·病能论》：黄帝问曰：人病胃脘痈者，诊当何如？岐伯对曰：诊此者，当候胃脉，其脉当沉细。沉细者气逆，逆者人迎甚盛，甚盛则热。人迎者，胃脉也。逆而盛，则热聚于胃口而不行，故胃脘为痈也。

《金匮要略·胸痹心痛短气病脉证并治》：夫脉当取太过不及，阳微阴弦，即胸痹而痛，所以然者，责其极虚也。今阳虚知在上焦，所以胸痹心痛者，以其阴弦故也。

《金匮要略·水气病脉证并治》：脉浮而洪，浮则为风，洪则为气，风气相搏，风强则为隐疹，身体为痒，痒为泄风，久为痂癞；气强则为水，难以俯仰。风气相击，身体洪肿，汗出乃愈。

《金匮要略·五脏风寒积聚病脉证并治》：趺阳脉浮而涩，浮则胃气强，涩则小便数，浮涩相搏，大便则坚，其脾为约。

《金匮要略·黄疸病脉证并治》：寸口脉浮而缓，浮则为风，缓则为痹。痹非中风，四肢苦烦，脾色必黄，瘀热以行。趺阳脉紧而数，数则为热，热则消谷，紧则为寒，食即为满。尺脉浮为伤肾，趺阳脉紧为伤脾。

三、脉象指导治疗

《伤寒论·辨太阳病脉证并治》：太阳中风，阳浮而阴弱。阳浮者，热自发；阴弱者，汗自出；啬啬恶寒，淅淅恶风，翕翕发热，鼻鸣干呕者，桂枝汤主之。

《伤寒论·辨太阳病脉证并治》：太阳中风，脉浮紧，发热恶寒，身疼痛，不汗出而烦躁者，大青龙汤主之。若脉微弱，汗出恶风者，不可服之。服之则厥逆，筋惕肉瞤，此为逆也。

伤寒脉浮缓，身不疼，但重，乍有轻时，无少阴证者，大青龙汤发之。

脉浮紧者，法当身疼痛，宜以汗解之。假令尺中迟者，不可发汗。何以知然，以荣气不足，血少故也。

四、脉象推断预后

《素问·玉机真脏论》：脉从四时，谓之可治。脉弱以滑，是有胃气，命曰易治。……脉实以坚，谓之益甚。脉逆四时，为不可治。

《灵枢·四时气》：持气口人迎以视其脉，坚且盛且滑者，病日进，脉软者，病将下。诸经实者，病三日已。

《难经·十七难》：经言病或有死，或有不治自愈，或连年月不已，其死生存亡，可切脉而知之耶？然：可尽知也。诊病若闭目不欲见人者，脉当得肝脉强急而长，而反得肺脉浮短而涩者，死也。病若开目而渴，心下牢者，脉当得紧实而数，反得沉涩而微者，死也。病若吐血，复鼽衄血者，脉当沉细，而反浮大而牢者，死也。病若谵言妄语，身当有热，脉当洪大，而反手足厥逆，脉沉细而微者，死也。病若大腹而泄者，脉当微细而涩，反紧大而滑者，死也。

【研究进展】

一、疾病与脉象、脉图关系的研究

（一）外感病与脉象、脉图的关系

外感病初起阶段，临床中以恶寒发热为主症。杨天权等[1]观察105例外感病卫分证的脉象及脉图，结果显示：数脉占89.5%、滑脉占84.81%、浮脉占21.9%、弦脉占18.1%、平脉占2.86%，可见外感表证患者以数脉、滑脉居多，其次为浮脉。相兼脉以滑数脉多见，共38例，其次为浮滑数脉，13例。随着病情好转，数脉、滑脉、浮脉分别减至退热后的4.29%、19.72%、5.63%；部分患者退热后变为平脉、弦脉。71例在发热时和退热后所测脉图有关指标比较结果显示：除主波高 h_1 外，最佳取法压力、脉率、脉动周期时间 t、降中峡高 h_4、h_4/h_1 热退后增大，W/t、t_5/t_4 亦增大，与退热前比较差别有非常显著意义（$P<0.05\sim0.01$）。滑脉与数脉在表证发热时常可见到，这与邪正抗争肌表，心率加快，血流加速等因素有关。热退后邪去正复，随之出现生理性弦脉、平脉，提示外感病表证的辨证中，脉象具有一定的诊断价值。浮脉主表，外感病的早期，浮脉极为常见，此项观察结果浮脉仅占21.9%，但71例发热患者最佳取法压力显著低于退热后压力（发热时101.76g±22.49g，热退后110.21g±21.79g，$P<0.05$），这可能是由于外感表证发热时桡动脉扩张，致使脉象偏浮。可见表证虽可见浮脉，但不能作为辨别表证的唯一脉象；但从发热时及热退后的脉率变化说明外感病辨证时从脉数与否，推断热势盛衰是不应忽视的。

张泰怀等[2]用MX-1型心电脉象仪检测了辨证为温病气分证的患者148例，并与189名正常人脉波图进行比较，结果显示：①温病气分证脉波图较正常组低的指标有主波高、降中峡高、降中峡高/主波高、收缩间期、舒张间期、脉动周期时间等；②较正常组高的指标有重搏波、重搏波高/主波高。这可能是在温病气分阶段时，正邪斗争剧烈，全身应激能力尚佳，发热使全身循环加快，脉率加快，外周阻力有所下降，相应在脉波图上反映出收缩期、舒张期、脉动周期明显缩短，所测值显然较正常为低；与心搏血量、外周阻力等有关的主波高、降中峡高、降中峡高/主波高所测值也较正常低；重搏波幅，重搏波高/主波高所测值较正常为高，两组比较，差别有非常显著或显著意义。因此上述指标的改变对温病气分证探讨有一定意义。

费兆馥等[3]观察62例外感热病患者，病程2小时至2天，体温38～40℃，自身对照的时间为热退后一周内。比较外感患者发病时和病愈后的脉图和心功能并进行统计分析，结果表明：恶寒发热时73.87%以上的患者脉图为浮紧数或浮数。脉图在取法压力50克左右就显现，而在150克左右消失。脉图主波幅值（h_1）与取脉压力（P）的趋势曲线峰值呈左移，符合浮脉的特征。脉率增快，脉形呈双峰波，降中峡位置与发热恶寒程度相关，热甚者降中峡低，甚至低于基线；恶寒甚时降中峡偏高，反映血管张力的变化。经桡动脉心功能测试，浮脉可能与血管扩张而血液充盈相对不足、血管内压减少等因素有关。

（二）高血压与脉象、脉图的关系

高血压是一种常见的慢性病，大多由神经系统功能紊乱引起持续性动脉血压升高。近年来对高血压的研究报道较多，结果也比较一致。陈可冀等[4]用压电式脉搏拾振器描绘了弦脉脉图，并以主波（C）、潮波（D）、重搏波（e）点的位置为重要标志，定出不同分级的弦脉，在168例高血压中有156例呈现不同程度的弦脉图，所以认为弦脉是高血压诊断的一个重要依据。而且各级弦脉，能相应地反映出高血压的病情轻重，亦可为治疗过程中病情改善的依据，如C、D下降、e变浅与舒张压下降有关，和临床症状改善一致，是病情减轻的标志。经脉图与多项实验观察分析，弦脉的形成与桡动脉血压、血管运动中枢功能、微循环状态等因素有关，而直接的影响因素是外周血管的阻力增大。

赵恩俭[5]对高血压的脉图研究中，亦认为脉图的弦紧程度一般与血管的紧张度和病情轻重成正相关，随动脉血压和张力增强，在弦脉图基础上出现不同程度的重搏波切迹（降中峡)抬高和重搏前波抬高。高血压的早、中期,多见单纯型、平顶型和双峰型弦脉图;病程较长者出现斜峰、宽腰型弦脉图。高血压早期患者脉象弦而兼浮或洪;晚期病例弦兼沉细,重型病例多兼涩脉。高血压兼有涩脉者多有心脏血管罹损。

不少单位从血流动力学的角度,采用非线性弹性腔理论,在建立数学模型的基础上,通过脉图测得外周阻力、动脉顺应性和动脉弹性模量等心血管参数。陈德奎等[6]屡经临床观察以及多指标实验资料分析,确定动脉零压顺应性 $C_0<1.5$ 时,具有动脉硬化特征,为中风预报提出了重要指标。

傅聪远等[7]将164例高血压患者,分为三组,A组:阴虚阳亢、肝阳上亢为主;B组:阴虚阳亢、肝肾阴虚为主;C组:气阴两虚、心气虚弱为主。经同步测定多种心血管功能指标和脉图参数,发现A、B、C三组间,血压差别小,且无明显规律性,心脏每搏输出量和心脏指数按A>B>C顺序递减,而总外周阻力则递增,组间差别显著。但脉图参数A、B、C三组间的差别则不显著。结果提示:高血压患者心血管功能指标的变化与脉图参数变化并不一致。将各项脉图参数与各项心血管指标作单相关分析,发现绝大多数脉图参数都同时与几项或十几项心血管功能指标相关显著。以心血管功能指标作因变量(Y),脉搏图参数作自变量(X),可以配合一系列的多重线性回归方程。利用这些方程,可以从脉图参数估计各项心血管功能指标的数值,判断心血管变化,可将弦脉分为弦Ⅰ、Ⅱ、Ⅲ、Ⅳ型,Ⅰ期高血压以Ⅰ型弦脉为多见,Ⅱ期高血压多为Ⅱ,或Ⅲ型弦脉,Ⅲ期高血压患者以Ⅲ型弦脉为主,也可出现Ⅳ型弦脉。可见随高血压病情的加重,脉图形态发生变化,弦度增高。

李墅娜等[8]将人体作为一个复杂的系统,采用给脉搏以固定激励的方法,测出人体系统在此激励下的输出,运用时频分析法分析了无高血压病症和有高血压病症的脉象信号的时频谱分布和功率能量比分布特点。实验结果表明,无高血压的脉象信号能量主要集中在5Hz以下的主波峰中,高于5Hz的能量只占很小的部分,而病脉的频率范围比正常脉较宽,尤其中高频部分较宽。时频分析方法可以很好地区分无高血压病症和有高血压病症的脉象信号。

(三)冠心病与脉象、脉图的关系

冠心病是临床常见的心脏病,以中、老年多见,临床症状有心悸、心前区疼痛、胸闷等,中医称胸痹,脉象可见弦、弦滑、细、涩、结代等。李绍芝等[9]观察了冠心病心气虚患者(30例)脉图及心排出量的变化,并以冠心病心阴虚(12例)、冠心病血瘀(21例)、正常人(30例)作为对照,结果显示:冠心病心气虚患者脉图参数主波高度(h_1)、潮波高度(h_3)、降中峡高度(h_4)均降低,W增宽,脉图总面积减小,心排出量明显减少。李氏认为心排出量减少是冠心病心气虚脉图参数改变的主要原因。谭达人等[10]观察了冠心病"阳虚"和"阴虚"患者的血液流变性,发现心阴虚者脉细为多,阴虚火旺者则脉多细数,细数脉患者的血液黏度增高,心脏功能减退,病情比较复杂。

张镜人等[11]对60例冠心病患者的脉象和心血管功能进行分析。其中42例为心肌梗死,平均年龄60.4岁(29~80岁)。在描记桡动脉脉图的同时,以非线性弹性腔理论作了心血管功能的测算和分析。所测冠心病患者的脉象有细脉12例,弦脉22例,细弦脉17例,计三类。其中弦脉组的零压动脉顺应性为2.78ml/mmHg,系三组中最小;细脉组和细弦脉组分别为3.39和3.58ml/mmHg,两者差异不大。外周阻力弦脉组为1.21mmHg·s/ml,系三组中最大;细脉组和细弦脉组分别为1.05和1.17mmHg·s/ml,两者亦较为接近。弦脉组零压动脉顺应性偏小、外周阻力偏高的特点,与弦脉组动脉有硬化、平均年龄较大有关。

加上弦脉组每搏心排出量 Sv、脉压 Pp 均较另两组略高，则形成了弦脉组"端直以长，如按琴弦"的高张力脉象。至于细弦脉组与细脉组均比弦脉组零压顺应性偏大，外周阻力偏小，同时两组脉的收缩期脉图面积 As 和脉压 Pp 也比较一致，说明该组细弦脉的脉象是以细为主脉，弦为兼脉。该文还报道，有一例心肌梗死患者在应用丹参、红参等治疗后，外周阻力降低，脉图波形转为滑脉。当停用丹参等药后，滑脉消失，出现弦脉。提示脉图和心血管动力学参量的同步观察，可作为治疗过程中病情变化、药物疗效的监测指标。

费兆馥等[12]曾观察 50 例冠心病和 30 名健康人的寸口六部脉图，发现冠心病患者左寸脉图独小，左寸脉图主波 h_1 低于右寸（与正常人相反），阻力系数 h_4/h_1 左寸高于右寸。认为左寸脉图 h_1 与各项心功能指标呈显著相关性，如 h_1 与 dz/dt、HI、FI、PeP/LVET、SVI、C_0、Pa、Pd 等呈正相关，与 R 呈负相关，而其他各部脉图 h_1 与上述指标的相关性不显著。将各部脉图 h_1 与各项心功能指标进行逐步回归分析，左寸 h_1 与 Sv 相关系数 r 最高，冠心病组 $r=0.5$，患者出现神疲乏力，胁痛腰酸，午后低热，舌质红，苔薄或光剥，辨证多为肝肾两虚，血瘀气滞证，脉图以沉、细、弱、涩为多见。

宋一亭等[13]在对冠心病患者的血流动力学变化的观察中，发现冠心病患者常见的滑脉、弦脉和微脉患者均有平均动脉压和总外周阻力的变化。滑脉的每搏心排出量、心脏指数及 Heather 指数都接近平脉；弦脉的心脏指数较平脉明显降低；微脉的每搏心排出量、心脏指数较平脉、滑脉和弦脉都显著降低，Heather 指数也较平脉小，而射血前期时间显著延长。并认为，患者由弦脉转为细弦脉或沉弦脉，提示病情可能变重；而脉象转滑时提示外周阻力降低，病情有望改善。

舒琴芳[14]综合多家的报道，对冠心病患者脉象进行了总结，冠心病多见弦、弦细、细弦、细、滑、沉、涩、结代、微等脉象，且多是兼见；并会随着病期不同而有所变化：初期以弦脉多见，后期细弱较多。瞿岳云等[15]对 480 例冠心病心绞痛患者的脉象分析后发现 28 脉中检测出 16 种脉，出现频率为弦脉 70.83%，滑脉 21.88%，虚脉 39.79%，结脉 19.58%等。韦湘林等[16]观察了 135 例冠心病患者的脉象，发现冠心病患者滑脉占 31.1%，对照组 120 例非冠心病患者滑脉为 18.1%，两组比较有统计学意义（$P<0.05$）。孙敏等[17]通过对 366 例冠心病患者的临床观察，发现治疗前冠心病可见脉象有 12 种，分别为弦脉、滑脉、沉脉、迟脉、缓脉、细脉、弱脉、涩脉、数脉、结脉、代脉、促脉，治疗后以弦脉、滑脉为主。周家滨[18]系统观察了 102 例冠心病和可疑冠心病、可疑心绞痛患者的脉象，发现以阳微阴弦脉及寸部、寸关部脉弦滑，关部、关尺部脉微细者为多，典型"阳微阴弦"脉 31.37%，寸微关弦尺微 10.78%，寸部沉迟，关部或尺部小紧数各 11.96%。

李福凤等[19]认为，冠心病脉象及其脉图的研究，为冠心病辨证客观化奠定了一定的基础，但也有不足：①脉图分析方法单一：由于脉象形成极为复杂，它与血管结构和特性、管外肌肉和皮肤组织、血液特性等多种因素有关，反映的是一个综合的结果，若用单一的时域分析方法来处理采集到的非线性、非平稳的脉搏波信号有一定局限性。因此，寻找新的脉搏信号提取方法来研究冠心病脉象是非常必要的。②形成机制研究局限：目前研究多限于血液流变学、微循环障碍、血流动力学、心功能 4 个方面；但是能够反映心血管状态的病理指标（如冠状动脉狭窄程度、心脏和颈动脉超声、炎症指标、血脂异常等）和脉象、脉图参数的相关性研究报道较少。所以，脉象和心血管状态的关系有待进一步探索。③未从脉象要素研究：目前冠心病脉象客观研究还尚未从脉象八要素角度进行量化研究，也就是说还没有学者去探索哪些生物信息指标或脉搏参数对判断冠心病患者脉位、脉力、脉长、脉宽、脉流利度、脉紧张度等要素更有意义。④缺少实验研究:冠心病脉象的实验研究还尚未开展,今后可加强这方面的研究工作。

(四)肝脏病与脉象、脉图的关系

宛新铮等[20]对192例肝炎脉图分析,提出肝病和高血压的弦脉出现率虽然都显著高于其他病,但肝病弦脉和高血压弦脉又有不同。高血压弦脉的潮波位置高,甚至超过主波,这是由于脉波传播速度快,脉搏波在血管中多次反折叠加,加之外周阻抗增大所形成。肝病时虽外周阻力比较高,但脉搏波传播速度比较慢,以致重搏前波滞后,大部分内容叠加在重搏波上,造成重搏波升高,所以肝炎脉图有弦滑脉图特点。宛氏还观察了肝炎病脉象及脉图与辨证的关系,也认为肝炎辨证基本可分为三个主要类型:①湿热型多见于急性黄疸型肝炎,也可见于部分中医辨证偏湿的急性无黄疸型肝炎,一般病程较短。此型脉象以滑数或滑为主,弦滑脉亦较多;②肝郁气滞型多见于肝炎慢性迁延期及部分急性无黄疸型肝炎,一般病较长,此型以弦脉为主或弦脉的兼脉;③虚证型多见于慢性迁延性肝炎后期,此型较为复杂,有沉细涩弱等脉象互相交错,如肾虚型以弱脉、细脉、细数脉为多,脾虚型以弦脉为多,细脉、沉缓脉也常见;④血瘀型以弦滑脉、滑数脉为多。从脉图与辨证关系看,观察了h_4/h_1、$Hd/h_1(h_1-h_2)/(h_1-h_4)$、LVET/t等指标,肝郁气滞型以弦脉为主,故代表外周阻力的指标h_4/h_1、Hd/h_1均大于其他两组,湿热型以滑脉为主,故上述指标在三型中最小,虚证型脉象比较复杂,上述指标介于其他两型之间。

费兆馥等[21]用3MX-1型三头脉象仪测绘43例肝脏肿瘤患者的三部九候脉图。脉图资料表明,肝脏肿瘤患者三部脉形大致相同,弦脉占90.9%,比同年龄正常人组弦脉出现频率显著增高。两手尺脉脉图主波h_1显著减小,指感尺脉比较无力,与肿瘤患者元气虚损有关。左关脉图h_1异常者占47.6%,而右关异常率为9.52%,提示肝脏肿瘤患者左关脉图变化比右关显著增加,可能与左关候肝有一定联系。晚期肿瘤患者,全身情况差,神态委弱,脉图主波幅h_1小,切脉指感无力,显示虚脉的特点。尺脉的最佳取脉压力大而脉图h_1小,故指感沉而无力。关部脉图h_1较大,寸、尺部脉图h_1极小,使脉动应指范围不及三部,呈现短脉的特征,关脉图h_1先大后小,指感轻取虚大,而按之空豁。以上均为正气虚弱的征象。肝肾阴虚、肝阳上亢患者寸、关脉h_1比尺部显著增大,与指感寸关弦亢尺部沉弱相一致,湿热内阻型患者显示二关部脉图h_1增大,是肝脾实证的表现。临床症状虚实夹杂者三部脉图特征不明显。

(五)慢性胃炎与脉象、脉图的关系

慢性胃炎临床以食欲不振,上腹部不适和疼痛、嗳气、恶心呕吐等为主症,中医辨证多属肝胃不和或脾胃虚弱。不同证型的胃炎患者出现的脉图形态不同,肝郁气滞型脉象多弦或细弦,湿热内阻型多弦滑脉,阴虚内热型多细数脉。张镜人等[22]报道100例慢性胃炎,其中以慢性胃窦炎最为多见,占56%,中医辨证共分四型:①肝郁气滞型:常见于慢性胃窦炎或并有肝炎疾患,脉象以弦脉或细弦脉主,脉图分为两型,弦Ⅰ型脉图主波比滑脉、细脉为宽,重搏前波位置较高,临床上常诊为细弦脉;②湿热内阻型:多见于慢性糜烂性或胆汁反流性胃炎,脉象多见滑脉,可兼弦或数,其脉图呈滑脉图形;③阴虚胃热型:见于慢性萎缩性胃炎,脉象多见细脉或兼数,其脉图主波幅较低、波峰窄、W值较小,兼数脉者,t值明显缩短;④虚实夹杂型:常见于慢性胃炎病程较长者,脉象多见细弦,其脉图主波宽而呈圆顶状,上升支和下降支均较缓慢,稍加压力其脉图即变形而低下,似有脉搏无力之象,外周阻力指数h_4/h_1,弦脉Ⅰ型最大(0.79±0.15)、滑脉最小(0.31±0.07),两者差别有显著意义($P<0.01$)。总

之慢性胃炎以肝郁气滞，横犯脾胃为多见，故多见弦脉，占 44%；滑脉在病理状态下往往是热证的特征，故湿热内阻型脉象多见滑脉；细数脉常为阴虚伴内热，故阴虚胃热型脉象多见细脉亦可兼数，脉图分析，h_1在四组中以细脉组最小，符合细脉特征。

孙善林等[23]观察了 533 例慢性萎缩性胃炎的脉象，结果显示：脉细者居多，出现率占 55.20%，次为弦脉占 43.3%，弱脉占 15.2%，数脉占 12.4%，缓脉占 11.1%，其他占 15.2%。从辨证而言，临床以阴虚内热证居多，故脉图多为弦细，细脉的出现率亦高，提示气血虚衰。

徐蓉娟等[24]用三头脉象仪观察慢性胃炎患者的寸口六部脉图，经多元逐步回归分析，发现慢性胃炎患者的寸口六部脉位、脉型、脉力显著不同，脉图的变化与辨证分型有关。临床所见慢性胃炎患者的症状以脾胃气虚或肝胃不和为主，所以脉象变化表现在左右关部为主，并以右关部变化更为显著。脾胃气虚组右关脉明显减弱，湿困脾胃组右关脉增强。肝郁气滞型病机为肝木侮脾，涉及肝脾二脏，故反映在左右两关脉增强，此与“右关候脾，左关候肝”的论述相符。阴虚内热组左关脉减弱，同时不同证型的脉力大小亦揭示了证实脉实、证虚脉虚的一般规律。

（六）精神病与脉象、脉图的关系

精神病多由七情内伤引起，中医认为属痰浊蒙心或痰火上扰心神而发。西医学将精神病分为四型。钱静庄等[25]观察到精神病人脉图的形态与病情分型有关，如青春型精神病平脉和弦脉出现率高于妄想型和单纯型，而后二者的滑脉出现率高于前者，其中以妄想型最多。对慢性精神分裂症患者的脉图和血流动力学指标又进行日、年节律的探讨，结果表明，慢性精神分裂症患者春分节气时的昼夜脉中，男性脉图主波 h_1存在似半日的超日节律（12 小时）；女性呈 24 小时主单峰节律。秋分时男女都出现似半日节律，峰相位比正常人超前。钱氏又对 30 例慢性精神分裂症患者的脉图进行 13 个月的年节律观察，经 Haberg 的余弦法统计分析，结果表明：正常人脉图主波 h_1和其他参数，以及心血管参数的年节律呈单峰型（12 个月为周期），峰相位在长夏和立秋之间；而慢性精神分裂症患者的脉图 h_1出现奇异的节律，男患者一年峰值呈三峰型（4 个月为周期），峰值出现在雨水、夏至和霜降节气之前后，女患者一年中 h_1呈二峰型（6 个月为周期），峰值出现在春分、秋分前后。精神分裂症患者的脉位与正常人相比严重反转，即春季变沉，脉沉往往与发病或病情加重有关。精神分裂症患者的心血管指标中 Sv、C_0、CI、HI、C 等项参数，一年中最大值和最小值均非常显著地低于正常人，而 TPR、MAP、E、MVO_2非常显著地高于正常人，提示心血管功能比正常人显著减退，并与气象因素不相关。可见精神分裂症患者适应外界自然环境变化的自我调节能力消失，甚至反常。以上节律变化可能与精神分裂症发病有一定联系。

（七）休克与脉象、脉图的关系

休克是患者濒临死亡边缘的危重阶段，目前国内外对休克的机制尚未完全阐明，以致休克的死亡率仍然很高。因此，对休克的早期诊断、监护是防治休克的重要措施。中医脉诊在一定程度上对休克的诊疗有意义，随着休克的加重，先是寸脉减弱以致消失，然后关、尺脉依次减弱和消失。滴注高浓度缩血管药物，可使脉象沉细；用解痉药和补充体液后，脉象则充盈有力；滴注异丙基肾上腺素后，虽然血压仍仅 9.3/6.7kPa（70/50mmHg），但脉搏强而有力。所以脉力强度的改变往往先于血压变化，临床应予重视。如高血压患者，当其高血压尚在 12～13.3/8～9.3kPa（90～100/60～70mmHg）时，寸脉已消失，提示已发生休克或低血压；血压虽低但寸脉有力，反映心排出量仍正常或高于正常。使用扩血管药物而补液量不足时，寸脉可转为低沉，提示血容量不足，需加快补液。脉诊对临床诊断和治疗可以提供重要信息，正如先贤所谓切脉有“决死生”之能。

费兆馥等[12]曾测绘和分析了52例休克患者的脉图，感染性休克和低血容量性休克各26例，比较其休克抢救过程中脉图和血压的变化情况，结果表明：休克血压回升时脉图参数h_1、h_3、h_4和t_1、t_4、t_5、t以及升支斜率的变化与血压呈正相关，与休克时脉象微弱而数疾或血压回升后脉象和缓有力的指感一致。同时以平均动脉压和脉图面积的比值(MP/A_S)为判断外周阻力指标，在休克期的脉图变化中非常灵敏，休克早期的脉图变化为t减小，t_1/t、W/t增大，脉率加速；休克期的脉图特点为A减少，MP/A_S增大。取脉压力和休克程度呈正相关，故脉象沉细无力。经治疗后，上述指标恢复，提示休克改善，预后良好。如血压回升而MP/A_S比值增大，提示病情恶化，预后不良；血压回升而MP/A减少则预后良好。他们又测录和分析了51例硬膜外麻醉腹部手术过程中，低血压、休克、高血压等情况下的脉图变化，探讨脉图与血压的变化关系，发现收缩压下降4kPa(30mmHg)或舒张压下降1.3kPa(10mmHg)时，脉象由弦滑变为涩、细、弱(占55/71)；血压在12/9.3kPa(90/70mmHg)时，44%的脉图为细脉，54%的脉图为细弦、涩脉。表明血压与脉图参数h(波峰)和AS(面积)的变化趋势一致。血压偏低、偏高或脉压偏小时，脉图均出现相应变化，分析脉图有关参数，对了解机体心血管状态有一定帮助。更有意义的是脉图参数变化有时先于血压变化，即脉图变化比当前袖带式的血压测定更为灵敏。所以分析脉图形态，不仅可以作为麻醉前估计循环功能的特殊检查方法之一，也可反映麻醉药和升压药的药理作用，对控制药物的用量和滴速有一定参考意义。中医脉象可能作为硬膜外麻醉下腹部手术患者麻醉和手术过程中的一项新的循环功能无创性监护指标。

二、证候与脉象、脉图关系的研究

(一) 虚证脉象及脉图的综合研究

虚证可分气虚、血虚、阴虚、阳虚四大类及其脏腑虚证，各种虚证虽有不同的症状，但它们的病理基础是正气虚。因此在脉象研究中，有从其共性进行研究者，也有从不同证型特点进行研究者，或综合研究者。

李冰星等[26,27]对虚证的脉象及脉图进行了如下观察：①对539例虚证(其中气虚证254例、阳虚证146例、阴虚证78例、血虚证61例)进行了临床脉象出现频率调查分析，并以非虚证238例、正常人225例作为对照。结果显示：虚证临床常见脉象以弱、细、虚、代脉为主，其中气虚以弱脉、虚脉为主，占57.88%；血虚以细脉为主，占54.15%；阴虚以细弦、细数脉为主，占71.79%；阳虚以沉细、迟细脉为主，占52.74%。代脉主要见于心气虚和心阴虚；弱脉、虚脉主要见于脾气虚和肾气虚。细脉在各类虚证及正常人中均可见，但正常人细中有从容和缓之势，诊脉医师常用细缓或平细与病理细脉区别。濡脉在虚证中仅见1例，而非虚证中5例，主要是湿困患者。通过调查分析，客观地证明了虚证的主脉及其脉象与辨证分型的关系。②用BYS－14型心电脉象仪配中科院研制的硅杯传感器对164例不同病种虚证及同一病种虚证与非虚证脉图变化进行了观察，各虚证组脉图变化的共同特点是：脉图总面积(AT)、主波高(AA')、潮波高(BB')、重搏波高(CC')均低，升支缓慢(升支最大斜率减小)，上升时间(OA')延长，Q-O/O-D、T-D'/D'-O延长，与正常组及非虚证组比较差别有非常显著意义($P<0.01$)；气虚、血虚、阴虚、阳虚四组脉图参数比较，气虚与血虚组各项参数差别无显著意义，阳虚组BB'增大与气虚组及阴虚组比较差别有显著意义。阴虚组OA'、R'(阻力

系数)较气虚和阳虚组低,差别有显著意义;心气虚、脾气虚、肾气虚组分别与正常组比较,差别有显著意义,脉图参数的病理改变,心气虚>脾气虚>肾气虚。结果说明在同为虚证的不同证型间脉图参数的变化也有一定差别,从不同层次观察到了虚证脉图变化特点,Q－O/O－D、T－D'/D'－O 延长说明虚证患者脉图参数的变化与心脏舒缩功能减弱有关。李氏[28]还对气虚、阳虚患者脉图参数进行了逐步回归分析并建立了回归方程,回归方程回顾性检验符合率为74.1%,同时发现多因素提取的六项脉图参数比单因素分析合理,基本排除了指标间的相互影响。这六项参数是脉图积分面积减小、脉图上升时间延长、重搏波高/主波高比值减小、升支及降支斜率降低、Q－O/O－D(相当于 PEP/LVET)比值延长,提示气虚患者心脏收缩功能减弱,心肌力能减退,外周阻力减少。王德奎等[29]运用脉图及心功能测定,对虚证患者的心血管功能状态进行了分析,发现心指数降低、循环血量减少、组织灌注不足是造成乏力、脉虚无力的主要原因。

李睿等[30]采用 ZM-Ⅲc 型智能化中医脉象仪采集病例 684 例,筛选出虚寒证病例 124 例,其中心阳虚组 29 例、脾阳虚组 31 例、肾阳虚组 33 例、肿瘤病组 31 例;另采集相应年龄的正常人脉象 44 例作为正常对照组。通过对各组脉象的检测、记录,进行比较分析。结果:虚寒证组脉图特征参数与正常人组比较,t_1 增大,脉波幅值 h_1、h_5 降低,脉图面积 As、Ad 减小,h_3/h_1、h_4/h_1 值增加,h_5/h_1 降低为负值,W_1、W_1/t 值增大;与正常对照组比较,有 4 个不同病种的虚寒证脉图参数的变化趋势均符合虚寒证总体的脉图参数变化曲线;虚寒证不同病种组间的脉图参数比较分析也存在差异。结论:通过对正常人和中医虚寒证者脉象的比较分析,发现两者的脉图特征参数有显著差异,从而提示脉图特征参数可以作为虚寒证辨证的客观诊断指标之一。

(二) 心气虚证的脉象及脉图研究

心气虚以心悸气短为主症,脉象以沉细弦为主要特点,常伴结代或涩。张镜人等[31]观察心气虚 37 例的脉象,其中细脉及兼脉 27 例,占 85%,缓脉兼弦结 5 例,弦脉(含兼脉)5 例。可知心气虚细脉及相兼脉最为多见。据心缩间期测定,左室收缩功能减损率为 70.3%,PEP/LVET、IVT/LVET 比值大于正常。因此,初步认为通过桡动脉脉图来测定左室收缩功能的变化,可列为心气虚辨证的一项客观指标。该组有 3 例迟脉,脉率 46～54 次/分,中医辨证为心气虚寒,其 PEP/LVET 均正常,其原因是心率减慢时左心室充盈时间延长。根据 Starling6 定律,左心室收缩力因而加强,故 PEP/LVET 可正常。李绍芝等[32]用 MX-3 型脉象仪对心气虚患者脉图参数变化进行了观测,结果显示:心气虚组脉图的主波高(AA')、潮波高(BB')、降中峡高(DD')、脉图总积分面积(AT)等四项参数比正常组显著减小,主波宽度(W)增大,心阴虚组脉图潮波比正常组增大,与正常组比较差别有显著意义。李氏认为以上结果提示脉图参数可以反映心气的盛衰强弱,作为诊断心气虚证的一项客观指标,亦可作为心气虚、心阴虚、心脉痹阻证之间的鉴别诊断指标。而不同病种的心气虚证之间脉图参数变化无明显差异。冠心病患者出现弦脉、细脉的血流动力学基础是每搏心排出量减少和外周阻力增大,比较特殊的是冠心病患者中常出现"弦硬"及"弦滑硬"脉,有别于其他病的脉象。

(三) 脾胃虚证的脉象及脉图研究

脾虚证以纳呆、腹胀、便溏、困倦、四肢乏力等为主症,脉象以弦缓为主。兰州军区军医学校[33]对脾胃虚证患者的脉图进行分析,总结脾虚脉图的特征是主波波幅低,升支斜率减小,由左心功能不足所致;潮波低是由于血管张力减小,与自主神经应激功能低下,患者抗病调控反应性差有关；降中峡低，降支下段坡度小，间接反映动脉血流的静压排空速度小。表明脾虚证的心搏量和血流速度较实证小，心力系数降低，间接反映机体能量代谢缓慢。而绝对脉压大（脉压与主波幅比值），表明血管弹性良好。

（四）肝郁脾虚证的脉象及脉图研究

胡随瑜等[34]对100例肝郁脾虚患者的脉图进行了观察，并以正常人100例为对照，结果显示：①肝郁脾虚组的脉象以弦细脉居多；②脉图特征为主波波幅降低，升支斜率减小，降支斜率稍大，降斜Ⅱ大于降斜Ⅰ，脉波波速稍快，以上特征与细弦脉参数相近似；③上述脉图产生的原因，胡氏认为可能是由于慢性肝炎患者比例较大，而此类患者大多存在消化不良、营养欠佳、体质差等，可能影响了心排血速度和心排出量及血管状态。

（五）肝肾阴虚证的脉象及脉图研究

肝虚证以肝阴血不足为主，常见眩晕目涩，经脉失养诸症，脉象多见细弦，心脏指数与平均脉压降低，但心力系数正常。张镜人[35]观察到，在65例不同病种造成的贫血患者中，气血两虚型以细脉多见，血流动力学表明有效循环血容量减少，心脏射血阻抗增加，因而每搏心排出量降低。肝肾阴虚型贫血以细弦脉为主，虚实夹杂型可出现滑脉。

（六）阴虚火旺证的脉象及脉图研究

阴虚火旺证大多由肾阴不足、心肝火旺所引起，其主要临床表现为心烦易怒，五心烦热，盗汗失眠，舌干红等。胡随瑜[34]观察到高血压阴虚阳亢型患者以弦脉居多，其形成可能与不同程度的心排出量增加、动脉硬化、外周阻力增大等因素有关。费兆馥等[36]根据阴虚火旺辨证标准，对高血压、围绝经期综合征进行研究，以甲状腺功能减退等阳虚证作对照。结果发现，阴虚肝火旺组弦脉构成比为100%，比同年龄正常组的弦脉构成比74.3%显著增加，其中弦滑脉占33.3%。阳虚组弦脉构成比为80%，与同年龄正常组73.4%比较接近，其中弦滑脉占16.67%。患者脉图形态，肝火旺组脉弦大兼滑，心火旺组脉弦大而数，阳虚组脉弦小而迟。脉图舒张期和收缩期比值（t_5/t_4），以累计百分比分析，85%以上的火旺患者小于1.8，因此t_5/t_4可作为火旺型脉图的主要指标之一。从尿17-羟排量和尿儿茶酚胺排量的坐标图上观察弦、滑、弦滑脉的分布情况，表明随尿17-羟排量增高出现滑脉较多，随尿儿茶酚胺增高则弦脉出现较多，提示滑脉的形成可能与皮质醇升高有关，弦脉的形成可能与儿茶酚胺增高有关，而当两项指标均稍高于正常时，脉象多呈弦滑。从阴虚火旺患者昼夜脉图的资料中发现，阴虚火旺患者失去脉象昼夜变化的一般规律，脉图指标日夜维持在高于正常人的水平，呈现弦亢状态，表明脉象变化与临床症状同时反映了交感神经的兴奋状态。肝火旺者出现垂体-肾上腺皮质功能亢进的病理现象，心火旺者大多出现交感-肾上腺髓质功能亢进的病理现象，可以推理，肾上腺激素异常分泌或肝脏灭活功能损害，或代谢功能紊乱是造成阴虚火旺症状和这类弦脉的重要体液因素。

（七）痰火证的脉象及脉图研究

痰是由机体津液代谢失常而产生的内源性致病因素。痰常蒙蔽心窍、阻滞经络、留着于脏腑之间而造成多种功能和器质性的病理变化，如头晕、神蒙、肢麻等。火则概括了具有火热特征的致病因素或病理状态，如面红目赤、心烦扰动等。痰与火二者可单独出现，亦可合并出现，临床症状很多，涉及病种亦多。金友[37]报道210例高血脂者中有48.7%舌体胖大，同时有38.86%脉缓，辨证属痰湿内阻证，无肝火夹杂，以祛痰化湿法诊治有效。崔今才[38]对脑血管意外者脉图进行分析，发现出血性中风证，中医辨证为肝风内动、痰热交阻、上扰神明者，弦滑脉占多数（59.9%）。焦树德[39]观察到脑卒中痰热腑实证脉图亦以弦滑脉为主。

脉图血流动力学检测表明：左室有效泵力、左室喷血压力、左室舒张末期容量、每搏心排出量、平均收缩压、平均舒张压、动脉输运系数等多项指标都比正常人明显增高，这些表示了“力”和“功”的增强，是阳热盛的征象，属于标实；其次心肌能量转化系数、心肌功能指数、有效大循环容量的均值较正常人组增高，说明心肌和动脉血管的紧张度加大，血管张力增高，是形成弦和弦滑脉的基础。一组急性缺血性脑卒中患者，治疗后的血流动力学分析表明，其中左心室有效泵力、左心室喷射压力、射流压力、每搏心排出量等指标明显下降，说明急性期过后，标实变为次要方面，而本虚的一面尤为突出。

三、脉象的动物实验研究

为了阐明脉搏波形成的机制，脉波图的变化与血流动力学、血液流变学的关系，近年来很多学者借助动物实验和动物模型作了很多有益的探索，为脉象的形成提供了实验依据。

（一）脉象动物模型的建立

1. 模拟弦脉、滑脉的动物实验　熊鉴然等[40]用固态压力脉象传感器，将信号经自制脉象放大器输入 RMP-6008 多导生理记录仪，首先在全麻下暴露狗颈部和四肢主要动脉，反复描记，比较压力脉波，确定仪器可描记动脉最小直径为 1.2mm。脉图资料表明，正常狗颈总动脉脉波多呈单峰形，升降支有明显拐角，重搏波多不明显；股动脉脉波呈双峰形，看不到重搏前波；肘动脉脉波呈三峰形，主波、重搏前波和重搏波均较明显，脉波波形接近人的桡动脉平脉脉图。而且狗股动脉的解剖位置比较表浅，容易定位和固定，与桡动脉同属上半身中小动脉，故能较好地反映心血管血流动力学状态。熊氏观察了狗的实验性弦脉和滑脉脉图及血流动力学变化，结果与陈德奎[41]、杨文[42]的研究结果颇一致，并进一步观察了狗的实验性弦脉、滑脉的脉波传导速度，测量各组狗的颈总动脉、股动脉、肘动脉脉搏的 QO 时间和主动脉瓣（体表投影点）至各检测点距离（校正值），计算 h_4/h_1、W/t 增大、PEP/LVET 增大，Heather 指数减小，每搏输出量和每分输出量减少，收缩压降低，脉压缩小，总外周阻力增大，但使用普萘洛尔后心率减慢，而放血后心率加快。由此可见注射去甲肾上腺素、普萘洛尔和放血均可记录到弦脉脉图（放血后应为弦细脉脉图）或各种脉图向弦脉脉图演变。随去甲肾上腺素注射剂量的逐渐增大，脉图可由弦Ⅰ→弦Ⅱ→弦Ⅲ演变。结果提示弦脉脉图的形成与外周血管收缩、心脏泵功能减弱和循环血量减少有关。

陈冬志等[43]建立起小型猪滑脉实验教学模型：用静脉滴注低分子右旋糖酐 10%葡萄糖注射液造模。由两名有经验中医师采用双盲法从小型猪腋动脉切取平脉和滑脉脉象，同时选用 NX-8 多功能脉图仪以最适取法提取腋动脉脉图有关时阈参数：主波高（HB）、升支最大斜率（MSAB）、降支最大斜率（MSBC）、降中峡高/主波高（HE/HB）、降中波波幅（HFF'）、主波宽（TW）。结果：小型猪滑脉脉率较平脉稍有增快，节律规整，三部应指有力，应指时间短，态势畅利，如珠走盘，举按皆得。与造模前平脉比较，造模后小型猪脉图显示升支陡峭，B 波高而窄，D 波微小不明显，E 谷的相对高度较低，F 波明显。HB 增高（$P<0.01$），MSAB、MSBC 增大（$P<0.01$），HFF' 增高（$P<0.05$）；HE/HB 减小（$P<0.01$），TW 减小（$P<0.01$）。结论：采用静脉滴注低分子右旋糖酐 10%葡萄糖注射液的方法可以造成小型猪脉滑脉模型，且方法简单，重复稳定性好，易于操作。

2. 模拟缓、涩、芤脉的动物实验　施诚等[44]选健康雄性狗三只，麻醉后剥离暴露狗的股动脉、股静脉、颈动脉、桡动脉，用应变片探头固定于左股动脉、右颈动脉、左桡动脉描记脉波图，并同步记录心电图、心音图、血压，发现正常狗的桡动脉脉波呈三峰形，主波、潮波、重搏波均明显可见，与人的桡动脉脉波相似，滴注去甲肾上腺素后脉图类似弦脉特征，静滴异丙肾上腺素或静推酚妥拉明后，脉图图形与滑脉相似，脉图参数及血流动力学变化，与杨氏[42]实验结果大致相同，他认为异丙肾上腺素主要作用于 β_1、β_2受体，表现出心肌收缩力加强，心率增快，血管扩张，外周阻力降低；酚妥拉明的降压作用是阻断 α 受体，只兴奋 β 受体使血管舒张，外周阻力下降，可见滑脉与外周阻力降低及心率加快有关。

注射普萘洛尔后狗桡动脉脉波中的上升支及下降支均较缓慢，主波峰顶圆钝或平顶，潮波和重搏波均不明显，脉动周期时间延长，类似缓脉脉图的特点。快速滴注甘露醇注射液及推注呋塞米注射液后，当排尿 10 000ml 以上时，狗桡动脉脉波出现上升支较陡，下降支缓慢，主波峰顶呈平顶或双峰形，重搏波后还有一些小波，类似涩脉脉图。大量排尿后，血容量减少，血液黏度增加，因此，施氏认为涩脉的出现与血液黏度的增加有关。

静滴低分子右旋糖酐时，狗桡动脉出现主峰较滑脉时相对变宽，潮波位置升高，下降支较缓，类似弦脉脉图，低分子右旋糖酐可增加血容量。结扎狗股动脉，狗桡动脉波出现主峰较宽，潮波升高，重搏波及降中峡位置明显升高，类似弦脉脉图，由此说明血容量增加，外周阻力增大是弦脉形成的主要因素。

将狗颈动脉放血 300ml 时，主峰变窄，上升支及下降支均陡，重搏波很低或低于基线，波谷不明显，脉动周期时间缩短，类似芤脉脉图。放血 600ml 时，主波波幅明显降低，波形已不规则，放血 700ml 时，已测不出脉波。可见大量出血，血容量骤然降低，机体各部分供血不足，由此出现外周血管弛张，血压下降，心率增快等现象时，脉象出现芤脉的特征。

王滨等[45]采用呋塞米注射液造成非麻醉状态家兔利尿，形成伤津动物模型，用 NX-1 型多功能脉图仪记录颈动脉、股动脉脉图的变化。结果：伤津后家兔颈动脉、股动脉脉图参数主要变化有①主波高降低；②降中峡高/主波高比值降低；③降中波高/主波高比值降低；④脉动周期缩短；⑤时差增大。结论：伤津可使家兔颈动脉、股动脉脉图呈现芤脉脉图改变。

董晓英等[46]基于小型猪的生理特点及循环系统与人类极为相似的特征，通过药物对其造模，建立一种新型的脉诊动物教学模型并对其进行评价。选用中华实验用成年小型猪 6 只（体重 20kg±116kg，心率均＜100 次/分）。采用戊巴比妥钠麻醉，定位取脉位置，切脉后，用 NX28 型脉诊仪同步采取正常脉图、二导心电图，血流动力学参数，血流变学指标。耳大静脉普萘洛尔注射液及葡聚糖 T2500 静脉给药进行造模，观察造模后一般情况（心率、皮肤颜色）及指下脉形变化，同步描记脉图及二导心电图，涩变后记录数值：不同时间点的心率变化；主波高（HB）、升支斜率（S up）、降支斜率（S down）、降中峡位置（即降中峡高 P 主波高 HEPHB）、升支时间 P 脉波周期（TABPTAG）、主波峰时间 P 脉波周期（TBPTAG）；并采集造模后血流动力学及血流变学各项参数。结果：6 头小型猪均造模成功，指下感觉涩变明显，脉图变化显著，与造模前相比 HB、S up、S down、HEPHB、TABPTAG、TBPTAG 差异均有显著性（除 S down $P<0.05$ 外，其余均 $P<0.01$）。血流动力学及血流变学相关参数差异也均有显著意义。讨论：运用小型猪建立涩脉模型方法可靠，小型猪应用于脉诊教学实验方法简便、损伤小、可重复运用，有充分的可行性，以此为基础可以建立多种脉诊模型，以补充脉诊实验教学中的空白。

3. 模拟“迟脉”的动物模型实验　郑小伟等[47]模拟中医迟脉形成的病因病机——寒邪伤阳，鼓动无力，血失温运，流动减慢，以致脉迟，或为寒性凝滞，血行不畅致使脉道滞涩，而呈迟象。将大白鼠置于低温环境中造型。实验方法：①取 100 只正常大鼠称重、编号，用 3%戊巴比妥钠溶液按 0.1ml/100g 由腹腔注射麻醉，然后将大鼠固定，测量心率、呼吸频率、肛温。②随机抽取 30 只大鼠造模，将其置于有铁网罩的大鼠盘上，放入低温冰箱，箱内温度调至零下 15℃，待数小时后，大鼠出现寒战停止，畏寒喜温，足卷缩竖毛，蒙眬欲睡，呼吸微弱，尿清便溏，唇周发黑，舌、目、尾部色淡黯，肌肉僵硬等症状，说明此时动物已处于兴奋减弱期，将鼠取出冰箱，进行心率、呼吸频率、肛温测量，并进行自身对照；造模后进行药物反证。结果显示：①造模后心率、呼吸频率、肛温显著下降，与造模前比较，差别有显著意义（$P<0.001$）；②动物造型后对大鼠迟脉模型随机取 10 只腹腔给中药注射治疗（称药物恢复组），其余的腹腔注射 0.9%的生理盐水（称自然恢复组），观察两组心率、肛温恢复正常的时间，药物恢复组仅用（225±84）分，而自然恢复组（333±85）分，两组差别有显著意义（$P<0.05$），该项实验，模拟中医迟脉的病因、病状，建立迟脉的动物（大鼠）模型，并以温阳活血药反证，对论证中医传统理论，开拓新的中医脉象建模方法都有一定意义。

（二）脉诊动物模型研究的思路

王滨等[48]研究认为，利用动物模型可避免在人体上进行实验所造成的危害；还可以复制出临床上极少出现的疾病；可克服某些疾病潜伏期长、病程长及发病率低的缺点；可严格地控制实验条件；可简化实验操作和样品收集工作；还有助于全面地认识疾病的本质。

1. 脉诊模型实验动物的筛选

（1）家兔：家兔性情温顺，可在不进行麻醉的情况下可进行短时间的实验操作，避免麻醉药对实验数据的影响。广泛用于各种急性实验、内分泌实验、物质代谢研究、遗传学研究和药理学、生理学等实验。

（2）犬：犬的解剖生理特点更接近于人，犬的神经系统和循环系统很发达，适合于生理、药理、病理生理等方面的实验，是目前基础医学研究和教学中最常用的实验动物之一。

（3）绵羊：较温顺，灵活性和耐力较差，绵羊是微生物教学实习及医疗检验工作不可缺少的实验动物。

2. 脉诊模型取脉部位的筛选　有人在实验中利用 NX23 多功能脉图仪获得犬、绵羊和家兔颈动脉及股动脉脉波图并与人颈动脉（人迎）脉波图、人足背动脉（趺阳）脉波图进行比较：

（1）犬：颈动脉、股动脉脉波图与人的颈动脉、股动脉脉波图图形非常近似，肉眼几乎辨别不出差别。

（2）家兔：颈动脉、股动脉脉波图与人的颈动脉、股动脉脉波图图形差别不大，但脉率较快。

（3）绵羊：颈动脉、股动脉脉波图与人的颈动脉、股动脉脉波图图形差异较大。

家兔、犬脉诊模型部位筛选的结果如下：家兔桡动脉无创、有创均不能描记出脉图；家兔颈动脉有创可描记出脉图；家兔股动脉无创可描记出脉图；犬桡动脉有创可描记出脉图；犬颈动脉有创可描记出脉图；犬股动脉无创可描记出脉图。

3. 脉诊动物模型的优点

（1）脉诊动物模型为动态模型：脉象滑变的程度与“芤”有直接的关系。在实验复制的动物模型上观察脉滑变到芤变过程并探讨其产生的机制（将另文报道），使后学者体会滑脉、芤脉的指感及由滑脉到芤脉的动态变化。

（2）脉诊动物模型具有真正皮肤指感：相对于脉诊机械模型，动物模型具有真正皮肤的指感，比机械模型更能反映人体的功能变化。虽然动物模型在脉率上与人体存在差异，但基本具备所建立模型的指感特点，故动物模型优于机械模型。

(3) 脉诊动物模型适用于教学：本研究使用新型的 NX23 多功能脉图仪将临床常见脉象用人或适合的动物复制出典型脉诊模型，并据此创建了适用于中医诊断教学的脉诊模型，填补了中医脉诊教学模型这一空白，实现了由传统的经验医学向现代实验医学的转变，并为研制临床脉图仪和脉诊机制的研究提供了新手段。

总之，使用实验动物建立的脉诊动物模型稳定、成模率高。犬和家兔(尤其是犬)的解剖生理与人体有某些可比拟之处，它们具有发达的血液循环系统，任何一个微小的外界影响或内部环境改变都可通过脉象的改变表现出来，故适合于脉象的实验研究。如能将中医 28 种脉象均建立相应的动物模型，必然会使后学者易于掌握中医脉诊的实质，从而推动中医脉学的发展，中医脉诊客观化也必将会产生质的飞跃。

综合以上各家所述[49]，在脉象的动物实验及模型研究中大致有以下几方面内容：

(1) 病理脉象动物模型的制作：根据人体脉象及脉图的特征，用药物或物理刺激，调换血管，改变饲养条件等造成与中医病因病机较为一致的动物模型。

(2) 通过动物模型对弦脉、滑脉、涩脉、迟脉、芤脉等进行形成机制及与心血管关系的研究。

(3) 通过动物模型对脉图各波(主、潮、重)及上升支、下降支等形成机制进行了探讨。

(4) 对脉波波速的形成机制进行了探讨。

但是，由于人与动物有很大差异，又加上动物模型制作复杂，有待进一步的深入、完善，所以动物实验的结论只能在临床中参考慎用。

四、中医脉诊研究的展望

众多的专家认为[50-55]脉诊的研究，特别是近二十年来，可说是百家争鸣，百花齐放。研制出的客观化仪器及探头，从单部到三部，从单点到多点，从单功能到多功能智能式，种类繁多，材料、性能、规格不一；分析方法从单因素几何图形分析到多因素参数方程、频谱分析以及结合超声多普勒的声像图分析；在机制研究方面，从心血管生理、生物力学研究到多学科结合的研究。总之，近些年来由于科学技术的迅速发展，脉象的研究发展迅速，内容丰富，为中医脉诊现代化研究奠定了基础。

中医脉诊研究经历了 20 世纪 70～80 年代的全盛时期后，90 年代以来，研究者们面对几十年来众多的研究报道，开始对脉诊研究方法和现状有了更多的思索，感到了研究中以下方面存在不足或困难：临床诊脉的规范化；传统中医脉法的去粗取精、去伪存真的全面整理研究；压力脉图研究，不能全面解决脉诊客观化；仪器、分析方法种类繁多；脉图图谱名同而图形有别，重复性不好；不便于广泛用于临床等。并提出一些新的思路、方法和对策。田淑霞[56]认为脉诊标准化势在必行。在进行脉诊标准化研究的同时，我们认为应遵循以下几个原则：继承性原则、普适性原则、实用性原则、发展性原则、简约性原则。通过一段时间的反思，和一些新方法、新思路的提出，我们相信传统中医脉学理论的优化，临床诊脉的规范化，研究仪器的性能、规格和测试方法、参数选用及命名等的统一，在不久的将会提到脉象研究的议事日程上。王滨等[57]指出，目前还没有一种单一的物理量或者单一的传感器可以完整地解决中医脉诊“位数形势”四种属性的采集工作，从而提示我们在目前的实用技术的基础上，应该使用多角度、多物理量传感器共同采集脉象信息。魏红等[58]认为，我们在进行脉诊客观化研究中，要充分理解传统脉诊方法的真谛，按照中医学的辨证思维模式进行设计与研究，研制出具有中医特色的、从多方面反映脉象信息的、灵敏实用的脉诊仪，并建立具有中医特色的脉图分析方法，充分体现出中医脉诊的精髓。

中医脉学研究涉及的学科较广，不但与医学基础理论、临床医学、生理学有关，而且与数学、物理学、心理学、流变力学、电子工程、计算机技术、系统工程等有密切关系，因此必须建立有组织、有计划的多学科协作攻关，在现有研究的基础上，靠系统工程的综合力，令中医脉诊现代化研究这一巨大的系统工程走上轨道，随着年轻精干的脉象研究队伍的组建，多学科学者的参与，中医脉象的研究一定能走出困境，出现新的飞跃。

参考文献

[1] 杨天权，等．中医辨证与脉诊．辽宁中医杂志，1986，13(7)：41

[2] 张泰怀，等．148 例温病气分证患者脉波图分析//全国中西医结合学术研讨会论文汇编：四诊专辑．1983：78

[3] 费兆馥，等．外感发热患者脉图观察．上海中医药杂志，1985(12)：40

[4] 陈可冀，等．高血压弦脉的血流动力学分析．中华内科杂志，1962，10(10)：638

[5] 赵恩俭，等．高血压 88 例脉图分析．天津医药，1982(1)：38

[6] 陈德奎，等．弦滑脉的血流动力学分析．中西医结合杂志，1983，3(4)：232

[7] 傅聪远．脉象形成机理探讨//中西结合四诊研究进展学习班讲稿汇编．1985

[8] 李墅娜，等．高血压病脉象信号的时频分析．中北大学学报，2009，30(3)：238-240

[9] 李绍芝，等．对细脉者脉图参数和心输出量的初步观察．辽宁中医杂志，1987，14(1)：42

[10] 谭达人，等．脉图诊断高血压和冠心病的初步研究//第二届全国中西医结合四诊研讨会论文汇编．1987：213

[11] 张镜人，等．冠心病患者的脉图和有关心血管功能的定量分析．黑龙江中医药，1982(4)：15

[12] 费兆馥．中国脉诊研究．上海：上海中医学院出版社，1991：170-190

[13] 宋一亭．冠心病中医辨证与心功能关系初步探讨//上海中医学院首届研究生论文集．1982：152

[14] 舒琴芳．冠心病的中医诊断．实用中西医结合杂志，1997，10(12)：1191-1193

[15] 瞿岳云，孙智山，顾星，等．冠心病心绞痛脉象脉图与证素相关性临床研究．湖南中医学院学报，2006，26(1)：31-33

[16] 韦湘林，薛延新，韦毓坤．冠心病与舌脉象关系．辽宁中医杂志，1996，23(1)：17-18

[17] 孙敏，曹洪欣，张华敏．冠心病脉诊研究．中医药学报，2004，32(3)：41-43

[18] 周家滨．阳微阴弦脉在冠心病临床诊断中的价值．江苏中医，1997，18(10)：12-13

[19] 李福凤，等．冠心病脉象与脉图研究进展．中西医结合心脑血管病杂志，2007，5(8)：728-730

[20] 宛新铮，等．192 例肝炎脉波图初步分析//全国中西医结合学术研讨会论文汇编：四诊专辑．1983：79

[21] 费兆馥．中医现代脉诊研究．北京：人民卫生出版社，2003：1-5

[22] 张镜人，等．慢性胃炎脉象初探．浙江中医杂志，1984，19(4)：171

[23] 孙善林，等．533 例慢性萎缩性胃炎舌象观察．四川中医，1982(1)：61

[24] 徐蓉娟，等．62 例慢性胃炎寸口三部脉图与中医辨证关系探讨．上海中医药杂志，1987(10)：45

[25] 钱静庄，等．精神分裂病人脉图参数和心血管指标的年节律．上海中医药杂志，1990(10)：45

[26] 李冰星，等．虚证临床脉象分析．浙江中医杂志，1991，26(3)：126

[27] 李冰星，等．虚证诊法客观化、定量化研究//全国第三届中医诊断学术会议论文汇编．1996：77

[28] 李冰星，等．气、阳虚患者脉图参数多元逐步回归分析．湖南中医学院学报，1990，10(4)：213

[29] 王德奎．脉象实质及其客观指标的探讨——中医脉象与心血管功能状态的关系．医学研究通讯，1980(6)：19

［30］李睿，等．虚寒证的脉象特点及脉图参数变化规律研究．上海中医药大学学报，2007，21(1)：37-39

［31］张镜人．MX-3 脉象仪测定左室收缩间期及其对气虚证的意义．辽宁中医杂志，1984，11(6)：26

［32］李绍芝．心气虚病人脉图参数初步观测．中医杂志，1987，28(2)：57

［33］兰州军区军医学校．关于脾胃虚证病人脉象的研究．陕西中医学院学报，1983(1)：56

［34］胡随瑜．肝郁脾虚证病人脉图特征观察．湖南医学，1986(3)：154

［35］张镜人．65 例贫血患者中医辨证与脉象关系探讨．辽宁中医杂志，1985，12(2)：1

［36］费兆馥．阴虚火旺证脉象的初步观察．辽宁中医杂志，1982，9(7)：1

［37］金友．230 例高血脂症舌脉分析．中医药学报，1983(1)：44

［38］崔金才，等．脑血管意外 173 例脉诊分析．浙江中医杂志，1982，17(2)：80

［39］焦树德．脑卒中痰热腑实证脉图分析的初步探讨．辽宁中医杂志，1984，11(9)：13

［40］熊鉴然．弦脉与血液动力学关系的实验研究．中西医结合杂志，1982，2(3)：172

［41］陈德奎．弦滑脉的血流动力学分析//全国中西医结合学术研讨会论文汇编：四诊专辑．1983：24

［42］杨文，等．狗桡动脉脉搏图的形成机理和影响因素//第二届全国中西医结合四诊研讨会论文汇编．1987：185

［43］陈冬志，牛欣，杨学智，等．小型猪滑脉实验教学模型的建立．中华中医药杂志，2008，23(12)：1047-1049

［44］施诚，等．脉波图动物模型的复制及形成机理的实验研究//第二届全国中西医结合四诊研讨会论文汇编．1987：181

［45］王滨，等．伤津对家兔颈动脉及股动脉脉图的影响．中国中医药科技，2005，12(3)：113-114

［46］董晓英，牛欣，杨学智，等．小型猪涩脉模型的建立与评价．中国比较医学杂志，2008，18(2)：6-9

［47］郑小伟，等．模拟“迟脉”实验动物模型的研究．浙江医学院学报，1990(6)：29-31

［48］王滨，牛欣，文仁都，等．中医脉诊研究思路与脉诊动物模型的建立．北京中医药大学学报，2007，30(1)：22-24

［49］徐元景，游丽芬，牛欣．建立中医脉诊实验动物模型的探讨．中国医药学报，2002，12(7)：105-108

［50］王强．《脉经》二十四脉的雷达阁与星座图．北京中医学院学报，1983，6(1)：8

［51］杨天权，等．脉诊研究的若干方法学问题．辽宁中医杂志，1986，13(12)：38

［52］牛欣，等．论脉诊的“位、数、形、势的属性”．北京中医学院学报，1990，13(6)：14

［53］傅聪远．中医脉诊研究述评．北京中医学院学报，1993，16(2)：3

［54］王强．中医脉诊现代化研究的困境与对策．河南中医，1994，14(3)：138

［55］牛欣，等．桡动脉的三维运动与脉诊位、数、形、势．中国中西医结合杂志，1994，14(7)：4

［56］田淑霞．关于脉诊标准化研究应遵循原则的若干探讨．四川中医，2008，26(7)：21-22

［57］王滨，牛欣，文仁都，等．现代脉诊研究的问题及解决之道．中国中医基础医学杂志，2005，11(4)：273-274

［58］魏红，刘明林，郑洪新．中医脉诊现代化研究思路探析．中国中医基础医学杂志，2004，10(2)：69-71

第六章

按　诊

第一节　按诊概说

【基本内容】

按诊是医生用手直接触摸或按压患者某些部位，以了解局部冷热、润燥、软硬、压痛、肿块或其他异常变化，从而推断疾病部位、性质和病情轻重等情况的一种诊察方法。

按诊是切诊的重要组成部分，是诊法中不容忽视的一环。按诊不仅可以进一步确定望诊之所见，补充望诊之不足，而且亦可为问诊提示重点，特别是对脘腹部疾病的诊断有着更为重要的作用，例如肠痈、癥瘕(肿瘤、肥气、肝积、肠覃、石瘕之类)等，通过按诊可以进一步探明疾病的部位、性质和程度，使其表现客观化。

按诊的运用，早在《内经》中就有记载。汉代张仲景在《伤寒杂病论》中对按诊的论述更多，尤其是胸腹部的按诊，已成为诊断和治疗疾病的重要依据。清代以后，按诊在一些医书中还列有专门篇章论述，拓宽了应用范围。近代对中医腹诊及腧穴诊断作了较为深入的研究，不仅在方法上与西医的触诊和叩诊有些相沟通，而且在疾病的诊断意义和原理上也进行了探讨，并注意配合望、闻、问诊，以求诊断的正确性。

一、按诊的方法

(一) 按诊的体位

根据按诊的目的和准备检查的部位不同，应采取不同的体位和手法。

诊前首先需选择适当体位，然后充分暴露按诊部位。一般患者应取坐位或仰卧位。患者取坐位时，医生可面对患者而坐或站立进行。用左手稍扶病体，右手触摸按压某一局部。这种体位多用于对皮肤、手足、腧穴的按诊。按胸腹时，患者须采取仰卧位，全身放松，两腿自然伸直，两手臂放在身旁。医生站在患者右侧，用右手或双手对患者胸腹某些部位进行切按。在切按腹内肿块或腹肌紧张度时，可让患者屈起双膝，使腹肌松弛或作深呼吸，以便于切按。

必要时可采取侧卧位。右侧卧位按诊时，患者右下肢伸直，左下肢屈髋、屈膝；左侧卧位按诊时，患者左下肢伸直，右下肢屈髋、屈膝，进行触摸推寻。此种方法，常用于仰卧位触摸不清或难以排除时，换位后再进一步确诊。另外，对腹部肿瘤的按诊，必要时亦可采取肘膝位，患者用两肘、两膝趴在检查床上，医生站在患者左侧，用右手稍抚患者腰背部，左手按摸推寻患者腹部。

(二) 按诊的手法

按诊的手法主要有触、摸、按、叩四法。

1. 触法 是医生将自然并拢的第二、三、四、五手指掌面或全手掌轻轻接触或轻柔地进行滑动，触摸患者局部皮肤，如额部、四肢及胸腹部的皮肤，以了解肌肤的凉热、润燥等情况，用于分辨病属外感还是内伤，是否汗出，以及阳气津血的盈亏。

2. 摸法 是医生用指掌稍用力寻抚局部，如胸腹、腧穴、肿胀部位等，探明局部的感觉情况，如有无疼痛和肿物，肿胀部位的范围及肿胀程度等，以辨别病位及病性的虚实。

3. 按法 是以重手按压或推寻局部，如胸腹部或某一肿胀或肿瘤部位，了解深部有无压痛或肿块，肿块的形态、大小，质地的软硬、光滑度、活动度等，以辨脏腑虚实和邪气的痼结情况。

以上三法的区别表现在指力轻重不同，所达部位浅深有别。触则用手轻诊皮肤，摸则稍用力达于肌层，按则重指力诊筋骨或腹腔深部，临床操作时可综合运用。

4. 叩法 即叩击法，是医生用手叩击患者身体某部，使之震动产生叩击音、波动感或震动感，以此确定病变的性质和程度的一种检查方法。叩击法有直接叩击法和间接叩击法两种。

(1) 直接叩击法：是医生用中指指尖或并拢的二、三、四、五指的掌面轻轻地直接叩击或拍打按诊部位，通过听音响和叩击手指的感觉来判断病变部位的情况。例如，对臌胀患者腹部可进行直接叩诊，医生根据叩击音及手感，来辨别气臌或水臌。若叩之音如击鼓者为气臌；叩之音实而浊者为水臌。也可将手放于患者腹部两侧对称部位，用一侧手叩击，若对侧手掌感到有震动波者，是有积水的表现。

(2) 间接叩击法：有拳掌叩击法和指指叩击法。①拳掌叩击法：是医生用左手掌平贴在患者的诊察部位，右手握成空拳叩击左手背，边叩边询问患者叩击部位的感觉，有无局部疼痛，医生根据患者感觉以及左手震动感，以推测病变部位、性质和程度。临床常用以诊察腹部和腰部疾病，例如用此方法诊察腰部，若病者有叩击痛时，除考虑可能与局部骨骼疾病有关外，主要与肾脏疾病有关。②指指叩击法：是医生用左手中指第二指节紧贴病体需诊察的部位，其他手指稍微抬起，勿与体表接触，右手指自然弯曲，第二、四、五指微翘起，以中指指端叩击左手中指第二指节前端，叩击方向应与叩击部位垂直，叩时应用腕关节与掌指关节活动之力，指力要均匀适中，叩击动作要灵活、短促、富有弹性，叩击后右手中指应立即抬起，以免影响音响。此法患者可采取坐位或仰卧位，常用于对胸背腹及肋间的诊察，如两胁叩击音实而浊，多为悬饮之表现。

按诊的顺序一般是先触摸，后按叩，由轻而重，由浅入深，从健康部位开始，逐渐移向病变区域，先远后近，先上后下地进行诊察。这里所讲先上后下是从对患者诊察的整体部位而言，就病变的某一局部的按诊来说，有时是从下向上地逐步寻摸，如肝、脾按诊，寻按方向要根据病证的需要来确定。

二、按诊的注意事项

医生在进行按诊时应注意以下事项。

1. 按诊的体位及触、摸、按、叩四种手法的选择应具有针对性。临诊时，必须根据不同疾病要求的诊察目的和部位，选择适当的体位和方法。否则，将难以获得准确的诊断资料，亦即失去按诊的意义。

2. 医生举止要稳重大方，态度要严肃认真，手法要轻巧柔和，避免突然暴力或冷手按诊，以免引起患者精神和肌肉紧张，以致不能配合，影响诊察的准确性。

3. 注意争取患者的主动配合，使患者能准确地反映病位的感觉。如诊察患者肝、脾时，请患者作腹式呼吸运动，随着患者的深吸气，有节奏地进行按诊。同时亦可让患者由仰卧位改为侧卧位配合诊察。

4. 要边检查边注意观察患者的反应及表情变化，注意对侧部位以及健康部位与疾病部位的比较，以了解病痛所在的准确部位及程度。

5. 要边询问是否有压痛及疼痛程度，边通过谈话了解病情，以转移患者的注意力，减少患者因精神紧张而出现的假象反应，保证按诊检查结果的准确性。

三、按诊的临床意义

按诊是切诊的一部分，是四诊中不可忽略的一环。在望、闻、问的基础上，通过按诊不仅可进一步地深入探明疾病的部位、性质和程度等情况，同时也使一些病证表现进一步客观化，如对于胸腹部的疼痛、肿胀、痰饮、癥块等病变，通过触按，更可以充实诊断与辨证所必需的资料。因此，按诊是望、闻、问诊所获资料的补充和完善，为全面分析判断病情提供重要的指征和依据。

【补充阐发】

一、按诊的沿革

按诊运用于辨证始见于《内经》、《难经》，尤其是腹部按诊，历代医家都很重视，运用颇为广泛。按腹诊断疾病的医案早在公元前 177 年左右在淳于意的“诊籍”中即有记载。

按诊法广泛运用于临床在东汉末年，张仲景所著《伤寒杂病论》中已把按诊作为辨证用药的一个重要组成部分，其腹诊内容已包括了望、闻、问、切全部内容。对胸腹按诊的规范化整理在隋唐的《诸病源候论》、《备急千金要方》中均有详细记载。按诊法运用的滞缓期在宋、元、明代，但在许多医家的论著中如《脾胃论》、《景岳全书》、《儒门事亲》、《脉因证治》中仍有记载。按诊法的复苏期和高潮期在明清时期，如《厘正按摩要术》、《望诊遵经》、《通俗伤寒论》、《医宗金鉴》等著作中都有详尽的论述。随着按诊法的发展，此时期在日本也逐渐盛行。最初倡导按腹诊病的学者是竹田定加（号阳山），著有《诊腹精要》，此后在日本产生了“难经派”、“伤寒派”，大力发展腹诊的是吉益东洞。

二、按诊的体位

按诊时医生必须注意患者的体位和自己的位置。

患者的体位须符合两个要求，一是便于检查，二是不增加痛苦。进行头面部、颈胸部、胸部、腰部或四肢的按诊时，可让患者端坐，也可以根据检查的部位，让患者取仰卧位、侧卧或俯卧位，可取半卧位，如病床不能活动时，可用被褥垫高一部分，也可以让患者斜卧。

患者取卧位时，医生必须站于患者的右侧，有时还可以位于患者的对面和背后，只要检查方便，坐着也可以。但无论位置如何，按诊时医生都必须面向患者，以便于观察所按部位，并看清患者的面部表情。可通过观察患者的表情知道按诊时患者是否有疼痛的感觉。

三、按诊的注意事项

按诊必须特别重视手的姿势，要求做到自然、轻柔、灵巧、准确。按诊时臂、手的肌肉要放松；肘、腕及手指的各个关节自然屈曲。若欲触摸患者皮肤的冷热，医生的手不可太冷或太热，如刚浸过热水或冷水的手是不能正确地感知患者皮肤冷热变化的。在寒冷的天气医生须预先令手温暖，以避免患者遇冷而致肌肉收缩变硬，影响按诊。

患者接受按诊之时，往往有不同程度的难受或痛苦的感觉，在不影响按诊准确性的前提下，医生须尽量避免增加患者痛苦，争取患者合作，使按诊从容而准确地进行。

按诊既要详细认真，又要迅速，平时务必注意练习，积累经验，以提高按诊的技术，使按诊的动作逐渐熟练。

【古代文献】

《史记·扁鹊仓公列传》：蛲瘕为病，腹大，上肤黄粗，循之戚戚然。

《素问·调经论》：实者外坚充满，不可按之，按之则痛。……虚者，聂辟气不足，按之则气足以温之，故快然而不痛。

《厘正按摩要术》：中手寻扪，问疼不疼者，以察邪气之有无；重手推按，更问疼否？以察脏腑之虚实。

《通俗伤寒论·按胸腹》：内经云：胸腹者，脏腑之郭也。考其部位层次，胸上属肺，胸膺之间属心，其下有一横膈，绕肋骨一周。膈下属胃。大腹与脐属脾。脐四围又属小肠。脐下两腰属肾。两肾之旁及脐下，又属大肠。膀胱亦当脐下，故脐下又属膀胱。……小腹两旁谓之少腹，乃血室之边际，属肝。少腹上连季胁，亦属肝。季胁上连肋骨，属胆。……故胸腹为五脏六腑之宫城，阴阳气血之发源。若欲知其脏腑何如，则莫如按胸腹。……其诊法，宜按摩数次，或轻或重，或击或抑，以察胸腹之坚软，拒按与否，并察胸腹之冷热，灼手与否，以定其病之寒热虚实。又如轻手循抚，自胸上而脐下，知皮肤之润燥，可以辨寒热。中手寻扪，问其痛不痛，以察邪气之有无。重手推按，察其硬否，更问其痛否，以辨脏腑之虚实，沉积之何如。

【研究进展】

一、中医腹诊的概念

孙忠年等[1]认为，腹诊的概念有广义、狭义之分。狭义的腹诊是指按压腹部，仅为医者用手触按患者腹部而获取病理征候，用以诊断疾病和分析证候。广义的腹诊，包括有望、闻、问、切四种诊法，通过四诊而全面获取人体脏腑病理变化反映于腹部的客观指征，用以诊断疾病及指导辨证论治。刘智壶[2]也认为，该诊法主要属于切诊，但也含有望、闻、问等诊法内容。

中医腹诊的另一概念是关于腹征、腹症、腹证。腹征，即腹部表现出的各种征象，这些征象主要是他觉的(当然也含有某些自觉的成分)，要通过医生运用望、闻、问、切(按)等诊断方法和手段，方能获悉的腹部征象。

腹症，即一切有关腹部的异常感觉，这些症状为患者本人感觉到的不适，如痞、满、胀、闷、疼痛等，需通过询问方能获得。

腹证，即腹部征象与症状的总和及其产生的原因和病机，它是疾病的症结所在，是客观存在的，但必须通过医生的分析方能得出结论，因此，腹证是各种腹部征象、症状与病因病机的综合反映，它包含有病因、病位、病性、病势等多种因素，是内脏疾病反映于腹部的全面、客观的实质体现。这种腹证，可以直接指导施治，在张仲景《伤寒论》与《金匮要略》中就已具有了这一模式。如大、小、调胃承气汤，五苓散与桃仁承气汤等所主的腹部征象及症状，就已上升到了腹证的水平，即三承气汤、五苓散、桃仁承气汤等是在腹证的指导下产生的方药，这些方药各自代表了一种腹证，如大承气汤之腹证，是指胃肠实热，燥屎内结，气机闭塞而产生的腹痛、腹满坚硬等腹征与腹症的综合体现。这种腹证与方药的结合，体现了中医腹诊的特色与独到之处，它与单独的诊察腹部征象与症状，有着本质上的差别。

二、中医腹诊的原理

王琦等[3]对中医腹诊进行了系统的研究，指出由于胸腹与脏腑、经络及某些重要腧穴在生理上有着密切联系，这也决定了脏腑、经络的病理变化可以呈现出胸腹部的病理征象。医生通过诊察胸腹部的病理反应，可推断内在脏腑的病变。

1. 胸腹乃脏腑藏居之所　生理上，胸胁腹为脏腑所藏之所，对五脏六腑具有保护作用。胸中聚有宗气，大腹充以中气，肾居脐腹两侧，内寓元阴元阳。所以，胸腹为阴阳气血之发源；病理上，脏腑病变可反映于胸胁腹的一定部位，出现各种自觉或可他觉的病理症征。

2. 胸腹为诸多经络循经之处　胸胁腹与十二经脉及奇经八脉之任、督、冲、带等经脉有着密切联系，经络的内外循行联络，除可加强内在脏腑间的生理联系外，更能使其病变反映于胸腹胁肋的一定部位。循行于胸腹内外而在胸腹体表有腧穴分布的有任脉、足少阴肾经、足阳明胃经、足太阴脾经、手太阴肺经、足厥阴肝经、足少阳胆经、手厥阴心包经。刘智壶[4]认为，经脉循行于胸腹体表而有腧穴分布的，在腹诊上十分重要。根据征候出现部位所属的经脉，以及经脉腧穴之病理反应，就可以判断脏腑之病位。此外，循行于胸腹内而在体表胸腹胁肋部无腧穴分布的经脉有手阳明大肠经、手少阴心经、手太阳小肠经、足太阳膀胱经、手少阳三焦经、督脉、冲脉、带脉、阴跷脉、阴维脉。胸腹内部经络之循行联络，也可使该脏腑的病理变化反映于其循经胸腹的相应部位，据此便能分辨某些胸腹征候所属之脏腑部位。冲、任二脉于腹诊尤为重要。

3. 胸腹为人身募穴所布之处　募穴位于胸腹胁肋部，是脏腑之气聚集于胸腹体表的穴位。另外，虚里作为宗气汇聚之处，其动态特征可以直接反映胃气、宗气的盛衰变化；神阙（脐）作为元精与元气固藏汇通之处，与脏腑气血的盛衰及生命活动密切相关。因此，诊察脐的状态和脐旁动气亦能反映脏腑的生理、病理变化。由于募穴、虚里及神阙与脏腑、阴阳、气血有着特殊的内在联系，所以，从募穴、虚里、神阙处可以判别出疾病以及脏腑阴阳气血之盛衰、疾病的预后。

总之，由于各脏腑之气都聚于腹，并通过经络沟通、气血运行充养腹部内外，因此加强了腹部肌肤和内脏的联系。各脏腑在腹内的分布与腹外相对应，加上经络内外循行联络，若脏腑经络发生病变，必然反映于腹外一定部位，并因病因病机的不同，而表现出不同的体征。故腹诊可以判断脏腑病变和全身状况。

基于上述传统认识，我们得以从宏观角度阐明腹诊的机制，并使其基本理论趋于系统化和规范化。但是，在微观领域对腹诊原理的研究少之又少，目前，尚缺乏采用现代实验方法给予的探讨和剖析。

三、中医腹诊的源流

腹诊早在《内经》和《难经》中即有记载，东汉张仲景则把腹诊作为辨证施治的重要依据，及至隋唐，关于腹诊的理论研究与临床应用渐成体系。

张仲景继承了《内经》有关腹诊的理论，并拓广其运用。《伤寒论》、《金匮要略》将腹诊与具体方药相结合，对疾病加以辨证论治。张玉英[5]认为，仲景不仅将腹诊运用于鉴别不同病证，而且还用于辨别病位、病因、病性，亦用于指导治疗、判断预后。张仲景的腹诊比《内经》腹诊内容更具体、更全面。陈家旭[6]统计，《伤寒论》397 条中论及腹证的有 114 条，《金匮要略》22 篇中重点论述腹证的条文有 10 篇之多。

程孝雨[7]总结《伤寒杂病论》腹诊的应用，认为：仲景腹诊中的望诊是医生运用视觉对胸腹部的形态、色泽、心尖搏动、腹形等进行有目的的观察；闻诊主要是医生运用听觉来了解胸腹部的情况；问诊是医生询问患者或陪诊者，了解疾病的发生、发展、治疗经过、现在症状和其他与疾病有关情况的方法；腹部切诊的方法为触、按、扪、推、探、弹、击等，而其最常用的手法有：轻手循抚法、中手寻扪法、重手推按法。轻手循抚法主要用来了解胸腹部的一般情况，推测患者的整体情况，判断病性的寒热虚实等；中手寻扪法主要用于了解腹力的强弱，脏腑病变的所在部位，以及腹部动气的强弱；重手推按法主要用于“察脏腑之虚实，沉积之如何，动气之深浅”。

侯美英等[8]对《金匮要略》中有关腹诊的内容加以总结和运用。认为其腹诊内容丰富，运用灵活，对临床疾病的诊治起着积极的指导作用。《金匮要略》中腹部望诊包括望腹之大小、形状、色泽以及有无异常突起等；闻诊主要是听诊肠鸣音及异常声音；问诊主要是询问病位、性质及症状感觉等；切诊是切按腹部痛与不痛，喜按或拒按，有无肿块等。认为腹诊的作用体现在：辨病性、定治则，察邪气、辨病因、判预后、定生死。

《诸病源候论》作为我国现存第一部专论病因病机和症状体征的诊断学著作，有关内容大量散见于各个病候中[8]。《诸病源候论》将腹症的部位分为心下、心腹、胃脘、胸胁、胁下、绕脐、大腹、小腹等，对腹痛、腹胀、腹水、腹块等进行了辨别，并描述了腹痛的性质、程度及放射方向；将腹诊的手法分为抑按、起按、揣摸、推移、切按、动摇、转侧、持之等；对积、聚、癥、瘕等腹块的描述已注意到了肿物大小、硬度、形状、压痛、活动度，以及对妇女月经、生育的影响等。《诸病源候论》虽无腹诊之名，却有腹诊之实，明确了腹症为脏腑、经络异常病变的外在表现，并通过腹症推断脏腑、经络的病因病理。《诸病源候论》记载的大量腹诊内容，通过患者腹部自觉症状与医者检查体征结合、腹症与四诊结合，以明确病变的部位，确定瘀、血、气、水之病变及寒热虚实之属性，推断病因病机及预后转归。韩宇霞[9]认为，《诸病源候论》中有关腹诊的记载，对保存中医学精粹、延续腹诊理论发展、丰富中医辨证内涵，起着积极的作用，有必要对其加以整理、研究，以期完善腹诊理论体系。

16 世纪，腹诊传入日本，在日本汉方医学界得以重视并广泛应用，经日本学者在临床实践中进一步发展，形成了日本汉方医学中的腹诊法。张志军[10]认为，日本之腹诊，多注重腹象描述及汤证指征对应性的研究，缺乏系统的理论升华和检测手段客观化、规范化研究。韩宇霞等[11]认为，中医、汉方医及西医的腹诊各有不同，各有特色与优点。

中医和汉方医腹诊的范围较广泛，包括了整个胸腹部，和现代解剖学所指的腹部位置及西医诊断学上所讲的腹诊的范围是不完全相同的。原中国中医研究院腹诊课题组提出腹部包括：胸区、心区、左胁部、右胁部、左胁下、右胁下、脐部、小腹、左少腹、右少腹、心下 11 个区域。中医的腹诊临床应用尚未得到推广，实际上是附属于四诊的，注重的是腹部局部与全身的联系，四诊合参、辨证论治是处方用药的基础与前提。汉方医腹诊的临床应用较广，积累了丰富的经验，注重的是腹部局部症状体征与处方用药的一一对应关系。西医的腹诊则侧重于了解腹腔脏器内形态功能的变化，注重的是腹部症状、体征与现代解剖学、生理学、病理学的联系。中医腹诊的目的是通过腹诊来判断机体脏腑经络、气血阴阳的变化，从而指导临床治疗，因此同时进行脏腑经络、气血阴阳的研究，对于腹诊机制的阐明是大有帮助的。

近年来,国内外学者[12]对腹诊的源流、原理、手法、腹诊区域、腹诊与方药的关系,以及腹诊仪的研究等方面进行了探索,取得了可喜的成就。当前西医生理学、病理学已发展得较为完善,因此要使腹诊机制的研究取得较快的进展,还要注意与西医学的沟通,充分利用西医学的各种理论与观点,但又不能为其所左右,以免研究陷于不中不西、难以取得突破性进展的境地。

参考文献

[1] 孙忠年,陈选平．中医腹诊学．西安:陕西科学技术出版社,1991:1-276

[2] 刘智壶．中医腹诊与练腹长寿秘法．太原:山西科学技术出版社,1991

[3] 王琦．中国腹诊．北京:学苑出版社,1994:71,72,172-248

[4] 刘智壶．中医腹诊基本理论及临床意义的初步探讨．湖南中医学院学报,1982,2(3):48

[5] 张玉英．张仲景腹症辨治探讨．中医药信息,2008,25(5):65-67

[6] 陈家旭．张仲景诊断学．北京:中国医药科技出版社,2005:94-100

[7] 程孝雨．浅析《伤寒杂病论》腹诊与现代医学腹诊的不同．光明中医,2009,24(11):2169

[8] 侯美英,余晓清,刘永芬,等.《金匮要略》腹诊运用浅析．江西中医药,2006,37(1):15

[9] 韩宇霞．浅谈《诸病源候论》之腹诊．新中医,2007,39(8):98-99

[10] 张志军．日本运用现代科学技术对腹诊的研究．国外医学:中医中药分册,1991,13(3):1-4

[11] 韩宇霞,王洪琦．腹诊源流及其现代研究．贵阳中医学院学报,1999,21(4):2-3

[12] 袁肇凯,王天芳．中医诊断学(新世纪全国高等中医药院校创新教材).北京:中国中医药出版社,2007:114

第二节　按诊的内容

【基本内容】

按诊的运用相当广泛,涉及各科疾病及全身各部分,尤其是对腹部疾病的诊察更为重要。临床上常用的按诊内容有按胸胁、按脘腹、按肌肤、按手足、按腧穴等。

一、按　胸　胁

是指根据病情的需要,有目的地对前胸和胁肋部进行触摸、按压或叩击,以了解局部及内脏病变的情况。

胸胁是前胸和侧胸部的统称。前胸部即缺盆(锁骨上窝)至横膈以上;侧胸部又称胁肋部或胁部,即胸部两侧,由腋下至11、12肋骨端的区域。

传统上"胸"指缺盆下,腹之上有骨之处;胸骨体下端尖突谓之"鸠尾";肌肉部分谓之"膺";肋骨下之软肋处谓之"季肋";左乳下心尖搏动处谓之"虚里"。

胸为人体上焦的主要组成部分,包含胸廓、虚里、乳房等重要组织,胸内藏心肺,胁内包括肝胆。所以胸胁按诊除可排除局部皮肤、经络、骨骼病变外,主要是用以诊察心、肺、肝、胆、乳房等脏器组织的病变。

(一) 胸部按诊

胸为心肺所居之处,按胸部可以了解心、肺、虚里及腔内(胸膜)等的病变情况。

胸部按诊患者多采取坐位,若患者不能坐时,可先仰卧位诊察前胸,然后侧卧位诊察侧胸及背部。方法多采用触法、摸法和指指叩击法,采取指指叩击法叩击时,左手中指应沿肋间隙滑行(与肋骨平行),右手指力应适中。顺序应由上而下地按前胸、侧胸和背部进行,并应注意两侧对称部位的比较。

正常胸(肺)部叩诊呈清音,但胸肌发达者、肥胖者或乳房较大者叩诊稍浊,背部较前胸音浊,上方较下方音浊。胸部自上而下叩诊时,浊音与实音交界处即为肺下界,平静呼吸时,肺下界正常于锁骨中线第 6 肋(左侧可因胃脘鼓音区影响而有变动)、腋中线第 8 肋、肩胛线第 10 肋。

肺下界下移可见于肺胀、腹腔脏器下垂等;肺下界上移可见于肺痿、悬饮、臌胀、腹内肿瘤或癥瘕等。前胸高突,叩之膨膨然有如鼓音,其音清者,系肺气壅滞所致,多为肺胀,可见于气胸;叩之音浊或呈实音,并有胸痛,亦多为饮停胸膈,或肺痨损伤,或肺内有肿瘤,或为肺痈、痰热壅肺者。胸部压痛,有局限性青紫肿胀者,多因外伤(肋骨骨折等)所致。

(二) 乳房按诊

乳房局部压痛,可见于乳痈、乳发、乳疽等病变。

若发现乳房内肿块时,应注意肿块的数目、部位、大小、外形、硬度、压痛和活动度,以及腋窝、锁骨下淋巴结的情况。

妇女乳房有大小不一的肿块,边界不清,质地不硬,活动度好,伴有疼痛者,多见于乳癖。乳房有形如鸡卵的硬结肿块,边界清楚,表面光滑,推之活动而不痛者,多为乳核。乳房有结节如梅李,边缘不清,皮肉相连,病变发展缓慢,日久破溃,流稀脓夹有豆渣样物者,多为乳痨。乳房肿块质硬,形状不规则,高低不平,边界不清,腋窝多可扪及肿块,应考虑乳癌的可能。女子月经将行的青春发育期,或男子、儿童一侧或两侧乳晕部有扁圆形稍硬肿块,触之疼痛,称为乳疬。

(三) 虚里按诊

虚里即心尖搏动处,位于左乳下第四、五肋间,乳头下稍内侧,当心脏收缩时,心尖向胸壁冲击而引起的局部胸壁的向外搏动,可用手指指尖触到。

诊虚里时,一般患者采取坐位和仰卧位,医生位于患者右侧,用右手全掌或指腹平抚于虚里部,并调节压力。按诊内容包括有无搏动、搏动部位及范围、搏动强度和节律、频率、聚散等,以了解宗气之强弱、疾病之虚实、预后之吉凶,尤其当危急病证寸口脉不明显时,诊虚里更具重要的诊断价值。

虚里为诸脉之所宗。虚里按之应手,动而不紧,缓而不怠,动气聚而不散,节律清晰一致,一息 4～5 至,是心气充盛,宗气积于胸中的正常征象。

病理情况下,虚里搏动移位可因心痹、先天性心脏病等而使心脏增大,心尖位置上移;或因臌胀、癥积等致使腹部胀大,心位抬高;也可因气胸、悬饮、肿瘤等胸腔疾病,胸部畸形,如漏斗胸、脊柱弯曲等导致。虚里按之其动微弱者为不及,是宗气内虚之征,或为饮停心包之支饮;搏动迟弱,或久病体虚而动数者,多为心阳不足;按之弹手,洪大而搏,或绝而不应者,是心肺气绝,属于危候;孕妇胎前产后,虚里动高者为恶候;虚损劳瘵之病,虚里日渐动高者为病进;虚里搏动数急而时有一止,为宗气不守;虚里搏动迟弱,或久病体虚而动数者,皆为心阳不足;胸高而喘,虚里搏动散漫而数者,为心肺气绝之兆;虚里动高,聚而不散者,为热甚,多见于外感热邪、小儿食滞或痘疹将发之时。

因惊恐、大怒或剧烈运动后,虚里动高,片刻之后即能平复如常不属病态;肥胖之人因胸壁较厚,虚里搏动不明显,亦属生理现象。

（四）胁部按诊

肝胆位居右胁，肝胆经脉分布两胁，故按胁肋主要是了解肝胆疾病。脾脏叩诊区在左侧腋中线上第 9～11 肋间，宽为 4～7cm 的部位，左胁部按诊应考虑排除脾脏病变。

按胁部常采取仰卧位或侧卧位，除在胸侧腋下至肋弓部位进行按、叩外，还应从上腹部中线向两侧肋弓方向轻循，并按至肋弓下，以了解胁内脏器状况。按诊时应注意是否有肿块及压痛，肿块的质地、大小、形态等。正常情况下，两胁部（包括肋缘下）无脏可触及，无压痛。只有腹壁松弛的瘦人，在深吸气时在肋弓下缘可触到肝脏下缘，质地柔软，无压痛。

若胁痛喜按，胁下按之空虚无力为肝虚；胁下肿块，刺痛拒按为血瘀。若右胁下肿块，质软，表面光滑，边缘钝，有压痛者，多为肝热病、肝著等；若右胁下肿块，质硬，表面平或呈小结节状，边缘锐利，压痛不明显，可能为肝积；若右胁下肿块，质地坚硬，按之表面凹凸不平，边缘不规则，常有压痛，应考虑肝癌；若右侧腹直肌外缘与肋缘交界处附近触到梨形囊状物，并有压痛，多为胆石、胆胀等胆囊病变。左胁下痞块，多为肥气等脾脏病变；疟疾后左胁下可触及痞块，按之硬者为疟母。

二、按　脘　腹

是通过触按、叩击胃脘部及腹部，了解其凉热、软硬、胀满、肿块、压痛以及脏器大小等情况，从而推断有关脏腑的病变及证候性质。

（一）脘腹分区及所候

脘腹各部位的划分：膈以下统称腹部。大体分为心下、胃脘、大腹、小腹、少腹等部分。剑突的下方，称为心下；心下的上腹部，称胃脘部；脐以上的部位称大腹；有称脐周部位为脐腹者；脐以下至耻骨上缘称小腹；小腹的两侧称少腹。

按腹部主要是诊断肝、胆、脾、胃、肾、小肠、大肠、膀胱、胞宫及其附件组织的病证。按诊时，根据所诊脏腑的不同，首先确定诊区目标。一般肝脏诊区位于大腹右上方至右肋缘下及剑突下方；脾脏诊区位于大腹左侧上方至左肋缘下方；胆位于大腹右侧腹直肌外缘与肋缘交界处；胃位于上腹部偏左；肠位于脐周围（十二指肠在脐右上方，小肠及肠管在脐周围），乙状结肠在左髂窝部，盲肠位于右下腹；肾脏诊区位于腰部左右肋缘下方；膀胱、胞宫位于小腹部耻骨联合的上方；胞宫附件位于左右少腹部。

（二）脘腹按诊的方法

诊区目标确定后再考虑按诊应采取的体位和方法。通常采用仰卧位或侧卧位。取坐位时，医生应在患者右侧，左手稍扶患者肩背部，右手第二、三、四、五指自然并拢，用指腹或示指桡侧按腹；取仰卧位时，患者两腿稍屈曲，以免局部肌肉紧张，医生应在患者右侧，右手第二、三、四、五指自然并拢，用指腹或示指桡侧按寻。无论采取何种体位，按时皆从脐水平线处开始逐渐移向上腹部剑突下方，如果有明显痞块，应从健康部位逐渐移向病变部位。按时应由浅入深，由轻而重，指力适中。边按边询问，边观察患者表情。注意了解局部手感情况，有无胀满、痞块、软硬程度，以及有无压痛、压痛程度等。

肝的按诊，患者宜取仰卧位，两腿屈起，医生位于患者右侧，以左手掌及四指置于患者右腰部并向上托，大拇指固定于右肋下缘，以右手平放于脐部右侧，用并拢的四指尖部或示指桡侧对着肋缘，并压向深部，在患者吸气时，右手手指稍向肋缘方向推进，但勿随腹壁抬起，如此，逐渐向肋缘按摸。

脾的按诊，患者可采取仰卧或右侧卧位，两腿稍屈曲，医生以左手掌置于患者左胸外侧第7～10肋处，固定胸廓，右手平放于腹部，与肋弓成垂直方向，以稍弯曲的手指末端轻压向腹深部，并随患者腹式呼吸运动逐渐由下向上接近左肋弓，以寻摸有无肿大的脾脏。

肾脏按诊时，一般采取仰卧位，必要时亦可采取立位。诊右肾时，医生在患者右侧，右手放在右季肋部，以微曲的指端置于肋缘下方，左手平放于右后腰部肾区，随患者呼吸将右手逐渐压向腹深部，同时以左手将后腹壁推向前方，前后两手相互配合寻按肾脏。诊左肾时，医生位于患者左侧，两手相对地更换位置，如上法进行寻按。

（三）脘腹按诊的内容

按诊脘腹部，主要应了解其凉热、软硬、胀满、肿块、压痛以及脏器大小等，以推断脏腑病位和证候性质。

正常情况下，除大肠（结肠）、膀胱（充盈时）按诊可触及外，其他脏器一般不能触及。

一般来说，凡腹部按之肌肤凉而喜温者，属寒证；腹部按之肌肤灼热而喜凉者，属热证；腹痛喜按者多属虚证；腹痛拒按者多属实证。按诊腹部皮肤温凉，对判断真热假寒证有非常重要的意义，无论患者四肢温凉与否，只要胸腹灼热，就基本可以断定疾病的实热本质。

正常人腹壁按之柔软、张力适度。若全腹紧张度降低，触之松软无力，多见于久病重病之人，精气耗损，气血亏虚以及体弱年老之人和经产妇等；若全腹紧张度消失，多见于痿病和脊髓受损导致腹肌瘫痪等；全腹高度紧张，状如硬板，常因急性胃肠穿孔或脏器破裂引起；若右下腹紧张，多见于肠痈患者；湿热蕴结胆腑，胆汁淤滞者，可见右上腹紧张。

腹满有虚实之别，凡脘腹部按之手下饱满充实而有弹性、有压痛者，多为实满；若脘腹部虽然膨满，但按之手下虚软而缺乏弹性，无压痛者，多属虚满。脘部按之有形而胀痛，推之辘辘有声者，为胃中有水饮。腹部高度胀大，如鼓之状者，称为臌胀。鉴别臌胀类别时，医生两手分置于腹部两侧相对位置，一手轻轻叩拍腹壁，另一手则有波动感，按之如囊裹水者，为水臌；一手轻轻叩拍腹壁，另一手无波动感，以手叩击如击鼓之膨膨然者，为气臌。当腹腔内有过多液体潴留时，因重力的关系，可通过体位的改变，在腹腔低处叩击出浊音；若肠内有气体存在，叩击呈鼓音，此鼓音区域多漂浮在腹水浊音区上面。另外，肥胖之人腹大如鼓，按之柔软，无脐突，无病证表现者，不属病态。

若腹部有肿块，按诊时要注意肿块的部位、形态、大小、硬度、有无压痛和能否移动等情况。凡肿块推之不移，肿块痛有定处者，为癥积，病属血分；肿块推之可移，或痛无定处，聚散不定者，为瘕聚，病属气分。肿块大者为病深；形状不规则，表面不光滑者为病重；坚硬如实者为恶候。若腹中结块，按之起伏聚散，往来不定，或按之形如条索状，久按转移不定，或按之手下如蚯蚓蠕动者，多为虫积。小腹部触及肿物，若触之有弹性，不能被推移，呈横置的椭圆或球形，按压时有压痛，有尿意，排空尿后肿物消失者，多系因积尿所致而胀大的膀胱；排空尿液后小腹肿物不消，若系妇女停经后者，多为怀孕而胀大的胞宫；否则可能是石瘕等胞宫或膀胱的肿瘤。

腹痛喜按，按之痛减，腹壁柔软者，多为虚证，常见的有脾胃气虚等；腹痛拒按，按之痛甚，并伴有腹部硬满者，多为实证，如饮食积滞、胃肠积热之阳明腑实、瘀血肿块等。局部肿胀拒按者，多为内痈；按之疼痛，固定不移，多为内有瘀血；按之胀痛，病处按此联彼者，为病在气分，多为气滞气闭。

腹部压痛的出现，多表示该处腹腔内的脏器有损害。右季肋部压痛，见于肝、胆、右肾和降结肠的病变；上腹部压痛，见于肝、胆、胃腑、胰和横结肠病变；左季肋部压痛，见于脾、左肾、降结肠等病变；右腰部压痛，多见于肾和升结肠病变；脐部压痛，见于小肠、横结肠、输尿管病变；左腰部压痛，见于左肾、降结肠病变；下腹部压痛，常见于膀胱疾病、肠痈或女性生殖器官病变。左少腹作痛，按之累累有硬块者，多为肠中有宿粪；右少腹作痛而拒按，或出现“反跳痛”（按之局部有压痛，若突然移去手指，腹部疼痛加剧），或按之有包块应手者，常见于肠痈等病。

妇女妊娠 3 个月后，一般可以在其小腹部触及胀大的胞宫；妊娠 5、6 个月时，胞宫底约与脐平；妊娠 7 月时，胞宫底在脐上 3 横指；妊娠 9 月至足月时，胞宫底在剑突下 2 横指。如妊娠后腹形明显大于正常，皮肤光亮，按之胀满者，多为胎水肿满；如腹形明显小于正常，而胎儿尚存活者，多为胎萎不张。

正常人的肾脏一般不能触及，只有身材瘦长的人有时可以触及右肾的下极。当触及肾脏时，患者往往会有类似恶心的不适感觉。如在吸气时能触到 1/2 以上的肾脏，即可以诊断为肾下垂。当触及肾脏肿大时，多提示肾痈、肾盂积水或肾脏肿瘤。肾水、肾瘅、肾著、肾痨、肾石等肾病患者，有的可以在肾区（肋脊角处）出现不同程度的叩击痛。

三、按　肌　肤

按肌肤是指触摸某些部位的肌肤，通过诊察其寒热、润燥、滑涩、疼痛、肿胀、皮疹疮疡等情况，以分析病情的寒热虚实及气血阴阳盛衰的诊断方法。

（一）按肌肤的方法

按肌肤时，可根据病变部位不同，选择适宜体位，以充分暴露按诊部位为原则，医生位于患者右侧，右手手指自然并拢，掌面平贴诊部肌肤之上轻轻滑动，以诊肌肤的寒热、润燥、滑涩，有无皮疹、结节、肿胀、疼痛等。若患者有疼痛时，医生应在局部进行轻重不同程度的按压，以找准疼痛的部位、范围、程度和性质。若发现有结节时，应对结节进一步按诊，可用右手拇指与示指寻其结节边缘及根部，以确定结节的大小、形态、软硬程度、活动情况等。若诊察有肿胀时，医生应用右手拇指或示指在肿胀部位进行按压，以掌握肿胀的范围、性质等。疮疡按诊，医生可用两手拇指和示指自然伸出，其余三指自然屈曲，用两示指寻按疮疡根底及周围肿胀状况，未破溃的疮疡，可用两手示指对应夹按，或用一示指轻按疮疡顶部，另一示指置于疮疡旁侧，诊其软坚，有无波动感，以了解成脓的程度。

正常肌肤温润而有光泽，富有弹性，无皮疹、肿胀、疼痛、疮疡、结节等。

（二）按肌肤的内容

1. 诊寒热　按肌肤的寒热可了解人体阴阳的盛衰、病邪的性质等。

一般肌肤寒冷、体温偏低者，为阳气衰少；若肌肤冷而大汗淋漓、脉微欲绝者，为亡阳之征。

肌肤灼热，体温升高者，多为实热证；若汗出如油，四肢肌肤尚温而脉躁疾无力者，为亡阴之征。

身灼热而肢厥，为阳热内闭，不得外达，属真热假寒证。

外感病汗出热退身凉，为表邪已解；皮肤无汗而灼热者，为热甚。

身热初按热甚，久按热反转轻者，为热在表；久按其热反甚者，为热在里。

肌肤初扪之不觉很热，但扪之稍久即感灼手者，称身热不扬。常兼头身困重，脘痞、苔腻等症，主湿热蕴结证。由于湿性黏滞，湿邪遏制，阳热内伏而难以透达于外，湿郁热蒸，故身热而不扬。

局部病变通过按肌肤之寒热可辨证之阴阳。皮肤不热，红肿不明显者，多为阴证；皮肤灼热而红肿疼痛者，多为阳证。

2. 诊润燥滑涩　通过触摸患者皮肤的滑润和燥涩，可以了解汗出与否及气血津液的盈亏。

一般皮肤干燥者，尚未出汗；湿润者，身已出汗；干瘪者，为津液不足；肌肤滑润者，为气血充盛；肌肤枯涩者，为气血不足。

新病皮肤多滑润而有光泽，为气血未伤之表现。久病肌肤枯涩者，为气血两伤；肌肤甲错者，多为血虚失荣或瘀血所致。

3. 诊疼痛　通过触摸肌肤疼痛的程度，可以分辨疾病的虚实。

一般肌肤濡软，按之痛减者，为虚证；硬痛拒按者，为实证；轻按即痛者，病在表浅；重按方痛者，病在深部。

4. 诊肿胀　用重手按压肌肤肿胀程度，以辨别水肿和气肿。

按之凹陷，不能即起者，为水肿；按之凹陷，举手即起者，为气肿。

5. 诊疮疡　触按疮疡局部的凉热、软硬，可判断证之阴阳寒热。

一般肿硬不热者，属寒证；肿处灼手而有压痛者，属热证；根盘平塌漫肿者，属虚证；根盘收束而隆起者，属实证。患处坚硬多无脓；边硬顶软的已成脓。

6. 诊尺肤　诊尺肤即通过触摸患者肘部内侧至掌后横纹处之间的肌肤，以了解疾病虚实寒热性质的诊察方法。诊尺肤可采取坐位或仰卧位。诊左尺肤时，医生用右手握住患者上臂近肘处，左手握住患者手掌，同时向桡侧转辗前臂，使前臂内侧面向上平放，尺肤部充分暴露，医生用指腹或手掌平贴尺肤处并上下滑动来感觉尺肤的寒热、滑涩缓急（紧张度）；诊右尺肤时，医生操作手法同上，左、右手置换位置、方向相反。诊尺肤应注意左、右尺肤的对比。

根据尺肤部缓急、滑涩、寒热的情况，来判断疾病的性质。诊尺肤早在《灵枢·论疾诊尺》就记载："余欲无视色持脉，独调其尺，以言其病，从外知内。审其尺之缓急、小大、滑涩，肉之坚脆，而病形定矣。"

健康人尺肤温润滑爽而有弹性。若尺肤部热甚，多为热证；尺肤部凉，多为泄泻、少气；按尺肤窅而不起者，多为风水；尺肤粗糙如枯鱼之鳞者，多为精血不足，或有瘀血内阻。

四、按 手 足

按手足是通过触摸患者手足部位的冷热程度，以判断病情的寒热虚实及表里内外顺逆。

按诊时患者可取坐位或卧位（仰、侧皆可），充分暴露手足。医生可单手抚摸，亦可用双手分别抚握患者双手足，并作左右比较。按诊的重点在手足心寒热的程度。

正常情况的手足一般是温润的。诊手足寒温，对判断阳气存亡，推测疾病预后，具有重要意义。若阳虚之证，四肢犹温，为阳气尚存；若四肢厥冷，多病情深重。手足俱冷者，为阳虚寒盛，属寒证；手足俱热者，多为阳盛热炽，属热证。热证见手足热者，属顺候；热证反见手足逆冷者，属逆候，多因热盛而阳气闭结于内，不得外达，即热深厥亦深的表现，应注意鉴别。

诊手足时，还可做比较诊法。如手足心与手足背比较，若手足背热甚者，多为外感发热；手足心热甚者，多为内伤发热。即《东垣十书·辨手心手背》所说："内伤及劳役饮食不节病，手心热，手背不热；外伤风寒，则手背热，手心不热。"手心热与额上热比较，若额上热甚于手心热者为表热；手心热甚于额上热者为里热。

五、按 腧 穴

是按压身体的某些特定穴位，通过穴位的变化和反应来判断内脏某些疾病的方法。腧穴是脏腑经络之气转输之处，是内脏病变反映于体表的反应点。因此，早在《灵枢·背腧》就有记载："欲得而验之，按其处，应在中而痛解，乃其输也。"

按腧穴可据按诊需要，取坐位或卧(仰卧、俯卧、侧卧)位，关键在于找准腧穴。医生用单手或双手的示指或拇指按压腧穴，若有结节或条索状物时，手指应在穴位处滑动按寻，进一步了解指下物的形态、大小、软硬程度、活动情况等。

按腧穴要注意发现穴位上是否有结节或条索状物，有无压痛或其他敏感反应，然后结合望、闻、问诊所得资料综合分析判断疾病。

正常腧穴按压时有酸胀感、无压痛、无结节或条索状物、无异常感觉和反应。腧穴的病理反应，则有明显压痛，或有结节，或有条索状物，或其他敏感反应等。如肺俞穴摸到结节，或按中府穴有明显压痛者，为肺病的反应；按上巨虚穴下 1～2 寸处有显著压痛者，为肠痈的表现；肝病患者在肝俞或期门穴常有压痛等。这种具有诊断意义的特定腧穴，在《灵枢·九针十二原》记载有十二原穴，曾说："五脏有疾也，应出十二原，而原各有所出，明知其原，睹其应，而知五脏之害矣。"临床观察发现，背部俞穴亦同样具有重要的诊断价值。

诊断脏腑病变的常用腧穴有：

肺病：中府、肺俞、太渊

心病：巨阙、膻中、大陵

肝病：期门、肝俞、太冲

脾病：章门、太白、脾俞

肾病：气海、太溪

大肠病：天枢、大肠俞

小肠病：关元

胆病：日月、胆俞

胃病：胃俞、足三里

膀胱病：中极

【补充阐发】

一、可按者可有实，拒按者亦有虚

通过按压病体的有关部位，以了解疾病的寒热、虚实变化，以资辨证诊断，是中医切诊的内容之一。例如腹内有肿块，按之坚硬，推之不移，且痛有定处者，为癥为积，多属血瘀；肿块时聚时散，按之无形，痛无定处者，为瘕为聚，多属气滞。

对于虚实的辨别，自张景岳在《景岳全书·杂证谟》中提出"可按者为虚，拒按者为实"的观点后，一直为后人所尊奉。但是，在临床实践中，也常常遇到这种情况，如肝岩、蛔厥等病的患者，腹痛剧烈，大多自按以图缓解，此二病为气滞血瘀、虫扰胆腑所致的实证，然而可按。一些胃痿、胃疡等病患者，常年脾运不足，时而失血，多见一派气血两虚证候，而其中不乏疼痛拒按者。

其机制，正如江之兰在《医津一筏》中所说："夫按则气散，即实亦有因之而痛减者；虚则气壅而为痛，复按之，气愈壅，即虚亦有因之而益痛者。正未可执此而定其虚实也。"《素问·

举痛论》："寒气客于肠胃之间，膜原之下，血不得散，小络急引故痛，按之则气血散，故按之痛止。"外邪客于肠胃，导致气滞血瘀，显然是"邪气盛则实"之痛，却"按之痛止"。而"寒气客于侠脊之脉，则深按之不能及，故按之无益也"（《素问·举痛论》），此仍为实证，因部位较深，故"按之无益"。又如"寒气客于背俞之脉，则脉泣，脉泣则血虚，血虚则痛，其俞注于心，故相引而痛。按之则热气至，热气至则痛止矣"（《素问·举痛论》），此证虽性质属实，而病因则为寒，寒得热气故实证之痛亦可得以缓解。由此可见，《内经》并未将拒按与实证、可按与虚证简单画等号，而是根据邪气性质、发病部位、机体对邪气的耐受性、反应性等方面，综合判断疼痛的虚实。痛之"可按者为虚，拒按者为实"，只是反映了一般的辨证情况。临床上也有"可按为实，拒按为虚"者，故不可徒执其端而误判证之虚实。

二、中医腹诊的方法与内容

（一）中医腹诊的方法

腹诊时，让患者排空二便后仰卧于床上，两手放在身体两侧，头部垫起，大致与身体呈一平面，袒露胸腹，全身放松，体态自然。待情绪安定后，先观察患者腹外有无异常变化，然后，医生用触、摸、按（见切诊）三种方法，自上而下，先左后右，由轻到重按切腹部。

（二）中医腹诊的基本内容

腹诊主要了解凉热、软硬度、胀满、肿块、压痛等情况。

1. 诊腹部皮肤凉热　触摸腹部皮肤凉热，可辨别病证的寒热虚实。按之不温或冷，为寒证，喜暖手按抚，为虚寒证；按之热甚而灼手，为热证，喜冷物按放，为实热证。按之灼热，为里热内伏；按之不热而脉数，是表证。热退后，腹部按之仍热，为热邪未尽。少腹冰冷，为阳气欲绝的危重病；治疗后脐下转温，是阳气来复的佳兆。

2. 诊腹壁肌肉软硬度　轻按腹壁柔软，而重按脐腹有力，为正常状态。腹壁瘦薄，脐腹按之柔软无力，多为虚证；腹壁按之坚硬，为实证。外感病，按腹未硬者为表证，按腹硬而疼痛者为里证。

3. 诊腹部胀满　按之有充实感，有压痛，叩击声音重浊，为胀满实证；按之不充实，无压痛，叩击闻空声者，为胀满虚证。腹部高度膨胀，状如鼓，称臌胀。臌胀分为水臌和气臌。以手分置腹部两侧，一手轻拍，另一手可触到波动感，按之如囊裹水，腹壁有凹痕，为水臌；无波动感，按之无凹痕者，为气臌。

4. 诊腹部压痛　按腹疼痛，甚而拒按，为实证。若局部肿胀拒按，为内痈。按之疼痛，痛处固定不移，刺痛不止，为瘀血；按之疼痛，痛无定处，胀痛时发时止，为气滞。腹痛喜按，无明显压痛，为虚证。

5. 诊腹部肿块　腹诊发现肿块，须注意其大小、形状、硬度、有无压痛、表面是否光滑等。腹部肿块疼痛为积聚。肿块固定不移，按之有形，疼痛有定处，为积病，病属血分；肿块聚散不定，按之无形，疼痛无定处，为聚证，病属气分。妇女小腹有肿块为血瘕，男子小腹有肿块多为疝病。左少腹作痛，按之累累有硬块，为宿粪；右少腹作痛，按之疼痛而有肿块，为肠痈。若形如筋结，久按转移，觉指下如蚯蚓蠕动状，腹壁凹凸不平，按之起伏聚散不定，为虫积所致。

6. 诊脐间动气　又称诊冲任。是了解肾气充盛与否，诊察全身状况的重要方法。诊察时，应密布三指（示、中、无名三指），按切脐之上下左右动脉搏动情况。凡动气和缓有力，一息四至，绕脐充实，为肾气充盛。按之躁动而细数，上及中脘（脐上 4 寸处），为阴虚气逆。按之分散，一息一至，为肾气虚败。按之搏动明显，为内有积热。按之搏动微弱，且空虚无力而局部冷，是肾阳不足。按之搏动明显，局部灼手，症虽寒战、肢冷、下利，是真热假寒；按腹两旁热，脐旁四周久按却无热而冷，症虽面红、口渴，是真寒假热。

三、中医腹诊的临床意义

腹诊的临床意义，广及疾病诊断、病证分析、预后估测等方面。腹诊有着独到的特点，可补望舌、切脉之不足。

（一）诊断疾病

一些以胸腹症状和体征为主要表现的疾病，采用腹诊方法可以较为客观和直观地加以诊察与判断，并能以此与其他疾病相鉴别。刘智壶在“中医腹诊概述”（湖南医药杂志，1982年第2期、第3期）中总结提出了真心痛、厥心痛、胃脘痛、蛔虫腹痛、肝痈、肠痈、肺胀、臌胀、肠覃、石瘕、水癥、石水、涌水、疝气、痃癖、肥气、息贲、伏梁、痞气、奔豚、脏结、结胸、肠痹、龟胸、肝胀、胆胀、胃胀、大肠胀、小肠胀、膀胱胀、乳痈、乳核、乳岩等35种疾病的腹部征象。同时还提出了肺结核、重症肝炎、肝硬化、冠心病、高血压性心脏病、心律失常、慢性胃炎、十二指肠球炎及十二指肠球部溃疡、急性胆囊炎、慢性胆囊炎、胆囊折叠、慢性结肠炎、急性膀胱炎、输尿管及膀胱结石、子宫内膜炎、输卵管炎等西医学疾病的胸腹腧穴诊断依据。

（二）判别证候

研究表明，根据胸腹征象的不同状态和性质，可以分析出疾病的病位及所属病因病机。刘氏认为腹诊可具体用于辨别脏腑病位、表证与里证、寒证与热证、虚证与实证、瘀血证、水饮证、宿食证、燥屎证、虫积证等。孙忠年认为，腹诊之法，既可以腹症辨病证之性质（即阴阳、表里、寒热、虚实之属性），又可辨病证之形态、程度，以鉴别诊断各类病证（见《中医腹诊学》，陕西科学技术出版社，1991）。

（三）估测预后

有些胸腹部的征象，对于判断疾病预后、把握疾病转归具有一定的临床意义。刘氏根据文献提出了“虚里动甚，触按弹手有力，或虚里动气移位、散乱；腹满膨凸，按之坚硬，腹壁青络怒张；胁及腹内巨大癥块，质地坚硬，固定不移；脐腹（神阙）部深陷，肌肤瘦削、褶皱，腹力空乏；左胸部或心窝处突发性剧烈疼痛，势如刀绞状”5个方面的胸腹征象，作为疾病预后凶险的主要客观指标。同时，还将“虚里动气和缓，欣然应指；脐腹（神阙）部饱满，腹力充实；腹部平坦，腹肌壮实，按腹柔软，胁腹之内无癥块”3方面，视做预后良好的胸腹征象。

四、腧穴按诊的原理

腧穴是人体脏腑、经络之气血出入、输注、汇聚于体表的部位。因此，当脏腑功能出现异常，阴阳平衡失调而产生疾病时，就会沿着有关的经络反映到体表相应的腧穴。因此，这些腧穴的压痛反应，就可以作为诊断内脏疾病的依据。

（一）俞穴与募穴

十二经之俞穴，是五脏六腑之气输注于背部的一些特定穴位。脏腑的俞穴都分布在背部足太阳膀胱经上，是督脉之气通于足太阳经并输注于内脏的部位，因而俞穴反映内脏病变更为直接与快捷。募穴，是脏腑之气聚集于胸腹的一些特定穴位，与背俞相对应，其分布一前一后，其属性一阴一阳。募穴在前胸腹部，属阴，它与脏腑的生理病理反应十分密切，当脏腑受邪时多反映于募穴，最常见的反应是募穴压痛。因此，按压背俞穴与募穴对临床诊断疾病、辨别病位有着十分重要的作用和价值。

(二)经外奇穴

在十四经脉的腧穴(361个)之外,还有一些“经外奇穴”,有些经外奇穴,是内脏疾病反映于外的特异性部位。因此,这些“经外奇穴”除对某些疾病与症状具有特殊的治疗作用之外,又对诊断和辨别某些疾病和证候具有特异性,在临床上有其独特的价值,是推断病证的重要依据。

【古代文献】

一、按 胸 胁

《望诊遵经》:胸膈之上,心肺之部也。胁肋之间,肝胆之部也。脐上属胃,脐下属肠,大腹属太阴,脐腹属少阴,少腹属厥阴。

《素问·平人气象论》:胃之大络,名曰虚里,贯膈络肺,出于左乳下,其动应衣,脉宗气也。盛喘数绝者,则病在中;结而横,有积矣;绝不至曰死。

《通俗伤寒论·按胸腹》:按之胸痞者,湿阻气机,或肝气上逆。按之胸痛者,水结气分,或肺气上壅。……胸前高起,按之气喘者,则为肺胀。……水结胸者,按之疼痛,推之漉漉;食结胸者,按之满痛,摩之嗳腐;血结胸者,痛不可按。……按之微动而不应者,宗气内虚。按之跃动而应衣者,宗气外泄。按之应手,动而不紧,缓而不急者,宗气积于膻中也,是为常。按之弹手,洪大而搏,或绝而不应者,皆心胃气绝也,病不治。虚里无动脉者必死。即虚里搏动而高者,亦为恶候。孕妇胎前症最忌。产后三冲症尤忌。虚损痨瘵症,逐日动高者切忌。唯猝惊疾走大怒后,或强力而动肢体者,虚里脉动虽高,移时即如平人者不忌。……寸口脉结者,虚里脉亦必结。往往脉候难凭时,按虚里脉确有可据。

《金匮要略·疟病脉证并治》:病疟……如其不差,当云何?师曰:此结为癥瘕,名曰疟母。

《诸病源候论·痰饮病诸候·癖饮候》:此由饮水多,水气停聚两胁之间,遇寒气相搏,则结聚而成块,谓之癖饮。在胁下,弦亘起,按之则作水声。

《诸病源候论·癖病诸候·久癖候》:在于两肋下,经久不瘥,乃结聚成形,段而起,按之乃水鸣,积有岁年,故云久癖。

《通俗伤寒论·按胸腹》:按其胁肋胀痛者,非痰热与气互结,即蓄饮与气相搏。……若肝病须按两胁,两胁满实而有力者肝平。两胁下痛引小腹者肝郁,男子积在左胁下者属疝气。女子块在右胁下者属瘀血。两胁空虚,按之无力者为肝虚。两胁胀痛,手不可按者为肝痈。

二、按 脘 腹

《素问·气厥论》:涌水者,按腹不坚。

《灵枢·水胀》:水始起也,……足胫肿,腹乃大,其水已成矣。以手按其腹,随手而起,如裹水之状。

《灵枢·水胀》:肠覃何如?……其始生也,大如鸡卵,稍以益大,至其成如怀子之状,久者离岁,按之则坚,推之则移,月事以时下。

《灵枢·刺节真邪》:肠溜,久者数岁乃成,以手按之柔。……昔瘤,以手按之坚。

《金匮要略·腹满寒疝宿食病脉证治》:病者腹满,按之不痛为虚,痛者为实。……按之心下满痛者，此为实也，当下之，宜大柴胡汤。

《金匮要略·疮痈肠痈浸淫病脉证并治》：肠痈之为病，其身甲错，腹皮急，按之濡，如肿状，……薏苡附子败酱散主之，……肠痈者，少腹肿痞，按之即痛如淋，小便自调，……大黄牡丹汤主之。

《金匮要略·呕吐哕下利病脉证治》：下利三部脉皆平，按之心下坚者，急下之。

《诸病源候论·癥瘕病诸候·谷瘕候》：人有能食而不大便，初亦不觉为患，久乃腹内成块结，推之可动，故名为谷瘕也。

《诸病源候论·水肿病诸候·水瘕候》：水瘕者，……在于心腹之间，抑按作水声，但欲饮而不用食，遍身虚肿是也。

《景岳全书·杂证谟·积聚》：积聚之病，……诸有形者，或以饮食之滞，或以脓血之留，凡汁沫凝聚，旋成癥块者，皆积之类，其病多在血分，血有形而静也。诸无形者，或胀或不胀，或痛或不痛，凡随触随发，时来时往者，皆聚之类，其病多在气分，气无形而动也。

《通俗伤寒论·按胸腹》：胃家者，指上中二脘而言。以手按之痞硬者，为胃家实。按其中脘，虽痞硬而揉之漉漉有声者，饮癖也。如上中下三脘，以指抚之，平而无涩滞者，胃中平和而无宿滞也。凡满腹痛，喜按者属虚，拒按者属实；喜暖手按抚者属寒，喜冷物按放者属热。按腹而其热灼手，愈按愈甚者伏热；按腹而其热烙手，痛不可忍者内痈。痛在心下脐上，硬痛拒按，按之则痛益甚者食积；痛在脐旁小腹，按之则有块应手者血瘀，……唯虫病按腹有三候，腹有凝结如筋而硬者，以指久按，其硬移他处，又就所移者按之，其硬又移他处，或大腹，或脐旁，或小腹，无定处，是一候也。右手轻轻按腹，为时稍久，潜心候之，有物如蚯蚓蠢动，隐然应手，是二候也。高低凸凹，如畎亩状，熟按之，起伏聚散，上下往来，浮沉出没，是三候也。若绕脐痛，按之磊磊者，乃燥屎结于肠中。

《杂病源流犀烛·身形门·腹少腹疮疡》：若少腹痛，……痛连阴茎，按之则止，肝血虚也；……痛而按之有块，时胀闷，其痛不移处，瘀血已久也。

三、按 肌 肤

《素问·脉要精微论》：尺内两傍，则季胁也，尺外以候肾，尺里以候腹中。附上，左外以候肝，内以候膈；右外以候胃，内以候脾。上附上，右外以候肺，内以候胸中；左外以候心，内以候膻中。前以候前，后以候后。上竟上者，胸喉中事也；下竟下者，少腹腰股膝胫足中事也。

《素问·生气通天论》：汗出偏沮，使人偏枯。

《灵枢·官能》：审皮肤之寒温滑涩，知其所苦。

《灵枢·胀论》：三焦胀者，气满于皮肤中，轻轻然而不坚。

《灵枢·卫气失常》：营气濡然者，病在血气。……膏者其肉淖，而粗理者身寒，细理者身热。脂者其肉坚，细理者热，粗理者寒。

《灵枢·论疾诊尺》：审其尺之缓急、小大、滑涩，肉之坚脆，而病形定矣。……尺肤滑其淖泽者，风也；尺肉弱者，解㑊；安卧脱肉者，寒热，不治；尺肤滑而泽脂者，风也；尺肤涩者，风痹也；尺肤粗如枯鱼之鳞者，水泆饮也；尺肤热甚，脉盛躁者，病温也，其脉盛而滑者，病且出也。尺肤寒，其脉小者，泄、少气。尺肤炬然先热后寒者，寒热也。尺肤先寒，久大之而热者，亦寒热也。

《灵枢·邪客》：持其尺，察其肉之坚脆、大小、滑涩、寒温、燥湿。

《灵枢·邪气脏腑病形》:脉急者,尺之皮肤亦急;脉缓者,尺之皮肤亦缓。

《金匮要略·水气病脉证并治》:皮水其脉亦浮,外证胕肿,按之没指,不恶风,其腹如鼓,不渴,当发其汗。

《诸病源候论·水肿病诸候·水肿候》:其状,目裹上微肿,如新卧起之状;颈脉动,时咳,股间冷;以手按肿处,随手而起,如物裹水之状;口苦舌干,……小便黄涩是也。

《诸病源候论·水肿病诸候·水通身肿候》:水病者,……令人上气体重,小便黄涩,肿处按之随手而起是也。

《诸病源候论·水肿病诸候·风水候》:风水病者,……令人身浮肿,如裹水之状,颈脉动,时咳,按肿上凹而不起也,骨节疼痛而恶风是也。

《诸病源候论·水肿病诸候·皮水候》:身体面目悉肿,按之没指,而无汗也,腹如故而不满,亦不渴,四支重而不恶风是也。脉浮者,名曰皮水也。

《诸病源候论·肿病诸候·日游肿候》:日游肿,其候与前游肿相似,但手近之微痛,如复小痒为异。

《诸病源候论·丁疮病诸候·丁疮候》:丁疮者,……亦有全不令人知,忽以衣物触及摸著则痛,若故取便不知处。

《三因极一病证方论·痈疽证治》:欲知有脓无脓,以手掩肿上,热者,为有脓,不热,为无脓。

四、按 手 足

《素问·三部九候论》:以左手足上,上去踝五寸按之,庶右手足当踝而弹之,其应过五寸以上,蠕蠕然者不病;其应疾,中手浑浑然者病;中手徐徐然者病;其应上不能至五寸,弹之不应者死。

《素问·通评虚实论》:何谓从则生,逆则死?岐伯曰:所谓从者,手足温也。所谓逆者,手足寒也。帝曰:乳子而病热,脉悬小者何如?岐伯曰:手足温则生,寒则死。

《灵枢·厥病》:真头痛,头痛甚,脑尽痛,手足寒至节,死不治。……真心痛,手足青至节,心痛甚,旦发夕死,夕发旦死。

《灵枢·论疾诊尺》:视人之目窠上微痈,如新卧起状,其颈脉动,时咳,按其手足上,窅而不起者,风水肤胀也。……肘所独热者,腰以上热;手所独热者,腰以下热。肘前独热者,膺前热;肘后独热者,肩背热。臂中独热者,腰腹热;肘后粗以下三四寸热者,肠中有虫。掌中热者,腹中热;掌中寒者,腹中寒。……婴儿病,其头毛皆逆上者,必死。耳间青脉起者,掣痛。大便赤瓣飧泄,脉小者,手足寒,难已;飧泄,脉小,手足温,泄易已。

《伤寒论·辨少阴病脉证并治》:少阴病,下利,若利自止,恶寒而倦卧,手足温者,可治。……少阴病,恶寒身倦而利,手足逆冷者,不治。

《内外伤辨惑论·辨手心手背》:内伤及劳役饮食不节病,手心热,手背不热。外伤风寒,则手背热,手心不热。

五、按 腧 穴

《灵枢·背腧》:胸中大腧在杼骨之端,肺腧在三焦之间,……则欲得而验之,按其处,应在中而痛解,乃其腧也。

《灵枢·九针十二原》:五脏有疾也,应出十二原,而原各有所出,明知其原,睹其应,而知五脏之害矣。

【研究进展】

一、中医腹诊的临床应用研究

腹诊在临床上的广泛推广，使得腹诊理论与实践紧密结合。

（一）腹诊在胃肠病证的应用

刘启泉等[1]在胃肠病的临床实践中，应用中医腹诊，结合平脉辨证及现代诊疗手段（如电子胃镜、电子肠镜、数字胃肠造影、超声波等），指导临床常见胃肠病的诊断、治疗及转归，颇有心得。①胃病腹诊辨证：胃脘（心下）有轻度压痛、无板结，病程较短，多为胃炎活动期，说明胃病在初期，多为浅表性胃炎；若中、重度压痛，并伴有明显的节律性疼痛，诊之有条索状物，多为溃疡病或糜烂性胃炎。若有凝滞、板结，说明胃病日久，病史一般较长；腹部干涩，板结明显，而压痛不明显，说明气滞、血瘀、痰凝；若按之较软，有“振水声”或“咕咕”之声，说明病程短，多为水湿内停；若局部涩滞，按之胀满，有水声，多为胃动力不足；若腹部干涩，按之有板状感，轻按有分层感，说明病程久，乃瘀血阻络、正虚邪实之候；若腹部干涩，按之有板结感，局部发凉（触之皮温低），此多为气滞、湿热、瘀血，阻滞络脉，胃腑失于荣养；若腹部皮肤干涩，按之板结，且明显搏动感，多为胃病日久，气血亏虚，邪实正虚之候；若腹部皮肤干涩，按之板结，腹部干瘪，纳呆、乏力、消瘦，舌红嫩、无苔，多为胃病日久，阴血亏虚。②肠病腹诊辨证：如脐左右压痛明显，多为脾虚或肠道湿热；若右少腹（脐右 3 寸）有压痛，多为热结肠腑；若左少腹（脐左 3 寸）有压痛，多为脾虚夹湿；若小腹（脐下 2 寸）有压痛多为乙状结肠病变。③腹诊与辨病相结合：慢性胃炎：胃脘部有压痛，多为浅表性胃炎；压痛明显多为浅表性胃炎活动期、溃疡病或糜烂性胃炎；按之胀满不痛，有板结者多为萎缩性胃炎；如板结明显，一般胃炎病史较长，按之有分层感、有条索状物者，结合病史多为萎缩性胃炎伴肠上皮化生、异型增生。

王满囤[2]根据多年临床经验，确定了上腹的 4 个部位标的：在剑突至脐部正中线上的上脘穴、中脘穴、下脘穴为标的的部位和名称，下脘穴至脐的中点（或在脐上约 1cm 处压痛）简称脐上。其中，上脘穴压痛多为肝气郁结、肝胃不和的轻证，以方名证，即四逆散证；中脘穴压痛多为胃郁，以湿、痰为因，平胃散、温胆汤为代表方证；下脘穴压痛以痰、湿郁兼热为因，以越鞠丸、导痰汤为代表方证。以上 3 个标的同时压痛，为肝气郁结的重证，应以柴胡疏肝散为代表方证。脐上压痛体征，新病有表里症状的主少阳病，即柴胡诸方证、《伤寒论》的五泻心汤证及内科病郁而化热的左金丸证、连附六一汤证（黄连 6 份，附子 1 份）等。以上 4 个标的均压痛为柴胡疏肝散和左金丸证。标的压痛所示病之方证，是王氏多年临床脉证和体征的结合所得。

徐丹华[3]介绍，徐景藩教授诊治每例脾胃病都要在切脉之后按诊腹部，并总结其运用腹诊的经验为：①患者自诉胃脘痛发作，用中指切诊上脘至下脘部具有压痛，为较典型的胃脘痛，也有助于明确中医病名诊断。②痛时手按得减，喜按者为虚，按之痛甚而拒按者为实。③上脘（剑下、鸠尾）压痛，以气滞为主，大多属于实证；中脘压痛，有虚有实；下脘压痛，痛位固定，每以血瘀为多。④胃中有食滞，上中下脘均可有压痛。⑤中脘及右梁门压痛，以中虚气滞占多。⑥自诉胃痛，按上腹无明显压痛点者，以肝胃不和为多，按诊时诉不适，有胀满之感而无压痛者，应考虑以湿阻气滞为多。⑦胃脘各部轻度压痛，右胁下亦有压痛，以气滞而与肝（胆）有关、肝（胆）胃同病者不少。上中下脘无压痛，只有右胁下等部位有压痛，病位主要在肝(胆)。⑧以两手中指在两侧梁门、天枢外侧交互用力按击,随按随起,侧耳闻得有辘辘声响者,常为胃中有痰饮,严重者应考虑幽门部有血瘀停阻。

李夏平等[4,5]探讨了中医腹诊对恶性肿瘤诊断及预后的意义。运用中医腹诊方法诊察了33例恶性肿瘤患者的腹诊特点,将不同疾病及症状的腹诊特征与传统四诊相比较。发现腹部肿瘤的患者腹力多偏实(36.0%)或实(20.0%),92.0%出现心下痞硬。肝癌和腹水的患者中100%出现心下痞硬。腹力实的5例患者都为腹部肿瘤且其中4例在观察期间死亡。舌脉无明显异常的16例患者中,出现胸胁苦满者8例,心下痞硬13例,振水音5例,腹部压痛8例,腹力异常13例。腹诊正常的3例患者至观察期结束病情稳定,一般状态评分良好。说明腹诊是四诊中不可缺少的一部分,在肿瘤临床实践中具有重要的诊断意义。

(二)腹诊在其他病证的应用

王玉玺等[6]将腹诊运用于"少腹急结"的多种病证的诊疗中:其自觉症状是患者自觉少腹之左侧有疼痛、胀满、拘急不舒,或痛苦不可名状,手不可触及。腹诊所见是诊之小腹左侧有抵抗和触痛,深部触之,可见索状柔软物(相当于左下腹部髂骨窝下行结肠部位或其附近触及索状抵抗物),这种抵抗和触痛,用手轻触即可出现。若用擦过性压力,急迫性疼痛更是明显,患者会因突然剧痛而曲膝,即使意识不清的患者,也会皱眉,用手急护。如《汉方治疗实际》说:"触及左髂骨窝表浅性索状物。此处用指迅速擦过之,立即屈脚,眉头紧皱,疼痛难忍。检查此腹证,两脚必伸直,如屈膝则误诊。"

李庭凯[7]报道朱进忠教授在诊病时,除与腹部有关的疾病外,对于危重患者,非常重视腹部切诊。以此作为确定虚实、寒热、表里和病位的关键。患者神志昏迷,脉伏而不明显时,只有通过切腹加望诊才能确诊。若便溏腹软者,为亡阳;若腹部按之硬,按压腹部患者皱眉(即腹部压痛)者为实;若腹部胀满,按之不硬者,为气滞。

李卫真等[8]从前列腺按诊、会阴部按诊、前阴按诊三个方面总结了按诊在前列腺疾病中的诊断学意义,认为局部按诊对于判断前列腺疾病的性质、病机、病势等都有重要价值。

骆仲达等[9]报道将腹诊法与治疗术相结合者,创立骆氏家族腹诊推拿术,系在长期的医疗实践中,总结发展起来的一种诊断与推拿相结合的整体疗法。腹证的推拿手法是以中医学脏腑经络学为理论指导,以西医现代化研究为证明,运用独特的内功手法,按一定的程序在患者腹部施术而达到的临床效果。它能调节神经体液、内分泌、递质、激素,提高机体的免疫功能,使中枢神经的反射性所致的良性效应和应答有所提高。该疗法按中医的腹证证型进行辨证,施术重点主要是对腹腔病症及腹症阳性体征进行治疗,同时以推拿身体其他部位的经络、腧穴为辅的一整套手法。它可调整机体的功能,能治疗12大系统之疾病。腹诊腹证推拿术对治疗内、妇、儿科很多疾病有独到之处。经临床验证,适合腹诊腹证推拿术的内科疾病有急、慢性胃炎及十二指肠溃疡、胃黏膜脱垂、胃下垂、慢性肠炎、习惯性便秘、脱肛、慢性腹膜炎、慢性胆囊炎、胃肠神经官能症、过敏性结肠炎、慢性阑尾炎、慢性非特异性溃疡性结肠炎、高血压、早期糖尿病、疲劳综合征、进行性肌无力、单纯性肥胖症等。

王邦言[10]研究表明,腹诊的临床运用,不仅限于内科疾病,其于妇、儿、外科等亦取得显著进展。如有学者根据少腹急结对少女狂躁型精神分裂症投以桃核承气汤治愈;对胆囊炎、胆结石、胰腺炎诊得心下急、腹满痛者,施以柴胡汤获效;妇人月经不调,少腹急结者,予桂枝茯苓丸而收奇功。尚有应用腹诊对闪挫伤见两侧腹直肌挛急如弓弦,脐周围有硬块疼痛者,从热实型瘀血证论治收到良效者。

二、中医腹诊的客观化研究

为使腹诊在临床上得以广泛运用，近年来不少学者提出了某些腹候的诊察方法和诊断标准，进行了腹诊的进一步分区，并研制了腹诊仪，使腹诊结果客观化。

1. 腹诊诊察方法和诊断标准研究　孙忠年等[11]主编的《中医腹诊学》论述了中医腹诊的历史、现状，基本理论原理、诊法、腹证。首次总结提出触诊 8 法的技术和腹证 10 纲的论点。确定了胸腹部的望、闻、问、触四诊的内容。腹诊八法是摸、揉、扪、按、擦、推、压、叩。提出的腹证 10 纲是痞、满、硬、结、紧、软、动、音、痛、不仁，彰显出辨病辨症施治的新论点。腹证 10 纲和触诊 8 法技巧和常见病症触诊辨证用药，明显提高了中医临床诊治的水平。

何新慧[12]认为，在中医腹诊临床中，医生经徒手反复按压受试者腹部，使之产生变形后感知的腹壁张力(即腹壁的反弹力)的大小，可分为“软、偏软、中等、偏实、实”五种腹力等级。并据此提出了胸胁苦满、心下痞硬、心下部振水音及小腹部压痛点的诊察方法和诊断标准。

王琦等[13]制定了胸胁苦满、心下痞、心下痞满、心下痞硬、心下支结、心下痛、心下悸、腹胀满、腹痛、少腹急结等 20 多个常见腹症及其类症的诊断标准，从表现部位、诊断要点、兼症方面提出了诊断依据，编制出腹诊图，制作了幻灯片和电视教学片，使腹诊的诊断客观化、标准化。

祝美珍等[14]介绍了壮医药中的农氏腹诊法，主要通过脐部和腹部的血脉跳动情况诊断妇科疾病，具有鲜明的诊断技巧与特色。农氏腹诊的方法包括患者的体位以及医生的布指、寻脉、按脉三个步骤。诊腹脉时，患者取仰卧位，充分暴露腹部。医生面对患者，立于患者右侧，以右手中指按压脐部，观察脐部龙脉跳动的节律、强弱及浮沉。再以左手四指依次按压脐部周围相应的反应点，观察龙路脉络“勒”(血)的流动及其相互关系，并体验脉象，认为脉象变化与所主病证关系异常密切。

2. 腹诊分区的研究　将胸腹部位进行区域划分，以研究其与内在脏腑的关系，是中医腹诊的一大特点。关于中医腹诊的分区，《中医诊断学·按诊》将胸腹部划分为：膈上为胸，膈下为腹。侧胸部腋下至 11、12 肋骨的区域为胁。腹部剑突下方为心下，胃脘部相当于上腹部，大腹为脐上，小腹为脐下，少腹为脐下两侧。

王琦[13]设立了“中医十一区腹诊分区法”。即胸区(前胸部，剑突水平以上区域。内应心肺两脏)、心区(相当于心前区。内应心脏)、左胁部和右胁部(侧胸部，肋弓以上区域，相当于西医腹部九分法之两侧季肋部。内应肝胆)、左胁下和右胁下(肋弓以下侧腹部，相当于西医腹部九分法之两侧腰部)、心下(剑突以下，两肋弓最低点连线以下的三角形区域，西医腹部九分法之上腹部。内应胃、心、胆)、脐部(指脐周围的区域，与西医腹部九分法之脐部区域相当，描述时尚有脐上、下、左、右之分。内应脾、胃、大小肠)、小腹(西医腹部九分法之下腹部。内应肾、膀胱、胞宫、大小肠)、左少腹和右少腹(脐以下，小腹两旁的区域，西医腹部九分法之左、右髂窝处。内应肝、胞宫、膀胱、大小肠)。

刘智壶[15]参照《中医诊断学》胸腹部位划分法及“中医十一区腹诊分区法”进行腹诊分区，根据脾胃病证特点划分为 9 个区域。胃脘(心下)：相当于西医腹部九分法上腹部；脐部(大腹)：相当于西医腹部九分法中腹部；小腹：相当于西医腹部九分法下腹部；左右少腹：相当于西医腹部九分法之左右下腹部；左右胁下：相当于西医腹部九分法左右中腹部；左右胁部：相当于西医腹部九分法左右上腹部。胃脘：诊胃、心、胆；脐部：诊脾、胃；左右少腹：诊肠、肝；左右胁下：诊肝、胆；左右胁部：诊肝、胆；小腹：诊肾、膀胱、胞宫。

农氏腹诊法[14]是以肚脐为中心划“米”字作为腹诊定位基础，正中线上方主心、胸、肺等病变；正中线下方为胞宫点；正中线左右两侧为肾点；上方两侧为火线，主两乳、项部、眼部等病变；下方两侧为膀胱，男主精，女主经血，脐左侧为血路，右侧为黄水道。以两胁下肋骨呈八字作为脏腑定位依据。八字右侧属肝，八字右侧中点与髂前上棘中点的连线，可分上、中、下三点，为肝点；左侧属胃；正中两乳头下方的胁部两点属肺。

三、中医腹诊仪的研制

（一）国内研究

王琦[16]报道了由原中国中医研究院和清华大学共同研制的 QZ-1 型中医腹诊参数测量仪，是一种集传感器技术、精密机械、电子技术、微机应用技术与传统中医理论于一体的智能医学仪器。不仅可通过快速检测腹部皮温、穴温、深温以及腹部皮肤压力、变形与参数，为腹诊的寒热与腹满诊察的客观化提供科学依据，同时也为人体体质学说提供重要参考依据。填补了我国腹诊临床检测研究的空白。

李斌芳等[17]研制了 ZF-Ib 型腹诊仪，该仪器由复合传感器、检测电路、触摸液晶显示屏、打印输出五部分组成。该仪器能对腹壁的张力或软硬度(即腹力)进行准确的量化测定，并根据腹力的五个等级标准(软、偏软、中等、偏实、实)作出客观判断，为中医临床虚实辨证提供客观依据。腹力与中医虚实辨证密切相关。正常人以腹力偏软为主，见于女性或缺乏锻炼的人。中等腹力男性多见，腹力偏实在正常人中较少见，多见于男性，且属长期体育锻炼或运动员者。正常人不会出现腹力实。也有人提出研制光电腹诊仪的设想。认为：腹部胀满的主要原因是由于胃肠道胀气，根据胃肠道胀气程度的轻重可以反映腹部胀满的程度。由于腹内含气的程度可以在荧光屏上显示出来，因此，利用光和电的转换作用，使光的亮度转变成电能的大小即可反映出腹内含气的程度。

腹诊仪的研制完成，不仅对整个中医学综合实验课程体系的建立和完善作出了贡献，而且在临床和科研中也有一定的使用价值。

（二）国外研究

日本学者宫本康嗣[18]应用腹诊仪使汉方腹诊数字化，用数值表示肾虚时脐下不仁的程度。测定脐上、脐下腹力，用 sub-navel hyposthenia(SNH)指数表示脐上与脐下压力之比，该值为 1.5±0.1 时表明有脐下不仁的可能。对腹诊仪测定脐下不仁的重复性及动态变化进行了探讨。方法：将腹诊仪分别放在脐上(位于正中线脐上约 5 横指处，约在上腹部中央)、脐下(正中线脐下约 5 横指处、约在下腹部中央)，伴随患者呼吸按压腹诊仪探头，水平方向观察，从探头切入皮下 2cm 开始记录患者的脐上压及脐下压，求 SNH 指数[脐上压(克力)/脐下压(克力)]进行比较。为探讨腹诊仪的精确度及重复性，在健康者的脐上、脐下各检测 10 次，计算标准差。观察 45 例患者经时 1 年的 SNH 指数变化，与其他病例比较，探讨其与肥胖的关系。同时还观察辨证施治服用补肾剂后指数的变化(初次指数－症状改善或不变时的指数)。结果：用腹诊仪所测脐下不仁，有即时重复性和长期重复性。即时重复性的标准差为 10%，长期观察重复性标准差可忽略不计(症状无变化时指数变化小)。SNH 指数与腹力无关，是评价脐下不仁的方法之一。服用补肾剂后，随着全身症状的改善，脐下不仁减轻，SNH 指数降低。因此，可通过 SNH 指数评价病情的变化，观察补肾剂的疗效。症状加重或出现伴随症状时，指数增大，可随证增减用药。

四、尺肤诊法研究

对于尺肤的脏腑部位划分，王敏等[19]研究认为，《素问・骨度》具体给出了尺肤的长度是“肘至腕长一尺二寸半”。尺肤诊法是古人对前臂腕横纹至肘横纹段划分的6个区域（图6-1），左右对称，分属于胸腹及相应的内部脏腑。《内经》中多篇经文对其所主疾病的部位、性质均有论述。

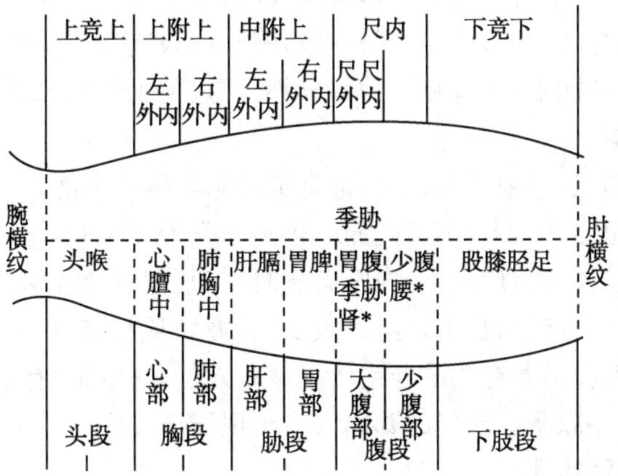

图6-1　尺肤脏腑分布图

方宗畴[20]提出“尺肤穴”的概念。将在前臂上新发现的腧穴，以及一些原有的腧穴，按照与人体各部，包括与内脏、器官相关联的感应区、点进行定位命名，并且将具有相对应诊疗作用的尺肤部的位点，称之为“尺肤穴”。尺肤穴定位以人体正立，拇指向前作为定标方向。将腕至肘段肢体，分为4个面：内侧面——手掌面，拇长展肌腱与尺侧腕屈肌腱之间，向肘部顺延之自然面；“外侧面”——手背面，拇短伸肌腱与小指伸肌腱之间，向肘部顺延之自然面；内、外侧面之间，前面为“桡面”，拇长伸肌腱内缘，约当桡骨小头尖顶部，至拇短伸肌腱桡侧缘之间，向肘部顺延之自然面；后面为“尺面”，以尺侧腕屈肌腱尺侧缘至尺骨小头尖顶部尺侧缘之间，向肘部顺延之自然面。内、外侧面较宽，分别再划分3条纵向区线，拟名“近桡侧行”、“中行”、“近尺侧行”。横向区、线段：自腕至肘，分为4部13线。4部为腕部、臂上部、臂下部（上肢垂直上举，臂中近腕段称为臂上部，臂中近肘段称为臂下部）、肘部；13线分别为前臂12骨度分寸的每寸处所引横线，加上0（腕关节）线，共为13条横行线段。腕部相当于人体头颈部，臂上部近似于人体胸背部，臂下部近似于人体腰腹部，肘部则相当于人体骶盆部。同时，桡面、内侧面相当于胸腹；尺面、外侧面相当于背脊。尺肤穴、区的对应性分布，若以虚线模拟人体各部、内脏器官，恰好近似于一坐置的人体模型图。这些穴位在治疗抽动—秽语综合征、中风偏瘫、偏头痛等脑及神经系统疾病时发挥着重要的作用，有些甚至有独特的立竿见影的效果。

邹小娟[21]根据《内经》论述，结合西医学知识将尺肤部压痛点的全息配置作如下设计：按人体各部分比例看，身高约为头长的7～7.5倍，尺肤作为人体缩影，则总长划分为7.5段，上竟上（该分布图将此部分划在尺肤靠近腕横纹处，即“接近上段尽处的上方”）为头颈部，约为一段长，称为头段；上附上为胸段，约相当于锁骨上窝至剑突；中附上为胁段，约相当于剑突至脐；“尺内”为腹段，约相当于脐至耻骨联合下方；下竟下（该分部图将此部分划在尺肤靠近肘横纹处，即“接近下段尽处的下方”）为下肢段，按比例应相当于头段的3.5倍长。

五、腧穴按诊研究

侯湘[22]认为，穴位是人体脏腑经络之气输注并散发于体表的部位。中医穴位研究，正是采用黑箱方法反复验证的系统科学。

（一）对腧穴压痛的认识

由于腧穴与脏腑、经络在生理、病理上存在着密切的联系，决定着疾病时穴位具有反映疾病状态的特性。国内外学者所做的大量研究表明：有关经络穴位与非经非穴均有不同程度的差异。因而，穴位与非穴位，特定穴与一般穴位，以及有关经络的穴位与无关经络的穴位，在反映内脏疾病的功能上，具有相对的特异性。这种特异性，随着经络所归属的脏腑和穴位的性能而有所不同。

关于体表穴位压痛点，一般学者认为，这是脏腑阴阳失去平衡，气血运行失于和畅，从而导致的相关经络的穴位经气凝滞，不通则痛。盖国才[23]认为，西医学所称之海特氏过敏带，即是按身体分节构造以体节性出现，当内脏有病时，与其相应的脊髓所支配的皮肤区内会出现感觉过敏，其中有些部分较为显著，称为“极点”。海特氏极点和经络学上的穴位相一致。因此，当内脏有病时，就会沿着有关的经络传至体表穴位，这也是“有诸内，必形诸外”理论的体现。如心胸疾患，在手厥阴心包经的郄门穴会出现压痛反应。

（二）腧穴压痛诊断疾病

腧穴压痛反应对诊断某些疾病及辨别脏腑病位有着特殊的临床意义。近十余年来，国内学者对此进行了有益的探索。总结如下。

1. 肺俞、中府：肺痨、肺咳、肺胀等，即西医学的肺结核、肺气肿、支气管炎、支气管扩张等疾病。

2. 心俞、巨阙、膻中：胸痹、心痹、心绝、心动悸等，或西医学的冠心病、肺源性心脏病、风湿性心脏病、心律失常等。

3. 肝俞、期门：肝热病、黄疸、肝著、肝积等，或西医学的急性与慢性病毒性肝炎、肝硬化等疾病。

4. 脾俞、章门（左侧穴位）：脾积，或西医学的脾脏肿大。

5. 胆俞、日月：胆瘅、胆胀、胆石等，或西医学的急性或慢性胆囊炎、胆结石、肝胆管结石等疾病。

6. 胃俞、中脘、上脘、梁门：胃脘痛、胃疡等，或西医学的急性胃炎、慢性胃炎、胃及十二指肠溃疡、十二指肠球炎、胃下垂等疾病；

7. 肾俞、京门：肾水、石淋等，或西医学的急性与慢性肾小球肾炎、肾结石、输尿管结石等疾病。

8. 膀胱俞、中极：热淋、劳淋等，或西医学的急性与慢性膀胱炎、盆腔炎等疾病。

9. 天枢：急泻、久泻、大瘕泄等，或西医学的急性胃肠炎、慢性结肠炎等疾病。

10. 定志（经外奇穴，位于大椎穴旁开2.5寸）：痫病，即西医学的癫痫。

11. 肾俞、环跳：腰痹、偏痹等，或西医学的肥大性脊椎炎（腰椎骨质增生）、坐骨神经痛等疾病。

12. 大肠俞、孔最：痔疮、脾约等，或西医学的痔疮、习惯性便秘等疾病。

13. 阑尾穴（经外奇穴，位于外膝眼直下5寸）：肠痈，即西医学的急性与慢性阑尾炎。

14. 大杼、天宗：项痹，即西医学的颈椎关节病（颈椎骨质增生）。

15. 胆囊点(经外奇穴,位于腓骨小头前下方,阳陵泉穴下 1 寸处):胆瘅、胆胀等,或西医学的急性与慢性胆囊炎、胆结石等疾病。

上述有关腧穴按诊的临床研究,对诊断西医学疾病,以及中医辨证、确定疾病所涉及的经络与脏腑病位,均具有重要的实用价值。

(三) 全息穴位诊断

生物全息律认为,生物体的每一组成部分,都隐藏着整个生命最初形态的基本结构特征。而人体各器官与其对应的全息胚上的穴位点也就出现病态振动频率,并产生压痛等反应。全息穴的具体位置每个人不完全一样,但一般均有一个大体的位置。李莱田[24]认为,全息穴实际上是指反射区的压痛点。

1. 第二掌骨侧全息穴　第二掌骨侧存在一个有序穴位群:近心端是足穴,远心端是头穴;头穴与足穴连线中点为胃穴;胃穴与头穴连线中点是肺心穴;肺心穴与头穴连线三等分,从头穴端算起的中间两个分点,依次是颈穴和上肢穴;肺心穴与胃穴连线中点为肝穴;胃穴与足穴连线分为六等分,从胃穴端算起,五个分点依次为十二指肠穴、肾穴、腰穴、下腹穴、腿穴。

2. 耳廓全息穴　耳廓全息穴的分布,就像一个子宫内倒置的胎儿:头部朝下,臀及下肢朝上,胸腹躯干在中间。头面部位的耳穴,分布在对耳屏和耳垂;上肢分布在耳舟;躯干分布在对耳轮;下肢及臀部分布在对耳轮和下脚;盆腔分布在三角窝;消化道分布在耳轮脚周围;腹腔分布在耳甲艇;胸腔分布在耳甲腔;鼻腔分布在耳屏;内分泌分布在屏间切迹。

3. 足底全息穴　全息穴在足底的分布规律:头面部穴位(反射区)分布在脚趾;胸和上腹部穴位(反射区)分布在脚底的上半段;下腹部穴位(反射区)分布在脚底的下半段;盆腔和生殖腺的穴位(反射区)分布在脚跟。

4. 手全息穴　全息穴在手掌面的分布规律:头面部穴位(反射区)分布在手指;胸腔和上腹部穴位(反射区)分布在手掌面的上半部;下腹部穴位(反射区)分布在手掌面的下半部;盆腔和生殖腺的穴位(反射区)分布在手掌面的掌根部。

全息穴位压痛点既反映了人体内部脏器的病理变化,又是穴位按诊的主要部位。所谓"生物全息诊断仪"即是据此理论研制的。该仪器通过测试全息穴的病态振动频率或导电量(疾病时相应耳全息穴的电阻下降),即可测出全息穴的压痛反应,从而推测出人体所患的内脏疾病。

六、按诊研究展望

按诊是中医传统诊法中一种重要的诊察方法。该法虽属切诊范畴,但后世医家多重切脉。中华人民共和国成立以来,国内学者以中医腹诊及腧穴诊断为主体进行的按诊研究逐渐展开,并不断深化。近年来,生物全息律的全息穴压痛诊断法,又为中医按诊增添了新的内容。有学者预见[24,25],今后关于中医按诊的研究,将会随着多学科的渗透而不断拓展创新。

(一) 中医腹诊研究

中医腹诊研究从基本理论的阐明到临床运用与验证,以及实验研究,都必须进一步深化。

1. 腹诊基本理论的阐明　应从中医基本理论的特点出发,尤其是中医脏腑特殊的生理功能及气的特殊表现与腹诊的关系加以探究,重点从宗气、中气、元气(真气)等方面,进行实质性研究，进一步阐明腹诊的理论基础，使腹诊理论科学化、规范化。

2. 从宏观腹诊征象进入微观领域　中医腹诊主要是以表现于胸腹的体征和症状作为诊察内容。宏观的胸腹征象，是内在脏腑（脏器）病理变化的反映。从腹征推断疾病及剖析证候，目前仍停留在运用传统理论的分析，或只是“黑箱”式的推测运用，尚未有更多的深入探讨。今后应拓宽实验研究领域，从宏观的腹诊征象进入到微观状态，从细胞及分子水平阐明其腹征与辨病及辨证的机制。

3. 现代科技手段的运用　应将不断涌现的现代科学技术方法和手段及时引入腹诊研究，以便更好地对腹征进行综合检测，使腹诊指标及病证诊断更加客观化、规范化、标准化。如“腹诊指”的研制，应使用光电检测、温度检测、压力及振动检测、计算机等技术和仪器。

4. 腹证的研究　腹证与腹征、腹症，在概念上有着本质区别。自仲景而降，历代医家对腹诊的探讨多单纯从腹部（包括胸胁部）征象与症状入手，从而使腹诊的意义产生了局限性，致使腹诊的内容和目的仅仅限于求得某种辨病与辨证的客观指标。这也是目前国内中医腹诊研究中所存在的突出问题。相反，日本汉方学者对腹诊的研究，却保存和发扬了仲景腹诊学术的精髓。他们始终以腹证研究为主体和目标，避开了单纯研究某一腹部征象与症状的缺陷，采取腹证-方药的研究方式。当然，汉方医学这种腹诊研究方法，亦有其较为机械的一面。这一不足，主要与其对中医基本理论缺乏深透的理解有关。

鉴于目前国内中医腹诊研究的现状，今后应在腹征和腹症的基础上，着力于腹证的深入研究，以使其规范化、标准化，这样就会自然地体现出中医腹诊的优势与特色，以及与西医学诊腹相比较所具有的独到之处。

5. 腹诊辨病与辨证的深入研讨和有机结合　中医腹诊不但能辨别出属于中医范畴的疾病，而且还能初步诊断出某些西医学疾病。这是因为中医学的某些疾病是以胸腹的征象为主体表现的，这样，通过腹诊就能比较明确地辨别出所属的疾病。另一方面，腹诊通过腧穴的按诊又能辨别诊断出某些西医学疾病，这是以分布在胸腹部的重要穴位为基础的。胸腹部的重要腧穴主要是脏腑的募穴，募穴压痛能直接反映出所属脏腑的病变。目前国内已有学者对其中的某些募穴进行了临床研究，证实了某些募穴对诊断西医学疾病在临床上具有的显著意义。这方面的研究，今后尚需进一步深入，应运用现代科技手段和实验方法，对那些尚未进行临床研究的募穴进行探索，以证实其对某种或某些疾病的诊断意义。

腹诊用于疾病诊断，较之其他诊法更具直观性和客观性。在今后的研究工作中，如何使腹征、腹症与腹证三者有机地结合，无疑是中医腹诊要解决的重要课题之一。近年来，腹诊虽然就其原理、手法、腹诊区域，腹诊与方药的关系，以及腹诊仪等方面的研究取得了一定进展，但多为各家之言和个体研究，腹诊的系统化研究和在临床的普及应用仍然是目前腹诊研究的瓶颈。所以，今后对中医腹诊的发展仍要以中医学基础理论为指导，重视《伤寒论》、《金匮要略》腹诊内容并进行深入研究，结合现代研究的手段、方法、技术等，加强腹诊理论、客观指标系统化研究。

（二）腧穴按诊研究

随着对经络研究的深化以及生物全息律、体表经穴可见光的发现，腧穴按诊将会拓宽研究途径，并不断引向深入。

1. 经穴可见光与腧穴按诊　研究表明，人体体表可以不断地发出超微弱的可见光。体表经穴可见光的强度与变化，是人体正常生理状态及病理状态的信息反映。因此，可以通过对经穴发光变化规律的研究，寻找与循经感传相关的内脏病理变化的客观指标，以期使腧穴按诊更为客观化、标准化。

2. 全息穴按诊研究　生物全息律理论的确立，将使全息穴按诊的临床运用不断拓展和完善。据此理论研制出的“生物信息诊断仪”，可以探测全息胚穴位（即耳全息穴）出现的病态性振动频率及穴位电阻，从而推测人体组织器官的各种病变。这一方法，目前尚属初级阶段，有待深入发展和创新。另外，对全息胚穴位的光态变化亦缺乏研究，这些均待今后探索。

3. 腧穴按诊与现代科学技术的结合　计算机技术的广泛运用将使传统中医按诊研究与临床运用跃上一个新的台阶。若能将“经络知热感测定”、“穴位导电量测定”、“全息穴诊断”等诊断方法与计算机配套使用，将其测到的各种病理信息输入电脑，系统地全面自动分析出全息胚穴位、体表腧穴与经络的异常情况，从而诊断出疾病及所属的证型，亦将是非常有意义的研究。

4. 特定腧穴及经外奇穴的验证和发现　特定腧穴在按诊中占有重要位置，尤其是募穴和俞穴，在生理、病理上与脏腑有着密切相关性，可以直接反映脏腑的病理变化。脏腑病变在经络及腧穴的反应虽然有多种方式，如压痛、穴位处皮下硬结、条索状物或疹点等，但以压痛反应最为普遍。在病理反应上，具有灵敏度高的特点，是用于判断内脏病变的最重要指征。《内经》所谓“视其外应，以知其内脏，则知所病矣”正是指导腧穴压痛辨病与辨证的理论依据。为此，今后在临床运用的研究中，要进行通过某些特定腧穴诊断西医学疾病的临床观察，具体可将运用现代诊断仪器检测组与腧穴按诊诊断组对照，将所获得的结果以统计学方法加以处理，从而求得某些特定腧穴对诊断相关的疾病，是否具有显著性意义，以明确其在诊断某种或某几种疾病方面的临床价值。此外，除十四经分布的腧穴外，尚有较多的有特殊诊断与辨证意义的“经外奇穴”。这些经外奇穴，在腧穴按诊中有着十分重要的临床意义，它往往具有诊断某种疾病的特异性。因此，今后在临床中还要注意不断地发现新的有诊断价值的“经外奇穴”，来充实和丰富腧穴按诊的内容，从而完善腧穴按诊体系。

综上所述，展望腧穴按诊，若能在经穴可见光、全息穴、特定穴与经外奇穴等方面的研究有所拓展和创新，并将腧穴按诊的检测手段和现代科学技术（或高科技方法和技术）紧密结合，形成多学科新技术的渗透，那么，腧穴按诊的研究将会产生新的飞跃，腧穴按诊诊断法亦将会揭示人体更多的奥秘，从而使传统中医按诊法绽放出新的异彩。

参考文献

[1] 刘启泉，杜艳茹，王志坤．中医腹诊在胃肠病诊疗中的应用．中医杂志，2007，47(3)：224-225

[2] 王满囤，王董臣．辨少阳病用腹诊法．河北中医，2004，26(10)：763

[3] 徐丹华．徐景藩教授治脾胃病临证经验．南京中医药大学学报，2006，22(3)：186-187

[4] 李夏平．中医腹诊对恶性肿瘤诊断和预后的意义．中医药临床杂志，2008，20(3)：250-252

[5] 李夏平，殷东风．腹诊在恶性肿瘤患者中的应用研究．实用中医内科杂志，2008，22(7)：75-77

[6] 王玉玺　崔瑞林．论腹诊少腹急结症及临床应用．中外医疗，2008(4)：39

[7] 李庭凯．朱进忠教授对昏迷必求腹诊的经验介绍．北京中医药大学学报：中医临床版，2004，11(1)：38

[8] 李卫真，季绍良．论中医按诊在前列腺疾病诊断中的意义．江苏中医药，2003，24(7)：53-54

[9] 骆仲达，任蓉，廖金蓉．腹诊腹症推拿术在内科临床中的运用．按摩与导引，2006，22(8)：46

[10] 王邦言．中医腹诊浅议．陕西中医，2004，25(4)：336

[11] 孙忠年，陈选平．中医腹诊学．西安：陕西科学技术出版社，1991：1-276

[12] 何新慧．日本《伤寒论》派腹诊与中医辨证的比较研究．中医杂志，1991，32(8)：42-44

[13] 王琦. 中国腹诊. 北京:学苑出版社,1994:71,72,172-248

[14] 祝美珍,黄贵华. 壮医诊病识证的特色方法论. 中国民族民间医药杂志,2006(81):202-205

[15] 刘智壶. 中医腹诊基本理论及临床意义的初步探讨. 湖南中医学院学报,1982,2(3):48

[16] 王琦. 中医腹诊检测方法的研究及腹诊仪研制临床验证. 医学研究通讯,1999,28(10):17

[17] 李斌芳,张伟荣,何新慧,等. 中医虚实辨证客观化研究之一——ZF-Ib 型腹诊仪的研制. 上海生物医学工程,2007,28(1):60,61,49

[18] 邢彦霞摘译. 数字腹诊仪检测脐下不仁时的重复性与动态变化. 国外医学:中医中药分册,2005,27(2):102

[19] 王敏,杨春萍,盛岩松.《黄帝内经》脉诊法探析. 中国中医基础医学杂志,2007,13(10):728-730

[20] 方宗畴. 尺肤针疗法初探. 江苏中医,1995,16(1):32

[21] 邹小娟. 尺肤全息诊法研究//袁肇凯,王天芳. 中医诊断学(新世纪全国高等中医药院校创新教材). 北京:中国中医药出版社,2007:114

[22] 侯湘. 中医穴位体系是经黑箱方法验证的系统科学. 中华中医药杂志,2009(S1):177-178

[23] 盖国才. 穴位诊断法. 北京:科学技术文献出版社,1981

[24] 李莱田,田道正,焦春荣. 全息医学大全. 北京:中国医药科技出版社,1997:257-331

[25] 张英英. 中医妇科腹诊探讨. 陕西中医,2009,30(7):852-853

中篇　辨证

第七章

八 纲 辨 证

八纲，就是表、里、寒、热、虚、实、阴、阳八个辨证的纲领。

医生对通过诊法所收集的各种病情资料，运用八纲进行分析综合，从而辨别病变位置的浅深，病情性质的寒热，邪正斗争的盛衰和病证类别的阴阳，以作为辨证纲领的方法，称为八纲辨证。

八纲是从各种具体事物中抽象出来的概念。八纲证候是从各种具体证候的个性中抽象出来的带有普遍规律的共性。用八纲辨别归纳证候，是分析疾病共性的辨证方法，是八纲概念在中医学中应用的一个方面。

八纲作为辨证纲领具有重要的意义。八纲中的表和里，是辨别疾病位置最基本的纲领；寒热虚实，是辨别疾病病因病性最基本的纲领；阴与阳则是区分疾病类别、归纳证候的总纲。因为任何疾病的辨证，从大体上说，都离不开病位的表或里、病性的寒与热、邪正关系的虚与实、病证类别的阴或阳。

由于八纲是对疾病过程中机体反应状态最一般的概括，是对辨证诊断提出的最基本的原则性要求，通过八纲可找出疾病的关键，掌握其要领，确定其类别，预决其趋势，为治疗指明方向。因此，八纲辨证有具有广泛的实用性，对辨证诊断过程，可起到执简驭繁、提纲挈领的作用。它适用于临床各科、各种疾病的辨证。

八纲辨证是从八个方面对疾病作出纲领性的辨别。但是，这并不意味着八纲辨证只是把各种证候简单、截然地划分为八个区域。由于八纲之间不是彼此孤立的，而是相互联系的、可变的，其间可以相兼、错杂、转化，如表里同病、虚实夹杂、寒热错杂、表证入里、里邪出表、寒证化热、热证转寒、实证转虚、因虚致实等，并且有可能出现证候的真假，如真热假寒、真寒假热、真实假虚、真虚假实等。这样大大增加了八纲证候的复杂程度，从而可组合成许多种较这具体的类证纲领，如表实寒证、表寒里热证等，于是扩大了对病情进行辨证的可行性、实用性。临床上的证候尽管复杂、多变，但都可用八纲进行概括。

中医学的辨证方法有多种，如病因辨证、脏腑辨证、六经辨证、卫气营血辨证、三焦辨证、经络辨证等，而八纲是其中最基本的辨证方法，而其他辨证分类方法则是八纲辨证的具体深化。

在《内经》中虽无“八纲”这一名词，但其具体内容已有散在性论述，并且基本确立了其间的辨证关系；张仲景初步运用八纲进行辨证论治；明代许多医家实际已经接受了八纲的概念与内容，已将八纲作为辨证的纲领，尤其是张景岳的“二纲六变”，明确了八纲之间的关系；近人祝味菊正式提出了“八纲”之名；《中医诊断学》教材的出版，正式将八纲列为专章，使八纲辨证得以在全国普及推广。

第一节　八纲的基本证候

【基本内容】

一、表 里 辨 证

表与里是相对而言的，就人体部位而言，皮毛、肌肉、经络、息道在外，属表；脏腑、气血、精髓在内，属里。但经络又有表里之分，脏腑也有表里之别。

表里辨证，是辨别病变部位的两个纲领。从病势浅深来说，外邪侵犯人体引起的外感病，有一个由浅逐渐深入的病变过程，表里辨证就成为分析这个过程的一种辨证方法。其意义主要是明确病变部位的浅深、病情的轻重和病理变化的趋势。病在表者较轻浅，病在里者较深重。这种相对概念的认识，对伤寒六经辨证和温病卫气营血辨证尤为重要。其理由是内伤杂病一般属里证；外感病一般具有从表入里、由轻而重的传变发展过程，表里辨证则有助于划分外感病的浅深轻重，认识疾病的发展趋势。

六经辨证与卫气营血辨证，可以理解为是表里浅深轻重层次划分的辨证分类方法。一般太阳病证、卫分证属表证范畴，少阳病证属半表半里证，其余阳明病证、三阴病证、气分证、营分证、血分证等，都属里证范畴。

（一）表证

表证，是外邪犯表，病变在身体浅表层所反映的证候。多见于外感病的初起阶段。

［临床表现］以恶寒、发热、舌苔薄、脉浮等症状为主，也常见头痛、身痛、关节酸痛，或鼻塞流涕、喷嚏、微有咳喘等症状。

［机理分析］表证是由六淫之邪从皮毛、口鼻侵入人体浅表所引起，正如《景岳全书·传忠录》所说："表证者，邪气之自外而入者也。"

由于外邪束表，郁于肌腠，阻遏人体卫气的正常宣发，肌表得不到卫阳之气的温煦，所以出现恶寒的感觉。又因卫气具有抗御外邪的功能，外邪侵入体表，肌腠闭郁，卫气起而抗邪，正邪相争，故出现发热。正如《素问·玉机真藏论》所说"今风寒客于人，使人毫毛毕直，皮肤闭而为热"。病邪在浅表尚未深入，故舌象没有显著的变异而呈现薄苔；邪在皮毛，正气与之相争于表，脉气亦为之鼓动于外，故见浮脉。此外，由于外邪束表，郁于经络，使经气不得畅通，不通则痛，故见头痛、身痛、关节酸痛。肺主皮毛，鼻为肺之窍，皮毛受邪，内传于肺，引起肺气失宣，则出现鼻塞流涕、喷嚏、咳嗽、气喘等症状。

表证的一般特点是起病多急，病程较短，病情较轻，病性一般属实，主见于外感病初期阶段，有感受外邪之因可查，多能较快治愈，若外邪不解，则可发展成半表半里证或里证。

［辨证要点］有外感病史，以恶寒、发热、脉浮、苔薄等外邪束表的症状为辨证要点。

常见的表证类证候有风寒束表证、风热犯表证、风湿遏表证、燥邪（温燥、凉燥）犯表证、暑湿袭表证、风袭表疏证等的不同。这些证在表证证候中各有一定的特殊性，但一般以新起恶寒、发热并见，内脏症状不明显为共同特点。

（二）里证

里证，是病变部位在身体深层，脏腑气血受病所反映的证候。

［临床表现］里证是一个非常广泛、笼统的概念，其具体病位有上下、脏腑、气血、骨髓等的不同，而阳明、太阴、少阴、厥阴病证，气分证、营分证、血分证等，亦均属里证范畴。由于有

各种不同的里证，因此，难于举出哪几个症状为里证的代表性证候。里证临床表现的基本特点是无新起恶寒、发热并见，并以脏腑症状为主要表现，其起病可急可缓，一般病情较重、病程较长。

［机理分析］《景岳全书·传忠录》说："里证者，病之在内、在脏也。"里证的成因，大致有三种情况：一是表证不解，病邪入里，形成里证。例如：外感病过程中，表寒入里化热，表证已罢，出现潮热、神昏、烦躁、汗出、口渴等症状，即是邪热炽盛的里热证；若出现胸闷、腹痛、大便秘结、舌质深红，舌苔黄干、脉象沉实等症状，即是热结胃肠的里实证。二是外邪直接侵犯脏腑，所谓"直中"，病一开始，就主要表现为里证。例如：过食生冷，或腹部受凉，寒湿之邪直中脏腑，出现呕吐清水、腹泻肠鸣、脘腹冷痛等症状，即是里寒证。三是内伤七情、劳倦、饮食等因素，直接影响脏腑、气血、精髓而为病，病一开始，就是里证。例如：郁怒伤肝，肝郁气滞，出现两胁胀痛、气短、乏力、失眠、健忘等症状，都属里证。

各种里证的病位虽同属于里，仍有浅深轻重之别，一般病变在腑、在上、在气者，较为轻浅；在脏、在下、在血者，较为深重。

［辨证要点］病位已不在表（无恶寒）或半表半里（无寒热往来）；以脏腑、气血、精髓的病变为主要表现。

里证按八纲分类，可有里寒证、里热证、里虚证、里实证的不同。其具体辨证，必须结合脏腑辨证、六经辨证等进行。

（三）半表半里证

半表半里证，是病变既非完全在表，又未完全入里，而处于半表半里的证候。

［临床表现］其特征性表现主要有：寒热往来，胸胁苦满，神情默默，不欲饮食，心烦喜呕，口苦，咽干，目眩，脉弦。

［机理分析］半表半里证，是外邪由表入里，邪郁少阳胆经，且病邪又未全离肌表的过渡阶段，病势徘徊于表里之间所表现出来的证候。

因病位在半表半里，正邪分争，正胜则发热，邪胜则恶寒，寒热交替出现，即是寒热往来。胆之经脉循行两胁，邪犯其处，经气不畅，故见胸胁苦满；胆热犯胃，胃气失和，故神情默默，不欲饮食；热郁则心烦，胃气上逆则喜呕；胆火上炎，灼伤津液，故口苦、咽干；少阳之脉起于目锐眦，且胆与肝合，肝开窍于目，邪热循经上干清窍，故头目昏眩；脉弦是肝胆气郁，失于柔和，经脉劲急的反映。

［辨证要点］以往来寒热（病位在半表半里）及胸胁苦满、脉弦等胆腑病变为主要表现。

（四）表证与里证的鉴别要点

1. 掌握表里证的特点　表证的特点是起病较急、病程较短、病位较浅，里证的特点是起病较缓、病程较长、病位较深。

2. 辨清发热是否伴有恶寒和小便是否清利　发热，一般以寒热并见的属表证，所谓"有一分恶寒，便有一分表证"；往来寒热，属半表半里证；若但热不寒或但寒不热者，均属里证。表证一般小便清利，《景岳全书·传忠录》说："凡病表证而小便清利者，知邪未入里也。"若见小便黄短灼热，为表邪入里之征。

3. 审察舌象和脉象的变化　表证舌质淡红，舌苔薄白，变化不甚显著，或仅见舌边尖红，或苔薄微黄；若舌象有明显变异者，应考虑里证的存在。脉象方面，一般脉浮为病在表，脉沉为病在里。

二、寒热辨证

寒热，是指疾病的性质。由于寒热是阴阳偏盛偏衰的具体表现，正如《景岳全书·传忠录》所说“寒热者，阴阳之化也”。所以，辨病证之寒热，实际上就是辨阴阳之盛衰。

寒热辨证，是辨别疾病性质的两个纲领。病邪有阴邪与阳邪之分，正气有阴液与阳气之别。一般地说，阳邪致病可使阳气偏盛而阴液受伤，或是阴液亏损而阳气偏亢，均可表现为热证；阴邪致病可使阳气受损，或是阳气虚衰而阴寒内盛，均可表现为寒证。所谓“阳盛则热，阴盛则寒”（《素问·阴阳应象大论》），“阳虚则外寒，阴虚则内热”（《素问·调经论》），即是此意。

寒象、热象与寒证、热证既有区别，又有联系。寒象和热象是疾病的表现征象，不是疾病的本质。如真热假寒证可见表面有寒象，真寒假热证可见表面有热象，与寒证、热证有本质的区别。但在一般病变中，疾病的本质和表现的征象多是相符的，所以热证多见热象，寒证多见寒象。

辨清寒热，对于认识疾病的性质和指导治疗有重要意义，是确定“寒者热之，热者寒之”治法的依据。

（一）寒证

寒证，是感受寒邪，或阳虚阴盛，导致机体的功能活动衰退所表现的具有冷、凉特点的证候。

［临床表现］各类寒证的表现不尽一致，特征性表现主要有：恶寒喜暖，手足冷凉，口淡不渴，或渴喜热饮，面色苍白，蜷卧喜静，冷痛喜温，痰涕涎液澄澈清冷，小便清长，大便稀溏，舌质浅淡或青紫，舌苔白滑，脉紧或迟等。

［机理分析］寒证多因外感阴寒之邪，或因内伤久病，阳气耗伤，阴寒内盛所致。

阳气不足，或为外寒所伤，不能发挥其温煦周身的作用，故见恶寒喜暖，肢凉蜷卧；阴寒内盛，津液未伤，所以口淡不渴；阴盛阳虚，欲得热助，故见渴喜热饮；寒邪不伤阴液，或阳虚不能温化水液，以致痰、涕、涎、尿等皆为澄澈清冷；寒可伤及脾阳，或脾阳久虚者，则使运化失常而见大便稀溏；寒湿内盛，阳虚不化，则舌质浅淡，舌苔白滑；寒邪束遏阳气则脉紧，阳虚鼓动乏力则脉迟。

［辨证要点］有感寒或伤阳的病史，以怕冷、面白、脉迟（或脉紧）、分泌排泄物清稀、肢体蜷缩等“冷”、“凉”症状为主要表现。

寒证的分类及各自含义：外界寒邪侵袭，或过服生冷寒凉所致，起病急骤，体质壮实，符合寒证、实证的特点者为实寒证；体弱内伤久病，阳气耗损而阴寒偏胜，符合寒证、虚证的特点者为虚寒证；寒邪侵袭肤表，符合表证特点，以新起恶寒为主者为表寒证；寒邪客于脏腑，或因阳气亏虚，以内脏证候为主者为里寒证。

（二）热证

热证，是感受热邪，或阴虚阳亢，致使机体的功能活动亢进所表现的具有温、热特点的证候。

［临床表现］各类寒证的表现不尽一致，其特征性表现主要有：发热或恶热，手足温，口渴，面赤或颧红，烦躁不宁，小便黄短，大便燥结，舌红少津，脉数等。

［机理分析］热证多因外感火热之邪，或寒湿郁而化热，或七情过激，五志化火；或过食辛燥，蓄积为热等，均能导致体内阳热过盛。亦有因房事不节，劳倦内伤，劫夺阴精，致使阴虚阳亢而表现为热的证候。

阳热偏盛，或阴虚内热，故见发热或恶热；阴液亏少，或火热伤津，故见口渴，舌干少津，小便短少，大便干燥；火性炎上，故见面赤，颧红，舌红；虚阳偏亢，或火热内扰，心神不宁，故见烦躁；火热迫血妄行，心动加速，则见脉数。

［辨证要点］有受热或伤阴的病史，以发热、面赤、脉数、分泌排泄物干燥、烦躁等“温”、“热”症状为主要表现。

热证的分类及各自含义：火热阳邪侵袭，或过服辛辣温热之品，或体内阳热之气亢盛，病势重，形体壮实，符合热证、实证特点者为实热证；体弱内伤久病，阴液亏少，阳热偏旺，符合热证、虚证特点者为虚热证；风热之邪侵袭肤表，符合表证特点，发热重恶寒轻者为表热证；阳热盛于脏腑，或阴液亏虚而火热偏旺者为里热证。

（三）寒证与热证的鉴别要点

1. 理解寒证热证的病理本质　寒热辨证，主要是辨别疾病的性质。阴盛则寒，故寒证的临床表现以“冷、凉”为特点；阳盛则热，故热证的临床表现以“温、热”为特点。同时，阴盛则伤阳，故寒证除见阴盛则寒的现象外，多与阳虚并见；有的寒证本身就是由于阳虚生寒所致，则阳虚现象更为明显。阳盛则伤阴，故热证除见阳盛则热的现象外，常有阴液耗损的表现；有的热证本身就是由于阴虚生热所致，则阴虚现象更为明显。

2. 分清主症的情况　主要分清口渴与不渴，冷热的喜恶，面色赤白，四肢冷热，二便情况。一般来说，口淡不渴为有寒，口渴喜饮为有热；恶寒喜热为有寒，恶热喜冷为有热；面白为寒，面赤为热；手足逆冷多为寒，手足烦热多为热；小便清长，大便稀薄为有寒，小便短赤，大便燥结为有热。

3. 注意舌象、脉象　舌淡、苔白为寒，舌红、苔黄为热；脉迟或紧为寒，脉数为热。

三、虚实辨证

虚实，虚指正气不足，实指邪气太盛。所以《素问·通评虚实论》说：“邪气盛则实，精气夺则虚。”《景岳全书·传忠录》亦说：“虚实者，有余不足也”；“实，言邪气实；虚，言正气虚”。

虚实辨证，是辨别病体邪正盛衰的两个纲领。虚证反映人体正气虚弱而邪气也不太盛；实证反映邪气太盛而正气亦尚未虚衰，邪正相争剧烈。

邪正斗争是疾病过程中的根本矛盾，分辨疾病过程中邪正的虚实关系，是辨证的根本要求。因而《素问·调经论》有“百病之生，皆有虚实”之说。辨别疾病的虚实，了解病体邪正的盛衰，为确定采用补虚扶正或泻实祛邪的治法提供依据。

虚证多见于慢性疾病或病变的后期，病程较长；实证多见于疾病的初期、中期，病程较短。因此，单纯的虚证、实证，一般不难识别。

（一）虚证

虚证，是对人体正气虚弱，以不足、松弛、衰退为特点的各种临床表现的病理概括。正气虚包括阴、阳、气、血、津、液、精、髓以及脏腑各种不同的虚损，故阳虚、阴虚、气虚、血虚、津液亏虚、精髓亏虚、营虚、卫气亏虚等，都属于虚证的范畴。根据正气亏虚程度的不同，临床又有不足、亏虚、虚弱、虚衰、亡脱之类模糊定量描述。

各种虚证的表现极不一致，难于用几个症状全面概括虚证的表现。因此仅阐述临床最常见的阳气虚损和阴血虚损两大类虚证特征性表现。

［临床表现］面色无华，精神委靡，身倦无力，气短自汗，形寒肢冷，大便滑泄，小便失禁；或面色萎黄，手足心热，心烦心悸，盗汗，舌嫩无苔，脉细无力等。

［机理分析］ 虚证的形成，有先天不足和后天失养两个方面，但以后天失于调养为主。如饮食失调，后天之本不固；情志怫郁，劳倦过度，内伤脏腑气血；产育过多，房事过度；耗伤肾脏元真；久病不愈，失治误治，损伤人体正气等，均可形成虚证。

在辨证时，虚证首先应分阳气虚损与阴血不足两个方面。若人体阳虚气弱，则失于温运、固摄，可见面色无华，精神委靡，身倦无力，气短自汗，形寒肢冷，大便滑泄，小便失禁等功能活动低弱的症状。若阴虚血少，失于濡润、滋养，故见面色萎黄，手足心热，心烦心悸，盗汗等物质基础耗损的症状。至于舌嫩无苔，是由于阳气虚衰，不能蒸化水津，或阴血亏损，无以滋养上承所致；脉虚细无力，乃气血两虚，经脉既不能充盈，血行又失其鼓动所致。

［辨证要点］ 多见于体质素弱，久病渐起患者，以体内气血阴阳等物质耗损较多所导致的症状为主要表现。

（二）实证

实证，是对人体感受外邪或体内病理产物蓄积而产生的，以有余、强烈、停聚为特点的各种临床表现的病理概括。实证以邪气充盛、停积为主，但正气尚未虚衰，有充分的抗病能力，故邪正斗争一般较为剧烈。

由于感邪性质的差异，致病的病理产物之不同，它的范围极为广泛，临床表现也极不一致。这里介绍实证中几类主要的表现。

［临床表现］ 其特征性表现主要有：身热面赤，烦躁，甚至神昏谵语，呼吸喘粗，胸闷不适，痰涎壅盛，脘腹胀痛拒按，大便秘结，小便不利；或体内有痰凝、饮停、水泛、血瘀、虫积等；舌老苔厚，脉来有力。

［机理分析］ 实证形成的原因有两个方面：一是风寒暑湿燥火六淫之邪，侵入人体、郁闭经络或内结脏腑；二是由于内脏功能失调，代谢障碍，使本来属于正气的气、血、津液转化为病邪，如气机不畅而停滞，出现“气滞”，血行不畅而瘀积，成为“血瘀”，津液不化而停聚，变成“水湿”等。“气滞”、“血瘀”和“水湿”，以及食积、虫积等，都可形成邪气盛的实证。

实证一方面表现为邪正相争、功能亢进。由于邪气太盛，正气与之抗争，以致阳热亢盛，而见发热面赤；实邪扰心或蒙蔽心神，引起烦躁，甚至神昏谵语；邪阻于肺，则肺气宣降失常，故见胸闷、喘息气粗，其痰多者，可见痰涎壅盛；若实邪积于肠胃，可见腹胀满疼痛拒按，大便秘结；或水湿内停，气化失司，则见小便不利；实邪内积，多见舌质老而舌苔厚；邪正相争，搏击于血脉，故脉来有力。此外，上述痰饮、水湿、瘀血、气滞，以及虫积、宿食等，均为病邪停积体内，往往影响正常的生理活动，而出现种种病变。

［辨证要点］ 多见于体质壮实，新病暴起患者，以体内邪气充盛，实邪停积等所导致的症状为主要表现。

（三）虚实证鉴别要点

虚实证主要可从病程、病势、体质及症状、舌脉等方面加以鉴别。鉴别要点如表7-1。

表7-1 虚证、实证的鉴别要点

	虚证	实证
病程	长（久病）	短（新病）
体质	多虚弱	多壮实
精神	委靡	兴奋
声息	声低息微	声高气粗

续表

	虚 证	实 证
疼 痛	喜按	拒按
胸腹胀满	按之不痛，胀满时减	按之疼痛，胀满不减
发 热	五心烦热，午后微热	蒸蒸壮热
恶 寒	畏寒，得衣近火则减	恶寒，添衣加被不减
舌 象	质嫩，苔少或无苔	质老，苔厚腻
脉 象	无力	有力

四、阴阳辨证

阴阳是类证的纲领，它的运用范围很广，既可以概括整个病情，又可用于一个症状的分析归纳。《类经·阴阳类》说："人之疾病……必有所本，或本于阴，或本于阳，病变虽多，其本则一。"《景岳全书·传忠录》又说："凡诊病施治，必须先审阴阳，乃医道之大纲。阴阳无谬，治焉有差？医道虽繁，而可以一言蔽之者，曰阴阳而已。"由此可见，阴阳是归类病证的两个纲领。

值得注意的是，由于中医学中的阴阳不仅是抽象的哲学概念，而且已经有了许多具体的医学内容，如阴液、阳气、心阴、脾阳等，都是有实际内容的医学概念。所以，阴阳辨证又包括有许多具体的辨证内容，如阳虚证、阴虚证，阳盛证、阴盛证，亡阳证、亡阴证，阳亢证、虚阳浮越证等，均是阴阳失调的病理变化。

（一）阴证

凡见抑制、沉静、衰退、晦黯等表现的里证、寒证、虚证，以及症状表现于内的、向下的、不易发现的，或病邪性质为阴邪致病、病情变化较慢等，均属阴证范畴。

［临床表现］不同的疾病，表现出的阴证证候不尽相同，各有侧重。其特征性表现主要有：面色苍白或黯淡，精神委靡，身重蜷卧，畏冷肢凉，倦怠无力，语声低怯，纳差，口淡不渴，小便清长或短少，大便溏泄气腥，舌淡胖嫩，脉沉迟、微弱、细。

［机理分析］精神委靡、声低乏力，是气虚的表现；畏冷肢凉、口淡不渴、小便清长、大便溏泄气腥，是里寒的症状；舌淡胖嫩、脉沉迟、微弱、细均为虚寒舌脉。

［辨证要点］以阴邪致病、病情变化较慢的里证、寒证、虚证的症状为主要表现。

（二）阳证

凡见兴奋、躁动、亢进、明亮等表现的表证、热证、实证，以及症状表现于外的、向上的、容易发现的，或病邪性质为阳邪致病、病情变化较快等，均属阳证范畴。

［临床表现］不同的疾病，表现出的阳证证候不尽相同，各有侧重。其特征性表现主要有：面色赤，恶寒发热，肌肤灼热，烦躁不安，语声高亢，呼吸气粗，喘促痰鸣，口干渴饮，小便短赤涩痛，大便秘结奇臭，舌红绛，苔黄黑生芒刺，脉浮数、洪大、滑实。

［机理分析］恶寒发热并见是表证特征；面红，肌肤灼热，烦躁不安，口干渴饮，小便短赤涩痛，为热证表现；语声高亢，呼吸气粗，喘促痰鸣，大便秘结，为实证症状；舌红绛，苔黄黑起刺，脉浮数、洪大、滑实，均为实热的特征。

［辨证要点］以阳邪致病、病情变化较快的表证、热证、实证的症状为主要表现。

（三）阴证阳证的鉴别要点

八纲中的阴阳辨证，寓于表里寒热虚实的辨证之中，阴阳二纲可统率其他六纲而成为八纲的总纲，故阴证与阳证的鉴别要点可见于表里、寒热、虚实证候的鉴别之中（见表 7-2）。

表 7-2 阴证阳证鉴别表

证别		概念	临床表现
阳证	表证	外邪犯表，病变首先反映在身体浅层而以恶寒发热为主症的证候	恶寒发热，头身痛，关节酸痛，鼻塞流涕，喷嚏，微有喘咳，舌淡红，苔薄白，脉浮
	热证	阳热盛而阴液亏，机体功能亢进所产生的证候	发热或恶热，手足温，面红或颧红，烦躁不安，尿黄短，便燥结，舌红少津，脉数
	实证	新病急病，邪气亢盛所产生的有余、强烈、停聚的证候	身热，面赤，烦躁，甚则神昏谵语，呼吸喘粗，胸闷不适，痰涎壅盛，腹胀痛拒按，大便秘结，小便不利，舌质苍老，苔厚，脉实
阴证	里证	病变在身体深层，脏腑气血受病所反映的证候	里证包括范围极广，临床表现多种多样，但它的基本特点是以脏腑证候为主
	寒证	阴寒盛而阳气虚，机体功能衰退所产生的证候	恶寒喜暖，手足凉，口淡不渴，或渴喜热饮，面色白，冷痛喜温，尿清便稀，舌浅淡或青紫，苔白润，脉紧或迟
	虚证	慢性久病，正气虚衰所呈现的不足、松弛、衰退的证候	面色无华，精神委靡，身倦无力，气短自汗，形寒肢冷，大便滑脱，小便失禁；或面色萎黄，手足心热，心烦心悸，盗汗，舌嫩无苔，脉细无力

【补充阐发】

一、八纲概念形成的沿革

我国现存最早的医学专著《内经》中并无“八纲”这一名词，但已奠定了八纲辨证的理论基础，并且基本规定了其相互间的辩证关系。对其具体内容也有不少论述，如“善诊者，察色按脉，先别阴阳”；“阳虚则外寒，阴虚则内热”；“邪气盛则实，精气夺则虚”，“有者为实，无者为虚”等，便是八纲辨证的原则性提示。

张仲景的《伤寒杂病论》，虽同样未见“八纲”之名，但已具体运用八纲对疾病进行辨证论治，如方隅在《医林绳墨》曾说：“仲景治伤寒，着三百九十七法，一百一十三方，……然究其大要，无出乎表里虚实阴阳寒热，八者而已。若能究其的，则三百九十七法了然于胸中也。”

到了明代，八纲辨证的概念与内容，已为许多医家所重视和接受。如陶节庵《伤寒六书·伤寒家秘的本》中说：“审得阴阳表里寒热虚实真切，复审汗下吐温和解之法，治之庶无差误。”王执中《伤寒正脉》亦说：“治病八字，虚实阴阳表里寒热，八字不分，杀人反掌。”张三锡《医学六要》也说：“锡家世业医，致志三十余年，仅得古人治病大法有八，曰阴、曰阳、曰表、曰里、曰寒、曰热、曰虚、曰实。”张景岳《景岳全书·传忠录》中的“阴阳篇”、“六变篇”，即所谓“二纲六变”，并以二纲统六变，这实际就是八纲辨证的完整体现。他说：“阴阳既明，则表与里对，虚与实对，寒与热对，明此六变，明此阴阳，则天下之病，固不能出此八者。”可以非常明显地看出其将二纲六变作为辨证纲领的观点。因此，将表、里、寒、虚、实、阴、阳八者作为辨证的纲领，实际上是形成于明代。

近人祝味菊在《伤寒质难》中说："所谓'八纲'者，阴、阳、表、里、寒、热、虚、实是也。古昔医工观察各种疾病之证候，就其性能之不同，归纳于八种纲要，执简驭繁，以应无穷之变。"这是"八纲"名称的正式提出。

二、八纲亦为类病的纲领

八纲对于辨证确有提纲挈领、执简驭繁的作用，因而认为是辨证的纲领，名曰"八纲辨证"。八纲不仅是辨证的纲领，同时也是类病的纲领。

其一，八纲中的阴阳，可以直接归类病证，如可将风水、皮水、石水、正水、心水、肾水等水肿类疾病，按其病之新久缓急虚实等的不同，而分为阳水和阴水两大类。

其二，每一疾病都有基本的病理性质，病性虽有种种差别，但同样可用虚实阴阳等加以归类。如神劳、肾劳、脾劳、血劳、髓劳等劳病类疾病；心绝、肾绝、肺绝、血脱、液脱等绝脱类疾病；遗尿、尿崩、遗精、早泄、崩漏、肛门失禁、乳泣等不固性疾病；上胞下垂、胃缓、肾下垂、脱肛、阴挺、乳悬等松弛下垂性疾病等，一般可称之为"虚病"。而各个部位的癌、瘤、息肉、痔、疣等赘生占位性疾病，一般可称之为"实病"。实热性、积聚性、闭阻性疾病等，同样也属于"阳病"；慢起势缓、久病迁延、虚弱不足等性质的疾病，同样也属于"阴病"。

其三，在辨证时，体表的病变不等于是表证，内脏的病变也可有表证。但在对疾病进行病位归类时，则体表的疾病，如疖、癣、疥、湿疹以及肢体的痿、痹、痈等，可归属于表病；内脏的疾病，如劳、胀（著）、厥、脱以及内脏的瘴、痹、痿、痈等，可归属于里病。疖痈与疽相对而言，疖与痈的病位较浅而易成脓、易溃、易愈，故属表、属阳；疽（尤其是无头疽）的病位较深而难消、难溃、难敛，故属里、属阴。

由于"病"是对疾病全过程规律的概括，"证"是对疾病现阶段主要矛盾的概括，因此八纲对证的归类与对病的归类就可以有同有异。很可能出现阳性病当前为虚证，阴性病当前为实证，体表的病辨证属里证，病在内脏而辨证为表证等等，于是便会有病虚证实、病实证虚、病寒证热、病热证寒、阳病阴证、阴病阳证等不同概念，从这一角度来说，又进一步可体会到中医自身的辨病与辨证相结合的重要性。

三、八纲的内容宜增"上"、"下"两纲

对于八纲的内容，古今学者提出了不同的观点。有认为阴阳两纲不能与表里寒热虚实并列者，如张景岳就称其为二纲六变。特别是有些学者提出八纲当增标本两纲，或增上下两纲。

提出增上下两纲的理由是：表里与上下是横与纵的关系，如徐灵胎说："夫人身一也，实有表里上下之别。"吴瑭说："万病诊法，实不出此一纵一横之外。"《内经》言表里上下往往相提并论，如《素问·至真要大论》"病机十九条"中明确提出 "诸厥固泄，皆属于下；诸痿喘呕，皆属于上"，却没有归纳出皆属于表或里。《素问·六微旨大论》所谓"故非出入，则无以生长壮老已；非升降，则无以生长化收藏"，说明生理上气机的升降出入便是上下表里的体现。《素问·刺节真邪》"阳病者，上行极而下；阴病者，下行极而上。故伤于风者，上先受之；伤于湿者，下先受之"，便是说上下与病因病理之间的关系。疾病中不仅病势有表里内外的传变，并且有上下升降的运动，如肝阳上亢、中气下陷、肺胃气逆、下元不固、火热上炎、湿热下注等等，都体现了病位病势有上下的不同。在诊断中，《素问·五常政大论》有"上取下取，

内取外取，以求其过”。《素问・脉要精微论》有“推而外之”、“推而内之”、“推而上之”、“推而下之”等说法，提示辨证诊断时不仅要辨表里，并且要别上下。治疗方面，《素问・阴阳应象大论》说：“其高者，因而越之；在下者，引而竭之；中满者，泻之于内；……其在皮者，汗而发之。”汗、吐、下、和、温、清、消、补治疗八法，各有一定的针对性，其中的吐下两法以及平肝潜阳、升阳提气、降逆下气等等，都是针对上下的病位与病势而言的。

不仅表里与寒热虚实阴阳之间存在着密切的关系，上下与寒热虚实阴阳之间也存在着相互关系。如《黄帝内经太素・阴阳合》“腰以上者为阳，腰以下者为阴”；《素问・刺节真邪》“上寒下热……上热下寒”；《素问・脉要精微论》“上实下虚……上虚下实”，说明上下与八纲之间不是隶属关系，而是相互联系的关系。《素问・太阴阳明论》中更可以清楚地看出，阴阳、表里、上下、寒热、虚实是五对不同的矛盾概念。

四、八纲中的辩证法思想

八纲不只是简单的表、里、寒、热、虚、实、阴、阳八个字，我们更不能把八纲辨证仅仅理解这只是几类较为笼统证候的简单归纳，而应认识到八纲的概念通过其相互间的关系，较为突出地反映了辩证法的思想。

中医学的许多辩证观点，都是通过八纲的关系而体现出来的。理解了八纲之间的辩证关系，就可以认识到疾病中的各种事物是处在相互联系的矛盾之中、变动之中，矛盾着的事物不仅有对立面的存在，并且是与对立面相对比而确定的。八纲中的表与里、寒与热、虚与实、阴与阳，虽然是对立的两极，但彼此间有中间、过渡阶段，如半表半里、虚实夹杂、寒热错杂等，这实际上又是多极的。八纲中的四对矛盾，有时并不只是对立的关系，而是可以同时处于一个矛盾体中，如表里同病、寒热同存、阴阳两虚等。尤其是八纲中对立的双方，在一定条件下，可以相互转化，如热极转寒、表证化热入里等。

总之，八纲概念的确立，标志着中医学辩证逻辑思维的完善，它反映了逻辑思维的许多基本内容，抓住了疾病中带普遍性的主要矛盾。这对于其他辨证方法的学习，对于临床正确认识疾病过程，具有极重要的指导意义。

五、对表证病位的理解

表里由普通名词变为中医术语，并作为八纲的内容，是中医学术的不断发展。辨表里本意指判断疾病的病位是在表或在里，但由外感学说提出“表证”概念以后，它成为八纲中外延最清楚的概念。里证则不同，其外延很广。我们应把里证作为一个负概念，就是除外表证者都是里证，即“非表即里”之谓。

以往有的书称：“狭义的表里，是指身体的皮毛、肤腠、经络为外；脏腑骨髓为内。外有病属表，内有病属里。”这主要是从解剖部位来区分表里，并不是言真正的表证、里证。

从解剖上说，“表”一般是指皮毛、肌腠等组织结构。因而对于表证的病位，也常认为是浅在皮毛、肌腠。但我们绝不能将解剖上的体表与辨证的表证等同起来。否则就会把一切皮肤上的疮疖、瘙痒、皮下水肿、斑疹、肌肤甲错、皮肤发黄等，通通都认为是表证，而把一切皮肤肌腠等处未发现明显病理改变的病变，都会当成是里证。这样，表证、里证就不必医生根据病情去“辨”，只要进行解剖观察就行了。其实，中医学所指的病位，基本上是一种理论上的抽象，不能机械地理解。如脾气下陷不等于脾脏下陷，肝气郁结不等于肝脏实质有病。

因此，对于表证的概念，可以认为“表证是六淫、疫疠、虫毒等邪气经皮毛、口鼻侵入机体，正气（卫气）抗邪所表现轻浅证候的概括。表证主要见于外感病初起阶段。”这样便对表证的邪正关系、病程、病位、证候等作了较为全面的概括。然而，这仍然只是给表证下了一个形式化的抽象定义，这个定义并无益于对表证的认识，因此中医还要通过症状描述来确定表证的内涵。就是说是否为表证，一定要以临床表现为依据，即应有新起恶寒发热、头身疼痛、脉浮等组合成的表证特征性证候。皮肤肌腠等部位的病变，若无表证的特征性表现，仍不得称为表证；内脏的某些病变，若有表证的特征性证候时，仍当诊断为表证。

有表证的特征性证候，再加上有感受外邪等起因，一般便可作出表证的诊断，所以表证是一个概念很清楚的证。当代中医关于表证的概念与实际已很一致。现代西医承认表证事实，但至今没有很满意的病理解释，故表证的病理是很值得研究的课题。由于里证的外延过广而不清，故不宜选作具体的研究对象。

表证的确切病位到底在何处？一般认为表证主要包括六经辨证中的太阳病证和卫气营血辨证中的卫分证。关于太阳病证的病位，众说纷纭，很不统一，有指膀胱者，有认为在肺者，有认为是心肺者。关于膀胱的观点是：膀胱主一身之表，有“气化”与“排泄汗液”的功能等。其实固护肤表、抵御外邪的入侵乃卫气之功，而卫气宣发于肺。肺主卫气而统一身之表，其位最高，开窍于鼻，故无论邪气从外经皮毛而入，或是从上经口鼻而入，其直接病位一般都应归属于肺。表证的病位归属于肺的认识，对于温病卫分证的脏腑定位来说，诸家的认识较为一致，如叶天士《外感温热篇》说：“温邪上受，首先犯肺，逆传心包。肺主气属卫……”，“邪尚在肺，肺主气，其合皮毛，故云在表”。

对于表证的辨证，一般认为新起恶寒发热并见是辨别表证的主要依据，并且有“有一份恶寒，便有一份表证”之说。但临床也有恶寒发热并见不属表证者，当引起注意。如瘟疫等邪所致急性传染病，在高热的同时，往往伴有恶寒，甚至寒战。然此种发热恶寒，绝非表证，而是里热炽盛，气机郁闭，阳气不得宣达所致。正如《寒温条辨》所说“在温病，邪热内攻，凡见表证，皆里证郁结，浮越于外也。虽有表证，实无表邪”。

六、肌表、表、表证的区别及关系

“肌表”，是指人体一定的解剖部位而言。它泛指身体的表层组织，包括毫毛、皮肤、皮下组织及附属腺体（如汗腺），以及浅在的肌肉及这些组织间的神经血管等。肌表具有重要的生理功能。其一是防御屏障功能，它对外邪的侵袭具有抵挡作用；其二是排泄部分浊水及调节体温，机体在代谢过程中产生的浊水，除大部分通过小便排泄于体外，少部分则是通过汗液和呼吸而排出的，另外，当体内热量过盛，机体通过排汗可使部分热量外散，以维持机体体温恒定。肌表的这种功能，主要靠卫气的作用来实现。正如《灵枢·本脏》所说“卫气者，所以温分肉，充皮肤，肥腠理，司开合者也”。

“表”，虽然也指部位而言，但它是一个相对的概念，是与里相互对应的。它不像肌表具有特有的规定性，它可以根据相对范围的改变而改变。如就肌表与内脏而言，肌表在外属表，内脏在内属里。若就内脏而言，六腑传化水谷，实而不满，属阳为表；五脏贮藏精气，满而为实，属阴为里。由此可见，“表”的确定完全是与里相互对应、互为存在的前提和依据。没有表也就没有里，没有里，表也就不存在。

“表证”是一种证候。是指外邪侵犯人体肌表阶段，以卫气功能失常为主要病理改变，临床以恶寒发热，脉浮，苔薄白等为主症的证候。常见于外感病的初期阶段。所以表证所反映的不是一个单纯的空间概念，它既包含有空间概念——病因是感受外邪，病位是浅在肌表；

又包含有时间概念——病程为疾病初起，开始阶段；程度——病势较轻；病理变化——卫气功能失常。所以说，表证实质是指人体在一定的时空区限，对外邪侵袭机体所产生的全身性病理反应的综合概括，是病理学上的概念。

肌表与表证虽然有别，但它们都是“表”在一定的范围内的具体体现。如就内脏与肌表而言，内脏在内为里，肌表在外为表；如从外邪作用于人体后同时空区限内发生的病理反应而言，则有表证与里证的区分。

肌表也不同于表证。肌表属解剖学上的概念，指机体的一定部位而言，而表证则完全属病理学上的概念。虽言表证是病理浅在“肌表”，但这种肌表与解剖学上的肌表，决不可简单的视为等同。表证的病理浅在肌表，实质是对人体在一定的时空区限内对外邪侵袭所产生的全身性病理反应的一种理论上的抽象。正因如此，我们也不能把肌表上出现的病变都简单地认为是表证。如皮肤病、外科疮疡等病变，虽病位都浅在肌表，但均不一定属表证范围。所以说表证病位虽浅在“肌表”，但病位在肌表者未必皆为表证。

由此可以看出，表、肌表、表证三者有一定的区别，因而不可乱用，应当明辨，准确使用。

七、对表证“恶寒”而不“畏寒”的理解

恶寒是指患者自觉寒冷，加衣覆被、近火取暖而不解其寒的表现。畏寒则是指经常寒冷，但加衣覆被、近火取暖，其寒可以缓解。恶寒多见于外感表证，畏寒则多见于阳虚失温所致的虚寒证。然而，为什么表证寒冷是恶寒而不是畏寒呢？其理由如下：

表证是指六淫等邪气经过口鼻、皮毛侵入机体为患的初起阶段，由于邪居肌表，邪居卫位，卫气郁遏，不能正常的宣达于肌表，肌表因之失温，故见寒冷。这种寒冷是因卫气被邪郁遏，不得达表，肌表失温而人体产生的一种能动反应，即毛窍伏闭，以减少体热散失所形成，故此时虽加衣覆被、向火取暖，可护阳保暖以增温，但却不能使在表之邪得以祛除，不能改变机体主动抗病的反应状态，邪气不除，卫不达表，肌表仍然得不到温煦，故寒冷虽加衣覆被、向火取暖仍难以缓解或消失。只有通过发汗，使在表之邪随汗而外解。邪气一去，卫气宣通，肌表得温，恶寒自然消失。

畏寒，主要是由于机体正气亏虚，阳气不足，温煦作用减退，机体失却阳气的温煦而形成。之所以加衣覆被、近火取暖可以缓解，是因为加衣覆被可防止体内阳气耗散，近火取暖，可资助体内虚弱之阳气，故寒冷可以缓解。

八、半表半里证辨

“半表半里”一词，成无己首先在《注解伤寒论·辨少阳病脉证并治法》中提出：“邪在少阳，为半表半里。”但未明言其具体位置，故后世对此意见不一。

许多书上提到，半表半里证是“病变既不在表，也不在里，而是处于表里之间”，或者说是“病邪已离太阳之表，尚未进入阳明之里”的阶段。若从字面上理解，这实际上成了“不表不里”、“非表非里”或“无表无里”证，而其病位则是在理想的“表里之间”，因此，这种说法是欠恰当的。

所谓“半表半里证”，是指病邪既未完全脱离肌表，又未完全入里，邪正徘徊、相持出入于表里之间所现证候的概括。故主要表现是寒热往来，以及胸胁苦满，默默不欲饮食，心烦喜呕，口苦咽干，目眩，脉弦等。正由于其病变是既有在表的成分，而又不是单纯、典型的表证，既有在里的成分，而又不是单纯、典型的里证，故曰“半表半里”，或曰“表里之间”。

这种对半表半里证的认识，与《伤寒论》六经病证中的少阳证相符。一般认为，三阳主表，三阴主里，少阳居于三阳之末，三阴之前；少阳为枢，枢机得利，外或开，内可合，开则为表，合则为里，故云少阳为半表半里，或主半表半里。

温病学家对于具有寒热往来、胸胁苦满等典型表现的半表半里证的病位认识有两种：其一为膜原，即胸膜与膈肌之间的部位，如《温疫论》说："病邪自口鼻而入，则其所客，内不在脏腑，外不在经络，舍于膂之分界，是为半表半里，即《针经》所谓膜原是也"；"其邪去表不远，附近于胃，……邪在膜原，正当经胃交关之所，故为半表半里"。《湿热病篇》亦说："膜原者，外通肌肉，内近胃腑，即三焦之门户，实一身之半表半里也。"。其二为三焦，《外感温热篇》说："气分有不传血分，而邪留三焦，亦如伤寒中少阳病也。彼则和解表里之半，此则分消上下之势，随证变化。"

以上多种关于半表半里的不同提法，实际上都是对具有寒热往来、胸胁苦满等一系列典型表现的病位概括，它可见于不同的疾病，其具体表现也不尽相同，治法当然有别。

至于表里同病，则是既有恶寒发热、脉浮身痛等表证的特定证候，又有内脏病变的主要症状，这便是其与半表半里证相区别之处。半表半里证是邪虽不盛，正亦不强，既有寒象，又有热候，既不完全在表，又未完全入里，所以其治疗是采用攻补兼施、寒温并用、和里以解表的所谓"和解"法。

九、寒热两纲的逻辑问题

在八纲中，寒与热是最典型的对立概念。中医学把寒热视做针锋相对的病理过程。中医辨别寒证、热证的证候指标，完全是同类指标的两极值。故对寒热的实验研究，完全可选同类指标而按其阈值来判断寒热。这种情况与表里、虚实是不同的。

从理论上看，中医较难解释为什么感受寒邪会出现发热的症状并可以转变成热证，而为什么感受热邪则往往并不表现为恶寒的症状(外感表热证有轻微恶寒是因为夹有风邪)。这可选择作为研究的内容。前人一般是用"热化"来进行说理，并认识到体质因素(主要是阳气的盛衰)对是否热化及其程度具有重要意义。这一点应当在临床和实验研究中受到足够重视。

现代医学基本上没有病因病理的寒热与治疗上的寒热温凉之说，引进中医寒热的概念开展研究，对中西医学都是有好处的。

十、《内经》中虚实的不同概念

《内经》所论虚实，不单指辨证学上的虚证、实证。其概念有四。

《素问·通评虚实论》说："邪气盛则实，精气夺则虚。"实指邪气，虚指正气。所谓邪实，是指邪正相争为病的开始或盛极阶段，机体的反应表现为邪盛正不衰的证候；所谓正虚，是指邪正相争两败俱伤，机体的反应表现为以气血津液亏虚和五脏亏损为特征的证候。

《素问·调经论》说："有者为实，无者为虚。"是指人体气血阴阳的偏盛偏衰。"有者"即有余，指阴阳气血的偏盛偏亢，"无者"即不足，指阴阳气血的偏衰偏虚。

《灵枢·百病始生》说："两虚相得，乃客其形；两实相逢，众人肉坚。"此虚实均是指外邪与正气两方面而言。"两虚"指自然界能致人于病的反常气候(虚邪)和人体正气的虚弱；"两实"指四时之正常气候变化与人之壮实体质。

《灵枢·岁露》有"三虚"、"三实"之说，均是指外界因素，包括岁气之盈虚，月亮之圆缺，时令之乖调。

陈钢在《辽宁中医杂志》1987年第8期曾载文：从“有无”、“有余不足”看虚证实证的含义。认为如能依据《内经》“有者为实，无者为虚”，“虚者不足，实者有余”的观点，可有助于正确认识虚证与实证。

有无，原指事物的存在与否，在此是指邪气的有无。“有者为实，无者为虚”，即有邪为实证，无邪为虚证。所谓“邪”，是指六淫、痰湿、水饮、宿食、瘀血、气滞等邪气。

凡是有邪，即为实证，何必邪正俱实。邪正俱盛，固然为实，但它不能很好地解释虚实夹杂证中的实。如阳明腑实证就存在着“亡津液，胃中干燥”，不能说此时为“正气充盛”；又如少阴阳虚，水气内停为患，这种虚实夹杂证中“实”的形成，显然不是因为正气盛。所以，凡有邪气，皆为实证，只是正气不虚者为纯实证，正气亏虚者为虚实夹杂证。

凡无邪气，而病在正气（主要指精气津液血、脏腑经络形身等物质基础）亏虚，称为虚证。当然虚证之中也可有邪，只是邪气不盛，主在正虚罢了。

虚实是相对概念，为对立关系，在虚证实证之间还有一个证候，即既有邪气又有正虚者，为虚实夹杂证。它兼容了虚证与实证二者的特性，既不是纯虚证，又不是纯实证。根据邪正盛衰的先后和程度，虚实夹杂证大体上可分为虚中夹实证、实中夹虚证，虚多实少、实多虚少、虚实各半等类型。

有无指邪气的有无。虚证实证则是病理概念。实证反映了亢盛有余的病理变化，而引起这类病变的必需条件是有邪气。虚证代表了虚衰不足的病理，而引起这类病变的必需原因是正气亏虚。中医学的虚实病理，主要是根据外在表现来确定，故辨证是虚证或是实证，抑或是虚实夹杂证，主要应根据表现为亢盛或虚衰的证候。证候表现为亢盛、有余，则辨为实证，也就认定有邪气存在；证候表现为虚弱、不足，则辨为虚证，也就说明正气亏虚是为矛盾的主要方面。

【古代文献】

一、八纲的含义

《重修政和经史政类备用本草·序例上》：夫治病有八要，……一曰虚，五虚是也；二曰实，五实是也；三曰冷，脏腑受其积冷是也；四曰热，脏腑受其热是也；五曰邪，非脏腑正病也；六曰正，非外邪所中也；七曰内，病不在外也；八曰外，病不在内也。

《东垣先生伤寒正脉·卷一》：治病八字，虚实阴阳表里寒热，八字不分，杀人反掌。

《赤水玄珠·凡例》：凡证不拘大小轻重，俱有寒热虚实表里气血。

《医学心悟·医有彻始彻终之理》：医道虽繁，何以得其要领，而执简驭繁也？……至于变证百端，不过寒热虚实表里阴阳八字尽之，崐则变而不变。

《医学心悟·寒热虚实表里阴阳辨》：病有总要，寒热虚实表里。

二、表 里 辨 证

《素问·玉机真脏论》：今风寒客于人，使人毫毛毕直，皮肤闭而为热，当是之时，可汗而发之。

《素问·热论》：伤寒一日，巨阳受之，故头痛项痛，腰脊强。

《素问·骨空论》：风邪外入，令人振寒，汗出头痛，身重恶寒。

《伤寒论·辨太阳病脉证并治》：太阳之为病，脉浮，头项强痛而恶寒。

太阳病，发热，汗出，恶风，脉缓者，名曰中风。

太阳病，或已发热，或未发热，必恶寒，体痛，呕逆，脉阴阳俱紧者，名为伤寒。

《类证活人书·问表证》：发热恶寒，身体痛而脉浮者，表证也。

《注解伤寒论·辨太阳病脉证并治》：汗出而恶寒者，表虚也；汗出而不恶寒，但热者，里实也。

《医统正脉全书·伤寒锁言》：如有一毫头痛，恶寒，尚在太阳，便是表证未罢，不可攻里。

《景岳全书·传忠录·表证篇》：表证者，邪气之自外而入者也。凡风寒暑湿火燥，气有不正，皆是也。经曰：清气大来，燥之胜也，风木受邪，肝病生焉；热气大来，火之胜也，金燥受邪，肺病生焉；寒气大来，水之胜也，火热受邪，心病生焉；湿气大来，土之胜也，寒水受邪，肾病生焉；风气大来，木之胜也，土湿受邪，脾病生焉。又曰：冬伤于寒，春必病温；春伤于风，夏生飧泄；夏伤于暑，秋必痎疟；秋伤于湿，冬生咳嗽。又曰：风从其冲后来者为虚风，伤人者也，主杀主害者。凡此之类，皆言外来之邪。但邪有阴阳之辨，而所伤各自不同。盖邪虽有六，化止阴阳。阳邪化热，热则伤气；阴邪化寒，寒则伤形。伤气者，气通于鼻，鼻通于脏，故凡外受暑热而病，有发于中。

《伤寒大白·宜发表论》：恶寒身痛者，宜发表。肢节烦痛者，宜发表。头痛项强者，宜发表。四肢常冷者，宜发表。四肢拘紧不能转侧者，宜发表。面赤身热，两足常冷，或脉沉伏者，宜发表。时刻呻吟，语言不足，无汗烦躁者，宜发表。身体乍轻乍重，转侧或难或易，宜发表。身痛乍在四肢，乍在胸背，到底无定者，宜发表。洒洒恶风，皮肤大热，宜发表。以上三阳经表邪之证，故用发表之法。

《医门法律·中寒门》：未汗而恶寒，邪盛而表实；已汗而恶风，邪退而表虚。

《医方集解·发表之剂》：但有一毫头痛恶寒，尚为在表。

《杂病源·表证》：风寒在表，脉必浮紧。浮则为风，紧则为寒。风则伤卫，寒则伤营。营卫俱伤，骨节烦痛，当发其汗也。风为阳，卫亦为阳，寒为阴，营亦为阴，阳邪伤卫，阴邪伤营，各从其类也。卫得风则热，营得寒则痛，营卫俱病，故骨节烦痛也。

《伤寒论·辨阳明病脉证并治》：阳明病，脉迟，虽汗出不恶寒者，其身必重，短气，腹满而喘，有潮热者，此外欲解，可攻里也。手足濈然汗出者，此大便已硬也，大承气汤主之。

《伤寒论·辨少阴病脉证并治》：少阴病，脉细沉数，病为在里。

《类证活人书·问里证》：不恶寒，反恶热，手掌心并腋下汗出，胃中干涸，燥粪结聚，潮热，大便硬，小便如常，腹满而喘，或谵语，脉沉而滑者，里证也。

《景岳全书·传忠录·里证篇》：里证者，病之在内、在脏也。凡病自内生，则或因七情，或因劳倦，或因饮食所伤，或为酒色所困，皆为里证。以此言之，似属易见，第于内伤外感之间，疑似之际，若有不明，未免以表作里，以里作表，乃至大害，故当详辨也。

身虽微热，而汗出不止，及无身体酸疼拘急，而脉来不紧数者，此皆非在表也。

证似外感，不恶寒，反恶热，而绝无表证者，此热盛于内也。

凡病表证，而小便清利者，知邪未入里也。

表证已毕，而饮食如故，胸腹无碍者，病不及里也。若见呕恶口苦，或心胸满闷不食，乃表邪传致胸中，渐入于里也。若烦躁不眠、干呕、谵语、腹痛自利等症，皆邪入于里也。若腹胀、喘满、大便结硬、潮热、斑、黄、脉滑而实者，此正阳明胃腑里实之证，可下之也。

七情内伤，过于喜者，伤心而气散，心气散者，收之养之；过于怒者，伤肝而气逆，肝气逆者，平之抑之；过于思者，伤脾而气结，脾气结者，温之豁之；过于忧者，伤肺而气沉，肺气沉者，舒之举之；过于恐者，伤肾而气怯，肾气怯者，安之壮之。

饮食内伤，气滞而积者，脾之实也，宜消之逐之；不能运化者，脾之虚也，宜暖之助之。

酒湿伤阴，热而烦满者，湿热为病也，清之泻之；酒湿伤阳，腹痛泻利呕恶者，寒湿之病也，温之补之。

劳倦伤脾者，脾主四肢也，须补其中气。

色欲伤肾而阳衰无火者，兼培其气血；阴虚有火者，纯补其真阴。

痰饮为患者，必有所本，求所从来，方为至治。若但治标，非良法也，详具本条。

五脏受伤，本不易辨，但有诸中，必形诸外。故肝病，则目不能视而色青；心病，则舌不能言而色赤；脾病，则口不知味而色黄；肺病，则鼻不能闻香臭而色白；肾病，则耳不能听而色黑。

《伤寒论纲目·表里》：里证，有虚、有实、有寒、有热。其邪之入里也，皆为里证，不专指邪实、阳盛一边说也。

《医宗金鉴·伤寒心法要诀》：里证宜下不大便，恶热潮热汗蒸蒸，燥干谵语满硬痛，便溏为虚不可攻。

《医彻·伤寒·里证论》：伤寒传里，发热口干，胸满烦躁，甚则谵语揭衣，皆里实也。攻之无疑，又何慎焉？

《类证活人书·卷第三》：治伤寒，须辨表里，表里不分，汗下差误。古人所以云：桂枝下咽，阳盛则弊；承气入胃，阴盛必亡。

《医碥·口问》：凡平素无病，而突然恶寒发热，多属外感，必有头痛、体痛、拘急、无汗或有汗等表症，浮紧浮大等表脉可据。若无表症、表脉，病由渐至者，属内伤。外感则寒热齐作而无间，内伤岷则寒热间作而不齐。外感恶寒，虽近烈火不除；内伤恶寒，得就温暖即解。外感恶风乃不禁，一切风寒内伤恶风，惟恶失些小贼风。外感手背热，手心不热；内伤手心热，手背不热。

《医学心悟·寒热虚实阴阳表里辨》：一病之表里，全在发热与潮热，恶寒与恶热，头痛与腹痛，鼻塞与口燥，舌苔之有无，脉之浮沉以别之。若发热恶寒，头痛鼻塞，舌上无苔，脉息浮，此表也。假如潮热恶热，腹痛口燥，舌苔黄黑，脉息沉，此里也。

《伤寒绪论·总论》：有里恶寒，认作表恶寒者。初起不热，但恶寒而体倦息微，脉沉迟无力，此寒中三阴，里恶寒也；若初起恶寒，而体重气促，脉阴阳俱紧，为表恶寒，后必发热也。

《伤寒绪论·背恶寒》：人身背为阳，背恶寒者，阳虚之验也。然阳气内陷，亦有此症，是以背恶寒有阴阳之分异。若内寒在表，则一身尽寒矣。但背恶寒者，阴寒气盛可知。

《重订通俗伤寒论·表里寒热》：有一分恶寒，即有一分表证。

三、寒热辨证

《素问·阴阳应象大论》：

阴胜则阳病，阳胜则阴病。阳胜则热，阴胜则寒。重寒则热，重热则寒。

阳胜则身热，腠理闭，喘促为之俯仰，汗不出而热，齿干以烦冤，腹满死，能冬不能夏。阴胜则身寒，汗出，身常清，数栗而寒，寒则厥，厥则腹满死，能夏不能冬。此阴阳更胜之变，病之形能也。

《素问·脉要精微论》：是知阴盛则梦涉大水恐惧，阳盛则梦大火燔灼，阴阳俱盛则梦相杀毁伤，上盛则梦飞，下盛则梦堕。阳气有余为身热无汗，阴气有余为多汗身寒，阴阳有余为无汗而寒。

《重订严氏济生方·痼冷积热门》：一阴一阳之谓道，偏阴偏阳之谓疾。夫人一身不外乎阴阳气血相与交通耳。如阴阳得其平，则疾不生；阴阳偏盛，则为痼冷积热之患也。所谓痼冷者，阴毒沉痼而不解也；积热者，阳毒蕴积而不散也。故阴偏盛则偏而为痼冷，阳偏盛则偏而为积热。故贤云：偏盛则有偏害，偏害则致偏绝，不可不察也。

《素问·至真要大论》：诸胀腹大，皆属于热；……诸病有声，鼓之如鼓，皆属于热；……诸转反戾，水液混浊，皆属于热；诸病水液，澄彻清冷，皆属于寒；诸呕吐酸，暴注下迫，皆属于热。

《素问·刺志论》：气实者，热也；气虚者，寒也。

《素问·调经论》：经言阳虚则外寒，阴虚则内热，阳盛则外热，阴盛则内寒，余已闻之矣，不知其所由然也。岐伯曰：阳受气于上焦，以温皮肤分肉之间，今寒气在外，则上焦不通，上焦不通，则寒气独留于外，故寒栗。帝曰：阴虚生内热奈何？岐伯曰：有所劳倦，形气衰少，谷气不盛，上焦不行，下脘不通，胃气热，热气熏胸中，故内热。帝曰：阳盛生外热奈何？岐伯曰：上焦不通利，则皮肤致密，腠理闭塞，玄府不通，卫气不得泄越，故外热。帝曰：阴盛生内寒奈何？岐伯曰：厥气上逆，寒气积于胸中而不泻，不泻则温气去，寒独留，则血凝泣，凝则脉不通，其脉盛大以涩，故中寒。

《灵枢·刺节真邪》：阳气有余而阴气不足，阴气不足则内热，阳气有余则外热，内热相搏，热于怀炭。

《景岳全书·杂证谟·饮食门》：素喜冷食者，内必多热；素喜热食者，内必多寒。故内寒者不喜寒，内热者不喜热。

《明医杂著·或问东垣丹溪治病之法》：大抵病热作渴饮冷，便秘，此证属实为热故也。或恶寒发热，引衣蜷卧，或四肢逆冷，大便清利，此属真寒。

《医学心悟·寒热虚实表里阴阳辨》：一病之寒热，全在口渴与不渴，渴而消水与不消水，饮食喜热与喜冷，烦躁与厥逆，溺之长短赤白，便之溏结，脉之迟数以分之。假如口渴而消水，喜冷饮食，烦躁，尿短赤，便结，脉数，此热也；假如口不渴，或假渴而不能消水，喜饮热汤，手足厥逆，溺清长，便溏，脉迟，此寒也。

《景岳全书·传忠录·寒热篇》：寒热者，阴阳之化也。阴不足则阳乘之，其变为热；阳不足则阴乘之，其变为寒。故阴胜则阳病，阴胜为寒也；阳胜则阴病，阳胜为热也。热极则生寒，因热之盛也；寒极则生热，因寒之盛也。阳虚生外寒，寒必伤阳也；阴虚则内热，热必伤阴也。阳盛则外热，阳归阳分也；阴盛则内寒，阴归阴分也。寒则伤形，形言表也；热则伤气，气言里也。故火旺之时，阳有余而热病生；水旺之时，阳不足而寒病起。人事之病，由于内；气交之病，由于外。寒热之表里当知，寒热之虚实亦不可不辨。

热在表者，为发热、头痛，为丹肿，斑黄，为揭去衣被，为诸痛疮疡。

热在里者，为瞀闷、胀满，为烦渴、喘结，或气急叫吼，或躁扰狂越。

热在上者，为头痛、目赤，为喉疮、牙痛，为诸逆冲上，为喜冷舌黑。

热在下者，为腰足肿痛，为二便秘涩，或热痛遗精，或溲混便赤。

寒在表者，为憎寒，为身冷，为浮肿，为容颜青惨，为四肢寒厥。

寒在里者，为冷咽肠鸣，为恶心呕吐，为心腹疼痛，为恶寒喜热。

寒在上者，为吞酸，为膈噎，为饮食不化，为嗳腐胀哕。

寒在下者，为清浊不分，为鹜溏痛泄，为阳痿，为遗尿，为膝寒足冷。

病人身大热，反欲得近衣者，热在皮肤，寒在骨髓也；身大寒，反不欲近衣者，寒在皮肤，热在骨髓也。此表证之辨。若内热之甚者，亦每多畏寒，此当以脉症参合以察之。

真寒之脉，必迟弱无神；真热之脉，必滑实有力。

阳脏之人多热，阴脏之人多寒。阳脏者，必平生喜冷畏热，即朝夕食冷，一无所病，此其阳之有余也。阴脏者，一犯寒凉，则脾肾必伤，此其阳之不足也。第阳强者少，十惟二三；阳弱者多，十常五六。然恃强者，多反病；畏弱者，多安宁，若或见彼之强，而忌我之弱，则与侏儒观场、丑妇效颦者无异矣。

四、虚实辨证

《素问·通评虚实论》：邪气盛则实，精气夺则虚。

《素问·调经论》：有余有五，不足亦有五，帝欲何问？帝曰：愿尽闻之。岐伯曰：神有余有不足，气有余有不足，血有余有不足，形有余有不足，志有余有不足，凡此十者，其气不等也。帝曰：人有精气津液，四肢九窍，五脏十六部，三百六十五节，乃生百病，百病之生，皆有虚实。……神有余则笑不休，神不足则悲。……气有余则喘咳上气，不足则息利少气。……血有余则怒，不足则恐。……形有余则腹胀，泾溲不利，不足则四肢不用。……志有余则腹胀飧泄，不足则厥。

《素问·玉机真脏论》：脉盛，皮热，腹胀，前后不通，闷瞀，此谓五实。脉细，皮寒，气少，泄利前后，饮食不入，此谓五虚。

《灵枢·决气》：黄帝曰：六气者，有余不足，气之多少，脑髓之虚实，血脉之清浊，何以知之？岐伯曰：精脱者，耳聋；气脱者，目不明；津脱者，腠理开，汗大泄；液脱者，骨属屈伸不利，色夭，脑髓消，胫酸，耳数鸣；血脱者，色白，夭然不泽，其脉空虚。此其候也。

《灵枢·五禁》：黄帝曰：何谓五夺？岐伯曰：形肉已夺，是一夺也；大夺血之后，是二夺也；大汗出之后，是三夺也；大泄之后，是四夺也；新产及大血之后，是五夺也。此皆不可泻。

《灵枢·奇病论》：身热如炭，颈膺如格，人迎躁盛，喘息气逆，此有余也。

《灵枢·海论》：气海有余者，气满胸中悗，急息面赤；气海不足，则气少不足以言。血海有余，则常想其身大，怫然不知其所病；血海不足，亦常想其身小，狭然不知其所病。水谷之海有余，则腹满；水谷之海不足，则饥不受谷食。髓海有余，则轻劲多力，自过其度；髓海不足，则脑转耳鸣，胫酸眩冒，目无所见，懈怠安卧。

《难经·四十八难》：脉之虚实者，濡者为虚，紧牢者为实。病之虚实者，出者为虚，入者为实；言者为虚，不言者为实；缓者为虚，急者为实。

《伤寒质难·退行及恢复期》：所谓虚实者，指正邪消长之形势而言也。机能有亢盛、有虚弱，物质有缺乏、有过剩，此正气有虚实也。病毒袭人，有良性者，有恶性者，有限制于一部者，有蔓延于遍体者，邪伏有深浅，邪发有迟速，此邪毒之虚实也。

《读医随笔·虚实补泻论》：有以病在气分无形为虚，血分有形为实者……。有以病之微者为虚，甚者为实者……。有以病之动者为虚，静者为实者，在脏曰积，在腑曰聚是也。有以病之痼者为实，新者为虚者，久病邪深，新病邪浅也。有以寒为阴实阳虚，热为阳实阴虚者，阴阳对待，各从其类之义也。有以气上壅为实，下陷为虚，气内结为实，气外散为虚者，是以病形之积散空坚言之也。

《医宗必读·水肿胀满》：先肿于内而后肿于外者为实，先肿于外而后肿于内者为虚。小便黄赤，大便秘结者为实，小便清白，大便溏泻者为虚。滑数有力者为实，弦浮微细者为虚。

《弄丸心法·杂论》:表虚者,汗液大出,而九窍空虚也;表实者,汗液不出,腠理闭密,而九窍壅滞也。里虚者,上则吐之,而下则二便不禁也;里实者,上则痞闷,而下则二便不通也。

《儿科醒·虚证第七》:小儿虚证,无论病之新久,邪之有无,但见面色青白,恍惚神疲,口鼻虚冷,嘘气怫郁,肢体倦怠软弱,喜热恶凉,泄泻多尿,或乍冷乍温,呕恶惊惕,上盛下泻,夜则虚汗,睡而露睛,屈体而卧,手足肢冷,声音短怯,脉象缓弱虚细,是皆属虚之证。

《素问·调经论》:实者外坚充满,不可按之,按之则痛。……虚者聂辟气不足,按之则气足以温之,故快然而不痛。

《伤寒论·阳明病》:夫实则谵语,虚则郑声。郑声者,重语也。

《医学心悟·寒热虚实表里阴阳辨》:一病之虚实,全在有汗与无汗,胸腹胀痛与否,胀之减与不减,痛之拒按与喜按,病之新久,禀之厚薄,脉之虚实以分之。假如病中无汗,腹胀不减,痛而拒按,病新得,人禀厚,脉实有力,此实也。假如病中多汗,腹胀时减复如故,痛而喜按,按之则痛止,病久,禀弱,脉虚无力,此虚也。

五、阴阳辨证

《素问·阴阳应象大论》:善诊者,察色按脉,先别阴阳。

《伤寒论·太阳病》:发热恶寒者,发于阳也;无热恶寒者,发于阴也。

《笔花医镜·表里虚实寒热辨》:凡人之病,不外乎阴阳,而阴阳之分,总不离乎表、里、虚、实、寒、热,六字尽之。夫里为阴,表为阳;虚为阴,实为阳;寒为阴,热为阳。良医之救人,不过能辨此阴阳而已;庸医之杀人,不过错认此阴阳而已。

《医学心悟·寒热虚实表里阴阳辨》:至于病之阴阳,统以六字而言,所包者广。热者为阳,实者为阳,表者为阳;寒者为阴,虚者为阴,在里者为阴。

《卫生宝鉴·阴证阳证辨》:凡阴证者,身不热而手足厥冷,恶寒蜷卧,面向壁卧,恶闻人声,或自引衣盖覆,不烦渴,小便自利,大便反快,其脉沉细而微迟者,皆阴证也。

凡阳证者,身须大热而手足不厥,卧则坦然,起则有力,不恶寒,反恶热,不呕不泻,渴而饮水,烦躁不得眠,能食而多语,其脉浮大而数者,阳证也。

《世医得效方·大方脉杂医科·集证说》:伤寒有阴阳表里。阳证多语,阴证无声;阳证则昼剧,阴证则夜争;阳证似阴,粪黑而脉滑;阴证似阳,面赤脉微矣。

《类证活人书·卷第四》:治伤寒须识阴阳二证,……阳务于上,阴务于下;阳行也速,阴行也缓;阳之体轻,阴之体重;阴家脉重,阳家脉轻;阳候多语,阴证无语;阳病则旦静,阴病则夜宁;阳虚则暮乱,阴虚则朝争;阴阳消息,症状各异。

《医学集成·舌辨阴阳水枯三证》:阴证……其证必目瞑嗜卧,声低息短,少气懒言,身重恶寒,此辨阴证十六字诀。阳证……其证必张目不眠,声音响亮,口臭气粗,身轻恶热,此辨阳证十六字诀。

《伤寒质难·退行及恢复期》:所谓阴阳者,盖指病能而言也。阴为物质,阳为机能。形体有缺,名曰阴损,机能不全,是为阳亏。营养不足者,都为阴虚,动作无力者,尽是阳衰。一切废料郁结,弊在阴凝,举凡非常兴奋,咎出阳亢。疾病多端,非机能之失调,即形质之有变。病之分阴阳,所以别体用之盛衰,测气质之变化也。至于寒化为阴,火化为阳,入里为阴,出表为阳,虚者为阴,实者为阳,隐然又执八纲中之大纲矣。

《医学汇海·疗病三法》:凡阴证则身静,声音缓弱,呼吸力微,目睛不了了,口鼻气冷,水浆不入,二便不禁,面上恶寒有如刀刮。

凡阳证则身动，声音粗重，呼吸有力，目睛了了，口鼻气热，或饮冷水，二便不滑，面上无寒素之状也。

《杨氏提纲·要领·阴阳绪论》：认证先别阴阳。如畏热者为阳，怯寒者为阴；在表者为阳，在里者为阴；病在上者为阳，病在下者为阴；喜冷者为阳，喜热者为阴；好动者为阳，好静者为阴；喜明者为阳（应为阴），喜暗者为阴（应为阳）；多言者为阳，不语者为阴；面赤者为阳，面黯者为阴；新病朝急者为阳邪盛，暮急者为阴邪盛也；久病昼静者为阳虚，夜静者阴虚也。

【研究进展】

一、八纲证候的临床研究

（一）表证、里证研究

曾昭俭等[1]通过观察微循环改变提出，表证是外邪入侵的初期反应，病属轻浅，全身性干扰较小，故微循环变化不显著。随着病情的发展，由表入里，引起脏腑病变、气血不调，微循环观察可发现视野底色苍白或微黄，管襻形态多样化，排列不齐，多有渗出或毛边，血流不均匀、缓慢、瘀阻，或有“空虚”、“断流”等现象。

（二）寒证、热证研究

汪槿等[2]认为，近年来一些脏器中医寒热证的现代研究取得显著进展，通过生化免疫、电生理、细胞分光、病理形态等理化检测手段，发现肝脏的超微病变和肝脏酶学组化；肾脏的超微病变和激素分泌、神经递质和微量元素；胃黏膜超微病变和胃黏膜酶组化、神经递质含量、甲状腺激素；脾脏的超微病变和免疫功能；肾上腺的超微病变和激素方面均具有寒热证的特征表现。目前对寒热证本质的认识尚未突破，可借鉴系统生物学的思路和方法，综合运用中医学、分子生物学、生物信息学、计算机科学等多种手段进一步进行研究。

寒热证的现代研究至今已近 50 年，但对其本质的认识并未取得突破性进展。一些研究结果还存在不一致，说明寒热证问题的复杂多样性。现代生命科学的发展加速了多学科交叉与融合，形成了许多新的学科与技术平台，例如基因组学、转录组学、蛋白质组学、代谢组学等，基于 NEI 网络相互作用的中医寒、热证网络模型，通过网络拓扑结构分析发现寒证与激素状态有关，热证与细胞因子状态有关，寒证、热证在神经递质的相关性上无显著差异；同时，随着激素、细胞因子量的变化，寒、热证具有相互转化的趋势。根据中医寒热的理论思维在 V. A. Mckuick（《人类孟德尔遗传》）OMTM 在线服务数据库检索结果，发现人体由于应激等原因而表现出寒热或寒热感觉的基因有高温易患基因 2 个，腺苷脱氢酶等 17 个相关酶类，上游指示因子缺乏等 8 个相关细胞因子，血红蛋白 B 位等 17 个相关蛋白，亨廷顿病等 43 个遗传相关性疾病，热休克蛋白 27kD 蛋白等 13 个冷热激蛋白。代谢组学所提供的新技术可以克服中医传统“四诊”方法的局限，为从生物代谢的视角认识中医药的现代化内涵提供可靠的依据。借鉴系统生物学的思路和方法，综合利用中医学、分子生物学、生物信息学、计算机科学等多方法多网络来研究寒热证的本质，这将为寒热证的现代化研究提供新理论、新方法、新技术。

（三）虚证、实证研究

虚证涉及的范围很广，几乎包括所有的慢性疾病和部分急性疾病以及先天不足、虚热、衰老等情况下机体所处的状态，实证则多见于急性疾病、温热病、癥瘕积聚等机体状态。

黎波等[3]指出，虚证的本质研究可以界定 3 个层次：①虚证的证候群传统理念：是表象的集合，包含疾病层次的含义。因此虚证的本质一般是机体抵抗力下降，生理功能衰退或衰竭而出现的病理状态。虚证则是一类具体证候群或表象集合的概述。②以病证结合为观察点的狭义病理学概念:出现了通过现代技术探究某种疾病(西医病名)状态的虚证证候群下,可能的病理和生化指标的异常。因此,派生了以病证结合观察虚证证候群与内在病理之间的联系。病证结合的虚证现代病理研究同时也纠正并验证疾病虚证的分型,如临床从填补肾虚法治疗再生障碍性贫血获效,反证其虚以肾虚为主并修正传统治疗经验。③以系统网络(基因组和蛋白组等)为切入点的广义病理学概念(包含非解剖病理)。在基因组学以及蛋白质组学实时动态研究虚证的功能差异,虚证的本质研究也突破了局限于单纯疾病状态的病理研究,包含非解剖病理,可以是跨系统的多种因素的紊乱,虚证可以是一种生理性衰老现象。

赵伟康[4]、张伟荣[5]等研究表明,冠心病、糖尿病、高血压、慢性支气管炎、妇科疾病、老年人肾虚患者均存在不同程度的下丘脑-垂体-性腺轴功能紊乱,主要是血浆 E_2、E_2/T 升高,LH-RH 试验呈延迟反应等。李炳如等[6]研究认为,脾气虚患者尿 17-羟、17-酮排出量有的升高,有的降低,无一定的规律。慢性胃炎脾虚患者尿胃蛋白酶活性及 17-羟排出量与正常人相似,脾肾虚组则尿胃蛋白酶活性及 17-羟排出量明显低于正常人。脾虚患者除了胃肠道方面改变外,还表现为副交感神经功能偏亢,交感神经张力降低。王鹏等[7]发现肺气虚患者细胞免疫和体液免疫均明显低于正常人;同时血清真性胆碱酯酶含量升高,提示肺气虚患者以副交感神经功能亢进为主。

章育正等[8]研究认为,与虚证不同,实证患者(包括急性阑尾炎、急性胆囊炎、大叶性肺炎、尿路感染、上呼吸道感染等)E-花环形成率、血清补体 C3 与正常人无明显差异,而 IgG、IgM 含量则高于正常人。

二、八纲证候动物模型研究

(一) 表证动物模型研究

陈克进等[9]报告风寒表证模型的复制:动物为阉割后的食品猪,体重 87～131kg。操作方法是 20%乌拉坦麻醉(5ml/kg),耳静脉注射,麻醉后在猪的两侧放置,并以电风扇距离 1m 吹风,持续 2 小时。结果模型猪出现呼吸频率加快等症状,测球结膜微循环见微血管网交点数明显减少,微血管管径明显增粗,与实验前及对照组比较差异显著。该模型形成的机理是,通过模拟风寒刺激,以达到风寒邪气侵袭肌表肺卫的目的。风寒袭肺,肺失肃降,故呼吸急促,寒邪束表,使浅表微血管痉挛收缩、关闭,故微血管数减少,微血管血流受阻而扩张、管径增粗。该模型可属风寒表证。

(二) 寒证、热证模型研究

1. 寒证动物模型　黎敬波等[10]将 Wistar 大鼠 30 只随机分为空白组、单纯溃疡组与胃实寒证组 3 组。麻醉下采用 20%醋酸微量注射法造模。造模后空白及溃疡组灌饲生理盐水 2ml/100g 体重,2 次/天。胃实寒证组灌饲冰水施加寒性刺激。2ml/100g 体重,2 次/天,制成了胃实寒证模型。第 7 天开始检测穴区辐射热、pH 及氧分压,发现胃实寒证组中脘穴区温度降低的同时,pH 及氧分压也降低。郑小伟等[11]以中医理论为指导,运用现代科学技术手段,将正常大鼠呼吸频率测定后,置于罩有铁网的瓷盘上,放入低温冰箱,箱内温度调到－15℃,持续 4 小时左右,复制出寒凝血瘀证呼吸衰竭模型。吴垦莉等[12]对家兔后肢低温冷冻,局部冻伤引起紫绀、水肿等症状,造成寒凝血瘀证动物模型,观察动物血液流变学、凝血和微循环等指标。王学江等[13]用同样的方法建立了小鼠寒凝血瘀证模型,并观察到其血液流变学异常，细胞免疫功能低下。倪瑾等[14]将冷冻组家兔的双侧后肢上下左右围置低温冰袋（－25～－26℃），冷冻 1.5 小时，1～5 天后，受试动物的血液流变学、微循环、血凝、血栓素、血流量均有显著改变。以此复制出寒凝血瘀模型。沈映君等[15]将大鼠皮下注射经处理的新鲜啤酒酵母后，可见 2～3 小时的低温时相，动物表现耸毛、蜷缩、四肢发冷、耳壳发白等。他们将此低温时相视做“类表寒证”模型。杨士友等[16]将大鼠自由饲养于风（5～6 级）、寒（3～7℃）环境中，前期表现符合中医的风寒表证，后期表现符合中医的寒凝血瘀证。

2. 热证动物模型　黎敬波等[10]将 Wistar 大鼠 30 只随机分为空白组、单纯溃疡组与胃实热证组 3 组。麻醉下采用 20％醋酸微量注射法造模。造模后空白及溃疡组灌饲生理盐水 2ml/100g 体重，2 次/天；胃实热证组灌饲辣椒汁、白酒混合液 2ml/100g 体重，2 次/天，制成了胃实热证模型。第 7 天开始检测穴区辐射热、pH 及氧分压，发现胃实热证组中脘穴区温度升高的同时，pH 及氧分压也升高。陆平成等[17]用仙台病毒经鼻腔感染小鼠，造成肺热证模型，并用治疗肺热的方剂治疗可以明显减轻肺部病变，符合肺热证的表现。延自强等[18]用培养 24 小时的 FⅢ痢疾杆菌制成的生理盐水混悬液给猕猴灌胃，造出大肠湿热证模型，经针灸治疗，湿热症状解除。孙建实等[19]将小鼠禁水 24 小时，于下腹部正中切口，暴露右侧输尿管，用缝合线将其拉向右侧，并固定于腹外，挤出膀胱残尿，向膀胱内注入大肠杆菌液，缝合切口，造出膀胱湿热证动物模型。田在善等[20]采用静注醋酸铅和 5-羟色胺，同时灌服脂多糖的方法，造出肠热腑实证动物模型，并且发现大承气汤具有明显的保护作用。梁月华等[21]应用寒凉、温热中药致寒证、热证模型。动物用雌性大鼠，体重 170～230g。寒凉中药由知母、石膏、黄柏、龙胆草按 1.5∶2∶1∶1 的比例组成，温热中药由附子、干姜、肉桂按 1∶1∶1 的比例组成，制成 100％的水煎剂，每日 4ml，1 次灌服，寒药连续灌胃 3 周，热药 2 周。结果：①寒证组动物在给药 10 天后渐出现心率减慢，尿量增多，尿内肾上腺素及 17-羟皮质类固醇排出量减少。热证组动物在给药 3 天后渐出现心率加快，饮水量增多，尿量略少，尿内肾上腺素、去甲肾上腺素及 17-羟皮质类固醇排出量增多。与临床寒热证患者的观测结果一致。②寒证组动物脑内各区的 5-羟色胺含量明显增高，去甲肾上腺素和多巴胺变化不大。热证组动物间脑区去甲肾上腺素含量略高，其他变化不大。寒证组脊髓腰膨大区去甲肾上腺素、5-羟色胺含量略低，颈膨大区 5-羟色胺略低，去甲肾上腺素略高。热证组脊髓腰膨大区去甲肾上腺素略高，5-羟色胺含量略低，颈膨大区 5-羟色胺、去甲肾上腺素含量均下降。寒证大鼠肺内 5-羟色胺含量相对增多，胃、十二指肠、大肠 5-羟色胺含量相对增高，儿茶酚胺含量变化不大。寒证大鼠胃、十二指肠、大肠儿茶酚胺含量相对增高。

（三）虚证动物模型研究

严智强等[22]应用生大黄冷煎液灌服造模。动物用家兔，体重 2.5～3.0kg。①生大黄 500g，水煎，取煎液 1000ml，每只家兔一次灌服冷煎液 75～100ml，给药后随时观察体征，且每 24 小时测耳部发光强度。②家兔停食、停水，每 24 小时测耳部发光强度。③采用股动脉放血或注射器心脏采血法，使家兔急性失血，每只家兔一次采血 15～75ml，观察体征，测耳部发光强度 15～40 分钟。结果：①灌服大黄后，家兔出现腹泻（持续水泻至稀便 1～2 周），体重减轻，毛杂乱无光泽，活动能力降低，食欲减退。解剖发现胃肠胀气，测发光强度见每只家兔的体表发光强度均明显降低。②停食、停水后出现家兔精神委靡，体重减轻，行动迟缓，毛杂乱无光泽，耳部发光强度大幅度降低。③急性失血状态下，耳部发光强度很快便明显降低，10 分钟后下降逐渐缓慢。

三、八纲辨证的研究展望

周玉平[23]、王鸿谟等[24]认为，八纲是中医辨证论治的基础，《内经》中说："善诊者，先别阴阳。"治病必求于本，本于阴阳。因此，阴阳是辨证的总纲，就实际运用而言又主要是寒热、虚实、表里六纲。寒热是一对矛盾的概念，是病理性质中对立的两个方面，现代研究也是基于这一思想指导进行的，而大多研究结果也显示，一些观察指标确也因寒热性质的不同而向相反的方向发生改变。由于寒热的这种对立性特点，给现代研究带来了很多方便，因此，在八纲的现代研究中寒热的研究最多。

寒热方面研究的主要成果，提示了寒、热证（包括虚寒、虚热）在内分泌调节、神经功能及代谢水平等方面表现出抑制或亢奋的不同方面，尤其是对肾上腺皮质轴功能的研究较深入，具有一定的临床指导意义。因此，寒热的研究是卓有成效的。存在的主要问题是，应用这些现代指标诊断寒热证（包括虚寒、虚热）似乎并不比传统的四诊更方便和准确，而对中药的现代研究似乎更有价值。其次虽是矛盾双方，但它们是在相互对立、依存、转化的过程中，以整体的形式呈现的，因此，不同的寒热证（包括虚寒、虚热）其对立表现的形式和程度是不完全相同的。若从某一时期孤立的个别生理指标来推论寒热的一般规律，似乎还不太全面，而临床上相同的证候可能存在的不同表现也给现代研究带来了很大的困难。

虚实表里是相对概念，虚相对于实而存在，实相对于虚而存在，虚实反映病理过程中邪正双方相互作用的趋势。然而在现代研究中，大多未涉及这两种相对趋势之间的本质区别和联系，而是虚证研究较多，实证较少，个别脏腑的虚证研究较多。表相对于里是病变部位在外表的一种表现，从疾病的发展过程中看，表多为初起、新病，日久不愈多向里发展，因此表里又可以是疾病发展过程中的连续过程。由于中医对表里概念的界定不够清楚、具体，对其现代研究有一定的干扰，故至今对此研究还比较薄弱。在表里二纲中，表证的概念相对具体而单纯，中医对表证的论治大多效果较好，故可在表证方面更多地做一些研究。

从实验和临床两方面来看，实验的研究较为全面。通过多种模型的深入研究，揭示了八纲的某些生理病理规律，更直观地反映了八纲的某些含义，尤其是寒热阴阳相矛盾概念的一般表现形式。但模型研究中多数是以现代某个疾病的病理改变来概括作为多种疾病因素下机体反应态的八纲，似乎八纲的全部含义并未完全得到诠释。因此，未来的自然疾病模型等应在更接近于临床的方面多作一些研究，在结合并深化临床研究的同时，逐步解决现代动物模型如何辨证的问题，使八纲的研究能取得新的突破。

参 考 文 献

[1] 曾昭俭，等．应用微循环于八纲辨证的初步观察．四川医学，1981，2(5)：264-266

[2] 汪槿，贾钰华．不同脏器中医寒热证的现代研究进展．江苏中医药，2009，41(7)：82-84

[3] 黎波，张荣华．中西医结合虚证研究进展．中国中西医结合杂志，2010，30(5)：557-560

[4] 赵伟康，等．甲亢患者阴虚火旺证的初步研究．上海中医药杂志，1982，(7)：43-45

[5] 张伟荣，等．寒体、热体的实验研究(Ⅰ)．中西医结合杂志，1991，11(8)：477-480

[6] 李炳如，等．补肾补脾中药对大鼠的肾上腺、甲状腺切除后造成卵巢功能减退的补偿治疗作用．中西医结合杂志，1984，4(4)：227

[7] 王鹏，等．肺阳虚证的实验研究．湖北中医杂志，1998，20(4)：53-55

[8] 章育正，等．虚证和实证病人的免疫状态．上海中医药杂志，1984，(6)：44-46

[9] 陈克进，等．风寒犯肺(猪)模型球结膜微循环的观察．中国中医药科技，1994，1(6)：8

[10] 黎敬波，葛金文．胃溃疡胃实寒、实热证模型大鼠经穴辐射热、pH 值及氧分压的检测研究．湖南中医学院学报，1998，18(3)：56-58

[11] 郑小伟．寒凝血瘀证"呼吸缓弱"动物模型的实验研究．浙江中医杂志，1999，34(5)：218-220

[12] 吴垦莉，张姗姗．寒凝血瘀证动物模型的研制．中国中医基础医学杂志，1996，2(2)：49-51

[13] 王学江，丰平．寒凝血瘀证动物模型的实验观察．北京中医，2000(5)：44-45

[14] 倪瑾，张姗姗，夏友群．寒凝血瘀证与血液流变学观察意义．辽宁中医杂志，1996，23(12)：568-569

[15] 沈映君，王一涛，王家葵，等．解表方药研究的思路与实践．中医杂志，1992(5)：51-53

[16] 杨士友，孙备，裴月梅，等．风寒表证和寒凝血瘀证动物模型的研究．中国中医基础医学杂志，1997，3(1)：54-56

[17] 陆平成，龚婕宁，杨进，等．仙台病毒小鼠肺热证模型的实验研究．南京中医药大学学报，1996，12(30)：22-24

[18] 延自强．菌莉猕猴模型在针灸治痢免疫功能研究中的应用．中国中医基础医学杂志，1995，1(4)：43

[19] 孙建实，粟德林，邱晓彦，等．实验性肾盂肾炎动物模型的建立与发病机理及中药治疗的研究．中医药信息，1997(1)：45

[20] 田在善，李东华，沈长虹，等．大承气汤对肠源性内毒素血症模型大鼠肝、肺、肾损害保护作用的病理学观察．天津中医，1998，15(1)：34

[21] 梁月华，等．寒凉药与温热药对交感神经、肾上腺及代谢机能的影响．北京医科大学学报，1987，19(1)：53-55

[22] 严智强，等．虚证动物模型体表冷光信息的研究．中医杂志，1982，23(1)：70-72

[23] 周玉平，杨萍．中医寒热证本质研究与系统生物学中医研究．2008，21(5)：7-8

[24] 王鸿谟．关于强化充实八纲辨证纲领作用的研究．北京中医，2003，22(4)：19-21

第二节　八纲证候间的关系

【基本内容】

八纲中，表里寒热虚实阴阳，各自概括一方面的病理本质。然而病理本质的各个方面是互相联系着的，即寒热病性、邪正相争不能离开表里病位而存在，反之也没有可以离开寒热虚实等病性而独立存在的表证或里证。因此，用八纲来分析、判断、归类证候，并不是彼此孤立、绝对对立、静止不变的，而是相互间可有相兼、错杂，可有中间状态，并随病变发展而不断变化。临床辨证时，不仅要注意八纲基本证候的识别，更应把握八纲证候之间的相互关系，只有将八纲联系起来对病情作综合性的分析考察，才能对证候有比较全面、正确的认识。

八纲证候间的关系主要是指表、里、寒、热、虚、实六类基本证候之间的相互关系。由于阴阳是辨证的总纲，阴阳证候的相互关系即具体表现在这六类的相互关系之中。

八纲证候间的相互关系，主要可归纳为证候相兼、证候错杂、证候真假和证候转化四个方面。

一、证候相兼

证候相兼，是指在疾病某一阶段，在病位（表、里）、性质（寒、热）、邪正盛衰（虚、实）三者之间相互联系，所形成的综合性证候。

表里、寒热、虚实各自是从不同的侧面反映疾病某一方面的本质，故不能互相之间概括、替代，而临床上的证候，又不可能只涉及病位或病因病性的某一方面。因而在辨证时，论病位之在表在里，必然要区分其寒热虚实性质；论病性之属寒属热，必然要辨别病位在表在里、系邪盛或正虚；论病情之虚实，必察其病位之表里、病性之寒热。

在八纲辨证中特定的证候相兼的原则是：除对立两纲（如表和里，寒和热，虚和实）之外的其他任意三纲均可组成相兼证候。经排列组合可形成表实寒证、表实热证、表虚寒证、表虚热证，里实寒证、里实热证、里虚寒证、里虚热证等八类相兼证候。

（一）表证的证候相兼

1. 表实寒证　表实寒证是指风寒之邪侵袭肌表所表现的证候，常简称为“表寒证”，或“表实证”。

［临床表现］恶寒重，发热轻，身痛，无汗，苔薄白，脉浮紧。

［机理分析］常因外感风寒邪气所致。由于寒为阴邪，袭表伤阳，故恶寒明显；且卫阳郁闭失宣，故见轻微发热；寒凝经脉，经气不畅，故而身痛；寒滞腠理，汗孔闭塞，则无汗；病位轻浅，未伤及胃气，故仍见薄白舌苔；风寒之邪袭于肌表，脉气鼓动于外，则脉浮而紧。

［辨证要点］有感寒病史，以表证（恶寒，发热，脉浮，苔薄）兼寒象（恶寒较重，无汗，脉紧）为主要表现。

2. 表实热证　表实热证是指温热邪气侵犯肌表所表现的证候，常简称为“表热证”。

［临床表现］发热重，恶寒轻，口微渴，汗出，舌边尖红，脉浮数。

［机理分析］常因外感风热邪气所致。由于风热为阳邪，阳盛则热，故发热较重；又因风热袭表，使腠理开泄，故汗出并见轻微恶寒；邪热伤津不甚，故口微渴；风热袭于肌表，故舌边尖红；脉气鼓动于外，则脉浮而数。

［辨证要点］有外感温热病史，以表证（恶寒，发热，脉浮，苔薄）兼热象（发热较重，汗出，舌边尖红，脉数）为主要表现。

3. 表虚寒证　表虚寒证是指因肺脾气虚，卫表不固，外邪袭表所表现的证候，又称为“卫表不固证”。

［临床表现］短气，乏力，食少，便溏，经常自汗，常易外感，舌质淡，脉虚。

［机理分析］本证多因素体肺脾气虚，外邪侵袭所致。肺气不足，则短气乏力；脾气不足，则食少便溏；肺脾气虚，卫表不固，故经常自汗，易于外感。舌淡、脉虚为体虚之征。

［辨证要点］素体短气，乏力，食少，便溏，兼自汗，易感为主要表现。

4. 表虚热证　表虚热证是指外感风邪所表现的证候，又称为“风邪袭表证”。

［临床表现］恶风，微发热，微汗出，脉浮缓。

［机理分析］本证因风邪侵袭肌表所致。由于风性开泄，腠理疏松，卫阳郁遏不甚，故恶风且微发热；卫表失固，则微有汗出；汗出营伤，故脉浮而缓。值得注意的是，这里的所谓“表虚”，是相对于外感寒邪的“表实”而言，并非真正的虚证。

［辨证要点］外感风邪病史，以恶风、轻发热、汗出、脉浮缓为主要表现。

（二）里证的证候相兼

1. 里实寒证　里实寒证指寒邪侵袭脏腑，困遏阳气，阴寒内盛所表现的证候，常简称为“里寒证”、“实寒证”。

［临床表现］形寒肢冷，面白，痰稀，尿清，腹痛拒按，苔白，脉沉或紧。

［机理分析］本证常因寒邪直中内脏，或感寒过重所致。寒邪遏阳，失其温煦，故形寒肢冷，面白，苔白；寒为阴邪，不化津液，故痰稀尿清；寒凝气滞，气机不畅，则腹痛拒按。脉沉或

紧为寒遏阳气之征。

［辨证要点］外感实寒病史，以怕冷、面白、脉沉或紧、排出物清稀等为主要表现。

2. 里实热证　里实热证指因邪气内犯脏腑，体内邪热炽盛，阳热亢旺所表现的证候，常简称为“里热证”、“实热证”。

［临床表现］壮热，面赤，口渴，大便干结，小便短赤，或烦躁，谵语。舌苔黄干，脉滑数或洪数。

［机理分析］本证多因表邪传里化热，或邪热入侵内脏所致。体内阳热亢盛，气血涌行，故见壮热、面赤、苔黄、脉数；热盛伤津，故见口渴、便结、尿短赤；热扰心神，则见烦躁、谵语。

［辨证要点］外感邪热病史，以发热、面赤、脉数、排出物黄干、烦躁等为主要表现。

3. 里虚寒证　里虚寒证是由于阳气亏损而导致阳不制阴的虚寒证候，又称“阳虚证”、“虚寒证”。

［临床表现］神疲乏力，少气懒言，蜷卧嗜睡；畏寒肢冷，口淡不渴，或渴喜热饮，尿清便溏，或尿少浮肿，面白，舌淡胖，脉沉迟无力等。

［机理分析］由于阳气不足，温煦和推动作用减弱，故见神疲乏力，少气懒言，蜷卧嗜睡等现象。阳虚不能制阴，导致阴气相对偏盛而生虚寒，除见阳气不足的虚象外，还有畏寒肢冷，口淡不渴，尿清便溏，或尿少浮肿，面白，舌淡胖，脉沉迟无力等寒从内生的表现。所以，《类经》认为此证“非寒之有余，乃真阳之不足也，阳不足则阴有余而为寒”。

［辨证要点］病久体弱，以畏寒肢冷、口淡不渴、尿清便溏、舌淡胖、脉沉迟无力等为主要表现。

4. 里虚热证　里虚热证是由于阴精亏损而导致阴不制阳的虚热证候，又称“阴虚证”、“虚热证”。

［临床表现］形体消瘦，口燥咽干，头晕目眩，心悸，失眠，脉细，舌红少苔。甚则五心烦热，潮热，盗汗，颧红，舌红绛，脉细数等。

［机理分析］由于阴精亏损，滋养和润泽的作用减弱，故见形体消瘦，口燥咽干，头晕目眩，心悸，失眠，脉细，舌红少苔等阴虚的表现。所以《景岳全书·传忠录》说：“阴虚者，水亏也。”阴虚不能制阳，导致阳气相对偏盛而生虚热，除见阴精不足的虚象外，还有五心烦热、潮热、盗汗、颧红、舌红绛、脉细数等阴虚火旺的现象。所以《类经》认为此证“非火之有余，乃真阴之不足也，阴不足则阳有余而为热”。

［辨证要点］病久体弱，以潮热盗汗、咽干颧红、舌红少苔、脉细而数等为主要表现。

二、证候错杂

证候错杂是指在疾病某一阶段，八纲中相互对立的两纲病证同时并见，所表现的综合性证候。

在证候错杂的证候中，矛盾着的双方都反映着疾病的本质，因而不可忽略。临床辨证当辨析疾病的标本缓急，因果主次，以便采取正确的治疗。八纲中表里寒热虚实的错杂关系，表现为表里同病、寒热错杂、虚实夹杂，临床辨证应对其进行综合考察。

（一）表里同病

在同一患者身上，既有表证，又有里证，称为表里同病。

表里同病的形成常见三种情况：其一，初病表证，又见里证。例如，患者冒雨受寒，或饮食生冷而发病。其二，表证未罢，又及于里。例如，患者外感风寒，继而里热。其三，本病未愈，又兼标病。例如，患者内伏痰饮，又感风寒。

单纯的表里同病，而其寒热、虚实性质并无矛盾的证候可有以下四种：

1. 表里俱虚证　如素体心气亏虚，复伤风邪，表现为心悸气短，神疲乏力，又有恶风，汗出，脉浮缓。

2. 表里俱实证　如肠燥实热患者，复感风热，表现为腹满便秘，尿赤，脉数，且见发热，微恶风寒，咽痛，脉浮数。

3. 表里俱寒证　如素体脾胃虚寒，再感风寒，表现为脘腹冷痛，泛吐清涎，大便稀溏，并见恶寒重，头身痛，流清涕，脉浮紧。

4. 表里俱热证　如先有风热表证，又见肺热壅盛证，表现为发热、恶寒、咽痛、脉浮数未已，又见咳嗽、气喘、胸痛、尿黄等症。

表里同病的证候中，所含矛盾着的两个方面，都反映了疾病的本质。但是，证候之表与里同时并见，对于这种矛盾着的双方，是不能平均对待的，必须抓住矛盾的主要方面。辨证的关键在于分清表里之缓急，表急里缓者，主要方面是表；里急表缓者，主要方面是里。抓住了矛盾的主要方面，才能解决矛盾，治愈疾病。

（二）寒热错杂

在同一患者身上，既有寒证，又有热证，寒热同时出现，称为寒热错杂。

寒热错杂的形成常有四种情况：其一，病本为热证，复感寒邪；其二，先已有寒证，复感温热；其三，先外感寒证，寒郁而化热；其四，机体阴阳失调，寒热错杂。

结合病位的上下表里变化，则有上下寒热错杂和表里寒热错杂的不同。

1. 上寒下热证　如患者胃中虚寒，又病下焦湿热，表现为胃痛喜温喜按、呕吐清涎，又见小便短赤、尿频、尿痛等症状。

2. 上热下寒证　如患者胸中有热，肠中有寒，表现为胸中烦热、咽痛口干，又见腹痛喜暖喜按、大便稀溏等症状。

3. 表寒里热证　如患者先有食积内热，复感风寒之邪，表现为既有腹痛满、烦躁、口渴、苔黄等，又见恶寒重、微发热、身痛等现象。

4. 表热里寒证　如平素脾肾阳虚之人，又感风热之邪，表现为既有肢冷、便溏或下利、不渴等，又见发热、恶风、头痛、咽喉肿痛等症状。

寒热错杂的辨证关键，在于分清寒热的多少。寒多热少者，矛盾的主要方面是寒，应以治寒为主，兼顾热证。反之，热多寒少者，矛盾的主要方面是热，应以治热为主，兼顾寒证。

（三）虚实夹杂

同一患者，同一时期，既有虚证，又有实证，即为虚实夹杂，亦称虚实错杂。

虚证与实证，虽有正气不足和邪气太盛的本质区别，但它们不是彼此孤立不变的，而是相互联系的，可变的。其形成可因实证邪气太盛，损伤正气，而致正气虚衰，同时出现虚证；亦可因正气不足，无力祛除病邪，以致病邪积聚，又可同时出现实证。

根据虚实的偏重不同，临床又有虚证夹实和实证夹虚两类。

1. 虚证夹实　病情的性质以虚证为主，而又夹有某些实证的表现，即为虚证夹实。如脾胃虚弱之人，复伤饮食，出现脾虚食滞的虚中夹实证。表现为既有久泄或久痢、体弱倦怠、不思饮食、食入不化等脾虚现象；又有脘痞腹痛、嗳腐吞酸、便后腹痛缓解等食滞的现象。

2. 实证夹虚　病情的性质以实证为主，而又夹有某些虚证的表现，即为实证夹虚。如外感温热病中常见的实热伤津证。表现为既见发热、便秘、舌红、脉数等里有实热的现象；又见口渴、尿黄短、舌苔焦裂等津液受伤的虚象。

虚实夹杂的辨证关键，在于分清虚实的孰多孰少，病势孰缓孰急。如此才能抓住矛盾的主要方面。虚证夹实，矛盾的主要方面是“虚”，多属久病不愈，临床表现以虚的症状居多，而兼见某些实证的症状。实证夹虚，矛盾的主要方面是“实”，常病尚不久，临床表现以实的症状居多，兼见某些虚的症状。

三、证候真假

指某些疾病的病情危重阶段，可以出现一些与疾病本质相反的“假象”，以掩盖病情真象的证候。所谓“真”，是指与疾病的内在本质相符的症状；所谓“假”，是指疾病表现的某些不符合常规认识的所谓假象，即与病理本质所反映的常规证候不相符的某些表现。对于证候的真假，必须认真辨别，才能去伪存真，抓住疾病的本质，对病情作出准确的判断，否则往往造成误诊。证候真假包括寒热真假和虚实真假两类：

（一）寒热真假

当病情发展到寒极或热极的时候，有时会出现一些与其病理本质相反的“假象”症状与体征，即所谓真寒假热、真热假寒。

1. 真热假寒证　指内有真热而外见某些假寒的“热极似寒”的证候。真热假寒证常有“热深厥亦深”的特点，习惯上也称之为“热极肢厥证”、“阳盛格阴证”、“热厥证”、“阳厥证”等。

［临床表现］恶寒、手足逆冷、大便下利、苔黑、脉沉等，好像是寒证。但患者虽然恶寒，却不欲盖衣被；虽手足逆冷，但体温增高，腹部灼热；虽大便下利，但气味特别臭秽，或夹燥屎；舌苔虽黑，但干而不润；脉虽沉，但按之有力。更见咽干口臭、渴喜冷饮、舌质红绛、唇红或焦、小便短赤，甚至神昏谵语等症状。

［机理分析］由于内热炽盛，阳气郁闭于内，不能布达于外而形成的。或者说是阳盛于内，以致阴阳之气不相顺接，而出现“阳盛格阴”、“阳极似阴”的现象。故寒象是假，内热才是疾病的本质。

［辨证要点］病势沉重，以外见假寒（四肢厥冷，恶寒寒战，面色黯紫，神识昏沉），内有真热（胸腹灼热，口渴尿黄，舌红苔黄，脉搏有力）等为主要表现。

2. 真寒假热证　指内有真寒而外见某些假热的“寒极似热”的证候。真寒假热证实际是“虚阳浮越证”，或称之为“阴盛格阳证”、“戴阳证”。

［临床表现］身热、面色浮红、口渴、咽痛、脉大等，好像是热证。但患者身虽热，却反欲盖衣被；面色浮红，为时隐时现，而不似真热之满面通红；虽口渴，却欲热饮，且饮水不多，甚至到口而不欲咽；咽喉或痛，但不红肿；脉虽大，但按之无力，并可见到四肢厥冷、尿清、便满、舌淡、苔白等症状。

［机理分析］由于阴寒内盛，逼阳于外，形成虚阳浮越的阴极似阳现象，也就是阴盛于内，拒阳于外的阴盛格阳证。故热象是假，阳虚寒盛才是疾病的本质。

［辨证要点］病势沉重，以外见假热（自觉发热，面色浮红，脉搏浮大），内有真寒（肢厥身冷，便溏尿清，舌质苔白）等为主要表现。

辨别寒热真假，一般可以从下述两方面注意诊察：一是假象的出现，多在四肢、皮表或面色方面，而脏腑、气血、津液方面的变化，乃为疾病的本质，故辨证时应以里证、脉象、舌象等为诊断的依据。二是假象究竟和真象不同，假热的面赤，是面白而仅在额颊上浅红娇嫩，时隐时现，和真热的满面通红不一样。假寒常表现为四肢逆冷，而胸腹部却是大热，或虽周身寒凉，但反不欲近衣被，这与真寒的身体蜷卧，欲近衣被也不同。《温疫论·论阳证似阴》指出："捷要辨法，凡阳证似阴，外寒而内必热，故小便血赤；凡阴证似阳者，格阳之证也，上热下寒，故小便清白。但以小便赤白为据，以此推之，万不失一。"确为经验之谈。

（二）虚实真假

虚证或实证发展到严重的阶段，出现一些与病理本质相反的"假象"，称为虚实真假。《内经知要》所谓"至虚有盛候"、"大实有羸状"，就是指证候的虚实真假。

1．真实假虚证　病的本质是实证，大实之中反见虚羸现象的证候，称为真实假虚证。

［临床表现］患者表现出神情默默、不愿多言、身体倦怠、大便下利、脉象沉细等虚证之象，但仔细观察，患者虽然神情默默，不愿多言，但语声高亢气粗；虽身体倦怠，但稍动即觉舒适；虽大便下利，但得泄而反快；虽脉象沉细，但按之有力。

［机理分析］由于热结肠胃，或痰湿壅滞，或湿热内结，大积大聚，以致经络阻滞，气血不通，因而出现一些类似虚证的假象，故知病变的本质属实，虚为假象。《顾氏医镜》所说"聚积在中，按之则痛，色红气粗，脉来有力，实也；甚至默默不欲语，肢体不欲动，或眩晕昏花，或泄泻不实，是大实有羸状"，便是真实假虚之证。

［辨证要点］病势沉重，以严重的实证之中，反见一系列的"虚羸"现象为主要表现。

2．真虚假实证　病的本质为虚证，虚羸之中反见某些实盛现象的证候，称为真虚假实证。

［临床表现］患者表现出腹满、腹胀、腹痛、脉弦等类似实证之象，但患者虽腹满，却有时减轻，不似实证之常满不减；虽腹胀，但有时和缓，不似实证之常急不缓；虽腹痛，不似实证之拒按，而是按之痛减；虽脉弦，重按则无力。

［机理分析］由于脏腑虚衰，气血不足，运化无力，因而出现痰饮气血瘀积，饮食二便不畅的类似"实盛"的假象，因而病变的本质是虚不是实。《顾氏医镜》所说"心下痞痛，按之则止，色悴声短，脉来无力，虚也；甚则胀极而不得食，气不舒，便不利，是至虚有盛候"，便是真虚假实之证。

［辨证要点］病势沉重，以严重的虚证之中，反见一系列的"实盛"现象为主要表现。

辨别虚实的真假，关键在于脉象的有力无力、有神无神，其中尤以沉取之象为真谛；其次是舌质的嫩胖与苍老；言语呼吸的高亢粗壮与低怯微弱；患者整个体质状况，病之新久，治疗经过等，也是辨析的依据。此外，还要注意证候中的可疑之处。应当指出，临床上反映于虚实方面的证候，往往虚实夹杂者更为常见，即既有正气虚的方面，又有邪气实的方面。病性的虚实夹杂与虚实真假是难以截然区分的。临床辨证时，应区分虚实的孰轻孰重，并分析其间的因果关系。

四、证 候 转 化

疾病在发展过程中，八纲中相互对立的证候之间，在一定条件下，互易其位，相互转化成对立的另一纲证候，称为证候转化。但应看到，在证候转化这种质变之前，往往有一个量变的过程，因而在真正的转化之前，又是可以呈现出相兼、错杂之类证候关系的。

八纲的证候转化包括表里出入、寒热转化、虚实转化三类。

（一）表里出入

在一定条件下，病邪从表入里，或由里透表，致使表里证候发生变化，称为表里出入。

1. 表证入里 是指在疾病的发展过程中，先出现表证，而后出现里证，表证随之消失的病变，即是表证转化为里证。表证入里一般见于外感病的初、中期阶段，是病情由浅入深，病势发展的反映。

例如：外感病初期，出现恶寒、发热、头痛、身痛、苔薄白、脉浮等症状，为表证。如果治疗失误，在表不解，正不胜邪，病邪就内传于脏腑，继而出现高热、口渴、舌苔转黄，脉变洪大等症状。即是由表证转化成了里(热)证。

2. 里邪出表 从理论上说，"里证出表"应该是指先有里证，后出现表证，而里证随之消失的病变。但对此临床上难于证实。一般认为，"里邪出表"是在里之邪毒有向外透达之机，但这并不是里证转化成了表证。正如《景岳全书·传忠录》所说："病必自表而入者，方得谓之表证。若由内以及外，便非表证矣。"

例如，里证内热烦躁、咳逆胸闷，继而汗出热解，烦躁减轻，或见斑疹、白痦透露，则是病邪由里达表的现象。又如，麻疹患儿，由于体质素弱，或风寒外袭，或过早投用凉药，郁遏卫气，以致疹出即没，转见高热、咳喘、烦躁等症，反映疹毒内陷而不能外达之里证；这时加强护理，并用清热透疹、托邪外出等法，以使疹毒外透，疹子再现而热退喘平，则表示病邪又由里出表。但是，这种现象只是麻疹宣发的一种趋势，并非证候转化。

表证入里和里邪出表，这种病势的变化，主要取决于邪正双方斗争的情况。表证入里，多因病邪过盛，或护理不当，或误治、失治等因素，造成机体抗病能力降低所致。里邪出表，多为治疗、护理得当，机体抗病能力增强而成。一般地说，表证入里，表示病势加重，凡伤寒、温病入里一层，病深一层；里邪出表，反映邪有出路，病势减轻。因此，掌握病势的表里出入变化，对于预测疾病的发展转归，有着重要意义。

（二）寒热转化

寒证或热证，在一定的条件下，相互转化，形成对应的证候，称为寒热转化。

1. 寒证化热 患者先有寒证，后出现热证，而寒证随之消失的证候变化，称为寒证化热。常见于外感寒邪未及时发散，而机体阳气偏盛，阳热内郁到一定程度，于是寒证变成热证；或是寒湿之邪郁遏而机体阳气不衰，常易由寒而化热；或因使用温燥之品太过，亦可使寒证转化为热证。

例如：寒哮患者，当不发热、咳嗽哮鸣、唾稀白痰、苔白滑时，表现为寒证；若因寒邪郁久化热，或过用温燥之品等原因，引起病情变化，出现发热、咳嗽、胸痛、喘哮、唾黄色稠痰、苔黄、脉数时，即为寒证转化为热证。又如，寒湿痹病，初为关节冷痛、重着、麻木，病程日久，或温燥太过，而变成患处红肿灼痛。

2. 热证转寒 患者原为热证，后出现寒证，而热证随之消失的病变，为热证转寒。常见于邪热毒气严重的情况下，或因失治、误治，以致邪气过盛，耗伤正气，正不胜邪，功能衰败，阳气散失，故而转化为虚寒证，甚至表现为亡阳的证候。

例如：热痢患者，开始为高热、面赤、烦躁、腹痛下痢、里急后重、脉数有力的实热证。但由于失治或误治，湿热毒气极重，邪气阻闭气机，耗伤正气，则可突然出现大汗淋漓、体温骤降、四肢厥冷、面色苍白、脉微欲绝等一派亡阳危象。

寒证与热证的相互转化，是由邪正力量的对比所决定，其关键又在机体阳气的盛衰。寒证转化为热证，是人体正气尚强，阳气较为旺盛，邪气才会从阳化热，提示人体正气尚能抗御邪气。热证转化为寒证，是邪气衰而正气不支，阳气耗伤并处于衰败状态，提示正不胜邪，病情险恶。

（三）虚实转化

在疾病发展过程中，由于正邪力量对比的变化，致使虚证与实证相互转化，形成对应的证候，称为虚实转化。实证转虚临床常见，基本上是病情转变的一般规律；而虚证转实临床少见，实际上常常是因虚而致实，形成虚实夹杂证。

1. 实证转虚　先出现实证，后出现虚证，而实证随之消失的现象，即实证转虚。这种证候，病本为实证，因失治、误治等原因，以致病程迁延，虽然邪气渐去，阳气或阴血已伤，渐由实证变成虚证。

例如：外感热病的患者，始见高热、口渴、烦躁、脉洪大等实证，因治疗失当，日久不愈，导致津气耗伤，而出现肌肉瘦削、面白不华、不欲饮食、虚羸少气、脉细无力等虚象，而实证消失，即是实证转化为虚证。

2. 虚证转实　从理论上说，"虚证转实"应该是指先有虚证，后出现实证，而虚证随之消失的病变。但对此临床上亦难见到。临床的"虚证转实"，一般有三种情况：

其一，正气蓄积，以抗邪气：是指病情本为虚证，由于积极的治疗、休养、锻炼等，正气逐渐聚积，与邪气相争，以祛邪外出，故表现为"属实"的证候。如腹痛加剧，或出现发热汗出，或咳嗽而吐出痰涎等，此时虽然症状反映激烈、亢奋，但为正气奋起欲驱邪外出，故脉象较之以前有力，于病情有利。

其二，正虚为本，邪实为标：是指本来患有虚证，但因感受外邪等原因，以致当前病情主要表现为高热、无汗、疼痛剧烈、咳唾痰涎、呕吐腹泻、苔厚、脉实之类的实证，而虚证暂时表现不明显，此时应急则治标，以祛邪为主。这虽然不是直接由虚证转化实证，但从虚实证候之间的主次关系来说，已发生变化。

其三，素体虚证，因虚致实：即病本为虚证，由于正气不足，不能布化，以致产生实邪，而出现种种实证，如阳虚水停、脾虚生湿、阴虚便秘等，虽然此时可能实证较虚证更为突出，但据治病求本的原则，治疗往往仍以扶正为主，标本兼顾。一般不能理解为是虚证转实，而应属于虚实夹杂的范畴。

【补充阐发】

一、寒热证候相兼有多少证型

这是一个伸缩性很大的问题。最基本者宜从寒热的定义考虑，张景岳说："寒热者，阴阳之化也。"即寒热是由阴阳的盛衰变化而来。结合《内经》经文"阳盛则热，阴盛则寒"，"阳虚则外寒，阴虚则内热"，说明阴阳的偏盛偏衰变化，可产生四种最基本的寒热类型：阳盛可表现为实热证，阴盛可表现为实寒证，阳虚表现为虚寒证，阴虚可表现为虚热证。以阴阳变化而论，除上述四种外，还可以有阴阳俱盛、阴阳俱虚、阴盛阳虚、阳盛阴虚等证型。

八纲中寒热结合表里，可有表热、里热、表寒、里寒、表热里寒、表寒里热、表里俱寒、表里俱热等证型。寒热结合上下病位，则又有上热下寒证（如胃热肠寒证、肾阳虚的虚阳浮越证等）和上寒下热证（如中焦寒湿或虚寒，合并膀胱湿热证）的不同。寒热结合虚实，也有多种变化，如虚热，就有气虚发热、血虚发热、阴虚发热、阳虚发热等。

至于寒热结合表里虚实辨证，则其证型更多，其中除表实寒里热（即所谓"寒包火证"）较为常见者外，而表虚寒里实寒证、表虚热里实热证、表虚热里虚寒证、表虚寒里虚热证、表虚热里实寒证、表虚寒里实热证六种组合证候，理论上虽可存在，但临床实践中则很少见到，其原因是内在阳气往往起着是决定性的作用。内在阳气不足者，其在表的证候一般不易表现为热证；内在阳热亢盛者，其在表的证候也往往表现为热象。

寒热的类型还因各种辨证而有不同，结合病因病性的风、暑、湿、燥、气滞、血瘀、痰、食等等，便有风寒、风热、寒痰、热痰等等的不同；结合脏腑辨证，又有五脏六腑的区别，再加上虚实和病因病性，更呈现出多种排列组合；六经和卫气营血辨证中的寒热类型，也是多种多样的。

二、"表虚证"当质疑

自宋以降，习将太阳伤寒称为表实证，太阳中风称做表虚证。把太阳中风证称做表虚证，其主要是相对太阳伤寒证而言，太阳伤寒证"无汗"称表实证，太阳中风证有"汗出"故称表虚证。然而，这里的"汗出"是否就反映着证候本质就是正气虚呢？若是，则名副其实，称之合理。但此处的"汗出"实质是由于风邪，其性开泄，使肌腠、汗孔疏松所致。所以，此表虚证的"虚"，绝不可理解为"精气夺则虚"的"虚"，否则，蒸蒸大汗出之阳明白虎汤证、濈然汗出之承气汤证岂不都成虚证了吗？

前人之所以将太阳中风证称为表虚证，分析其原因大约有二：一是言肤表处于疏松状态，而不是毛窍闭伏；二是与伤寒麻黄汤证表实的概念相对比而言。然而，太阳中风证虽卫表疏松而有汗，患者体质亦可能较弱，所引起的邪正相争可能不如麻黄汤证剧烈，但若将其病理本质视做虚证，则是欠妥的，因其毕竟是感受外界风邪为主，仍属"邪气盛则实"的范畴，故桂枝汤一般归属于发表之剂，而不列入补虚之剂。

临床上，除了把太阳中风证称为表虚证外，还把玉屏风散、牡蛎散等所主治的汗出、恶风、易感风邪、脉浮弱等亦说成是表虚证。在这里，虚的本质是对的，但对"表"的概念却不能作"表证"理解。因为这种汗出等症，一则从本质上看，不是因为感受外邪而引起的机体卫阳抗邪于表的表证证候，二则其病理本质并不仅仅是"体表"的病变，而是由于内在阳气等不足，以致不能固护肌表，不能耐御外邪，虽病变的关键症状是"汗出"，病变反映的场所主要是在"表"，然而将其称为表虚证，则不仅与感受外邪所引起的表证在概念上容易造成紊乱，且使人忽视病变在里的病理本质。

那么，既有体虚，又感外邪，形成头痛身疼，汗出，恶风，脉浮缓等症，即所谓体虚外感，是否可称为"表虚证"呢？这种称谓固然无明显错误，但是病情总有一方为主，若是以虚为主，则其证应归属于虚证，其治以补虚为主；若是以外感为主，则属于表证范畴，其治当以解表为主。

总之，以上两种"表虚证"，在概念上都不够严密，容易造成误解。故前者宜沿用《伤寒论》的"太阳中风证"，或称做"风寒表疏证"，或称"风中卫表证"，后者宜称为里虚表疏证，或气虚表疏证等，而不可笼统地使用表虚证的概念。

三、邪气出入与证候转化的关系

邪气出入，实际指表邪入里和里邪出表两种情况。邪气的出入进退，对疾病的轻重转归有着必然的影响，与证候的转化也有密切关系。

表邪入里，是指先出现表证，随着邪气的深入，而后出现里证，里证出现、表证消失，也即表证转化为里证。常见于外感病的发展过程中，是疾病向纵深发展的反映。如外感初起，出现恶寒发热、头痛、脉浮、苔薄白等表证，如失治或误治等原因，可致病邪在表不解，正不胜邪，病邪就会由皮毛、经络内传脏腑，这时表证的表现就会随里证的产生而消失，出现高热、面赤、口渴、烦躁、舌红苔黄、脉洪数等一派里实热证的表现。此时之治，就不需辛温解表，而是应清泻里热。

由此可以看出，表邪入里与证候转化，是因果相连，同步进行，密不可分的。证候的转化，是病邪由表入里的具体反映，也是表邪入里的必然结果。这一认识无论理论上或实践上均能得到证实。

然而，严格来说，表邪入里与证候转化属于两个不同范畴的概念。但正因其二者同步进行，密为一体，所以言表邪入里，实际也寓表证转化为里证，言表证转化为里证，也含表邪入里，似乎二者分与不分无关紧要，所以在有的中医书籍中则称“表邪入里”为“表证入里”。但是这种合二为一的提法，无论从逻辑学角度或教学角度来看，均为不妥。它不仅使学生容易在概念上产生混乱，而且也容易造成对表里两纲关系的认识产生误解。即既然有“表证入里”，也肯定会有“里证出表”，这种联想必然带来不必要的麻烦。

里证能否转出为表证？这与认识上对表里及表证、里证的概念的理解有关。从理论上说，里证并不是不可以转出为表证。如宋本《伤寒论》187 条言太阴转为阳明；322 条言少阴转为阳明；379 条言厥阴转为少阳，都是三阴转出阳明或少阳。温病学家叶天士也说“入营犹可透热转气”，认为营分证可以通过透热而转出于气分。

实际上，里邪出表，虽然也决定着病情的轻重转归，但并不伴随证候的转化。如里邪达表，邪从外解，病情减轻，疾病向愈。但里邪达表并不意味着先患里证，随着邪气外达，表证出现而里证消失，即并非里证转化成了表证。里证转为表证，临床上很难举出这样的实例，就《中医诊断学》各版教材对此问题阐释所列举的例子来看，里证内热烦躁，咳逆胸闷，继而汗出热解，或见斑疹透露；或麻疹患儿疹毒内陷，这时加强护理，准确治疗，因势利导，托邪外出，可使疹毒外透，疹点再现，热退喘平。但是，例中汗出、斑疹外透等表现，仅仅能反映病邪外透，由里达表，邪有出路，随着上述症状的出现，使部分邪气从肌表外解，所以病情也随之减轻，但是并没有变成表证的证候，没有形成证候的转化。

里邪出表，只是说病邪有了向外透达的趋势，即病位由较深的层次转出于较浅的层次，而并不是说由里证转变成了表证。这里所说的“表证”，则是指具有恶寒发热，头身疼痛，脉浮苔薄白等表证特征性表现的证候。故不能将“里邪达表”称之为“里证出表”。这一点明代张景岳早有告诫：“……自表而入者，方得谓之表证，若由内以及外，便非表证矣。”所以，“里证(邪)出表”虽然提法上与“表证入里”相对应，但“表邪入里”之“里”，不仅反映着病邪由浅入深，也寓意了表证已经转化为里证。而“里证(邪)出表”的“表”，只反映着机体驱邪外出的途径，切不可误认为是里证转化为表证的简称。因为“里邪出表”并不伴随着证候的转化。

临床上有本为里证，然后又出现了表证，甚至表证比里证的证候更为明显，这属于旧病合并新感，或者是表里同病，也并不是里证转变成了表证。

四、虚证转实的可能性

虚实夹杂证不同于虚实转化。实证转虚为疾病过程中的一般规律，临床极为常见，故理解并无难处。临床有无“虚证转实”呢？庄泽澄在《辽宁中医杂志》1988 年第 4 期载文“关于虚实转化问题的探讨”，肯定了虚证转实的存在。

由于邪气盛所致的暴虚，通过正确的治疗，积极的抢救，可以出现“虚证转实”的现象。如某些新生儿肺炎、休克型肺炎等，由于邪气壅肺，正气不支，常见体温不高、四肢厥冷等，表现为一派虚寒证候，通过扶正祛邪等有效治疗之后，邪气受到抑制，阳气得以恢复而有力与病邪相争，从而表现出实热的证候。

这种由邪盛所致的暴虚，不可受“邪气盛则实”之说的束缚，因为当时的临床表现完全是一派虚寒证候，因此不得诊断为实证或虚实夹杂证，而应诊断为虚证。

五、“至虚有盛候，大实有羸状”的辨析

“至虚有盛候，大实有羸状”，语出宋·苏轼《求医诊脉说》。原著云：“脉之难明，古今所病也。至虚有盛候，大实有羸状，差之毫厘，疑似之间，便有死生祸福之异。”文中强调患者诊病必须与医生积极配合。

《景岳全书·传忠录·虚实篇》说：“虚者宜补，实者宜泻，此易知也。而不知实中复有虚，虚中复有实，故每以至虚之病，反见盛势，大实之病，反有羸状，此不可不辨也。如病起七情，或饥饱劳倦，或酒色所伤，或先天不足，及其既病，则每多身热便闭，戴阳胀满，虚狂假斑等症，似为有余之病，而其因实有不足，医不察因，从而泻之，必枉死矣。又如外感之邪未除，而留伏于经络，食饮之滞不消，而积聚于脏腑，或郁结逆气有不可散，或顽痰瘀血有所留藏，病久致羸，似乎不足，不知病本未除，还当治本，若误用补，必益其病矣。此所谓无实实，无虚虚，损不足而益有余，如此死者，医杀之耳。”

《医宗必读·疑似之症须辨论》说：“至如大实有羸状，误补益疾；至虚有盛候，反泻含冤。……盖积聚在中，实也，甚则嘿嘿不欲语，肢体不欲动，或眩晕昏花，或泄泻不实，皆大实有羸状也。正如食而过饱，反倦怠嗜卧也。脾胃损伤，虚也，甚则胀满而食不得入，气不得舒，便不得利，皆至虚有盛候也。正如饥而过时，反不思食也。”

所谓“大实有羸状”，即指真实假虚之证。大实，指邪气盛实的内在本质；羸状，指正气不足的外在表现。疾病本质是邪气盛实，当邪气盛实发展到一定程度，由于病理变化的复杂，而往往导致出现一些虚弱的“羸状”。而这些虚羸的症状出现，并不是由正气不足的内在因素所致，正因为其与病本表现不一，不能直接反映病本，所以称其为“假象”。如《伤寒论》阳明腑实证，有形邪热阻滞于内，故临床表现为潮热、谵语、腹胀满痛、大便秘结甚至大便不通，舌红苔黄燥等盛实之象，但因热结于内，腑气不通，经气不利，气血周流不畅，阳气不得通达，所以还可见神情默默，身寒肢冷，脉象沉迟等似正气不足之虚羸症状。但若仔细察辨，便可知患者虽表现神情默默，但呼吸气粗，语声洪亮；虽有身寒肢凉，但自觉发热口渴；脉虽沉迟，但按之实而有力。由此可见，阳明腑实，邪热炽盛为病之本质，而神情默默等症皆为病理过程中表现的假象。

所谓“至虚有盛候”，是指真虚假实之证。至虚，是正气虚甚的内在本质；盛候，是邪气有余的外在表现。疾病本质是正气不足，当正气虚至一定程度，由于病理变化的复杂，可能产生某些“盛实”的表现。而这些盛实的表现，并没有邪气内盛的内在基础，所以盛实表现是假象。如脾胃气虚，脾不健运，水谷不化，气血生化无源，主要表现食少纳呆，大便溏薄，少气懒言，四肢倦怠，舌淡，面色萎黄不华等，但由于脾胃运化无力，中焦转输不利，而出现脘腹胀满作痛，或脉弦等似邪气有余之盛候。如再仔细察辨，便可发现虽腹满不舒，但时有减轻，不似实证之常急不缓；虽有腹痛，但不拒按，甚或喜温喜按；虽有脉弦，但常与沉迟脉并见，且按之无力。如是分析，便可知此“盛候”，正是由于正气不足的本质所致，而与邪气盛的本质恰好相反，故为假象。

六、重阴必阳、重阳必阴与阴盛格阳、阳盛格阴的区别

重阴必阳、重阳必阴与阴盛格阳、阳盛格阴，其在概念与具体证候上都有根本的区别。

重阴必阳、重阳必阴中的“重”，为重叠，亦作极。指阴气或阳气过盛呈重叠状态，必然向其对立的阳气或阴气方面转化，即寒证化热、热证转寒。故重阴必阳、重阳必阴是指寒热、阴阳证候的转化。此阴阳、寒热转化，无论是转化前或转化后，其所表现的证候都属疾病的真象，所谓“重”是阴阳寒热转化的条件。

阴盛格阳、阳盛格阴中的“格”，为阻格不通、格拒。如《灵枢·脉度》说：“阳气太盛，则阴气弗能荣也，故曰格。”所以，阴盛格阳、阳盛格阴，是指阴阳寒热的相互格拒，为真寒假热证、真热假寒证的病理机制所在。阳盛格阴指阳热亢盛于内，阻滞壅塞，拒阴于外，阳不外达，故身壮热、口渴、舌红苔黄而外可现四肢厥冷；阴盛格阳指阴寒极盛，阳无所附而被格拒于外、浮游于上，故脘腹冷痛或下肢逆冷、小便清长而可见面红如妆、烦热脉浮数等症。可见阴盛或阳盛为真寒或真热之疾病本质所在，格阳、格阴所表现出来的“热”症、“寒”症则为与疾病本质不符的假象。

还应指出，虽为“阴盛”，按理其证应为实寒证，但临床实际所见，则既可是寒邪暴侵，拒阳于外所表现的实寒证，更常见于病久阳气亏虚，虚寒内生，阳气浮越而表现为虚寒证候。所以“格阳”的概念中包含有“戴阳”、“浮阳”的内容。格阳与戴阳相对而言，则一般是将阴阳寒热上下的格拒，即表现为下真寒而上假热的证候者，称为“戴阳”；将阴阳寒热内外的格拒，即表现为内真寒而外假热的证候者，称为“格阳”。

七、热深厥亦深的病机分析

“热深厥亦深”出自张仲景的《伤寒论》(335 条)中，该书对厥的描述，有“厥”、“厥逆”、“厥冷”等的不同，或加“手足”二字，如“手足厥逆”、“手足厥冷”，故又有称“四逆”者，因而，引起历代医家对厥的程度和厥的范围大小的研究，各有见地而看法不一。此处所说以手冷至腕、足冷至踝为“厥”作为认识基础。

热深反见手足厥逆的病机，其一般解释是：邪热过盛，深伏于里，致阳气内郁，不能通达四肢，故手足厥冷。张仲景本人则认为是人体阴阳之气失去了相对平衡，不能相互贯通。即《伤寒论》337 条所云“凡厥者，阴阳气不相顺接，便为厥。厥者，手足逆冷者是也。”正是由于这种厥冷的出现，往往多发生在热的盛极之时，故也有人从哲学的角度，用“物极必反”的观点来解释这种真热假寒的矛盾现象，谓之“热极似寒”。但实际上，“物极”并不一定都“反”，临床上并非所有热盛的患者都出现四肢厥冷。因此，哲理上的这种解释尚不十分令人满意，而表现出一定的局限性。

仲景“阴阳气不相顺接”之说，“厥”字前冠以“凡”字，可见是指诸厥而言。对热厥证来说，造成这种“不相顺接”的原因是由于热盛深伏，阳气内郁之故。热为阳邪，其性开泄、升散，“气主温之”，阳气者需运行不息而温养周身。此时，邪热内伏，阳气被阻，二者“争先恐后”，都企图外达，其结果反倒造成“欲速不达”，谁也出不去，导致机体阴阳失调而不相顺接。热不得越，故胸腹灼热；阳气不达，则四肢厥冷；厥“随热之浅深而为厥之微甚也”(《伤寒贯珠集》)，故热深厥亦深。

从现代观点看，热深厥深可能与“血液集中化”有关。《伤寒论》所指的热厥，临床上多见于现代医学的急性感染性疾病和传染性疾病发生休克的病例，其发病机理，是病原菌所产生

的内毒素，引起血管痉挛，血管壁通透性增加，有效循环血量急剧降低，重要器官的血液灌注量明显不足，导致严重微循环障碍。机体针对此种危急情况，采取紧急的防御措施，有效地调动已减少的有效循环血量，来保护身体重要器官脑和心脏，赖以维持生命，其他部位如四肢的血管，则呈明显收缩状态，维持最少的循环血量。所以，其临床表现是靠近心脏的躯干部位皮肤灼热，而四肢由于缺血则厥冷。

【古代文献】

一、证候错杂

《灵枢·刺节真邪》：一经上实下虚而不通者，此必有横络盛加于大经，令之不通，视而泻之，此所谓解结也。上寒下热，先刺其项太阳，久留之，已刺则熨项与肩胛，令热下合乃止，此所谓推而上之者也。上热下寒，视其虚脉而陷之于经络者取之，气下乃止，此所谓引而下之者也。

《灵枢·师传》：胃中寒，肠中热，则胀而且泄；胃中热，肠中寒，则疾饥，小腹痛胀。

《伤寒论·辨太阳病脉证并治》：太阳中风，脉浮紧，发热恶寒，身疼痛，不汗出而烦躁者，大青龙汤主之。

伤寒汗出解之后，胃中不和，心下痞硬，干噫食臭，胁下有水气，腹中雷鸣，下利者，生姜泻心汤主之。

伤寒，胸中有热，胃中有邪气，腹中痛，欲呕吐者，黄连汤主之。

《伤寒论·辨少阴病脉证并治》：少阴病，始得之，反发热，脉沉者，麻黄附子细辛汤主之。

《伤寒论·辨厥阴病脉证并治》：厥阴之为病，消渴，气上撞心，心中疼热，饥而不欲食，食则吐蚘。下之利不止。

《重订通俗伤寒论·表里寒热》：凡勘伤寒，必先明表里寒热：有表寒，有里寒，有表里皆寒；有表热，有里热，有表里皆热；有表寒里热，有表热里寒；有里真热而表假寒，有里真寒而表假热。发现于表者易明，隐伏于里者难辨。

凡温病伏暑将发，适受风寒搏束者，此为外寒束内热。一名客寒包火。但要辨表急里急，寒重热重。外寒重而表证急者，先解其表，葱豉桔梗汤加减。伏热重而里证急者，先清其里，柴芩清膈煎加减。

《重订通俗伤寒论·气血虚实》：总而言之，纯虚者不多见，纯实者则常有。虚中夹实，虽通体皆现虚象，一二处独见实证，则实证反为吃紧；实中夹虚，虽通体皆现实象，一二处独见虚证，则虚证反为吃紧。景岳所谓"独处藏奸"是也。医必操独见以治之。

二、证候转化

《伤寒质难·退行期恢复期》：所谓表里者，指疾病之部位而言也。病灶之所在，近表者为表病，附里者为里病；病势之趋向，外越者为邪出于表，向内者为邪入于里；病发于躯壳之外层者为表，深藏于躯壳之内部者为里。病在表为轻，在里为重，出表为顺，入里为逆。病之分表里，所以明内外，定远近，别亲疏，知逆顺也。何以故？人体主要脏腑，蕴藏于里，犹树之有根也；肌腠皮毛，骨肉经络，附丽于人体，犹枝干叶苗也。邪之中人，在表为微，在里为甚，入腑为重，入脏为危。病由里出表者为顺，由表内陷者为逆。所以然者，部位不同，影响亦异也。

《读过伤寒论·卷一》：三阳有三阳之表里，三阴有三阴之表里，便有三阳三阴之其外、其表、其里。盖从表面透入一层，层层是里，不言里则言内。从里面透出一层，层层是表，不言表则言外。此十二经阴阳离合之表里。

《素问·阴阳应象大论》：寒极生热，热极生寒。

《灵枢·论疾诊尺》：四时之变，寒暑之胜，重阴必阳，重阳必阴。故阴主寒，阳主热，故寒甚则热，热甚则寒。故曰寒生热，热生寒，此阴阳之变也。

《伤寒论·辨太阳病脉证并治》：服桂枝汤，大汗出后，大烦渴不解，脉洪大者，白虎加人参汤主之。

发汗病不解，反恶寒者，虚故也，芍药甘草附子汤主之。

发汗，若下之，病仍不解，烦躁者，茯苓四逆汤主之。

《景岳全书·杂证谟·积聚》：凡脾肾不足及虚弱失调之人，多有积聚之病。盖脾虚则中焦不运，肾虚则下焦不化，正气不行则邪滞得以居之。若此辈者，无论其有形无形，但当察其缓急，皆以正气为主。

《医学心悟·伤寒纲领》：传经之邪，在表为寒，入里即为热证。不比直中之邪，则但寒而无热也。

三、证 候 真 假

《伤寒论·辨太阳病脉证并治》：病人身大热，反欲得近衣者，热在皮肤，寒在骨髓也。身大寒，反不欲近衣者，寒在皮肤，热在骨髓也。

《伤寒论·辨少阴病脉证并治》：少阴病，下利清谷，里寒外热，手足厥逆，脉微欲绝，身反不恶寒，其人面色赤，或腹痛，或干呕，或咽痛，或利止脉不出者，通脉四逆汤主之。

《伤寒论·辨厥阴病脉证并治》：伤寒一二日至四五日，厥者必发热，前热者后必厥，厥深者热亦深，厥微者热亦微。

《古今医案按·伤寒》：症有真假凭诸脉，脉有真假凭诸舌。果系实证，则脉必洪大躁疾，而重按愈有力者也。果系实火，则舌必干燥焦黄，而敛束且坚牢者也。岂有重按全无脉者，而尚得谓之实证；满舌俱胖大者，而尚得谓之实火哉？

《医学源流论·寒热虚实真假论》：病之大端，不外乎寒热虚实，然必辨其真假，而后治之无误。假寒者，寒在外而热在内也，虽大寒而恶热饮；假热者，热在外而寒在内也，虽大热而恶寒饮。此其大较也。

《顾氏医镜》：心下痞痛，按之则止，色悴声短，脉来无力，虚也；甚则胀极而不得食，气不舒，便不利，是至虚有盛候。

聚积在中，按之则痛，色红气粗，脉来有力，实也；甚则嘿嘿不欲语，肢体不欲动，或眩晕眼花，或泄泻不实，是大实有羸状。

《类证活人书·卷第四》：物极则反，寒暑之变，重阳必阴，重阴必阳，阴证似阳，阳证似阴，阴盛格阳，似是而非，若同而异，明当消息以法治之。

【研究进展】

一、表寒、表热证研究

董子亮等[1]通过测量指端皮肤温度发现，表寒证患者指端皮肤温度及体表耐寒能力明显高于里寒组，而且表热证患者指端皮肤温度及体表耐寒能力明显高于里热组。提示指端皮肤温度及体表耐寒能力的高低似乎与病邪是否在表及卫阳的反应状态有关。

二、虚寒、虚热证研究

现代研究提示，虚寒、虚热证与肾上腺皮质轴、甲状腺轴、性腺轴、交感-副交感神经功能及前列环素与血栓素、环核苷酸、物质能量代谢等有关。

（一）虚寒、虚热与下丘脑-垂体-肾上腺皮质轴功能

20 世纪 50 年代末，上海第一医学院脏象组[2]发现阳虚患者尿 17-羟类固醇偏低，而阴虚患者偏高。此后日本江部康二等[3]的研究又发现阳虚患者 17-酮类固醇降低，查良伦等[4]也观察到阳虚患者的血浆促肾上腺皮质激素也低于正常。17-羟类固醇偏低与阳虚（尤其是肾阳虚）有关，而类固醇的降低多由于下丘脑-垂体-肾上腺皮质轴功能异常改变（减退）所致。

沈自尹、张士义等专家[5-7]对寒热阴阳与下丘脑-垂体-肾上腺皮质轴功能的关系也有不同的认识，有研究观察发现肾阳虚患者血浆皮质醇昼夜节律曲线呈“∧”、“M”或“L”型异常改变，且 ACTH 实验呈延迟或低下反应，因此说明肾阳虚证的表现，可能源于下丘脑、垂体。樊蓥等[8]研究认为，肾上腺皮质是人类调节机体适应体内和外界各种刺激以及环境变化的主要内分泌腺体，许多疾病可导致肾上腺皮质功能异常。因此，肾阳虚证由于病种差异，病情不同，可以影响肾上腺轴的不同水平，但主要表现以肾上腺皮质激素分泌不足为显著。

现代对寒热阴阳与下丘脑-垂体-甲状腺轴功能关系的研究是从寒证患者机体热量不足，热证则是热量过剩的认识开始的，如赵伟康等[9]、沈自尹等[10]均在临床观察发现，甲状腺功能亢进的患者多偏阴虚，而甲状腺功能减退的患者则多辨证为阳虚。重庆医学院新医病理学研究小组[11]从形态学研究则发现阴虚患者甲状腺有萎缩或退行改变，阳虚患者甲状腺功能活动则低下或静止。邱保国等[12]的实验检测也证实，阳虚患者甲状腺素分泌减少；高亮等[13]发现阴虚火旺患者表现为甲状腺素分泌增多，阴虚证也可表现为甲状腺功能正常或偏低。

（二）虚寒、虚热与交感-副交感神经功能

重庆医学院新医病理学研究小组[14]研究发现，阳虚患者副交感神经功能占优势，阴虚患者交感神经功能占优势；梁月华等[15]研究表明，热证患者交感神经活动增强，尿中儿茶酚胺排出量增多，寒证则相反。唐树德等[16]研究发现，阴虚火旺和单纯阴虚之间，尿儿茶酚胺排出量存在显著差异。赵立业等[17]发现虚寒证患者血浆多巴胺-β-羟化酶活性及尿中儿茶酚胺排出量均低于正常，虚热证则高于正常。梁月华等[15]通过对患者副交感神经功能指数的降低（负值）与升高（正值），具有和寒热证性质及其相关指标尿儿茶酚胺排出量改变相一致特点的分析提出，寒证患者交感神经-肾上腺髓质功能低下，热证则增强，并提出寒凉药可能具有抑制交感神经介质的合成与释放的作用，温热药则可能直接刺激有关神经和组织，促进多巴胺和去甲肾上腺素的合成，并促使其释放增多。

（三）虚寒、虚热与下丘脑-垂体-性腺轴功能

赵伟康等[9]研究发现肾阳虚患者均有肾上腺、甲状腺、睾丸、卵巢等腺体不同程度的萎缩和退变。张伟荣等[18]对寒热体质动物的观察研究则发现，热体大鼠黄体酮含量远高于寒体组，睾酮含量也高于寒体组。李炳如等[19]经用实验的方法，将大鼠的肾上腺和甲状腺切除后，造成卵巢功能减退，动物即表现为典型的阳虚，经用温补肾阳治疗，大鼠卵巢 hCG/LH 受体功能提高，下丘脑-垂体-性腺轴功能改善。

(四) 虚寒、虚热与物质能量代谢

何廾岭等[20]提出，虚证患者(除阴虚火旺)多表现为能量代谢不足，尤其是久病及肾；实证时能量代谢则处于亢奋状态。毛良等[21]对慢性肾炎阳虚、阴虚患者观察发现，阳虚患者肌酐系数、尿尿素氮、尿钾、尿磷、尿镁量均明显降低，阴虚患者的肌酐系数明显增高，说明阳虚证有机体营养不良和能量代谢降低，阴虚证营养状况尚正常，而能量代谢增高。

(五) 虚寒、虚热与环核苷酸及前列腺素

陆鸿元等[22]发现慢性支气管炎阴虚型或阳虚型 cGMP 均较正常人升高，阴虚型 cAMP 也较正常人升高，阳虚型则较正常人降低，cAMP/cGMP 的比值则两型均低于正常。李澄贻等[23]研究发现，阳虚、阴虚患者血、尿 cAMP 含量均在正常范围，但经对患者膻中穴兔脑嗅叶埋藏刺激后，阴虚组血、尿 cAMP 含量明显增高，而阳虚组则无明显改变。

李恩等[24]研究发现肾性高血压阴虚患者血浆 $PGF_{2\alpha}$ 升高。郭宇光等[25]研究发现虚寒证患者尿中 PGE_2 排出量下降，$PGF_{2\alpha}$ 排出量升高，$PGE_2/PGF_{2\alpha}$ 比值明显下降，而虚热证患者尿中 PGE_2 排出量升高，$PGF_{2\alpha}$ 排出量无明显变化，$PGE_2/PGF_{2\alpha}$ 比值明显升高。

(六) 虚寒、虚热与其他生理、病理功能

黄松章等[26]研究发现，阳虚患者血细胞比容升高，全血黏度升高，阴虚患者血细胞比容降低，纤维蛋白原增多，血浆黏度升高，血沉加快。朱玫等[27]研究发现，阴虚阳虚患者均有血清 Cu 增高及 Zn/Cu 比值降低，而阴虚者程度更甚；阴虚患者血清 Fe 降低，阳虚患者血清 Br 降低。

谭达人等[28]对普遍认为血液流变学有异常改变的冠心病患者进行分型研究，结果发现血液流变学指标全血黏度(比)、全血还原黏度(比)由低到高的顺序是阳虚型—单纯阴虚型—阴虚火旺型。他们认为，阳虚患者血液黏度虽在正常范围内，但并不说明阳虚冠心病患者血液流变性正常，其主要问题表现在微循环障碍。

三、动物病理模型

(一) 虚寒证模型

1. 阳虚证模型

切除(或烧灼)肾上腺致阳虚模型[29-30]

动物：大鼠，150～200g。

方法：无菌操作，切开腹腔，暴露肾脏，确定肾上腺。然后切除左侧肾上腺，同时挖去右侧肾上腺髓质和大部分皮质，常规抗菌治疗、缝合。术后给动物饮用 1% NaCl 溶液。

结果：术后大鼠血压逐渐上升，至第 6 周达到并稳定在较高血压水平，同时可见术后大鼠醛固酮的尿排出 24 小时总量升高，尿激肽释放酶明显降低，18-羟去氧皮质酮无明显改变，脑组织各区亮-脑啡肽含量偏低。同时可见胸主动脉内膜内皮下层增厚，其结缔组织细胞间隙明显增大、增多，内皮细胞向管腔突起，甚者脱落，细胞外形不规则且界线模糊。当用温热药附子、肉桂治疗后以上指标大多可以改善。

2. 肺阳虚证模型

王鹏等[31]利用烟熏加寒冷刺激方法造成大鼠肺阳虚模型，用免疫学方法对其病理机制进行了探讨。

(二) 虚热证模型

小肠侧瘘阴虚模型[32]

动物：家兔，体重 1.7～2.5kg。

方法：麻醉，无菌操作，打开腹腔，行人工高位小肠侧瘘造瘘术，术后测体温、心率，记录肠瘘液体量，并观察粪、尿情况等。

结果：术后 3 天，动物开始出现精神委顿，食欲减退，口渴欲饮，四肢无力，明显消瘦，皮肤弹性降低，体温下降，耳根较冷，粪便量少，稍干，尿少。后期可出现睑结膜充血及溃疡、脱毛等。血生化检查，红细胞数量及血红蛋白增加，血钠、钾偏高，蛋白含量变化不大。舌象观察，早期变化不明显，到后期相继出现红、干、瘦、舌尖光莹等特征。

该模型形成的机理是，通过高位小肠侧瘘造瘘术，使体液和消化酶大量丢失，从而导致血液浓缩、消化吸收等代谢功能障碍，因此出现舌象方面的改变。从模型动物出现的症状及舌象结果看，符合阴虚的临床表现。

参考文献

[1] 董子亮，等．寒、热证与指端皮肤温度的关系．北京中医学院学报，1985，8(4)：32-34

[2] 上海第一医学院脏象组．肾阴、肾阳中西医结合辨证施治规律的初步探讨．上海中医药杂志，1962，(1)：19-22

[3] 江部康二，等．肾阳虚和肾阴虚尿中 17-羟类固醇和 17-酮类固醇排泄值．日本东洋医学会杂志，1981，(12)：143-147

[4] 查良伦，等．人血浆 ACTH 放射免疫测定在肾阳虚病人中的应用．中华内科杂志，1982，(4)：202-204

[5] 上海第一医学院脏象组．肾阳虚病人下丘脑、垂体、肾上腺皮质系统功能的观察．上海中医药杂志，复刊号：2-5

[6] 张士义，等．慢性布鲁杆菌病肾阳虚患者肾上腺皮质轴功能状态及治疗观察．中西医结合杂志，1991，11(4)：220-224

[7] 沈自尹．从垂体-肾上腺轴讨论阴阳常阈调节论．上海中医药杂志，1979，(5)：3-5

[8] 樊蓥，等．肾阳虚证在肾上腺皮质轴上的根本表现及肾阳虚证的量化分度．南京中医学院学报，1994，10(6)：6-8

[9] 赵伟康，等．甲亢患者阴虚火旺证的初步研究．上海中医药杂志，1982，(7)：43-45

[10] 沈自尹，等．老年人与肾阳虚患者甲状腺轴功能对比观察．中西医结合杂志，1982，2(1)：9-11

[11] 重庆医学院新医病理学研究小组．“八纲”之病理解剖学初探．新医学杂志，1975，(3)：8-10

[12] 邱保国，等．阳虚证与甲状腺素的关系．中西医结合杂志，1983，3(3)：168-170

[13] 高亮，等．阴虚阳虚与甲状腺功能．陕西中医，1984，5(8)：37-39

[14] 重庆医学院新医病理学研究小组．虚损之病机探讨．新医学杂志，1973，(11)：34-36

[15] 梁月华，等．中医寒热本质的初步研究．中华医学杂志，1979，(12)：705-708

[16] 唐树德，等．阴虚火旺与肾素、血管紧张素系统关系的初步探讨．陕西中医，1984，5(2)：43-45

[17] 赵立业，等．虚寒证、虚热证患者血浆 DβH 活性及尿中 CA 水平的临床研究．中西医结合杂志，1991，11(10)：603-605

[18] 张伟荣，等．寒体、热体的实验研究(Ⅰ)．中西医结合杂志，1991，11(8)：477-480

[19] 李炳如，等．补肾补脾中药对大鼠甲状腺、肾上腺切除后卵巢功能减退的补偿治疗作用．中西医结合杂志，1984，4(4)：227-230

[20] 何开玲，等．肾虚疾病中能量代谢的研究．中华内科杂志，1964，12(4)：310-313

[21] 毛良，等．从尿中肌酐、尿素、钾、磷、镁的排泄量探讨慢性肾炎患者肾虚、阳虚的病理基础．中西医结合杂志，1984，4(4)：209-211

[22] 陆鸿元，等．慢性气管炎“辨虚治本”与血浆环核苷酸含量变化的关系．中医杂志，1980，21(4)：258-260

[23] 李澄贻，等．环核苷酸与中医阴虚阳虚关系的初步探讨．新医学，1980，11(5)：237-239

[24] 李恩，等．肾性高血压中医分型与血浆前列腺素、肾素、血管紧张素Ⅱ、环核苷酸变化的观察．中西医结合杂志，1983，3(3)：165-167

[25] 郭宇光，等．虚寒证、虚热证患者尿中 PGE_2、$PGF_{2\alpha}$ 排出量的临床观察．中西医结合杂志，1990，10(10)：593-595

[26] 黄松章，等．从血液流变学探讨阴阳转化的基本原理．上海中医药杂志，1982，(10)：463-465

[27] 朱玫，等．阴虚、阳虚病人血清中某些微量元素变化的初步观察．中医杂志，1981，22(8)：26-28

[28] 谭达人，等．冠心病阳虚病人血液流变性的初步观察．中医杂志，1981，22(8)：31-33

[29] 邝安堃，等．中医阴阳的实验研究(Ⅰ)．附子、肉桂和六味地黄丸对实验性高血压的影响．中西医结合杂志，1984，4(12)：742-745

[30] 顾德官，等．中医阴阳的实验研究(Ⅱ)．附子、肉桂和六味地黄丸对高血压大鼠尿醛固酮等的影响．中西医结合杂志，1985，5(1)：48-50

[31] 王鹏，等．肺阳虚证的实验研究．湖北中医杂志，1998，20(4)：53-55

[32] 上海第二医学院附属广慈医院舌象研究小组．舌象之研究．上海中医药杂志，1964(5)：1-4

第八章

病 性 辨 证

病性辨证，是在中医理论指导下，对患者所表现的各种症状、体征等进行分析、综合，从而确定疾病当前证候性质的辨证方法，属于基础性辨证。

所谓“病性”，指病理改变的性质，也就是病理变化的本质属性。由于病性是导致疾病当前证候的本质性原因，因而也有称病性为“病因”者，亦即“审症求因”之谓。必须指出，发病学中的病因与病性辨证中“审证求因”的概念有所不同。发病学中的病因是指导致疾病发生的原始因素，如外感六淫、七情刺激、外伤劳倦等，属于病因学、发病学的范畴；而病性辨证中“审证求因”是当前证候的病理性质，如气虚、血瘀、湿热、痰饮等，属于诊断学、辨证学的范畴。然而由于中医学对疾病本质的认识，主要是从症状而推求原因，因而病因学中的“病因”与辨证学探求的“病性”往往又是一致的，但前者是由因析果，后者是由果析因。

八纲中的虚证、实证、寒证、热证、阴证、阳证及标证、本证等，都属于较为笼统的病性概念，属于辨证学中的“纲领证”。本章所论述的具体病性证候，包括六淫证候、阴阳虚损证候、气血证候、津液证候、情志证候等，均属于辨证学中的“基础证”。

辨病性是辨证中最重要的环节。由于病性是疾病当前的病理本质，是对疾病一定阶段整体反应状态的概括，也是对邪正相互关系的综合认识，具有整体性、动态性的特点，因此，在进行病性辨证时，一般须对全身症状、体征以及体质、环境等进行综合分析，方可使辨证结果准确。

第一节 辨六淫证候

【基本内容】

六淫是风、寒、暑、湿、燥、火六种病邪的统称。辨六淫证候，是根据患者所表现的症状、体征等，对照六淫病邪的致病特点，通过分析，辨别疾病当前病理本质中是否存在着六淫证候。

一、风 淫 证

因风邪侵袭人体肤表、经络，卫外功能失常，表现出符合“风”性特征的证候。

［临床表现］恶风寒，微发热，汗出，脉浮缓，苔薄白，或有鼻塞、流清涕、喷嚏，或伴咽喉痒痛、咳嗽。或为突起皮肤瘙痒、丘疹；或为突起肌肤麻木、口眼歪斜；或肢体关节游走作痛；或新起面睑肢体浮肿等。

［机理分析］风为阳邪，其性开泄，易袭阳位，善行而数变，常兼夹其他邪气为患。故风淫证具有发病迅速，变化快，游走不定的特点。风淫证根据其所反映病位与证候的不同，而有不同的证名。

风邪袭表，肺卫失调，腠理疏松，卫气不固，则具有恶寒发热、脉浮等表证的特征症状，并以汗出、恶风、脉浮缓为特点，是为风邪袭表证；外邪易从肺系而入，风邪侵袭肺系，肺气失宣，鼻窍不利，则见咳嗽、咽喉痒痛、鼻塞、流清涕或喷嚏等症，而为风邪犯肺证。

风邪侵袭肤腠，邪气与卫气搏击于肤表，则见皮肤瘙痒、丘疹，从而形成风客肌肤证；风邪或风毒侵袭经络、肌肤，经气阻滞，肌肤麻痹，则可出现肌肤麻木、口眼歪斜等症，是为风邪中络证；风与寒湿合邪，侵袭筋骨关节，阻痹经络，则见肢体关节游走疼痛，从而形成风胜行痹证；风邪侵犯肺卫，宣降失常，通调水道失职，则见突起面睑肢体浮肿，是为风水相搏证。

风邪可与寒、热、火、湿、痰、水、毒等邪兼并为病，而有不同的名称，如风寒证、风热证、风火证、风湿证、风痰证、风水证、风毒证等。

内风证是由于机体内部的病理变化，如热盛、阳亢、阴虚、血虚等所致，以出现类似风性动摇为主要表现的证候，又称为“动风”。而风淫证主要是感受外界风邪所致，证候表现亦与内风有所不同，临床时应加以鉴别。

［辨证要点］新起恶风、微热、汗出、脉浮缓，或突起风团、瘙痒、麻木、肢体关节游走疼痛、面睑浮肿等症。

二、寒　淫　证

因寒邪侵袭机体，阳气被遏，以恶寒甚、无汗、头身或胸腹疼痛、苔白、脉弦紧等为主要表现的实寒证候。

［临床表现］恶寒重，或伴发热，无汗，头身疼痛，鼻塞或流清涕，脉浮紧。或见咳嗽、哮喘、咯稀白痰；或为脘腹疼痛、肠鸣腹泻、呕吐；或为肢体厥冷、局部拘急冷痛等。口不渴，小便清长，面色白甚或青，舌苔白，脉弦紧或脉伏。

［机理分析］寒淫证主要是因感受阴寒之邪所致，感受寒邪的常见途径有淋雨、下水、衣单、露宿、在冰雪严寒处停留、食生、饮冷等。寒为阴邪，具有凝滞、收引、易伤阳气的特性。

寒淫证常分为“伤寒”（即“伤寒证”）和“中寒”（即“中寒证”）。伤寒证与中寒证在病因、病位、证候表现、病机等方面有异有同。

“伤寒证”是指寒邪外袭于肤表，阻遏卫阳，阳气抗邪于外所表现的表实寒证，又称外寒证、表寒证、寒邪束表证、太阳表实证、太阳伤寒证等。寒为阴邪，其性清冷，遏制并损伤阳气，寒性凝滞、收引，阻碍气血运行，郁闭肌肤，阳气失却温煦，故见恶寒、头身疼痛、无汗、苔白，脉浮紧等症。

“中寒证”是指寒邪直接内侵脏腑、气血，遏制及损伤阳气，阻滞脏腑气机和血液运行所表现的里实寒证，又称内寒证、里寒证等。寒邪客于不同脏腑，可有不同的证候特点，寒邪客肺，肺失宣降，故见咳嗽、哮喘、咯稀白痰等症；寒滞胃肠，使胃肠气机失常，运化不利，则见脘腹疼痛、肠鸣腹泻、呕吐等症。此外，临床上寒淫证还有多种类型，如寒滞肝脉证、寒滞心脉证、寒凝胞宫证、寒胜痛痹等，均可见肢冷、患部拘急冷痛、无汗、面白或青、苔白、脉沉紧甚至脉伏等症。

寒邪常与风、湿、燥、痰、饮等邪共存，而表现为风寒证、寒湿证、凉燥证、寒痰证、寒饮证等。寒邪侵袭，常可形成寒凝气滞证、寒凝血瘀证，耗伤阳气则可演变成虚寒证，甚至导致亡阳。

本证属实寒证，与由于机体阳气亏虚所形成的虚寒证有所不同，主要根据是否感受寒邪、发病及病势的新久缓急、病体的强弱等方面进行鉴别。

［辨证要点］新病突起，病势较剧，有感寒原因可查，以寒冷症状为主要表现。

三、暑　淫　证

因感受暑热之邪，耗气伤津，以发热口渴、神疲气短、心烦头晕、汗出、小便短黄、舌红苔黄干等为主要表现的证候。

［临床表现］发热恶热，汗出，口渴喜饮，气短，神疲，肢体困倦，小便短黄，舌红，苔白或黄，脉虚数。或发热，猝然昏倒，汗出不止，气喘，甚至昏迷、惊厥、抽搐等；或见高热，神昏，胸闷，腹痛，呕恶，无汗等。

［机理分析］暑与火热的性质同类，但暑邪致病有严格的季节性，其病机与证候也与一般火热证有一定的差别。暑证是指夏月炎暑之季，感受暑热之邪所致的病理变化。暑为阳邪，具有暑性炎热升散，耗气伤津，易夹湿邪等致病特点。

由于暑性炎热升散，故见发热恶热，汗出多；暑邪耗气伤津，而见口渴喜饮，气短神疲，尿短黄等症；暑夹湿邪，阻碍气机，故见肢体困倦，苔白或黄；暑闭心神，引动肝风，则见神昏，甚至猝然昏倒、昏迷、惊厥、抽搐；暑闭气机，心胸气滞而见胸闷；脾胃运化失司、气机升降失调，则表现为腹痛、呕恶；肺气闭阻，玄府不通，则为无汗、气喘。

临床上常见的暑淫证有暑伤津气证、暑湿袭表证、暑闭气机证、暑闭心包（神）证、暑热动风证等，各自可表现出不同的证候特征。

［辨证要点］夏月有感受暑热之邪的病史，发热、口渴、汗出、疲乏、尿黄等为常见症状。

四、湿　淫　证

指感受外界湿邪，或体内水液运化失常而形成湿浊，阻遏气机与清阳，以身体困重、肢体酸痛、腹胀腹泻、纳呆、苔滑、脉濡等为主要表现的证候。

［临床表现］头昏沉如裹，嗜睡，身体困重，胸闷脘痞，口腻不渴，纳呆，恶心，肢体关节、肌肉酸痛，大便稀，小便混浊。或为局部渗漏湿液，或皮肤出现湿疹、瘙痒，妇女可见带下量多。面色晦垢，舌苔滑腻，脉濡缓或细等。

［机理分析］湿淫证既可因外湿侵袭，如淋雨下水、居处潮湿、冒受雾露等而形成，又可因脾失健运，水液不能正常输布而化为湿浊，或多食油腻、嗜酒饮冷等而湿浊内生，前者称为外湿，后者称为内湿。但湿淫证常是内外合邪而为病，故其证候亦常涉及内外。湿为阴邪，具有阻遏气机，损伤阳气，黏滞缠绵，重浊趋下等致病特点。

湿邪阻滞气机、困遏清阳，故湿淫证以困重、闷胀、酸楚、腻浊、脉濡缓或细等为证候特点。外湿、内湿在证候表现上，有一定的差异，外湿以肢体困重、酸痛为主，或见皮肤湿疹、瘙痒，或有恶寒微热，病位偏重于体表，是因湿郁于肤表，阻滞经气所致；内湿以脘腹痞胀、纳呆、恶心、便稀等为主，病位多偏重于内脏，是因湿邪阻滞气机，脾胃运化失调所致。

湿为阴邪，故临床多见寒湿，但湿郁又易化热，则成湿热。寒湿相合的寒湿证、湿热蕴结的湿热证，临床均颇为常见，如有寒湿凝滞筋骨证、寒湿困脾证、湿热蕴脾证、肠道湿热证、肝胆湿热证、膀胱湿热证、湿热下注证等。辨证时应注意区分寒与湿的孰轻孰重，是湿重于热、热重于湿，抑或湿热俱盛。

此外，湿邪还可与风、暑、痰、毒等邪气合并为病，而为风湿证、暑湿证、水湿证、痰湿证、湿毒证，以及湿遏卫表证、湿痰犯头证等，各自可有不同的证候表现。

［辨证要点］起病较缓而缠绵，以身体困重、酸闷、腻浊等为证候特点。

五、燥　淫　证

因外界气候干燥，耗伤津液，以皮肤、口鼻、咽喉干燥等为主要表现的证候。

［临床表现］皮肤干燥甚至皲裂、脱屑，口唇、鼻孔、咽喉干燥，口渴饮水，舌苔干燥，大便干燥，或见干咳少痰、痰黏难咯，小便短黄，脉象偏浮。

凉燥证常有恶寒发热，无汗，头痛，脉浮缓或浮紧等表寒症状；温燥证常见发热有汗，咽喉疼痛，心烦，舌红，脉浮数等表热症状。

［机理分析］燥邪具有干燥，伤津耗液，损伤肺脏等致病特点。燥淫证的发生有明显的季节性，是秋天的常见证候，发于初秋气温者为温燥，发于深秋气凉者为凉燥。

燥邪侵袭，易伤津液，而与外界接触的皮肤、清窍和肺系首当其冲，所以燥淫证的证候主要表现为皮肤、口唇、鼻孔、咽喉、舌苔干燥、干咳少痰等症；大便干燥，小便短黄，口渴饮水，系津伤自救的表现。

由于燥淫证主要是感受外界燥邪所致，所以除了“干燥”的证候以外，还有“表证”的一般表现，如轻度恶寒或发热、脉浮等。初秋之季，气候尚热，余暑未消，燥热侵犯肺卫，故除了干燥津伤之证候表现外，又见类似风热表证之象；深秋季节，气候既凉，气寒而燥，人感凉燥，除了燥象之外，必见类似寒邪袭表之表寒证候。

临床上常见的燥淫证，有燥邪犯表证、燥邪犯肺证、燥干清窍证等，各自症状虽可有所偏重，但由于肌表、肺系和清窍常同时受累，以致三证的症状常相兼出现，因而辨证时可不严格区分，而主要在于辨别凉燥与温燥。

燥淫证与由于血虚、阴亏所导致的机体失于濡润而出现的干燥证候不同，前者因于外感，属外燥；后者因于内伤，属内燥。但二者亦可相互为因、内外合病。

［辨证要点］常见于秋季或气候干燥的环境，具有干燥不润的证候特点。

六、火　热　证

因外感火热邪毒，阳热内盛，以发热、口渴、胸腹灼热、面红、便秘尿黄、舌红苔黄而干、脉数或洪等为主要表现的证候。

［临床表现］发热恶热，烦躁，口渴喜饮，汗多，大便秘结，小便短黄，面色赤，舌红或绛，苔黄干燥或灰黑，脉数有力（洪数、滑数、弦数等）。甚者或见神昏、谵语，惊厥、抽搐，吐血、衄血，痈肿疮疡。

［机理分析］火、热、温邪的性质同类，仅有轻重、缓急等程度之别。程度上认为“温为热之渐，火为热之极”，病机上有“热自外感，火由内生”之谓，但从辨证学的角度看，火证与热证均是指具有温热性质的证候，概念基本相同。

形成火热证的原因，可有外界阳热之邪侵袭，如高温劳作，感受温热，火热烧灼，过食辛辣燥热之品，寒湿等邪气郁久化热，情志过极而化火，脏腑气机过旺等。火为阳邪，具有炎上、耗气伤津、生风动血、易致肿疡等特性。

阳热之气过盛，火热燔灼急迫，气血沸涌，则见发热恶热，颜面色赤，舌红或绛，脉数有力；热扰心神，则见烦躁不安；邪热迫津外泄，则汗多；阳热之邪耗伤津液，则见口渴喜饮、大便秘结、小便短黄等。

由火热所导致的病理变化，最常见者为伤津耗液，甚至亡阴；火热迫血妄行可见各种出血；火热使局部气血壅聚，血肉腐败而形成痈肿脓疡；火热炽盛可致肝风内动，则见抽搐、惊厥；火热闭扰心神，则见神昏谵语等，其中不少为危重证候。

火热证的临床证候，可因病变发生脏腑、组织等部位的不同，所处阶段的不同，以及轻重程度的不同，而表现出各自的特点。常见证有风热犯表证、肺热炽盛证、心火亢盛证、胃热炽盛证、热扰胸膈证、肠热腑实证、肝火上炎证、肝火犯肺证、热闭心包（神）证、火毒入脉证、热入营血证、热（火）毒壅聚肌肤证等。

按八纲归类，火热证有表实热、里实热之分。热邪外袭，卫气抗邪于外为表实热证；邪热传里，或火热之邪直接内侵，或体内阳热有余，以热在脏腑、营血等为主要表现者，为里实热证。

外感温热类疾病的基本病性是热（火）。卫气营血辨证主要是说明温（火）热类疾病在不同阶段、层次以及轻重、演变等方面的证候特点。

火热证常与风、湿、暑、燥、毒、瘀、痰、饮等邪同存，而为风热证、风火证、湿热证、暑热证、温燥证、火（热）毒证、瘀热证、痰热证、热饮证等。

病久而体内阴液亏虚者，常出现低热、五心烦热、口渴、盗汗、脉细数、舌红少津等症，辨证为阴虚证。阴虚证虽与火热证同属热证范畴，但本质上有虚实的不同，火热证以阳热之邪有余为主，发热较甚，病势较剧，脉洪滑数有力。

［辨证要点］ 新病突起，病势较剧，以发热、口渴、便秘、尿黄、舌红或绛、苔黄干、脉数有力等为主要表现。

【补充阐发】

一、“病性”的概念与内容

“病性”即病理改变的性质，亦即病理变化的本质属性。

方药中《辨证论治研究七讲》称第一步为脏腑经络定位，包括心、肺等共 10 项；第二步为定性，包括阴、阳、气、血、表、里、虚、实、风、火、湿、燥、寒、毒共 14 项。欧阳琦在《证治概要》中将辨证内容分为三型 21 项，第一型为五气为病共 5 项；第二型为脏腑主病计 10 项；第三型为邪留发病有 6 项。1979 年朱文锋研制的中医辨证机，其医理设计分为辨病位，共有 19 项；辨病因病性，含风、寒、暑、……痰、饮、……气虚、血虚、阴虚、阳虚、……气滞、血瘀等 20 项；辨病势，包括气逆、气陷、阳亢、脱等 7 项。《秦伯未医文集》列“十四纲要辨证”，包括风、寒、暑、湿、燥、火、疫、痰、食、虫、精、神、气、血。黄柄山“中医内伤性疾病辨证规律初探”（中医药学报，1982 年 1 期）等文，认为虚证、实证是基本病证的核心，具体内容包括气虚、气滞、气逆、血虚、血瘀、血热、出血、阴虚、痰饮、湿邪、阴盛、阳虚、阳盛、阳亢，共为 14 项。张震“中医辨证规范化”（云南中医杂志，1985 年 4 期），将辨证内容分为核心证候，包括虚、实、寒、热、气、血、阴、阳；病位证候，包括心、肝等；基础证候，包括阴虚、气虚、血虚、阳虚、气滞、气逆、血瘀、湿热、痰浊等。1984 年 4 月卫生部在北京召开中医证候规范化学术研讨会，明确“证”的初步定义为：证候是疾病本质的反映，在疾病发生发展的过程中，它以一组相关的脉症表现出来，能够不同程度地揭示病位、病性、病因、病机，为治疗提供依据，并指明方向。上海中医学院柯雪帆主编的《中医辨证学》之第一章为病邪辨证，第二章为病性辨证，……。

从上可知，各家的思路基本接近，都在于提出和确定辨证的基本内容，只是在具体项目上各有出入而已。并可看出，辨“病性”的概念已经确定，其具体内容总不外风、寒、暑、湿、燥、火、热、疫毒，气滞、气逆、血瘀、食积、虫积、痰、饮、水、脓，气虚、血虚、阴虚、阳虚、津液亏虚、精亏、气陷、气脱、血脱、亡阴、亡阳、阳亢，……总计约 30 项。

二、风客肌肤的常见病症鉴别

在高等中医院校教学参考丛书《中医诊断学》风淫证候中，提到风客肌肤的辨证论析，所述为：人体肌肤虚，游风袭入皮肤，与营卫相搏，与虚热相并，则皮肤瘙痒。风热相搏，则成风疹，风偏盛则疹多色白而为白疹；热偏盛则疹色赤而为赤疹。风气搏于肌肉与热气并，则生㾦瘰，状如麻豆，甚者渐大；由于风性善行而数变，故抓之即为风块，漫无定处，此起彼伏，变幻无常。《诸病源候论·风病诸候》风瘙痒候云："此由游风在于皮肤，逢寒则身体疼痛，遇热则瘙痒。"风瘙隐轸生疮候云："人皮肤虚，为风邪所折，则起隐轸（瘾疹），寒多则色赤，风多则色白，甚则痒痛，搔之则成疮。"风病诸候云："夫人阳气外虚则多汗，汗出当风，风气搏于肌肉与热气并，则生㾦瘰，状如麻豆，甚者渐大，搔之成疮。"以上三候从瘙痒、瘾疹、㾦瘰，以辨别其发生原因的同中有异，如风邪搏于皮肤的发为瘙痒；皮肤虚为风邪所折的发为瘾疹；阳虚汗多，风气搏于肌肉与热气并的则生㾦瘰。说明人体内在因素的不同，同一风邪，其发病亦随之而有所差异。

其中风客皮肤一证，以皮肤瘙痒为主症，临床辨证应与《医说·辨诸风证》所载的头风、毒风、刺风、顽风、疬风、痓风、气风、血风、皮风、肌风等瘙痒证相鉴别：头风——头皮瘙痒而多白屑；毒风——痒而面上生疮；刺风——痒痛状如针刺；顽风——麻木不识痛痒；疬风——痒而颈项斑剥；痓风——痒而面生米点；气风——瘙痒而肌肉如虫行；血风——阳囊湿痒；皮风——痒而赤白癜癣；肌风——遍体瘙痒而无皮疹；体风——身生肿毒而不痒。上列诸证，虽名为风，且病位亦多在肌肤之间，但瘙痒非其主症，或虽痒而无皮疹与㾦瘰，所以，不属风客肌肤。惟肌肤遍体瘙痒属于本证范围。

三、因寒致痛的机理

寒为阴邪，其性杀厉、收引、凝滞，最易伤人阳气，影响气血活动，引起疼痛等症。

疼痛是寒邪致病的主要表现之一。寒邪客于不同部位，可表现为不同部位的疼痛，并且可表现为不同的病形。有暴痛者，有久痛者，有猝然痛止者，有痛甚不休者，有按之可缓者，有按之无益者，但一般均有得热则疼痛停止可缓解的特点。

寒邪致痛的病理机制在《素问·举痛论》有详细论述。曰："寒气客于脉外则脉寒，脉寒则缩蜷，缩蜷则脉绌急，绌急则外引小络，故卒然而痛。得炅则痛立止，因重中于寒，则痛久矣。寒气客于经脉之中，与炅气相薄则脉满，满则痛而不可按也。寒气稽留，炅气从上，则脉充大而血气乱，故痛甚不可按也。寒气客于肠胃之间，膜原之下，血不得散，小络急引故痛，按之则血气散，故按之痛止。寒气客于侠脊之脉，则深按之不能及，故按之无益也。寒气客于冲脉，冲脉起于关元，随腹直上，寒气客则脉不通，脉不通则气因之，故喘动应手矣。寒气客于背俞之脉则脉泣，脉泣则血虚，血虚则痛，其俞注于心，故相引而痛，按之则热气至，热气至则痛止矣。寒气客于厥阴之脉，厥阴之脉者，络阴器系于肝，寒气客于脉中，则血泣脉急，故胁肋与少腹相引痛矣。厥气客于阴股，寒气上及少腹，血泣在下相引，故腹痛引阴股。寒气客于小肠膜原之间，络血之中，血泣不得注于大经，血气稽留不得行，故宿昔而成积矣。寒气客于五脏，厥逆上泄，阴气竭，阳气未入，故卒然痛死不知人，气复反则生矣。寒气客于肠胃，厥逆上出，故痛而呕也。寒气客于小肠，小肠不得成聚，故后泄腹痛矣。"

因寒引起的各种痛症，其原因是，始因寒气客于脉外，引起脉寒，寒则凝滞，脉寒则凝涩而缩蜷，缩蜷则脉绌而急，绌急则外引小络，寒气客之，所以卒然而痛。得炅（炅即阳热）即得阳热之气，阳热能温散凝涩之寒，则痛立止。由于寒气客于经脉、肠胃、小肠以及冲脉等部位的不同，故其病形亦有各异。如寒气客于冲脉，冲脉起关元，故病见有“喘动应手”；寒气客于背俞之脉，其俞注于心，“故相引而痛”；寒气客于厥阴之脉，“胁肋与少腹相引而痛”等。

四、暑证的常见证候辨析

张景岳谓：“暑有八症：脉虚、自汗、身热、背寒、面垢、烦渴、手足微冷、体重是也。”程钟龄认为辨暑证法，以自汗、口渴、烦心、溺赤、身热、脉虚为的。

以暑为主所致的疾病有伤暑、中暑、暑闭等的不同：伤暑为暑热或暑湿侵袭人体而引起，感暑较轻，其症以烦热、口渴、汗出、疲乏等为主要表现。中暑是感暑较重，系因夏季在高温或烈日下劳作，或处于气候炎热湿闷的环境，暑热或暑湿秽浊之邪卒中，热闭心神，或热盛津伤，引动肝风，或暑闭气机，以高热汗出或肤燥无汗、烦躁、口渴、神昏抽搐，或呕恶腹痛、头痛为特点。中暑以汗大出、面白、血压低等为特点者称为暑脱；以高热、昏闷不醒，或呕恶腹痛等为主要表现者称为暑厥(暑闭)；以高热、神昏、抽搐等为主要表现者称为暑风(暑痉)。另《景岳全书》有“阴暑”之名，指内伏暑气，外为风寒所闭，其症头痛身重，发热恶寒者，为风寒闭表；口渴烦心者为暑热内伏之征。

疰夏与夏季热也是发生于暑季的时令性疾病。疰夏是因暑湿之气外侵，困阻脾胃，或暑热耗伤正气，脾失健动所致，以夏季倦怠嗜卧、低热、纳差为临床特点。夏季热发于小儿，因小儿体质未充，入夏以后，不能适应外界炎热气候熏蒸而引起，以长期发热、口渴、多尿、无汗或少汗为临床特点。

五、“湿证”、“燥证”的寒热病性区分

湿与燥是一对相互对立的病因与证候。《易经·乾》称“水流湿，火就燥”，因而一般认为湿性属阴寒，燥性属阳热。如吴昆《医方考》曰：“湿为阴邪”，叶天士《外感温热篇》曰：“湿胜则阳微也”，喻昌《医门法律》曰：“燥者火类，所以火就燥也”、“燥终属热”，余奉仙《医方经验汇编·论秋燥》曰：“燥字从火，秋字亦从火，火者热之亢，乃夏后有余不尽之热，入秋偏亢，受其气者，复加新凉以触之，则成燥病”。即认为湿从水，水火相对属阴属寒，故湿的本质为阴；火热甚则干，燥亦干，故燥的本质属阳。

但是对此中医界有不同看法，有人认为湿与燥在中医学上主要是指水分津液的多少，其本身不应与寒热温凉并列相通。实际上湿有寒湿、湿热之分，燥有凉燥、温燥之别。如《伤寒悬解·伤寒类证》说：“湿为土气，土居水火之中，水阴而火阳，阴阳交感，水火相蒸则生湿气。火盛则湿化而为热，水盛则湿化而为寒。湿热者治以燥凉，寒湿者治以燥温。”《医碥·伤燥》说：“所以致燥有二：一因于寒，秋风清肃，夏令之湿至是而干，所谓风胜湿也；一因于热，夏时热盛，有湿以润之，至秋则湿退而热犹未除故燥，所谓燥万物者，莫乎火也。”《重订通俗伤寒论·伤寒兼证》亦说：“秋深初凉，西风肃杀，感之者多病风燥，此属燥凉，较严冬风寒为轻；若久晴无雨，秋阳以曝，感之者多病温燥，此属燥热，较暮春风温为重。”《六气感证要义·燥》更进一步明确说：“热燥寒燥，随乎时令之寒热，言其常耳。若时应热而反寒，时应寒而反热，则变热燥为寒燥，变寒燥为热燥，固有之矣。在乎临证详审，又不得以时拘也。”因此在辨证时不能认为湿就是寒证，燥就是热证，而应当以临床证候作为辨证的依据。

六、湿兼他邪致病的机理及临床鉴别

人民卫生出版社高等中医院校教学参考丛书《中医诊断学》在湿淫证候指出：湿邪致病常与其他病邪相混合，湿淫为病可发生于人体各部，湿邪重浊向下，伤人下部，与风淫之病相反。《医贯·湿论》："有在天之湿，雨露雾是也。在天者本乎气，故先中表之营卫。有在地之湿，泥水是也。在地者本乎形，故先伤肌肉筋骨血脉。有饮食之湿，酒水乳酪是也，胃为水谷之海，故伤于脾胃。有汗液之湿，谓汗出沾衣，未经解换者是也。有太阴脾土所化之湿，不从外入者也。阳盛则火胜，化为湿热；阴盛则水胜，化为寒湿。其证发热恶寒，身重自汗，筋骨疼痛，小便泌涩，大便溏泄，腰痛不能转侧，跗肿肉如泥，按之不起。"

在临床上，一般湿邪侵入人体，又随人身之阴阳强弱变化而为病。上论所谓"阳盛则火胜，化为湿热；阴盛则水胜，化为寒湿"。阳盛和阴盛临床上的鉴别，叶天士《外感温热篇》曾指出湿邪为害："面色白者，须要顾其阳气"，因面白是阳气衰微的征象。阳微阴盛者，湿从寒化，多为寒湿；"面色苍者，须要顾其津液"，因面苍是阴虚液亏的征象。阴虚阳盛者，内火易动，湿从热化，易为湿热。叶氏还指出："在阳旺之躯，胃湿恒多；在阴盛之体，脾湿亦不少，然其化热则一。热病救阴犹易，通阳最难。救阴不在血，而在津与汗，通阳不在温，而在利小便。然较之杂证，则有不同也。"

此外，魏荔彤认为："湿为无往着之邪，必依附于物而后行。外感之湿，非附于风寒，不能中于表；内蕴之湿，非附于寒热，不能肆于里。"湿气伤人，无处不到。在上则头重目黄，鼻塞身重；在中则痞满不舒；在下则足胫跗肿；在经络则日晡发热；在肌肉则肿满如泥；在肢节则屈伸强硬；在隧道则重着不移；在皮肤则麻；在气血则倦怠；在肺为喘满咳嗽；在脾为痰涎肿胀；在肝为胁满癫疝，在肾为腰痛阴汗；入腑则泄泻肠鸣，呕吐淋浊；入脏则昏迷不醒，等等。还有伤风湿者，里虚者宜实脾，夹风者宜解肌，夹寒者宜温散。总之，湿有二证，湿热证多，湿寒证少。当从脉症辨之：如脉滑数，尿赤涩，苔黄，自汗为湿热；脉缓濡，大便溏，苔腻，身疼无汗为寒湿。

七、虚火辨析

人民卫生出版社高等中医院校教学参考丛书《中医诊断学》在火淫证候中指出：火虽有虚实，但是虚，实质不是火。因为在人身火得其正，即为阳气，此人之火不可无，亦不可衰，衰则为阳气之虚；火失其正，是为邪热，此火之不可有，尤不可甚，甚则真阴消灼。然阳以元气言，火以病气言。所以凡病在元气者，又不可以火论。为什么呢？因为人之元气止于充足，哪得有余，既然不是有余，就不可以视之为火，所谓"无形者其化虚"，就是这个道理。惟病在形体者，乃可以察火证，因为其病变不在气即在血，所谓"有形者其化实"，就是指此而说的。故清·吴仪洛《成方切用·泻火门》说："故凡火之为病，其在外形者，必见于皮肉筋骨；其在内者，必见于脏腑九窍，如果有热证可据，则火性急裂，诚可畏也。然实火止随形质，因谓之凡火，又谓之邪火，不过病之标尔，洗之涤之，又何难哉！惟虚火则本于元气之虚，而再攻其火，非挺即刃矣。"

虚火，属不足之火，亦称虚热。其势缓涩，凝滞于此，或涩于彼，既不能升，又不能降。一般多见于火淫诸病的后期阶段。亦可见于风寒暑湿燥邪入里化热，消灼真阴的病者。清·程杏轩《医述》引罗赤诚说："虚火之患甚多，不可偏热一途。有津液之阴不足，而致火动者；有营血之阴不足，而致火动者；有精髓之阴不足，而致火动者；有阴气不足，阳气不乘阴分而生热者；又有营血衰少，外感风邪，乘虚陷入阴分，至夜发热咳嗽，而似乎阴虚火动者；有感寒邪留滞于经络阴血与骨髓之分，郁久生热，而似乎阴虚火动者；有因饮食时，或惊或恐，与食相夹，致伤阴气，留积于阴分而为患者。此皆阴分受邪，故至夜发热，而似乎阴虚火动之证。”

【古代文献】

一、风 淫 证

《素问·生气通天论》：风者，百病之始也。清静则肉腠闭拒，虽有大风苛毒，弗之能害，此因时之序也。故病久则传化，上下不并，良医弗为。

《素问·风论》：故风者，百病之长也，至其变化，乃为他病也。无常方，然致有风气也。

《医碥·中风》：风有外风，有内风。内风者，即人身中之气也。外风由于外感，内风由于内伤。

《成方便读·祛风之剂》：风者，六淫之首，百病之长。其性则善行数变，其病则出入无方。

《临证指南医案·风》：风为百病之长。盖六气之中，惟风能全兼五气，如兼寒则曰风寒，兼暑则曰暑风，兼湿曰风湿，兼燥曰风燥，兼火曰风火。盖因风能鼓荡此五气而伤人，故曰百病之长也。其余五气，则不能互相全兼，如寒不能兼暑与火，暑亦不兼寒，湿不兼燥，燥不兼湿，火不兼寒。由此观之，病之因乎风而起者自多也。然风能兼寒，寒不兼风，何以辨之？如隆冬严寒之时，即密室重帏之中，人若裸体而卧，必犯伤寒之病，此本无风气侵入，乃但伤于寒而不兼风者也。风能兼寒者，因风中本有寒气，盖巽为风，风之性本寒，即巽封之初爻属阴是也。因风能流动鼓荡，其用属阳，是合乎巽之二爻三爻，皆阳爻也。如炎溽暑之时，若使数人扇一人，其人必致汗孔闭，头痛恶寒，骨节痛等，伤寒之病作矣。斯时天地间固毫无一些寒气，实因所扇之风，风中却有寒气，故令人受之，寒疾顿作，此乃因伤风而兼伤寒者也。故有但伤寒而不伤风之症，亦有因伤风而致伤寒之症，又有但伤风而不伤寒之症。有因伤风而或兼风温、风湿、风燥、风火等症，更有暑湿燥火四气，各自致伤，而绝不兼风之症。

《医学求是·伤风分内外因说》：人有鼻塞流涕，喷嚏时作者，谓之伤风。盖偶感风邪，由项后风池而入，皮毛闭塞，肺气郁遏；而鼻为肺窍，气不宣达，上循鼻窍，激为喷嚏；气既壅遏，水湿蒸淫，溢而为涕。此外伤于风之正伤风也。又有人居密室，未犯微风，或饮食后喷嚏大作，清涕时流，身微热有汗，俗亦谓之伤风，又谓为热伤风，其实乃胃气之不降也。饮食稍多，中宫胀满，阻遏肺气，不得下行，蒸于皮毛，泄为微汗。……故治外感之伤风，以散邪为先，……治内郁之伤食，以降胃为主。

《备急千金要方·论杂风状》：风邪客于肌肤，虚痒成风疹瘙疮。风邪入深，寒热相搏则肉枯，邪客半身入深，真气去则偏枯；邪客关机中即挛；筋中亦然。

《医学摘要·中风》：人必本气先伤，而后风邪得以中之。故邪中于络，口眼歪斜。邪中于经，手足不遂。

《四圣悬枢·风寒异邪》：四时感伤之因，有风有寒，寒者天地之阴气，风者天地之阳气。阳主开，阴主阖，伤于寒者，皮毛开而寒束之，故窍闭而无汗；中于风者，皮毛闭而风泄之，故窍开而有汗。气统于肺，金性清凉而降敛，血司于肝，水性温暖而升发。肺气清降则窍阖，肝血温升则窍开。人之汗孔秋冬则阖者，气清而敛之也；春夏则开者，血温而发之也。秋冬窍阖而有偶开，则寒气伤之；春夏窍开而有时偶闭，则风气中之。此四时之邪感伤之因也。

《杂病证治·辨证》：外风所伤，鼻流清涕，咳吐有痰，痰必清稀；内热内风，鼻流浊涕，咳甚有痰，痰必稠浊。夫风为阳邪，循经彻络，传变多端，与伤寒相似。但伤风必鼻塞流涕且多恶风，若居暖室之中则坦然自如；伤寒必头痛恶寒且多呃逆，虽近烈火之傍仍复恶寒也。故伤风在表有汗手足微烦；伤寒在表无汗而手足微冷。伤风在表，肺热而皮肤发疹；伤寒在里，胃热而肌肉发斑。

二、寒淫证

《素问·离合真邪论》：寒则血凝泣。

《灵枢·岁露论》：寒则皮肤急而腠理闭。

《素问·举痛论》：寒则气收，……寒则腠理闭，气不行，故气收矣。

《简明医彀·伤寒》：夫寒邪中人，阳经受病，……寒主收引，腠理闭塞其阳气，为遍身热，可即以发散药服之。腠理开，汗出而邪解，阳气得泄，身凉而愈。

《医学摘粹·杂证要法》：感寒者，触受风寒也。四时俱有感寒之证，脉浮或紧，头痛发热无汗，或恶寒，或咳嗽不禁，即伤寒之浅者。

《医学心悟·医门八法·论汗法》：风寒初客于人也，头痛发热而恶寒，鼻塞身重而体痛，此皮毛受病，法当汗之，若失时不汗，或汗不如法，以致腠理闭塞，荣卫不通，病邪深入，流传经络者有之，此当汗不汗之过也。

《医醇賸义·中寒》：寒气中人，为祸最烈。……伤寒者，寒从外来；中寒者，寒从内发。伤寒多发热之候；中寒则但有厥冷，而无发热之候。此必其人之真阳先亏，坎中之火渐为水淹；又必有澄寒痼冷，伏于脏腑，一遇寒气，积病猝发，极为危险。……见症列后：真心痛者，水来克火，寒邪直犯君主，脘痛，呕吐，身冷，手足青至节，甚则旦发夕死，……厥心痛者，中寒发厥而心痛也。虽在包络，然已是心之外府，故手厥逆，身冷汗出，便溺清利，甚亦朝发夕死；……直中少阴，肾气厥逆，腹疼下利，手足厥冷，小便清利；……直中厥阴，肝气厥逆，胁下及腹中绞痛，下利，手足厥冷，指爪皆青。

三、暑淫证

《素问·生气通天论》：因于暑，汗，烦则喘喝，静则多言，体若燔炭，汗出而散。

《灵枢·岁露论》：暑则皮肤缓而腠理开。

《丹溪心法·中暑》：暑乃夏月炎暑也，盛热之气者，火也。

《治病法轨·中暑》：暑者，天气郁热之称，人在暑天，如在蒸笼之内，热气逼迫，致毛孔开而汗大泄，将人身阳气发泄无遗。

《古今图书集成·医部全录·卷二百三十一·暑门》注：天之阳邪，伤人阳气；气伤外驰，故汗出也。气分之邪热盛，则迫及所生；心主脉，故心烦。肺乃心之盖，故烦则喘喝。如不烦而静，此邪仍在气分而气伤，神气虚故多言也。天之阳邪，伤人阳气，两阳相搏，故体若燔炭。阳热之邪，得吾身之阴液而解，故汗出乃散也。

四、湿淫证

《弄丸心法·伤湿》：湿之为害亦大矣。然有内外之分，又有风湿、热湿、寒湿之异。

《临证指南医案·湿》：湿为重浊有质之邪，若从外而受者，皆由地中之气升腾；从内而生者，皆由脾阳之不运。……其伤人也，或从上，或从下，或遍体皆受，此论外感之湿邪，著于肌躯者也。……如其人饮食不节，脾家有湿，脾主肌肉四肢，则外感肌躯之湿，亦渐次入于脏腑矣。亦有外不受湿，而但湿从内生者，必其人膏粱酒醴过度，或嗜饮茶汤太多，或食生冷瓜果及甜腻之物。治法总宜辨其体质阴阳，斯可以知寒热虚实之治。若其人色苍赤而瘦，肌肉坚结者，其体属阳，此外感湿邪，必易于化热；若内生湿邪，多因膏粱酒醴，必患湿热、湿火之证。若其人色白而肥，肌肉柔软者，其体属阴，若外感湿邪，不易化热；若内生之湿，多因茶汤生冷太过，必患寒湿之证。

《温病条辨·上焦篇·寒湿》：湿为阴邪，自长夏而来，其来有渐，且其性氤氲粘腻，非若寒邪之一汗而解，温热之一凉则退，故难速已。

《伤寒绪论·时行》：天之热气下，地之湿气上，人在是气之中，无隙可避，故病之繁而且苛者，莫如夏月为最。以无形之热，蒸动有形之湿，即无病之人感之，尚未免于为患，况素有湿热，或下元虚人，安得不患湿温之证乎？

《证治汇补·湿症》：湿气伤人，在上则头重目黄，鼻塞声重，在中则痞闷不舒，在下则足胫跗肿。

《杂证会心录·论湿病》：湿病有外因、内因之不同，湿热、寒湿之各别。外因之湿，有感天地之气者，则雨露水土；有中阴湿之气者，则卧地湿衣，多伤人皮肤筋脉者也。内因之湿，有由于饮食者，则酒酪炙煿；有由于停积者，则生冷瓜果，多伤人脏腑脾胃者也。其见症也，在肌表则为发热，为恶寒，为自汗；在经络则为痹重，为筋骨疼痛，为腰痛不能转侧，为四肢痿弱酸痛；在肌肉则为麻木跗肿，为黄疸，为按肌肉如泥；在脏腑则为呕恶胀满，为小水秘涩黄赤，为大便泄泻，为后重癞疝等证。然在外者为轻，在内者为重，及其甚也，则未有表湿而不连脏者，里湿而不连经者。况湿从内生，多由气血之虚，水不化气，阴不从阳而然。即湿从外入，亦由邪之所凑，其气必虚之故。

五、燥 淫 证

《素问·六元正纪大论》：燥胜则干。

《素问玄机原病式·燥类》：诸涩枯涸，干劲皴揭，皆属于燥。

《医门法律·伤燥门》：燥胜则干。夫干之为害，非遽赤地千里也。有干于外而皮肤皴揭者；有干于内而精血枯涸者；有干于津液而荣卫气衰，肉灼而皮着于骨者。

《重订通俗伤寒论·伤寒兼证》亦说："秋深初凉，西风肃杀，感之者多病风燥，此属燥凉，较严冬风寒为轻；若久晴无雨，秋阳以曝，感之者多病温燥，此属燥热，较暮春风温为重。"

《杂病源流犀烛·燥病源流》：夫阳明燥金，乃肺与大肠之气也。故燥之为病，皆阳实阴虚，血液衰耗所致。条分之，虽有风燥、热燥、火燥、气虚燥之殊，要皆血少火多之故。是以外则皮肤皴揭，中则烦渴，上干咽鼻干焦，下则溲赤便难，阳有余而阴不足，肺失清化之源，肾乏滋生之本，痿消噎挛，皆本乎此，治法惟以滋金养血为主。所为热燥，病在里者也，耗人津液，故便秘消渴生焉。所谓风燥，病在表者也，皮肤枯，毛发槁，故干疥爪枯生焉。所谓火燥，病亦在里者也，东垣云：饥饱劳役，损伤胃气，及食辛辣厚味而助火，邪伏于肺中，耗散真阴，津液亏少，故大便燥结；而其燥结，又有风燥、热燥、阳结、阴结之殊，治法总惟辛以润之，苦以泻之。

六、火 热 证

《素问·五运行大论》：南方生热，热生火。……在天为热，在地为火。

《素问·至真要大论》：诸热瞀瘛，皆属于火。……诸禁鼓栗，如丧神守，皆属于火。……诸逆冲上，皆属于火。诸胀腹大，皆属于热。诸躁狂越，皆属于火。……诸病有声，鼓之如鼓，皆属于热。诸病跗肿，疼酸惊骇，皆属于火。诸转反戾，水液浑浊，皆属于热。

《素问玄机原病式·热类》：诸病喘呕吐酸，暴注下迫，转筋，小便混浊，腹胀大，鼓之如鼓，痈疽疮疹，瘤气结核，吐下霍乱，瞀郁肿胀，鼻塞鼽衄，血溢血淋，淋闷身热，恶寒战栗，惊惑悲笑，谵语，衄衊虚，血汗，皆属于热。手少阴君火之热，乃真心小肠之气也。

《素问玄机原病式·火类》：诸热瞀瘛，暴喑冒昧，躁扰狂越，骂詈惊骇，胕肿疼酸，气逆冲上，禁栗如丧神守，嚏呕，疮疡喉痹，耳鸣及耳聋，呕涌溢，食不下，目昧不明，暴注瞤瘛，暴病暴死，皆属于火。手少阳相火之热，乃心包络三焦之气也。

《医醇賸义·火》：肺火自本经而发者，缘燥气相逼，清肃之令不能下行，故肺气焦满，微喘而咳，烦渴欲饮，鼻端微红，肌肤作痒。……心火炽盛，五中烦躁，面红目赤，口燥唇裂，甚则衄血吐血。……肝胆火盛，胁痛耳聋，口苦筋痿，阴痛，或淋浊溺血。……脾有伏火，口燥唇干，烦渴易饥，热在肌肉。……肾火者，龙火也。龙不蛰藏，飞腾于上，口燥咽干，面红目赤，耳流脓血，不闻人声。……胃火炽盛，烦渴引饮，牙龈腐烂，或牙宣出血，面赤发热。……小肠火，心经之火，移于小肠，溲溺淋浊，或涩或痛。……大肠火，肺经之火，移于大肠，大便硬秘，或肛门肿痛。……风火，风助火势，其性上升，面红目赤，口燥咽痛。

七、六淫证候

《医学心悟·六气相杂须辨论》：六气者，风、寒、暑、湿、燥、火是也。……假如脉浮缓，自汗头痛，发热而恶风者，伤风也；脉浮紧，无汗头痛，发热而恶寒者，伤寒也。此随时感冒，虽在暑月，亦必有之。亦有纳凉饮冷，脏受寒侵，遂至呕吐痛泻，脉沉迟，手足厥冷，口鼻气冷，此乃夏月中寒之候，反因避暑太过而得之也。至于暑症，乃夏月之正病，然有伤暑、中暑、闭暑之殊。伤暑者，病之轻者也，其症汗出、身热而口渴也；中暑者，病之重者也，其症汗大泄，昏闷不醒，蒸热齿燥，或烦心喘喝、妄言也；闭暑者，内伏暑气，而外为风寒闭之也，其头痛身痛，发热恶寒者，风寒也；口渴烦心者，暑也。其有霍乱吐泻而转筋者，则又因暑而停食、伏饮以致之也。然停食、伏饮，湿气也，或身重体痛，腹满胀闷，泄利无度，皆湿也。风寒暑湿，四气动而火随之，是为五气。

《王氏医存·六淫所在为病大略》：风在皮毛作疮，在肌肉作麻，在筋作痛，在骨作响。寒在皮毛作栗，在肌肉作木，在筋作痰，在骨作痛。暑在皮作炙，在肌肉作热，在筋作缓，在骨作软。湿在皮毛作黄，在肌肉作肿，在筋作痿，在骨作重。燥在皮毛作干，在肌肉作瘦，在筋作露，在骨作柴。火在皮毛作燎，在肌肉作疼，在筋作痛，在骨作蒸。

《医学心悟·六气相杂须辨论》：假如脉浮数，自汗，头痛，发热而恶风者，伤风也；脉浮紧，无汗，头痛，发热而恶寒者，伤寒也。此随时感冒，虽在暑月，亦必有之。亦有纳凉饮冷，脏受寒侵，遂至呕吐痛泻，脉沉迟，手足厥冷，口鼻气冷，此乃夏月中寒之候，反因避暑太过而得之也。至于暑症，乃夏月之正病，然有伤暑、中暑、闭暑之殊。伤暑者，病之轻者也，其症汗出、身热而口渴也；中暑者，病之重者也，其症汗大泄，昏闷不醒，蒸热齿燥，或烦心喘喝、妄言也；闭暑者，内伏暑气，而外为风寒闭之也，其头痛身痛，发热恶寒者，风寒也，口渴烦心者，暑也。其有霍乱吐泻而转筋者，则又因暑而停食、伏饮以致之也。然停食、伏饮，湿气也，或身重体痛，腹满胀闷，泄利无度，皆湿也。风寒暑湿，四气动而火随之，是为五气。所谓夏兼五字者以此。

【研究进展】

一、六淫证动物模型的研制

(一) 风寒证动物模型的研制

1. 皮下注射新鲜啤酒酵母法　沈映君等[1]采用大鼠皮下注射新鲜啤酒酵母法复制出

“类表寒证”动物模型，可见2～3小时的低温时相，动物表现为耸毛、蜷缩、四肢发冷、耳壳苍白，肛温下降1.5℃左右，3小时后恢复正常，故将此低温时相视为“类表寒证”动物模型。经进一步研究认为，大鼠皮下注射一定数量的肺炎球菌活菌，在攻毒后2～7小时段属于表证的恶寒期，并结合辛温、辛凉方药进行了有关研究。

2. 模拟风寒刺激法　陈新等[2]根据中医六气病因学说中的风、寒二气，用自制风寒刺激箱（箱内工作指标：温度10℃±3℃，风速2.5m/s）建立美国国立卫生研究院（NIH）小鼠风寒表证模型，将4组NIH雄性小鼠分别于处死前1、3、5、7天置于风寒刺激箱内，每天刺激一组，每组刺激10小时，中间间隔1小时，以便动物摄食、饮水。结果动物网状内皮系统（RES）廓清功能及腹腔巨噬细胞（PM噬）释放过氧化氢（H_2O_2）量均受到明显抑制，免疫抑制高峰发生在风寒刺激后第3天，刺激后第5天、第7天逐渐恢复正常，表现为一过性抑制，认为此结论印证了中医“邪之所凑，其气必虚”的发病理论。陈新[3]用此模型动态观察了亚急性风寒环境刺激对小鼠免疫器官等的影响，结果表明亚急性风寒环境刺激不但可抑制单核-巨噬系统免疫功能，而且还可一过性地导致胸腺萎缩、脾脏减重、胸腺组织cAMP含量及cAMP/cGMP比值升高、外周淋巴细胞α-醋酸萘酚酯酶（α-NAE）阳性率下降以及脾细胞分裂原反应性降低，提示风寒二气致病的一个主要机制是降低了机体整体免疫功能，导致抵抗力下降，从而易于罹患流感等疾病。杨士友等[4]用Sprague Dawley（SD）大鼠建立了早期为风寒表证、后期演变为寒凝血瘀证的动物模型。具体方法为将SD大鼠喂养于恒温20℃±2℃，相对湿度40%±5%的环境中，造模时移植于全不锈钢丝笼，每笼5只，调节电风扇的距离和转速，使大鼠感受到风力为5～6级，调节室温为5℃±2℃、RH为40%±5%。施加造模因素6天后，动物出现恶风寒、弓背毛耸、喷嚏、流涕、摄食减少、饮水增多、体温明显升高、体重明显降低、血压呈升高趋势等类似风寒表证的表现。但后期14天后，随着感邪增加，风寒入里，演变为寒凝血瘀证候。

3. 降温吹风法　陈克进[5]等根据中医“肺朝百脉”的生理特点及“重寒伤肺”的病理学观点，采用降温吹风法复制风寒犯肺证动物模型。具体方法为选用阉割后的猪，20%乌拉坦耳静脉注射麻醉后，即在猪的两侧放置适量冰块，并相距电风扇1米吹风，持续2小时，结果提示风寒犯肺可致造模动物微血管数减少、管径增粗、血流受阻等微循环障碍等百脉不利的病理改变。

（二）风热证动物模型的研制

1. 皮下注射新鲜啤酒酵母法　沈映君等[6]在复制“类表寒证”动力的模型实验时，动物表现低温时相（2～3小时）后随即体温逐渐升高，7～8小时发热达高峰，这一体温变化过程类似中医的表寒化热，故可视为“类表热证”动物模型，致热源常选用内生性致热源、啤酒酵母、过期疫苗等，动物常选用家兔、大鼠。

2. 仙台病毒接种法　杨进等[7]采用多种攻毒方法，采用多种病原微生物或细菌病毒作为攻毒的材料，如细菌（金黄色葡萄球菌、巴氏杆菌等）、内毒素（大肠杆菌内毒素）和病毒（仙台病毒、流感病毒、免瘟病毒等）等以不同的途径接种动物，在攻毒初期均或多或少地出现类似表证的表现。在多种方法中以仙台病毒等接种小鼠（鼻腔滴入）或家兔（气管滴注）方法所出现的类似表证较为稳定，可重复性好，给小鼠鼻腔滴入仙台病毒4小时后，先后呈耸毛、团缩聚卧、活动甚少、进食明显减少等表现；攻毒8小时，肺脏无明显实质性病变，攻毒8小时后，肺脏有较轻的局灶性病变；12小时后明显加重。提示在攻毒4～12小时内，肺脏病较轻微，这一阶段可认为是处于风热证时期。

（三）寒淫证动物模型的研制

1. 冰水灌胃法 黎敬波等[8]将wistar大鼠随机分为空白组、单纯溃疡组与胃实寒证组3组。麻醉下采用20%醋酸微量注射法造模。造模后空白及溃疡组灌饲生理盐水2ml/100g体重，2次/天。胃实寒证组灌饲冰水施加寒性刺激，2ml/100g体重，2次/天，制成了胃实寒证模型。第7天开始检测穴区辐射热、pH及氧分压。发现胃实寒证组中脘穴区温度降低的同时，pH及氧分压也降低。

2. 低温冷冻法 吴垦莉[9]选用健康青紫蓝家兔40只，雌雄不拘，体重2.5kg左右。分为四组，即冻后1天、3天、5天和正常对照组，每组10只。造模方法：剪净两侧后腿足的毛，用70%的酒精消毒，上、下、左、右围置冰袋（3份冰＋1份结晶氯化钙，粉碎混合，温度降至－20～－25℃）。冷冻1.5小时，在45℃温水中复温5分钟（室温12℃）。分别测肛门体温、趾间皮温、足背周径，观察眼球结膜微循环、肢体血流量。家兔的发病表现：实验兔两侧后腿足局部冷冻后，显示精神委靡不振，两后肢匍匐，行走困难。冻后1天，后肢足背肿胀，皮肤呈紫色，出现耸毛，不活泼，蜷缩少动，反应迟钝，心跳加快，呼吸急促，冻后3～5天足背肿胀、呈紫色，三组足背周径，明显大于对照组（$P<0.005$）。多数兔足背、脚趾见有大小不等的水泡。微循环观察：冷冻后10只兔的眼球结膜毛细血管的轮廓、管壁模糊不清晰。血管的血色、血流、网交点都显示异常。肢体血流量测定：肢体阻抗血流图、肢体光电容积波、股动脉血流量，在冻后1～3天均发生明显改变，出现血流缓慢，流量减少。至第5天，血流量虽有减少，但不十分明显。病理形态学观察：光镜查见足背皮肤出血、瘀血、水肿、坏死、中小细静脉弹力纤维拉直断裂，血管壁坏死，见有纤维素性和混合血栓形成，弥散分布。在肺组织中发现有出血、瘀血，中小细静脉内膜增厚，内皮细胞肿胀，弹力纤维拉直断裂，红细胞聚集，见有纤维素性和混合血栓形成。少数肌性小动脉见有血管内膜增厚，内皮细胞肿胀，有混合血栓形成。在肾、肝、脾、脑中也见有瘀血，散在出血。电镜观察到足背皮肌细胞坏死，核和细胞器崩解，肌丝断裂，间质出血、瘀血、水间隔上皮细胞坏死，肺泡隔毛细血管内皮坏死，以上病变以3～5天为最明显。

（四）湿淫证动物模型的研制

人工模拟潮湿环境法：章敏等[10]根据中医六淫湿邪形成理论，人工模拟潮湿环境，研制湿邪大鼠模型。方法如下：将健康大鼠分别在外湿、寒湿、湿热、寒冷、温热、正常及无菌等环境（设定相应温湿度）中造模30天，观察并记录其进食量、饮水量、体重、精神活动、毛色、皮肤及关节、大便等情况。结果显示各高湿度组动物进食、饮水量明显改变，且体重增长速度减慢，出现关节肿胀，甚至皮肤破溃，大便不成形，精神不振，活动减少等情况。相对于正常组，胃泌素与胃动素检测，各高湿度组均存在不同程度的统计学差异（$P<0.05$或$P<0.01$）。说明了外湿致病动物模型的体征及发病症状，符合中医中关于外湿致病的理论及临床情况，外湿困脾胃，影响水谷运化，致纳差便溏，其发生机理与胃肠激素存在一定联系。

（五）燥淫证动物模型的研制

1. 温燥证动物模型 丁建中等[11]采用无特定病原体级（SPF）昆明种小鼠，在模拟温燥条件下造模，分为常温常湿组（温度15℃±2℃、相对湿度70%±2%）、常温燥组（温度15℃±2℃、相对湿度33%±2%）、温燥组（温度22℃±2℃、相对湿度33%±2%），三组的风速和每天处理时间都一样，分别为2.5m/s和5小时。第7天与第14天分别进行气道与皮肤组织病理、气道液IgG抗体（IgG-R）、血液流变学、细菌攻击试验、气管细胞*bcl*-2、*bax*基因表达的检测。结果表明：与常温常湿组相比，至第14天，常温常湿组气管组织未见异常，皮肤毛球数多且毛干生长层次清晰，足垫皮肤汗腺丰富；常温燥组肺泡轻度充血；温燥组气管上皮鳞状化生与炎性细胞浸润、气管纤毛多呈灶状缺损、≥40%气管浆液腺上皮黏液腺化生，肺泡充血、水肿等较第7天严重；皮肤表皮皱缩，毛囊变短，毛乳头数减少，足垫表皮增厚，汗腺减少与皮下结缔组织增生。温燥组气管、肺与皮肤病变明显，肺细菌数增高，IgG-R持续降低与血浆黏度增高（$P<0.01$），气管细胞*bcl*-2表达下降说明温燥灼肺伤津，致气道IgG抗体持续降低与"纤毛-黏液毯"局部御邪屏障受损，津伤则生血不足，继之血液黏度增高；肺津宣输失司则皮肤"枯、涸、皴、揭"，为温燥致病提供组织学基础。

2. 凉燥证动物模型　丁建中等[12]采用无特定病原体级(SPF)昆明种小鼠，在模拟温燥条件下造模，分为常温常湿组（温度15℃±2℃、相对湿度70%±2%）、常温燥组（温度15℃±2℃、相对湿度33%±2%）、凉燥组（温度8℃±2℃、相对湿度33%±2%），三组的风速和每天处理时间都一样，分别为2.5m/s和5小时。病理检查可见凉燥组第14天气管上皮鳞状化生与炎性细胞浸润，气管纤毛多呈灶状缺损，肺泡充血、水肿明显，≤20%气管浆液腺上皮黏液腺化生，足垫皮肤汗腺明显减少与结缔组织增生等。与常温常湿组比较，凉燥组第7天呼吸道液黏多糖(Rs)减少，显示凉燥早期气道液分泌严重减少而具"干"之特点。而凉燥组第14天Rs明显增多（$P<0.01$），其机理可能是凉燥之邪的凉气可伤肺阳而致肺津不化、凝聚成痰饮，故气道液明显增加。气道纤毛受"凉凝"之气道液刺激而病理性运动加快。凉燥组细菌攻击后Rs明显减少，也提示生物病原攻击可加重气道分泌障碍与"正气"受损。故凉燥组肺细菌数是常温常湿组的7.1倍，结果提示凉燥病机之一与损伤气道分泌与"纤毛-黏液毯"有关。凉燥组血液黏度变化不明显，但红细胞刚性指数增高，提示血液运行不畅。常温常湿组与凉燥组气管细胞凋亡率均较低（≤0.3%），但凉燥组气管*bcl*-2阳性细胞多见于气管纤毛缺损或鳞状上皮化生处。

（六）火热证动物模型的研制

1. 松节油结合中药灌胃法　梁月华等[13]选用wistar大鼠，首先喂党参、黄芪100%水煎液，4ml/d，共1周，以提高交感神经和内分泌的功能活动，随后皮下注射致热物松节油2ml引起发热，大鼠体温可达40.3℃，持续3日，随后恢复。此种方法克服了单纯用党参或单纯用松节油只引起发热，而交感神经和内分泌变化不大的缺点，更接近热证的本质。

2. 辣椒汁、白酒灌胃法　黎敬波等[8]选用wistar大鼠，雌雄各半，体重180～220g。方法：先用20%醋酸微量注射制备胃溃疡模型，然后分单纯胃溃疡组和实热胃溃疡2组，后者胃饲辣椒汁、白酒混合液2ml/100g体重，2次/日，共7日。结果显示胃实热证组大鼠中脘穴区温度升高，pH及氧分压值均升高，说明胃实热证组大鼠中脘区局部组织表现为代谢增强。

3. 肠源性内毒素法　田在善等[14]采用静注醋酸铅(pb-Acet)和五羟色胺(5-HT)，同时口灌脂多糖(LPS)的方法，对大鼠进行肠源性内毒素血症(EETM)造模。治疗组在造模同时和其后6小时共2次经口投予100%大承气汤(DT)煎剂（1ml/100g体重）进行治疗。造模24小时后处死动物，剖检肝、肺、肾做光镜下检查。结果表明：模型组大鼠肺间质充血，肺泡隔明显增厚，肺小血管腔内中性粒细胞聚集，肺间质及肺泡出血、水肿，伴中性粒细胞浸润，微血栓形成。肝脏显示肝窦扩张，窦内枯否氏细胞肿胀、数量增多，并可见中性粒细胞；肝细胞呈小灶性或灶性坏死。肾脏显示间质及肾小球充血，肾小管上皮细胞变性，少数脱落；个别动物肾小球缺血，肾球囊腔明显增大；肾小管内可见多量管型。而DT治疗组肝、肺、肾病理改变则明显减轻。

二、六淫证本质的研究

（一）寒淫证和热淫证本质的研究

1. 神经递质含量　富宏[15]、梁月华[16]等研究发现，寒证大鼠内5-羟色胺含量均高于对照组，而儿茶酚胺变化不大；脑内5-羟色胺含量增多，去甲肾上腺素变化不大；红细胞膜乙酰胆碱酯酶活性增高。热证大鼠内脏的儿茶酚胺含量高于对照组，脑内去甲肾上腺素含量升高，红细胞膜上乙酰胆碱酯酶活性降低。

2. 垂体-肾上腺皮质系统、甲状腺系统、性腺系统　梁月华等[17-18]观察到，热证大鼠血清和垂体内促甲状腺素均高于对照组，说明垂体内促甲状腺素合成加速释放也增多，也反映丘脑下部促甲状腺激素释放激素释放增多；尿内17-经皮质类固醇排出量增多，肾上腺内皮质素含量高于对照组，表明肾上腺皮质素合成加速，释放增多，也反映垂体内促肾上腺皮质激素释放活跃，血清和垂体内黄体生成素升高，反映了垂体-性腺系统兴奋性增强。寒证大鼠则基本出现与此相反的结果。

3. 能量代谢　热证患者基础代谢率偏高，寒证患者则偏低。张伟荣等[19]研究结果显示：热体组腺苷激酶活性比寒体组、正常组均高；热体大鼠的肝匀浆钠-钾ATP酶活性比寒体大鼠高。在氧化磷酸化反应过程中有着重要作用的琥珀酸脱氢酶活性的增高，也标志着三磷腺苷生成的增多。陈群等[20]研究表明热证时琥珀酸脱氢酶活性升高，提示此时机体的能量代谢处于亢盛状态，而用清热解毒、滋阴清热中药治疗后，琥珀酸脱氢酶活性有所降低。

4. 病理学及超微结构变化　重庆医学院新医病理学研究小组[21]报道：热证时常见内脏器官呈急性炎症、动脉充血与出血、体表血管扩张等。徐志伟等[22]研究发现，热证大鼠对甲状腺激素的需要增加，甲状腺滤泡上皮细胞呈增生性变化，上皮细胞呈高柱状，其中粗面内质网扩张和上皮细胞顶部胞质加宽，滤泡腔内空泡状胶质颗粒增多，标志着甲状腺滤泡合成和分泌甲状腺激素的功能活跃。

（二）湿淫证本质的研究

1. 湿邪与致病菌密切相关　张六通等[23]发现外湿证大鼠的大便细菌总数，大肠杆菌数显著增加，且出现较早(造模7天时)，而且双歧杆菌数减少；外湿组、寒湿组及湿热组双歧杆菌数均减少，其屏障作用减弱。乳酸、乙酸的生成减少，引起需氧或兼性厌氧菌增加。导致某些肠道致病菌在肠黏膜上定植、繁殖而引起腹泻。戴小玲[24]通过对1180例胃炎患者进行辨证规律的研究，发现湿阻证以活动性炎症所占比例最高，而幽门螺杆菌(HP)是引起活动性炎症的重要因素，认为胃炎活动性炎症所表现的湿阻证候与HP感染有关。

2. 湿邪与免疫功能　张六通等[23]在实验中发现外湿组大鼠免疫功能性及T淋巴细胞单克隆抗体Th/i下降，巨噬细胞吞噬功能降低，粪便SIgA反应性增高；外湿组Th/i、白介素Ⅱ(IL-2)降低，T淋巴细胞单克隆抗体Th/s比值有增高的趋势。另外，严灿[25]观察了湿阻证等患者T淋巴细胞亚群、白介素Ⅱ受体、红细胞免疫功能、尿木糖排泄率等指标变化，发现湿阻证患者的免疫调节出现紊乱。

3. 湿邪与能量代谢　张六通等[23]在实验中发现外湿组大鼠骨骼肌线粒体氧化磷酸化效率(ADP/O)及呼吸控制率(RCR)降低，胃泌素分泌减少，胃动素和醛固酮分泌增加；肺、肾、胃、大小肠、肝、关节均有不同程度的病理改变。外湿组ADP/O和RCR均降低，ATP生成减少，导致活动减少，四肢无力。机体处于低能消耗状态，肌肉不能获得足够的能源而消瘦。临床研究发现湿阻证的患者肌酸激酶(CK)含量下降，提示有能量代谢障碍。

4. 湿邪与胃肠道功能 姜学连[26]观察湿阻证的动物出现食欲不振、饮水量少、倦怠、便溏等症状和体征，并且胃液 pH 升高，血清胃泌素、肌糖原、小肠 D-木糖吸收率明显降低，胃肠推进运动减慢。从现代医学角度来看，说明湿邪可以引起胃肠消化、吸收及运动功能减弱。易晓谨发现湿阻证动物出现肺、胃、大小肠、肾等组织有不同程度的炎性病理损伤，其中尤以胃肠道损伤为重。张六通[23]在实验中发现外湿组大鼠的胃与大小肠主要表现为黏膜的糜烂，小肠绒毛上皮变性、坏死、脱落以及炎细胞浸润的慢性炎症反应，可能是纳差和稀便的病理基础。

三、六淫证研究述评

六淫证的研究离不开对六淫邪气的正确认识，六淫致病的临床表现是机体体质、病种、致病因素等综合作用的表现。自然界异常的气候条件对病原微生物和人体抵抗力均有重要的影响，是发病的外因，而机体体质情况是发病的内因。因此对六淫证的研究是整体性的研究，其研究难度并不比脏腑各证的研究来得容易，相反会觉得更难于入手，这也许是六淫证研究文献偏少的原因。近年来许多学者根据中医传统的病因理论，复制了风寒证、风热证、寒淫证、燥淫证等动物模型；在六淫证本质方面也取得了一些可喜的进展。总体来说还是处在初级阶段，在研究中主观判断的成分较多，很多动物模型的重复性不够，未经历过时间的检验。在证本质的研究方面，涉及各系统的病种比较单一，可能缺乏代表性，说服力不够，不能全面反映各六淫证的共性及个性特征。今后在动物模型的复制思路方面不仅要继续坚持根据中医传统病因理论来指导造模工作，进一步在人工模拟六淫方面做好规范化和标准化工作，摸索出最佳的六淫致病的模拟条件参数；而且要加强外感六淫证的临床基础研究，积极探索外感六淫对机体内环境的影响，开展多系统病种的研究，积累微观辨证的实验依据，只有密切结合临床的基础研究，并在动物模型方面进一步验证和修正，才能科学地揭示六淫证的本质。

参 考 文 献

[1] 沈映君，王一涛，王家葵，等. 解表方药研究的思路与实践. 中医杂志，1992(5)：51-53

[2] 陈新，区永欣，陈洁文. 人工风寒环境对小鼠单核巨噬细胞系统吞噬功能的影响. 中国中西医结合杂志，1993，13(12)：739-741

[3] 陈新. 亚急性风寒环境刺激对小鼠免疫功能影响. 中国中医基础医学杂志，1998，4(3)：18-20

[4] 杨士友，孙备，裴月梅. 风寒表证和寒凝血瘀证动物模型研究. 中国中医基础医学杂志，1997，3(1)：54-56

[5] 陈克进，刘青，俞良栋，等. 风寒犯肺(猪)模型球结膜微循环的观察. 中国中医药科技，1994，1(6)：8-10

[6] 沈映君. 中药药理学. 北京：人民卫生出版社，2000：311-320

[7] 杨进，陆平成，龚婕宁. 表证动物模型研制的思路与方法. 中国中医药科技，1996，3(1)：35-36

[8] 黎敬波，葛金文. 胃溃疡胃实寒、实热证模型大鼠经穴辐射热、pH 值、氧分压的检测研究. 湖南中医学院学报，1998，18(3)：56-57

[9] 吴垦莉，张珊珊. 寒凝血瘀证动物模型的研制. 中国中医基础医学杂志，1996，2(2)：49-51

[10] 章敏，陈刚，张六通，等. 六淫湿邪动物模型研究. 湖北中医杂志，2007，29(9)：5-7

[11] 丁建中，龚权，张六通，等. 温燥致病机制的实验研究. 中医杂志，2007，48(11)：1024-1026，1032

[12] 丁建中,张六通,龚权．凉燥致病机制的实验研究．时珍国医国药,2007,18(11):2636-2638

[13] 梁月华．寒热本质研究进展．中医杂志,1996,37(12):747-750

[14] 田在善,李东华,沈长虹．大承气汤对肠源性内毒素血症模型大鼠肝、肺、肾损害保护作用的病理学观察．天津中医,1998,15(1):34-37

[15] 富宏,彭先忠,蔡添浩．寒热证患者红细胞膜乙酰胆碱酯酶活性测定．中国中西医结合杂志,1995,15(6):351-352

[16] 梁月华,李新萍,任红．寒证热证时中枢、内脏、尿内儿茶酚胺及5-羟色胺的变化．中医杂志,1991,32(12):38-40

[17] 梁月华,王传社．形成虚寒证中枢抑制物的研究．中医杂志,1989,30(5):47-49

[18] 梁月华,施天华,任红．形成虚热证的中枢兴奋物质的研究．中医杂志,1998,39(8):493-494

[19] 张伟荣．寒体和热体的实验研究．中西医结合杂志,1991,11(8):477-479

[20] 陈群,刘亚梅,徐志伟,等．实热证、虚热证模型大鼠肝细胞琥珀酸脱氢酶活性研究．北京中医药大学学报,2000,23(5):48-49

[21] 重庆医学院新医病理学研究小组．"八纲"之病理解剖学基础初探．新医药学杂志,1975,3(3):114-147

[22] 徐志伟,陈群,刘亚梅,等．实热证、虚热证造模大鼠甲状腺超微结构及功能对比研究．中医杂志,2001,42(1):43-44

[23] 张六通,梅家俊,黄志红,等．外湿致病机理的实验研究．中医杂志,1999,40(8):496-498

[24] 戴小玲．慢性胃炎中医辨证规律研究．辽宁中医杂志,1997,24(10):453-455

[25] 严灿．湿阻证患者免疫调节功能的观察及其机理探讨．中国中医基础医学杂志,1998,4(6):38-41

[26] 姜学连．湿邪致病机理的初步实验研究．宾州医学院学报,1992,15(4):306-307

第二节　辨阴阳虚损证候

【基本内容】

辨阴阳虚损证候,是根据患者所表现的症状、体征等,对照阴津、阳气的生理、病理特点,分析辨别疾病当前病理本质中是否存在着阴、阳虚损的证候。

主要包括阳虚证、阴虚证、亡阳证、亡阴证。作为阴阳病性的辨别,还应包括阴盛证、阳盛证,但由于"阴盛则寒,阳盛则热",其具体内容即八纲辨证中的寒证、热证和辨六淫证候中的寒淫证、火热证等,故本节不再论述。

一、阴　虚　证

指体内阴液亏少而无以制阳,滋润、濡养等作用减退,以咽干、五心烦热、脉细数等为主要表现的虚热证候。

[临床表现] 形体消瘦,口燥咽干,两颧潮红,五心烦热,潮热,盗汗,小便短黄,大便干结,舌红少津或少苔,脉细数等。

[机理分析] 导致阴虚证的原因,主要有:热病之后,或杂病日久,伤耗阴液;情志过极,火邪内生,久而伤及阴精;房事不节,耗伤阴精;过服温燥之品,使阴液暗耗。阴液亏少,则机体失却濡润滋养,同时由于阴不制阳,则阳热之气相对偏旺而生内热,故表现为一派虚热、干燥不润、虚火内扰的证候。

阴虚证可见于多个脏器组织的病变,常见者有肺阴虚证、心阴虚证、胃阴虚证、脾阴虚证、肝阴虚证、肾阴虚证等，并表现出各自脏器的证候特征。

阴虚可与气虚、血虚、阳虚、阳亢、精亏、津液亏虚以及燥邪等证候同时存在，或互为因果，而表现为气阴亏虚证、阴血亏虚证、阴阳两虚证、阴虚阳亢证、阴精亏虚证、阴津（液）亏虚证、阴虚燥热证等。阴虚进而可发展成阳虚、亡阴，阴虚可导致动风、气滞、血瘀、水停等病理变化。

［辨证要点］病久体弱，以潮热盗汗、咽干颧红、舌红少苔、脉细而数等为主要表现。

二、阳　虚　证

指体内阳气亏损，机体失却温养，推动、蒸腾、气化等作用减退，以畏冷肢凉为主要表现的虚寒证候。

［临床表现］畏冷，肢凉，口淡不渴，或喜热饮，或自汗，小便清长或尿少不利，大便稀薄，面色㿠白，舌淡胖，苔白滑，脉沉迟（或为细数）无力。可兼有神疲、乏力、气短等气虚的表现。

［机理分析］形成阳虚证的原因主要有：久病损伤，阳气亏虚，或气虚进一步发展；久居寒凉之处，或过服寒凉清苦之品，阳气逐渐耗伤；年高而命门之火渐衰。

由于阳气亏虚，机体失却温煦，不能抵御阴寒之气，而寒从内生，于是出现畏冷肢凉等一派病性属虚、属寒的证候；阳气不能蒸腾、气化水液，则见便溏、尿清或尿少不利、舌淡胖等症；阳虚水湿不化，则口淡不渴，阳虚不能温化和蒸腾津液上承，则可见渴喜热饮。

阳虚可见于许多脏器组织的病变，临床常见者有心阳虚证、脾阳虚证、胃阳虚证、肾阳虚证、胞宫（精室）虚寒证，以及虚阳浮越证等，并表现有各自脏器的证候特征。

阳虚证易与气虚同存，即阳气亏虚证；阳虚则寒，必有寒象并易感寒邪；阳虚可发展演变成阴虚（即阴阳两虚）和亡阳；阳虚可导致气滞、血瘀、水泛，产生痰饮等病理变化。

［辨证要点］病久体弱，以畏寒肢冷、口淡不渴、尿清便溏、舌淡胖、脉沉迟无力等为主要表现。

三、亡　阴　证

指体内阴液严重耗损而欲竭，以身灼烦渴、唇焦面赤、脉数疾，而汗出如油为主要表现的危重证候。

［临床表现］汗热味咸而黏、如珠如油，身灼肢温，虚烦躁扰，恶热，口渴饮冷，皮肤皱瘪，小便极少，面赤颧红，呼吸急促，唇舌干燥，脉细数疾等。

［机理分析］亡阴可以是在病久而阴液亏虚基础上的进一步发展，也可因壮热不退、大吐大泻、大汗不止、大量出血、严重烧伤致阴液暴失而成。

由于阴液欲绝，阴不能制阳，故见脉细数疾，身灼烦渴，面赤唇焦，呼吸急促等阴竭阳盛的证候，阳热逼迫欲绝之阴津外泄，故见汗出如油。

亡阴所涉及的脏腑，常与心、肝、肾等有关，临床一般不再逐一区分。亡阴若救治不及，势必阳气亦随之而衰亡。

［辨证要点］有阴液严重耗损的病理基础，以身热烦渴、唇焦面赤、脉数疾，而汗出如油为主要表现。

四、亡　阳　证

指体内阳气极度衰微而欲脱，以冷汗、肢厥、面白、脉微等为主要表现的危重证候。

［临床表现］冷汗淋漓、汗质稀淡，神情淡漠，肌肤不温，手足厥冷，呼吸气弱，面色苍白，舌淡而润，脉微欲绝等。

［机理分析］亡阳一般是在阳气由虚而衰的基础上的进一步发展，但亦可因阴寒之邪极盛而致阳气暴伤，或因大汗、失精、大失血等阴血消亡而阳随阴脱，或因剧毒刺激、严重外伤、瘀痰阻塞心窍等而使阳气暴脱。

由于阳气极度衰微而欲脱，失却温煦、固摄、推动之能，故见冷汗、肢厥、面色苍白、神情淡漠、气息微弱、脉微等垂危病状。

临床所见的亡阳证，一般是指心肾阳气虚脱。由于阴阳互根之理，故阳气衰微欲脱，可使阴液亦消亡。

［辨证要点］有长期阳虚病史，或有导致阳气暴亡的因素，以四肢厥冷，面色苍白，冷汗淋漓，气息微弱，脉微欲绝为主要表现。

由于阴阳互根，所以亡阴与亡阳皆可相互累及而最终导致同损俱亡。但具体证候中，常有先后、主次之别。

亡阳和亡阴均出现于疾病的危重阶段，故必须及时、准确地辨识。在病情危重的基础上，若突然汗出，往往是亡阴或亡阳之兆，根据汗质的稀冷如水或黏热如油，结合病情，身凉或身灼、四肢厥逆或温和、面白或面赤、脉微或数疾等，一般不难辨别亡阳与亡阴（表 8-1）。

表 8-1 亡阴证与亡阳证证候鉴别表

	汗液	寒热	四肢	面色	气息	口渴	唇舌象	脉象
亡阳证	稀冷味淡	身冷畏寒	厥逆	颜面苍白	微弱	不渴或欲饮热	唇舌淡苔白润	脉微欲绝
亡阴证	黏热味咸	身热恶热	温和	面赤颧红	息粗	口渴饮冷	唇舌干红	脉细数疾无力

【补充阐发】

一、阳虚症状的两重性

朱文锋在《辽宁中医杂志》1981 年第 7 期载文，指出阳虚症状具有两重性。

《素问・调经论》说："阳虚则外寒，阴虚则内热"，《景岳全书・传忠录》说："阳虚者，火虚也，……阴虚者，水亏也"。可见阳虚是指机体的热能阳气亏少，乃至脏腑功能减退，从而表现为一派虚寒的证候。

提到阳虚的表现，医生都会想到主要有畏冷，肢凉，自汗，不渴，大便溏泄，小便清长，舌淡胖，面色白，脉沉迟无力等等。然而，这只是阳虚证候的一个方面，或者说只是阳虚的"一般"证候。其实，阳虚还可反映为另一方面的"特殊"证候。如少汗或无汗，渴不欲饮或渴欲饮热，大便秘而不通，尿少不利或短黄，面色泛红如妆，唇舌紫黯，脉弱而数等。阳虚的这些症状，临床上也是屡见不鲜的。

阳虚的症状具有两重性，这是因为人体的阳气，一方面能起温煦推动作用，关系于气化，另一方面又有司开合的功能，涉及汗、尿的收摄与排泄等之故。

阳虚之证，或见便秘，尿少，口渴，脉数等，常有人认为是阳虚的假象。其实这些症状对于真热证来说，确实为假，可称之为真寒假热，但将其识之为阳虚的假象则不可。因为所谓假象，应是与疾病本质相反的表现，而这些症状则仍是阳虚本质的反映。如阳虚生寒，阴寒凝结，肠道失却温煦而活动迟缓不运，故可导致腹部冷痛而大便秘；命门火衰，气化无权，不能蒸腾津液，泌别尿浊，故可见尿少而浮肿；阳虚卫表不固可致自汗，但阳虚蒸化无力则常致无汗或少汗；阳虚气血不荣，多见面色淡白，而阳虚血行瘀滞，则色见紫黯；心阳不振，鼓动乏力，虚阳浮动，则常见脉数而无力；面色泛红如妆则是阴盛于下，虚阳浮越于上的表现……。由于这些症状正是从另一角度揭示了阳虚的本质，所以在辨证时切不可将这些症状视做假象而予以舍弃。对阳虚所表现的两重性症状，只要从阳气的不同作用机制去认识，则并不难理解。

阳虚症状既然有两重性，既可是此，又可是彼，临床如何掌握？首先是“阳虚则寒”，说明阳虚应是久病体虚，以经常畏冷肢凉为主要表现。其次阳虚的“一般”症状往往同时出现，而其“特殊”症状则常不会同时存在，因此只要全面分析，并不难抓住疾病的本质。再次，从这些“特殊”症状，亦可区分其实质，如口虽渴但欲热饮而饮亦不多，大便虽秘而便质并不干燥，脉虽数而必然无力，虽面红如妆而下肢必然厥冷等，这与实热证、阴虚证等，自不相同。

二、阴虚火旺与戴阳、格阳的区别

中医学有一种治法叫做“引火归原”。顾名思义，就是引火归于本原。那么此离原之“火”是指什么火？它的原在什么地方？为什么会离原？

中医学认为命门为元气之根，真火之宅，命门之火是推动人体脏腑各种功能的原动力。因此引火归原的“原”应是指命门。命门之火要以阴精为物质基础，真阴真水为制约。阴阳相系，水火相济，相辅相成。这种“阴阳”、“水火”的平衡关系一旦被破坏，便会产生病变。然而由于阴阳平衡失调的病理变化，可有阴虚阳胜，或阳虚阴胜等情况，故对引火归原之“火”可有不同的理解。

一种认为是当真阴亏损，肾阴不足时，命门之火失去阴液的维系，便可浮游于上，燔灼脏腑，表现出虚火上炎的证候。这种火是由于阴虚所致，故属虚火，又称龙雷之火、浮游之火、无根之火。另一种认为，此种离原的无根之火是指命门火衰，阳气无根，而虚火上浮，包括“戴阳”、“格阳”及其他上热下寒证候。即阴寒内盛而将阳气格越于外；阴寒下盛而逼使阳气浮游于上。

这两种所谓离原之火的病理，有本质上的区别。虽然都可以表现为上部、外部的“火热”证候，但其内部、下部的病理大异：前者为阴虚，阴不制阳，火热亢盛于上，其火热证候为真象；后者为阳虚，阴盛逼阳，其火热现象为假。虽然二者的治疗，均可称为引火归原，均可用到肉桂等作为引火之药，但前者是在大堆滋补药中少佐肉桂以“引”火；后者是直接以肉桂、附片等大补阳气之品为主药，以壮阳而消散阴寒之邪。

三、中日两国对阴虚证和阳虚证理解的异同

刘晓艳在《辽宁中医杂志》1994 年第 9 期载文：试论中日两国对阴虚证和阳虚证理解的异同。文中指出：日本汉方医学与我国中医学属于同一学术体系，但在其历史发展过程中，不断吸取我国医学的成就，并结合自己的实践经验，逐渐发展成为具有日本民族特点的传统医学，而与我国中医学存在若干不同之处。其中对于阴虚证和阳虚证的见解有相似点，亦有不同之处。

日本汉方医学尊崇《伤寒论》，其古方派十分重视对《伤寒论》的研究，认为其与《内经》无关，剔除了其中阴阳五行的思辨合理主义的思想，将其日本化，对于《伤寒论》中的三阴三阳，忠实地称为“三阴三阳”而未加“经”字，分析病证时也未引入八纲辨证。将三阳病称为阳证，

将三阴病称为阴证。其所说阴阳是指寒热，以之解释病情，认为阳证就是热证，是三阳病见有热象的时期；阴证就是寒证，是三阴病见有寒象的时期。阳证中有虚证和实证之分，阴证中亦有虚证和实证之分。因而阴虚证即指阴证时出现虚的情况，而不包括阴液的虚损或阴虚阳亢的含义，仅仅意味着既是阴证，又是虚证，是阴证和虚证两个概念的凑合，实际是里虚寒证，恰与中医的阳虚证概念相同，而与我国的阴虚证概念相反。其阳虚证是指阳证时出现虚的情况，故阳虚证乃热证中的虚证，即三阳病中的虚证，实为我国的所谓太阳中风证，与我国所说的阳虚证也不相同。如在日本汉方医学杂志《汉方临床》中，诊为三阴病中的虚证者，有时分写为“阴证”、“虚证”，有时直接写成“阴虚证”，在解释真武汤、麻黄附子汤、四逆汤、附子汤等所治病证时，皆认为是“阴虚证”。

中医学认为《伤寒论》源于《素问·热论》，虽然《伤寒论》是以汤辨证，《内经》是从患者外象来推论证，但认为《伤寒论》与《内经》的学术思想一脉相承。医家习称三阴三阳为“六经”、“六经辨证”，并用《伤寒论》中所未载的八纲辨证作为六经辨证的基准。我国中医学认为阴证和阳证是从各个不同方面笼统地表示阴的状态和阳的状态，阴证包括里、寒、虚证，阳证包括表、热、实证。阴虚证、阳虚证是从病机属性抽象出来的概念。阴虚证即指阴液亏虚，阴不制阳，虚热内生所产生的证候；阳虚证即指机体阳气亏虚，功能衰减，形体失却温煦所产生的证候。

如《伤寒论》316条少阴病真武汤证，在日本称为“阴虚证”；在中国则属于阳虚证。303条少阴病黄连阿胶汤证，在我国称为阴虚证；在日本则认为是在虚证中表现出热证，且与其“阴虚证”即“里寒证”的“虚证”不符，因此不能叫“阴虚证”，又不能称“阳虚证”，因而只能将其称为“泻心汤之虚证”。

虽然日本古方派在日本具有较大优势，在日本汉方医学界占有重要地位，对阴阳的理解至今仍为日本汉方医学所公认，但是近几十年来，特别是近十年来，许多日本汉方医学者学习研究我国中医学基础理论，对阴阳虚实的含义有了新的理解，对于阴虚证和阳虚证的理解摆脱了古方派就《伤寒论》所述阴虚证、阳虚证的束缚，基本与我国阴虚证、阳虚证的含义相同。如江部康二在“肝肾阴虚型腹水治验”、“肝阳上亢二例”，伊藤良在“对脾阴虚的初步认识和临床治验”中，其所说肝肾阴虚、肝阳上亢、脾阳虚、脾阴虚等，与我国中医学基本一致。

【古代文献】

一、阴虚和阳虚

《医学启蒙汇编·医略·先天元阴病证论》：真阴亏损则精神恍惚，夜卧不安，其目则睆睆然羞明怕日，白昼虚见蛇行鼠走，或妄见烟火满室，或恶人与火，喜静则畏动，所恶所见皆阳也。

《医理真传·辨认一切阴虚证法》：凡阴虚之火，阳气自然必盛，外虽现一切阴象，近似阳虚证，俱当以此法辨之，万无一失。阴虚病，其人必面唇口红色，精神不倦，张目不眠，声音响亮，口臭气粗，身轻恶热，二便不利，口渴饮冷，舌苔干黄或黑黄，全无津液，芒刺满口，烦躁谵语，或潮热盗汗，干咳无痰，饮水不休，六脉洪大有力，种种病形，皆是阴虚的真面目。

《医学指南·阴虚证论》：阴虚者，火亏其源。如口渴咽焦，引水自救；或躁扰狂越，欲卧泥中；或五心烦热，而消瘅骨蒸；或二便秘结，而尿如浆汁；或吐血衄血，咳嗽遗精；或斑黄无汗者，由津液枯涸；或中风瘛疭者，以精血败伤。凡此皆无根之焰，有因火不归源，皆阴不足以配阳，病在阴中之火也。

《医学指南·阳虚证论》:阳虚者,水衰其本。火亏于下,则阳衰于上。或神气昏沉,或动履困倦,或头目眩晕而七窍偏废,咽喉哽咽而呕恶气短,皆上焦之阳虚也。有饮食不化,而吞酸反胃,痞满膈塞而水泛为痰,皆中焦之阳虚。有清浊不分而肠鸣滑泄,阳痿精寒而脐腹多痛,皆下焦之阳虚。又或恶寒洒洒,火脏之阳虚不能御寒也。肌肉臌胀,土脏之阳虚不能制水也。……凡此皆阳虚之证也。

《医学心悟·寒热虚实表里阴阳辨》:假如脉数无力,虚火时炎,口燥唇焦,内热便结,气逆上冲,此真阴不足也;假如脉大无力,四肢倦怠,唇淡口和,肌冷便溏,饮食不化,此真阳不足也。

《医粹精言·水弱火弱论》:阳虚之候多得之愁忧思虑以伤神,或劳逸以伤力,或色欲过度而气随精去,或素禀元气不足,而寒凉致伤等证,皆阳气受损之所由也。阴虚者多热,水火不济而阴虚生热也。此病多得于酒色嗜欲或愤怒邪思,流荡狂劳以动五脏之火,而先天之阴不足者尤多。

二、亡阴和亡阳

《灵枢·经脉》:六阳气绝,则阴与阳相离,离则腠理发泄,绝汗乃出,故旦发夕死,夕发旦死。

《医学汇海·伤寒辨证》:亡阳证者,下多失其真阴。证亦头眩目晕,肉瞤筋惕,脉虚无神。攻下过剂多有此证,失治则死。亡阳证者,汗多而伤损真阳也。其证头眩目晕欲倒地,或肉瞤筋惕,脉虚无神,发表太过多有此证,若再失治,死无救矣。

《医学心悟·医门八法·论汗法》:……寸脉弱者,不可发汗,汗则亡阳。尺脉弱者,不可发汗,汗则亡阴也。

《素问·逆调论》:黄帝问曰:人身非常温也,非常热也,为之热而烦满者何也?岐伯对曰:阴气少而阳气胜,故热而烦满也。帝曰:人身非衣寒也,中非有寒气也,寒从中生者何?岐伯曰:是人多痹气也,阳气少,阴气多,故身寒如从水中出。人有四肢热,逢风寒如炙如火者,何也?岐伯曰:是人者,阴气虚,阳气盛,四肢者,阳也,两阳相得而阴气虚少,少水不能灭盛火,而阳独治,独治者不能生长也,独胜而止耳,逢风而如炙如火者,是人当肉烁也。帝曰:人有身寒,汤火不能热,厚衣不能温,然不冻栗,是为何病?岐伯曰:是人者,素肾气胜,以水为事,太阳气衰,肾脂枯不长,一水不能胜二火,肾者水也,而生于骨,肾不生则髓不能满,故寒甚于骨也。

《医学指南·阴虚证论》:阴虚者,火亏其源。如口渴咽焦,引水自救;或躁扰狂越,欲卧泥中;或五心烦热,而消瘅骨蒸;或二便秘结,而尿如浆汁;或吐血衄血,咳嗽遗精;或斑黄无汗者,由津液枯凅;或中风瘛疭者,以精血败伤。凡此皆无根之焰,有因火不归源,皆阴不足以配阳,病在阴中之火也。

《医学源流论·亡阴亡阳论》:其亡阴亡阳之辨法何如?亡阴之汗,身畏热,手足温,肌热,汗亦热而味咸,口渴喜凉饮,气粗,脉洪实,此其验也。亡阳之汗,身反恶寒,手足冷,肌凉,汗冷而味淡微粘,口不渴而喜热饮,气微,脉浮数而空,此其验也。

【研究进展】

一、阴阳虚损证候动物模型的研制

(一)阳虚证动物模型的研制

1. 糖皮质激素致阳虚模型　邝安堃[1]和上海中医学院正常人体学教研组[2]报道:小鼠,昆明种或瑞士种,雄性或雌雄兼有,体重16～25g。方法:醋酸氢化可的松每天0.75毫克/只，或氢化可的松每天0.5～1毫克/只，或醋酸泼尼松每天100mg/20g，臀部肌内注射或股四头肌注射，连续给药5～10天。结果：给药3～5天即出现明显的外观改变，表现为毛疏松、无光泽、逐渐消瘦、肢冷、蜷曲、拱背、活动迟缓、精神委靡、反应迟钝、闭眼，直至死亡。用药剂量越大，时间越长，症状越重，死亡动物越多。同时模型小鼠体重减轻，耐冻试验死亡率增高。药物反证表明，温阳中药可使模型动物外观有所改善，对肝细胞亚微结构、DNA复制及RNA、蛋白质的合成有一定保护和调整作用，对体液和细胞免疫功能均有增强作用。

2. 切除(或烧灼)肾上腺致阳虚模型　邝安堃[3,6-7]、顾德官[4,5]等报道：大鼠。方法：无菌操作，切开腹腔，暴露肾脏，确定肾上腺。然后切除左侧肾上腺，同时挖去右侧肾上腺髓质和大部分皮质，常规抗菌治疗、缝合。术后给动物饮用1%氯化钠溶液。结果术后大鼠血压逐渐上升，至第6周达到并稳定在较高血压水平。当用温热药附子、肉桂治疗后血压下降，动物死亡率减少，而用六味地黄汤治疗，动物病情恶化。同时可见术后大鼠醛固酮的尿排出24小时总量升高，尿激肽释放酶明显降低，18-羟去氧皮质酮无明显改变，脑组织各区亮-脑啡肽含量偏低。当使用附子、肉桂或单味肉桂治疗后，以上指标大多可以得到改善。

3. 甲状腺切除虚证(阳虚)模型　徐敏[8,9]、任宏义[10]、赵伟康[11]等报道：动物：家兔，杂种或纯种，雌雄兼有，体重2.0～2.6kg。方法：乙醚麻醉，无菌操作，行甲状腺切除术，术前后分别测血清钙，确认甲状旁腺未受损伤。待实验动物表现出虚证症状时，再稳定1周，硫喷妥钠麻醉下处死动物，解剖观察，并做病理切片等有关实验观察。结果：实验组家兔于术后8～15天先后出现了喜好温暖，肢端温度显著下降，直肠温度降低，心率减慢，饮水量减少。外观表现为精神委靡、反应迟钝、嗜睡懒动、动则气喘、毛零乱无泽等。同时测得模型兔耗氧量明显降低，TT_3、TT_4水平明显下降，血清皮质醇含量减少。药物反证用补肾温阳中药11味治疗组，以上各项指标均有改善。

4. 羟基脲致阳虚模型　刘福春等[12]报道：动物：小鼠，昆明种，雄性，体重22～28g。方法：羟基脲15mg/ml，每日取0.5ml，用胃管喂饲动物，连续用药13天左右。结果：动物灌饲羟基脲13天左右即出现了委靡、蜷缩、活动迟缓等一般虚损的表现。同时测得耐冻时间及冰水游泳时间缩短，耐力及耐寒力降低，出现类似怕冷、畏寒的客观反应。且动物体重下降、皮温降低，脾脏及睾丸重量减轻，尿17-羟、17-酮皮质类固醇显著下降，肝、脾DNA合成率显著降低。

5. 甲巯咪唑(他巴唑)致阳虚模型　夏宗勤[13,14]、邝安堃[15]等报道：动物：大鼠，Wistar系，雌雄各半，体重100～140g，或同窝小鼠，雄性，7～8周龄。方法：大鼠给饮用含甲巯咪唑0.04%的饮水，连续喂养68天。小鼠给饮用含甲巯咪唑0.03%的饮水，共2～3个月。结果大鼠造模后毛蓬竖，精神委靡，团缩，食量减少，嗜睡少动，形体偏小，体重下降，体温降低，耗氧量降低。解剖观察，胸腺萎缩，心脏扩大呈球形，甲状腺重量减低，肾上腺重量增加。组织学观察，模型大鼠甲状腺、肾上腺皮质、睾丸、卵巢、脑垂体前叶、心肌、肺间质、肝细胞、胸腺、脾脏等均有明显的病理损害。药物反证用参附汤治疗组，多项指标均得到改善。

许多专家[16-18]对阳虚证动物模型研究进行述评，认为不管采用何种方式造模，都必须符合中医病因学说和临床发病的实际情况，且应符合治疗反证。

(1) 全面开展诸脏腑阳虚证模型研究：在所有报道的阳虚模型中，肾阳虚模型所占比例最大，约80%，表明目前对其他脏腑阳虚证还缺乏相应的造模思路和探索，今后应加大投入的力度。

(2) 加强中医病因的阳虚证模型研究：肾阳虚造模方式主要分病理造模和病因造模，且以病理造模多见，其依据是来自临床的关于肾阳虚本质的病理研究，并使之在动物体上再现；而病理造模用糖皮质激素中的氢化可的松最多，约占全部肾阳虚模型的30%，可能是这样的模型直观、稳定、简便易行；以传统病因造模的方式较少，这些模型是否符合实际及如何评估，还要进行深入的探索。

(3) 开展脏腑兼证的阳虚模型研究：阳虚动物造模中涉及单独某一脏腑的较多，而脏腑兼证模型较少，病证结合的模型也较少，这与临床相对复杂的证候是不相一致的，如何发展出更多的符合临床实际的动物模型应该成为今后努力的方向。

(4) 开展综合评估，优化规范造模方法：各种造模方法虽多，但给药途径、剂量、时间上存在较大的差异，也缺少同时比较、评估的报道，给模型的引用带来困难，实验的科学性和准确性也难以保证。因此，开展同类研究的比较十分必要，以优化、规范实验动物的品种、品系、造模方式、药物的剂量、给药方式、给药时间等。

(二) 阴虚证动物模型的研制

1. 甲状腺素致阴虚模型　夏宗勤[14]、邝安堃[15]、沈松法[19]等报道：动物：大鼠，纯种，雌性，体重160～230g，或同窝小鼠，雌性，7～8周龄。方法：甲状腺素片每天160毫克/只，混悬于饮水中，让大鼠自由饮完后再给饮清水(宜每笼1只饲喂)。或给大鼠灌喂含甲状腺素2.5mg的水溶液每天2毫升/只，连续观察1～4周。小鼠造模则给甲状腺素片3毫克/(只·天)，利血平0.02毫克/(只·天)，共研粉，生理盐水稀释，灌胃。或给小鼠L-甲状腺素钠盐0.4毫克/(只·天)，皮下注射，连续给药4～5天。结果：大鼠服用甲状腺素后，先表现为兴奋好斗，喜饮多食，继而明显消瘦，血清T_3、T_4增高，促甲状腺素释放激素(TRH)下降。同时可见大鼠肝、肾、小肠黏膜中Na^+-K^+-ATP酶活性显著升高。小鼠用药4～5天(或6天)后处死，发现肝脾DNA合成率、肝RNA合成率均升高，肝糖原显著减少。同时可见小鼠耗氧率增加，给模型动物注射异丙肾上腺素后，血浆cAMP峰值增高(高于正常对照组)，注射卡巴胆碱(氨甲酰胆碱)后，血浆cGMP峰值无明显改变。以上模型用滋阴(或滋阴泻火)药治疗后，各项指标可得到改善。实验还提示，小鼠模型若造模用药至8天以后，便不属阴虚，似表现为阴损及阳，阴阳两虚。

2. 高血压阴虚模型　邝安堃等[20]报道：动物：大鼠，Wistar系，体重150～200g。方法：无菌手术下，戊巴比妥钠(40mg/kg)腹腔注射麻醉，沿腹中线开腹，经腹膜后近主动脉侧分离左肾动脉，用0.2mm银夹狭窄左肾动脉，不触及右肾，术后缝合腹腔并注射青霉素10万U/只，常规饲养。每周测量血压1次，连续观察4～10周。以尾动脉收缩压较术前升高22.6mmHg以上，并超过135mmHg者为模型复制成功(二肾一夹高血压)。结果：大鼠造模后1周血压即明显升高，第4周后达到并稳定在高水平，同时模型大鼠血浆肾素活性(PRA)升高，尿醛固酮(UA)浓度升高。模型大鼠脑干、下丘脑和纹状体三个脑区的甲-脑啡肽(MEK)及亮-脑啡肽(LEK)均降低。模型大鼠心脏重量指数增大，心肌羟脯氨酸浓度升高。药物反证使用附子、肉桂治疗后，血压继续升高，尿醛固酮浓度稍升高，脑区MEK、LEK进一步降低，左心室壁羟脯氨酸浓度继续上升了18.1%。用六味地黄方治疗则见模型动物血压稳定，三个脑区MEK及LEK均普遍升高，心肌羟脯氨酸浓度降低(约降低25.1%)。说明该模型可能属阴虚证。

3. 小肠侧瘘阴虚模型　上海第二医学院附属广慈医院舌象研究小组[21]报道：动物：家兔，体重1.7～2.5kg。方法：麻醉，无菌操作，打开腹腔，行人工高位小肠侧瘘造瘘术，术后测体温、心率，记录肠瘘液体量，并观察粪、尿情况等。结果手术3天以后，动物逐渐出现精神委顿，食欲减退，口渴欲饮，四肢无力，明显消瘦，皮肤弹性减低，体温下降，耳根较冷，粪便量少稍干，尿少。后期可出现睑结膜充血及溃疡、脱毛等。血生化检查，红细胞数量及血红蛋白增加，血氯偏低，钠、钾偏高。舌象观察：早期变化不明显，到后期相继出现红、干、瘦、舌尖光莹等特征。镜检舌尖部蕈状乳头较突出，血管充血，丝状乳头突起几乎完全消失，舌中部蕈状乳头少，血管不易见，丝状乳头变平、变钝。

付晓伶等[22]对阴虚证动物模型研究进行述评，认为探索和建立常用实验动物四诊方法和实验室检测指标的辨证方法，是十分迫切的任务。

(1) 关于阴虚证动物模型的方法：涉及多手段、多技术，其中比较集中的是甲状腺素类和糖皮质激素类的造模。采用甲状腺素造模可以模拟临床常见阴虚火旺证，具有方法简便、成功率高、死亡率低、稳定性强、重复性好等优点。至于甲状腺素联合其他药物模拟脏腑阴虚证，其意义和利弊尚待探索和评估。

(2) 关于阴虚证造模剂量、有效持续时间的确认：由于证在疾病过程中是逐步演变的，甚至其发展会从单一的证型向复合证演变。因此，阴虚造模要密切观察时间、剂量可能引起的证的变化。

(3) 关于阴虚的脏腑定位：就已有的研究分析，脏腑定位主要有3种情况：其一，同样的造模方式，得到的证型结论不统一(如甲状腺素类造模有肾阳虚和肾阴虚之别)；其二，造模中结合中医治疗的副作用，如甲状腺素类造模的同时，采用苦寒泻下伤脾药；其三，造模中结合西医疾病模型，如结合损伤肝脏药物等。

(4) 依据临床实际拓展研发阴虚动物模型的思路：临床上许多疾病有着阴虚证的高发生率，比如糖尿病、肺癌中晚期，结核病和一些热病的中晚期，以及甲状腺功能亢进等，采用这样的模型既符合临床实际，脏腑定位往往也比较明确，还有助于解决临床的实际问题和研发新药，应该作为今后阴虚证动物模型研发的重要方向。

二、阴阳虚损证候本质的研究

(一) 阴阳虚损与下丘脑-垂体-肾上腺皮质轴功能

上海第一医学院脏象组[23]发现阳虚患者尿17-羟类固醇偏低，而阴虚患者偏高。日本学者江部康二等[24]、查良伦等[25]的研究也发现阳虚患者尿17-酮类固醇降低，血浆促肾上腺皮质激素也低于正常。17-羟类固醇降低与阳虚(尤其是肾阳虚)有关，而类固醇的降低又是由于下丘脑-垂体-肾上腺皮质轴功能异常改变(减退)所致。但对阴阳虚损与下丘脑-垂体-肾上腺皮质轴功能的关系也有不同认识，上海第一医学院脏象研究组[26]、张士义[27]、沈自尹[28]等研究观察发现，肾阳虚患者血浆皮质醇昼夜节律曲线呈Λ、M或L型异常改变，且ACTH试验延迟或低下反应，因此说明肾阳虚证的表现(皮质功能不足)，可能源于中枢的下丘脑(或更高中枢)。樊蓥等[29]研究认为，肾上腺皮质是人类调节机体适应体内和外界各种刺激以及环境变化的主要内分泌腺，许多疾病都可导致肾上腺皮质功能的异常。因此，肾阳虚证由于病种差异，病情不同，可以影响到肾上腺轴的不同水平(下丘脑或垂体或肾上腺皮质)，但主要表现仍以肾上腺皮质激素分泌不足为显著。于是提出将肾阳虚证分为三度，Ⅰ度为临界性肾阳虚，表现为尿17-OH低于正常，无阳虚外证，或仅轻度表现；Ⅱ度称狭义肾阳虚，表现为尿17-OH排量降低，并符合肾阳虚辨证(临床)标准；Ⅲ度为肾阳损证，表现为尿17-OH排量显著下降及典型的肾阳虚证表现，多表现为内分泌功能失代偿，临床多见于皮质功能减退症。认为尿17-OH排出量降低是诊断肾阳虚证的重要病理指标。

（二）阴阳虚损与下丘脑-垂体-甲状腺轴功能

现代对阴阳寒热与下丘脑-垂体-甲状腺轴功能关系的研究是从阳虚证患者机体热量不足，阴虚证则是热量过剩的认识开始的，如赵伟康[30]、沈自尹[31]等临床观察发现甲状腺功能亢进患者多偏阴虚；而甲状腺功能减退患者则多辨证为阳虚。重庆医学院新医病理学研究小组[32]进行形态学研究则发现阴虚患者甲状腺有萎缩或退行改变，阳虚患者则呈甲状腺功能活动低下或静止。邱保国[33]、高亮[34]等实验检测也证实，阳虚患者甲状腺素分泌减少，而阴虚火旺患者表现为甲状腺素分泌增多，阴虚证也可表现为甲状腺功能正常或偏低。对阴阳寒热与下丘脑-垂体-甲状腺功能的关系，沈自尹等[35]也做了对高级中枢功能的检测研究，发现肾阳虚患者存在轻微的下丘脑-垂体-甲状腺轴储备功能减退。同时他们还同步检测了肾阳虚患者下丘脑-垂体-肾上腺轴功能，结果提示肾阳虚证患者甲状腺轴和肾上腺轴两轴异常值之间未见明显相关关系。但两轴的异常病例数都较多，且异常改变的情况符合上述规律。

（三）阴阳虚损与交感-副交感神经功能

重庆医学院新医病理学研究小组[36]、梁月华等[37]研究发现，阳虚患者副交感神经功能占优势，阴虚患者交感神经功能占优势，热证（虚热、实热）患者交感神经活动增强，尿中儿茶酚胺排出量增多，寒证则相反。唐树德等[38]研究发现，阴虚火旺和单纯阴虚之间，尿儿茶酚胺排量存在显著差异。赵立业等[39]研究发现，虚寒证患者血浆多巴胺-β-羟化酶活性及尿中儿茶酚胺排出量均低于正常，虚热证患者则高于正常。梁月华[37]等通过对患者副交感神经功能指数的降低（负值）与升高（正值），具有和寒热证性质及其相关指标尿儿茶酚胺排出量改变相一致特点的分析提出，阳虚（寒证）患者交感神经-肾上腺髓质功能低下，阴虚（热证）则增强。

（四）阴阳虚损与下丘脑-垂体-性腺轴功能

上海第一医学院脏象研究组[26]研究发现肾阳虚患者均有肾上腺、甲状腺、睾丸、卵巢等腺体不同程度的萎缩和退行性变化。张伟荣等[40]对寒热体质动物的观察研究则发现，热体大鼠黄体酮含量远高于寒体组，睾酮含量也较寒体组高。李炳如等[41]经用实验的方法，将大鼠的肾上腺和甲状腺切除后，造成卵巢功能减退，动物即表现为典型的阳虚，经用温补肾阳治疗，大鼠卵巢 hCG/LH 受体功能提高，下丘脑-垂体-性腺轴功能改善。

（五）阴阳虚损与物质能量代谢

何开玲等[42]研究发现，肾阳虚患者红细胞糖酵解率较正常低，肾阴虚者较正常高，治疗后则趋于正常。陈锐群等[43]研究认为，阴虚内热与钠泵活性有关，阴虚患儿红细胞钠泵活性显著高于正常儿童，而肾阳虚者则较正常低。顾文聪等[44]研究发现，阴虚火旺者尿肌酐明显高于单纯阴虚者及正常人，甲亢、高血压阴虚火旺者尿尿素氮、尿儿茶酚胺量均明显高于正常人及单纯阴虚者，说明阴虚火旺患者体内的能量消耗较大。毛良等[45]对甲亢的观察发现，阴虚火旺者的尿羟脯氨酸排量显著高于正常人及非阴虚火旺者。对慢性肾炎阳虚、阴虚患者的观察发现，阳虚患者肌酐系数、尿尿素氮、尿钾、尿磷、尿镁量均明显降低，阴虚患者肌酐系数明显增高，说明阳虚证有机体营养不良和能量代谢降低，阴虚证营养状况尚正常，而能量代谢增高。

（六）阴阳虚损与环核苷酸及前列腺素

cAMP 和 cGMP 的双向控制系统是许多不同生物调节现象的阴阳学说的基本原理所在。邝安堃等[46]研究发现，阴虚患者其血浆 cAMP 占优势，阴虚火旺者其血浆 cAMP/cGMP 的比值明显高于正常，阳虚则 cGMP 占优势，cAMP/cGMP 比值明显低于正常。陆鸿元等[47]研究发现慢性气管炎阴虚型或阳虚型患者 cGMP 均较正常人升高，阴虚型 cAMP 也较正常人升高，阳虚型则较正常人降低，cAMP/cGMP 比值则两型均较正常人低。前列腺素是存在于生物体内的一族自然物质，机体需要时，可由各种组织产生和释放，以调节局部细胞功能，属局部激素。李恩等[48]研究发现肾性高血压阴虚患者血浆前列腺素 $F_{2\alpha}$ ($PGF_{2\alpha}$)升高。郭宇光等[49]研究发现阳虚证患者尿中 PGE_2 排出量下降，$PGF_{2\alpha}$ 排出量升高，$PGE_2/PGF_{2\alpha}$ 比值明显下降，而虚热证患者尿中 PGE_2 排出量升高，$PGF_{2\alpha}$ 无明显变化，$PGE_2/PGF_{2\alpha}$ 比值升高。

（七）阴阳虚损与免疫功能

卢君健等[50]研究发现，阳虚多 E-玫瑰花环形成率降低，提示细胞免疫功能低下。陈松涛等[51]研究发现，阴虚、阳虚患者“淋转”试验均降低。陈汉平等[52]通过对甲亢阴虚和甲减阳虚患者的研究发现，甲减阳虚患者自身花环形成细胞（ARFC）数目明显高于正常，说明其免疫自身识别能力处于亢进状态，而甲亢阴虚患者则相反，甲减阳虚患者还表现为淋巴细胞亚群之一的辅助性 T 细胞数及单克隆抗体 $OKT4^+/OKT8^+$ 比值明显高于正常人，甲亢阴虚患者则低于正常。冯栋年等[53]通过检测白细胞抗原（HLA），并结合 Rohrer 指数及肋弓角测定分析了阳虚证患者的遗传学特征发现，在 HLA 频率分布方面阳虚组 HLA-B5、CW3 及 A9 较健康人组低，说明阳虚患者可能存在某些免疫学方面的遗传特点。

（八）阴阳虚损与血液循环系统

黄松章等[54]研究发现，阳虚患者血细胞比容升高，全血黏度升高，阴虚患者则见血细胞比容降低，纤维蛋白原增多，血浆黏度升高，血沉加快。谭达人等[55]对普遍认为血液流变学有异常改变的冠心病患者进行分型研究，结果发现血液流变学指标全血黏度（比）、全血还原黏度（比）由低到高的顺序是阳虚型、单纯阴虚型、阴虚火旺型。同时可见血液流变学指标的异常增高项目主要见于阴虚患者，阳虚患者则很少见。王鸿[56]观察发现，肾阳虚患者微循环障碍的特点是底色浅黄透明，管襻数目减少，或血流速度缓慢；阴虚患者则表现为管襻数明显增多，管襻内血色深红，血液性状浓厚等。

（九）阴阳虚损与微量元素

朱玫等[57]研究发现，阴虚阳虚患者均有血清 Cu 增高及 Zn/Cu 比值降低，而阴虚的程度更甚，阴虚患者血清 Fe 降低，阳虚患者血清 Br 降低。刘福春等[58]研究发现，老年阳虚患者血清 Zn、Cu 较正常人及老年对照组明显降低，SOD-1 也较老年对照组降低，而血清 Zn 降低与 SOD-1 呈正相关。邱保固等[59]研究发现，阳虚、阴虚患者头发中微量元素锌和铬降低，而铁含量明显升高，女性患者铜含量也下降。

（十）阴阳虚损与细胞因子

申维玺等[60-62]研究提出了阴虚证的本质可能是白细胞介素 1（IL-1）、肿瘤坏死因子（TNF）等细胞因子：由于机体在各种致阴虚证病因的损害作用下，IL-1、TNF 等炎性细胞因子群的基因表达水平相对增强、生物学活性相对升高，引起细胞因子网络紊乱和功能态平衡失调的结果。他们研究发现阴虚实验组患者肺组织中巨噬细胞、淋巴细胞等 IL-1、IL-8、TNF-α、IFN-γ 的蛋白表达水平和 IL-1β/IL-6、TNF-α/IL-6、IL-8/IL-10 的比值高于无阴虚患者对照组和良性疾病对照组（$P<0.05$）：阴虚证实验组患者肺癌细胞中 TNF 的表达水平高于无阴虚患者对照组（$P<0.05$）。肺组织中 IL-1α、IL-1β、白细胞介素-1 受体拮抗剂（IL-1ra）的 mRNA 表达水平和 IL-1β/IL-1ra 的比值与阴虚证有关，阴虚证实验组患者肺组织中 IL-1β/IL-1ra 的 mRNA 比值高于无阴虚患者对照组和良性疾病对照组（$P<0.05$）。

这些实验结果与其理论研究结论相符合，从细胞因子网络的整体水平，初步说明阴虚证时确实存在着 IL-1、TNF 等炎性细胞因子基因表达水平增高的事实。

三、阴阳虚损证候研究述评

阴阳寒热方面研究的主要成果，提示了阳虚、阴虚证在内分泌调节、神经功能及代谢水平等方面表现出抑制或亢奋的不同方面，尤其是对肾上腺皮质轴功能的研究较深入，研究发现尿 17-羟皮质类固醇降低与阳虚证诊断尤有关系，具有一定的临床指导意义。此外，研究提出的阳虚、阴虚在神经活动及能量代谢方面具有不同改变特点，切合临床实际。因此，阳虚、阴虚证的现代研究是卓有成效的，初步揭示了其现代病理生理基础。存在的主要问题是，运用这些现代指标诊断阳虚、阴虚证似并不比传统的四诊更便捷或准确，而对药物研究似更有价值。其次阴阳虽是矛盾的双方，但它们是在相互对立、依存和转化过程中，以整体的形式呈现的，因此，不同的阳虚、阴虚证其对立表现的形式或程度可能并不相同。那么从某个时期孤立的个别生理指标来推论阳虚、阴虚证的一般规律，似还不够全面，而临床相同证候可能存在不同的表现；同时，由于阳虚、阴虚证是病性概念，其外延性很广，其定位性不够明确，导致在具体研究时对研究对象的界定不清晰，这些给研究阳虚、阴虚证带来了很大困难，这也是近十年来对阳虚、阴虚证的研究报道并不多的原因，比较多的是对具体的脏腑阴阳虚损证候的研究，相关研究进展可查阅本书第九章脏腑辨证中的有关内容。因此，继续突出和保持中医特色，以及实用和深化并重是将来继续研究阳虚、阴虚证中应注意的问题。

参 考 文 献

［1］ 邝安堃．某些助阳药对于大剂量皮质素所致耗竭现象的影响．中华内科杂志，1963，11(3)：113-115

［2］ 上海中医学院正常人体学教研组．阳虚、阴虚造型以及某些助阳药和滋阴药作用的初步研究．新医药学杂志，1977，(9)：33-36

［3］ 邝安堃，等．中医阴阳的实验研究(Ⅰ)．附子、肉桂和六味地黄丸对实验性高血压的影响．中西医结合杂志，1984，4(12)：742-745

［4］ 顾德官，等．中医阴阳的实验研究(Ⅱ)．附子、肉桂和六味地黄方对高血压大鼠尿醛固酮等的影响．中西医结合杂志，1985，5(1)：48-51

［5］ 顾德官，等．中医阴阳的实验研究(Ⅲ)．附子、肉桂和六味地黄方对高血压大鼠脑组织脑啡肽的影响．中西医结合杂志，1985，5(2)：105-108

［6］ 邝安堃，等．中医阴阳的实验研究(Ⅴ)．附子、肉桂对肾上腺再生高血压大鼠的作用．中西医结合杂志，1986，6(6)：353-356

［7］ 邝安堃，等．中医阴阳的实验研究(Ⅵ)．在 Goldblatt 和 Skelton 高血压模型中附子、肉桂相互作用的分析．中西医结合杂志，1988，8(3)：164-166

［8］ 徐敏，等．甲状腺机能低下阳虚兔模型研究．中医杂志，1990，31(6)：45-47

［9］ 徐敏，等．甲低"阳虚"兔模型畏寒主证的定量观测方法．广州中医学院学报，1988，5(4)：219-221

［10］ 任宏义，等．虚证病机学进一步探讨——家兔甲状腺切除后病理变化的观察．河南中医，1984，4(2)：39-41

［11］ 赵伟康，等．温补肾阳药对甲状腺机能减退动物能量代谢的影响．中医杂志，1982，23(9)：698-700

［12］ 刘福春．羟基脲所致小鼠"阳虚"及补阳药作用的初步研究．中医杂志，1985，26(2)：65-67

[13] 夏宗勤,等．中医虚证理论的初步探讨．中医杂志,1979,20(11):2-4

[14] 夏宗勤,等．四种“虚证”模型的建立及其与环核苷酸系统的关系．中西医结合杂志,1984,4(9):543-545

[15] 邝安堃,等．助阳、清热养阴中药对实验性低甲及高甲大鼠血清 TRH、T_3、T_4的影响．中西医结合杂志,1987,7(11):674-676

[16] 卢文丽,方肇勤．阳虚证动物模型的造模方法与评析．上海中医药大学学报,2004,18(4):44-48

[17] 陈英华,孙珞琪,欧阳轶强,等．肾阳虚动物模型造模方法综述．中国医药学报,2003,18(6):370-372

[18] 潘志强,方肇勤．小鼠虚证模型实验研究现状及发展趋势．上海中医药大学学报,2003,17(4):60-63

[19] 沈松法,等．益气养阴泻火药对甲亢大鼠能量代谢的影响．上海中医药杂志,1991,(9):46-48

[20] 邝安堃,等．中医阴阳的实验研究(Ⅳ)．附子、肉桂和六味地黄方对肾血管性高血压大鼠心肌的作用．中西医结合杂志,1985,5(3):167-169

[21] 上海第二医学院附属广慈医院舌象研究小组．舌象之研究．上海中医药杂志,1964,(5):1-4

[22] 付晓伶,方肇勤．阴虚证动物模型的造模方法及评析．上海中医药大学学报,2004,18(2):51-54

[23] 上海第一医学院脏象组．肾阴、肾阳中西医结合辨证施治规律的初步探讨．上海中医药杂志,1962,(1):19-21

[24] 江部康二,等．肾阳虚和肾阴虚患者尿中17-羟类固醇和17-酮类固醇排泄值．日本东洋医学会杂志,1981,(12):143-146

[25] 查良伦,等．人血浆 ACTH 放射免疫测定在肾阳虚病人中的应用．中华内科杂志,1982,(4):202-204

[26] 上海第一医学院脏象研究组．肾阳虚病人下丘脑、垂体、肾上腺皮质系统功能的观察．上海中医药杂志,复刊号:21-24

[27] 张士义,等．慢性布鲁杆菌病肾阳虚患者肾上腺皮质轴功能状态及治疗观察．中西医结合杂志,1991,11(4):220-223

[28] 沈自尹．从垂体-肾上腺轴讨论阴阳常阈调节论．上海中医药杂志,1979,(5):3-5

[29] 樊蓥,等．肾阳虚证在肾上腺皮质轴上的根本表现及肾阳虚证的量化分度．南京中医学院学报,1994,10(6):6-8

[30] 赵伟康,等．甲亢患者阴虚火旺证的初步研究．上海中医药杂志,1982,(7):43-45

[31] 沈自尹,等．老年人与“肾阳虚”患者甲状腺轴功能对比观察．中西医结合杂志,1982,2(1):9-11

[32] 重庆医学院新医病理学研究小组．“八纲”之病理解剖学基础初探．新医学杂志,1975,(3):8-10

[33] 邱保国,等．阳虚证与甲状腺素的关系．中西医结合杂志,1983,3(3):168-170

[34] 高亮,等．阴虚阳虚与甲状腺功能．陕西中医,1984,5(8):37-39

[35] 沈自尹,等．“肾阳虚”证的下丘脑-垂体-甲状腺轴初步观察．上海中医药杂志,1982,(2):42-44

[36] 重庆医学院新医病理学研究小组．虚损之病机探讨．新医药杂志,1973,(11):34-36

[37] 梁月华,等．中医寒热本质的初步研究．中华医学杂志,1979,(12):705-708

[38] 唐树德,等．阴虚火旺与肾素、血管紧张素系统关系的初步探讨．陕西中医,1984,5(2):43-45

[39] 赵立业,等．虚寒证、虚热证患者血浆 DβOH 活性及尿中 CA 水平的临床研究．中西医结合杂志,1991,11(10):603-605

[40] 张伟荣,等．寒体、热体的实验研究(Ⅰ)．中西医结合杂志,1991,11(8):477-479

[41] 李炳如,等．补肾补脾中药对大鼠甲状腺、肾上腺切除后卵巢功能减退的补偿治疗作用．中西医结合杂志,1984,4(4):227-279

[42] 何开玲,等.肾虚疾病中能量代谢的研究.中华内科杂志,1964,12(4):310-312

[43] 陈锐群,等.阴虚内热证初探——知母对钠泵作用的大鼠体内实验.中西医结合杂志,1983,(4):235-237

[44] 顾文聪,等.阴虚火旺甲亢患者尿羟脯氨酸排量的初步观察.上海中医药杂志,1983,(9):46-48

[45] 毛良,等.从尿中肌酐、尿素、钾、磷、镁的排泄量探讨慢性肾炎患者阴虚、阳虚的病理基础.中西医结合杂志,1984,4(4):209-211

[46] 邝安堃,等.阳虚病人内分泌、免疫和环核苷酸变化的初步观察.中华内科杂志,1979,18(2):105-108

[47] 陆鸿元,等.慢性气管炎“辨虚治本”与血浆环核苷酸含量变化的关系——附106例疗效分析.中医杂志,1980,21(4):258-260

[48] 李恩,等.肾性高血压中医分型与血浆前列腺素、肾素、血管紧张素Ⅱ、环核苷酸变化的观察.中西医结合杂志,1983,3(3):165-167

[49] 郭宇光,等.虚寒证、虚热证患者尿中 PGE_2、$PGF_{2\alpha}$ 排出量的临床观察.中西医结合杂志,1990,10(10):593-595

[50] 卢君健,等.100例虚证分型与免疫关系的探讨.中西医结合杂志,1982,2(3):143-145

[51] 陈松涛,等.中医虚证理论的初步探讨——阴虚、阳虚时细胞免疫功能变化.中西医结合杂志,1982,2(3):140-142

[52] 陈汉平,等.对甲状腺机能减退阳虚证细胞免疫学的观察.上海中医药杂志,1989,(11):363-365

[53] 冯栋年,等.阳虚证患者遗传学特征探讨.中西医结合杂志,1989,9(1):24-26

[54] 黄松章,等.从血液流变学探讨阴阳转化的基本原理.上海中医药杂志,1982,(10):463-465

[55] 谭达人,等.冠心病“阳虚”病人血液流变性的初步观察.中医杂志,1981,22(8):31-33

[56] 王鸿.肾虚患者甲皱微循环改变的观察与探讨.中医杂志,1980,21(9):31-34

[57] 朱玟,等.阴虚、阳虚病人血清中某些微量元素变化的初步观察.中医杂志,1981,22(8):26-28

[58] 刘福春,等.老年阳虚患者超氧化物歧化酶与血清锌铜关系的初步研究.中西医结合杂志,1991,11(8):473-475

[59] 邱保国,等.虚证病人头发五种微量元素分析.中医杂志,1985,26(1):58-60

[60] 申维玺,孙燕.用分子生物学理论阐释阴虚证本质.医学研究通讯,1998,27(8):1-4

[61] 申维玺,孙燕,张叔人.肺癌细胞IL-1、IL-6、TNF、IFN-γ与肺癌阴虚证相关的免疫组化研究.中国中医基础医学杂志,2000,6(12):28-31

[62] 申维玺,孙燕,张叔人,等.白细胞介素1等细胞因子与肺阴虚证本质的相关研究.中医杂志,2000,41(7):423-425

第三节 辨气血证候

【基本内容】

辨气血证候,是根据患者所表现的症状、体征等,对照气血的生理、病理特点,分析、判断疾病中有无气血亏损或运行障碍的证候存在。

气血证候的分类,一方面为气血的亏虚,主要包括气虚证、血虚证,属虚证的范畴,气脱证、血脱证、气陷证、气不固证,一般是气血虚的特殊表现;另一方面为气血的运行失常,主要有气滞证、血瘀证,一般属实证的范畴,所谓气逆证、气闭证,一般属气滞的范畴。血热证、血寒证实际为血分的热证、寒证。

气与血密切相关，病理上二者常互相影响，或者同时发病，或者互为因果。临床常见的气血同病证候有气血两虚证、气滞血瘀证、气不摄血证、气随血脱证、气虚血瘀证等。

气血的病变与脏腑功能失调的病理是不可分的。掌握气血病变的一般规律，可以为辨别脏腑病变的病理性质打下基础。

一、气 病 证 候

气病虚证主要包括气虚证、气陷证、气不固证和气脱证；气病实证主要包括气滞证、气逆证和气闭证。

（一）气虚证

指元气不足，气的推动、固摄、防御、气化等功能减退，或脏器组织的功能减退，以气短、乏力、神疲、脉虚等为主要表现的虚弱证候。

[临床表现] 气短声低，少气懒言，精神疲惫，体倦乏力，脉虚，舌质淡嫩，或有头晕目眩，自汗，动则诸症加重。

[机理分析] 形成气虚证的原因，主要有：久病、重病、劳累过度等，使元气耗伤太过；先天不足，后天失养，致元气生成匮乏；年老体弱，脏腑功能减退而元气自衰。

由于元气不足，脏腑功能衰退，故出现气短、声低、懒言、神疲、乏力；气虚而不能推动营血上荣，则头晕目眩，舌淡嫩；卫气虚弱，不能固护肤表，故为自汗；“劳则气耗”，故活动劳累则诸症加重；气虚鼓动血行之力不足，故脉象虚弱。

元气亏虚，而以某脏腑功能减退所表现的证候为主者，临床常见证有心气虚证、肺气虚证、脾气虚证、肾气虚证、胃气虚证、肝胆气虚证等，甚至可为多脏器气虚证候同在。

气陷证、气不固证、气脱证等，常是气虚的发展，或为其特殊表现。

气虚可导致多种病理变化，如气虚而功能减退，运化无权，推动无力，可导致营亏、血虚、阳虚、生湿、生痰、水停、气滞、血瘀，以及易感外邪等。同时气虚可与血虚、阴虚、阳虚、津亏等兼并为病，而为气血两虚证、气阴两虚证、阳气亏虚证、津气亏虚证等。

[辨证要点] 病体虚弱，以神疲、乏力、气短、脉虚为主要表现。

（二）气陷证

指气虚无力升举，清阳之气下陷，以自觉气坠，或脏器下垂为主要表现的虚弱证候。

[临床表现] 头晕眼花，气短疲乏，脘腹坠胀感，大便稀溏，形体消瘦，或见内脏下垂、脱肛、阴挺等。

[机理分析] 气陷多是气虚的发展，或为气虚的一种特殊表现形式，一般指脾（中）气的下陷。

清阳之气不升，则自觉气短、气坠，头晕眼花；气陷而机体失却阴精的充养，则见神疲乏力，形体消瘦；脾失健运，水谷精微下趋，则见大便稀溏；气陷无力升举，不能维持脏器正常位置，故觉脘腹坠胀，甚至出现内脏下垂。

[辨证要点] 体弱而瘦，以气短、气坠、脏器下垂为主要表现。

（三）气不固证

指气虚失其固摄之能，以自汗，或大便、小便、月经等不固为主要表现的虚弱证候。

[临床表现] 气短，疲乏，面白，舌淡，脉虚无力；或见自汗不止；或为流涎不止；或见遗尿，余溺不尽，小便失禁；或为大便滑脱失禁；或妇女出现崩漏，或为滑胎、小产；或见男子遗精、滑精、早泄等。

[机理分析] 气不固，可以包括不能固摄津液、血液、小便、大便、精液、胎元等。其辨证是有气虚证的一般证候表现，并有各自“不固”的证候特点。气不摄血则可导致妇女崩漏及各种慢性出血；气不摄津则可表现为自汗、流涎；气虚不能固摄二便，可表现为遗尿、余溺不尽、小便失禁，或大便滑脱失禁；气不摄精则见遗精、滑精、早泄；气虚胎元不固，可导致滑胎、小产。

[辨证要点] 病体虚弱，以疲乏、气短、脉虚及自汗或二便、经、精等的不固为主要表现。

（四）气脱证

指元气亏虚已极，急骤外泄，以气息微弱、汗出不止等为主要表现的危重证候。

[临床表现] 呼吸微弱而不规则，汗出不止，口开目合，全身瘫软，神识蒙眬，二便失禁，面色苍白，口唇青紫，脉微，舌淡，舌苔白润。

[机理分析] 气脱证可由气虚证、气不固证发展而来；也可以在大汗、大吐、大泻或大失血、出血中风等情况下，出现“气随津脱”、“气随血脱”；或于长期饥饿、极度疲劳、暴邪骤袭等状态下发生。

真气欲脱，则心、肺、脾、肾等脏腑之气皆衰。气息微弱欲绝、汗出不止，为肺气外脱之征；面白、脉微、神识蒙眬，为心气外越之象；二便失禁为肾气欲脱的表现；全身瘫软、口开、手撒，为脾气外泄之征。

[辨证要点] 病势危重，以气息微弱、汗出不止、脉微等为主要表现。

（五）气滞证

指人体某一部分或某一脏腑、经络的气机阻滞，运行不畅，以胀闷疼痛为主要表现的证候。

[临床表现] 胸胁、脘腹等处或损伤部位的胀闷或疼痛，疼痛性质可为胀痛、窜痛、攻痛，症状时轻时重，部位不固定，按之一般无形，痛胀常随嗳气、肠鸣、矢气等而减轻，或症状随情绪变化而增减，脉象多弦，舌象可无明显变化。

[机理分析] 引起气滞证的原因，主要有三方面：一是情志不舒，忧郁悲伤，思虑过度，而致气机郁滞；二是痰饮、瘀血、宿食、蛔虫、砂石等病理物质的阻塞，或阴寒凝滞，湿邪阻碍，外伤络阻等，都能导致气机郁滞；三是脏气虚弱，运行乏力而气机阻滞。

气滞证候的主要机理是气的运行发生障碍，气机不畅则痞胀，障碍不通则疼痛，气得运行则症减，故气滞以胀闷疼痛为主要临床表现。

临床常见的气滞证有肝气郁结证、胃肠气滞证、肝胃气滞（不和）证等，并表现出各自的证候特征。

气滞常可导致血行不畅而形成气滞血瘀；气机郁滞日久，可以化热、化火；气机不利，可影响水液代谢而产生痰湿、水液内停。气滞一般是气逆、气闭的病理基础。

[辨证要点] 以胸胁脘腹或损伤部位的胀闷、胀痛、窜痛为主要表现。

（六）气逆证

指气机失调，气上冲逆，以咳嗽喘促、呃逆、呕吐等为主要表现的证候。

[临床表现] 咳嗽频作，呼吸喘促；呃逆、嗳气不止，或呕吐、呕血；头痛、眩晕，甚至昏厥、咯血等。

[机理分析] 气逆一般是在气滞基础上的一种表现形式。主要是指肺胃之气不降而上逆，或肝气升发太过而上逆。导致气逆的原因，可有外邪侵袭、痰饮瘀血内停、寒热刺激、情志过激等。

由于气逆证有肺气上逆、胃气上逆、肝气上逆的不同，故可表现出不同的证候。肺气上逆以咳喘为主症；胃气上逆以呃逆、呕恶、嗳气等为主症；肝气上逆以头痛眩晕、昏厥、呕血或咯血等为主症。

其实气逆只是一种病机，并不是一个完整的证名，临床应注意辨别病因，再加病位、气逆而构成完整的辨证诊断，如胃寒气逆证，胃火气逆证，痰饮内阻、肺气上逆证，肝火气逆证等。

［辨证要点］以咳喘或呕吐、呃逆等为突出表现。

（七）气闭证

指邪气阻闭神机或脏器、官窍，以突发昏厥或绞痛为主要表现的实性急重证候。

［临床表现］突然发生、势急、症重，或为昏厥，或为内脏出现绞痛，或有二便闭塞，呼吸气粗，声高，脉沉弦有力等。

［机理分析］形成气闭证的主要原因有：强烈精神刺激，使神机闭塞；砂石、虫、痰等阻塞脉络、管腔，导致气机闭塞；溺水、电击等意外事故，致使心、肺气闭。

极度精神刺激，神机闭塞，则见突发昏厥；痰浊、瘀血、砂石、蛔虫等阻塞脉络、管腔等，导致气机闭塞，则突发绞痛，或见二便不通；证因邪实所致，病体不虚，故声高而息粗，脉沉弦有力。

［辨证要点］以突发昏厥或绞痛，息粗、脉实为主要表现。

二、血病证候

血病虚证主要包括血虚证和血脱证；血病实证主要包括血瘀证、血热证和血寒证。

（一）血虚证

指血液亏虚，不能濡养脏腑、经络、组织，以面、睑、唇、舌色白，脉细为主要表现的虚弱证候。

［临床表现］面色淡白或萎黄，眼睑、口唇、舌质、爪甲的颜色淡白，头晕，或见眼花、两目干涩，心悸，多梦，健忘，神疲，手足发麻，或妇女月经量少、色淡、延期甚或经闭，脉细无力等。

［机理分析］导致血虚的原因，主要有两个方面：一是血液耗损过多，新血未及补充，主要见于各种出血之后，或久病、大病之后，或劳神太过，阴血暗耗，或因虫积肠道，耗吸营血等；二是血液生化不足，可见于脾胃运化功能减退，或进食不足，或因其他脏腑功能减退不能化生血液，或瘀血阻塞脉络，使局部血运障碍，影响新血化生，即所谓"瘀血不去新血不生"等。

血液亏虚，脉络空虚，形体组织缺乏濡养荣润，则见颜面、眼睑、口唇、舌质、爪甲的颜色淡白，脉细无力；血虚而脏器、组织得不到足够的营养，则见头晕，眼花，两目干涩，心悸，手足发麻，妇女月经量少、色淡；血虚失养而心神不宁，故症见多梦、健忘、神疲等。

血虚证主要指心血虚证和肝血虚证，并可有血虚肠燥证、血虚肤燥生风证。

血虚可与气虚、阴虚、血瘀等兼并存在，而为气血两虚证、阴血亏虚证、血虚夹瘀证。血虚发展可致血脱。

［辨证要点］病体虚弱，以肌肤黏膜的颜色淡白、脉细为主要表现。

（二）血脱证

指突然大量出血或长期反复出血，血液亡脱，以面色苍白、心悸、脉微或芤为主要表现的危重证候。

［临床表现］面色苍白，头晕，眼花，心悸，气短，四肢清冷，舌色枯白，脉微或芤等。

［机理分析］导致血脱证的主要原因是突然大量出血，诸如呕血、便血、崩漏、外伤失血等，也可以因长期失血、血虚进一步发展而成。所以大失血、严重血虚等病史可以作为血脱证的主要诊断依据。

血液大量耗失，血脉空虚，不得荣润，则见面色苍白，舌色枯白，脉微或芤；血液亡失，心脏、清窍失养，则见心悸、头晕、眼花等症。

［辨证要点］有血液严重损失的病史，以面色苍白、脉微或芤为主要表现。

值得注意的是，气脱证、血脱证、亡阳证、亡阴证，皆属疾病发展到濒危阶段的证候，且常可相互影响而同时存在，临床不易严格区分，诊断时主要是辨别何种亡脱在先。亡阳、血脱、气脱均见面色苍白、脉微，亡阴、亡阳、气脱均有汗出的特点。亡阴证有身热烦渴的特征，亡阳证以身凉肢厥为特征，气脱证以气息微弱尤为突出，血脱证有血液大量耗失的病史。

（三）血瘀证

指瘀血内阻，血行不畅，以固定刺痛、肿块、出血、瘀血色脉征为主要表现的证候。

［临床表现］有疼痛、肿块、出血、瘀血色脉征等方面的证候。其疼痛特点为刺痛、痛处拒按、固定不移，常在夜间痛甚；肿块的性状是在体表者包块色青紫，腹内者触及质硬而推之不移；出血的特征是色紫黯或夹血块，或大便色黑如柏油状，或妇女血崩、漏血；瘀血色脉征主要有面色黧黑，或唇甲青紫，或皮下紫斑，或肌肤甲错，或腹露青筋，或皮肤出现丝状红缕，或舌有紫色斑点、舌下络脉曲张，脉多细涩或结、代，无脉等。

［机理分析］产生瘀血的原因可有多个方面，一是外伤、跌仆及其他原因造成的体内出血，离经之血未及时排出或消散，淤积于内；二是气滞而血行不畅，以致血脉瘀滞；三是血寒而使血脉凝滞，或血热而使血行壅聚或血受煎熬，血液浓缩黏滞，致使脉道瘀塞；四是湿热、痰浊、砂石等有形实邪压迫、阻塞脉络，以致血运受阻；五是气虚、阳虚而运血无力，血行迟缓。

血瘀证的机理主要为瘀血内积，气血运行受阻，不通则痛，故有刺痛、固定、拒按等特点；夜间阳气内藏，阴气用事，血行较缓，瘀滞益甚，故夜间痛增；血液淤积不散而凝结成块，则见肿块紫黯、出血紫黯成块；血不循经而溢出脉外，则见各种出血；血行障碍，气血不能濡养肌肤，则见皮肤干涩、肌肤甲错；血行瘀滞，则血色变紫变黑，故见面色黧黑、唇甲青紫；脉络瘀阻，则见络脉显露、丝状红缕、舌现斑点、脉涩等症。

瘀血可阻滞于各种脏器、组织，而有不同的血瘀证名，如心脉瘀阻证、瘀阻脑络证、胃肠血瘀证、肝经血瘀证、瘀阻胞宫证、瘀滞胸膈证、下焦瘀血证、瘀滞肌肤证、瘀滞脉络证等，并表现出各自脏器、组织的证候特点。

血瘀与气滞可互为因果，或同时为病，而为气滞血瘀证或血瘀气滞证，简称瘀滞证。血瘀可与痰、热等合并为病，而为瘀痰互结证、瘀热互结证。瘀血内阻还可导致血虚、水停等病理改变。

［辨证要点］以固定刺痛、肿块、出血、瘀血色脉征为主要表现。

（四）血热证

指火热内炽，侵迫血分，以身热口渴、斑疹吐衄、烦躁谵语、舌绛、脉数等为主要表现的实热证候，即血分的热证。

［临床表现］身热夜甚，或潮热，口渴，面赤，心烦，失眠，躁扰不宁，甚或狂乱、神昏谵语，或见各种出血，色深红，或斑疹显露，或为疮痈，舌绛，脉数疾等。

［机理分析］血热证的形成，一是外感热邪，或感受他邪化热，传入血分；二是情志过激，

气郁化火，或过食辛辣燥热之品，火热内生，侵扰血分。

热在血分，血行加速，脉道扩张，则见面红目赤，舌绛，脉数疾；血热迫血妄行，可见各种出血；血热内扰心神，而见心烦，失眠，躁扰不宁，甚则狂乱、神昏谵语；热邪内犯营血，灼肉腐血，可为疮痈脓疡；身热夜甚，口渴，为热邪升腾，耗伤津液之象。

血热证常见于外感温热病中，即卫气营血辨证中的血分证；又可见于外科疮疡病、妇科月经病、其他杂病之中。

［辨证要点］以身热口渴、斑疹吐衄、烦躁谵语、舌绛、脉数等为主要表现。

（五）血寒证

指寒邪客于血脉，凝滞气机，血行不畅，以患处冷痛拘急、恶寒、唇舌青紫，妇女月经后期、经色紫黯夹块等为主要表现的实寒证候，即血分的寒证。

［临床表现］恶寒，手足或少腹等患处冷痛拘急、得温痛减，肤色紫黯发凉，或为痛经、月经愆期、经色紫黯、夹有血块，唇舌青紫，苔白滑，脉沉迟弦涩等。

［机理分析］血寒证主要因寒邪侵犯血脉，或阴寒内盛，凝滞脉络而成。

寒凝脉络，气血运行不畅，阳气不得流通，组织失于温养，故常表现为患处的寒冷、疼痛，寒性凝滞收引，故其痛具有拘急冷痛、得温痛减的特点；肤色紫黯，月经愆期、经色紫黯、夹有血块，唇舌青紫，脉沉迟弦涩等，均为血行不畅之瘀血征象。

血寒证属实寒证的范畴，寒滞肝脉证、寒凝胞宫证、寒凝脉络证等，均属于血寒证。

［辨证要点］以患处冷痛拘急、恶寒、唇舌青紫，妇女月经后期、经色紫黯夹块等为主要表现。

三、气血同病证候

气血密切相关，在生理上维持协调平衡，在病理上亦常互相影响。气病或血病发展到一定的程度，往往影响到另一方的生理功能而发生病变，从而表现为气血同病的证候。

气血或为同时发病，或为先后因果。临床常见的气血同病证候有气滞血瘀证、气虚血瘀证、气血两虚证、气不摄血证和气随血脱证等。其中，气滞血瘀证、气血两虚证的病机常常是互为因果；气虚血瘀证、气不摄血证，一般是气虚在先、为因、为本，血瘀或血虚在后、为果、为标，但其证候表现则不一定是前重后轻；气随血脱证则是因大失血而致血脱在先，然后元气随之消亡，病势危急。

（一）气滞血瘀证

指气机郁滞而致血行障碍出现瘀阻的证候。

［临床表现］胸胁胀满走窜疼痛，性情抑郁或急躁，并兼胁下痞块刺痛拒按，妇女可见经闭，或痛经，经色紫黯夹有血块，乳房胀痛等症，舌质紫黯或有紫斑，脉弦涩。

［机理分析］多由情志不遂，或闪挫外伤，或痰湿、寒邪等阻滞，使气机郁滞，血行障碍而成。属于实证范畴。

肝主疏泄而藏血，与情志活动关系密切，情志不遂，则肝气郁滞，疏泄失职，故情绪抑郁或急躁，胸胁胀满、走窜作痛；气为血帅，气滞则血行不畅，气血瘀滞，故见痞块疼痛拒按，舌紫黯或有紫斑，以及妇女痛经、经闭，经质色黯有块，乳房胀痛等症；脉弦涩，亦是气滞血瘀之征。

［辨证要点］见胁痛，抑郁，烦躁等肝郁之症，并有胁下痞块或妇女闭经、痛经等血瘀症状。

（二）气虚血瘀证

是指由于气虚运血无力，而致血行瘀滞所表现的证候。一般气虚证候在先，病情发展到一定程度便出现血瘀证候，故气虚为本，血瘀为标，本虚而标实。

［临床表现］身倦乏力，少气懒言，或有自汗，胸腹或其他局部有固定痛处、刺痛不移、拒按，面色淡白，舌质淡紫或有紫斑，脉沉涩无力。

［机理分析］由于各种原因导致脏腑气机衰减，气虚则运血无力，以致血行不畅而瘀滞。身倦乏力、少气懒言、自汗、舌淡、脉搏无力等，是功能减退的气虚证候；刺痛固定、拒按、舌紫黯或有紫斑、脉涩等，是有血瘀的主要指征。

［辨证要点］有体弱、神疲、面舌色淡、脉虚等气虚之症，并见胁下痞块或胸胁刺痛等血瘀症状。

（三）气血两虚证

是指气虚与血虚同时存在的证候。

［临床表现］少气懒言，神疲乏力，或有自汗，心悸多梦，头晕目眩，面色淡白或萎黄，舌质淡嫩，脉细无力。

［机理分析］多由久病不愈，气血两伤；或先有血虚，气失化生之源而随之虚乏；或先因气虚，不能生化而继见血少，均可导致气血两虚。多见于慢性久病，纯属虚证。

少气懒言、乏力、自汗、脉弱等，是气虚的主要表现；面白或萎黄、舌淡、脉细等，是血虚的症状；气血亏虚，不能养心、养神、上荣头面，故有心悸、神疲、多梦、头晕眼花等症。

［辨证要点］有体弱、神疲、面舌色淡、脉虚等气虚之症，并见色淡、头晕、脉细等血虚症状。

（四）气不摄血证

是指由于气虚不能统摄血液，而表现以出血为主症的证候。

［临床表现］有便血，或肌衄，或齿衄，或妇女崩漏等出血症，并见气短、倦怠乏力、面色淡白或苍白、脉弱或微、舌质淡白等症。

［机理分析］由于久病、劳倦、脾虚等导致气虚，以致气不能统摄血液的运行，而血溢脉外，成为气不摄血证。其病程久而出血势较缓，一般在出血之前已有气虚的证候存在，属虚证范畴。

气为血帅，气能统摄血液，使之正常地循环于经脉之中，而不致溢出于脉外。在有出血症状的同时，或在其先就有气短、倦怠、乏力等气虚症状，故知其出血系由气不摄血之故。气虚再加失血，故见面色苍白、脉弱或微、舌淡等症。

［辨证要点］有体弱、神疲、面舌色淡、脉虚等气虚之症，并见吐血，或衄血，或便血，或崩漏等出血症状。

（五）气随血脱证

是指由于大量出血而引起气随之暴脱的危重证候。

［临床表现］大量出血的同时，见面色苍白，四肢厥冷，大汗淋漓，气息微弱，甚至昏厥，脉微欲绝，或芤，或散，舌淡。

［机理分析］常由外伤，或妇女血崩、产后，或内脏破损等突然大量出血所致。本证发展速、变化快、病势急、病情重，易致气血虚脱而死亡。

血为气母，血脱则气无所附，故气亦随之而脱。气脱阳亡，不能温煦固护肤表，则冷汗淋漓；阳气不能达于四末，所以四肢厥冷；气血不能上荣，故见面色苍白，甚至昏厥，血脉失气血之鼓动与充盈，故脉微或芤。

［辨证要点］突然大出血，并见冷汗淋漓、呼吸微弱、四肢厥冷、脉微欲绝等亡阳症状。

【补充阐发】

一、血瘀证的概念与范围

（一）血瘀证的概念

1. 中医文献研究 “瘀”字最早出于《楚辞》“形销铄而瘀伤”；《说文解字》曰：“瘀，积血也”；《内经》中有血凝泣、血脉凝泣、恶血、留血、凝血、着血、石瘕等名；张仲景称瘀血、蓄血、瘀热、血结、干血、癥痼、疟母等；《备急千金要方》又有血瘕、黑血，《诸病源候论》有结血，《校注妇人良方》有积聚癥瘕、积血，《证治准绳》有污血，《普济方》有血癥，《医林改错》有血瘀，《血证论》有败血、旧血、离经之血、紫血，《儒门事亲》有瘀症，《名医别录》有老血，《温热论》有宿血，《医宗必读》有死血等等称谓。这些概念说明瘀与淤相通，瘀血即体内的血液流行不畅，血液污浊、瘀积。

对于瘀血的含义，有几个有代表性的解释：《说文解字》说：“瘀，积血也”；《证治准绳》、《皇汉医学》认为：“污秽之血为瘀血”；《临证指南医案》、《医林改错》认为：“久病入络即瘀血”；《血证论》认为：“离经之血为瘀血”。故瘀血是指瘀积不行、污秽不洁和已离经脉的血液，以及久病影响脉络时所出现的病变。在中医著作里，和瘀血同类的名称尚有滞血、留血、闭血、蓄血、干血、老血、死血、败血、恶血、贼血等。其名目虽多，目的都在于想从不同的角度（如轻重、新久、危害等）描绘出瘀血的性质。其中滞血、留血、闭血等名称的含义和瘀血类似，是指血液瘀积不行，滞碍留闭；蓄血一般多指起病较急，病在下焦的瘀血证；干血、老血、死血是指瘀积已久，短时难于祛散的瘀血；败血是言其血已败坏而失却正常的生理功能；恶血、贼血则又是形容瘀血对人体的危害如恶如贼。所以上述名称总的可以用“瘀血”一名加以概括，其中以血郁、血瘀、血结作为区分瘀血轻重、新久三种不同程度的名称。

综上所述，大致可归纳为三种含义：①停积的血，如“积血”、“蓄血”、“留血”等；②污败的血，如“污血”、“败血”；③离经之血，即离开血液循环，且不可恢复为具有生理功能的血，如“衃血”、“恶血”、“干血”、“死血”等。以上三种含义及其中医原称，其共同性可用“静止之血”来表示，如积、蓄、留均为静止之意；“污血”及“败血”虽然没有静止之意，但从实验结果来看，“污秽之血”其后果也造成血液流动缓慢；至于离开血液循环之血，由于失去了心脏的推动力及离开血管，且在血管周围淤积，因此“静止之血”是中医各种瘀血称呼的共同特征。

狭义的血瘀是血液运行不畅而停滞；广义的血瘀是凡因多种病因导致血液流行不畅，或积于脉内，或溢于脉外，或形成血栓，以及导致血液相关系统异常，使血液功能、性质、成分发生改变者，都可以为血瘀。因血瘀而出现的一系列临床证候群称为血瘀证。

2. 现代研究认识 现代研究认为，瘀血多与下列因素有关：局部缺血缺氧；血液循环障碍，特别是微循环障碍；血液流变性异常；血液凝固系统；动脉粥样硬化；结缔组织代谢异常；炎症病理过程；免疫功能障碍；细胞增殖性病变、内脏病理肿大；内脏与肢体血流量的分布异常。

中医瘀证的概念与现代医学的“瘀血”并不完全相同，现代医学中的“瘀血”多指静脉血液循环障碍，进而导致局部或全身的某些病理改变，如西医学的肺淤血。中医的瘀证有广义狭义之分。狭义的瘀证是指积血、留血、恶血、蓄血、干血、死血、败血等。

总之，临床上对中医的“瘀证”大致可概括为5个方面：

（1）不畅之血：是指血液运行不畅，郁滞或停积于脏腑或局部组织之中，如心力衰竭引起之肺、肝淤血、下肢静脉曲张等。

（2）离经之血：指血液不循脉道妄行脉外又未流出之血，即离经之血，如脑出血、眼底出血、外伤瘀血、皮下出血斑等。月经中止、人工流产、外科手术后皆可能有离经之血而造成瘀。

（3）污秽之血：为血液成分异常或受感染后所致，如严重高脂血症之血液混浊如牛乳状，败血症除有皮下血斑外，同时还有血液浓黏凝聚的改变。

（4）内结之血："内结为血瘀"，多为血管本身和血液凝固性升高的病变，如缺血性中风、心肌梗死等。

（5）其他病象：泛指由于痰浊、食滞、瘟疫、暑热、寒湿、情志刺激等因素引起脏腑经络出现气滞血瘀的复杂多样的临床病象，如炎症、肿瘤、硬皮病、烧伤瘢痕、淋巴结核、痈疖疮疡等，甚至还包括精神、神经方面的一些病变，如癫痫。

（二）血瘀证的范围

随着临床和实验研究的进展，血瘀证的概念、范围有不断扩大的趋势。血瘀证的概念和范围不应无限制地扩展，应紧扣血液、血管，最终以血液的瘀变为前提，否则血瘀证将和其他证候混同；血瘀证外延的扩大，涉及其他的病和证，因而血瘀证应结合病及兼证作细致的分型归类，其治法亦应改变。血瘀证范畴的划分应该是：符合血瘀证的概念、病理变化而表现出来的相应证候，即属血瘀范畴，而治疗上则应是以活血化瘀药物为主。

二、血瘀证的病因与病机

（一）血瘀证的病因

瘀血既是病理产物，又是一种致病因素。引起血瘀证的病因包括：

1. 气机逆乱　中医认为："气为血之帅，气行则血行"，故气机逆乱是形成血瘀的主要原因之一。如沈金鳌在《杂病源流犀烛》中说："气运乎血，血本随气以周流，气凝则血亦凝矣。夫至气滞血瘀，则作肿作痛，诸变百出。"

2. 脏腑失调　因肝主疏泄，主通调气机，调和气血，故久病肝郁气滞，可导致血瘀，如《灵枢·百病始生》说："若内伤于忧怒，则气上逆，气上逆则六输不通，温气不行，凝血蕴裹而不散，津液涩渗，著而不去，而积皆成矣"。因心主血脉，为血液循环之动力，心气虚则无力推动血脉，故可导致血液停滞而生瘀，如《灵枢·经脉》曰："手少阴气绝则脉不通，脉不通则血不流"。因肺主气，宗气积于胸中，为十二经运行动力之始，故肺气虚，可使经血运行不畅而瘀，如《素问·调经论》曰："悲则气消，消则脉虚空，……则血泣气去"。其他如脾主运化、肾藏原气，其病变亦可影响气血运行，故亦可发生血瘀证。

3. 外邪影响　如六淫寒邪，寒性收引凝滞，血遇寒则凝滞不通而成瘀。《素问·调经论》说："寒气积于胸中而不泻，不泻则温气去，寒独留，则血凝泣，凝则脉不通。"热为阳邪，热盛则煎熬津液，易使血液黏滞经络瘀塞。《医林改错》说："血受寒，则凝结成块；血受热，则煎熬成块。"湿性重着黏滞、秽浊，故湿浊内犯，或脾肾阳虚不能气化致水湿内留，既易损伤阳气，又易阻塞气机，从而引起气滞血瘀。

4. 外伤瘀滞　闪挫仆跌、坠落撞击，皆可致脉络破损出血致瘀。其特点是局部青紫，刺胀作痛，痛处不移，或局部青肿虽消，但仍作痛不已。《诸病源候论·小儿杂病诸候四》："血之在身，随气而行，常无停积，若因坠落损伤，即血行失度……皆成瘀血。"

5. 体内出血　由于种种原因致内脏出血，血无直接通路外排，即可留而成瘀。即或出血之后有路可排，亦可因猝然止血而留瘀。

（二）血瘀证的病机

瘀血形成的原因可归纳为7个方面：①气机阻滞。②寒邪凝滞。③邪热煎熬。瘀在《内经》大都归因于寒，张仲景《伤寒论》与《金匮要略》中则认为多属热病所致。清·王清任《医林改错·积块论》曰："血受寒，则凝结成块，血受热，则煎熬成块。"④损伤堕坠。如负重努力、跌坠挫闪拳踢等。⑤病后瘀阻。如《三因方》说："病者或因发汗不彻，及吐衄不尽，瘀蓄在内"；王清任在《医林改错》说："伤寒瘟病后头发脱落，……皮里肉外血瘀，阻塞血路，新血不能养发，故发脱落"。⑥出血以后。月经行时因某种因素而中止，产后恶露不尽，人工流产，开胸破腹造成出血，均可造成瘀血之证。⑦情绪忧怒和生活失宜。如《灵枢·百病始生》曰："忧怒……凝血蕴里而不散"，《证治准绳·杂病·诸血门》曰："夫人饮食起居，一失其宜，皆能使血瘀滞不行。"

三、血瘀证的主要表现

（一）血瘀的常见症状

1. 疼痛　中医认为"不通则痛"，瘀血阻滞经络，阳气阴精不得通行，肌腠筋骨失养，故见疼痛。瘀血疼痛的特点是剧痛、久痛、刺痛，痛处固定，痛而拒按，活动加剧。《血证论》说："瘀血在经络脏腑之间，则周身作痛，以其堵塞气之往来，故滞碍而痛。"

2. 出血　瘀血内积，气血流行不畅，致血不循经故出血。《血证论》说："故凡吐衄，无论清凝紫黑，总以去瘀为先。"如产妇胎盘残留、死胎不下，易致出血不止；肝硬化、脾大亦常有各种出血倾向。

3. 发热或寒热交作　瘀痹脉络，气血壅塞，卫气内留，久而发热，正邪搏斗于表里之间，故见寒热如疟。《金匮要略》说："产后……少腹坚痛，此恶露不尽，不大便，烦躁发热。"这些描述似为瘀血内留的吸收热和感染发热，如败血症。

4. 咳喘　瘀血阻滞气道，肺失宣降，故见喘咳；邪热蕴肺，气阻血瘀，久则灼伤肺络，故见喘促咳血，如大叶性肺炎、肺心病等既有瘀血内留，又有咳喘。《血证论》说："盖人身气道，不可有壅滞，内有瘀血，则阻碍气道，不得升降，是以壅而为咳……须知痰水之壅，由瘀血使然，但去瘀血，则痰水自消"；《丹溪心法》说："肺胀而嗽，或左或右，不得眠，此痰挟瘀血碍气而病"。

5. 癥瘕积聚　瘀血阻内，经络闭塞，久而气血废浊凝聚，遂成癥瘕痞块。瘀血痰浊凝聚于脏腑经络之间可形成癥瘕，亦可发展成血臌，见腹大，青筋暴起，按之有块如盘。《金匮要略》说："妇人少腹满如敦状……此为水与血俱结在血室也"；《血证论》说："瘀血在经络脏腑之间，则结为癥瘕"。所谓癥瘕积聚，大致包括炎性包块、囊肿、肝脾肿大，良性、恶性肿瘤和胃肠胀气等。

6. 精神症状　心主血，血养心，瘀血内阻，心窍失灵，心神遂闭塞昏蒙，故见癫狂神昏之症。《伤寒论》说："阳明证，其人喜忘者，必有蓄血"；《医林改错》说："癫狂一证，哭笑不休，詈骂歌唱……乃气血凝滞脑气，与脏腑不接，如同做梦一样"。

7. 痈肿　瘀血内阻，气血凝滞，蕴久化热，腐灼血肉，化为痈疮。《灵枢·痈疽》说："寒邪客于经络之中则血泣，血泣则不通，不通则卫气归之，不得复反，故痈肿"；《血证论·疮血》说："疮者，血所凝结而成者，或是寒凝，或是热结，或是风肿，或是湿郁，总是凝聚其血而成"。

8. 经闭、经痛、不孕　月经出于血海，胎靠血养，血瘀则气滞，经血不畅，精微不运，致血海瘀滞，胞宫失养，故见经闭、经痛、不孕等。《血证论》说："妇人经闭，脏坚癖不止者，中有干血。"

9. 肢体废用　肢体偏枯废用是肝风妄动、瘀血痰浊随风阻窜经络、气血壅塞所致。血瘀经脉，筋骨肌肉失养，故见偏枯废用。《七松岩集》说："盖瘫者，举动艰难也；痪者，不能移动也……全借宗营二气导引，血脉得以流通，流通则机关便捷。若营卫之气偏闭于左则左废，偏闭于右则右废。"

10. 心悸怔忡　脉者，血之府，瘀血阻脉或败血冲心，或血虚使心脉运行无力，心神失养，故见心悸怔忡。《血证论》说："有瘀血亦怔忡。"

11. 烦渴　血载气行，气滞则敷布无能，水谷精微不得散布周身，故见烦渴。《血证论》说："瘀血在里，则口渴，所以然者，血与气本不相离，内有瘀血，故气不得通，不能载水津上升，是以发渴，名曰血渴，瘀血去则不渴矣。"

12. 唇舌、皮肤改变　瘀阻经络，必形于外，若外伤则局部见红肿青紫；若瘀于内，则气机不利，血行不畅，故见唇舌青紫、皮肤有瘀斑；瘀血久留，则精血不能濡养肌肤经筋而见肌肤甲错，或见皮肤肥厚隆起，或见皮肤僵如皮革，面色黧黑无光，或见胸腹青筋显露、蜘蛛痣。《素问・调经论》说："孙络外溢，则经有留血"；《金匮要略》说："患者胸满、唇萎、舌青，必有瘀血"；《医林改错》说："青筋，非筋也，现于皮肤者，血管也，血管青者，内有瘀血也"。

13. 大小便异常　内脏出血，常由六腑外排，故见黑便，小便自利或不畅，如湿浊内蕴、蕴久化热、煎津成石、阻滞尿道，亦要阻气伤络而成瘀证，故见尿血、尿痛等症。《伤寒绪论》说："大便溏腻如漆者为蓄血，若黑燥者为燥结"；《血证论》说："身有寒热，口渴腹满，小便不利，溺血疼痛，宜仲景桃仁承气汤治之"。

14. 脉象异常　瘀血内阻，必然会引起脉象变化。如崔嘉彦《脉诀》说："瘀血内蓄，却宜牢大，沉小涩微，反受其害。"其实，此说不一定正确，一般认为，瘀证原因繁多，故脉象不尽一致，如中风后瘀血内阻多见弦紧或弦细脉；若瘀闭心脉，因阳气不得外泄，多见细数脉或结代脉；若局部血脉瘀闭，如脱疽，病肢冲阳脉甚至无脉。

引起血瘀证原因众多，症状亦较复杂，临床若见有瘀血为患的特征，都应考虑有无血瘀证的可能；其次，凡有外伤、手术、月经、胎产、中风、疮疡、严重急性热性病等病史者可能有血瘀证；再次，临床虽无血瘀证表现，但病理分析可能有瘀证者，如慢性肾炎；此外，临床上血瘀证虽不显，但服他药无效，服活血化瘀药有效者亦为血瘀证。

（二）血瘀证的体征

1. 体表肤色　舌质绛紫、青紫、紫斑；唇、肢端紫斑；皮下紫斑、黄铜斑；面色晦黯、色素沉着。

2. 体表血管　鼻翼、面颊等毛细血管扩张；舌下、下肢、腹壁静脉曲张；沉涩脉、迟涩脉或无脉症。

3. 固定性疼痛　心绞痛；脑部血瘀证的头痛；脉管炎患者下肢疼痛；肝大，肝区疼痛；妇科腹痛。

4. 出血　内脏、内腔、皮下、消化道、外伤性出血。

5. 病理性块状物形成　肝脾肿大、硬化，腹满感；瘤样物出现；肌肤粗糙、增厚、硬化；皮下结节；皮肤赘生物。

6. 妇科　月经过少或闭经；月经过多；恶露。

7. 缺血、淤血后继发性病变　麻木、肢冷、水肿、坏死、溃疡等。

8. 其他　如精神症状、狂躁、癫狂、失眠、健忘、脱发等。

四、血瘀证形成的机理

（一）痰瘀相关

董汉良在《中医杂志》1980年第9期撰文"试谈痰瘀相关"。指出：痰瘀同源、同病、同治的理论和实践，早在《内经》已有记载，丹溪首创"痰挟瘀血、遂成窠囊"之说，唐容川更为明确地说："须知痰水之壅，由瘀血使然，但去瘀血，则瘀水自消"，叶天士亦强调："痰凝血瘀病，以通络之法祛痰化瘀为治"，因此痰瘀关系密切。痰瘀关系如下：①痰瘀依存互根关系：治疗用药时必须痰瘀同治，治痰勿忘瘀，治痰常须顾瘀。②痰瘀互相转化关系：津血留滞成痰瘀，痰瘀内结致津血亏耗，唐容川曰："血积既久亦能化为痰水"、"瘀血化水亦发水肿"，因此瘀转化为痰，痰能转化为瘀。③痰瘀共同消长关系：促使疾病的转化，痰滞则血瘀，血瘀则痰滞，形成恶性循环，治疗时消瘀则痰亦治，治痰则瘀亦消。可见痰瘀之间有不可分割的内在联系，这是痰瘀相关的客观性，它们之间互相联系，相互转化，共同消长，这是痰瘀相关理论与实践依据。

（二）瘀水互患

张斯特等在《河南中医》1981年第4期撰文"试探瘀水互患的必然性"。作者认为：瘀水之所以互患，关键在于二者皆要阻滞气机的流畅，由气机的障碍而相互影响，产生互患。临床实践中水或瘀的各种病症证实二者有某种共存的必然性，如肺心病、充血性心衰、慢性肝炎、慢性肾炎，中医的黄疸和水肿等都有明显的瘀水互患的症状。由于瘀水这一对矛盾有相互掩盖的倾向，外在症状的暴露要有一定的过程，只有对二者相互影响有足够的认识和注意，才能趁早预防，防微杜渐，避免积重难返的后果。

周端等在《中国医药学报》1989年第1期撰文"'瘀可致水'理论的研究"，认为：瘀可致水的理论渊源于《内经》，《灵枢·刺节真邪》提出"水道不通，日大不休，俯仰不便，趋翔不能，此病荥然有水"。《金匮要略》有"血不利则为水"之说，《血证论》称"血积日久，其水乃成"，《内经》治水原则"开鬼门，洁净府，去宛陈莝"即含祛瘀利水之义，故《素问·针解》曰："宛陈则除之者，去恶血也。"通过对肝硬化、肾病、心功能不全等水肿患者的临床研究，回顾性分析100例，前瞻性研究30例，观察舌紫黯或舌体瘀斑、舌下静脉曲张或瘀血、腹部肿块或肝脾肿大、固定疼痛或刺痛、肌肤甲错、血栓形成或栓塞、脉弦细涩或结代等见症，瘀血符合率达90%以上；对30例前瞻性研究的病员进行血液流变学测定，其中红细胞电泳、血沉、血沉方程K值的平均值超过正常值，有统计学意义，临床研究证实不少水肿病员确有瘀血存在。瘀血是引起水肿的一个重要原因，"瘀可致水"理论是对传统中医理论中水肿病机的一个补充。

（三）瘀象与血瘀证

瘀象，即瘀血之象。它是指血瘀证表现于外的一系列征象。一般而论，血瘀证必有瘀血之象表现于外，凭借外在瘀象即可诊为内有血瘀之证。

然而，有瘀象未必皆瘀证。如肌肤甲错，是指皮肤粗糙干燥，如干鱼鳞甲重叠之状，为诊断瘀血的客观表现之一，如《金匮要略·血痹虚劳病脉证并治》就说："内有干血，肌肤甲错。"但《灵枢·论疾诊尺》则说："尺肤粗如枯鱼之鳞者，水泆饮也"，此乃溢饮所为；《金匮要略·水气病脉证并治》又说："黄汗为病，……若汗出已，反发热者，其身必甲错"，此为黄汗汗出后，热灼津液，肌肤失其濡润所致；《金匮要略·肺痿肺痈咳嗽上气病脉证并治》说：“咳有微热，烦满，胸部甲错，是为肺痈”，《金匮要略·疮痈肠痈浸淫病脉证并治》说：“肠痈之为病，其身甲错”，皆属气血为内痈所伤，不能外荣肌肤之故；《金匮要略·妇人杂病脉证并治》亦说：“妇人之病，因虚冷结气，……或结热中，痛在关元，脉数无疮，肌若鱼鳞”，此为虚冷结气，干犯肝脾，化热结中所致。以上几项虽见肌肤甲错，却皆非血瘀之证。

舌体有紫黯色斑点，或舌质青紫，是诊断瘀血证的重要依据。但是绝大部分外伤所致血瘀病证，舌质并不见有瘀象。有人观察过50余例外伤患者的舌质，并访问过一些外科、骨科行家，结论是凡新伤致血瘀证，无论跌仆闪挫、重力撞击、金刃所伤，还是伤外损内，舌质均不易见到瘀斑或瘀点。新伤初期，几乎是百分之百的没有；时间稍长，如一个月至半年，也很难见到舌瘀现象；只有少数陈旧性损伤，偶尔可从舌质上观察到瘀点或瘀斑。外伤致瘀，系临床最多见的血瘀病证，若以舌质是否有瘀象为凭，对此几乎无诊断价值。就妇科杂病而言，多数血瘀闭经患者，舌诊无瘀象。有人观察过30例闭经患者，病程最长一年零四个月，最短三个月，其中辨证属血瘀证者将近一半，但除两例以外，其余舌质竟然均无瘀点或瘀斑。其他妇科疾病，诸如痛经、月经不调、少腹癥积等，病机属瘀而舌无瘀象者，亦屡见不鲜。

然而在临床上，对于某些疑难杂证、怪病痼疾，审察舌象脉象、形体症征，并无瘀象可观，但根据“怪病多瘀”、“奇病多瘀”立论，处活血化瘀之品而获效者，则每有报道。

五、血瘀证的临床辨析

（一）温病血瘀的临床表现

温病血瘀的临床表现归纳如下：

1. 发热夜甚　吴又可说：“……至夜发热者，热留血分……，至夜独甚者，瘀血也。”

2. 意识障碍　神昏如狂，形如惊痫，嘻笑怒骂，见人欲啮，或昏厥不省。叶天士说：“清邪中上，肺位最高，既入胞络，气血交阻”，“瘀血与热为伍，阻遏正气，遂变如发狂之证。”俞根初说：“热厥心包，昏厥不省”，又说：“热陷包络，夹痰瘀互结清窍，症必痉厥并发，终日昏睡不醒，或错语呻吟，或独语如见鬼状。”何廉臣把上述表现归结于“邪热结瘀，血毒攻心”所致。

3. 斑疹紫黑　斑色紫黑，宛如浮萍之背，形干而滞，紧束枯萎，如从皮里钻出，如履透针。其形成张路玉指出为“血热不散”，他说：“夫热则伤血，血热不散，里实表虚，热气乘虚出于皮肤而为斑。”何廉臣说：“络血热而毒瘀则色黑，名曰黑癍。”

4. 固定性疼痛　肠道蓄血、热结血室，则少腹剧痛、按痛。若素有瘀伤宿血，血瘀之处，如胸胁、四肢等，则疼痛不移。俞根初说：“……须细询其胸腹胁肋四肢，有痛不可按而拒手者，即为瘀血。”此外，温毒咽喉糜烂而痛、头面肿痛，也有瘀血阻滞。

5. 舌色紫黯　如叶天士说：“其人素有瘀伤宿血在胸膈中，挟热而搏，其舌色必紫而黯”。已有的研究提示，青紫舌是由于血黏稠度增高，血流相对变慢，还原血红蛋白比例增高所致。

6. 牙齿结瓣　结瓣色紫如干漆，或黄如酱瓣。其形成为“病深动血，结瓣于上”。

7. 大便色黑　粪便紫黑，虽硬而排便反易，或自利酱粪。

8. 肢厥甲青　四肢厥冷，指(趾)甲青黑。俞根初说：“惟通身肌肤如冰，指甲青黑……，六脉细小如丝，寻之则有，按之则无，吴又可所谓体厥脉厥是也……。始为阳盛格阴之真候，其血必瘀，营卫不通，故脉道闭塞如冰……。”

9. 血液妄行　表现急性、多部位的出血。其吐血，正如巢元方所说“诸阳受邪热，初在表,应发汗而不发,致热毒入,深结于五藏,内有瘀血积,故吐血也”。再如暑瘵咯血,为暑逼络伤,沸腾经血,瘀滞脉络,则血热妄行。如衄血、便血、尿血、阴道出血等均为热逼瘀阻造成。

10. 脉象　或芤或涩。

(二) 血瘀证的其他临床体征

根据某些中医经典论述,亦考虑为血瘀体征:

1. 自觉腹满　《伤寒论》曰:“伤寒有热,少腹满……为有血也”,《金匮要略》曰:“腹不满,其人言我满,为有瘀血”。

2. 少腹硬满急结　不仅是病者的感觉,医者按之亦有坚硬感。《伤寒论》曰:“少腹硬满,下血乃愈”,“太阳病……少腹硬……小便自利……血证谛也”,“太阳病不解,热结膀胱……血自下,下者愈……但少腹急结者,乃可攻之”;《金匮要略》曰:“妇人少腹满如敦状……此为水与血俱结在血室也”。

3. 腹内肿块　《内经》之“积聚”、“石瘕”皆由血瘀造成,《诸病源候论》对于癥瘕积聚则不涉及瘀。《金匮要略》之“干血着脐下”、“症痼害”皆有形之块物。唐容川说:“瘀血在经络脏腑之间,则结为癥瘕。”

4. 唇、舌、鼻、皮、指爪诸候　《灵枢·经脉》曰:“血不流则髦色不泽,故其面黑如漆柴者”,《金匮要略》曰:“患者胸满、唇萎、舌青……为有瘀血”,《诸病源候论·兽毒病诸候》曰:“夫有瘀血者……唇萎舌青”,口唇有黑斑,舌边有青紫斑或全舌紫黯、齿龈黯红,眼球结膜有青紫斑点,面颊有蟹爪纹(微血管扩张)或红点红纹(蜘蛛痣),糟鼻子(鼻尖微血管扩张),皮肤黏膜有紫黑斑点、指甲青紫黯红、按压指甲颜色变化慢,皮肤呈鱼鳞状者属瘀血。仲景称此为“其身甲错”、“胸中甲错”、“肌肤甲错”。

六、血瘀证的中西医结合研究

(一) 血瘀证的分类及意义

秦万章等在《活血化瘀资料》中提出:关于血瘀证的分类:似可分为两大类,即血管内血瘀证与血管外血瘀证。前者包括内结为血瘀、污血为血瘀及久病入络为血瘀;后者为恶血留内、离经之血为血瘀。这两种血瘀证在一定条件下可相互转化和共存。

血管内血瘀指的是各种原因引起血管内血流不畅或停滞,其原因可能有心脏性:如心脏泵作用力之不足;血管性:如血管硬化、畸形;血液性:如血液流变学上的浓黏凝聚化。

血管外血瘀指的是因为血管壁器质性或生理性变化引起的出血,所出之血淤积在受损部位的周围、组织内或腔窦内,引起血肿、瘀块、瘀斑,这就是通常中医所称的“恶血留内”、“离经之血”导致“血瘀”的现象。

血管内血瘀发生后,由于受损区血管壁缺氧,通透性也发生改变,可以发生某些血液渗出血管的现象,即发生血管外血瘀;在血管外血瘀中,由于局部区域水肿,形成肿块、瘀块,也将压迫其他周围血管供血不足,而发生血管内血瘀。因此血管内外两种血瘀在一定条件下可以相转化共存。

血瘀证的现代科学解释:在一定的外因和内因作用下,致使机体心脏、血管、血液发生组织学、生理生化、生物物理学上的改变,使血流缓慢或停滞,或血液离开血管产生瘀积,血液由动态变为静态,这是血瘀证的基本环节,也是它们的共性,在病理生理上表现为血液循环障碍和受累组织的损害以及组织细胞炎症、水肿、变性、糜烂、坏死、硬化、增生等继发性改变,故血瘀证应包括血液停积、血流不畅或停滞、血液循环障碍的发生、发展及其继发变化的全部病理变化过程。

血瘀证的体征，基本上可认为是血液停积、血流不畅或停滞，血液循环障碍的发生发展及其继发变化过程中的微观性、宏观性的表现。

（二）中西医对“血瘀”认识的异同

秦万章等在《活血化瘀资料》中阐释：“瘀”及“血瘀”两词与西方医学中“stasis”一词颇为接近，“stasis”是指“任何体液在它的循环中停积”，因此，从广义上来讲是任何体液和组织液的停积。从狭义上来理解是血液循环中的血液的停积。因此“stasis”一词在广义上理解与“瘀”相类似，从狭义上理解与“血瘀”相似。但中医“瘀”、“血瘀”、“瘀血”中“瘀”的含义，还包括一系列出血现象，特别指出血后血液停积在组织内的现象以及出血局部区域的水肿、坏死、溃烂及机体修复的全过程，而西医中把这类出血现象归纳为“hemorrhage”截然与“stasis”分开。

在血液流变学和微循环研究中，stasis（淤积）是极常用的词语，往往把 sluggish（缓慢）看做 stasis 的先兆，而把 sludge（泥化）和 stasis（淤积）看成是 sluggish（缓慢）的继续。thrombosis（血栓形成）或 coagulation（凝固）看做 stasis（淤积）的进一步恶化。

对“stasis”的本质认为与血液黏度增大、血流速度缓慢（即切变速度＝0）、红细胞表面电荷丧失导致相互之间聚集性（aggregation）增加、红细胞膜表面蜕化变性（degeneration）、血小板聚集、血液或血浆黏度增加等因素有关，一旦机体血管内发生“stasis”以后，则可进一步影响血管和血液的异常变化，如血液中纤维蛋白原变成纤维蛋白凝块，即红色瘀血、血栓形成，使血管闭塞不通；并伴随着血管壁本身养料供给受损，则导致通透性增加，血浆外渗；红细胞表面遭受蜕化变性，则进一步导致“溶血”或“泥化”；瘀血还可导致组织中 ADP 及血小板本身 ADP 的释放，这样进一步导致血小板黏附和聚集发生。笔者认为西医学中对“stasis”的先兆发生、继发变化的描述，与上述血管内血瘀的发生、发展、继发变化的过程是基本一致的。

七、关于动血、动风与血热、血寒

“动血”是指吐血、衄血、崩漏、斑疹等一类具有出血特点的症状。“动风”是指抽搐、震颤、眩晕、痒麻等一类具有“风”性动摇特点的症状。动血、动风，均常于证名中出现，如血虚动风证、血热动血证等。其实，动血、动风，只是对症状特征的抽象概括，虽不等于单个症状，但与疼痛、呕吐、发热、咳嗽等并无本质之别，仍只是疾病的现象，须进一步探讨其所导致的病理本质，如气虚、阳亢、血瘀等。所以，动血、动风，本不属辨病性的基本内容，只是疾病的现象或后果，且往往在病名中已概括了其特征。但是肾阳虚水泛证、脾气虚水停证等，既然可将“水”作为辨证的基本内容，那么动血、动风也可列为辨证的基本内容。只是辨证时一定要明确导致动血、动风、水停等的原因，如肝血虚动风证、肝肾阴虚动风证、血热动血证等，而不宜使用肝风内动证、肠道动血证、水液泛溢证等病因病性不够具体的证名。

“血热”、“血寒”是带有病位与病性相结合性质的病理概念，即“血”代表病位是在血分或血液；“寒”或“热”则是病因与病性概念。因而“血热”、“血寒”与表寒、胃热等概念有类似之处，故一般可不作为单独的病性内容或病位内容列出，而于证名中则是可以使用的，且可不另外强调病位，如可为血热伤阴证，而不一定称心（或肝）血热伤阴证。

【古代文献】

一、气病证候

《素问·举痛论》：余知百病生于气也，怒则气上，喜则气缓，悲则气消，恐则气下，寒则气收，炅则气泄，惊则气乱，劳则气耗，思则气结，九气不同，何病之生？岐伯曰：怒则气逆，甚则呕血及飧泄，故气上矣。喜则气和志达，荣卫通利，故气缓矣。悲则心系急，肺布叶举，而上焦不通，荣卫不散，热气在中，故气消矣。恐则精却，却则上焦闭，闭则气还，还则下焦胀，故气不行矣。寒则腠理闭，气不行，故气收矣。炅则腠理开，荣卫通，汗大泄，故气泄。惊则心无所倚，神无所归，虑无所定，故气乱矣。劳则喘息汗出，外内皆越，故气耗矣。思则心有所存，神有所归，正气留而不行，故气结矣。

《脉因证治·劳》：喜怒不节，起居不时，有所劳倦，皆伤其气。

《景岳全书·杂证谟·血证》：若素多劳倦思虑，或善呕吐，或善泄泻，而忽致吐血下血者，此脾虚不能摄血，非火证也。

《景岳全书·杂证谟·脱肛》：大肠与肺为表里，肺热则大肠燥结，肺虚则大肠滑脱，此其要也。固有因久泻久痢脾肾气陷而脱者，有因中气虚寒不能收摄而脱者，有因劳役吐泻伤肝脾而脱者，有因酒湿伤脾、色欲伤肾而脱者，有因肾气本虚关门不固而脱者，有因过用寒凉，降多亡阳而脱者，有因湿热下坠而脱者。然热者必有热证，如无热证，便是虚证，且气虚即阳虚，非用温补，多不能效。凡小儿元气不实者，常有此证。故陈自明曰：大肠虚寒，其气下陷，则肛门翻出，或因产努力，其肛亦然。是诚确见之论。

《寿世保元·血气论》：气有一息之不运，则血有一息之不行。

《医林改错·论抽风不是风》：元气既虚，必不能达于血管，血管无气，必停留而瘀。

《医学源流论·元气存亡论》：故诊病决死生者，不视病之轻重，而视元气之存亡，则百不失一矣。

《医权初编》：气聚则生，气壮则康，气衰则弱，气散则死。

《素问·举痛论》：百病皆生于气也。

《诸病源候论·气病诸候·上气喘息候》：肺主于气，邪乘于肺，则肺胀，胀则肺管不利，不利则气道涩，故气上喘逆，鸣息不通。

《备急千金要方·调气法》：气息得理，即百病不生，若消息失宜，即诸疴竞起。

《景岳全书·杂证谟·心腹痛》：痛证当辨有形无形，无形者，痛在气分。凡气病而为胀为痛者，必或胀或止，而痛无常处，气聚则痛而见形，气散则平而无遗迹，此无形之痛也。但宜顺气，气顺则痛自愈矣。

《景岳全书·杂证谟·诸气》：夫百病皆生于气，正以气之为用，无所不至，一有不调，则无所不病。故其在外，则有六气之侵；在内，则有九气之乱。而凡病之为虚、为实、为热、为寒，至其变态，莫可名状。欲求其本，则止一气字足以尽之。盖气有不调之处，即病本所在之处也。是惟明哲不凡者，乃能独见其处，撮而调之。

《金匮钩玄·气作阳动作火论》：今七情伤气，郁结不舒，痞闷壅塞，发为诸病。当详所起之因，滞于何经，有上下部分脏气之不同。

《临证指南医案·郁》：郁则气滞，其滞或在形躯，或在脏腑，必有不舒之现证。盖气本无形，郁则气聚，聚则气似有形而无实质，如胸膈似阻，心下虚痞，胁胀背胀，脘闷不食，气虚攻冲，筋脉不舒。医家不察，误认有形之滞，不知情志之郁，由于隐情曲意不升，故气之升降开合枢机不利，虽《内经》有泄、折、达、发、夺五郁之治，犹虑难获全功。

《重订通俗伤寒论·气血虚实》：肺气实而上逆，则有胸痞头眩，痰多气壅等症，甚则喘不得卧，张口抬肩。胃气实而中满，则有嘈杂懊侬，嗳腐吐酸等症，甚则食不能进，呕吐呃逆。肝气实而上冲，则有头疼目眩，呕酸吐苦等症，甚则消渴，气上冲心，心中疼热。

二、血病证候

《景岳全书·杂证谟·血证》:万物生成之道,惟阴与阳。非阳无以生,生者神其化也,非阴无以成,成者立其形也。人有阴阳,即为血气。阳主气,故气全则神王;阴主血,故血盛则形强。人生所赖,惟斯而已。然人之初生,必从精始。精之与血,若乎非类。而丹家曰:涕、唾、精、津、汗、血、液七般灵物,总属阴。由此观之,则凡属水类,无非一六所化,而血即精之属也。但精藏于肾,所蕴不多,而血富于冲,所至皆是。盖其源源而来,生化于脾,总统于心,藏受于肝,宣布于肺,施泄于肾;灌溉一身,无所不及。故凡为七窍之灵,为四肢之用,为筋骨之和柔,为肌肉之丰盛,以至滋脏腑,安神魂,润颜色,充营卫,津液得以通行,二阴得以调畅。凡形质所在,无非血之用也。是以人有此形,惟赖此血,故血衰则形萎,血败则形坏,而百骸表里之属,凡血亏之处,则必随所在,而各见其偏废之病。

《医贯·血症论》:凡失血之后,必大发热,名曰血虚发热。

《证治汇补·血症》:血虚者,其症朝凉暮热,手足心热,皮肤干涩甲错,唇白,女子月事前后不调,脉细无力。法宜补之。

《素问·五脏生成》:卧出而风吹之,血凝于肤者为痹,凝于脉者为泣,凝于足者为厥。

《灵枢·百病始生》:阳络伤则血外溢,……阴络伤则血内溢。

《素问·调经论》:孙络外溢,则经有留血。

《金匮要略·惊悸吐衄下血胸满瘀血病脉证治》:病人胸满,唇痿舌青,口燥,但欲漱水不欲咽,无寒热,脉微大来迟,腹不满,其人言我满,为有瘀血。病者如热状,烦满,口干燥而渴,其脉反无热,此为阴伏,是瘀血也,当下之。

《寿世保元·血气论》:血之为病,妄行则吐衄,衰涸则虚劳,蓄之在上,其人亡,蓄之在下,其人狂,逢寒则筋不荣而挛急,挟热毒则内瘀而发黄,在小便为淋痛,在大便为肠风,妇人月事进退,漏下崩中,病症非一,凡此诸疾,皆血使之也。

《伤寒全生集·辨内伤瘀血症发热状类伤寒例》:凡跌仆损伤,或被人踢打,或物相撞,或致闪肭,一时不觉,过至半日或一二三日而发者有之,十数日或半月一月而发者有之。一般寒热交作,其心胸胁下小腹满痛,按之手不可近者,此有瘀血也。或一时伤重,就发寒热,瘀血上冲,则昏迷不醒,如死之状,良久复苏。

《神农本草经疏·论治气血诸病》:血热……则为痈肿疮疖,为鼻衄,为齿衄,为牙龈肿,为舌上出血,为舌肿,为血崩,为赤淋,为月事先期,为热入血室,为赤游丹,为眼暴赤痛。

《侣山堂类辨·辨血》:有因肝火盛者,有因暴怒肝气逆而吐者。

《素问·举痛论》:寒气客于厥阴之脉,厥阴之脉者,络阴器系于肝,寒气客于脉中,则血泣脉急,故胁肋与少腹相引痛矣。厥气客于阴股,寒气上及少腹,血泣在下相引,故腹痛引阴股。寒气客于小肠募原之间,络血之中,血泣不得注于大经,血气稽留不得行,故宿昔而成积矣。

《灵枢·百病始生》:血溢于肠外,肠外有寒,汁沫与血相抟,则并合凝聚不得散,而积成矣。

《灵枢·水胀》:石瘕生于胞中,寒气客于子门,子门闭塞,气不得通,恶血当泻不泻,以留止,日以益大,状如杯子。

《金匮要略·妇人杂病脉证并治》:妇人之病,因虚、积冷、结气,为诸经水断绝,至有历年,血寒积结胞门。

《诸病源候论·妇人杂病诸候·月水不利候》:风冷客于经络,搏于血气,血得冷则壅滞,故令月水来不宣利也。

三、气血同病证类

《灵枢·百病始生》:卒然外中于寒,若内伤于忧怒,则气上逆,气上逆则六输不通,温气不行,凝血蕴里而不散,津液涩渗,著而不去,而积皆成矣。

《济生方·胁痛》:积气攻注,攻于左则左胁痛,攻于右则右胁痛,移逆两胁,则两胁俱痛。久而不愈,……则胁下结块。

《寿世保元·血气论》:盖气者血之帅也,气行则血行,气止则血止,气温则血滑,气寒则血瘀,气有一息之不运,则血有一息之不行。病出于血,调其气犹可以导达;病原于气,区区调血,又何加焉?故人之一身,调气为上,调血次之,先阳后阴也,若夫血有败瘀滞泥诸经,壅遏气之道路,经所谓去其血而后调之,不可不通其变矣。

《类证治裁·积聚》:诸有形而坚着不移者为积;诸无形而留止不定者,为聚。积在五脏主阴,病属血分;聚在六腑,主阳,病属气分。《难经》既以积聚分属脏腑,《巢氏病源》别立癥瘕之名,以不动者为癥,动者为瘕,亦犹《难经》之积聚而已。第无形之瘕聚,其散易,有形之癥积其破难。治之者先辨有形无形,在气在血,可略其概矣。其生于五脏者,肺之积曰息贲,在右胁下;肝之积曰肥气,在左胁下;心之积曰伏梁,在脐上,上至心下;脾之积曰痞气,在胃脘;肾之积曰奔豚,发于少腹,上至心,上下无时。其见于脐下为癥瘕,癥者按之不移,即血癥、食癥之属。瘕者瘕物成形,为血鳖石瘕之类。见于胸胁为痞癖,痞乃结块,在肌肉而可见。癖由内着,结隐僻而难纵。既分其部,必原所起,初由寒气瘀血痰沫,交结于肓膜,久而盘踞坚牢,至元气日削,盘踞日深,攻补两难措手。

《血证论·瘀血》:瘀血在经络脏腑之间,则结为癥瘕。瘕者,或聚或散,气为血滞,则聚而成形,血随气散,则没而不见。方其既聚,宜以散气为解血之法,九气丸治之。

《灵兰要览·气病治肾》:盖未有气滞而血能和者,血不和则气益滞矣。

《素问·玉机真脏论》:急虚身中卒至,五脏绝闭,脉道不通。

《景岳全书·杂证谟·诸气》:血无气不行,血非气不化。

《医林改错·论抽风不是风》:元气既虚,必不能达于血管,血管无气,必停留而瘀……。以一气虚血瘀之症,反用散风清火之方,安得不错。

《重订通俗伤寒论·气血虚实》:凡呼吸微,语言懒,动作倦,饮食少,身洒淅,体枯瘠,头眩晕,面㿠白。皆真虚纯虚之候,前哲所谓气血两亏。

《诸病源候论·妇人杂病诸候·崩中候》:崩中者,腑脏伤损,冲脉、任脉血气俱虚故也。冲任之脉,为经脉之海,血气之行,外循经络,内荣腑脏。若无伤则腑脏平和而气血调适,经下以时;若劳动过度,致腑脏俱伤,而冲任之气虚,不能约制其经血,故忽然暴下,谓之崩中。

《张氏医通·吐血》:诸失血后,倦怠昏愦,面失色,懒于言动,浓煎独参汤。

《医学心悟·便血》说:凡下血症,……若脉细无力,唇淡口和,喜热畏寒,或四肢厥冷,是为有寒,宜用温药止之,理中加归、芍主之。

《景岳全书·杂证谟·血证》:暴吐暴衄,失血如涌,多致血脱气亦脱,危在顷刻者,此其内伤败剧而然。当此之际,速宜以气为主。盖有形之血不能即生,无形之气所当急固,但使气不尽脱,则命犹可保,血渐可生。

《傅青主女科·血崩昏暗》:盖血崩而至于黑暗昏晕,则血已尽去,……而无形之气必且至尽散。

《血证论·脉证死生论》:夫载气者,血也;而运血者,气也。人之生也,全赖乎气,血脱而气不脱,虽危犹生,一线之气不绝,则血可徐生,复还其故。血未伤而气先脱,虽安必死。

《血证论·吐血》:刀伤出血,血尽而气亦尽,危脱之证也。

《读医随笔·气能生血血能藏气》:前贤谓气能生血,血不能生气,固矣。然血虽不能生气,气必赖血以藏之……。常见人之少气者,及因病伤气者,面色络色必淡,未尝有失血之症也,以其气力已怯,不能鼓化血汁耳!……所谓血藏气者,气之性情慓悍滑疾,行而不止,散而不聚者也。若无以藏之,不竟行而竟散乎?惟血之质,为气所恋,因以血为气之室,而相裹结不散矣。故人之暴脱血者,必元气浮动而暴喘;久脱血者,必阳气浮越而发热;病后血少者,时时欲喘欲呕,或稍劳动即兀兀欲呕,或身常发热。此皆血不足以维其气,以致气不能安其宅也……。明乎此,则知气血相资之理,而所以治之者,思过半矣。血虚者,当益其气;气暴者,尤当滋其血也。

《景岳全书·杂证谟·诸气》:夫百病皆生于气,正以气之为用,无所不至,一有不调,则无所不病。故其在外则有六气之侵;在内则有九气之乱。而凡病之为虚、为实、为热、为寒,至其变态,莫可名状。欲求其本,则止一气字足以尽之。盖气有不调之处,即病本所在之处也。是惟明哲不凡者,乃能独见其处,撮而调之。

《重订通俗伤寒论·气血虚实》:肺气实而上逆,则有胸痞头眩,痰多气壅等症,甚则喘不得卧,张口抬肩。胃气实而中满,则有嘈杂懊侬,嗳腐吐酸等症,甚则食不能进,呕吐呃逆。肝气实而上冲,则有头疼目眩,呕酸吐苦等症,甚则消渴,气上冲心,心中疼热。

《景岳全书》:至于"行医不识气,治病从何据"一联,亦甚有理。夫天地之道,阳主气,先天也;阴成形,后天也。故凡上下之升降,寒热之往来,晦明之变易,风水之留行,无不因气以为动静。而人之于气,亦由是也。凡有余之病,由气之实;不足之病,因气之虚。如风寒、积滞、痰饮、瘀血之属,气不行则邪不除,此气之实也;虚劳、遗漏、亡阳、失血之属,气不固则元不复,此气之虚也。虽曰泻火,实所以降气也;虽曰补阴,实所以生气也。气聚则生,气散则死,此之谓也。所以病之生也,不离乎气;而医之治病也,亦不离乎气。但所贵者,在知气之虚实,及气所从生耳!近见有浅辈者,凡一临证,不曰内伤、外感,则曰痰逆、气滞,呵!呵!此医家八字诀也。有此八字,何必八阵,又何必端本澄源,以求迂阔哉?第人受其害,恐不无可畏也。

《医述》引《医学六要》:血证有四:曰虚、曰瘀、曰热、曰寒。治法有五:曰补、曰下、曰破、曰凉、曰温。血虚者其证朝凉暮热,手足心热,皮肤甲错,唇白,女子则月事前后不调,脉细无力,法宜补之。血瘀者,其证在上则烦躁,漱水不欲咽,在下则如狂,谵语,发黄,舌黑,小腹痛,小便长,大便黑,法宜下之;女子,则经停腹痛,产后小腹胀痛不可按,法宜破之。血热者,其证吐、衄、咳、咯、溺血,午后发热,女子则月事先期而来,脉弦而数,法宜凉之。血寒者,其证麻木,疲软,皮肤不泽,手足清冷,心腹怕寒,腹有块痛,得热则止,女子则月事后期而至,脉细而缓,法宜温之。又有吐衄、便血,久而不止,因血不能附气,失于归经者,当温脾肾二经:脾虚不统摄者,用姜、附以温中焦;肾虚不归经者,用桂、附以温命门,皆温之之法也。

【研究进展】

一、气虚证研究进展

(一)气虚证动物模型的研制

1. 控制饲料量造模法　根据中医"饥则损气"的理论,通过控制饲料量造成气虚证动物模型。周梦圣[1,2]、周勇[3]等选择同一品系雄性健康小白鼠，体重16～20g，月龄在30天左右。编号称重，随机分为5组，每组5只，单笼饲养，饲料为固定配方的小白鼠精饲料。每组喂食的饲料量依次为250、150、100、50和30g/(kg体重・d)。每日每只另辅食白菜2g。每日上午称重添食，清理残留食物和粪便，观察并记录小鼠一般状态及证候出现的变化。至实验第21天，将各组动物同时做耐寒试验，于实验第22天做游泳试验后，将全部动物处死，取出大部分脏器称重。实验结果证明，减少食量到一定的程度后，经过一定时间就会出现体重下降、精神委靡、皮毛枯槁脱落、尾巴发黄无光泽、四肢无力、耐寒能力下降、游泳时间缩短等虚弱症状。经解剖各脏器均呈明显萎缩，尤以胸腺、脾、肝、肾及肾上腺等为甚。但以脏器重/体重的比值计算，控制饲料时间愈长，各脏器比值反而有上升趋势。这说明控制饲料时间较长时，动物的体脂减少量比脏器实质的萎缩更甚。其中唯有胸腺随着控制饲料时间的延长，其比值仍持续明显下降。肝细胞萎缩首先是肝糖原的大量耗竭，致使萎缩肝细胞的单位重量、DNA含量反而明显升高，从而影响各种代谢功能，这可能是导致气虚的本质。并认为用控制饲料量复制模拟气虚证的模型基本与中医气虚证一致，饲料量以控制在100克/(千克・日)为宜。

2. 强迫游泳造模法　根据中医过劳伤气的原理制造气虚证动物模型。宋顺崇[4]等将大白鼠放入水温43℃±0.5℃、水深35cm的恒温水槽中游泳，以每只大鼠出现自然沉降的时间为每只大鼠游泳耐疲劳的时间，当全组50%的大鼠出现自然沉降时，全组动物停止游泳，连续游泳14天。认为迫使大鼠连续游泳两周，使大鼠处于高度应激状态，造成大鼠体力逐步衰弱，这可能和中医所说的极度劳倦所致气虚证的发生过程相似。

（二）气虚证本质的研究

1. 甲皱微循环　气虚证患者存在着甲皱微循环的异常表现。胡国庆等[5]采用WDX-微血管测量仪、WX-753B型双目多部位微循环显微镜、三蝶1346型电视摄像机检测了160例气虚证患者的甲皱微循环，并以22名健康人作为正常对照组。结果揭示，气虚证患者的甲皱微循环变化有其特殊性，主要表现为管襻轮廓模糊，血色淡红、黯红，流态断线状，管襻发夹状减少，扭曲状增加，血流速度降低。上述表现在心气虚、肺气虚、脾气虚各组间无显著差异($P>0.05$)，说明是种共性的表现。为了论证气虚患者在甲皱微循环方面的特殊表现的可靠性，选择补气和理血药，随机选择40例气虚证患者治疗30天后，复测甲皱微循环，显示微血管发夹状管襻明显增加，血流速度明显加快，血流量显著增加。姚丽珍[6]对148例气虚证和91例气滞证患者采用生物显微镜进行了甲皱微循环检测，发现气虚证患者主要表现为血流缓慢，以及血细胞悬浮不良和较多的断线血流，表明气虚证时，气的鼓动力不足，致使推动血液运行的力量减弱是气虚证发生的重要因素。而气滞证主要表现为微循环淤血，微血管口径增大，血管襻畸变较多等。吕志平等[7]采用徐州产YQX-1型微循环显微镜及其光源系统，上海产ST-1型数字体温仪，分别测定室温(27～30℃)及皮温(24～34.6℃)时左手无名指甲皱微循环。试验发现气虚组患者与其他组患者相比较主要表现为血色淡红出现率增多；管襻模糊不清的出现率增高；管襻长度相对缩短；血流减慢；管襻排列不规则出现率减少；管襻异形以扭曲为主要改变的出现率明显减少。

2. 免疫功能　气虚证患者存在着免疫功能低下的表现。王冠庭等[8]将手指血制成均匀薄片，以α-NAE染色法进行染色，以显微镜油浸镜检100个或200个淋巴细胞，酯酶的形态在细胞质中呈点状棕褐色反应，凡在细胞中有1～3颗棕褐色斑点者为阳性细胞，即T淋巴细胞，无此斑点者为阴性细胞。计数100个淋巴细胞中所见的阳性细胞的百分数，即为T

淋巴细胞的阳性率。结果气虚组 50 例 α-NAE 阳性率为 38.60%±4.83%，阴虚组其阳性率较气虚组更低，为 33.19%±6.79%，两组均明显低于正常组(54.32%±6.50%)，有显著性差异($P<0.01$)。说明气虚证患者存在着机体免疫功能的低下。刘福春等[9]对 22 例有典型气虚症状的白细胞减少症进行了免疫球蛋白(IgG、IgA、IgM)、C_3、循环免疫复合物(CIC)、淋巴细胞刺激指数的观察，结果发现气虚白细胞减少患者淋巴细胞刺激指数明显下降，CIC 阳性率升高。许继平等[10]用金黄色葡萄球菌诱导的氢-胸腺嘧啶核苷(^{3}H-TdB)参入法全血 B 淋巴细胞转化试验(B 淋转)，PHA 诱导的氚标记胸腺嘧啶核苷(^{3}H-TdR)参入法全血 T 淋巴细胞转化试验(T 淋转)，观察 CIC、C 3、IgG、IgA、IgM，发现 31 例恶性肿瘤气虚证患者的免疫功能低于正常人和阴虚证患者。

3. 物质代谢　周光耀等[11]采用萨-巴二氏方法(Summerson-Barker method)测定 66 例气虚证患者的外周血红细胞糖酵解活力，并采用苦味酸盐显示法测定尿尿酸和采用尿素酶-纳氏试剂显示法测定尿尿素氮。试验结果表明，气虚证患者血液红细胞糖酵解活力明显低于正常人，按脏腑辨证，心气虚、脾气虚和肾气虚各组的红细胞膜糖酵解活力都低于正常人。经补气中药治疗后，除肾气虚组因复查例数太少(仅 4 例)，统计学差异不显著外，其余两组，其红细胞糖酵解活力均较治疗前有明显增加。气虚证患者的尿肌酐、尿尿酸和尿尿素氮含量也较正常人明显降低。结果表明气虚证患者呈现有能量代谢的障碍。郑俐俐等[12]采用放射免疫技术对气虚证患者进行了血浆环核苷酸(cAMP、cGMP)含量测定，并与阴虚、阳虚患者及健康人进行对比观察。气虚组与健康人组相比较，其血浆中 cAMP、cGMP 含量均出现有意义下降，但气虚证与健康人组的血浆 cAMP/cGMP 含量之比差异无显著性，提示气虚组血浆 cAMP、cGMP 是处于同等量的下降，二者之间仍保持着低水平的相对平衡，故气虚证既无寒象也无热象，说明气虚既不同于阴虚又不同于阳虚。

4. 血液流变性　唐惕凡等[13]参照全国中西医结合虚证与老年病防治学术会议制定的《中医虚证参考标准》，选择肺结核气虚患者 42 例，采用日本 ELD 型旋转黏度计检测全血黏度，上海第一医学院毛细管黏度计检测血浆比黏度及血沉、血细胞比容和红细胞电泳时间。实验证明，肺结核气虚患者具有全血黏度、血浆比黏度增高，血沉加快，电泳时间延长的特点，说明气虚可以导致血液流变性的异常，而这种血液流变性的异常，为中医“气虚无力推动血液”、“气行则血行”的理论提供了实验依据。北京市中医研究所生化室[14]亦借助细胞电泳测定技术对气虚患者的细胞电泳进行了研究，同时亦进行了动物实验观察。结果显示，在气虚情况下红细胞电泳率明显变小，说明气虚存在着红细胞表面电荷的密度降低。

5. 气虚证患者的其他检测异常

(1) 血清中微量元素的变化：刘福青等[15]采用北京第二光学仪器厂生产的 WFD-Y2 型原子吸收分光光度计改装后，检测具有典型气虚症状的白细胞减少症患者 22 例血清 Zn、Cu、Fe、Mg 微量元素。结果显示，与正常人比较，气虚证者 Zn、Cu 降低非常显著。为了探讨这种现象是白细胞减少病本身的病理改变，还是气虚证的症状，又对同样具有气虚症状的非白细胞减少患者(即慢性肝炎、迁延性肝炎患者)进行对比研究，结果后者血清 Zn 的变化与白细胞减少症气虚基本一致。提示这两种疾病血清中 Zn 降低可能是气虚证的物质基础之一。

(2) 心血管自主神经系统功能的变化：张镜人等[16]对 40 例气虚患者心血管自主神经系统功能进行了无创伤性测定。受检者取平卧位，在平静呼吸状态(每分钟呼吸 16～18 次间)记录 30 秒钟，测深呼吸时最大与最小心搏间距(R-R 间期)，算出深吸气与深呼气时每分钟心率之差(呼吸差);继而测定从卧位突然直立的心率 1 分钟,再以 R-R 间距转算成每分心率,算出立位与卧位时每分钟心率差(立卧差);测定立位时心电图第 30 次与第 15 次心搏 R-R 间期时间的比值(30/15 比值);测卧、立位血压差,并计算出卧、立位的收缩压之差。结果表明,气虚组与 100 名健康人对照组在呼吸差、立卧差及 30/15 比值上相比较,均有显著性差异($P<0.01$)。在卧立位血压差上两组也存在明显区别。反映气虚患者存在着心血管自主神经系统功能紊乱。并认为心搏间距变化测定可为气虚患者自主神经功能提供客观依据,方法简便易行,重复性强,无需特殊设备,可以作为气虚患者临床观察的一项可靠依据。

(3) 脑电图、脑血流图的变化:陆卫东等[17]采用上海电子仪器厂生产的 ND-82B 型 8 道脑电图机,电极安装采用国际 10/20 系统安装法,在铜网屏蔽室内进行常规单导和双导描记,并在单导描记中做睁闭眼、深呼吸三分钟诱发试验。脑血流图仪采用上海医用电子仪器厂生产的 RG-2B 型全晶体管化电桥式血流图仪,导联选择额神经乳突标准导联,取坐位进行单导描记。选择气虚患者 85 例与 30 例健康人作脑电图观察研究。结果表明气虚患者脑电图的异常率明显高于健康对照组,证实了中医脏腑之气对大脑功能作用的理论。气虚患者在脑电图的改变上,显示以慢波增多,调幅不佳,深呼吸前后变化波动明显 3 个方面为主。脑血流图能反映颅内部分血流动力学综合情况,结果显示气虚组的异常率为 50.6%,高于对照组 36.7%。

(4) 血压的变化:郭光瑗[18]对 74 例气虚、34 例痰浊内阻、24 例肝阳上亢和 48 例肝阳上亢夹有痰浊的患者的收缩压进行了研究,发现气虚证与其他 3 型患者收缩压的差别有高度显著性($P<0.01$)。气虚患者其收缩压多低于 12.65kPa(可信限 95%)。认为当收缩压低于 12.65kPa 时,多有气虚证存在,当临床症状复杂难辨时,不妨参照此标准作出是否气虚证的最后判定。

(5) 脉图参数的变化:李冰星等[19,20]采用 BYS-14 型心电脉象仪对 50 例气虚患者与 50 例健康人进行了脉象图特征对比检测,发现气虚患者的脉图参数与健康人相比较,存在着脉图面积减少、升支和降支的斜率均降低,提示气虚患者心输出量不足,心脏射血速度缓慢;气虚患者 Q-O/Q-D 增高,Q-O/O-D 增高,OA′/AA′增高,OD′-OA′/AA′-DO′增高,提示气虚患者心脏功能降低。通过对气虚、正常人各 60 例,阳虚 40 例,共 28 个脉图参数的多元逐步回归分析,得出气虚与正常、气虚与阳虚、阳虚与正常人的逐步回归,结果发现,气虚患者脉图参数的多元线性逐步回归方程分析提取的特征参数有脉图总面积 AT、重搏波高度比主波高度 CC′/AA′、脉图上升时间 OA′、降斜 G、潮波 BB′、Q-O/O-D,气虚证与正常人比较,AT 减小,Q-O/O-D、OA′延长,G 降低,CC′/AA′略低于正常,脉图呈现细、软、无力的脉象特征改变,说明气虚患者心肌收缩力减弱。

(6) 面部色泽的变化:蔡光先等[21]采用日本 CPbR1001 型携带式色差计,对正常人、气虚证、血虚证各 30 例进行了面部色泽定量检测。患者和正常人取坐位测试,用仪器的探头依次紧贴患者左右颧部和额部,取三点的平均值。结果显示,正常人是泽度高,红光高,黄光低,故在肉眼看来是淡黄红润而有光泽。气虚证组是泽度高,红光低而呈白色,黄光正常,故在肉眼看来是白而有光泽,即皖白。血虚证组是泽度低,红光低而呈白色,但是黄光特别高,是黄白相兼以黄为主,而且少光泽,故肉眼看来是萎黄。实验提示,不但患者与正常人的面部色泽不同,而且在同一血液病的情况下,气、血虚证患者之间的面色泽同样有明显差异。说明中医有关色诊理论具有正确性,同时也为气虚证的诊断与鉴别诊断提供了实验依据。

(三) 气虚证诊断标准的研究

1982 年 11 月全国中西医结合虚证研究与老年病防治学会议拟订了《中医虚证辨证参考标准》[22],经过几年的试用,全国中西医结合虚证与老年病研究专业委员会于 1986 年 5 月在郑州对《中医虚证辨证参考标准》进行了深入讨论,并作了一次修改,修改后的《中医虚证辨证参考标准》中的气虚证辨证参考标准为:①神疲乏力;②少气或懒言;③自汗;④舌胖或有齿印;⑤脉虚无力(弱、软、濡等),具备其中 3 项[23]。

(四) 气虚证研究述评

1. 关于气虚证动物模型的复制　中医证的确立主要是基于临床症状和体征,不论采取何种手段复制气虚证动物模型,首先应注意造模后动物所出现的临床症状和体征。在现阶段还无法揭示气虚本质时,尤其应严格对照气虚证诊断标准来审核所造模型是否属于中医气虚证的范围,而不是把重点放在造模后动物某些生化指标或病理学方面的改变上。饮食失调无疑是导致气虚的常见原因之一,但控食造模法所复制的动物模型,是否就是复制了一个单纯气虚证的模型?从造模后动物的临床表现来看,还无法排除兼有其他虚证的可能。如何改进造模的方法,复制出更加符合中医气虚证诊断标准的动物模型,值得进一步研究探讨。

2. 关于气虚证本质的研究　要揭示出气虚证的本质,取决于气本质的研究,由于气实质的研究目前还没有获得重大突破,故气虚证本质的研究短时期内还很难取得重大进展。从现在气虚证客观指标的研究来看,研究的方法还比较落后,具有特异性的客观指标还很少,如何改进气虚证研究的方法,提高气虚证客观化研究的水平,值得今后重视。

3. 关于气虚证诊断标准的研究　现有的气虚证诊断标准只能定性,不能定量,无法判断气虚证病情的轻重。这也是目前中医病证诊断标准中的一个通病。一个较为完善的气虚证诊断标准,应该既能回答气虚证的有无,又能提示气虚证的轻、中、重程度。开展气虚证计量诊断方法的研究,也是今后研究工作中一个不可忽视的问题。

二、血虚证研究进展

(一) 血虚证动物模型的研制

1. 乙酰苯肼造模法　贲长恩等[24,25]用大白鼠造模,给予 2%乙酰苯肼(APH),按体重 1mg/100g 皮下注射,第二天大白鼠开始出现精神委靡,行动迟缓,团缩,毛蓬竖少泽,眼裂变窄(闭目),眼睛色淡红,唇绀,耳尾苍白而凉,血呈黯红色,嗜睡,喝水较多。随着实验的进行上述变化逐渐加重,经三次注射后大鼠形体消瘦,体重下降,呼吸急促,行动摇晃,易惊。并发现血红蛋白和红细胞计数降低,网织红细胞和海氏小体急剧增多,中性粒细胞中酸性磷酸酶(ACP)、碱性磷酸酶(ALP)、ATP 酶,STH 活性反应均不同程度地高于正常;肝小叶结构明显破坏,肝细胞肿胀,肝血窦扩大,窦内含有大量含铁血黄素,肝细胞内核糖核酸和糖原颗粒随 APH 注射次数的增加而逐渐减少。除 ALP 活性明显增高外,ACP、ATP 酶、6-磷酸葡萄糖(G-6-P)以及琥珀酸脱氢酶(SDH)、单胺氧化酶(MAO)、细胞色素氧化酶(CCO)活性则随 APH 注射次数的增多而逐渐减弱。认为实验所做的动物模型虽不能完全代表中医的血虚证,但它属于中医血虚证的范畴,反映了中医血虚证的主要特征。

2. 环磷酰胺造模法　马增春等[26]采用 CF57BLP6J 小鼠,6～8 周龄,体重 20g±2g,雌性;常规饲养数天适应环境后,于实验第 4 天按 250mg/kg 剂量一次腹腔注射环磷酰胺,制成血虚证模型小鼠,并用四物汤反证。结果表明:

（1）环磷酰胺一次腹腔注射制模后，模型对照组小鼠外周血中白细胞总数在制模后 3 天下降到最低点，然后短暂回升后又稍下降，在制模后第 10 天再次下降到最低点，然后再恢复。四物汤中剂量组在两个最低点都能明显升高外周血白细胞数，且四物汤在其他时间也可升高外周血中的白细胞。四物汤在制模后第 10、12、17 天可升高外周血中的红细胞，在制模后第 5 天可升高外周血中的血小板，在第 5、10、17 天可升高外周血中的血细胞比容。可见四物汤可升高外周血中血细胞的数量，减轻环磷酰胺所致外周血象的下降。

（2）四物汤对血虚小鼠骨髓造血祖细胞的影响，结果表明模型对照组小鼠骨髓 CFU-GM、CFU-E 和 BFU-E 的生成能力较正常对照明显减弱，经四物汤治疗后，小鼠骨髓中 CFU-M、CFU-E 和 BFU-E 的生成能力较模型对照组明显增强。说明环磷酰胺造模后小鼠骨髓的造血功能受抑制，四物汤对 CFU-GM、CFU-E 和 BFU-E 的生成能力的恢复有明显促进作用。

（3）环磷酰胺造模后第 10 天，模型对照组小鼠骨髓中的 $CD34^+$ 细胞的比例较正常对照组明显减少，经四物汤治疗后，小鼠骨髓中 $CD34^+$ 细胞的比例较模型对照组明显升高；而各组小鼠骨髓有核细胞总数无明显变化。提示血虚证小鼠骨髓造血干祖细胞数量降低，四物汤对骨髓中造血干祖细胞数量的回升有明显促进作用。

3. 失血性造模法　黄广平等[27]报道，采用 180 只健康雄性小白鼠，体重 18～22g，剪去鼠尾尾尖约 0.3cm，采血化验，然后把小白鼠尾部伤口浸入 37℃左右的温水中，用手指轻捋鼠尾，放血约 0.5ml。放血 24 小时后，再采血化验，确定血虚状态指标。经处理前的两次采血和放血，实验小白鼠明显出现毛粗蓬松而无光泽，弓背，活动减少，眼睛无神，尾巴颜色苍白，便未见异常。周京滋[28]、李仪奎[29]等亦报道，取 20g 左右雄性小白鼠，以 75%酒精棉球擦拭尾部，使血管扩张充血，剪去鼠尾尖端（0.25～0.3cm）。立即采血测定血红蛋白（Hb）及红细胞（RBC），然后将鼠尾伤口浸入 37℃左右温水中直至小鼠失去血液约 0.5ml，于失血后 24 小时再在小鼠尾端采血测定 Hb、RBC 值，结果证明小鼠失血后 Hb、RBC 值均显著低于正常值。本法指标明确，方法简单，但小鼠尾端出血达 0.5ml 不很容易。

4. 放血、劳倦、控制饮食综合造模法　梁毅等[30]采用 Balb/c 小鼠，6～8 周龄，体重 16～18g，雌雄兼用。造模方法：①放血：用左手固定小鼠并轻轻对颈部施加压力，使头部静脉淤血，在突出的眼球旁分辨出后眼眶静脉，然后用少量 10%可卡因滴入动物眼内，使眼部局部麻醉；右手持消毒过的毛细吸管从内侧眼角由鼻侧眼眶平行地向喉头方向轻压至后眼眶静脉丛，血液自然吸入管内，放血 6～8 滴（约 0.5ml）；隔日重复 1 次，直至模型成功。②控制饮食：自造模之日起改变其正常饮食量，控制在每日 50g/kg 体重，自由饮水。③劳倦：实验组小鼠每天在温水池中强迫游泳 2 次，每次时间不定，以将下沉于水为限，持续 15～20 天。造模后的 15～18 天表现出精神委靡，倦卧少动嗜睡，皮毛蓬松枯槁，呈浅黄色；眼睛淡白无神；鼻唇淡白失泽；耳尾苍白而凉；团缩拱背，明显消瘦；食欲下降，饮水增多。而正常组小鼠神气矫健，行动敏捷，皮毛光泽而密，紧贴皮肤，鼻唇清洁湿润，呈淡粉红色，尾粗、圆而呈粉红色，腰背平直，食欲正常。模型制造者认为应用综合放血法制作血虚证小鼠模型，所需时间则相应较长，程度相对较轻，预后也较其他方法为好，在整个制模过程中较少出现动物死亡。在血液细胞学检查方面，主要表现为红细胞计数明显下降，白细胞系、血小板系则无明显改变；骨髓有核细胞计数较正常小鼠显著增多（$P<0.01$），在胸腺、脾脏的重量及比值方面，突出表现为胸腺萎缩，指数较正常明显下降（$P<0.01$）；但脾脏在重量和指数两项指标上并无异常改变。

(二) 血虚证本质的研究

1. 血液流变性异常　王平等[31]选择 89 例血虚证患者，采用 XN-3 型自动电脑计时，玻璃毛细管式黏度计进行了血液流变学观测。发现：①老年血虚患者的血液流变学特点为全血黏度、血浆黏度、血细胞比容及全血还原黏度降低。②血虚证轻、中、重型与血液流变学指标的关系十分密切，其中全血黏度、血细胞比容等参数值明显表现出一种趋势：轻度血虚大于中度血虚大于重度血虚。③老年血虚时，血细胞比容下降，从而降低了血液的黏滞性，在单位容积内所含的血细胞减少使血细胞不易凝聚，凝血因子受到一定的影响，故血液呈稀、淡、清的状态。周跃群等[32]采用日本 ELD-50 型血液流体特性装置，对 27 例血虚患者进行了血液流体临床观察。亦发现血虚证患者的全血黏度明显下降，与正常人组比较差异有高度显著性($P<0.01$)。唐荣德[33]采用 BME-1 型生物医学微电脑和黏度计系列仪器，对 206 例血虚脉细患者进行了血液流变学指标观察。结果表明，血虚脉细患者血液流变学各项指标明显降低，血液呈低黏状态，说明血虚患者血液流变呈一种“细脉-低黏”的关系。而血瘀脉涩患者血液流变学各项指标明显升高，血液流变呈高黏状态。说明血瘀脉涩与血流变呈一种“涩脉-高黏”关系。庄杰盾等[34]对 28 例以血虚为主的再生障碍性贫血患者作血液流变性观察，发现全血比黏度、血细胞比容、血沉、全血还原比黏度均明显低于正常组。由此可见，血液流变学参数作为血虚证的客观诊断指标具有一定的临床价值。

2. 心功能减退　朱明方等[35]对 63 例血虚患者，采用放射免疫方法检测了其血浆心钠素(ANP)的含量，结果发现对照组(31 名)血浆 ANP 为(494.28±48.76)pg/ml，血虚组(43 例)为(1251.77±234.88)pg/ml，血虚组较对照组明显升高($P<0.01$)。血浆 ANP 显示心脏内分泌水平，在一定程度上反映心脏功能的强弱及循环功能的调节作用，血浆 ANP 高于健康人，提示血虚证患者的心脏循环及调节功能不足。同时采用阻抗法，使用 RM-6000 八道生理记录仪对血虚证患者的心功能亦进行了检测。通过分析心阻抗微分图，计算出心率、射血前期等，依 Kubecik 公式计算出心输出量等，经统计处理两组心功能指标，其中心功能指数[射血前期与左室射血时间比率(PEP/LVET)]、心输出量(CO)等 10 项指标血虚组有明显差异。这些变化反映了血虚证患者的心肌收缩力减弱，影响心脏射血功能，因而出现心输出量减少，外周阻力增加。这一结果从整体上显示出血虚证患者的心功能明显弱于健康人，心脏功能的减退是产生血虚证的重要原因之一。

3. 微循环异常　血虚证患者的微循环改变具有一定特异性。邓成珊等[36]采用双目显微镜加测微计，低电压强光灯泡作光源，聚光后 45°角射于左手无名指甲皱部皮肤，对 74 例常见血液病以血虚为主要表现的患者及 26 例正常人的甲皱微循环进行了观察，发现血虚证患者甲皱微循环在形态学上的改变为：管襻淡红或苍白者 48 例，占 64.8%；视野模糊者 31 例，占 41.8%；管襻排列不齐者共 27 例，占 36.4%；管襻平均数减少，与对照组比较差异有显著性($P<0.05$)。血虚证患者微循环血流动力学的改变为：血液断线或粒流。孙世道等[37]亦发现血虚者微循环的变化为管襻色泽淡红居多，充盈度差，流态多虚线，流速多中等。

4. 免疫功能降低　郑金福等[38]观察了 51 例血液病血虚患者的巨噬细胞、T 细胞、B 细胞的免疫功能，发现属于血虚的再生障碍性贫血、急性白血病患者，多具有 IgG、IgA 降低与正常人比较差异有显著性；急性白血病处于血虚阶段时 T 细胞花结形成细胞(E-RFC)、“淋转”、IgG 均较正常人显著降低。结果说明，血液病患者多具有细胞免疫和体液免疫的缺陷。另外发现，急性白血病患者 IgM 的水平与血虚导致人体的正气虚弱有一定的关系。

5. 血谷胱甘肽过氧化酶和血硒的改变　方邦江等[39]对 32 例血虚证患者的谷胱甘肽过

氧化酶的活性和血硒进行了测定，发现血虚证患者全血谷胱甘肽过氧化酶的活性和血硒较正常组降低，差异有高度显著性（$P<0.01$）。血虚证患者血谷胱甘肽过氧化酶与血硒的降低呈正相关。结果说明，血虚证患者机体抗氧化系统对自由基的清除率减弱，从而促使了血虚证的发生发展。

6. 分子、基因水平的变化　杨明会等[40]用蛋白质组学技术考察四物汤对血虚证患者血清蛋白的影响，在分子水平上探讨四物汤治疗血虚证的作用机制。方法：收集正常、血虚证患者和四物汤用药患者的血清，用二向电泳、图像分析、质谱鉴定等蛋白质组学技术测定四物汤对血虚证患者血清中有影响的蛋白质。结果：蛋白质组学研究发现，血虚证患者血清与正常相比有 15 个蛋白质的水平发生改变，其中有 11 个上调和 4 个下调，四物汤可使这些改变的蛋白质水平有所恢复。胶内酶切提取蛋白进行质谱鉴定，其中血虚证患者血清与正常相比升高的蛋白质有结合珠蛋白、聚集素、补体 CAB、GTP 结合蛋白 2，与正常相比降低的蛋白质有转甲状腺素蛋白、血红蛋白 β。血虚证患者服用四物汤后可降低结合珠蛋白、聚集素、补体 CAB、GTP 结合蛋白 2，升高转甲状腺素蛋白、血红蛋白 β。结论：四物汤可以通过增强免疫，减轻基因损伤，增加血红蛋白等途径治疗血虚证。

（三）血虚证研究述评

1. 关于血虚证动物模型的研究　血虚证动物模型的研制已迈出了可喜的第一步，具有可行性和必要性。现有的血虚证模型局限于移植现代医学的手段进行造模，模型虽具有血虚证的一般表现，但因为其模型没有根据中医病因学说进行研制，故存在着一定的片面性，不能完全符合中医血虚证的要求。目前造模的方法仅从失血、溶血和生血的角度进行考虑，没有把导致中医血虚证的病因参入模型的制作。中医血虚证不完全是由于失血过多或生血不足所致。血虚证是一种由多种因素引起的证候，在研究用不同病因模拟出血虚证动物模型时，要考虑到不同病因所致血虚证在临床症状体征及实验室检查等方面所表现的共性及个性特点，要研究同证在不同疾病中的共性；还要研究同证在不同疾病的特性，从多学科、多层次、多指标来研究血虚证动物模型，为规范中医临床用药，阐述补血方药的现代药用机理提供可靠的实验动物模型。

2. 关于血虚证本质的研究　目前关于血虚证实验研究的文献较多，研究的范围还比较广泛，研究指标从整体、组织、生化改变、血清分子及蛋白表达等方面都有涉及，取得了不错的进展。但所研究的血虚证客观指标，其特异性和先进性均未达到理想的程度。今后研究的重点应放在探讨具有高度特异性、计量性和动态性的指标上，尽可能利用最先进的技术设备，从亚细胞水平和分子水平，尤其是在蛋白组学方面探讨血虚证的本质，相信会取得阶段性的成果。现行血虚证诊断标准还存在着不完善的地方，为了进一步探索血虚证的本质，制定严格的血虚证计量诊断标准有其重要的意义，希望能引起重视。对血虚证本质的研究，在新的诊断标准尚无的情况下，应该严格按照现行血虚证诊断标准进行病例筛选，原则上应不含兼证，以便准确地揭示血虚证的本质。加强血虚证患者的临床实验研究，以病证结合的思路开展不同病种血虚证的本质研究，以期发现一些血虚证的微观辨证依据，促进血虚证本质的研究。

三、血瘀证研究进展

（一）血瘀证动物模型的研制

1. 根据血瘀证的病因造模

（1）外伤血瘀证动物模型的研制

1）击伤法：廖福龙等[41]采用重物击伤大鼠单侧后肢来造模，并以“皮未破而内损”为度，打击的轻重根据物理学的势能（PE）来定量。外伤后于不同的时相观察动物的血样，对照组为同批未经外伤的动物。结果表明，在外伤后很短时间内（1 小时之内），血液流变学指标的主要改变为凝血时间的缩短、凝血黏度上升率增加的趋向。在血液黏度方面未见明显规律性改变。说明外伤后出现短时间的血液高凝状态。在外伤后 3 小时即出现凝血时间的延长及黏度上升率的减小趋势，这说明外伤后的高凝时相已转入低凝时相。血瘀的发生发展有着鲜明的相对性，外伤后，先出现短时相的血液高凝状态，随后较长时相的低凝状态，继之以回复过程。整个过程近 1 周。从动物的表现来看，具有“病理性肿块”、“瘀血”、“固定性疼痛”等情况，即与血瘀的诊断依据相符。

2）压伤法：华兴邦等[42]选择体重在 2～2.5kg 雄性家兔，随机分成对照组（A 组），外伤 1 天组（B 组），外伤 3 天组（C 组）。将动物固定于兔台上，应用杠杆压力器在右后肢大腿内侧肌肉上加压 75kg，持续 1.5 小时，对照组同样捆绑但不加压。观察结果为：①压伤后后肢肌温、腿径的改变：压伤后 B 组伤侧局部的肌肉温度比健侧降低，平均降低 0.62℃；C 组平均降低 0.20℃。表明压伤后局部肌肉肿胀，血流受阻。B 组大腿周径比 A 组增大 29%，厚度比 A 组增大 56.7%，差异有显著性。C 组局部肿胀有所消退。压伤对肢体血流的影响。B 组光电容积图、阻抗血流图波幅，伤侧比健侧及对照组均明显减小（$P<0.05\sim0.01$）。伤侧股动脉血流量也明显降低（$P<0.05$）。说明压伤后患肢肌肉肿胀，血管受损引起血流明显降低。C 组容积波及血流图波幅仍处于低水平，但股动脉血流量患侧明显增加，超过健侧和对照组（$P<0.01$）。说明 3 天后后肢血管扩张，血流量增大。电磁流量结果与光电容积波、阻抗血流图不相一致，反映了外周血管损伤的特点。②压伤对血液流变的影响：压伤后血液流变多种指标引起明显改变。B 组全血黏度、血浆黏度、血沉、纤维蛋白原明显增加，凝血酶原时间及凝血酶时间明显缩短。C 组部分指标恢复正常。③压伤对血中去甲肾上腺素、超氧化物歧化酶（SOD）、酯酶的影响：压伤后 SOD、α-NAE 含量均明显下降，与对照组比较，差别有高度显著性（$P<0.01$）。说明外伤引起机体抵抗力减退。④压伤引起的病理组织学变化：压伤后局部高度肿胀，皮下肌肉出血，瘀血水肿，以 3 天组尤为明显。皮下组织出血水肿坏死，大量中性白细胞浸润，肌纤维肿胀变性坏死，横纹模糊不清，有的肌纤维断裂。毛细血管、中小静脉扩张瘀血，红细胞聚集，有血栓形成。肾小球有不同程度肿胀瘀血，毛细血管内红细胞聚集；散在出血，有微血栓，皮质髓质间毛细血管和中小静脉高度扩张瘀血。此外，在肾上腺、肺、肝等脏器均见到相应血管扩张瘀血及局灶性出血。电镜检查结果与上述一致。从整体分析血瘀证，其主要表现为微循环障碍，血液流变异常，血小板功能亢进以及血流量降低，免疫功能和生化代谢异常等。压伤法所造成的模型，绝大多数指标的改变都是与经典血瘀证临床及实验室指征相符，较好地再现了血瘀证的各种特点。

（2）热毒血瘀证动物模型的研制：王殿俊等研究报道[43]：

1）造模方法：经琼脂培养基转种 14 小时的铜绿假单胞菌菌落，生理盐水洗脱。以 1% $BaCl_2$ 和 1% H_2SO_4 配成梯度比浊管，用 721 分光光度计在波长 520nm 处测 OD 值，从标准曲线得知所含菌数，再稀释成 1 亿/ml 铜绿假单胞菌菌液备用。取健康雄性青紫蓝兔，体重 2.5kg 左右，静脉注射铜绿假单胞菌 1 亿/kg，于感染后 24、48、72 小时进行各项指标检查，并进行病理解剖。

2）观察结果：①热毒对体温和白细胞的影响：造模后体温明显上升，5 小时平均增加 2℃，24～72 小时增加 1℃以上，保持在 40℃左右的水平。白细胞总数在 5 小时明显下降，

24小时明显增加，至72小时仍维持在较高水平。淋巴细胞百分比减少，中性多核白细胞百分比值明显增加。上述现象基本符合急性感染性炎症现象。②热毒对微循环的影响：A. 微血管形态：造模后微血管形态由于细菌毒素的影响均有明显异常改变，轮廓和管壁全部模糊不清，微动、静脉口径比例失常（1∶3以上）达70%～90%，毛细血管网模糊或消失者达50%～90%，造模后5、24、48、72小时与造模前比较各项指标的变化，均达到高度显著性差异（$P<0.01$）。B. 微血流流态：出现红细胞贴黏血管壁，微小血栓形成。呈粒状、断线状和摆流流态，微循环障碍，血流瘀滞和血色黯红。5、24、48、72小时与造模前比较，各项指标的差异均有高度显著性（$P<0.01$）。C. 微血管周围的变化：管壁渗出增加。5、24、48、72小时与造模前比较，差异有高度显著性（$P<0.01$）。③热毒对血液流变性的影响：造模后血浆黏度明显增加，红细胞变形能力下降，与正常组比较，差异有显著性或高度显著性（$P<0.05$～0.01）。④热毒对凝血因素的影响：造模后血中纤维蛋白原含量明显增加，造模时间愈长，增加愈多。凝血酶时间和凝血酶原时间缩短。说明热毒感染可引起血液系统促凝作用亢进。⑤热毒对TXB_2和6-Keto-$PGF_{1\alpha}$的影响：造模后6-Keto-$PGF_{1\alpha}$日渐减少，说明血小板聚集功能亢进，血栓形成和血管内皮损伤。⑥热毒对去甲肾上腺素、超氧化物歧化酶、酸性α-醋酸萘酚酯酶的影响：造模后超氧化物歧化酶（SOD）3组均明显增加，酸性α-醋酸萘酚酯酶（α-NAE）24小时增加，48小时下降，72小时低于正常。⑦病理形态学改变：大体观察：心、肝、脾、肺、肾、脑均有不同程度的肿胀、瘀血和出血，脑膜瘀血，脑腔血性积液。光镜检查：心、肝、脾、肺、肾、肾上腺和脑实质细胞浊肿变性，血管内皮细胞肿胀，毛细血管及小血管高度瘀血、渗出及出血；并有微血栓形成，间质小静脉和毛细血管高度扩张瘀血，白细胞浸润。电镜检查：组织病变基本同光镜检查。肝、肺、脑毛细血管扩张瘀血，内皮细胞高度肿胀，吞饮活跃，表面糖衣消失，腺粒体水肿，基底膜分裂，血栓内血小板黏集，留下空泡密集的胞浆和纤维素。实验结果表明，铜绿假单胞菌血行感染所制备的热毒血瘀证模型符合血瘀证基本特征。

（3）寒凝血瘀证动物模型的研制：张珊珊等研究报道[44]：

1）造模方法：选用健康家兔，雌雄不拘，体重2.5kg左右，分为4组，即冻后1天、3天、5天和正常对照组。每组10只，剪净家兔两侧后腿上的毛，用70%酒精消毒，上下左右围置冰袋（3份冰+1份结晶氯化钙，粉碎混合，温度降至−20～−25℃），冰冻1.5小时，在45℃温水中复温5分钟（室温12℃）。

2）观察结果：①家兔的发病表现：家兔两侧后腿局部冷冻后，显示精神委靡不振，两后肢匍匐，瘫而跛行。冻后1天，后肢足背肿胀，其足背周径为（13.25±2.30）cm，皮肤呈紫色，出现耸毛、不活泼、蜷缩少动、反应迟钝、心跳加快、呼吸急促。冻后3～5天，足背肿胀、紫色，足背周径3天为（13.55±3.10）cm，5天为（13.00±2.80）cm，正常对照组为（7.0±1.50）cm。3组足背周径，明显大于对照组（$P<0.05$）。多数兔足背、脚趾见有大小不等的水泡，趾间皮温升高[3天为26.80～6.30℃，5天为（27.20±6.70）℃，1天为23.70～5.10℃，正常对照为（20.30±4.0）℃]，明显高于对照组（$P<0.05$）。②血液流变和凝血指标的观察：三实验组经局部冷冻后，血沉在冻后3～5天明显加快。压积在冻后3～5天明显下降。纤维蛋白原在冻后1～5天都有明显增加。血浆黏度在冻后3天明显增加，提示有血瘀形成。③微循环观察：冷冻后兔的眼球结膜毛细血管的轮廓、管壁模糊不清。血管的血色、血流、网交点都显示异常。血管有渗出的异常变化。与对照组比较，差别有显著性或高度显著性。④超氧化物歧化酶（SOD）的测定：SOD冻后1～5天均有不同程度的下降[正常

对照(2700.3±195.45)μgHb,冻后1天(1894.5±163.11)μgHb,冻后3天2010.40～180.31μgHb,冻后5天(2042.40±183.57)μgHb]和对照组相比差别有显著性或高度显著性($P<0.05\sim0.01$)。提示冷冻刺激使体内SOD下降,自由基增加,机体的有害因子增加,导致脏器和细胞的损伤。⑤病理形态学观察:光镜检查见足背皮肤出血、瘀血、水肿、坏死,中小细静脉弹力纤维拉直断裂,血管壁坏死,见有纤维素性和混合性血栓形成,弥散分布。在肺组织中发现有出血、瘀血、中小细静脉内膜增厚,内皮细胞肿胀、弹力纤维拉直断裂,红细胞聚集,见有纤维素性和混合血栓形成。少数肌性小动脉见有血管内膜增厚,内皮细胞肿胀,有混合性血栓形成。在肾、肝、脾、脑中也见有瘀血,散在出血。电镜观察到足背皮肌细胞坏死,核和细胞器崩解,肌丝断裂,间质出血、瘀血、水肿。肺泡腔出血、瘀血、水肿,肺间隔上皮细胞坏死,肺泡隔毛细血管内皮坏死,以上病变以3～5天最为明显。认为绝大多数指标的改变都与经典的血瘀证临床及实验指标相符,模型较好地再现了血瘀证的各种特点外,还具备有可逆性,一般维持一星期左右即可逐渐恢复。

(4) 血虚血瘀证动物模型的研制:常复蓉等研究报道[45]:

1) 造模方法:选取雄性青紫蓝家兔,体重2.7kg左右,按随机法分为3个观察组(1天组、3天组、5天组)。先做造模前各项指标测定,然后用股动脉放血的方法制备血虚模型。放血量为体重的3%,分2次放,1天1次放1.5%,总放血量占家兔自身总血量的50%左右。3组分别于放血结束后的24小时、72小时、120小时复测各项指标,再处死进行病理检验。

2) 观察结果:①造模后血常规的变化:造模后3组家兔的红细胞数、血红蛋白含量都明显减少($P<0.05\sim0.01$),网质红细胞数在72小时组、120小时组明显增多($P<0.05$)。白细胞总数无明显变化。②造模后血液流变的变化:大失血后,由于代偿作用,从组织进入血液循环内的水分增加,血管外的蛋白也被动员进入血浆内,血液被稀释,全血黏度降低,并与红细胞数、血细胞比容、血红蛋白的减少成平行关系,红细胞变形能力下降。③造模后凝血酶时间(TT)、凝血酶原时间(PT)、纤维蛋白原(Fg)含量的变化:造模后TT、PT缩短,Fg增多,提示失血时由于代偿作用促血凝系统活跃。④造模后球结膜微循环的变化:造模后球结膜微血管模糊,管壁不光滑,血流呈异流,毛细血管网模糊消失,有渗出,但无出血。⑤造模后肢体血流量的变化:用阻抗式血流图仪、光电容积血流图仪和电磁流量计测家兔左侧后肢及股动脉血流量。结果前二者无明显变化。后者股动脉血流量3组都有明显增加($P<0.01$)。⑥造模后去甲肾上腺素(NE)、α-NAE、SOD的变化:造模后,由于失血导致应激状态的出现,交感神经兴奋,NE大量释放耗竭,故放血后24小时、72小时血栓时降低,120小时逐渐恢复。α-NAE在24小时组升高,72小时组、120小时组下降,说明在失血应激状态下酯酶阳性率增加,但随时间的延长阳性率下降,免疫功能减弱。SOD含量降低。⑦造模后TXB_2和6-Keto-$PGF_{1\alpha}$的变化:造模后TXB_2在72小时组、120小时组升高,6-Keto-$PGF_{1\alpha}$无明显改变,二者比值升高,可促进血管收缩和血瘀的发生。⑧造模后病理变化:光镜观察:肺泡壁毛细血管扩张瘀血,部分肺泡腔呈弥漫性、局灶性出血,间质见有混合性血栓,肺泡腔水肿。心肌纤维变性、灶性坏死,间质毛细血管扩张瘀血,中小静脉红细胞聚集,偶见混合血栓。肾小管上皮细胞浊肿,肾小球毛细血管变性、坏死,间质有血栓。肝细胞浊肿、变性,肝窦瘀血。脑实质少数神经细胞核深染、固缩、变性、坏死。肾上腺有出血、瘀血。电镜观察:脑:1天组突触内小泡数目略有减少,脑血管外套中积液极少。5天组脑胶质细胞增生,尤以小胶质细胞增生显著,且被活化,表现为表面微绒毛状细长伪足增多,胞体中溶酶体增多,突

触空泡减少。肝:1天组肝细胞极度肿大,使细胞间间隙狭窄,绒毛短或消失,肝细胞胞质疏松,糖原消失,粗面内质网扩张,间质轻度水肿。5天组亨利袢部呈水样变性,粗面内质网和线粒体水肿、扩张,毛细血管和小静脉高度扩张。肺:1天组肺泡腔轻度出血,Ⅰ型上皮局灶性胞浆呈丛状、花冠状突入肺泡腔内。5天组肺泡腔内出血,并可见成团的黏集血小板和纤维素。

(5) 阳虚血瘀证动物模型的研制:郑小伟等研究报道[46,47]:

1) 造模方法:健康SD大鼠,雄性,体重120～160g,称重,编号。整体健康状况观察后,分别装入固定盒内,盖上盒盖,露出鼠尾,待鼠尾静脉充分充血后,用手术剪刀剪去尾尖,用手轻轻从尾根向尾尖部挤几下,以血红蛋白吸管采血,进行正常血小板直接计数。用3%戊巴比妥钠溶液,按1ml/kg体重的剂量由腹腔注射麻醉。令大鼠侧卧位,将左侧耳廓置于"耳托"上,呈平面展开;涂上无味液状石蜡,斜落射光照明,80倍微循环显微镜绿色滤光下观察耳廓背侧中缘中部微循环情况,并拍照。主要观察内容包括集合毛细血管清晰度、管径、流速、红细胞聚集情况、血色、渗出等。将大鼠先后置于有铁网罩的小瓷盘上,放入低温冰箱,在－15℃的冷环境中,持续受冻4小时左右,脱离冷环境,麻醉后进行耳廓微循环检查。

2) 观察结果:①造模后动物的一般表现:受冻4小时后,动物出现畏寒喜暖,蜷缩少动,蒙眬欲睡,眼中无神,反应迟钝,呼吸微弱,皮毛蓬松竖立无光泽,小便色清,大便湿烂,唇周发黑,耳色黯红,爪尾部紫黯,舌黯红,体温下降和心跳减慢等症状,说明此时动物处于兴奋减弱期。②造模后耳廓微循环的改变:冷后大鼠集合毛细血管清晰度下降,管径增宽,血流减慢,差异有高度显著性($P<0.01$)。同时,从血流状态、红细胞聚集情况、血色、渗出等变化来看,说明寒冷刺激可使大鼠耳廓微循环发生障碍。③造模后血小板计数的改变:冷冻前血小板计数为$(28.71\pm4.40)\times10^4/mm^3$,冷冻后血小板计数为$(10.72\pm1.78)\times10^4/mm^3$。实验结果表明,大鼠冷冻前后血小板计数比较,差异有高度显著性($P<0.01$),提示寒冷刺激可以降低血小板计数。④造模后药物反证:将冷冻后造模大鼠随机分为用药组(药物恢复组)30只,对照组(自然恢复组)30只。前者经腹腔注射由附子、党参、丹参、红花等组成制剂(浓度为2g全药/ml,pH为5.9),剂量为9ml/kg体重;后者则腹腔注射0.9%的生理盐水,剂量同前。用药后发现:血流速度的恢复:在用药或生理盐水后,每隔30分钟观察一次集合毛细血管血流速度,直至恢复正常,记录时间。药物恢复组为(213±40)分钟,自然恢复组为(296±49)分钟。两组之间的差异有高度显著性($P<0.01$),提示中药附子、丹参等温通活血药对血流速度的恢复有明显促进作用。血小板数的恢复:在用药或生理盐水后,每隔12小时检查一次血小板计数,直至恢复正常。实验结果显示,用药组与自然恢复组相比较,血小板恢复正常所需时间明显缩短,差异有高度显著性($P<0.01$)。说明附子、丹参等温阳活血药对血小板数的恢复有促进作用。

(6) 疼痛致血瘀动物模型的研制:卢振初等研究报道[48]:

1) 造模方法:选择体重2.5kg左右的雄性健康家兔,分为正常对照、疼痛刺激1小时、5天、10天、15天、20天共6组。于家兔双耳皮下分别刺入针灸针,然后用导线连接到G-6805型电针仪上,采用断续波,每隔10分钟刺激1次,每次持续半分钟,使家兔突然疼痛出现惊叫逃跑、蹬足等惊恐现象,每天刺激6小时,于刺激前(即正常对照组)、刺激1小时、5天、10天、15天、20天分别心脏采血测定血浆去甲肾上腺素、红细胞内超氧化物歧化酶、淋巴细胞内α-醋酸萘酚酯酶(α-NAE)阳性百分率、眼球结膜微循环、血液流变指标,并将动物处死取脑、肺、胃、舌等组织做病理检查。

2）观察结果：①疼痛刺激对家兔去甲肾上腺素（NE）含量、红细胞内超氧化物歧化酶（SOD）、淋巴细胞非特异性 α-NAE 的变化：正常对照组家兔血浆 NE 平均含量为 178.3ng/ml±32.5ng/ml，疼痛刺激 1 小时后急增至 309.2ng/ml±29.8ng/ml，与刺激前比较差异很明显，这时家兔从行为上表现惊叫逃跑、咬断导线等抗伤害反应十分强烈。当刺激 5 天、10 天后，其含量虽有下降，但仍然很高，直至刺激 15 天后血浆 NE 含量才与正常对照组比较差异无显著性，随着疼痛刺激时间延长，血浆 NE 含量逐渐降低，家兔抗伤害反应渐趋减弱，似乎表现出有一定的耐受性，但受刺激的家兔往往经常蹬足、咬破舌头，以示十分气怒。正常对照组家兔 SOD 平均值 3040μg＋654μg Hb，受疼痛刺激 5 天后 SOD 活力较刺激前平均下降 21%，刺激 10 天后平均下降 31%，与对照组比较差异有高度显著性（$P<0.01$），SOD 活力下降，体内自由基（超氧负离子）相对增多，显示家兔受疼痛刺激后对脏器细胞带来更多的损害。淋巴细胞内 α-NAE 阳性百分率，在受刺激的 5 天稍有上升，当刺激 10 天后 α-NAE 阳性百分率明显下降，与正常对照组比较（$P<0.01$），这表明家兔对疼痛刺激的反应，开始是细胞免疫功能呈动员状态，以后由于受过多的刺激则由动员转入下降，机体处于不良状态。②疼痛刺激对家兔眼球结膜微循环的影响：家兔经疼痛刺激 5 天，一半以上的动物眼球结膜微血管轮廓模糊，管径轻度扩张，血流均匀减退而渐呈线粒状，血色变得黯红甚至有渗出。当受疼痛刺激 10 天后，上述改变更加明显而正常对照组基本上无改变。③疼痛刺激对家兔血液流变的影响：家兔经疼痛刺激 5 天，其血浆黏度、全血黏度、纤维蛋白原含量均较正常对照组增加，红细胞形变能力变差，但未达到统计学差异；当刺激 10 天以后，上述各参数有不同程度增加，与对照组比较差异有显著性（$P<0.05$～0.01），其中血浆黏度与纤维蛋白原含量增加尤其明显，结果表明：家兔经疼痛刺激可以引起血液流变障碍，导致血瘀证现象。④疼痛刺激对家兔病理形态学和组织学的影响：家兔经疼痛刺激 5 天，1/3 动物在脑膜、肺胃黏膜及舌表面已部分出现水肿，小血管瘀血、表面有紫褐色斑点、斑块等病理改变；当刺激 10 天以后，已有 2/3 以上动物有上述改变。镜检：脑实质、胃黏膜、舌间质均有毛细血管扩张，小静脉瘀血，肺毛细血管扩张，瘀血并有散在性出血和血栓形成。

2. 根据血瘀证的病理生理异常造模

（1）高分子右旋糖酐静注致微循环障碍造模：史萌绵[49]、张文宏[50]等研究报道：

1）造模方法：健康家兔，雌雄不拘，体重 2～2.5kg，由家兔耳缘静脉注入 10%高分子右旋糖酐液（分子量 49 万），用生理盐水配制，每次剂量 15ml/kg。每周静注 2 次（周一、周五），历时 10 周。将造型家兔随机分为两组，每组 10 只；对照组不予任何药物治疗，川芎治疗组给予 20%川芎注射液，剂量 1ml/kg，每日 1 次，历时 10 周。主要观察指标有：球结膜微循环每 2 周观察一次，每次均于静注高分子右旋糖酐后 2 天进行；实验结束时对部分家兔进行颅骨开窗，观察软脑膜微循环；实验结束时用 20%乌拉坦麻醉，开颅取大脑、小脑和脑干，用 10%中性福尔马林液固定，采用冠状切面取材，一般取 10 块，每只实验家兔取材均包括额区、海马区、中脑区、小脑区等进行病理形态学检查。

2）观察结果：①球结膜微循环的变化：A. 微小静脉：对照组在注入高分子右旋糖酐 3 周后，静脉呈普遍扩张，血流速度缓慢，大部分微小静脉血液流态呈虚线状或絮状，小部分呈淤泥状态，可见部分血流停止，部分有明显血细胞渗出。随注入高分子右旋糖酐时间的延长，尤其淤泥状态更为明显。川芎治疗组微小静脉均未见扩张，有 2 只家兔见轻度血细胞渗出，血流速度快，大部分家兔血液流态呈线状流，个别有粒状流和絮状流。B. 微小动脉：对照组每次注入高分子右旋糖酐后，均可出现微小动脉痉挛，口径变细，血流速度稍缓慢，一般在半小时内可恢复正常。注射高分子右旋糖酐 4 周以后，每次注入右旋糖酐时，上述变化更为明显，其持续时间可达 2 小时以上。川芎治疗组微小动脉口径正常，血流速度快，一半家兔呈线流状，另一半家兔为粒流状。C. 毛细血管：对照组大多数毛细血管网收缩，仅可见到直接通路有血流通过，血流速度缓慢，血流呈分节状，部分家兔有血细胞渗出、血流停止。上述变化愈到晚期愈为明显。川芎治疗组毛细血管开放数明显增加。D. 血细胞凝聚：对照组注入高分子右旋糖酐后，均可引起明显的血细胞凝聚。在早期这种变化是可逆的，自身可以恢复，而在反复注入右旋糖酐后，这种变化日益加重，在受试的 10 只家兔中均可见到血细胞凝聚呈团块状，其中 7 只家兔有部分血流停止，属重度血细胞凝集。实验 1～4 周这些变化在注入高分子右旋糖酐后 1 天就可恢复，而 4 周后这种变化的自身恢复能力渐见减弱，常常在注入高分子右旋糖酐 3 天后仍可见到血细胞凝集现象。川芎治疗组 10 只家兔中，7 只为轻度血细胞凝集，2 只未见血细胞凝集，1 只有中度血细胞凝集。②软脑膜微循环的变化：实验开始后 10 周亦即实验结束时观察软脑膜微循环。这种变化和同期球结膜微循环相比较则病变程度较轻。对照组均见微小静脉扩张，血流速度稍慢，其中 1 只家兔可见淤泥现象。3 只家兔中有 1 只家兔见部分微小动脉血流缓慢，其余 2 只流速正常。毛细血管开放数目明显减少，个别毛细血管见分节状血流。2 只轻度血细胞凝集，1 只家兔为中度血细胞凝集。川芎治疗组微小动脉口径正常，血流速度快；微小静脉口径正常，流速快；毛细血管开放数目正常。均未见血细胞凝集。③脑组织光学显微镜病理形态学的变化：镜下见对照组在海马、皮质、小脑等区域 50μm 直径的小动脉和小静脉有不同程度的扩张和瘀血。在血管腔内充满凝聚的红细胞，在管腔四周亦有凝聚的红细胞，这些变化在脑膜及脑实质中的血管中广泛存在。另外可见到血管内皮细胞增生肥大，管壁增厚，部分血管腔变窄。脑膜下脑组织的大小血管周围及脑实质皆见点状，甚至大片状出血，在 10 只家兔中仅有 2 只未见出血，有的见血管周围有少许血细胞渗出。对照组所有实验动物的脑组织均有脑水肿，主要为毛细血管周围有水肿间隙，在 50μm 直径的小动脉和小静脉周围也可见到这种环状间隙。间隙直径可达 60μm 以上，间隙内时可见到沉积的红色纤维蛋白细条。发现脑水肿与血管扩张瘀血程度一致。在少数动物血管内可见到透明血栓形成，上述病理改变通常在 50～60μm 以下的血管较为明显。川芎治疗组病变较对照组明显为轻，本组实验动物，虽见有不同程度的瘀血，但程度很轻，10 只家兔中只有 2 只家兔可观察到血管内红细胞凝集，未见有树枝状透明血栓。额叶、海马区、中脑、小脑等处 12～100μm 的小动脉和小静脉的管腔增厚和内皮细胞增生肥大，远较对照组为轻。在 12μm 以下的微血管管腔内通畅，管壁正常完整。仅有一只家兔在软脑膜下和脑实质有出血。在 10 只家兔中仅有 1 只家兔可见脑水肿。④脑组织电子显微镜观察结果：对照组额叶、顶叶皮质的 8μm 以下的微血管，在电镜下见到内皮细胞损伤变性，毛细血管周围有明显水肿，血管内有纤维样蛋白沉积物黏附，线粒体水肿明显，周围神经细胞树突有轻度变性，软脑膜血管内有大量血小板聚集。川芎治疗组 8μm 以下的微血管内皮细胞损害较对照组为轻，毛细血管周围水肿不明显，神经细胞树突无明显病变，微血管管腔内仅有少量纤维样蛋白黏附，其程度远较对照组为轻。结果说明高分子右旋糖酐所制造的模型可以初步看做中医血瘀慢性动物实验模型。

（2）静注内毒素造模法：彭芝配等研究报道[51]：

1）造模方法：①家兔实验：家兔体重 1.7～2.5kg，雌雄兼有，以 25%尿酯 1g/kg 行静脉麻醉。用微循环镜（徐州医用光学仪器厂产）观察兔眼球结膜微循环，选择血流稳定、微血管清晰的区域作为观察视野，并做显微摄影。观察后，自耳缘静脉注入内毒素。采用的内毒素系大肠杆菌“0”101 型（中央生物制品检定所提供）内毒素的粗制品（由湖南微生物研究所制备），含菌数为 1.005×10^{11} 个/ml，用量为 5.46×10^{11} 个/kg。注内毒素 4 小时后再观察微循环血流状态、红细胞聚集情况，以及微血管渗出情况。②家犬实验：取 8～15kg 的家犬，雌雄不拘，雌者无孕。用戊巴比妥钠（30mg/kg）麻醉。分离双侧股动脉，一侧用来测量动脉压（股动脉插管法），一侧取血作凝血象及生化检查。然后静脉注入内毒素（品种来源同前），剂量为 LD75（3.852×10^{9} 个/千克，体积恰为 0.5ml/kg）在注入内毒素前、注入后 5 分钟、1 小时、5 小时分别记录动脉压，取血作凝血象及生化检查。

2）观察结果：①家兔微循环改变：注内毒素后兔微循环主要有以下改变：血流速度变慢，由注内毒素前的线流为主变成以线粒流为主；血细胞聚集程度增高；出现微血管周围渗出。前后对比各变化均很明显。②凝血象的改变：注入内毒素后，犬循环血中的血小板数显著减少（$P<0.0001$）；血浆纤维蛋白原含量显著降低（$P<0.001$）；凝血酶原时间延长（$P<0.001$）；FDP 与 3P 试验的计分均值增大（$P<0.001$）；血浆游离血红蛋白含量显著增高（$P<0.001$）。所有这些指标的改变表明注入内毒素后家犬产生了急性弥散性血管内凝血。③动脉压的改变：家犬动脉压在注入内毒素后急剧下降，注入内毒素前动脉压是 133.90mmHg±4.30mmHg，注毒后 5 分钟动脉压是 31.60mmHg±3.00mmHg，注毒后 5 小时是 97.70mmHg±4.80mmHg，整个血液循环的动力降低，出现休克状态。但注入内毒素后 5 小时；动脉压又有所回升，机体出现应激代偿。④生化指标的改变：注入内毒素后，家犬血糖先升高（$P<0.01$）后降低（$P<0.001$）；血清乳酸显著增高（$P<0.001$）；血清谷草转氨酶、组织蛋白酶升高（$P<0.001$），酸性磷酸酶升高（$P<0.01$）。这些改变在一定程度上反映了脏腑的功能状态。

（3）高脂饮食造模法：高明等研究报道[52]

1）造模方法：健康青紫蓝家兔雌雄不限，体重 3.0～3.5kg，兔龄 4～6 个月，喂饲含微量元素及多种维生素的基础饲料（饲料由东北制药厂提供）。将兔于实验前一个月移入实验观察室；适应性喂养，同时进行心电图、血脂检查。将入选合格的 25 只兔统一喂饲胆固醇（美国产，天津分装）1 克/日/只，猪油 3 克/日/只，每周 6 次。经四周血脂达到一定高度后，根据血脂水平随机分成中药益气活血治疗组（9 只，下简称益气活血组）、氯贝丁酯（安妥明）治疗组（7 只，下简称氯贝丁酯组）、造模对照组（9 只，下简称对照组）。中药按不同比例煎成百分之百的药液，15 毫升/（日·只）灌胃；氯贝丁酯 375 毫克/（日·只）灌胃。在实验第 8 周时，胆固醇减量至 0.5 克/（日·只），猪油 1.5 克/（日·只），第 9 周始恢复原剂量，持续至第 13 周，用耳缘静脉气体栓塞法将动物处死。

2）观察结果：①动物状态：A. 活动情况：在造型第 2 周后，家兔出现少动。从第 5 周开始用药，在用药 2 周后逐渐发生变化。益气活血组，除一只前爪有伤外，其他兔活动良好，较难抓住回笼。而氯贝丁酯组 2 只，对照组 4 只兔活泼性差，易抓住回笼。B. 进食量：在造型 4 周内，喂饲胆固醇的家兔进食量下降，经给药 1 周后，各组兔有不同程度的恢复。如果按前述的标准，将每只兔每天进食所得的“＋”数加起来，再除以观察天数得出用药观察期间的平均进食量。可以看出益气活血组兔进食量明显多于其他两组，而且益气活血组与对照组比较有显著差异。C. 排便情况：益气活血组仅有 1 只兔出现稀便，持续 3 天，另两组兔出现稀便较多，且持续时间长，尤以对照组为重。益气活血组与对照组比较差异显著。D. 皮毛营养状况：益气活血组兔皮毛光泽与长短一致。而氯贝丁酯组 1 只，对照组 3 只兔皮毛欠光泽，并出现毛打卷，赶毡现象。用清水冲洗并自然晾干后仍不消失。②血脂测定结果：实验前，三组兔血胆固醇、甘油三酯、高密度脂蛋白胆固醇（HDL-CH）基本一致。造型4周后，血胆固醇、甘油三酯明显升高，而HDL-CH下降，但仍无组间差异。喂饲药4周后，益气活血组胆固醇明显下降，氯贝丁酯组缓慢上升，对照组快速上升。甘油三酯，益气活血组缓慢下降，氯贝丁酯组基本平稳，而对照组缓慢上升。血中HDL-CH三组均有回升，益气活血组最快，对照组次之，氯贝丁酯组最慢。用药8周后，益气活血组、氯贝丁酯组血胆固醇继续下降，对照组快速上升。甘油三酯，益气活血组趋于平稳，氯贝丁酯组缓慢下降，对照组继续上升。血HDL-CH，益气活血组平稳，氯贝丁酯组缓慢上升，对照组明显下降。整个实验过程中益气活血组的血胆固醇、甘油三酯明显低于氯贝丁酯组。而益气活血组的HDL-CH比值则高于其他两组。实验进行到12周末，组间差异更为明显（$P<0.05 \sim 0.01$）。③红细胞变形能力测定结果：实验前3组兔血中RBC变形能力无明显差异，经造模，用药12周后各组兔RBC变形能力均较实验前明显下降，即RBC滤过指数升高。但以对照组升高最为明显。氯贝丁酯组次之，益气活血组升高程度最小。④主动脉形态学变化：A. 主动脉脂质斑块面积的百分比：益气活血组为27.26%，氯贝丁酯组为55.12%，对照组为60.25%。组间差异显著（$P<0.05$）。各组主动脉病变以弓部及分支开口处为重。B. 组织学检查：规定镜下泡沫细胞0～5层为Ⅰ级，6～10层为Ⅱ级，11～15层为Ⅲ级，16层以上为Ⅳ级，对照组除泡沫细胞层数多外，严重时可见到细胞崩解，VG染色示内膜平滑肌细胞增生，中膜平滑肌细胞向泡沫细胞间纵行延伸；Verhett染色提示中层弹力纤维蓬松、破碎，有的溶于脂样物质中而使弹力纤维减少；AB-PAS染色提示对照组斑块内酸性黏多糖基质较多，而益气活血组上述表现均较轻。氯贝丁酯组的改变介于上两组之间。

透射电镜观察：对照组斑块表层大多数未见内皮细胞，泡沫样细胞暴露于管腔面。有的处于崩解状态和粥样脂肪样结构，平滑肌细胞增生，胞质中线粒体减少，有大量的空泡和次级溶酶体存在，有的基质中脂质体处于溶解状态。胶原纤维排列紊乱，其间出现脂质体。氯贝丁酯组改变基本同对照组一致，但程度较轻些。益气活血组有的平滑肌细胞基本正常，大多可见到内皮细胞。胞质中线粒体有些肿胀，嵴减少。有的胞质中有脂质空泡存在，次级溶酶体增多。

总之，本实验采用的造模方法，使家兔出现少食、便溏、少动、皮毛欠光泽等脾气不旺，水谷不化的气虚表现，同时，RBC变形能力明显下降，证明实验动物处于高凝状态。认为采用高脂饮食造成的动脉粥样硬化家兔模型属于中医的气虚血瘀模型是成立的。

3. 其他与血瘀有关的模型　有报道如动脉血栓形成法[53]、静脉血栓形成法[54]、实验性微循环障碍法[55]、实验性心肌缺血法[56]、实验性脑缺血法[56]等多种方法，限于篇幅不作具体介绍，可参阅相关文献。

（二）血瘀证诊断标准的研究

1. 全国第二届活血化瘀会议血瘀证诊断标准[57]　1986年11月在广州召开了全国第二届活血化瘀研究学术会议，大会中许多单位结合不同病种，从不同学科入手，在宏观和微观水平上采用从定量到定性的方法，对血瘀证的本质及血瘀证的诊断标准提出了自己的见解，为血瘀证诊断的客观化、规范化提供了有价值的科学根据，并对《血瘀证诊断试行标准》进行了修改，拟定了《血瘀证诊断标准》。

（1）主要依据：①舌质紫黯或舌体瘀斑：瘀点，舌下静脉曲张瘀血；②固定性疼痛，或绞痛，或腹痛拒按；③病理性肿块，包括内脏肿大、新生物、炎性组织增生；④血管异常，人体各部位的静脉曲张，毛细血管扩张，血管痉挛，唇及肢端发绀，血栓形成，血管阻塞；⑤血不循经而停滞及出血后引起的瘀血、黑粪、皮下瘀斑等，或血性腹水；⑥月经紊乱、经期腹痛、色黑有血块、少腹急结等；⑦面部、唇、齿龈及眼周紫黑者；⑧脉涩，或结、代，或无脉。

（2）其他依据：①肌肤甲错（皮肤粗糙肥厚、鳞屑增多）；②肢体麻木或偏瘫；③精神狂躁；④腭黏膜征阳性（血管曲张、色调紫黯）。

（3）实验室依据：①微循环障碍；②血液流变性异常；③血液凝固性增高或纤溶活性降低；④血小板聚集性增高或释放功能亢进；⑤血流动力学障碍；⑥病理切片示有瘀血表现等；⑦特异性新技术显示血管阻塞。

（4）判断标准：凡符合以下条件者可诊断为血瘀证：①具有主要依据两项以上；②具有主要依据一项，加实验室依据两项或其他依据两项；③具有其他依据两项以上，加实验室依据一项。

（5）说明：临床血瘀证常有兼证，如气虚血瘀、气滞血瘀、痰阻血瘀或寒凝血瘀等，临床可根据中医理论及其他有关标准进行辨证，作出兼证诊断。

2. 血瘀证诊断标准记分 《中西医结合杂志》1988 年第 10 期刊登王阶等[58]的文章，提出了血瘀证诊断的记分标准（表 8-2）。

表 8-2 血瘀证诊断的记分标准

指标	记分	指标	记分
舌质紫黯	（轻）8/（重）10	手术史	5
少腹部抵抗压痛	（轻）8/（重）10	腭黏膜征阳性	（轻）4/（重）5
脉涩	10	肢体偏瘫	（轻）5/（重）7
黑便	10	精神异常	（烦躁）4/（狂躁）8
病理性肿块	10	皮肤粗糙	（轻）4/（重）5
舌下静脉曲张	（轻）8/（重）10	全血黏度升高	10
脉结代	8	血浆黏度升高	5
无脉	10	体外血栓干重增加	10
腹壁静脉曲张	10	体外血栓湿重增加	8
皮下瘀血斑	（轻）8/（重）10	血小板聚集性增高	10
月经色黑有块	（轻）8/（重）10	血栓弹力图异常	8
持续心绞痛	10	微循环障碍	10
一般固定性疼痛	8	血流动力学障碍	10
口唇齿龈黯红	6	纤维活性降低	10
细络	5	血小板释放功能亢进	10
手足麻木	5	病理切片示血瘀	10
		新技术显示血管阻塞	10

注：判断标准以 19 分以下为非血瘀证；20～49 分为轻度血瘀证；50 分以上为重度血瘀证

3. 国际血瘀证诊断标准 1986 年小川新[59]提出了《国际瘀血诊断标准试行方案》。

（1）必备项目：瘀血的腹证。

（2）一般项目：①皮肤：甲错、粗糙、色素异常（颜色及全部体表）。②舌：黯紫色。③固定性疼痛(心、肺、肝、脾、脑、腰、臀、背、四肢)。④病理性肿块:包括内脏肿大,新生物、炎性或非炎性包块、组织增生变性。⑤血管异常:舌下、下肢、腹壁静脉扩张;毛细血管扩张(细络、手掌红斑);唇及肢端变绀;血管阻塞;手、足(少阴)脉象:涩、弦、结、无脉。⑥出血倾向、出血后引起瘀血(包括外伤后瘀血)。⑦月经紊乱(女)、排尿异常(男)。⑧肢体麻木或偏瘫。⑨精神狂躁或健忘,自主神经失调症。⑩精神异常(包括郁病、癫痫)。⑪口干、手足烦热。

(3) 实验室检查:①微循环障碍。②血液流变性异常。③血小板凝集性增高。④血液黏度:B-TG(B-血小板球蛋白)值。⑤脑及心血管造影或CT、心肌闪烁扫描示有血管栓塞。⑥骨盆腰椎的X线异常所见。

说明:①瘀血的腹证是必须具备的条件。②在一般检查项目的11项中,如果具备1项以上,就可进一步确认为瘀血。③在未病阶段,常常只有腹证。④实验室检查最早出现异常的是骨腔的X线像。⑤其他检查所见异常,在未病的早期虽不出现,但在瘀血导致的特定性疾病发生之前易出现。这些有益于血瘀所致疾病经过的观察。⑥手部涩脉,在其他场合也可出现,所以其客观性不确实。有时也出现芤脉。足部后胫动脉的沉、弱、伏、无脉等,多与瘀血的腹证一致,故应检查足脉(少阴脉)。⑦瘀血时不但女性出现血道症,而且男性也会出现排尿异常等前列腺征。⑧皮肤异常不仅在颜面,而且在全身体表各处均可出现。⑨本方案未列入中国血瘀诊断试行标准中的腹水症状,因为它是瘀血的结果。如将这些列入,有可能无限制地扩大诊断项目。

1988年10月在北京召开了血瘀证研究国际会议,对血瘀证进行了广泛深入的探讨,并重新修改了《血瘀证诊断参考标准》,其标准如下:

(1) 舌紫黯或有瘀斑瘀点;

(2) 典型涩脉或无脉;

(3) 痛有定处(或久痛、锥刺性痛或不喜按);

(4) 瘀血腹证;

(5) 癥积;

(6) 离经之血(出血或外伤瘀血);

(7) 皮肤黏膜瘀斑、脉络异常;

(8) 痛经伴色黑有血块或闭经;

(9) 肌肤甲错;

(10) 偏瘫麻木;

(11) 瘀血狂躁;

(12) 理化检查具有血液、循环淤滞的表现。

说明:①具有以上任何一项可诊断为血瘀证;②各科血瘀证诊断标准另行制定;③有关兼证应注意整体辨证。

4. 半健康人血瘀的诊断标准:随着对血瘀证诊断标准研究的深入,学者们开始了对半健康人血瘀证诊断标准的探讨,翁维良[60]提出了半健康人血瘀的诊断特征:

(1) 体形:肥胖与瘦型均可见到。

(2) 头面部:面色发红或黯红、可见褐色斑等色素沉着、皮肤粗糙、毛细血管扩张、毛囊孔易堵塞发炎、头发易脱落、多头皮屑。

(3) 皮肤:色黯、粗糙、脱屑、色素沉着、瘙痒、毛细血管扩张。

(4) 眼:充血或有出血、巩膜色素沉着、角膜瘢痕、眼底微循环障碍。

(5) 鼻:黯红或紫红,毛细血管扩张、表面不平,易过敏流涕。

(6) 耳:耳鸣,听力下降。

(7) 口咽部:口唇色黯红或黯紫、口干欲饮,咽红扁桃体肿大,腭部血管扩张、色黯。

(8) 肢体部:四肢肌肉疼痛或麻木,出现红斑,关节痛,肢体无力,指甲青紫凹凸不平,下肢静脉曲张。

(9) 性格:烦躁易怒,呈"A"型行为,办事效率高,好胜倾向。

(10) 性功能:逐渐减退,常与年龄不相称。

(11) 月经:经血色黑有块或经行腹痛,亦有月经不调。

(12) 舌象:舌质黯红或黯紫,可有瘀点、瘀血斑,舌下静脉曲张。

(13) 脉象:弦、涩、结代之脉。

(14) 腹部:腹满,按之有抵抗压痛。

(15) 生理功能减退:体力下降、疲惫无力、消瘦或肥胖、记忆力减退、消化功能下降、耐力减低、睡眠减少、烦躁易怒、衰老、性功能减退等。

(16) 症状出现:常见头痛、眩晕、胸闷、胸痛、耳鸣、皮肤瘙痒、听力减退、肌肉关节酸痛、肢体麻木或疼痛、月经失调、痛经、腹满、腹胀等,随着半健康状态的发展:症状可由少到多,且伴以异常体征与异常检测指标。

(17) 血瘀实验室检查:①微循环异常:甲皱微循环口可见改变,有血色变黯、血流缓慢、停滞、红细胞聚集、异形血管襻增多。②血液流变性异常:全血、血浆黏度增高,血细胞比容增加,红细胞聚集性增加,红细胞膜微黏度增加,变形能力降低。红细胞带电荷减少,血流减慢,血小板聚集性、黏附性增加,血液凝固性增高,纤维蛋白增高,纤溶活性降低,体外血栓形成加大。③血液生化检查异常:血液胆固醇、甘油三酯升高,高密度脂蛋白降低,低密度脂蛋白增高,血糖增高。④CT、磁共振、超声、心功能检查异常。

(三) 血瘀证本质的研究

1. 血瘀的眼部体征 眼部血管为人体中一显而易见的血管,且属终末血管,能较好地反映全身血液循环状况。秦大军[61]认为血瘀证的眼部体征比舌脉征更有实用价值,并认为以下 10 种情况可作为血瘀证的主要眼部体征。

(1) 血管反光增强:检眼镜下视网膜动脉呈现一条反光带,超过血柱宽度的 1/4 为反光增强。多见于动脉硬化等。

(2) 血管粗细不均:视网膜或球结膜血管粗细不均,动脉血管表现为节段性收缩,静脉则多呈现动静脉交压压迹。二者多见于高血压、动脉硬化等。

(3) 血管蛇形弯曲:视网膜或球结膜静脉弯曲多见于静脉血栓形成;动脉多呈不规则螺旋状弯曲,常见于高血压。

(4) 血管旁白鞘:视网膜静脉旁有白色条状物伴随谓白鞘,系静脉阻塞后的渗出物机化而成。白鞘紧贴血管,可影响血液循环,引起静脉血栓,多见于视网膜周围炎。

(5) 血管瘤:血管瘤系血管壁松弛而形成的球形隆起,视网膜或球结膜血管均可发生。动脉血管瘤较小如针尖,称微动脉瘤,多见于糖尿病;静脉瘤较大,多为胚胎发育畸形,二者均影响血液循环。

(6) 新生血管:可出现于角膜、虹膜、玻璃体、视网膜等,机理为血液阻塞、缺氧和出血或渗出物机化而引起的侧支循环。

(7) 黯红血斑:可出现于眼睑、结膜、前房、视网膜等,系瘀血停聚。

（8）视盘色白：视盘色白为视神经缺血之征，系炎性渗出物、高眼压、肿瘤压迫视神经血管所致。

（9）结膜乳头：眼结膜和球结膜乳头为病态，表现为黯红色点状隆起。其实质为扩张的微血管、淋巴管等。

（10）眼肌麻痹：表现为上睑下垂、眼球运动受限。虽为炎症、肿瘤、血管硬化等所致，但诸因素均影响血液循环，除肿瘤外，用活血化瘀中药治疗有良效。

钟辉等[62]为了探讨眼底视网膜血管的变化在血瘀证诊断上的意义，对眼科住院患者中确诊为血瘀证的45例患者（高血压、动脉硬化症18例，糖尿病5例，急性白血病合并DIC 14例，视网膜中央静脉阻塞5例，红细胞增多症2例，无脉症1例），其中男36例、女9例，平均年龄56岁。用检眼镜观察视网膜血管变化结果，45例中有血管的形态和颜色异常者占80%～88%（动脉变细、直，静脉迂曲怒张，动、静脉比例改变者共88%，动、静脉压痕明显者80%，血管颜色有异常者88%）；视网膜血管出血者占28%～60%（线状和火焰状出血者60%，以急性白血病为主；点片状出血28%，以糖尿病为主；血管有团状渗出者53%，以急性白血病为主；硬性渗出26%，以动脉硬化症为主；星芒状渗出13%，以肾性高血压为主）。因视网膜血管的形态、颜色的变化与血液黏稠度、血瘀证的发生率密切相关，故该变化可作为诊断血瘀证的直接指标。视网膜血管的出血和渗出可因不同类型疾病的血瘀证而异，和血瘀证的发生率也有一定程度的相关性，能够反映出血瘀证患者血管壁的病理变化和凝血因子的状况，故可作为诊断血瘀证的间接指标。研究表明，目征与血瘀有着密切的关系，为血瘀证的重要体征之一，可作为诊断血瘀证的简易方法。借助目征诊断血瘀证有以下特点：①灵敏度较高，对血瘀证的诊断符合率，与黯紫舌基本一致；②可推断有无血瘀证及血瘀证之轻重；③肉眼可直接观察，不需要借助特别仪器；④观察方法简捷方便，不需要去专门诊察室检查；⑤可作为疗效观察的一项客观指标。

2. 血瘀证患者舌下络脉的变化　李蔚生[63]报道，舌下络脉对血瘀证诊断有较大意义，方法简便，易为患者所接受。

（1）观察方法：自然光线下，使患者张口抬舌45°，观察舌体腹面舌脉的变化。将舌体腹面分为三个侧带和上下两个部分。以舌系膜带至伞襞为内侧带，伞襞至舌侧缘分为两等份，内为中侧带，外为外侧带。以系带终点为点划一水平线，将舌体腹面分成上下两部分。舌脉曲张主要分布于中侧带以内的下部，而无出血瘀斑（点）者，为舌脉Ⅰ度异常；外侧带和上部同时显示舌脉曲张或有明显出血瘀斑（点）者，为舌脉Ⅱ度异常。正常人舌脉分支无扭曲、扩张，舌脉干近端略隆起、远端平坦，无扭曲和扩张，无出血瘀点和瘀斑；舌脉分支主要在内侧带和部分中侧带可见由近而远、由大而小的舌脉分支。

（2）结果：①对86例65～94岁健康老人、84例20～52岁健康成人和420例17～19岁健康青年人普查舌脉，3组依次舌脉正常、Ⅰ度、Ⅱ度变化分别为48、60、414例，33、22、5例和5、2、1例。老年组舌脉异常发生率为44.19%，成年组为28.57%，青年组为1.43%。经卡方检验老年组与成年人组相比 $P<0.05$，青年与老年组相比 $P<0.01$。说明随年龄增长，舌脉异常率增加，血瘀逐年明显。三组健康人舌脉总异常率为11.52%。②对有典型血瘀证的患者（包括冠心病112例，心肌梗死30例，肺气肿278例，脑血管病277例，慢性肝炎80例，肝硬化52例，脉管炎28例，糖尿病并发症77例，紫癜21例，痛经37例，肿瘤149例）进行观察，舌脉异常发生率为75.78%，与健康人(68/590)11.52%相比，$P<0.001$。同时观察到上述病种舌脉异常者，其他血瘀见证如胸痛、青紫舌、口唇青紫、肝脾肿大、出血、肿块、肢

体肿痛、少腹痛等也较为明显。③对舌脉异常的血瘀患者进行了活血化瘀治疗前后血液流变、血小板聚集功能和微循环的动态观察，并与正常对照，发现舌脉异常的血瘀证患者均有明显异常，治疗后除以上各项指标有所改善外，53%的患者舌脉也有改善。说明舌脉变化与上述各项指标改变一致。④200 例舌脉异常的血瘀证患者，经活血化瘀药物（益气活血汤、通脉降脂胶囊、化瘀灵注射液）治疗 1～3 个月后，有 129 例舌脉干曲张减轻或消失（64.5%）；113 例舌脉分支曲张减轻或消失（56.5%）；82 例出血瘀点斑减轻或消失（41%），说明活血化瘀可以改善舌脉异常。结果表明：舌脉异常是血瘀证的重要见证，可作为血瘀证诊断和判断活血化瘀药物疗效的主要依据之一。

3. 血瘀证与微循环障碍　金惠铭等[64,65]通过对血瘀证患者的微循环进行观察，发现血瘀证患者微循环障碍的具体表现为：

（1）微血管畸形、微血流缓慢和瘀滞：对 46 例血瘀证患者与 26 例非瘀证患者的手指甲皱和球结膜微循环作比较观察，发现瘀证患者微血管中血细胞流速明显减慢，严重时甚至停止。微血管襻的顶端有扩张、血液积聚。在瘀证的高血压、冠心病、动脉硬化、系统性红斑狼疮等病中，患者常有数目众多的微血管发生膨大呈瘤形、螺旋形和畸形扭曲等变化。在这些病变部位，血流缓慢、停滞，甚至瘀积，从而形成体内无效的微小血池。另外，在微循环血流缓慢、瘀滞的基础上可进一步发生微循环阻塞、组织缺血、缺氧、局部代谢产物堆积、血管通透性增高和血液浓缩。在统一瘀证辨证标准、控制皮温在(20±5)℃，病情相似的情况下，将 45 例冠心病患者分成血瘀明显组 25 例和血瘀不明显组 20 例，进行外周微循环检查发现，血瘀明显的患者微血流障碍发生率较血瘀不明显组明显增加（$P<0.05$）。

（2）血细胞聚集和（或）红细胞变形能力降低：血瘀证患者外周微循环中常有明显的血细胞聚集现象，无论是眼球结膜微血流、手指甲皱微血流或舌乳头血管丛中的微血流，其流态都可以从正常的线状或带状变成絮状、粒状或虚线状。血细胞聚集常伴有血流缓慢，二者互相促进，互为因果，因而血行不畅，严重时可在血细胞聚集的基础上发生微血流的“淤泥化”和血管内凝血，导致血管闭塞。动物实验曾证实，创伤可直接导致微循环中的血细胞聚集。慢性支气管炎、肺心病等患者在冷刺激的作用下比一般人容易出现微血管中血细胞聚集的现象。这些与中医学外伤和寒冷可引起血瘀的原因颇为一致。由此可见，血细胞聚集与血瘀之间存在着联系。蔡辉[65]等对 150 例血瘀证组和 336 例非血瘀证组患者，采用 WX-753 型微循环显微镜进行了红细胞聚集状况的对比检查，发现血瘀组红细胞聚集的发生率及程度均高于非血瘀证组（$P<0.05$），同时亦发现血瘀实证组和血瘀本虚标实组红细胞聚集状况无显著性差别（$P>0.05$）。当产生血瘀时，红细胞变形能力降低，可阻塞微血管管腔，阻挡微循环血流的流动。

（3）微血管周围的渗出和出血：通过对具有血瘀证表现患者进行甲皱微循环观察时发现，在微循环血流减慢、瘀滞的基础上，常有血管周围明显渗出，好转时消退。有明显血瘀证表现的反复发作的心绞痛和陈旧性心肌梗死的患者以及硬皮病、系统性红斑狼疮等结缔组织病中，毛细血管周围（特别是毛细血管襻顶）常有新旧不一的出血。

（4）微血管缩窄和闭塞：据研究，冠心病患者中有 75%以上的患者具有血瘀表现，此种患者的冠状血管有不同程度的痉挛、狭窄或由于血栓形成而导致血管闭塞。血栓闭塞性脉管炎的情况也很类似，血瘀患者局部微循环障碍的严重程度与病情一致，有时甚至发生局部血管狭窄或闭塞。

蔡辉等[66]对血瘀证患者甲皱微循环管襻清晰度、管襻数目减少、管襻长度缩短、管襻粗张或纤细、襻顶瘀滞、管襻交叉畸形>30%、襻周渗出等进行了检测，发现血瘀证甲皱微循环一般项目发生率明显高于非血瘀证组（$P<0.05$）。同时亦发现血瘀实证组和血瘀本虚标实组的甲皱微循环的改变存在着共同的特征，两组间异常改变发生率无显著性差别（$P>0.05$）。

4. 血瘀证与血液流变性异常间的联系　不同病种的血瘀证其血液流变性的改变有共同的特征，主要为血液流变性皆呈“浓”、“黏”、“凝”、“聚”状态。“浓”：血细胞比容增加，球蛋白、β脂蛋白、胆固醇、甘油三酯明显增加；“黏”：全血比黏度、血浆黏度、还原黏度增加；“凝”：血液凝固性增加，纤维蛋白含量增加，纤溶活性降低，血浆复钙时间缩短；“聚”：红细胞及血小板在血浆中电泳速度减慢，血小板对ADP类诱导物质的聚集性增加。赵淑媛等[67]应用上海第一医学院研制的XN-3型血液黏度细胞电泳自动计时仪，分别抽取患者晨时空腹静脉血3.5ml，测定了59例血瘀证和120例正常人全血比黏度（高切、低切）、血浆比黏度、红细胞电泳、血细胞比容、血沉5项数值，发现血瘀证患者除红细胞电泳增高与正常人组比较差别无显著性（$P>0.05$），其余各项指标与正常人组相比较，差别有高度显著性（$P<0.01$）。

5. 血瘀证与血流动力学异常间的联系　血瘀证与血流动力学异常有密切联系，具体表现有：

（1）心功能减弱：李鹏等[68]报道应用多导生理记录仪，同时记录心电图、心音与心前区高频阻抗图，观察其波形变化及射血前期和左心室射血时间的比例，发现冠心病、红斑性狼疮、视网膜中央静脉栓塞等血瘀证患者心脏收缩功能下降，心输出量减弱，甚至有心室顺应性降低以及心内瘀血等情况。冠心病心血瘀证患者还存在着冠状循环指数的降低。

（2）内脏及肢体血流量的变化：朱科伦等[69]对293例肝病患者（包括急性黄疸肝炎、慢性迁延型和活动型肝炎、肝硬化、肝癌等）进行肝血流图检测。按“血瘀”辨证，把患者分为3组。第1组（有“血瘀”组），本组患者有舌质紫色或舌边有紫纹、紫斑、紫点等，或涩脉、肝痛、肝大、脾大、面色晦黯、蜘蛛痣、肝掌等症状、体征中有其中任何4个者。第2组（可疑“血瘀”组），本组患者只有涩脉、肝痛、肝大、脾大、面色晦黯、蜘蛛痣、肝掌等症状体征中任何1个者。第3组（无“血瘀”组），无上述两组的任何症状体征。另外，未患肝病，亦无“血瘀”表现的448例健康人作对照组。检测结果：第一、二、三组和对照组，异常波型的百分率分别是46.3%、30.5%、15.9%、10.3%（$P<0.01$）。收缩波时间与舒张波时间比值的异常率分别是35.0、22.5、19.6、16.6（$P<0.01$）。总异常指数分别是0.522 ± 0.022、0.3741 ± 0.018、0.257 ± 0.017、0.173 ± 0.015（$P<0.01$）。男性收缩波幅值分别是0.031 ± 0.001、0.045 ± 0.002、0.073 ± 0.006、0.122 ± 0.003（$P<0.01$）。女性收缩波幅值分别是0.025 ± 0.012、0.051 ± 0.003、0.064 ± 0.005、0.098 ± 0.003[$P<0.01$，收缩波幅的单位是欧姆（Ω）]。从检测结果可见，有“血瘀”组的肝血流图与对照组比较有明显差异。可疑“血瘀”组的肝血流图与对照组比较亦有差异，但程度较轻。肝血流图的变化与肝病的“血瘀”临床表现有一定的平衡关系。认为肝血流图检测可协助对肝病的“血瘀”辨证诊断，并对实现肝病的“血瘀”辨证诊断客观检测数据化有一定的帮助。

6. 血瘀证与基因、蛋白表达异常的联系　孔令钧[70]观察气滞血瘀、气虚血瘀与血小板活化分子α-颗粒膜蛋白（CD62p）、凝血酶敏感蛋白（TSP）、淋巴细胞巨噬细胞分化抗原-1（CD11b/CD18）等细胞黏附分子表达的关系。方法：采用单克隆抗体和流式细胞仪技术，研究不同病种气滞血瘀和气虚血瘀患者血小板活化分子CD62p、TSP、淋巴细胞膜CD11b、

CD18 的表达。结果：气滞血瘀、气虚血瘀组患者的 CD62p、TSP、CD11b 及 CD18 表达量皆显著高于正常对照组（$P<0.01$，$P<0.05$）；气滞血瘀组患者的 CD62p、TSP 及 CD11b 表达量也皆显著高于气虚血瘀组患者（$P<0.01$）；CD62p 与 TSP、CD11b 表达量明显相关（$r=0.744$，$P<0.01$；$r=0.781$，$P<0.01$）。说明血瘀证患者的 CD62p、TSP 及 CD11b 表达量明显增加，其增加程度与血瘀证的证型有关，而 CD18 表达量的增加与血瘀证的证型无关。王阶等[71]筛查冠心病血瘀证病证结合相关基因。方法：区组选择符合诊断标准的冠心病血瘀证、冠心病非血瘀证、非冠心病血瘀证患者和正常健康者共 40 例，运用外周血 mRNA 差异显示获得差异条带、反向 Northern 法阳性验证、克隆测序，并进行生物信息学分析。结果：得到了 28 条真实差异基因片段序列，与 NCBI human genomic 数据库中比对分析，获得了与人类基因 100%同源的 3 条（b13、49b、23b），99%同源的 2 条（b12、36a），98%同源（25b、57d）2 条。其中的 b13 为淋巴细胞活化信号分子家族成员 1，表达于 T、B 细胞表面，参与多系统的炎症反应，促进 Th2 类细胞因子的分泌，在冠心病血瘀证组呈高表达。23b 系 *BCL2* 相关转录因子 1，参与凋亡调控基因 *BCL2* 的转录过程，明显表达于冠心病血瘀证组。说明差异基因中 b13、23b 从不同途径，导致或参与了脂代谢、血液高黏高聚高凝状态的形成，并通过分泌炎性细胞因子，调控细胞凋亡，参与了内皮损伤和动脉硬化的形成，与冠心病血瘀证的病理改变密切相关。马民[72]从基因水平探讨血瘀证微观实质。方法：以病证结合方式，严格按照诊断标准选取 160 例高血压和 2 型糖尿病血瘀证和非血瘀证患者，用先进的血液生化指标和实验技术，进行了 *c-fos* 基因、*c-jun* 基因和 *CD62p* 基因表达的观察、对比、分析，并以健康人为对照，从基因水平对血瘀证形成的微观机理和演变规律进行探索。结果：通过对血瘀证密切相关的微观指标的观察和分析，提出了血瘀证患者存在 *c-fos*、*c-jun*、*CD62p* 基因异常表达，并且其指标的异常及基因表达水平的高低与血瘀证各型之间存在密切关系。说明基因组学是血瘀证实质研究的最佳切入点。血瘀证现代研究应积极引进微观辨证学和基因科学的最新成果，以丰富和发展中医基础理论，并为中医临床治疗学提供分子生物学依据。赵慧辉等[73]对心绞痛血瘀证患者血瘀证程度变化前后的血浆进行双向电泳图谱检测，寻找心绞痛血瘀证相关蛋白，探索心绞痛血瘀证的蛋白质组学特点。方法：采用双向凝胶电泳和基质辅助激光解析/电离-飞行时间质谱对 8 例心绞痛血瘀证患者血瘀证程度变化前后的血浆进行比较蛋白质组学研究，寻找心绞痛血瘀证相关蛋白。结果：初步发现了载脂蛋白 J（Clusterin）、载脂蛋白 A-I（apoA-I）在血瘀证程度变轻后表达增加，而纤维蛋白质原 β 链（Fibrinogen β chain）、维生素 D 结合蛋白（Vitamin D Binding Protein）、结合珠蛋白 β 链（Haptoglobin β chain）、白蛋白亚型（Albumin isoform）在血瘀证程度变轻后表达降低。初步发现 Clusterin、apoA Ⅰ、Fibrinogenβchain、Vitamin D-Binding Protein、Haptoglobinβchain、Albumin isoform 可能与心绞痛血瘀证相关，但结果有待运用其他生物学的方法进行具体的验证并探索其机制。马晓娟[74]等应用寡核苷酸基因芯片技术，研究血瘀证患者差异基因表达谱。方法：16 例血瘀证患者经冠状动脉造影诊断后，分为冠心病血瘀证组和非冠心病血瘀证组，每组 8 例；并选年龄和性别相匹配的 8 名健康人为健康对照组。抽取静脉血，分离白细胞，抽提 RNA，质控芯片（Test3 芯片）对样本质量进行检测，然后与 Affymetrix U133 Plus 2.0 芯片进行杂交，通过扫描和软件分析，比较冠心病血瘀证组、非冠心病血瘀证组与健康对照组的基因表达谱，筛选血瘀证相关差异基因，并进一步进行基因本体（gene ontology，GO）和通路分析。使用实时荧光定量逆转录聚合酶链反应法对目标基因进行验证。结果：通过差异基因筛选，与血瘀证相关的差异基因共有 48 个，其中上

调基因 26 个，下调基因 22 个；通过 GO 分析，其中与炎症免疫相关的基因有 5 个，占 10.4%；通路分析结果显示，有意义的 10 条通路中有 5 个涉及炎症和免疫反应。经实时荧光定量逆转录聚合酶链反应验证了基因芯片准确可靠。说明血瘀证基因表达谱研究显示了炎症和免疫相关基因的比例和显著性优势，说明炎症和免疫反应在一定程度上介导了血瘀证的发生发展。

（四）血瘀证研究述评

1. 血瘀证动物模型研究述评　一个良好的血瘀证动物模型应该既符合中医的传统理论，具备血瘀证的临床症状，又有较肯定的病理生理变化，用活血化瘀代表方治疗可使血瘀状况得到改善或逆转。目前具备的动物模型得到肯定的虽不少，但尚需进一步完善。

（1）制模因素过于简单：导致血瘀证的原因确实很多，这些原因之间往往存在一种互相联系难以分割的关系，事实上血瘀证的产生经常是多种致病因素长期互相作用的结果，但目前在模型制作中完全忽视了这一点，仅以单一因素制作的模型是否能真正代表血瘀证的发病本质值得商榷。

（2）缺乏标准化和规范化：科学实验手段的标准化和规范化是衡量实验结果是否准确的关键，在血瘀证模型制作中，由于受种种客观和主观因素的限制，实验难以做到标准化和规范化。如疼痛致血瘀模型，制作时须用电针刺激，这种刺激引起血瘀改变的最佳强度和最佳输出频率应是多少？不同种系动物对刺激的耐受程度有无差异？刺激时间的长短对血瘀的形成有无影响？这些均无标准可循，完全凭实验者的感觉和经验，因而还有待于今后进一步探讨。

（3）对模型的观察只注重实验室指标的变化而相对忽视了外在客观征象的观察。目前对血瘀证的研究比较深入，这为血瘀证模型的研制提供了较好的思路和方法，但只注重病理学的改变而忽视外在客观征象的观察，只会给模型的代表性打上折扣。从经典意义上看，血瘀证有四大主症（征），即疼痛、肿块、瘀斑和出血，判断是否为血瘀，这四大症（征）必居其一。如果不对模型动物细致观察其外在表现，仅以某些实验室指标的改变作为依据，说服力不够。如血液流变学改变是血瘀证的病理生理基础之一，但其他证候也可能出现血液流变的异常，因此，要复制经典意义上的血瘀证模型，除了观察实验室指标外，必须把血瘀的特征性症状和体征考虑进去。

（4）目前所制作的血瘀证动物模型以急性模型为主，如静脉注射去甲肾上腺素、结扎动脉、注射内毒素等，而血瘀是一个慢性的病理过程，所以要寻找较理想的慢性血瘀模型。

（5）开展了病证结合的血瘀证动物模型研究。病证结合在中西医结合中处于十分重要的地位，既有利于证本质的研究，又有利于加深对特定疾病的认识，对临床中西医结合治疗起着有益的指导作用。在证本质研究中以病拟证已寻找到比较理想的病证结合模型，如用甲状腺激素拟阴虚模型；用甲巯咪唑制作甲减模型代表阳虚证。为了更好地体现与临床血瘀证的相似，有学者在病证相结合模型方面进行了一些有益的探索。如缺血性中风气虚血瘀证动物模型，或中风后遗症（卒中后遗症）气虚血瘀证模型、慢性萎缩性胃炎癌前病变气虚血瘀证动物模型。在活血化瘀研究中较理想的病证结合动物模型尚属少见，一方面是因为血瘀证常以兼证出现，如气虚血瘀、阴虚火旺致血瘀、血虚血瘀等，难以寻找较明确的病证结合模型；另一方面一种疾病常在疾病不同阶段出现证型变换，或疾病本身具有多种证型的分类，而难以找到较明确而稳定的病证结合血瘀模型。病证结合动物模型方面的探索是今后重要的研究方向，将进一步完善血瘀证本质的研究。

2. 血瘀证诊断标准研究述评 目前对血瘀证的诊断问题的研究取得了一定的进展，但仍有如下问题值得注意：

（1）确定标准化的证候体系：应从临床入手有组织、有计划地对临床症状和体征进行系统、完善的科学阐述，对实验室指标进行全面的调查、筛选、反复验证，从而得出正确的结论。指标的调查、筛选、反复验证必须严格遵循统计学的要求。

（2）病与证的有机结合：由于临床上存在着异病同证和同病异证的情况，所以研究血瘀证的实质必须结合病种进行。病与证的相结合研究是使证和治有机结合的有效途径，有可能发展成为微观辨证。随着各类活血化瘀药物药理作用机制的阐明，将来还有可能依据和参考血液流变学、微循环等检查指标而用药，这不失为中医科学用药的一条新途径。

（3）寻找血瘀证具有普遍性和特殊性指标：舌质紫黯、舌下静脉曲张、固定性疼痛等，可以说是血瘀证具有普遍性的指标，无论何种类型的血瘀多易出现这些症状和体征，而肢体偏瘫、月经色黑有块、口燥渴，则属较特异的症状和体征。在实验指标中，全血黏度、血栓形成以及血小板聚集、释放、黏附的异常，还有微循环障碍等，都是具有普遍性的指标，这些指标在诊断中如何定量，值得深入研究。另外，需在为数众多的实验检查中筛选出特异性强的指标来，成为临床血瘀诊断常规指标。

（4）开发血瘀证诊断的定量化研究：半定量方法在诊断中有一定的可行性。在现阶段，作为向计量诊断的过渡，半定量方法在诊断中有一定的可行性，但各项指标的分值高低如何合理确定，有待临床试用改进。采用多因素统计分析进行计量诊断的研究、计量诊断用于血瘀证诊断的研究，含义有二：一是临床表现出来的症状体征应予以定量的描述；二是各种实验室的定量数据应采用多因素统计分析确定其贡献度。我国诊断标准尚未引进定量化研究，鉴于此，下一步的工作考虑采用多因素分析，对临床症状体征和实验室指标进行计量诊断研究。

3. 血瘀证本质研究述评 经历半个多世纪的发展，血瘀证本质的基础研究无疑在中医证本质研究方面是最丰富的，其取得的成果是鼓舞人的。具体内容涉及微循环、血流动力学、血小板功能、凝血功能、血管内皮细胞损伤、炎症等方面，取得了较大的进展，但也存在许多问题。

（1）无证不血瘀、无病不血瘀的错误倾向：造成这种现象的原因可能有几方面：①对血瘀证的症状体征等“软指标”缺乏准确及操作性强的定量分级，导致主观因素增加；加强血瘀证诊断的定量化研究有助于改善这种倾向。②很多客观化指标的特异性较低，和血瘀证的相关性不高。③以单一客观指标的异常来判断血瘀证的发生，会导致无病不血瘀的倾向。血瘀证是由多种原因导致的证候，具有复杂的病理生理变化，是多系统、多器官、多层次的改变，企图将其归结为某些客观指标的异常是不符合实际的。

（2）实验室指标与临床辨证的相关性差：分析报道的文献资料，可以发现血瘀证发生异常改变的实验室检测指标不下数十种，由于这些指标与临床辨证的相关性研究方面缺乏研究，因而不足以指导中医临床辨证。如何从这些纷繁的指标中找出其中可能的规律性，也是摆在面前的一个问题。人们已认识到，单纯以分析还原论的方法去寻找证的单一“金指标”是不现实的。应从中医理论出发，立足于临床实际，将整体论与分析论、微观与宏观紧密结合，选择有代表性的指标群，重视多指标相互合参，从多方位、多层次、多系统的变化，并结合临床辨证来阐发血瘀证的本质研究将是今后研究的重要方向。

4. 血瘀证的研究展望：现代实验技术的发展迅速，分子生物学技术的广泛应用为血瘀证本质研究提供了新的方法，提出了今后血瘀证在分子水平的研究方向：

(1) 开展同病异证、异病同证血瘀证的比较学研究：目前，学术界对证的研究趋向于辨病与辨证相结合的模式，已有学者对于不同病种血瘀证及同一病种血瘀证和其他证型之间的客观化指标进行了比较研究，为寻找血瘀证具有的普遍性指标和特异性指标做了一些尝试，但这些客观化诊断指标的特异度和敏感度有待于进一步检验。同时，加强异病同证、同病异证及相关证、类似证的横向对比研究，才能找到既能反映血瘀证实质又能区别其他证型的综合诊断指标。

(2) 开展血瘀证体质、证候、疾病与基因多态性的相关研究：证作为机体对致病因素作出反应后所处的一种功能状态，既与致病因素的性质、强弱有关，更与患者个体的体质因素有关，中医所谓同病异证、异病同证也与体质有关。体质因素影响着疾病的发生与证型，以及证候的转归和疾病的预后。人群基因多态性差异也表现为不同个体对疾病的不同易感性及临床表现和治疗反应的多样性。体质、证候与基因多态性三者之间存在着内在的联系。因而，研究体质、血瘀证与基因多态性的相关性有着重要意义。

(3) 开展血瘀证基因组学、蛋白质组学研究：深入研究血瘀证状态下基因的差异表达及其复杂调控网络，总结血瘀证发生的基因组学特征，建立血瘀证基因诊断基础，将是血瘀证基础研究的一个重要方向。蛋白质是机体各种生物功能的最终体现者。开展血瘀证与其他证候的比较蛋白质组学研究，获取与证候相关的蛋白表达群，也是证实质研究的一个切入点。基因组和蛋白质组学研究从整体水平上反映了疾病过程中不同阶段基因、蛋白质随时空变化表达的动态演变过程，这与中医辨证论治的思想具有极大的相似性。充分利用基因组和蛋白质组学的研究成果和新技术新方法，结合中医药理论，必将有利于血瘀证本质的研究达到一个更深层次的科学阐述。目前，利用分子生物学和基因组学研究证候相关基因的工作尚处于探索阶段和初级比较阶段。如何进一步分析、鉴定及验证所得证相关基因尚需假以时日，因此在血瘀证本质研究的道路上仍将是任重而道远的，还需要几代中医工作者的共同努力。

参 考 文 献

[1] 周梦圣，等．模拟中医气虚动物模型的研究．中医杂志，1989，30(9)：41-43

[2] 周梦圣，等．四君子对控制饲料小鼠的肝脏和肠腺组织中核酸含量影响的实验研究．辽宁中医杂志，1984，11(3)：36-38

[3] 周勇，等．参芪注射液对气虚证小鼠免疫反应影响的实验研究．中西医结合杂志，1989，9(5)：286-288

[4] 宋顺崇，等．气虚证血液流变学的临床观察和实验研究．中医杂志，1981，22(10)：39-41

[5] 胡国庆，等．气虚与甲皱微循环的研究．上海中医药杂志，1990，(5)：46-48

[6] 姚丽珍．气虚证与气滞证患者甲皱微循环观察．北京中医杂志，1989，(6)：45-47

[7] 吕志平，等．71例气虚、阴虚、气阴两虚、气虚血瘀证的中医辨证与甲皱微循环观察．辽宁中医杂志，1987，14(10)：34-36

[8] 王冠庭，等．虚证(气虚、阴虚)患者外周血淋巴细胞碱性酯酶的变化及意义．中西医结合杂志，1984，4(11)：660-662

[9] 刘福春，等．气虚病人微量元素与免疫功能关系初探．中医杂志，1985，(11)：56-58

[10] 许继平，等．恶性肿瘤气虚、阴虚证患者免疫功能观察．中西医结合杂志，1987，7(12)：744-746

[11] 周光耀，等．中医气虚证的能量代谢研究．中医杂志，1991，32(6)：48-50

[12] 郑俐俐,等．气虚患者血浆环核苷酸的对比研究．中西医结合杂志,1989,9(1):13-15

[13] 唐惕凡,等．肺结核气虚患者的血液流变性观察．河北中医,1980,(2):8-10

[14] 北京市中医研究所生化室．关于气血理论探讨——对气虚的细胞电泳研究．辽宁中医杂志,1980,7(4):11-14

[15] 刘福青,等．气虚辨证与血清中某些微量元素变化的关系．河南中医,1986,(4):17-19

[16] 张镜人,等．气虚患者心血管植物神经系统功能的变化．中西医结合杂志,1986,6(6):351-353

[17] 陆卫东,等．85例气虚患者脑电图、脑血流图表现及分析．浙江中医学院学报,1992,(3):32-35

[18] 郭光瑗．气虚证的血压变化分析．山东中医杂志,1989,(1):30-32

[19] 李冰星,等．50例气虚病人脉图参数变化观察．湖南中医学院学报,1983,(1):29-31

[20] 李冰星,等．气虚、阳虚患者脉图参数多元逐步回归分析．湖南中医学院学报,1990,10(4):213-215

[21] 蔡光先,等．气血虚证面部色泽定量的初步研究．湖南中医杂志,1985,(3):30-33

[22] 沈自尹．中医虚证辨证参考标准．中西医结合杂志,1983,3(2):117-119

[23] 沈自尹,等．中医虚证辨证参考标准．中西医结合杂志,1986,6(10):598-560

[24] 贲长恩,等．血虚动物模型初探．上海中医药杂志,1981,(6):38-40

[25] 贲长恩,等．血虚动物模型的进一步探讨．中医杂志,1981,22(6):469-471

[26] 马增春,高月,刘永学,等．四物汤对环磷酰胺所致血虚证小鼠造血细胞作用的研究．中国实验方剂学杂志,2001,7(5):13-15

[27] 黄广平,等．补血法、补气法、益气补血法治疗小鼠实验性血虚证的疗效观察．新疆中医药,1987,(3):28-30

[28] 周京滋,等．当归提取物的几项药理作用研究．中药通报,1985,10(4):39-41

[29] 李仪奎．中药药理实验方法学．上海:上海科学技术出版社,1992:284-288

[30] 梁毅,方碧琴,鲁新华,等．血虚证小鼠模型的制作及评价．湖北中医杂志,2001,23(9):3-5

[31] 王平,等．老年血虚证血液流变学变化规律初探．湖北中医杂志,1992,14(6):31-33

[32] 周跃群,等．血虚证血液流体特征的临床观察．辽宁中医杂志,1990,17(7):15-17

[33] 唐荣德．血瘀脉涩和血虚脉细患者血液流变学观察．湖南中医学院学报,1994,14(1):41-44

[34] 庄杰盾,等．虚劳(慢性再生障碍性贫血)的血液流变学指标观察．辽宁中医杂志,1983,10(12):48-50

[35] 朱明方,等．血虚证患者血浆心钠素与心功能变化的相关分析．中国中西医结合杂志,1992,12(7):402-404

[36] 邓成珊,等．血液病血虚患者74例甲皱微循环初步观察．中国医药学报,1987,2(2):20-22

[37] 孙世道,等．甲皱微循环的变化与气血关系．上海中医药杂志,1981,(2):44-46

[38] 郑金福,等．51例血液病血虚患者的免疫功能观察．中西医结合杂志,1986,6(3):166-168

[39] 方邦江,等．血虚证血谷胱甘肽过氧化酶、血硒改变的临床研究．四川中医,1994,12(12):5-7

[40] 杨明会,马增春,窦永起,等．四物汤对血虚证患者血清蛋白质的影响．中国中药杂志,2008,33(4):420-423

[41] 廖福龙,等．血瘀证动物模型的研究——外伤致血瘀的大鼠模型．中西医结合杂志,1988,8(10):632-634

[42] 华兴邦,等．外伤血瘀证动物模型的研制．南京中医学院学报,1992,(1):16-18

[43] 王殿俊,等．热毒血瘀证动物模型的研制．南京中医学院学报,1992,(1):18-20

[44] 张珊珊,等．寒凝血瘀动物模型的研制．南京中医学院学报,1992,(1):21

[45] 常复蓉,等．血虚血瘀证动物模型的研制．南京中医学院学报,1992,(1):23-25

[46] 郑小伟,等．阳虚血瘀证微循环障碍动物模型的实验研究．浙江中医杂志,1992,23(11):513-515

[47] 郑小伟,等. 阳虚血瘀证血小板减少动物模型的实验研究. 成都中医学院学报,1993,(4):43-45

[48] 卢振初,等. 疼痛所致家兔"血瘀证"模型研究. 南京中医学院学报,1991,(3):149-151

[49] 史萌绵,等."血瘀"动物实验模型的初步研究. 中医杂志,1982,23(8):624-626

[50] 张文宏,等. 血瘀证动物模型制作的回顾与展望. 中国中西医结合杂志,1996,16(3):184-186

[51] 彭芝配,等. 急性血瘀证动物模型初探. 湖南中医学院学报,1990,10(3):154-156

[52] 高明,等. 家兔实验性动脉粥样硬化气虚血瘀模型的建立. 辽宁中医杂志,1990,17(1):39-41

[53] 李麟仙,等. 活血化瘀药物研究中动物模型的概况. 中西医结合杂志,1985,5(4):255-258

[54] 喻国雄,等. 血瘀证动物模型的研究现状及存在的问题. 中国医药学报,1995,10(3):47-49

[55] 廖福龙,等. 外伤血瘀与化瘀的凝血流变学实验研究. 中国中医药信息杂志,1995,(3):28-30

[56] 蔡光先,等. 传统中医理论现代研究. 长沙:湖南科学技术出版社,1990:35-40

[57] 第二届全国活血化瘀研究学术会议. 血瘀证诊断标准. 中西医结合杂志,1987,7(3):129-130

[58] 王阶,等. 血瘀证诊断记分标准. 中西医结合杂志,1988,8(10):585-586

[59] 小川新. 国际瘀血诊断标准试行方案. 国外医学·中医中药分册,1987,(4):48-49

[60] 翁维良. 血瘀证研究新进展——半健康人血瘀证诊断与防治. 中国中医药信息杂志,1995,2(1):11-13

[61] 秦大军. 血瘀证的眼部体征. 中西医结合杂志,1988,8(10):631

[62] 钟辉,等. 视网膜血管的变化对血瘀证诊断的意义. 中西医结合杂志,1988,8(10):632

[63] 李蔚生. 舌脉对血瘀证诊断的研究. 中西医结合杂志,1988,8(10):629

[64] 金惠铭. 微循环障碍与"血瘀"及"活血化瘀". 中西医结合杂志,1982,2(3):182-183

[65] 上海第一医学院活血化瘀专题研究组. 血瘀本质及活血化瘀原理的初步探讨. 上海第一医学院学报,1976,(1):35-38

[66] 蔡辉,等. 血瘀证患者甲皱微循环检测的研究. 中国医药学报,1995,10(3):30-33

[67] 赵淑媛,等. 血瘀证血液流变学测定结果的报告. 陕西中医,1987,8(12):567-568

[68] 李鹏,等. 活血化瘀研究. 上海:上海科学技术出版社,1981:78-80

[69] 朱科伦,等. 肝血流图对肝病"血瘀"的初步探讨(摘要). 中西医结合杂志,1985,5(4):254-257

[70] 孔令钧. 血瘀证患者与细胞粘附分子表达的关系. 山东大学学报·医学版,2004,42(3):346-348

[71] 王阶,杨保林,姜燕. 冠心病血瘀证相关基因研究. 世界科学技术·中医药现代化,2005,7(1):16-19

[72] 马民. 高血压病和2型糖尿病血瘀证患者辨证分型与白细胞中 *c-fos* 等基因表达的相关性研究. 中医杂志,2004,45(12):930-933

[73] 赵慧辉,王伟,李宏. 双向电泳-质谱技术筛选心绞痛血瘀证相关蛋白的研究. 北京中医药,2008,27(2):96-99

[74] 马晓娟,殷惠军,陈可冀. 血瘀证患者差异基因表达谱研究. 中西医结合学报,2008,6(4):355-360

第四节 辨津液病证候

【基本内容】

辨津液病证候,是根据患者所表现的症状、体征等,对照津液的生理、病理特点,分析辨别疾病当前病理本质中是否有津液亏虚或运化障碍的证候存在。

津液的病变,可以由各种病因的侵扰而导致,亦可由脏腑功能的失常而形成。津液的生成不足或丧失过多，就会出现伤津、脱液，失其滋养濡润和调控阳气的作用；若输布、排泄障碍，就会导致水液停聚，而表现为痰饮、水肿等，进而影响脏腑的功能。

津液病证候包括水液停聚而形成的痰证、饮证、水停证和津液亏虚所致的津液亏虚证。

一、痰 证

指痰浊内阻或流窜，以咳吐痰多、胸闷、呕恶、眩晕、体胖，或局部有圆滑包块，苔腻、脉滑等为主要表现的证候。

[临床表现] 常见咳嗽痰多，痰质黏稠，胸脘痞闷，呕恶，纳呆，或头晕目眩，或形体肥胖，或神昏而喉中痰鸣，或神志错乱而为癫、狂、痴、痫，或某些部位出现圆滑柔韧的包块等，舌苔腻，脉滑。

[机理分析] "痰"是体内水液停聚凝结而形成的一种质稠浊而黏的病理产物。形成痰的原因很多，如外感六淫、饮食不当、情志刺激、过逸少动等，影响肺、脾、肾等脏的气化功能，以致水液未能正常输布而停聚凝结成痰。由痰浊停聚所导致的证候，是为痰证。

"脾为生痰之源，肺为贮痰之器"，说明痰的生成与脾的运化功能失常，水湿不化而凝聚密切相关；痰浊最易内停于肺，而影响肺气的宣发肃降，故痰证以咳吐痰多、胸闷等为基本表现。痰浊中阻，胃失和降，可见脘痞、纳呆、泛恶呕吐痰涎等症；痰的流动性小而难以消散，故常凝积聚于某些局部而形成圆滑包块；痰亦可随气升降，流窜全身，如痰蒙清窍，则头晕目眩；痰蒙心神则见神昏、神乱；痰泛于肌肤，则见形体肥胖；苔腻、脉滑等为痰浊内阻的表现。

根据痰的性状及兼症的不同，痰证有寒痰、热痰、湿痰、燥痰以及风痰、瘀痰、脓痰等之分。痰与其他病性兼并，可形成很多证候。临床常见的痰证有痰蒙心神证、痰热闭神证、痰火扰神证、痰阻心脉证、痰阻胸阳证、痰浊阻肺证、痰热壅肺证、痰热结胸证、痰热腑实证、燥痰结肺证、痰阻胞宫(或精室)证、痰湿内盛证、痰阻经络证、风痰阻络证、痰气郁结证、脓痰蕴肺证、风痰闭神证、瘀痰阻络证等等，其证候除有痰的表现外，必兼有其他病性及痰所停部位的症状。

总之，痰浊为病，颇为广泛，见症多端，因而有"百病多因痰作祟"、"怪病多痰"之说。

[辨证要点] 以咳吐痰多、胸闷、呕恶、眩晕、体胖，或局部有圆滑包块，苔腻、脉滑等为主要表现。

二、饮 证

指水饮停聚于腔隙或胃肠，以胸闷脘痞、呕吐清水、咳吐清稀痰涎、肋间饱满、苔滑等为主要表现的证候。

[临床表现] 脘腹痞胀，泛吐清水，脘腹部水声辘辘；肋间饱满，咳唾引痛；胸闷，心悸，息促不得卧；咳吐清稀痰涎，或喉间哮鸣有声；头目眩晕，舌苔白滑，脉弦或滑等。

[机理分析] "饮"是体内水液停聚而转化成的一种较痰清稀、较水混浊的病理性产物。可因外邪侵袭，或为中阳素虚，使水液输布障碍，而停聚成饮。

饮邪主要停积于胃肠、胸胁、心包、肺等身体的管腔部位。饮邪停留于胃肠，阻滞气机，胃失和降，可见泛吐清水，脘腹痞胀，腹部水声辘辘，是为狭义的"痰饮"；饮邪停于胸胁，阻碍气机，压迫肺脏，则有肋间饱满，咳唾引痛，胸闷息促等症，是为悬饮；饮邪停于心包，阻遏心阳，阻滞气血运行，则见胸闷心悸，气短不得卧等症，是为支饮；饮邪犯肺，肺失宣降，气道滞塞，则见胸部紧闷，咳吐清稀痰涎，或喉间哮鸣有声；饮邪内阻，清阳不能上升，则见头目眩晕;舌苔白滑,脉弦或滑等,亦为饮证的表现。

根据饮停主要部位的不同,临床有饮停胃肠证、饮停胸胁证、饮停心包证、饮邪客肺证等,并表现出各自的证候特点。

[辨证要点] 以胸闷脘痞、呕吐清水、咳吐清稀痰涎、肋间饱满、苔滑等为主要表现。

三、水 停 证

指体内水液因气化失常而停聚,以肢体浮肿、小便不利,或腹大痞胀,舌淡胖等为主要表现的证候。

[临床表现] 头面、肢体甚或全身水肿,按之凹陷不易起,或为腹水而见腹部膨隆、叩之音浊,小便短少不利,身体困重,舌淡胖,苔白滑,脉濡缓等。

[机理分析] 病理性的"水",为质地清稀、流动性大的病理性产物。由水液停聚所导致的证候,称为"水停证"。导致水停的原因,可为风邪外袭,或湿邪内阻,亦可因房劳伤肾,或久病肾虚等,影响肺、脾、肾的气化功能,使水液运化、输布失常而停聚为患。此外,瘀血内阻,经脉不利,亦可影响水液的运行,使水蓄腹腔等部位,而成血瘀水停。

水为有形之邪,水液输布失常而泛溢肌肤,故以水肿、身体困重为主症;水液停聚腹腔,而成腹水,故见腹部膨隆、叩之音浊;膀胱气化失司,水液停蓄而不泄,故见小便不利;舌淡胖,苔白滑,脉濡,是水湿内停之征。

根据形成水停的机理、脏器的不同,临床常见的水停证有风水相搏(风袭水停)证、脾虚水泛证、肾虚水泛证、水气凌心证等。

[辨证要点] 以肢体浮肿、小便不利,或腹大痞胀,舌淡胖等为主要表现。

痰、饮、水、湿在形质、流动性、证候表现上有异有同,四者之间的关系密切。四者均属体内水液停聚所形成的病理性产物,其形成均常与肺、脾、肾等脏腑功能失调和对水液的气化失常有关。"湿"无明显形质可见而呈"汽态",弥漫性大,以肢体闷重酸困等为主要表现;"水"质清稀为液态,流动性大,以水肿、少尿为主症;"饮"是一种较水浊而较痰稀的液态病理产物,常停聚于某些腔隙及胃肠,以停聚处的症状为主要表现;"痰"的质地稠浊而黏,常呈半凝固乳胶状态,流动性小,多停于肺,但可随气流窜全身,见症复杂,一般有吐痰多的主症。由于湿、水、饮、痰本属一类,难以截然划分,且可相互转化、兼并,故又常互相通称,如有痰饮、痰湿、水饮、水湿、湿饮、湿痰等名。

四、津液亏虚证

指体内津液亏少,脏腑、组织、官窍失却滋润、濡养、充盈,以口渴尿少,口、鼻、唇、舌、皮肤、大便干燥等为主要表现的证候。

[临床表现] 口、鼻、唇、舌、咽喉、皮肤、大便等干燥,皮肤枯瘪而乏弹性,眼球深陷,口渴欲饮水,小便短少而黄,舌红,脉细数无力等。

[机理分析] 大汗、大吐、大泻、高热、烧伤等,使津液耗损过多;外界气候干燥,或体内阳气偏亢,使津液耗损;饮水过少,或脏气虚衰,使津液生成不足,均可形成津液亏虚的证候。

津液亏少,不能充养、濡润脏器、组织、官窍,则见口、鼻、唇、舌、咽喉、皮肤、大便等干燥,皮肤枯瘪而乏弹性,眼球深陷,口渴欲饮水等一派干燥少津的症状;津液亏少,阳气偏旺,则有舌红、脉细数等症。

一般津液损伤程度较轻,仅为水液亏少者,称为伤津、津亏,以干燥症状为主要表现;继发于汗、吐、泻等之后，液体暴失，津液损伤程度较重者，称为液耗、液脱，常有皮肤枯瘪，眼球深陷的临床特征。但临床上常将二者通称而不作严格区分。

津液亏虚的常见证有肺燥津伤证、胃燥津亏证、肠燥津亏证等，均有干燥见症，并表现出各自脏器的证候重点。

外界燥邪耗伤津液所见证候，为燥淫证，属于外燥；体内津液亏虚必见干燥症状，为津液亏虚证，属于内燥。津液亏虚属于阴虚的范畴，气虚、血虚与津液亏虚可互为因果或同病，而形成阴液亏虚证、津气亏虚证、津枯血燥证等。

［辨证要点］以口渴尿少，口、鼻、唇、舌、皮肤、大便干燥等为主要表现。

【补充阐发】

一、痰饮瘀血应属病机病证

鲁兆麟、彭建中在《中国医药学报》1990 年 2 期撰文“痰饮瘀血非病因论”指出：中医学理论认为，主要的致病因素有外感六淫、内伤七情，以及疫疠、饮食劳倦所伤、金刃、虫兽外伤等。但近年来，一些著作或教材中，又将痰饮与瘀血归于病因，并似已得到中医界的认可。这其实不能成立，应将其归于病机、病证中阐发。

无论中西医的病因概念，均是指导致疾病发生的起始因素，而不包括那些在各种病理过程中产生并能引起新的各种病证的因素。从中医病因学发展史来看，从未将病理过程中的各种继发因素作为病因来认识，并未包括痰饮、瘀血等内容。

《内经》有关恶血、积饮等，是以病证概念出现的。《金匮要略》“痰饮咳嗽病脉证并治”、“惊悸吐衄下血胸满瘀血病脉证并治”将痰饮和瘀血作为两类病证进行论治。后世认识发展至今，认为痰饮、瘀血是多种病证的病机所在，即为人体病理变化的一个环节或过程，但诸家从未认为其是病因。

把痰饮、瘀血作为病因的一个理由，是认为痰饮与瘀血是脏腑功能失调的病理产物，但同时又能直接或间接地作用于机体的某些脏腑组织而引起各种疾病，故而也是致病因素之一。这是混同了病因学与因果关系的概念。因果关系在疾病过程中处处可以得到体现，若将痰饮、瘀血作为病因看待，则气滞、气逆、气陷、血虚等亦应当做病因对待，若如此，则中医的病因含义，已不仅是指产生疾病的致病因素，而是包含了病因与病理两部分内容，必然混淆病因与病理的概念，造成理论的混乱。

“辨证求因，审因论治”是中医治病的重要方法和特色。辨证求因的“因”，是指产生某些证候群的原因而并非致病因子，其与症候群之间存在着因果关系并非是病因与疾病的关系。因此辨证求因之“因”与病因学之“因”不能混为一谈。

二、常见痰证的临床鉴别

痰之为患，病变多端，但总离不开脏腑经络等组织，其常见病证的表现如下：

痰在肺，多咯痰，常伴见咳嗽、气喘、胸闷等症。对于肺病咯出的痰，应辨别痰的量、质、色。一般来说，痰液量多为病重，量少为病轻；痰质稀薄多属寒，质稠厚腻多属热；色白多寒，色黄多热。其中白痰在肺热证中，亦能见到，这是火热灼津为痰，在肺系停留时间短暂的缘故。正如《医碥・痰》中所述：“盖火盛壅逼，频咳频出，停留不久，故未至于黄稠耳。”

痰在脾胃，《赤水玄珠・中风》中说：“津液生于脾胃，水谷所成，浊则为痰，故痰生于脾胃也。”痰在脾，名湿痰，其痰滑而易出，常伴见腹胀便溏，面黄神倦，肢体沉重，舌苔白腻，脉缓等症。痰在胃，多呕痰，色白质稀者多属寒，稠厚色黄者多属热。并常兼见脘痞纳呆、头晕目眩、苔腻脉滑等症。

痰在心，有痰蒙心神(痰迷心窍)、痰火扰心之证。

痰在肝经，若痰夹风阳上逆，可见猝然倒地，喉中痰鸣，手足抽搐或半身不遂等症，在中风、癫痫等病中，较为常见。若肝气上逆，与痰搏结咽喉，则咽部有异物感，咽之不下，吐之不出，不红不肿，其自觉咽部物体之有无，往往与情绪变动有关。

痰在肾经，面黑神倦，痰中有黑点而味咸，阳虚者痰液稀薄，阴虚者痰黏稠浊，故《锦囊秘录·痰饮大小总论》说："盖痰者，水也，有肾虚不能制水，水冷为痰，是无火之痰，痰清而稀；阴虚火动，火结为痰，是有火之痰，痰稠而浊。"

痰在经络肌表，可见肢体麻木，或肌肤痰核，大小不一，皮色如常，或乳房结块，名曰乳癖等。若痰阻颈项，可见瘰疬气瘿。所以《丹溪心法·痰》中说："凡人身上中下有块者，多是痰。"

三、痰证的命名特点

痰证可出现于人体任何部位，证候错综复杂，故历代医家对于痰的名称，有各种不同的提法，如有的联系病因病机，定名为湿痰、热痰、寒痰、风痰、燥痰、气痰、食积痰等。有的以五脏为重点，阐述痰证的不同属性和临床表现：在脾经者名曰湿痰，脉缓面黄，肢体沉重，嗜卧不收，腹胀食滞，其痰滑而易出；在肺经者名曰燥痰，脉涩面白，气上喘促，洒淅寒热，悲愁不乐，其痰涩而难出；在肝经者名曰风痰，脉弦面青，四肢满闷，便溺秘涩，时有燥怒，其痰青多泡；在心经者名曰热痰，脉洪面赤，烦热心痛，口干唇燥，时多喜笑，其痰坚而成块；在肾经者名曰寒痰，脉沉面黑，小便急痛，足寒而逆，心多恐怖，其痰有黑点而多稀……。有的泛指病变部位，有痰在膈上、在中膈，在胁，在背，在头，在颈项，以及痰结咽喉，痰阻四肢，痰滞经络等称。有的根据痰液的胶黏难咯，病情的顽固程度，而描述为老痰、顽痰、胶痰、痰结窠囊等名。

【古代文献】

一、痰 证

《丹溪心法·痰》：痰之为物，随气升降，无处不到。……凡人身上、中、下有块者，多是痰。

《赤水玄珠·中风》：痰乃津液之变。

《医林绳墨·痰》：痰者，人身之痰饮也。人之气道清顺，则痰不生，窒塞则痰壅盛。或因风、寒、暑、湿之外感，或因七情、饮食之内伤，以致气逆而液浊，则痰症成焉。是以聚于肺者，则名气痰，其痰喘嗽上出；留于胃者，则名食痰，其痰积利下行；在肺经者，名为风痰，其痰青而多泡；在心经者，名为热痰，其痰坚而成块；在肾经者，名为寒痰，其痰有黑点而多稀。若夫痰滞于经络，则为肿为毒；痰存于四肢，则麻痹不仁；痰迷于心窍，则谵语、恍惚、悸、健忘；痰壅于中膈，则为痞、为满、关格、喉闭、胁痛、乳痈。乃其所因，则又不可不知。盖痰因于风，则眩晕动摇；痰因于火，则吐呕酸苦；痰因于湿，则肢节重痛，不能转移；痰因于寒，则吞酸恶心，呃逆涎沫；痰因于情郁感动，则劳瘵生虫，肌肤羸瘦；痰因于饮食、内伤，则中气迷闷，腹中不利，见食恶食，不食不饥；此皆痰之见于内而证于外者也。治疗之法，总宜豁痰为要，清气主之。盖气顺则痰清，痰行则病去。何也？气升痰亦升，气降痰亦降，气行痰亦行也。如专治其痰，而不善理其气，则气滞痰愈生矣。又有或为寒热，或为肿痛，或为狂越，或胸中辘辘有声，或为背膊紧冰冷，或为咽嗌不利，咯之不下，状如粉絮梅核，亦皆痰之所致也。……夫痰因火动，则宜治火为急；痰由滞坚，则宜行滞为先，即曰：热痰清之，湿痰燥之，风痰散之，气痰顺之，寒痰温之，郁痰开之，顽痰饮之，食痰消之，在上者吐之，在中者下之，在下者提之。然总不外痰生于脾胃者，宜实脾以行湿；痰生于肺肝者，宜开郁以行气而已。

《锦囊秘录》：津液受病，化为痰饮，或吐咯上出，或凝滞胸膈，或留聚肠胃，或流注经络四肢，遍身上下，无处不到。其为病也，为喘咳、恶心呕吐、痞膈壅塞、关格异病、泄泻、眩晕、嘈杂、怔忡、惊悸、癫狂、寒热、痈肿，或胸间辘辘有声，或背心一点冰冷，或四肢麻痹不仁，百病中多有兼痰者。然更有新久轻重之殊：新而轻者，形色清白稀薄，气味亦淡；久而重者，黄浊稠粘，咳之难出，渐成恶味，酸辣腥臊咸苦，甚至带血而出。然痰生于脾胃，故治宜实脾燥湿；但随气而升，故尤宜顺气；气升属火，故顺气在于降火。热痰清之，湿痰燥之，风痰散之，郁痰开之，硬痰软之，食积痰消之，在上者吐之，在中者下之。中气虚者，更宜固中气以运之，若徒加攻削，则胃气愈虚，而痰愈多。况人之病痰火者十之八九，老人不宜速降其火，虚人不宜尽去其痰，攻之太甚，则病转剧而致殆。

《临证指南医案·痰证》：阴虚劳症，龙相之火，上炎烁肺，以致痰嗽。

《存存斋医话稿·卷一》：痰属湿，为津液所化。盖行则为液，聚则为痰。

二、饮 证

《金匮要略·痰饮咳嗽病脉证并治》：夫饮有四，何谓也？师曰：有痰饮，有悬饮，有溢饮，有支饮。问曰：四饮何以为异？师曰：其人素盛今瘦，水走肠间，沥沥有声，谓之痰饮。饮后水流在胁下，咳唾引痛，谓之悬饮。饮水流行，归于四肢，当汗出而不汗出，身体疼重，谓之溢饮，咳逆倚息，短气不得卧，其形为肿，谓之支饮。

《素问·至真要大论》：岁太阴在泉，……民病饮积……；太阴之胜，……饮发于中……；太阴之复……饮发于中。

《素问·气交变大论》：岁土太过，雨湿流行……，饮发中满食减。

《临证指南医案》：《内经》止有积饮之说，本无痰饮之名。两汉以前谓之淡饮，仲景始分痰饮，因有痰饮、悬饮、溢饮、支饮之义，而立大小青龙、半夏、苓桂术甘、肾气等汤，以及内饮、外饮诸法，可谓阐发前贤，独超千古，与后人所立风痰、湿痰、热痰、酒痰、食痰之法迥异。总之，痰饮之作，必由元气亏乏，及阴盛阳衰而起，以致津液凝滞，不能输布，留于胸中，水之清者悉变为浊，水积阴则为饮，饮凝阳则为痰。若果真元充足，胃强脾健，则饮食不失其度，运行不停其机，何痰饮之有？故仲景云："病痰饮者，当以温药和之。"乃后人不知痰饮之义，妄用滚痰丸、茯苓丸，消痰破气，或滋填腻补等法，大伤脾胃，堆砌助浊。其于仲景痰饮之法，岂不大相乖谬乎？

《儒门事亲·饮当去水温补转剧论》：此论饮之所得，其来有五：有愤郁而得之者，有困乏而得之者，有思虑而得之者，有痛饮而得之者，有热时伤冷而得之者，饮证虽多，无出于此。

《景岳全书·杂证谟·痰饮》：痰之与饮，虽曰同类，而实有不同也。盖饮为水液之属，凡呕吐清水及胸腹膨满，吞酸嗳腐，渥渥有声等症，此皆水谷之余，停积不行，是即所谓饮也。若痰有不同于饮者，饮清澈而痰稠浊，饮惟停积肠胃，而痰则无处不到。水谷不化而停为饮者，其病全由脾胃，无处不到而化为痰者，凡五脏之伤皆能致之。故治此者，当知所辨，而不可不察其本也。

《医门法律·痰饮门》:《金匮》即从水精不四布,五经不并行之处,以言其患。……浅者在于躯壳之内,脏腑之外,……由胃而上流于肠。一由胃而下流于肠,一由胃而旁流于胁,一由胃而外出于四肢,一由胃而上入于胸膈。始先不觉,日积月累,水之精华转为混浊,于是遂成痰饮。必先困聚于呼吸大气难到之处,故由肠而胁,而四肢,至渐渍于胸膈,其势愈逆矣。

三、水 停 证

《素问·生气通天论》:因于气,为肿,四维相代,阳气乃竭。

《素问·评热病论》:有病肾风者,面胕庞然壅。……至必少气时热,时热从胸背上至头,汗出手热,口干苦渴,小便黄,目下肿,腹中鸣,身重难以行,月事不来,烦而不能食,不能正偃,正偃则咳甚,病名曰风水。

《素问·评热病论》:水者阴也,目下亦阴也,腹者至阴之所居,故水在腹者,必使目下肿也。……诸水病者,故不得卧,卧则惊,惊则咳甚也。

《素问·水热穴论》:帝曰:诸水皆生于肾乎?岐伯曰:肾者牝脏也,地气上者属于肾,而生水液也,故曰至阴。勇而劳甚则肾汗出,肾汗出逢于风,内不得入于脏腑,外不得越于皮肤,客于玄府,行于皮里,传为胕肿,本之于肾,名曰风水。所谓玄府者,汗空也。

《素问·平人气象论》:颈脉动喘疾咳,曰水。目裹微肿如卧蚕起之状,曰水。……足胫肿曰水。

《金匮要略·水气病脉证并治》:心水者,其身重而少气,不得卧,烦而躁,其人阴肿。肝水者,其腹大,不能自转侧,胁下腹痛,时时津液微生,小便续通。肺水者,其身肿,小便难,时时鸭溏。脾水者,其腹大,四肢苦重,津液不生,但苦少气,小便难。肾水者,其腹大,脐肿,腰痛,不得溺,阴下湿如牛鼻上汗,其足逆冷,面反瘦。

《金匮要略·水气病脉证并治》:风水其脉自浮,外证骨节疼痛,恶风。……寸口脉沉滑者,中有水气,面目肿大,有热,名曰风水。视人之目裹上微拥,如蚕新卧起状,其颈脉动,时时咳,按其手足上,陷而不起者,风水。……风水,脉浮身重,汗出恶风者,防己黄芪汤主之。腹痛者加芍药。……风水恶风,一身悉肿,脉浮不渴,续自汗出,无大热,越婢汤主之。

《诸病源候论·水肿病诸候·水通身肿候》:肾虚不能宣通水气,脾虚又不能制水,故水气盈溢,渗液皮肤,流遍四肢,所以通身肿也。

《丁甘仁医案·咳嗽》:脾肾之阳式微,水饮泛滥横溢,上激于肺则喘,灌溉肌肤则肿,凝聚募原则胀。阳气不到之处,即是水湿盘踞之所,阴霾弥漫,真阳埋没。

《罗氏会约医镜》:水肿者,其色明润,其皮光薄,其肿不速,肿有分界,阴本乎下,其浸渍自下渐上,阴中无阳也。按之而不起,以水在肉中,如糟如泥,按而散之,猝不能聚也。其病为脾、肺、肾三脏相干之症。盖水为至阴,其本在肾;水化于气,其标在肺;水惟畏土,其制在脾。今肺虚则气不化精而化水,脾虚则土不制水而反克肾,肾虚则水无所主而妄行,水不归经,则逆而上泛,故传入脾而肌肉浮肿,传于肺则气息喘急,虽三脏各有所干,而其本则在肾。《内经》曰:"肾者,胃之关也。关门不利,故聚水而从其类也。"夫关门何以不利?以阴中无火,是无阳也,故气不化,水道不通,溢而为肿。治者惟补命门之火,使下焦之真气得行,始能传化;滋肾中之水,使下焦之真水得位,始能分清。故惟薛立斋加减金匮肾气汤,无有出其右者矣。

四、津液亏虚证

《赤水玄珠·中风》:津液者,血之余,行乎脉外,流通一身,如天之清露……。遍身上下,无处不到。

《临证指南医案·脾胃》:凡遇禀质木火之体,患燥热之症,或病后热伤肺胃津液,以致虚痞不食,舌绛咽干,烦渴不寐,肌燥熇热,便不通爽。此九窍不和,都属胃病也。

《伤寒指掌·救逆新法》:伤寒如经发表多者,则津液内竭,血不荣筋,以致手足挛疼,二便艰涩,当以加味逍遥散加熟地、枸杞、钩藤。

【研究进展】

一、痰证的流行病学研究

李小兵等[1]观察了655例内科住院患者,发现其中痰证、瘀证及痰瘀相兼证患者占62.1%。痰证组男性(103例)多于女性(74例),占58.20%。痰瘀相兼组亦以男性(87例)多见,占67.40%;瘀证组则女性(60例)多于男性(41例),占59.40%;非痰非瘀组的性别比例则相对均衡(男130例,女118例)。方永奇等[2]采用临床流行病学的方法,研究567例心脑血管病痰证的患病情况、危险因素及临床特点。结果表明:痰证患病率为0.462,其中以中风的痰证患病率为最高(0.579);痰证患者年龄(60岁±10岁)大于非痰证患者(57岁±10岁),$P<0.01$。且痰证患病率随年龄增长而逐步上升;痰证中男性患病率明显高于女性;不同职业的痰证患病率基本相同;痰证多发于夏季而少发于冬季;肥胖、吸烟、嗜酒是痰证的易患因素,其比数比(OR值)分别为2.135、1.960、2.136;痰证典型临床表现为咯痰、咳嗽、喉中痰鸣、肢麻、气短喘促、眩晕、嗜睡、舌胖苔腻、脉滑等。这些可以作为痰证临床辨证的指标。李小兵等[3]观察263例患者,痰病的患病率高于血瘀证。痰证多见于慢性支气管炎合并肺气肿患者,痰证和瘀证的函数式分别为:$Y_1=-3.032+0.386X_1+3.5382X_2+1.7718X_3+1.1892X_4+4.0247X_5-0.574X_6$;$Y_2=4.1572+4.1695X_1+0.6552X_2+0.7206X_3+5.3918X_4+1.1823X_5+3.3986X_6$。其中$X_1$为胸痛,$X_2$为咯痰,$X_3$为气短喘促,$X_4$为舌有瘀斑,$X_5$为苔腻,$X_6$为脉结代。

二、痰证的本质研究

(一)痰证与血脂、脂蛋白、载脂蛋白的关系

痰证患者存在着血脂、脂蛋白和载脂蛋白等生化指标的异常。龚一萍等[4]认为,痰瘀胶着血脉是高脂血症的病理特点,脂质代谢紊乱引起的血脂异常是心、脑血管疾病的促进因素或危险因子。孙建芝等[5]观察了120例痰浊证病例,发现其血清总胆固醇(TC)、甘油三酯(TG)、低密度脂蛋白(LDL)含量均明显高于非痰浊证组和正常人组。苏庆民等[6]发现痰湿型体质组的TC、TG和极低密度脂蛋白(VLDL)水平显著高于非痰湿体质组,HDL及亚组分低于非痰湿体质组。林信富等[7]观察了中风病痰证患者32例,中风痰证患者的临床神经功能缺损积分高于非痰证患者,痰证组血清TG、TC、低密度脂蛋白-胆固醇(LDL-C)水平较非痰证组明显升高,差异显著($P<0.05$,$P<0.01$)。王东生等[8]发现冠心病患者TC、TG、LDL值均呈现健康对照组<非痰非瘀证组<痰凝心脉证组的递进趋势,而HDL则相反,呈现递减趋势,痰凝心脉证组与痰瘀痹阻证组比较无显著差异,而痰凝心脉证组与非痰非瘀证组、健康对照组均有显著差异,提示血脂升高可能为痰凝心脉证的物质基础。沈礼勇等[9]对35例冠心病痰浊型患者的血清载脂蛋白和脂蛋白组分别进行了观测,研究发现,冠心病痰浊型患者与冠心病非痰浊型患者比较,血清载脂蛋白B(apoB)、TC、TG、低密度脂蛋白-胆固醇(LDL-C)、极低密度脂蛋白-胆固醇(VLDL-C)水平及apoB/apoAⅠ比值明显升高

($P<0.05\sim0.001$)，血清 HDL-C、HDL_2-C 水平及 HDL-C/TC、HDL-C/LDL-C、HDL_2-C/TC 比值明显降低($P<0.02\sim0.001$)；与正常对照组比较，血清 HDL_3-C 水平及 HDL_3-C/TC 比值明显下降($P<0.001$)，HDL_3-C/HDL_2-C 及 apoAⅠ/HDL-C 比值明显增大($P<0.05\sim0.001$)，提示冠心病痰浊型与脂质代谢紊乱密切相关，载脂蛋白及脂蛋白组分的异常变化是痰浊型的病变基础之一，可作为其辨证的客观化指标。程小曲等[10]报道，冠心病痰浊型者血清 TC、游离胆固醇(FC)含量明显高于非痰浊型者($P<0.05$)，与正常人比较，其中痰浊型者的 HDL-C、HDL_2-C 也明显高于非痰浊型者($P<0.05$)。结果提示：TC、FC、HDL-C、HDL_2-C 可作为鉴别冠心病痰浊型和非痰浊型的客观指标。熊尚全等[11]发现冠心病痰浊型 apoAⅠ显著降低，apoB100 及 apoB100/apoAⅠ显著升高。巩尊科等[12]研究了脑梗死痰证与载脂蛋白 AⅠ、B100 的关系，认为 apoAⅠ、apoB100 指标可为脑梗死患者早期辨证提供客观依据。宋剑南等[13]采用药物反证的方法发现：化痰健脾中药组成的方剂(痰浊清)能明显地降低实验性高脂血症动物血清总胆固醇(TC)、甘油三酯(TG)、低密度脂蛋白(LDL)水平，并能升高 HDL/TC 之比值，降低动脉粥样硬化指数(AI)，充分证明高脂血症与中医之痰浊确有十分密切的关系，在一定程度上实为中西医学上两个不同称谓的同一病症，其共同的主要特征是 TC、TG 和 LDL 的升高。因此，认为可将血清 TC、TG 和 LDL 升高作为血中痰浊的主要指标。

(二) 痰证与血液流变性、血液循环的关系

痰证患者常出现血液流变学方面的异常改变。陈炳旺等[14]认为，血浆黏度增高可引起血液的黏滞性增加，使血液流动缓慢，血管内压增高，这一血液流变性的异常改变与中医对痰的病理性质的认识是一致的。温化冰等[15]研究认为痰浊证主要表现为血液“凝”、“聚”的异常，甘油三酯、纤维蛋白原含量增高，血沉增快，红细胞聚集指数增高；痰瘀证和瘀血证均表现为“黏”、“浓”、“凝”、“聚”的异常。痰瘀证的变化过程基于单纯的瘀血证，并提出痰证与瘀血证有共同的病理生理基础。李以义[16]等在分析痰证与血瘀证联系及区别的基础上认为血流变异常时，轴流、缘流发生紊乱，是血液中的有形成分和无形成分不循常道的结果，应属于痰证范畴，因此，血液流变学指标作为痰证尤其是无形之痰的研究指标更为合适。

王琦等[17]采用 N2-4 型锥板黏度计对肥胖患者痰湿型体质、非痰湿型体质和正常人三组的血液流变学指标进行了检测，结果表明：痰湿体质组全血黏度、血浆黏度、红细胞电泳、血沉、5 分钟的血小板聚集率[Agg(5)]及纤维蛋白原均高于正常对照组，二者间差异有显著性，反映痰湿体质者血液处于浓、黏、聚、凝的高黏状态。李宝莉等观察[18]了以眩晕为主诉的痰浊中阻型患者 206 例，发现痰浊中阻型眩晕患者全血黏度、RBC 压积、血沉、纤维蛋白原、血栓干重等指标均较对照组显著升高。陈立典等[19]观察了脑梗死痰证患者 30 例，亦发现痰证患者的高密度脂蛋白、血浆黏度和全血黏度均低于非痰证患者，有统计学意义，提示此 3 项指标有助于将这些患者区分为痰证与非痰证，可能为脑梗死痰证形成的物质基础的一部分。所建立的由血浆黏度(X)组成的判别方程为 $D=5.36X-8.333$，临床上将此项指标的数值代入方程，$D<0$ 可作为痰证成立的参考，$D>0$ 可作为痰证不成立的参考。李旭成[20]通过对 91 例痰邪阻滞脉络所致缺血性中风患者血液流变学的观察，探讨痰邪实质与血液流变学之间的关系。认为痰在血液流变学方面的改变是全血黏度比、全血还原黏度明显增高，血细胞比容、血浆比黏度、血沉增高，纤维蛋白原、红细胞电泳时间正常。说明痰邪实质是以血液稠浓、黏滞为特征，与血液凝固性无关。化痰法治疗能显著降低全血黏度比及全血还原黏度，降低血细胞比容、血浆比黏度、血沉，达到改善血液黏滞性，稀释血液的目的。

李以义[21]认为血液流变异常与津液不循常道便成痰浊的含义相同，选用化痰之品可以纠正血液流变的异常。方显明等[22]采用微电脑自动处理数据，电视监测的可调式毛细血管黏度计和红细胞电泳仪，测定45例冠心病痰证患者的血液流变学6项指标，结果表明，冠心病患者的全血黏度、血浆黏度、红细胞聚集指数和血沉等指标均高于正常对照组，提示红细胞聚集性增强和血浆黏滞性增高是冠心病痰证的主要血液理化基础。王东生[23]等采用逆转录-聚合酶链反应技术检测冠心病不同证型外周血单核细胞（PBMC）血小板衍化生长因子A（PDGF-A）mRNA表达，结果显示：健康人PDGF-A基因表达微弱，而冠心病在非痰非瘀、痰凝心脉、痰瘀闭阻的病理性变化中PDGF-A基因表达逐渐增加，由此推知冠心病患者外周血单核细胞（PBMC）中PDGF-AmRNA异常表达是痰瘀病理的分子生物学基础；并推测可能是冠心病因虚致实、因实致虚、终致虚实夹杂的分子生物学机制。

（三）痰证与血液循环、甲皱微循环的关系

痰证患者存在着血液循环的异常变化。方永奇等[24]对293例痰证和273例非痰证血液循环进行了观测。发现痰证血液循环的变化主要为血液浓稠性、黏滞性、聚集性和凝固性增高，脑血流量减少，与非痰证比较，$P<0.05$。此外，痰证组中眼底动脉硬化者（186/293）多于非痰证组（142/273），$P<0.01$。痰证逐步回归方程为 $Y=0.1387+0.0045X_1+0.0164X_2+0.0005X_3$（式中 X_1 为收缩压，X_2 为全血比粘度（ηb），X_3 为纤维蛋白原（FgQ）多元逐步回归分析结果表明，痰证突出的表现为血液凝固增高及脑血流量减少，且与年龄有关。李小兵等[1]亦发现，某院655例内科住院患者中痰证、瘀证及痰瘀相兼证均与年龄增高有关，且多有眼底动脉硬化的改变、血液循环障碍及微循环障碍，尤以痰瘀相兼证最为严重。全血比黏度、血浆比黏度、还原全血比黏度、血细胞比容、纤维蛋白原、红细胞聚集指数、红细胞硬化指数等血流变指标，在痰、瘀证型中均有不同程度的升高，与非痰非瘀组比（$P<0.05\sim0.01$）。痰证组突出表现在纤维蛋白原、血浆比黏度的异常升高，而且痰、瘀病证患者的脑血流量显著低于非痰非瘀证患者（$P<0.05\sim0.01$）。

王琦等[17]采用WBX-811型闭路电视系统微循环显微照相分析发现，痰湿体质者甲皱微循环的异常发生率高于正常对照组（$P<0.01\sim0.001$）。主要表现为异形管襻增多，毛细血管扭曲、扩张，管襻模糊，周围渗出，流速减慢，流态呈粒流、粒线改变。痰湿体质与非痰湿体质比较，异形管襻和流态异常增多，说明痰湿体质存在着微循环障碍。

（四）痰证与免疫紊乱的关系

李小兵等[25]发现痰证患者的淋巴细胞转化率（LBT）低于非痰证患者和正常人，而免疫球蛋白IgG、IgM及补体成分C3、C4均高于非痰证患者和正常人，CH50亦高于正常人，据此认为细胞免疫功能低下可能是心血管疾病痰证形成的免疫学基础；而体液免疫活跃可能与痰形成后引起应激反应，导致激素与介质释放，激活补体系统有关；此外，补体成分的紊乱提示心脑血管病痰证可能存在自身免疫倾向，这可能是痰证临床表现复杂多变的免疫学基础。李小兵等[26]又对心脑血管痰证患者T淋巴细胞亚群的变化进行了研究，显示心脑血管痰证患者总T细胞、辅助性T细胞功能低下，免疫辅助作用减弱，说明心脑血管痰证患者细胞免疫功能低下和免疫调节存在某种程度的异常，认为免疫因素可能在痰证的发生发展中起一定作用，细胞免疫功能低下可能是痰证发展过程中表现出来的病理状态之一。

（五）痰证与其他检测指标的关系

1. 与血流动力学检测指标的关系　吴凯等[27]采用脉搏图像法测定30例冠心病痰证患者血流动力学18项指标，其中心肌收缩力、功力增大，心脏每搏流量、流速增加，外周阻力增加，动脉血管紧张度加大，交感神经功能亢进，反映了冠心病痰证患者具有“功亢”为主的标实特征。但是，冠心病痰证患者心肌受损，心肌本身功能低下，有效循环血量不足，表明冠心病痰证患者有本虚存在，但不突出。运用血流动力学指标能客观地、定量地说明冠心病痰证的病理基础是本虚标实。本虚主要责之于心脾肾，标实为痰浊壅塞，痹阻心脉。

2. 与体重指数、腰围/臀围值的关系　沈礼勇等[28]研究发现，冠心病男性患者体重指数(BMI)、腰围/臀围(WHR)及女性 BMI 值均明显高于非痰浊型和正常对照组($P<0.01$～0.001)；女性 WHR 值高于非痰证型，但无显著性差异($P>0.05$)，却明显高于正常对照组($P<0.001$)。提示痰浊型患者形体明显趋于肥胖，印证了中医学“肥人多痰”之理论。检测 WHR 可作为痰浊型辨证客观化的一种简便可行的指标之一。

3. 与血糖、胰岛素及红细胞 Na^+-K^+-ATP 酶活性的关系　苏庆民等[6]对痰湿型体质血糖胰岛素和红细胞 Na^+-K^+-ATP 酶活性进行了检测，研究显示，痰湿型体质者血糖和胰岛素水平显著高于非痰湿型体质，结果说明痰湿型体质存在着糖代谢的异常；红细胞 Na^+-K^+-ATP 酶活性痰湿型体质显著低于非痰湿型体质，揭示痰湿型体质具有能量转换水平偏低，体内能量利用减少的特征。

4. 与自由基的关系　李桂金等[29]分别测定了中风痰证与冠心病痰证患者血浆超氧化物歧化酶(SOD)及丙二醛(MDA)水平，并与非痰证组及正常人组对照，结果发现，中风痰证型及冠心病痰证型均与自由基代谢密切相关，认为自由基参与了痰浊的形成。皮明钧等[30]报道加味温胆汤可抑制亚急性衰老大鼠模型动物肝黄褐素(LDF)含量升高和脑单胺氧化酶(MAO)活性升高，提高谷胱甘肽过氧化物酶(GSH-Px)的活性，认为化痰法可抑制自由基反应，提高抗氧化酶活性，及时清除自由基，有利于延缓衰老。李以义等[31]认为自由基完全是体内代谢积累下来的痰浊。滕修胜[32]建议将 SOD、LPO、GSH-Px、自由基引起的细胞膜损害等指标引进到痰证的研究中。

三、痰证实验研究述评

痰证的实验研究取得了一定的成绩，但研究的深度和广度离要求还相差甚远，在研究的方法上亦有待于改进。现阶段急需考虑的问题主要有：

1. 痰证的诊断标准问题　制定全国性痰证诊断标准具有十分重要的现实意义，目前只有部分疾病的痰证诊断标准，仍缺乏一个广义痰证的诊断标准。现有文献报道部分采用自行制定标准，导致不同研究者之间的纳入标准存在着人为造成的差距，影响了研究结果的可信性和重复性。因此制定统一的痰证诊断标准，并严格按照标准选择病例是一个值得考虑的问题。

2. 痰证的动物模型研制问题　中医某些证的动物模型研制取得了一定的成绩，但痰证动物模型的研制还有待于今后的加强。杨志蓉等[33]探讨了用贵州小型猪(实验小香猪)制作痰证模型，可以结合痰的形成特点给予喂养高油高脂等肥甘厚腻食物进行，因痰瘀同源的内在物质基础，可在初期痰证模型的观察指标借鉴血瘀的一些指标。如何遵循中医病因学的要求，利用现代生物科学技术的先进方法，研制出符合中医理论要求的痰证动物模型，对中医痰证的实验和临床研究均将起到较大的推进作用。

3. 痰证研究的方法问题　目前采用的研究方法还较简单，仍然局限于对痰证患者使用比较简单的功能、形态和生化等方面的检测。至今还没有发现对痰证诊断具有高度特异性价值的指标，需要从亚细胞及分子水平等多方面开展研究。

参考文献

[1] 李小兵,等．痰瘀证型的临床分析．辽宁中医杂志,2000,27(2):53-55

[2] 方永奇,等．心脑血管病痰证临床流行病学研究．辽宁中医杂志,1993,(1):1-3

[3] 李小兵,等．痰证和瘀证的临床比较分析．中医杂志,1993,(1):47-49

[4] 龚一萍,等．高脂血症与心脉相关性探讨．北京中医药大学学报,2002,25(1):62-64

[5] 孙建芝,等．痰浊证微观辨证指标的实验研究．河南中医,1996,16(2):21-23

[6] 苏庆民,等．肥胖人痰湿型体质血脂、血糖、胰岛素及红细胞 Na^{+}-K^{+}-ATP 酶活性的检测及特征．中国中医基础医学杂志,1995,1(2):39-41

[7] 林信富,等．中风病痰证与血脂代谢关系的临床观察．福建中医学院学报,2005,15(2):4-6

[8] 王东生,等．冠心病痰瘀病理临床研究．山东中医药大学学报,2003,27(2):109-111

[9] 沈礼勇,等．冠心病痰浊型与血清载脂蛋白、脂蛋白组分的关系．中国医药学报,1991,6(1):36-38

[10] 程小曲,等．痰浊型冠心病与血脂脂蛋白载脂蛋白的关系及痰浊形成机理的探讨．新中医,1994,(3):7-8

[11] 熊尚全,等．冠心病中医辨证与载脂蛋白关系的初步探讨．福建中医学院学报,1994,4(3):7-9

[12] 巩尊科,等．脑梗塞痰证与载脂蛋白 AⅠ、B100 的关系．辽宁中医杂志,1997,24(3):102-104

[13] 宋剑南,等．高脂血症与中医痰浊关系的实验研究．中国中医基础学杂志,1995,(1):49-51

[14] 陈炳旺,等．冠心病中医实证血液流变学变化的临床研究．福建中医学院学报,2003,10(1):1-3

[15] 温化冰,等．痰热血证和痰瘀证血液流变对比观察．北京中医学院学报,1997,3(6):49-50

[16] 李以义,等．中医痰证现代研究指标的探讨．中国中医基础医学杂志,1997,3(6):49-51

[17] 王琦,等．肥胖人痰湿型体质的血液流变及甲皱微循环研究．中国中医基础学杂志,1995,(1):52-54

[18] 李宝莉,等．206 例痰浊中阻型眩晕的血液流变性和血脂血糖变化的观察．陕西中医,2003,23(8):692-694

[19] 陈立典,等．脑梗死痰证患者血脂和血液流变学研究．江西中医学院学报,2006,18(4):33-35

[20] 李旭成．缺血性中风病痰邪实质与血液流变学关系的探讨．实用中西医结合杂志,1992,5(8):453-456

[21] 李以义．论血液流变性异常与痰浊之关系．新疆中医药,1991,(3):39-41

[22] 方显明．冠心病痰证病人的血液流变性探讨．中医研究,1990,3(2):15-17

[23] 王东生,等．冠心病痰瘀辨证与外周单核细胞 PDGF-A mRNA 表达的关系．安徽中医学院学报,2003,22(2):14-17

[24] 方永奇,等．痰证的血液循环特征初探．湖北中医杂志,1992,14(6):33-34

[25] 李小兵,等．心脑血管病痰症患者免疫功能特点初探．中国中医基础医学杂志,1997,3(6):50-52

[26] 李小兵,等．心脑血管病痰证患者 T 淋巴细胞亚群变化的初步观察．湖北中医杂志,2000,22(1):143-145

[27] 吴凯,等．冠心病痰证脉图血流动力学规律的探讨．中国中医急症,1993,2(2):52-54

[28] 沈礼勇,等．冠心病痰浊型与体重指数、腰围/臀围值的关系．实用中西医结合杂志,1992,5(8):451-453

[29] 李桂金,等．冠心病痰证与超氧化物歧化酶及丙二醛关系的探析．现代中西医结合杂志,2000,9(9):770-772

[30] 皮明均,等．加味温胆汤对亚急性衰老大鼠 GSH-Px 及肝脑 MAO、LPF 的影响．中国中医基础医学杂志,1999,5(2):14-16

[31] 李以义，等．中医痰证现代研究指标的探讨．中国中医基础医学杂志，1997，3(6)：49-51
[32] 滕修胜．痰概念的演变及内涵．中国中医基础医学杂志，1997，3(3)：49-52
[33] 杨志蓉，等．建立痰证贵州小型猪模型的思考．贵阳中医学院学报，2007，29(6)：8-9

第五节　辨情志证候

【基本内容】

辨情志证候，是根据患者所表现的症状、体征等，对照情志致病的特点，分析辨别疾病当前病理本质中是否有情志证候的存在。

情志活动，是人体的精神意识对外界事物的反应，主要有喜、怒、忧、思、悲、恐、惊"七情"。情志证候，是指由于精神刺激过于强烈或过于持久，人体不能调节适应，导致神气失常，脏腑、气血功能紊乱所表现出的证候。

情志为病，具有先伤神、后伤脏，先伤气、后伤形的特点，即情志为病应有精神情志方面异常的症状，如抑郁、烦躁、多怒、失眠等，同时可有脏腑气机失常的症状，如胸闷、腹胀、气短、心悸等。不同的情志变化，对内脏有不同的影响，会产生不同形式的气机逆乱，如《素问·举痛论》说：喜伤心、怒伤肝、忧伤肺、思伤脾、恐伤肾；怒则气上、喜则气缓、悲则气消、恐则气下、惊则气乱、思则气结等。所以，辨证时除应注意分析情志因素之外，还须细致审察脏腑气机逆乱的见症。

一、喜伤证候

指由于过度喜乐，导致神气失常，以喜笑不休、精神涣散等为主要表现的情志证候。

[临床表现] 喜笑不休，心神不安，精神涣散，思想不集中，甚则语无伦次，举止失常，肢体疲软，脉缓等。

[机理分析] 喜为心志，适度喜乐能使人心情舒畅，精神焕发，营卫调和。然喜乐无制，则可损伤心神，使心气弛缓，神气不敛，故见肢体疲软，喜笑不休，心神不安，精神涣散，思想不集中等症；暴喜过度，神不守舍，诱发痰火扰乱心神，则见语无伦次、举止失常等症。

[辨证要点] 有导致喜悦的情志因素存在，以喜笑不休、精神涣散等为主要表现。

二、怒伤证候

指由于暴怒或过于愤怒，导致肝气横逆、阳气上亢，以烦躁多怒、胸胁胀闷、面赤头痛等为主要表现的情志证候。

[临床表现] 烦躁多怒，胸胁胀闷，头胀头痛，面红目赤，眩晕，或腹胀、泄泻，甚至呕血、发狂、昏厥，舌红苔黄，脉弦劲有力。

[机理分析] 怒为肝志，怒则气上。大怒不止，可使肝气升发太过，阳气上亢而成本证。肝气郁滞而欲发，则见胸胁胀闷，烦躁易怒；肝气上逆，血随气涌，故见面红目赤，头胀头痛，眩晕，甚至呕血；阳气暴张而化火，冲扰神气，可表现为发狂，或突致昏厥；肝气横逆犯脾，则见腹胀、泄泻；舌红苔黄，脉弦劲有力，为气逆阳亢之征。

[辨证要点] 有导致愤怒的情志因素存在，以烦躁易怒、胸胁胀闷、面赤头痛等为主要表现。

三、思 伤 证 候

指由于思虑过度，导致心脾等脏腑气机紊乱，以倦怠少食，健忘，失眠多梦等为主要表现的情志证候。

［临床表现］倦怠少食，面色萎黄，头晕健忘，失眠，多梦，心悸，消瘦，脉沉结。

［机理分析］脾在志为思。思虑太过则气结不散，脾胃不得正常受纳、运化而倦怠少食；思虑过度，暗耗心血，血不养神，则有头晕，健忘，失眠，多梦，心悸等症；心脾两虚，气血不足，则面色萎黄，消瘦等；中焦气结，中气失运故脉沉结。

［辨证要点］有思虑过度的情志因素存在，以倦怠少食、健忘、失眠、多梦等为主要表现。

四、忧 伤 证 候

指由于忧愁过度，导致脾肺之气机抑郁，以忧愁不解、胸闷气短、倦怠乏力等为主要表现的情志证候。

［临床表现］郁郁寡欢，忧愁不乐，表情淡漠，胸闷腹胀，善太息，倦怠乏力，脉涩等。

［机理分析］肺在志为忧，忧则气沉，忧愁过度，必伤于肺，因脾肺有母子之气相通，也有伤于脾者。忧愁过度，气机沉郁，情志不舒，则见郁郁寡欢，忧愁不乐，表情淡漠，善太息等；肺气郁闭不宣，脾气不运，则腹部胀满，倦怠乏力等；脉涩为气滞不宣之象。

［辨证要点］有导致忧愁的情志因素存在，以忧愁不解、胸闷气短、倦怠乏力等为主要表现。

五、悲 伤 证 候

指由于悲伤过度，使气机消沉，伤及肺脏，而以情绪悲哀、神疲乏力等为主要表现的情志证候。

［临床表现］善悲喜哭，精神委靡，疲乏少力，面色惨淡，脉结等。

［机理分析］悲则气消，悲哀太过，则神气涣散，意志消沉，故见悲哀好哭，精神委靡，疲乏无力，面色惨淡等；气消则血行不畅，故见脉结。

［辨证要点］有导致悲伤的情志因素存在，以情绪悲哀、神疲乏力等为主要表现。

六、恐 伤 证 候

指由于恐惧过度，使气机沉降，伤及肾脏，而出现以恐惧不安为主要表现的情志证候。

［临床表现］恐惧不安，心悸失眠，常被噩梦惊醒，甚则二便失禁，或为滑精、阳痿等。

［机理分析］恐则伤肾，恐则气下，肾气不固，神气不宁，故见恐惧不安，心悸失眠，甚至出现二便失禁、滑精、阳痿等症。

［辨证要点］有导致过度恐惧的情志因素存在，以恐惧不安为主要表现。

七、惊 伤 证 候

指由于受到过度惊骇，导致气机逆乱，而出现以胆怯易惊、惊悸不宁、坐卧不安、失眠多梦为主要表现的情志证候。

［临床表现］胆怯易惊，惊悸不宁，坐卧不安，失眠多梦，或见短气，体倦自汗等。

［机理分析］惊则心无所倚，神无所归，虑无所定，气机逆乱，故见患者胆怯易惊，惊悸不

宁，坐卧不安，失眠多梦等症；短气、体倦自汗等症则系过度惊吓导致气虚所致。

［辨证要点］有导致过度惊骇的情志因素存在，以胆怯易惊、惊悸不宁、坐卧不安、失眠多梦为主要表现。

【补充阐发】

一、注意情志的双刃剑作用

七情概念早在先秦《礼记·礼运》中即有论述，《左传》、《荀子》等诸子论著中亦有论述。《素问·举痛论》六气发病及其他篇章的有关论述则基本上确立了七情的医学概念和理论内容。宋元时期真正视此为病因并详述其发病过程和用之于临床，这是七情学说形成发展的关键时期。后经金元四大家的发扬光大，才逐渐形成了比较完备的古代情志致病学说。

情志具有影响人体生理与病理双刃剑的作用。在正常情况下，情志属于生理性的精神活动，“乃人之常性”，是人体对客观事物的不同反应，这种与外界环境的信息交流，以脏腑、气血作为情志变化的物质基础，因而有“人有五脏化五气，以生喜、怒、悲、忧、恐”的理论。情志和调，可以调节五脏六腑功能，化生气血，生津充髓，护卫机体，御邪内侵，防止疾病的发生。但若情志反应过于强烈、突然；或消极的情感活动持续过久；或个体体质虚弱、人格阙如，心理调节失衡，超出了个体自身心理生理活动的调节范围与耐受能力，则可引起脏腑气机紊乱，继之影响脏腑功能，使情志转变为致病因素，导致不同情志病证。

二、情志致病的规律

1. 不同性质的情志刺激，常常作用于相关脏腑，可引起不同病证，如“大怒则形气绝，而血菀于上，使人薄厥”；“喜乐者，神惮散而不藏”；“悲哀动中者，竭绝而失生”；“恐惧而不解者伤精”；“惊则心无所依，神无所附，虑无所定”；思则气结，“气结病者，忧思所生，心有所存，神有所止，气留而不行，故结于内”；“愁忧者，气闭塞而不行”。值得注意的是：①这种七情致病的特异性对临床辨证用药具有指导意义，值得进一步探讨研究。②临床“情志辨证”不能以某一独立情感变化而责之于某一绝对脏腑。③由于心主神明，与情志关系密切，故损伤各脏的同时多累及心，导致神不守舍。

2. 体质因素的强弱与人体是否易感疾病有关，七情是否致病，首先取决于机体耐受力的大小，而机体的耐受性又与体质状态有关。因此，正气在情志病变中占有主导地位，是病变的内在根据。精神刺激是否过强过度成为病因致病主要取决于个体对外界精神刺激的应激抗御能力和自我调节程度的差异。但是，情志异常可导致体内气机升降失调，脏腑功能紊乱，阴阳平衡的破坏，以致正气虚弱，邪气入侵而致病。

三、情志病证的临床特征

情志致病既可成为发病的直接病因，出现脏腑功能失调的病理征象，又可间接成为疾病的诱因，加重原有病证或引发新的疾病而伤及五脏，直接影响着病情的发展、变化与转归。所以在临床上情志病证以情志异常症状明显，病位涉及广泛，兼证繁多复杂，并且患者具有易感性强，病情波动性大，自觉症状突出为临床特征。

情志致病在症状上可概括为躯体症状和心理症状两大类。躯体症状体现在头面、胸腹及全身等处；而心理症状多出现认知、情绪、行为、睡眠等几类的变化。在中医证候方面，情志辨证也有虚实之分。

目前有关情志辨证的标准尚未建立，根据患者临床症状可大致包括以下常见证型：喜伤心志证、怒伤肝志证、怒火上炎证、忧伤肺志证、忧伤心志证、忧伤脾志证、思伤脾志证、思伤心志证、恐伤肾志证、恐伤心志证、悲伤心肺证、惊伤心肾证等。

四、情志病证治疗的特点

1. 情志病证有别于一般的外感病和内伤病，在治疗必须考虑到患者生理与心理两方面因素，缺一不可，在某阶段后者显得更为重要。因此，根据不同病因病机，除施以药物辨治外，还要注重具有中医特色意疗方法的使用，如情志疗法、情景疗法、激情疗法、行为疗法、音乐疗法等。

2. 以情胜情的治疗方法。情志可以致病，亦可以治病，中医重视心理治疗，不仅注意用开异、暗示，还总结了以情胜情的理论与方法。"以情胜情"是有意识地用一种情志去战胜、制止、克服另一种偏激的情志，使机体恢复平衡，从而达到治愈的目的疗法。《内经·六微旨大论》中指出："亢则害，承乃制，制则生化"，情志胜治，正是以"胜"而"制"，因"制"而"生化"，生化则功能恢复，正胜邪退而病愈。注重情志调摄，以七情制之，符合"神与形俱"中医整体观念和五行相生相克的规律，这种精神疗法，可使患者恢复心理平衡，不药而愈。

【古代文献】

《素问·举痛论》：余知百病生于气也，怒则气上，喜则气缓，悲则气消，恐则气下，寒则气收，炅则气泄，惊则气乱，劳则气耗，思则气结，九气不同，何病之生？岐伯曰：怒则气逆，甚则呕血及飧泄，故气上矣。喜则气和志达，荣卫通利，故气缓矣。悲则心系急，肺布叶举，而上焦不通，荣卫不散，热气在中，故气消矣。恐则精却，却则上焦闭，闭则气还，还则下焦胀，故气不行矣。……惊则心无所倚，神无所归，虑无所定，故气乱矣。……思则心有所存，神有所归，正气留而不行，故气结矣。

《景岳全书·杂证谟·郁证》：凡五气之郁，则诸病皆有，此因病而郁也。至若情志之郁，则总由乎心，此因郁而病也。……怒郁者，方其大怒气逆之时，则实邪在肝，多见气满、腹胀，所当平也；及其怒后，而逆气已去，惟中气受伤矣。既无胀满、疼痛等症，而或为倦怠，或为少食，此乃木邪克土，损在脾矣。……思郁者，则惟旷女嫠妇，及灯窗困厄、积疑在怨者皆有之。思则气结，结于心而伤于脾也；及其既甚，则上连肺胃，而为咳喘、为失血、为膈噎、为呕吐；下连肝肾，则为带浊、为崩淋、为不月、为劳损。……忧郁病者，则全属大虚，本无邪实，此多以衣食之累、利害之牵。及悲忧惊恐而致郁者，总皆受郁之类。盖悲则气消，忧则气沉，必伤脾肺；惊则气乱，恐则气下，必伤肝肾。

《医碥》：怒，阳为阴闭不得伸则怒，如雷之奋于地也。震为雷，阳在阴下，阴雨则雷动，阴雨以气言之，则寒也；以象言之，则水也；水者，有形之物也。故人身阳气或为无形之寒气所闭，或为有形之痰血所遏，皆不得伸而郁为怒。经谓血并于上，气于下，则善怒是也……太息，《经》曰：忧思则心系急，急则气道约，故太息以伸出之。气盛而郁则为怒，气不盛而郁则为太息。观《经》谓胆病者，善太息，口苦呕宿汁可知。太息之与怒，同属于郁矣。

喜笑不休。笑由于喜，喜属心则笑亦属心。……悲属肺，悲则气降、肺主降，故属肺也。……遇事而惊者，由于外也；因病而惊者，动于中也。心为热所乘则动而惊，而属之肝胆者，以肝主动，而胆虚则善惊也。心肝赖血以养，血虚则心之神无所依，肝之魂不藏，五脏之热皆得乘心而致惊。……恐者，心之所怯也，盖心气虚使然。而属之肾者，恐则气下，故属肾也。《经》曰：精气并于肾，则恐是也。又属之肝胆者，以肝胆之气旺则上升，虚则下降，今恐而气下，是肝胆之气不足也。故勇者谓之且胆壮；怯者谓之胆小……。

【研究进展】

一、中医情志学说的源流研究

梅秀峰等[1]将中医情志学说的源流大致分为五个阶段：

1. 雏形于秦汉时期　先秦时期，中医药学术体系尚未形成，有关情志致病的论述只散见于各种文献中。尚未形成系统的理论认识。所以，有学者称之为“诸子散载时期”。《山海经》记载了38种疾病，其中就提到了狂、痴等。《庄子·齐物论》曰：“喜怒哀乐，虑叹变慹”，即是对情志举而言之。《吕氏春秋》曰：“大喜、大怒、大忧、大恐、大哀，五者接神则生害矣”，论述了“五情致病”。《荀子·天论》曰：“形具而神生，好恶喜怒哀乐藏焉，夫是之谓天情”，概括为“六情”。《礼记·礼运》曰：“何谓人情？喜怒哀惧爱恶欲七者弗学而能”，已经有“七情”的提法。

秦汉时期是中医情志学说的雏形阶段。奠定中医学理论体系基础的《黄帝内经》在情志医学方面有大量精辟的论述。《内经》162篇中，从篇名到主要内容讨论到心理学有关问题的多达32篇，共计236个词条，并多次提及喜、怒、忧、思、悲、恐、惊等情志；内容涉及情志致病的达129篇之多，占全书的72.9%。《素问·举痛论》曰：“百病先于气也，怒则气上，喜则气缓，悲则气消，思则气结”，《灵枢·本神》曰：“肝藏血，血舍魂，肝气虚则恐，实则怒。脾藏营，营舍意，脾气虚则四肢不用……”等，阐述了情志变化同发病之间的关系。《伤寒论》开创了情志医学辨证论治的先河。全书条文398条，以心理因素作为病因之一，以异常的心身现象作为主证之一的有40条，占10%；88条涉及心理现象，占22%；113首方剂中，以心理因素为主要病因之一或以心身病证为主证之一的有20方，占18%；涉及心理问题的有34方，占30%。在西汉淳于意记载的25个病例中，情志致病者3例，占12%；有心理异常者7例，占28%。

2. 形成于隋唐时期　隋唐时期，一些医家在中医情志致病等方面提出了自己独到的见解，是情志学说的初步形成阶段。巢元方《诸病源候论》记载证候1739个，其中涉及心理证候达106个。《诸病源候论》指出：“怒气则上，气不可忍，热痛上抢心，短气欲死不得息也；恚气则积聚在心下，心满不得饮食，忧气则不可极作，暮卧不安席，喜气即不可疾行，不能久立，愁气则喜忘不识人语，置物四方，还取不得去处。”孙思邈强调“怒气、愧气、喜气、忧气、愁气，此之为病，皆生积聚”。他认为长时期不良心理情绪的刺激，如心情抑郁、思欲无穷、喜乐过度等，都会导致心理失衡，成为损害健康的始动因素。同时，他还归纳了七情所致的各种证候，即“喜气为病，则不能疾行，不能久立；怒气为病，则上行不可当，热痛上冲心，短气欲死，不能喘息；忧气为病，则不能苦作，卧不安席；恚气为病，则聚在心下，不能饮食；愁气为病，则平居而忘，置物还取，不记处所，四肢浮肿，不能举上……”。

3. 成熟于宋金元时期　宋金元时期是中医情志学说走向成熟的阶段。南宋陈无择在《三因极一病证方论》中明确提出了“七情”的概念，突出强调了情志因素在疾病发生发展中所起的重大作用，标志着中医的“七情学说”的成熟。刘完素提出了“五志过极皆为热甚”的论点，重视六欲七情与疾病的联系，认为亢盛的情欲属于阳，若情欲过度，则易化热为炎。张子和在《儒门事亲》中对七情致病的病变和证候，作了较全面的归纳和论述。认为几乎所有慢性病过程都受心理因素的影响。李东垣在《脾胃论》中提到：“凡怒、忿、悲、思、恐、惧，皆损元气。夫阴火之炽盛，由心生凝滞，七情不安故也。”他还在《内外伤辨惑论》中特别指出：“喜怒过多……耗伤元气，脾胃虚衰，元气不足而心火独盛。”朱丹溪在《格致余论》中指出：“相火”多起于情志妄动，并在《丹溪心法》中提出“七情之病皆从火化”的论点。

4. 完善于明清时期　明清时期，中医情志学说臻于完善。明代万全的《幼科发挥》记载的 118 个医案，其中心理病证 17 例，占 14.4%；以七情为病因者 7 例，占总案数的 5.9%。江瓘《名医类案》的总医案数为 2384 例，七情致病者为 196 例，占 8.2%。王肯堂《证治准绳》中记载了 50 多种情志所致疾病，内容涉及内、妇、儿、外各科。秦景明《脉因证治》记载了约 117 种和情志有关的病。傅青主认为妇女以情志病为多，尤其是在妇女“七七”左右的更年期阶段，情志致病更为多见。张景岳认为“情志”是神的一种，由心神化生，其本质就是情。他在《类经》中说：“神之为意有二：忿言之，则阳神曰魄，阴神曰魂，以及意志思虑之类皆神也。合言之，则神藏于心，而凡情志之属，惟心所统，是为吾身之全神也。”他还阐释了《内经》“移精变气”和“祝由”的理论，强调情志对健康的影响，形成了独具特色的心身医学观。

到了清代，众多医家对情志病进行研究，情志学说得到了完善。林珮琴《类证治裁》和沈金鳌《杂病源流犀烛》明确指出精神治疗在情志病中的重要地位；《医宗金鉴》、《沈氏尊生书》中收集了不少情志病治疗验案。这一时期对情志病的认识内容丰富，涉猎广泛。

5. 阐发于近现代阶段　随着学者们对情志致病学说认识的不断拓展，近现代对情志学说的研究也由单纯的理论论述进入到实验研究。提出了多种动物模型的制作方法：包括单纯外界刺激法：如“怒伤肝”模型，主要有夹尾法（用夹尾刺激引发大鼠打斗）、捆绑法（用绷带束缚四肢，使之行走困难，装入笼内）、模具法（用颈部枷锁套在大鼠的脖子上，模具影响大鼠日间理毛、挠痒等活动；将大鼠置于自制的束缚制动筒内，通过移动插片而逐步缩小大鼠的活动空间，调节到使其不产生强烈反抗的紧张程度）、束缚水浸法、旋转法、光电刺激法（对大鼠施以光信号和电刺激）等。“恐伤肾”模型，用惊吓鼠造成“恐伤肾”的动物模型。其次为药物造模法，如肾上腺素皮下注射。也有药物加刺激法，采取夹尾加注射肾上腺素等造模。

二、情志证候的临床研究

由于情志的产生既有外界的自然、社会、人文等因素，又与个体的心理、生理、承受能力密切相关，所以情志证候的研究不单纯是医学课题，涉及众多学科，中医的情志学说充分体现了自然科学与社会科学高度融合的特色和优势，其研究主要侧重于以下几个方面：

（一）情志证候的辨证标准研究

情志辨证内容各版教材涉及较少，情志证候诊断标准尚未规范化。目前有关专家[2,3]研究认为，中医情志分类可归纳为：脏腑分类方法，以五脏为中心，以机体情志变化为表象，将机体的情志活动与内脏关系相联系进行辨证。虚实分类方法，因情志致病易扰乱气机、伤及脏腑、损耗正气、化火伤阴、痰浊内生、瘀血内阻，病机错杂，故从虚实辨证。综合分类方法：分为喜证、怒证、忧思证和悲恐证。七情分类方法：按致病因素和病证特点分为喜伤证候、怒伤证候、忧伤证候、思伤证候、悲伤证候、恐伤证候、惊伤证候。

由于情志证候从病因、病机、临床表现、疾病转归和治疗方法均与情志密切相关，并有其特殊性，有别于一般的内伤病。按七情分类方法既可以避免把情志变化通责之于某一脏腑的绝对性，又可理顺情志证候寒热虚实夹杂的繁杂性，还可有别于脏腑证候的重叠性。

（二）情志证候的临床特点研究

严石林等[4]认为，情志证候多见于心身疾病。情志证候的临床特点，一是病种广泛，可见于内分泌系统疾病、消化系统疾病、免疫系统疾病、心血管系统疾病、神经系统疾病等；二是多见于疑难病症，如21世纪疾病死亡谱的前三位心血管病、脑血管病、恶性肿瘤，经临床观察和实验研究表明均与情志密切相关。情志证候的临床研究，在病种上，有人对精神病与内科病七情证候辨析研究，观察不同疾病的患者的喜、怒、忧、思、悲、恐、惊七情证候的临床表现，发现精神病患者怒伤证候明显多于肝病组及内科其他病组（$P<0.01$），而内科其他病组患者在“忧伤、惊伤、悲伤、恐伤”证候中明显多于肝病组患者，有显著性差异（$P<0.05$或$P<0.01$）。肝病组患者七情证候出现的主次为：思、怒、忧、喜、惊、悲、恐；其他内科病组为：忧、思、恐、悲；另外，精神患者的“怒伤”表现明显多于肝病及其他内科组患者（$P<0.05$），说明精神病患者的临床症状重，情绪反应强烈，在诊断和治疗上都明显区别于肝病及其他内科患者。焦树德等[5]的实验研究和临床观察表明，冠心病、消化性溃疡、高血压、糖尿病、哮喘等致病过程中始终存在着气机紊乱现象，并在这一基础上可导致寒热互结、产生痰湿瘀血等病理产物，而且与个体行为类型、情绪稳定类型差异有高度的相关性。有人对冠心病的研究还发现，此类患者较正常人具有紧张、易激惹、形盛体衰、正气不足、气滞和阳热体质特点；而消化性溃疡患者则具有紧张、易激惹及气滞、虚寒性体质特征，说明心身疾病不仅与情志刺激有关，与体质不同也密切相关，符合中医情志致病的特征。对情志病证的治疗，辨证施治、整体调节是中医药的优势所在，如探讨中药情志舒治疗肝胃不和型功能性消化不良，发现情志舒是通过增加移行性运动综合波（MMC）、血浆胃动素（MOT）的释放和胃肠壁P物质（SP）的表达，从而改善胃肠运动功能来治疗肝胃不和型功能性消化不良（FD）。情志应激与2型糖尿病的基因表达及中药干预实验，中药的干预根据糖尿病气机紊乱证的病机特点，以理气降逆散结为治则，研究表明心身中药复方制剂临床确有疗效。

（三）情志证候的发病机理研究

1. 情志异常与神经-内分泌-免疫网络系统失调　已有专家[6,7]研究表明：愤怒、惊恐、思虑、悲哀、忧愁不良情志均导致神经介质和内分泌激素紊乱，可出现去甲肾上腺素、肾上腺素、5-羟色胺、多巴胺、ACTH、性激素、儿茶酚胺、生长激素、甲状腺素、胰岛素、乙酰胆碱等多项指标发生变化，从而导致躯体反应和器官损伤。长期的情志刺激也可使周围血中淋巴细胞增多，如肝郁能使T细胞免疫功能紊乱，NK细胞和巨噬细胞功能下降；恐惧伤肾的应激后，可降低机体红细胞免疫功能，又损伤免疫器官；各种应激过程中IL-1活性明显改变；持续激怒的大鼠，腹腔巨噬细胞的吞噬功能和产生白细胞介素1的能力明显抑制，并伴有体重下降、胸腺萎缩、T细胞功能抑制，导致免疫功能下降。其中下丘脑-垂体-肾上腺轴（HPAA）是神经内分泌免疫的枢纽，在心理应激中起到至关重要的作用。

2. 情志异常与脑的病理变化　脑不仅是自主神经系统和内分泌系统的高级调节中枢，也是精神情志活动和体内调控的中心环节，在应激中枢的调控中，*c-fos*表达作为神经元兴奋的标志，可有效地用于神经通路追踪和信使传递途径的研究。研究表明，应激引起的*c-fos*表达主要分布在下丘脑室旁核、蓝斑、终纹背侧窗核以及A5和A1去甲肾上腺能神经元，中枢注射促肾上腺皮质释放因子（CRF）诱导CRFmRNA快速表达分布的区域与应激引起*c-fos*表达极其类似，CRF拮抗剂、α螺旋CRF9-41能显著减少下丘脑室旁核（PVN）神经元*c-fos*表达，但并不影响隔区、蓝斑及Barrington核的表达，说明脑内可能存在着特异性心理应激反应核团，所以探讨不同性质情绪应激后*c-fos*在脑内的表达分布差异在医学中具有重要意义。愤怒与恐惧在七情中具有可比性，研究发现*c-fos*在表达部位上，因情志性质不同而各异，愤怒组*c-fos*以下丘脑表达显著，而恐惧组*c-fos*以杏仁核表达显著，两组有显著性差异（$P<0.05$，$P<0.01$）。还有从物理学的角度探索情志异常对脑波动力学的影

响，实验结果表明：惊的脑波动力学特征是以轨迹向外周扩散为主，归类为逃逸型；恐的脑波动力学特征是以轨迹向中心集结为主，归类为缩结型。这些研究为情志内伤特异性机理提供了实验依据。

（四）情志证候的量化评定研究

研究表明，注重情志证候的量化评定是辨证客观化、规范化的重要途径。

1. 运用国际或国内通用量表　随着中医证、症规范化和量化研究的不断深入，姬道绪等[8]应用国际或国内通用自评量表对躯体性和精神性疾病的患者进行心理评定，探索量表测定值与中医辨证分型的关系，对于区分不同证候在精神心理表现方面的差异，进行中医辨证是必要且可行的。

2. 开展中医特点量表编制工作　在情志病证的临床研究中，高冬梅[9]、王米渠[10]、龙亚军[11]、胡随瑜[12]等借鉴心理测量学的思想与方法，根据中医特点编写不同量表，对证、症进行量化评定，使量表中条目的描述能够较准确地反映中医辨证思维，更好地适应临床实践。现有具中医特色的量表，如“七情证候辨析量表”、“七情问卷”、“七情背景问卷”、“七情生活事件量表”以及“中医肝脏象情绪自评等级量表”（ERSG），多基于医者实践及研究经验而编制，为情志病证的量化研究提供了针对性强且有效的评估工具。

（五）情志病证数据库系统的研究

徐爱萍、乔明琦等[13,14]在情志致病流行病学调查的基础上，构建了情志病证数据库管理系统，将计算机数据管理技术引入情志病证发病机制研究。实现了情志病证研究量表的数据远程录入、查询、搜索、统计和导入导出功能，为情志病证的研究提供了较好的实验数据采集和管理平台。该研究成果已应用于实际，取得了预期效果。

三、情志证候的实验研究

（一）情志证候实验研究的特点

张丽萍等[7,15]总结分析情志证候实验研究，其特点主要表现为：

1. 动物选择　对于情志证候造模在动物选择上，主要有猴、大鼠、小鼠、兔等，其中最常用 Wistar 大鼠为主，因为 Wistar 大鼠种系垂体-肾上腺系统功能发达，对应激反应灵敏，适于制作情志病证模型，成功率高。

2. 造模方法　模拟中医传统病因建立动物模型，如孤独饲养致怒法、空瓶刺激致怒法、社会应激致怒法。采用猫吓鼠、人吓猫及爆竹吓狗方法，制作“恐伤肾”模型；通过间断、低频、低压交流电电击大鼠足底，使动物反复受到刺激，结合同步闪光照射，制作大鼠惊恐模型。采用睡眠剥夺的小站台发加定时钟的铃声刺激，制作中医“惊”情志刺激大鼠病理模型。另外还有采用中西医结合的科研思路，根据病因病理复制情志病证动物模型，如用雌二醇和黄体酮注射复制产后抑郁模型，采用夹尾等方法制作怒志模型，采用利血平、苯丙胺、5-羟色胺酸等诱导制作忧伤情志模型。

3. 观察指标　在动物行为学观察方面，发现愤怒大鼠主要表现为兴奋激动、情绪爆发、攻击行为；恐惧表现为退缩逃避、惊慌失措、交感神经兴奋，甚至肢体软瘫、大小便失禁或精神抑制等。如何评定动物情绪，目前尚未统一意见，动物模型的特殊性要求通过观察其行为模式，并做客观和数量化的记录，其中旷场实验是最常运用的指标，它能够有效评价动物对新异环境的兴奋性、适应性、探究、紧张、记忆等多种行为。有研究表明，愤怒模型组大鼠的水平得分和垂直得分均高于孤独对照组和正常对照组，表明排除孤独饲养因素，愤怒应激后大鼠兴奋性、敏感性增强，探究活动增多。恐惧模型组明显低于孤独对照组和正常对照组，说明排除孤独饲养因素，恐惧应激能够使大鼠的兴奋性、敏感性明显减弱。

（二）情志证候动物模型的研制

1. 怒证动物模型

（1）夹尾激怒法：须惠仁等[16]报道采用雄性 Wistar 远交系大鼠，体重 300～400g。方法：将 3～7 只大鼠同笼，用纱布包裹尖端的止血钳夹鼠尾巴，令其与其他大鼠厮打，很快会激怒全笼的大鼠。每次刺激 30 分钟，每隔 3 小时刺激 1 次，每日刺激 4 次。激怒刺激 2 日后进行各项实验指标的观察。结果：激怒大鼠血小板聚集率显著升高；五种切变速度测定全血黏度显示，暴怒大鼠的每一种切变率所显示的全血黏度都明显高于对照组；激怒大鼠的血浆比黏度显著高于对照组，复钙时间比对照组有明显延长，其相应的黏度上升率、血细胞比容则明显减少，血沉极显著地快于对照组。电镜下血小板带有树枝状突起和许多微突，并且以黏连聚集者为多。采用疏肝理气药后可降低血小板聚集率，扩大型血小板含量减少，圆形和树型血小板含量增多。但方药对血沉、血细胞比容、全血黏度以及血浆比黏度无影响。严灿等[17]采用相同方法复制该“怒伤肝”大鼠模型，并观察模型大鼠的细胞免疫功能、神经内分泌功能等。结果发现：该模型大鼠腹腔巨噬细胞释放 H_2O_2 的量减少，腹腔吞噬细胞吞噬率和吞噬指数下降等，大鼠血浆皮质酮水平升高。顾立刚等[18]采用夹尾方法形成大鼠长期激怒应激模型，并观察长期激怒刺激对大鼠全血黏度和腹腔巨噬细胞功能的影响。结果发现：长期激怒刺激可使大鼠全血黏度呈高黏状态，腹腔巨噬细胞吞噬功能和分泌 IL-1 受到抑制。

（2）膈区破坏法：岳文浩等[19]报道采用 SD 大鼠，雄性，体重 180～220g。予大鼠标准饲料，室温通风良好环境饲养，Ⅰ型 C 立体定位器 AP-1，RL±1（矢状面左侧和右侧各 1cm）H-6 处用直流电压 10V，通电 30 秒破坏大鼠双侧膈区。术后缝皮，常规消毒。结果：全部动物手术后 24～48 小时出现明显的怒行为反应，即直立，对峙，撕咬，鸣叫，对外界声响和震动反应敏感，肌紧张升高，双目直视对方、扩瞳，有时恐惧、不安，学习、记忆行为减退。

（3）束缚制动法：赵晓林等[20]以束缚制动作为应激源，形成慢性激怒应激大鼠。方法：采用雄性 wistar 远交系大鼠，体重 250～300g，每笼 2 只，每日给予黑暗和光照各 12 小时，20～22℃，同时给予每日 1 次成对双后肢的立式束缚，以引起明显的激怒应激反应（粗叫、站立对峙、扭打撕咬），首次 30 分钟，以后隔日增加 10 分钟，共 2 周。检测大鼠脾淋巴细胞增殖反应、白细胞介素 2（IL-2）诱生活性和皮肤气管肥大细胞（MC）发现，慢性激怒应激可致淋巴细胞增殖程度降低，MC 形态异常，数量减少，而滋补肝肾方药对此具有拮抗调整作用。随后，赵氏[21]进一步观察了慢性激怒应激大鼠下丘脑肝脏核糖体聚态的变化。结果显示：慢性激怒应激大鼠肝脏多聚核糖体解聚，蛋白质合成速率下降，滋补肝肾方药可拮抗该解聚，使多聚核糖体及蛋白质合成速率增加，而下丘脑核糖体聚态无明显变化。严灿[22]采用相同方法复制该模型，结果发现模型大鼠细胞免疫功能低下，而下丘脑-垂体-肾上腺轴兴奋；在采用调肝方药治疗后，上述病理变化都有一定程度的改善。

（4）刺激怒吼中枢法：岳文浩[19]等运用健康家猫，体重 1.8～3.0kg，雌雄不拘。立体定位仪将单极绝缘电极插到怒吼中枢（GC）（定位参数 A：1.0，L：4.5，H：2.5），用 250μA、波宽 0.3ms，频率 90Hz 刺激 GC。结果：电刺激 GC 诱发猫的怒反应，表现为暴发性怒叫，极度扩瞳、耸毛甩尾、伸爪、攻击、啃咬等典型怒行为反应。电刺激 GC 后猫的血压急剧升高、足趾汗分泌、呼吸深快及胆汁急剧分泌减少，25 分钟后逐渐恢复到正常水平。在保持双侧肾神经完整的情况下，电刺激 GC 后除有典型的怒反应外，还伴有血浆肾素的升高。此外，电刺激猫 GC 后可引起肝动脉压、肝动脉阻力、门静脉压、静脉阻力的上升和肝动脉、门静脉血流量的减少。

2. 恐证动物模型　沈雁等[23]观察了三种不同类型的恐证动物模型后发现，惊恐对小鼠、猫和狗的睾丸和脑垂体等组织在形态上均有不同程度的损伤。电镜观察证实，小鼠的睾丸精子成熟过程受阻，脑垂体促性腺激素细胞等均有胞浆内细胞器变性、坏死，细胞核固缩、核溶、坏死等表现。由此认为，恐证的病理形态上的改变主要在垂体-性腺轴。

（1）猫吓鼠致恐法：采用昆明雄性小鼠，体重(35±5)g，成年猫 1 只。将实验小鼠(分为 1 周组和 3 周组)同猫关在同一大套笼内，小白鼠被关的小套笼与猫仅一网之隔，使猫与鼠相对而视。1 周组小白鼠每日上、下午各放 2 小时。1 周组小白鼠于实验第 7 周用颈椎脱位法处死。3 周组小白鼠用上述方法将猫与鼠 24 小时共处，以加强刺激强度。另外，在实验期间，每日上、下午各拿 1 只活鼠喂猫示众。3 周组于实验后 3 周用上述方法处死。

（2）人吓猫致恐法：采用成年健康的雄性猫。动物中心有 2 只猫对某饲养员尤为恐惧，所以请该饲养员对此 2 只猫进行人吓猫的实验。每日上、下午各恐吓 1 次，每次半小时左右。连续 30 日后处死。

（3）爆竹吓狗致恐法：采用成年健康草狗 3 只，体重(9±1)kg。1 只作对照组，2 只作实验组。将 2 只实验狗放在只能伸头转身的木圈内，前后左右四周木板上均钉上长锐钉，锐钉间距为 10cm，每日下午 2 时在木圈上方放 300 响鞭炮。连续 30 日后将实验狗用颈动脉割断法处死。

四、情志证候研究述评

由于疾病谱的变化，心身疾病的发病率逐年提高，使得现代医学模式由生物医学模式向生物-社会-心理医学模式的转变，更突出了情志因素在病因学上的重要性，因此加强情志证候的研究是具有重要的现实意义的。七情既是生理学概念，又是病理学概念。人体情志变化与大脑的高级中枢有密切关系，其复杂性可想而知，有关的文献报道很少，说明开展情志证候的研究是很有难度的。我们认为，可以从以下 3 个方面开展一些工作：

1. 结合临床，病证结合开展七情致病的病理生理机制研究　随着现代医学中的神经生理学、神经分泌学、精神免疫学以及心理应激理论的发展，从神经-内分泌-免疫网络的角度探讨七情致病的病理生理机制及情志刺激对脑机制的影响等思路入手，并结合不同的情志归属的不同脏腑，是可以取得一些实质性的进展的。

2. 加强情志证候辨证的客观化、标准化研究　情志辨证是中医诊断学的重要的辨证方法，七情辨证作为中医病因辨证的主要内容，具有其他辨证方法不能取代的地位，建立情志辨证的客观标准，是形成完整、完善的中医辨证体系所必不可少的内容，是开展情志证候基础研究的坐标。

3. 加强情志致病的动物模型研制。复制情志致病的动物模型是有一定难度的，但非常有意义。目前较为成功的情志致病模型只有怒证和恐证两种，而要在实验动物身上复制出忧、思、悲等情绪反应则较难，今后可选用一些高级动物，如猴、猩猩等进行情志致病模型的复制。在复制动物模型时，对情志应激模型所表现出的症状、体征及综合反应，进行中医辨证，并注意探讨不同的应激源以及应激的不同阶段和过程中所表现的中医证候，进而采用中药方剂进行治疗，多方位、多层次揭示情志证候的本质，为中医防治情志类疾病提供科学依据。

参 考 文 献

[1] 梅秀峰,高娜,薛一涛．中医情志学说的发展历史．山西中医学院学报,2010,11(1):18-20

[2] 朱文锋,何清湖．现代中医临床诊断学．北京:人民卫生出版社,2003,476-480

[3] 董湘玉,李琳．中医心理学基础．北京科学技术出版社,安徽大学出版社,2003:103-129

[4] 严石林,严俨,钟思冰,等．精神病与内科病七情证候辨析研究．成都中医药大学学报,1999,22(4):19-20

[5] 焦树德,路志正．实用中医心病学．北京:人民卫生出版社,2001:320-343

[6] 乔明琦,张惠云,王海军．愤怒和郁怒与经前期综合征肝气逆证肝气郁证相关性研究．陕西中医,2006,27(11):1359-1361

[7] 张丽萍．情志病证的中医药研究现状与展望．环球中医药,2010,3(3):168-171

[8] 姬道绪,王天芳,薛晓琳．抑郁症常见证候精神症状表现特点的初步研究．北京中医药大学学报,2003,26(6):72-75

[9] 高冬梅,乔明琦,张惠云,等．经前期综合征肝气郁证猕猴模型评价指标．中医杂志,2005,46(12):931-933

[10] 王米渠．试论七情学说的科学性．贵阳中医学院学报,1987,9(1):11-13

[11] 龙亚军．七情问卷测试初探．中医心理学文集,1985,(总 2):73-74

[12] 胡随瑜,王哲,尤劲松,等．中医肝脏象情绪评定量表的初步编制．中国临床心理学杂志,2001,9(2):84-86

[13] 徐爱萍,章登义,乔明琦,等．情志病证数据库系统的研究与设计．医学信息学杂志,2009,30(9):48-51

[14] 乔明琦,王文燕,张惠云,等．肝气逆肝气郁两证病因流行病学调查及情志致病．中国中西医结合杂志,2007,27(2):117-119

[15] 张丽萍,张曼,张伯礼．情志病证的中医药治疗进展．光明中医,2009,4(4):778-780

[16] 须惠仁,等．肝郁证的动物实验研究．中医杂志,1991,(6):44

[17] 严灿,等．应激状态大鼠腹腔巨噬细胞释放 H_2O_2 功能的观察．中医杂志,1997,38(4):236-238

[18] 顾立刚,等．长期激怒刺激对大鼠全血粘度和巨噬细胞功能的影响．北京中医药大学学报,1997,20(2):28-30

[19] 岳文浩,等．怒伤肝机制研究．医学与哲学,1995,16(9):481

[20] 赵晓林,等．滋补肝肾方药对慢性激怒应激大鼠免疫的影响．中国中医基础医学杂志,1996,2(5):30-32

[21] 赵晓林,等．滋补肝肾方药对慢性激怒应激大鼠下丘脑肝脏核糖体聚态的影响．中国中医基础医学杂志,1997,3(5):28-31

[22] 严灿,等．中药复方对拟中医“怒伤肝”慢性激怒应激大鼠模型免疫功能的影响．亚洲医药,1999,10(2):22-25

[23] 沈雁,等．“恐伤肾”的实验研究．中国医药学报,1991,6(1):13-15

第九章

脏 腑 辨 证

脏腑辨证是在认识脏腑生理功能、病理特点的基础上，将四诊所收集的症状、体征及有关病情资料，进行综合分析，从而判断疾病所在的脏腑部位、病因、病性等，为临床治疗提供依据的辨证归类方法。简言之，即以脏腑为纲，对疾病进行辨证。

脏腑辨证的形成，早在《内经》即提出了按脏腑进行辨证的观点。东汉张仲景所著《金匮要略》确立以脏腑病机立论进行辨证。《中藏经》有五脏六腑虚实寒热、生死顺逆脉证诸篇，从而使脏腑辨证初具系统性。唐宋金元时期，孙思邈、钱乙、张元素、李东垣等，均对脏腑辨证有较大的充实和发展。明清时期，张景岳、绮石、李中梓、王泰林、叶天士等，则对不同脏腑病证进行了分别研究而卓有成效。1949年以后，经广大中医工作者的整理、总结，形成了较为完善的脏腑辨证体系，并编入中医院校教材。

脏腑辨证的内容，主要包括脏病辨证、腑病辨证，以及脏腑兼病辨证。其中以五脏病证为辨证的重点，六腑病证通常归纳在脏病之中，脏腑兼病则仍以脏与脏病相兼为主。

学习、运用脏腑辨证，应注意如下思维方法。首先，脏腑生理功能及病理变化，是脏腑辨证的理论依据。脏腑生理功能不同，其病理变化亦异，故而不同脏腑发生病变，所反映出来的症状、体征也就必然有别，这正是确定脏腑病位的主要依据。其次，病因病性辨证是脏腑辨证的基础。在判断脏腑病位的同时，还应进一步辨明其病因病性。其中脏腑实证，一般可根据风、火、寒、湿、痰、瘀等病因的性质和致病特点的不同来判断；脏腑虚证，则可根据阴、阳、气、血等不足的规律来判断。所以，脏腑辨证与病因病性辨证之间，有着相互交织的“纵”、“横”关系。再者，进行脏腑辨证，应从整体观的角度来分析脏腑病变所属证候。由于中医学认为，人体是以五脏为中心的五个大系统，脏腑病变时，其临床表现则可发生在各系统的诸多方面。因此，辨析脏腑证候，则可据此辨明各种临床证候的内在联系，病理上也就必然存在着相互影响，从而形成诸多脏腑兼病证候。

脏腑辨证的意义在于，它是中医辨证体系中的重要组成部分，是其他辨证方法的基础，为中医临床各科辨证的必备基本方法。尽管中医的辨证方法较多，且各具特色，各有侧重，然而脏腑辨证则以其概念确切、内容具体、纲目清楚、系统完整等特点，更易于临床掌握运用，因而为中医内、外、妇、儿等科普遍采用。

第一节 心 病 辨 证

【基本内容】

心居胸中，与小肠相表里，开窍于舌，在体合脉，其华在面。心的主要生理功能为主血脉和主神明。

心的病变主要反映在两方面：一是心脉本身及其主血脉功能的异常，多表现为心悸、怔忡、心痛、心烦、脉结代促等；二是心藏神的异常，即意识思维等精神活动的异常，多表现为失眠、多梦、健忘、神昏、神识错乱等。此外，舌体的病变，如舌痛、舌疮等，通常也应归属于心。

心病证候有虚实之分，虚证有阴、阳、气、血亏虚，实证多由火扰、痰阻、寒凝、气滞、血瘀等引起。

一、心病虚证

（一）心血虚证

指由于心血亏虚，不能濡养心及心神所表现的证候。

［临床表现］心悸，头晕，失眠，多梦，健忘，面色淡白或萎黄，唇、舌色淡，脉细弱。

［机理分析］本证可因劳神过度而耗血，或失血过多，或久病伤及营血等引起；也可因脾失健运或肾精亏损，生血之源不足而导致。

血液不足，心失所养，心动失常，故见心悸；血虚心神失养，神不守舍，则见失眠、多梦；血虚不能上荣于头、面，故见头晕眼花、健忘、面色淡白或萎黄，唇、舌色淡；血少脉道失充，故脉细无力。

［辨证要点］以心悸、失眠兼血虚证为辨证要点。

（二）心阴虚证

指由于心阴亏虚，虚热内扰所表现的证候。

［临床表现］心烦心悸，失眠多梦，五心烦热，午后潮热，盗汗，两颧潮红，舌红少津，脉细数。

［机理分析］本证多因思虑劳神太过，暗耗心阴；或因温热火邪，灼伤心阴；或因肝肾等脏阴亏，累及于心所致。

阴液亏少，心失濡养，心动失常，故见心悸；心神失养，虚火扰神，神不守舍，则见心烦不宁、失眠、多梦；阴虚失润，不能制阳，故口燥咽干，形体消瘦；手足心热，午后潮热，盗汗，颧红，舌红少津，脉细数等，均为阴虚内热之象。

［辨证要点］以心悸、心烦不宁、失眠多梦及阴虚证为辨证要点。

心阴虚证与心血虚证均有心失濡养的病理改变，但前者是因心阴亏损，而后者是由于心血不足。二者在临床表现上均有心悸、失眠、多梦等症，但所伴随的阴虚证和血虚证的特点有所不同，可资鉴别。

（三）心气虚证

指由于心气不足，鼓动无力所表现的证候。

［临床表现］心悸，气短，精神疲惫，活动后加重，面色淡白，或有自汗，舌质淡，脉虚。

［机理分析］本证多由素体虚弱，或久病失养，或先天不足、脏器缺损，或年高脏气衰弱等原因导致。

心气虚弱，鼓动无力，故见心悸、胸闷；气虚卫外不固，故自汗；机能活动衰减，故气短、神疲；动则气耗，故活动劳累后诸症加剧；气虚运血无力，气血不足，血失充荣，故面色淡白、舌淡、脉虚。

［辨证要点］以心悸及气虚证为辨证要点。

（四）心阳虚证

指由于心阳虚衰，鼓动无力，虚寒内生所表现的证候。

［临床表现］心悸怔忡，心胸憋闷或痛，气短，自汗，形寒肢冷，面色㿠白，或面唇青紫，舌

质淡胖或紫黯，苔白滑，脉弱或结代。

［机理分析］本证常由心气虚进一步发展，或由其他脏腑病证波及心阳而成。心阳虚衰则推运无力，阳失温煦则虚寒内生。

心阳虚衰，鼓动、温运无力，心动失常，故轻则见心悸，重则为怔忡；心阳虚弱，宗气衰少，胸阳不展，故心胸憋闷，气短；温运血行无力，心脉痹阻不通，则见心胸疼痛；阳虚而阴寒内生，温煦失职，故见畏寒肢冷；阳虚卫外不固，则可见自汗；温运乏力，血脉失充，寒凝而血行不畅，故见面色皖白或面唇青紫，舌质紫暗，脉或结或代而弱；舌质淡胖，苔白滑，为阳虚寒盛，水湿不化之象。

［辨证要点］以心悸怔忡、胸闷或痛及阳虚证为辨证要点。

（五）心阳虚脱证

指心阳衰极，阳气暴脱所表现的证候。

［临床表现］在心阳虚证的基础上。突然出现冷汗淋漓，四肢厥冷，呼吸微弱，面色苍白，或心痛剧烈，口唇青紫，脉微欲绝，甚或神志模糊，昏迷不醒。

［机理分析］本证常是心阳虚证进一步发展的结果；亦可由寒邪暴伤心阳，或痰瘀阻塞心脉引起；还可因失血亡津，气无所依，心阳随之外脱而成。

心阳衰亡，不能外固，则冷汗淋漓；不能温煦四肢，故手足逆冷；宗气外泄，不能助肺司呼吸，故呼吸微弱；阳气外脱，脉道失充，故面色苍白无华；阳衰寒凝，血运不畅，瘀阻心脉，则见心胸剧痛，口唇青紫；心神涣散，则见神志模糊，甚则昏迷；脉微欲绝，为阳气外亡之征。

［辨证要点］以心阳虚及亡阳证为辨证要点。

心气虚、心阳虚、心阳虚脱三证密切相关，而为三个不同病理阶段，以心气虚证为基础，进而心阳虚，进而心阳虚脱。临床辨证，以心悸及气虚证为心气虚；再兼虚寒之象者为心阳虚；更兼亡阳证者为心阳虚脱，不得混淆。

二、心 病 实 证

（一）心火亢盛证

指由于心火内炽所表现的实热证候。

［临床表现］心烦失眠，面赤口渴，身热，便秘尿黄，舌尖红绛，苔黄，脉数。或口舌赤烂疼痛，或小便赤、涩、灼、痛，或吐血、衄血，甚或狂躁谵语，神识不清等。

［机理分析］本证多因情志抑郁化火；或火热之邪内侵；或过食辛辣刺激、温补之品，久蕴化火，内炽于心所致。

心火炽盛，内扰于心，神不守舍，则为发热，心烦，失眠；火邪伤津，故口渴，便秘，尿黄；火热炎上，则面赤，舌尖红绛；气血运行加速，则脉数有力。若以口舌生疮、赤烂疼痛为主者，称为心火上炎证。若兼小便赤、涩、灼、痛者，称为心火下移证，习称为心移热于小肠，由于心火炽盛，灼伤津液，以致尿少色赤而排尿灼热涩痛。若吐血、衄血表现突出者，称为心火迫血妄行证。若以狂躁谵语，神识不清为主症者，称为热扰心神证或热闭心神证。

［辨证要点］以神志症状及里实热证为辨证要点。

心火亢盛证与心阴虚证均以心烦失眠为主症，并伴有热象，但前者为实热证，后者为虚热证。

（二）心脉痹阻证

指由于瘀血、痰浊、阴寒、气滞等因素阻痹心脉，而出现以心悸怔忡、胸闷心痛为主症的一类证候。

［临床表现］心悸怔忡，心胸憋闷作痛，痛引肩背内臂，时作时止。或痛如针刺，舌黯或有青紫斑点，脉细涩或结代；或心胸闷痛，体胖痰多，身重困倦，舌苔白腻，脉沉滑或沉涩；或遇寒痛增，得温痛减，形寒肢冷，舌淡苔白，脉沉迟或沉紧；或疼痛而胀，胁胀，喜太息，舌淡红，脉弦。

［机理分析］本证多因正气先虚，心阳不振，运血无力，而致气滞、血瘀、痰浊、阴寒等邪气痹阻，心脉瘀阻，故其性质多属本虚标实。

心阳不振，失于温运，或瘀血内阻，心脏搏动失常，故见心悸怔忡。阳气不宣，血行无力，心脉阻滞不通，故心胸憋闷疼痛。手少阴心经之脉横出腋下，循肩背、内臂后缘，故痛引肩背内臂。瘀阻心脉的疼痛，以刺痛为特点，伴见舌黯，或有青紫色斑点，脉细涩或结或代等瘀血内阻的症状。痰阻心脉的疼痛，以闷痛为特点，多伴体胖痰多，身重困倦，苔白腻，脉沉滑或沉涩等痰浊内盛的症状。寒凝心脉的疼痛，以痛势剧烈，突然发作，遇寒加剧，得温痛减为特点，伴见畏寒肢冷，舌淡苔白，脉沉迟或沉紧等寒邪内盛的症状。气滞心脉的疼痛，以胀痛为特点，其发作往往与精神因素有关，常伴见胁胀，善太息，脉弦等气机郁滞的症状。

［辨证要点］以心悸怔忡，心胸闷痛为主症，伴血瘀、痰湿、阴寒、气滞的兼症为辨证要点。

（三）痰蒙心神证

指由于痰浊蒙蔽心神，表现以神志异常为主症的证候。又称痰迷心窍证、痰迷心包证。

［临床表现］意识模糊，甚至昏不知人，或精神抑郁，表情淡漠，神志痴呆，喃喃独语，举止失常。或突然昏仆，不省人事，口吐涎沫，喉有痰声。并见面色晦滞，胸闷呕恶，舌苔白腻，脉滑。

［机理分析］本证多因湿浊酿痰，阻遏气机；或因情志不遂，气郁生痰；或痰浊内盛，夹肝风内扰，致痰浊蒙蔽心神所致。

痰浊上蒙心神，神明失司，故见神情痴呆，意识模糊，甚则昏不知人。情志不遂，肝失疏泄，气郁痰凝，痰气互结，蒙蔽神明，则见神情抑郁，淡漠痴呆，或神志错乱，喃喃独语，举止失常。若痰浊内盛，引动肝风，肝风夹痰，闭阻心神，则可表现为突然昏仆，不省人事，口吐涎沫，喉中痰鸣。痰浊内阻，清阳不升，浊气上泛，气血不畅，故面色晦暗；痰阻胸阳，胃失和降，则胸闷，恶心呕吐。舌苔白腻，脉滑，均为痰浊内盛之征。

［辨证要点］以神志异常和痰浊见症为辨证要点。

（四）痰火扰神证

指由于火热、痰浊侵扰心神，表现以神志异常为主的证候。

［临床表现］发热烦躁，面赤口渴，气粗，便秘尿黄，吐痰色黄，或喉间痰鸣，胸闷，心烦不寐，甚则狂越妄动，打人毁物，胡言乱语，哭笑无常，或神昏谵语，舌质红，苔黄腻，脉滑数。

［机理分析］本证多因精神刺激，思虑动怒，气郁化火，炼液为痰，痰火内盛；或外感温热、湿热之邪，热邪煎熬，灼津为痰，痰火内扰所致。

本证既可见于外感热病，又可见于内伤杂病。外感热病中，由于邪热内蕴，里热蒸腾上炎，则见发热，面红目赤，呼吸气粗；热灼津伤，故便秘尿黄；痰火扰乱或蒙闭心神，可见烦躁不宁，神昏谵语。内伤杂病中，由于精神刺激，痰火内盛，闭扰心神，轻则心烦失眠，重则神志狂乱而见胡言乱语，哭笑无常，狂躁妄动，打人毁物。痰火内盛，故有吐痰黄稠，或喉间痰鸣；痰阻气机，则胸闷不舒；舌红，苔黄腻，脉滑数，均为痰火内盛之象。

［辨证要点］以神志异常和痰火内盛之症为辨证要点。

痰火扰神证与痰蒙心神证，均以神志异常为主症，但前者表现为亢奋型，并伴有痰火之症；后者表现为抑郁型及一般痰浊见症而无热象。

（五）瘀阻脑络证

指由于瘀血犯头，阻滞脑络，表现为头痛、头晕为主症的证候。

［临床表现］头痛、头晕经久不愈，痛处固定不移，痛如锥刺，或健忘、失眠、心悸，或头部外伤后昏不知人，面晦不泽，舌质紫黯，或有瘀点瘀斑，脉细涩。

［机理分析］本证多因头部外伤，瘀血停积于脑内；或久痛入络，瘀血内停，阻塞脑络所致。

瘀血阻滞脑络，不通则痛，故头痛持续、痛如针刺、痛处固定；脑络不通，气血不得正常流布，脑失所养，则头晕不已；瘀血不去，新血不生，心神失养，故有健忘，失眠，心悸等症；外伤严重，脑神受损，则昏不知人；面色晦暗，舌质紫暗或有斑点，脉细涩等，为瘀血内阻之征。

［辨证要点］以头痛、头晕及瘀血征为辨证要点。

【补充阐发】

一、关于心火亢盛证

（一）心火亢盛证的分类

心火炽盛属于实热证，其证候表现一般有发热、心烦、口苦口渴、便秘尿黄、舌红苔黄、脉数有力等症。由于心主血脉，又主神明，舌为心之苗，心与小肠相表里而涉及小便，因而当心火炽盛而影响到心脉、心神、舌等不同方面的生理活动时，其病情可以表现出不同的特点，因而心火炽盛证又可区分为不同的证候类型。

心火上炎证：火性上炎，又有弥漫的特点，因此火热证常有全身的证候表现，并且上部症状常较突出。火热上炎的证候其实不只是心火，肝火、肺火、脾胃火、肾火等证均可上炎（或上浮）。称心火上炎者，主要是指舌体的证候突出，即以舌赤、舌烂、舌痛、舌体生痈疮等为主症，这是由于舌为心之苗的理论所规定的。

火扰心神证：指全身有发热口渴等实热证候，而以心烦、不寐，甚至神昏、谵语为主症者。其中以心烦失眠为主者，称热扰心神证；以神昏谵语为主者，称热闭心神证，二者有轻重之别，病机有扰乱与闭阻的不同。

心火迫血妄行证：由于心主血脉，心气能推动血液运行，当心火亢盛时，可以导致血热妄行，脉络被灼，甚至出血，而见脉滑数、吐血衄血等症。

心移热小肠证：实际是心火炽盛而影响小便，出现既有心烦口渴，舌尖红赤等心火证候，又有小便黄赤、灼热，甚至涩痛带血等因热而影响小便的证候。

（二）心火亢盛证的鉴别

心火亢盛证应与小肠实热证、膀胱湿热证相鉴别。心火亢盛证是小肠实热证的病理基础，二证皆可见心烦口渴、口舌生疮、舌红苔黄、脉数等症。但小肠实热证以心火下移小肠，影响其泌别清浊的功能为基本改变，因此其重点在小便的异常，以小便赤涩，尿道灼痛，甚则尿血为主症。而心火亢盛证是以心火亢盛，内扰神明，上炎舌窍为基本病理改变，其重点在于神明被扰而以心烦失眠，甚则狂躁谵语，口舌生疮、糜烂为主症。凭其主症，可作出判别。膀胱湿热证与小肠实热证虽均有小便短涩、尿道灼痛或尿血等症，但二者的病因病机不同，前者是因湿热之邪，蕴结膀胱，阻滞气机所致，有尿频、尿急、尿痛的表现，其血尿多为终末血尿，小便前、中段多无血。而后者则系火热之邪为患，因心移热于小肠，影响其泌别清浊的功能所致，并伴有心火内炽的症状，但无尿频、尿急的表现，其血尿也多见于小便的前、中段，而后段多无血。此外，二者的鉴别尚应参照舌脉，膀胱湿热因兼有湿邪，故常见有舌红而苔黄、浊腻，脉弦数，且热象起伏；心移热于小肠证仅为邪热所致，且常伤心阴，故舌尖红赤，苔薄或少苔，脉细而数，热象多为微热、烦热或潮热。

二、中医脑病的辨证

脑，藏于颅腔之内，上至颅囟，下至风府，是人体极为重要的一个器官。中医学将脑隶属于奇恒之腑，其功能与肢体运动、视觉、听觉、嗅觉、语言以及一切神经精神活动有关。在现代社会快节奏的支配下，脑病已成为人类常见病、多发病之一，死亡率极高。近年来，随着中医急诊工作的开展，脑病研究亦取得了一定的进展。

（一）脑病的病因病机

中医脑病的范围主要涉及脑、神、头颅等方面。外感六淫、内伤七情、跌仆损伤及房劳过度等均可造成脑部病变。其病理基础不外有虚实两端，实则阴阳失调，气血逆乱；虚则脏腑内伤，脑髓不足。至于脑虚致衰老则是由于：①脑虚则神衰，神衰则意识活动异常，反应迟钝，感觉麻木等。②脑虚则形神失调，全身稳态被破坏。③脑虚则内脏精微物质不能会于高巅，全身各部失养。此外，先天性的脑、头颅实质性损伤残缺也是脑病产生的原因之一。

（二）脑病的临床辨证

1. 脑病的临床表现　可略分为三类：

（1）精神情志改变：临床上常见有神情抑郁紧张，不寐或嗜睡，妄言躁动，反应迟钝，神识错乱，记忆力减退，甚至痴呆等。

（2）运动感觉功能异常：主要表现出五官、感知、肢体运动感觉功能上的异常，临床上常见有耳鸣，耳聋，舌强，舌痿软，舌歪，肢体震颤抽搐，麻木不仁，口眼歪斜，半身不遂，甚则神识昏冒，不省人事等。

（3）脑、头颅本身病变：临床上常见有脑鸣，头摇，头倾，囟门的下陷或凸起，囟门不合等。

此外，现代医学中的脑血管病，颅脑损伤，精神病，癫痫，震颤麻痹，脑积水，脑膜炎，脑脓肿，脑垂体前叶功能减退症等，也可列于中医脑病的范围。

2. 脑病的辨证　有虚实之分。

（1）实证方面：外感六淫、内伤七情以及湿、痰、饮、瘀血、虫等致病因素均可犯脑，使神明失司，气血阴阳逆乱，临床上根据病因及症状常辨有：火扰脑神证、热闭心包证、血热扰神证、暑热闭神证、痰蒙心神证、湿热闭神证、风痰闭神证、瘀阻脑络证、痰火扰神证、气闭神厥证、水饮积脑证等。

（2）虚证方面：主要是由于气、血、精、髓亏虚，脑失濡养所致。临床上常辨有：髓亏脑虚证、血亏脑虚证、神气亏虚证等。在生理功能上脑与心、肝、脾、肾等脏关系密切，因而脑病虚证亦常与心肝脾肾等脏的亏虚有关。

中医对脑病的系统研究起步较晚，随着对大脑认识的越来越具体化，中医脑病的研究亦亟待进一步发展，尤其是对脑病产生的机制及临床辨证治疗方面的研究，以期对临床实践的指导更具有针对性和科学性。

【古代文献】

一、心病辨证

《医门法律·明络脉之法律》：凡治病，不明脏腑经络，开口动手便错。

《医林改错·脏腑记叙》：夫业医诊病，当先明脏腑。著书立说不明脏腑，岂不是痴人说梦，治病不明脏腑，何异于盲子夜行！

《素问·五脏别论》：所谓五脏者，藏精气而不泻也，故满而不能实。六腑者传化物面不藏，故实而不能满也。

《黄帝内经太素·经脉之三》：五脏者，所以藏精神魂魄也。六腑者，所以受水谷而行化物者也。

《类经·脏象类》：象，形象也，脏居于内，形见于外，故曰脏象。

《血证论·脏腑病机论》：脏腑各有主气，各有经脉，各有部分，故其主病，亦各有见证之不同。有一脏为病，而不兼别脏之病者，单治一脏而愈；有一脏为病，而兼别脏之病者，兼治别脏而愈。业医不知脏腑，则病原莫辨，用药无方，乌睹其能治病哉？吾故将脏腑大旨，论列于后，庶几于病证药方，得其门径云。

《素问·灵兰秘典论》：心者，君主之官也，神明出焉。

《灵枢·邪客》：心者，五脏六腑之大主也，精神之所舍也。

《素问·五脏生成》：诸血者，皆属于心。

《素问·痿论》：心主身之血脉。

《素问·六节藏象论》：心者，生之本，神之变也，其华在面，其充在血脉。

《灵枢·本神》：心藏神，脉舍神。

《灵枢·本输》：心合小肠。

《素问·灵兰秘典论》：故主明则下安，主不明则十二官危。

《脏腑虚实标本用药式》：心藏神，为君火，包络为相火，代君行令，主血，主言，主汗，主笑。本病：诸病瞀瘛，惊惑，谵妄烦乱，啼笑，詈骂，怔忡健忘，自汗，诸痛痒疮疡。标病：肌热，畏寒战栗，舌不能言，面赤目黄，手心烦热，胸胁满，痛引腰背肩胛肘臂。

《杂病源流犀烛·心病源流》：《保生秘要》曰：心为一身之主，统领血海。故心血少则神不定，寝不安，百病集作。

《素问经注节解·脏气法时论》：盖心生血而为一身之主宰，善动多虑，其血易亏，病则缓弱，是其常也。

《医理真传·内伤说》：凡属内伤者，皆心气先夺，神无所主，不能镇定百官，诸症于是蜂起也。

《顾氏医镜·症方发明·虚劳》：心者，血之源，故心安则真血日生，惟劳心过度，则心血日耗。

《不居集·虚劳病源》：凡劳伤虚损，五脏各有所主，而惟心最多，且心为君主之官，一身生气所系，最不可伤，五脏之伤，惟心为本。

《素问·调经论》：神有余则笑不休，神不足则悲。

《诸病源候论·五脏六腑病诸候·心病候》：心为脏，而主里。心气盛，为神有余，则病胸内痛，胁支满，胁下痛，膺背肩胛间痛，两臂内痛，喜笑不休，是心气之实也，则宜泻之。心气不足，则胸腹大，胁下与腰背相引痛，惊悸恍惚，少颜色，舌本强，善忧悲，是为心气之虚也，则宜补之。

《重订严氏济生方·五脏门·心小肠虚实论治》：若忧愁思虑伤之，因其虚实，由是寒热见焉。方其虚也，虚则生寒，寒则血脉虚少，时多恐畏，情绪不乐，心腹暴痛，时唾清涎，心膈胀满，好忘多惊，梦寐飞扬，精神离散，其脉浮而虚者，是虚寒之候也；及其实也，实则生热，热则心神烦乱，面赤身热，口舌生疮，咽燥头痛，喜笑恐悸，手心烦热，汗出衄血，其脉洪实者，是实热之候也。

《医学入门·脏腑·心》：热则火炎，喜笑而口糜，目黄，咽疮，甚则狂，渴，无汗，流衄。虚则神昏梦飞，而健忘，惊悸，不乐，甚则胸腹腰胁痛牵。

《血证论·脏腑病机论》：心者，君主之官，神明出焉。盖心为火脏，烛照事物，故司神明。神有名而无物，即心中之火气也。然此气非虚悬无着，切而指之，乃心中一点血液，湛然朗润，以含此气，故其气时有精光发见，即为神明。心之能事，又主生血，而心窍中数点血液，则又血中之最精微者，乃生血之源泉，亦出神之渊海。血虚则神不安而怔忡，有瘀血亦怔忡；火扰其血则懊侬，神不清明则虚烦不眠，动悸惊惕；水饮克火，心亦动悸；血攻心则昏迷，痛欲死；痰入心则癫；火乱心则狂。与小肠相为表里，遗热于小肠，则小便赤涩；火不下交于肾，则神浮梦遗。心之脉上挟咽喉，络于舌本，实火上壅为喉痹；虚火上升则舌强不能言。分部于胸前，火结则为结胸，为痞，为火痛；火不宣发则为胸痹；心之积曰伏梁，在心下大如臂，病则脐上有动气。此心经主病之大旨也。包络者，心之外卫。心为君主之官，包络即为臣，故心称君火，包络称相火。凡心之能事，皆包络为之。见证治法，亦如心脏。

《灵枢·五邪》：邪在心，则病心痛。

《灵枢·厥病》：真心痛，手足清至节，心痛甚，旦发夕死，夕发旦死。

《素问·举痛论》：经脉流行不止，环周不休，寒气入经而稽迟，泣而不行，客于脉外则血少，客于脉中则气不通，故卒然而痛。

《太平圣惠方·心痛论》：夫心痛者，由风冷邪气乘于心也。其痛发有死者，有不成病者。心为诸脏之主而藏神，其正经不可伤，伤之而痛者，为真心痛，旦发夕死，夕发旦死。

《医碥·心痛》：心为君主，不受邪，若邪伤其脏而痛者，谓之真心痛。其症卒然大痛，咬牙噤口气冷，汗出不休，面黑，手足青过节、冷如冰，旦发夕死，夕发旦死，不治。

《金匮要略·胸痹心痛短气病脉证并治》：师曰：夫脉当取太过不及，阳微阴弦，即胸痹而痛，所以然者，责其极虚也。今阳虚知在上焦，所以胸痹心痛者，以其阴弦故也。

《医学正传·真心痛》：有真心痛者，大寒触犯心君，又曰污血冲心，手足青过节者，旦发夕死，夕发旦死。

《杂病广要·身体类·胸痹心痛》：古有犯胸痹者，心中急痛如锥刺，蜀医谓胸府有恶血故也。

《证治准绳·心痛胃脘痛》：有病久气血虚损，及素作劳羸弱之人患心痛者，皆虚痛也。

《医碥·杂症·胸痛》：须知胸为清阳之分，其病也，气滞为多。

《症因脉治·心痹》：心痹之症，即脉痹也。脉痹不通，心下鼓暴，嗌干善噫，厥气上则恐，心下痛，夜卧不安，此心痹之症也。

《金匮要略·惊悸吐衄下血胸满瘀血病脉证并治》：寸口脉动而弱，动则为惊，弱则为悸。

《重订严氏济生方·惊悸怔忡健忘门》：夫怔忡者，此心血不足也。盖心主于血，血乃心之主，心乃形之君，血富则心君自安矣。多因汲汲富贵，戚戚贫贱，又思所爱，触事不意，真血虚耗，心帝失辅，渐成怔忡。

《圣济总录·伤寒后惊悸》:伤寒病后,心气不足,风邪乘之,则令精神不宁,恍惚惊悸,此由忧愁思虑,致心气虚,邪气内乘,故神气不得泰定而生惊悸也。

《圣济总录·虚劳惊悸》:虚劳惊悸者,心气不足,心下有停水也。心藏神,其主脉,若劳伤血脉,致心气不足,因为邪气所乘,则令人精神惊惕悸动不定。水停心下,水气乘心,亦令悸也。

《医方类聚·惊悸门》:人之所主者心,心之所养者血,心血一虚,神气不宁,此惊悸之所肇端也。

《赤水玄珠·怔忡惊悸门》:丹溪云:怔忡,大概属血虚与痰。

《秘传证治要诀·虚损门》:怔忡,久思所爱,触事不意,虚耗真血,心血不足,遂成怔忡。

《证治准绳·悸》:心悸之由,不越二种,一者虚也,一者饮也。心气虚,由阳气内虚,心下空虚,火气内动而为悸也。血虚者亦然。其停饮者,由水停心下,心为火而恶水,水既内停,心不自安,故为悸也。

《景岳全书·杂证谟·怔忡惊恐》:怔忡之病,心胸筑筑振动,惶惶惕惕,无时得宁者是也。盖阴虚于下,则宗气无根,而气不归源,所以在上则浮撼于胸臆,在下则振动于脐旁。

《景岳全书·杂证谟·不寐》:不寐症,虽病有不一,然惟知邪正二字,则尽之矣。盖寐本乎阴,神其主也,神安则寐,神不安则不寐,其所以不安者,一由邪气之扰,一由营气之不足耳。有邪者多实证,无邪者皆虚证。

《圣济总录·心健忘》:健忘之病,本于心虚。血气衰少,精神昏愦,故志动乱而多忘也。盖心者,君主之官,神明出焉。苟怵惕思虑所伤,或愁忧过损,惊惧失志,皆致是疾。故曰:愁忧思虑则伤心,心伤则喜忘。

《症因脉治·心血虚不得卧》:心血虚不得卧之症,心烦躁乱,夜卧惊起,口燥舌干,五心烦热,此心血不足,心火太旺之症也。心血虚不得卧之因,曲运神机,心血耗尽,阳火旺于阴中,则神明内扰,而心神不宁,不得卧之症作矣。心血虚不得卧之脉,左寸细数,沉按多疾,若见钩洪,心火旺极,肝脉若数,木火通明,尺脉若数,水竭火盛。

《证治汇补·惊悸怔忡》:有阴气内虚,虚火妄动,心悸体瘦,五心烦热,面赤唇燥,左脉微弱,或虚大无力是也。

二、脑病辨证

《素问·奇病论》:人生而有病癫疾者,病名曰何?安所得之?岐伯曰:病名为胎病,此得之在母腹中时,其母有所大惊,气上而不下,精气并居,故令子发为癫疾也。

《素问·至真要大论》:诸躁狂越,皆属于火。

《难经·二十难》:重阳者狂,重阴者癫。

《三因极一病证方论·癫痫叙论》:夫癫痫病,皆由惊动,使脏气不平,郁而生涎,闭塞诸经,厥而乃成。或在母胎中受惊,或少小感风寒暑湿,或饮食不节,逆于脏气。详而推之,三因具备。风寒暑湿得之外,惊恐震慑得之内,饮食饥饱属不内外。三因不同,忤气则一,传变五脏,散及六脏,溢诸络脉,但一脏不平,诸经皆闭,随其脏气,证候殊分,所谓象六畜,分五声,气色脉症,各随本脏所感所成而生诸症。

《圣济总录·风狂》:风狂之状,始发则少卧不饥,自高自贤,自辨自贵。盖荣卫周身循环,昼夜不穷,一失其平,则有血并于阴,而气并于阳者,有血并于阳,而气并于阴者。阴阳二气,虚实不调,风邪乘虚而入,并于阳则谓之重阳,故其病妄笑好乐,妄行不休,甚则弃衣而走，登高而歌，或至数日不食，故曰狂也。

《圣济总录·伤寒发狂》：重阳者狂，谓阳气独盛也。伤寒热毒既盛，内外皆热，则阳气愤嗔而发为狂越。若乃因火为邪，而发为惊狂，及内有瘀血，外症如狂。其为病虽不同，然其为阳气有余则一也。

《素问·刺热》：心热病者，先不乐，数日乃热，热争则卒心痛，烦闷善恶，头痛面赤无汗。

《医学入门·口舌唇》：口病有热亦有虚，心劳味厚病根除，热极偏盛口糜烂，中虚炎上亦难哺。

《医醇賸义·诸痛》：舌痛，舌卷而肿，塞口作痛，难于言语，此心阳炽盛也。

【研究进展】

一、心病辨证指标的研究

心为君主之官，主血脉，主神志，列五脏之首。心病辨证研究很早就引起人们的重视，从20世纪70年代末期开始，人们开始将现代科学技术导入心病辨证研究领域，从临床症状体征分析、微观诊断、量化诊断、动物造模等多方面着手，探讨心病辨证的规律。据有关统计，现在已制成有关心病辨证的动物模型4种，有关研究多集中在心气虚、心阴虚、心阳虚和心脉痹阻等证型上，对心病辨证与脉象变化、舌象变化方面的研究亦较多，但很少有关于痰迷心窍、痰火扰心等证型的实验研究。目前一部分研究将辨证与辨病相结合，将中医辨证与现代医学的疾病诊断相结合，亦取得了不少成果。

（一）心气虚证的研究

心气虚证是指由于心气不足，鼓动无力，表现以心悸为主症的虚弱证候。心气虚证实质上是心功能减退的表现。

1. 心气与心脏功能　中医认为心主血脉，由于心脏有节律地搏动，才能使血液在脉管中运行不息，周流全身，而心脏的搏动又主要依赖于心气的推动作用，心气是推动血运，维持血液循环的动力所在。近来的研究表明，心气的盛衰与左心室的功能状态有密切的关系。心气虚中的主要症状，如心悸、气短、乏力与心功能不全、左心室功能曲线密切相关。而一些心储备能力减退，以及射血分数(EF)虽然尚在正常范围，但左室舒张末期容积已经增加的潜在性左室心功能损害，可通过左心室功能曲线，在早期得以诊断。

中医认为，心主身之血脉，心气的盛衰，心功能的状态可以通过脉搏得以反映，西苑医院的研究表明，从平脉至病脉的演变反映了心血管功能的改变，脉细、弱的程度越明显，其心血管功能也就会相应地出现改变，其心输出量、桡动脉血流量、外周血管阻力等具体指标也都随之改变。

陈振中等人[1,2]运用心阻抗法，获取"心肌收缩性"指标，并用以量化"心气"水平的变化情况。在自愿者(正常人)吸入了阳性变力性药物后，"心气水平均有不同程度的提高，对各年龄组正常人463例所做的检测表明，"心气"水平与年龄有关，指标间的相关分析证明作者自创的"心血环"、"心气环"及其获取的各项指标，可以评价"心气"水平的变化。对患者226例检测发现，"心气虚"患者与同龄组正常人比较差异显著，运用本法与传统诊法诊断心气虚证的重复率为68.84％～82.36％，经统计学处理无显著性差异，从临床演变过程分析，本法的诊断结果更为可靠。作者并对其自创的Vmax-Z等指标与公认的Vmax-p等指标进行了相关性和对比研究，结果表明，应用心阻抗法建立的Vmax-Z等指标与Vmax-p等有较好的相关性，提示Vmax-Z等指标亦可以相对排除前、后负荷的影响，独立地反映心肌内在的收缩特性，具有更为本质的意义，从而可用于评价“心气”水平的变化，是一种无创伤性，简便易行的量化“心气”指标。心气与心脏功能，特别是左心室的功能状态密切相关，可以通过检测心脏的功能确定心气的盛衰。从研究进展看，对心气进行量化似有一定的临床价值。

2. 心气虚的心功能改变 自史载祥在国内首先采用心功能图对心气虚患者进行无创性检查以来，人们先后采用了心机械图、超声心动图、心阻抗微分图等手段对心功能进行检测，以获取左心室功能指标。史载祥等[3]对辨证属心气虚的冠心病心绞痛、急性心肌梗死患者左心室功能的观察结果表明，心气虚患者的左室射血前期(PEP)、ICP、IRP 明显延长，左心室射血时间(LVET)明显缩短，a%、PEP/LVET 比值增大，LVET/ICT 比值减少，这些改变经统计处理均有显著意义。对辨证为心气虚而临床诊断为肺心病、支气管肺癌、胃及十二指肠溃疡、慢性肾炎等疾病的 104 例患者的左心室功能检测，也取得了与以上基本相同的结果。对辨证为脾气虚患者(27 例)和肾气虚患者的左心室功能检测中，未发现以上改变。鲍延熙等[4]以心尖搏动图(ACG)、收缩时间间期(STI)为方法，观察 30 例辨证为心气虚的冠心病患者，结果 ACG 异常率为 50%，可疑异常率为 33.3%，STI 异常率为 83.3%，综合两方面测定参数，本组患者左心室功能异常率为 100%。樊良卿等[5]观察冠心病心气虚证患者 50 例(其中 12 例兼有阴虚)，47 例 STI 有异常改变，占 94%，而阴虚、脾气虚及肾气虚患者 STI 未见异常改变，认为心气虚与左心室功能减退有密切关系。陈耀青等[6]应用心阻抗微分图和收缩时间间期(STI)对冠心病患者进行检测时发现，冠心病证型不同和心功能减退的程度有一定关系，气阴两虚证患者比心气虚证患者的左心功能指数(Q-ZI)显著延长，射血前期/左室射血时间比率(PEP/LVET)增大，心收缩力指数(HI)显著减小。李绍芝等[7-8]用超声心动图对心气虚患者的左心舒缩功能进行测定时发现，本组患者存在着全部舒缩功能指标的异常。程伟等采用微机检测心机械图获取心功能参数，研究发现心气虚证与正常人相比，心气虚患者的左心室舒张和收缩功能低下，据认为左室舒张性能舒张时间振幅指数(DATI)较收缩性能指标(PEP/LVET)更为敏感，参考 DATI 能提高心气虚辨证的准确性。

张世枢等[9]对 64 例冠心病患者进行了 STI、超声心动图(UCG)检测，其结果显示：心气虚组 PEP 延长，LVET 缩短，二者的比值(PEP/LVET)升高，与正常对照组和无心气虚组相比，差别有高度显著性($P<0.01$)。UCG 的各项指标，心气虚组与非心气虚组相比，除左室后壁收缩速度(SEVM)外，差别有高度显著性($P<0.01$)。提示左心室心肌收缩、舒张、泵功能等均下降，认为 STI 明显异常，左心室泵功能减退等可作为冠心病心气虚证的客观指标在临床上使用。

为了对心气虚证左心室功能作出全面表述，史载祥等[10]在应用 ACG 观察心气虚证的等容舒张期(ERP)、快速充盈期(RF)、缓慢充盈期(SF)、a/H(ACG 的 a 波垂直高度占收缩波高度的百分数)的基础上，又使用 DZ-Y 软件，对心气虚证患者 ACG 及微分阻抗等检测指标进行了分析，舒张振幅时间指数(DATI)、主动舒张时间指数(TARTI)均显示异常，比同步描记的 STI 参数异常率高，提示左室舒张功能指标比左室收缩功能指标对心气虚证的表述更为敏感，二者结合起来更全面。

唐巍[11]用核听诊器检测冠心病心气虚患者的心功能，结果表明冠心病“心气虚证”的轻重变化，与不同程度的左心功能不全密切相关。气虚轻证组心脏舒张功能减退(前负荷增加)在先，气虚重证组心脏泵血功能受损(EF 降低，心搏出量减少)在后，符合中医学理论中“气病在先，血病在后”气虚血瘀的病理机制。通过与 STI 的对比观察证明，PFR(高峰充盈率)、TPFR(高峰充盈时间)对冠心病早期诊断具有更大的临床价值,为中医辨证"心气虚"提供了定性及定量的客观依据。贾宝善等[12]用相同的方法得出了大致相同的检测结果。他认为气虚轻证者首先表现为舒张功能减退、PIP降低、TPFP延长,气虚重证者除有舒张功能减退外、还有收缩功能减退、EF降低。与STI对照观察,气虚轻证者STI在正常范围。认为PFP和TPFP比STI更能及早反映心气虚的心功能不全,具有早期诊断意义。

潜在性心力衰竭(LHF)是临床表现不明显,但血流动力学检查显示心输出量明显减少,肺静脉压明显升高的一组疾患。屈松柏等[13]据200例患者调查结果表明,60%以上患者出现心悸、气短、倦怠乏力、自汗等症状,与我国目前采用的心气虚证辨证标准不谋而合。从而认为心气虚证的辨证在表达左心室功能低下方面,与潜在性心功能不全诊断的吻合面可能更大,从而以中医四诊合参,可以减少一些相对复杂的检查并有助于避免潜在性心功能不全的漏诊,防止发展为急性心衰,通过积极治疗,及时消除作为急性心肌梗死、脑卒中的这一重要基础病变,具有重要的临床意义。

在对心气虚证的计量诊断方面也有人做了大量的工作。任村生等[14]对95例不同辨证分型的患者进行了左心室收缩时间间期的测定,并进行对比分析。初步认为心功能的某些参数(如PEP延长、LVET缩短、PEP/LVET比值增大、EF值变小等)可以作为心气虚证的定性、定量指标。心功能障碍、心搏出量减少、组织绝对或相对灌注不足,是产生心气虚证的病理基础。心功能不全可以从一个侧面反映心气虚证的本质。潘毅[15]利用无创性的功能检测,结合多元分析方法和电子计算机技术,对心气虚证的计量诊断进行了初步探索。所选判别指标为 x_1=射血前期与左心室射血时间比值,x_2=心脏收缩力指数,x_3=每分心输出量,得出心气虚证与正常人的判别式为 $Z=11.16x_1-0.29x_2-0.0019x_3$;心气虚证与非心气虚证的判别式为 $Z=13.3x_1-0.15x_2-0.0011x_3$。两判别式的敏感度、特异度和判别符合率均较满意。

朱炎[16]对60例冠心病患者及30例正常人的心功能进行检测,采用超声诊断仪取得M型二尖瓣波群并同步记录心电图、心音图、冻结图形测量和计算每搏输出量(SV)、每分输出量(CO)、心脏指数(CI)、EF、短轴缩短率(ΔD%)、平均左室周径缩短率(Mvcf)、总外周阻力(TPR)、STI等指标。在此基础上运用Bayes判别分析法筛选出对冠心病中医分型有重要诊断作用的3个心功能指标:心输出量(x_1)、射血前期指数(x_5)、外周阻力(x_8),并建立了冠心病心气虚证的判别方程式:

$$Y_1=-153.55+0.0262x_1+2.298x_5+0.0025x_8$$

$$Y_2=-98.6933+0.001x_1+1.7286x_5+0.0075x_8$$

$$Y_3=-109.5036+0.391x_1+1.7629x_5+0.038x_8$$

本组差别方程的各Y值分别判别 Y_1 心气虚证,Y_2 非心气虚证,Y_3 正常对照组,将冠心病心气虚证、非心气虚证及正常对照组各30例的超声心动图实测值数据分别代入判别方程式,哪个Y值最大即归为该组。经前瞻性及回代检验的符合率分别为81.2%和87.7%,说明判别效果较好,值得进一步深入探讨。

郑源庞等[17]应用阻抗心动图对冠心病之心气虚与心气未虚者的心功能不同特点以及兼有标实证对心功能的影响作了较深入的探讨,结果表明心气虚者的心输出量、心肌收缩力、心室顺应性和血管功能等均较心气未虚者明显下降。在心气虚的状态下,兼有血瘀证对左心功能下降的影响最大,其次为气滞证,痰浊证影响最小。以五项主要心功能指标中的异常指标多少作为心气虚量化分级的评判标准,其符合率达78.08%,故对中医辨证治疗冠心病颇有实用价值和指导意义。

郑关毅等[18]应用多普勒超声心动图测定左室功能参数，结果表明心气虚组舒张功能指标舒张早期峰值血流速度（E）、舒张晚期峰值血流速度（A）、舒张早期加速度（AC）、舒张早期加速时间（AT）、舒张早期减速时间（DT）、舒张晚期峰值血流速度比舒张早期峰值血流速度（A/E）、E 峰面积（Earea）、A 峰面积（Aarea）。以及收缩功能指标主动脉峰值血流速度（A. V）、加速度（A. AC）、射血分数（EF）、短轴缩短率（FS）与正常人比较有显著性差异，心气虚患者存在着左室舒张与收缩功能减退。

文旺秀等[19]检测了 54 例心气虚患者的心功能，发现心气虚患者的 PEP 升高，LVET 降低，PEP/LVET 比值增大，心缩力指数（HI）、每搏输出量（SV）、每分输出量（CO）、射血分数（EF）、心脏指数（CI）均明显下降。表明心气虚患者左心室的收缩功能降低。王硕仁等[20]研究表明：左室舒张功能评价对心气虚证诊断有高敏感性，左室收缩功能则有高特异性。李十红等[21]采用脉冲多普勒超声心动图测定左室舒张功能的变化，结果显示心气虚患者有左室舒张功能异常，表现为舒张早期血流速度（E）的减低及舒张晚期血流速度（A）、A/E 比值、等容舒张期（IVRT）的增高。张丽萍等[22]采用彩色多普勒超声心动图仪、血流变快测仪测定冠心病（CHD）心气虚证和血瘀证心功能指标和血流变指标，结果显示 CHD 气虚组与非气虚组左心室舒缩功能指标有明显差异，左心室功能和血流变指标可以作为 CHD 血瘀证、气虚证的定量性客观指标。

周欣等[23]比较胸痹（冠心病）心气虚与非心气虚患者左心形态及功能超声测量数据的差异，发现心气虚组与非心气虚组的左室射血分数和心肌缺血程度仍在正常值范围，两组比较差异有显著性，超声测量左室腔和左心房大小、左室心肌厚度、左室每搏量、心输出量、心肌缺血范围，结果两组间差异无统计学意义。认为心气虚并非等同于临床上的心功能不全，超声测量虽在正常范围内，但射血分数表现为正常低值者，对胸痹（冠心病）的病程进展的判断可能有所帮助。

目前应用 STI、ACG 测定左心室功能尚有一定局限性，如过度肥胖、明显呼吸困难时，图形记录有时较为困难。对于心瓣膜疾患、传导障碍，以及异位节律的患者，以此法判定左室功能时常受到一定的影响和限制。此外，对另一些无明显心血管等基础疾患，但辨证为心气虚的神经症、神经衰弱患者，其左心室功能状态尚应进一步探索。

3. 心气虚证的脉图参数测定　李绍芝等[24,25]用脉象仪检测心气虚患者的脉图参数，发现心气虚患者的主波高度（h_1）、重搏波高度（h_3）、脉图总面积（SA）均值较正常人减小，降中峡高度（h_4）、主波上 1/3 处宽度（W）均值增大，同时检测心阴虚、心脉痹阻两型患者的指标，与正常人相比无显著性差异，但与心气虚相比却有显著差异，故可试将脉图参数作为鉴别诊断心气虚、心阴虚、心脉痹阻的方法之一。

朱炎[26]对冠心病心气虚证、非心气虚证及正常人各 30 例进行了脉图检测，探讨脉图参数改变与血流动力学之间的关系，并在检测脉图参数的基础上，运用 Bayes 逐步判别分析法，分别建立了脉图的冠心病心气虚证、非心气虚证和正常人的判别函数，经回代检验，总判别符合率为 88.9%，冠心病心气虚证与正常人的差别结果为：符合率 94.6%，敏感度 96%，特异率 92%；冠心病心气虚证与非心气虚证的判别结果为符合率 87.5%，敏感度 89.2%，特异度为 88.9%。检测结果表明，冠心病心气虚证患者与心脏泵血功能及心输出量外周阻力相关的脉图指标都有不同程度的改变。其表现主要是主波高度降低，降中峡高度降低，重搏波高度降低，主波上 1/3 宽度增加，脉图面积低小，与李氏报告基本一致。

唐农等[27]对冠心病心气虚患者寸口脉进行了超声多普勒血流图检查，发现冠心病心气虚组的射血期最大血流速度、舒张期最大血流速度、射血期平均血流速度、舒张期平均血流速度、血管阻抗指数等指标均值均比正常组减小($P<0.01$)，与心阴虚组相比较也有显著差异，而不同病种心气虚证患者的寸口脉多普勒血流图各项指标均值无显著差异，其检查结果不受病种限制。

谢梦洲等[28]发现心气虚组弱脉的发生数与正常人组有显著性差异($P<0.05$)。心气虚组心输出量与正常人组比较明显减少($P<0.01$)，提示心气虚证患者的临床脉象以弱脉为主。弱脉作为心气虚证的客观诊断依据具有一定意义。心输出量的减少是心气虚证产生的原因之一。

4. 心气虚证的血液流变学、血流动力学及微循环的改变　刘节珍等报告[29]认为冠心病患者的全血高切黏度、全血低切黏度、全血还原低切黏度、血细胞比容、纤维蛋白原含量等均较正常人明显升高，而在不同的证型中，气虚型患者的黏滞性高于其他几型。但对此问题也有完全不同的报告。史载祥等[3]观察13例气虚型冠心病患者，全血比黏度仅有1例异常。宋崇顺等[30]选择有心气虚心血瘀的冠心病心绞痛、急性心肌梗死、风湿性心脏病、肺源性心脏病患者共109例，测定其血液流变学指标，发现全部或多数指标均有明显改变，表现为全血比黏度、血浆比黏度、全血还原比黏度增高，红细胞电泳时间延长，血细胞比容增高，以喂服大黄、醋酸泼尼松或游泳疲劳，分别造成三组虚损型大白鼠模型，测定其各项血液流变学指标，显示与上述患者类似的变化。以补气中药治疗的模型动物，其各项指标均较相应的造型组有改善。实验结果说明气虚可以引起血液流变学指标的异常，这种改变与气虚的轻重程度具有一定关系。

王兴等[31]把60例冠心病心绞痛辨证分为气阴两虚、气虚、气虚血瘀、阳虚寒凝兼痰浊四型，各型血浆比黏度、全血比黏度均显著高于正常对照组，且按照气阴两虚→气虚→气虚血瘀→阳虚寒凝兼痰浊依次增高，按顺序相邻两组比较无显著差异($P>0.05$)，相间两组比较有非常显著的差异($P<0.01$)。

王心文[32]对心气虚患者39例、心阴虚患者40例、正常人30例进行血液流变学检测，结果表明，心气虚组、心阴虚组血沉和血沉方程K值明显高于正常人组，其余各项指标三组比较均无显著差异，提示血液黏度难以反映心气虚和心阴虚证的特征。

李爱忠等[33]观察了冠心病心气虚患者的血液流变学指标，发现心气虚Ⅰ、Ⅱ级患者的全血比黏度、血浆比黏度、全血还原比黏度、血细胞比容较正常对照组明显增高，红细胞电泳时间明显延长，全血还原比黏度和红细胞电泳Ⅱ级与Ⅰ级男患者比较有显著差异。全血比黏度、血浆比黏度、全血还原比黏度、红细胞电泳Ⅱ级与Ⅰ级女患者比较有显著差异，提示血液流变学指标测定，对心气虚分级有一定意义。

童义芳等[34]从血流动力学检测结果看，认为心气虚患者的左心室有效泵力(VPE)、每搏输出量(SV)、每分输出量(CO)、左心室有效泵力指数(VPEI)、微循环半更新时间和微循环平均滞留时间长于正常人。周宜轩等[35]报道指出心气虚患者的低心排出量、低左心泵力与血液的高黏、高凝状态有关，与脾气虚患者相比，二者均表现为心排出量、左心泵功能降低，而脾气虚患者外周血管阻力较高。王延综[36]通过逐步相关回归分析可发现心电图、血压、左室收缩时间间期(STI)、心阻抗血流图(ICG)、心音图等指标的变化与心气虚的程度明显相关。胡国庆等[37]的研究显示：心气虚患者的甲皱微循环的主要改变是轮廓模糊，血色淡或黯红，流态也与正常人有显著差异，形态发夹状减少、扭曲状增多、血流速度减慢、血流量降低。

黄惠勇等[38]认为，由于各地在选择观察对象、检测方法上的差异，导致了结果有明显的不同，心气虚患者究竟在多大程度上存在血液流变学的异常变化，还有待于今后深入研究。

5. 心气虚证的血栓素 B、6-酮前列环素变化　血栓素 B_2 是血栓素 A 的降解产物，6-酮前列环素是前列环素的降解产物。有研究表明，TXA_2 能强烈收缩冠状动脉及全身其他血管而使心肌供血减少，心脏负荷增大，心肌耗氧量增加，而且是强烈的血小板聚集剂；与之相反，PGI_2 是强烈的血管扩张剂，可通过降低主动脉压而减轻心脏负荷，减少心肌耗氧量，扩张冠状动脉，增加冠脉血流，改善心肌供氧，而且有强烈的血小板聚集抑制作用。因此观察其降解产物的血浆含量及相互关系则成为临床心脏病证候变化的重要指征。周泽泉等[39]测定心气虚证组血浆 6-酮前列环素明显低于健康对照组，而 TXB_2 和 T/K 比值则显著高于健康对照组，提示血浆 TXB_2、6-Keto-$PGF_{1\alpha}$ 和 T/K 比值与心气虚证的本质有着相关性，可以考虑作为心气虚的客观指标。过鑫昌等[40]检测冠心病心绞痛患者的前列环素和血栓素 A_2，发现心气虚证以前列环素的稳定代谢产物 6-Keto-$PGF_{1\alpha}$ 降低为主，血瘀证患者以血栓素 A_2 的稳定代谢产物 TXB_2 增高为主。

6. 心气虚证的血浆心钠素活性物质测定：俞兵等[41]用放射免疫法，测定了心气虚重证组与轻证组、单纯心阴虚组和非虚证组四组患者的血浆心钠素样活性物质(irANP)，发现其含量在上述各组和西医心功能Ⅰ～Ⅳ级组中依次呈递减现象，说明 irANP 与左室射血分数明显相关，故认为 irANP 可作为心气虚证的客观指标之一。项慰寒[42]、张玲瑞[43]等认为老年前期及老年期心、脑血管疾病气虚血瘀证患者的血浆心钠素(ANP)水平明显高于对照组($P<0.05$)，可作为诊断老年心血管疾病的指标之一。黄惠勇等[44]对不同证型冠心病心绞痛患者血浆心钠素进行临床检测，心气虚证组＞心脉瘀阻证组＞正常人组＞心阴虚证组，提示 ANP 是冠心病心绞痛临床辨证的主要物质基础之一，似可作为客观化辨证的特异性指标。李莉[45]通过测定正常人和心功能不全患者血浆 ANF 含量的变化，发现正常人血浆 ANF 水平明显低于心功能不全者，因而认为血浆 ANF 含量可作为反映心功能状态的指标之一，且具有一定的定量意义。

7. 心气虚证与自由基损伤的关系　在致冠心病过程中，血清过氧化脂质(LPO)起着十分重要的作用，红细胞超氧化物歧化酶(SOD)则具有清除自由基，减轻自由基损害的能力。罗陆一等[46]通过对 47 例心气虚患者 SOD 活性及 LPO 含量测定，结果表明红细胞 SOD 活性，心气虚与心气虚兼痰瘀证均显著低于正常人；血清 LPO 含量，心气虚与心气虚兼痰瘀证均高于正常人。向从贵等[47]在探讨过氧化脂质及其清除剂与冠心病及中医证型关系时亦得出心阴虚组 LPO 显著升高，SOD 明显降低；血瘀组 LPO 显著升高，而 SOD 无明显降低的结果。张素芬等[48]观察到冠心病心气虚型和气阴两虚型红细胞膜的流动性均较正常青年人明显降低，并分析可能与高血脂和脂质的过氧化有关。而使用益气活血药心气虚证患者的红细胞膜流动性明显增高，而气阴两虚型红细胞膜流动性无明显提高。陈达理等[49]发现心气虚证患者血清丙二醛(MDA)含量与正常健康人比较显著增高，提示心气虚证存在着自由基损伤。徐红等[50]研究表明心气虚患者 SOD 明显低于健康人，LPO 明显高于健康人。张永洁等[51]对 57 例冠心病患者及 32 例健康人的 LPO、SOD 含量及活性水平的检测，并结合中医辨证进行探讨。结果表明：冠心病患者血中 LPO 含量明显增高，红细胞 SOD 活性降低，SOD/LPO 比值缩小，中医证型中以心气虚证改变最为突出，提示冠心病气虚证与自由基反应的关系甚为密切。从能量代谢观点看，细胞内 ATP 合成效率不足是构成心气虚证的内在物质基础，而ATP能源的匮乏可加速脂质过氧化速率，是LPO增高继而导致SOD消耗增多，体内自由基代谢平衡失调，最终则可使组织细胞陷入不可逆损伤病变中。LOP含量、SOD活性、LPO比值可以考虑作为诊断心气虚证的客观依据。

8. 心气虚证与心血管自主神经功能变化　心血管系统的一些功能活动，如心率和血压的变化等，受到中枢神经系统和体液因素的严格控制，并通过自主神经及其释放的递质实现调节作用。张道亮等[52]将55例心阴虚、心气虚证心脏病患者分别测定心搏间距、卧立血压差、24小时尿儿茶酚胺等指标，并与健康人进行比较，结果发现心气虚患者心搏间距、平卧心率虽与健康人无明显差异，但有98.9%的患者呼吸差<15次/分，78.9%的患者30/15比值<1.03，与健康人组比较，差异有非常显著性意义（$P<0.01$），说明心气虚患者迷走神经功能严重受损，同时还有47.7%病例立卧差<15次/分，卧立血压差也有增大的趋势，提示心气虚患者站立时压力感受器传入神经及（或）交感神经敏感性降低；儿茶酚胺总量明显高于健康人（$P<0.01$），说明其交感神经介质的合成与分泌是增加的，及此类患者交感肾上腺系统的功能活动是增强的。可见心气虚证的交感肾上腺系统的兴奋性虽见增高，但交感神经的敏感性下降，且迷走神经受损。二者的功能状态与心气虚证有一定的相关性。柳侃等[53]发现心气虚患者呼吸差较正常人明显降低，立卧差明显降低，30/15比值明显降低，运动后心率复常时间明显延长，提示心气虚患者迷走神经功能减退，交感神经和迷走神经敏感性和协调功能显著紊乱，心脏自我调节功能明显减退。

9. 心气虚证的免疫功能变化　廖家祯等[54]对辨证为心气虚、心气阴两虚的患者做淋巴细胞转化试验、E-玫瑰花环试验和α-醋酸萘酚酯酶（α-NAE）染色试验，结果显示上述指标有定性意义，但却无法定位。赵家琪等[55]研究了心气虚患者的细胞免疫功能，结果心脏指数（CI）均显著低于正常人，总外周阻力（R）则显著高于正常人，心气虚证患者余血量显著少于正常人，而全血黏度高于正常人，心气虚、心气阴两虚及肾阴虚组cAMP含量均高于正常组，淋巴细胞转移率则明显低于正常，说明心气虚、心气阴两虚患者细胞免疫功能低下。易宇明[56]的研究结果显示心气虚患者的淋巴细胞转化率，E-花环形成及淋巴细胞酸性α-NAE染色的测定均显示细胞免疫功能降低（$P<0.001$），而反映体液免疫的三项免疫球蛋白中，IgM有增高趋势，IgA有降低趋势。

10. 心气虚证的其他相关指标研究

（1）cAMP-cGMP平衡检查：廖家祯等[54]研究发现，冠心病心气虚者血小板内cAMP含量低于正常，cGMP高于正常，cAMP/cGMP比值明显低于正常人和心阴虚者，而心阴虚与正常组相比无明显差异，提示cAMP/cGMP比值对鉴别冠心病心气虚证和心阴虚证有一定意义，并认为血红蛋白2,3-DPG含量增高可能是心气虚证的辨证指标之一。

（2）核酸总量、DNA含量以及RNA含量：周光耀等[57]研究认为心气虚者核酸总量、DNA含量以及RNA含量均明显低于正常，提示蛋白质的合成有一定的障碍。

（3）24小时尿17-羟、17-酮皮质类固醇排出量：胡节惠等[58]将心气虚证与正常人相比，发现尿17-羟、17-酮有增多的趋势，说明心气虚和肾阳虚有所不同，该项指标或许能有助于心气虚和肾阳虚的鉴别。

（4）24小时尿去甲肾上腺素、肾上腺素含量：屈松柏等[13]发现，心气虚证患者24小时尿去甲肾上腺素、肾上腺素含量均明显高于正常人，血胆碱酯酶活性无明显变化，说明心气虚自主神经功能变化以交感神经功能亢进为主，因此认为该指标有助于心气虚与脾气虚的鉴别。

（5） 血液红细胞糖酵解活力：周光耀等[57]观察表明心气虚患者血液红细胞糖酵解活力显著低于正常人。

（6） 血清类洋地黄因子（sEDF）：sEDF 是人和哺乳动物体内的一种微量循环激素，其性质和作用与地高辛相似，有强心、利尿和缩血管功效。胡节惠等[58]观察了 55 例心悸患者（1 周内未用过洋地黄药物者），发现心悸病患者的 sEDF 含量比正常人明显降低。根据中医气血相依的理论，认为心气受损，无力鼓动心血，心失所养，故出现心动悸不安，其实质可能是体内 sEDF 分泌减少，导致心肌收缩力减弱，循环衰竭。因此，心气虚的本质可能与体内的 sEDF 减少有着密切的关系。

（7） 血清微量元素检测：近年来研究发现在心脏病变中，锌、铜、铁、钙等血清微量元素的含量与中医证型有一定关系。黄献平等[59]观测了 78 例心脏病患者，心气虚证组以血清锌、铜含量下降为特征，血清钙含量下降最突出（$P<0.01$）。心气虚证由于心气不足，必然引起微量元素特别是锌的摄入不足和吸收不全；心气虚则心肌工作效率减弱，线粒体功能紊乱，物质代谢发生障碍，故血清铁的含量降低；钙的变化主要与心脉和心瓣膜的钙化有关，心气虚证的患者一般病程较长，其钙化作用也许很长，所以其血清钙含量很低。提示锌、铜、铁、钙微量元素摄入不足和吸收不全与心气虚证有着相关性。

（8） 肾素-血管紧张素-醛固酮系统（RAAS）：RAAS 通过对血容量和外周阻力的控制，调节人体的血压和水、电解质的平衡，以维持机体内环境的恒定。RAAS 中血管紧张素Ⅱ（ATⅡ）是具有强烈生物活性的物质，有强大缩血管效应，促进交感神经释放儿茶酚胺，刺激肾上腺球状带释放醛固酮（ALD），导致心脏前负荷增加、水钠潴留，患者出现不同程度的心悸、心慌、胸闷、乏力甚至水肿等心虚证证候。文哲双等[60]测定了 55 例心阴、心气虚证患者的肾素（PRA）、ATⅡ和 ALD 含量。结果发现，心气虚证组 RAAS 含量均增高，较正常对照组有明显差异，甚至有显著差异（$P<0.01$），且心气虚证组血浆肾素活性（PRA）升高较心阴虚证组明显。因此 RAAS 的测定对心气虚证的诊断有一定价值。

（9） 肾素、血管紧张素Ⅱ和醛固酮变化：周英等[61]采用放射免疫法测定了 85 例心血管病表现心虚证患者的 PRA、ATⅡ和 ALD 浓度变化，心虚证组 PRA、ATⅡ和 ALD 增高，增高的程度与心虚证的类型有关。其规律气阴两虚型＞心阳虚型＞心气虚型＞心阴虚型。认为肾素、血管紧张素、醛固酮系统（RAAS）的测定结果可作为临床评定心虚证的依据。

（10） 血脂变化：易宇明等[56]观察到冠心病心气虚患者血浆中甘油三酯明显高于血瘀组（$P<0.01$），而总胆固醇水平无明显变化，提示甘油三酯增高与气虚的形成有关。

闵存云等[62]分析认为，目前对心气虚证的研究涉及范围较广，也有一定深度，对心气虚证的心脏功能减退也做了多方面的测定，得出了有意义的数据，并提出了若干量化公式。但目前对心气虚证的研究，大多仅局限于胸痹（冠心病等）之中，对于惊悸、不寐、虚劳等病中出现的心气虚证的研究尚有不足，有待于今后进一步探索。心主神志的研究目前有被忽略的倾向。

（二）心阴虚证的研究

心阴虚证是心系病证中较常见的证型之一。近些年来对心阴虚证从心功能、血液流变性、微循环、神经、内分泌功能测定等方面进行了较深入的探讨，并取得了一些进展。

1. 心阴虚证的自主神经功能变化　许多研究[63]表明，心阴虚证患者大脑皮层抑制过程减弱，交感神经功能偏亢。浙江省中医研究所心本质研究组[64]对 54 例心阴虚患者进行卧立试验、心率、冷压试验，结果交感神经亢进者占 46 例，而 33 例对照组无 1 例亢进者。其中心率增高统计处理差异显著。用养阴药后心率下降，治疗前后对比有显著性差异。樊良卿等[5]观察冠心病心阴虚患者的血清多巴胺-β-羟化酶的均值增高，而心阳虚者降低，推测前者似与交感神经功能偏亢而后者与副交感神经功能偏亢有关。福建省人民医院[65]对91例冠心病患者的检测表明，心阴虚呈交感神经偏亢者为50%左右。心阴虚患者比心脾阳虚、脾肾阳虚的24小时尿香草扁桃酸（VMA）的均值相对偏高，这可能提示心阴虚患者体内儿茶酚胺水平或交感肾上腺系统活动较阳虚者略高。他们还对54例冠心病患者进行冷刺激前后指尖血管容积的示波描记，发现心阴虚者对冷刺激反应快且较剧烈，但恢复也较快。说明外周舒缩血管功能属于交感神经偏亢状态，可能与α受体兴奋性增高有关。吴瑞荣等[66]发现冠心病心阴虚者血清的酪氨酸浓度比正常人对照组显著升高，设想在排除其他干扰的条件下，该项检查似可作为心阴虚证的病理生化改变的参考指标之一。杨振平等[67]提出心虚证的部分临床表现明显与心血管自主神经功能紊乱有关。ANC测定结果表明：心阴虚患者与正常人比较，静卧心率（HR）明显增快，呼吸HR差，立卧HR差。浙江省中医研究所心本质研究组[64]检测54例心阴虚患者全血胆碱酯酶，发现比对照组显著降低，似乎说明心阴虚与胆碱能神经活动偏亢有关。陈振中等[2]观察发现，冠心病心阴虚患者的血清多巴胺-羟化酶的均值增高。许多这方面的研究还和心气虚的研究结果作了对比。

2. 心阴虚证的内分泌功能变化　吴瑞荣等[68]通过观察冠心病心阴虚患者尿17-羟皮质类固醇昼夜节律的变化，发现冠心病心阴虚患者24小时尿17-羟值比正常对照组显著升高，过夜尿17-羟值也显著升高，但白天尿17-羟值却升高不明显，提示下丘脑-垂体-肾上腺皮质系统（HHACS）分泌激素的昼夜节律变化，不是单纯的内分泌系统功能改变而与脑有关部位对HHACS的调节功能异常有关。万校援等[69]观察28例阴虚心火旺的患者，有26例尿儿茶酚胺（CA）显著高于正常，有12例尿17-羟皮质类固醇（17-OHCS）显著增高，20例非阴虚火旺者两项指标均在正常范围。提示阴虚心火旺证者可能系交感-肾上腺功能活动亢进所致。邝安堃等[70]研究还发现心阴虚患者血浆中所含雌三醇（E_3）和睾酮（T）的量发病时E_3/T的比值明显升高。对心阴虚患者下丘脑-垂体-肾上腺皮质轴的功能状态还有待研究清楚。

3. 心阴虚证的血液流变性变化　谭达人等[71]观察了28例心阴虚患者的血液流变学改变，其全血黏度、全血还原黏度、血浆黏度及女性患者的血沉均较正常人明显增高，红细胞电泳时间明显缩短。结果显示心阴虚患者的血黏度普遍升高，其增高水平可能与阴虚发热的程度成平行关系。使用养阴益气药后，可使全血黏度、全血还原黏度明显降低。吴式枢等[72]观察陈旧性心肌梗死心阴虚患者的血液流变学改变时发现，全血比黏度高、低切速、全血还原比低切速、血浆比黏度、血细胞比容、纤维蛋白原含量等项指标均高于正常人和阳虚患者。李宗梅等[73]通过对50例冠心病患者的微循环观测，发现心阴虚患者甲皱微循环管襻多表现为纤细，微血流流态多为线流，血流速度增快。

4. 心阴虚证的心功能变化　杨振平等[74]采用心机图叠加技术，观察了25例心阴虚证患者，其结果与正常对照组相比，左心室射血时间（LVET）缩短，射血前期（QU）、PEPP延长，QU/LVET、PEPP/LVET比值增大，差异有显著性，提示心阴虚患者也可能存在左心功能的潜在或明显低下。杨氏等还发现心阴虚组的Q-T/Q-S_2异常增大，此二者比值增大说明心肌能量代谢障碍，复极不良，机械收缩无力，这可能与心阴虚证的特殊病理实质有关。

5. 心阴虚证的血浆环核苷酸cAMP和cGMP变化　在中医基础理论、针刺、针麻及气功等中医研究方面有重要意义。邝安堃[70]认为它们是中医阴阳的物质之基础。刘亚光[75]

认为环核苷酸系统对“心主神明”和“心主血液”的生理功能很重要。环核苷酸在糖类、脂类、蛋白质的代谢方面有着重要的作用。廖家桢[76]测定了血小板及淋巴细胞中 cAMP 和 cGMP 的含量，发现心阴虚患者 cAMP 的含量高于心气虚患者，cGMP 的含量则是心气虚患者高于心阴虚患者。

6. 心阴虚证的免疫功能改变　陈松涛等[77]对临床辨证为阴虚的患者做了 H 胸腺嘧啶核苷酸掺入淋巴细胞转化实验，实验结果表明阴虚患者的免疫功能低下。对心阴虚患者的 Ig 含量测定，E-花环试验，ANA 染色试验表明心阴虚患者淋巴细胞的百分含量低于正常人，免疫球蛋白含量降低(但不是很明显)，机体免疫功能减弱。

7. 心阴虚证的微量元素变化　微量元素在生物体中起着调节作用。如 Zn 参与了核酸、蛋白质等的合成，至少与 70 多种酶有关。黄献平[59]、朱梅军[78]等研究发现阴虚患者血清中 Cu 的含量明显高于正常人，而 Zn 的含量低于正常人，Fe 的含量阴虚(包括心阴虚)患者明显高于正常组。Br 的含量明显低于正常组。对各种阴虚(包括心阴虚)的研究都得到了一致的结果。

8. 心阴虚证的其他改变　据浙江省中医研究所心本质研究组的研究[64]，①心阴虚患者血红蛋白与白细胞总数下降，血沉增快，血清丙种球蛋白升高；②心阴虚患者血糖含量比对照组增高，其糖耐量降低及血糖水平偏高，与脂质代谢障碍及粥样斑块的形成又有密切关系；③心阴虚组舌面 pH 明显低于对照组，且比较稳定；④心阴虚组舌中与舌尖温度之差低于正常组，说明心阴虚患者舌尖温度相对偏高。

(三) 心阳虚证的研究

1. 心阳虚证的心功能变化　赵淑杰等[79]在研究心阳虚辨证规律与心功能的相关性，选择心阳气虚损的患者 47 例，分为心气虚证、心阳虚证和心阳虚脱证三组，并选择正常人作为对照组 16 例，通过心脏彩超检测观察三组左室舒张末期内径、左室舒张末期容积、左室收缩末期容积、左室射血分数，心阳虚患者心室收缩功能及舒张功能与正常人相比均有不同程度的减弱，从心气虚证→心阳虚证→心阳脱证，心功能损害逐渐加重。与正常人相比，无论心气虚还是心阳虚，其左室舒张末期内径(LVDd)、左室舒张末期容积(LVEDV)、左室收缩末期容积(LVESV)等心功能均有不同程度的减弱，其减弱程度与心阳虚的三个阶段呈正相关，因此心功能检查可作为临床诊断心阳虚证的重要依据及评价心阳虚证疗效的客观定量指标。

2. 心阳虚证与心衰分级及 NT-proBNP 的关系　吴美平等[80]研究心力衰竭中心阴虚证和心阳虚证患者 NYHA 分级及血浆 NT-proBNP 水平与中医证型的关系，将符合 Framingham 的心衰诊断标准患者进行 NYHA 分级，同时用化学发光法测定血浆 NT-proBNP 水平，比较不同证型心功能分级以及 NT-proBNP 水平的差别，并以中医证型为因变量进行 Logistic 回归分析，检验不同证型与心功能分级及 NT-proBNP 的相关性。结果在 83 例心力衰竭心阴虚证患者的心功能分级低于心阳虚证患者，心功能分级与证型相关性明显；心力衰竭心阴虚证患者的 NT-proBNP 水平也明显低于心阳虚证患者，表明 NYHA 分级可以作为中医证型心功能分级的一项参照指标，心阳虚证患者的病情明显严重于心阴虚证患者。

3. 心阳虚证相关差异表达基因分析　李炜弘等[81]通过基因表达谱分析冠心病心阳虚证的差异表达基因，探寻心阳虚证的特征性基因表达谱方法，筛选出符合冠心病和心阳虚证诊断标准的患者 5 例，选择同年龄段正常人 5 例，分别取外周血，提取总 RNA，作基因芯片。5 例患者中经温阳通痹法治疗显效的典型病例 1 例，治疗前后分别取外周血，提取总 RNA，作基因芯片。结果患者与正常人的基因芯片差异表达谱与典型病例患者治疗前后的基因芯片差异表达谱中有 39 条基因差异表达一致。因此分析这 39 条基因的差异表达可能是冠心病心阳虚证发生的分子生物学基础，通过对基因功能的分析，部分阐释了冠心病心阳虚证的病理机制。

（四）心脉痹阻证的研究

1. 心脉痹阻证与血小板、凝血及纤溶系统　心脉痹阻证是指因气虚、气滞、痰阻、寒凝和火热等原因，导致心脉血液运行不畅，血行迟缓或停滞于心脏局部而出现的一系列临床综合征。王阶等[82]研究认为，心血瘀证与血小板、凝血及纤溶系统之间的关系的研究受到越来越多的重视。毛以林[83]等进行冠心病血瘀证与血小板颗粒膜蛋白和纤溶功能关系的研究发现，血瘀证组反映血小板功能状态的特异性指标 P-选择素（GMP-140）含量明显增高；组织型纤溶酶原激活物（t-PA），纤溶酶原激活物抑制物（PAI-1）活性降低，表明血小板活化、低纤溶状态与血瘀证形成有关；GMP-140、PAI-1 和 t-PA 可作为冠心病血瘀证微观辨证的参考指标。吕中等[84]在冠心病血瘀证血浆纤溶活性的临床和实验研究中也发现冠心病血瘀证患者血浆纤溶活性显著降低，处于血栓前状态。石志芸等[85]通过对 203 例患者中 104 例血瘀证与 99 例非血瘀证患者检测血栓前状态的分子标志物，发现血瘀证患者存在血小板活化及内皮细胞受损等改变，提示血小板活化、内皮细胞受损、凝血-纤溶平衡的改变有利于血瘀证的发生。

2. 心脉痹阻证与血液流变学　心血瘀证是血液流动性和黏滞性出现异常的证候，检测血流变学指标已作为冠心病血瘀证诊断及临床疗效的评定标准。陈可冀等[86]认为，所有血瘀证的患者，从宏观血流变学上看，可表现为血液黏度、血浆黏度、红细胞沉降率、血管壁压力和微血管弛张度的异常。从微观血流变上看，可有红细胞聚集性、红细胞变形能力、红细胞与血小板表面电荷水平、白细胞流变性等的异常。李越华等[87]研究证实，冠心病不同证型有不同的血流变学的变化。心血瘀阻型表现为全血黏度、纤维蛋白原和血浆黏度明显增高。值得注意的是，不仅血液流变学指各项指标数值过高与血瘀证相关，过低同样也会引起血瘀证。因此陈可冀[86]将血瘀证分为血瘀证Ⅰ型（血瘀证高血流变性型）和血瘀证Ⅱ型（血瘀证低血流变性型），指出血瘀证在血液流变性指标方面可见过高或过低，血液浓黏凝聚是血瘀的征象，但血瘀征象累积到一定程度才可能形成血瘀证。

3. 心脉痹阻证与微循环　中医“久病入络”理论的病理基础是血瘀证，而病理实质可能就是微循环障碍。如张三林等[88]通过观察冠心病心血瘀阻证患者甲襞微循环并与非心血瘀阻证比较。发现两组均有不同程度的微循环障碍，但心血瘀阻证更为严重，表现为畸形严重，管径最细，流速最慢，出现白色微血栓，提示冠心病心血瘀阻证的重要病理机制之一为微循环严重障碍。蔡少峰[89]对 65 例冠心病心血瘀证患者应用生脉注射液后舌微循环的变化进行观察，发现生脉应用组在舌乳头、微血管、血流状况、管周各方面均有不同程度的改善。舌微循环的观察能够直接反映心脏状况，特别是乳头内微血管影像模糊、渗出、出血等在冠心病心血瘀证出现的时机和几率比甲襞、球结膜微循环早且多。李玫[90]通过 54 例冠心病血瘀证患者甲襞微循环检查，结果证实，甲襞微循环检查的异常变化均与冠心病心血瘀证患者的严重程度呈正相关。另外。吴双虎等[91]还发现，氧自由基增加和红细胞铜锌超氧化物歧化酶活力不足是心血瘀证患者具有微循环瘀滞障碍的重要因素。

4. 心脉痹阻证与血管内皮功能　关于心血瘀证与血管内皮功能的研究主要是分析心血瘀证患者内皮细胞分泌的活性因子增多或减少以揭示血瘀发生的病理生理基础。如蔡钦朝等[92]从心血瘀证患者一氧化氮(NO)及内皮素(ET)水平揭示了血管内皮细胞分泌功能异常可能是血瘀证发病的病理基础之一。此外,直接从形态学证实了血管内皮细胞在心血瘀证发病中的重要作用。如陈云波等[93]直接观察了血瘀证兔模型血管内皮细胞培养的形态学改变,在光镜下发现血管内皮细胞呈多角形镶嵌状紧密排列,细胞质中可见有黯色颗粒,极少数细胞形状巨大及混杂有一定数量的平滑肌细胞;在电镜检查发现胞体内液泡数量增多,少数细胞核形状扭曲,线粒体结构肿胀、欠清晰,内质网扩张呈空泡状,提示造模兔原代培养的血管内皮细胞出现了病理性损伤。

5. 心脉痹阻证与炎症反应　近年来医学界提出一种新的冠心病发病机制学说——炎症反应学说。洪永敦等[94]通过研究冠心病中医证候与炎症因子的关系发现,心血瘀证组WBC计数和血中超敏C-反应蛋白(CRP)、IL-6和TNF-α含量均较其他组显著升高,认为上述炎症因子可以作为冠心病辨证参考。王强等[95]通过检测冠心病心血瘀证患者的超敏C-反应蛋白水平探讨炎症与心血瘀证的临床意义,认为超敏C-反应蛋白可作为一个灵敏的慢性炎症评价指标,对于临床冠心病血瘀证病理过程的分析、治疗和转归具有积极意义。

6. 心脉痹阻证与相关基因表达　把基因组学融入中医学,从基因微观分子水平研究中医辨证分型,建立证型基因表达谱,以逐步揭示证的客观物质基础,成为中医基础理论研究的热点。黄献平等[96]探讨凝血因子Ⅶ(FⅦ)基因多态性与冠心病(CHD)心血瘀阻证候及凝血因子Ⅶ活性(FⅦc)的相关性,结果显示,FⅦ基因 *M1M1* 多态性和 *M1* 等位基因与CHD心血瘀阻证相关,FⅦ基因多态性与血浆FⅦc密切相关。王阶等[97]运用外周血mRNA差异显示获得差异条带并进行生物信息学分析,发现差异基因中 *b*13、23*b* 在冠心病血瘀证组呈高表达,与冠心病心血瘀证的病理改变密切相关。

邢亚楠等[98]认为,随着心血瘀证研究的进一步深入,越来越多的研究发现,心脉痹阻证并不等同于西医学某方面指标的某一变化趋势,是有相对特定规律特征的、超越疾病范畴、涵盖生理病理的多层次、多方面、多指标的非单一趋向改变。如果以单一的理化指标代替整体上的血瘀证,会导致"血瘀"泛滥,认为血瘀证是一个复杂的系统,面对这样的一个复杂系统,应该应用处理复杂系统的方法,结合相关领域的成果,在中医理论指导下,找好着眼点,进一步深化心血瘀证证候实质的研究。

二、心病证型动物造模的研究

(一) 心气虚证模型的研制

1. 心气虚证模型复制的方法

(1) 水环境站台睡眠剥夺法建立心气虚模型:心气虚证多由久病体虚、暴病伤正等因素引起,临床表现为心悸怔忡、胸闷气短、面色淡白等症状。于成瑶等[99]采用水环境站台睡眠剥夺法,剥夺大鼠快速动眼相(rapid eye movement,REM)睡眠复制心气虚动物模型,根据既往研究动物体质量(weight,W)与站台面积(area,A)的比值 W/A≥6.4 时,方可获得满意的REM睡眠剥夺效果;而正常对照组 W/A≤1.73 时,才能允许自由睡眠。故该研究采用小站台直径为4.5cm,大站台直径为13.5cm,水面低于台面约1～2cm,水槽上方装有料斗及水瓶,实验期间大鼠可自由饮食,水温30～32℃,室温22～25℃。持续剥夺睡眠192小时。该模型重点研究的脏腑是"心",其情志变化主要是心主神明失司,但不排除其他诸脏腑与情志的关系。龙子江等[100]在采用小站台水环境技术剥夺小鼠REM睡眠的基础上,于末次剥夺睡眠的同时腹腔注射垂体后叶素复制了心气虚小鼠模型。

（2）基础进食+强迫负重游泳+灌服普萘洛尔（心得安）法建立心气虚模型：程志清等[101-103]分别选用魏-凯二氏大鼠（wistar-kyoto rats，WKY大鼠）、BALB/C小鼠、SD大鼠应用基础进食复合负重游泳的方法制作心气虚动物模型，造模组动物单笼饲养，实验全过程连续按基础进食量（即成龄大鼠静息状态下日采食量）进食16天，每只大鼠每日喂大鼠精饲料5g/100g，在25～27℃水温的游泳缸中，每日强迫负重（按大鼠自身体质量的5%计）游泳至力竭为止。力竭采用两次游泳法，前后相差10分钟，以最大限度地耗竭动物的体能。力竭标准为动物明显失调、慌张，鼻部在水面上下浮动，头没入10秒不能上浮为力竭标准。实验第13天，在每日游泳的基础上每日灌服普萘洛尔溶液0.5ml/100g（即2.4mg/100g），连续4天。选择了控食复合负重游泳法，使动物在基础进食量（即成龄小鼠静息状态下日采食量）的情况下尽可能增加消耗量以达到饥则损气和劳则耗气的目的。该研究认为由于摄入能量不能满足机体的能量消耗所需，机体就会动用平时储存的能量物质如脂肪、糖原等，说明限食能加快机体脂肪动员及体内脂类消耗，对机体的能量代谢具有较明显的影响。

（3）控食+强迫跑步+灌服普萘洛尔法建立心气虚模型：程志清等[104,105]选取了不同品系的大鼠运用强迫跑步、控食及大剂量普萘洛尔等复合因素建立心气虚证动物模型，模型组实验全程控食、强迫跑步16天，第17天起每日灌服大剂量普萘洛尔溶液，连续4天。该模型的制作同样依据了《素问·刺志论》有“谷盛气盛，谷虚气虚”理论。李绍芝等[106]用NIH小白鼠采用连续控食，强迫负重游泳，大剂量灌服普萘洛尔和注射垂体后叶素等综合方法制造心气虚证动物模型，该研究同样以饥则损气作为建模的依据。

（4）冠状动脉结扎法建立心气虚模型：刘元章[107]、王振涛[108]等认为，心气虚是心衰最常见和最早出现的证候。有人认为几乎所有的心衰患者都有不同程度的心气虚存在，心气虚和心功能减退存在着密切的关系，心气虚的实质为心功能低下，以此为背景，采用结扎大鼠左冠状动脉造成慢性心衰模型，以心率、呼吸、力竭性游泳时间、心功能参数等模拟心气虚证证候学特点，成功制作了心衰大鼠心气虚病证结合模型。

（5）衰老法建立心气虚模型：人40岁开始逐渐衰老，人40岁前后的两个时间点，35岁和50岁，可作为研究衰老动态变化的时间窗。依此于成瑶等[109]选用相应月龄（该研究应用SD大鼠：约12月龄，约相当于人33.7岁；约18月龄，约相当于人50.5岁）的雄性SD大鼠模拟了人类生理性衰老的心气虚证。于成瑶等的研究认为实验动物衰老和随着年龄增长所观察的指标均呈阴证表现，属虚证、里证，并有寒证表现。老龄大鼠力竭性游泳时间缩短和少动多睡，有神疲乏力——气虚证必备条件；呼吸频率变慢，可能有胸闷——心虚证必备条件；心脏指数下降，为心气虚证的重要表现；耳温下降、色淡毛衰说明还有其他证候，表明自然衰老SD大鼠模型有心气虚等证的表现。

（6）腹主动脉-腔静脉穿刺法建立心气虚模型：吴齐雁[110]等人采用腹主动脉-腔静脉穿刺的方法，术后常规饲养，自由饮水，室内照明12小时明暗交替。笔者认为充血性心力衰竭其临床表现按中医理论则分别属于心悸、咳喘、水肿、积聚等范畴，并常数病证并存。左心衰多是心悸、咳喘并存；右心衰则多是心悸、水肿、积聚兼见。研究表明，心衰的严重程度与心气虚的轻重一致，其基本发病机理是气虚血瘀、阳虚水泛。其中气虚、阳虚为本，血瘀水泛是标。据此应用手术的方法建立了心气虚证大鼠模型。

2．心气虚模型评价体系　目前，中医证候动物模型学形成了病因、症状、客观评价指标和药物反证合参的评价方法。但心气虚动物模型的评价尚无统一标准。系统总结近几年心气虚模型的建立，均是以一定的中医学病因、病机为依据建立的，同时也采纳并形成了各具特色的模型评价标准。

（1）症状与体征评价：程志清等[111]的研究表明动物采用负重游泳、强迫跑步等方法复制心气虚模型，动物均在不同程度上出现精神不振、活动减少、毛松、眼眶变小、鼠尾颜色淡白、拱肩缩背、行动迟缓、倦怠，尤以强迫活动后为甚。同时对此进行量化评价。

1）每天观察实验动物的精神、活动、皮毛、尾色、大便，有无缩肩拱背、觅食等情况，并4天记录1次。初步拟定以下量化分级方法。

① 精神："＋＋＋"：精神委靡，眼睑下垂，反应迟钝；"＋＋"：倦怠乏力，反应不灵敏；"＋"：动作散漫，缺乏灵气；"－"：活泼好动。

② 皮肤及毛发："＋＋＋"：全身毛发枯槁，竖立，皮肤松弛，皮下无脂肪，抓之触骨；"＋＋"：背部毛发干枯，无光泽，皮肤松弛，少许脂肪，易抓取；"＋"：皮肤略松弛，松软，张力减小，背部毛发少光泽；"－"：皮肤与脂肪连接紧密，柔韧有弹性，毛发光亮，柔顺。

③ 鼻、尾颜色："＋＋＋"：苍白或透青色；"＋＋"：淡红少泽；"＋"：粉红光淡；"－"：红润有光泽。

④ 大便："＋＋＋"：大便稀溏；"＋＋"：大便不成形，但不太稀；"＋"：大便黏软有形；"－"：大便干、成形。

⑤ 缩肩拱背、觅食：记录"＋"有、"－"无。

说明："＋"累计7个以上（含7个），属心气虚重证；"＋"累计5～6个，属心气虚轻证。

2）舌质：每8天观察一次舌质，记录内容为正常、舌淡、舌嫩。

3）体质量：每3天采用电子天平称重1次，每次称重时间均在下午4：00～6：00。

4）耐力：每天记录大鼠的游泳时间耐力。

（2）生化检测指标评价：免疫功能下调。可选取白细胞介素2（IL-2）、白细胞介素4（1L-4）、白细胞介素10（L-10）和肿瘤坏死因子-α（TNF-α）作为观察指标，从分子水平研究心气虚证的免疫状态。程志清等[101]认为心功能指标、生化指标如环磷酸腺苷、环磷酸鸟苷、超氧化物歧化酶、苯二醛、心房利钠因子等亦是评价心气虚证的可信指标。

（3）心功能指标评价：1990年10月中国中西医结合学会心血管学会修订后制定了冠心病心绞痛、心肌梗死心气虚证的中医辨证诊断标准为气虚兼有心悸者。气虚的共性表现为疲乏、气短、舌质淡胖嫩或有齿印、脉沉细，或结代、促脉，目前多沿用此标准。在具体的动物模型评价方面，则分别以心率异常表示心悸，呼吸频率异常推测胸闷，力竭性游泳时间缩短和心功能的每搏输出量、每分输出量、心脏指数下降表示乏力。另外，反映心脏收缩功能的指标（如最大心室内压、平均心室内压、心室峰压平均值、发展压平均值、心率、平均左心室内压最大上升速率（$+dp/dt_{max}$）、平均心室峰压×心率均呈现明显下降的趋势，反映心脏舒张功能的指标［舒张间期平均值、平均左心室内压最大下降速率（$-dp/dt_{max}$）、$t-dp/dt_{max}$］均呈现显著上升的趋势。表明心脏的收缩和舒张功能的变化亦可用于心气虚证模型的评价。

（4）药物反证：中医自古就有以方测证的方法，故而根据动物模型的不同选择相应公认的阳性药物进行反证，在证候动物模型评价体系中的地位不可取代。

（5）基因芯片技术评价：程志清等[112]在采用游泳、控食及大剂量普萘洛尔等复合因素建立了大鼠心气虚模型，同时利用基因芯片技术综合分析了造模因素对该模型大鼠基因表达的影响，认为该模型符合中医心气虚证的特点，所用的复合造模因素是通过损害机体的免疫功能，破坏机体的血管内皮系统，从而使动物出现了与中医心气虚相似的证候特点。

3. 存在的问题与展望　中医动物模型及模型评价体系是中医药现代化过程中具有承上启下重要作用环节，是属于中医药学科原创性的研究内容。梁俊清等[113]系统总结了近几年的有关心气虚证动物模型的建立的方法及所涉及的评价方法，纵观有关心气虚证产生的病机，可概括为心脏舒缩功能的减退是心气虚证产生的重要因素之一；某些反映心功能的指标如射血前期与左室射血时间比值被公认为是心气虚证的重要指标；心钠素、超氧化物歧化酶、肾素血管紧张素醛固酮系统以及细胞免疫和体液免疫等指标在反映心气虚证中具有一定作用，揭示了其与心气虚证的关系，心气虚证动物模型的造模方法日趋接近中医的病因病机。尽管对与心气虚证有关的诊断指标已进行了一定的研究，但一些相关的实验室指标尚缺乏特异性和敏感性，并不能用来特异地诊断心气虚证。有必要对心气虚证的相关指标进行全面的评价，建立统一、规范、客观的心气虚证诊断标准。心气虚证动物模型的复制方法有待规范，尚需建立可靠的模型评价标准。只有在临床上对心气虚证的本质有了统一、规范的认识，才能复制出符合中医理论的，有广泛的实际应用价值的心气虚证动物模型。

（二）心阳虚证模型的研制

张明雪[114,115]、曹洪欣[116]在建立冠心病心阳虚证模型的基础上，以冠心病心阳虚证模型为例，分析建立中医心阳虚证模型的对策。

1. 造模方式必须病证结合　以病带证的造模方式，如冠心病心阳虚证，则病位明确，相对固定在某个脏腑，因其针对性强可以限制并减少复杂因素的干扰而易于造模标准的确认。分析现代指标与病机要素以及症状间的相关性，努力拓展冠心病心阳虚证客观指标的范围：①检测血脂水平及 ECG、心肌酶学改变，了解动脉硬化和心肌缺血损伤的程度；②运用彩色多普勒分析心功能状态以及病理组织所见，佐证造模的成功与否；③观察血小板的功能及形态变化，寻求各种有意义的客观指标；④建立数理逻辑计量统计模型，分析评判各指标间的相关变化及意义，最大限度地避免遗漏对心阳虚证造模有意义的异常指标。心阳虚证虚寒征象：检测肾功能（排除或是否兼有肾阳虚）、胆碱酯酶（排除或是否兼有脾阳虚），这两个与心阳虚证本身关系不大却独具鉴别诊断意义的指标。

2. 造模施加因素要均衡一致　造模时，应考虑到心阳虚证轻重的程度一致性，施加因素要均衡，务使造模损伤程度相同。心气虚证、心阳虚证和心阳暴脱证三者在时间上的连续性，病理过程的阶段性及证候内在联系的不可分割性等诸方面因素，使心阳虚证模型，在心功能由减退到衰竭过程中所处于某个病理阶段的认定，变得难以截然划分。因此：①心阳虚证可出现心功能减退的病理改变，应具备心功能下降的客观指标，而心功能下降目前临床公认的客观指标是左室舒缩功能减退，故心功能检测指标必不可少。②心阳虚证应具备虚寒症状，故以造模后大鼠出现的扎堆、蜷卧、体温下降、舌紫等，用来佐证阳虚寒盛的病理改变。③组织学方面：心肌纤维水肿，断裂，严重者心肌纤维溶解性坏死，波浪状改变，心脏重量增加，肺泡壁增厚、毛细血管扩张，肺水肿，肺有血栓和心衰细胞，肝浊肿、瘀血，中央静脉扩张，心包、胸腔积液等，验证心衰程度。

3. 中西医结合复合造模　临床冠心病患者中，单纯心阳虚证并不多见，常常是心阳虚证兼有其他病理产物同时出现。其中阳虚痰瘀证较为常见，而在目前冠心病动物造模中，多属单一因素造模：急性心肌缺血模型或高脂血症模型，不足以反映冠心病临床发病特点。因此，我们采用中西医结合复合造模方法：①喂食高脂饮食，使痰浊内生；②皮下注射脑垂体后叶素使冠脉痉挛、缺血，导致血运不畅，使瘀血内停，同时脑垂体后叶素注射后所出现症状与寒邪伤阳病因相符；③每天冰柜冷藏 2 小时，意在模拟寒邪损伤阳气，使阳气亏虚，无力温运、推动血液和输布津液，导致瘀血、痰浊病理产物形成。从而使造模结果近似于临床冠心病阳虚痰瘀的病机特点。

（三）心脉痹阻证模型的研制

陈小野[117]、苗明三[118]的专著中对于制作心脉痹阻证模型或心血瘀阻证动物模型均有详细报道，在方法上可采用冠状动脉结扎法、冰水应激法、冠状动脉血栓形成法、异丙基肾上腺素应用法、垂体后叶素应用法及高分子右旋糖酐颈静脉注射法等。主要是造成心脏血流减少，或局部中断，或心脏冠状动脉痉挛，或血管内出现血栓，而影响心脉血液循行和供给，造成心脉瘀阻的动物模型。实验动物可采用小鼠、大鼠、家兔、狗等。心电图观察造模动物可出现窦性心律失常、室性期前收缩、室性心动过速、T 波升高、低平、双相、倒置、S-T 段抬高、心率减慢等多种心肌缺血的改变。病理研究可见在电镜下心肌小血管内出现不同程度的血小板凝聚。从单个血小板黏附管壁到 2～3 个血小板聚集在一起，甚至成堆的血小板完全阻塞管腔。亦可能由心脉瘀阻引起心肌细胞的变性坏死，严重时可导致心阳暴脱。

参考文献

[1] 陈振中，等．心气量化的临床研究．中国医药学报，1990，5(4)：21-23

[2] 陈振中，等．心气量化的实验研究．中国医药学报，1990，5(4)：7-9

[3] 史载祥，等．“心气虚”患者左心室功能的研究．中医杂志，1982，23(12)：58-60

[4] 鲍延熙，等．对冠心病气虚和血瘀型患者的实验指标观察．中医杂志，1981，22(4)：28-30

[5] 樊良卿，等．冠心病中医辨证分型的客观指标探讨．中医杂志，1981，22(7)：28-31

[6] 陈耀青，等．冠心病气虚、气阴两虚证的心功能特点及生脉注射液的效应观察．中西医结合杂志，1988，8(9)：523-525

[7] 李绍芝，等．心输出量与脉图参数的相关性初探．中国医药学报，1992，7(2)：18-20

[8] 李绍芝，等．心气虚患者左心室舒缩功能的初步研究．中医杂志，1988，29(2)：50-52

[9] 张世枢．冠心病心气虚与心功能关系的初步探讨．辽宁中医杂志，1983，10(3)：148-150

[10] 史载祥．心气虚与左心功能不全研究概述．上海中医药杂志，1983，(8)：25-27

[11] 唐巍．冠心病心气虚与核听诊器检测心功能关系的初步探讨．中医药学报，1986，(6)：17-19

[12] 贾宝善，等．冠心病心气虚与核听诊器检测心功能关系的初步探讨．中西医结合杂志，1987，7(4)：203-205

[13] 屈松柏，等．实用中医心血管病学．北京：科学技术文献出版社，1993：512-514

[14] 任村生，等．心脏功能与心气虚证的内在联系．天津中医，1985，2(2)：36-38

[15] 潘毅．心气虚证的计量诊断初探．广州中医学院学报，1990，7(2)：78-80

[16] 朱炎．冠心病心气虚证的功能计量诊断的探讨．湖北中医杂志，1994，16(4)：50-52

[17] 郑源庞，姚雪艳，王红裔，等．冠心病心气虚证阻抗心动图的临床意义评价与心气虚证分度初探．中国中医药科技，1997，4(1)：4-7

[18] 郑关毅，张贵灿．心气虚患者左心室功能的多普勒超声心动图．实用中西医结合杂志，1997，10(13)：1278-1280

[19] 文旺秀，金卓祥，严夏．心气虚证患者的心功能检查分析．实用医学杂志，1998，14(I)：29-30

[20] 王硕仁，赵明镜，吕希滢，等．冠心病心气虚证与左心室功能及心肌缺血相关性的临床研究．中国中西医结合杂志，1998，10(8)：457-460

[21] 李十红，于英奇，李祥国．心虚证分型与左室舒张功能关系的研究．辽宁中医杂志，1997，24(3)：1113-1114

[22] 张丽萍，张向力．唐巍．冠心病中医辨证分型与左心功能关系的临床研究．中国中医药信息杂

志,2001,8(7):511-513

[23] 周欣,黄春林,吴焕林,等.心病心气虚与非心气虚证间左心形态及功能表现.广州中医药大学学报,2001.18(3):200-204

[24] 李绍芝,等.心气虚患者脉图血液动力学参数的初步分析.中国医药学报,1988,3(4):9-11

[25] 李绍芝.冠心病心气虚患者脉图参数和心输出量的初步观测.陕西中医,1988,9(2):91-93

[26] 朱炎.冠心病心气虚证脉图计量诊断的探讨.江西中医药,1994,25(4):21-23

[27] 唐农,等.冠心病心气虚患者寸口脉超声多普勒血流图的初步研究.广西中医药,1992,15(2):46-48

[28] 谢梦洲,李绍芝,刘建春.心气虚证患者临床脉象与心输出量的研究.中国中医药信息杂志,2000,7(11):34-35

[29] 刘节珍,等.冠心病中医辨证分型与血液流变学指标的关系.山东中医学院学报,1992,16(6):41-43

[30] 宋崇顺,等.气虚证血液流变学的临床观察和实践研究.中医杂志,1981,22(10):39-41

[31] 王兴,等.冠心病心绞痛证型与血液粘度关系的初步探讨.中医药学报,1988,(3):46-48

[32] 王心文.心气虚证、心阴虚证的血液流变学研究.云南中医杂志,1991,12(6):8-10

[33] 李爱忠,等.144 例冠心病、肺心病心气虚分级的血液流变学观察.湖南中医学院学报,1992,12(3):53-55

[34] 童义芳,等.心气虚证的血流动力学研究.甘肃中医学院学报,1990,7(3):36-38

[35] 周宜轩,等.心气虚、脾气虚患者血液动力学、流变学的研究.安徽中医学院学报,1990,9(3):46-48

[36] 王延综.心气虚证血液动力学的逐步回归分析.中国医药学报,1994,9(2):26-28

[37] 胡国庆,等.气虚证与甲皱微循环的研究.上海中医药杂志,1990,(5):46-48

[38] 黄惠勇,丁果元,李冰星,等.血液流变性与心病辨证关系的研究.湖南中医学院学报,1997,17(1):35-37

[39] 周泽泉,朱湘生.心病气血辨证与 TXB、6-Keto-PGF$_{1\alpha}$ 的临床研究.中国中医基础医学杂志,1984,4(4):30-32

[40] 过鑫昌,等.冠心病中医辨证分型与前列腺素、血小板功能、蛋白 C 抗原的关系.中西医结合杂志,1991,11(5):263-265

[41] 俞兵,等.心虚证患者心钠素水平的初步观察及其临床意义探讨.中西医结合杂志,1989,9(9):526-528

[42] 项慰寒,等.心钠素在心肺气虚诊断中的意义.中西医结合杂志,1988,8(9):521-523

[43] 张玲瑞,等.心钠素对老年心脑血管疾病气虚血瘀证诊断的意义.辽宁中医杂志,1995,22(1):8-10

[44] 黄惠勇,朱文锋,李冰星.调节肽与冠心病心绞痛患者中医辨证的关系.中国中西医结合杂志,1996,16(8):474-476

[45] 李莉.心功能不全与血浆心钠素水平的关系.华西医学,2000,15(2):239-241

[46] 罗陆一,等.心气虚证患者红细胞超氧化物歧化酶活性及血清过载化脂质含量变化.中医研究,1993,6(1):26-28

[47] 向从贵.过氧化脂质及其清除剂与冠心病及中医证型关系的探讨.湖北中医杂志,1994,16(4):48-50

[48] 张素芬,等.对冠心病不同证型红细胞膜流动性的观察.山东中医学院学报,1994,18(5):342-344

[49] 陈达理,周立红.心气虚证与自由基损伤的关系.中医研究,1999,12(2):1-3

[50] 徐红,钱宝庆,张永华,等.抗氧化合剂对虚证患者抗脂质过氧化损伤的影响.浙江中医学院学

报,1998,22(3):38-39

[51] 张永洁,曹延柏.冠心病患者血中过氧化脂质、超氧化物歧化酶变化及中医证型关系的探讨.中医研究,1992,5(1):22-25

[52] 张道亮,张晓星.心脏病患者心阴虚、心气虚证植物神经功能的研究.中国中西医结合杂志,1995,15(10):445-447

[53] 柳侃,等.老年心气虚患者心搏调距变化和运动后心率复常时检测的临床意义.辽宁中医杂志,1989,16(6):19-21

[54] 廖家祯,等.冠心病心气虚证临床微观辨证初探.上海中医药杂志,1987,(11):2-4

[55] 赵家琪,等.心气虚患者的细胞免疫功能及补益中药对淋巴细胞作用的初步研究.辽宁中医杂志,1982,9(12):47-49

[56] 易宇明.冠心病气虚型与血瘀型部分实验指标分析.中西医结合杂志,1995,15(3):138-140

[57] 周光耀,等.中医气虚证的能量代谢研究.中医杂志,1991,32(6):48-50

[58] 胡节惠,莫余波.心悸病心气虚证与心血瘀组证患者 sEDF 含量变化的临床意义.实用中西医结合杂志,1998,11(10):888-890

[59] 黄献平,周小舟.心病气血辨证与血清锌铜铁钙含量的关系.中国中医基础医学杂志,1998,4(3):41-43

[60] 文哲双,周江华.心阴虚证、心气虚证 RAAS 含量的改变及临床意义.湖北中医杂志,1999,21(10):33-35

[61] 周英,谭国民,俞彬,等.心虚证患者血浆肾素、血管紧张素Ⅱ和醛固酮变化的观察.贵州医药,1996,20(5):260-261

[62] 闵存云,等.心气虚证的现代研究.中国中医基础医学杂志,1996,2(1):58

[63] 戴维正.阴虚证的研究进展.中医杂志,1983,24(5):69-71

[64] 浙江省中医药研究所心本质研究组.心阴虚的初步探讨.浙江中医药,1979,(6):183-185

[65] 郑日清.心阴虚证研究近况.中医药研究,1991,(3):58-60

[66] 吴瑞荣,等.阴虚冠心病人血清酪氨酸含量的变化.中医杂志,1983,24(3):34-36

[67] 杨振平,等.心虚证左心功能及心血管植物神经功能的研究.中国医药学报,1990,5(2):12-14

[68] 吴瑞荣.阴虚冠心病人尿 17-羟皮质类固醇昼夜节律变化与脑的关系.中西医结合杂志,1982,2(2):100-102

[69] 万校援,等.高血压病阴虚火旺证的研究.上海中医药杂志,1983,(1):44-46

[70] 邝安堃.急性心肌梗塞的中医辨证及其与血浆环核苷酸、性激素的关系.中医杂志,1984,25(3):51-52

[71] 谭达人,等.冠心病阳虚和阴虚患者血液流变性再探.中医杂志,1982,23(7):41-43

[72] 吴式枢.陈旧性心肌梗塞阴虚患者的血液流变性分析.辽宁中医杂志,1983,(8):40-42

[73] 李宗梅.冠心病心阴虚、心阳虚微循环的改变.中医药学报,1986,(5):11-14

[74] 杨振平,等.心系四虚证患者左心功能变化的初步研究.陕西中医,1989,10(2):91-93

[75] 刘亚光.以分子生物学讨论心本质.浙江中医药,1979,(2):188-190

[76] 廖家桢.冠心病心气虚证临床微观辨证初探.上海中医药杂志,1987,(11):2-4

[77] 陈松涛,等.中医虚证理论的初步探讨.中西医结合杂志,1982,2(3):140-141

[78] 朱梅军.有关微量元素的探讨.中医杂志,1983,24(5):70-72

[79] 赵淑杰,尹永杰,陈颖.心阳虚辨证规律与心功能相关性研究.中国中医急症,2008,17(11):1550-1551

[80] 吴美平,熊旭东,董耀荣,等.慢性心衰心阴虚、心阳虚与 NYHA 分级及 NT-proBNP 关系探讨.中国中医急症,2009,18(6):921-923

[81] 李炜弘,王米渠,王刚,等.冠心病心阳虚证相关差异表达基因分析.现代中西医结合杂志,

2004,13(24):3219-3222

[82] 王阶,姚魁武.血瘀证证候实质研究进展与思考.中国医药学报,2003,18(8):490-493

[83] 毛以林,袁肇凯,黄献平,等.冠心病血瘀证与血小板颗粒膜蛋白和纤溶功能关系的探讨.湖南中医学院学报,2004,24(3):29-31

[84] 吕中,任自力.冠心病血瘀证血浆纤溶活性的临床和实验.浙江中西医结合杂志,2000,10(4):194-196

[85] 石志芸,施赛珠,陈剑秋,等.中医血瘀证与血栓相关分子标志物的研究.中医研究,2003,16(6):21-23

[86] 陈可冀,马晓昌.关于传统血瘀证的现代分类.中国中西医结合杂志,2000,20(7):487-488

[87] 李越华,肖沪生.冠心病中医辨证分型与心功能及血液流变学之间关系的研究.辽宁中医杂志,2004,31(12):998-999

[88] 张三林,赵京生,方亚伦,等.冠心病血瘀证甲皱微循环的初步研究.实用中西医结合杂志,1997,10(10):824-826

[89] 蔡少峰.生脉注射液对冠心病患者舌微循环的影响.微循环学杂志,2006,16(2):69-70

[90] 李玫.4 例冠心病血瘀证的实验研究.福建医药杂志,2002,24(2):75-77

[91] 吴双虎,薛承锐.氧自由基对血瘀证患者微循环影响的临床研究.中国中西医结合外科杂志,1999,5(5):287-289

[92] 蔡钦朝,汪琼华.血瘀证患者血管内皮内分泌功能的观察.安徽中医学院学报,1998.17(2):61-63

[93] 陈云波,叶正中.血瘀证兔模型血管内皮细胞培养的形态结构改变初探.中国中医基础医学杂志,1999,5(5):12-14

[94] 洪永敦,黄衍寿,吴辉,等.冠心病中医证候与炎症因子关系的临床研究.广州中医药大学学报,2005,22(2):81-85

[95] 王强,黄绍湘,刘钧超,等.冠心病血瘀证与超敏 C-反应蛋白关系的临床探讨.广西中医药,2005,28(3):7-8

[96] 黄献平,袁肇凯,毛以林,等.冠心病血瘀证凝血因子Ⅶ基因多态性的检测分析.中西医结合心脑血管病杂志,2006,4(2):97-99

[97] 王阶,杨保林,姜燕.冠心病血瘀证相关基因研究.世界科学技术:中医药现代化,2005,7(1):16-21

[98] 邢亚楠,杨冠华,刘苏宁,等.冠心病血瘀证研究概述,2009,6(2):5-6

[99] 于成瑶,赵明镜,王硕仁,等.水环境站台睡眠剥夺心虚证大鼠模型的再研究.山东中医杂志,2005,24(5):297-300

[100] 龙子江,王桐生,吕晓英,等.心气虚动物模型的研制.中国中医药科技,2003,10(2):67-68

[101] 程志清,唐烨霞,吴玉芙,等.BALB/c 小鼠心气虚证动物模型的研制.中医药学刊,2003,21(11):1797-1802

[102] 程志清,唐烨霞,吴玉芙,等.WKY 大鼠心气虚模型的建立与评价.中医药信息,2004,21(1):46-48

[103] 程志清,龚文波,姚立,等.SD 大鼠心气虚证动物模型的研制.中国中医药科技,2003,10(6):361-363

[104] 程志清,姚立,龚文渡,等.Wistar 大鼠心气虚证模型的建立与评价.中国医药学报,2003,18(11):654-703

[105] 程志清,吴玉芙,唐烨霞,等.昆明种小鼠心气虚证动物模型的建立与评价.中国中医药科技,2003,10(6):364-366

[106] 李绍芝,朱文锋,黄献平,等.参芪心复康对心气虚证动物模型的影响.中国中医药信息杂志,

2000,7(5):28-29

[107] 刘元章,郭松鹅,姚洪义．充血性心力衰竭患者证候的临床研究．中西医结合杂志,1991,11(7):405-407

[108] 王振涛,王硕仁,赵明镜,等．活血、益气法及其方药治疗心衰大鼠心气虚证的实验研究．河南中医学院学报,2004,19(1):22-24

[109] 于成瑶,王硕仁,赵明镜,等．试用自然衰老的方法建立心气虚证大鼠模型．中国中医基础医学杂志,2005,11(2):140-141

[110] 吴齐雁,胡小萍,李德新,等．心气虚证大鼠循环肾素血管紧张素系统激活与血浆纤溶酶原激活物抑制剂活性变化的实验研究．中国中西医结合杂志,2001,21(5):367-369

[111] 程志清,吴玉美,唐烨霞,等．SD大鼠心气虚证动物模型的建立与评价．实验动物科学与管理,2003,20(3):1-6

[112] 程志清,姚立,唐烨霞,等．心气虚证复合因素造模法对Wistar大鼠基因表达的影响．浙江中医药大学学报,2006,30(20):165-173

[113] 梁俊清,吴以岭．心气虚证动物模型的研制及其评价体系构建概况．河北医科大学学报,2007,28(1):76-78

[114] 张明雪,曹洪欣．冠心病心阳虚证动物模型的制作．中国中医基础医学杂志,2002,8(4):71-75

[115] 张明雪,曹洪欣,姜楠,等．温心胶囊对缺血性冠心病心阳虚证大鼠血小板功能及形态变化的影响．中医杂志,2002,43(9):697-698

[116] 曹洪欣,张明雪．冠心病心阳虚证动物造模若干问题的思考．中国中西医结合杂志,2003,23(12):935-937

[117] 陈小野．实用中医证候动物模型学．北京:北京医科大学、中国协和医科大学联合出版社,1993:321

[118] 苗明三．实验动物和动物实验技术．北京:中国中医药出版社,1997:284-286

第二节 肺 病 辨 证

【基本内容】

肺居胸中,与大肠相表里,开窍于鼻,在体合皮,其华在毛。肺的主要生理功能为主气,司呼吸,又主宣发,其性肃降,通调水道。

肺的病变主要反映为:一是肺系及肺失宣降,表现为咳嗽、喘促、咯痰、胸痛、喉痛及声音变异,鼻塞流涕等;二是通调水道功能失常,表现为水肿、痰饮等。

肺病证候,虚证以气虚和阴虚常见;实证多由风、寒、燥、热等外邪侵袭及痰饮停聚而成。

一、肺 病 虚 证

(一) 肺气虚证

肺气虚证是指肺功能减弱,其主气、卫外功能失职所表现的虚弱证候。

[临床表现] 咳喘无力,少气短息,动则益甚,语声低怯,或自汗,畏风,易于感冒,神疲体倦,面色淡白,舌淡苔白,脉弱。

[机理分析] 本证多因久病咳喘,耗伤肺气;或因脾虚失运,生化不足,肺失充养所致。

由于肺气亏虚,呼吸功能减弱,宣降无权,气逆于上,加之宗气生成不足,所以咳嗽无力,气短而喘;动则耗气,肺气更虚,则咳喘加重;肺气虚,宗气衰少,发声无力,则声低懒言。肺虚，津液不得布散，聚而为痰，故吐痰清稀。肺气亏虚，不能宣发卫气于肤表，腠理失密，卫表不固，故见自汗、畏风，且易受外邪侵袭而反复感冒。面色淡白，神疲体倦，舌淡苔白，脉弱，均为气虚不能推动气血，机能衰减之象。

［辨证要点］以咳喘无力、咯痰清稀及气虚证为辨证要点。

（二）肺阴虚证

肺阴虚证是由于肺阴不足，失于清肃，虚热内扰所表现的证候。若虚热内扰之症不明显，则称为津伤肺燥证。

［临床表现］干咳少痰，或痰少而黏稠，不易咯去，口燥咽干，形体消瘦，五心烦热，午后潮热，盗汗，颧红，或痰中带血，声音嘶哑，舌红少津，脉细数。

［机理分析］本证多因燥热伤肺，或痨虫蚀肺，或汗出伤津，或素嗜烟酒、辛辣燥热之品，或久病咳喘，老年体弱，渐致肺阴亏虚而成。

肺阴不足，失于滋润，肺中乏津，或虚火灼肺，以致肺热叶焦，失于清肃，气逆于上，故干咳无痰，或痰少而黏、难以咯出；甚则虚火灼伤肺络，络伤血溢，则痰中带血。肺阴不足，咽喉失润，且为虚火所蒸，以致声音嘶哑。阴虚阳无所制，虚热内炽，故见午后潮热，五心烦热；热扰营阴则盗汗；虚火上炎，故两颧发红；阴液不足，失于滋养，则口燥咽干，形体消瘦；舌红少苔乏津，脉细数，为阴虚内热之象。

［辨证要点］以干咳或痰少而黏及阴虚证为辨证要点。

二、肺病实证

（一）风寒犯肺证

风寒犯肺证是指风寒之邪侵袭肺系，肺卫失宣所表现的证候。

［临床表现］咳嗽，咯痰清稀，微有恶寒发热，鼻塞流清涕，喉痒，或见身痛无汗，舌苔薄白，脉浮紧。

［机理分析］本证多因风寒外邪，侵袭肺卫，致使肺卫失宣而成。

肺司呼吸，外合皮毛，风寒外感，最易袭表犯肺，肺气被束，失于宣降而上逆，则为咳嗽、气喘；肺津不布，聚成痰饮，随肺气逆于上，故咯痰色白质稀；鼻为肺窍，肺气失宣，鼻咽不利，则鼻塞、流清涕、喉痒。风寒袭表，卫阳被遏，不能温煦肌表，故见微恶风寒；卫阳抗邪，阳气浮郁在表，故见发热；风寒犯表，凝滞经络，经气不利，故头身疼痛；寒性收引，腠理闭塞，故见无汗；舌苔薄白，脉浮紧，为感受风寒之征。

［辨证要点］以咳嗽、咯痰清稀及风寒表证为辨证要点。

（二）风热犯肺证

风热犯肺证是指风热邪气侵袭肺系，肺卫受病所表现的证候。本证在三焦辨证中属上焦病证，在卫气营血辨证中属卫分证。

［临床表现］咳嗽，痰稠色黄，鼻塞，流浊涕，发热微恶风寒，口微渴，或咽喉疼痛，舌尖红，苔薄黄，脉浮数。

［机理分析］本证多因风热外邪，侵袭肺卫，致使肺卫失宣而成。

风热袭肺，肺失清肃，肺气上逆，故咳嗽；风热熏蒸，津气敷布失常，故咯少量黄痰；肺气失宣，鼻窍不利，津液为热邪所灼，故鼻塞流浊涕；风热上扰，咽喉不利，故咽喉肿痛。风热袭表，卫气抗邪，阳气浮郁于表，故有发热；卫气被遏，肌表失于温煦，故微恶风寒；热伤津液，则口微渴；舌尖红，苔薄黄，脉浮数，为风热袭表犯肺之征。

［辨证要点］以咳嗽和风热表证为辨证要点。

（三）燥邪犯肺证

燥邪犯肺证是指外界燥邪侵犯肺卫，肺系津液耗伤所表现的证候。又称燥气伤肺证、肺燥（外燥）证。据其偏寒、偏热之不同，又有温燥、凉燥之分。

［临床表现］干咳少痰，或痰黏难咯，甚则胸痛，痰中带血，口、唇、鼻、咽干燥，或见鼻衄，咯血，便干尿少，苔薄而干燥少津，发热，微恶风寒，无汗或少汗，脉浮数或浮紧。

［机理分析］本证多因时处秋令，或干燥少雨之地，感受燥邪，耗伤肺津，肺卫失和，或因风温之邪化燥伤津及肺所致。

燥邪犯肺，肺津耗损，肺失滋润，清肃失职，故干咳无痰，或痰少而黏、难以咯出，咳甚损伤血络，而见胸痛、咯血、鼻衄。燥邪伤津，清窍、皮肤失于滋润，则为口、唇、鼻、咽、皮肤干燥，苔薄而干燥少津；肠道失润，则大便干燥；津伤液亏，则小便短少。燥袭卫表，卫气失和，故微有发热恶风寒。夏末秋初，燥与热合，多为温燥，腠理开泄，则见出汗，脉浮数。秋末冬初，若燥与寒合，多见凉燥，寒主收引，腠理闭塞，故表现为无汗，脉浮紧。

［辨证要点］以肺系症状及干燥少津表现为辨证要点。

本证与肺阴虚证均以干咳，或痰少难咯等为主症，且兼失润之干燥症。但本证为外燥证，病程短，伴有燥邪袭表的表卫失和见症；而肺阴虚属内燥证，病程长，伴有阴虚内热的虚热症状。

（四）肺热炽盛证

肺热炽盛证是指邪热内盛于肺，肺失清肃而表现的肺经实热证候。简称肺热证或肺火证。本证在卫气营血辨证中属气分证，在三焦辨证中属上焦病证。

［临床表现］发热，口渴，咳嗽，气喘，鼻扇气灼，胸痛，咽喉红肿疼痛，小便短赤，大便秘结，舌红苔黄，脉数。

［机理分析］本证多因风热之邪入里，或风寒之邪入里化热，蕴结于肺所致。

肺热炽盛，肺失清肃，气逆于上，故见咳嗽，气喘，甚则鼻翼扇动，气粗息灼；邪气郁于胸中，阻碍气机，则胸痛；肺热上熏于咽喉，气血壅滞，故咽喉红肿疼痛。里热蒸腾，向外升散，则发热较甚；热盛伤津，则口渴欲饮，大便秘结，小便短黄；舌红苔黄，脉洪数，为邪热内盛之征。

［辨证要点］以肺系症状和里实热证为辨证要点。

肺热炽盛证与风热犯肺证均为肺之热证，表现为咳嗽伴有热象，但前者是伴里实热证，后者是伴表热证。

（五）痰热壅肺证

痰热壅肺证是指痰热互结，壅阻于肺所表现的肺经实热证候。又称痰热阻肺证。

［临床表现］咳嗽，咯黄稠痰而量多，胸闷，气喘息粗，甚则鼻翼扇动，或喉中痰鸣，烦躁不安，发热口渴，或咳吐脓血腥臭痰，胸痛，大便秘结，小便短黄，舌红苔黄腻，脉滑数。

［机理分析］本证多因邪热犯肺，肺热炽盛，灼伤肺津，炼液成痰；或宿痰内盛，郁而化热，痰热互结，壅阻于肺所致。

痰壅热蒸，肺失清肃，气逆上冲，故咳嗽气喘，气粗息涌，甚则鼻翼煽动；痰热互结，随肺气上逆，故咯痰黄稠而量多，或喉中痰鸣；若痰热阻滞肺络，气滞血壅，肉腐血败，则见咳吐脓血腥臭痰；痰热内盛，壅塞肺气，则胸闷胸痛。里热炽盛，蒸达于外，故见发热；热扰心神，则烦躁不安；热灼津伤，则口渴，小便黄赤，大便秘结；舌红苔黄腻，脉滑数，为典型的痰热内盛之征。

［辨证要点］以咳嗽，咯黄稠痰量多及里实热证为辨证要点。

痰热壅肺证与肺热炽盛证均见咳嗽及里实热证，但前者兼有痰浊壅盛的见症，后者则痰证不明显。

（六）寒痰阻肺证

寒痰阻肺证是指寒邪与痰浊交并，壅阻于肺，肺失宣降所表现的证候。

［临床表现］咳嗽痰多，痰质黏稠，或清稀色白，量多易咯，胸闷，或见哮喘痰鸣，形寒肢冷，舌质淡，苔白腻或白滑，脉濡缓或滑。

［机理分析］本证多因素有痰疾，罹感寒邪，内客于肺；或因外感寒湿，侵袭于肺，转化为痰；或因脾阳不足，寒从内生，聚湿成痰，上干于肺所致。

痰浊［寒痰］阻肺，肺失宣降，肺气上逆，则咳嗽，呼吸喘促，咯痰色白而黏稠、量多易咯；寒饮停肺，肺气上逆，则痰色白而清稀、量多易咯；痰气搏结，上涌气道，故喉中痰鸣，时发喘哮；痰浊或寒饮凝闭于肺，肺气不利，故胸部满闷。寒性凝滞，阳气被郁而不能外达，形体四肢失于温煦，故恶寒、肢冷。舌淡，苔白腻或白滑，脉弦或滑，为寒饮痰浊内停之象。

［辨证要点］以咳喘和寒痰内盛的见症为辨证要点。

寒痰阻肺证与风寒犯肺证均属肺之寒证，皆以咳嗽，痰白清稀为主症，但前者为寒痰内盛的里寒证，后者则伴有风寒表证。

（七）饮停胸胁证

饮停胸胁证是指水饮停于胸胁，气机受阻，表现为胸胁饱胀，咳唾引痛为主症的证候。

［临床表现］胸胁胀闷疼痛，咳唾痛甚，气息短促，或眩晕，身体转侧或呼吸时胸胁部牵引作痛，舌苔白滑，脉沉弦。

［机理分析］本证多因中阳素虚，气不化水，水停为饮；或因外邪侵袭，肺失通调，水液运行输布障碍，停聚为饮，流注胸腔而成。

饮停胸胁，气机受阻，升降失司，络脉不利，故胸胁饱胀疼痛，气短息促；水饮停于胸腔，上迫于肺，肺失宣降，胸胁气机不利，故咳嗽、呼吸及身体转侧时牵引作痛。饮邪遏阻，清阳不升，故头目晕眩；水饮内停，故可见脉沉弦，苔白滑。

［辨证要点］以胸胁胀满疼痛，咳唾引痛为辨证要点。

（八）风水相搏证

风水相搏证是指风邪侵袭，肺失宣降，不能通调水道，水湿泛溢肌肤所表现的证候。属阳水范畴。

［临床表现］眼睑头面先肿，继而遍及全身，来势迅猛，皮肤薄而亮，小便短少，并伴有恶寒，发热，无汗，舌苔薄白，脉象浮紧；或兼咽喉肿痛，舌红，脉象浮数。

［机理分析］本证多由风邪外感，肺卫受病，宣降失常，通调失职，风遏水阻，风水相搏，泛溢肌肤而成。

风为阳邪，上先受之，肺居上焦，为水之上源，风邪犯肺，宣发肃降失职，不能通调水道，风水相搏，水气泛溢，故水肿起于眼睑头面，上半身水肿较重；由于是外邪新感，所以发病较快，水肿迅速，皮肤发亮；上源不通，水液不能下输膀胱，则见小便短少。若伴见恶寒重，发热轻，无汗，苔薄白，脉浮紧等症，为风水偏寒；若伴见发热重，恶寒轻，咽喉肿痛，舌红，脉浮数等症，为风水偏热。

［辨证要点］以骤然头面浮肿兼卫表症状为辨证要点。

【补充阐发】

一、肺阳虚证辨析

肺为娇脏,不耐寒温,故其为病,易为虚实。就其虚证而言,气虚、阴虚多见,是否有肺阳虚呢?历代文献资料少有系统论述,似乎否定了肺阳虚的存在。

但体内阴阳气血需保持动态的平衡协调。五脏皆分阴阳,若肺脏仅有肺阴而无肺阳,则其理不通,有失脏腑气血阴阳理论的完整性,因此,当有肺阳虚的存在。如体虚而寒邪反复伤肺;或久病咳喘,痰饮停聚于肺;或肺气亏虚,日久累及肺阳;或是脏腑间相互影响,如脾阳不足,土不生金,或肾阳亏虚无以温煦肺阳等,都可形成肺阳虚证。

肺阳虚证又称肺气虚寒证、肺中寒证、肺虚冷证。是由肺气虚进一步发展,或由久病大病,耗损阳气,或先天禀赋不足,素体虚弱而致肺阳虚衰,主气失司,虚寒内生所产生的证候。历代医家对肺阳虚的证候、病机及治疗均有较为详细的论述。如《金匮要略·肺痿肺痈咳嗽上气病脉证并治》曰:“肺痿,吐涎沫而不咳者,其人不渴,必遗尿,小便数,所以然者,以上虚不能制下故也。此为肺中冷,必眩,多涎唾,甘草干姜汤以温之。”再如《备急千金要方·肺虚实第二》曰:“肺虚冷,右手寸口气口以前脉阴虚者,手太阴肺经也。病苦少气,不足以息,嗌干不津液,名曰肺虚冷也。”诸如喻嘉言之《医门法律·咳嗽门》,林珮琴之《类证治裁》以及近人张锡纯之《医学衷中参西录》等著作中对肺阳虚都有较为详细的论述,此不一一赘引。总之,查阅中医历代文献可见,中医中虽无肺阳虚之名,但却有肺阳虚之实。

肺阳虚证之病因病机:外感寒邪,久患咳嗽,肺虚致母病及子,以及肾阳不足等,均可损伤肺中阳气而致肺阳虚证。肺阳虚证的病理变化:一是肺气虚寒,卫阳不足,易致阳虚外感;二是肺气虚寒,水津不布,聚而为饮;三是肺气虚寒,不能通调水道下输膀胱。

肺阳虚证的主要临床表现为:面色㿠白或晦黯,咳喘无力,声音低微,少气,动则益甚,易于感冒,咳吐涎沫清稀量多,呼吸气冷,畏寒肢冷,精神委靡,口淡不渴,小便清长,舌质淡紫胖嫩而润,舌苔白滑,脉沉迟弱。

肺阳虚证应与肺气虚证、风寒犯肺证、寒痰阻肺证相鉴别。肺气虚证病变尚轻浅,没有寒象,而肺阳虚证病变较深重,且有寒象。风寒犯肺证与肺阳虚证虽均为肺之寒证,但二者一表一里,一实一虚,前者以表实为主,后者则以里虚为主。寒痰阻肺证属实证,临床上常伴有恶寒发热,少汗,身痛,脉浮等寒邪束肺,以及吐痰色白、量多而稠之症;而肺阳虚证属虚,临床上常伴有畏寒肢冷、气短息微、自汗、喘促、面白、神疲乏力等虚寒之征。

二、论肺血虚证

肺血虚证不仅在临床上可见,而且还有一定的理论基础。从生理上而言,肺与血脉有着密切的联系,如《素问·经脉别论》曰:“食气入胃,浊气归心,淫精于脉,脉气流经,经气归于肺,肺朝百脉。”中医诊法中脉诊的基本原理亦是由于寸口属手太阴肺经,肺主气而朝百脉,故可候全身脏腑经络气血的情况。从现代医学解剖学观点来看,肺内有着许多大小不一的静脉和动脉,并参与体内的血液小循环,因而肺与血脉在生理上有密切关系。从中医基础理论及证候转变而言,气与血相互为用,肺气虚无力输布精微以滋养肺脏可使肺血虚;肺血虚亦能影响肺主气的功能而使肺气虚。阴与血在生理上同为一源,在病理上则多表现为伤阴必耗血,故肺阴虚与肺血虚之间亦可相互影响。中医古代文献中,虽无肺血虚证这一概念,但在实际临床治疗中常多论及,如唐·王焘在《外台秘要》一书中治疗肺痈成脓后,经久不愈，气血衰弱，表现为肺血虚证时，就用了《金匮要略》中所载桔梗汤加养血之品如当归、熟地等药，亦名桔梗汤。清·吴谦等著《医宗金鉴·删补名医方论》中在注释生脉饮时引李杲语："夏日服生脉饮加黄芪、甘草，名生脉保元汤，令人气力涌出，更加当归、白芍名人参饮子，治气虚喘咳，吐血，衄血，亦虚火可补之例也。"人参饮子是针对肺血虚在生脉保元汤益气养阴的基础上，加当归、白芍养血之品，以补养肺血。

外感六淫、内伤七情、痰瘀水饮、劳倦、外伤以及久病耗伤等病理因素均可引起肺血虚证。肺血虚证的临床表现有：若因久咳或咳甚损伤肺之血络而致肺血虚者，常见有咳嗽，咯血，或痰中带血，或咳吐脓血；若合并肺气虚者，则可表现为神疲少气，咳喘无力，动则喘甚，声音低怯，易感冒，面色少华，头昏眼花，心悸，无汗或少汗，唇淡，脉细无力等症；若合并肺阴虚则可表现为面色少华，头昏眼花，心悸心慌，干咳短气，痰少而稠，或咳嗽带血，口燥咽干，声音嘶哑，形体消瘦，甚至午后潮热，盗汗，颧红，唇淡，舌红，脉细数等症。

【古代文献】

一、肺的生理病理特点

《素问·五脏生成》：诸气者，皆属于肺。

《素问·阴阳应象大论》：肺者，相傅之官，治节出焉。

《圣济经·体真篇》：肺为华盖，而主荣卫，故脏真高于肺，荣卫之气行焉。

《素问·经脉别论》：经气归于肺，肺朝百脉，输精于皮毛。

《素问·六节藏象论》：肺者，气之本。

《太平圣惠方·治肺气喘急诸方》：夫肺为四脏之盖，通行诸脏之精气，气则为阳，流行脏腑，宣发腠理，而气者肺之主也。

《素问·经脉别论》：饮入于胃，游溢精气，上输于脾，脾气散精，上归于肺通调水通，下输膀胱。

《医方集解·清暑之剂》：肺为水之上源。

《素问·五脏生成》：肺之合皮也，其荣毛也。

《素问·至真要大论》：诸气膹郁，皆属于肺。诸痿喘呕，皆属于上。

《脏腑虚实标本用药式》：肺藏魄，属金，总摄一身之气，主闻，主皮毛。本病：诸气膹郁，诸痿喘呕，气短，咳嗽上逆，咳唾脓血，不得卧，小便数而欠，遗失不禁。标病：洒淅寒热，伤风自汗，肩背痛冷，臑臂前廉痛。

《针灸甲乙经·五脏六腑官第四》：肺病者，喘息鼻张。

《中藏经·论肺脏虚实寒热生死逆顺脉证之法》：肺者凡虚实寒热，则皆使人喘嗽。

《诸病源候论·五脏六腑病诸候·肺病候》：肺家金，王于秋，其脉如毛而浮，其候鼻，其声哭，其臭腥，其味辛，其液涕，其养皮毛，其藏气，其色白，其神魄，手太阴其经，与大肠合。大肠为腑，主表；肺为脏，主里。肺气盛为气有余，则病喘咳上气，肩背痛，汗出，尻、阴、股、膝、踹、胫、足皆痛，是为肺气之实也，则宜泻之；肺气不足，则少气不能报息，耳聋，嗌干，是为肺气之虚也，则宜补之。

《理虚元鉴·劳嗽症论》：肺气一伤，百病蜂起，风则喘，寒则嗽，湿则痰，火则咳，以清虚之脏，纤芥不容，难护易伤故也。

《幼科发挥·肺脏兼证》：诸气喘促，上气咳嗽，面肿，皆肺脏之本病也。

《周氏医学丛书·幼科要略·风湿》：肺位最高，邪必先伤。

《本经疏证・卷六・干姜》:肺为娇脏,既恶痰涎之裹,尤畏火炎之烁。

《医学举要・治法合论》:肺为娇脏而朝百脉,主一身元气,形寒饮冷则伤肺,火则刑金亦伤肺。肺位至高,六气著人,肺先受之。

《临证指南医案・肺痹》:肺为呼吸之橐龠,位居最高,受脏腑上朝之清气,禀清肃之体,性主乎降,又为娇脏,不耐邪侵,凡六淫之气,一有所著,即能致病。

《不居集・肺虚咳嗽》:肺虚者,肺家元气自虚也。惟其自虚,则腠理不密,故外则无风而畏风,外则无寒而怯寒。内则气怯息短,力弱神虚,面白神羸,情志郁结,嗜卧懒言,遗精自汗,饮食减少,咳嗽无力,痰涎清薄,六脉虚微而涩弱,按之无神,此为阳虚脉症。

《血证论・脏腑病机论》:肺为乾金,象天之体,又名华盖,五脏六腑,受其覆冒,凡五脏六腑之气,皆能上熏于肺以为病,故于寸口肺脉,可以诊知五脏。肺之令主行制节,以其居高,清肃下行,天道下际而光明,故五脏六腑,皆润利而气不亢,莫不受其制节也。肺中常有津液,润养其金,故金清火伏。若津液伤,则口渴气喘,痈痿咳嗽,水源不清,而小便涩,遗热大肠,而大便难。金不制木,则肝火旺,火盛刑金,则蒸热喘咳,吐血痨瘵作。皮毛者,肺之合也,故凡肤表受邪,皆属于肺,风寒袭之,则皮毛洒淅;客于肺中,则为肺胀,为水饮冲肺。以其为娇脏,故畏火,亦畏寒。肺开窍于鼻,主呼吸,为气之总司。盖气根于肾,乃先天水中之阳,上出鼻,肺司其出纳。肾为水,肺为天,金水相生,天水循环,肾为生水之源,肺即为制气之主也。凡气喘咳息,故皆主于肺,位在胸中,胸中痛属于肺。主右胁,积曰息贲,病则右胁有动气。肺之为义,大率如此。

二、肺病辨证

《诸病源候论・气病诸候・短气候》:肺虚则气少不足,亦令短气,则其人气微,常如少气不足以呼吸。

《明医指掌・喘证》:若肺气太虚,气不能布息,呼吸不相接续,出多入少,名曰短气,此虚之极也。

《景岳全书・杂证谟・咳嗽》:若内伤之嗽,则其病来有渐,或因酒色,或因劳伤,必先微嗽而日渐以甚,其证则或为夜热潮热,或为形容瘦减,或两颧常赤,或气短喉干,其脉轻者亦必微数,重者必细数弦紧。

《理虚元鉴・阴虚之证统于肺》:就阴虚成劳之统于肺者言之,约有数种:曰劳嗽,曰吐血,曰骨蒸,极则成尸疰。其症有兼有不兼。有从骨蒸而渐至劳嗽者;有从劳嗽而渐至吐血者;有竟以骨蒸枯竭而死,不待成劳嗽者;有竟从劳嗽起,而兼吐血者;有竟从吐血起,而兼劳嗽者;有久而成尸疰者;有始终只一症,而或痓或焼者。凡此种种,悉宰于肺治。所以然者,阴虚劳症,虽有五劳、七伤之异名,而要之以肺为极则。

《外台秘要・卷十六》:肺痨热,损肺生虫。

《张氏医通・咳嗽》:外感咳嗽与阴虚咳嗽,尤宜辨晰。外感咳嗽则声盛而浊,先缓后急,日夜无度,痰涎稠黏而喘急;阴虚劳嗽则声怯而槁,先急后缓,或早甚,或暮甚,清痰少气而喘气也。

《临证指南医案・肺痿》:肺痰一症,概属津枯液燥,多由汗下伤正所致。夫痿者,萎也。如草木之萎而不荣,为津亡而气竭也。然致痿之因,非止一端。《金匮》云:或从汗出,或从呕吐,或从消渴,小便利数,或从便难,又被快药下之,重亡津液,故令肺热干痿也。肺热干痿,则清肃之令不利,水精四布失度,脾气虽散津液上归于肺,而肺不但不能自滋其干,亦不能内洒陈于六腑，外输精于皮毛也。其津液留贮胸中，得热煎熬，变为涎沫，侵肺作咳，唾之不已。故干者自干，唾者自唾，愈唾愈干，痿病成矣。

《明医杂著·劳瘵》：男子二十前后，色欲过度，损伤精血，必生阴虚火动之病。睡中盗汗，午后发热，哈哈咳嗽，倦怠无力，饮食少进，甚则痰涎带血，咯吐出血，或咳血、吐血、衄血，身热，脉沉数，肌肉消瘦，此名劳瘵。最重难治，轻者必用药数十服，重者期以岁年。然必须病人爱命，坚心坚志，绝房室，息妄想，戒恼怒，节饮食，以自培其根，否则虽服良药，亦无用也。此病治之于早则易，若到肌肉消烁，沉困着床，脉沉伏细数，则难为矣。

《医醇賸义·咳嗽》：肺虚而咳，肌表微热，神倦气短，不时火升，血咽痛者，保肺济生丹主之。虚之甚者，火升体羸，咳嗽失血，咽破失音，此为碎金不鸣，症极危险。

《理虚元鉴·干咳嗽论》：干咳者，有声无痰，病因精血不足，水不济火，火气炎上，真阴燔灼，肺脏涩而咳也。丹溪云：此系火邪郁于肺中而不能发，水火不交所致，宜补阴降火。症从色欲来看，琼玉胶最捷。午后咳，阴虚也；黄昏咳，火气上感于肺也。

《景岳全书·杂证谟·咳嗽》：夫外感之咳，必由皮毛而入，盖皮毛为肺之合，而凡外邪袭之，则必先入肺。外感之嗽，无论四时，必皆因于寒邪，盖寒随时气入客肺中，所以治咳但以辛温，其邪自散。

《读医随笔·论咳嗽》：卒然咳嗽，连声不可暂止者，此冷风随呼吸而袭肺也。此风袭肺则咳嗽。外感风寒，恶寒发热，亦多有咳嗽者。此风寒由经入肺也，宜先表散，久则兼清降。其咳声清响，而昼夜相等。经曰：形寒饮冷则伤肺，咳逆而上气。然饮冷是由胃络入肺也，其声略重，宜温胃，略兼利湿。

《笔花医镜·肺部》：肺寒之证，外感居多，脉右寸必迟，其症为清涕，为咳嗽，为恶寒，为面色痿白。清涕者，寒搏其液也，咳嗽者，金畏寒也，恶寒者，阴忌其类也，而色痿白者，寒伤正气也。

《素问·咳论》：皮毛者，肺之合也，皮毛先受邪气，邪气以从其合也。其寒饮食入胃，肺脉上至于肺，则肺寒，肺寒则外内合邪，因而客之，则为肺咳。

《诸病源候论·咳嗽病诸候·咳嗽上气候》：夫咳嗽上气者，肺气有余也。肺感于寒，微者则成咳嗽。肺主气，气有余则喘咳上气，此为邪搏于气，气壅不得宣发，是为有余，而上气也，其状咳嗽上气，多涕唾而面目胕肿，气逆也。

《医醇賸义·胀》：肺胀者，肺为主气之脏，居于至高。寒气逆上，肺气壅塞，清肃之令不能下行，故虚满而喘咳。

《伤寒指掌·喘》：伤寒有暴感寒邪，恶寒无汗，头疼身痛，寸脉沉伏而喘急者，此寒邪郁于太阳，痰气交阻于肺也。

《张氏医通·咳嗽》：有一嗽痰即出者，脾湿胜而痰滑也。形盛自汗，脉缓，体重，嗜卧之人咳者，脾湿胜也。

《时病论·秋伤于湿冬生咳嗽大意》：立秋以后，秋分以前，先伤于湿，湿气内踞于脾，酿久成痰，痰袭于肺，气分壅塞，治节无权，直待冬来，稍感寒气，初客皮毛，渐入于肺，肺气上逆，则潜伏之湿痰，随气而逆，遂成痰嗽之病矣。其脉必弦滑，或见微紧，右寸关必较余部不调，舌苔白润，胸次不舒，痰白而稀，口不作渴，此皆秋湿伏气之见症也。

《明医指掌·咳嗽》：痰嗽者，嗽动有声有痰，痰出嗽止是也。若郁于肺经作嗽，胸满涎多。

《温热经纬·陈平伯外感温病篇》：风湿为病，春月与冬季居多。或恶风，或不恶风，必身热，咳嗽，烦渴，此风温之提纲也。风温证，身热畏风，头痛咳嗽口渴，脉浮数，舌苔白者，邪在表也。

《伤寒指掌·风温》：凡温邪入肺，症见头疼恶寒发热，口燥舌干，脉数。肺风痰热，如微寒发热，胸闷气逆，咳嗽兼喘，舌胎黄燥，或白刺，口渴脉数者，此风热客肺生痰也。

《笔花医镜·肺部》：肺有里证，亦有表证，肺主皮毛故也。邪在表，右寸脉必浮，其症为发热，为喷嚏鼻塞，为咳，为嗽，为畏风，为胸满痛，为喉疼，为鼻燥。

《备急千金要方·肺虚实》：肺实热，右手寸口气口以前脉阴实者，手太阴经也。病苦肺胀，汗出若雾，上气喘逆，咽中塞如欲呕状，名曰肺实热也。

《伤寒指掌·喘》：咳嗽口干，气逆而喘，而不头痛恶寒者，火邪在肺也。

《温热经纬·陈平伯外感温病篇》：风温证，身热咳嗽，口渴，下利，苔黄，谵语，胸痞，脉数。此温邪由肺胃下注大肠。

《金匮要略·肺痿肺痈咳嗽上气病脉证治》：曰：寸口脉数，其人咳，口中反有浊唾涎沫者何？师曰：为肺痿之病。若口中辟辟燥，咳即胸中隐隐痛，脉反滑数，此为肺痈，咳唾脓血。

《笔花医镜·肺部》：肺热之证，脉右寸必数，其症为目赤，为鼻衄，为咽痛，为吐血，为咳嗽浓痰，为酒积，为龟胸，为小便不利，为便血。

《金匮要略·肺痿肺痈咳嗽上气病脉证治》：问曰：病咳逆，脉之何以知此为肺痈？当有脓血，吐之则死，其脉何类？师曰：寸口脉微而数，微则为风，数则为热，微则汗出，数则恶寒。风中于卫，呼气不入，热过于营，吸而不出。风伤皮毛，热伤血脉。风舍于肺，其人则咳，口干喘满，咽燥不渴，时唾浊沫，时时振寒。热之所过，血为之凝滞，蓄结痈脓，吐如米粥。始萌可救，脓成则死。

《临证指南医案·燥》：燥为干涩不通之疾，内伤外感宜分。外感者，由于天时风热过胜，或因深秋偏亢之邪，始必伤人上焦气分。

《金匮翼·燥咳》：肺燥者，肺虚液少而燥气乘之也。其状咳甚而少涎沫，咽喉干，气硬不利。子和曰：燥乘肺者，气壅不利，百节内痛，皮肤干燥，大便秘涩，涕唾稠黏。

《症因脉治·伤燥咳嗽》：伤燥咳嗽之症，口渴唇焦，烦热引饮，吐痰不出，或带血缕，二便带赤，喘急咳嗽，此伤燥咳嗽之症也。伤燥咳嗽之因，天行燥烈，燥从火化，肺被燥伤，则必咳嗽。伤燥咳嗽之脉，多见躁疾，或见数大，或见沉数，或见浮急。

《医碥·伤燥》：《经》曰：诸燥枯涸，干劲皴揭，皆属于燥。燥为肺金之化，秋令也。所以致燥有二：一因于寒，秋风清肃，夏令之湿至是而干，所谓风胜湿也；一因于热，夏时热盛，有湿以润之，至秋则湿退而犹未除故燥。所以燥万物者，莫乎火也。其因于热者，固热矣，即阴于寒者，亦未始非热，何则？秋令降敛，阳气内入，寒气外束，故每当秋凉，多觉口鼻气热，是其理也。在外则皮肤皴揭枯涩，在上则鼻咽焦干，在下则二便固涩，在手足则痿弱无力，在脉则涩滞虚衰。

《医醇賸义·秋燥》：愚谓燥者干也，对湿言之。立秋之后，湿气去而燥气来，初秋尚热，则燥而热，深秋既凉，则燥而凉。

《金匮要略·痰饮咳嗽病脉证并治》：夫饮有四，何谓也？师曰：有痰饮，有悬饮，有溢饮，有支饮。问曰：四饮何以为异？师曰：其人素盛今瘦，水走肠间，沥沥有声，谓之痰饮；饮后水流在胁下，咳唾引痛，谓之悬饮；饮水流行，归于四肢，当汗出而不汗出，身体疼重，谓之溢饮；咳逆倚息、短气不得卧，其形如肿，谓之支饮。

《金匮要略·水气病脉证并治》：风水，其脉自浮，外证骨节疼痛，恶风。寸口脉沉滑者，中有水气，面目肿大，有热，名曰风水。视人之目窠上微，如蚕新卧起状，其颈脉动，时时咳，按其手足上，陷而不起者，风水。

【研究进展】

一、肺病辨证诊断标准的研究

（一）肺气虚证诊断标准的研究

1. 1979年会议标准　1979年11月在广州召开的慢性支气管炎中西医结合诊断分型会议[1]，重新修订了慢性支气管炎的中西医结合诊断分型防治方案，提出肺气虚的诊断标准为：主症：病发时常以咳为主，咳声清朗，多为单咳或间歇咳，白天多于夜晚，痰量不多；次症：易汗、恶风、易感冒。体征：舌质正常或稍淡，舌苔薄白，脉弦或缓细，肺部无肺气肿征。其他检查：X线胸透正常，或纹理稍粗，无肺气肿征象，肺功能基本正常，或轻度减退，心电图正常。

2. 1981年齐氏标准　1981年齐幼龄[2]提出的肺气虚诊断标准比较具体，内容是：

（1）临床表现，主症：①咳嗽无力或咳后气短；②久咳（指每年咳嗽3个月以上并连续2年或以上者），痰涎清稀，日痰量少于50ml或无痰；③呼吸短促（劳动时轻度气促者为轻度；平静时轻度气促，稍活动后气促明显者为中度；平静时明显气促者为重度）、语言低弱。兼症：①倦怠乏力；②恶风自汗；③易患感冒（指每年感冒在10次以上，排除慢性鼻炎、咽炎等）。必备体征：舌质淡，苔薄白，脉搏虚弱无力。

（2）诊断条件：①在必备体征基础上，出现主症、兼症各1项或1项以上者，即可诊断为肺气虚；②尽可能排除其他脏腑疾患；③若同时出现肺、肾气虚之症，而以肺气虚为主者，仍可作为研究对象，但需注明兼症及其临床表现。

3. 1982年广州会议标准　1982年11月在广州召开的全国中西医结合虚证与老年病防治学术会议上统一了虚证辨证标准[3]，其中肺虚和气虚的标准如下：肺虚：①咳嗽、痰白；②气短喘促；③易患感冒。具备两项即可诊断。气虚：①神疲乏力；②少气懒言；③自汗；④舌胖有齿印；⑤脉虚无力。具备3项即可诊断。

4. 1984年林氏标准　1984年福建林求诚提出的肺气虚诊断标准[4]比较简洁。主症：①易感冒；②咳而气短。次症：①自汗；②舌淡红、苔薄白；③脉虚弱。诊断条件：至少1个主症，1个次症。

5. 1986年郑州会议标准　1986年全国中西医结合虚证与老年病研究专业委员会在郑州对1982年广州会议制订的虚证辨证标准作了修改[5]，其中有关肺气虚（肺虚和气虚并见）的诊断标准为：肺虚证：①久咳、痰白；②气短喘促；③易患感冒。需具备2项。气虚证：①神疲乏力；②少气或懒言；③自汗；④舌胖或有齿印；⑤脉虚无力（弱、软、濡等）。需具备3项。

6. 1993年韩氏分度标准　1993年韩明向等[6]通过多年对肺气虚证候临床观察研究，首次提出了肺气虚证的分度诊断标准，即：①轻度肺气虚：基本病机是肺的卫外功能或部分主气功能的减退，其临床特征是反复感冒或久咳痰白，伴有神疲乏力、少气懒言、恶风或自汗，舌胖或有齿印，脉虚无力；②中度肺气虚：其基本病机是肺卫外功能及主气功能障碍，临床特征为轻度肺气虚一系列症状发生频率、持续时间及程度均加重，并必表现有气短喘促，动则尤甚；③重度肺气虚：表现为肺的卫外，主气及治节功能的全面减退或紊乱为其基本病机，以致在中度肺气虚的基础上出现上不能助心行血、下不能通调水道、气机逆乱、升降失常。临床表现在中度肺气虚症状加重的基础上出现心悸、唇青、舌紫、颈部青筋暴露、尿少、浮肿、腹部膨胀等。这种分度之间既有病机病证上的不同,又有发生、发展、演变之相互联系。比较符合临床实际情况,有利于把握肺气虚证的变化而指导临床治疗。

7. 2002年中药临床研究标准　2002年《中药临床研究指导原则》肺气虚证诊断标准[7]:主症:咳喘气短,咳声低弱,易患感冒。次症:久咳不愈,自汗,恶风,神疲,乏力,少气懒言,舌淡,脉弱。具备主症2项、次症2项或主症1项、次症3项以上者即可诊断。

彭波等[8]认为,随着临床和科研工作的不断深入开展,对肺气虚证的诊断从一般基本标准到分度标准都在深化和提高。

(二) 肺气虚证量化诊断研究

李建生等[9]对肺气虚证的量化诊断进行了研究,其方法是考察症状出现的频率、持续时间、性质程度及症状与外界刺激的关系等,综合进行量化。在参照文献规范、集合专家意见、进行反复论证,筛选出肺气虚证证候条目池;再经过专家对条目池的评价,进行多次归类、整理、拆分、合并,形成量表条目;由患者和医生分别进行填写,进行一致性检验,确定肺气虚证分度诊断标准研究量表(表9-1)。

表9-1　肺气虚证分度诊断标准

症　状	轻	中	重
喘促气短	劳作后气促,不影响日常生活	动则气促	安静时气促,影响工作生活
咳声低弱	咳声低	咳声弱	咳声明显低弱
易患感冒	每年感冒6次以上	每年感冒10次以上	每年感冒12次以上
久咳不愈	连续或每年累计咳嗽1～2个月者	连续或每年累计咳嗽2～3个月者	连续或每年累计咳嗽3个月以上者
自　汗	皮肤微潮	皮肤潮湿	皮肤汗出如水渍状
恶　风	轻微恶风	显著恶风	显著恶风需避风或添衣被
神　疲	精神不振	精神疲乏	精神萎靡不振
乏　力	劳则即乏	动则即乏	不动亦乏
少气懒言	不喜多言	懒于言语	不欲言语

二、肺病证候的生理病理基础研究

日本学者本间日臣指出,现代肺的概念的三大标志是呼吸、代谢和防御。中医学肺脏的概念与现代医学的概念有着一定的联系,但并非等同。因此,研究肺病证候一方面要与现代医学肺的生理病理概念相联系,另一方面又不能囿于现代医学肺的概念及其研究思路和方法。近年的中西医结合研究肺本质中,许多学者从多方面探讨了肺气虚证、肺阴虚证的生理病理基础。

(一) 肺气虚证生理病理基础研究

从现代医学角度来看,肺气虚证中涉及免疫功能分子水平紊乱,这是肺气虚发病的重要病理基础。

1. 肺气虚证的免疫功能

(1) 免疫细胞因子研究:肺气虚证大多存在细胞因子的含量增高或减少现象。吕磊等[10]研究表明,肺气肿肺气虚证模型大鼠的症状、体征基本符合肺气肿肺气虚证的临床特点，血中白介素 6(IL-6)、白介素 8(IL-8)和肿瘤坏死因子-α(TNF-α)含量升高，在肺气肿肺气虚证免疫失衡与炎症发病中起着重要作用。蔡圣荣等[11]研究证实：肺气虚证存在血浆中内皮素(ET)与血栓素(TXB)水平显著升高($P<0.01$)，二者呈正相关；ET 与 6-酮-前列环素 1α(6-K-$PGF_{1α}$)呈负相关($P<0.01$)。该结果与肺气虚证存在着低氧血症和高碳酸血症刺激 ET 和 TXA_2的合成增加，前列腺素 h(PGh)合成减少有关。三者含量的变化是肺气虚证从轻度向中重度发展的重要表现之一。蔡圣荣等[12]同期通过动物实验也证明肺气虚证大鼠模型动脉血二氧化碳分压($PaCO_2$)、动脉血氧饱和度(SaO_2)下降，$PaCO_2$升高，$PaCO_2$、SaO_2与 TNF-α、ET、丙二醛(MDA)呈负相关，TNF-α 与 MDA 呈正相关，PaO_2与 TNF-α、ET、MDA 呈正相关，说明 TNF-α、ET、MDA 共同参与肺气虚证形成过程，其间彼此相互作用，是肺气虚证从轻度向中重度发展的重要活性物质，或可作为肺气虚证临床分度标准的依据之一。李泽庚等[13]证实气虚证模型大鼠血清细胞间黏附因子(ICAM-1)、IL-8 的水平显著高于正常组($P<0.01$)，认为 ICAM-1、IL-8 可能趋化和介导中性粒细胞参与了肺气虚证慢性气道炎症反应，在肺气虚证的发病机制中有着重要意义。李泽庚等[14]通过测定肺气虚证模型大鼠血清血管内皮生长因子(VEGF)、TNF-α 水平，证实肺气虚证模型大鼠血清 VEGF 水平降低，TNF-α 显著升高($P<0.01$)，推测 VEGF、TNF-α 可能参与了肺气虚肺血管的改变，在肺气虚的发病机制中有重要意义。刘向国等[15]观察肺气肿肺气虚证模型大鼠血清、支气管肺泡灌洗液(BF)及肺组织中 IL-10 和 TNF-α 含量的动态变化，探讨其在肺气肿肺气虚证发病中的作用机制，结果显示肺气虚证模型大鼠血清和肺组织中 IL-10 的含量显著降低，TNF-α 的含量显著升高($P<0.01$ 或 $P<0.05$)，认为 IL-10、TNF-α 通过对免疫调节和炎性反应的影响，参与肺气虚证发病过程，可能是肺气肿肺气虚证发生和发展的重要因素之一。

(2) 免疫球蛋白分子研究：陈炜等[16]用烟熏法造成肺气虚大鼠模型，应用卵白蛋白为致敏原，建立变应性鼻炎动物模型，运用补肺益气的中药进行药物反证，结果证明在肺气虚状态大鼠血清 IgE 升高($P<0.01$)，用补肺益气方(黄芪、党参、白术、防风等)可有效减低 IgE 水平，从而阻止 IgE 引导的Ⅰ型变态反应。张伟等[17]采用熏烟及气管内滴加脂多糖的方法建立肺气虚证大鼠模型，检测大鼠肠组织 SIgA 含量的变化，证实肺气虚证大鼠肠组织 SIgA 含量明显低于空白对照组($P<0.01$)，认为肺气虚证大鼠免疫功能降低，肺气虚与消化系统疾病的发生密切相关，其中心环节是免疫力低下，跟肺与大肠相表里的中医思想是一致的。杨牧祥等[18]通过对肺气虚证 SD 大鼠模型进行血液流变学和免疫球蛋白的测定，发现免疫球蛋白 IgM 低于对照组($P<0.01$)，IgG 也低于对照组($P<0.05$)，说明大鼠肺虚时免疫功能处于低下状态。徐锡鸿等[19]研究认为，与健康组相比，肺气虚哮喘组、肺气虚组和多脏器气虚组患者的血清 IgA、IgG、IgM 含量明显下降，提示 3 组患者均存在体液免疫功能下降。

(3) 免疫细胞研究：李泽庚等[20]对 58 例肺气虚患者与 20 例正常人血清 $CD3^+$、$CD4^+$、$CD8^+$、$CD25^+$水平进行比较，证实肺气虚证患者死亡的淋巴细胞较多，而具备凋亡条件的 T 淋巴细胞比较少，肺气虚证患者免疫功能降低，尤其在中、重度肺气虚证时，免疫细胞新生与凋亡的平衡打乱，从而导致细胞免疫功能下降或紊乱更为明显。侯辉等[21]对 26 例慢性支气管炎肺气虚证患者支气管-肺泡灌洗液中计数中性粒细胞、巨噬细胞和淋巴细胞的比例进行观察，并与正常人和慢性支气管炎肺气未虚的患者对照，发现肺气虚证组中性粒细胞和巨噬细胞比例显著下降，淋巴细胞比例显著升高($P<0.01$)，得出支气管肺泡灌洗液(BALF)

中中性粒细胞降低、淋巴细胞升高可能与肺气虚证有关的结论。李泽庚等[22]对58例肺气虚证患者及20例正常对照组者进行肺功能、自然杀伤(NK)细胞活性、IL-2、TNF的测定,结果肺气虚证患者的肺功能、NK细胞活性、IL-2均低于正常组($P<0.05$),认为肺气虚证患者存在通气功能障碍,气道阻塞,免疫功能障碍,NK细胞活性下降等问题。

(4) T淋巴细胞的基因研究:李泽庚等[23]通过基因芯片技术研究肺气虚证患者T淋巴细胞基因表达的差异,结果显示肺气虚证患者/正常人外周血T淋巴细胞相关差异表达基因45条,其中上调41条,下调4条,这使维持机体内环境稳定的T淋巴细胞成熟、分化的过程发生障碍,导致抵抗外感疾病的能力降低,易患外感疾病。肺气虚患者三条氧运输基因(*HBB*、*HBA1*、*HBA2*)异常表达,导致机体易于缺氧,出现气短咳喘等症状。

黄开珍等[24]认为,肺气虚证免疫功能的研究为肺气虚证本质客观指标的定量研究奠定了一定的基础。今后关于肺气虚免疫功能的研究应以多靶点、多证型比较,建立统一的诊断、治疗标准,并与现代医学的客观检测指标相结合,系统解释肺气虚证的本质,从而开发出有效方药,更好地指导临床。

2. 肺气虚证的呼吸功能

(1) 肺功能:国内学者通过研究证实,肺功能的测定是研究肺气虚患者肺功能状态的一项有效指标。王会仍等[25]将一组慢性阻塞性肺气肿患者分为肺气未虚和肺气已虚两组,分别测定其肺功能并与健康对照组进行比较,结果发现肺气未虚组患者的肺活量、最大通气量、第一秒用力呼吸容量、最大呼气中期流速虽然低于正常人,但其均值仍在正常范围内,而肺气已虚组上述各项指标与肺气未虚组相比差异均有显著性,其中绝大多数患者达到中、重度通气功能损害的标准。李泽庚等[26]应用德国耶格公司肺功能仪(Master Screen PFT)分别对34例COPD肺气虚证患者和34例健康对照者各做常规肺功能检查,发现COPD肺气虚证患者肺功能改变均较健康对照者有不同程度降低($P<0.05$)。周庆伟等[27]对120例慢阻肺肺气虚证患者的肺功能进行测定,发现患者肺活量(VC)、用力肺活(FVC)、1s用力呼气容积($FEV_{1.0}$)、25%肺活量大呼气流量(V25)、50%肺活量最大呼气流量(V50)、大呼气中段流(MMEF)与正常人比较差异有显著性意义($P<0.001$)。由此可见,肺气虚证患者存在通气功能障碍,反映肺主气司呼吸功能低下。

(2) 气道反应性:现代研究也表明肺气虚证与气道反应存在相关性。柴秀娟等[28]对哮喘病肺气虚患者15例、肺气未虚13例和健康人15例进行气道反性检测,激发阳性率结果表明,哮喘患者肺气虚与肺气未虚两组在激发试验阳性的概率上无任何差异。乙酰胆碱激发试验结果显示,哮喘患者气道反应性增加,但哮喘肺气虚者较肺气未虚者的基础阻力更高,反应阈值则更低,建议将气道反应性作为哮喘肺气虚证辨证的客观指标之一。徐锡鸿等[29]对肺气虚证与气道反应性关系进行了深入研究,结果肺气虚与肺气未虚相比,气道反应性明显增高。同时对哮喘肺气虚者的精神因素与气道反应性关系进行分析结果表明,气道反应性增高的74例肺气虚患者的五志属性以悲、忧志和思志为主,气道反应性增高的42例肺气未虚患者的五志属性以喜志和思志为主,证明哮喘肺气虚患者气道高反应性与五志属性之间存在着相关性。

(3) 血气分析:研究发现肺气虚证患者多存在低氧血症和高碳酸血症。方志斌等[30]将60只大鼠随机分为模型组与385对照组,复制肺气肿肺气虚证模型,发现模型组与对照组相比pH、PO_2、SaO_2下降,PCO_2升高($P<0.01$)。认为大鼠患慢性支气管炎、肺气肿型肺气虚证,均影响肺通气和换气的效率,从而发生低氧血症或伴有高碳酸血症。窦红漫等[31]将

30 只大鼠随机分为对照组(10 只)、模型组(20 只),通过观察血气分析的变化以了解补肺汤对实验性肺气虚证的治疗作用,证实肺气虚证患者多存在低氧血症和高碳酸血症。同时建议将血气分析作为肺气虚证证候判断和疗效动态观察的客观量化指标。赵蜀军等[32]通过对慢性支气管炎致肺气虚证大鼠模型组和对照组血气分析指标的含量测定,认为肺气虚证大鼠存在着低氧血症和高碳酸血症,且 PO_2 和 PCO_2 的改变与 ET、TXB 的含量变化存在着相关性。

3. 肺气虚证的病理形态学　肺气虚证存在着病理形态学的改变。杨牧祥等[33]对健康 18 只 SD 大鼠采用烟熏法复制肺气虚证动物模型,对其肺组织病理学作了研究。结果表明,在小支气管黏膜下、肺泡组织间均有显著的小静脉扩张,多数腔内有红细胞聚集,组织间隙有慢性炎症细胞浸润,而且肺组织中血管分布变少,呈现淤血和缺血区并存的现象。同时认为肺组织供血状态所呈现的淤血征象是形成"气虚血瘀"的病理机制。李浩等[34]观察了 14 只肺气虚证大鼠上下呼吸道病理变化,结果肺气虚大鼠的鼻腔、气管存在不同程度的炎症病理变化。肺部表现除 2 只大鼠较轻外,其余动物部分肺组织或全肺重度改变,肺结构破坏,部分动物可见小脓肿,个别动物肺泡内淤血。扫描电镜下发现肺气虚大鼠的下鼻甲和气管黏膜纤毛细胞数量显著减少,出现缺损区域,且纤毛稀疏、扭曲、倒伏、黏膜面有黏液、杯状细胞增多,胞浆充满黏液颗粒,黏膜及黏膜下层浆细胞浸润,结缔组织减少。其中肺泡内的淤血也证实了上述肺组织存在淤血的观点。窦红漫等[35]对 34 只大鼠采用气管内注入脂多糖(LPS)和烟熏方法复制肺气虚模型,对实验性肺气虚大鼠气道病理组织及超微结构进行观察,认为模型组大鼠有慢性支气管炎及肺气肿的病变,并建议将气道形态及气道病理观察指标与评分方法,作为肺气虚证本质研究客观量化指标之一。

4. 肺气虚证的生物化学检测

(1) 血浆环核苷酸:江明等[36]发现,肺气虚患者血浆环磷酸腺苷(cAMP)、环磷酸鸟苷(cGMP)与健康对照组相比显著减低($P<0.01$),cAMP/cGMP 明显上升($P<0.01$)。古传琼等[37]检测了慢性支气管炎肺气虚证患者的血浆环核苷酸水平,发现本证患者血浆 cAMP 含量低于正常人($P<0.05$),而 cGMP 含量与正常人比较差异无显著性($P>0.05$)。林文森等[38]还对慢性支气管炎分型与鼻腔分泌物环核苷酸含量的关系进行了探讨,发现肺气虚证患者鼻腔分泌物中的 cAMP 含量亦低于健康对照组。宋卫东等[39]研究表明,肺气虚证患者肺泡巨噬细胞(AM)内 cAMP 和 cGMP 与局部内环境密切相关,认为 AM 内 cAMP 和 cGMP 变化对于研究肺组织局部内环境及肺气虚本质有一定意义。

(2) 血浆内皮素:内皮素(ET)是气管和支气管平滑肌收缩剂,在支气管哮喘、慢阻肺、肺动脉高压等发病机制中起着十分重要的作用。李君等[40]通过测定肺气虚证模型大鼠的血浆 ET,认为血浆 ET 含量可作为肺气虚证辨证的客观指标之一。窦红漫等[31]通过临床观察,发现 COPD 患者急性发作期血浆 ET 水平明显升高,在缓解期则恢复正常,认为将血浆 ET 水平的变化作为肺通气功能的动态观察指标。

(3) 血浆心钠素:许涛等[41]采取动物实验和临床观察同步研究的方法,对 20 只肺气虚病模组和 60 例肺气虚患者血浆中心钠素(ANP)的含量进行检测,结果发现病模组大鼠及肺气虚患者 ANP 明显高于正常对照组。与此同时,通过对临床不同程度肺气虚患者血浆心钠素含量的测定,得出肺气虚程度与心钠素含量呈正相关。

(4) 微量元素:赵勤萍等[42]应用原子吸收方法对慢性支气管炎肺气虚证患者全血、头发、血清中镍、铁、钴、锰、铜、锌六种微量元素的含量进行分析,结果表明,慢性支气管炎肺气虚证患者体内镍、锌含量降低($P<0.05$ 或 $P<0.01$),铜、铁、钴含量明显升高($P<0.05$ 或 $P<0.01$);慢支肺气虚证全血中镍元素水平亦降低($P<0.05$),铜、铁、锰元素含量升高(P 均<0.01),锌水平降低;慢支肺气虚证血清中铜、铁元素含量也明显升高(P 均<0.01),锌水平降低($P<0.05$);同病异证组微量元素和异病同证组微量元素改变有所不同。周庆伟[27]对120例慢阻肺肺气虚患者血浆、红细胞、尿中微量元素进行了测定,认为微量元素失调是导致慢阻肺肺气虚证发生的一个重要因素。

(5) 氧自由基:宋卫东等[43]对肺气虚患者血、肺泡及支气管肺灌洗液(BALF)进行了研究,结果发现BALF中过氧化脂质(LPO)明显升高,超氧化物歧化酶(SOD)明显下降,而外周血SOD、LPO与对照组相比无明显差异。认为隐性肺证和肺气虚证局部氧自由基代谢具有不同的特点,在肺组织局部自由基参与的损伤与抗损伤过程中早期病理改变(隐性肺证)以抗损伤性改变为主,而晚期病理改变(肺气虚证)为主,反映氧自由基与局部免疫和自主神经功能相关。赵蜀军等[32]认为可将肺气虚证大鼠血浆中SOD含量的变化作为肺气虚证重要的客观指标之一。刘涌等[44]通过对慢性支气管炎肺气虚证大鼠血清丙二醛(MDA)变化的实验研究,结果发现,模型组MDA升高,与对照组比较,差异有显著性($P<0.05$),故认为肺气虚证大鼠血浆中MDA含量变化可作为肺气虚证的重要客观指标之一。

(6) α_1-抗胰蛋白酶:α_1-抗胰蛋白酶(α_1-AT)可保护肺组织不为弹性组织酶(elastase)的作用所损伤。α_1-AT缺乏则使生理性保护作用削弱,肺组织易受蛋白酶的报害,并可导致肺气肿和肺气虚。广西中医学院[45]研究结果表明,肺气虚证患者的血清 α_1-AT 水平为 2.407 ± 1.159,与健康对照组相比具有显著性差异,故认为 α_1-AT 含量的降低可能是部分肺气虚证患者发病的病理生理学基础。但其中也有部分肺气虚证患者未出现异常,甚至超过正常人的水平,因此,该指标用于肺气虚证本质的研究,其特异性和阳性率需要进一步的论证。

(7) 血清干扰素:李平等[46]报道,肺气虚与干扰素(IFN)水平有关。其实验研究结果表明,肺气虚证患者(40例)全部的血清干扰素均值低于对照组($P<0.01$),说明肺气虚与IFN降低有内在的相关性,即肺气虚同时存在IFN水平的低下。

5. 肺气虚证的其他相关检测

(1) 肺部X线征象:陈水光等[47]分析了306例慢支患者中医分型与肺部X线表现时发现,肺气虚组纹理增多增粗,但形态上和正常血管纹理不易区别,表现为走向有规律的条索状阴影,而异常肺纹理只局限于1/6~2/6肺野内。沈家根等[48]报告慢性支气管炎肺气虚证患者肺纹理基本正常,或虽有增多增深,但排列仍正常。这些研究均是以慢支患者为对象,上述肺X线征象是反映"病"(慢支)还是"证"(肺气虚)的水平值得进一步观察。

(2) 自主神经功能:温州市医药科学研究所[49]比较了慢性支气管炎肺气虚、脾阳虚、肾阳虚等证患者的自主神经功能状态,发现自主神经功能失调逐型加重,以副交感神经亢进为主。广西中医学院[45]研究结果表明肺气虚证患者血中真性胆碱酯酶(ChE)活性高于对照组,也说明本证患者存在副交感神经功能亢进情况。

(3) 能量代谢:廖承济等[50]观察了一组慢支患者能量代谢的若干生化指标,包括红细胞三磷腺苷含量、血清蛋白结合碘(PBI)、血浆乳酸含量、血浆柠檬酸含量等,结果表明肺气虚证患者的PBI值低于健康对照组($P<0.05$),而其余各项指标与健康组相比差异无显著性。

(4) 甲状腺功能:肺气虚证在一定程度上也影响甲状腺的功能。张杰根等[51]对58例老年肺气虚患者和20例正常对照者进行三碘甲状腺原氨酸(T_3)、甲状腺素(T_4)测定。结果发现，肺气虚患者 T_3、T_4 均明显低于对照组（$P<0.05$ 或 $P<0.01$）；不同程度肺气虚证候患者组间比较，也有显著性差异。故表明肺气虚与甲状腺功能有相关性。

（5）血流动力学：金维岳等[52]研究了慢性支气管炎、慢性肺源性心脏病患者血液流变学检查和中医辨证分型的关系，发现肺气虚患者全血比黏度、血浆比黏度、红细胞电泳时间、血细胞比容、血沉及血渗透压的异常率分别为 30%、36.6%、3.3%、30%、23.3% 和 30%。广西中医学院[45]报告肺气虚证患者肺血流图检查结果，提示该型患者肺血管弹性较差，肺动脉血流量减少，肺循环阻力增加。

6. 肺气虚证的基因检测　近年来的研究表明，肺气虚患者存在功能基因的异常表达。李泽庚等[53]利用基因芯片技术研究慢性阻塞性肺疾病肺气虚证（4 例）和肺阴虚证（4 例）患者 T 淋巴细胞基因表达差异。结果表明，肺气虚证患者/健康人外周血 T 淋巴细胞相关差异表达基因 45 条，其中上调 41 条，下调 4 条。肺气虚患者/健康人、肺阴虚证患者/健康人均高表达的 5 条差异基因中，其中的 3 条基因（*HBB*、*HBA1*、*HBA2*）与氧的运输有关。同时认为 COPD 肺气虚证患者咳嗽、气短、呼吸困难等症状，可能与 3 条基因导致氧运输障碍有关。王哲等[54]对肺气虚证模型大鼠肺、肾组织 *AQPs* 表达及其影响机制研究，结果显示，肺气虚证大鼠模型组与对照组比较 AQP1mRNA 表达下调、AQP4mRNA 表达上调；与对照组相比肾组织 AQP1mRNA、AQP2mRNA 表达上调，AQP4mRNA 表达下调。并认为在机体水液代谢过程中，“肺肾相关”的物质之一，可能是肺、肾组织表达某些 AQPs 的反向表达。

综上所述，近年来对肺气虚证宏观上从辨证标准、呼吸功能、病理形态学、内分泌、免疫学方面研究，微观上从分子生物学、基因芯片方面进行了深入的研究和探索，使其在宏观基础上进一步微观化和客观化。今后的研究中需要更好地将基础理论、临床观察和实验研究几个方面结合起来，借鉴现代医学的量化诊断模式，使中医辨证客观化、定量化、标准化成为现实，以取得质的飞跃。

（二）肺阴虚证生理病理基础研究

1. 肺阴虚证的免疫功能改变　邵长荣等[55]测得阴虚证浸润性肺结核患者的 T 淋巴细胞计数的平均值低于正常值，选用细胞介导的细胞毒性试验（CMC）作为观察指标，观察患者的细胞免疫功能，阴虚型肺结核患者其 CMC 平均为 30.5%±7.6%，其杀伤率为 32.1%±8.2%，较正常值更为低下。何维等[56]就Ⅲ型肺结核患者的中医肺阴虚型的 NK 细胞活性进行了观察，结果发现 NK 细胞活性明显低于正常对照组，差异非常显著（$P<0.001$）。南征等[57]发现，肺阴虚患者淋转试验显著低于正常，亦显著低于肺气（阳）虚证患者；肺阴虚证患者血清 IgA 和 IgG 明显高于正常和肺气虚证患者，说明肺阴虚时此种抗体分泌功能亢进，随着病情进展，此种分泌功能衰竭，血清 IgA 和 IgG 水平下降；肺阴虚证和肺气虚证为肺脏虚证病变的两个程度不同的阶段。宓雅珠[58]等通过对 40 例慢性肺源性心脏病急性发作期未伤阴型患者及 30 例伤阴型患者 T-淋巴细胞亚群测定的对比，提示肺阴虚证细胞免疫功能的低下主要是 Th 细胞的减少所致。同时，肺阴虚证免疫系统的内环境稳定性也发生破坏，表现为 T 淋巴细胞亚群 $0KT_4^+/0KT_8^+$ 比值下降。李泽庚等[59]研究表明，肺气虚证与肺阴虚证 CD 淋巴细胞水平均降低，但肺阴虚证更为明显；肺阴虚证患者 CD/CD_{25} 明显下降，造成肺阴虚证患者总 T 淋巴细胞数减少，免疫功能降低。

2. 肺阴虚证的细胞因子变化　申维玺等[60]认为，IL-1 和 TNF 等细胞因子是肺阴虚证的本质，其发生机理是：在各种致阴虚证病因的作用下，细胞因子表达调控异常，IL-1 和

TNF 等细胞因子的基因表达增强，而与其拮抗的细胞因子，如 IL-6 等的基因表达相对不足，组织中 IL-1、TNF 的生物学活性相对升高，引起细胞因子网络自稳失衡，并使神经-内分泌系统也发生相应的继发性改变，从而出现阴虚证候。王正昌[61]发现，中医辨证治疗肺癌患者，其生存期与血浆环核苷酸水平密切相关，阴虚型血浆 cAMP 显著高于气虚型患者，接近正常人，因而观察到较好治疗效果，在生存期上显著大于气虚患者。

3. 肺阴虚证的皮质醇检测　宋卫东等[62]研究皮质醇在中医各证型慢性支气管炎患者整体及局部变化，以及其对肺泡巨噬细胞（AM）抑制作用，发现各型肺虚，尤其是隐性病证中，皮质醇含量及其对 AM 抑制作用的变化有一定的规律。该研究从一个侧面反映 AM 功能缺陷在慢性支气管炎辨证分型中的重要作用。戴维正[63]发现，肺肾阴虚患者表现为肾上腺皮质变薄，右心室室壁增厚，肺气肿、肺、肝肾等脏器见淋巴细胞、浆细胞、单核细胞浸润，且有多脏器的瘀血。

4. 肺阴虚证的微量元素改变　邱保国等[64]报道，以慢性支气管炎为主的阴虚证患者头发锌含量与正常人比较，表现为明显下降。杨德诚等[65]对肺阴虚证患者毛发 15 种元素值的多元逐步回归分析结果表明，铁、铜、钙、镁、锌诸元素虽与肺阴虚证的发生有关，但并非本质因素，硒虽在单因相关分析中由于各种因素的正负作用抵消未呈现显著性，仅在多元逐步回归分析时呈现与肺阴虚的发生有显著正相关，提示硒是肺阴虚发病的重要因素。杨德诚等[66]指出，慢性硒中毒某些症状（如疲乏无力）与中医虚证临床表现有相似之处，但是否即为肺阴虚证发病之本质因素尚须进一步探讨。戴豪良[67]对 23 例肺阴虚患者头发微量元素进行检测，发现与正常人比较，头发 Zn、Ca 等降低，而 Cu 值增高，有显著性差异。

5. 肺阴虚证的鼻腔脱落细胞　李浩等[68]对肺气虚、肺阴虚、肺实证者大体正常的鼻腔进行脱落细胞检查，测得肺阴虚组鼻腔脱落细胞中，纤毛细胞数量显著增加。肺虚证时鼻腔具有机械性防御功能的柱状纤毛细胞的脱落增加和具有非特异性免疫功能的中性细胞减少，无疑降低了鼻腔的抗病能力，这应是肺虚易感的病理生理基础之一。李浩等[69]观察到，在肺阴虚状况下，鼻腔和肺组织也存在密切相关的病理变化。

6. 肺阴虚证的肺扫描图改变　郭一钦等[70]用肺灌注扫描检查 100 例慢性气管炎、支气管哮喘合并肺气肿、肺心病的“肺虚证”患者，以观察“肺虚证”肺血流情况。结果发现肺气阴两虚证患者的扫描图上呈现放射性缺损或稀疏区-血供差或无供血。

7. 肺阴虚证的血液流变学改变　刘素蓉[71]通过研究包括呼吸道疾病在内的多种患者血液流变学后指出，阴虚之人存在着瘀血情况。其全血还原比黏度、高切黏度、低切黏度、血浆比黏度、红细胞电泳时间、血沉、血小板Ⅰ相和Ⅱ相聚集率均高于正常人，血细胞比容值明显低于正常人。从而说明阴虚证主要是血浆成分增高。

8. 肺阴虚证的肺功能检测　杨德诚等[66]发现，肺阴虚证、肺气虚证患者的肺功能障碍属于阻塞型，两组间差异不明显；肺阴虚证组呼吸功能障碍所造成的酸碱失衡较甚于肺气虚组。

9. 肺阴虚证的病理形态学改变　戴维正等[72]通过对 19 例肺肾阴虚患者的研究，认识到是由肺、肾二脏之阴不足为主所表现的证候，其主要病理变化特征表现为肾上腺皮质变薄，右心室室壁增厚，肺气肿、多脏器瘀血等。另外发现随着肺肾阴虚程度的加重，其病理损害可广泛累及肺、胃、心、肝、脾、胰腺、消化道等全身各组织器官。

10. 肺阴虚证的体温的变化　蔡光蓉等[73]对肺癌为主的恶性肿瘤辨证为阴虚、阳虚、瘀血三种证型，并观测体温，结果发现阴虚组每日不同时刻体温波动明显，午后体温持续下降又复升，最高体温出现在18点，此项观察结果为临床测量体温的时间及诊断证型提供了新的客观指标。

11. 肺阴虚证的舌脉变化　胡庆福[74]观察了包括呼吸系统疾病在内的多病种阴虚光剥舌者，发现舌上皮细胞剥脱速率增快，丝状乳头消失，舌黏膜次级乳头阙如，舌上皮角质化过程障碍；微循环见蕈状乳头内微血管构型异常，血管内红细胞聚集，流速缓慢，微血管扩张瘀血，微循环呈瘀滞状态。同时发现患者唾液锌含量明显高于正常人，这可能也是舌质改变的一个病理因素。邱曾秀等[75]对80例各病种阴虚舌印片的脱落细胞做定性定量观察，结果表明阴虚舌的特征是小多角形细胞的出现，并有细胞分布堆、细胞总数显著增加，细胞坏死普遍存在及特殊背景出现等特点。王洪燕等[76]发现，肺阴虚的脉图肺波高度明显下降≤1/2心波，但主波高度(h_1)未下降，整个脉图仍以心肺2个波为主。

国内对肺阴虚证做了有益的探索，并取得了相当的成果。但是由于证候的临床表现的复杂性、发生机制的多样性，证候病理生理及生化等微观检测指标缺乏特异性，证候客观化研究的局限性及困难日益突出。对于肺阴虚证的进一步研究，彭波等[77]认为：

（1）肺阴虚证的诊断应进一步统一和规范，对病程和病变作统一界定；

（2）进一步选择对肺系证有特异性的指标进行多指标同步观察；

（3）选择具有较高价值的动物模型，提高实验研究对临床研究的说服力；

（4）以功能基因组学为大背景，研究疾病状态和发病过程的基因型的变化规律，给中医证候研究深入发展提供了思路和技术支撑，而对肺阴虚证的研究也应取得实质上的长足进步。

三、肺病证候的动物模型研究

（一）肺病证候模型的研制

1. 肺气虚证动物模型

（1）王元勋等[78,79]根据《医用实验动物学》中慢性支气管炎的动物模型，结合中医理论，将大鼠和家兔复制成模拟肺气虚证模型。方法如下：将家兔和大鼠分别放入特制的烟室中，以刨花、锯末、烟叶点燃熏烟，家兔熏烟时间加倍。观察并记录症状、体重的变化，测定免疫学、血液流变学、肺组织血流量、血流动力学、呼吸动力学等指标。结果发现模型大鼠的改变符合临床肺气虚患者的症状。

（2）徐锡鸿[80]、孔繁智[81]等认为肺气虚证是多种致病因素作用于人体的结果，提出用多因素造模。方法如下：用SO_2、风、寒刺激，观察一般情况，结果发现大鼠除具有王氏模型的症状外，并表现为易感、身疲乏力、体表温度下降。

（3）杨氏[33]、杨作成[82]提出了一种小鼠的肺气虚证简易模型。采用香烟烟雾刺激，观察小鼠活动情况、毛发光泽、易感乏力、免疫能力、微循环情况、病理改变。结果发现小鼠神情困顿、呼吸无力、动作迟缓、毛发松散少光泽，检测表明小鼠肺功能衰弱，免疫功能降低，微循环障碍。其改变符合肺气虚患者的临床症状。刘进等[83]用气管内两次滴入脂多糖复合烟熏4周的方法建立慢性阻塞肺病肺气虚大鼠模型。

2. 肺阴虚证动物模型　苗明三等[84]报道了肺阴虚证模型的复制方法。小鼠，雌雄不拘，给小鼠100mg/(30g体重·d)的甲状腺素粉及0.2mg/(30g体重·d)的利血平，用药2～10天，然后用SO_2熏法，于玻璃熏箱中SO_2浓度为0.09mg/cm^3，每天1次，15分钟，连熏15天，也可熏30、35、40天。结果动物给甲状腺素粉及利血平后躁动不安，进食量和进水量明显增加，耐热能力降低，甲状腺滤泡高度扩张，胶质减少，呈典型内源性甲状腺功能抑制的形态学改变；SO_2熏后呈慢性支气管炎病变。

（二）肺病证候模型复制的问题

1. 理论依据牵强　文献报道的肺气虚证模型，多采用了病证结合的制模方式。如慢性支气管炎和肺气虚证结合、肺气肿和肺气虚证结合等。这类模型在制模上吸取了中、西医在造模方面的成功经验，既与中医理论相联系，又与现代医学的某些疾病相一致，且易于操作，重复性好，具有较好的优势。但由于中医的证和西医的病是两个概念完全不同的体系，理论上尚难统一，因此，目前制作的模型在理论依据上牵强附会、以偏概全，不能完全反映传统中医的理论特色。因此，基于这种模型的以上关于肺气虚证与免疫功能的关系、与血液流变学的关系、与肺功能的关系、病理形态改变，以及影像学、基因表达、内皮素的关系各种研究，其特异性和必然性有待进一步商榷。

2. 缺乏客观诊断标准　目前对肺病证候的判断缺乏相应的统一、公认的诊断标准。有的以西医慢性气管炎的诊断标准为依据，有的以中医临床肺气虚证的诊断标准为依据，还有很多仅根据动物的一般表现、体重、体温、耐寒力等主观症状为依据，具体操作时具有相当的随意性。另外，对不同证型的判断，缺乏严格的界定标准。如肺气虚证和气虚血瘀证的区别，肺气虚证和肺阳虚证的区别等，资料中往往用“病变更严重”等来加以区别，而没有具体的量化标准，使证型的类别显得模棱两可、含糊不清。这就使得模型缺乏客观、严谨、公正性，难以真正应用于科学实验。

3. 复健药物不够经典　实验研究所用的复健药物既有经典方，如补肺汤，也有自拟方，如护肺冲剂等。这些药物以中医理论为指导，临床上对肺气虚证确有很好的疗效。但是，由于制作工艺比较落后，剂型的不确定性，以及复方中药复杂的药理成分，使得制剂本身作用机制不明确，因此，难以像阿司匹林等西药那样，具有经典的药理作用，能够以药测证。这些药物即使在实验中作为复健药物得出了阳性结果，从本质上来说，难以检验所造模型的正确性。

牟晓华等[85]认为，作为肺病证候动物模型的建立：要对比其他肺系证型从以下几方面寻求几种特异性的指标作为诊断的金标准：

（1）要对比其他脏腑的气虚证型寻求肺气虚的特异性。

（2）要对比不同的病的证候模型寻求独立于各种不同病的肺病证候的共同点。

（3）从文献整理入手，在中医经典理论指导下，并与现代医学的客观检测指标相结合，实现中西医结合，宏观辨证和微观辨证的结合，系统研究肺气虚证的本质，完善肺病证候的中医临床诊断标准，使其客观化。

（4）要单因素分析多因素造模，使所造动物模型贴近临床肺病的证而独立于“病”。

（5）寻求经典复健药物验证。

四、肺病研究评述与展望

对中医肺病证候本质的现代研究，虽然已经取得了一定的成绩，但从研究的本身来讲，只是刚刚起步。还存在着观察例数不多，指标不够全面等问题。此外，由于不同的作者选择病例的标准不尽一致，因此，某些方面的观察结果彼此不完全一致。还应当指出，多种疾病可能出现同一证候，如肺气虚证在许多肺病中都可出现，而目前研究肺气虚证时选择对象大都是慢性支气管炎患者，因此在研究证本质时只是偏重了对共性的研究而相对忽视了证自身的个性。所以，今后对肺病证候的研究应加强一证与其他证型以及同病异证、异病同证的同步比较研究，从而提高观察指标的特异性和阳性率。从研究的方法而言，要想真正认清肺病证候的本质及其发展规律，就必须采用多指标综合观察与评价的方法，从基础理论、临床观察和实验研究等几个方面入手深入探讨。

参考文献

[1] 全国慢性支气管炎中西医结合诊断分型专业会议．慢性支气管炎上西医结合诊断分型防治方案(1979 年修订)．中华结核和呼吸系统疾病杂志，1980，3(1)：2

[2] 齐幼龄．肺气虚的实质研究．广西中医药，1981(6)：62

[3] 沈自尹．中医虚证辨证参考标准．中西医结合杂志，1983，3(2)：117

[4] 林求诚．慢阻肺中医辨证的诊断学意义．北京中医学院学报，1984(5)：21

[5] 沈自尹，王文健．中医虚证参考标准(1986 年修订)．中西医结合杂志，1986，6(10)：589

[6] 韩明向，李泽庚．肺气虚证浅探．安徽中医学院学报，1993，12(2)：2-3

[7] 中国药监局．中药临床研究指导原则．北京：中国医药科技出版社，2002：82

[8] 彭波，李泽庚，孙志广．肺气虚证的认识及内涵．辽宁中医药大学学报，2008，10(8)：36-38

[9] 李建生，余学庆，胡金亮，等．中医证候标准建立的思路与方法．河南中医学院学报，2004，19(11)：4-6

[10] 吕磊，胡建鹏，王元勋，等．肺气肿肺气虚证大鼠血清 IL-6、IL-8 和 INF-α 变化的研究．甘肃中医学院学报，2004，21(4)：15-17

[11] 蔡圣荣，刘涌，方志斌，等．肺气虚证大鼠血浆内皮素与血栓素、6-酮-前列环素 1α 水平的相关性研究．中国中医药科技，2004，11(5)：封 3

[12] 蔡圣荣，方志斌，黄开泉，等．肺气虚证大鼠血气分析及 INF-α、ET、MDA 变化的实验研究．中国中医基础医学杂志，2004，10(12)：32-33

[13] 李泽庚，张杰根，彭波，等．肺气虚证模型大鼠血清 I-CAM-1、IL-8 的水平变化．光明中医，2005，20(6)：38-40

[14] 李泽庚，彭波，张念志，等．肺气虚证模型大鼠血清 VEGF、TNF-α 的测定及意义．成都中医药大学学报，2005，28(1)：45-46

[15] 刘向国，方志斌，蔡圣荣，等．肺气肿肺气虚证模型大鼠免疫功能状态的实验研究．甘肃中医学院学报，2007，24(3)：9-11

[16] 陈炜，陈晴，付雨，等．肺气虚与变应性鼻炎的免疫相关性研究．成都中医药大学学报，2007，30(2)：42-44.

[17] 张伟，王立娟，赵润杨，等．肺气虚证大鼠肠组织 SIgA 含量的测定及研究．中外健康文摘：医药月刊，2008，5(2)：28-29

[18] 杨牧祥，李澎涛，方朝义，等．实验性 SD 大鼠"肺气虚证"血液流变和免疫功能状态研究．河北中医，1996，18(5)：42-43

[19] 徐锡鸿，韩冬，沈金美，等．肺气虚证患者的免疫功能探析．中医药研究，1999，15(3)：38-39

[20] 李泽庚，张杰根，彭波，等．肺气虚证和肺阴虚证患者外周血 T 细胞的变化．中国中医药科技，2006，13(1)：392

[21] 侯辉，李浩，高雪，等．慢性支气管炎支气管肺泡灌洗液中白细胞数量和 IgA、IgG 含量观察．中国中医药科技，2002，9(4)：201-202

[22] 李泽庚，张杰根，彭波，等．肺气虚证患者 NK 细胞活性、TNF 和 IL-2 的变化及临床意义．中国中医急症，2005，14(4)：334-335

[23] 李泽庚，童佳兵，彭波，等．肺气虚患者 T 淋巴细胞相关基因的表达研究．中华中医药杂志，

2006,21(9):536-539

［24］黄开珍,王朝晖．肺气虚证的免疫功能研究进展．广西中医学院学报,2008,11(3):95-96

［25］王会仍,等．肺气虚与肺功能变化规律的初步观察．中医杂志,1983,24(2):62-64

［26］李泽庚,杨程,彭波．慢性阻塞性肺疾病肺气虚证和肺阴虚证患者肺功能变化的研究．中华中医药学刊,2008,26(1):56-57

［27］周庆伟．对肺气虚患者微量元素及肺功能的临床观察．中国医药学报,1996,11(6):25-26

［28］柴秀娟,石玲,李君,等．哮喘病肺气虚与气道反应性关系初探．浙江中医杂志,1997,(5):219-220

［29］徐锡鸿,韩冬,李君,等．哮喘肺气虚患者情志因素与气道反应性关系的探讨．福建中医药,1999,30(4):11-12

［30］方志斌,蔡圣荣,黄开泉．肺气肿肺气虚证大鼠血气分析、血中细胞因子及肺组织病理学的改变．安徽中医学院学报,2003,22(6):34-36

［31］窦红漫,蔡圣荣,方志斌,等．补肺汤对肺气虚证血浆内皮素含量及血气分析变化的影响．中医药临床杂志,2004,16(4):349-350

［32］赵蜀军,蔡圣荣,方志斌．肺气虚证大鼠血气分析指标及血栓素、内皮素的变化及相关性探讨．中国中医基础医学杂志,2003,12(9):33-34

［33］杨牧祥,李澎涛．实验性"肺气虚证"肺组织病理研究．河北医科大学学报,1996,17(6):344.345

［34］李浩,高雪,侯辉,等．肺气虚证大鼠上下呼吸道病理变化的实验研究．中国中医药杂志,2000,7(5):277-278

［35］窦红漫,王元勋,蔡圣荣,等．实验性肺气虚证大鼠气道病理组织学及超微结构观察．安徽医学,2004,25(5):350-352

［36］江明,陈杨荣,满直飞．脾虚证型与血浆环核苷酸 cAMP 和 cGMP 关系的探讨．福建中医学院学报,1995,5(1):16-17

［37］古传琼．慢性支气管炎中西医结合分型血浆 cAMP 和 cGMP 测定的初步观察．天津医药,1982,(2):17

［38］林文森,等．鼻腔分泌物环核苷酸含量与慢性支气管炎辨证分型的关系．浙江中医杂志,1982,17(11):522

［39］宋卫东,赵江云．肺泡巨细胞内 cAMP 和 cGMP 与肺气虚证的关系．中国医药学报,1995,10(1):21-23

［40］李君,徐锡鸣,戴关海,等．肺气虚证大鼠模型内皮素含量变化的实验研究．辽宁中医杂志,2000,27(5):237-238

［41］许涛,胡海燕,王元勋,等．心钠素在肺气虚证诊断中的意义．甘肃中医学院学报,2000,17(4):6-7

［42］赵勤萍,谭茹,陈乃宏．慢性支气管炎肺气虚证六种微量元素变化规律研究．中国中医药杂志,1999,40(1):44-45

［43］宋卫东,刘中本．支气管肺灌洗液中 SOD 和 LPO 与肺气虚证的关系．中国中西医结合杂志,1996,16(7):405-407

［44］刘涌,赵蜀军,蔡圣荣．慢性支气管炎肺气虚证大鼠丙二醛、肿瘤坏死因子改变及意义．中医药临床杂志,2007,19(1):26-27

［45］广西中医学院中医基础研究室．肺气虚实验研究．广西中医药,1981,4(6):43

［46］李平,阎怀士．40 例肺气虚患者血清干扰素活性观察．安徽中医学院学报,1991,(1):32-35

［47］陈水光,等．慢性支气管炎中医分型的 X 线研究(附 306 例 X 线分析)．福建医药杂志,1981,3(5):1

［48］沈家根．慢支的中西医结合诊断分型的 X 线表现．上海中医药杂志,1982,(12):23

[49] 温州市医药科学研究所呼吸四病研究室．慢性支气管炎肺气虚、脾阳虚、肾阳虚的实质探讨．浙江中医杂志，1980，15(3)：124-126

[50] 廖承济，等．慢支阴虚和阳虚患者能量代谢的某些生化指标观察．福建中医药，1981，12(5)8-10

[51] 张杰根，李泽庚，彭波，等．肺气虚证患者 TNF、T_3 和 T_4 的变化及临床意义．安徽中医学院学报，2005，24(2)：9-10

[52] 金维岳，等．慢性支气管炎、肺源性心脏病患者血液流变学检查与中西医结合临床分型的关系．江西医药，1982，(3)：94-96

[53] 李泽庚，童佳兵，彭波，等．慢性阻塞性肺疾病肺气虚和肺阴虚证患者 T 淋巴细胞相关基因表达对比研究．中国中医药信息杂志，2007，14(12)：9-11

[54] 王哲．肺气虚证模型大鼠肺、肾组织 *AQPs* 表达及其影响机制研究．辽宁中医药大学博士论文集，2007：126-130

[55] 邵长荣．肺结核阴虚证与细胞介导的细胞毒性试验．辽宁中医杂志，1986，13(1)：43-45

[56] 何维，等．肺阴虚型浸润型肺结核患者的 NK 细胞活性缺陷．中医药学报，1991，(5)：47-49

[57] 南征，杨德成，陈秋澄，等．中医肺阴虚证免疫机能状态的研究．吉林中医药，1990，10(5)：34-35

[58] 宓雅珠，王新华．肺阴虚证 T 淋巴细胞亚群状态的初步研究．辽宁中医杂志，1999，26(5)：208-209

[59] 李泽庚，张杰银，彭波，等．肺气虚证和肺阴虚证患者外周血 T 细胞的变化．中国中医药科技，2006，13(1)：封 3

[60] 申维玺，孙燕，张叔人．肺癌细胞 IL-1B、IL-6、TNF-1α、IFN 与肺癌阴虚证相关的免疫组化研究．中国中医基础医学杂志，2000，6(12)：28-31

[61] 王正昌，肺癌患者三种虚证类型的治疗生存期与血浆环核苷酸水平的关系．中西医结合杂志，1984，4(1)：23-24

[62] 宋卫东，赵江云，刘中本，等．慢性支气管炎皮质醇局部作用与辨证分型关系．中国中西医结合杂志，1994，14(10)：592-594

[63] 戴维正．19 例肺肾阴虚证病理学特征的探析．中医杂志，1991，32(5)：45-47

[64] 邱保国，等．虚证病人头发五种微量元素分析．中医杂志，1985，26(1)：59-61

[65] 杨德诚，等．呼吸系疾病肺阴虚证人发 15 种元素值的多元逐步回归分析．吉林中医药，1994(2)：41-43

[66] 杨德诚，杨吉贤，南征，等．肺阴虚证患者的肺功能及血气分析特征．吉林中医药，1992，12(5)：38-39

[67] 戴豪良．肺、肾阴虚患者头发微量元素的初步观察．中医研究，1990，3(2)：21

[68] 李浩，等．肺部疾病辨证与鼻腔脱落细胞变化的初步研究．中西医结合杂志，1988，8(6)：333

[69] 李浩，侯辉．肺结核气虚与阴虚证患者鼻腔黏液纤毛清除功能、SIgA 变化特点．中国中医基础医学杂志，1996，2(3)：32-33

[70] 郭一钦，等．肺虚证与肺扫描的关系．上海中医药杂志，1988，(12)：6-8

[71] 刘素蓉．阴虚阳虚证与血液流变学研究．中国医药学报，1989，4(2)：12-14

[72] 戴维正，等．19 例肺肾阴虚证病理学特征的探析．中医杂志，1989，30(5)：45-47

[73] 蔡光蓉，等．阴虚阳虚瘀血三种证型肿瘤患者体温的观测．中西医结合杂志，1990，10(12)：26

[74] 胡庆福．阴虚光剥舌形成机理的研究．中西医结合杂志，1989，9(3)：153-155

[75] 邱曾秀．阴虚舌苔与腻厚正常苔印片对照观察．中国医药学报，1989，4(3)：29-31

[76] 王洪燕，周凤龙，旋秀俊，等．肺阴虚气阴两虚脉图分析．吉林中医药，2001，21(6)：5-7

[77] 彭波，杨程，李泽庚．肺阴虚证研究进展．中国中医急症，2007，16(6)：723-724

[78] 王元勋．肺气虚证的实验研究——免疫功能状态的研究．甘肃中医学院学报，1993，10(3)：52-53

[79] 王元勋．肺气虚实验研究——血液流变学研究．甘肃中医学院学报，1993(4)：36-37

[80] 徐锡鸿．大鼠肺气虚"证"模型的建立．中医杂志，1994，35(4)：230-232

[81] 孔繁智．慢支固本冲剂抗呼吸道绿脓杆菌感染的药效实验．中国实验方剂学杂志，1997，3(3)：35-37

[82] 杨作成．肺气虚证大鼠皮毛中微量元素的变化．中国中医基础医学杂志，1999，5(5)：9-11

[83] 刘进，吴定钱，童旭峰，等．用气道内滴入脂多糖和被动吸烟建立慢性阻塞性肺病大鼠模型．浙江医学，2004，26(4)：268-270

[84] 苗明三．实验动物和动物实验技术．北京：中国中医药出版社，1997：301

[85] 牟晓华，沈宁，邱梦茹．肺气虚证动物模型建立及其本质研究．中华现代中医学杂志，2009，5(3)：150-152

第三节 脾病辨证

脾居中焦，与胃相表里，开窍于口，在体合肉，主四肢，其华在唇。脾的主要生理功能为主运化和主统血，其气主升。

脾的病变主要反映在脾失运化，症见腹满或痛，纳少，便溏，困重，浮肿等；脾不统血，症见出血；清阳不升，症见下利，内脏下垂等。

脾病证候的虚证有脾气虚、脾阳虚、脾气下陷、脾不统血等；实证多由湿邪所致，有湿热蕴脾、寒湿困脾等证。

一、脾病虚证

（一）脾气虚证

脾气虚证是指脾气不足，运化失职所表现的证候。亦称脾失健运证。

［临床表现］腹胀纳少，食后胀甚，大便溏薄，肢体倦怠，神疲乏力，少气懒言，形体消瘦，面色萎黄，或见肥胖、浮肿，舌淡苔白，脉缓弱。

［机理分析］本证多因寒湿侵袭，饮食不节，或劳倦过度，或忧思日久，吐泻太过，损伤脾土，或禀赋不足，素体虚弱，或年老体衰，或大病初愈，调养失慎等所致。

脾主运化，脾气虚弱，健运失职，输精、散精无力，水湿不运，故见食欲不振，进食量少，脘腹胀满；食后脾气愈困，故腹胀愈甚；饥饿之时，脾气更乏，中虚气滞，故饥饿时饱胀；脾虚失运，清浊不分，水湿下注肠道，则见大便稀溏；脾为气血生化之源，脾虚化源不足，不能充达肢体、肌肉，故肢体倦怠，形体消瘦；气血不能上荣于面，故面色淡黄或萎黄；脾气虚，气血化生不足，脏腑功能衰退，故神疲乏力，少气懒言。若脾气虚弱，水湿不运，泛溢肌肤，则可见形体肥胖，或肢体浮肿；舌淡苔白，脉缓或弱，为脾气虚弱之征。

［辨证要点］以食少、腹胀、便溏及气虚证为辨证要点。

（二）脾虚气陷证

脾虚气陷证是指脾气亏虚，升举无力而反下陷所表现的证候。又称脾气下陷证、中气下陷证。

［临床表现］脘腹重坠作胀，食后益甚，或便意频数，肛门重坠，或久泄不止，甚或脱肛，或子宫下垂，或小便混浊如米泔。伴见气短无力，倦怠懒言，头晕目眩，面白无华，食少便溏，舌淡苔白，脉缓弱等。

［机理分析］本证多由脾气虚进一步发展，或因久泄久痢，或劳累太过，或妇女孕产过

多，产后失于调护等，损伤脾气，清阳下陷所致。

脾气主升，能升发清阳，举托内脏。脾气虚衰，升举无力，气坠于下，故脘腹重坠作胀，食后更甚。中气下陷，内脏失于举托，故便意频数，肛门重坠，或久泄不止，甚或脱肛，或子宫下垂，或胃、肝、肾等脏器下垂。脾主散精，精微不能正常输布，清浊不分，反注膀胱，故小便浑浊如米泔。清阳不升，头目失养，故头晕目眩；脾气虚弱，健运失职，故食少，便溏；化源亏乏，气血津液不能输布全身，脏腑功能减退，故见气短懒言，神疲乏力，面白无华，舌淡白，脉缓或弱。

［辨证要点］以体弱气坠及内脏下垂为辨证要点。

（三）脾阳虚证

脾阳虚证是指脾阳虚衰，失于温运，阴寒内生所表现的证候。又称脾虚寒证。

［临床表现］纳少腹胀，腹痛绵绵，喜温喜按，形寒气怯，四肢不温，面白无华或虚浮，口淡不渴，大便稀溏，或见肢体浮肿，小便短少，或见带下量多而清稀色白，舌质淡胖或有齿痕，苔白滑，脉沉迟无力。

［机理分析］本证多因脾气虚进一步发展；或因过食生冷、外寒直中、过用苦寒，损伤脾阳；或肾阳不足，命门火衰，火不生土，以致脾阳虚衰，温运失职，寒从内生，水谷失运，水湿不化。

脾阳虚衰，运化失权，则为纳呆腹胀，大便稀溏，甚至完谷不化；阳虚失运，寒从内生，寒凝气滞，故脘腹隐痛、冷痛，喜温喜按。脾阳虚衰，水湿不化，泛溢肌肤，则为肢体浮肿，小便短少；水湿下注，损伤带脉，带脉失约，则为白带清稀量多。脾阳虚衰，温煦失职，故畏寒怕冷，四肢不温；阳虚气血不荣，水气上泛，故面白无华或虚浮，舌质淡胖、边有齿痕，苔白滑；脉沉迟无力，为阳虚失运所致。

［辨证要点］以脾虚失运的见症和虚寒证为辨证要点。

（四）脾不统血证

脾不统血证是指脾气虚弱，不能统摄血液而致血溢脉外所表现的证候。又称气不摄血证。

［临床表现］面色萎黄或苍白无华，食少便溏，神疲乏力，气短懒言，并见出血，或便血、溺血，或肌衄、鼻衄，或妇女月经过多、崩漏，舌淡，脉细无力。

［机理分析］本证多由久病气虚，或劳倦过度，损伤脾气，以致统血无权所致。

脾气亏虚，运血乏力，统血无权，血溢脉外，而见各种慢性出血症状。血从胃肠外溢，则见吐血或便血；血从膀胱外溢，则见尿血；血从肌肤外渗，则表现为紫斑；血从鼻外渗，则为鼻衄；冲任不固，则妇女月经过多，甚或崩漏。脾气虚弱，运化失职，故食少便溏；化源亏少，气血不足，头面失于滋养，机能衰减，故见面色萎黄，神疲乏力，气短懒言；舌淡苔白，脉细无力，为脾气虚弱，气血两虚之象。

［辨证要点］以脾气虚证和出血表现为辨证要点。

脾气虚、脾阳虚、脾虚气陷、脾不统血四证，既有区别，又有联系，其中以脾气虚为基础。脾气虚证以脾失健运的表现为其辨证要点；若兼失于温煦的虚寒证，则属脾阳虚证；若兼清阳不升的下陷表现，则为脾虚气陷证；若兼血失统摄的出血症，则是脾不统血证。

二、脾病实证

（一）寒湿困脾证

寒湿困脾证是指寒湿内阻，中阳受困所表现的证候。又称湿困脾阳证、寒湿中阻证，在六经辨证中一般归属于太阴病证。

［临床表现］脘腹痞闷或痛，口腻纳呆，泛恶欲吐，口淡不渴，腹痛便溏，头身困重，或肢体浮肿，小便短少，或身目发黄，其色晦黯不泽，或妇女白带量多，舌体胖，苔白腻或白滑，脉缓弱或沉细。

［机理分析］本证多因淋雨涉水，居处潮湿，气候阴雨，寒湿内侵伤中；或由于饮食失节，过食生冷、瓜果，以致寒湿停滞中焦；或因嗜食肥甘，湿浊内生，困阻中阳所致。外湿内湿，互为因果，以致寒湿困阻，脾阳失运。

脾喜燥恶湿，寒湿内盛，脾阳受困，运化失职，水湿内停，脾气郁滞，则脘腹痞胀或痛，食少；脾失健运，湿滞气机，则口腻，纳呆；水湿下渗，则大便稀溏；脾失健运，影响胃失和降，胃气上逆，故泛恶欲呕；湿为阴邪，其性重浊，泛溢肢体，遏郁清阳，则头身困重。若寒湿困脾，阳气被遏，水湿不运，泛溢肌肤，可见肢体肿胀，小便短少；寒湿困阻中阳，若肝胆疏泄失职，胆汁外溢，加之气血运行不畅，则为面目肌肤发黄，晦暗不泽；若寒湿下注，损伤带脉，带脉失约，妇女可见白带量多；口淡不渴，舌体胖大，苔白滑腻，脉濡缓或沉细，均为寒湿内盛之象。

［辨证要点］以脾胃纳运功能障碍及寒湿内盛的表现为辨证要点。

寒湿困脾证与脾阳虚证均属脾病之寒证，均有运化失职，水湿不化的见症，但前者伴寒湿内盛的实寒证，后者伴阳虚失温的虚寒证。

（二）湿热蕴脾证

湿热蕴脾证是指湿热内蕴中焦，脾胃纳运功能失职所表现的证候。又称中焦湿热证、脾胃湿热证。

［临床表现］脘腹痞闷，纳呆呕恶，大便溏泄而不爽，肢体困重，渴不多饮，身热或身目鲜黄，或皮肤发痒，舌质红，苔黄腻，脉濡数。

［机理分析］本证多由外感湿热之邪；或本为脾气虚弱，湿邪中阻，湿郁化热；或嗜食肥甘厚腻，饮酒无度，酿成湿热，内蕴脾胃所致。

湿热阻滞中焦，纳运失健，升降失常，气机阻滞，则脘腹痞闷，纳呆食少，恶心呕吐；湿热蕴脾，上蒸于口，则口中黏腻，渴不多饮；湿热下注，阻碍气机，大肠传导失司，则便溏而不爽；湿热交结，热蒸于内，湿泛肌肤，阻碍经气，气化不利，则为肢体困重，小便短黄；湿遏热伏，郁蒸于内，故身热不扬；湿热之邪，黏滞缠绵，故汗出热不解；若湿热蕴结脾胃，熏蒸肝胆，疏泄失权，胆汁不循常道而泛溢肌肤，则见面目发黄色鲜明；湿热行于皮里，则皮肤发痒；舌质红，苔黄腻，脉濡数或滑数，均为湿热内蕴之征。

［辨证要点］以脾胃纳运功能障碍及湿热内蕴的表现为辨证要点。

湿热蕴脾证与寒湿困脾证均为湿困中焦而见脾胃功能障碍的表现，但有寒、热见症的不同。

【补充阐发】

一、关于脾阴虚证

脾阴虚证是由饮食不调，劳倦忧思或久病耗伤，或邪热内灼，或汗、吐、下利太过，损伤脾阴，以致运化失职，精微亏乏不布，虚热内生所表现的证候。

脾阴虚证这一概念是在李东垣阐明脾阳虚会导致“中气下陷”、“气虚发热”等病理之后，才引起人们的重视。朱丹溪补充了李东垣之说，明清以后，逐渐整理形成了脾阴虚、胃阴虚的病理生理理论。脾阴虚究其实质可认为是脾的“阴虚阳亢证”。清·秦皇士在其所著的《症因脉治·脾虚身肿》一书中指出：“脾虚有阴阳之分，脾阴虚者，脾血当耗，脾火上炎，脾虽虚而仍热，若服温补，则火愈盛而阴愈消，必得滋补脾阴，则阳退而无偏胜矣。”脾阴虚可由多种原因所致，但由于脾气虚进一步发展，使运化方面的濡养功能低下而发生者较为多见。脾阴虚证的临床表现主要有：不思饮食，食入不化，干呕呃逆，嘈杂胃痛，口干渴，大便干结，肌肉消瘦，舌红少津，苔少薄黄或无苔，脉细数。此外，脾阴不足，上不能滋生肺金，肺阴亏虚，则口干咽燥，干咳少痰；下不能充养肾精，肾精不足则头目眩晕，腰膝酸软；子病及母，营卫不足，心失所养，则心悸怔忡，失眠健忘；化源不足，木失滋荣，肝血不足，则眼干目涩，肢麻震颤。

脾阴虚证常可见于“胃痛”、“便秘”、“吐衄”、“便血”等病症中。值得一提的是，脾阴虚证与“脾约”均有大便干硬难解之症及津液不足的表现，但“脾约”以便硬为主症，其津液不足乃胃热所致，并非单纯之脾阴虚证，故张仲景又另立脾约之病机。脾阴虚之便干乃是兼症，其津液不足是病之本因，二者不尽相同。

二、对“阴火证”的认识

“阴火”一词系李东垣所创。“阴火证”主要是指一种患者自觉的“内热”表现。但这种“内热”并非属外感，而是由内伤所致，故李东垣命之为“阴火”，以与外感发热病所产生的“阳火”相区别。“阴火”可由饮食劳倦、七情内伤引起，关于“阴火证”的发病机理，李东垣在《脾胃论·饮食劳倦所伤始为热中论》中指出：“若饮食不节，寒温不适，则脾胃乃伤，喜怒忧愁，损耗精气。既脾胃气衰，元气不足，而心火独盛，心火者阴火也，起于下焦，其系于心，心不主令，相火伐之，相火，下焦包络之火，元气之贼也。火与元气不两立，一胜则一负。脾胃气虚，则下流于肾，阴火得以乘土位。”这里所讲的“心火”并不是指心经本身的阳气，而是下焦冲脉之火，郁而上逆，仍属内热之阴火。“起于下焦，其系系于心”是指肾与心在经络上有联系。“心不主令，相火伐之”源于王冰注《素问·天元纪大论》：“君火以明，相火以位。”“包络之火”即冲脉之火，起于包中，故又称相火为“包络之火”。所谓“火与元气不两立”，这里的火不再是发源于命门又名“肾阳”或“元阳”之“少火”，而是食气之“壮火”，故称为“元气之贼”、与元气不两立。阴火证的病机关键是脾胃元气受伤，气血生化乏源，导致相火侮土，与阴虚火旺之虚火不同。

阴火证所表现出的热象，常因人而异：有发热，恶热，烦渴，肌热如炼，扪之烙手，手足心热，倏热来去，虽热，其人宁静，舌淡口和，虽渴不多饮，二便无特殊等症。阴火亦可反映在脏腑，若阴火扰心，则心无所养，心乱而烦；若阴火冲肺，则气高而喘，口渴脉洪；若阴火入肝，则肝火妄行，胸胁满痛，口苦作呕，腹痛，淋溲；若阴火侵肾，则肾中伏火，足不任身，脚下隐痛。

此外阴火证尚能表现出一些特殊证候：①气虚发热类白虎汤证，表现为气高而喘，身热而烦，头痛时发，口渴，其皮肤不任风寒而生寒热，倦怠嗜卧，四肢不收，脉洪大，舌质淡红苔润薄。②血虚发热类白虎汤证，表现为肌热烦躁，困乏，口渴，目赤面红，脉洪大，舌质淡红苔白干。此二证与白虎汤证的鉴别应着重于脉象的变化，白虎汤证所表现的脉象是洪大有力，而气虚发热证所表现的脉象虽洪却重按无力，血虚发热证的脉象则是虽洪大却虚且重按无力。阴火证与阴虚火旺证的鉴别要点在于舌脉象，阴虚火旺证的舌象多表现为舌红绛，少苔或无苔，而阴火证的舌象则常见舌淡苔薄白或润。此外，阴火证的脉象多为脉虚大无力而数，而阴虚火旺证的脉象则常见细数。

【古代文献】

一、脾的生理病理特点

《素问·经脉别论》：食入于胃，散精于肝，浊气归心，淫精于脉。饮入于胃，游溢精气，上输于脾，脾气散精，上归于肺。

《素问玄机原病式·六气为病·火类》：故食入于胃，而脾为变磨，布化五味，以养五脏之气，而养荣百骸，固其根本。故五脏六腑，四肢百骸，受气皆在于脾胃。

《素问·厥论》：脾主为胃行其津液者也。

《临证指南医案·脾胃》：太阴湿土，得阳始运，胃为燥土，得阴自安，以脾喜刚燥，胃喜柔润也。

《血证论·脏腑病机论》：脾称湿土，土湿则滋生万物，脾润则长养脏腑。胃土以燥纳物，脾土以湿化气，脾气不布，则胃燥而不能食，食少而不能化，譬如釜中无水，不能熟物也。故病隔食，大便难，口燥唇焦，不能生血，血虚火旺，发热盗汗。若湿气太甚，则谷亦不化，痰饮泄泻，肿胀腹痛之证作焉。湿气挟热，则发黄发痢，腹痛壮热，手足不仁，小水赤涩。脾积名曰痞气，在心下如盘，脾病则当脐有动气。居于中州，主灌四旁，外合肌肉，邪在肌肉，则手足蒸热汗出，或肌肉不仁。其体阴而其用阳，不得命门之火以生土，则土寒而不化，食少虚羸。土虚而不运，不能升达津液，以奉心化血，渗灌诸经。经云：脾统血。血之运行上下，全赖乎脾，脾阳虚则不能统血，脾阴虚又不能滋生血脉，血虚津少，则肺不得润养，是为土不生金，盖土之生金，全在津液以滋之。脾土之义，有如是者。

《素问·太阴阳明论》：四肢皆禀气于胃，而不得至经，必因于脾，乃得禀也。

《素问·痿论》：脾主身之肌肉。

《冯氏锦囊秘录·脾胃方论大小合参》：万物悉从土生，名为万物之母，其在人身，则脾胃主气，气血、精神、津液、筋骨、脏腑百骸，莫不禀气于胃也。

《太平圣惠方·治脾脏风壅多涎诸方》：夫脾受水谷之精，化为气血，以养脏腑，灌溉身形。

二、脾病辨证

《诸病源候论·五脏六腑诸病候·脾病候》：脾气盛，为形有余，则病腹胀，溲不利，身重，苦饥，足痿不收，跗善瘛，脚下痛，是为脾气之实也，则宜泻之。脾气不足，则四肢不用，后泄，食不化，呕逆，腹胀，肠鸣，是为脾气之虚也。

《脏腑虚实标本用药式》：脾藏智，属土，为万物之母，主营卫，主味，主肌肉，主四肢。本病：诸湿肿满，痞满噫气，大小便闭，黄疸痰饮，吐泻霍乱，心腹痛，饮食不化。标病：身体肤肿，重困嗜卧，四肢不举，舌本强痛，足大趾不用，九窍不通，诸痉项强。

《脾胃论·脾胃盛衰论》：胃中元气盛，则能食而不伤，过时而不饥。脾胃俱实，则能食而肥。脾胃俱虚，则不能食而瘦，或少食而肥，虽肥而四肢不举。

《难经·四十九难》：饮食劳倦则伤脾。

《奇效良方·宿食内伤门》：脾胃一伤，则真元之气败坏，致生诸虚百疾而夭人寿。

《备急千金要方·脾脏上》：脾气虚则四肢不用，五脏不安。

《素问·至真要大论》：诸湿肿满，皆属于脾。

《针灸大成·足太阴脾经穴歌》：《导引本经》：人惟饮食不节，劳倦过甚，则脾气受伤矣。脾胃一伤，则饮食不化，口不知味，四肢困倦，心腹痞满，为吐泄，为肠僻。

《丹溪心法附余·调胃》:人之一身,脾胃为主。人惟饮食不节,起居不时,损伤脾胃,胃损则不能纳,脾损则不能化,脾胃俱损纳化皆难,元气斯弱,百邪易侵,而饱闷、痞积、关格、吐逆、腹痛、泄痢等症作矣。

《医方论·平胃散》:人非脾胃无以养生。饮食不节,病即随之,多食辛辣则火生,多食生冷则寒生,多食浓厚则痰湿俱生,于是为积累,为泻痢,种种俱见。

《医统正脉全书·活人书·呕吐哕》:盖脾之本性喜温恶寒,喜燥恶湿,喜香恶臭,喜通恶滞。若或虚寒不能营运,湿痰食积稽留,则致饮食不思而难进,虽进而难消,于是呕恶吞酸、倒饱嗳腐、肠鸣泄泻、浮黄肿胀,诸症悉起。

《症因脉治·脾虚泄泻》:脾虚泻之症,身弱怯冷,面色痰黄,手足皆冷,四肢倦怠,不思饮食,时时泻薄,此脾虚泻也。脾虚泻之因,脾气素虚,或大病后,过服寒冷,或饮食不节,劳伤脾胃,皆成脾虚泄泻之症。脾虚泻之脉,脉多微弱,或迟而缓,或迟而涩,和缓易治,弦急为逆。

《素问·厥论》:太阴之厥,则腹满䐜胀,后不利,不欲食,食则呕,不得卧。

《伤寒论·辨太阴病脉证并治》:太阴之为病,腹满而吐,食不下,自利益甚,时腹自痛。若下之,必胸中结硬。自利不渴者,属太阴,以其脏有寒故也。当温之,宜服四逆辈。

《济生方·脾胃虚寒论治》:夫脾者,足太阴之经,位居中央,属乎戊己土,主于中洲,候身肌肉,与足阳明胃经相为表里。表里温和,水谷易于腐熟,运化精微,灌溉诸经。若饮食不节,或伤生冷,或思虑过度,冲和失布,因其虚实,由是寒热见焉。方其虚也,虚则生寒,寒则四肢不举,食饮不化,喜噫吞酸,或食即呕吐,或卒食不下,腹痛肠鸣,时自溏泄,四肢沉重,举多思虑,不欲闻人声,梦见饮食不足,脉来沉细软弱者,皆虚寒之候也。

《金匮翼·飧泄》:飧泄,完谷不化也。脾胃气衰,不能腐熟水谷,而食物完出。经所谓脾病者,虚则腹满肠鸣,飧泄食不化是也。又清气在下,则生飧食者,谓阳气虚则下陷。

《明医指掌·赤白浊精滑梦遗》:脾虚则化气不清,而分注于膀胱者,亦混浊而稠厚。

《金匮翼·中虚脱血》:中者,脾胃也。脾统血,脾虚不能摄血,脾化血,脾虚不能运化。是皆血无所主,因而脱陷妄行。其血色不甚鲜红,或紫或黑,此阳败而然,故多无热证,而或见恶心呕吐。宜理中汤温补脾胃,中气得理,血自归经矣。

《寿世保元·健忘》:思虑伤脾,不能摄血,致血妄行,或吐或下,或健忘,怔忡,惊悸,不寐,发热盗汗,或心脾伤痛,嗜卧少食,大便不调,或血虚发热,或肢体重痛,妇女月经不调,赤白带下。

《金匮翼·阳虚失血》:阳虚失血者,脾胃气虚,不能固护阴气也。仁斋《直指》云,血遇热则宣流。故止血多用凉剂,然亦有气虚挟寒,阴阳不相为守,荣气虚散,血亦错行,所谓阳虚阴必走是耳。外症必有虚冷之状,其血色必黯黑而不鲜,法当温中,使血自归经络。

《伤寒论·辨阳明病脉证并治》:伤寒发汗已,身目发黄。所以然者,以寒湿在里不解故也。以为不可下也,于寒湿中求之。

《伤寒指掌·湿证》:寒湿,脉沉迟而濡,身无热,但吐泻,口不渴,小水清利,身痛重着,或手足肿痛者,为寒湿。

《医醇賸义·诸痛》:脾本湿土,寒邪乘之,寒与湿凝,是为重阴,脘下至当脐胀满作痛。

《医林绳墨·湿热方论》:湿热者,因湿而生其热也,脾土为之病也。何也?脾属土,而土尝克水。湿者,水之象也,郁于中宫,化而为热,故曰湿热。其症头眩体倦,四肢无力,中气不清,饮食不进,小便黄浊,大便溏泄。此脏腑因湿之所伤也,其脉濡而缓,甚者发热恶寒,自汗时出，其脉濡而数。

【研究进展】

一、脾虚证的诊断标准研究

（一）脾虚证诊断标准的研究现状

1982年全国中西医结合虚证与老年病研究委员会制定了“中医虚证辨证参考标准”，1986年重新修订。1987年卫生部药政局颁布了《中药治疗脾虚证的临床研究指导原则》，制定有关脾虚证标准。1993年卫生部颁布了《中药新药临床研究指导原则》；1994年国家中医药管理局发布了《中医病证诊断疗效标准》，明确涉及脾虚证的诊断与疗效标准，使脾虚证的辨证走向规范化。

已有报道，杨维益等[1]在运用计算机对500例脾气虚证医案进行统计的基础上，根据脾气虚证症状发生率的高低，确定出每一症状的分值，制定了脾气虚证分级（轻度、中度、重度）量化诊断标准。邱向红等[2]通过以整群抽样取得的549例各科各系统患者（包括脾虚229例，非脾虚320例）的四诊资料对以往建立的“脾虚证诊断计分表”的诊断效果做了前瞻性的研究；该计分表诊断脾虚证的几项主要评价指标的结果为：患病率41.7%，准确度91.3%，敏感度93.0%，特异度90.0%，阳性预测值86.9%，阴性预测值94.7%，阳性拟然比9.30，阴性拟然比0.08，诊断效果满意。孙弼纲等[3]通过对90例多系统多病种脾虚证患者的研究，采用多指标探索脾虚证的定量诊断方法，发现随着木糖吸收率的逐步降低，脾虚证各种症状的出现率不断升高；除周围血管阻力逐渐上升外，唾液淀粉酶活性、血液流变学检测、心功能、血红细胞、血红蛋白及淋巴细胞转化率等指标值均逐渐下降，并与木糖吸收率呈正相关，有显著性意义；按照上述规律，将脾虚证分为Ⅰ、Ⅱ、Ⅲ度，并列出各度的症状出现率及检测结果，初步提出脾虚证分度定量诊断法。此外，脾胃学说研究专家（如王淑兰、陆拯、李正全、危北海），证候规范化研究专家（如邓铁涛、赵恩俭、冷方南、程绍恩、赵金铎、雷顺群、朱文锋）所著脾胃专著及各种中医诊断学教材中也制订了脾病证候的诊断标准。

（二）脾虚证诊断标准的研究评议

1. 证候诊断规范难度很大　陈小野等[4]认为此为脾气虚证存在诊断依据的多样性及脾气虚证诊断的多态性，说明中医证候规范的难度很大。

2. 应由定性向定量研究迈进　温淑云等[5]认为，近年来中医症状诊断正在探索由定性向定量化研究迈进，其特点是：引入“临床流行病学”方法，力求进行半定量化、定量化、客观化和标准化诊断研究的各种探索；建立西医微观指标与中医“证候”的联系，但目前尚未达成共识。

3. 从多层次、多角度来研究某证型的指标群　魏华凤等[6]提出：今后不宜再把寻求诊断某一证型的特异性指标作为研究重点，而应该从多层次、多角度来研究某证型的指标群。认为参考现代心理学行为功能量化及生命质量量化等评分方法，可以对症状、体征进行等级积分，对证候辨证进行半定量化的分析；通过对中医临床症状、体征分级记分，采用相加计数法、累积计数法、分类计数法等方法进行指征积分的计数，然后根据指征的出现率和指征积分数的高低，并适当考虑临床实际，对证候进行计量诊断。在半定量的同时引入统计学权重的概念，经过统计学处理，以不同权重来反映不同症状体征的主次，又以不同积分反映症状体征的轻重程度变化，对证候进行定性与定量（等级）相结合的计量诊断圈。但目前的这些研究思路与方法都无法真正实现证候的量化诊断。

二、脾虚证的辨证指标研究

对脾虚证的临床与动物实验研究，几乎涉及消化、内分泌、神经、免疫、物质代谢、血液、肌肉运动及组织的病理形态等各大系统，脾虚证是慢性消化系统疾病的主要证型，也是非消化系统的多种疾病（慢性支气管炎、功能失调性子宫出血、慢性肾炎、各种慢性出血疾病等）的常见证型，运用补益脾虚的中药均可取得一定的疗效，故有治脾胃可以安他脏之说。

（一）消化功能的检测指标

1. 胃肠道功能

（1）胃肠道运动功能：马伟丰等[7]报道了47例脾虚患者的胃超声图像，发现存在着胃的位置下移、空胃积液、低张胃、排空延迟或增快、胃壁层次及黏膜层光洁度改变等现象，认为可能是产生脾虚证候群的病理基础。王学庆[8]对大黄造模家兔的血清胆碱酯酶和胃肠推进运动进行观察，结果认为胃肠推进运动的加快和血清胆碱酯酶的降低可能是脾阳虚证的病理机制之一。瑞瑶等[9]报道，与正常对照组比较，实验性脾虚动物胃电慢波节律无明显改变，慢波振幅显著减小，快波振幅也减小，胃运动明显减弱；自然恢复组胃电波振幅和胃运动波仅有轻度恢复，经四君子汤加味治疗后的大鼠胃电波和胃运动波恢复接近正常对照组水平；表明实验性脾虚证动物的胃电波和胃运动波有明显变化，四君子汤加味能够明显予以改善。闻集普等[10]采用大鼠小肠移行性综合肌电（MMC）指标，综合对比四君子汤、木香枳实合剂、丹参川芎合剂及复方对大黄所致脾虚大鼠小肠电活动的影响；结果表明：大黄所致脾虚大鼠十二指肠和空肠位相性收缩增强，四君子汤能明显阻断这种变化过程，健脾理气化瘀复方及丹参川芎合剂也有一定的复健作用，木香枳实合剂的作用较差。张兵等[11]采用同步检测胃平滑肌电活动和腔内压力变化的方法及血浆胃动素放射免疫测定法，对63例各型脾虚证患者的胃运动功能进行研究，结果各型脾虚证患者胃电节律紊乱的程度和电-机械脱偶联率均显著高于健康人；腔内压力波的各项指标均较健康人降低；血浆胃动素水平呈增高趋势，并与胃电节律紊乱呈正相关；提示各型脾虚证患者胃运动功能异常可能与血浆胃动素水平增高-胃电节律紊乱-胃机械运动功能障碍有关。

（2）胃肠道吸收功能：毛炯等[12]测定了30例脾阴虚证患者血浆蛋白，发现该证血浆总蛋白含量与正常人相近，但白蛋白减少，球蛋白中α_1与γ增加，α_2与β有增加倾向，A/G比值降低；脾气虚患者蛋白总量降低，各类蛋白比的变化与脾阴虚证相似。陈陶后等[13]研究表明异功散口服液的健脾益气作用，可能与直接补充人体缺乏的氨基酸尤其是必需氨基酸，促进蛋白质的合成，改善机体的代谢功能有关。戴小华等[14]等测定了32例脾虚患者的血清游离氨基酸（FAA）含量，与20名健康成年人测定值比较，提示脾虚患者血清中有多种FAA含量降低，可能与肠道吸收不良有一定的关系，患者血清蛋白浓度及免疫功能低下可能与FAA水平降低有关。

（3）胰腺功能：金敬善[15]观察了115例不同疾病脾气虚患者的消化吸收功能，发现胰功肽试验和木糖检测均降低。毛炯[16]观察到脾阴虚证胰功肽排出率降低，表明胰腺外分泌量减少，小肠吸收能力低下，其变化与脾气虚一致。杨维益等[17]通过对血清淀粉酶、胰淀粉酶同工酶及胰脂肪酶的测定，发现脾气虚证大鼠模型和脾气虚证患者均存在上述酶活性的降低，且胰淀粉酶同工酶活性下降的幅度与脾气虚证的程度具有相关性，故认为胰腺外分泌功能降低可作为脾气虚证的病理机制之一。

2. 消化道病理形态学变化　任宏义等[18]通过对慢性萎缩性胃炎脾虚证胃黏膜活检标

本超微结构的观察，发现胃黏膜各类线粒体的退行性病变，是脾虚证发生的病理基础。刘金元等[19]采用利血平复制脾虚动物模型，发现脾虚小鼠胃黏膜上皮细胞大量破损、脱落，黏膜呈局灶性糜烂，可见破损的上皮细胞露出一些胃分泌细胞的微管，胃小凹无法辨认。孙远岭等[20]发现脾虚大鼠胃黏膜比正常大鼠薄、胃腺体有不同程度的减少、减小，胃主细胞、壁细胞数量有不同程度的减少。宋于刚等[21]应用胃泌素、生长抑素的多克隆抗体和免疫组织化学技术标记胃窦、十二指肠黏膜 G、D 细胞，运用医学图像分析系统（MIPS）对 G、D 细胞进行定量分析，结果表明：胃窦、十二指肠的 D 细胞分泌生长抑素（SST）亢进、G 细胞释放胃泌素（GAS）不足、G/D 细胞比例失调。王小荣[22]用硝酸钴造脾虚模型发现脾虚小鼠胃黏膜变薄，表面水肿，有小灶性糜烂，部分腺体破坏，固有层内有较多炎细胞浸润，固有腺体有轻度肠腺化生。十二指肠及空肠黏膜水肿，绒毛变短，表面上皮糜烂，有较多炎细胞浸润。胰腺胰岛萎缩，周边 A 细胞大部分萎缩而消失，部分胞浆失颗粒，细胞相对集中。胰岛 A 细胞其作用主要为促使肝糖原分解、肝糖原异生、脂肪分解及酮体生成。胰高血糖素能扩张肠系膜血管，增加黏膜及黏膜下层血流，抑制胃酸分泌。高血糖素也抑制胰腺的外分泌。赵光等[23]利用气相色谱-质谱联用分析方法检测脾虚模型大鼠肝组织中脂肪酸中花生四烯酸的水平，结果发现较正常组显著降低，他们运用加味四君子汤治疗后花生四烯酸可基本恢复正常水平。

3. 消化酶的变化　淀粉酶由唾液腺细胞和胰腺细胞合成，唾液淀粉酶是来自唾液腺的消化酶。脾开窍于口，涎为脾液，脾与唾液密切关联。陈治水等[24]对临床 158 例脾虚型结肠炎患者唾液淀粉酶进行测定，检查结果表明，脾虚患者唾液淀粉酶活性明显低于健康人组，在酸刺激后表现更为明显。从而认为脾的运化功能强弱与唾液淀粉酶有着密切的联系。张安仁等[25]用艾灸的方法治疗脾虚腹泻的患者，结果酸刺激后酶活性提高，临床观察脾虚腹泻患者口味也改善，而对照组则变化不明显。说明艾灸能提高唾液淀粉酶活性，促进消化功能。反过来唾液淀粉酶致酸前后酶活性比值可作为辨证脾虚的参考指标。孙理军等[26]取大鼠唾液腺组织，采用匀浆处理，取其上清液，然后采用放射免疫平衡法测其 IL-6，结果显示大鼠脾虚证的 IL-6 增高，说明大鼠脾虚证存在着免疫功能紊乱的现象，初步表明大鼠脾虚证与唾液免疫有一定的关系。

（二）免疫功能的检测指标

1. 细胞免疫的变化　张跃飞[27]将胃病患者分为脾不统血、脾气虚、血热妄行、胃中积热四个证型，并与正常人进行了红细胞免疫的对比研究，结果表明，红细胞免疫花环试验与中医“正邪相争”的理论有密切联系；脾不统血判断标准，与其他各型脾胃病的鉴别、标本缓急、病情轻重及病理转归之间的判断，红细胞免疫花环试验可成为一种重要参考指标。刘健等[28]观察脾虚泄泻患者红细胞免疫功能，结果表明，脾虚泄泻组的红细胞 C3b 受体花环率（RBC-C3b-RR）显著低于脾虚非泄泻组和健康对照组（$P<0.01$）；脾虚泄泻组的红细胞免疫复合物花环率（RBC-IC-R）显著高于脾虚非泄泻组和健康对照组（$P<0.01$）；而且 C3b-RR 与木糖吸收率、红细胞数、血红蛋白、血浆白蛋白等呈显著正相关，IC-R 与上述指标显著负相关（$P<0.01$），提示脾虚证者小肠吸收功能障碍所致的贫血、低蛋白血症，使红细胞 C3b 受体数量减少或损伤，或活性下降，导致红细胞免疫功能降低，脾虚泄泻患者病变程度较重，故其红细胞免疫功能降低也较明显。丁洁等[29]研究发现脾虚证患者与正常人相比，末梢血中 T 淋巴细胞总数、辅助性 T 细胞（Th）明显减少、抑制性 T 细胞（Ts）相对增多，Th 与 Ts 比值异常，单位淋巴细胞体外分泌 IL-2 功能无明显改变；唾液 SIgA 水平在酸刺激前明显高

于正常人，负荷实验储备力降低，说明脾虚证患者细胞免疫功能降低，免疫调节机制紊乱，免疫抑制占优势，消化道局部免疫功能低下。顾红缨等[30]研究发现脾虚小鼠 T、B 淋巴细胞的增殖率明显低于正常小鼠。李宏宇等[31]也发现脾虚造模组脾脏 T、B 淋巴细胞增殖急剧下降，服用四君子汤 7 天后则恢复到正常水平。许长照等[32]发现脾虚小鼠肠腔内 Peyer 淋巴集结圆顶区被淹而减少，M 细胞数也明显降低，提示脾虚证致小鼠黏膜免疫系统异常。章梅等[33]研究发现脾虚患者 RBC-C3bRR 和红细胞膜免疫复合物花环率（RBC2ICR）明显降低，血浆 MDA 和红细胞膜 MDA 明显升高，提示红细胞介导的消除循环免疫复合物及免疫黏附功能下降，从而导致脾虚时免疫功能低下。彭淑珍等[34]研究发现脾虚小鼠模型单核细胞的吞噬指数及校正吞噬指数均降低，碳粒廓清指数下降，实验表明脾虚证存在非特异性免疫功能异常。

2. 细胞因子的变化　章梅等[35]对临床 66 例脾虚患者研究发现其血浆中 IL-2、IL-4、IL-5、TNF-α、IgE 水平均下降，SICAM-1、sIL-2R 水平均升高，表明脾虚患者外周淋巴细胞处于抑制状态，活化的 T 细胞静息下来，从而表现为脾虚患者免疫功能低下；脾虚患者血清可溶性细胞黏附分子-1（sICAM-1）水平明显高于正常，提示脾虚时白细胞黏附作用减弱。贾宗训等[36]对脾虚消化道溃疡患者进行观察发现血清中 IgG、IgM、IgA、补体 C3 的含量均较正常显著下降，进一步表明脾虚与免疫系统有着密切的关系。赵宁等[37]对脾虚小鼠进行观察发现其空肠中细胞因子肿瘤坏死因子-α（TNF-α）升高而转化生长因子-β（TGF-β）降低，表明了利血平所致脾虚大鼠空肠内细胞因子网络失衡，Th1/Th2 细胞因子平衡紊乱，免疫抑制作用减弱，黏膜炎症反应增强。在这种状态下，肠道黏膜免疫系统防御能力增强的同时，容易造成肠道黏膜的损伤，反而减弱了机体的第一线防御作用，降低了机体的抵抗力。徐世杰等[38]通过研究发现脾虚小鼠 Peyer's 集合淋巴小结（PP 结）数量的减少，引起黏膜免疫系统（MIS）受损，SIgA 分泌减少，辖调全身免疫应答的 T 细胞数量减少，导致黏膜免疫功能下降，摄取未被降解的抗原能力增强，对外源性Ⅱ型胶原蛋白和氟氏完全佐剂（CⅡ-CFA）所致的免疫应答增强。

（三）内分泌功能检测指标

1. 脾虚证与胃肠道内分泌关系　赵素贤等[39]采用免疫组织化学法研究大鼠脾气虚胃肠溃疡模型结肠 5-HT 及其受体的变化，发现脾虚合并胃溃疡时结肠黏膜 EC 细胞（enterochromaffin cell）5-HT 的含量增加，同时 5-HT 受体的含量也增加；并且二者均随着病程的进展而增加。提示脾虚时出现的纳差、腹泻等典型的消化功能紊乱的症状与胃肠道内源性 5-HT 及其受体含量的升高有关。很多学者研究发现脾虚证患者的 Gas 下降、生长抑素（SS）升高、胃动素（MTL）升高，从而导致消化功能紊乱，引起食减纳差、腹胀痞满、泄泻（或大便先硬后溏、脾虚便秘）等症状，与传统中医学描述的症状一致。张万岱等[40]发现脾虚证小鼠胃窦黏膜、十二指肠及下丘脑组织中 Gas 均减少，而 SS 均增多。王洪海等[41]采用复合因素造脾虚证大鼠模型结果发现模型组大鼠 GAS 于 3 周时显著降低。GAS 降低与金敬善等[42]观察到的临床脾虚患者和大黄致脾虚动物模型血清胃泌素降低结果一致。任平等[43]发现脾虚证模型大鼠小肠组织和血浆中促胃动素的含量明显高于正常对照组。

2. 脾虚证与甲状腺素的关系和指标　曾昭明等[44]采用放射免疫分析法观察各组大鼠血清中促甲状腺激素（TSH）水平的变化，发现脾虚模型组大鼠血清三碘甲腺原氨酸（T_3）、甲状腺素（T_4）含量均显著性降低，而 TSH 水平与正常对照组比较无显著性差异。经灌服补中益气丸后能使模型大鼠血清 T_3、T_4 含量升高。陈茹琴等[45]研究表明，在病理状态时，脾虚患者吸收功能下降，糖摄入不足，5’-脱碘酶活性减低，结果 T_4 向 T_3 转化减少，同时 T_3 吸收也减少，这可能是脾虚患者血清甲状腺激素水平下降的原因之一。说明脾虚证动物有物质代谢水平低下的现象及甲状腺合成、分泌功能失调。

3. 脾虚证与神经内分泌的关系　孤啡肽（OFQ）指标：旷欲胜等[46]在脾虚证大鼠侧脑室注射孤啡肽，研究其对细胞免疫功能的影响，从神经内分泌的角度探索脾虚的细胞免疫学变化本质。结果孤啡肽组（OFQ 组）大鼠在脾虚症状及检测指标上有明显改善。因而推测，脾虚证大鼠中枢 OFQ 表达降低，OFQ 作为一种脑肠肽对肠道免疫功能有调节作用，OFQ 水平的下降，降低了对其免疫功能的调节，使细胞免疫调节紊乱，从而引发了一系列的消化系统疾病及功能低下症状，导致了脾虚的发生。中枢孤啡肽水平降低可能是导致脾虚证免疫功能低下的机制之一。

（四）有关血液的检测指标

1. 血浆环核苷酸　钱先等[47]观察到脾阴虚证，包括消化道疾病、甲状腺功能亢进、多种癌手术后和夏季热等，其血浆环磷酸腺苷酸（cAMP）降低、环磷酸鸟苷酸（cGMP）升高（$P<0.05\sim0.01$），变化趋势与脾气虚证相近。

2. 血清脂质过氧化物　李德新等[48]对脾虚证研究表明：脾气虚证、脾阳虚证和脾阴虚证动物模型的血清脂质过氧化物升高，抗氧化酶活性下降，机体抗氧化能力显著降低，心肌、骨骼肌、肝和小肠线粒体超微结构异常，且有轻重之别，提示脾气虚证、脾阳虚证和脾阴虚证与生物膜的损伤及其损伤程度有密切关系。刘艳明等[49]通过大白鼠脾阳虚模型的研究，结果提示脾阳虚时机体的过氧化速率增强，抗氧化能力下降，但机体仍存在着对过氧化作用进行应激反应的潜在能力，从而从分子生物学生物膜角度，为脾阳虚证是多系统损伤综合症候群的理论奠定病态膜学基础。

3. 血清 TXB_2 和 6-Keto-PGF：马山等[50]采用抗体夹心 ELISA 法对 TXB_2 和 6-Keto-PGF 血清含量的测定。发现脾虚模型组小鼠对比正常组血清 TXA_2 含量明显升高，而 6-Keto-PGF 含量降低，TXB_2/6-Keto-PGF 升高，说明脾虚可能含有血液高凝状态，易合并血栓形成，阻塞肠黏膜微循环，造成黏膜缺氧损伤，还可通过促进局部血管收缩加重肠黏膜缺血损伤。这对临床上治疗脾虚提供了新的理论也为检测试验脾虚模型提供了新的指标。

（五）有关肌肉的检测指标

1. 骨骼肌细胞化学检测　李乐红等[51]通过对脾气虚证大鼠骨骼肌细胞化学的研究，发现脾气虚证大鼠肌肉过碘酸希夫反应（PAS）（用于显示肌糖原含量）较正常组明显减弱；又通过对脾气虚证大鼠骨骼肌中琥珀酸脱氢酶（SDH）、细胞色素氧化酶（CCO）的观察，发现其两种酶活性均下降。裴媛[52]观察脾阳虚大鼠横纹肌线粒体超微结构和血清肌红蛋白（Mb）含量，发现造模动物的 Mb 明显低于对照组；心肌和比目鱼肌线粒体明显减少，并有肿胀、嵴破坏和空泡变性等变化，提示存在着肌肉组织氧的运输和贮存不足，肌肉氧化代谢障碍，为脾主肌肉提供了实验依据。杨维益等[1]对 47 例脾气虚证的胃病患者进行了血清肌酸激酶（CK）及其同工酶的测定，发现脾气虚证患者治疗前的 CK 及肌型肌酸激酶（CK-MM）活性明显低于与之对照的脾胃湿热组和肝胃不和组，经扶正健脾治疗后，CK 及 CK-MM 的活性升高，认为 CK-MM 可在一定程度上反映脾气的盛衰。杨维益等[53]又报道了脾虚证大鼠骨骼肌细胞中线粒体形态计量学分析，发现脾气虚时，线粒体的形态与数量均发生了改变，经过健脾益气药的复健，肿胀的线粒体基本消失，线粒体内膜和嵴得到修复，形态计量学检测线粒体的面数密度与体积密度均接近于对照组，而自然恢复组不如药物组，这说明脾气虚的病理机制与骨骼肌线粒体结构的损伤有关。

2. 肌酶指标检测 肌酶的改变通常与病理改变相平行。王茵萍等[54]利用家兔骨骼肌匀浆加弗氏佐剂结合饥饱失常的方法形成多发性肌炎脾虚证模型，观察其在一般情况、肌酶、肌肉病理方面的改变，对免疫前后的肌酶谱检测显示 CK、LDH，均明显增高。提示上述指标从中医的脾主身之肌肉的理论出发反证脾虚，亦可进行进一步的研究探讨。

（六）神经系统的检测指标

1. 反映神经功能的指标 朱兆洪等[55]发现脾虚模型小鼠脑中 NO 含量 NOS 活性显著上升，说明自由基反应增强，抗氧化能力下降。经过针刺脾虚小鼠足三里穴（具有健脾和胃作用）20 天，脑组织中 NO 含量和 NOS 活性可以恢复到正常水平。邓月娥等[56]研究发现，脾虚模型大鼠脑组织的 Ach E 明显升高，则使作用于胆碱能 M 受体的乙酰胆碱（Ach）大为减少而影响 M 受体的兴奋，从而使记忆功能减退。徐焱琛等[57]研究发现脾虚模型组大鼠血清 T_3、T_4 含量均比正常对照组降低，血浆 cAMP 含量及 cAMP/cGMP 比值明显增高。经过黄芪四君汤治疗 16 天后，T_3、T_4 含量明显升高，cAMP 含量及 cAMP/cGMP 比值下降，提示黄芪四君汤的作用机理可能与调节甲状腺激素及 cAMP、cGMP 水平有关。

2. 海马基因表达指标 王肃等[58]应用基因芯片技术研究利血平脾虚证大鼠模型海马基因表达谱的变化，发现海马基因表达谱芯片中见有 51 条差异表达基因，其中与离子通道、转运相关的基因 Atp2 al（Ca^{2+}-ATPase）上调，与信号转导相关的基因 *Prprd*（蛋白酪氨酸磷酸化酶受体型 D）和 *Esp*（蛋白酪氨酸磷酸化酶受体型 W）下调有关，而现在公认 ATPase 是生物活动的基础，蛋白酪氨酸磷酸化酶参与突触的可塑性，与学习记忆关系密切。

3. 中枢胆碱指标 脑内胆碱能递质系统活动与认知过程密切相关。邓月娥[59]等采取测试大鼠脑匀浆的乙酰胆碱酯酶（AchE）含量，来观察脾虚是否影响了大脑的记忆和学习的功能。实验结果表明，脾虚模型大鼠脑组织的 AchE 明显升高，使作用于胆碱能 M 受体的乙酰胆碱（Ach）大为减少，影响 M 受体的兴奋，从而使记忆功能减退。

（七）其他相关的检测指标

1. 脾虚证与微量元素 李建生等[60]测定了 36 例脾气虚患者血浆与红细胞中的微量元素，结果：红细胞中铁升高，铜降低，经益气健脾治疗后铜升高，铁降低；血浆中锌降低，铜、铁升高，治疗后铜、铁降低，锌升高，差异均有显著性意义。马建伟等[61]观察了 40 例脾气虚患者，结果锌与铜下降（$P<0.01$），铜锌比值下降（$P<0.01$），镁有升高倾向。焦君良等[62]测得 54 例脾虚证（$P<0.01$）血浆锌、铜含量均降低，但铜锌比值升高（$P<0.05$），硅降低（$P<0.05$），钼有升高倾向。梁民道等[63]测定了 53 例脾气虚证患者血清中锌、铜、钙、镁、铁的含量，结果脾气虚组锌、镁的含量均明显降低，与正常组相比均有非常显著性的差异（$P<0.01$）；脾气虚组铜的含量明显升高，与正常组比较有显著差异（$P<0.05$）；脾气虚组铜锌比值明显高于正常组（$P<0.01$）；脾气虚组钙、铁的含量虽有轻微升高，与正常组比较均无显著差异（$P>0.05$），提示脾气虚患者存在有微量元素代谢的异常，其含量的变化与中医脾虚证有一定的关系。王进等[64]从药代动力学方面运用放射性示踪技术动态观察脾虚证大鼠以及运用补脾法后对铁吸收和/或转运代谢过程的影响，结果显示脾虚降低了大鼠铁的生物利用，或是降低了生物利用程度，或是降低了生物利用速度，这和脾失健运，不能有效促进精微物质吸收或转运密切相关；而补脾法在很大程度上改善了这种状态，提高了大鼠铁的生物利用，促进了铁的吸收。支晓艳[65]采用血清锌测定试剂盒对幼年脾虚厌食模型小鼠进行测试，发现模型组小鼠的饮食和体重明显减少，血清锌含量明显降低。因此血清锌也可以作为脾虚的参照指标。

2. 脾虚证与微循环 杜岁增[66]观察了50例各类消化道疾病脾虚证患者，其甲皱微循环血流缓慢、血细胞积聚襻顶25例，管襻模糊、苍白和血管变异23例，红细胞数减少36例。聂志伟等[67]观察了5种疾病共计324例脾虚证患者甲皱微循环变化，发现管襻形态多有改变，血流流态与袢周状态均有改变($P<0.05\sim0.01$)，经治疗后改善。贾钰华等[68]观察到脾虚证甲皱微循环主要表现为微血流速减慢，可出现红细胞聚集及血管襻周围出血、管襻交叉和畸形增多、清晰度下降、微血管襻顶瘀滞，各型的积分值均显著高于正常人对照组($P<0.01$)，舌尖微循环主要表现为异常管襻增多，显著高于正常人对照组($P<0.01$)；血液流变学改变的特点为全血黏度和血浆黏度增高、血沉增快、血小板聚集率增高、血沉方程K增大，而血细胞比容、红细胞电泳、纤维蛋白原等指标则与正常人组无明显差异($P>0.05$)。

3. 脾虚证与血液流变学 肖理儒等[69]观察193例，均经纤维胃镜确诊，包括急、慢性胃炎，胃炎伴十二指肠炎，胃、十二指肠复合性溃疡等病，辨证为脾不统血、脾气虚、脾中积热、血热妄行，结果：脾不统血组、脾气虚组的全血黏度均有下降，与正常组及其他两组比较有显著性差异($P<0.05\sim0.01$)；以脾不统血组下降更为明显；与脾气虚组比较有显著性差异($P<0.05$)；脾不统血组、脾气虚组的红细胞比积均有下降；认为脾不统血组的全血黏度、红细胞比积均明显降低、血沉明显加快，反映了红细胞数量和质量的异常是本证的一部分实质。黄贤樟[70]、任平[71]等从机体对药物作用特征的角度，同步研究了健康与利血平致脾虚大鼠的血液流变学及磷酸川芎嗪(TMPD)灌胃后的药代动力学，结果脾虚证的药物动力学特征为：TMPD在体内的空间位置状态由双室变为单室模型；药物浓度值增加，血液浓度-时间曲线下面积(AUC)增加；7项血液流变学指标提示脾虚大鼠处于典型的“浓、黏、聚、凝”的血瘀状态，认为脾主运化、四肢、肌肉与脾之气虚血瘀，可能是脾虚大鼠特征性药物动力学的机制之一。黄熙等[72]观察脾虚证患者的血液流变表现为高黏状态、供血障碍、出血倾向，并有贫血现象，即血浆比黏度及红细胞硬化指数明显增高，红细胞聚集指数及血细胞比容明显降低；甲皱微循环则表现为组织器官供血不足。

三、脾实证的临床实验研究

关于脾病证候本质的研究多重在脾病虚证，较少涉及脾病实证，而临床上湿热蕴脾证、寒湿困脾证十分多见，章莹、吴承玉等[73]对此类证型进行过研究报道。

(一) 脾实证的免疫功能变化

陈锦芳等[74]研究显示，慢性乙型肝炎湿热蕴脾证患者血清免疫球蛋白水平IgG、IgM均明显升高，血清补体C3、C4明显降低，茵芍散具有改善患者体液免疫功能的作用。郑春素等[75]对60例慢性乙肝湿热蕴脾证患者免疫球蛋白和补体的动态观察，发现该证患者IgG高于正常值，IgA、IgM、C3、C4与正常值比较无显著差异。提示此类患者HBV复制活跃，肝细胞炎症反应明显，体液免疫功能亢进。随后，陈锦芳等[76]进一步观察到，慢性乙肝湿热蕴脾证患者CD3、CD4明显低于正常值，CD8明显高于正常值，NK细胞与正常值相比差异无显著性，提示CD细胞功能异常是此证病理变化的重要因素之一。

(二) 脾实证的血管病变

戚宏[77]在前瞻性研究162例2型糖尿病患者下肢血管病变与中医辨证分型的关系中发现，下肢动脉中-内膜的厚度(IMT)、踝/肱动脉压(ABI)改变和下肢血管粥样斑块形成，均以血瘀脉络型最为显著，其次为湿热困脾型，相比之下，阴虚热盛、气阴两虚、阴阳两虚型较轻。说明在瘀血、痰湿阻滞阶段发生 2 型糖尿病下肢血管病变的机会增加，病情相对较重。此后，戚宏等[78]还发现该病患者足趾末端光电容积描记(PPG)和外周血管指数(ABI)的严重程度均以血瘀脉络型最为显著，其次为湿热困脾型和阴阳两虚型，而阴虚热盛、气阴两虚型较轻。陈锦芳等[79]报道，慢性乙型肝炎湿热蕴脾证患者血浆 TXB_2 平均水平与正常值比较显著提高，6-Keto-$PGF_{1\alpha}$ 平均水平与正常值比较明显降低，cAMP 平均水平与正常值比较明显降低。提示慢性乙型肝炎湿热蕴脾证有血瘀的病变存在。

(三) 脾实证的细胞因子改变

陈锦芳等[80]研究发现，慢性乙型肝炎湿热蕴脾证和脾胃气虚证肿瘤坏死因子-α(TNF-α)、白细胞介素-6(IL-6)均升高，与健康对照组比较差异有显著性，但脾胃气虚证不如湿热蕴脾证升高明显。说明慢性乙型肝炎湿热蕴脾证较脾胃气虚证病情严重。此后[81]还观察到慢性乙肝湿热蕴脾证患者 γ-干扰素(IFN-γ)水平降低，白细胞介素-10 水平升高，是慢性乙肝病情慢性化的重要因素之一。

(四) 脾实证的相关基因检测

梅武轩等[82]的研究表明，慢性浅表性胃炎脾胃湿热证组胃黏膜水通道蛋白 3、4 基因表达(AQP3、AQP4)高于胃阴不足证和正常人组，脾虚湿困证、寒湿困脾证组 AQP3 高于胃阴不足证组，脾虚湿困证组 AQP4 高于胃阴不足证组。并认为 AQPs 正常表达可能是脾主运化水液的分子生物学基础，而水通道蛋白表达失常可能是这些病证产生的病理机制之一。梁卫江等[83]在探索慢性胃病、胃癌中转化生长因子 α(TGF-α)和 cyclinE 表达与中医脾证分型的关系中发现，TGF-α 和 cyclinE 表达在脾胃湿热和脾阴虚证型中较高，在寒湿困脾和脾气(阳)虚证型中较低。高碧珍等[84]则观察到，不同证型中从正常胃黏膜-湿热蕴脾-脾胃气虚，*Bcl-2* 表达逐渐增强，说明胃黏膜病变过程中 *Bcl-2* 表达的调控因不同的证候时期而变化。

(五) 脾实证的血清学检查

陈锦芳等[85-86]认为，慢性乙型肝炎湿热蕴脾多见于慢性乙型肝炎活动期，转氨酶水平、血清总胆红素、血清透明质酸(HA)、Ⅳ胶原(Ⅳ-C)升高，应用清热祛湿合活血化瘀的茵芍散治疗后有所改善。

四、脾虚证动物模型的研究

动物模型复制的成功与否直接关系到中医实验研究的可行性及科学性。复制脾虚证动物模型将为关于脾本质的研究提供必要的手段，同时亦为益气健脾治则与方剂的研究提供实验依据。

(一) 脾虚证动物模型的造模方法

1. 模拟中医传统病因造模

(1) 应用中药复制脾虚模型：利用苦寒中药大黄、番泻叶等煎剂灌服动物，复制脾虚证动物模型。由于苦寒伤中，中气虚弱，脾失健运，胃失和降，使清气不升，浊气不降，脾病生湿，故腹胀而泄，脾胃虚弱，则怠惰嗜卧，四肢不收。如北京师范大学生物系消化生理科研组[87]用大黄制成水煎剂喂小鼠，结果出现便溏，体重下降，脱肛，纳呆，腹胀等症状，小肠形态有病理改变，服用四君子汤后能使造型小鼠逐渐改善上述症状，具有复健功能。刘汶等[88]采用番泻叶水浸剂灌服大白鼠，结果实验组大鼠出现了泄泻食少、消瘦、体重减轻、神志委靡、四肢不收、毛色枯槁、蜷缩聚堆等症状，且易疲劳，游泳耐力降低，认为灌服番泻叶水浸剂可造脾虚证大鼠模型。

(2) 饮食失节复制脾虚模型：饮食失节、饥饱无度和过食肥甘能损伤脾胃。黄炳山等[89]给健康小鼠单日喂饲甘蓝，双日加喂猪脂一次，数量不限，持续9天后成功的制备了饮食失节所致脾虚证动物模型。此法与临床的内伤饮食、喂养失当致脾胃受病形成脾虚泄泻相似，且为临床最为多见。

(3) 营养不良致脾虚模型：根据中医理论机体以水谷之精而生存、脾胃为气血生化之源，过饥、过渴能伤元气，致使脾胃虚弱。严智强[90]对家兔采用停食停水的方法制造出饥饿性家兔脾虚证模型。

(4) 根据五味偏嗜理论造模：根据“损胃忘精”，“味过于酸……，脾气乃绝”等五味偏嗜原理，采用先食酒后食醋，造成脾虚模型。罗光宇等[91]第一天用白酒给大鼠灌胃，第二天以后用食醋灌胃，共7天，复制脾虚模型。

(5) 综合病因复制脾虚模型：采用破气苦降加饮食失节法，过劳加饮食失节法，劳倦加饥饿型大鼠脾虚模型。如谢海洲等[92]先让大鼠在跑步机上跑步造成过劳损伤，再佐以单日精炼猪油灌胃，双日喂大白菜，结果造成脾虚模型。

2. 按西医病因病理造模

(1) 利血平注射造模：利用肾上腺素能神经阻滞药利血平注射模拟脾虚证的动物模型。利血平可以耗竭动物体内的儿茶酚胺，一定剂量的利血平能使动物产生与中医脾虚证类似的症状。李织等[93]给大鼠肌注0.1%利血平0.2ml/kg，连续注射共5天，采用碳末推进法来观察肠推进功能，结果发现注射利血平后肠推进速度增快。黄树明[94]给家兔肌注利血平注射剂0.3g/kg，每日1次，持续3天。后用四君子汤治疗，结果认为四君子汤能降低利血平家兔离体空肠平滑肌异常增加的收缩力，可能是有一定的对抗胆碱能神经递质的作用。

(2) X线损伤造模：根据X线可损伤细胞的生化生理功能而造脾虚模型。刘士敬等[95]采用X射线照射大鼠腹部塑造脾虚证动物模型，该模型具有造模方法稳定、实验结果可靠、重复性好的特点。

(二) 脾虚证动物模型研究的思路和方法

脾虚证模型的诊断呈现敏感性高、特异性低的特点，即对脾虚证模型的规定性和非脾虚证模型的排除性都不足，从而在脾虚证模型与其他证候模型间往往分解不清，出现脾、肾虚证，甚至脾虚证与实证模型间造模方法共用的现象突出。

大黄、番泻叶等苦寒泻下药对动物来说均为外源性药物，而用外源性药物来复制中医“证”的模型是有一定缺陷的，因为它和临床所见脾虚证型的主要病因病机学不完全符合，亦不能排除该模型所出现的一些脾虚症状是大黄或番泻叶的毒性反应。临床上所见到的脾虚患者，其造成脾虚的原因往往不是单一的，而且病程一般较长。张永华[96]用生大黄水煎剂做成造型饲料饲喂小白鼠后，除观察到实验小鼠出现“脾虚证”外，还出现形寒畏冷，耐寒力低下，毛色枯槁及腰脊无力等症，认为此模型以超出了“脾胃虚”的范围，而“脾肾阳虚”证颇为类似。利用低蛋白饮食导致营养不良所复制出的脾虚模型与临床上脾虚证也不尽一致。因为营养不良属“生化无源”，而生化之源不足造成的是气虚和血虚，不是“脾失健运，运化失常”。《素问·痹论》说：“饮食自倍，肠胃乃伤。”饮食不节或过食生冷油腻之物都可导致脾失健运的脾虚证，采用饮食失节的方法复制脾虚证模型，从思路上讲是符合中医理论的，且同临床脾虚患者的病因基本一致，所以有其可信度和科学性。此方法复制出的模型基本上可以反映脾失运化的本质，应予肯定。模拟中医传统病因建立脾虚证动物模型为依据，其原理是符合中医理论的，但是此类方法引起的脾虚证有自然恢复的倾向，与临床脾虚证不完全相符。

利血平能引起动物腹泻及肠功能亢进，并伴有体温降低等现象，所以利用注射利血平后可出现腹泻来代表"脾虚"模型，然而脾虚时可出现腹泻，但腹泻不一定是脾虚，因为腹泻亦可用于其他证候。注射利血平后所出现的一系列症状是其毒性反应的表现，要同"脾虚"联系起来似较勉强。

脾虚证模型在证候模型中占有重要地位，目前其突出缺点是在造模因素撤去后自然恢复较快，反映虚象的产生外因性较强，机体"精气未夺"。克服这一缺点的关键在评价脾虚模型是否成功时，最重要的是复制该模型的思路和方法是否符合中医基本理论，复制后的动物模型是否能出现相应证的证候和经得起药物反证。目前常用的反证药有四君子汤、理中汤等经典方，也有自拟方，由于反证药种类繁多，缺少更精确的标准，因此仅药物反证难以检验所造之模型是否属于脾虚证模型。

五、脾病辨证的研究述评

（一）研究特点

1. 脾虚证的现代研究，一直是学术界所瞩目的课题。国内不少学者采用现代科学技术和方法，从临床与动物实验角度，对脾虚证的现代研究做了大量有益的工作，主要集中在脾病证候的诊断标准、脾虚证及脾实证的证候本质、脾虚证的动物模型复制等方面的研究。

2. 脾虚证的研究已逐渐转移到证病结合研究的轨道上来，如对脾虚证的诊断标准，制定了针对不同科或某些具体疾病的诊断标准；对脾虚证的证病结合动物模型研制上亦进行了有益的探索。

3. 对脾虚证的专题研究，如脾主运化的研究，主要集中在胃肠道功能、胃肠道激素、胰腺功能下降等方面的研究；脾主肌肉的研究，通过探讨脾虚证时肌肉与能量代谢间的关系，已突破了原有的框架，将脾主肌肉的理论延伸到运动医学领域中，以提高运动能力、抗运动性疲劳等。近些年的研究已经广泛的深入到细胞、信号传导等各个层次领域，并且与行为学、生物化学、免疫学以及形态学等各个学科有广泛的联系。

（二）存在问题

尽管对脾虚证的研究取得了累累硕果，但毋庸讳言，仍存在着不少值得思考的问题，主要有以下几点：

1. 脾虚证的动物模型　无论何种方法所塑造的脾虚证动物模型，尽管出现了某些类似人类脾虚证候的外观表现，但首先忽视了脾虚模型与人体脾虚证病程的差别，人体脾虚证多因先天禀赋不足、后天失养所致，病程较长，一般不经适当治疗和调护则自愈的可能性低；而脾虚证动物模型不用复健药亦可很快恢复至正常（如进食量顿时增加、便溏停止、体重迅速恢复等），这与临床实际情况难以吻合。其次塑造的动物模型往往并非单一的脾虚证，中医病因具有非特异性，劳倦、饥饱失常等往往是脾虚、肾虚、心虚、肺虚、肝虚等虚证的共同致病因素；中药大黄苦寒泻下所造成的脾虚证模型，在胃肠有超微结构的改变，在心与肾亦有同样超微结构的变化。大黄不仅伐胃，而且伤心与肾，所以这个脾虚模型，也存在着心虚、肾虚的问题，不应认为是单纯的脾虚模型，再加之脾虚模型的自然恢复，给什么补药（补脾、补肾、补心、补肺、补肝）都能奏效。因此以方测证，即以健脾益气法反证脾虚证模型的成功与否有待商榷。杨氏认为中医实验研制的"证"的动物模型面临着种种问题，指出目前尚未出现反映中医特色、能被广泛接受的“证”的动物模型，其原因是动物模型制作具有一定难度，证与方药之间关系不固定，证与症状、体征、实验指标之间关系不固定等。

2. 脾虚证的临床与实验研究　对脾虚证研究所涉及的范围之广，可谓盛况空前，但首先存在着低水平重复，致使某些检测指标的结果前后矛盾，难以揭示该证的实质。如环核苷酸、血液流变学、微量元素等往往结果不一致。在脾虚证本质研究中，所筛选的指标虽多，但特异性的较少，且只能反映脾虚的局部；在脾虚证研究中已有70余种实验指标，D木糖排泄率低下公认是反映脾虚证特异性较好而阳性率较高的指标之一，但它只能反映脾虚证的局部，因为D木糖试验是反映小肠的吸收功能障碍，而脾虚证的外延远远不只是小肠的吸收功能障碍所能概括的，至少还包括了胃和消化腺所分泌的各种消化酶的功能障碍，因此脾虚证不应等同于西医的“吸收不良综合征”。也提示在脾虚证的研究中，今后不应再把寻求反映证的特异性指标作为重点，因为证是病的阶段性变化，明显受到病的影响和制约，企图以西医还原分析方法从异病同证、同病异证这一良好的愿望中获得证的物质基础，可能并非良策。

3. 脾虚证是一组能够比较集中反映“脾”的各种生理功能不足表现的综合症候群，可见于多系统多疾病之中。目前对脾虚证的研究多集中在消化系统，对其他系统疾病表现为脾虚证的研究虽然有进展但还是不多；各研究所选择的脾虚证诊断标准缺乏统一性，从而影响资料间的比较。

4. 治疗脾虚证有效方药还有待开发　如对脾气虚证的治疗，目前优选方是补中益气汤、四君子汤等，这种固定主方的思路限制了该证治疗方药的深度和广度。以《普济方》治疗脾气虚弱为例有脾气虚弱呕吐食不下证治、脾胃气弱不能饮食证治、脾气虚弱肌体羸瘦证治、脾虚泄痢证治、脾气虚腹胀满证治、脾气虚弱水谷不化证治等，载方数十种，说明对脾气虚弱证的治疗是多种多样的，并不拘泥于优选某方。故对脾虚证的治疗，临床上应拓宽思路，突破常规用药模式。

（三）研究展望

鉴于脾虚证研究已取得的成果和暴露出的问题，为了使脾虚证研究得以深入，今后应着眼于以下几个方面：

1. 明确脾虚证的内涵与外延，以及脾气虚证、脾阴虚证、脾阳虚证、脾不统血证等诸证之间的联系和区别；弄清楚这些基本概念，是深入脾虚证研究的重要基础，这需要从文献学、临床流行病学的角度进行发掘和整理。

2. 临床研究与动物实验并举　因脾虚证动物模型目前难尽如人意，在此情况下应加强脾虚证临床的前瞻性研究。如脾主肌肉应着眼于对运动系统中骨骼肌的能量代谢的研究，脾主运化可集中于对消化系统中胃肠道激素、胃肠动力学的研究，脾主统血则侧重于对造血系统中有关的血液病的研究等，使脾虚证的研究以证病结合为主。

3. 脾虚证治疗方药的深度和广度需进一步深入　应在临床中针对不同系统疾病的脾虚证进行筛选药物，形成专病专方专药，从脾虚角度开发胃动力中药、开发提高运动能力及调节免疫功能中药，在复方基础上进行拆方研究以优化组方，确定药物的有效部位、活性成分及药物的作用机理等。

4. 脾虚证有待分化　中医脾脏被誉为后天之本，主运化、统血、主肌肉等，与西医脾的生理功能为造血、破血、储血，是人体最大的免疫器官相距甚远。若把脾脏进行剖析，就会发现脾的生理与消化系统中的消化水谷、吸收营养是不相干的，这可分化成胃、肠、胰及消化腺、胃肠道激素等的功能；而非消化系统中诸如脾主运化与水液代谢、脾虚与免疫、脾不统血与血证等则可视为脾本脏的生理病理。

5. 在今后的研究中，一方面应注意证的规范化和客观化研究，采取大样本、多中心，借助数据和统计软件进行研究。另一方面应以中医理论为指导，宏观观察与微观研究结合起来，多指标综合研究脾虚证的本质。

参考文献

［1］杨维益，等．脾气虚证时肌酸磷酸激酶及其同工酶活性变化的临床研究．中国医药学报，1991，6(3)：3-5

［2］邱向红．脾虚证计量诊断的前瞻性研究．广州中医学院学报，1994，11(1)：13-14

［3］孙弼纲，等．脾虚证分度定量研究．中国中西医结合杂志，1994，14(3)：135-137

［4］陈小野，邹世洁．脾气虚证多态性的初步探讨．中医杂志，1996，37(2)：113-116

［5］温淑云，郦永平．中医证候量化分析研究述略．实用中医内科杂志，2007，21(5)：5-6

［6］魏华凤，季光，郑培永．证候诊断规范化研究的现状分析．中西医结合学报，2007，5(2)：115-121

［7］马伟丰，等．脾虚患者胃形态和运动功能的超声图观察．浙江中医杂志，1991，26(4)：184-185

［8］王学庆．脾阳虚家兔模型血清胆碱酯酶和胃肠推进运动的实验研究．辽宁中医杂志，1991，15(7)：41-43

［9］瑞瑶，等．大鼠实验性脾虚证胃电波和胃运动波的研究．中国中西医结合杂志，1994，14(3)：156-157

［10］闻集普，等．健脾理气化瘀方药对脾虚大鼠小肠移行性综合肌电的影响．中医杂志，1993，34(9)：558-560

［11］张兵，等．脾虚证患者胃运动功能的研究．中国中西医结合杂志，1994，14(16)：346-347

［12］毛炯，等．30例脾阴虚证患者的中医临床观察和血浆蛋白测定．浙江中医杂志，1990，25(8)：363-365

［13］陈陶后，等．中药异功口服液氨基酸含量及其对脾虚证小儿血浆游离氨基酸的影响．实用中西医结合杂志，1994，7(3)：156-158

［14］戴小华，等．脾虚患者血清游离氨基酸的变化．中国中西医结合杂志，1994，14(7)：403-405

［15］金敬善．脾虚证病人消化吸收功能的同步观察．北京中医，1990，(3)：12-14

［16］毛炯．30例脾阴虚证患者的胰腺外分泌功能测定．浙江中医杂志，1990，25(2)：77-78

［17］杨维益，等．脾气虚证与胰腺外分泌功能关系的研究．中国中医基础理论杂志，1995，1(4)：41-43

［18］任宏义，等．慢性萎缩性胃炎脾虚证的病理组织学与超微结构观察．中国中西医结合杂志，1992，12(10)：593-595

［19］刘金元，杨冬娣，邱琼新，等．强肌健力口服液对脾虚小鼠胃超微结构的影响．中华实用中西医杂志，2007，8(20)：735-737

［20］孙远岭，奚政君，祝明杰，等．脾虚大鼠胃粘膜结构改变及运脾治疗的作用观察．中西医结合第九次全国儿科学术会议论文汇编，2000：126-128

［21］宋于刚，张万岱，姚永莉．实验脾虚证胃窦及十二指肠粘膜G、D细胞的变化及意义．中国中西医结合脾胃杂志，1999，1(7)：8-10

［22］王小荣．脾虚证与胰岛A细胞变化相关性研究．黑龙江中医药大学博士学位论文，2002：15-17

［23］赵光，闰淑莲，等．脾虚证大鼠肝组织中脂肪酸气相色谱-质谱联合分析．中国中西医结合消化杂志，2006，8(4)：230-232

［24］陈治水，张丽明，孙九杰，等．158例脾虚型结肠炎患者唾液pH值、淀粉酶及钠钾含量分析．辽

宁中医杂志,1992,19(10):4-5

[25] 张安仁,朱玉珍,等. 艾灸对脾虚型慢性腹泻患者唾液淀粉酶及血清 SIgA 含量的影响. 西南军医,2006,6(3):1-3

[26] 孙理军,张登本,等. 大鼠脾虚模型的唾液免疫学研究. 陕西中医,2004,25(7):665-666

[27] 张跃飞. 脾不统血红细胞免疫粘附作用的测定:附 164 例临床测定资料. 中国中西医结合脾胃杂志,1995,3(2):96-98

[28] 刘健,等. 脾胃泄泻患者红细胞免疫功能的临床研究. 中国中西医结合杂志,1994,14(9):531-532

[29] 丁洁,等. 脾虚患者部分细胞和局部免疫功能指标的测定. 中国中西医结合杂志,1992,12(2):77-78

[30] 顾红缨,罗晶. 实验性脾虚小鼠的淋巴免疫应答. 吉林中医药,2006,4(26):60-61

[31] 李宏宇,汪军,高铁峰,等. 脾虚与淋巴免疫相关性实验研究. 长春中医药大学学报,2007,5(23)223-225

[32] 许长照,张瑜瑶. 白术治疗脾虚小鼠对消化器官组化和超微结构的影响. 中国中西医结合消化杂志,2001,9(5):268-270

[33] 章梅,邱根全,夏天,等. 脾虚患者脂质过氧化和红细胞免疫功能关系. 安徽中医学院学报,2001,2(20):43-44

[34] 彭淑珍,李勇敏. 王福云,等. 健脾消积液对脾虚动物免疫功能的影响. 湖南中医杂志,1999,15(2):56-58

[35] 章梅,夏天,张仲海,等. 四君子汤对脾虚患者血浆细胞因子的影响. 第四军医大学学报,2000,21(4):411-413

[36] 贾宗训,章春鲜,胡光秀,等. 中医脾虚免疫机能的初步研究. 湖北中医杂志,1982(2):41-42

[37] 赵宁,张皖东,贾红伟,等. 四君子汤对利血平所致脾虚大鼠肠道黏膜 TGF-β 和 TNF-α 表达的影响. 中国中医基础医学杂志,2007,1(13):44-46

[38] 徐世杰,肖诚,周桂琴,等. 实验性脾虚痹证的黏膜免疫学机制研究. 中国中医基础医学杂志,2003,12(9):35-38

[39] 赵素贤,王秀琴,等. 大鼠脾气虚结合胃溃疡模型中结肠 5-羟色胺及其受体的变化. 中国组织化学与细胞化学杂志,2006,10(5):500-502

[40] 张万岱,姚永莉. 脾虚证大鼠组织中胃泌素及生长抑素含量的变化及意义. 中国中西医结合脾胃杂志,1998,6(4):223-225

[41] 王洪海,谢鸣. 复合因素致脾虚证模型大鼠血中胃肠激素含量的变化. 中国实验方剂学杂志,2006,10(12):31-35

[42] 金敬善,王广才,张绳祖,等. 血清中胃泌素水平与脾虚证的关系. 中西医结合杂志,1982,1(2):25-27

[43] 任平,黄熙,张莉,等. 脾虚大鼠 IMC-胃肠运动-Mot 间的关系. 世界华人消化杂志,2000,8(5):516-519

[44] 曾昭明,陈芝喜. 补中益气丸对脾虚大鼠甲状腺激素水平的影响. 广州中医药大学学报,2007,7(41):320-322

[45] 陈茹琴,孙弼纲,等. 不同程度脾虚患者甲状腺功能改变的临床研究. 安徽中医学院学报,1998,17(3):10-12

[46] 旷欲胜,邱根全,等. 脾虚证大鼠侧脑室注射孤啡肽对细胞免疫功能的影响. 西安交通大学学报(医学版),2007,12(6):658-661

[47] 钱先,等. 脾胃阴虚证血浆环核苷酸的对比研究. 中医杂志,1990,31(1):49-50

[48] 李德新,等. 脾虚证对生物膜结构与功能影响的研究. 辽宁中医杂志,1993,20(6):39-41

[49] 刘艳明,等.脾阳虚证大白鼠模型脂质过氧化速率和抗氧化能力的实验研究.辽宁中医杂志,1994,21(1):3-5

[50] 马山,关志鹏.当归对脾虚小鼠血清中 TXB 和 6-Keto-PGF$_{1\alpha}$影响.牡丹江医学院学报,2007,5(28):43-44

[51] 李乐红,等."脾气虚"大鼠骨骼肌细胞化学研究.中国医药学报,1990,5(5):16-18

[52] 裴媛.脾阳虚大鼠横纹肌线粒体超微结构及血清肌红蛋白含量的实验研究.辽宁中医杂志,1991,18(5):43-45

[53] 杨维益,等.脾气虚证大鼠骨骼肌的形态学和形态计量学研究.中国运动医学杂志,1993,12(7):157-159

[54] 王茵萍,潘华峰.多发性肌炎脾虚证模型的制作.辽宁中医杂志,2005,(3):187-188

[55] 朱兆洪,汤希孟.针刺对脾虚小鼠脑中一氧化氮和一氧化氮合酶的影响.江西中医学院学报,1999,4(11):178-179

[56] 邓月娥.纪立金.脾虚大鼠脑神经生化指标变化的实验研究.福建中医学院学报,2006,2(16):49-50

[57] 徐焱琛,蓝森麟,陈津岩,等.黄芪四君汤对脾虚证大鼠甲状腺素及环核苷酸水平的影响.中药新药与临床药理,2007,4(18):291-293

[58] 王肃,邹世洁,等.利血平脾虚证模型海马基因表达谱变化的研究.现代中西医结合杂志,2004_(7):841-844

[59] 邓月娥,纪立金.中医脾与脑相关的理论研究.福建中医学院学报,2005,15(2):38-40

[60] 李建生,等.脾气虚证与血浆红细胞中微量元素关系的研究.中医研究,1990,3(2):19-21

[61] 马建伟,等.脾虚证与血清锌铜镁关系探讨.浙江中医杂志,1990,25(10):47-49

[62] 焦君良,等.慢性胃病脾胃虚寒证病人血清中某些微量元素含量的观察.辽宁中医杂志,1990,17(6):42-44

[63] 梁民道,等.脾气虚证血清锌、铜、钙、镁、铁的变化及其意义.中国医药学报,1992,7(1):22-23

[64] 王进.张茂林,邱幸凡.补脾法对脾虚证大鼠^{59}Fe 代谢的药代动力学变化的影响.中医药信息,2006,23(3):62-64

[65] 支晓艳.厌食干预合剂对脾虚幼年小鼠血清锌含量影响的实验研究.山西中医,2006,12(6):52-53

[66] 杜岁增.脾虚患者基础生物电和甲皱微循环的观察.实用中西医结合杂志,1990,3(3):105-107

[67] 聂志伟,等.脾虚证五种疾病甲皱微循环观察.辽宁中医杂志,1990,17(10):11-13

[68] 贾钰华,等.脾虚证的微循环和血液流变学同步观察.中医药研究,1991,(6):55-57

[69] 肖理儒,等.脾不统血证的血液流变学研究.四川中医,1991,9(9):18-20

[70] 黄贤樟.脾虚证患者血循环特征的初步研究.甘肃中医,1992,5(4):3-5

[71] 任平,等.脾虚血痛大鼠肠道菌群和川芎嗪的药物动力学特征初探.中药药理与临床,1994,10(2):40-41

[72] 黄熙,等.脾虚大鼠的川芎嗪药物动力学特征与血液流变学研究.中国中西医结合杂志,1994,14(3):159-160

[73] 章莹,吴承玉.脾实证的研究进展.湖北中医学院学报,2010,12(3):67-69

[74] 陈锦芳,谢蓉,马卫闽,等.茵芍散对慢性乙肝湿热蕴脾证患者免疫功能的影响.中国医药学报,2004,19(6):352-354

[75] 郑春素,陈锦芳.慢性乙肝湿热蕴脾证患者免疫球蛋白、补体水平的研究.福建中医学院学报,2006,16(2):4-6

[76] 陈锦芳,郑春素.慢性乙肝湿热蕴脾证患者 CD 细胞、NK 细胞功能的研究.福建中医学院学

报,2007,17(2):5-7

[77] 戚宏.2型糖尿病患者下肢血管病变与中医辨证分型的相关性研究.中国中医药科技,2007,14(3):145-147

[78] 戚宏,辛燕.外周血管诊断系统对糖尿病中医辨证分型的临床价值.中医杂志,2008,49(2):135-137

[79] 陈锦芳,李丹,潘晨,等.慢肝湿热蕴脾证血瘀的研究.福建中医学院学报,2000,10(3):3-5

[80] 陈锦芳,吴成,柳丽娟.慢性乙型肝炎湿热蕴脾证和脾胃气虚证与TNF-α及IL-6相关性研究.中国中西医结合杂志,2003,23(1):28-31

[81] 陈锦芳,郑春素.慢性乙型肝炎湿热蕴脾证患者IFN-γ及IL-10水平的研究.中国中西医结合杂志,2005,25(12):1135-1136

[82] 梅武轩,劳绍贤,周正,等.慢性浅表性胃炎不同证型与胃黏膜水通道蛋白3、4基因表达的相关性.世界华人消化杂志,2007,15(29):3131-3134

[83] 梁卫江,张万岱,张振书,等.慢性胃病、胃癌患者TGF-α和cyclinE表达与中医脾症分型的关系.现代消化及介入诊疗,2001,6(4):17-19

[84] 高碧珍,兰启防,李灿东,等.慢性胃炎证候与幽门螺杆菌及Bcl-2蛋白的相关性研究.福建中医学院学报,2003,13(6):1-3

[85] 陈锦芳,谢蓉,周小玲,等.茵芍散治疗慢性乙型肝炎湿热蕴脾证的临床研究.福建中医学院学报,2003,13(4):1-3

[86] 陈锦芳,毛幸迪,姚履枫.茵芍散对慢性乙肝湿热蕴脾证患者血清HA、IV-C水平的影响.福建中医学院学报,2004,14(6):7-8.

[87] 北京师范大学生物系消化生理科研组.中医脾虚证动物模型的造型.中华医学杂志,1980,60(2):83-85

[88] 刘汶,等.番泻叶致脾虚证动物模型的造型方法.中国中西医结合脾胃杂志,1998,6(4):231-233

[89] 黄炳山,等.饮食失节所致的脾虚动物模型及中药治疗观察.中西医结合杂志,1983,3(5):295-297

[90] 严智强.虚证动物模型体表冷光信息的研究.中医杂志,1982,(1):70-71

[91] 罗光宇.偏食法塑造大鼠脾气虚证模型的研究.中医杂志,1990,31(4):49-50

[92] 谢海洲.用过劳和饮食失节法塑造大鼠脾虚证模型的研究——生化免疫病理和超微结构的观察.中医杂志,1987,28(5):57-59

[93] 李织.利用利血平制造以肠功能紊乱为主的脾虚模型.中医药信息,1985,I:33-34

[94] 黄树明,等.利血平致脾虚家兔离体空肠平滑肌张力的变化及四君子汤的影响.中国医药学报,1988,(1):46-48

[95] 刘士敬.X射线照射大鼠腹部塑造脾气虚模型的研究.中国中医基础医学杂志,1997,3(5):57-58

[96] 张永华.脾肾阳虚证动物模型造型初步实验观察.山东医药,1982,(2):2-4

第四节　肝 病 辨 证

【基本内容】

肝位于右胁,肝胆互为表里,肝开窍于目,在体合筋,其华在爪。

肝的主要生理功能为主疏泄和主藏血。足厥阴肝经循阴器,过少腹,布胁肋,系目上额交巅顶。

肝的病变主要反映在疏泄功能失常，见精神抑郁，或急躁易怒等；藏血功能失职，表现为月经失调等，以及肝经所过部位及肝系的症状，如胸胁少腹胀痛，睾丸疼痛，眩晕，目疾，肢体震颤，手足抽搐等。

肝病证候的虚证多阴、血亏虚；实证多为气郁、火逆、阳亢、化风，以及寒、湿、火热之邪内犯所致，其中肝阳上亢、肝阳化风为本虚标实。

一、肝病虚证

（一）肝血虚证

肝血虚证是指肝血不足，所系组织器官失养所表现的证候。

[临床表现] 头晕目眩，面白无华，爪甲不荣，视物模糊或夜盲，或见肢体麻木，关节拘急不利，手足震颤，肌肉瞤动，或见妇女月经量少、色淡，甚则闭经，舌淡，脉细。

[机理分析] 本证多因脾胃虚弱，化源不足；或因失血过多，或因久病重病，失治误治伤及营血所致。

肝开窍于目，肝血不足，目失所养，故目眩，视物模糊或夜盲；肝在体为筋，爪甲为筋之余，筋失血养，则肢体麻木，关节拘急，手足震颤，肌肉瞤动，爪甲不荣；女子以肝为先天，肝血不足，冲任失养，血海空虚，故月经量少、色淡，甚则闭经；血虚不能上荣头面，故面白无华，头晕；舌淡，脉细，为血虚之象。

[辨证要点] 以筋脉、目、爪甲失养的见症及血虚证为辨证要点。

（二）肝阴虚证

肝阴虚证是指肝之阴液亏损，阴不制阳，虚热内扰所表现的证候。

[临床表现] 头晕眼花，两目干涩，视力减退，面部烘热或颧红，口咽干燥，五心烦热，潮热盗汗，或见手足蠕动，或胁肋隐隐灼痛，舌红少津，脉弦细而数。

[机理分析] 本证多由情志不遂，气郁化火，耗伤肝阴；或热病后期，灼伤阴液；或肾阴不足，水不涵木，累及肝阴。以致肝失濡养，头目、筋脉失润，阴不制阳，虚热内扰。

肝阴不足，头目失濡，故头晕眼花，两目干涩，视力减退；肝络失养，虚火内灼，疏泄失职，故胁肋隐隐灼痛；筋脉失滋，筋膜挛急，则见手足蠕动；阴虚不能制阳，虚热内蒸，故五心烦热，午后潮热；阴虚内热，迫津外泄，则为盗汗；虚火上炎，故面部阵阵烘热，两颧潮红；阴液不能上承，则口干咽燥；舌红少津，脉弦细数，为肝阴不足，虚热内炽之征。

[辨证要点] 以头目、筋脉、肝络失于滋润的见症及阴虚证为辨证要点。

肝阴虚证与肝血虚证同是肝病虚证，均以头目、筋脉、肝系失养为主症，但前者伴阴虚证的虚热见症，后者伴血虚证的“淡白”色特征，应予鉴别。

二、肝病实证

（一）肝郁气滞证

肝郁气滞证是指肝的疏泄功能异常，疏泄不及而致气机郁滞所表现的证候。又称肝气郁结证，简称肝郁证。

[临床表现] 情志抑郁，胸胁或少腹胀满窜痛，善太息，或见咽部异物感，或见瘿瘤、瘰疬，或见胁下癥块。妇女可见乳房作胀疼痛，痛经，月经不调，甚则经闭。舌苔薄白，脉弦或涩。病情轻重与情志变化关系密切。

[机理分析] 本证多因精神刺激，情志不遂；病邪侵扰，阻遏肝脉；其他脏腑病变的影响，

使肝气郁结，失于疏泄、条达所致。

肝性喜条达而恶抑郁，肝失疏泄，气机郁滞，经气不利，故胸胁或少腹胀满窜痛，情志抑郁寡欢，善太息；女子以血为本，冲任隶属于肝，肝郁气滞，血行不畅，气血失和，冲任失调，故见乳房作胀或痛，痛经，月经不调；若肝气郁结，气不行津，津聚为痰，或气郁化火，灼津为痰，肝气夹痰循经上行，搏结于咽喉，可见咽部有异物感，吞之不下，吐之不出；痰气搏结于颈部，则为瘿瘤、瘰疬；若气滞日久，血行瘀滞，肝络瘀阻，日久可形成肿块结于胁下；苔白，脉弦，为肝气郁滞之象。

［辨证要点］以情志抑郁，胸胁或少腹胀痛、窜痛，或妇女月经失调等为辨证要点。

（二）肝火炽盛证

肝火炽盛证是指肝经火盛，气血上逆，而表现以火热炽盛于上为特征的证候。又称肝火上炎证、肝胆火盛证、肝经实火证，简称肝火证。

［临床表现］头晕胀痛，痛势若劈，面红目赤，口苦口干，急躁易怒，耳鸣如潮，甚或突发耳聋，不寐或噩梦纷纭，或胁肋灼痛，或吐血、衄血，大便秘结，小便短黄，舌质红，舌苔黄，脉弦数。

［机理分析］本证多因情志不遂，肝郁化火，或因火热之邪内侵，或他脏火热累及于肝，以致肝经气火上逆所致。

肝气郁结，气郁化火，肝火内炽，热灼气阻，则胁肋灼痛；肝火炽盛，循经上攻头目，气血壅滞脉络，故头晕胀痛，面红目赤；肝藏魂，心藏神，热扰神魂，则心神不宁，魂不守舍，而见急躁易怒，失眠，恶梦纷纭；肝热移胆，循胆经上冲于耳，故见耳鸣如潮，甚则突发耳聋；肝火夹胆气上溢，则口苦；热盛迫血妄行，则见吐血、衄血；火邪灼津，故口渴，大便秘结，小便短黄；舌红苔黄，脉弦数，均为肝经实火内炽之象。

［辨证要点］以肝经循行部位表现的实火炽盛症状为辨证要点。

肝火炽盛证与肝阴虚证均见肝经的症状及热象，但有实热与虚热的本质差异。

（三）肝阳上亢证

肝阳上亢证是指肝阳亢扰于上，肝肾阴虚于下所表现的上实下虚证候。

［临床表现］眩晕耳鸣，头目胀痛，面红目赤，急躁易怒，失眠多梦，腰膝酸软，头重脚轻，舌红少津，脉弦或弦细数。

［机理分析］本证多因素体阳盛，性急多怒，肝阳偏旺；或长期恼怒焦虑，气郁化火，阳气偏亢而暗耗阴液；或平素肾阴亏虚，或房劳太过，年老阴亏，水不涵木，阴不制阳，肝阳偏亢所致。

肝为刚脏，体阴用阳。肝阳升发太过，血随气逆，冲扰于头，则头目胀痛，眩晕耳鸣；气血上冲于面、目，血络充盈，则面红目赤；亢阳扰动心神、肝魂，则急躁易怒，失眠多梦；肝阳亢于上，则肾阴亏于下，上盛而下虚，木旺耗水，水不涵木，阴不制阳，则头重脚轻，步履不稳；肝肾阴亏，筋骨失养，则腰膝酸软无力；舌红少津，脉弦有力或弦细数，为肝阳亢盛，肝肾阴亏之征。

［辨证要点］以头目眩晕、胀痛，头重脚轻，腰膝酸软为辨证要点。

肝阳上亢证与肝火炽盛证均以阳热亢盛于上的症状为主，但前者伴肝肾阴亏于下的表现，病程较长；后者伴实火炽盛的里实热证，病程较短。

（四）肝风内动证

肝风内动证是对内生之风的病机、病状的概括，是指患者出现眩晕欲仆、抽搐震颤等具有“动摇”特点为主的一类证候。一般有肝阳化风、热极生风、阴虚动风和血虚生风等证候。

1. 肝阳化风证　是指因肝阳亢逆无制所导致的一类动风证候。

[临床表现] 眩晕欲仆，头摇，头痛，肢体震颤，项强，语言謇涩，手足麻木，步履不稳，舌红，苔白或腻，脉弦细有力。甚或突然晕倒，不省人事，口眼歪斜，半身不遂，舌强不语，喉中痰鸣。

[机理分析] 本证多由肝阳素亢，耗伤阴液，或肝肾阴亏，阴不制阳，阳亢阴虚日久而化风，从而表现出具有“动摇”特点的证候。

肝阳上亢，阴不制阳，阳亢化风，则经常头晕欲仆，头摇；阳亢而气血上壅，上实下虚，则行走飘浮，步履不稳；气血壅滞络脉，则头胀头痛，面赤；风动筋脉挛急，阴亏筋脉失养，则项强，肢体震颤，手足麻木；风阳窜扰，夹痰阻碍舌络，则语言謇涩；舌红，脉弦细有力，为阳亢阴虚化风之征。若风阳暴升，气血逆乱，肝风夹痰，蒙蔽心神，则见突然昏仆，喉中痰鸣；风痰窜扰经络，经气不利，则见口眼歪斜，半身不遂，舌强语謇。

[辨证要点] 以在肝阳上亢证的基础上，而又突见动风之象，甚或突然晕倒，半身不遂为辨证要点。

2. 热极生风证　是指邪热炽盛，伤津耗液，筋脉失养所表现的动风证候。在卫气营血辨证中，归属血分证。

[临床表现] 高热烦躁，躁扰如狂，手足抽搐，颈项强直，两目上视，甚则角弓反张，牙关紧闭，神志不清，舌质红绛，苔黄燥，脉弦数。

[机理分析] 本证多因外感温热病邪，邪热亢盛，热闭心神，燔灼筋膜，伤津耗液，筋脉失养所致。

邪热内盛，则高热持续；热扰心神，则烦躁不安、谵语；热闭心神，则神志昏迷；邪热炽盛，燔灼肝经，伤津耗液，筋脉失养而拘挛，则四肢抽搐，颈项强直，两目上视，角弓反张，牙关紧闭；舌红绛，苔黄燥，脉弦数，为肝经热盛之征。

[辨证要点] 以高热兼动风之象为辨证要点。

3. 阴虚动风证　是指阴液亏虚，筋脉失养所表现的动风证候。

[临床表现] 手足颤动，眩晕耳鸣，潮热，颧红，口燥舌干，形体消瘦，舌红少津，脉细数。

[机理分析] 本证多见于外感热性病后期，阴液耗损；或内伤久病，阴液亏虚，筋脉失养所致。

肝阴不足，筋脉失养，筋膜挛急，则见手足震颤、蠕动，或肢体抽搐；阴虚不能上滋，故头晕，眼花，耳鸣；阴虚不能制阳，虚热内蒸，故五心烦热，午后潮热，两颧发红；阴液不能上承，则口干咽燥；舌红少津，脉弦细数，为肝阴不足，虚热内炽之征。

以动风兼阴虚证为辨证要点。

4. 血虚生风证　是指血液亏虚，筋脉失养所表现的动风证候。

[临床表现] 手足震颤，肌肉瞤动，肢体麻木，眩晕耳鸣，面白无华，爪甲不荣，舌质淡白，脉细弱。

[机理分析] 本证多见于内伤杂病，因久病血虚，或急、慢性失血，而致营血亏虚，筋脉肌肤失养所致。

肝血不足，不能上荣头面，故头晕，目眩，面白；肝在体为筋，爪甲为筋之余，筋失血养，则肢体震颤，手足拘急，肌肉瞤动，爪甲不荣；肢体、皮肤失养，则见肢体麻木，皮肤瘙痒；舌淡，脉细或弱，为血虚之象。

[辨证要点] 以动风兼血虚证为辨证要点。

肝风内动四证，均以见有风象为其辨证依据，但表现的特点及病机却各不相同，应予鉴别。肝阳化风证以眩晕欲仆，头摇，项强，肢颤，甚或突然昏倒，半身不遂等为特点，属上实下虚（本虚标实）之证；热极生风证以手足抽搐，颈项强直，角弓反张等伴高热为特点，属实热证；阴虚动风证以手足蠕动兼阴虚证为特点，属虚证；血虚生风证以手足震颤，肌肉瞤动，肢麻等兼血虚证为特点，亦属虚证。

（五）寒滞肝脉证

寒滞肝脉证是指寒邪侵袭，凝滞肝经，表现以肝经循行部位冷痛为主症的实寒证候。

［临床表现］少腹冷痛，阴部坠胀作痛，或阴囊收缩引痛，得温则减，遇寒加甚，或见巅顶冷痛，形寒肢冷，舌淡苔白润，脉象沉紧或弦紧。

［机理分析］本证多因感受外寒，寒凝肝经经脉所致。

足厥阴肝经绕阴器，循少腹，上巅顶。寒性收引、凝滞，寒袭肝经，阳气被遏，失于温煦，气血运行不畅，经脉收引挛急，故见少腹牵引阴器收缩痛或坠胀冷痛，或见巅顶冷痛；寒为阴邪，阻遏阳气而失布，则见恶寒肢冷；寒凝气血，故疼痛遇寒加剧，得热痛减；舌淡，苔白润，脉沉紧或弦紧，均为寒盛之象。

［辨证要点］以少腹、阴部、巅顶冷痛，脉弦紧或沉紧为辨证要点。

【补充阐发】

一、论肝气虚证及肝阳虚证

五脏均有气血、阴阳之虚实和治法之补泻，然而对肝却极少有人提出用“补气”、“温阳”之法。在肝病的具体分型中，也未给予肝气虚及肝阳虚以一定的位置。历代医家多数持“肝为相火，有泻无补”、“肝常有余”之说。但是，随着中医理论与临床实践知识的不断丰富提高，以及从中医脏象学说的完整性和临床辨证治疗的准确性来看，肝气虚以及肝阳虚是客观存在的，不容忽视。

（一）肝气虚证

肝气虚证又名肝气不足证、肝气虚怯证、肝气衰证等。本证是由于素体气虚，或久病失养，或情志不遂，肝郁日久伤气耗气，或暴怒伤肝致肝气耗损，肝失条达所表现的证候。

其实对肝气虚证，历代文献均有不同程度的论述，如《素问·方盛衰论》云：“肝气虚，则梦见菌香生草，得其时则梦伏树下不敢起。”《灵枢·天年》云：“五十岁，肝气始衰，肝叶始薄，胆汁始灭，目始不明。”《诸病源候论·五脏六腑病诸候》曰：“肝气不足，则病目不明，两胁拘急筋挛，不得太息，爪甲枯，面青，善悲恐，如人将捕之，是肝气虚，则宜补之。”《类证治裁·胁痛》云：“肝气虚胁痛者，悠悠不止，善恐。”《血证论·吐血》又云：“又有肝经气虚，脏寒魂怯，精神耗散，桂甘龙牡汤。”

肝气虚证之证候与肝之功能活动范围关系极大，肝气虚对气血、津液、精神、运化等功能活动产生影响。肝气虚以至升发疏泄无权，使肝失条达，则可出现胁肋满闷，或隐痛悠悠喜揉按，四肢乏力，懈怠不耐疲劳，善恐、易怒、易悲，精神不畅，少气懒言，以及妇女月经不调；若肝失疏泄，血行不畅，不能滋荣于目、爪甲和四肢，则可出现视物不清或不耐久视，手足蠕动，爪甲不荣；气郁不能布津，则出现口干口苦，若木郁不能疏土，则又可出现腹胀不思食，食则胀甚，嗳气反酸等症。此外，肝气虚影响到胆汁的分泌与排泄，尚可出现目睛发黄等症。肝气虚证的舌质常见有淡白、淡紫，舌苔多为白腻或黄腻，脉多沉弦细或弦数。

（二）肝阳虚证

肝阳虚证又名肝阳不足证、肝虚寒证、肝阳虚衰证等。本证是由于肝气虚进一步发展而来，是指肝阳虚衰，阴寒内生，气机升降机枢不灵，机体失却温煦所表现的证候。历代中医文献对肝阳虚证亦有论述，如《备急千金要方·肝虚实》云"左手关上脉阴虚者，足厥阴肝经也。病苦胁下坚，寒热，腹满不欲饮食，腹胀，悒悒不乐，妇人月经不利，腰酸痛，名曰肝虚寒也"。《重订严氏济生方·五脏门》云："夫肝者，足厥阴之经虚则生寒，寒则胁下坚胀，时作寒热，胀满不食，悒悒不乐，如人将捕，眼生黑花，视物不明，口苦头痛，关节不利，筋脉挛缩，爪甲干枯，喜怒悲恐，不得太息，诊其脉沉细而滑者，皆虚寒之候也。"再如《医学衷中参西录·论肝病治法》中云："曾治有饮食不能消化，服健脾暖胃之药百剂不效，诊其左关大弱，知系肝阳不振，投以黄芪一两，桂枝尖三钱，数剂而愈。"

肝阳虚与肝气虚一样，表现出功能衰退的症状。肝阳虚则魂不安而神动，神动则惊；肝与胆相表里，肝虚则胆怯，胆怯则恐，故肝阳虚证常出现惊恐并见忧郁不乐的症状。阳气虚则筋失所养，可出现疲乏、懈怠、不能耐劳；阳气失于疏泄，可出现胁肋痞硬，或隐痛绵绵或胀痛，腹满纳呆；肝开窍于目，阳气不足，不能通达于目，必视物不明或眼生黑花；肝脉绕阴器，阳气虚则相火衰退，使人阳痿或囊冷筋缩，或入夜阴部如入冷水之中；女子以肝为先天，肝阳虚则冲任受损，妇女可出现漏下、月经不调或腰际少腹冷痛。肝阳虚的舌象多表现为舌质淡白或紫黯胖嫩，苔白润或滑，脉多弦迟细弱。

肝阳虚证与肝气虚证之鉴别要点，在于肝阳虚有阳虚生寒之症，一则表现为形寒怯冷，指甲淡白；二则表现为阳痿不举，阴部冷缩；三则可表现为脉迟或左关沉弱。以上寒象不必悉具，但见一二症便可断定为阳虚之证。

二、肝火证的证候概要

肝火是病理名词，也是证名。凡肝之相火（阳气）偏旺或太过，出现热象及冲逆现象者，概称为肝火。肝火证的病因是肝气郁结化火，或外邪内传化火，其病机是肝之阳气升动太过。证候的性质是里实热证，其病变可致生风、动血、犯肺、伐胃、伤津、夹痰，故常见证型有肝火上炎证、肝火犯肺证、肝火犯胃证、肝火夹痰证、肝火伤阴证等。

肝火证在不同患者身上的表现不尽相同，一般以目赤肿痛，头胀头痛，耳暴鸣、暴聋或吐衄，烦躁易怒，口干口苦，便结尿短黄，舌红苔黄燥，脉弦数等为辨证标准。

肝热与肝火性质相同，但毕竟火甚于热，故肝热病轻，肝火病重。火性炎上，故肝火多见冲逆现象，而肝热则无。肝火证与肝阳上亢证都有病势向上的特点，但肝阳上亢证常有腰膝酸软、头重脚轻等肝阴不足、肝肾阴虚的表现。

三、肝病之郁结和上下横窜厥脱之变

朱广仁在《中医杂志》1995 年第 6 期载文，认为肝病有郁结和上下横窜厥脱之变。

局部郁结：谋虑忧思，致肝失疏泄，气机郁结，表现以情志抑郁寡欢、悲忧善哭、喜叹息，以及胸胁、乳房胀痛等为主症的肝气郁结证。

上扰：木郁化火，是为肝火上冲，阴虚阳浮，而为肝阳上亢。均表现为循肝脉上扰头面和耳目诸窍的症状。肝火病势偏于急骤，纯属实证；肝阳病势偏于渐进，为上盛下虚。

下迫：肝阳虚衰，或寒滞肝脉，或湿热下注，可见少腹牵及阴部疼痛，或为睾缩、淋浊、经带等病症。

横逆：木横则乘土，犯及脾胃，致胃失和降，脾失健运，见有纳呆嗳气，呕恶吞酸，胃脘胀痛，腹痛泄泻。

窜行：肝气和肝风都有窜行的特点。肝气循厥阴经络流窜于上（至巅）下（至足），痛无定处，时有轻重；肝风可致风阳扰及周身，而见眩晕、抽搐、筋惕肉瞤、痉厥、昏仆、麻木拘挛等症。

厥脱：厥证为肝经气机逆乱，阴阳之气不相顺接而引起昏仆不省人事的昏厥证；脱证为肝肾元真脱绝，阴阳之气不能依存而导致的神昏危候。

四、肝气、肝火、肝阳三证的关系与比较

肝郁气滞证、肝火炽盛证、肝阳上亢证三者之间，可存在着因果转化关系，如肝气郁结可以化火或上逆而致阳亢，同时又可兼并出现，临床上应当加以比较鉴别。

肝郁气滞证的临床表现以抑郁不乐，胸胁胀闷，不欲饮食等“郁”的症状为主，其特点是无明显的寒热征象，而与情志活动关系密切。其病理是郁结于内而未发泄于外，故可认为是内实而外虚，内实则胸胁胀闷不舒，外虚可表现为头晕、月经不调等症。故其治应疏肝解郁，促其疏泄。

肝火炽盛证以发热口渴，面红目赤，口苦，胁肋灼痛，烦躁易怒，便秘尿黄，舌红苔黄，脉弦数等一派“火”的症状为主，无明显阴虚表现的实热证候，头痛烦躁等症皆由火热上扰所致。一般病势较急而病程较短，治宜清热泻火。

肝阳上亢证以头晕耳鸣，头目胀痛，头重脚轻，烦躁易怒，脉弦有力等。“上亢”的症状为主，系气血逆乱而并走于上，并常兼有阴虚的表现，为上实下虚，或曰肝实肾虚的虚实夹杂证候。上实则头重、头胀、头痛，下虚可见脚轻、腰膝酸软等表现，一般病程较长而病势略缓，同时发热口渴、舌红尿黄等火热证候并不明显。治当平肝潜阳，佐以滋阴。

李冠仙《知医必辨》说：“病者肝气郁结，或为人所制，有气不能发泄，郁而生火，作痛作胀，脉虽弦数而见沉意，投以逍遥，辛以散之，自然获效。若其人并无所制，而善于动怒，性不平和，愈怒愈甚，以致肝气肆横，胀痛交作，不时上炎，头疼头晕，脉来弦数而无沉意，此乃肝火化风。平之不及，而犹治以辛散，譬如一盆炭火，势已炎炎，而更以扇扇之，岂有火不愈炽而病不加甚耶?”从而对三者的病理与诊治特点作了较好的阐释。

五、内风证的病机辨析

内风证是由于体内阴阳气血失调，而并非感受外邪所致。其证候具有眩晕、麻木、震颤、抽搐等特点的病变。一般认为，导致内风证的病机有肝阳上亢、热极生风、血虚动风、阴虚动风四种。其实引起内风证的原因尚有阳虚动风、气虚动风、气厥动风、痰迷动风等。

比如所谓小儿慢惊风，症见手足徐徐抽动，神疲面黄，嗜睡露睛，食少腹胀，大便清冷，四肢不温甚或厥逆，舌淡脉弱等，此种动风，辨证属于脾肾阳气亏虚所致，故为阳虚或气虚动风证。

又如痫病发作，突然昏仆，口吐涎沫，四肢抽搐，辨证多属风痰内扰所致，因而常称“风痫”，此种抽搐属于痰迷动风的表现。

“气厥”又名郁厥，是指因精神刺激，情志不舒，气机郁闭，导致突然昏厥，或见四肢抽搐、咬牙口噤等症，此种抽搐则应属气厥动风。

【古代文献】

一、肝的生理病理特点

《素问·灵兰秘典论》：肝者，将军之官，谋虑出焉。胆者，中正之官，决断出焉。

《素问·六节藏象论》：肝者，罢极之本，魂之居也，其华在爪，其充在筋，以生血气。

《素问·调经论》：肝藏血。

《质疑录·论肝无补法》：足厥阴肝，为风木之脏，喜条达而恶抑郁，故经云木郁达之是也。然肝藏血，入夜卧则血归于肝，是肝所赖以养者，血也。

二、肝病辨证

《临证指南医案·肝风》：故肝为风木之脏，因有相火内寄，体阴用阳，其性刚，主动，主升，全赖肾水以涵之，血液以濡之，肺金清肃下降之令以平之，中宫敦阜之土气以培之，则刚劲之质得为柔和之体，遂其调达畅茂之性。

《素问·脏气法时论》：肝病者，两胁下痛引少腹，令人善怒，虚则目䀮䀮无所见，耳无所闻，善恐，如人将捕之。

《脏腑虚实标本用药式》：肝藏血，属木，胆火寄于中，主血，主目，主筋，主呼，主怒。本病：诸风眩运，僵卧硬直，惊痫，两胁肿痛，胸肋满痛，呕血，小腹疝痛痃瘕，女人经病。标病：寒热疟，头痛吐涎，目赤面青，多怒，耳闭颊肿，筋挛卵缩，丈夫㿗痛，女人少腹肿痛，阴病。

胆属木，为少阳相火，生发万物，为决断之官，十一脏之主（主同肝）。本病：口苦，呕苦汁，善太息，憺憺如人将捕状，目昏不眠。标病：寒热往来，痁疟，胸胁痛，头额痛，耳痛鸣聋，瘰疬结核马刀，足小指次指不用。

《血证论·脏腑病机论》：肝为风木之脏，胆寄其间。胆为相火，木生火也。肝主藏血，血生于心，下行胞中，是为血海。凡周身之血，总视血海为治乱，血海不扰，则周身之血，无不随之而安。肝经主其部分，故肝主藏血焉。至其所以能藏之故，则以肝属木，木气冲和条达，不致遏郁，则血脉得畅。设木郁为火，则血不和；火发为怒，则血横决，吐血、错经、血痛诸证作焉。怒太甚则狂；火太甚则颊肿面青，目赤头痛；木火克土，则口燥泄痢，饥不能食，回食逆满，皆系木郁为火之见证也。若木挟水邪上攻，又为子借母势，肆虐脾经，痰饮泄泻，呕吐头痛之病又作矣。木之性主于疏泄，食气入胃，全赖肝木之气以疏泄之，而水谷乃化。设肝之清阳不升，则不能疏泄水谷，渗泻中满之证，在所不免。肝之清阳，即魂气也，故又主藏魂。血不养肝，火扰其魂，则梦遗不寐。肝又主筋瘛疭囊缩，皆属肝病。分布于季胁少腹之间，凡季胁少腹痛，皆责于肝。其经名为厥阴，谓阴之尽也，阴极则变阳，故病至此，厥深热亦深，厥微热亦微，血分不和，尤多寒热并见。与少阳相表里，故肝病及胆，亦能吐酸呕苦，耳聋目眩。肝位居左，多病左胁痛，又左胁有动气。肝之主病，大略如此。

《诸病源候论·五脏六腑病诸候·肝病候》：肝气盛，为血有余，则病目赤，两胁下痛引小腹，善怒，气逆则头眩，耳聋不聪，颊肿，是肝气之实也，则宜泻之。肝气不足，则病目不明，两胁拘急，筋挛，不得太息，爪甲枯，面青，善悲恐，如人将捕之，是肝气之虚也，则宜补之。

《类证治裁·肝气》：肝木性升散，不受遏郁，郁则经气逆，为嗳、为胀、为呕吐、为暴怒胁痛、为胸满不食、为飧泄、为溃疝，皆肝气横决也。

《笔花医镜·女科证治》：肝气者，妇女之本病。妇女以血为主，血足则盈而木气盛，血亏则热而木气亢，木盛木亢，皆易生怒，故肝气唯妇女为易动焉，然怒气泄则肝血必大伤，怒气郁则肝血又暗损。怒者，血之贼也。其结气在本位者，为左胁痛，移邪于肺者，右胁亦痛，气上逆者，头痛、目痛、胃脘痛，气旁散而下注者，手足筋脉拘挛，腹痛、小腹痛，瘰疬，乳癌，阴肿、阴痒、阴挺诸症，其病变也不一。

《济生方·肝胆虚实论治》：夫肝者，谋虑过制，喜怒不节，疲劳之极，扰乱其经，因其虚实，由是寒热见焉。及其实也，实则生热，热则心下坚满，两胁下痛，痛引小腹，令人喜怒气逆，头晕眦赤，悒悒先寒后热，颈直背强，筋急不得屈伸，诊其脉浮大而数者，皆实热之候也。

《中藏经·论肝脏虚实寒热生死逆顺脉证》：肝者与胆为表里，足厥阴少阳是其经，肝中热，则喘满而多怒，目疼，腹胀满，不嗜食，所作不定，睡中惊悸，眼赤视不明，其脉左关阴实者是也。

《笔花医镜·肝部》：肝热之证，脉左关必弦数。其症为眩晕，为目赤肿痛，为口苦，为消渴，为头痛，为胁痛，为瘰疬，为聤耳。

《血证论·吐血》：肝为藏血之脏，血所以运行周身者，赖冲、任、带三脉以管领之，而血海胞中，又血所转输归宿之所，肝则司主血海，冲、任、带三脉又肝所属，故补血者，总以补肝为要。且世上虚劳，多是肝虚，此理自东垣《脾胃论》后少有知者。肝血虚，则虚烦不眠，骨蒸梦遗。

《质疑录·论肝无补法》：举世皆曰伐肝，故谓肝无补法。不知肝气有余不可补，补则气滞而不舒，非云血之不可补也。肝血不足，则为筋挛、为角弓、为抽搐、为爪枯、为目眩、为头痛、为胁肋痛、为少腹痛、为疝痛诸症。凡此皆肝血不荣也，而可以不补乎？

《笔花医镜·肝部》：肝之虚，肾水不能涵木而血少也，脉左关必弱或空大，其症为胁痛，为头眩，为目干，为眉棱骨眼眶痛，为心悸，为口渴，为烦躁发热，水不养目也。

《金匮翼·肝虚胁痛》：肝虚者，肝阴虚也。阴虚则脉细急，肝之脉贯膈布胁肋，阴虚血燥，则经脉失养而痛。其症胁下筋急，不得太息，目昏不明，爪枯色青，遇劳即甚，或忍饥即发者是也。

《临证指南医案·眩晕》：头为太阳之首，耳、目、口、鼻，皆系清空之窍，所患眩晕者，非外来之邪，乃肝胆之风阳上冒也。

《类证治裁·眩晕》：良由肝胆乃风木之脏，相火内寄，其性主动主升。或由身心过动，或由情志郁勃，或由地气上腾，或由冬藏不密，或由年高肾液已衰，水不涵木，或由病后精神未复，阴不吸阳，以致目昏耳鸣，震眩不定。

《医醇賸义·诸痛》：有因于火者，肝阳上升，头痛如劈，筋脉掣起，痛连目珠，当壮水柔肝，以息风火，不可过用风药，盖风能助火，风药多则火势更烈也。

《类证治裁·肝气》：夫肝主藏血，血燥则肝急。凡肝阴不足，必得肾水以滋之，血液以濡之。凡肝阳有余，必需介类以潜之，柔静以摄之，味取酸收，或佐酸降，务清其营络之热，则升者伏矣。

《临证指南医案·中风》：内风，乃身中阳气之变动。肝为风脏，因精血衰耗，水不涵木，木少滋荣，故肝阳偏亢，内风时起。若肢体拘挛，半身不遂，口眼㖞斜，舌强言謇，二便不爽，此本体先虚，风阳挟痰火壅塞，以致营血脉络失和。

《医碥·内风证》：内伤亏败日久，极则必发，不必有所感触也。由将息失宜，五志过极，心火暴盛，肾水虚衰，不能制之，热气郁怫，心神昏冒，故卒倒无知。病微则僵仆，气血流通，筋脉不挛，发过如故；重则气血郁结不通，阴气暴绝，阳气后竭而死。

《类证治裁·肝气肝火肝风》：肝阳化风，上扰清窍，则巅痛头晕，目眩耳鸣，心悸寤烦。由营阴内虚，水不涵木，火动痰升，其实无风可散，宜滋液和阳。

《素问·至真要大论》：诸暴强直，皆属于风。

《时病论·暑风》：暑风之病，良由暑热极盛，金被火刑，木无所畏，则风从内而生。此与外感风邪之治法，相悬霄壤，若误汗之，变证百出矣。夫木既化乎风，而脾土未尝不受其所制者，是以卒然昏倒，四肢搐搦，内扰神舍，志识不清，脉多弦劲或洪大，或滑数。

《温热经纬·余师愚疫病论·疫证条辨》:筋属肝,赖血以养,热毒流于肝经,筋脉受其冲激,则抽惕若惊。肝属木,木动风摇,风自火出。《左传》云:风淫末疾。四末,四肢也,肢动即风淫之疾也。

《重订通俗伤寒论·六经病证》:六经感证,兼带厥阴者,尚可救疗。若三阳经传至厥阴,入里极深,风木与相火两相煽灼,伤阴最速。阴液消耗,邪热内陷包络,则神昏谵语,甚则不语如尸;内陷肝络,则四肢厥逆,甚则手足发痉,热极生风,九窍随闭。所形皆败证矣。

《素问·举痛论》:寒气客于厥阴之脉,厥阴之脉者,络阴器系于肝,寒气客于脉中,则血泣脉急,故胁肋与少腹相引痛矣。

《笔花医镜·肝部》:肝寒之证,脉左关必沉迟,其症为小腹痛,为疝瘕,为囊缩,为寒热往来。小腹痛者,寒结下焦也。

《医醇賸义·胀》:肝胀者,胁下满而痛引小腹。肝为将军之官,气血皆盛,但木喜条达,寒气上逆,则两气相积,而肝木怒胀,胁下乃肝之本位,痛引小腹,则壅极而决矣。

《四圣心源·黄疸根源》:太阴湿土之令,以阳明戊土之燥,亦化而为太阴之湿。设使皮毛通畅,湿气淫蒸,犹得外泄。一感风邪,卫失开合,湿淫不得外泄。脾土堙浊,遏其肝木,肝脾双陷,水谷不消,谷气瘀浊,化而为热,瘀热前行,下流膀胱,小便闭涩,水道不利,膀胱瘀热,下无泄路,熏蒸淫肤,传于周身,于是黄疸成焉。

《类证治裁·带下》:带下系湿热浊气流注于带脉,连绵而下,故名带下。如肝经怒火下流者,加味逍遥散,甚者龙胆泻肝汤。

《证治汇补·腹胁门·胁痛》:左右胁注痛有声者,痰饮也。

《杂病源流犀烛·肝病源流》:胠胁肋痛,肝经病也。一曰痰饮,由痰流注于厥阴之经,以致胠胁肋痛,痛则咳嗽气急。

《金匮翼·肝虚胁痛》:肝虚者,肝阴虚也。阴虚则脉细急,肝之脉贯膈布胁肋,阴虚血燥,则经脉失养而痛。

【研究进展】

一、肝病证候的综合研究

(一) 肝病证候的地域分布研究

赵玉秋等[1]以湖南医科大学湘雅医院、海南省人民医院、海南省中医院、白求恩医科大学附属第一医院住院患者和部分门诊患者 5113 例为调查对象,探讨中医肝脏证候分布规律,证候与南北地域、季节的关系。调查结果显示:肝阴虚证、肝火上炎证多见于南方 3 个医院,而白求恩医科大学附一院则少见;肝血瘀滞证多见于白求恩医大附一院,肝胆湿热证多见于海南省两个医院,肝阳上亢证的分布与季节有关($P<0.01$)。

(二) 肝病证候演变的不同阶段研究

黄柄山等[2]认为,肝病证候产生主要为内环境紊乱,而蓝斑-周围交感神经系统-肾上腺髓质为主要变化。大致可分为演变的三个阶段:

第一阶段是肝胆不宁证/肝郁气滞证:多涉及脑皮质及边缘系统情绪,以精神、心理及生理反应为主,交感神经肾上腺髓质及皮质受激动而分泌增加,但不稳定,检查上述内分泌腺及自主神经功能并不稳定。

第二阶段是肝郁克脾:除周围交感神经以外,副交感神经也亢进,副交感神经的亢进多属脾虚;肝气犯胃,又有交感神经副交感神经影响胃的不同临床表现。亦可以表现为肝阳上亢,肝经实火,肝气郁化热,肝风内动等一组肝的实证,主要是由交感神经系统亢进,而肾上腺的髓质分泌,去甲肾上腺素及肾上腺素的分泌相应增高所致。不同证型其表现又不同:①肝阳上亢,主要表现为全身血管的效应,引起血压升高的正肾上腺升高;②肝郁化火,表现为交感肾上腺髓质亢进而易发生充血性炎症;③肝经实火,涉及应激系统,不仅肾上腺-交感系统,其他如下丘脑-垂体-肾上腺系统等神经内分泌活动将相互影响构成复杂的局面。

第三阶段是阳虚:肝阳虚将与其他脏器阳虚一起,全身内分泌、神经萎缩衰竭,而不仅是肝。

二、肝郁气滞证的研究

肝郁气滞证是肝病的基础证,且随病机发展可演化成诸多相关证。此证涉及中医、西医多种疾病。近年来对肝郁气滞证的研究可概括为如下几个方面:

(一) 肝郁气滞证的临床辨证研究

1. 证候量表研究　刘小珍等[3]初步编制了中医肝气郁结证证候量表。方法是通过对80例肝气郁结证受试者的测量(男性24例,女性56例),经相关系数法、克龙巴赫α系数法(Cronbach'sα系数法)筛选出条目。其中,男性肝气郁结证证候量表10项条目,女性肝气郁结证证候量表14项条目,并对各条目采用主成分因子分析法分析:男性肝气郁结证证候量表可提取2个因子,量表和因子的重测信度系数为0.749～0.814;Spearman-Brown分半信度为0.790～0.866;Cronbach'sα信度为0.806～0.848。女性量表可提取3个因子,量表和因子的重测信度系数为0.848～0.935;Spearman-Brown分半信度为0.683～0.934;Cronbach'sα信度为0.759～0.877。结果表明该"肝气郁结证证候量表"具有良好的效度和信度,为肝气郁结证的研究提供了一个标准化的工具和方法。

2. 发病病因学研究　车桂燕等[4]通过对24 319份病例的统计分析和对600例病例进行观察,提出肝郁气滞证是肝病证候的核心,占肝病总数的41.9%;该证以女性居多,占79.23%;脑力劳动者患病率较高,占57.3%;发病时间以春三月常见,占四季总数的58.37%;运用Dy量表对患者进行气质分析测定,认为太阴之人多见,占40.8%;情志致病居首位,占68.83%,而在情志病中又以郁怒伤肝最多见,占情志致病的49.5%。常东等[5]认为,肝能在下丘脑-垂体-卵巢中起重要调节作用,很大程度上取决于情志变化对该性腺轴的影响。陈家旭[6]提出情志致病的机制大致为:情志心理紧张刺激大脑皮层功能改变→自主神经功能改变→内脏功能障碍→内脏形态等改变的病理模式。

(二) 肝郁气滞证的证候本质研究

1. 神经及内分泌功能紊乱　肝郁气滞证患者自主神经功能紊乱,其特征为交感神经活动偏亢,已基本成为共识。周大桥等[7]用敏感方法和仪器检测肝郁患者100例和100例对照组的自主神经功能,结果表明肝郁组24小时尿儿茶酚胺含量、皮肤电活动明显高于对照组($P<0.01$,$P<0.05$);胃电频谱分析,其餐后胃运动优势幅值较对照组及正常人低($P<0.05$)。张震[8]观察了53例中医肝病患者,其中42例有不同程度的自主神经功能失调,经辨证以肝气郁结证居多(37例),自主神经紊乱又以交感神经偏亢为主(20例)。张问渠等[9]在临床研究中发现,高血压肝郁证的患者中有5-羟色胺含量明显增高的情况,且经过疏肝理气药物治疗后,随着肝郁症状的缓解,5-羟色胺逐渐恢复正常。5-羟色胺为下丘脑神经分泌细胞产生的一种神经介质,它能直接刺激垂体分泌泌乳素(PRL)。王希浩[10]通过临床观察及实验研究证明,肝郁妇女及肝郁雌性大鼠模型的PRL均较正常人有不同程度升高,且

伴有 E_2、P 含量的降低，说明情志异常可引起内分泌的紊乱。5-HT 的变化反映了中枢活动状态，并和人的精神活动有一定关系。李凤文等[11]通过实验研究发现，高血压肝郁患者 5-HT 含量明显增高，提示患者长期恼怒、忧思、精神紧张造成高级神经活动的紊乱，这将直接引起交感中枢一系列情绪应激反应，主要涉及两个系统，一是交感特异性通路所支配的心脏系统和血管，另一是垂体-交感肾上腺系统。

2. 血液流变及微循环的变化　崔向阳等[12]测定 60 例肝郁气滞证的血液流变变化，结果发现全血比黏度、全血还原黏度与血沉方程 K 值都明显高于正常值。徐淑文等[13]通过对 52 例肝郁气滞证患者的血浆前列腺素含量测定，发现血栓素 A_2 的代谢产物（TXB_2）和前列腺环素 PGI_2 的代谢产物（6-酮-PGF_1）的含量比值均高于正常人，预示要出现血小板聚集和血管收缩现象，因而可以推断肝郁气滞证有出现出血的倾向。彭汉光等[14]对 118 例慢性乙型肝炎患者进行了甲皱微循环检测，发现肝郁气滞证患者的管襻数目减少，横径不增宽，色泽偏黯，红细胞聚集，襻顶瘀血，流速缓慢。室田诚逸等[15]通过临床实验提出，肝郁伴有血瘀现象，尤以血小板聚集率增高为甚，在血小板聚集过程中除 PGI_2 与 TXA_2 相互拮抗作用外，血小板内 PGE_1，通过增加 cAMP 及 ADP 竞争受体等作用，在抑制血小板聚集过程中发挥着重要作用。

3. 肝郁气滞证的病理演变　证候的存在不是孤立的、静止的，而是随着诸多因素的影响不断发展、变化的。肝郁气滞，气机不畅，“气行则血行，气滞则血瘀”，最易累及血的运行；肝失疏泄，脾失健运，最易肝木乘土。

（1）气滞血瘀证的病理研究：李凤文等[11]结合临床研究和动物实验研究结果，提出肝郁-气滞-血瘀的理论构图，其病理过程表现为 3 个层次：①气滞病理变化的最高层次为交感中枢的调节失常；②自此连锁引起气滞的病理变化的中间层次是：一方面交感肾上腺系统调控异常，继而神经体液异常，由此引起血液系统高黏凝倾向和血小板功能与形态异常，另一方面外周各交感特异性通路调节功能紊乱，引起心、心血管功能改变，尤其是外周阻力血管运动功能的紊乱，引起微循环的严重障碍；③气滞引起的基础层次的变化，发生在细胞水平和分子水平上。由于血小板、血流及血管功能的改变，加之上述各综合因素直接或间接引起血管内皮细胞的改变（形态损伤、PGI_2 分泌减少、LPO 增多），继发产生血管活性物质 PGI_2-TXA_2 及 cAMP-cGMP 的平衡失调，构成气滞病理变化过程的最后环节。血瘀是在 3 个层次综合影响下，最后造成血液有形成分的黏凝聚状态，或出现高脂混浊血液，或渗出出血等病理特征。唐智敏等[16]从门脉血流动力学的角度，指出慢性肝炎阶段，肝病血瘀证患者门脉平均血流速度明显减慢，门脉血流量明显增高，而门脉内径无显著增宽。进入肝硬化阶段后，变化更为明显。提示肝病血瘀证常有门脉血流动力学障碍的客观变化，其中门脉平均血流速度及门脉血流量，反映肝病血瘀最为敏感。张赤忠等[17]对 30 例肝病血瘀证与非血瘀证患者做对照病理学检查提示，两组均有肝细胞明显肿胀，炎性细胞浸润，但血瘀证组的碎屑坏死、桥型坏死、界板破坏、嗜酸性等组织学改变明显高于非瘀血证组，表明肝病见有血瘀证，是病情恶化的一个重要标志。

（2）肝郁脾虚证的病理研究：湖南医学院[18]的实验显示，肝郁脾虚证者尿木糖排泄率降低，表明其小肠吸收功能减弱。顾永华[19]指出，肝郁脾虚证血液流变学变化出现血液黏度增高，红细胞电泳时间延长，提示患者血液流动性差，红细胞聚集，经治疗后有明显改善，认为血液流变学可作为肝郁脾虚证的客观指标之一。张羽忠等[20]测定慢性肝病气阴两虚证与肝郁脾虚证指甲的微量元素铜、锌、铁、锰的含量。结果显示两证铜、锰均低于正常组

($P<0.05$);而铁值变化不大($P>0.05$),锌以肝郁脾虚最低,与另两组间均有显著性差异。因此认为铜、锰的变化可能是虚证的共有变化,锌值可能是肝郁脾虚证的特征变化。谢学军[21]检测103例慢性肝炎中肝郁脾虚和肝胆湿热证患者外周血NK细胞活性,并与30名健康人作对照,发现两证的NK活性均降低。NK细胞是人体免疫活性细胞之一,它的降低似可说明本虚部分的实质。沈吉云等[22]认为肝郁脾虚一般属慢性迁延性肝炎(CPH),肝细胞轻度炎症反应,HBV感染复制不明显,免疫功能与正常人差异不大,肝功各项指标基本正常,纤维化指标测值最低,微循环障碍最轻。邓银泉等[23]通过对74例肝硬化不同证型血清腺苷脱氨酶测定,肝郁脾虚→热郁血瘀→阴虚阻络是发展变化的趋势,而各证之间血清腺苷脱氨酶(ADA)有非常显著差异($P<0.01$),并按发展的趋势依次递增。

4. 动物实验研究　肝郁动物模型的复制,大多以药物注射造模。湖南医学院[24-25]用四氯化碳(CCl_4)建立大小鼠急性中毒的"肝郁脾虚"证动物模型,观察肝组织、肝功能等各项指标,并同时用复方柴芪注射液治疗,各项指标均有好转。须惠仁等[26]从情志致病入手,激怒刺激复制大鼠肝郁模型,并从10项指标进行了血液流变学系统研究和血小板超微结构的电镜观察。结果表明:全血黏度、血浆黏度、血浆比黏度、热沉淀蛋白含量显著增高,扩大型血小板数量明显增多,血小板聚集率增高,血液存在着明显的黏、稠、凝、聚倾向。动物血小板超微结构观察表明,血小板由正常动物的光滑流线型呈分离状态,而变成明显的"黏性变态"——黏附聚集,与肝郁患者血小板所见几乎完全一致。这种肝郁证的动物模型比药物造型更接近临床肝郁证的病因与病症,值得进一步研究。

三、肝火炽盛证的研究

(一) 肝火炽盛证的临床辨证研究

1. 计量诊断研究　陈泽奇等[27]采用传统中医辨证、流行病学调查、专家咨询及微机处理等综合方法,制定证候标准和判别方程。表明肝火上炎证涉及西医病种28个,但眼科疾患占65.82%。肝火上炎的症状出现率在文献和临床调查中均超过50%者是:头痛头胀、目赤肿痛、眩晕、烦躁易怒、口干口苦、舌红、苔黄、脉弦。文献中耳鸣耳聋、衄血尿血及脉数出现率高;而临床调查尿黄、便结较常见。用回归方程式对100个病例与69个病例检查,肝火上炎回顾性检验100%,前瞻性符合率为100%。

2. 证候量表研究　刘小珍等[28]经流行病学调查,选取患者110例(其中肝火上炎证80例,肝阳上亢证30例),初步编出胸胁灼痛、急躁易怒、目赤、面红、头晕胀痛、耳鸣、耳内肿痛或流脓、突发耳聋、口苦、口干欲饮、衄血、失眠、多梦、大便秘结、尿黄、尿少这16项可操作性条目,各条目均分为无、轻度、中等、偏重、严重5级,依次计0～4分。16项条目通过标准差法、逐步回归法、Cronbach's系数法和相关系数法进行筛选分析,对符合:①标准差<0.6;②标准回归系数<0.95;③Cronbach's系数>0.8;④相关系数<0.3者予以删除。量表编制完毕后进行信度和效度检验。结果:①两个维度重测信度的相关系数,肝火上炎证患者为0.706～0.897,肝阳上亢证患者为0.807～0.834,表明量表跨时间的一致性。②条目和各维度分的分半信度系数为0.892～0.908,表明量表内部结构的一致性;两个维度的Cronbach's系数为0.897～0.933,证明量表跨指标的一致性。③量表效度检验结果,主成分因子分析结果表明,肝火上攻因子、肝火内扰因子、肝火上攻+内扰因子共解释总方差的71.713%,代表量表的总体结构。与肝火上炎证比较,肝阳上亢证在肝火上攻维度、肝火内扰维度方面差异均有显著性意义(均$P<0.01$)。表明肝火上炎证证候量表具有良好的信度

和效度，为肝火上炎证的研究提供了一个标准化的工具和方法。

（二）肝火炽盛证的证候本质研究

1. 与神经内分泌关系　鄢东红等[29]提出肝火证的病理生理基础是：①机体处于应激状态，肾上腺皮质、髓质功能增强；②炎症介质增加，血管内皮细胞损伤；③调节血管舒缩的活性物质变化，呈血管扩张，毛细血管通透性增加。肝火证还存在着过敏反应、代谢旺盛、能量消耗增加和贮备减少。赵伟康[30]发现高血压肝火患者血浆肾素活性和血管紧张素Ⅱ显著降低，交感神经兴奋。王琦等[31]对60例肝病的肝气郁结证、肝火上炎证和肝肾阴虚证用放射免疫法测定 T_3、T_4与健康人作对照，发现肝火上炎证组 T_3、T_4、明显高于其他证型组和正常组，提示甲状腺素增多可能为肝火上炎证的重要因素之一。魏雅川[32]通过实验研究和临床实践，提出中医“肝”与前列腺素 E、F 有密切相关性，PGE、PGF 可以作为中医“肝”实质研究的指标。临床出现疼痛、红、热的体征多责于“肝火”，PGE、PGF 是一种作用很强的致痛物质，同时也是炎性介质，凡以红、肿、热、痛为主症的炎性组织皆含大量的 PG。黄晖等[33]发现肝火证患者血清 T_3、T_4上升。

2. 其他方面研究　李延福[34]指出热毒炽盛的肝细胞变性及片状坏死，同时见肝细胞内胆汁潴留。吴嘉庚等[35]观察78例乙型肝炎纤维化的辨证施治及与生化指标改变的关系，结果显示，肝炎纤维化者血清透明质酸（HA）、腺苷脱氨酶（ADA）、谷胱甘肽-S-转移酶（GST）显著高于健康人，其中热郁血瘀最明显。除此之外，张俊男等[36]用内毒素（ET）注射家兔复制肝火上炎模型，其结果为家兔皮肤温度升高，心率和呼吸增快，24小时饮水量增多，24小时尿量减少，而血清晶体渗透压呈升高趋势，与注射ET前比较有显著性差异（$P<0.01$）。动物对刺激反应强烈，房水中的白细胞、蛋白含量、白三烯 C4（LTC_4）、PGE_2和 PGF_2均显著升高。病理形态改变，光镜下见模型动物虹膜间质血管明显充血，部分小血管中凝集的血浆蛋白呈栅栏状（斑马条纹状），个别毛细血管破裂出血，间质有渗出的血浆和轻度水肿，可见炎性细胞浸润，睫状体充血明显，血浆渗出较虹膜更加严重，部分可出现出血。用清肝泻火汤治疗后，诸症状得到改善。以方测证，认为本实验动物模型符合肝火证，并提示肝火证的病理与炎症介质的产生和释放有关。

四、肝阳上亢证的研究

（一）肝阳上亢证的临床辨证研究

1. 肝阳上亢证发病特点研究　陈孝银等[37]按流行病学的方法制定调查表，分析肝阳上亢证的发病与性别、年龄、职业、季节及人体气质的关系。结果表明，肝阳上亢证的发病男性多于女性，45岁前发病率较低，脑力劳动者多于体力劳动者，但与季节关系不明显；从体质类型看，以太阳型之人发病率最高，占42.9%，提示肝阳上亢证的发病与性别、年龄、职业关系密切，不同体质及心理特性的人，其肝阳上亢证的发生率有明显的差异。

2. 肝阳上亢证的计量诊断　陈国林等[38]对2079例患者进行流行病学调查，选择其中4种疾病170例肝阳上亢证作为研究的对象，用逐步回归方程进行回顾性及前瞻性检验。肝阳上亢证与阴虚阳亢证回顾性检验合格率前者为98%，后者为88%，平均95%。前瞻性检验符合率前者为100%，后者为86%，平均为93%。170例肝阳上亢患者，此症状出现率在71%以上。并且不同疾病的肝阳上亢证既有共性，又有各自特性，为证候的标准化、规范化提供了新的方法手段与量化指标。

（二）肝阳上亢证的证候本质研究

1. 与神经内分泌的关系　翁伟强等[39]选择97例高血压、更年期综合征、甲状腺功能亢进中医辨证属肝阳上亢的患者进行异病同治的临床研究和实验检测。发现三组肝阳上亢证组均出现以交感亢进为主的自主神经功能紊乱，尿儿茶酚胺（CA）增高，而尿3-甲氧基4-羟基苯乙二醇硫酸酯（$MHPG\text{-}SO_4$）则降低，与健康人组比较，$P<0.05$或$P<0.01$。治疗后上述指标相应改善，治疗前后比较$P<0.01$。上述指标的改变揭示了肝阳上亢证的病理生理基础，主要可能为外周交感-肾上腺髓质功能亢进，而中枢去甲肾上腺素的水平却低下。尤劲松等[40]采用异病同证、方药测证的方法进一步研究肝阳上亢证血浆去甲肾上腺素（NE）、肾上腺素（E）、大脑中动脉平均血流速度（MCA. Vm）及收缩峰血流速度（MCA-Vs）的变化规律。结果表明肝阳上亢证患者（异病同证）上述4项指标测值均高于健康人对照组，且高血压肝阳上亢证患者症状积分与舒张压、血浆NE和E均呈正相关，用潜阳方治疗3周后，随症状的改善，4项指标亦均有不同程度的降低。高血压、偏头痛是临床上肝阳上亢证最常见的西医病种，二者发病机制并不相同，但当患者都出现一系列肝阳上亢证的临床表现时，可能具有共同的病理生理学机制，即都存在外周交感——肾上腺髓质功能偏亢及血管舒缩功能障碍。这一结果进一步支持血浆NE，E含量及MCA-Vm、Vs测值增高可作为肝阳上亢证的辅助实验诊断指标。辛效毅等[41]检测高血压各中医证型血浆ET、血管紧张素，肝阳上亢血管紧张素与ET均升高，明显高于其余三组（$P<0.05$），ET、血管紧张素与该型成明显正相关（$r=0.43$，$P<0.05$），从分子水平印证了肝阳上亢型较其他各型潜在的中风危险性更大。肝阳上亢血管紧张素水平较正常对照组明显升高，提示肾素-血管紧张素系统水平偏高可能对肝阳上亢型病机的形成起一定作用。金益强等[42]通过对170例肝阳上亢证患者进行了多项指标实验研究，其结果亦支持这一观点，实验结果是：①自主神经功能紊乱，交感神经亢进占69.8%；②反映外周交感-肾上腺髓质功能的尿CA、NE、TMN（3-甲氧去甲肾上腺素和3-甲氧肾上腺素之总量）含量均增高；③血浆cAMP、cGMP升高；④血浆TXB_2、6-Keto-$PGF_{1\alpha}$含量增高；⑤红细胞内ATP、ADP、NADP（氧化型辅酶Ⅱ）含量增高，对诊断肝阳上亢有较好的特异性。

2. 与血浆P物质的关系　李学文等[43]对肝阳上亢证进行血浆P物质（SP）放射免疫测定，发现肝阳上亢证SP含量降低，经中药治疗后SP含量上升，说明SP这种肽类物质在肝阳上亢中可能起体液调节作用。SP和激素的关系，是否起相互调节和拮抗等作用，还有待进一步研究。朱虹等[44]研究发现，肝阳上亢证患者的血清催乳素激素明显升高，与正常人比较差异明显（$P<0.01$）。PRL的分泌与内外环境刺激，精神创伤有关，当交感神经系统功能活动增强时，机体的内环境处于紧张状态，PRL的分泌必然会增高。

3. 与血液流变学的关系　刘亚光[45]认为外周交感-肾上腺髓质功能活动的增强，CA等物质含量增加，导致血浆cAMP、cGMP的增高。申京建等[46]指出cAMP/cGMP的比值下降，与此同时，反映前列腺素-血栓烷系统水平的6-Keto－$PGF_{1\alpha}$、TXB_2也发生与cAMP、cGMP一致的改变，因为前者是通过影响后者的代谢而发挥对血管和血小板的调节作用的。这两对生物活性物质的含量、比值的动态平衡，是构成机体内环境稳定的重要因素。翁伟强[39]指出肝阳上亢证的发生，正是这种平衡遭到破坏的结果，与中医阴阳失调之说可以相互印证。黄炎明等[47]观察119例高血压病例发现，其中肝火亢盛、阴虚阳亢证的IR值（红细胞刚性指数）增高，说明两型的红细胞变形能力差。红细胞变形性是产生轴流现象的决定因素，对管径效应（Σ效应）及撤离现象具有重要意义，而上述现象的产生，对降低血流的外周阻力，保证微循环灌注是有重要意义的。廖福龙等[48]指出当红细胞变性降低，一则血流阻力增加，二则临界半径增大，造成微循环灌流不足。侯延丽[49]检测 163 例高血压的血液流变学，并结合中医分型进行分析，发现其测定值总趋势为肝阳上亢＞阴虚阳亢＞正常对照＞肝肾阴虚＞阴阳两虚，肝阳上亢证与其他证型有显著性差异。

4. 与血压的关系　方伟等[50]应用动态血压仪测定各证型高血压并通过计算机处理，发现肝阳上亢型舒张压显著升高，动脉弹性可能是高血压证型的病理基础。胡敬宝等[51]对高血压肝阳上亢型和阴虚阳亢型与 24 小时动态血压的关系进行观察，结果 24 小时平均压与舒张压的最大、平均及最小值分别显著低于阴虚阳亢型（$P<0.05$）及高于阴虚阳亢型（$P<0.05$）；白昼收缩压肝阳上亢型略低于阴虚阳亢型（$P>0.05$），白昼的舒张压肝阳上亢型略高于阴虚阳亢型（$P>0.05$）；夜间收缩压肝阳上亢型明显低于阴虚阳亢型（$P<0.05$），而夜间舒张压肝阳上亢型仍高于阴虚阳亢型（$P<0.05$），两种证型皆呈现昼高夜低的特点，但肝阳上亢型昼夜比显著高于阴虚阳亢型，可见肝阳上亢型血压昼夜变化大，而阴虚阳亢型变化较小；肝阳上亢型的收缩压累计值和收缩压负荷低于阴虚阳亢型，而舒张压累计值和舒张压负荷则高于后者，阴虚阳亢型的脉压亦显著高于肝阳上亢型，可见肝阳上亢型以舒张压负荷升高为主，而阴虚阳亢型以收缩压负荷升高为主。王裕颐等[52]对不同中医证型高血压 24 小时观察动态血压，发现肝阳上亢证中的阳亢组，血压昼高夜低的节律明显，而阴虚阳亢组则夜高昼低，反映了阴阳盛衰的影响。

5. 与心脏舒缩功能的关系　高血压由于高压力负荷等因素长期慢性作用，心泵功能减退，外周阻力增加，心脏结构和功能随之改变。朱国强[53]对 132 例高血压的中医证型与心脏收缩舒张功能进行了分析，高血压早期呈肝阳上亢实证表现，对心脏收缩舒张功能影响较小，而阴阳两虚多属高血压的晚期，对心脏收缩舒张功能影响较大，高血压由实致虚过程与心脏收缩舒张功能减退过程一致，说明心脏收缩舒张功能可作为肝阳上亢型高血压的客观指标。

6. 与胰岛素抵抗的关系　李玲等[54]对 32 例高血压患者测定血糖和胰岛素数值，计算出胰岛素敏感指数，与 30 例健康者作对照，肝肾阴虚组同肝阳上亢组比较有显著性差异，IR 指标可为中医辨证分型提供客观依据。张玉金等[55]将高血压（排除糖尿病和肝肾疾病）分为痰湿壅盛型、肝阳上亢型、肝肾阴虚型和阴阳两虚型，设立正常对照组作 IR 比较，各组空腹血糖与正常组比较无显著性差异（$P>0.05$），而餐后 2 小时血糖、空腹及餐后 2 小时胰岛素及 C-肽的检测，痰湿壅盛型和肝阳上亢型与正常组比较均明显升高（$P<0.01$），其余两型与正常组比较无显著性升高（$P>0.05$），IR 是高血压痰湿壅盛型和肝阳上亢型的病理基础之一。

7. 与微量元素的关系　李惠明等[56]采用电子吸收光谱法对肝阳上亢证患者全血锌、铜、铁、镁 4 种元素进行测试，发现患者全血铜低于健康组，而其他 3 种元素差异无显著性。现代医学证明缺铜可引起神经系统的病变，神经元减少等变化。刘晓伟提出肝阳上亢证患者常出现的头痛、眩晕、烦躁易怒等神经系统症状，是否与此有关？张文安[57]对 70 例高血压阴虚阳亢证患者，进行头发微量元素的对比观察，从高血压患者 Zn/Cu 比值显著降低推论，肝阳上亢，下虚上实，以虚为主，而且主要是阴虚为主伴有气虚。

8. 与血浆内皮素、一氧化氮的关系　李玲等[54]分别检测 32 例高血压与 30 例健康者的血浆内皮素（ET），高血压 ET 值高于正常人，证实 ET 参与了高血压的发生发展过程。张臣等[58]分析了高血压中医各证型的 ET、一氧化氮（NO），发现 ET 值肝阳上亢＜阴虚阳亢

<肝肾阴虚<阴阳两虚，后三组两组之间差异有显著性($P<0.01$)，NO 值肝阳上亢>阴虚阳亢>肝肾阴虚>阴阳两虚，肝阳上亢型较后三组差异有显著性($P<0.01$)。张臣等[59]又分析了 120 例高血压患者 ET 与血压之间的关系，各中医证型组 ET 值及血压较正常组明显增高，ET 值及血压可作为肝阳上亢型的客观化指标。

9. 证候分子机理研究　颜永平等[60]通过双向凝胶电泳建立高血压肝阳上亢大鼠模型与正常大鼠下丘脑分辨率高、重复性好的蛋白质表达图谱，采用固相 pH 梯度双向凝胶电泳分离肝阳上亢证大鼠与正常大鼠下丘脑的总蛋白质，经考马斯亮蓝染色，PDQuest7.0 软件分析，在这两种状态下的大鼠下丘脑图像平均匹配率达 92%，且重复性较好，其蛋白质主要分布在等电点 pI 3～8，分子量在 14 400～75 000 的范围内，高血压肝阳上亢大鼠下丘脑约有(777±27)个蛋白质点，正常大鼠下丘脑约有(780±31)个蛋白质点，与正常大鼠比较肝阳上亢大鼠有 22 个点表达上升 2 倍及以上，有 25 个点表达下降 2 倍及以上，推测这些蛋白质的变化可能与高血压肝阳上亢的形成有关，下丘脑-垂体-肾上腺系统的一部分蛋白质参与了肝阳上亢型高血压的形成。

(三) 肝阳上亢证的动物模型研究

1. 模型的建立　肝阳上亢模型的复制方法，主要包括：①使用一种或几种温里药；②应激法；③儿茶酚氨类等具有拟交感作用的物质(如多巴胺、去甲肾上腺素、肾上腺素或者麻黄碱)的使用。

(1) 多巴胺静脉注射法：黄文权等[61]采用多巴胺静脉注射法模拟肝阳上亢证实验动物模型，并以生理盐水作为对照，方法简便易行，是国内外公开报道的首例，但该模型维持时间短，各观测指标均于停药 3～4 天后完全恢复正常，因而其应用受到很大限制。

(2) 双肾双夹加灌附子汤法：肖纯等[62]采用双肾双夹加灌附子汤复制的高血压肝阳上亢证模型，基本符合肝阳上亢证的病因病机，且出现了类似肝阳上亢证临床表现，如眩晕、口渴、烦躁易怒等症状和血浆去甲肾上腺素(NE)、肾上腺素(E)显著升高，脑干 NE 明显增高等神经递质指标，该模型具有"疾病"、"证状"、"病理生理"结合特征，但手术损伤较大，容易造成动物死亡。

(3) 自发性高血压大鼠(SHR)加灌单味附子汤法：鄢东红等[63]选用自发性高血压大鼠(SHR)加灌单味附子汤 4 周，造成高血压肝阳上亢证模型。SHR 肝阳上亢证模型具有血压稳定升高、易激惹程度增加、饮水量增加、旋转时间缩短、痛阈降低、肾小动脉硬化等近似人类高血压肝阳上亢证的特征，是一种操作简单，重复性好，具有"病""证"结合特征的动物模型。

(4) 慢性束缚应激结合悬吊应激法：何纲等[64]采用慢性束缚应激法[65]结合悬吊应激法[66]，造成肝肾阴虚证，用双肾双夹法制备肾血管性高血压。所有模型大鼠均血压明显升高；出现烦躁、易激惹、眼结膜深红、头晕、口渴、大便干结等症状或体征。乔明琦等[67]对束缚应激大鼠的整体反应及疏肝理气中药疗效观察结果表明，该模型的中医证型为肝气郁结。该模型能够部分模拟人类高血压肝阳上亢证的病因病机和发病特点。

(5) 温里药、麻黄碱和盐水复合法：王钦茂[68]等采用温里药、麻黄碱和盐水复合法给大鼠造模，前者为"肝阳上亢"证所设，不能引起高血压；盐水则相反。又因麻黄属解表药，与证型不符而选用麻黄碱，它可升压又有拟交感作用，但单用时模型成功率较低，且动物死亡率高。三种因素综合应用后，大鼠除血压升高外，出现烦躁不安、易激怒、尖叫，同笼动物相互厮打、咬人等攻击行为，并且饮水量和排尿量增加，尿内儿茶酚胺类物质升高，具有交感-肾上腺髓质功能增强表现，以及cAMP升高，及6-酮前列腺素$F_{1\alpha}$/血栓素B比例下降等三项主要指标的改变，与临床上基本一致。造模无需手术，其成功率约80%，时间为4周左右，此后血压趋向稳定。

2. 模型的评价　胡淑平等[69]根据国内有关研究材料，总结判定肝阳上亢动物模型的指标如下：

（1）外观：指毛色是否有光泽；双眼结合膜颜色是否加深变红。

（2）性情变化：易激惹（程度分为3级：Ⅰ级指捉持颈部时尖叫、惊跳；Ⅱ级指捉持颈部时咬人；Ⅲ级指提尾时尖叫、惊跳甚至咬人或同笼大鼠频繁打斗。

（3）饮水量：口渴（每个鼠笼放大鼠1只，用相同容积的水瓶供水，24小时前后水瓶重量的变化值即为每日饮水量）。

（4）痛阈：项头痛（采用尾电刺激法：用痛阈测量仪作方波脉冲电流刺激，频率8Hz，波宽2ms，电压从零开始，由低到高直至大鼠出现嘶叫，以此时的电压值为痛阈）。

（5）周围血管充盈：项面部烘热（分为3级：Ⅰ级：双耳及头颈部毛细血管充盈；Ⅱ级：在Ⅰ级基础上加躯干部毛细血管充盈；Ⅲ级：在Ⅱ级基础上加四肢毛细血管充盈，腹壁静脉轻度怒张）。

（6）心脏血流动力学测定：心脉变化。应用多功能信号处理系统，记录心率（HR）、收缩压（SAP）、舒张压（DAP）、左室压（LVSP）、左室最大变化速率（±dp/dtmax）、左室舒张期末压（LVEDP）等指标。

（7）旋转时间：眩晕（将大鼠置于旋转平台上，分3次每隔10秒调速1次，转速分别为15、30、45r/min，记录跌下时间，若2分钟仍不跌下则停止测试）。

（8）其他：大便性状、舌象；尿量；心、肾脏器检测，计算脏器系数，并做肾脏病理组织学观察。

（9）神经递质及生化指标：作为参考指标。

五、肝风内动证的研究

（一）肝风内动证的微观辨证研究

1. 证型与CT的关系　黄贤权等[70]对86例中风急性期的临床不同证型与CT对照。初步观察中经络的脉络空虚、风入中络；中经的肝肾阴虚、风阳上扰；中腑的阴闭和阳闭；中脏的脱证。在CT的变化依次为病变性质：脑出血和缺血脑梗塞是由少到多，腔隙性脑梗塞是由多到少；病变大小和部位：小深由少到多，小浅由多到少，大深仅见于中腑的阳闭和中经的脱证，而前者又稍少于后者。基本符合中脏和中腑的病位深、病情重；中经和中络的病位浅、病情轻的宏观辨证。CT为中风的辨证提供了微观辨证的依据，CT对中风病变不但可以作出定性的诊断，还可以作出定量的判断，如测量病灶，推算出脑出血量和脑梗塞的容积，并可推断预后。

2. 证型与诱发电位的关系　胡随瑜等[71]根据“肝开窍于目”的中医理论，选择视觉诱发电位（VEP）作为客观指标，对53例肝阳化风、血虚生风、阴虚动风三种肝风患者进行检测。其结果27例肝阳化风异常率为70.4%，15例血虚生风异常率为53.3%，11例阴虚动风的异常率为45.3%。三个证型均有视觉通路传导延迟（$P<0.05$），表明肝风内动证的病理基础与眼的功能状态有密切联系。VEP异常可否作为肝风内动证的客观指标还有待进一步研究。

(二) 肝风内动证的病理变化研究

金益强[72]通过对肝风内动证多层次的实验研究提出，肝阳化风时机体发生严重的病理变化：①脑供血障碍和脑组织损伤；②机体处于应激状态；③调节血管平滑肌功能活性物质水平显著变化。

1. 循环系统　肝风内动证从不同层次多指标实验研究发现，都有球结膜循环改变，其中肝阳化风证表现最明显；血管弯曲增加，粗细不匀；血液流速变慢，红细胞聚集及白色微小栓(血小板成分为主)、周围渗出增多。肝阳化风证血液流变学检查全血黏度、血细胞比容高于健康人，差异显著。

2. 神经内分泌系统

(1) 自主神经功能：金益强[72]测定发现肝风内动证自主神经功能异常，其中肝阳化风证以交感神经功能亢进为主(71%)，血虚生风、阴虚动风证以双相紊乱为多(分别占40%、50%)。

(2) 记忆检测：肝风内动证均有显著记忆障碍，阴虚动风证最重，肝阳化风次之，血虚生风稍轻。

(3) 儿茶酚胺测定：人体内儿茶酚胺(CA)包括去甲肾上腺素(NE)和肾上腺素(E)及多巴胺(DA)，NE、E含量水平被认为是反映外周交感-肾上腺髓质功能状态的可靠生化指标。金益强[72]测定88例肝风内动证患者及55名健康人血浆CA含量，发现肝风内动证血浆NE和E水平增高，而血浆DA含量正常，研究肝风内动证有外周交感-肾上腺髓质功能亢进的共同病理生化特征。

(4) 肾上腺皮质：刘爱平[73]采用放射免疫分析法测定肝风内动证患者血浆皮质醇(F)，血清T_4、T_3及促甲状腺素(TSH)水平，以探讨肾上腺皮质-下丘脑-腺垂体-甲状腺轴功能状态与肝风内动证关系。结果显示，肝风内动证患者血清T_3含量测定值均降低，其中肝阳化风证血浆F显著高于健康人对照组($P<0.05$)，提示3个亚型具有甲状腺偏低的共同特征。结合测定血浆皮质醇含量增高，说明肝阳化风证的肾上腺皮质功能增强，而肝风内动证三亚型血清T_3显著降低。

(5) 前列腺素E、F：魏雅川等[32]指出，前列腺素(PG)是局部刺激素，尤其是PGE、PGF处于随时合成、随时作用、随时灭活的状态，并随组织部位不同而产生不同现象，如风性往来无常，符合肝为风性的特点。对于PG及其代谢产物对中风的影响，刘众[74]、方思羽[75]等经研究，提出中风的发病机制以6-Keto-$PGF_{1\alpha}$降低为本，TXB_2升高为标。实证TXB_2升高是机体对致病动因作用下功能亢进的反应状态；虚证6-Keto-$PGF_{1\alpha}$降低是机体对致病动因作用下功能不足的反应状态。出血性卒中患者TXB_2水平也升高，说明中风发作急性期，中脏腑与中经络、出血性或缺血性中风可能均有共同病机，气血逆乱反映在血小板功能及PG代谢方面也有共同点，即血小板过度刺激，过度释放TXA_2。林仲香等[76]通过对16例中脏腑、20例中经络中风患者进行检测，也发现中风患者血小板丙二醛(MDA)生成量低于对照组，血浆TXB_2高于正常对照组。这种异常值是中风急性期的共同特点，表明稳定血小板的正常功能在中风的预防及治疗中具有重要意义。

(6) 脂质过氧化：张道杰等[77]用补阳还五汤治疗早期缺血性中风患者60例，并进行了治疗前后SOD、MDA的测定，与65例健康人对照分析。结果发现早期缺血性中风患者治疗前SOD显著低于正常对照组($P<0.01$)，而MDA则明显高于对照组($P<0.01$)，从而提示早期缺血性中风患者机体清除自由基功能降低，脂质过氧化损伤增强。治疗后与治疗前

相比有显著性差异($P<0.01$),而与对照组无显著性差异($P>0.05$)。不但说明了补阳还五汤的药物疗效,而且测定SOD、MDA可反映自由基对脑组织的损伤情况。

六、肝气虚证的研究

肝气虚证常被人们所忽视,但肝气虚是客观存在的,众多的专家[78-84]从理论的探源、临床实践及实验研究,都证明了这一学术观点。

1. 肝气虚证的实验研究　陈家旭等[85]对98例肝气虚患者进行了血清乳酸脱氢酶及同工酶、谷氨酸丙氨酸氨基转移酶(GPT)、总蛋白、白蛋白及A/G比值、多巴胺β羟化酶、微量元素等多项指标检测。得出的结论为:①肝气虚证与LDH及同工酶的关系;脾气虚证、肝气虚证(肝病组与非肝病组)、健康人组之间LDH及其同工酶活性变化不一致,据此可作为证候之间的鉴别参考指标。②肝气虚与DβH活性的关系:肝气虚组其DβH活性较健康组有显著变化,即交感神经处于紊乱状态,这与肝气虚证的异常情志有关。③肝气虚证与微量元素的关系:Zn值均较健康人组显著降低,与脾气虚一致,因此Zn值的减少可能反映气虚的共性。④肝气虚证肝病组血清总蛋白(TP)、白蛋白(ALB)、A/G均较健康人组、非肝病组显著降低,而GPT显著增高,提示肝脏有实质性病理损害,指出从肝脏合成蛋白质这一方面,研究肝气虚证,应区别肝病与非肝病病种。

2. 肝气虚血滞证实验研究　郑洪新等[86]对83例异常老年人的检验进行分析。其实验结果为:①96.4%的病例符合肝气虚血滞证微观定量化辨证标准,说明此证是老年病理生理中较为常见的证候。②老年肝气虚证表现在轻度贫血现象为轻度低蛋白血症、肝重量减轻,血滞证则表现在血液高凝与纤维蛋白溶解系统亢进同时并存的失衡状态。③首次发现本组老年肝气虚证100%有不同程度的肝内淋巴细胞浸润,提示这种现象与肝胆疾患并无直接关联,可能为自身免疫现象表现。④通过单克隆抗体进行淋巴细胞特异性表面抗原标记,结果表明肝气虚血滞淋巴细胞肝内浸润大部分是T细胞,极少部分是B细胞。对T细胞亚群分类,与肾脏等其他脏器不同,$CD8^+$细胞有所增高,可能为老年肝脏的固有现象,$CD4^+/CD8^+$比值因此降低,提示老年人免疫功能失调。⑤此证病例NK细胞肝内浸润频度为75%,从肺炎、肝外肿瘤、肝内肿瘤比较来看,老年肝气虚血滞证肿瘤免疫功能较感染免疫更低。⑥IL-2受体淋巴细胞阳性率低下非常显著,提示细胞免疫反应低下。

七、肝病证候研究述评

近年来国内外学者采用现代科学手段,对肝病进行了深入的研究与探讨。在自主神经、内分泌、血液流变、微循环、免疫及微量元素等方面,提出了许多客观化指标,其中有些已达成共识;CT用于中风辨证分型、计算机对肝病进行计量诊断,是对中医辨证从定性走向定量的尝试,它不但揭示了肝病的某些规律,也为临床治疗提供了可靠的依据。

但由于中医的肝脏不仅是解剖形态概念,更重要的是对多系统生理功能的概括,肝具有疏泄与藏血两大功能,所以肝病证候涉及的病种广泛,病机复杂,症状多端。对肝病证候实质的研究还存在着许多问题。如肝病证候辨证标准尚未规范统一,缺少量化指标;肝病证候的研究不平衡,有些证候研究甚少;涉及的病种单一,体现不了中医不同疾病可出现同一证候的特点;对证候的研究缺乏特异与综合指标;动物模型复制的手段简单与中医证候的病因、病机、症状相差较远。这些都尚待今后在研究中得到解决。

参考文献

[1] 赵玉秋,陈国林,陈泽奇,等．中医肝脏证候地域分布的临床研究．湖南中医学院学报,2001,21(1):37-39

[2] 黄柄山,Steven Aung,何玉信,等．再论肝郁气滞及其有关证候之病生基础．中医药学报,2009,37(5):3-7

[3] 刘小珍,陈泽奇,郭全．肝气郁结证证候量表的初步研究．湖南中医药大学学报,2007,27(1):48-50

[4] 车桂燕,等．肝郁气滞证发病学及病因学探讨．黑龙江中医药,1989,(5):8-10

[5] 常东,等．疏肝活血对正常大鼠血清 PRL、E_2、P 含量影响的实验研究．辽宁中医杂志,1996,23(6):284-286

[6] 陈家旭．情志因素在中医诊断中的意义．吉林中医药,1995,(4):1-3

[7] 周大桥,等．肝郁患者植物神经功能状态探讨．湖北中医杂志,1991,13(1):41-42

[8] 张震．从"肝病"患者植物神经功能失调看"流泻"的实质．云南中医杂志,1982,3(1):1-3

[9] 张问渠,等．高血压肝郁证的临床研究．中西医结合杂志,1987,7(7):396-398

[10] 王希浩．肝郁型月经病与血清泌乳素关系的研究．中医研究,1992,5(2):26-28

[11] 李凤文,等．肝郁气滞血瘀的临床和实验研究．中医杂志,1991,32(10):46-47

[12] 崔向阳,等．60 例肝郁气滞及相关证候病人的血流变性变化的初步研究．黑龙江中医药,1989,(5):49-51

[13] 徐淑文,等．肝郁气滞证患者血浆 TXB_2、6-酮-$PGF_{1\alpha}$含量分析．黑龙江中医药,1989,(5):49-52

[14] 彭汉光,等．慢性乙型肝炎患者甲皱微循环检测与中医辨证分型的关系．中西医结合肝病杂志,1996,6(1):25-26

[15] 室田诚逸,他．PGあぐる新物质．东京化学同人株式会社,1988:225

[16] 唐智敏,等．肝病血瘀证与门脉血液动力学的关系．中国中西医结合杂志,1996,16(4):216-218

[17] 张赤忠,等．肝病血瘀证临床病理学特点和肝功能变化．中国中西医结合杂志,1992,12(4):210-211

[18] 湖南医学院附一院中医基础理论研究室．肝郁脾虚证研究资料,1984,81-82

[19] 顾永华．肝郁证实质及动物模型研究进展．中西医结合杂志,1989,9(9):575-576

[20] 张羽忠,等．慢性肝炎气阴两虚证和肝郁脾虚证患者指甲微量元素含量测定．北京中医杂志,1990,9(1):33-34

[21] 谢学军．慢性肝炎中医证型 NK 细胞活性的研究．浙江中医杂志,1995,30(1):38-40

[22] 沈吉云,等．慢性肝炎中医辨证客观化指标研究进展．辽宁中医杂志,1995,22(11):11-12

[23] 邓银泉,等．肝硬化患者血清腺苷脱氨酶与辨证施治关系探讨．中国医药学报,1993,8(4):47-49

[24] 湖南医学院附一院中医基础理论研究室．肝郁脾虚的理论与实验研究．湖南医学院学报,1979,4(3):131-132

[25] 湖南医学院附一院中医基础理论研究室．复方柴芪注射液治疗实验性"肝郁脾虚"时有关机能生化形态学研究．湖南医学院学报,1979,4(3):144-146

[26] 须惠仁,等．肝郁证动物实验研究．中医杂志,1991,32(6):44-46

[27] 陈泽奇,等．肝火上炎证与肝胆湿热证临床辨证标准的研究．黑龙江中医药,1992,(4):12-13

[28] 刘小珍,陈泽奇,郭全．肝火上炎证证候量表的初步编制．中国临床康复,2006,10(47):1-3

[29] 鄢东红,等．五脏证候实验指标及病理生理学基础研究评述(1)．湖南中医杂志,1996,12(1):39-40

［30］赵伟康．高血压阴虚火旺患者肾素-血管紧张素-醛固酮系统的观察．上海中医药杂志，1986，(10)：45-46

［31］王琦，等．中医肝病与 T_3、T_4浓度变化的关系．江西中医药，1991，22(3)：55-57

［32］魏雅川．肝与前列腺素 E、F 的关系．中医杂志，1995，36(2)：107-109

［33］黄晖，等．中医肝病 121 例血清甲状腺素的观察．中医杂志，1992，33(10)：10-12

［34］李延福．肝脏疾病辨证分型与某些客观化指标的联系．湖北中医杂志，1983，5(2)：43-44

［35］吴嘉庚，等．乙型肝炎纤维化辨证施治与生化指标改变的关系．国医论坛，1995，10(1)：30-31

［36］张俊男，等．清肝泻火汤对内毒素诱发家兔肝火证的疗效和机理．中西医结合杂志，1996，16(2)：95-97

［37］陈孝银，李恩庆，陈利国．肝阳上亢证发病特点的流行病学调查研究．上海中医药杂志，2004，38(1)：7-8

［38］陈国林，等．肝阳上亢证辨证标准探讨．中西医结合杂志，1988，8(9)：549-551

［39］翁伟强，等．肝阳上亢证的临床研究．中西医结合杂志，1989，9(5)：266-268

［40］尤劲松，胡随瑜，夏大胜．肝阳上亢证辅助实验诊断指标的进一步研究．湖南医科大学学报，2002，27(3)：239-241

［41］辛效毅，张绚邦，周铭心．高血压病中医证型与血浆 ET、AⅡ关系研究．山东中医药大学学报，2002，26(2)：123-125

［42］金益强，等．肝阳上亢证的本质研究．中西医结合杂志，1988，8(3)：136-138

［43］李学文，等．肝阳上亢证患者血浆 P 物质的变化意义．中西医结合杂志，1988，8(12)：730-732

［44］朱虹，等．肝阳上亢证植物神经功能及其递质的实验研究．辽宁中医杂志，1993，20(3)：3-5

［45］刘亚光．现代自然科学与中医理论．福州：福建科学技术出版社，1983：290-291

［46］申京建，等．前列环素(PGL_2)受体研究的一些进展．北京第二医学院学报，1984，(1)：70-72

［47］黄炎明，等．高血压病中医辨证与红细胞变性关系的研究．四川中医，1993，11(9)：11-13

［48］廖福龙，等．临床血流变学．天津：天津科技翻译出版公司，1987：65-67

［49］侯延丽．123 例高血压病血液流变学变化与中医辨证分型的关系．陕西中医，2002，23(8)：703-705

［50］方伟，陈铁龙，祝光礼．原发性高血压辨证分型与动态血压变化特点研究．浙江中医杂志，2003，10(4)：164-166

［51］胡敬宝，徐涛．高血压病动态血压与中医辨证分型的关系．河南中医，2003，23(10)：15-17

［52］王裕颐，等．高血压病人 24 小时动态血压与中医证型关系的观察．中国医药学报，1993，8(5)：15-17

［53］朱国强．高血压病的证型与心脏收缩舒张功能的关系．实用中医内科杂志，2003，17(6)：475-477

［54］李玲，周淼．高血压病患者中医证型与血浆内皮素及胰岛素敏感指数关系的研究．中医研究，2004，17(3)：28-30

［55］张玉金，张文芝．高血压病辨证分型和胰岛素抵抗关系的探讨．河南中医，2001，21(1)：35-37

［56］李惠明，等．肝阳上扰证患者全血四种元素测定及分析．中西医结合杂志，1988，8(8)：463-465

［57］张文安．高血压病阴虚阳亢证微量元素变化的观察．辽宁中医杂志，1983，10(8)：33-35

［58］张臣，邢之华，刘卫平，等．不同中医证型高血压病血浆 ET 和血清 NO 的变化．实用中医内科杂志，2004，18(6)：508-510

［59］张臣，邢之华，刘卫平，等．高血压病中医证型与血浆内皮素及血压的相关性研究．辽宁中医杂志，2005，32(1)：6-8

［60］颜永平，易振佳，李炜，等．高血压大鼠肝阳上亢证的下丘脑双向凝胶电泳分析．中国医师杂志，2006，8(3)：330-331

[61] 黄文权，肖鸿，袁林贵．肝阳上亢型实验动物模型研究初探．中国中医急症，1996，5(1)：36-37

[62] 肖纯．双肾双夹加灌附子汤复制高血压肝阳上亢证大鼠模型．中国现代医学杂志，2000，10(9)：20-22，25

[63] 鄢东红．自发性高血压大鼠肝阳上亢证模型的复制．湖南中医学院学报，1999，19(4)：35-38

[64] 何纲，李桂英，刘新波．一种高血压脑出血肝阳上亢证大鼠模型的建立及其评价．中国中西医结合急救杂志，2005，12(4)：218-222

[65] Chung KK，Martinez M，Herbert J. Clos expression，behavioral，endocrine and autonomic responses to acute social stress in male rats after chronic restraint：modulation by serotonin. Neuroscience，2000，95(2)：453-463

[66] 包天桐．应激致"肾虚"动物模型介绍．药学学报，1998，33(9)：717-718

[67] 乔明琦，张惠云，陈雨振，等．肝郁证动物模型研究的理论思考．中国医药学报，1997，12(5)：298-300

[68] 王钦茂，李莉，赵勇，等．清化胶囊对三种因素复合制造大鼠高血压肝阳上亢证模型的治疗作用．中国实验方剂学杂志，2002，8(3)：14-17

[69] 胡淑平，吕圭源，于平野，等．肝阳上亢型高血压模型及评价初探．浙江中医药大学学报，2008，32(5)：698-701

[70] 黄贤权，等．中风病急性期主要临床证型与CT对照的价值和意义．上海中医杂志，1996，(4)：8-10

[71] 胡随瑜，等．肝风内动证病人视觉诱发电位检测．实用中西医结合杂志，1992，5(6)：355-357

[72] 金益强．肝风内动证三亚型的病理、生理学基础研究．中国中西医结合杂志，1993，(7)：13-15

[73] 刘爱平．肝阳化风证血浆去甲肾上腺素和肾上腺素测定．湖南医科大学学报，1991，(1)：16-18

[74] 刘众，等．川芎对急性实验性脑缺血大白兔血浆中β-TG、PF_4及TXB_2、6-酮-$PGF_{1\alpha}$含量的影响．中西医结合杂志，1990，10(9)：59-60

[75] 方思羽，等．出血性卒中脑脊液和血液中PGS、SOD、GSH-PX、MDA含量变化的研究．中国神经精神疾病杂志，1993，19(3)：169-170

[76] 林仲香，等．中风急性期辨证与血小板丙二醛生成及血浆TXB_2水平关系．中西医结合杂志，1991，11(12)：714-716

[77] 张道杰，等．SOD、MDA测定对补阳还五汤治疗早期缺血性中风疗效评估．新中医，1996，(5)：59-61

[78] 孙炜．肝气虚与肝阳虚．江苏中医，1988，(2)：34-36

[79] 胡玉伦．关于肝阳(气)虚的几个问题．新中医，1986，(5)：51-52

[80] 陈家旭．对肝气虚的初步认识．湖北中医杂志，1995，17(3)：22-24

[81] 潘文奎，等．肝气虚证的探讨．江苏中医，1982，3(1)：3-5

[82] 唐惕凡．肝气虚证初探．江西中医药，1985，16(6)：7-9

[83] 陈家旭．略论肝气虚证．中医杂志，1994，35(5)：264-266

[84] 王树谦．也谈"肝气、肝阳虚"．新中医，1981，(4)：25-27

[85] 陈家旭，等．肝气虚证临床证型的病理生理学初步研究．中西医结合杂志，1995，15(2)：67-69

[86] 郑洪新，等．老年人肝气虚血滞证肝内淋巴细胞浸润及其表面抗原的研究．辽宁中医杂志，1991，18(1)：43-45

第五节 肾病辨证

【基本内容】

肾居腰部，左右各一，与膀胱相表里，在体合骨，其华在发，开窍于耳及二阴。肾的主要生理功能是藏精，为"先天之本"，主水以及主纳气。

肾的病变主要反映为：一是藏精的异常，以致生长、发育和生殖功能障碍，表现如腰膝酸软，耳鸣耳聋，齿松发脱，阳痿遗精、精少，女子经少、经闭，不孕等；二是主水的异常，以致水液代谢失常及二便失常，表现如水肿，遗尿，小便失禁，五更泄泻等；此外，纳气的异常可致呼吸功能障碍，症见呼多吸少等。

肾多虚证，有“肾无实证”之说，其虚多为阴、阳、精、气亏损。

一、肾之阴阳虚损

（一）肾阳虚证

肾阳虚证是指肾阳虚衰，温煦失职，气化失权所表现的一类虚寒证候。

［临床表现］面色㿠白或黧黑，腰膝酸冷，形寒肢冷，尤以下肢为甚，神疲乏力，男子阳痿、早泄、精冷；女子宫寒不孕、性欲减退，或见便泄稀溏，五更泄泻或小便频数、清长，夜尿多，舌淡，苔白，脉沉细无力，尺部尤甚。

［机理分析］本证多因素体阳虚，老年体衰，久病不愈，房事太过，或其他脏腑病变伤及肾阳，以致命门火衰，温煦失职，性欲减退，火不暖土，气化不行。肾主骨，腰为肾之府，肾阳虚衰，温煦失职，不能温暖腰膝，故见腰膝酸冷、疼痛；肾居下焦，肾阳失于温煦，故畏冷肢凉，下肢尤甚；阳虚不能温运气血上荣于面，面部血络失充，故面色㿠白；肾阳虚惫，阴寒内盛，气血运行不畅，则面色黧黑；阳虚温煦功能减弱，不能振奋精神，则精神萎靡；阳虚不能温运气血上养清窍，则头目晕眩。命门火衰，性功能减退，可引起性欲低下，男子见阳痿、早泄、滑精、精冷；女子见宫寒不孕。肾阳不足，火不暖土，脾失健运，则久泄不止，完谷不化，五更泄泻；肾阳虚，气化失职，肾气不固，故小便频数清长，夜尿频多；舌淡苔白，脉沉细无力，尺脉尤甚，为肾阳不足之象。

［辨证要点］以性与生殖功能减退，伴形寒肢冷，腰膝酸冷等虚寒之象为辨证要点。

（二）肾虚水泛证

肾虚水泛证是指肾阳亏虚，气化失权，水湿泛溢所表现的证候。

［临床表现］身体浮肿，腰以下尤甚，按之没指，畏寒肢冷，腰膝酸冷，腹部胀满，或见心悸气短，或咳喘痰鸣，小便短少，舌质淡胖，苔白滑，脉沉迟无力。

［机理分析］本证多由久病损伤肾阳，或素体阳气虚弱，气化无权，水湿泛溢所致。

肾阳不足，不能蒸腾气化，水湿内停，泛溢肌肤，故身体浮肿；肾居下焦，阳虚气化不行，水湿趋下，故腰以下肿甚，按之没指，小便短少；水气犯脾，脾失健运，气机阻滞，则腹部胀满；水气凌心，抑遏心阳，则心悸；水寒射肺，肺失宣降，则咳嗽气喘，喉中痰声漉漉；阳虚温煦失职，故畏冷肢凉，腰膝酸冷；舌质淡胖，苔白滑，脉沉迟无力，为肾阳亏虚，水湿内停之征。

［辨证要点］以水肿、腰以下肿甚伴腰膝酸冷、畏寒肢冷等虚寒证为辨证要点。

（三）肾阴虚证

肾阴虚证是指肾阴亏损，失于滋养，虚热内生所表现的证候。

［临床表现］腰膝酸软而痛，眩晕耳鸣，齿松发脱，男子遗精、早泄，女子经少或闭经，或见崩漏，失眠，健忘，口咽干燥，五心烦热，潮热盗汗，或骨蒸发热，颧红，形体消瘦，小便黄少，舌红少津，少苔或无苔，脉细数。

［机理分析］本证多因禀赋不足，肾阴素亏；虚劳久病，耗伤肾阴；老年体弱，阴液自亏；情欲妄动，房事不节，阴精内损；温热后期，消灼肾阴；过服温燥，劫夺肾阴所致。

肾阴亏虚，腰膝失养，则腰膝酸软；阴虚精亏髓减，清窍失充，则头晕耳鸣，健忘遗事；齿为骨之余，肾之华在发，肾阴失滋，则齿松发脱；肾阴亏损，虚热内生，相火扰动，性功能亢进，则男子阳强易举，精关不固，而见遗精、早泄；肾阴亏虚，女子则月经来源不足，冲任不充，故月经量少，经闭；阴不制阳，虚火扰动，迫血妄行，则见崩漏下血；虚火上扰心神，故心烦少寐；肾阴不足，失于滋润，则口燥咽干，形体消瘦；虚火内扰，则五心烦热，潮热盗汗，骨蒸发热，午后颧红，小便短黄；舌红少苔、无苔少津，脉细数，为阴虚内热之象。

［辨证要点］以腰膝酸痛，眩晕耳鸣，男子遗精，女子月经失调伴虚热证为辨证要点。

二、肾之精气亏虚

（一）肾精不足证

肾精不足证是指肾精亏损，表现以生长发育迟缓、生殖功能低下、早衰为主症的证候。

［临床表现］小儿发育迟缓，身体矮小，囟门迟闭，智力低下，骨骼痿软，动作迟钝；男子精少不育，女子经闭不孕，性功能低下；成人早衰，耳鸣耳聋，健忘恍惚，两足痿软，发脱齿摇，神情呆钝，舌淡，脉细弱。

［机理分析］本证多因先天禀赋不足，后天失养，肾精不充；或因久病劳损，房事不节，耗伤肾精所致。

小儿肾精不充，不能主骨生髓充脑，不能化气生血，生长肌肉，则发育迟缓，身体矮小，囟门迟闭，智力低下，骨骼痿软；肾精不足，生殖无源，不能兴动阳事，故性欲减退，生育机能低下，男子表现为精少不育，女子表现为经闭不孕；成人肾精亏损，无以充髓实脑，则健忘恍惚，神情呆钝；肾之华在发，齿为骨之余，精亏不足，则发枯易脱，齿松早脱；肾开窍于耳，脑为髓海，精少髓亏，则耳鸣耳聋；肾精不养腰府，则腰膝酸软；精亏骨失充养，则两足痿软，行动迟缓；舌淡，脉弱，为虚弱之象。

［辨证要点］以小儿生长发育迟缓，成人生殖功能低下及早衰的见症为辨证要点。

肾精不足证与肾阴虚证同属阴精亏损的证候，但肾阴虚证必兼阴虚内热的表现，而肾精不足证则无，此乃二证的主要区别。

（二）肾气不固证

肾气不固证是指肾气亏虚，封藏固摄功能失职所表现的证候。

［临床表现］腰膝酸软，神疲乏力，耳鸣失聪，小便频数而清，或尿后余沥不尽，或遗尿，或夜尿频多，或小便失禁，男子滑精早泄，女子月经淋漓不尽，或带下清稀而量多，或胎易滑，舌淡，苔白，脉弱。

［机理分析］本证多因先天禀赋不足，年幼肾气未充；老年体弱，肾气衰退；早婚、房劳过度，损伤肾气；久病劳损，耗伤肾气，以致精关、膀胱、经带、胎气不固所致。

肾气亏虚，腰膝、脑神、耳窍失养，则腰膝酸软，耳鸣失聪，神疲乏力；肾气亏虚，固摄无权，膀胱失约，则小便频数清长，尿后余沥不尽，夜尿频多，遗尿，小便失禁；肾气亏虚，失于封藏，精关不固，精液外泄，则滑精、早泄；肾气亏虚，带脉失固，则带下清稀量多；冲任之本在肾，肾气不足，冲任失约，则月经淋漓不尽；肾气亏虚，胎气不固，以致胎动不安，滑胎、小产；舌淡，脉弱，为肾气亏虚，失于充养所致。

［辨证要点］以肾气不足及尿、精、经、带、胎等不能固摄等见症为辨证要点。

【补充阐发】

一、论“肾实证”

宋代医家钱乙提出“肾主虚，无实也”之说，对后世影响颇深。有关肾实证及其病理变化，一直被后世许多医家忽视。但查阅历代中医文献，可以发现，关于肾实证的记载可溯源至《内经》，如《灵枢·本神》谓："肾气虚则厥，实则胀。"《灵枢·胀论》曰："肾胀者，腹满引背央央然，腰髀痛。"《素问·调经论》曰："志有余则腹胀飧泄。"（按：因肾藏志，故志有余实乃肾有余、肾实之谓也）华佗《中藏经·论肾脏虚实寒热逆顺生死之法》曰："实则烦闷，脐下肿，热则舌干口焦而小便涩黄。"再如明·张景岳在《景岳全书·传忠录》中指出："肾实者，多下焦壅闭。或痛或胀，或热见于二便。"此外如朱棣之《普济方》，王肯堂之《医学津梁》，孙文胤之《丹台玉案》，蒋示吉之《医宗说约》，朝鲜许浚之《东医宝鉴》以及日本丹波元简之《杂病广要》等著作中，均有关于肾实证的记载。在《千金方》、《圣济总录》、《太平圣惠方》等著作中，尚记载有治疗肾实证的泻肾汤、泻肾大黄汤、泻肾玄参散等一些方剂。因此可见，肾实证在临床上是客观存在的。

肾实证之病理机制归纳起来有三个方面：一为外邪入侵犯肾；二为他脏有病影响及肾；三为肾本脏内伤，邪气盛实。临床上常见之肾实证有风寒湿邪内着于肾经者，称为"肾着"，表现为腰髀酸痛，腹胀痛拒按，小腹拘急，大便秘结，小便不利，经闭痛经，脉沉实有力；有湿浊困肾者，则表现为少尿或尿闭，头痛而晕，视物蒙眬，耳鸣耳聋，甚则神昏痉厥，不省人事，此者病程较长，湿浊留滞，久之则为溺毒，形成危重证候；有湿热蕴肾者，可表现为小便色黄或赤或白浊，尿频，尿急，尿涩，灼热而痛，甚则痛连腰背，口干口苦，睑面或全身浮肿，或出现尿砂石，脉弦数；有瘀血阻肾者，表现为腰背疼痛，或有压痛，活动障碍，阳痿不举。此外尚有肾经气化失常之"水肿"等等。

总之，肾实证在临床上并不少见，其脉因证治，医者不可忽视。不能简单地把实证归咎于膀胱，把虚证责之于肾，必须详细审证，认真辨析，才不致于犯"虚虚"、"实实"的错误。

二、肾气不固的证候特点

肾气不固是肾病的常见证型。由于肾藏精，主生殖，肾又主水，并司二便。因年幼而肾气不充、先天不足，或劳倦内伤、肾气大伤，或年高而肾气衰惫，或久病气虚伤及于肾，以致肾气亏虚，封藏固摄之权失职时，除可有腰膝酸软、神疲耳鸣等肾虚的一般症状外，主要以下元不固为证候特点，而可表现为精液、经带、胎气、小便、大便等的不能控摄。

肾精不固：肾虚封藏失职，在男子主要表现为精关不固，见遗精、滑精、早泄等症。

经带不固：肾虚冲任亏损，在女子可以表现为带下清稀量多，或月经淋漓不尽，甚至血崩漏下等症。

胎气不固：由于肾虚血海不足，带脉失固，胎气不举，则易出现滑胎、小产，或怀孕而见阴道漏血等病变。

小便不固：由于肾气亏虚，膀胱失约，故小便不禁，或尿后余溺不尽，或夜间遗尿，亦或为小便混浊如米泔等。多见于小儿肾气未充，或年高体弱，或病久肾气极其亏虚者，急性病中出现神志不清而小便失禁者则不属此类。

大便不固：肾关失约，不能固摄后阴，可表现为久泄不止，滑泄失禁，或五更泄等症。

肾气不固证以下元不固的症状为特征性表现，阴虚而热、阳虚而寒的症状一般均不甚明显。若并有畏寒肢冷，或烦热咽干等阳虚或阴虚证候者，则辨证应有阳虚或阴虚的诊断。

肾气不固所致病症，自当以固摄肾气为主，正如《景岳全书·新方八阵·七固略》所说"固方之制，固其泄也。久遗成淋，而精脱于下者，宜固其肾；小水不禁者，宜固其膀胱；大便不禁者，宜固其肠脏；在下者、在里者，皆宜固精，精主在肾也。然虚者可固，实者不可固。久者可固，暴者不可固。当固不固，则沧海亦将竭；不当固而固，则闭门延寇也"。

【古代文献】

一、肾的生理病理特点

《素问·上古天真论》:肾者主水,受五脏六腑之精而藏之。

《景岳全书·传忠录·命门余义》:命门为精血之海,脾胃为水谷之海,均为五脏六腑之本。然命门为元气之根,为水火之宅,五脏之阴气,非此不能滋,五脏之阳气,非此不能发。

《医方类聚·五脏门·五脏主配》:肾者主蛰,封藏之本,精之处也。其华在发,发者,血之余,脑之所养。肾主于髓,而脑为髓海,其充在骨,骨者,肾之外应。开窍于二阴,二阴者,前后便也。

《素问·逆调论》:肾者水脏,主津液。

《灵枢·脉度》:肾气通于耳,肾和则耳能闻五音矣。

二、肾病辨证

《济生方·肾膀胱虚实论治》:夫肾者,虚则生寒,寒则腰背切痛,不能俯仰,足胫酸弱,多恶风寒,手足厥冷,呼吸少气,骨节烦疼是肾虚之候也。

《金匮翼·肾水》:肾为水脏,而元阳寓焉。肾虚阳弱,水无所制而泛溢,肢体浮肿,咳嗽喘息,腰重足冷,小便不利。

《诸病源候论·虚劳病诸候·虚劳热候》:虚劳而热者,是阴气不足,阳气有余,故内外生于热,非邪气外来乘也。

《医碥·虚损痨瘵》:五脏之伤,肾为最重,肾虚则骨蒸潮热,或午后或子后潮热。自汗盗汗,形体消瘦,声音嘶哑,口干咽燥,消渴淋浊,遗精失血,易生嗔怒,干咳痰嗽,不眠烦躁,恍惚怔忡,皆水虚火炎所致。

《景岳全书·传忠录·命门余义》:命门有阴虚,以邪火之偏胜也。邪火之偏胜,缘真水之不足也。故其为病,则或为烦渴,或为骨蒸,或为咳嗽吐血,或为淋浊遗泄。此虽明是火证,而本非邪热实热之比。

《医醇賸义·痿》:经曰:肾气热,则腰脊不举,骨枯而髓减,发为骨痿。腰者肾之府,脊者肾之所贯,肾伤故腰脊不举。

《脏腑虚实标本用药式》:肾藏志,属水,为天一之源,主听,主骨,主二阴。本病:诸寒厥逆,骨痿腰痛,腰冷如冰,足胻肿寒,少腹满急,疝瘕,大便闭泄,吐利腥秽,水液澄澈清冷不禁,消渴引饮。标病:发热不恶热,头眩头痛,咽痛舌燥,脊股后廉痛。命门为相火之原,天地之始,藏精生血,主三焦元气。本病:前后癃闭,气逆里急,疝痛奔豚,消渴膏淋,精漏精寒,赤白浊,溺血,崩中带漏。

《血证论·脏腑病机论》:肾为水脏,水中含阳,化生元气,根结丹田,内主呼吸,达于膀胱,运行于外,则为卫气。此气乃水中之阳,别名之曰命火。肾水充足,则火之藏于水中者,韬光匿彩,龙雷不升,是以气足而鼻息细微。若水虚,则火不归元,喘促虚劳,诸证并作。咽痛声哑,心肾不交,遗精失血,肿满咳逆,痰喘盗汗。如阳气不足者,则水泛为痰,凌心冲肺,发为水肿,腹痛奔豚,下利厥冷,亡阳大汗,元气暴脱。肾又为先天,主藏精气,女子主天癸,男子主精,水足则精血多,水虚则精血竭。于体主骨,骨痿故属于肾。肾病者,脐下有动气。肾上交于心,则水火既济,不交则火愈亢。位在腰,主腰痛。开窍于耳,故虚则耳鸣耳聋。瞳人属肾,虚则神水散缩,或发内障。虚阳上泛,为咽痛颊赤。阴虚不能化水,则小便不利,阳虚不能化水，小便亦不利也。肾之病机，有如此者。

《金匮翼·肾虚耳聋》：肾藏精而气通于耳。肾虚精少，其气不通于上，则耳聋不聪。《经》云：精脱者，耳聋是也，其候颊颜色黑，瘦悴力疲，昏昏愦愦，因劳则甚，亦谓之劳聋。

《诸病源候论·小便病诸候·小便不禁候》：小便不禁者，肾气虚，下焦受冷也。肾主水，其气下通于阴，肾虚下焦冷，不能温制其水液，故小便不禁也。

《傅青主女科·小产》：妊娠有畏寒腹痛，因而堕胎者，人只知下部太寒也，谁知是气虚不能摄胎乎。

《类证治裁·遗泄》：凡脏腑之精，悉输于肾，有精关久泄不梦而泄者，宜固摄止脱，桑螵蛸散、金锁玉关丸。有房劳过度，下元虚惫，寐则阳陷而精遗不禁者，宜升固八脉之气，固精丸，或六味加鹿茸、菟丝、五味、龙齿、苁蓉。

【研究进展】

一、肾病证候的辨证学研究

（一）肾病证候的流行病学调查

张文富等[1]在研究中医肾系证候的症状动态变化规律及在证候中的比重中，对1238例60岁以上（含60岁）的老年人随机进行流行病学调查，用Excel、SPSS 16.0软件包进行统计分析，结果出现总频率排前5位的症状分别是肢软、腰酸、齿摇、发脱、夜尿频多；在重度患者中，排位前10位的症状有健忘、夜尿频多、腰酸、肢软、失眠、尺脉不足、行动不便、发白、齿摇、发脱；研究发现，肾精虚、肾气虚存在于整个肾系证候变化的始终。

（二）肾病证候的证素辨证研究

李琳荣等[2]综合古今相关文献资料及现代流行病学调查结果，整理肾病证候信息，用证素辨证方法对肾病证候进行分析、统计，确定其病位证素和病性证素，归纳肾的常见证候有肾气虚证、肾阳虚证、肾阴虚证、肾阴阳两虚证、肾气不固证、肾虚水泛证、肾虚精亏证、肾经寒湿证、湿热蕴肾证、脓毒蕴肾证等。

辨“病位”，即辨别当前证候所在的病理位置。病位证素“肾”，主要指生长发育障碍，生殖功能衰退，水液代谢失常，以及二阴、髓、骨、耳、发、齿等方面的部分病变所表现的证候。特征症有五更泄、完谷不化、二便失禁，小便特多、夜尿多、长期尿频、遗尿、余溺不尽、小便不利、无尿、排尿无力，管型尿、蛋白尿，尿如脂膏，骨蒸发热等。辨“病性”，即识别病理改变的性质，是对病证邪正相互关系的综合认识。结合虚实两类病性证素，肾的病性证素有气虚、精（髓）亏、气不固、阴虚、阳虚、火（热）、湿、水、饮、血瘀、脓毒等。

肾气虚证以肾病位证素＋气虚证素为辨证要点；肾气不固证以肾病位证素＋气不固证素为辨证要点；肾阴虚证以肾病位证素＋阴虚证素为辨证要点；肾阴虚证以肾病位证素＋阳虚证素为辨证要点；肾虚精亏证以肾病位证素＋精亏证素为辨证要点；肾虚水泛证以肾病位证素＋气虚或阳虚证素＋水停证素为辨证要点；肾经寒湿证以肾病位证素＋寒湿病性证素为辨证要点；湿热蕴肾证以肾病位证素＋湿热病性证素为辨证要点；脓毒蕴肾证以肾病位证素＋脓毒病性证素为辨证要点；肾血瘀阻证以肾病位证素＋血瘀病性证素＋水停病性证素为辨证要点。

二、肾病证候的证本质研究

（一）肾阳虚证的证本质研究

1959年上海医科大学脏象研究组开始了肾虚、肾本质研究。邝安堃等[3]应用糖皮质激素成功造成肾阳虚证小鼠模型,模型小鼠处于一种严重的消耗状态,呈肾阳虚证型。20 世纪 80 年代,沈自尹等[4]提出了肾阳虚证与现代医学神经内分泌免疫系统(NEIS)相关,且与老年人的生理改变有相似之处,意味着某种程度上的未老先衰。20 世纪 90 年代中期,肾阳虚证的研究深入到细胞分子免疫学、神经生物学、亚细胞学等相关领域,从代谢组学、基因组学、蛋白质组学进行肾阳虚本质研究,成为目前肾阳虚证本质研究的热门方向。

1. 神经内分泌学研究　肾阳虚证涉及多系统功能失衡,其病理基础之一为下丘脑-垂体-肾上腺轴的功能紊乱。沈自尹等[4]发现肾阳虚证与下丘脑-垂体-肾上腺轴上各环节密不可分,且肾阳虚的病变环节可能定位在垂体以上的部位。宋洁等[5]认为肾阳虚证在下丘脑-垂体-甲状腺轴上的改变涉及神经内分泌、基因组学、蛋白质组学等多方面因素。刘天成等[6]实验表明,右归丸通过提高血清中的睾酮水平调节性腺轴系统,影响肾阳虚大鼠下丘脑-垂体-性腺轴,从而对大鼠肾阳虚证起到改善作用。

2. 神经生物学研究　一氧化氮(NO)是在精氨酸在一氧化氮合酶(NOS)的作用下形成的一种重要的第二信使物质,其可作用于靶细胞的鸟苷酸环化酶(CC),使环磷鸟苷(cGMP)增加,并可能通过该途径影响下丘脑的神经内分泌功能。高博等[7]提出 NOS/cGMP 系统可能在肾阳虚证中发生变化,抑制了下丘脑的功能;同时研究发现[8],肾阳虚证与细胞的信号传导系统有内在的联系,激素肾阳虚证的下丘脑蛋白激酶 A(PKA)和蛋白激酶 C(PKC)的水平均明显降低,补肾药能明显增加下丘脑 PKA 和 PKC 的水平;PKA 和 PKC 是细胞信号系统中的重要调节酶。郑里翔等[9]观察肾阳虚对大脑单胺类递质和胆碱酯酶的影响,发现肾阳虚证组大鼠大脑组织中去甲肾上腺素(NE)、多巴胺(DA)等与正常组比较有明显下降,乙酰胆碱酯酶(AchE)则明显上升。认为 DA、NE 的变化打破了大鼠的体温调节平衡,导致大鼠出现形寒肢冷等症状。NA 的降低可能是导致肾阳虚大鼠嗜睡的原因,而 AchE 活性的升高,使 Ach 水解量增加,最终使肾阳虚大鼠记忆减弱。

3. 细胞分子免疫学研究　目前,肾阳虚证现代免疫学研究主要集中在细胞免疫学方面。吴玲霓等[10]研究发现肾阳虚模型动物的胸腺、脾的超微结构均有明显破坏,经温补肾阳方药治疗后有显著的改善,表明免疫器官超微结构的破坏是肾阳虚证的病理依据之一。李庆阳等[11]发现老年肾阳虚证患者 CD3、CD4 显著降低,CD8 显著升高,CD4/CD8 显著降低。T 细胞亚群水平变化,提示肾阳虚证老年患者 T 细胞免疫功能关系密切。

4. 亚细胞学研究　随着近年来整体研究水平的提高,肾阳虚证的电镜水平形态学研究受到更多学者的关注。宋春风等[12]实验表明,肾阳虚模型大鼠有 ACTH 细胞内质网扩张、线粒体空化等超微结构的损伤,补肾中药能够改善超微结构的损伤。张丹等[13]通过透射电镜观察“劳倦过度、房室不节”肾阳虚模型小鼠睾丸超微结构,发现模型组小鼠睾丸超微结构有不同程度的损害,金匮肾气丸可使肾阳虚模型小鼠睾丸受损结构得以一定程度的恢复。

5. 代谢组学研究　代谢组学主要是系统研究在新陈代谢的动态过程中代谢产物的变化规律,揭示机体生命活动代谢本质。曹永艳等[14]认为,中医学“整体观念”、“辨证论治”的理论和诊疗体系与代谢组学全景式、整体互动性的特点不谋而合,它们的有机结合将有力地推动中医药的现代化进程。陈小野等[15]研究发现肾阳虚组动物胃黏膜有较明显萎缩病变,十二指肠隐窝核分裂象频数及酸性黏液减少与幽门黏膜增殖能力的减弱同步。提示这与甲状腺功能减退引起的能量代谢降低有关。董飞侠等[16]运用代谢组学指纹谱方法研究发现,慢性肾病Ⅲ期肾阳虚证患者尿液中代谢产物的变化,能够很好地用于区分阳虚与非阳虚的差异性。

6. 基因组学研究　张洛欣等[17]众多专家认为，中医证候基因组学研究，尤其是在肾阳虚证基因组学方面，可将多源性、多层次、多方面、多性质的肾阳虚证治数据加以总结，进行综合性推导，形成数学模型以揭示其规律。近年来，国内已有学者[18,19]运用SSH法分离差异DNA片段，成功构建了肾阳虚证DNA消减文库，使克隆DN肾阳虚证特异基因的特异性得到提高，为接下来克隆DN肾阳虚证相关基因奠定了基础。倪红梅等[20]用基因芯片技术对同年龄段肾阳虚体质青少年差异表达基因进行研究，将不同体质组青少年外周血白细胞mRNA合成为标记有不同荧光的cDNA探针，筛选差异表达基因。李波等[21]通过对肾阳虚大鼠下丘脑*CRH*和*POMC*基因表达的检测，显示*CRH*基因表达量增加，*POMC*基因表达量降低，淫羊藿苷和补肾复方均能调控两种基因的表达。

7. 蛋白质组学研究　随着蛋白质组学的兴起，寻找与肾阳虚证相关的特异性蛋白成为热门的研究方向。杨元宵等[22]指出，通过不断与其他学科整合，一个不断成熟的蛋白质组学方法技术体系正在形成。梁恒等[23]以2-DE技术分离小鼠肾脏蛋白，运用Bio-Rad-PDQuest软件初步对肾阳虚小鼠、给予补阳中药小鼠和正常组小鼠三者肾脏蛋白质组学的差异进行比较，找到了大量具有代表意义的差异蛋白质点，并初步建立肾阳虚蛋白质数据库，为下一步研究奠定了基础。唐利华等[24]提取肾上腺切除造成的肾阳虚大鼠肝脏蛋白质，荧光标记后进行双向电泳，经不同波长单色光激发下扫描得到蛋白质组图谱后应用De-Cyder软件进行分析，结果表明在肾阳虚大鼠肝组织所得的差异蛋白质可能与肾阳虚疾病有关。刘希成等[25]用质谱获得老年体虚肾阳虚患者(以健康组为参照)的血清样本差异蛋白的肽质量指纹图谱，经数据库检索鉴定差异蛋白质。发现其中有33种蛋白质的差异表达与肾阳虚证密切相关。

钱洪爽等[26]总结肾阳虚证的研究状况，认为中医的各脏腑是统一的整体，肾脏与其他脏腑生理功能上密不可分，病机病理上相互影响，因此，对肾阳虚证的研究涉及多学科、多系统的相关知识，在已有研究的基础上，应更准确地把握研究方向，为临床肾阳虚证的诊治提供客观、科学、合理的实验数据和研究结果，以揭示肾阳虚证本质，加速中医现代化的进程。应从中西医结合、整体的、动态的方向把握进行研究，将从宏观到微观，从整体到局部的研究方法与结论，科学、有效地综合起来进行研究与分析，将中医学、代谢组学、蛋白质组学、基因组学等学科综合起来研究肾阳虚证本质，有可能成为肾阳虚证本质研究的突破口。

(二) 肾阴虚证的证本质研究

1. 病理形态学研究　任小巧等[27]利用甲状腺和利血平造肾阴虚证模型后，对肾阴虚证大鼠的脏腑做了病理组织研究，发现大鼠肝小叶结构有所破坏，并有轻微的纤维组织增生，肝小叶中央静脉周围区肝细胞严重脂肪变性，周边肝小叶大小不等，水样变性，浊肿，气球变。脾脏轻度瘀血水肿，脾小体结构模糊，部分萎缩；肾瘀血，肾小球大小不等，近曲小管细胞部分浊肿及淋巴细胞浸润；并且亦观察到甲状腺滤泡内胶质充盈，滤泡大小不等，滤泡上皮细胞萎缩呈扁平状；肾上腺皮质腺体之病变明显，主要为皮质变薄，束状带细胞类脂质丧失，丧失内脂质的细胞深染伊红色，并见不同程度的变性和坏死，细胞分离现象明显；睾丸、卵巢均有不同程度的萎缩，其细胞亦有不同程度的变性。

2. 免疫功能研究　方素钦等[28]研究表明，中老年男性和女性肾阴虚证组与对照组比较，肾阴虚证组T细胞亚群中CD4、CD4/CD8显著降低。周虎等[29]对慢性病毒性肝炎湿热中阻、肝郁脾虚、瘀血阻络、肝肾阴虚患者的免疫功能与正常组进行比较，结果发现实验组的IgG、IgA、IgM高于正常对照，且肝肾阴虚IgG和IgM最高。陈小峰[30]采用酶联免疫法检测肾虚患者血清中 IL-2、IL-6 进行研究，发现肾虚患者血清中 IL-2 水平降低，IL-6 水平升高是肾虚的免疫病理基础之一。朱滨弟[31]测定慢性原发性肾小球肾炎患者的血、尿 IgM 含量发现：脾肾气虚组血清 IgG、IgM 明显低于肝肾阴虚组，尿中 IgA、IgM 脾肾气虚组亦明显低于肝肾阴虚组。

3. 内分泌与激素研究　吴水生等[32]通过对中年男性正常组、肾气虚、肾阳虚及肾阴虚组的性激素水平进行测定发现 T、T/E：降低程度呈现为正常人＜肾气虚＜肾阳虚＜肾阴虚，E 升高幅度呈现正常人＞肾气虚＞肾阳虚＞肾阴虚。提出性激素的改变和肾虚本质有密切联系，性激素内环境的改变是肾虚发生和发展的重要物质基础，血清性激素含量的不同水平可反映肾虚证的不同程度，并可作为“肾虚”证的现代科学指标。任小巧等[33]用应激激怒法所制肝肾阴虚证大鼠模型，结果发现其下丘脑 TRH 分泌量显著增加，与正常组比较 $P<0.01$，血清 TRH 变化不大，与正常组比较 $P>0.05$，垂体、血清 TSH 明显降低，血清 FT_4、FT_3 含量明显降低。周清发等[34]通过测定 56 例慢性肾小球肾炎患者甲状腺素发现，肝肾阴虚型 T_3、T_4 高于正常对照组，脾肾阳虚型的 T_3、T_4 均低于正常组，提示 T_3、T_4 可作为脾肾阳虚和肝肾阴虚的分型和鉴别的客观指标之一。

4. 自主神经功能研究　方素钦等[35]研究分析表明，肾阴虚证组收缩压(SBP)、脉压、平均动脉压显著升高与肾阴虚证积分呈显著正相关，且 SBP、脉压和平均动脉压，它们随肾阴虚证积分增加而升高。认为肾阴虚证实质与血压关系密切，推测与交感神经偏亢等因素有关。田鄂华[36]认为血清 MAO 增高及全血 AchE 活性低下可反映患者自主神经功能失调，可作为阴虚证的客观指标，患者血清异柠檬酸脱氢酶(ICD)活性显著增高，LDH 活性显著降低提示有氧代谢增强，无氧酵解反应减弱，反映了机体能量代谢增强，说明“阴虚则内热”有其物质基础。

5. 微量元素变化研究　郭金瑞等[37]选择临床上慢性肾炎肾阴虚患者为研究对象，检测肾阴虚、肾阳虚和正常人的唾液中 Na^+、K^+ 浓度，结果发现，肾阴虚患者唾液中 K^+ 浓度明显高于正常人及肾阳虚证患者，Na^+ 浓度明显低于其他两组，肾阴虚证患者 Na^+/K^+ 明显亦低于其他两组。华平东[38]对 319 例儿童、青少年屈光不正患者检测了头发中铁、铜、锌、钙含量，并进行了相关分析结果发现中医辨证属肝，肾阴虚证占 50％以上且多与缺钙相关。陈德珍等[39]对脾阴虚组、肾阴虚及正常人组的血清 Zn 和 Cu 进行了测定，结果发现肾阴虚患者血清 Zn 下降，Cu 升高，Zn/Cu 值下降。

6. 血液流变学与微循环方面　申春娣[40]研究表明，肾虚证患者红细胞变形能力受到损伤，而肾阴虚和肾阳虚患者的红细胞变形能力的损伤程度则基本一致。而郭金瑞等[41]研究发现肾阴虚证患者红细胞变形指数明显低于正常人及肾阳虚患者($P<0.01$)。王鸿[42]研究发现肾阴虚证患者甲皱微循环管襻数目开放增多，血色深红，流速稍慢。

7. 骨密度改变研究　赵咏芳[43]对 62 例年龄在 50～80 岁的女性进行了桡骨骨密度测量，结果发现，在 37 例骨量减少的患者中，肾虚者 34 例(其中 28 例为肾阴虚，脾肾两虚者 3 例)，初步认为，原发性骨质疏松症的中医证型是肾阴虚。

8. 氧自由基研究　吕爱平等[44]对脾阴虚证和肾阴虚证动物模型及相应治疗组的脂质过氧化物(LPO)和谷胱甘肽过氧化物(GSH-Px)、心肌黄酶(DTD)、超氧化物歧化酶(SOD)活性进行观察，发现脾、肾阴虚模型大鼠 LPO 升高，3 种抗氧化酶活性均下降，且组间差异显著。同时使用滋脾阴和补肾阴药物具有降低 LPO，升高抗氧化酶活性的作用，因此认为脂质过氧化损伤是脾、肾阴虚证形成的共同病理生理基础。李承军等[45]报道老年肾阴虚、肾阳虚患者指甲中的自由基含量高于正常组，其中肾阴虚组与正常组有比较显著的差异；同正常组相比，肾阴虚组的红细胞中超氧化物歧化酶活性显著降低；肾阴虚组血清中的过氧化脂质水平高于正常组，肾阴虚组差异显著。

9. 基因方面研究　李玉萍等[46,47]将汉族人慢性肾炎（CGN）且中医辨证为肾阴虚证的患者与正常人作为对照，进行正向和反向消减杂交，采用 Tfizol 一步法提取总 RNA，用 SMART 技术逆转录并扩增总 eDNA，用 Rsal 酶切基因组 cDNA（在反作用下形成的互补 DNA）成大小不等的片段，分别与两种不同的接头连接，进行 2 次消减杂交及 2 次抑制性 PCR，将 PCR 产物与 u 载体连接，经蓝白斑筛选后，再用 PCR 方法插入片段筛选出阳性重组质粒，构建了 CGN 肾阴虚证消减文库。代方国等[48]通过对汉族亚健康且中医辨证为肾阴虚证的患者与健康自愿者作对照，采用硅胶法抽提血白细胞 DNA，用 Rsal 酶切基因组 DNA 成大小不等的片段；分别与两种不同的接头连接，进行两次消减杂交及两次抑制性聚合酶链反应，将聚合酶链反应产物与 u 载体连接，经蓝白斑筛选后，再用聚合酶链反应方法插入片段筛选出阳性重组质粒，构建了亚健康肾阴虚证 DNA 消减文库。罗仁等[49-50]证明了糖尿病肾病肾虚证患者与 *ACE* 基因多态性有关，已明确 *ACE* 基因第 16 内含子存在一个 287bp 的插入/缺失型（I/D）变异，表现 DD、DI、II 3 种基因型，肾阴虚以 DI 型为主。孙伟正等[51]报道了慢性再生障碍性贫血（CAA）中医分型与 HLA 基因多态性相关，HLA-髓基因可能与肾阴虚型 CAA 易感基因呈现连锁不平衡，提示其可能是肾阴虚型 CAA 易感基因的标志基因。

丁慧登[52]、王丹[53]等认为，目前肾阴虚证的各方面研究已取得了较好的进展，但还需进一步加强对肾阴虚证本质的探究，以便能尽早对肾阴虚证进行定量表达，通过客观检测指标这一中介，对肾阴虚证作出标准化诊断，实现更深层次阐述。

三、肾病证候动物模型的研究

（一）肾阳虚证动物模型

1. 氢化可的松肌注法　20 世纪 60 年代，邝安堃教授等就已经建立了“氢化可的松肾阳虚动物模型”，此法得到后人推崇与效仿。如徐静华等[54]用 25～27g 昆明种小鼠肌内注射，每天 20mg/kg，连续 6 天，动物出现体重减轻，反应迟钝，自发活动减少，毛松，失去光泽，易脱落，喜蜷卧弓背等表现。陈小野[55]、汤晓云[56]等的研究表明，该模型主要通过影响下丘脑-垂体-肾上腺皮质轴功能，导致动物对外界环境变化的应激、适应能力下降，而出现一系列阳虚表现。动物的生命活动减弱、畏寒喜暖的表现也与肾阳虚的表现一致。

2. 腺嘌呤诱导法　邵命海等[57]用腺嘌呤诱导 SD 大鼠肾阳虚模型，并从肾主生殖的角度与氢化可的松诱导的肾阳虚模型进行比较。其方法为对氢化可的松低、中、高剂量组分别予肌内注射氢化可的松 0.5mg/100g、2mg/100g、5mg/100g，共 2 周；腺嘌呤组予 2%腺嘌呤混悬液 2ml 灌胃 4 周，观察模型大鼠睾丸、精囊、前列腺、肾上腺组织形态变化；放免法检测大鼠睾酮、雌二醇的改变情况。结果发现腺嘌呤制作的 SD 大鼠肾阳虚证动物模型睾丸萎缩，精曲小管退化变性，精囊萎缩，前列腺体明显萎缩甚至消失，肾上腺皮质变薄，以束状带萎缩明显。睾酮水平偏低，这些变化较氢化可的松诱导组明显。因此认为腺嘌呤诱导的肾阳虚证 SD 大鼠模型在形态学与性腺指标方面更符合中医肾阳虚形态学表现。

3. 肾切除加多柔比星注射法　董兴刚等[58]用肾切除加多柔比星（阿霉素）注射法诱导肾阳虚证动物模型。将大鼠先行右肾切除，术后第 1 周和第 5 周时两次注射多柔比星，剂量分别为 5mg/kg 和 3mg/kg，观察 12 周后宰杀。结果大鼠日渐消瘦，畏寒肢冷，蜷缩拱背，精神委顿，体毛脱落，便溏，浮肿及腹水，性功能及交配能力低下，肾脏呈“大白肾”。这种肾阳温煦生化功能不足，水液代谢异常，性交配功能衰弱证候，与中医理论肾“主生长发育衰老，主骨藏精，主生殖，司水液”比较贴切，因此认为是一种符合中医理论肾阳虚证的动物模型。

4. 甲巯咪唑灌喂法　欧阳轶强等[59]用甲巯咪唑（他巴唑）建立 SD 大鼠肾阳虚模型。分别以高剂量组 30mg/(kg·w)、中剂量组 20mg/(kg·w)、低剂量组 10mg/(kg·w)，连续灌喂 SD 大鼠 15 天，观察模型的体温、体重变化及血清皮质醇（CORT）、三碘甲状腺原氨酸（T_3）、甲状腺素（T_4）、睾酮（T）/雌二醇（E_2）等指标，模型下丘脑-垂体一肾上腺轴、甲状腺轴、性腺轴各轴的变化。认为大鼠甲巯咪唑模型可以出现明显的体温下降，血清 T_3、T_4 下降，而对肾上腺轴和性腺轴的干扰不明显，只适用于甲状腺功能低下的肾阳虚证。

5. 羟基脲灌胃法　马威等[60]用羟基脲灌胃法建立日本种雄性大耳白家兔肾阳虚模型，并用右归丸加以治疗。发现造模过程中家兔逐渐出现饮食减少、消瘦、毛发失去光泽、脱毛、体重和皮温明显下降、反应迟钝、倦怠、弓背等不良反应，动物全血铜、铁、锌等元素含量与造模前相比均显著降低。用右归丸治疗后以上症状明显好转，也可以佐证造模的成功。

6. 手术造模法　此外文献报道还有肾上腺切除法[61]、甲状腺切除法[55]、去势法[62]等手术造模方法，此类方法对动物造成了比较大的创伤，造模动物不容易存活，难度较大，且与临床肾阳虚实际情况相差甚远，因此使用比较少。

7. 中医病因学造模法　已有较多学者提倡用传统中医理论的病因学为指导来建立肾阳虚模型，如“过劳伤肾”[63]、“恐伤肾”[64]、“他病及肾”[65]、“老年肾虚”[66]等模型已经有相关研究报道。这类模型被认为更符合中医传统理论疾病的因果关系，也更符合中医药的研究目的。

（二）肾阴虚证动物模型

1. 甲状腺素和利血平灌胃法　王德秀等[67]用甲状腺素和利血平建立肾阴虚小鼠模型，并观察六味地黄汤对模型鼠下丘脑-垂体-肾上腺（HPA）轴的调节作用。选用 NH 种小鼠，体质量(20±2)g，雌雄各半，各组给予甲状腺素 150mg 和利血平 1mg/kg 灌胃，每天 1 次，连续 7 天。结果模型组 ACTH、氢化可的松（CORT）、CRH 水平与空白组比较显著升高（$P<0.01$），六味地黄汤组可显著降低激素水平（$P<0.05$）。陈艳芬等[68]认为，此方法为目前使用较多的肾阴虚动物模型造模法。

2. 醋酸泼尼松龙肌注法　王培源等[69]选用体重 250～350g 的白色红目健康豚鼠，每日肌注醋酸泼尼松龙注射液 50mg/kg，共 10 天，建立肾阴虚模型。动物在 9～11 天相继出现躁动、易惊、怕人、食量减少、饮水增多、体重增长缓慢、大便干结等表现，模型组 cAMP、cAMP/cGMP 升高（$P<0.05$，$P<0.01$），认为本研究建立的豚鼠肾阴虚模型是成功的。

3. 甲状腺素灌胃法　陈晓阳等[70]用甲状腺素灌胃、温燥药、激怒法建立 SD 大鼠抑郁症肾阴虚模型。结果温燥药组、甲状腺素组及激怒组普遍出现活动减少、大便干燥、皮毛无光泽、易惊怒以及血浆 cAMP 含量升高，其中甲状腺素组和激怒组大鼠的血清 E_2、E_2/T 比值显著升高。

4. 结扎左肾动脉法　廖圣宝等[71]选用 150～200g 的 Wistar 雄性大鼠，手术结扎左肾动脉，造成动物神经性肾性高血压，形成肾阴虚模型，并用滋阴降水的中药治疗验证此造模成功。

5. 其他造模法　文献中还可见到短期内使用糖皮质激素造模法[72]、下丘脑损伤肾阴虚证模型[73]等方法。

（三）肾虚血瘀证动物模型

1. 慢性肾炎＋气虚血瘀证模型法　杨霓芝等[74]在SD大鼠慢性肾炎模型的基础上，加建大鼠“气虚血瘀证模型”。其方法为在大鼠慢性肾炎实验第2周，对模型大鼠进行游泳疲劳实验，连续2周。结果显示，模型组大鼠出现明显的系膜区IgG沉积及肾小球内细胞数的增多与体积的增大，表现出典型的系膜增生，与对照组比较差异有显著意义；造模后大鼠出现精神不振、摄食减少、生长迟缓等气虚证候，以及尿纤维蛋白降解产物增多与血液流变学中的全血黏度升高，认为大鼠慢性肾炎气虚血瘀证模型制造成功。

2. 产后大鼠＋劳倦＋受寒＋气滞法　冉青珍等[75]利用产后大鼠分别施加劳倦（强迫游泳直到疲劳）、受寒（游泳后不予保温措施）、气滞（夹尾至痛）等因素建立肾虚血瘀模型。造模大鼠出现皮毛蓬松、硬、凌乱，拱背少动，扎堆怕冷，大便稀溏等，尾部自尖至根出现不同程度皮下瘀紫或青斑，眼球转为黯红，后肢多见行动艰难迟缓等表现，与临床肾虚血瘀表现相符。

郝艳鹏等[76]认为，目前关于肾脏疾病中医证候动物模型的研究主要集中在肾阳虚、肾阴虚、血瘀证几方面。其中对肾阳虚和肾阴虚动物模型的研究比较广泛，认识也比较深刻，但是在确定建模成功与否的客观评判指标上仍然存在不少问题。到目前为止。上述动物模型还没有客观的“金标准”，多是通过一些相关指标（如血浆cAMP下降、cGMP升高、cAMP/cGMP降低为公认的阳虚证的特异性病理变化之一，而血清E_2升高、T_3含量降低是肾阴虚的特异性指标）或经典方剂疗效来佐证。因此，深入研究肾病的中医证候动物模型，将有助于中医药治疗肾脏疾病的机理探讨和指导临床实践。

四、肾病辨证研究述评

综上所述，中医肾的辨证研究涉及西医多个系统和器官功能的紊乱。在上述研究中，对肾的辨证引进了现代医学的先进技术和研究成果，在较深入层次上，微观地认识肾的病变所产生的证候在机体的结构、代谢和功能的特点，为完整、准确、本质地阐明中医肾的病证实质提供了有益的线索。特别是下丘脑-垂体-肾上腺、下丘脑-垂体-甲状腺、下丘脑-垂体-性腺三个靶腺轴的功能改变与肾阳虚病证实质关系的阐明，为补肾法在临床上广泛应用提供了理论依据；同时根据这些靶腺轴特异的病理变化，建立了多种肾阳虚的动物模型，为深入开展病证实质研究提供了方法学手段。

然而，从上述研究中亦可看出，尽管研究手段多样，研究指标不断更新，但总地来说，关于肾的病证实质研究中特异微观指标较少，大多未能肯定在异病同证时会出现足以诊断该证而与疾病没有联系的微观指标，诸如微循环改变、氧自由基等；再者，在肾的病证研究中，对肾阴虚、肾阳虚研究较多，而对其他证型研究较少，特别是在虚实夹杂的情况下，肾虚本质的微观表现及其与标实的特异性、相关性研究较少；此外，肾虚实质的研究与其他脏腑虚损如心阳虚、肝阴虚、脾阳虚等证候的本质区别和联系亦较少涉足；关于中医肾的病证与西医肾小球疾病的相关性，国内虽也做了一些工作，但就证型而言，从本虚方面探讨二者相关性较多，而从标实方面研究肾小球疾病中中医肾的实质较少，可能是受“肾多虚证”、“肾少实证”理论的影响。在肾小球疾病中如何在本虚证中分辨脏腑兼证与单纯肾虚的区别与联系，在标实证中揭示“肾实证”客观存在的微观依据，均是尚待研究的课题。关于肾虚证的病证模型，如前所述，造模方法都与特异的病理变化相联，然而就某一种模型而言，都只反映临床肾虚证病因的一个方面。寻找综合性肾虚模型，适合于多方面的病理研究，亦是需要进行研究和探讨的课题之一。

总之，肾的病证实质研究在证型规范、证候选择、适应范围的确定等总的框架上尚需做深入细致的工作，在研究时尽可能采取全国协作攻关，集中人力物力，结合现代医学的研究成果，特别是现代医学分子生物学领域的研究进展，更深层次地探讨病证实质，寻找具有实用价值的微观指标，推动中医辨证微观化、规范化进程，使中医学不断发展，以适应现代化需要。

参考文献

[1] 张文富，凌江红，王爱坚，等．广西老年人肾系证候的流行病学调查．时珍国医国药，2010，21(3)：738-739

[2] 李琳荣，魏红，袁世宏．中医肾病证候的证素辨证研究．中医药学刊，2006，24(8)：1525-1526

[3] 邝安堃．某些助阳药对于大剂量皮质素所致耗竭现象的影响．中华内科杂志，1963(2)：113-116

[4] 沈自尹，王文健，张玲娟．从肾阳虚和老年人的不同反馈模式讨论阴阳学说．中西医结合杂志，1986，6(10)：628

[5] 宋洁，李震，于海芳，等．从下丘脑-垂体-甲状腺轴研究肾阳虚证的现状及思考．时珍国医国药，2009，20(7)：1809-1810

[6] 刘天成，崔撼难．右归丸对肾阳虚大鼠下丘脑-垂体-性腺轴影响的实验研究．吉林中医药，2007，27(4)：57

[7] 高博，姚玉霞，张效云，等．肾阳虚大鼠下丘脑神经元型 NOSmRNA 表达及补肾药的调整作用．中国中医基础医学杂志，2001，7(8)：23-24

[8] 高博．补肾药对肾阳虚鼠下丘脑蛋白激酶的影响．中国中医基础医学杂志，2000，6(1)：33-35

[9] 郑里翔，刘晓庄，王莉，等．肾阳虚对大脑神经递质、胆碱酯酶的影响．新中医，2000，32(5)：31-32

[10] 吴玲霓，雷娓娓，杨冬梯．肾虚、脾虚造型动物免疫超微结构的比较研究．中医药研究，1999，15(3)：39-40

[11] 李庆阳，郑家铿．老年肾虚与 T 细胞亚群关系．福建中医学院学报，2001，11(2)：526.

[12] 宋春风，尹桂山，侯洁，等．补肾中药对肾阳虚大鼠垂体-肾上腺超微结构的影响．中医药研究，2001，17(2)：41-42

[13] 张丹，朱庆均，李震，等．金匮肾气丸对“劳倦过度、房室不节”肾阳虚小鼠睾丸结构功能的影响．江苏中医药，2008，40(1)：111-112

[14] 曹永艳，丁敏．试述蛋白质组学在中医药现代化中的运用．实用中医药杂志，2006，22(50)：310-312

[15] 陈小野，邹世洁，王震，等．小鼠甲状腺机能减退肾阳虚模型的胃粘膜病理研究．吉林中医药，1997：(6)：37

[16] 董飞侠，黄迪，何立群，等．Ⅲ期慢性肾病肾阳虚证患者尿液代谢组学特征的研究．中华中医药杂志，2008，23(12)：1109-1113

[17] 张洛欣，王米渠，翁洋，等．生物信息融合与肾阳虚证治的交叉合论．现代中西医结合杂志，2005，14(8)：979

[18] 赵晓山，罗仁，薛耀明，等．糖尿病肾病肾阴虚证 DNA 消减文库的构建．中医药学刊，2004，22(7)：1204-1206

[19] 赵晓山，罗仁，薛耀明，等．糖尿病肾病肾阳虚证 DNA 消减文库的构建．中华实用中西医杂志，2004，17(16)：857-859

[20] 倪红梅．用基因芯片技术研究青少年肾阳虚体质差异表达基因．上海中医药杂志，2004，38(6):325

[21] 李波，安睿，王新宏．淫羊藿苷和补肾复方对肾阳虚大鼠下丘脑 CRH 基因和垂体 POMC 基因表达的影响．中成药，2008，30(1):132-134

[22] 杨元宵，李昌煜．运用蛋白质组学研究中医证候的思考．中国实验方剂学杂志，2007，13(1):69-72

[23] 梁恒，邢建宇，刘希成，等．小鼠肾脏组织的双向电泳．西安交通大学学报，2004，38(2):212-216

[24] 唐利华，卢德赵，沃兴德，等．肾上腺切除的肾阳虚大鼠肝组织蛋白质双向电泳图谱的建立与分析．浙江中医学院学报，2005，29(5):51-54

[25] 刘希成，梁恒，田真，等．肾阳虚证候的人血清比较蛋白质组学分析．中国生物化学与分子生物学报，2007，23(7):592-599

[26] 钱洪爽，沃兴德．肾阳虚证本质的中西医结合研究．吉林中医药，2010，30(4):298-301

[27] 任小巧，卢跃卿，蒋士卿．肝肾阴虚证病理组织学基础探讨．河南中医药学刊，1996(4):76

[28] 方素钦，林炳辉，叶盈，等．中老年人肾虚证与性激素及免疫功能的研究．福建中医药，2002(2):3

[29] 周虎，周萍，俞庆福．慢性病毒性肝炎 T 淋巴细胞亚群、免疫球蛋白变化与中医证候关系探讨．江西中医学院学报，2001，13(2):49-50

[30] 陈小锋．肾虚患者的细胞因子研究．福建中医学院学报，2000(2):36-38

[31] 朱滨弟．慢性原发性肾小球疾病中医辨证分型与实验室指标的关系．中国医药学报，1990(6):43

[32] 吴水生，叶钦勇，林求诚．中老年男性性激素水平与不同肾虚证型关系研究．福建中医药，2000，31(2):3-4

[33] 任小巧，卢跃卿，邓伟，等．加味一贯煎对实验性肝肾阴虚证大鼠下丘脑-垂体-甲状腺轴的影响．中国中药杂志，2000，25(3):172-174

[34] 周清发，乔成林，杨世兴，等．慢性肾小球疾病中医分型与甲状腺素的关系．中医研究，1996，19(4):11-12

[35] 方素钦，林炳辉，叶盈，等．中老年人肾虚证与性激素及免疫功能的研究．福建中医药，2002(2):3

[36] 田鄂华．肝肾阴虚证某些客观指标的初步观察．中西医结合杂志，1990(5):317

[37] 郭金瑞，严惠芳．慢性肾炎唾液 Na^{+}、K^{+} 红细胞变形能力改变与肾阴虚证相关性研究．中医药学刊，2003，21(11):1900-1902

[38] 华平东．屈光不正与微量元素及中医证型的关系．上海中医药杂志，2003(7):316

[39] 陈德珍，魏睦新，顾宇春，等．脾肾阴虚证患者血清铜锌含量的变化．辽宁中医杂志，1999，26(7):291

[40] 中春娣．肾虚证与红细胞刚性的研究．中国中医基础医学杂志，1995，1(2):28

[41] 郭金瑞，严惠芳．慢性肾炎唾液 Na^{+}、K^{+} 红细胞变形能力改变与肾阴虚证相关性的研究．中医药学刊，2003，21(11):1900

[42] 王鸿．肾虚患者甲皱微循环改变的观察与探讨．中医杂志，1980，21(9):31

[43] 赵咏芳．骨质疏松症中医证型的初步临床报告．中医正骨，1998(5):9

[44] 吕爱平，李德新，易杰，等．脾肾阴虚证模型大鼠自由基损伤的比较研究．中医药学刊，2001(6):205

[45] 李承军，廖文君，陈玉英，等．老年虚证自由基代谢机理的研究．中医杂志，1988，29(12):56

[46] 李玉萍，罗仁，赵晓山，等．慢性肾炎肾阴虚证 cDNA 消减文库的构建．上海中医药大学学报，

2006,20(1):57-59

[47] 李玉萍,罗仁,赵晓山,等. 狼疮性肾炎肾阴虚证 eDNA 消减文库的构建. 四川中医,2006(3):168

[48] 代方国,赵晓国,罗仁,等. 构建中国汉族人亚健康状态肾阴虚证的 DNA 消减文库. 中国临床康复,2005(19):307

[49] 罗仁,成玉斌,钟先阳."小四五汤"治疗糖尿病肾病疗效与 *ACE* 基因相关性研究. 上海中医药大学学报,2001,15(1):23

[50] 罗仁,成玉斌. 小四五汤治疗糖尿病肾病临床观察. 国际华人生物学年会(香港)论文汇编,1998(7):65

[51] 孙伟正,赵淑英,孙岸,等. 慢性再生障碍性贫血中医辨证分型与 HLA 基因多态性相关性的研究. 中医药信息杂志,2000,37(3):60

[52] 丁慧登,沃兴德. 肾阴虚证的现代研究进展. 现代生医学进展,2008,10(4):161-165

[53] 王丹,田付华. 肾阴虚证研究概况. 辽宁中医药大学学报,2008,10(4):33-35

[54] 徐静华,于庆海. 北豆根总碱对氢化可的松模型小鼠的免疫调节作用. 中药药理与临床,1998,14(1):24-25

[55] 陈小野. 实用中医证候动物模型学. 北京:北京医科大学、中国协和医科大学联合出版社,1993:100-117

[56] 汤晓云,姜云武,方路,等. 氢化可的松诱导的几种动物模型. 云南中医中药杂志,2005,26(2):56-58

[57] 邵命海,肖静,王毅兴,等. 从"肾主生殖"角度评价腺嘌呤与氢化可的松诱导的肾阳虚模型. 上海中医药杂志,2008,42(2):57-59

[58] 董兴刚,徐建国,安增梅,等. 肾切除加阿霉素诱导"肾阳虚"动物模型的研制. 中国医药学报,2002,17(2):84-85

[59] 欧阳轶强,邹移海,张薇,等. 对大鼠他巴唑肾阳虚证动物模型下丘脑-垂体-靶腺轴几项指标的考察. 中医药学刊,2006,24(9):1658-1661

[60] 马威,薛莎,汤学军,等. 右归丸对肾阳虚动物模型血液微量元素含量的影响. 中国中医药科技,2000,7(3):168-169

[61] 陈训华,危剑安,陈燕平,等. 补肾方药对去卵巢雌鼠骨质疏松症防治作用的研究. 中国骨伤,1998,11(2):12-15

[62] 艾景录,吕爱平,徐世杰,等. 性腺功能异常型肾虚痹症发生机理的实验研究. 中国中医基础医学杂志,1995,1(1):42-44

[63] 李震,刘黎青,颜亭祥,等."劳倦过度、房室不节"肾阳虚模型小鼠睾丸乳酸脱氢酶-X 活性的测定. 天津中医药,2008,25(2):136-138

[64] 冯雪梅,郑军,王米渠,等. 中医"恐伤肾"模型血浆中分子物质与巯基含量的变化. 成都中医药大学学报,1997,20(3):46-47

[65] 张庆彝,张伟荣,匡调元,等. 肾虚证的食疗研究. 中国中医基础医学杂志,1996,2(4):20-21

[66] 陈英华,孙琪,欧阳轶强,等. 肾阳虚证动物模型造模方法综述. 中国医药学报,2003,18(6):370-372

[67] 王德秀,胡旭光,臧建伟,等. 六味地黄汤生物制剂对肾阴虚小鼠 HPA 轴的调节作用研究. 陕西中医,2008,29(3):374-375

[68] 陈艳芬,陶曙红,赵越,等. 六味地黄汤生物制剂对阴虚动物的药理作用研究. 中药药理与临床,2007,23(5):26-27

[69] 王培源,刘蓬,黄燕晓,等. 肾阴虚豚鼠模型的建立及对内耳形态学影响的实验研究. 辽宁中医药大学学报,2006,8(4):135-136

［70］陈晓阳，陈容，李晟，等．肾阴虚抑郁症大鼠模型的建立及评价．湖南中医药大学学报，2007，27(5)：28-31

［71］廖圣宝，戴敏，刘光伟，等．二肾一夹高血压大鼠模型中医证候属性的探讨及药物作用观察．中国中医基础医学杂志，2003，9(2)：34-37

［72］邢玉瑞．中医方法全书．西安：陕西科学技术出版社，1997：948

［73］蔡定芳，刘彦芳，陈晓红，等．新生期大鼠皮下注射谷氨酸单钠后下丘脑-垂体-肾上腺-胸腺轴的改变．中国病理生理杂志，1998，6(4)：342-346

［74］杨霓芝，包昆，王立新，等．通脉口服液对大鼠慢性肾炎"气虚血瘀证"模型的组织形态学影响．中国中医药信息杂志，2001，8(3)：31-32

［75］冉青珍，陈万群．肾虚血瘀证子宫内膜异位症不孕症动物模型的建立与评价．辽宁中医药大学学报，2008，10(1)：130-132

［76］郝艳鹏，张悦．肾脏疾病中医证候动物模型的研究进展．北京中医药，2009，28(3)：231-233

第六节 腑病辨证

【基本内容】

胃居中焦，与脾相表里，其功能为主受纳、腐熟水谷。胃气以降为顺，性喜润而恶燥。小肠主化物，主分清别浊。大肠主传导糟粕，并吸收水分。

胃的病变主要反映为受纳、腐熟功能障碍及胃失和降、胃气上逆等病理改变，多表现为食少，脘胀或痛，呕恶，呃逆，嗳气等。大肠、小肠的病变主要反映在传导功能和泌别清浊功能失常，临床表现一是泄泻、便秘、下痢脓血等大便的异常；二是腹胀、腹痛、肠鸣等腹部症状。

胃肠病证有虚实之分。虚证多为阳气不足、阴津亏虚；实证多由饮食、痰饮停留及寒邪、热邪侵袭而成。

胆附于肝，肝胆互为表里，胆的生理功能为贮藏和排泄胆汁以助消化，并"主决断"。胆的病变则多见口苦，黄疸，消化异常及胆怯、惊悸等。

胆病则有胆郁痰扰证及肝胆湿热证。

肾与膀胱相表里，膀胱主要有贮尿和排尿的功能。

膀胱的病症主要为尿频，尿急，尿痛，尿闭等。膀胱病多湿热证。

一、腑病虚证

（一）胃气虚证

胃气虚证是指胃气不足，受纳、腐熟功能减退，以致胃失和降所表现的证候。

［临床表现］胃脘隐痛或痞胀，按之觉舒，不思饮食，食后胀甚，时作嗳气，口淡不渴，面色萎黄，气短神疲，倦怠懒言，舌质淡，苔薄白，脉虚弱。

［机理分析］本证多因饮食不节，饥饱失常，劳倦过度，久病失养，其他脏腑病证的影响等，损伤胃气所致。

胃主受纳、腐熟，胃气以降为顺。胃气亏虚，受纳、腐熟功能减退，胃气失和，气滞中焦，则胃脘隐痛或痞胀，不思饮食；胃气本已虚弱，食后不负其消化之任，故食后胃脘胀满更甚；病性属虚，故按之觉舒；胃气失和，不能下降，反而上逆，则时作嗳气。胃虚影响及脾，脾失健运，化源不足，气血虚少而不能上荣于面，则面色萎黄；全身脏腑机能衰减，则气短懒言，神疲倦怠。舌质淡，苔薄白，脉弱，为气虚之象。

［辨证要点］以胃失和降的表现及气虚证为辨证要点。

胃气虚证和脾气虚证关系密切，常常并见。但二者的病理改变不尽相同，临床特点亦有差异。脾气虚证以脾失健运的见症为特点；胃气虚证以胃失和降的表现为特点。

（二）胃阳虚证

胃阳虚证是指胃阳不足，虚寒内生，以致胃失和降所表现的证候。又称胃虚寒证。

［临床表现］胃脘绵绵冷痛，时发时止，喜温喜按，食后缓解，泛吐清水或夹有不消化食物，食少脘痞，口淡不渴，倦怠乏力，畏寒肢冷，舌质淡嫩或淡胖，脉沉迟无力。

［机理分析］本证多因饮食失调，嗜食生冷，或过用苦寒、泻下之品，或脾胃素弱，阳气自衰，或久病失养，其他脏腑病变的影响，伤及胃阳所致。

胃阳不足，虚寒内生，寒凝气机，故胃脘冷痛；性属虚寒，故其痛绵绵不已，时作时止，喜温喜按，食后、按压、得温均可使病情缓解；受纳腐熟功能减退，水谷不化，胃气上逆，则食少，呕吐清水或夹不消化食物；阳虚气弱，全身失于温养，功能减退，则畏寒肢冷，体倦乏力；阳虚内寒，津液未伤，则口淡不渴；舌淡胖嫩，脉沉迟无力，为虚寒之象。

［辨证要点］以胃失和降的见症及阳虚证为辨证要点。

胃阳虚证与脾阳虚证同属中焦虚寒证，但前者主要导致失于和降的病理改变及表现，后者主要引起失于健运的病机变化及见症。当然二者亦可并见。

（三）胃阴虚证

胃阴虚证是指胃阴不足，胃失濡润、和降所表现的证候。虚热证不明显者，常称胃燥津亏证。

［临床表现］胃脘隐隐灼痛，饥不欲食，或胃脘嘈杂，或脘痞不舒，或干呕呃逆，口燥咽干，大便干结，小便短少，舌红少津，脉细而数。

［机理分析］本证多因热病后期，胃阴耗伤；或情志郁结，气郁化火，灼伤胃阴；或吐泻太过，伤津耗液；或过食辛辣、香燥之品，过用温热辛燥药物，耗伤胃阴所致。

胃喜润而恶燥，以降为顺。胃阴不足，虚热内生，热郁于胃，气失和降，则胃脘隐痛而有灼热感，嘈杂不舒，痞胀不适；胃中虚热扰动，消食较快，则有饥饿感，而胃阴失滋，纳化迟滞，则饥不欲食；胃失和降，胃气上逆，可见干呕，呃逆；胃阴亏虚，阴津不能上滋，则口燥咽干；不能下润肠道，则大便干结；小便短少，舌红少苔乏津，脉细数，为阴液亏少之征。

［辨证要点］以胃失和降的见症及阴亏失润的表现为辨证要点。

（四）肠燥津亏证

肠燥津亏证是指大肠阴津亏虚，传导不利，表现以大便燥结，排便困难为主症的证候。

［临床表现］大便秘结，干燥难下，数日一行，口干，或口臭，或伴见头晕，舌红少津，苔黄燥，脉细涩。

［机理分析］本证多因素体阴亏，年老阴津不足，嗜食辛辣燥烈食物，汗、吐、下、久病、温热病后期等耗伤阴液所致。

各种原因损伤阴津，肠道失濡，大便失润，传导不行，则大便干燥秘结，坚硬如羊屎，难以排出，甚或数日一行；大肠有燥屎，气机阻滞，则腹胀作痛，或左下腹触及包块；腑气不通，秽浊不能下排而上逆，则口中出气秽臭，甚至干扰清阳而见头晕；阴津亏损，不能上润，则口干咽燥，舌红少津；阴液不能充盈濡润脉道，则脉细涩。

［辨证要点］以大便难下及津亏失润的表现为辨证要点。

二、腑病实证

（一）胃热炽盛证

胃热炽盛证是指胃中火热炽盛，胃失和降所表现的实热证候。又称胃热证、胃火证，或胃实热证。

［临床表现］胃脘灼痛，拒按，渴喜冷饮，或消谷善饥，或口臭，或牙龈肿痛溃烂，齿衄，大便秘结，小便短黄，舌红苔黄，脉滑数。

［机理分析］本证多因过食辛辣、酒醴、肥甘、燥烈刺激之品，化热生火；或因情志不遂，肝郁化火犯胃；或为邪热内侵，胃火亢盛而致。

火热之邪熏灼，壅塞胃气，阻滞不通，则胃脘灼痛而拒按；胃火炽盛，受纳腐熟功能亢进，则消谷善饥；胃火内盛，胃中浊气上冲，则口气秽臭；胃经经脉络于龈，胃火循经上炎，气血壅滞，则牙龈红肿疼痛，甚至化脓、溃烂；血得热而妄行，损伤龈络，则齿龈出血；热盛伤津，则口渴喜冷饮，小便短黄，大便秘结；舌红苔黄，脉滑数，为火热内盛之象。

［辨证要点］以胃脘灼痛及实热见症为辨证要点。

胃热炽盛证与胃阴虚证均见胃脘灼痛及热象，但前者是伴里实热证的表现，后者则伴阴液亏虚的见症。

（二）寒滞胃肠证

寒滞胃肠证是指寒邪侵犯胃肠，表现以脘腹冷痛为主症的实寒证候。简称胃寒证、肠寒证。

［临床表现］脘腹冷痛，痛势暴急，遇寒加剧，得温痛减，恶心呕吐，口淡不渴，或口泛清水，腹泻清稀，或腹胀便秘，面白或青，肢冷不温，舌苔白润，脉弦或沉紧。

［机理分析］本证多因过食生冷，或脘腹受冷，寒凝胃肠所致。

寒主收引、凝滞，寒邪侵犯胃肠，凝滞气机，故脘腹冷痛，痛势急剧；寒邪得温则散，故疼痛得温则减；遇寒气机凝滞加重，则痛势加剧；胃气上逆，则恶心呕吐；寒伤胃阳，水饮不化，随胃气上逆，则口中泛吐清水；吐后气滞暂得舒畅，则吐后痛减；寒不伤津，故口淡不渴；寒邪阻遏，阳气不能外达，血行不畅，则恶寒肢冷，面白或青；舌苔白润，脉弦紧或沉紧，为阴寒内盛，凝阻气机之象。

［辨证要点］以脘腹冷痛及实寒证为辨证要点。

本证与胃阳虚证均以胃脘冷痛及胃失和降的表现为主，但二者有实寒证与虚寒证兼症的不同，可资鉴别。

（三）饮留胃肠证

饮留胃肠证是指寒饮留滞胃肠所表现的证候。《金匮要略》称此为狭义的痰饮。

［临床表现］脘腹胀满，胃中有振水声，呕吐清涎，肠间水声辘辘，头目眩晕，口淡不渴，舌苔白滑，脉沉滑。

［机理分析］本证多因饮食不节，嗜饮无度；或手术创伤，劳倦内伤，脾胃受损，中阳不振，脾失健运，水停为饮，留滞胃肠，胃肠失于和降所致。

寒饮停留中焦，气机阻滞，胃失和降，则脘腹胀满；饮邪留积胃腑，则胃中有振水声；饮停于胃，胃气上逆，水饮随胃气上泛，则呕吐清涎；水饮窜走于肠道，则肠间水声辘辘；饮邪内阻，清阳不升，则头晕目眩；饮为阴邪，津液未伤，则口淡不渴；苔白滑，脉沉滑，为水饮内停之征。

［辨证要点］以胃中有水声、脘腹胀满及水饮内停的见症为辨证要点。

（四）食滞胃肠证

食滞胃肠证是指饮食停滞胃肠，以脘腹胀满疼痛，呕泻酸馊腐臭为主症的证候。亦称食滞胃脘证。

［临床表现］脘腹胀满疼痛拒按，嗳腐吞酸，厌食，或呕吐酸腐食物，吐后胀满得减，或肠鸣腹痛，泻下不爽，便臭如败卵，或大便秘结，舌苔厚腻，脉滑或沉实。

［机理分析］本证多因饮食不节，暴饮暴食，食积不化所致；或因素体胃气虚弱，稍有饮食不慎，即停滞难化而成。

胃肠主受纳、运化水谷，以和降为顺。暴饮暴食，或饮食不慎，食滞胃肠，气失和降，阻滞不通，则脘腹胀满疼痛而拒按；食积于内，腐熟不及，则拒于受纳，故厌恶食物；胃中未消化之食物夹腐浊之气上逆，则嗳腐吞酸，或呕吐酸馊食物；吐后宿食得以排出，故胀痛可减；食滞肠道，阻塞气机，则腹胀腹痛，肠鸣，矢气多而臭如败卵；腐败食物下注，则泻下之物酸腐秽臭；胃肠秽浊之气上蒸，则舌苔厚腻；脉滑或沉实，为食积之象。

［辨证要点］以脘腹胀满疼痛，呕、泻酸腐食臭为辨证要点。此外，询问有无伤食病史，对诊断亦有重要参考价值。

（五）胃肠气滞证

胃肠气滞证是指邪气侵扰，或内脏气机失调，致使胃肠气机阻滞所表现的证候。

［临床表现］脘腹痞胀疼痛，痛而欲吐或欲泻，泻而不爽，或腹胀痛剧，肠鸣，走窜不定，矢气频作，矢气后胀痛得减，或胀痛剧而无肠鸣矢气，大便秘结，苔厚，脉弦。

［机理分析］本证多因情志不遂，外邪内侵，病理产物或病邪停滞，导致胃肠气机阻滞而成。

胃肠气机阻滞，传导、通降失司，则胃脘、腹部胀满疼痛；气或聚或散，故胀痛走窜不定；胃气失降而上逆，则嗳气、欲吐；肠道气滞不畅，则肠鸣、矢气频作，欲泻而不爽；嗳气、矢气之后，阻塞之气机暂得通畅，故胀痛得减；若气机阻塞严重，上不得嗳气，下不得矢气，气聚而不散，则脘腹胀痛加剧；胃肠之气不降，则大便秘结；苔厚，脉弦，为浊气内停，气机阻滞之象。

［辨证要点］以脘腹胀满疼痛，走窜不定等症为辨证要点。

（六）肠热腑实证

肠热腑实证是指邪热入里，与肠中糟粕相搏，燥屎内结所表现的里实热证候。在六经辨证中称阳明腑实证，在卫气营血辨证中属气分证，在三焦辨证中属中焦病证。

［临床表现］高热，或日晡潮热，脐腹部硬满疼痛，拒按，大便秘结，或热结旁流，气味臭秽，汗出口渴，甚则神昏谵语，狂乱，小便短赤，舌质红，苔黄厚而燥，或焦黑起刺，脉沉数有力，或沉实有力。

［机理分析］本证多因邪热炽盛，汗出过多，或误用发汗，津液耗损，肠中干燥，里热炽盛，燥屎内结而成。

里热炽盛，伤津耗液，肠道失润，邪热与肠中燥屎内结，腑气不通，故脐腹部胀满硬痛而拒按，大便秘结；大肠属阳明，经气旺于日晡，故日晡发热更甚；若燥屎内积，邪热迫津下泄，则泻下青黑色恶臭粪水，称为“热结旁流”；肠热壅滞，腑气不通，邪热与秽浊上熏，侵扰心神，可见神昏谵语，精神狂乱；里热熏蒸，迫津外泄，则高热，汗出口渴，小便短黄；实热内盛，故舌质红，苔黄厚而干燥，脉沉数有力；若燥屎与邪热互结，煎熬熏灼，则舌苔焦黑起刺；阻碍脉气运行，则脉来沉迟而有力。

［辨证要点］以腹满硬痛、便秘及里热炽盛的见症为辨证要点。

（七）肠道湿热证

肠道湿热证是指湿热侵犯肠道，传导失职，表现为以泄泻下痢为主的证候。亦称大肠湿热证。在三焦辨证中属下焦病证。

［临床表现］腹痛，下痢脓血，里急后重，或暴注下泻，色黄而秽臭，肛门灼热，小便短黄，身热口渴，舌质红，苔黄腻，脉滑数。

［机理分析］湿热阻滞肠道，传导失职则见腹痛、下痢脓血、里急后重，或暴注下泻，色黄而秽臭，肛门灼热等。湿热内蕴则见身热口渴，小便短黄，舌红苔黄腻，脉滑数等。

［辨证要点］以下痢或泄泻及湿热征象为辨证要点。

（八）虫积肠道证

虫积肠道证是指蛔虫等积滞肠道所表现的证候。

［临床表现］胃脘嘈杂，时作腹痛，或嗜食异物，大便排虫，面黄形瘦，睡中齘齿，或鼻痒，面部出现白色虫斑，白睛见蓝斑，或突发腹痛，按之有条索状包块，甚至剧痛而汗出肢厥，呕吐蛔虫。

［机理分析］本证多因进食不洁的瓜果、蔬菜等，虫卵随饮食入口，在肠道内繁殖孳生所致。

虫居肠道，争食水谷，吮吸精微，故觉胃中嘈杂而贪食，久则面黄体瘦；蛔虫扰动，则腹痛时作，虫安则痛止，或随便出而排虫；若蛔虫钻窜，聚而成团，抟于肠中，阻塞不通，则腹痛扪之有条索状物；蛔虫上窜，侵入胆道，气机逆乱则脘腹阵发剧痛，呕吐蛔虫；阳明大肠经入下齿、环唇口、行面颊，阳明胃经起于鼻、入上齿、布面颊，虫积肠道，湿热内蕴，循经上熏，故可表现为鼻痒、啮齿、面部生白色虫斑、唇内有粟粒样白点；肺与大肠相表里，白睛属肺，蛔虫寄居肠道，故可见巩膜蓝斑。

［辨证要点］以时作脐周腹痛及各种虫积征象为辨证要点。

（九）胆郁痰扰证

胆郁痰扰证是指痰热内扰，胆失疏泄所表现的证候。

［临床表现］胆怯易惊，惊悸不宁，失眠多梦，烦躁不安，胸胁闷胀，善太息，头晕目眩，口苦，呕恶，舌红，苔黄腻，脉弦数。

［机理分析］本证多因情志不遂，气郁化火，灼津为痰，痰热互结，内扰心神，胆气不宁，心神不安所致。

胆为清净之府，主决断，痰浊内蕴，胆气不宁，失于决断，则胆怯易惊，睡眠易醒；胆失疏泄，经气不畅，则胸胁闷胀，善太息；痰热内扰心神，神不守舍，则烦躁不安，惊悸不宁，失眠多梦；胆脉上络头目，痰热循经上扰，则头晕目眩；胆气犯胃，胃失和降，则泛恶欲呕；热迫胆气上溢，则口苦；舌淡红，苔白腻，脉弦缓，为痰浊内蕴的表现；若舌红，苔黄滑，脉弦数，则为痰热内蕴之征。

［辨证要点］以惊悸失眠、眩晕、苔黄腻为辨证要点。

（十）膀胱湿热证

膀胱失热证是指湿热蕴结膀胱，气化不利所表现的以小便异常为主症的一类证候。在三焦辨证中属下焦病证范围。

［临床表现］尿频尿急，小腹胀痛，尿道灼热，小便黄赤短少，或混浊，或尿血，或有砂石，可伴有发热，腰部胀痛，舌红，苔黄腻，脉滑数。

［机理分析］本证多因外感湿热之邪，侵袭膀胱；或饮食不节，嗜食辛辣，化生湿热，下注膀胱，致使膀胱气机不畅所致。

湿热郁蒸膀胱，气化不通，下迫尿道，故尿频、尿急，小便灼热，排尿涩痛；湿热煎熬，津液被灼，则尿短少而色黄；湿热伤及血络，迫血妄行，则尿血；湿热久恋，煎熬尿浊结成砂石，则尿中或X线检查可见砂石；膀胱湿热波及小腹、腰部，经气失调，则腰部、小腹胀痛；发热，口渴，舌红，苔黄腻，脉滑数，为湿热内蕴之征。

［辨证要点］以尿频尿急、排尿涩痛伴见湿热之象为辨证要点。

【补充阐发】

一、论"胃强脾弱"证

胃强脾弱证是指胃腐熟水谷的功能过亢，脾运化功能减弱所致而出现的胃热脾虚的证候。究其病因，多由恣食肥甘，虫积或中焦热结所致。本证可见于多种疾病中，如黄疸、小儿疳积等病证。其常见临床表现为：消谷善饥，形体消瘦，嘈杂，食后腹胀，大便溏泄或食后即泄，心烦头眩，或发为黄疸，或嗜食异物，毛发干枯，舌红苔黄，脉细弦带数。胃强脾弱证的出现，提示脾胃已伤，在其疾病的演变过程中，可因胃热烁津而导致消渴，出现口渴多饮、消谷善饥及多尿等症。亦可因脾胃受损，日久导致中气衰败，元气亏损，出现形瘦，气短乏力，动则汗出，饮食不进，精神委靡，胃气将绝的危重证候。

胃强脾弱证应与胃热证相鉴别，其要点在于：前者是脾胃同病，而后者的病变主要在胃；二者虽都有胃热的临床表现，但前者有明显的脾气虚弱，脾运不化的症状，如食后作胀、大便溏泄等，而后者的热象较前者明显。

二、胃阴虚证与脾阴虚证的鉴别

胃阴虚证与脾阴虚证皆为阴虚，又互为表里，胃阴与脾阴，生理上相互为用，病理上相互影响，故临床表现常可互见，难于区分。其临床表现共性为食少纳呆，口干不欲饮，嘈杂，呃逆，便秘，尿少，舌红少津，脉细数，但毕竟脏腑属性有所不同，因而各有其特点。从属性上看：前者为腑，传化物而不藏，属阳；从功能上看，胃主降，胃阴主津液；从特性上看，胃喜润而恶燥。胃阴虚者其病急，多因热病后期耗伤胃阴，或情志郁结化火伤阴，或过食辛辣之品，或大汗、吐泻太过，耗伤胃阴等原因所致。常兼见胃脘灼痛，饥不欲食，脘痞不舒等症；而后者为脏，藏精气而不泄，属阴，脾主升，脾阴主营血，喜燥而恶湿。多因阴血暗耗，津亏而火旺，其病情进展缓慢。常兼见食入难化，口淡乏味，体瘦神疲，口干液少等症。从治法上而言，胃阴虚者可生津增液养阴获速效，而脾阴虚者则重在育阴和营以图缓功。

三、"肺胃气逆"为病理概念而非证名

气逆是气机升降失调的一种病理表现。其特点是气机升动太过而上逆，属于实证的范畴。

肺主宣发，其性肃降，肺失肃降则为病变。故外邪犯肺、痰浊阻肺、气阴亏虚等诸种原因，影响肺气主宣发的功能，导致"肺失肃降"时，最常见的基本表现为咳嗽气喘等症，而咳嗽气喘则是肺气上逆的主要特征。因此，肺气上逆是肺脏病变带有共性的病理机制，而不是一个真正的证名。由于肺病诸证均可有咳嗽气喘，即均有肺气上逆的表现，且肺气上逆并没有真正揭示证候的风寒燥火、痰饮、气虚阴亏等病因与病性，所以临床上若以肺气上逆作为辨

证诊断，则该证名是不够规范和完整的。《医贯·咳嗽论》说："肺为清虚之腑，一物不容，毫毛必咳。又肺为娇脏，畏热畏寒，火刑金故嗽，水冷金寒亦嗽。"可见诸种病因均可导致肺气上逆而表现为咳嗽等症。

六腑之气宜降，胃与脾相对而言，更是胃气主降而脾气主升。胃的病变，常以胃脘疼痛、痞胀、恶心呕吐、嗳气呃逆等为特征性症状，而这些症状产生的机理，一般常以"胃失和降"加以解释。形成胃病的种种原因，如寒邪凝滞、火热侵扰、痰湿瘀血内阻、情志刺激、饮食失调、阳气亏虚而失运、阴液亏虚而失濡等等，几乎都可导致胃气上逆，从而见胃痛脘痞、呕吐恶心等症。因此，胃气上逆是胃病共有的病理机制。所以临床辨证时，不能只知胃气上逆的病理，而应进一步分辨导致胃气上逆的病因，如胃寒气逆证、胃热气逆证等，方是完整而规范的证名诊断。《医方类聚·呕吐门》曰："呕吐出于胃气之不和，人之所共知也。然有胃寒，有胃热，有痰水，有宿食，有脓血，有气攻，又有所谓风邪入胃，凡是数者，可不究其所自来哉。"这说明对于呕吐等病症，不能只满足于胃气上逆的认识，而应深究导致胃气上逆的原因。

四、肠道湿热证的证候特点

肠道湿热证主要见于痢疾、腹泻等病症中，与病位在其他部位的湿热证相较，由于病理的不同，其证候也有许多特殊之处。

肠道的病变以大便泄泻或便秘为主要表现。肠道湿热证除有舌红苔黄腻，脉滑数或濡数等症外，其大便的改变一般见泄泻，但其便质、便次等则因病种不同而有差别。可以是泻势急迫，便稀如水；可以为便溏不爽，或便如黄糜而腥臭；或下痢赤白有黏冻，并有里急后重。

肠道湿热证的病理特点之一是由于泻痢易伤阴津，故常为热盛而湿不太明显，高热、渴饮、尿短黄等症突出，而非身热不扬、渴不欲饮。其特点之二是病情易变，导致伤津亡阳而表现为西医所说的失水、酸中毒、休克等病变，正如《红炉点雪·火病泄泻》所说"泄泻一症，为亡阴脱液之肇端"。

湿热泄泻与湿热痢疾的病因虽均为湿热，病位均在肠道，但病理不全相同。湿热泄泻常因暑湿热邪侵袭肠道（多以小肠病变为主），导致肠道气机紊乱，清浊相干，故以泄泻急迫、便质如水为主要表现，其治宜在清利湿热的同时，注意升清降浊，分利小便；若湿热蕴结肠道，湿热与食浊糟粕相杂而腐败，则见便质如黄糜而腥臭，其治除清利湿热以外，尚应消食导滞；湿热痢疾系湿热疫毒内侵，壅阻肠道（多以大肠病变为主），与气血搏结而致肠道气滞血瘀，故见下痢脓血、里急后重等症，治应在清利湿热的同时，注意理气活血。

五、胆与情志的关系

《素问·六节藏象论》曰："胆者中正之官，决断出焉。"张介宾在《类经》中对此加以注释为："胆附于肝，相为表里，肝气虽强，非胆不断，肝胆相济，勇敢乃成。"胆主决断不仅具有对事物能做出判断的能力，胆与肝配合还可防御消除惊恐等不良刺激的影响。胆气雄壮果断之人，五脏六腑之气也因之壮盛，气血运行稳定，即使遇到精神刺激，也能保持镇静，而不成为疾病。反之，胆气虚怯者，五脏之气血运行不稳定，其人常犹豫不决，动作欠果断，或因小的惊恐也能造成疾病。故《素问·六节藏象论》又曰："凡十一脏取决于胆。"

胆司相火，与肝相表里，其生理功能为协助肝气疏泄，以调节或控制人体的情志活动。胆又为中清之腑，以清静宁谧为顺，以烦扰躁动为逆，喜条达而恶抑郁，其病变特点易阻滞气机，痰火互结为患。当情志火内发，或其他脏腑病变影响于胆，就可致胆腑气机不畅，气郁化火，痰火内扰，则神魂不宁，证见胆怯易惊，谋虑不决，夜寐不安，噩梦纷纭，烦躁易怒等。

六、"心移热于小肠"是非辨析

1. 论"心移热于小肠"之是　心与小肠之间有经络相连，《灵枢·经脉》曰："心手少阴之脉……出属心系，下膈络小肠。"而"小肠手太阳之脉……入缺盆，络心……下膈，抵胃属小肠。"二者相互络属，便构成了表里关系，故称"心与小肠相表里"。心与小肠的内在联系，表现在病理上较为明显，《备急千金要方·心脏脉论》曰："左手寸口人迎以前脉阴阳俱实者，手少阴与巨阳经俱实也。病苦头痛、身热、大便难，心腹烦满，不得卧，以胃气不转水谷实也。名曰心小肠俱实也。"在该书之"小肠腑脉论"一篇中又指出："左手寸口人迎以前脉阳实者，手太阳经也。病苦身热来去，汗不出，心中烦满，身重，口中生疮，名曰小肠实热也。则小便赤短淋沥，导赤饮加炒栀子、车前子、黄连、白芍、灯心草。"由此，"心移热于小肠"证又可称为"心与小肠俱实证"和"小肠实热证"。本证是由于心火内炽循经移热于小肠，致使小肠里热实盛，分清泌浊之功能异常所产生的证候。主要临床表现为：心胸烦热，面色红赤，口渴欲饮，口舌生疮，小便赤涩、灼痛或尿血，或脐腹痞满，舌尖红赤，舌苔薄黄，脉数有力。

2. 论"心移热于小肠"之非　"心移热于小肠"之说，大约是根据心与小肠相表里的道理，认为心有热可传于小肠，而为心与小肠俱热。症见心烦，口舌生疮，口渴，小便短赤甚或淋沥涩痛、尿血，舌尖红，脉数等。治宜导赤清心。其实脏腑间移热的论述，出于《素问·气厥论》，但书中并无心移热于小肠之说，而是称"心移热于肺"，"胞移热于膀胱"，"膀胱移热于小肠"。

这里应引起重视的是"胞移热于膀胱"之说，以往对于"胞"的解释，吴昆、张景岳认为是指精室与女子胞，马莳、王安道等则认为是膀胱之中又有一胞。考"胞"字，《内经》有多种含义，其一为指心包络，如《素问·痿论》"悲哀太甚，则胞络绝"，此"胞"当为心包络。心包可代心受邪，心有热即心包络有热，心包络有热，则可通过手厥阴心主之脉历络三焦而下移于膀胱。《素问·气厥论》原文说："胞移热于膀胱，则癃溺血。"癃是指小便困难，甚至闭塞不通。心（心包络）移热于膀胱而在下见小便困难、溺赤甚或带血，这与所谓"心移热于小肠"的表现相似。清·程国彭认为"心主血，心气热，则遗热于膀胱，阴血妄行而溺血焉"。《古今医案按》俞震曰："经谓胞移热于膀胱则溺血。故溺血宜导赤散加栀、芩、淡竹叶"便是其证。另一方面，《素问·气厥论》称"膀胱移热于小肠，鬲肠不便，上为口糜"，说明小肠热当为肠隔塞而不大便，上则口疮糜烂。同时小肠与小便并无直接关系，因而把小便困难、尿赤涩痛、尿血等归属于小肠热也有不妥。总之，"心移热于小肠"当是"心包移热于膀胱"，将心包移热于膀胱，膀胱移热于小肠，简化为心移热于小肠，省略膀胱这个中间环节是不对的。

【古代文献】

一、诸腑的生理病理特点

《素问·灵兰秘典论》：脾胃者，仓廪之官，五味出焉。

《素问·五脏别论》：胃者，水谷之海，六腑之大源也。

《中藏经·论胃虚实寒热生死逆顺脉证之法》：胃者，人之根本也，胃气壮，则五脏六腑皆壮。

《临证指南医案·脾胃》：纳食主胃，运化主脾，脾宜升则健，胃宜降则和。

《明医杂著·枳术丸论》：胃司受纳，脾司运化，一纳一化，化生精气，津液上升，糟粕下降。

《医学衷中参西录·医论》:阳明胃气以息息下行为顺。为其息息下行也,即时时借其下行之力,传送所化饮食于小肠,以化乳糜,更传送所余渣滓,达于大肠,出为大便。

《素问·灵兰秘典论》:大肠者,传道之官,变化出焉。小肠者,受盛之官,化物出焉。

《灵枢·本输》:肝合胆,胆者,中精之腑。

《素问·灵兰秘典论》:膀胱者,州都之官,津液藏焉,气化则能出矣。

二、腑病辨证

《灵枢·小针解》:言寒温不适,饮食不绝,而病生于肠胃。

《素问·举痛论》:寒气客于肠胃,厥逆上气,故痛而呕也。

《脏腑虚实标本用药式》:胃附土,主容受,为水谷之海。本病:噎膈反胃,中满肿胀,呕吐泻痢,霍乱腹痛,消中善饥,不消食,伤饮食,胃管当心痛支两胁。标病:发热蒸蒸,身前热,身后寒,发狂谵语,咽痹,上齿痛,口眼喎斜,鼻痛,鼽衄赤皶。皶衄目黄,手大指次指痛,宿食发热寒栗。

小肠主分泌水谷,为受盛之官。本病:大便水谷利,小便短,小便闭,小便血,小便自利,大便后血,小肠气痛,宿食夜热旦止。标病:身热恶寒,嗌痛颔肿,口糜耳聋。

《血证论·脏腑病机论》:胃者,仓廪之官,主纳水谷。胃火不足,则不思食,食入不化,良久仍然吐出。水停胸膈,寒客胃中,皆能呕吐不止。胃火炎上,则饥不能食,拒隔不纳,食入即吐,津液枯竭,则成隔食,粪如羊屎。火甚则结硬,胃家实则谵语,手足出汗,肌肉潮热,以四肢肌肉皆中宫所主故也。其经行身之前,至面上,表证目痛鼻干,发痉不能仰。开窍于口,口干咽痛,气逆则哕。又与脾相表里,遗热于脾,则从湿化,发为黄疸。胃实脾虚,则能食而不消化。主燥气,故病阳明,总系燥热。独水泛水结,有心下如盘等证,乃为寒病。胃之大略,其病如此。

小肠者,受盛之官,变化出焉。上接胃腑,下接大肠,与心为表里,遗热则小水不清。与脾相连属,土虚则水谷不化。其部分,上与胃接,故小肠燥屎,多借胃药治之;下与肝相近,故小肠气痛,多借肝药治之。

大肠司燥金,喜润而恶燥;寒则滑脱,热则秘结,泄痢后重,痔漏下血。与肺相表里,故病多治肺以治之;与胃同是阳明之经,故宜多借治胃之法以治之。

《笔花医镜·胃部》:胃之寒,唇舌必白,脉右关必沉迟。其症为胃脘痛,为呕吐,为霍乱,为吞酸嗳腐。胃之热,唇舌红,口臭,脉右关必洪数。其症为三消,为嘈杂,为吐血,为齿痛,为黄胖而肿,为自汗,为舌黑燥渴,为斑疹,为便闭,为呃逆,为头痛。

《备急千金要方·胃虚实》:胃实热,右手关上脉阳实者,足阳明经也,病苦头痛,汗不出如温疟,唇口干,善哕,乳痈,缺盆腋下肿痛,名曰胃实热也。

《医学正传·胃脘痛》:《内经》曰:木郁之发,民病胃脘当心而痛。多因纵恣口腹,喜好辛酸,恣饮热酒煎煿,复食寒凉生冷,朝伤暮损,日积月深,自郁成积,自积成痰,痰火煎熬,血亦妄行,痰血相杂,妨碍升降,故胃脘疼痛,吞酸嗳气,嘈杂恶心,皆噎膈反胃之渐者也。

《金匮翼·口疮》:口舌生疮,其候有二:一者,心胃有热,气冲七焦,熏发口舌,其症口臭作渴,发热饮冷是也。

《灵枢·师传》:胃中热则消谷,令人悬心善饥。

《血证论·饮食》:夫人之所以能化食思食者,全赖胃中之津液。

《临证指南医案·脾胃》:凡遇禀质木火之体,患燥热之证,或病后热伤肺、胃津液,以致虚痞不食，舌绛咽干，烦渴不寐，肌燥熇热，便不通爽，此九窍不和，都属胃病也。

《医醇賸义·痿》：经曰：脾气热，则胃干而渴，肌肉不仁，发为肉痿。脾与胃皆属土而分燥湿，湿土既热，则燥土更烈，故胃干而渴。热郁于内，则脾阴耗损，故肉不仁而痿也。

《医林绳墨·伤饮伤食》：若有宿食停滞不行而发热者，两寸关脉必沉滑有力。其症必恶食，必嗳气吞酸，或恶闻食气，或欲吐不吐，或恶心呕逆，或短气痞闷，或胃口遇食作疼，手按肚腹作痛，此其候也。

《时病论·食泻》：食泻者，即胃泻也。缘于脾为湿困，不能健运，阳明胃腑，失其消化，是以食积太仓，遂成便泻。其脉气口紧盛，或右关沉滑。其症咽酸嗳臭，胸脘痞闷，恶闻食气，腹痛甚而不泻，得泻则腹痛遂松，当用楂曲平胃法治之。

《诸病源候论·大便病诸候·大便难候》：邪在肾，亦令大便难。所以尔者，肾脏受邪，虚而不能制小便，则小便利，津液枯燥，肠胃干涩，故大便难。又渴利之家，大便亦难，所以尔者，为津液枯竭，致令肠胃干燥。

《兰室秘藏·大便结燥门》：若饥饱失节，劳役过度，损伤胃气，及食辛热味厚之物而助火邪，伏于血中，耗散真阴，津液亏少，故大便结燥。结燥之病不一，有热燥、有风燥、有阳结、有阴结，又有年老气虚津液不足而结燥者。

《时病论·火泻》：火泻，即热泻也。经云：暴注下迫，皆属于热。暴注者，卒暴注泻也；下迫者，后重里急也。其症泻出如射，粪出谷道，犹如汤热，肛门焦痛难禁，腹内鸣响而痛，痛一阵泻一阵，泻复涩滞也，非食泻后觉宽之可比，脉必数至，舌必苔黄，溺必赤涩，口必作渴，此皆火泻之证也。

《金匮要略·痰饮咳嗽病脉证并治》：其人素盛今瘦，水走肠间，沥沥有声，谓之痰饮。

《症因脉治·外感胃脘痛》：外感胃脘痛之症，向无此症。偶值时令暴寒，心下闷痛，恶寒厥冷，二便清利，口吐冷沫，此寒邪入胃，凝结痰饮食积，卒然暴痛之症也。

《病因脉治·外感腹痛》：寒气腹痛之因，腹主太阴，其人阳气不足，又冒外寒。《内经》云：寒气入经，卒然而痛，此寒气之能令人腹痛也。

《诸病源候论·腹痛病诸候》：腹痛者，由腑脏虚，寒冷之气客于肠胃募原之间，结聚不散，正气与邪气交争相击故痛。

《症因脉治·内伤腹痛》：虫积腹痛之症，腹中有块，块或耕起，痛而能食，时吐清水，或下长虫，而见白点，唇无血色，或爱食一物，肚大青筋，此虫积腹痛之症也。

《脏腑虚实标本用药式》：肝藏血，属木，胆火寄于中，主血，主目，主筋，主呼，主怒。本病：诸风眩运，僵卧硬直，惊痫，两胁肿痛，胸肋满痛，呕血，小腹疝痛痃瘕，女人经病。标病：寒热疟，头痛吐涎，目赤面青，多怒，耳闭颊肿，筋挛卵缩，丈夫㿗疝，女人少腹肿痛，阴病。

胆属木，为少阳相火，生发万物，为决断之官，十一脏之主（主同肝）。本病：口苦，呕苦汁，善太息，憺憺如人将捕状，目昏不眠。标病：寒热往来，痁疟，胸胁痛，头额痛，耳痛鸣聋，瘰疬结核马刀，足小指次指不用。

《血证论·脏腑病机论》：胆与肝连，司相火，胆汁味苦，即火味也，相火之宣布在三焦，而寄居则在胆腑。胆火不旺，则虚怯惊悸；胆火太亢，则口苦呕逆，目眩耳聋，其经绕耳故也。界居身侧，风火交煽，则身不可转侧，手足抽掣。以表里言，则少阳之气，内行三焦，外行腠理，为营卫之枢机。逆其枢机，则呕吐胸满。邪客腠理，入与阴争，则热；出与阳争，则寒，故疟疾少阳主之。虚劳骨蒸，亦属少阳，以荣卫腠理之间不和，而相火炽盛故也。相火挟痰，则为癫痫；相火不戢，则肝魂亦不宁，故烦梦遗精。且胆中相火，如不亢烈，则为清阳之木气，上升于胃,胃土得其疏达,故水谷化。亢烈则清阳遏郁,脾胃不和。胸胁之间骨尽处,乃少阳之分,病则其分多痛。经行身之侧,痛则不利屈伸。此胆经主病之大略也。

《灵枢·四时气》:邪在胆,逆在胃,胆液泄则口苦,胃气逆则呕苦,故曰呕胆。

《临证指南医案·疸》:疸,身黄,目黄、溺黄之谓也。病以湿得之,有阴有阳,在腑在脏。阳黄之作,湿从火化,瘀热在里,胆热液泄,与胃之浊气共并,上不得越,下不得泄,熏蒸遏郁,侵于肺则身目诸黄,热流膀胱,溺色为之变赤。黄如橘子色。

《温热经纬·方论·温胆汤》:罗东逸曰:胆为中正之官,清静之腑,喜宁谧,恶烦扰,喜柔和,不喜壅郁。盖东方木德,少阳温和之气也。是以虚烦惊悸者,中正之官,以熇热而不宁也。热呕吐苦者,清静之腑,以郁久而不谧也。痰气上逆者,土家湿热反乘,而木不得遂其条达也。

《素问·宣明五气》:膀胱不利为癃,不约为遗尿。

《脏腑虚实标本用药式》:膀胱主津液,为胞之府,气化乃能出,号州都之官,诸病皆干之。本病,小便淋沥,或短数,或黄赤,或白,或遗失,或气痛。标病:发热恶寒,头痛,腰脊强,鼻窒,足小指不用。

《血证论·脏腑病机论》:膀胱者,贮小便之器,经谓:州都之官,津液藏焉,气化则能出矣。此指汗出,非指小便。小便虽出于膀胱,而实则肺为水之上源,上源清则下源自清;脾为水之堤防,堤防利则水道利;肾又为水之主,肾气行,则水行也。经所谓气化则能出者,谓膀胱之气,载津液上行外达,出而为汗,则有云行雨施之象,故膀胱称为太阳经,谓水中之阳,达于外以为卫气,乃阳之最大者也。外感则伤其卫阳,发热恶寒。其经行身之背,上头项,故头项痛、背痛、角弓反张,皆是太阳经病。皮毛与肺合,肺又为水源,故发汗须治肺,利水亦须治肺,水天一气之义也。位居下部,与胞相连,故血结亦病水,水结亦病血。膀胱之为病,其略有如此。

《诸病源候论·小便病诸候·尿床候》:夫人有于眠睡不觉尿出者,是其禀质阴气偏盛,阳气偏虚者,则膀胱肾气俱冷,不能温制于水,则小便多,或不禁而遗尿。

《金匮要略·消渴小便不利淋病脉证并治》:淋之为病,小便如粟状,小腹弦急,痛引脐中。

《诸病源候论·淋病诸候·诸淋候》:淋者,由肾虚而膀胱热固也。肾虚则小便数,膀胱热则水下涩,数而且涩,则淋漓不宣,故谓三淋。

《笔花医镜·膀胱部》:膀胱之热,左尺必数,其为小便不通,为膏淋,为石淋,为便脓血,为发狂。

《备急千金要方·膀胱虚实》:膀胱实热,左手尺中神门以后脉阳实,足太阳经也。病苦逆满,腰中痛,不可俯仰劳也,名曰膀胱实热也。右手尺中神门以后脉阳实者,足太阳经也。病苦胞转不得小便,头眩痛,烦满,脊背强,名曰膀胱实热也。

【研究进展】

一、腑病证候诊断标准研讨

(一)腑病证候分类归属研讨

1949年以来,在中医基础研究中对证的概念进行了探讨,并相继开展了证候规范化、证的实质和证的动物模型的研究,1964年广东中医学院主编的二版教材《中医诊断学》[1]中论及各个腑的主证如下:小肠虚寒,小肠实热,小肠气痛;大肠虚寒,大肠实热;胃寒证,胃热证,胃实证，胃虚证；胆寒证，胆热证，胆实证，胆虚证；膀胱实热证，膀胱虚寒证。在随后编写的教材中又对腑病证候的诊断标准进行了不断的完善。但是在2002年以前的教材中腑病证候均夹杂在脏病中，以“心与小肠病辨证”、“肺与大肠病辨证”、“肝与胆病辨证”、“脾与胃病辨证”、“肾与膀胱病辨证”的形式阐述。直到朱文锋主编的《普通高等教育“十五”国家级规划教材·中医诊断学》[2]中才第一次把腑病证候单列出来，分为十四个证：胃气虚证，胃阳虚证，胃阴虚证，胃热炽盛证，寒饮停胃证，寒滞胃肠证，食滞胃肠证，胃肠气滞证，虫积肠道证，肠热腑实证，肠燥津亏证，肠道湿热证，膀胱湿热证，胆郁痰扰证。

（二）腑病证候辨证标准的研讨

在以统一诊断标准为主要目标的证候规范化过程中，特别是在较权威的中西医结合学会标准产生之后，仍存在较多数量的各种诊断标准，如《中华人民共和国中医药行业标准·中国病证诊断疗效标准》（ZY/T001.1-001.9-94）[3]、《中华人民共和国国家标准·中国病证分类与代码》（GB/T15657-1995）[4]、《中华人民共和国国家标准·中医临床诊疗术语·证候部分》（GB/T16751.2-1997）[5]、中华人民共和国国家标准·中医临床诊疗术语·疾病部分》（GB/T16751.1-1997）[6]，说明腑病的证候标准还存在着一定的问题：①证名的不规范。②证的诊断标准没有考虑到病的影响，即构成同一证的基本元素（主症、次症、兼症、舌脉），在不同的病中其主次地位是可变的。③构成证的基本元素模糊不清。④证的诊断不应是简单的叠加，证的诊断标准稍有放松，就会出现“证中有证”。⑤证的诊断标准的制定是从中医理论、文献及专家咨询，由此初步认定为某证后再进行临床流行病学调查，之后，根据多元统计回归得出诊断方程。但中医理论、文献及专家经验均是有待严格科学验证的带有一定主观的理性认识，以这种带有主观成分的标准对患者作出证的诊断，然后进一步测定其生理病理变化指标，所得出的客观标准实际上仍带有主观因素。只有将这些标准付之临床实践，看依此诊断标准予以治疗的结果是否较非用此标准的疗效好，才能判定标准是否符合客观并指导临床。

二、腑病证候的证本质研究

（一）胃气虚证本质研究

吴煜等[7]运用立体计量学方法对35例慢性胃炎脾胃气虚证及脾胃气滞证的主、壁细胞超微结构进行定量化研究，结果发现壁细胞线粒体及管泡系统的体密度，脾胃气虚证患者均较脾胃气滞证明显降低，具有显著性差异（$P<0.01$和$P<0.05$），二者基质体密度，则以脾胃气虚证为高（$P<0.01$）。脾胃气虚证主细胞线粒体和粗面内质网的体密度与脾胃气滞证相比也明显降低（$P<0.1$和$P<0.05$），而其溶酶体和基质的体密度则较脾胃气滞证为高（$P<0.05$），因此认为细胞内线粒体的改变与脾胃气虚有一定的联系。

（二）胃阳虚证本质研究

郭培京[8]对胃阳虚证患者胃肠道微循环障碍进行系统分析，认为主要表现在以下三个方面：

1. 5-HT分泌增加　这种改变常在脾胃阳虚的早期较突出。过食生冷或寒凉药物亦可使5-HT增加，因此推测，凡能促进5-HT生成和释放的条件，基本上符合脾胃阳虚病因，而且可把5-HT作为脾胃阳虚中“寒气”来解释。

2. 环核苷酸与前列腺素系统的改变　实践证明，阳虚时表现为cAMP降低、cGMP升高的特点，且与迷走神经兴奋性增强有关。在脾胃阳虚时，不论血浆还是胃肠黏膜的cAMP

均明显减少。再因 5-HT 对血管内皮的长期损害，PGI_2 生成下降，TXA_2 相应增加，致使胃肠道微循环处于瘀血状态。

3. 血流变学改变 脾胃阳虚患者，血液黏度均有增高趋势。脾胃阳虚时，因运化功能减低，能量来源不足，机体代谢力下降，Na^+-K^+-ATP 酶活性降低和 ATP 贮备不足，RBC 膜的可塑性减弱，膜的通透性发生改变。水钠内流增加，导致 RBC 星球形样变。此时虽 RBC 内黏度降低，但细胞表面积与体积的比值降低，导致 RBC 的变形力减弱，血流缓慢。又因消化吸收长期减弱，血浆蛋白有不同程度降低，且以白蛋白减少为主，血浆胶体渗透压降低，组织间液增多，也是导致血液黏度增加的另一原因。

（三）胃阴虚证本质研究

1. 激素水平变化 齐清会等[9]测定了腹部手术后和重症急腹症胃阴虚证患者甲状腺、肾上腺皮质功能和血中某些消化道激素水平。结果显示，胃阴虚证患者血中 T_3 和 T_4 浓度降低，rT_3 增高，为典型"低 T_3 综合征"表现；24 小时尿中 17-酮类固醇（17-KS）和 17-羟皮质类固醇（17-OHCS）排出量减少；血中胃泌素含量减低，血管活性肽（VIP）含量增多。因此提示，胃阴虚证时内分泌功能发生了变化。主要表现有甲状腺、肾上腺皮质功能低下，消化道激素分泌减少等。

2. 环核苷酸变化 钱先等[10]对 25 例脾阴虚证患者和 20 例胃阴虚证患者做了血浆 cAMP、cGMP 的测定，其中，胃阴虚证组 cAMP 测定值明显高于脾阴虚证组（$P<0.01$），而脾阴虚证组明显低于正常对照组（$P<0.05$）；脾阴虚组 cGMP 测定值明显高于脾阴虚证组（$P<0.01$）。可见胃阴虚证与脾阴虚证是有差别的，其原因可能是胃阴虚证的阴虚现象较甚，往往兼有火旺之热象，由此引起环核苷酸变化，与其他阴虚证的变化较为一致，与文献所报道亦相符合。

（四）胃实热证本质研究

1. 生物物理研究 周夕林等[11]观察 100 例胃病患者胃电图，发现实热型胃体部餐后胃电振幅增高 37.5mV，最高达 371mV，比正常人有较大的升高；虚寒型患者与此相反，胃窦部餐后胃电振幅下降 10.75mV，胃体部下降 24mV，最低达-214mV，较正常人有较大降低。杨雨田等[12]研究了患者餐前餐后的胃电差值发现实热型胃病患者的胃电图频率：餐前为（4.18±0.53）次/分，餐后为（3.86±0.24）次/分；胃电图幅值：餐前为（255±42）mV，餐后为（358±56）mV；而正常人胃电图频率：餐前为（3.06±0.23）次/分，餐后为（2.55±0.4）次/分；胃电图幅值：餐前为（153±47）mV，餐后为（266±25）mV；二者比较，实热型胃病患者的胃电图频率和幅值比之正常人值有较大升高，而虚寒型胃病患者则相反。反映胃病实热证患者餐后胃肌兴奋性、收缩力增加，胃对餐负荷刺激反应较强烈。许自诚等[13]研究了胃寒、热证与胃内温度的关系，发现溃疡病寒证胃腔温度为（36.808±0.078）℃，溃疡病热证胃腔温度为（37.816±0.196）℃，$P<0.01$；胃炎寒证胃腔温度为（37.242±0.055）℃，胃炎热证胃腔温度为（37.56±0.147）℃，$P<0.01$。由此可见，胃寒证时胃内温度偏低，胃热证时胃内温度偏高，可以根据胃腔内温度的高低来判断溃疡病寒热证，并可作为客观指标之一。吴文尧等[14]研究发现脾胃虚弱患者空腹胃液的 pH（pH=2.53±3.48），较胃热炽盛患者空腹胃液的 pH（pH=1.87±0.49）高，二者存在非常显著差异（$P<0.01$）。肖会泉等[15]通过对 68 例溃疡患者及 30 例正常人进行甲皱微循环测定，结果显示脾虚胃热型溃疡病的患者有一定程度的微循环障碍，表现为血色浅淡红，管襻不清晰，微血流流速减缓；肖氏[16]对该型患者进行了血液流变学观测，发现脾虚胃热型患者的全血黏度、血浆黏度、血细胞比

容低于正常组，血沉和血沉方程K低于正常组。傅关孺等[17]对胃病患者胃液中的K^+、Na^+进行研究，发现胃液中Na^+浓度在胃热组显著高于胃寒组及对照组，故认为胃液中Na^+浓度可作为胃寒热证的客观指标之一。

2. 生物化学研究　戴建林等[18]总结出溃疡病活动期、郁热证、胃热型尿素酶试验阳性率较高；愈合期、虚寒证、胃寒型尿素酶试验阳性率偏低这一特点。庞宁海等[19]对脾胃病患者134例进行尿儿茶酚胺测定，发现尿中儿茶酚胺排出量与正常对照组(27.02±1.72)g比较，热证组增高(34.67±1.18)g，寒证组降低(20.32±1.30)g($P<0.05$)。经中医辨证治疗后，随着临床症状的消失或缓解，其尿中儿茶酚胺排出量接近正常对照组。

3. 病理生理研究　戴建林等[18]发现胃热型胃黏膜红白相间，以红为主，弥漫性充血，伴散在糜烂，或散在出血点，或痘疹样改变。溃疡表面有黄厚或厚苔而污秽，或糜烂渗血，周边黏膜肿胀呈围堤样。詹继列[20]对胃黏膜相进行辨证分型探讨，对2000例患者的观察发现胃热型黏膜呈樱桃红色或绛色，充血区域弥漫，血管纹紫红色呈网状显露，黏膜表面干燥，脆性增加，黏膜粗糙或呈疣状增生，溃疡表面覆盖有黄白苔，周围肿胀明显。

(五) 大肠湿热证本质研究

张自立等[21]将SD大鼠45只随机分为正常对照组、大肠湿热证模型组、三仁汤治疗组3组，采用“饮食+气候+致病生物因子”综合因素造模，检测模型大鼠血中IL-1及血液流变学指标，并给予三仁汤治疗，观察动物模型给药前后的变化。结果模型大鼠血清IL-1含量升高、血液流变学各项指标含量明显变化。经三仁汤治疗后，大肠湿热证模型大鼠诸症状、体征基本消失，检测指标均有明显改善，提示血清IL-1含量的升高、血液流变学各项指标含量的变化可能是大肠湿热证的部分客观指标，三仁汤能使升高的血清IL-1降至正常，调节血液流变学指标，从而有效改善大肠湿热证模型大鼠诸症状。

(六) 膀胱湿热证诊断研究

刘庆寿等[22]报道，用现代医学影像学诊断方法，结合中医临床辨证分型，探讨提高输尿管结石的诊断和治疗水平。膀胱湿热证腹部平片特点是：①结石均位于输尿管下段，中上段的输尿管结石可以不考虑肾气滞血瘀和肾虚。②绝大多数结石为单个。③96.3%以上的结石的密度不均匀。④全部结石的边缘不规则。⑤94.95%以上的结石为颗粒状，结石的直径的平均值为0.4cm。说明结石小，形成的时间短，肾虚的程度轻，结石容易被输尿管蠕动挤到下段。结石的密度不均匀，说明结石结构松散，易碎，由许多小结石粘在一起。

三、腑病证候动物模型的研制

(一) 腑病证候动物模型复制方法

1. 胃实寒证动物模型　黎敬波等[23]将wistar大鼠30只随机分为空白组、单纯溃疡组和胃实寒证组3组。麻醉下采用20%醋酸微量注射法造模，胃实寒证组灌饲冰水每千克体重20ml，每日2次；空白及单纯溃疡组灌饲生理盐水每千克体重20ml，每日2次。第7天开始检测穴区辐射热、pH及氧分压。实验研究发现，空白对照组左右穴区的热辐射差值、pH差值及氧分压差值均较小，而胃实寒证及单纯溃疡大鼠差异较明显，相关穴区的辐射热左右差值为空白对照组的5～7倍，pH差值为4～9倍，氧分压差值为2～8倍，模型组大鼠经穴的左右失衡主要表现在胃经的后三里及俞穴脾俞、募穴中脘，与尺泽、太渊、肺俞比较，差异均有显著意义。提示经穴信息诊断具有病位的特异性。通过同步检测还发现，胃实寒证组中脘穴区温度降低的同时，pH及氧分压值也降低，说明胃实寒证大鼠中脘穴区局部组织表现为代谢减弱。提示经穴局部的异常改变与脏腑功能状态有关。

2. 胃实热证动物模型　黎敬波等[23]以 30 只 wistar 大鼠为研究对象，按体重分层，随机区组设计，分为空白、单纯溃疡和胃溃疡胃实热证 3 组。麻醉下采用 20%醋酸微量注射法造模，胃实热证组灌饲辣椒汁、白酒混合液每千克体重 20ml（相当于干辣椒粉 0.1g/ml，50 度白酒 0.17ml/ml），每日 2 次。空白及单纯溃疡组灌饲生理盐水每千克体重 20ml，每日 2 次，第 7 天开始检测穴区辐射热、pH 及氧分压。研究结果表现：胃实热组、单纯溃疡组大鼠脾俞、后三里左右温差升高，与空白对照组比较，差异有显著性意义；胃实热组大鼠中脘穴温度升高，与单纯溃疡组比较，差异有显著性意义。胃实热组及单纯溃疡组与空白对照组比较，脾俞及后三里左右 pH 差值增大，与单纯溃疡组比较差异显著。胃实热组后三里、太渊，单纯溃疡组脾俞、后三里与空白对照组比较，氧分压差值增大，差异显著。

3. 大肠湿热证动物模型　大肠湿热证是指由于湿热侵犯肠道，传导失职，表现为以泄泻下痢为主的证候。延自强[24]将实验猕猴随机分为对照组和针灸治疗组。两组动物于上午空腹状态下，从笼中抓出，以铁链将头部、四肢捆缚于一端有半圆缺口的固定板上，使头部可以充分后仰，仰卧位。在喉镜监护下，用小儿导尿管鼻饲。先以 10%$NaHCO_3$溶液按每千克体重 4ml 灌胃 5 分钟后，再将培养 24 小时的 Fn 痢疾杆菌制成的生理盐水混悬液，按每千克体重 450 亿～750 亿（活菌量为 150 亿～250 亿/kg 体重）灌胃。猕猴经造模术后 6～8 小时出现精神委靡，伏卧，少动，极少进食、进水。24 小时后可见恶心、呕吐、精神更差。48 小时内普遍频繁出现黏液脓血便，甚者可有肛门扩张或脱肛。伴有体温升高，体重减轻。粪便镜检可见大量红细胞及脓细胞，92.86%粪便培养为 Fn 痢疾杆菌阳性。治疗组猕猴于造模后 48 小时每日上午针灸治疗 1 次，穴位为下脘、天枢（双）、关元、足三里（双）、神阙（灸），连续治疗 9 天；菌痢猕猴以粪便培养阴性、大便镜检阴性为治愈标准。针灸组 9 天治愈率为 100%，平均治愈时间为 5.33 天，对照组 15 天自然痊愈率小于 40%，针灸治疗效果明显。

4. 肠热腑实证动物模型　肠热腑实证是指由于邪热入里，与肠中糟粕相搏，燥屎内结所表现的里实热证候，大承气汤为治疗该证的要方。田在善等[25]采用静注醋酸铅和 5-羟色胺，同时口灌脂多糖的方法，对大鼠进行肠源性内毒素血症造模。实验设 3 组，即不经任何处理的正常组；在造模同时和其后 6 小时分别 2 次经口投以 100%大承气汤煎剂的治疗组和经口投予等容量蒸馏水的模型组。每组大鼠 6 只，造模 24 小时处死动物，剖取肺、肝、肾进行肉眼和光镜检查。除对所试动物逐只进行观察、记录外，还根据其病变的严重程度，判定其轻、中、重级别，最后以轻、中、重在各组的分布数，进行 Ridit 统计，确认模型组与治疗组间有无明显差异。结果显示：模型组的肝、肺、肾病变以重级为主，不见轻级；而治疗组则以轻级居多，罕见重级。经 Ridit 统计，模型组肝、肺、肾病变均较治疗组明显为主（$P<0.01$、$P<0.05$、$P<0.05$），说明两组间的病变程度有明显差异，提示大承气汤具有明显的保护功效。

5. 膀胱湿热证动物模型　孙建宴等[26]以 C57/BL 系小白鼠为研究对象，动物随机分为两组。①实验模型组：小鼠术前禁水 24 小时，常规消毒，于下腹部正中切口 1cm，暴露右侧输尿管，用缝合线将其拉向右侧，并固定于腹壁外，挤出膀胱内残尿，向膀胱内注入大肠杆菌悬液约 0.2ml，缝合腹部切口，24 小时后拆去右侧腹壁外输尿管的固定线，正常清洁及饲养。②单纯梗阻组：按实验模型方法手术，但膀胱内不注射菌液，以等量生理盐水代替。研究结果提示，模型组健肾从感染 6 小时起至 15 天重量无明显变化，至 30 天开始出现代偿性肥大，健肾重量明显高于正常水平（$P<0.01$），并随患肾萎缩逐渐增大，至 150 天时接近双

肾重量。患肾 6 小时即开始增大，至 7 天时极度增大，以后逐渐缩小，至 30 天时患肾重量已开始萎缩，其重量小于正常水平（$P<0.05$）。尿细菌培养从 6 小时起即为阳性，持续到 30 天转为阴性。血清 IgG 含量在感染后 7 天即明显升高，持续到 15 天，以后便明显下降，至 30 天时增高到正常水平；血清抗大肠杆菌凝集效价在感染后 7 天增强，15 天时表现最强，30 天开始下降，60 天后始终有一定凝集力。肾脏形态学观察：①HE 染色：24 小时患肾镜下肾盂黏膜广泛化脓灶形成，髓质内出现不同程度中性粒细胞浸润，并有化脓灶形成，健肾肾盂黏膜少量炎细胞；48 小时患肾的肾盂髓质和皮质出现化脓灶，健肾已恢复正常。②免疫组化染色：感染后 7 天即有菌体抗原存在，呈散在分布，同时亦可见 IgG 弥漫分布，30 天后肾内活菌消失，菌体抗原仍然存在，同时有 IgG 沉积，而健肾始终未见 IgG 和菌体抗原沉积。

（二）腑病证候模型的评议

六腑病证动物模型的研制大约始于 20 世纪 90 年代中期，从上述病证模型可以看出，胃实寒证、胃实热证主要是以化学因素、中医传统病因、客观指标为依据建立动物模型；大肠湿热证则以生物因素、化学因素、模拟症状、客观指标、针灸复健治疗为依据研制动物模型；肠热腑实证以化学因素、客观指标、药物反证为依据复制动物模型；而膀胱湿热证是以物理机械因素、生物因素、客观指标为依据塑造动物模型。这类动物模型的研制，已经获得许多成功的经验，且为腑病学说的研究创立了一条值得探索的新路。

郑小伟等[27,28]认为，但在很多方面还有待进一步完善和提高，例如在模型方法的设计上应尽可能靠近中医传统病因，在症状诊断上要制定符合动物特性的统一的腑病证诊断标准，在客观指标的确定上应根据中医理论选择与腑病学说相关性更高、特异性更强的实验指标，在反证方药的选择上应力求标准化。

六腑病证动物模型研究技术的改进，对于揭示腑证理论的本质，探索腑病学说的新理论，寻求腑病治疗的新方法，将发挥重要作用。但证的动物模型研制亦处于步履维艰的境地，因为模型主要通过模拟中医病因而获得，但中医病因多为非特异性，如劳倦、饥饱失常、情志刺激往往是脾虚、肾虚、心虚、肝虚等共同的致病因素。而且证的临床诊断主要依靠症状学，以患者的主诉结合舌、脉象予以诊断；而动物无法对症状进行描述，舌脉象亦不适合于对动物进行观察。以上两点为证的动物模型研制中难以克服的障碍。

随着证本质研究的深入，人们的困惑与忧虑也与日俱增。其关键问题是往往随着研究工作的不断深入和范围扩大，原来被认为是某一证特异性的指标被一一否认，甚至出现了许多违背中医理论的现象。这表明，证作为中医特有的识病模式，其物质基础是非特异性的，单纯运用西医直观、线性的还原分析方法，我们不可能找到某一证特异性的金指标。这启发我们从另一视角来探讨证的本质。

参 考 文 献

[1] 广东中医学院．中医诊断学．上海：上海科学技术出版社，1964：121-134

[2] 朱文锋．普通高等教育“十五”国家级规划教材·中医诊断学．中国中医药出版社，2002：196-202

[3] 中华人民共和国中医药行业标准·中国病证诊断疗效标准（ZY/T001.1-001.9-94）

[4] 中华人民共和国国家标准·中国病证分类与代码（GB/T15657-1995）

[5] 中华人民共和国国家标准·中医临床诊疗术语·证候部分（GB/T16751.2-1997）

[6] 中华人民共和国国家标准·中医临床诊疗术语·疾病部分（GB/T16751.1-1997）

[7] 吴煜，李玉波，尤江云．慢性胃炎脾胃气虚证气滞证与主壁细胞超微结构关系的研究．中国中西

医结合杂志,1997,17(8):476-477

[8] 郭培京. 脾胃阳虚证与胃肠道微循环障碍. 中医药研究,1990,(2):16-17

[9] 齐清会,吴成中. 胃阴虚证内分泌系统功能状态的观察. 中西医结合杂志,1990,10(6):340-341

[10] 钱先,贝叔英. 脾胃阴虚证血浆环核苷酸的对比研究. 中医杂志,1990,(1):49-51

[11] 周夕林,张关平,许冠荪,等. 胃病辨证分型与胃电图变化的规律初探. 中医杂志,1985,(3):63-64

[12] 杨雨田,武俊青,史雅仙,等. 胃电差值与胃病辨证分型关系探讨. 山西中医,1990,6(3):8-11

[13] 许自诚,任登先,王必舜,等. 胃寒、热证与胃内温度的关系. 中西医结合杂志,1983,3(6):351-352

[14] 吴文尧,马黔,王敏,等. 胃脘痛患者胃液pH值与中医证型关系探讨. 中国中医急症,1996,6(2):274-276

[15] 肖会泉,罗日永. 消化性溃疡中医分型与甲皱微循环关系探讨. 中国中医基础医学杂志,1998,4(7):32-33

[16] 肖会泉. 消化性溃疡中医分型与血液流变学关系探讨. 中医研究,1998,11(2):13-14

[17] 傅关孺,许自诚. 胃寒热辨证与胃液中K^+、Na^+浓度关系的探讨. 北京中医杂志,1991,(3):16-17

[18] 戴建林,钟青英,叶祚泉,等. 十二指肠溃疡尿素酶、胃粘膜相和证型的关系. 中国医药学报,1995,10(3):20-21

[19] 庞宁海,谢竹藩,钮淑兰,等. 脾胃病寒证和热证本质的探讨. 中医杂志,1988,(9):56-59

[20] 詹继列. 胃粘膜相微观辨证分型探讨. 中医杂志,1998,(4):37-39

[21] 张自立,黄琴. 三仁汤对大肠湿热证模型大鼠血中IL-1、血液流变学影响的研究. 贵阳中医学院学报,2009,31(2):86-87

[22] 刘庆寿. 输尿管结石的影像诊断学研究. 华夏医药,2007(6):478-480

[23] 黎敬波,葛金文. 胃溃疡胃实寒、实热证模型大鼠经穴辐射热、pH值、氧分压的检测研究. 湖南中医学院学报,1998,18(3):56-57

[24] 延自强. 菌痢猕猴模型在针灸治痢免疫功能研究中的应用. 中国中医基础医学杂志,1995,1(4):43-45

[25] 田在善,李东华,沈长虹. 等. 大承气汤对肠源性内毒素血症模型大鼠肝、肺、肾损害保护作用的病理学观察. 天津中医,1998,15(1):34-35

[26] 孙建宴,栗德林,邱晓彦,等. 实验性肾盂肾炎动物模型的建立与发病机理及中药治疗的研究. 中医药信息,1997,(1):45-46

[27] 郑小伟. 中医实验动物模型方法学. 上海:上海中医药大学出版社,1998:12

[28] 郑小伟. 腑病证动物模型研究. 浙江中医学院学报,2000,24(1):46-47

第七节　脏腑兼病辨证

【基本内容】

凡两个或两个以上脏腑同时发病者,称为脏腑兼病。

脏腑兼病的发生,通常是在具有表里、生克乘侮等内在联系的脏腑之间最易形成。其临床表现,并不等于两个脏器证候的简单相加,故辨证时应注意辨别其先后、主次、因果、生克等关系。

脏腑兼病证候,有脏与腑相兼(如肝胆湿热证)、腑与腑相兼(如胃肠气滞证)及脏与脏相兼等。这里主要讨论前面各脏腑病证中未涉及的一些临床常见脏腑兼病证候。

一、脏腑兼病虚证

（一）心肾不交证

心肾不交证是指心肾水火既济失调所反映的心肾阴虚阳亢证候。

［临床表现］心烦少寐，惊悸多梦，头晕耳鸣，健忘，腰膝酸软，或遗精，五心烦热，或潮热盗汗，口咽干燥，舌红少苔或无苔，脉细数。

［机理分析］本证多因忧思劳神太过，郁而化火，耗伤心肾之阴；或因虚劳久病，房事不节等导致肾阴亏耗，虚阳亢动，上扰心神所致。

肾阴亏损，水不济火，不能上养心阴，心火偏亢，扰动心神，则见心烦，失眠，多梦，惊悸；肾阴亏虚，骨髓失充，脑髓失养，则头晕，耳鸣，健忘；腰膝失养，则腰膝酸软；虚火内炽，相火妄动，扰动精室，则梦遗；阴虚阳亢，虚热内生，则口咽干燥，五心烦热，潮热，盗汗；舌红，少苔或无苔，脉细数，为阴虚火旺之征。

［辨证要点］以惊悸失眠、多梦、遗精、腰膝酸软伴阴虚证为辨证要点。

（二）心肾阳虚证

心肾阳虚证是指心肾阳气虚衰，温动无力，致使血行瘀滞，水湿内停所表现的虚寒证候。

［临床表现］心悸怔忡，形寒肢冷，肢体浮肿，小便不利，神疲乏力，甚则唇甲青紫，舌质淡黯青紫，苔白滑，脉沉细微。

［机理分析］本证多因心阳虚衰，病久及肾；或因肾阳亏虚，气化无权，水气凌心所致。

肾阳不振，蒸腾气化无权，水液内停，泛溢肌肤，则肢体浮肿，小便不利；肾阳虚，不能温煦腰膝，则腰膝酸冷；肾阳虚不能温煦心阳，水气上犯凌心，以致心阳不振，心气鼓动乏力，则心悸怔忡，胸闷气喘；温运无力，血行不畅而瘀滞，则唇甲青紫，舌质淡紫；心肾阳虚，形体失于温养，脏腑功能衰退，则畏寒肢冷，神疲乏力；苔白滑，脉弱，为心肾阳虚，水湿内停之象。

［辨证要点］以心悸、怔忡、肢体浮肿兼虚寒证为辨证要点。

（三）心肺气虚证

心肺气虚证是指心肺两脏气虚，表现以心悸、咳喘为主症的证候。

［临床表现］胸闷心悸，咳喘气短，动则尤甚，吐痰清稀，头晕神疲，语声低怯，自汗乏力，面色淡白，或唇舌淡紫，脉沉弱或结代。

［机理分析］本证多因久病咳喘，耗伤肺气，累及于心；或因老年体虚，劳倦太过等，使心肺之气虚损所致。

心气虚弱，鼓动无力，则见心悸怔忡；肺气虚弱，呼吸功能减弱，失于宣降，则为咳嗽，气短而喘；宗气亏虚，气滞胸中，则胸闷；肺气虚卫外不固，则自汗；动则耗气，加重气虚程度，故活动后诸症加剧；肺气虚，不能输布津液，水液停聚为痰，则痰液清稀；气虚脏腑机能活动减弱，则见头晕，神疲，声低懒言，面色淡白；舌淡，脉弱或结或代，为心肺气虚之征。

［辨证要点］以咳喘、心悸兼气虚证为辨证要点。

（四）心脾气血虚证

心脾气血虚证是指心血不足、脾气虚弱而表现的心神失养，脾失健运、统血的虚弱证候。简称心脾两虚证。

［临床表现］心悸怔忡，失眠多梦，头晕健忘，食欲不振，腹胀便溏，倦怠乏力，面色萎黄，或见皮下出血，女子月经量少色淡，或淋漓不尽，舌质淡嫩，脉细弱。

［机理分析］本证多因久病失调，思虑过度；或因饮食不节，损伤脾胃，生化不足；或因慢

性失血，血亏气耗，渐致心脾气血两虚。

脾主运化，脾虚气弱，运化失职，水谷不化，故食欲不振而食少，腹胀，便溏；脾气亏损，气血生化不足，心血不足，心失所养，心神不宁，则心悸怔忡，失眠多梦，头晕，健忘；脾虚不能摄血，血不归经，则皮下出血而见紫斑，女子月经量少色淡、淋漓不尽；面色萎黄，倦怠乏力，舌质淡嫩，脉弱，均为气血亏虚之征。

[辨证要点] 以心悸失眠、食少腹胀、慢性出血伴见气血亏虚的表现为辨证要点。

（五）心肝血虚证

心肝血虚证是指心肝两脏血虚，表现出心神及所主官窍组织失养为主的血虚证候。

[临床表现] 心悸健忘，失眠多梦，头晕目眩，两目干涩，视物模糊，或肢体麻木，震颤拘挛，或女子月经量少色淡，甚则闭经，面色无华，爪甲不荣，舌质淡白，脉细。

[机理分析] 本证可因思虑过度，失血过多，脾虚化源不足，久病亏损等所致。

心血不足，心失所养，心神不宁，故见心悸怔忡，健忘，失眠多梦；肝血不足，目失所养，则视力下降，视物模糊；爪甲、筋脉失于濡养，则爪甲不荣，肢体麻木或震颤；女子以血为本，心肝血虚，冲任失养，则月经量少色淡，甚则经闭；血虚头目失养，则头晕目眩，面白无华；舌、脉失充，则舌淡白，脉细。

[辨证要点] 以神志、目、筋、爪甲失养伴血虚证为辨证要点。

（六）脾肺气虚证

脾肺气虚证是指脾肺两脏气虚，出现脾失健运，肺失宣降的虚弱证候。

[临床表现] 食欲不振，腹胀便溏，久咳不止，气短而喘，声低懒言，乏力少气，或吐痰清稀而多，或见面浮肢肿，面白无华，舌质淡，苔白滑，脉细弱。

[机理分析] 本证多因久病咳喘，耗伤肺气，子病及母，影响脾气；或饮食不节，脾胃受损，土不生金，累及于肺所致。

久病咳喘，肺气虚损，呼吸功能减弱，宣降失职，气逆于上，则咳嗽不已，气短而喘；肺气虚，不能输布水津，聚湿生痰，故咯痰清稀；脾气虚，运化失职，则食欲不振而食少，腹胀，便溏；脾虚不能运化水液，水气泛溢肌肤，则面部虚浮，下肢微肿；气虚全身脏腑功能活动减退，故少气懒言，神疲乏力；气虚运血无力，面部失养，则面白无华；舌淡，苔白滑，脉弱，为气虚之征。

[辨证要点] 以食少便溏、咳喘气短伴气虚证为辨证要点。

（七）肺肾气虚证

肺肾气虚证是指肺肾两脏气虚，降纳无权，表现以短气喘息为主的证候。又称肾不纳气证。

[临床表现] 喘息短气，呼多吸少，动则喘息尤甚，语声低怯，自汗乏力，腰膝酸软，舌淡脉弱，或喘息加剧，冷汗淋漓，肢冷面青，脉大无根。

[机理分析] 本证多因久病咳喘，耗伤肺气，病久及肾；或劳伤太过，先天不足，老年体弱，肾气亏虚，纳气无权所致。

肺为气之主，肾为气之根，肺司呼吸，肾主纳气。肺气虚，呼吸功能减弱，则咳嗽无力，气短而喘，吐痰清稀；宗气不足，卫表不固，则语声低怯，自汗，乏力；肾气虚，不主摄纳，气不归元，则呼多吸少；耳窍失充，则耳鸣；腰膝失养，则腰膝酸软；肾气不固，可见尿随咳出；动则耗气，肺肾更虚，故喘息加剧；舌淡，脉弱，为气虚之征。

[辨证要点] 以久病咳喘、呼多吸少、动则益甚兼气虚证为辨证要点。

（八）肺肾阴虚证

肺肾阴虚证是指肺肾两脏阴液亏虚，虚火内扰，肺失清肃而表现的虚热证候。

［临床表现］咳嗽痰少，或痰中带血，口燥咽干，或声音嘶哑，腰膝酸软，或见骨蒸潮热，盗汗颧红，形体消瘦，男子遗精，女子月经不调，舌红少苔，脉细数。

［机理分析］本证多因燥热、痨虫耗伤肺阴；或久病咳喘，损伤肺阴，病久及肾；或房劳太过，肾阴耗伤，不能上润，由肾及肺所致。

肺肾两脏，阴液互滋，"金水相生"。肺阴亏损，失于滋养，虚火扰动，肺失清肃，则咳嗽痰少；损伤血络，则痰中带血；虚火熏灼，咽喉失滋，则声音嘶哑；肾阴不足，腰膝失于滋养，则腰膝酸软；阴虚火旺，扰动精室，精关不固，则为遗精；阴精不足，精不化血，冲任空虚，则月经量少；虚火亢盛，迫血妄行，则女子崩漏；肺肾阴亏，失于滋养，虚热内生，则口燥咽干，形体消瘦，骨蒸潮热，盗汗颧红；舌红少苔，脉细数，为阴虚内热之象。

［辨证要点］以咳嗽少痰、腰膝酸软、遗精兼虚热证为辨证要点。

（九）肝郁脾虚证

肝郁脾虚证是指肝失疏泄，脾失健运而表现以胸胁胀痛，腹胀便溏为主症的证候。又称肝脾不和证、肝脾不调证。

［临床表现］胸胁胀满窜痛，善太息，情绪抑郁，或急躁易怒，纳呆腹胀，便溏不爽，肠鸣矢气，或腹痛欲泻，泻后痛减，或大便溏结不调，舌苔白，脉弦或缓弱。

［机理分析］本证多因情志不遂，郁怒伤肝，肝失条达，横乘脾土；或饮食不节、劳倦太过，损伤脾气，脾失健运，土反侮木，肝失疏泄而成。

肝失疏泄，经气郁滞，则胸胁胀满窜痛；太息可引气舒展，气郁得散，故胀闷疼痛可减；肝气郁滞，情志不畅，则精神抑郁；气郁化火，肝失柔顺之性，则急躁易怒；肝气横逆犯脾，脾气虚弱，不能运化水谷，则食少腹胀；气滞湿阻，则肠鸣矢气，便溏不爽，或溏结不调；肝气犯脾，气机郁滞，运化失常，故腹痛则泻；便后气机得以条畅，则泻后腹痛暂得缓解；苔白，脉弦或缓，为肝郁脾虚之征。

［辨证要点］以胸胁胀满，腹痛肠鸣，纳呆便溏为辨证要点。

（十）肝肾阴虚证

肝肾阴虚证是指肝肾阴液亏虚，阴不制阳，虚热内扰所表现的证候。在三焦辨证中属下焦证候。

［临床表现］头晕目眩，耳鸣健忘，口燥舌干，失眠多梦，胁痛，腰膝酸软，五心烦热，盗汗颧红，男子遗精，女子月经量少，舌红少苔，脉细而数。

［机理分析］本证多因久病失调，阴液亏虚；或因情志内伤，化火伤阴；或因房事不节，耗伤肾阴；或因温热病久，津液被劫，皆可导致肝肾阴虚，阴不制阳，虚热内扰。

肝肾阴虚，肝络失滋，肝经经气不利，则胁部隐痛；肝肾阴亏，水不涵木，肝阳上扰，则头晕目眩；肝肾阴亏，不能上养清窍，濡养腰膝，则耳鸣，健忘，腰膝酸软；虚火上扰，心神不宁，故失眠多梦；肝肾阴亏，相火妄动，扰动精室，精关不固，则男子遗精；肝肾阴亏，冲任失充，则女子月经量少；阴虚失润，虚热内炽，则口燥咽干，五心烦热，盗汗颧红，舌红少苔，脉细数。

［辨证要点］以腰膝酸软、胁痛、耳鸣、遗精、眩晕兼阴虚证表现为辨证要点。

（十一）脾肾阳虚证

脾肾虚证是指脾肾阳气亏虚，温化失权，表现以泄泻或水肿为主症的虚寒证候。

［临床表现］面色㿠白，形寒肢冷，腰膝或下腹冷痛，久泄久痢不止，或五更泄泻，完谷不

化，粪质稀冷，或面浮身肿，小便不利，甚则腹胀如鼓，舌质淡胖，苔白滑，脉沉迟无力。

[机理分析] 本证多由久泄久痢，脾阳损伤，不能充养肾阳；或水邪久踞，肾阳受损，不能温暖脾阳，导致脾肾阳气同时损伤，虚寒内生，温化无权，水谷不化，水液潴留。

脾主运化，肾司二便。脾肾阳虚，运化、吸收水谷精微及排泄二便功能失职，则见久泄久痢不止；不能腐熟水谷，则见完谷不化，大便清冷；寅卯之交，阴气极盛，阳气未复，命门火衰，阴寒凝滞，则黎明前腹痛泄泻，称为五更泄；脾肾阳虚，不能温化水液，泛溢肌肤，则为全身水肿，小便短少；腰膝失于温养，故腰膝冷痛；阳虚阴寒内盛，气机凝滞，故下腹冷痛；阳虚不能温煦全身，则畏冷肢凉；阳虚水泛，面部浮肿，故面色㿠白；舌淡胖，苔白滑，脉沉迟无力，均为阳虚失于温运，水寒之气内停之征。

[辨证要点] 以泻痢浮肿、腰腹冷痛伴虚寒证为辨证要点。

二、脏腑兼病实证

(一) 肝火犯肺证

肝火犯肺证是指肝经气火上逆犯肺，而使肺失清肃所表现的证候。又称“木火刑金”证。

[临床表现] 胸胁灼痛，急躁易怒，头胀头晕，面红目赤，烦热口苦，咳嗽阵作，甚则咳血，痰黄稠黏，舌质红，苔薄黄，脉弦数。

[机理分析] 本证多因郁怒伤肝，气郁化火，或邪热内蕴，肝火炽盛，上逆犯肺；或邪热蕴肺，咳甚牵引胸胁，影响肝气升发，郁而化火犯肺所致。

肝属木，主升发；肺属金，主肃降。肝肺二脏，升降相应，则气机条畅。肝火炽盛，上逆犯肺，木火刑金，肺失清肃，肺气上逆，则咳嗽阵作；火热灼津，炼液成痰，则痰黄稠黏；火灼肺络，迫血妄行，则为咳血；肝火内郁，经气不畅，则胸胁灼痛，急躁易怒；肝火上扰，气血上逆，则头晕头胀，面红目赤；热蒸胆气上逆，则口苦；口干，舌红，苔薄黄，脉弦数，为肝经实火内炽之征。

[辨证要点] 以咳嗽、或咳血、胸胁灼痛、易怒伴里实热证为辨证要点。

(二) 肝胃不和证

肝胃不和证是指肝气郁结，横逆犯胃，胃失和降而表现以脘腹胀痛为主症的证候。又称肝气犯胃证、肝胃气滞证。

[临床表现] 胃脘、胁肋胀满疼痛，或为窜痛，呃逆嗳气，吞酸嘈杂，情绪抑郁，或烦躁易怒，善太息，食纳减少，舌苔薄白或薄黄，脉弦或带数。

[机理分析] 本证多因情志不舒，肝气郁结，横逆犯胃，胃失和降所致。

情志不遂，肝失疏泄，肝气横逆犯胃，胃气郁滞，则胃脘、胸胁胀满疼痛，走窜不定；胃气上逆而见呃逆、嗳气；肝失条达，情志失调，则精神抑郁，善太息；气郁化火，肝性失柔，则烦躁易怒；木郁作酸，肝气犯胃，则吞酸嘈杂，胃不主受纳，则不思饮食；苔薄白，脉弦，为肝气郁结之象；若气郁化火，则舌红苔薄黄，脉弦数。

[辨证要点] 以胸胁、胃脘胀痛或窜痛、呃逆嗳气为辨证要点。

(三) 肝胆湿热证

肝胆湿热证是指湿热蕴结肝胆，疏泄功能失职所表现的证候。在三焦辨证中属中焦病证。

[临床表现] 胁肋灼热胀痛，厌食腹胀，口苦，泛呕，大便不调，小便短黄，或见寒热往来，身目发黄，或阴部瘙痒，或带下色黄秽臭，舌红苔黄腻，脉弦数或滑数。

［机理分析］本证多因外感湿热之邪，侵犯肝胆或肝经；或嗜食肥甘，酿生湿热；或脾胃纳运失常，湿浊内生，郁结化热，湿热壅滞肝胆所致。

湿热蕴阻，肝胆疏泄失职，气机不畅，则胁肋胀痛；湿热内阻，胆汁不循常道，泛溢肌肤，则身目发黄；湿热郁蒸，胆气上溢，则口苦；湿热内阻，脾胃升降、纳运失司，胃气上逆，则厌食恶油，泛呕欲呕，腹部胀满，大便不调。肝经绕阴器，过少腹，湿热循经下注，则可见阴部潮湿、瘙痒、起丘疹，或阴器肿痛，或带下色黄秽臭。邪居少阳胆经，枢机不利，正邪相争，则寒热往来；发热，口渴，小便短赤，舌红，苔黄腻，脉弦滑数，均为湿热内蕴之象。

［辨证要点］以胁肋胀痛，厌食腹胀，身目发黄，阴部瘙痒及湿热内蕴征象为辨证要点。

肝胆湿热证与湿热蕴脾证均可见纳少便溏，身目发黄等证候，但前者以湿热内蕴肝胆，疏泄失职的表现为主症，后者则以湿热蕴结脾胃，纳运失司的表现为主症。

【补充阐发】

一、“心肾相交”理论的历史源流

“心肾相交”理论，是从阴阳五行、水火升降理论逐渐发展而来的，《内经》前先确定了“阴阳”、“水火”的关系，“水火者，阴阳之征兆也”（《素问·阴阳应象大论》）。《素问·宣明五气》“咸走血，苦走骨”之论，已寓含心肾交济之义，正如皇甫谧《针灸甲乙经·卷六》注解所说“苦走心，此云走骨者，水火相济，故骨气通于心也”。《华氏中藏经》亦有“水来坎户，火到离户，阴阳相应，方乃和平”之说，这就是坎离水火阴阳通济相应观。刘河间以水火升降，论述了坎离相交，其在《素问·病机气宜保命集》中说：“坎中藏真火，升真水而为雨露也；离中藏真水，降真火而为利气也。”

《难经·七十五难》从治疗学的角度，提出了“泻南方火，补北方水”的方法。张仲景《伤寒论》曰：“少阴病，得之二三日以上，心中烦热，不得卧，黄连阿胶汤主之。”虽未明确提到“心肾不交”一词，但其所指实为今日所称“心肾不交”之证的表现，黄连阿胶汤更是治疗“心肾不交”的常用方剂。唐代孙思邈《备急千金要方》则明确提出了“失心者，火也；肾者，水也；水火相济”的观点，明·周慎斋《慎斋遗书》中说：“心肾相交，全凭升降，而心气之降，由于肾气之升；肾气之升，又因心气之降；欲补心者，须实肾，使肾得升；欲补肾者，须宁心，使心得降；乃交心肾之法也。”至此，首次正式提出了“心肾相交”这一名称。

心肾如何相交，历代医家有从阴阳、坎离论者，有从五行、水火论者，还有从经络、气化论者。综合诸家所论，可概括为：心位居于上，其性属阳，五行配火，八卦为离；肾位居于下，其性属阴，五行配水，八卦为坎。心火下降于肾，以资肾阳，共温肾阴，使肾水不寒；肾水上济于心，以助心阴，共养心阳，使心火不亢。如此阴阳和平，水火相济，坎离上下交通，则为“心肾相交”。

二、心肾不交的病理本质

从病理角度，首先明确提出“心肾不交”这一概念的医家，是宋代严用和。其在《济生方·卷一·虚损》中说：“思虑伤心，疲劳伤肾，心肾不交，精元不固。”

然而“心肾不交”一词，是一个较为笼统模糊的概念。它对心与肾之间的病理本质的揭示是不够具体的。因为从理论上说，所谓“心肾不交”可以构成心阴不交肾阴、心阴不交肾阳、心阳不交肾阳、心阳不交肾阴、心之阴阳不交肾之阴阳等多种矛盾。到底是心与肾的什么不相交呢？

现在一般所称“心肾不交证”的临床表现，主要有虚烦失眠，心悸健忘，头晕耳鸣，腰膝酸软，遗精滑泄，潮热盗汗，舌红少苔，脉细而数等。其病机一般解释为肾水不能上济于心火，心火偏亢而下耗肾阴。由于肾阴亏虚，心阳失肾阴之约而偏亢，致神不守舍，则表现为失眠多梦、心悸头晕等症，病因在下，症见于上；心阳偏亢，耗伤肾阴，扰动精室，则表现为遗精滑泄、腰酸膝软等症，病因在上，症见于下，如此上下互相影响，形成恶性循环，心肾之阴不足而心肾之阳偏亢，即为心肾不交的病理本质所在。

其实，心肾间发生阴阳失调，不只是阴虚阳亢这一方面，应该还存在着阴盛阳虚的另一方面。临床上常见的心悸怔忡，胸闷气喘，形寒肢冷，尿少浮肿，苔白滑，脉沉微等症状，实际上也是一种“心肾不交”证，只是习惯称之为“肾水凌心”罢了。后者的病理机制，是心阳不能下济肾阳，以共制肾阴，从而肾水泛溢，上凌心火，故现一派阳虚火衰而阴寒内盛、水液泛溢的症状。

三、心肾不交证临床辨析

“心肾相交”与“心肾不交”是心肾两脏在生理和病理方面对立存在的概念。其理论始见于《内经》。《素问·六微旨大论》谓：“相火之下，水气承之；君火之下，阴精承之。”在其后的历代文献中，均有关于心肾不交，水火失济病理改变的论述。如《张氏医通·健忘》曰：“按内经之原健忘者，俱责之心肾不交，心火不降，肾水不升，神明不定而健忘，六味丸加五味、远志。”《折肱漫录·遗精》曰：“梦遗之证，大半起于心肾不交。凡人用心太过则亢于上，火亢则水不升而心肾不交矣。”再如《辨证录·不寐门》中曰：“夫心肾之所以不交者，心过于热，而肾过于寒也。心原属火，过于热则或炎于上而不能下交于肾，肾原属水，过于寒则水沉于下而不能上交于心矣。”

心肾不交证可由久病、劳倦、房事不节或思虑过度，情志郁而化火，或外感热病损伤心肾之阴而引起。但心肾不交证在不同疾病中的病因病机及所表现的症状特点不尽相同，常可见以下几种情况：①火旺引起水亏：本证以舌红苔黄少津，大便干，小便赤，口干，脉数为特征；标证以心悸，失眠，遗精为多见。②阴虚导致阳亢：本证以消瘦，乏力，五心烦热，舌红少苔，脉细数为特征；标证以心悸怔忡，失眠，健忘为多见。③心气不足，肾气不纳：本证以胸闷气短，神倦乏力，舌质淡，脉细数为特征；标证以健忘，耳鸣，心悸，多梦为多见。④肾阳不足，蒸化无力所致肾水不升，心火独亢：本证以发热，口干口苦，腰膝冷，心烦，时而失眠，便稀，舌质淡红为特征；标证以心悸，失眠为多见。

心肾不交不能单纯地理解为水亏火旺，而水亏火旺也并不都是心肾不交。临床上必须既见有肾水亏，心火旺或心肾阳虚之本证，又要有心悸不寐，健忘，失眠多梦，遗精等标证，才能辨证为心肾不交证。对于心肾不交证的治疗则应当是补心须实肾，补肾须实心。既要泻，又要交，既要补，又要通。诚如周慎斋所云：“欲补心者须实肾，使肾得升，欲补肾者须宁心，使心得降乃交心肾之法也。”

四、肾不纳气证及其类证鉴别

肾不纳气证又称肾气不得归元证、肺肾气虚证。本证是由于禀赋不足，或年老体衰，或房劳过度，或久病咳喘，肺虚及肾，导致肾气亏虚，摄纳无权，气不归元，以气短喘息，呼多吸少为主要表现的证候。肾不纳气作为一个病理名词，大约始于宋，而倡于明清。其首见于宋·杨士瀛《仁斋直指方》一书中，他谓：“肺出气也，肾内(纳)气也。肺为气之主，肾为气之本，凡肾嗽引动百骸，自觉从脐下奔逆而上者，此肾虚不能收气归源。当以地黄丸类主之，毋徒从事于肺，此虚则补子之义也。”其后医家各有论述，如周慎斋及其门人在《医家秘奥·慎斋师授记录》中曰：“肾不纳气者，肾气虚而气不归也，亦有气上逆而不归者，补中益气汤加黄柏亦纳肾气之法，欲上下相接而无偏盛也。”又如《类证治裁·喘症》曰：“虚喘者，呼长吸短，肾不纳气，孤阳无根，治宜固摄。”《东医宝鉴·喘嗽上气出于肾虚》曰：“凡咳嗽暴重，动引百骸，自觉气从脐下逆奔而上，此肾虚不能收气也。下元虚冷，肾气不得归元，上喘气息，宜安肾之八味丸。”再如《寿世保元·眩晕》中云：“淫欲过度，肾家不能纳气归元，使诸气逆奔而上，此眩晕出于气虚也明矣。”

肾不纳气证的形成，多由于久咳久喘，肺损及肾，或因劳伤肾气而累及肺气亦虚，故肾不纳气证往往又被称为肺肾气虚证。肾不纳气证的主要临床表现为喘息气短，气不接续，呼多吸少，惟以吸气为快，动则喘息，甚至汗出肢冷，小便常随咳出，舌质淡，脉沉细弱。该证候常见于喘症、哮病等病症中。肾不纳气证是肾虚证中的危重证候，若进一步恶化，可能会出现汗出肢冷，面青，心动悸等厥脱证候，因此必须予以高度重视。

该证尚须与肺气虚证、肺气衰绝证及脾肺气虚证相鉴别。肾不纳气证与肺气虚证：肾不纳气证若由肺气虚证发展而来者，除有喘促气短，声音低怯，自汗等肺气虚证的表现外，尚有动则气喘，咳则遗溺，或是冷汗淋漓，脉虚浮无根等肾气虚而气不归元，肾失摄纳等临床表现，与单纯的肺气虚证有明显的区别。肾不纳气证与肺气衰绝证：肺气衰绝证乃肺气竭绝，呼吸失主，肺功能衰至极点，故呼吸断续，汗出如珠，甚则呼吸停止，脉浮数无伦。此证多由肺脏衰竭，宗气衰败所致，也是患者临终前常见病证，二者在临床上可以鉴别。肾不纳气证与脾肺气虚证：脾肺气虚证病在中上二焦，除有咳喘短气，自汗等肺气不足症状外，必兼有脾气不足之食少，脘胀，便溏，倦怠等症状，二证不难区分。当然，脾肺气虚证可进一步发展影响及肾，形成肾不纳气证，若以病情进展而论，脾肺气虚证较轻而肾不纳气证则较重。

五、肝肾阴虚证与肝阳上亢证的辨析

肝肾阴虚证是由于肾阴不足导致肝阴不足，或肝阴不足引起肾阴亏损而成的一种证候。临床上具有肝肾两脏阴虚之表现。肝阳上亢证是指肝脏阴不配阳以致肝阳不潜，或肝气升发太过，阳气浮动于上引起的一系列临床表现。两证的关系较近，因为肝阳上亢证由肝肾阴虚证转化而来的最为多见，鉴别的要点在于：肝肾阴虚之内热多属静态表现，而肝阳上亢之烦热则有向上升浮的动态表现；静则为阴，故其热多在夜晚，出汗亦多在入寐之后，喜静，没有亢阳的僭上亢越之势，动则为阳，故其烦热多在阳时，并有阵发性的烘热自汗，常见有亢阳升浮逆上的目眩面微赤，头晕且胀且痛，泛漾呕恶，心烦易怒等证候。从脉象上看，肝肾阴虚证之脉象常表现为沉弦细数，而肝阳上亢证之脉象则多表现为弦劲出关，上越至寸，且因阳亢之故，细脉可暂时消失。此外，肝肾阴虚证除了有肝阴虚之外，还存在肾阴虚的病机及临床表现，如腰膝酸软，五心烦热，耳鸣、健忘，阳事易举易泄，遗精，带下等症，这些都是临床鉴别的依据。

六、肝阳上亢证与肝肾阴虚阳亢证的区别

肝阳上亢证与肝肾阴虚阳亢证都有头晕耳鸣等主症，由于肝肾之间存在着肝肾同源、水能涵木等生理关系，而在病理上二证之间又常互相影响、转化，肝阳上亢日久可以转化为肝肾阴虚阳亢证，肝肾阴虚阳亢证的某些阶段亦可表现为肝阳上亢证。因此，实际上肝阳上亢

证与肝肾阴虚阳亢证之间是难以严格区分的两个证候。

二者的区别主要在于病理的主次先后，即其人性格刚暴，急躁多怒，阳气易动者，其起病多为肝阳上亢证，属于以实为先为主的病变。其证候表现以急躁多怒，心烦失眠，头晕而红，头目胀痛，耳鸣如潮，脉弦有力等为主症，病势较急，形体多显壮实，虽可有腰酸膝软等虚的证候，但并不突出。当然阳亢日久则虚证必然逐渐明显，从而转化为以虚为主的肝肾阴虚阳亢证。

肝肾阴虚阳亢证多因失于调摄，房事太过，或因病而阴液耗损等，致肾阴亏虚阳偏亢，水不涵木，故属以虚为先为主的病变。其证候表现以头晕耳鸣，五心烦热，咽干颧红，甚或盗汗，手足蠕动，舌红少津，脉弦细数等为主症，病程较久而病势较缓，形体多瘦弱，头目胀痛、急躁易怒等症一般不太明显。

应该说肝阳上亢证与肝肾阴虚阳亢证的病理及证候，存在着虚实性质上的先后主次之别。然而在以往的医学论述中，多将肝阳上亢的病理说成是阴虚为本，阳亢为标，即认为是因肝肾阴虚而导致肝阳上亢，这实际上是混淆了二者间虚实主次先后的差别。若如此则肝阳上亢证就没有存在的必要了。

七、肝胆湿热证、脾胃湿热证、中焦湿热证之辨析

肝胆湿热证是肝胆脏腑本部及肝胆经循行部位有湿热之邪，留恋蕴蒸所产生的多种证候。其湿热的来源有：①外感湿热之邪。②平素偏嗜辛辣肥甘之品酿湿生热。③脾失健运，湿邪内生，郁而化热。脾胃湿热证是指湿热蕴结脾胃，脾失健运，胃失纳降而形成的证候。其湿热的来源有：①饮食不调，膏粱厚味酿成湿热。②感受湿热之邪，交阻中焦。中焦湿热证为湿温或暑湿之邪，郁滞中焦而致的证候。其湿热主要来自于外，自表传入，由经络而脏腑，亦可由肺而脾胃。

三证均属湿热证，但究其病因、病机及病位又不尽相同。肝胆湿热证的病变在肝胆，脾胃湿热证的病变在脾胃。肝胆湿热证可出现腹胀呕恶，纳呆，但主要见肝胆疏泄失常，胆气上逆的胁肋胀痛，口苦，身目发黄，阴囊湿疹或睾丸肿胀热痛，妇女则见外阴瘙痒，带下黄臭，苔黄腻，脉弦数等症。脾胃湿热证则表现为脘腹痞闷，呕恶厌食，且有肢体困重，大便溏泄，泄而不爽，小便短赤不利，舌红苔黄腻，脉濡数等症。脾胃湿热证与中焦湿热证的病机均为脾胃蕴结湿热，故诸如脘腹痞闷，呕恶纳呆，便溏不爽，尿短赤不利等见症均相同，所区别者，内伤之脾胃湿热证主要由饮食不节，过食肥甘厚味、辛辣煎炙，多饮酒浆等而致脾胃湿热蕴结而成，外症常无发热，亦无外感热病病史及其传变过程可查；而中焦湿热证中的发热为必见症，且有明显的外感热病史及其传变过程证候表现。此外，脾胃湿热证常见有口苦口臭，面赤，而中焦湿热证则常见有多汗，面垢等症。总之，脾胃湿热证系内因所致，而中焦湿热证由外因所成，症虽相似，机理不同。

值得一提的是，中焦湿热证尚有湿重于热、热重于湿和湿热并重等三种类型。一般来说，湿邪偏盛或素体中阳不足者，多表现为湿重于热，病变偏重于脾；若热邪偏盛或素体中阳偏旺者，多表现为热重于湿，病变偏重于胃；若脾湿与胃热并重，则呈现湿热并重之证。因此临床上须详细审证，用药也需有所偏重。

【古代文献】

一、脏腑之间的生理病理关系

《难经·五十三难》：经言七传者死，间胜者生，何谓也？然。七传者，传其所胜也。间脏

者，传其子也。何以言之？假令心病传肺，肺传肝，肝传脾，脾传肾，肾传心，一脏不再伤，故言七传者死也。假令心病传脾，脾传肺，肺传肾，肾传肝，肝传心，是母子相传，竟而复始，如环无端，故言生也。

《难经·七十七难》：经言上工治未病，中工治已病者，何谓也？然。所谓治未病者，见肝之病，则知肝当传之与脾，故先实其脾气，无令得受肝之邪，故曰治未病焉。中工者，见肝之病，不晓相传，但一心治肝，故曰治已病也。

二、脏腑兼病辨证

《辨证录·不寐门》：人有昼夜不能寐，心甚躁烦，此心肾不交也。盖日不能寐者，乃肾不交于心；夜不能寐者，乃心不交于肾也。今日夜俱不寐，乃心肾两不相交耳。

《罗氏会约医镜·论怔忡》：健忘者，心肾不交也。为事有始无终，言谈不知首尾。治者，宜补肾而使之上交，养心而使之下降，则水火交济，何健忘之有。

《理虚元鉴·心肾不交论》：虚劳初起，多由心肾不交，或一念之烦，其火翕然上逆，天精摇摇，精离精邃。浅者梦而遗，深者不梦而遗，深之极者，漏而不止。

《济生方·遗浊》：肾藏精，藏精者不可伤。皆由不善卫生，喜怒劳逸，忧愁思虑，嗜欲过度，起居不常，遂至心火上炎而不息，肾水散漫而无归，上下不得交养。心受病者，令人遗精、白浊。肾受病者，亦令人遗精、白浊。此皆心肾不交，关键不牢之致也。

《伤寒论·辨少阴病脉证并治》：少阴病，得之二三日以上，心中烦，不得卧，黄连阿胶汤主之。

《温病条辨·下焦篇》：少阴温病，其阴欲竭，壮火复炽，心中烦，不得卧者，黄连阿胶汤主之。

《重订严氏济生方·惊悸怔忡健忘门》：夫健忘者，常常喜忘是也。盖脾主意与思，心亦主思，思虑过度，意舍不清，神官不职，使人健忘。

《杂病广要·脏腑类·健忘》：健忘者，陡然而忘其事也。皆主于心脾二经，盖心之官则思，脾之官亦主思。此由思虑过多，伤于心，则血耗散，神不守舍，伤于脾，则胃气衰惫而虑愈深。二者皆令人遇事则卒然而遂忘也。

《景岳全书·杂证谟·虚损》：思本乎心。《经》曰：心怵惕思虑则伤神，神伤则恐惧自失，破䐃脱肉，毛悴色夭，死于冬。此伤心则然也。然思生于心，脾必应之，故思之不已，则劳伤在脾。《经》曰：思伤脾。又曰：思则心有所存，神有所归，正气留而不行，故气结矣。凡此为病，脾气结则为噎膈，为呕吐，而饮食不能运，食不运则血气日消，肌肉日削，精神日减，四肢不为用，而生胀满、泄泻等症，此伤心脾之阳也。

《血证论·阴阳水火气血论》：火为阳而生血之阴，即赖阴血以养火，故火不上炎，而血液下注，内藏于肝，寄居血海，由冲、任、带三脉行达周身，以温养肢体。男子则血之转输无从规验，女子则血之转输月事时下。血下注于血海之中，心火随之下济，故血盛而火不亢烈，是以男子无病而女子受胎也。如或血虚，则肝失所养，木旺而愈动火，心失所养，火旺而益伤血，是血病即火病矣。

《明医指掌·惊悸怔忡健忘证》：耳闻大声，目击异物，遇险临危，触事丧志，则心为之忤，使人有惕惕之状，始则为惊悸，久而心虚停饮，水气乘心，胸中渗漉，虚气流动，水既上乘，心火畏之，心不自安，故怏怏然而怔忡也。

《医醇賸义·痹》：心痹者，脉不通，烦则心下鼓，暴上气而喘，嗌干善隐，厥气上则恐。此一条乃心经主病而兼肾病也。心为生血之脏，百脉皆朝于心。心脉支者挟咽，直者上肺。心营不足，故脉不通，心气不舒，故心下鼓，暴上气而喘。嗌干善噫，则支脉与直脉俱病也。厥气，乃肾之邪，水来克火，神衰而恐。恐属于肾，肾病应于心，故为兼病也。

《医碥·五脏生克说》：肾阴太盛，寒气上冲，心为之悸，或肾寒甚而逼其龙火上乘，心为之烦，皆肾水克心火也。若饮食过多，停蓄不行，心火被逼不安而悸者，与肾无涉。

《诸病源候论·咳嗽病诸候·久咳逆上气候》：肺感干寒，微者，则成咳嗽。久咳逆气，虚则邪乘于气，逆奔上也。肺气虚极，邪停于心，时动时作，故发则气，奔逆乘心，烦闷欲绝。少时乃定，定后复发，连滞经久也。

《医门法律·咳嗽续论》：盖膈上为阳气所治，心肺所居。支饮横居其中，动肺则咳，动心则烦，搏击阳气则痛，逼处其中，营卫不行，神魂无依，则卒死耳。

《医原·湿气论》：内伤寒湿，总由阳虚不能输水所致。其病天气也，肺阳伤则水冷金寒，气不化水，有霾雾蔽空之象。肺阳遏，心阳亦为其所掩，有阴云蔽日之象。或水泛高原，为喘满，为痰嗽；或饮邪凌心，为心悸，或上干于头，为眩晕、呕吐。

《脾胃论·脾胃胜衰论》：肺金受邪，由脾胃虚不能生肺，乃所生受病也。故咳嗽、气短、气上，皮毛不能御寒，精神少而渴，情惨惨而不乐，皆阳气不足，阴气有余，是体有余而用不足也。

《辨证录·咳嗽门》：人有久嗽不愈，用补肾滋阴之药不效，反觉饮食少思，强食之而不化，吐痰不已者。人以为肺经尚有邪留于胃中，而不知乃脾胃虚寒，不能生肺，使邪留连于中脘而作嗽也，夫肺金之母，脾胃二经之土也。土旺则金旺，土衰则金衰，不补母以益金，反泻子以损土，邪即外散，肺且受伤，况留余邪未散乎？毋怪其久嗽而不愈也。然则治之之法，不可仅散肺之邪，而当急补肺之气；不可仅补肺之气，而尤当急补脾胃之土矣，然不可徒补脾胃也。

《济生方·补益》：人之有生，不善摄养，房劳过度，真阳衰虚，坎火不温，不能上蒸脾土，冲和失布，中洲不运，是致饮食不进，胸膈痞塞，或不食而胀满，或已食而不消，大便溏泄，此皆真火衰虚，不能蒸蕴脾土而然。古人云：补肾不如补脾。余谓：补脾不如补肾。肾气若壮，丹田火径上蒸脾土，脾土温和，中焦自治，膈开能食矣。

《医宗必读·肿胀》：虚人气胀者，脾虚不能运气也。虚人水肿者，土虚不能制水也。水强制于脾，实则统于肾，肾本水脏，而元阳寓焉。命门火衰，既不能自制阴寒，又不能温养脾土，则阴不从阳而精化为水，故水肿之证多属火衰也。

《罗氏会约医镜·论泄泻》：凡泄泻之病，多小水不利，水谷分则泻自止。若病久者，阴不足者，脉症多寒者，形虚气弱者，口干非渴而不多饮，又不喜冷者，皆不可利。盖虚寒之泻，本非水有余，实因火不足，本非水不利，实因气不行。

《临证指南医案·痢》：痢症因脾肾之阳素虚，阴邪从中而下者，先伤太阴，继伤少阴，关闸大开，痛泄无度，戊癸少化火之机，命阳无蒸变之力，此不饥不食，为呕为胀，理宜然矣，与邪多积热之候相比，绝然不同。

《景岳全书·杂证谟·咳嗽》：肺属金，为清虚之脏，凡金被火刑则为嗽，金寒水冷亦为嗽，此咳嗽所当治肺也。然内伤之嗽，则不独在肺。盖五脏之精皆藏于肾，而少阴肾脉从肾上贯肝膈，入肺中，循喉咙，挟舌本，所以肺金之虚，多由肾水之涸，止以子令母虚也。

《金匮翼·劳热》：热劳者，因虚生热，因热而转虚也。其症心神烦躁，面赤，唇焦，身热，气短，或面舌生疮是也。

《杂病广要·内因类·骨蒸》:或谓痰火之证，本于亡血夺精，而其精之与血，皆真水真阴，有形有质，难成易亏者也。夫所谓痰火者，言末而忘本也。盖真水既亏，则相火随炽，壅迫津液为痰，故曰痰者火之标。然以痨瘵之症，谓曰阴虚火动者，盖以一言而括尽病之标本矣。

《医宗必读·乙癸同源论》:古称乙癸同源，肾肝同治，其说维何？盖火分君相，君火者居乎上而言静，相火处于下而主动，君火惟一，心主是也，相火有二，乃肾与肝。肾应北方壬癸，于卦为坎，于象为龙，龙潜海底，龙起而火随之。肝应东方甲乙，于卦为震，于象为雷，雷藏泽中，雷起而火随之。泽也、海也，莫非水也，莫非下也，故曰乙癸同源。东方之木，无虚不可补，补肾即所以补肝。北方之水，无实不可泻，泻肝即所以泻肾。

故曰肾肝同治。然木既无虚，又言补肝者，肝气不可犯，肝血自当养也。血不足者濡之，水之属也，壮水之源，木赖以荣。水既无实，又言泻肾者，肾阴不可亏，而肾气不可亢也。气有余者伏之，木之属也，伐木之干，水赖以安。夫一补一泻，气血攸分，即泻即补，水木同府。总之，相火易上，身中所苦，泻水所以降气，补水所以制火，气即火，火即气，同物而异名也。故知气有余便知是火者，愈知乙癸同源之说也。

《医碥·眩晕》:经以掉眩属风木，风即火气之飘忽者，风从火生，火借风煽，观焰得风而旋转可见矣。赵以德谓顺静宁谧者水之化，动扰挠乱者火之用，头以脑为主，脑者髓之海，目之童子亦肾之精，二者皆属肾。水喜宁静而恶动扰，宁静则清明内持，动扰则散乱昏惑，故目眩脑转云云。

《证治汇补·目疾》:肝血不足，眼皆生花，久视无力；肾水欠盈，神光短少，看一成二，俱属阴虚。当壮水之主，以镇阳光。

《辨证录·燥证门》:有两胁胀满是肝气之燥乎？夫肝藏血者也。肝中有血，则肝润而气舒；肝中无血，则肝燥而气郁。肝燥必当润肝，然而肝燥由于肾亏，滋肝而不补肾，则肝之燥只可少润于目前，而不能久润于长久，必大滋乎肾，肾濡而肝亦濡也。

《景岳全书·杂证谟·泄泻》:凡遇怒气便作泄泻者，必先怒时夹食，致伤脾胃，故但有所犯，即随触而发，此肝脾二脏之病也。盖以肝木克土，脾气受伤而然。

《医原·内伤大要论》:尝见情志怫郁，悲优思虑过度，心阳郁结，而肝脾肺之气亦因之郁结。肝叶撑张，则为胀为痛，多怒多烦。脾不输精，肺不行水，则生痰生饮，嗳腐吞酸，食减化迟，大便作燥，不燥则泻。

《临证指南医案·木乘土》:肝为风木之脏，又为将军之官，其性急而易动，故肝脏之病，较之他脏为多，而于妇女尤甚。肝病必犯土，是伤其所胜也。又《内经》所载肝病，难以尽述，大凡其脉必弦，胁或胀或痛，偏寒偏热，先厥后热。若一犯胃，则恶心干呕，脘痞不适，吐酸涎沫。

《医醇賸义·诸痛》:肝气作痛：肝为将军之官，其体阴，其用阳，故为刚脏，一有郁结，气火俱升，上犯胃经，痛连胁肋。

《伤寒指掌·呃逆》:肝木犯胃，气逆呃忒，脉小舌白，厥逆寒战，此肝气犯胃。肝火上逆，如呃逆，舌黄而渴，左脉弦数，此肝火上逆为呃也。

《张氏医通·呕吐秽》:呕苦，邪在胆经，木善上乘胃，吐则逆而胆汁上溢，所以呕苦也。

中酸，湿热郁积于肝，肝火逆上，伏于肺胃之间，饮食入胃，被湿郁遏，不得转化，故作中酸，所谓曲直作酸是也。吐酸，《内经》以诸呕吐酸，皆属于热。东垣又以为寒热，何也？若胃中湿气郁而成积，由湿中生热，从木化而为吐酸。久而不化，肝木日肆，胃土日衰，当平肝扶胃,逍遥散服左金丸。

《症因脉治·肝经咳嗽》:肝经咳嗽之因,木气怫郁,肝火时动,火盛刑金,则为咳喘。或肝经少血,肝气亏损,则木燥火生,亦为喘咳。二者肝经之咳嗽之因也。肝经咳嗽之脉,左关弦数,或见弦急,肝经有热;或见弦细,或见弦涩,肝经少血。

《医学衷中参西录·论肺病治法》:肝中所寄之相火,因肝木横恣,更挟虚热而刑肺,于斯上焦顿觉烦热,吐痰始则黏滞,继则腥臭,胁下时或作疼,其弦而有力,或弦而兼数,重按不实。

《血证论·咳血》:盖咳嗽固不皆失血,而失血则未有不咳嗽者。由肝之怒火上逆而咳,此失血之实证,必致咳嗽者也。

《医贯·喘论》:《经》曰:少阴所谓呕咳上气喘者,阴气在下,阳气在上,诸阳气泻,无所依归,故上气喘也。真元耗损,喘出于肾气之上奔,其人平日若无病,但觉气喘,非气喘也,乃气不归元也。

《类证治裁·喘症》:肺为气之主,肾为气之根,肺主出气,肾主纳气,阴阳相交,呼吸乃和,若出纳升降失常,斯喘作焉。

《医学入门·喘》:阴虚火从脐下起,气短不能续呼吸,肾冷元气不能纳。下元虚冷,肾气不得归元者,九味安肾丸、八味丸;甚者,黑锡丹以镇坠之。烦躁无脉,身冷神昏者,死。

《血证论·喘息》:肾虚喘息者,以气之根原于肾,失血家,火甚水枯,不能化气,是以气短而喘,咳逆喘息,颊赤咽干,宜大补阴丸加牛膝、五味子以潜降之。

【研究进展】

一、脏腑兼证的辨证学研究

(一)脏腑兼证的证候归类

脏腑兼病证候的提出、分类是一个不断完善的过程。明清医家依据脏腑间表里生克乘侮等生理和病理上的广泛联系,已经大量应用了脏腑兼病的概念。如明·薛己《内科摘要》中就提出了"脾胃亏损"、"脾胃虚寒"、"脾肺亏损"、"肝肾亏损"、"肝脾肾亏损"、"脾肺肾亏损"等多种两脏相兼、三脏相兼为病的证候。而《中医诊断学》教材中系统讨论脏腑兼病证候问题则起步较晚。1964 年统编的中医药高等院校二版《中医诊断学》中尚无脏腑兼病证候,仅是在脏腑病证中的"三焦腑病证"条提及脏腑间可以同病。1973 年由广东中医学院等 12 所学院编写的《中医学基础》[1](第 3 版教材)在脏腑辨证中正式增加了脏腑兼病辨证的内容,并列出部分常见的脏腑兼病证候类型,自此以后,各类中医诊断学教材和专著均以脏腑"兼病"、"兼证"、"合病"、"同病"等不同提法,讨论脏腑兼病辨证,从而使脏腑兼病辨证形成了一个独立的研究范畴。

随着研究的深入,脏腑兼病的证候逐步规范,数量也逐步增加。在高等中医药院校统编教材方面,经过连续五个版本《中医诊断学》教材对肺肾气虚证、心肝血虚证、肝胆湿热等证归类的反复调整,2002 年朱文锋[2]主编《中医诊断学》(第 7 版教材)列举的脏腑兼病常见证候达到 14 个(未含腑与腑兼病证候)。而同时期其他诊断学专著和国家标准也作了深入的研究和证候的规范。1997 年《中华人民共和国国家标准·中医临床诊疗术语》(GB/T16751.2-1997)[3]中明确规范的脏腑兼病常见证候已达 72 种。

目前,脏腑兼病证候归类标准仍不同,一些证候(如肝胆湿热证、寒滞胃肠证、胃肠气滞证、饮留胃肠证、食滞胃肠证等)是否作为脏腑兼病证候,在国家标准《中医临床诊疗术语》和统编教材中都未统一。一些常见的三脏相兼为病的证候亦未涉及。因此，今后对脏腑兼病证候诊断的特殊性还需深入研究。

（二）脏腑兼证的标准化研究

脏腑兼病证候的标准化研究主要涉及证候诊断标准化、证候诊断计量化及某种证候在不同病种中的分布规律等问题。近年来，脏腑兼病证候标准化的研究广泛地采用了流行病学调查、概率与泊肃叶条件概率模型、特尔菲(DelPhi)方法、最大似然法、模糊数学诊断模型及逐步回归分析等方法，取得了一些新的进展。

如在证候诊断标准化方面，由松等[4]对郁症(心脾两虚型)进行研究，参考西医学焦虑综合征的SAS和HAMA量表，对本病证的中医主观症状和中医客观症状进行分级定量，通过验证制定出郁症(心脾两虚型)中医主观症状标准化量表和中医客观症状标准化量表，作为郁症(心脾两虚型)的诊断依据。谢雁鸣等[5]结合流行病学调查方法和多元统计分析方法，采用多层次、大范围、统一标准，确定了心脾两虚证是运动性失眠的主要证候，不寐、不思饮食、多梦易醒、心悸不安、头晕、四肢乏力是运动性失眠心脾两虚证的主症。刘寨华等[6]应用多元逐步回归方法，依据症状量化标准，对胸痹(缺血性心脏病)心脾两虚证的症状和体征进行多元线性逐步回归分析，确定胸痹心脾两虚证辨证标准中的特异性辨证指标与共性辨证指标问题。彭贵军等[7]应用德尔菲评价方法，对抑郁症肝郁脾虚证、心脾两虚证的证候标准进行研究，确定了情绪抑郁、多愁善虑、倦怠无力、舌质淡红或淡白、纳差、脉细等可作为抑郁症肝郁脾虚证的主症；情绪低落、面色萎黄、舌质淡胖或有裂痕、脉沉细或细弱、心悸、疲怠无力、纳差等可作为抑郁症心脾两虚证的主症。

在证候量化诊断方面，有人[8]利用最大似然法，对肝胃不和与肝郁脾虚证的定量诊断进行研究，确定各症状在不同证候中出现的条件概率，换算成证型诊断指数，进行回代检验和前瞻考核，制定了肝胃不和与肝郁脾虚证的半定量诊断表。有人运用流行病学调查方法，对肝郁脾虚证的分布规律及辨证标准进行研究，建立了肝郁脾虚证的计量诊断方程。

但是，目前所涉及的脏腑兼病证候诊断标准化研究多是以某一病种为基础进行研究，使得同一证候的标准有所差异。今后的研究，既要以病为纲，又要以证为纲，寻找共性，以便增加其科学性与实用性。

二、脏腑兼证的证本质研究

（一）脾肾阳虚证本质研究

1. 临床观察　余素琴[9]报道，慢性肾功能衰竭脾肾阳虚型患者球结膜微循环的主要改变包括管襻模，血管的扭结、痉挛、管径不匀和弯曲、流速迟缓，流态多表现为粒线流或粒流，血色浅淡和渗出。张伟[10]发现脾肾阳虚型患者V_1导联P波终末电势(PTF-V_1)值明显大于肺肾两虚型，且PTF-V_1值能反映肺心病患者病情的严重程度及心功能状态。陈志伟[11]报道，脾肾阳虚证系统性红斑狼疮(SLE)患者补体C3、C4、CH50均下降。赖慧红[12]通过探讨绝经前后诸证血液流变学的改变，结果发现脾肾阳虚组患者的全血黏度、红细胞聚集指数及血细胞比容值均明显低于肝肾阴虚组。李福凤[13]通过研究慢性肾功能衰竭(CRF)各证型与血生化指标之间的关系，指出脾肾阳虚型组多为尿毒症期和肾功能衰竭期，血尿素氮、血肌酐含量脾肾阳虚型组最高，血钙含量、血红细胞(RBC)脾肾阳虚型组最低，CRF各证型血浆中分子物质升高以脾肾阳虚最高。魏佑莲[14]等在探讨小儿肾病综合征辨证分型与血浆白蛋白的关系，发现脾肾阳虚型患儿血浆白蛋白、尿蛋白及血沉改变明显。

2. 动物实验 张永华等[15]选择健康雄性小白鼠造模，每3g正常饲料含相当于1g生大黄的煎出液。采取每只小鼠单独自食喂养法，每日分次定时供给饲料3g，待虚证形成后(7～9天)，停用造模型饲料，将造模型小鼠再分成自然恢复组与药物复健组。自然恢复组喂正常饲料，药物复健组喂复健饲料四君芪附汤，每3g复健饲料含生药1g，每只小鼠喂3g。实验观察结果表明，造模型组小鼠出现便泻脱肛，纳呆及腹胀，形体日渐消瘦，体质量明显减轻，懒动嗜卧，行动迟缓无力，形体蜷缩，甚至发抖，耐寒力降低，毛色枯槁，腰背疲惫，机体免疫力降低，对造模型组小鼠解剖，肉眼观察腹壁变薄，肌肉薄瘦，皮下与大网膜脂肪减少，胃肠充气扩张，黏膜充血水肿，病理检查见小肠绒毛变短，甚至脱落。对照组无此变化。两组对比观察8天，暗箱试验，活动频度有明显差异。游泳耐力测验，有明显差异。机体免疫试验，显示有差异。死亡率造型组明显增高。

（二）肝肾阴虚证本质研究

张国庆等[16]检测结缔组织疾病(CTD)患者的抗可提取的核抗原(ENA)抗体，经统计学处理抗ENA抗体与肝肾阴虚型有明显关联。并同时可见有核糖核蛋白(RNP)较高，可作为肝肾阴虚辨证的客观参考指标。任小巧等[17]对肝肾阴虚证与血脂、能量代谢、自由基反应的关系进行了实验研究。结果：肝肾阴虚组表现为能量代谢增强，异柠檬酸脱氢酶活性的增加和自由基反应增强。王原平等[18]对急性脑梗死患者进行血浆中分子物质测定，发现肝肾阴虚型急性脑梗死患者，血浆中分子物质不同程度降低。朱翠娣[19]通过口腔扁平苔癣(OLP)的中医辨证施治，发现肝肾阴虚型患者大多免疫低下或正常表现微循环中微血管输入支、输出支襻顶较正常标准略细，并见缺血区；傅晓晴等[20]发现心肝肾阴虚型，生理基础为交感神经兴奋性增高，肾上腺髓质激素分泌增加。庄德成等[21]报道脾肾阳虚证高脂血症高密度脂蛋白胆固醇(HDL-C)表现为单相降低；肝肾阴虚证表现为甘油三酯(TG)单相升高，血清总胆固醇(TC)在正常或临界水平。周清发[22]脾肾阳虚型慢性肾小球疾病患者T_3、T_4均明显低于正常组；肝肾阴虚型T_3、T_4高于正常对照组。脾肾阳虚型促甲状腺素(TSH)明显低于正常对照组。

（三）心肾阳虚证本质研究

1. 临床观察 孔氏[23]通过对不稳定型心绞痛心肾阳虚证客观指标的观察，结果提示不稳定型心绞痛心肾阳虚证患者不仅雌二醇(E_2)、E_2/T比值显著高于正常对照组，而且睾酮(T)、超氧化物歧化酶(SOD)明显低于正常组，而过氧化脂质(LPO)和红细胞、血浆超氧阴离子显著高于正常组，血小板聚集率观察亦提示心肾阳虚证患者1分钟和5分钟血小板聚集率均高于正常组，这些变化可以作为不稳定型心绞痛心肾阳虚型的参考指标。

2. 动物实验 龙新生等[24]等选取体质量2.5～3.5kg新西兰兔42只，随机分为假手术组和造模组。造模动物先灌服寒凉药7天，剂量为7ml/kg。停灌寒凉药的次日，将兔固定于手术台，在无菌操作下进行手术。实验结果提示，造模动物出现倦卧、活动减少，毛发枯燥，嘴及耳部发绀，足部水肿。处死动物后发现结扎处心肌坏死，其他处心肌肥厚，肝脏出现瘀斑，心、左心室、心质量/体质量指数、肝、肝质量/体质量指数均较假手术组为高，$P<0.05$。四肢皮肤温度造模后较造模前明显下降，$P<0.01$，腹部与四肢皮肤温差扩大$P<0.01$，与假手术组对比其差异都具有统计学意义。表明动物存在畏寒、四肢厥冷之证。血流动力学检查发现造模组动物左心室内压明显上升，与假手术组对比，具有极显著差异，$P<0.05$，其左室内压最大上升速率也明显增加，与假手术组对比，也具有统计学意义，$P<0.05$。

（四）肺肾气虚证本质研究

阮诗玮等[25]探讨慢性肾炎中医证型与尿表皮生长因子（EGF）的关系，采用放射免疫法测定尿 EGF 含量。结果显示慢性肾炎各中医证型中尿 EGF 含量差异显著，肺肾气虚组＞气阴两虚组＞肝肾阴虚组＞脾肾阳虚组＞正常人组。说明尿 EGF 可以作为慢性肾炎中医辨证分型的参考指标。李永伟等[26]探讨原发性肾病综合征（PNS）中医证型与血清 IL-6、IgG 的相关性。结果：PNS 患者血清白细胞介素-6 水平分布依次为肝肾阴虚＞脾肾阳虚＞肺肾气虚，免疫球蛋白（IgG）水平依次为肝肾阴虚＞肺肾气虚＞脾肾阳虚。马建伟[27]采用放射免疫法分析慢性肾病患者各证型血中内皮素（ET）、心钠素（ANP）水平，结果发现：ET 水平依次是脾肾阳虚＞肝肾阴虚＞肺肾气虚；ANP 水平依次是脾肾阳虚＞肺肾气虚＞肝肾阴虚。吴建华等[28]发现肺肾气虚型患者组（GA）全血比黏度、血浆比黏度、全血还原黏度、血细胞比容、血沉方程 K 值（K）均比健康成人组（GB）血液流变学增高，提示 GA 组患者血液黏滞性增高。翟华强[29]等通过肺阻抗血流图（IPR）观测肺胀各证类患者肺动脉压力。观察到基础阻抗（ZO）、肺动脉平均压（PAP）、荷后肺动脉压（P）各值按健康对照组、肺肾气虚组、痰浊阻肺组、痰热壅肺组、阳虚水泛组的顺序递增。肺动脉顺应性则按上述顺序递减；肺循环外周阻力、右室收缩功能受损程度以肺肾气虚组较轻。

（五）肝郁脾虚证本质研究

1. 临床研究　李晓东等[30]报道在慢性肝炎各中医证型中，血清锌水平均下降，呈现由肝郁脾虚型、肝肾阴虚型、脾肾阳虚型下降幅度逐渐增大趋势。血清铁水平均升高。血清锌水平高低反映了肝损害程度，血清锌水平越低，肝损害越重。朱方石等[31]通过对肝硬化患者血清 T 型（TP）、阿尔瓦兰试验（ALB）检测及 A/G 比值分析表明：血清 TP、ALB 及 A/G 较正常人下降，以肝郁脾虚型最高，脾肾阳虚和肝肾阴虚型最低。周虎等[32]发现慢性肝炎患者外周淋巴细胞亚群与正常人比较改变明显，不同证候间淋巴细胞亚群按肝郁脾虚-肝肾阴虚-脾肾阳虚依次增高，各免疫球蛋白与正常人相比均显著增高，肝肾阴虚组高于肝郁脾虚组。张俊富等[33]研究结果显示慢性肝炎及肝硬化患者血清人Ⅲ型前胶原（hPCⅢ）、透明质酸（HA）、层黏蛋白（LN）均升高，其升高程度依次为肝郁脾虚型＜肝肾阴虚型＜脾肾阳虚型。黄昌亚[34]等观察慢性肾衰竭（CRF）患者不同中医证型的氧自由基（OFR）代谢的变化，表明：各证型的 OFR 水平存在明显差异，脾肾气虚型、肝肾阴虚型、脾肾阳虚型红细胞内超氧化物歧化酶（SOD）、全血谷胱甘肽过氧化物酶（GSH-Px）活力逐渐降低，而血清丙二醛（MDA）含量逐渐升高。樊群[35]通过了解慢性乙型肝炎病毒（HBV）感染者 HBV 脱氧核糖核酸（HBV-DNA）水平与中医证型的关系。结果：呈现肝郁脾虚＞肝肾阴虚＞湿热中阻＞脾肾阳虚＞瘀血阻络的递减趋势。张太豪等[36]对慢性乙型肝炎患者肝组织内乙型肝炎表面抗原 HBsAg 表达情况进行观察。结果：肝肾阴虚型以慢性活动性肝炎多见，其肝组织内主要为弥漫型分布的粗膜型 HBsAg 表达，肝郁脾虚型肝组织内原 HBsAg 主要为包涵体型表达，病理学改变前者多为慢性迁延性肝炎，后者多为肝炎后肝硬化。

2. 动物实验　湖南医学院第一附属医院中医基础理论研究室科研人员[37]取雄性大白鼠造模，在实验第 1 天及第 4 天腹部皮下注射纯 14ml 花生油溶液，每次剂量 0.005ml/g 体质量。第 6 天处死，取肝、肠做组织学与组化学观察。结果显示肝脏显著肿大，肝细胞多呈现中央性坏死，坏死区肝细胞轮廓丧失，染成一片嗜酸性无结构物质，其中夹有一些空泡和炎性细胞浸润，中央静脉扩大。坏死区细胞 RNA 反应阴性，糖原颗粒消失，与周边区形成明显的分界，脂肪染色见有的肝细胞内含少量脂滴。线粒体数目显著减少，肿大成粗棒形。

均有轻度至中度肠胀气。空肠组织学变化较慢性为轻，黏膜表层尚完整，黏膜上皮细胞中RNA及碱性醋酸酶活性比对照组稍显降低，脂肪小粒亦显减少。固有膜中水肿及炎性细胞浸润较轻。血清谷-丙转氨酶显著增高。血清BSP 45分钟潴留量均显著增高，血清白蛋白均显著降低，球蛋白均显著增高。肝灌流速度稍显减慢。疼痛阈值升高。

（六）心脾两虚证本质研究

李宜瑞[38]研究发现肾虚肝亢型的注意缺陷多动障碍患儿血浆去加肾上腺素、肾上腺素水平都高于对照组，而心脾两虚型仅血浆肾上腺素水平升高较对照组有差异，而去甲肾上腺素水平与对照组无显著差异。黄贵平等[39]研究脑动脉硬化症各证型中血液流变学的变化，结果表明：血液流变学变化指标测定值总趋势为：心脾两虚＞心肾两虚＞肝肾两虚＞正常对照。

（七）肝胃不和证本质研究

董明国[40]消化性溃疡辨证分型与胃酸分泌及前列腺素E_2含量的关系检测结果表明：脾虚胃热型胃酸分泌及胃蛋白酶分泌显著高于其他两型，其关系为：脾胃湿热＞脾胃虚寒＞肝胃不和。而胃液前列腺素E_2则脾虚胃热型显著低于其他两型。其关系为：脾虚胃热＜脾胃虚寒＜肝胃不和。任锐芝等[41]探讨慢性胃病中医分型与幽门螺杆菌（HP）感染、胃黏膜病变及胃酸分泌的关系。结果表明HP阳性率各证型依次为寒热夹杂型＞胃阴不足型＞脾胃虚寒型＞肝胃不和型。

（八）肝胆湿热证本质研究

肝胆湿热证多因感受湿热之邪，或嗜食肥甘厚味，湿热内生，或脾胃纳运失常，湿浊内生，土壅侮木，致使湿热蕴于肝胆所致。对肝胆湿热证的研究有几个方面：

1. 肝组织病理变化与肝功能异常　李延福[42]对肝炎患者肝组织检查中病理变化典型、临床诊断明确的66例肝活组织切片进行观察分析，发现湿热型的病理变化有显著的肝细胞内胆汁潴留及较明显胆管内瘀阻，大部分有汇管区或间质慢性炎性细胞浸润。白玉良[43]对病毒性肝炎作肝穿活检分析表明，肝胆湿热型的病理改变特点为肝细胞瘀阻，肝细胞胆色素颗粒沉着以及小胆管扩张等。王宝义等[44]对118例肝病患者骨髓细胞内乙型肝炎病毒感染与中医分型关系的研究表明，HBV可感染骨髓细胞，并有复制现象，其中湿热未尽型亦达50%。因此认为临床上气滞血瘀型、湿热未尽型肝炎症状重，阳性体征多，治疗困难似乎与骨髓细胞受HBV感染轻重有关。张俊富[45]指出HBV感染是慢性肝炎产生湿热的原因，HBV的复制活跃程度和湿热轻重关系密切。在肝功检查方面，金实等[46]认为，目前湿热型比较特异性的指标是血清Bil的升高和血清ALT升高。郭朋[47]认为慢活肝胆湿热型反复波动是湿热之邪与GPT平行相关。桂秀雄[48]认为该型HBsAg平均滴度量高，半数患者HBeAg阳性，谷丙转氨酶（SGPT）显著异常，而胰岛素耐量试验（InTT）、γ-球蛋白变化不明显。

2. 血液流变与微循环的变化　汤少玲等[49]检测了136例不同证型肝病患者及47例正常人血液流变指标，揭示了湿热蕴结证全血黏度升高，提出湿热之邪是此型的主要原因，湿热蕴毒，深伏营血，耗伤津液，致血液黏度升高。血流迟滞，组织供氧差，在低氧或缺氧状态下，红细胞特性劣化，变形性减低，增加血流阻力，血黏度升高，纤维蛋白凝块与红细胞停滞，血栓形成，致使微循环障碍。彭汉光等[50]对118例慢性乙型肝炎患者进行了甲皱微循环检测，发现肝胆湿热证的微循环为管襻数目增多，横径增宽、色泽偏红、流速加快。

3. 免疫功能异常　近年来对肝胆湿热证虽然进行了细胞免疫与体液免疫测定，得出了一些客观化的指标，但结论不尽一致。如在细胞免疫方面，郝玉明等[51]认为淋巴细胞的转化率，辨证各型均值低于正常水平。而龚远明等[52]认为湿热蕴结型细胞转化率高于正常。NK细胞也是人体免疫活性细胞之一，它的细胞毒活性，在感染性疾病天然宿主防御中担负着重要作用，是具有天然细胞毒性的杀伤细胞，已确认NK细胞具有抗病毒作用，而病毒可以损害NK细胞。谢学军[53]检测103例慢性肝炎肝郁脾虚和肝胆湿热证患者外周血NK细胞活性，并与30名健康人作对照，发现两种证候NK活性均降低，而尤以肝胆湿热型显著，似乎可以说明本虚部分实质是客观存在的。在体液免疫方面，郭朋[47]总结近年来慢活肝湿热型与免疫关系的研究成果提出IgG、IgM升高，血清补体C3多正常。韩康玲[54]认为慢性乙型肝炎湿热型PHA皮试低下，IgG、IgA、IgM升高。有人报道[50]湿热证只是IgG增高明显。

三、脏腑兼病证候的动物模型研究

（一）肝郁脾虚证动物模型

湖南医学院第一附属医院中医基础理论研究室科研人员[55]取雄性大白鼠，体重220～300g，在实验第1天及第4天腹部皮下注射纯CCl_4花生油溶液，每次剂量0.5ml/100g体重。对照组注射生理盐水。在实验过程中观察动物一般表现并进行有关功能生化测定，第6日处死，取肝、肠做组织学与组化学观察。实验结果大鼠表现不活泼，易激惹，尾巴多处伤痕，反应性躁，相互击咬或被咬时挣扎无力，食欲下降，体重减轻，大便变软，色变浅。死后检查见肝脏显著肿大，肝细胞多呈现中央性坏死，坏死区肝细胞轮廓丧失，染成一片嗜酸性无结构物质，其中夹有一些空泡和炎性细胞浸润，中央静脉扩大。坏死区细胞RNA反应阴性，糖原颗粒消失，与周边区形成明显的分界，脂肪染色见有的肝细胞内含少量脂滴。线粒体数目显著减少，肿大成粗棒形。均有轻度至中度肠胀气。空肠组织学变化较慢性为轻，黏膜表层尚完整，黏膜上皮细胞中RNA及碱性磷酸酶活性比对照组稍显降低，脂肪小粒亦显减少。固有膜中水肿及炎性细胞浸润较轻。血清谷-丙转氨酶显著增高。血清BSP 45分钟潴留量均显著增高，血清白蛋白均显著降低，球蛋白均显著增高。肝灌流速度稍显减慢。疼痛阈值升高，与盐水对照组相比，有非常显著差异（$P<0.05$）。

（二）脾肾阳虚证动物模型

张永华等[56]选择健康雄性小白鼠620只，每只体重22～27g，日龄30～35天，随机分11批，每批又分造型组与对照组两组，对照组喂正常饲料，造型组喂造型饲料（即每3g正常饲料含相当于1g生大黄的煎出液）。采取每只小鼠单独自食喂养法，每日分次定时供给饲料3g，量不足时，由正常饲料补充。待虚证形成后（一般需7～9天），停用造型饲料，将造型小鼠再分成自然恢复组与药物复健组。自然恢复组喂正常饲料，药物复健组喂复健饲料四君芪附汤，每3g复健饲料含生药1g，每只小鼠每日喂3g。实验观察结果表明，造型组小鼠出现便泻脱肛，纳呆及腹胀，形体日渐消瘦，体重明显减轻，懒动嗜卧，行动迟缓无力，形体蜷缩，甚至发抖，耐寒力降低，毛色枯槁，腰背疲惫，机体免疫力降低，对造型组小鼠解剖，肉眼观腹壁变薄，肌肉薄瘦，皮下与大网膜脂肪减少，胃肠充气扩张，黏膜充血水肿，病理检查见小肠绒毛变短，甚至脱落。对照组无此变化。自然恢复组与药物复健组对比观察8天，暗箱试验，药物复健组动物活动频度平均4.12次/分，而自然复健平均3.26次/分，两组有明显差异。游泳耐力测验，药物复健组死亡时间为36′12″～115′40″，而自然恢复组为32′30″～102′18″，两组有明显差异。机体免疫试验，药物复健组巨噬细胞平均吞噬指数为22.16，而自然恢复组巨噬细胞平均吞噬指数为 19.26，两组显示有差异。在复健过程中，部分小鼠死于停用造型饲料后 1～2 天，自然恢复组死亡率为 37.33%，药物复健组死亡率为 9.33%，前者明显增高。

（三）心肾阳虚水停证动物模型

龙新生等[57]选取体重 2.5～3.5kg 新西兰兔 42 只，随机分为假手术组和造模组。造模动物先灌服寒凉药 7 天，剂量为 7ml/kg，停灌寒凉药的次日，将兔固定于手术台，在无菌操作手术下，暴露出心脏，在冠状动脉起始部下 0.5cm 处，用丝线在结扎处的下方约 1cm 处再行结扎，然后用血管分离钳分离主动脉，用自制缩窄环套住外主动脉，使两端相接，环的长度较外主动脉周径的 2/3 长 1～2mm（从而缩窄外主动脉 1/3，几天后，因海带吸水发泡可使外主动脉口径缩小至原来的 1/3 左右），关闭心包膜，缝合切口，整个手术期间均维持兔的自主呼吸，以青霉素 40 万 U 肌注，每日 1 次。7～10 天后观察造模结果，假手术组改灌寒凉药为生理盐水，完成手术程序，但不结扎冠状动脉，不套外主动脉缩窄环。实验结果提示，造模动物出现倦卧、活动减少，毛发枯燥，嘴及耳部发绀，足部水肿。处死动物后发现结扎处心肌坏死，其他处心肌肥厚，肝脏出现瘀斑，心、左心室、心重/体重指数、肝、肝重/体重指数均较假手术组为高，$P<0.05$。四肢皮肤温度造模后较造模前明显下降，$P<0.01$。腹部与四肢皮肤温差扩大，与假手术组对比，其差异都具有统计学意义，$P<0.01$，表明动物存在畏寒、四肢厥冷之证。血流动力学检查发现造模组动物左心室内压明显上升，与假手术组对比，具有极显著差异，$P<0.05$。其左室内压最大上升速率也明显增加，与假手术组对比也具有统计学意义，$P<0.05$。

（四）肝肾阴虚证动物模型

樊蔚虹等[58]以长期激怒法制造肝肾阴虚动物模型。方法：长期激怒法与化学药物法、温燥药法所制造肝肾阴虚模型进行对比研究。结果：长期激怒法大鼠体重增长缓慢，饮水量、尿量减少，而体温相对恒定，血浆 cAMP 下降，E_2/T 升高。结论：长期激怒法所造模型接近于临床实际，无人为所致内分泌紊乱，为研究肝肾阴虚证的最佳造模方法。

（五）“肺与大肠相表里”理论动物模型

肺与大肠是通过经脉的络属而构成表里关系，对指导临床实践有重要价值。韩国栋等[59]实验选用健康 2 月龄左右的 SD 大鼠 35 只，随机分为四组。造模组（10 只）：造模方法与冯氏模型相似，只是将结扎直肠的粗丝线引至腹部切口外侧打结，使直肠被挤压在腹膜下造成肠腔狭窄，以不影响肠壁血运为准。术后 48 小时，拆除直肠结扎线并立即进行各项观察。自然缓解组（10 只）：术后 48 小时拆除直肠结扎线，继续常规饲养 96 小时，然后进行各项观察。给药组（10 只）：术后 48 小时，拆除直肠结扎线，继续常规饲养 96 小时，在此期间每日灌胃给予常规煎制的 100ml 大承气汤 2 次，每次剂量按 15g/kg 体重计算，96 小时后进行各项观察。对照组（5 只）：施术后暴露直肠，不予结扎。复位后关闭腹腔并缝合腹壁切口。术后 48 小时进行各项观察。实验结果证实，造模组结扎直肠后肺巨噬细胞死亡率明显高于不结扎直肠的对照组（$P<0.01$），但给大承气汤的给药组大鼠肺巨噬细胞的死亡率明显低于造模组和自然缓解组（P 均<0.01），还稍低于不结扎的对照组。在大体解剖的病理学改变方面，造模组肺病变严重，多数出现Ⅱ级以上病变；自然缓解组仅 2 只病变严重；给药组仅 1 只出现轻度病变；对照组无 1 只出现肺部病变。在光学显微镜下的病理组织学改变方面，造模组多数大鼠出现Ⅱ级以上病变；自然缓解组多数出现肺脏病变。但Ⅱ级以上病变仅 4 只；给药组有 4 只出现病变，但Ⅱ级以上病变仅 1 只；对照组无 1 只出现肺部病变。电

镜显示造模组肺充血、出血，细胞肿胀甚至变性坏死，累及范围涉及Ⅰ、Ⅱ型肺泡上皮和巨噬细胞等，致使肺脏气血屏障的物质交换、肺泡巨噬细胞的吞噬活动及Ⅰ型肺泡上皮细胞的分泌功能等受到明显影响。自然缓解组细胞形态已近于正常，上述各项生理功能则较正常旺盛。给药组可见各种组织细胞形态正常，上述肺脏生理功能呈明显增强状态。对照组细胞形态及功能均正常。

脏腑兼病证动物模型的研制大约始于20世纪70年代末。从上述病证分析，肝部脾虚证主要是以化学因素、模拟症状、客观指标为依据建立动物模型；脾肾阳虚证则以中医传统病因、模拟症状、客观指标、中药复健治疗为依据研制动物模型；少阴病心肾阳虚水停证以中医病因、物理机械因素、模拟症状、客观指标为依据复制动物模型；而"肺与大肠相表里理论动物模型是以机械物理因素、客观指标、药物反证为依据来塑造的。郑小伟[60]认为，中医脏腑兼病证候动物模型的研制，已经获得许多成功的经验，且为脏腑兼病学说的研究创立了一条新路。但在有些方面还有待进一步完善和提高，如在模型方法的设计上就尽可能靠近中医传统病因，在症状诊断上要制定符合动物特性的统一的脏腑兼病证诊断标准，在客观指标的确定上应根据中医理论选择与脏腑兼病学说相关性更高、特异性更强的实验指标，在反证方药的选择上应力求标准化。脏腑兼病动物模型研究技术的改进，对于揭示脏腑病证理论的本质，探索其学说的新理论，寻求其治疗的新方法，将发挥重要作用。

参 考 文 献

[1] 广东中医学院等12所中医院校院编写．中医学基础．北京中医学院印，1974：167-170

[2] 朱文锋．普通高等教育"十五"国家级规划教材·中医诊断学．中国中医药出版社，2002：202-208

[3] 中华人民共和国国家标准·中医临床诊疗术语·证候部分(GB/T16751.2-1997)

[4] 由松，胡立胜，图娅．中医郁证(心脾两虚型)及其症状标准化研究方法探讨．北京中医药大学学报，2000，23(6)：35-37

[5] 谢雁鸣，刘保延，朴海垠．基于临床流行病学调查的亚健康人群一般特征的探析．中国中西医结合杂志，2006，26(6)：146-148

[6] 刘寨华，曹洪欣，张明雪．胸痹(缺血性心脏病)心脾两虚证辨证标准研究．中医药学报，2004，32(1)：5-7

[7] 彭贵军，胡随瑜，张海男，等．抑郁症肝郁脾虚、心脾两虚证证候标准第二轮专家问卷分析．湖南中医学院学报，2003，(5)：42-44

[8] 卞兆祥，等．脾气虚证、肝胃不和证、肝郁脾虚证定量诊断方法．广州中医药大学学报，1994，03：60-62

[9] 余素琴．慢性肾功能衰竭舌苔脱落细胞学和球结膜．中医药学报，2000，15(3)：76-78

[10] 张伟．肺心病患者P波终末电势与中医证型的关系．中华临床医药，2001，2(2)：34-36

[11] 陈志伟．206例系统性红斑狼疮患者中医证型与免疫学指标的相关性研究．中医杂志，2000，41(4)：236-238

[12] 赖慧红．绝经前后诸证与血液流变学．中山医科大学学报，1996，17(3)：94-96

[13] 李福凤．慢性肾功能衰竭中医证型与实验室指标相互关系的研究．上海中医药大学学报，2002，16(3)：33-35

[14] 魏佑莲，刘长虹，张桐，等．小儿肾病综合征辨证分型与血浆白蛋白等关系探讨．辽宁中医杂志，1994，21(1)：8-10

[15] 张永华，姚念宏，刘敏，等．脾肾阳虚证动物模型造型初步实验观察．山东医药，1982，4(2)：2-4

［16］张国庆，陈志伟，马全庆，等．结缔组织疾病中医辨证分型与抗 ENA 抗体的关系．中国中医药科技，1995，2(5)：6-8

［17］任小巧．肝肾阴虚证与血脂、能量代谢、自由基反应关系探讨．河南中医，1996，16(6)：346-348

［18］王原平，彭孟晴，田艳，等．急性脑梗塞血浆中分子物质含量与中医辨证分型关系的探讨．中医结合实用临床急救，1995，2(4)：163-164

［19］朱翠娣．口腔扁平苔癣的中医辨证分型与免疫功能微循环的关系探讨．口腔医学，1998，18(3)：48-50

［20］傅晓晴，白平．46 例暴力型罪犯的中医辨证及与神经、肾上腺功能的关系．福建中医学院学报，2002，12(2)：8-9

［21］庄德成，朱学云．高脂血症辨证分型与血脂指标的相关性研究．江苏中医，2001，22(91)：18-20

［22］周清发，李孔．慢性肾小球疾病中医分型与甲状腺素的关系．中医研究，1994，21(1)：8-10

［23］孔繁立．不稳定型心绞痛心肾阳虚证血浆性激素及自由基反应的变化．中医杂志，1996，9(4)：11-12

［24］龙新生，熊曼琪，朱章志，等．加味真武汤注射剂对充血性心力衰竭少阴病阳虚水停证兔血浆内皮素的影响．中国中医药科技，1998，5(3)：136-138

［25］阮诗玮．慢性肾炎中医证型与尿表皮生长因子的关系探讨．福建中医学院学报，2000，10(3)：57-59

［26］李永伟，李俊彪，刘培民，等．原发性肾病综合征患者血清 IL-6、IgG 水平与中医分型的相关性．中国中医药信息杂志，2001，8(6)：47-49

［27］马建伟．血浆心钠素变化与慢性肾病中医辨证分型关系的初探．实用中西医结合杂志，1998，11(8)：674-676

［28］吴建华，刘青，颜玲，等．肺肾气虚型肺胀患者血液流变学的观察．湖北中医杂志，1998，20(1)：50-52

［29］翟华强．肺阻抗血流图观察肺胀患者肺动脉压力的研究．中国中医急症，2002，11(2)：116-118

［30］李晓东．病毒性肝炎患者血清锌铁水平临床观察．中西医结合肝病杂志，2001，11(1)：17-19

［31］朱方石，陆伟，马连民，等．肝硬化不同证型对 TP、ALB、A/G 比值的影响．中医药研究，1997，13(3)：13-15

［32］周虎，周萍，张丽萍，等．慢性病毒性肝炎 T 淋巴细胞亚群免疫球蛋白变化与中医证候关系探讨．江西中医学院学报，2001，131(3)：49-50

［33］张俊富，崔丽安．慢性肝炎及肝硬化辨证分型与血清肝纤维化指标的关系．中西医结合肝病杂志，1995，5(4)：10-12

［34］黄昌亚．慢性肾衰竭中医辨证分型与氧自由基代谢的关系．武汉大学学报(医学版)，2002，23(4)：346-348

［35］樊群．慢性乙型肝炎感染病毒者 HBV DNA 水平调查及与中医证型的关系．中西医结合消化杂志，2002，10(5)：265-266

［36］张太豪，蒋升平，刘培民，等．慢性乙型肝炎中医辨证分型与肝组织内 HBsAg 表达相关性的研究．中国中西医结合脾胃杂志，1997，6(3)：141-142

［37］湖南医学院第一附属医院中医基础理论研究室．肝郁脾虚型小鼠肝 HBsAg 相关研究．湖南医学院学报，1999，23(3)：131-132

［38］李宜瑞，黄永强．注意缺陷多动障碍血儿茶酚胺与中医证候的关系分析．广州中医药大学学报，2001，18(2)：118-120

［39］黄贵平，王志强．脑动脉硬化症血液流变学变化与中医证型的关系．实用中国中西医结合杂志，1998，11(5)：414-416

［40］董明国．消化性溃疡辨证分型与胃酸分泌及前列腺素 E_2 含量的关系．陕西中医，1993，14(1)：41-43

[41] 任锐芝．慢性胃病中医分型与HP感染黏膜病理及胃酸分泌的关系．新消化杂志，1997，6(3)：44-46

[42] 李延福．肝脏疾病辨证分型与某些客观化指标的联系．湖北中医杂志，1983，5(2)：43-44

[43] 白玉良．病毒性肝炎中医辨证分型与肝脏病理变化关系探讨．中西医结合杂志，1983，3(3)：161-163

[44] 王宝义，等．肝病骨髓细胞内乙型肝炎病毒感染与中医分型的关系．中医杂志，1992，33(9)：45-47

[45] 张俊富．慢性乙型肝炎中医辨证和乙肝病毒复制关系的初步探讨．中医杂志，1989，30(12)：729-731

[46] 金实，等．慢性乙型肝炎中医辨证分型与免疫指标关系的探讨．中医杂志，1989，30(2)：30-32

[47] 郭朋．中医治疗慢性肝炎近况．山东中医学院学报，1989，13(2)：49-50

[48] 桂秀雄．慢性乙型肝炎中医辨证与生化免疫指标关系的探讨．江苏中医，1985，9(12)：588-589

[49] 汤少玲，等．血液流变学与肝病关系初探．实用中西医结合杂志，1995，8(1)：37-39

[50] 彭汉光，等．慢性乙型肝炎患者甲皱微循环检测与中医辨证分型的关系．中西医结合肝病杂志，1996，6(1)：25-27

[51] 郝玉明，等．肝功能和免疫指标在肝炎辨证中的意义．中医药研究，1992，9(1)：32-33

[52] 龚远明，等．病毒性肝炎的中医分型与免疫关系．陕西中医，1993，14(1)：32-34

[53] 谢学军．慢性肝炎中医证型NK细胞活性的研究．浙江中医杂志，1995，30(1)：38-40

[54] 韩康玲．慢性肝病证候分型与临床化验及组织病理检查关系．天津医药，1983(10)：615-617

[55] 湖南医学院第一附属医院中医基础理论研究室．肝郁脾虚证大鼠模型的研制．湖南医学院学报，1979，(3)：131-133

[56] 张永华，姚念宏，王春银，等．脾肾阳虚证动物模型造型初步实验观察．山东医药，1982，(2)：2-4

[57] 龙新生，熊曼琪，朱章志，等．加味真武汤注射剂对充血性心力衰竭少阴病阳虚水停证兔血浆内皮素的影响．中国中医药科技，1998，5(3)：136-138

[58] 樊蔚虹，岳广欣，李素香，等．长期激怒致肝肾阴虚证动物模型研制．中国中医基础医学杂志，2001，(9)：36-38

[59] 韩国栋，常繁华，冯学瑞，等．对“肺与大肠相表里”理论的实验研究．中医杂志，1990，8(2)：48-49

[60] 郑小伟．中医实验动物模型方法学．上海：上海中医药大学出版社，1999

第十章 其他辨证概要

其他辨证，主要指六经、卫气营血、三焦及经络辨证。这几种辨证方法，在中医辨证学发展史上曾占有重要地位，乃至目前仍是某些学科临床辨证的主要方法。

第一节　六经辨证概要

【基本内容】

六经辨证是汉·张仲景依据《素问·热论》六经分证，并结合临床实践而创立的一种外感伤寒病的辨证方法。所谓六经，即是太阳、阳明、少阳、太阴、少阴、厥阴。六经辨证不仅归纳概括了外感伤寒病发展变化过程中的不同病位，而且区分了病变的寒热虚实属性。举凡病位偏表在腑、正气强盛不衰、邪正抗争激烈者，为三阳证，病位偏里在脏、正气衰弱不足、邪正交争于里者，为三阴证。

六经辨证是以外感伤寒病发展过程中所出现的不同证候为依据，而证候的产生又是脏腑、经络病变的具体反映。所以，六经病证实质仍是脏腑、经络的病变反映。三阳病证以六腑及阳经病变为基础；三阴病证以五脏及阴经病变为基础。六经病证虽然概括了部分脏腑及经络病证，但由于六经辨证的重点在于分析外感风寒所引起的一系列病理变化及其传变规律。因此，六经辨证又不完全等同于脏腑辨证及经络辨证。

一、辨六经病证

（一）太阳病证

太阳病证是外感伤寒病初期阶段所表现的证候。病变部位主要在肌表，或循经内入于膀胱之腑，根据受邪后的不同反应，太阳病证又有太阳经证和太阳腑证的不同。

1. 太阳经证　太阳经证是指由于风寒之邪侵袭人体肌表，邪正相争，营卫失和所表现的证候。

［临床表现］恶寒，头项强痛，脉浮。

［机理分析］风寒外束肌表，使卫阳被遏，失其温煦肌表之能，故见恶寒；太阳经脉循行于头项背部，寒邪凝滞经脉，经气不利，故有头项及背部强痛；正邪交争于肌表，脉气鼓动于外，故脉浮。

［辨证要点］恶寒、头项强痛、脉浮即为太阳经证的主症主脉。

由于感受邪气及个体的差异，太阳经证又有太阳伤寒和太阳中风之分。

（1）太阳中风证：是指以风邪为主侵袭太阳经脉，致使卫强营弱而表现的证候。临床又称为表虚证。

［临床表现］发热，恶风，自汗出，脉浮缓，或见鼻鸣、干呕。

［机理分析］风为阳邪，邪正交争于表而发热；风性开泄，致使腠理疏松，玄府开泄而见汗出、恶风；汗出营阴受损，脉道松弛而有脉浮缓；致于鼻鸣、干呕，乃是肺卫受邪，失于宣降之象。

［辨证要点］以恶风、汗出、脉浮缓为辨证要点。

（2）太阳伤寒证：是指以寒邪为主侵袭太阳经脉，致使卫阳被遏，营阴郁滞所表现的证候。临床又称伤寒表实证。

［临床表现］恶寒，发热，头项、肢体疼痛，无汗而喘，脉浮紧。

［机理分析］寒为阴邪，束表遏卫，肌肤失于温煦则恶寒；邪正交争，卫阳奋起扰邪则发热；寒性凝滞收引，营阴郁滞，脉道不畅，则见不通则痛的头项、肢体疼痛；寒邪束表，腠理致密，玄府不开则无汗；寒邪束脉，脉体绷急则脉紧；致于喘症，乃是肺气失宣，气道不利之象。

［辨证要点］以无汗，头身疼痛，脉浮紧为辨证要点。

2. 太阳腑证　是指太阳经证未解，又内传于太阳之腑所表现的证候。根据病机和临床表现的不同，太阳腑证又有蓄水证和蓄血证的区别。

（1）太阳蓄水证：是指太阳经证未解，邪热内传足太阳膀胱之腑，邪与水结，影响膀胱气化，水液停蓄所表现的证候。

［临床表现］发热，恶寒，少腹满，小便不利，消渴，或水入即吐，脉浮或浮数。

［机理分析］太阳经证未解，故恶寒，发热，脉浮仍见；邪热内传，与水内结于膀胱，膀胱气化不利，水液内停，故见少腹满、小便不利；邪水互结，气不化津，津不上承，故见口渴欲饮；饮多水停于胃而上逆，故见水入即吐。

［辨证要点］以发热，恶寒与少腹满，小便不利并见为辨证要点。

（2）太阳蓄血证：是指太阳经证未解，邪热内传手太阳小肠腑，邪与血结所表现的证候。

［临床表现］少腹急结或胀满，小便自利，如狂或发狂，善忘，大便色黑似漆，脉沉涩或沉结。

［机理分析］太阳经证失治，邪热内传，与血互结于下焦少腹，而致少腹急结或胀满；病在血分，未影响膀胱气化，故小便自利；瘀热互结，上扰神明，心神受扰，则见如狂、发狂、善忘等神志错乱之状；瘀热下行，随便而出，则见便黑似漆；脉沉涩或沉结，乃是瘀热阻滞，脉道不畅所致。

［辨证要点］以少腹急胀、小便自利、如狂便黑为辨证要点。

（二）阳明病证

阳明病证是指伤寒病发展过程中，阳热亢盛，胃肠燥热所表现的证候。其性质为里热实证。

［临床表现］身热，不恶寒，反恶热，汗自出，脉大。

［机理分析］阳明病证由太阳经证表邪未解，入里化热，或因素体阳盛，病邪初感便入里化热而成。由于里热炽盛，热蒸于外则身热；热迫津泄则汗自出；阳热独盛故不恶寒、反发热；热盛血涌，脉道充盈而见脉大。

［辨证要点］以身热、恶热、汗出、脉大为辨证要点。

阳明病证以邪热炽盛，正气不衰为特点，又有阳明经证和阳明腑证的不同。

1. 阳明经证　是指邪热亢盛，充斥阳明之经，弥漫全身，而肠中糟粕尚未结成燥屎所表现的证候。

［临床表现］身大热，汗大出，口大渴而引饮，或心烦躁扰，气粗似喘，面赤，苔黄燥，脉

洪大。

［机理分析］邪热充斥阳明之经则身热；邪热蒸津外出则汗出；汗出津伤，则口渴引饮；热迫血涌，脉道充斥而面赤、脉大；热扰阳明，则心烦躁扰；热迫于肺，气道不利，则见气粗似喘，舌苔黄燥，亦为热盛伤津之象。

［辨证要点］以大热、大汗、大渴、脉洪大为辨证要点。

2. 阳明腑证　阳明腑证是指邪热内炽阳明之腑，并与肠中糟粕相搏，燥屎内结所表现的证候。

［临床表现］日晡潮热，手足濈然汗出，脐腹胀满疼痛，痛而拒按，便秘不通，甚则神昏谵语，狂乱不眠，舌苔黄厚干燥，或起芒刺，甚则苔焦黑干裂，脉沉实或滑数。

［机理分析］阳明经气旺于日晡，肠腑实热弥漫于经，伤津蒸汗，故见日晡潮热，手足濈然汗出；邪热糟粕内结肠腑，腑气闭阻不通，则见脐腹胀满疼痛，便秘不通；邪热上扰心神，则见神昏谵语，狂乱不眠；苔黄厚燥或起芒刺、焦黑干裂，皆为燥热内结，津液被劫之象；燥热内结，脉道塞滞，则见脉沉实，若邪热迫急，亦可见脉象滑数。

［辨证要点］以日晡潮热，手足濈然汗出，脐腹胀痛，大便秘结，苔黄厚燥，脉沉实为辨证要点。

（三）少阳病证

少阳病证是指邪犯少阳胆腑，机枢失运，经气不利所表现的证候。本证之邪既不完全在表，又未完全入里，而是邪居半表半里，故又称少阳病证为半表半里证。

［临床表现］口苦，咽干，目眩，寒热往来，胸胁苦满，嘿嘿不欲饮食，心烦喜呕，脉弦。

［机理分析］邪居半表半里，出与阳争则发热，入与阴争则恶寒，故有寒热往来之状；胆热上蒸伤津，则见口苦、咽干；邪热上扰清窍，则见目眩；邪郁少阳，经气不利，故见胸胁苦满；胆热扰于胃腑，使胃失和降，则见嘿嘿不欲饮食或呕；胆热扰心，则见心烦；脉弦为肝胆受病之象。

［辨证要点］以寒热往来、胸胁苦满、脉弦为辨证要点。

（四）太阴病证

太阴病证是指脾阳虚衰、邪从寒化，寒湿内生所表现的证候。太阳病证为三明病证之轻浅阶段，以里虚寒为病变特点。

［临床表现］腹满而吐，食不下，时腹自痛，自利，口不渴，四肢欠温，苔白腻，脉沉缓弱。

［机理分析］脾虚邪入，运化无权，寒湿内生，阻滞中焦，脾胃升降失司，故见腹满而吐、食不下、时腹自痛；寒湿下注则下利；寒湿内盛则口不渴，苔白腻；脾阳不达于四末，故四肢欠温；脾虚湿盛，脉道弛缓，故见脉象缓弱。

［辨证要点］以腹满时痛、自利、口不渴等虚寒之象为辨证要点。

（五）少阴病证

少阴病证是对伤寒六经病变发展到后期，呈现全身性虚惫所见证候的概括。病位责之心、肾二脏。临床又有从阴寒化、从阳热化两类证候。

1. 少阴寒化证　少阴寒化证是指阳气虚衰，病邪入内，从阴化寒，阴寒独盛所表现的虚寒证候。

［临床表现］无热恶寒，但欲寐，四肢厥冷，下利清谷，呕不能食，或食入即吐，脉微细甚则欲绝。或见身热反不恶寒，甚则面赤。

［机理分析］少阴阳气虚衰，阴寒独盛，肢体、心神失于温养，故见无热恶寒，但欲寐，四

肢厥冷；阳衰火不生土，脾胃升降纳运失常，故有下利清谷，呕不能食或食入即吐；阳衰不能鼓血盈脉，则见脉微细欲绝；至于身热反不恶寒或面浮红，为阴盛格阳，虚阳浮越之假热现象。

[辨证要点] 以无热、肢厥、下利、脉微为辨证要点。

2. 少阴热化证　少阴热化证是指阴虚阳亢，病邪入内，从阳化热所表现的证候。

[临床表现] 心烦失眠，口燥咽干，舌尖红，脉细数。

[机理分析] 邪入少阴从阳化热，灼耗真阴，心肾不交，水火失济，心火独亢，心神不宁，故见心烦不眠；阴液亏虚，津不上承，则见口燥咽干；舌尖红，脉细数，为阴虚阳亢之虚热征象。

[辨证要点] 以心烦失眠、口燥咽干、舌尖红、脉细数为辨证要点。

(六) 厥阴病证

厥阴病证是对伤寒病发展传变的较后阶段，所出现的阴阳对峙、寒热交错、厥热胜复等证候的概括。临床以寒热错杂证为其提纲。

[临床表现] 消渴，气上撞心，心中疼热，饥而不欲食，食则吐蛔。

[机理分析] 足厥阴肝经属肝络胆而夹胃，故厥阴病证多以肝、胆、胃的病状为主。邪入厥阴，阴阳交争，寒热错杂；阳热趋上，灼劫阴津，则见消渴；肝热上逆，气冲心胸，则心中疼热；阴寒趋下，脾胃虚弱，更因肝木之乘，胃失和降，脾失健运，故有饥不欲食，强食则吐，若肠胃有蛔，也可见吐蛔。

[辨证要点] 以消渴、心中疼热、饥不欲食为辨证要点。

二、六经病证的传变

六经病证依据脏腑、经络的相互联系，病证可以相互传变。一般可分为传经、直中及合病、并病等。

病邪自外而内逐渐发展，由某一经病证传变为另一经病证，称为“传经”。按六经顺序相传者，称“循经传”；若是隔一经或两经相传者，称“越经传”；若按相互表里的两经相传者，称“表里传”。

若伤寒初起病邪不经三阳经传入，而是径直入三阴经者，称为“直中”。

伤寒病不经传变，而是两经或三经同时出现病证者，称为“合病”。

伤寒病凡一经之证未罢，又见他经病证者，称为“并病”。

【补充阐发】

一、六经之说异议

六经辨证创始于东汉张仲景的《伤寒论》，其在《伤寒论》中，原本以太阳、阳明、少阳、太阴、少阴、厥阴“三阴三阳病”立论，分析了外感热病一系列病理变化及其传变规律。可是，自宋代朱肱著《类证活人书》，对此称之为“太阳经”、“阳明经”、“太阴经”等之后，清代汪琥积极响应此说，谓“仲景书止分六经，不言手足，其实则合乎经而皆病”（《伤寒论辨证广注》）。遂致“六病”以“六经”之说蔓延开去，沿袭至今，影响甚大。有关《伤寒论》研究的诸多曲解谬说，无不与这一“经”字有关。今当力斥其非，拨乱反正。北京王琦[中医杂志，1983，24(6)：4]曾就此专门撰文，对《伤寒论》研究中传统的“六经”之说，大胆地提出了异议。

（一）“六经”之说原著没有根据

《伤寒论》中三阴三阳六病，之所以不能称为“六经”的理由，首先是因为在原著中找不到根据。仲景在《伤寒论》中只言“辨太阳病脉证并治”、“辨阳明病脉证并治”、“辨太阴病脉证并治”等，从未说过“太阳经病”、“阳明经病”、“太阴经病”，《伤寒论》全书找不到“六经”二字，可见“六经”之说，实属强加于仲景。诚如章太炎先生所说。“仲景本未用‘经’字，不烦改义”（《章太炎医论》）。然而有人说《伤寒论》的第 4 条：“伤寒一日，太阳受之，脉若静者，为不传；颇欲吐，若躁烦，脉数急者，为传也。”第 5 条：“伤寒二三日，阳明、少阳证不见者，为不传也。”第 8 条：“太阳病，头痛至七日以上自愈者，以行其经尽故也；若欲作再经者，针足阳明，使经不传则愈。”这三条就是讲传经的。恰恰相反，这三条却证明无传经之说。认为此是讲传经者，是抓住原文中“为传也”三个字在大做文章，说“传”就是“传经”。这就明明凭空在原著“传”字后面多加了一个“经”字。而且又将原文第 8 条的“再经”，强解为“传经”，无中生有，进行曲解。何谓“传”？此传非传递之义，乃使传变之意。如《素问·水热穴论》说：“人伤于寒，而传为热”。王冰注解云：“‘传’，为‘转’”。用今天的话来说，就是“变化了”的意思。故原文本意是说病有脉、症的变化，才有“传”；无脉、症的变化，就无所谓“传”；也就从根本上否认了外感伤寒，日传一经之说。正如清代柯韵伯所说“本论传字之义，各各不同，必牵强为传经则谬”。由于《伤寒论》不讲“传经”，所以它根据各种情况分别用不同病理名词来表达，曰合病、曰并病、曰转属、曰转系、曰转入等，就是不言传经，如果硬以传经强解，那就不是张仲景的本意了。因此，把《伤寒论》所讲之“传”，强解为“传经”而作为“六经”之说的理由，是站不住脚的。

（二）“经”是病程期限——“经过”

《伤寒论》中所讲的“经”究竟是什么？如“太阳病，头痛至七日以上自愈者，以行其经尽故也，欲作再经者，针足阳明，使经不传则愈”。何谓“经”？何谓“经尽”了？何谓“再经”？何谓“经不传”？若把诸“经”理解为六经之经，则属误解。《伤寒论》对外感病中的某些类型，大体以六日为一过程，称为“经”，即“经过”之义。第一个期限过了，就叫“经尽”；如果病未痊愈，又进入第二个过程，称之为“再经”。所以仲景说，太阳病头痛，经过七天以上，已经经过了一个期限，即“已行其经尽”之谓，故不言“传其经尽”。在外感病，包括急性传染病中，其发病和向愈转归都有一定的时间。值得指出的是，仲景言“行经”、“过经”等多与时间并提，如“太阳病，过经十余日”（103 条），这是很好的启示，所谓六经循经传是讲不通的，盖经气之行，无有休止，各有所处，三阴三阳，难道值日受病不成？谁又见过疾病如此传变？由于持六经之说者，头脑里先存有“传经”之见，所以才处处看成传经。

《伤寒论》不讲传经，那么讲不讲经络呢？有没有经络病变呢？回答是肯定的。如“针足阳明”就是指阳明经。我们反对太阳病就是手太阳小肠、足太阳膀胱等。某经配某病的提法，并不等于否认伤寒六病与经络脏腑的密切关系。六病的任何临床表现和特点，究竟系属何脏腑、何经络，或何脏腑经络的病变，得作具体分析。例如太阳病中的那么多证候，如果都笼统地以“太阳经”解之，实在无法说通。同理，其他如阳明病、少阳病、太阴病等中的诸多证候，代之以“阳明经病”、“少阳经病”、“太阴经病”的“六经”之说，显然于理难容。

（三）附会《内经》，误之又误

有人认为伤寒六经与《素问·热论》、《灵枢·经脉》一脉相承，传经之说源于《素问·热论》。其实，《热论》也不是讲传经。《热论》中所谓一日巨阳受之，二日阳明受之，三日少阳受之等等，“受之”并非“传之”，旨在说明三阳经受邪发病的时期有深浅先后的不同，并不是传经日期，并不是一经只病一日、日传一经。这一点《伤寒指掌》已经有所揭示，"传经"源于《热论》，实属加罪之词。再说《素问·热论》与《伤寒论》的三阴三阳，颇多区别。《热论》是指经脉，《伤寒论》则言六病；《热论》只言热证，《伤寒论》不仅言实热，而且讲虚寒；《热论》以三阳为表，为经络病，不涉脏腑，而《伤寒论》三阳、三阴病皆连及脏腑。程郊倩说："《素问》之六经，是一病只见之六经；仲景之六经，是异病分布之六经。《素问》之六经，是因热病而源及六经；仲景之六经，是设六经以赅尽众病。"柯韵伯说得更为概括明了："仲景六经，是'经界'之经，而非'经络'之经。"又说："《热论》之六经，专主经络为病，但有表里之实热，并无表里之虚寒，但有可汗可泄之法，并无可温可补之例。仲景之六经，是六区地面，所赅者广，凡风寒湿热，内伤外感，自表及里，有寒有热，或虚或实，无所不包"（《伤寒论翼》）。事实上，国内外许多学者对"六经"之说早已竭力匡谬。如日本学者喜多村说："本经无六经字面，所谓三阴三阳不过假标以表里寒热虚实之义，固非脏腑经络相配之谓也。

本证所谓三阴三阳，所以标病位也，阳刚阴柔，阳动阴静，阳热阴寒，阳实阴虚，是即常理"（《伤寒疏义》）。恽铁樵说："故问六经为何物？则径直答曰：六经者，就人体所属之病状为之界说也，是故病然后有六经可言，不病直无其物。执不病之躯体而指某处是太阳，某处是阳明，是不可得而指名，然则何解于《灵枢》之经络？"（《伤寒论研究》）。

由上观之，《伤寒论》的三阴三阳与《素问·热论》根本是两回事，正如章次公先生所说"我们必须认识到《伤寒论》的六经与《内经》绝对不同。仲景的六经，是旧名词赋予新定义，含义各别，与仲景的六经混合解释，以致造成极大错误。我们一定要跳出前人窠臼，才能发现《伤寒论》的真正价值，已往的疑窦，就涣然冰释了"。

《伤寒论》与《灵枢·经脉》的区别是：《灵枢·经脉》主要讲的是动病、所生病，《伤寒论》六病各有主症主脉及寒热虚实辨证，不是"因经定症"，而是"因症定病"；《灵枢·经脉》所述病证与《伤寒论》三阴三阳所述病证根本不同，前者按十二经循行顺序阐述，后者则以三阴三阳作为对外感疾病的分类；《灵枢·经脉》治法只提一般治疗原则，且以针灸为主，而《伤寒论》则按每一病的病位深浅、寒热虚实属性、阴阳消长趋势、表里先后缓急而立法施治。二者有质的不同，无怪陆渊雷说："用《热论》之文读《伤寒论》固误，用《经脉》读《伤寒沦》误之又误，为其由经络附会《热论》，由《热论》附会《伤寒论》有两重误会"（《伤寒论概要》）。说明《伤寒论》六病与《素问·热论》、《灵枢·经脉》虽然有密切联系，但有联系并不等于就是"一回事"。《伤寒论》六病与《内经》六经的关系，亦是如此。

《伤寒论》流传至今，争论的问题很多。还本仲景"三阴三阳"六病原貌，就可解释很多无谓的争议。过去，由于用某一经络脏腑与某一病机械配属，结果条文解释不通，常常回折穿凿，捉襟见肘，致一部灵巧活泼辨证专书，变得死板教条。去六经之说，则可去晦返真，澄清概念，重新回到三阴三阳六病的辨证体系中来。

三阴三阳是既有联系，又各立门户的并列的六病。六病之中，又包括阴阳表里寒热虚实种种证候，因此只能理解为外感病的六大类型。

二、强分经证、腑证有悖仲景原旨

长期以来，中医学术界习惯于将《伤寒论》中的太阳病、阳明病分为"经证"和"腑证"来解释病机，高等中医院校的教材，也无不是执此而论之。然而却很少有人深虑这样做的根据和正确程度，以致这种观点一直流传至今，通过分析、研究《伤寒论》有关原文，王琦认为[云南中医杂志，1985(3)：10]，太阳病和阳明病无须分为"经证"与"腑证"，强分的观点与张仲景原文旨意相悖，严重影响了对《伤寒论》的理解和应用。

（一）太阳经证剖析

按照划分“经”、“腑”的说法，太阳经证，即太阳经脉的病变。太阳经脉所络属之腑是膀胱，故太阳腑证则就是指膀胱的病变。然而以原著为本分析来看，就会发现这种观点是不符合实际的。

《伤寒论》太阳病篇，虽然多次提到“经”字，如“以行其经尽”、“附子温经”、“过经”、“到经不解”、“太阳随经”等，但这些条文并不就等于太阳经证。通观全篇，更无一处提到腑证，可见仲景当时并没有经证与腑证之分。经腑并提，首见于西晋王叔和所著的《伤寒例》，其曰：“此三经皆受病，未入于腑者，已入于腑者，可下而已。”其文虽然引自《内经·热论》，但内容已不全同，主要是把“未入于脏”的“脏”字，改作“腑”字，并且补充了“已入于腑”一句，然而叔和之意，乃专指阳明腑实，而不是指膀胱。将太阳病分为经证、腑证，始于宋代成无己对《伤寒论》106 条所谓“蓄血证”原文的注解，其云：“太阳，膀胱经也，太阳经邪热不解，随经入腑，为热结膀胱。其入如狂者，为未至于狂也，但不宁尔。”他又在对《伤寒论》124 条作注释时说：“太阳，经也，膀胱，腑也；此太阳随经入腑者也。”到了明代，方有执又把“蓄水证”与膀胱腑联系起来，方氏云：“五苓散两解表里而得汗者，里属腑，腑者，阳也。”清初俞嘉言则进一步把“水逆证”与腑挂起钩来，说“邪入于腑，饮水则吐者，名曰水逆”。又谓：“自经而言，则曰太阳。自腑而言，则曰膀胱。”几经历代许多注家的发挥，于是就逐渐形成了太阳病分经、腑之论，沿袭至今，可原书不见明确记载。

再来剖析一下原著有关太阳病的具体条文，《伤寒论》原文中，提及“太阳病”或“太阳”者，约有 72 条。其中所论就有许多病变，不能仅以太阳经脉病来作解释。例如，第 12 条太阳中风之“鼻鸣干呕”，“鼻鸣”是肺气不利，“干呕”则为胃气上逆，均非太阳经脉所能概括。原书冠以“太阳病”的许多条文，有的具有表证的特点，有的则具有里证、热证、实证的特点，说明太阳病包括了多种病证，这些均难以仅用太阳经脉的病变来加以解释。太阳病，就是手太阳小肠经、足太阳膀胱腑等某经配某腑病的论点，显然不尽合理。对于《伤寒论》中所言太阳、阳明、厥阴等六病，究竟是属于何脏、何腑、何经络的病证，皆应以其临床表现为依据作具体分析。例如，第 94 条“太阳病未解，脉阴阳俱停，必先振栗，汗出而解，但阳脉微者，先汗出而解；但阴脉微者，下之而解，若欲下之，宜调胃承气汤”。此虽言“太阳病”，可实际既不是太阳经脉的病证，又不是太阳膀胱腑的病变，而是胃肠燥结的病证。

为了支持“太阳经证”的立论，有学者还提出，所谓太阳经证，不是专指经络，而是指太阳经气，太阳与膀胱相表里，从经、腑来分析太阳病的病理，并据以划分太阳病的经、腑证型，有何不可？其实，对太阳经证的这种“经气”之说，早在明代李时珍就已经提出了不同的、符合实际的见解。他通过多方面的论证，得出了“然风寒之邪，皆由皮毛而入，皮毛者，肺之合也。肺主卫气，包罗一身，天之象也。是证虽属乎太阳，而肺实受邪气”的结论，并指出“麻黄汤虽发汗重剂，实发散肺经火郁之药也”。陶节庵也认为太阳病，并非太阳经脉、经气之病，而与肺的关系密切，故他提出了“气逆作喘，非肺经乎？”的提问。结合《伤寒论》原文分析与临床实际，可以充分说明太阳病经证，绝不是限于其经脉的病变。

（二）太阳腑证剖析

依据太阳病分经、腑之论，太阳腑证即膀胱的病变。主要根据其小便“利”与“不利”及其他症状，历来又将太阳腑证分为“膀胱蓄水”证与“膀胱蓄血”证。它是以《伤寒论》太阳病篇第 71 条、72 条、73 条、74 条原文所论病证为依据归纳而来的。可是这四条原文，无一提及

“蓄水”及“膀胱”字样，更没有称其为“太阳腑证”，而仅言太阳病发汗后或自汗，出现了小便不利或烦渴，水逆等症的水气不化之证。而“水气不化”与肺、脾、肾以及三焦等许多脏腑的功能皆有密切关系，正如柯韵伯所说“小便由于气化，肺气不化，金不生水，不能下输于膀胱，心气不化，离中水虚，不能下交于坎，必上焦得通，津液得下。必先上焦如雾，然后下焦如渎，何有烦渴癃闭之患哉”！既然如是，又怎么能独责之于膀胱呢？原文中的“消渴”、“水入即吐”难道也是因为“水蓄膀胱”吗？张令韶曾说：“小便不利者，乃脾不转输，水津不布而消渴，故用五苓散以散之”。说明“消渴”及“水逆”分别是脾输不利，水津不布及三焦转输不利所致，而不是“水蓄膀胱”的原因。因此，把上述四条原文所论之病证，概归责于膀胱功能失调，称为太阳(蓄水)腑证，是不符合实际的。

所谓“蓄血”证，其所依据的《伤寒论》原文亦有四条，即第106条、124条、125条、126条。从临床表现来看，四条“蓄血”证的主症是：小腹急结或疼痛，其人如狂或发狂。然而膀胱的功能与精神活动无关，血蓄膀胱为什么会引起“其人如狂”的精神症状呢？且膀胱主气化司小便，其有病者必然要影响排溺，但原文却反复强调，蓄血证当“小便自利”，可见其病变并不在膀胱。《素问·灵兰秘典论》说：“膀胱者，州都之官，津液藏焉”，何以有血蓄其中？难怪钱天来也提出质问：“若果膀胱之血蓄而不行，则膀胱瘀塞，下文所谓少腹硬满，小便自利，又何自出乎？”故《医宗金鉴》说：“膀胱为水府，血本无以容蓄也。”从方剂作用来分析，桃核承气汤及抵当汤皆义在通瘀，使血从肠道而出，大黄、桃仁、水蛭、虻虫诸药，无一味是作用于膀胱的。由此可见，所谓“蓄血”证，既非膀胱之病，更无血蓄于其中，“血蓄膀胱”的说法是不成立的。

综上所述，无论是“蓄水”证，还是“蓄血”证，皆非是或仅是膀胱的病变。因此，把它们称之为“太阳腑证”是不符合原著实际的。正如南京伤寒学专家陈亦人先生所说“把蓄水、蓄血说成膀胱腑证，全由附会而来，不足凭信”。

(三) 阳明经证与腑证

像太阳病一样，《伤寒论》原书论阳明病，并没有什么经证、腑证之分。传统所称之“阳明经证”，即是表现为“大热、大汗、大渴、脉洪大”的白虎汤证；“阳明腑证”，即是指表现为“痞、满、燥、实、坚”的胃肠燥结之承气汤证。仅就阳明经证而言，《伤寒论选读》教材在此节下列有原文六条，即第181条、350条、224条、26条、173条、175条。这里没有一条提到经证的概念。若依前述太阳病划分经、腑的说法，此岂能用阳明经脉的病变之理，解释得通这些病症？如果称白虎汤证为经证，承气汤证为腑证，那么阳明病中如中寒、中风、黄疸、呕吐等其他病症将何以待？将何以称？太阳病中的“中暍”之治，亦用白虎汤，难道也能称之为“阳明经证”吗？

仲景《伤寒论》以太阳、少阳、阳明和太阴、少阴、厥阴，“三阴三阳”六病立论辨证，而在三阴病中，古今从未有人谈什么经证、腑证，即便同一三阳病，少阳病则伤寒诸书从不作经、腑论，不知唯独太阳、阳明病与其他四病有何特殊之理而言分经、腑证。硬从太阳病及阳明病中，强分出“经证”与“腑证”，实是仲景之所未言，而有悖仲景之旨意。既于原著中无依据，又在理论上站不住脚，对实践也无指导意义。

三、关于少阳病的位置

《伤寒论》六经辨证体系，将外感病发生、发展、变化的全过程概括为六个阶段，既为阶段，其间必有一般的次第联系。对于少阳病所处的阶段位置，历来颇多争论，说法不一，约之有三。

(一) 认为少阳居三阳、三阴之间

理由是伤寒六经分证起源于《内经》。《素问·热论》有云:“伤寒一日,巨阳受之,二日阳明受之,三日少阳受之,四日太阴受之。”张锡纯说:“至《伤寒论》六经之次序,皆以《内经》为法。”因此,少阳在阳经之末,阴经之前;少阳篇也在阳明篇之后,三阴篇之前;从某些条文(如第 271 条、270 条)来看,少阳病是由阳入阴的过渡。所以程郊倩说:“少阳在六经中典开阖之机枢,出则阳,入则阴。”张锡纯更为明确地说:“少阳之去路原为太阴之经。”喻嘉言也有“风寒之邪从阳明传入少阳”之说。诸如此类,便是此说立论的根据。

(二) 认为少阳介于太阳、阳明之间

根据《内经》以少阳为枢之说,从经络循行来看,手足少阳均处太阳、阳明之间。虽然有人提出:“《伤寒论》中六经之名,源虽出于《内经》,意义已非《内经》之旧,不宜以彼释此”(《伤寒论今释》)。但在《伤寒论》注释中,不少医家如皇甫谧、成无己、柯韵伯等,仍依之作为说理根据。而《伤寒论》原文(第 266 条),也有少阳病邪来自太阳经之说,且少阳主方主证也都放在太阳篇介绍。这些都是坚持此论的佐证。

(三) 调和于以上两种意见之间

张锡纯说:“介于太阳、阳明之间者,手少阳也;传经在阳明之后者,足少阳也,是以《内经》谓少阳为游部。”徐大椿认为,“然则少阳虽在太阳阳明之间,而传经乃居阳明之后,盖以所居之位言,则少阳在太阳阳明之间;以从入之道言,则少阳在太阳阳明之内”。而喻嘉言更有“少阳之邪,来自阳明又还出阳明”之说。

可以认为,对于少阳半表半里证,不应单从文字上去推敲,也无须争执不休,而应探求其精神实质,着眼于临床实际。一切病证都不是静止孤立的,而是不时地变动着,少阳证固亦不例外。不管它何时出现,只要是少阳病证,就得承认它,有是证,则用是药,而不必拘泥于病位置处如何。

四、太阳中风证的虚实属性

太阳中风证,是指风邪侵袭太阳经,以致卫强营弱,营卫失调所表现的证候。它属伤寒六经病证中太阳病证的类型之一。因其是风邪为犯,故《伤寒论》将其称为“太阳中风”。又因其表现有汗出,脉浮缓,后世又将其称为“太阳表虚证”,与太阳伤寒无汗、脉浮紧互为对应。

太阳表虚证虽言“虚”证,但其并非正气虚弱之虚证。相反,其性质恰属实证。以下三方面均可说明。

(一) 从《伤寒论》原意来看

专论太阳中风证的条文有第 2、10、12、13、95 条等。这些条文中,主要对太阳中风证的病因病机、脉症及治疗进行了具体论述,其中第 12 条论述病机时提出其形成是由于风邪侵袭,以致营弱卫强,除仅有“弱”字之外,其余均没有能反映太阳中风即为“虚证”之意。况且,此处“营弱”结合原文精神来看,也并非指营血亏虚,实质是与“阳浮者热自发”的这种“卫强”相对而言。正是由于“卫强”,才导致“卫”不能与“营”协调而形成本证的主要病理。这一点从 53 条、54 条中均能明示。另外《伤寒论》第 26 条、11 条、158 等条的论述,还可以证得太阳中风证,之所以转化为虚证,均是由于误治而变生。可见,太阳中风证在误治之前并非虚证。再则,根据《伤寒论》有关桂枝汤证各条综合起来看,既没有一条说桂枝汤证是表虚证,也没有一处记载可用桂枝汤治疗表虚证。所以,从《伤寒论》中难以证明太阳中风表虚证的

“虚”即为正气不足的虚证之“虚”。

（二）从病因病机来看

虚证，是指正气不足，机体抗邪能力低下，功能活动减退表现的证候。其病究之于先天不足或后天失养两个方面。

其临床表现以不足和脱失为特点，然而太阳表虚证，是风邪侵袭太阳经，卫气被扰，浮盛于肌表与邪气奋起抗争，而致“卫强营弱”所形成。这与虚证的正气不足显然不同。另外，就其主要脉症中的汗出、脉浮缓的“缓”，虽与虚证的某些表现相似，但它们在产生的机理上有着根本的区别。太阳表虚证的汗出，是由于卫气受邪，功能失常，不能固表，加之风性开泄，以致腠理疏松，故津液随之外泄而汗出。而虚证的汗出，主要是因为正气虚弱，卫气不足而无力固表，汗孔失固，津液外露而致。太阳表虚证的脉缓，是因风邪伤卫，肌腠疏松，营不内守而汗出所致；而虚证中的脉缓，是因脾胃虚弱，气血不足，无以充盈与鼓动脉道而成。再则，太阳表虚证的脉缓是与浮脉相兼，而虚证中的脉缓则常在沉位出现。从以上可以看出，病因病机也无法说明太阳表虚证即是正气虚弱的虚证。

（三）从治疗上来看

“虚则补之，实则泻之”，这是中医针对虚实不同的病证所制定的治疗大法。如果说太阳表虚证属正气虚弱的虚证，其治疗原则也应遵守大法，当用扶正解表。但是，《伤寒论》却对本证采用了与太阳伤寒论（太阳表实证）相同的治疗原则——汗法，选用具有解肌发表，调和营卫功效的桂枝汤为主治方。所以说，从治疗上来看，对太阳中风证按正气虚弱的虚证来理解，也于理不能。虽然也有人以桂枝汤中有补益作用的药物，便作为本证属虚证的立论依据。但是综观《伤寒论》便可知仲景用桂枝汤目的全在于解表发汗，调和营卫。这一点在《伤寒论》的54条、57条、372条等条文均可佐证。那么，仲景桂枝汤方中用补益药用意究竟何在？从桂枝汤的功效也显而易见，意在抑制“卫强”，促进营卫关系的正常化。因为，太阳表虚证的主要病机是由于“卫强”不与“营”和，才使二者关系失调，要使它们恢复正常协调关系，一方面通过解肌发汗，使邪随汗去而卫气恢复正常；另一方面利用节制“强卫”，用以防止邪汗太过而伤营，以利于营卫正常关系的恢复。这样只有桂枝汤才能不负众望。方中桂枝发汗解表，白芍和营敛阴，二者配伍一散一敛，调和营卫，可使表邪得解，里气以和。生姜辛温发散，助桂枝解肌发汗，祛散表邪，抑制“强卫”，大枣甘缓益脾，助白芍和营敛阴，以防邪汗太过，甘草甘缓和中，调合诸药。诸药合用，恰与太阳表虚证病机合拍。所以说，仲景桂枝汤中用补药意并不在补，而重在和营。既然如此，从治疗中也难以支持太阳表虚证即为虚证的立论。

五、太阳中风与太阳伤寒的病机区分

太阳中风和太阳伤寒，是《伤寒论》中太阳病的两个证型。宋·成无己有中风证为“风并于卫，卫实而荣虚”，伤寒证为“寒并于荣，荣实而卫虚”之说。此论一出，后世尊崇，相沿至今。从两证的受邪性质、病变部位等方面分析，两证病机，实则不同。

（一）风和寒性质相同，仅程度上的差别

《伤寒论》中有关太阳中风和太阳伤寒的主要条文如下：“太阳之为病，脉浮，头项强痛而恶寒”；“太阳病，发热，汗出，恶风，脉缓者，名为中风”；“太阳中风，啬啬恶寒，淅淅恶风，桂枝汤主之”；“太阳病，或已发热，或未发热，必恶寒，体痛，呕逆，脉阴阳俱紧者，名为伤寒”；“太阳病，头痛发热，身疼腰痛，骨节疼痛，恶风，无汗而喘者，麻黄汤主之”。“恶风”与“恶寒”在两证中的错综出现，说明了这两个症状仅是程度上轻重的不同。“恶风”、“恶寒”，二者均为“厌恶风寒”之象。感受风寒较轻，而出现轻微的恶风寒（有风则恶，无风则否），称为“恶风”；感受风寒较重，而出现较甚的恶风寒（无风亦发冷憎寒），称为“恶寒”。盖风者，冷气之行也，为来去不定，骤至骤往之寒。寒与风，均为阴冷之邪，且二者每每相因而至，因此常风寒并称。在造成太阳病的病理损害上，二者亦仅是程度上的轻重不同而已。明乎此，则可明了《伤寒论》中常将“恶风”、“恶寒”作为互词了。但恶寒者必恶风，而恶风者不一定恶寒，显示出感邪的轻重差别，这是当分辨的。

由此可知，太阳中风和太阳伤寒，均是外感风寒所致。太阳中风感邪较轻，太阳伤寒感邪较重。这是两证在受邪性质及轻重上的异同。

（二）中风乃风寒犯营，伤寒乃风寒犯卫

清代陈修园，将太阳中风称为“表虚证”，太阳伤寒称为“表实证”。这种命名，揭示了受邪者不同的体质。就内因而言，“表虚”可理解为素体较弱，表阳卫气不足之人，腠理空虚；“表实”可理解为禀赋较强，卫气充实之人，腠理固密。

太阳主一身肌表而统营卫。就营卫而言，卫在外而营在内。表虚之人，若外感风寒，由于腠理空虚，卫气虚弱无力御邪，则风寒径入营血，形成“太阳中风”之证。表实之人，外感风寒，由于腠理固密，卫气强盛，则风寒不能深入，与卫气相争于体表，形成“太阳伤寒”之证。可见，“太阳中风”乃风寒犯营，“太阳伤寒”乃风寒犯卫。这是两证受邪部位上的不同。正是这种受邪部位深浅的不同及前述感邪之轻重差别，形成了两证的不同症状和体征。

两证的鉴别，向来以太阳中风“恶风、汗出、脉缓”，太阳伤寒“恶寒、无汗、脉紧”为主要区别点。“恶风”、“恶寒”之意已如前述。中风证患者因卫气亏虚，故轻微之风寒即能为病，且寒邪直犯营血。营者阴津之属，汗者津血所化。邪正相争于营血，而腠理空虚，毛窍不闭，是以汗出。汗之出，乃营阴为邪所扰而致，亦为机体祛邪之一种反应。脉之缓，乃患者心阳不足，加之寒性凝涩滞，故脉来缓息。

伤寒证因患者正气较强，故较重之风寒方能致病，感邪后正与邪交争于表卫。卫者外卫之门，又司毛窍开合。卫气抗邪于体表，欲阻邪气深入，毛窍关闭，是以无汗。汗之无，与寒性收引有关，亦是卫气拒邪的一种表现。脉之紧，乃寒性收引，加之邪盛正强，邪正交争较剧使然。

综上，可知太阳中风的病机，乃“表卫虚空，寒犯营血”。在此证中，正弱表虚是主要的，正常的气温变化亦常使此类患者致病，形成卫虚营实（按：实指邪气实）之证，邪正交争于营分。太阳伤寒的病机，乃“寒袭皮毛，卫阳闭郁”。在此证中，外来之邪是主要的，一般在所感受的风寒邪气超过正常机体调节能力时，才能使此类患者致病，形成卫实之证。由于卫气不虚，奋起抗邪，故邪气尚未深入，邪正交争于卫分。《伤寒论》原文一曰“中”，一曰“伤”，二字已将受邪之深浅程度点明。［许积成．新中医，1995，27(4)：55］

【古代文献】

《素问·热论》：伤寒一日，巨阳受之，故头项痛，腰脊强。二日阳明受之，阳明主肉，其脉挟鼻终于目，故身热，目痛而鼻干，不得卧也。三日少阳受之，少阳主胆，其脉循胁络于耳，故胸胁痛而耳聋。三阳经络皆受其病，而未入于脏者，故可汗而已。四日太阴受之，太阴脉布胃中，络于嗌，故腹满而嗌干。五日少阴受之，少阴脉贯肾，络于肺，系舌本，故口燥舌干而渴。六日厥阴受之，厥阴脉循阴器而络于肝，故烦满而囊缩。

《伤寒论》：太阳之为病，脉浮，头项强痛而恶寒。(1)

太阳病，发热，汗出，恶风，脉缓者，名曰中风。(2)

太阳病，或已发热，或未发热，必恶寒，体痛，呕逆，脉阴阳俱紧者，名曰伤寒。(3)

太阳病，发热而渴，不恶寒者，为温病。若发汗已，身灼热者，为风温。(6)

伤寒一日，太阳受之，脉若静者，为不传。颇欲呕，若躁烦，脉数急者，为传也。(4)

中风发热，六七日不解而烦，有表里证，渴欲饮水，水入即吐者，名曰水逆。(74)

阳明之为病，胃家实是也。(180)

问曰：何缘得阳明病？答曰：太阳病，若发汗，若下，若利小便，此亡津液，胃中干燥，因转属阳明。不更衣，内实，大便难者，此名阳明也。(181)

问曰：阳明病外证云何？答曰：身热，汗自出，不恶寒，反恶热也。(182)

本太阳，初得病时，发其汗，汗先出不彻，因转属阳明也。伤寒发热，无汗，呕不能食，而反汗出濈濈然者，是转属阳明也。(185)

少阳之为病，口苦，咽干，目眩也。(263)

少阳中风，两耳无所闻，目赤，胸中满而烦者，不可吐下，吐下则悸而惊。(264)

伤寒五六日中风，往来寒热，胸胁苦满，嘿嘿不欲饮食，心烦喜呕。或胸中烦而不呕，或渴，或腹中痛，或胁下痞硬，或心下悸，小便不利，或不渴，或咳者，小柴胡汤主之。(96)

伤寒，脉弦细，头痛发热者，属少阳。少阳不可发汗，发汗则谵语，此属胃，胃和则愈，胃不和，烦而悸。(265)

本太阳病不解，转入少阳者，胁下硬满，干呕不能食，往来寒热，尚未吐下，脉沉紧者，与小柴胡汤。(266)

太阴之为病，腹满而吐，食不下，自利益甚，时腹自痛，若下之，必胸下结硬。(273)

自利不渴者，属太阴，以其脏有寒故也，当温之。(277)

伤寒脉浮而缓，手足自温者，系在太阴，太阴当发身黄；若小便自利者，不能发黄；至七八日，虽暴烦下利日十余行，必自止，以脾家实，腐秽当去故也。(278)

太阴为病，脉弱，其人续自便利，设当行大黄、芍药者，宜减之，以其人胃气弱易动故也。(280)

少阴之为病，脉微细，但欲寐也。(281)

少阴病，欲吐不吐，心烦，但欲寐，五六日自利而渴者，属少阴也。虚故引水自救。若小便色白者，少阴病形悉俱。小便白者，以下焦虚有寒，不能制水，故令色白也。(282)

病人脉阴阳俱紧，反汗出者，亡阳也。此属少阴。法当咽痛而复吐利。(288)

少阴病，八九日，一身手足尽热者，以热在膀胱，必便血也。(293)

少阴病，恶寒，身蜷而利，手足逆冷者，不治。(295)

厥阴之为病，消渴，气上撞心，心中疼热，饥而不欲食，食则吐蚘。下之利不止。(326)

凡厥者，阴阳气不相顺接，使为厥。厥者，手足逆冷者是也。(337)

《伤寒百问歌·伤寒解惑论》：且冬言伤寒，夏曰热病，通而言之为伤寒也。班固有言曰：有病不治得中医。且伤寒传六经，一日太阳膀胱之经，二日足阳明胃之经，三日足少阳胆之经，四日足太阴脾之经，五日足少阴肾之经，六日足厥阴肝之经。

《三因极一病证方论·伤寒证治》：足太阳膀胱伤寒，头项强，腰脊痛，无汗，恶寒。其经络流注去处，与伤风同，但脉浮洪紧数为异耳。惟足太阳寒水，为诸阳主气，故寒先伤之。

足阳明胃经伤寒，身热，目痛而鼻干，不得卧，不恶寒，腹满咽干，口燥而渴，其脉流注，与伤风同。以阳明主肉，故次传之。

足少阳胆经伤寒，胸胁痛，耳聋，口苦，咽干，往来寒热，目眩，干呕，其脉流注，与伤风同。以少阳主胆，属半表半里，故三传之。

足太阴脾经伤寒，手足温，自利，不渴，腹时痛，咽干，其脉流注，与伤风同。

足少阴肾经伤寒，口燥，舌干而渴，背恶寒，反发热，倦怠，其脉流注，与伤风同。

足厥阴肝经伤寒，烦满，发热，恶寒，往来如疟，或囊缩，小腹急痛，其脉流注，与伤风同。

《伤寒指掌·六经本病》：伤寒非必始太阳而终厥阴，亦非一经止病一日，亦非一经独病相传。大抵今之伤寒，无不兼经而病，即古人所谓合病、并病之症。后学不解此旨，而欲拘于六经传次，印证今病，宜无一症合其式矣。

《医效秘传·要书说》：伤寒之病，不外六经，当知其要。要者何？定其名，分其经，审其证，察其脉，识阴阳，明表里，度虚实，知标本者是也。定其名者，是定其正伤寒，或感冒与风温、温毒之类也；分其经者，是分其阳经、阴经、直中之类；审其证者，是审其阳证、阴证、表证、里证、虚证、实证、寒证、热证之原；察其脉者，是察其有力、无力及浮、沉、迟、数、弦、滑之类也；识其阴阳者，谓识其阳病、阴病、阳虚、阴虚之候；明表里者，是明其在表、在里，或在半表半里之间；度虚实者，是度其表虚、里虚、表实、里实之病耳；知标本者，欲知其一经之中，而有标病、本病之类也。诚能若是，可谓知其要矣。既知其要，则仲景三百九十七法，一百一十三方，不出握中矣。

《伤寒论浅注》：六经之为病，仲景各有提纲。太阳以脉浮、头痛、项强、恶寒八字提纲；阳明以胃家实三字提纲；少阳以口苦、咽干、目眩六字提纲。太阴以腹满而吐，食不下，自利益甚，时腹自痛，若下之必心下结硬二十三字提纲；少阴以脉微细，但欲寐六字提纲；厥阴以消渴，气上冲心，心中疼热，饥而不欲食，食则吐蛔，下之利不止二十四字提纲。以提纲为主，参以论中兼见之症，斯无遁情矣。

《医学心悟·合病并病》：合并病者，伤寒传经之别名也。或两经同病，或三经同病，名曰合病；若一经病未已，复连及一经，名曰并病。伤寒书云：三阳有合病，有并病，三阴无合病，无并病。果尔则三阴之证，何以相兼而并见乎？又何以三阳三阴之邪，互相交错而为病乎？是知合病、并病，有合于阳者，即有合于阴者，有并于阳者，即有并于阴者。

治法不论三阳、三阴，凡两经合病，则用两经药同治之，三经合病，则用三经药同治之。若一经病未瘥，复并一经，则相其先后、缓急、轻重而药之，斯无弊耳。然则合、并病者，非伤寒传经之别名欤！

【研究进展】

一、六经辨证的理论研究

（一）“六经”实质的研究

关于六经辨证的实质，一直是古今医家关注的焦点，刘英锋[1]汇聚各家之说，大致有20余种：

1. 经络说　倡导此说的代表者为宋代朱肱，他在《类证活人书》中强调“治伤寒先须识经络，不识经络，触途冥行，不知邪气之所在”。朱氏认为六经指手足阴阳十二经脉，六经病证是由风寒侵犯经脉所引起，故应以“太阳经”、“阳明经”、“少阳经”等称之，后汪琥等亦响应此说。程门雪、刘渡舟等继承朱肱、汪琥的观点，强调伤寒六经就是十二经络。程氏认为六经与经络学说是分不开的，详言之则分手足十二经，合之则为六经。刘氏则明确指出：“六经经络学说的关系，在辨证中能够分析出太阳病的经证；随经入里的腑证；由太阳内犯少阴，或由少阴外出太阳的阴阳寒热转化等证，体现了张仲景说的‘经络府俞，阴阳会通，玄冥幽微，变化难极’的病理变化奥旨。”

2. 脏腑说 以李时珍、高学山为代表。李氏在《本草纲目》中指出：“夫寒伤营，营血肉涩，不能外通于卫，卫气闭固，津液不行。然风寒之邪，皆由皮毛而入。皮毛者，肺之合也。肺主气，包罗一身，天之象也。证虽属太阳，而肺实受邪也。”高氏在《伤寒尚论辨似》中亦指出：“足太阳与手太阴同治皮毛之合，则肺部所辖之胸中。原为太阴阳气之公署。”鲁福安认为，三阴三阳的病理变化分别以心、肺、胃、胆、脾、肾、肝为基础，而除此之外的病变都是衍生的。何志雄认为，《伤寒论》的六经主要是指人体脏腑功能活动所产生之气，是脏腑功能的概括。

3. 标本中气说 以张志聪、陈修园为代表的一些注家，根据《内经》六气标本中气的气化理论解释《伤寒论》中的六经。他们认为三阴三阳。六经六气，天地之间有，在人身之中亦有。无病则六气运行，上合于天；若外感风寒，更以邪伤正，始则同气相求，继则从气而入经，由经而入脏。例如：“太阳之上，寒气治之，中见少阴。”太阳病从本气，故必有恶寒；寒邪郁于太阳之经，邪正相争之发热则是从标。太阳病不解，可内陷少阴，故“中见少阴”。陈修园《伤寒论浅注·读法》说：“六气标本中气不明，不可以论《伤寒论》。”

4. 经界说 柯韵伯《伤寒论翼·太阳病解第一》认为，《伤寒论》六经是“经略”之经、“经界”之经，而非“经络”之经。他说：“仲景书只宗阴阳大法，不拘阴阳之经络也。”《伤寒论翼·六经正义》又说：“六经是分区地面，所赅者广。虽以脉为经络，而不专在经络上立说。”

5. 形层说 程郊倩、俞根初皆持此说。俞氏在《通俗伤寒论》中提出，太阳经主皮毛，阳明经主肌肉，少阳经主腠理，太阴经主四肢，少阴经主血脉，厥阴经主筋膜。

6. 八纲说 日本学者喜多村《伤寒论疏义》认为，《伤寒论》六经的实质就是八纲分证，他指出：“所谓三阴三阳，不过假以表里寒热虚实之义，因非脏腑经络相配之谓也。”

7. 治法说 钱天来、尤在泾认为仲景六经是治疗大法的纲领。钱氏《伤寒溯源集·附录》说：“大约六经证治中，无非是法，无一字一句非法也。”尤在泾《伤寒贯珠集》则以治法为主线，贯穿六经病证。

8. 正邪相争说 祝味菊认为：《伤寒论》中的六经是指正邪相争的不同阶段。他在《伤寒质难》中说：“太阳之为病，正气因受邪而开始合度之抵抗也；阳明之为病，元气偾张，功能旺盛，则抵抗太过也；少阳之为病，抗能时断时续，邪机屡进屡退，抵抗之力，未能长期相继也；太阴少阴之为病，正气懦怯，全体或局部之抵抗不足；厥阴之为病，正邪相搏，存亡危急之秋，体工最后之反抗也。”

9. 病程阶段说 陆渊雷认为，伤寒六经实质上就是病变过程中的不同阶段。他在《伤寒论今释》中说：“盖伤寒六经，不过就病变上分作六个阶段。”

10. 脏腑经络气化说 万友生、李培生等认为，三阴三阳是在经络脏腑的物质上论证其气化活动（生理病理）的，而其气化活动则是以脏腑为动力根源，以经络为通道，故探讨三阴三阳的实质，必须把脏腑、经络、气化密切联系起来。

11. 气机升降说 张夔均认为，《伤寒论》六经证治，不仅包括了八纲、脏腑辨证，也贯穿着脏腑气机升降理论。具体体现在脾胃升降失常，肝胆升降失常，肺气肃降失常，心肾升降失常四个方面。

12. 生理系统说 吴凤全等认为，《伤寒论》六经是对人体功能活动单位的分类，它代表了人体六大生理功能系统。六经病证则是这六大生理功能系统在邪气干扰下发生的病理反映。

13. 六病分证说　赵锡武、李克绍、张志民、刘绍武等都从不同的角度论述“六经”应是“六病”。经络脏腑是客观存在的物质基础，而六病及其证候类型则是对风寒侵犯人体引起的病变进行分析归纳的结果。李克绍更明确指出，《伤寒论》只提出三阴三阳的“病脉证治”，全书找不到“六经”这两个字。

14. 六经分证说　郭霭春等认为，《伤寒论》中的六经，源于《内经》中的三阴三阳理论，并有所发挥、有所创造。脏腑经络是六经分证的物质基础，阴阳之气的多少是六经命名的原则，六经的排列次序反映了疾病传变规律，所以称其为六病，是仲景对外感热病分证的高度概括。

15. 证治纲领说　董氏认为，伤寒六经是辨证纲领与论治纲领的高度统一，它综合地反映与提示了病因、病位、病情、邪正力量的对比和受邪的组织器官等具体情况，为决定治则、治法，进行组方与遣药，提供了依据。

16. 症候群说　黄文东、金寿山、吕敦厚等认为，《伤寒论》三阴三阳之实质是六个症候群。当然，这六个症候群是仲景把外感病过程中出现的错综复杂的病症，根据病位、病程、病性的不同而归纳划分的。并非指某一具体病的症候群，与西医的概念不能等同。自《伤寒杂病论》面世以后，西晋・王叔和研究和整理它之后第二人便是孙思邈的《翼方・伤寒门》。孙思邈认为，《伤寒论》六经是一种证候分类的方法，是张仲景总结了前人学说，加上自己丰富的临床经验，从整体观念出发，创造性地将热性病在发展过程中的许多症状，按照机体抗病力的强弱盛衰，病情的进退轻重和病位的表里浅深，作全面的考虑，找出其一定的规律，归纳成太阳、阳明、少阳、太阴、少阴、厥阴六个证候类型，作为热性病“辨证论治”的纲领。

17. 综合体说　姜春华、柯雪帆等认为，《伤寒论》六经的实质，它不是单纯的经络，也不是单纯的地区和病程划分，更不是简单的症候群，而是仲景融合了《内经》全部阴阳概念，包括了表、里、寒、热、虚、实，经络、脏腑、营卫气血、邪正消长等，成为一个多种概念的高度综合。郭子光认为，《伤寒论》的六经是根据不同程度的阴阳量的大小划分为六个大的病理层次的反映。这个大的病理层次里面，又可分为若干较小的病理层次，将这种小的病理层次的反映和针对其治疗的方药联系起来就构成汤证，在这些较小的汤证里面，有的又兼有着局部层次阴阳失调，或同时出现两个或两个以上层次的阴阳失调。

18. 阴阳胜复说　柯雪帆、时振声等认为，《伤寒论》六经辨证的理论基础是阴阳胜复（消长）。用阴阳胜复来解释伤寒六经辨证，是从整体出发，从动态变化看问题。比较符合外感病是全身性疾病，外感病有阶段性这两个特点。

19. 病证结合说　徐荣斋认为，所谓“六经辨证”，是后人注疏《伤寒论》的评语，注疏者强调了辨证的一面，而忽略了辨病的一面。其实伤寒的六经是辨病和辨证的结合。《伤寒论》中提纲挈领的“辨某某病脉证并治”篇名，都说明了《伤寒论》辨证论治和辨病论治是相结合的。

20. 病证虚实说　全选甫认为，对伤寒六经的内涵可视为由量变到质变的萌芽。简言之，三阳病为实，三阴病为虚。临床万不能将伤寒六经与经络六经、脏腑六经等概念混淆，否则欲明反晦。

21. 环节说　孙泽光认为，六经不是六个独立的病，也不是六个孤立的症候群。它是疾病变化中具有不同性质的六个环节。他们有机地联系在一起，构成了疾病由量变到质变，由开始到终结的全部过程，从而概括了疾病发生发展的一般规律。

22. 抽象说　牛元起认为，《伤寒论》六经是证候的抽象。伤寒三阳是正盛邪实，表热实证的概括；三阴是正气衰减，里虚寒证的代称。所以划而为三，意在标识其盛衰程度的差别。

23. 时空说 岳美中指出，伤寒六经在生理上病理上都是时间和空间的综合概括，六经各有一定的病和当令之时，值其欲解之时，可以不施治。

此外，有的学者从巴甫洛夫学说、应激学说、体质学说、逻辑理论、模糊理论、黑箱理论、数学集合论等方面探讨六经的实质和内涵，可谓众说纷纭，见仁见智。

总之，关于《伤寒论》六经实质的问题，至今人们仍在进行不懈地研究和探索。探讨《伤寒论》的六经实质，离不开中医的整体观念。六经既有经络脏腑、气血津液的物质基础及其功能活动（气化），又有病程、病位、病性及邪正斗争，阴阳消长的病变规律；它既是外感病辨证论治的基础，又是外感病辨证论治的纲领。必须指出的是，《伤寒论》中的六经辨证，主要是针对外感（风寒）病过程中经络脏腑的生理病理反应而言，与《内经》中的经络辨证、脏腑辨证不能完全等同，对号入座。否则，就失去了伤寒六经实质的特殊意义。

（二）《伤寒论》“发热恶寒”辨析

《伤寒论》是侧重讨论伤寒病变的，其中的发热恶寒不仅占据突出的主症地位，而且从发病机理、诊断治疗以至顺逆转归，都有自己的特殊规律，值得加以充分讨论，加以明确。姚荷生教授[2]对此颇有研究，兹介绍如下。

1.《伤寒论》“发热恶寒”的主要机制 导致该症的病因以寒、风为主。这虽然与本论立足于伤寒有很大关系，但质之临床常见，“发热恶寒”确实极大多数为“风寒感冒的主征”；其病位则以阳经为主，其中又以太阳居多，即无论阳经、阴经，虽然都可以出现寒热并发，但皆属于病邪在表所致，由于“太阳主人身最外一层”，邪从外受则首当其冲，况且太阳经气本寒，主气之寒与外来之风寒因同气相求而更易亲和，故病邪在表，多少要影响太阳之经主司营卫的功能。因此，择其常例而言，发热恶寒乃以风寒外犯太阳之肌表、阻遏营卫之布达为其主导病机。其症状产生的具体机制则是：寒得风夹而能外袭肌表，寒性凝敛，闭塞毛窍，则卫外之阳气被其压抑，一时不易伸张，以致恶寒首先发作，紧接着卫气奋起与风寒相搏，随即体温升高而出现发热。由此可知，本证之恶寒，完全属于寒邪压抑正气的不良反应，而其所以发热倒是正气抵抗与驱逐病邪的正当反应。也就是说，其恶寒之轻重，直接关乎寒邪之多少，而其发热之高低，更是关乎阳气之抗力。明确二者的这种关系，对于认识和掌握本证的诊断治疗与顺逆转归，具有至关重要的指导意义。

2.《伤寒论》“发热恶寒”的主要特征 本文所论“发热恶寒”，是寒热突然同时并发，与虚劳中渐夹寒热不调完全两样。其表现常是：病症发生之初，大多数患者尽管已有发热存在，但主观上只觉恶寒，不易立即感到发热，直到发热明显增高，才会要求揭去衣被。但如果立即顺从他们的要求，骤然把衣被揭去，却又立即自呼觉冷；其发热一般持续偏高（往往在38℃以上，有的可高热达40.5℃），一日之中，常以中午前后10～14时为极盛阶段。

其少数变例，初起寒热有些先后，但历时非常短暂，论称此为“或未发热”，即后必发热。病程中有时表现恶寒、发热都比较轻微，有时寒重热轻，有时热重寒轻。它们无论属于原发，或受到治疗影响，当时的病势机转多少会有些不同，但风寒郁遏卫阳，仍然是它们一致的主要病机。

值得注意的是，从论中“发热恶寒者发于阳”的一般概说，到太阳提纲只列恶寒而不提发热的特别强调，再到“太阳病，或已发热，或未发热，必恶寒”的特殊补充，不难体会到其常例与变例的关系，这正显示了本型虽然寒热同具，但二者之间，发热仅居其次，恶寒却占主要地位。因此，在整个病程的发展当中，其冷得（恶寒）越重，烧得（发热）也就越高。这是因为其病势之进退,主要取决于风寒阴邪郁遏卫阳的程度,也就是说,其发热之高低,完全取决于汗之有无,而汗之有无,又完全取决于恶寒之轻重。如有时恶寒重,则毛窍收缩无汗,热反随之增高,有时恶寒较轻,则毛窍暂开有汗,热即随之降低,但只要恶寒的压力存在,则毛窍始终难得畅通,而发热也始终不会缓解。总而言之,本型之发热简直就是受到恶寒的影响而来,这不仅与里热之壮热大汗,热势反盛者大有不同,而且与风温、温病之发热,或微恶风寒,或不恶寒,乃以发热为主者恰好相反。

3.《伤寒论》“发热恶寒”的鉴别诊断　根据风寒郁遏则恶寒,卫阳反抗则发热的发病机制,“发热恶寒”首先可以作为鉴别伤寒病属阳经与阴经的一般指标,即根据正气抗力的强弱,提出了“发热恶寒者发于阳也,无热恶寒发于阴也”;进一步又侧重作为三阳伤寒属太阳的主症,即根据太阳主气为寒,同时又主司营卫,提出“太阳病当恶寒发热”;再结合太阳提纲对其恶寒的特别强调,提示太阳伤寒尤以恶寒为其主中之主症,也就是说太阳风寒感冒,初起可以发热尚轻,而未必自觉,甚或尚未来得及发热,但自觉恶寒却是必备的突出现象,如若不具恶寒一症,则便非太阳伤寒。

由此鉴别,太阳伤寒不仅与太阳风温感冒,必发热或微恶风寒者不同,而且与温病较重的“发热而渴,不恶寒者”更是有别。其余,与风暑之发热、汗出、恶风,热型虽可相似,但彼之脉虚反渴和见于暑季的特点,可为鉴别;再与风湿之微恶寒发热、脉迟而肢节痛烦较为突出者和风燥之肌肤燥热,或微恶风而反无汗,甚至口燥但欲漱水不欲咽、其身如虫行皮中状者,皆可看出其同中之异。至于太阳风寒,有风偏重则表偏虚,寒偏重则表偏实之分,可据症之时而有汗与始终无汗、脉之浮缓不急与浮紧偏数来加以区别。另外,对少数风寒犯表发热恶寒,而不尽属于太阳者,如少阴伤寒,有时身寒而反发热,但其脉必不浮而反沉,可资鉴别;阳明伤寒,则于寒热的同时,多不能食;少阳伤寒,则寒热喜呕。尤其结合临床,以头痛之部位不同(如阳明在额前、多连目眶;少阳在两侧,甚则下及耳部;太阳在后项,甚则下连肩背),鉴别三阳风寒感冒,更加简便有效。

总之,从临证几率上看,每遇“发热恶寒”病例,首先注意见有脉浮(上感寸浮),其次头痛连项,再次身疼,出现二至三症,直接诊断为太阳表证风寒感冒,多数是不会有太大误诊的。

4.《伤寒论》“发热恶寒”的治疗与转归　根据本症风寒犯表郁遏卫阳的发病机制和“邪在表者,汗而发之”、“寒者温之”的治疗原则,辛温发汗自然为鼓舞营卫、驱散风寒的正当治法,其治疗反应自以热随汗出而解为顺机。不过值得充分注意的是:

(1) 发汗以“复取微似有汗为佳”(营卫调和之兆),“不可令如水淋漓”(营卫失固之征),也不可任其“汗出不彻”(营卫未畅之象),否则正伤邪恋,病必不除。近代医学对感冒,要么不采用汗法,要么使用复方阿司匹林(A. P. C.)或阿司匹林之类恣取大汗以致失治误治、病转缠绵者不在少数。

(2) 对表现寒多热少,尤甚是失治误治而迁延不愈者,取辛温正治,不少患者会出现服药初期,热势反高的一过现象,此乃寒邪久滞,阳气不振者,得到辛温药力的正面帮助,卫阳始复,奋起抗邪的应有反应,只要坚持服药,就会随着正胜邪退,或隐或显地经过热多寒少的短暂过程,最终得汗而解。近代医学对感冒病毒,尚未找到良好治法,往往盲目滥投苦寒清热之品(如板蓝根、抗生素),这对风寒感冒简直就是助长致病因素的寒邪而压抑抵抗病毒的阳气,最易使病情转成寒多热少,而低热久久不退或咳嗽深紧不已。有些患者和中医生,也未明确此理,只知一味责怪发热,强行退烧而置恶寒于不顾,对本证服用辛温,出现热势暂高的现象,不详辨顺逆,急急改弦更张,重投寒凉,或更加冰敷,这不仅一再失去外解之良机,而且会促成坏病或顽固后遗的形成。可见中医进修近代医学，理应取人之长，补己之短，岂可反舍己之长而一味盲从。

(3) 本证若现热多寒少，乃是卫阳增长、寒邪减退而病趋欲解的前兆，只须再与缓剂小发其汗，则可汗彻而愈。问题是，联系风温表证，寒风闭热也会以热多寒少的姿态出现，若误作本证而独取辛温，则有助热劫阴之虞，不能不严格鉴别。姚老结合《伤寒论》中"脉若静者为不传；彼欲吐，若躁烦，脉数急者，为传也"的一般通例，提出：风温表证者，必脉也数急；寒风闭热者，反无汗烦躁；而风寒欲解者，则脉反微缓，神形反适。至于本证出现由热多寒少转见寒除而热乃不解的现象，此乃风寒郁阳渐从热化，性质已完全转变，自当以风热看待。

(4)《伤寒论》中虽有发热恶寒而言"不可发汗"者，其多数是复兼正虚之机。因为津液营血乃作汗之源，卫气元气又为汗出之动力，阴阳则为营卫、气血、津液之根，所以与汗都有很大关系。汗源不足固然很难得汗，强汗必致动血，或致阴气枯竭；动力较差则往往经常漏汗恶风，甚则大汗亡阳。因此，仲景治伤寒，尽管首重发汗，但对禁汗的戒条却也顾虑周到。其中有阴血素亏，新感风热而不可辛温发汗者；有虽属风寒，卫气先虚而不可单用发汗者；还有表里俱寒，中阳虚急而不可先行发汗者；……至于阴盛格阳，真寒假热者，乃绝对禁止取汗，否则汗出必将立致亡阳而促其死亡。

(5) 本证若因误治而病已完全转变者，自当"观其脉证，知犯何逆，随证治之"。但若虽经误治，乃寒热不解，病仍在表，并无其他变化者，可更发汗，多宜缓汗的桂枝汤之类，与小和之；若病有小的转变，仍以表证为主者，则仍须坚持用汗，适当兼备他法；万一表里俱实，则当先表后里——先汗后下；只有表里俱虚、太少两感等里先动摇者，才不得不先里后表——先温后汗。

(三) 对六经辨证的认识

所谓六经辨证是将外感热病划分为太阳、阳明、少阳、太阴、少阴、厥阴 6 个病理阶段，然后根据各个病理阶段的症状及病机特点，分别列出方证，进行治疗。目前，大家公认六经辨证是《伤寒论》辨证论治的纲领，由东汉・张仲景在《素问・热论》的基础上，根据伤寒病的证候特点和传变规律而总结出来。经过深入探讨，陶景之[3]也认为，六经辨证始于《素问・热论》，其根据是：①《热论》为论述热病专篇，其主要论述就是热病定义和六经分证；②《热论》首倡六经分证说，为其源头。刘传鼎[4]认为，《内经》的六经证治，只论述了六经的热证、实证，而未及寒证与虚证，其治疗方法是可汗、可泄，但未列出方药，而《伤寒论》中的六经证治详细地论述了六经病证的病因、病机、症状、传变及转归，而且理法方药俱备，阴阳、寒热、表里、虚实泾渭分明，可谓是一代医学巨著。刘义生等[5]从伤寒六经辨证体系中，总结了阴阳、寒热、表里、邪正、虚实、补泻、升降、标本、真假、常与变十大辨证关系。欧阳琦[6]则认为，《伤寒论》原文所述症状可以对其进行定量。

二、六经辨证的临床研究

(一) 外感病证治

1. 呼吸系统疾病　李坤[7]认为，六经辨证所致咳嗽，除阳明经热证及少阳热化证外，多为寒饮伤肺，肺失宣降所致。治法在辨证施治、穷其本源的同时，多加五味子酸收以敛肺气，加干姜、细辛等辛温之品散肺中寒饮，标本兼治，相得益彰。刘臣等[8]报道，从 2001 年至今，遵从《伤寒论》六经辨证，认为支气管哮喘是病在少阳、阳明二经，宿根是瘀血的病证；据方证选用大柴胡汤合桂枝茯苓丸加味治疗，取得很好疗效。

2. 流行性出血热 姜法乾等[9]在临床上运用六经辨证，融会伤寒、温病和痧证学说对流行性出血热进行治疗探索，认为若表邪未陷，热郁太阳，重在散痧透表，活血解毒。若温毒已陷，重在开闭通腑，佐以活血解毒。若肾元受损，肾关不固，宜补肾益气，固摄少阴。据此辨证用药，取得了良好的疗效。

3. 头痛 刘燕平[10]认为，临证若能遵从仲景六经辨证之法，按六经循行部位及特点分经论治，对经下药，便可获药到痛除之功。诸毅晖[11]认为，六经辨证是用于治疗头痛的理论基础，针灸治疗头痛，特别是日久顽固性头痛，运用六经辨证施治，能获得较好疗效。

4. 慢性荨麻疹 张学林[12]根据伤寒六经辨证的要义，对慢性荨麻疹辨证施治。太阳表实证致疹用桂枝新加汤，调和营卫，温经扶阳；阳明燥热致疹用白虎加人参汤，清热益气生津；少阳枢机不利致疹用小柴胡汤合丹栀逍遥散，和解少阳，疏肝清热健脾；太阴湿困致疹用茵陈术附汤，温中健脾，疏肝利胆；少阴阴虚火旺致疹用黄连阿胶汤，育阴清热；厥阴寒热错杂致疹用乌梅汤，安蛔驱蛔，收到了良好的疗效。

（二）内伤病证治

1. 消化系统疾病 解建国等[13]报道，名医矫瑞香治疗肝病重六经辨证，以三阴三阳为纲，病位多在厥阴、少阳二经。肝属阴脏，治多养阴疏泄，促其升发；胆属阳腑，以通为用，治多清热通降。张文勇[14]认为，黄疸一证可从六经辨证探讨：太阳发黄必兼表证，如表虚而内热不重可用桂枝加黄芪汤，如表实而内有湿热用麻黄连翘赤小豆汤；阳明发黄可用茵陈蒿汤；少阳发黄当用小柴胡汤；太阴发黄务必以调理脾胃为主，虚证用归芪建中汤，虚寒用茵陈四逆汤；厥阴发黄用三甲复脉汤滋阴补血，清化湿热；少阴发黄，病情危重，病变由肝脾及肾，治宜用济水汤或肾气丸补肾，佐以健脾祛湿之药。叶世龙[15]认为，急性胰腺炎从病证及主方而论，与大柴胡汤证十分相似，其病机应属少阳腑证。刘立昌等[16]则认为，急性重症胰腺炎相当于六经辨证之少阳阳明合证或阳明腑证，严重者表现为结胸里实证，治疗应以通里攻下、清热解毒及活血化瘀为基本原则。在上述原则下重用附子为君，疗效更佳。章浩军等[17]运用六经辨证理论对 45 例溃疡性结肠炎进行辨证治疗：三阳热利治用黄芩汤合葛根汤，太阴少阴寒利治以附子理中汤，厥阴热利治以白头翁汤，厥阴久利用乌梅丸，少阴痛利方选四逆散。娄绍昆[18]按六经辨证将慢性萎缩性胃炎分为太阳太阴合病、少阳病、阳明少阳合病、太阴病、少阴病等型，辨证施治，取得了良好的疗效。

2. 椎间盘突出症 娄绍昆[19]报道，运用六经辨证方法，结合辨证用药、针灸、按摩治疗腰椎间盘突出症，内治外治紧密结合，突出中医整体治疗疾病的主导思想，常能收到意外效果。娄氏[20]以 6 个典型病案为例，介绍通过六经辨证组方用药，并配合针灸、整骨等方法治疗腰椎间盘突出症，有较好的疗效。认为方证辨证、药证辨证是基本治则，并参以腹诊以有助于诊疗。

3. 眼科疾病 张硬等[21]认为，已故中医眼科学家陈达夫教授的六经辨证思维体系重视六经传变，兼顾标本中气，继承了五轮学说，发展了八廓学说，创立内眼结构与六经相属学说，使眼科六经辨证思维体系成为一套科学的、系统的、完善的思维体系。

三、六经辨证的实验研究

（一）阳明腑实证研究

1. 对炎症介质的影响 陈海龙等[22]观察到，阳明腑实证时，燥热之邪与肠中糟粕相合而成燥屎，影响腑气通降，致胃肠功能紊乱，肠蠕动减弱，胃肠道内革兰阴性菌过度繁殖且菌种比例变动,菌群失调,毒力剧增,细菌内毒素经门静脉大量入血而形成肠源性内毒素症(ETM)。华旭东等[23]发现,阳明腑实证患者外周血内毒素(ET)、肿瘤坏死因子-α(TNF-α)、血栓素 B_2(TXB_2)/6-酮-前列腺素 $F_{1\alpha}$(6-Keto-$PGF_{1\alpha}$)水平值明显高于正常人($P<0.01$)。冯立明等[24]发现腹部外科疾病阳明腑实证患者血 ET、TNF-α、一氧化氮(NO)的含量与正常对照组相比明显增高(P 均<0.01),认为内毒素血症是阳明腑实证过程中发生热、惊、厥、闭、脱及脏腑实证之主要病理生理基础。关凤林等[25]指出,某些非细菌因素诱发体内细菌发生异常变化,即以外侵为"因",内生为"果"而导致的胰腺急性病变,在 ETM 形成之前多有胃肠道功能受抑阶段。

2. 对胃肠激素的影响　尤胜义等[26]研究发现,间断地从肠腔扩张肠管可以增加血管活性肽(VIP)的释放,动脉输注 VIP 使内脏血管舒张,小肠液体和电解质分泌增加,这与大承气汤临床药理作用相似。因此推测 VIP 是阳明腑实证发病和治疗过程中的重要活性物质。田再善等[27]发现,大承气汤灌服之后,则见门静脉和肠壁组织中 VIP 水平下降;而未予大承气汤的对照组见 VIP 水平面增高,与临床上单纯性肠梗阻患者的血中 VIP 水平呈增高趋势相符合。

3. 动物模型的制备　姬志伟等[28]采用盲肠末端结扎加穿孔的方法,制备腹腔感染阳明腑实证家兔模型,观察家兔回肠末端黏膜下血流变化。结果发现,腹膜炎家兔给予大承气汤冲剂后 30、60、90 分钟肠血流量明显高于给药前,亦显著高于腹膜炎组和腹膜炎+头孢拉定(先锋霉素Ⅵ)治疗组,与正常对照组家兔肠血流量无显著差异。

(二)其他证型研究

日本学者久保道德[29]通过给小鼠静注碳剂,使大量碳剂附着于皮肤肌肉下层结缔组织的血管内壁,投以桂枝汤可加速这种异物的排除,从而说明了太阳表证有其一定的客观物质基础。杨进等[30]采用仙台病毒给家兔接种,使动物出现发热恶寒等太阳表证,发现多种免疫指标、血液流变指标异常。据《伤寒学术史》介绍,张丰强[31]用小鼠为研究对象,先用大承气汤灌胃攻下,再灌 0℃冰水,复制成太阴"脏有寒"的病变模型,发现造模动物血清淀粉酶活性水平降低,小肠推进功能减弱,巨噬细胞吞噬功能降低。按《伤寒论》治法,用理中汤后,上述症状及化验指标均得到恢复。梅国强等[32]采用多次放血、冷冻(-12～-17℃)方法制作成当归四逆汤证家兔模型,进而推测厥阴病的血虚、寒凝与微循环障碍有关。

参考文献

[1] 刘英锋. 六经实质的研究//袁肇凯,王天芳. 中医诊断学(研究生教材). 北京:中国中医药出版社,2007:261-264

[2] 姚荷生. 姚氏中医症状鉴别诊断学纲要(伤寒论部分·寒热篇). 江西中医学院印,1990 年

[3] 陶景之. 六经辨证源流之探究. 新中医,1994(1):11-12

[4] 刘传鼎. 试论六经、卫气营血和三焦辨证之间的关系. 陕西中医学院学报,2002,25(1):17-18

[5] 刘义生,刘敏,童国祥. 论伤寒的十大辩证关系. 江西中医药,1995,26(6):46-50

[6] 欧阳琦. 从《伤寒论》辨证探讨以症定量问题. 新中医,1991(1):116

[7] 李坤.《伤寒论》咳嗽浅析. 四川中医,1994(5):17-18

[8] 刘臣,王俊杰,徐然. 大柴胡汤合桂枝茯苓丸治疗支气管哮喘 50 例. 河南中医,2005,25(3):20-21

[9] 姜法乾,孙景成,邱敏丽. 流行性出血热临床治疗体会. 长春中医学院学报,1997,13(9):25

[10] 刘燕平. 六经辨证治头痛. 陕西中医,2001,22(8):501-502

[11] 诸毅晖．六经病证法在针灸治疗头痛中的运用．针灸临床杂志，1999，15(11)：6-8

[12] 张学林．六经论治慢性荨麻疹验案6则．安徽中医临床杂志，2000，12(3)：221-222

[13] 解建国，张立红．矫瑞香教授治疗肝病经验简介．陕西中医，1995，16(2)：73-74

[14] 张文勇．黄疸六经辨证初探．国医论坛，2001，16(1)：4-5

[15] 叶世龙．论急性胰腺炎隶属于少阳腑证．陕西中医，1994，15(2)：95-96

[16] 刘立昌．李莉芳，张磊．重用附子治疗急性重症胰腺炎21例．中国中医急症，2003，12(1)：78

[17] 章浩军，郭永健．六经辨证治疗溃疡性结肠炎．福建中医学院学报，2003，13(4)：19-20

[18] 娄绍昆．六经辨证治疗慢性萎缩性胃炎．北京中医药大学学报(中医临床版)，2004，11(1)：51-54

[19] 娄绍昆．六经辨证治疗腰椎间盘突出症．河南中医，2002，22(6)：2-4

[20] 娄绍昆．六经辨证治疗腰椎间盘突出症的临床体会．上海中医药大学学报，2003，12(2)：17-19

[21] 张硬，谢学军，罗国芬．陈达夫眼科六经辨证思维体系初探．四川中医，2000，18(4)：1-2

[22] 陈海龙，关凤林，闻庆平，等．从中西医结合角度对阳明腑实证本质的探讨．中国中西医结合杂志，1993，13(11)：690

[23] 华旭东，关凤林．茵陈蒿合承气汤对急腹症时内毒素血症的影响．中国中西医结合外科杂志，1999，5(5)：276-279

[24] 冯立明，陈海龙，关凤林．阳明腑实证时内毒素与炎症介质的变化及复方大承气汤的治疗作用．中国中西医结合外科杂志，2003，9(5)：351-353

[25] 关凤林，陈海龙，周俊元．急性出血坏死性胰腺炎时防治内毒素血症的实验研究与临床观察．中国中西医结合外科杂志，1995，1(3)：136-140

[26] 尤胜义，杜宝恒，马丽云，等．肠梗阻家兔血管活性肠肽改变及大承气汤对其影响．中西医结合杂志，1991，11(3)：162-164

[27] 田再善．寒下法代表方剂大承气汤治疗急腹症机理研究现状．天津中医，1994，11(2)：43-44

[28] 姬志伟，罗连城，薛文斗．大承气冲剂对腹腔感染家兔肠血流量的影响．中国中西医结合外科杂志，2000，6(4)：281-283

[29] 久保道德．汉方临床药理研究方法——试论《伤寒论》的药理研究．国外医学：中医中药分册，1984(5)：12

[30] 杨进，陆平成，龚婕宁．表证动物模型研制的思路和方法．中国中医药科技，1996，3(1)：35-36

[31] 叶发正．伤寒学术史．武汉：华中师范大学出版社，1995：224

[32] 梅国强，刘新民，李波，等．当归四逆汤证模型制作及其血浆心钠素含量变化的探讨．中医药国际学术会议论文集(沈阳)．1991：89

第二节　卫气营血辨证概要

【基本内容】

卫气营血辨证是清代叶天士在其所著《温热论》一书中创立的一种诊察外感温热病的辨证方法。叶氏根据《内经》及历代医家有关卫气营血的认识，并结合临床实践体会，将外感温热病发展过程中各阶段的病机、证候，借用卫气营血做了理论性的概括归纳。用以说明外感温热病的病位浅深、病势轻重及其传变规律，进而指导温热病的临床治疗。

温热之邪侵袭人体，由表入里，由浅入深，一般分为卫、气、营、血四个阶段。卫分主表，邪在肺与皮毛；气分主里，邪在胸、胁、胃、肠、胆等；营分为邪入心营，病在心与包络；血分为邪入心、肝、肾，重在耗血、动血。温热病的这种由表入里的传变，也并非是固定不变的，由于受邪性质及患体的差异，临床上也有起病则始于气分或营分，或可由卫分不经气分而直入营分者等等。因此，卫气营血辨证也必须根据疾病的不同情况，具体分析，灵活运用。

一、辨卫气营血病证

（一）卫分证

卫分证是指温热之邪侵犯肌表，卫气失常，肺气失宣所表现的证候。卫分证是温热病的初期阶段。

［临床表现］发热，微恶风寒，舌边尖红，脉浮数，常伴见头痛，咳嗽，口渴，咽痛等。

［机理分析］风热之邪，外袭肌表，卫气被邪所遏，故见发热，微恶风寒；温为阳邪，其性炎上、迫急，故有舌边尖红，脉数；温热上扰清空则头痛；温热伤津则口干渴；卫气被束，肺气失宣，气逆咽嗌则咳嗽；热灼咽喉而见咽喉疼痛。

［辨证要点］以发热、微恶风寒、咽痛、舌边尖红、脉浮数为卫分证的辨证要点。

（二）气分证

气分证是指温热痛邪内传脏腑，正盛邪实，阳热亢盛所表现的证候。气分证范围较广，因邪入气分所犯部位和脏腑的不同，所见兼症也各有不同。

［临床表现］发热，不恶寒反恶热，口渴，汗出，舌红苔黄，脉数有力。或可兼见咳喘，胸痛，痰稠色黄；或兼见心烦懊侬，坐卧不安；或兼见潮热，腹胀疼痛，拒按，大便秘结或利下稀水；或谵语，狂乱；或兼见口苦，胁痛，干呕等。

［机理分析］气分证多由卫分证不解，邪热内传入里，或因温热之邪直入气分而成。邪热入里，正气未衰，邪正交争，阳热亢盛于里，故见发热，不恶寒反恶热；热盛蒸腾则汗出；伤津则口渴、苔黄燥；热迫血涌，脉道充斥而脉数有力。

若邪热壅肺，肺失清肃，肺气上逆，则见咳喘；热壅而灼津炼液，肺气壅塞，则见胸痛、痰稠黄。若热扰胸膈，心神不宁，则见心烦懊侬，坐卧不安。若热结肠腑，腑气不通，邪热盛实，则见日晡潮热，腹胀疼痛而拒按，便结不通，或见热结旁流而有下利稀水，秽臭不堪之状。若因热炽上扰心神，则有谵语、狂乱之象。若热郁胆经，经气不利，胆气上逆，则见口苦，胁痛；或胆气犯胃，胃失和降，而见干呕等症。

［辨证要点］以发热、不畏寒、反恶热、舌红苔黄、脉数有力为辨证要点。依据兼症所见，可进而判断病变所在的脏腑。

（三）营分证

营分证是指温热病邪内陷，营阴被灼，心神被扰所表现的证候。营分证是温热病发展过程中较为深重的阶段。

［临床表现］身热夜甚，口不甚渴，心烦不寐，甚或神昏谵语，斑疹隐隐，舌质红绛无苔，脉象细数。

［机理分析］营分证可由气分证未解，邪热深入内传营分而成，或由卫分证未解，而感邪较甚，又素体营阴内亏，病邪未经气分而直入营分乃成（此称“逆传心包”），亦有营阴素亏，内有伏热，初感温热之邪较盛，来势急骤，起病即见营分证者。

邪热入营，劫灼营阴，阴虚生内热，故见身热夜甚；邪热蒸津循脉上潮于口，则见口不甚渴；邪热入营，内扰心神，则见心烦不寐甚或神昏谵语；热伤血脉则见斑疹隐隐；至于舌质红绛无苔，脉象细数，更是营阴劫伤，阴虚内热的表现。

［辨证要点］以身热夜甚，心烦神昏，斑疹隐隐，舌质绛，脉象细数为营分证的辨证要点。

（四）血分证

血分证是指温热病邪深入阴血，导致动血、耗阴、动风所表现的证候。血分证是温热病发展过程中最为深重的阶段。其病变累及心、肝、肾三脏。

［临床表现］身热夜甚，躁扰不宁，或昏狂谵妄，斑疹紫黯，吐血、衄血、便血、尿血，舌质深绛，脉象细数；或见抽搐，颈项强直，角弓反张，牙关紧闭，四肢厥冷；或见低热，朝凉暮热，五心烦热，神疲欲寐，形瘦耳聋；或见手足蠕动、瘛疭等。

［机理分析］血分证可由营分证不解，邪热内传血分而成；或由气分证邪热亢盛，劫营伤血，径直内入血分而成；或因素体阴血内亏，已有伏热内蕴，温热病邪直入血分而成。

邪热内入血分，则灼伤阴血，阴虚生内热，故见身热夜甚；邪热内扰，心神不宁，则见躁扰不宁或昏狂谵妄；热盛迫血，血热妄行，故有出血诸症可见；阴伤血浓，血行涩滞，故见斑疹紫黯，舌质深绛，脉象细数。

若邪热炽盛，灼津耗液，筋脉失养，筋脉拘挛迫急，则见热盛"动风"诸症；邪热内郁，阳气不伸，四末失于温煦，则有"热深厥亦深"的四肢厥冷。

若邪热久羁，灼劫肝肾之阴，阴虚阳扰，阴阳失调，则有低热，朝凉暮热，神疲欲寐，形瘦耳聋等虚弱不足之状。甚则出现筋脉失养的手足蠕动、瘛疭等"虚风内动"之状。

血分证临床见症虽多，但不外热盛动血、热盛动风、热伤阴血等几类见症。

［辨证要点］以身热夜甚、昏狂谵妄、斑疹紫黯、出血动风、舌质深绛、脉象细数为血分证的辨证要点。

二、卫气营血病证的传变

温热病的发展传变，一般是由浅入深、由轻渐重，但由于感邪和机体反应情况的差异，临床上又有顺传、逆传及两种或两种以上证候同时并见的情况。

顺传：指病变循卫气营血顺序依次传变。这种传变体现了病邪由表及里、由浅入深，病情由轻至重、由实至虚的发展传变过程。

逆传：指病邪侵入卫气后，不经气分阶段而是直接深入营分或血分。实际上"逆传"只是"顺传"规律中的一种特殊类型。这种超越阶段的传变，多由于邪热炽盛，势不可挡；或由于阴液过伤，无力扰邪；或由于治疗失当，致邪迅速深入所致。这种情况一般反映邪盛正衰、病势急重。

此外，尚有不按上述规律传变，而是两种或两种以上证候并见者。如卫分证候未罢，又出现气分证候，称"卫气同病"；气证候未罢，又出现营分证或血分证，称"气营两燔"或"气血两燔"等等。所以，对于温热病的发展传变，既应了解和掌握一般的传变规律，也应了解和掌握其特殊的传变。

【补充阐发】

一、关于温病的概念

卫气营血辨证主要是适用于温病的辨证方法。然而，关于温病的概念，历代医家却有不同的论述。如《素问·热论》中说："凡病伤寒而成温者，先夏至日者为病温，后夏至日者为病暑。"其中前者所说的"温"包括了发于春夏的伏气温病；后者所说的"病温"则专指发于春季的伏气温病。而《难经·五十八难》则把温病作为伤寒的一类病证，与中风、伤寒、湿温、热病并列。至宋代郭雍《伤寒补亡论》中又把温病作为春季多种外感温热病的总称，其中包括了

"冬伤于寒至春发者"，又包括了"冬不伤寒，而春自感风寒温气而病者"，还包括了"春有非节之气中人为疫者"。在吴鞠通《温病条辨》中提出了温病有九：风温、温热、温疫、温毒、暑温、湿温、秋燥、冬温、温疟。由此可见，在《内经》时代，温病主要指春季伏气温病，以后，其概念所包括的范围逐步扩大，新感时令之邪而病者及疫病也包括在内。但也有的医家对温病概念的论述有所不同，如清代俞震《古今医案按》中说："如至春分节后，天令温暖，感之而病者为温病"，则又指发生于春季的新感热病为温病。又有一些医家所说的温病，实指的是温疫，如杨栗山在《伤寒温疫条辨》中说："风温、暑温、湿温、秋温、冬温，天地之常气为病也，于温病何相干涉？"又说："温病得天地之杂气，邪毒入内，由血分而发出气血。"显然，其所指的温病不同于四时温病，而为瘟疫病。

因而必须为温病下一个统一而明确的定义。现在通常认为：温病是由温邪引起的，以发热为主症，热象偏重，易化燥伤阴的一类急性外感热病。由此可见，温病并不是一个具体的病种，而是多种外感热病的总称，即"温病"属"病类"概念，而不是具体的病名。

二、伤寒与温病的异同

伤寒与温病同为外感热病，在发展过程方面，亦同是由表入里，由浅入深。然而寒与温其性质毕竟不同，故在诊断和治法上都有区别，故叶氏"辨营卫气血虽与伤寒同，若论治法则与伤寒大异也"。伤寒为感受寒邪，寒性阴凝，化热过程较慢，初起留恋在表，卫阳被遏，呈现表寒征象，必待经过一定时间，然后才逐渐化热而由表入里内传，而温为阳邪，热变最速，初起在表者即呈现热象偏重的表证；温病可发生在一年四季的任何时间，任何气候，大多具有一定的流行性或传染性；伤寒多发生在感受寒冷邪气，如天气气温突然下降，冒雨着凉，或贪凉饮冷，睡卧着凉等。所以伤寒初起，治疗宜用辛温解表；温病初起治疗宜用辛凉之剂。

三、六经辨证与卫气营血辨证的关系

二者均是将外感病的病变过程中所反映的证候，分为几个证型，并揭示外感病传变的一般规律，用以指导临床治疗。只是所习用的范围略有差异，一般是六经辨证多用于寒邪为主所致病变，卫气营血辨证多用于温热之邪为主所致病变。

六经辨证将外感病分为六个阶段，说明病变由表入里、由腑及脏、从阳至阴、从实到虚的病理变化；卫气营血辨证将外感病分为四个阶段，以示浅深层次轻重之别。虽有六者、四者之异，但都是把外感病的整个过程分为若干个阶段加以研究，从而区分证候类型，标志病情浅深轻重，概括传变过程，确定治疗方法，在反映外感病的病理变化及其传变过程方面具有共同之处。

太阳病证与卫分证均是反映外感病初期阶段，邪在肺卫肤表所表现的证候，只是太阳病证重于寒化，属风寒表证范畴；卫分证重于热化，属风热表证而已。

少阳病证的主症主脉，在卫气营血辨证中属气分证范畴，如胆火犯胃证、痰热郁阻证等，与少阳病证极相类似。

阳明病证有经证和腑证之分，在温病中均属气分证，气分证之胃热亢盛证、肠热腑实证与阳明病证类同，均是反映胃肠的病变。

太阴病证在卫气营血辨证中亦属气分证，不过太阴病证以脾虚寒湿为特征；气分证之病在脾者，则以湿热蕴阻脾经为主。

少阴病证和厥阴病证在卫气营血辨证中属营分证、血分证。少阴病证属阴阳气血不足，且重点言心肾阳虚寒化的表现;营血分证亦是言心肝肾阴阳气血的亏虚,不过重点是指阴血的亏损所致证候,与少阴热化证相近似。厥阴病证由于寒热错杂,阴阳气不相顺接常见肢厥与烦躁昏厥;营血分证至后期,亦常见昏谵痉厥之象,说明二者的病位均在肝或心包络。

总之,六经辨证与卫气营血辨证同是运用于外感病的辨证方法,在形成上相互影响,互为补充。在认识外感病时,都是以外邪侵袭人体后引起脏腑、经络、气血、津液等的病理变化为物质基础。在反映外感病的发展阶段上,均提示着共同的演变规律。虽然二者运用的重点有寒温之别,但二者是密切相关而不可分割的整体,二者应是互相补充、协调统一而不是对立互斥的关系。

四、关于"寒温之争"与"寒温合一"

中医对外感温热病的辨证论治,在金元以前基本上都是以《伤寒论》六经辨证为基础而进行的。金元以后,特别是在清代温热学派兴起以后,不少温热学派学者,反对以伤寒法治疗温病,这就掀起了伤寒与温病之间的学派之争,至今尚未结束。如何看待这场争论?争论的焦点是什么?对六经、卫气营血、三焦辨证能否统一,形成了两派不同的意见。

(一)寒温之争的实质分析

1. 方药中:"伤寒是否涵盖温病和伤寒方可否治疗温病"是寒温之争的焦点。[中医杂志,1984,25(2):4]

根据伤寒学说与温病学说的有关论述,伤寒与温病学派之争的争论焦点,主要是在伤寒可不可以包括温病和《伤寒论》方可不可以治疗温病两个方面。

伤寒学派承认温病是一类独立的疾病,但是认为它完全可以包含在伤寒范围之中,也完全可以用张仲景《伤寒论》六经辨证论治体系来对温病进行治疗。其理论根据就是《内经》中所提出的"人之伤于寒也,则为病热","今夫热病者,皆伤寒之类也",以及《难经》中所提出的"伤寒有五"。

温热学派认为伤寒与温病完全不同。在病因方面,伤寒为寒邪,温病为热邪。在传入途径方面,伤寒由肌表而入,为横传,所以伤寒为六经;温病由口鼻而入,为竖传,所以温病分三焦。在治疗上伤寒用辛温,温病用辛凉,二者完全不同,绝对不能混称。并且认为《伤寒论》全部内容是为伤寒而立,不能治温病。

2. 孟澎江:寒温之争是概念认识不一致。[温病学. 北京:人民卫生出版社,1989:25]

之所以产生伤寒学派与温病学派的争论,其中重要原因之一,是在于对温病和伤寒的概念在认识上的不一致。这种认识的分歧,势必造成一系列的概念混乱和论争。温病学是在《伤寒论》的基础上发展起来,并逐渐形成自身体系的,因而温病与伤寒的概念既有一定联系,又有一定区别。从中医历代文献来看,伤寒与温病的概念并非是一成不变的,在不同时代不同医学文献中,伤寒与温病的概念可以不尽相同,其包括的范围,所指的内容可以有大有小,因而在讨论温病与伤寒在概念上的关系时,必须首先明确他们各自的概念范围。

对概念演变认识不一致,势必导致争论的发生。推究历史上的伤寒学派与温病学派之争,其重要的原因是伤寒学派从广义伤寒的角度立论,温病学派则从狭义伤寒的角度立论;伤寒学派对温病概念的扩充认识不足,温病学派对古代伤寒的广义性认识不足,因而致成寒温学派之争。

3. 张伯讷:伤寒与温病是矛盾的对立统一。[北京中医学院学报,1983,1:3]

伤寒与温病是外感热病辨证论治应用中的对立统一。伤寒与温病之争,归根结蒂,是外感热病辨证论治认识上的“以寒立论”与“以热立论”之争。因此，不能认为是守旧与革新之争，也不能完全归咎于门户之偏见，而是特定历史条件下的学术争鸣。

寒与热，无论从中医理论，或是临床辨证、立法处方方面，都必须仔细分辨，不能混淆。从这个意义上来说，伤寒六经与温病卫气营血的辨证论治，决不能偏废，亦不能相互代替，更不能以六经来统卫气营血，或以卫气营血来统六经。但是，伤寒与温病又都是论述外感热病的辨证论治，又统一地应用于临床实践，二者确实具备了统一的基础。这就是伤寒与温病在外感热病辨证论治中的对立与统一。

从外感热病的发生发展过程来分析，无不存在着从发病期→热盛期→极期→后期恢复或死亡的过程。如果我们把六经分证与卫气营血分证，放到这个过程中去进行考察，则寒与热，“横看”与“竖看”，六经与三焦，实质上是统一于这个层次的。

综上所述，外感热病辨证论治中的“以寒立论”与“以热立论”的对立，伤阳与耗阴、亡阳与阴竭的对立；辨证体系上的六经分证与卫气营血的对立，治法上的“首用辛温”与“首用辛凉”、“回阳救逆”与“救阴固脱”的对立；直至经方与时方的对立，实际上都统一于外感热病辨证论治的纲领之中。因此，必须在中医理论、临床辨证、立法处方等各方面，正确认识伤寒与温病之间的对立统一，才能较全面地认识外感热病的发生发展及其辨证论治的规律。

（二）寒温辨证合一的争鸣

1. 主张不能合一

（1）时逸人：温病应该有自己独特的诊治系统。[上海中医药杂志，1955，7：27]

不主张统一者，多是温病学家。他们认为温病从伤寒中分化出来是中医学的一大进步，而且临床实践中又有以伤寒之法治温病的失败教训，故极力主张寒温应当分家。有人认为历来对伤寒与温病的认识不够精细，直到清代二者区别才渐趋明朗。但因久为伤寒束缚，不敢直截了当地予以批判，致使吴鞠通的温病专著——《温病条辨》也不能脱其局限。主张温病应该有自己独特的诊治系统。

也有人详细比较了温病和伤寒的不同，并根据临床体会，提出了《伤寒论》不能完全适合于温病，外感热病不能一律以治伤寒之法治之。主张温病应以吴鞠通治温之法为指归。

（2）梁少甫：寒温是两类性质不同的热性病。[上海中医药杂志，1957，4：1]

持寒温不能统一论者，主要从伤寒应有广义和狭义之分出发，认为温病和伤寒(狭义)是两类性质不同的疾病，具有不同的病因、病机、辨证方法和治疗方药。伤寒理论和温病学说是关于两类性质不同的热性病的临床医学理论，它们不仅在分类方法上有差别，而且各自反映了一定的疾病特性与一般的发展规律。

（3）金寿山：如要统一，必须产生一种新的辨证体系。[河南中医，1981，1：15]

从中医教育的角度进行分析，认为中医理论是朴素的，唯其朴素，且综合性很强，不能用一、二、三、四的形式讲得一清二楚。论与方也不能截然分开，更难以用表格来说明，只能用夹叙夹议，有论有方的形式来表达。而《伤寒论》和温病学说原著，正具有这种形式，所以主张《伤寒论》和温病学说原著是目前中医教材最好的形式。并大声疾呼，伤寒温病不能合并，原著要用做教材。如不用做教材，除非到了中医现代化的时候。

主张寒温辨证方法不能统一的人，目前已占少数，其论点虽有不足之处，但也给我们不少启示，固守于《伤寒论》的辨证论治方法，是不能取代整个外感热病的辨证与治疗的，如要统一，必须产生一种新的辨证体系。

2. 主张能够合一

(1) 万有生:寒温具有纵横交错的关系,主张统一。[江西中医药,1957,1:52]

对吴鞠通的"寒温纵横看法"提出质疑,认为在伤寒学说中,不仅有横看的方面,也有竖看的方面,而且竖看得很严格。在温病学说中,不仅有竖看的方面,也有横看的方面,而且横看得也很严格。伤寒与温病,同中有异,异中有同,既有矛盾的一方面,也有统一的一方面。有的说温病与伤寒是"同源异名"或"同病异说",或竟称伤寒与温病是同一疾病。由于寒温具有这些纵横交错的关系,因此主张寒温辨证方法应该统一。

(2) 孙砚孚:只要抓住"辨证施治",寒温可以统一。[上海中医药杂志,1958,9:8]

中医治病是以辨别脉症的法则为核心的,只要掌握辨证治疗的原则,伤寒温病之争,是不必要的。急性热病,称之伤寒固可,称之为温病亦无不可。只要辨证明确,伤寒法可治温病,温病法亦可治伤寒,不存在可不可统一的矛盾。

把六经、卫气营血和三焦看成是外感热病发展过程中,各阶段症候群的"代名词"。六经也罢,卫气营血或三焦也罢,无非都是把热性病的整个过程分成若干阶段加以研究,从而概括其发生发展的一般规律。主张应把这些"代名词"统一起来,只要紧紧抓住"辨证施治",寒温是完全可以统一的。

(3) 肖德馨:寒温辨证方法统一的三个原因。[北京中医学院学报,1981,3:1]

1) 统一是中医辨证论治体系系统化的需要:为便于广大中西医务人员学习和运用,以及对外传播交流,很需要对这些辨证方法,进一步整理提高,使中医辨证论治的体系臻于系统化、规范化和整体化。

2) 统一是中医外感病学发展的必然趋势:寒温辨证方法的统一是在伤寒、温病两个学派分别发展而渐趋合流基础上的结合;是在对六淫之邪分别深入分析基础上的再度综合;这是辩证法的复归,是符合科学发展规律的,是中医外感病学发展的必然趋势。

3) 统一是科学发展整体化趋势的要求:在中医外感病同一学科的辨证论治中,由于采用六经、三焦、卫气营血等不同的语言、概念,从而形成了多种不同的方法或体系,这不仅不利于中医理论体系的系统化、规范化,不利于中西医药知识的结合,也不利于我国医药科学的整体化。而运用现代科学的知识和方法,来整理提高中医学遗产,使中医中药知识和西医西药知识结合起来,建立我国统一的新医药学,这是加速我国医药科学现代化的正确方向。

(4) 方药中:应尽快地把伤寒与温病结合起来。[中医志,1984,25(2):4]

我们应该正确地对待伤寒与温病学说。它们都是我国古代医学家长期与疾病作斗争的经验总结。二者的理论基础均是《内经》,它们对于急性传染病的认识基本一致,并无根本分歧。对于伤寒与温病,硬说这两种病根本不同,是不符合实际情况的,伤寒学派与温病学派在对传染病的认识及临床诊断治疗原则,从本质上来看,并无原则上的分歧。其不同者,是由于时代的原因,温病学派在对急性传染病的防治方面,观察更仔细,经验更丰富,归纳更合理,这是历史发展的必然。由于照顾传统的原因,在当前对于急性传染病的中医辨证论治方面,用六经辨证,还是用三焦、卫气营血辨证,可以不必强求一律。说用《伤寒论》方不能治温病是不符合实际情况的,事实上《温病条辨》中已收集了《伤寒论》中的所有代表性方剂,因此此说可以不攻自破。但是如谓《伤寒论》就是那么完美无缺,也不符合事实。我们完全同意喻嘉言"仲景书详于治伤寒,略于治温"和王孟英"法虽未尽,名已备焉"的提法。温病学说中有很多卓越的认识和防治经验,确实是有功于《内经》,有功于仲景,确可补《伤寒论》之不足。因此,正确的态度是应该尽快地把伤寒与温病结合起来。伤寒与温病学派之争,可以休矣。

（三）寒温合一的利弊分析

余国俊：寒温合一，既有利，又有弊。［北京中医学院学报，1983，1:7］

1．“寒温统一”之利

其一，便于编写一本《中医外感病学讲义》。现时中医院校的教材，有越编越多的趋势。可编来编去，就是编不出一本统一的外感病学讲义。为什么编不出？因为前面有只“拦路虎”——外感病的三种辨证方法不统一。尚不撵走这只拦路虎，而硬着头皮去编，则编出来的东西，很可能是《伤寒论讲义》和《温病学讲义》的机械相加，这显然是无效劳动。如来个“合三为一”，无疑是“整旧如新”，多少有点新意。听听“合三为一”的呼声，在中医教育界叫得最响亮，显得非常紧张、热烈、迫切，其源盖出于此。

其二，便于暂时消除寒温对峙之势。寒温之争，由来已久，愈争愈烈。各以己之长，而轻彼之短，渐至寒温对峙，冰炭不容。虽近代不少有识之士，博采寒温之长，而斡旋其间，力图融会贯通，但终未统一为约定俗成的规范。若一旦“合三为一”，则在公开场合都得讲同一种语言。这样一来，寒温对峙之势就可以暂时消除。

其三，便于对外学术交流。现今海外风行科学“系统化”，而中医论外感病之治，竟有三种不同的方法，显得很不系统，尤令外国人难以理解。一旦“合三为一”，自然赶上了世界潮流，有利于对外交流。

2．“寒温合一”之弊

其一，损毁了六经的整体。众所周知，六经是脏腑、经络、气化的有机结合，但在六经模式中，“气化”不翼而飞了。陆九芝说：“六经提纲，皆主气化。太阳之为病，寒水之气而为病也。寒为病故宜温散，水为病故宜利水。篇中凡言太阳病者，皆就寒水之病言也。”由此看来，六经的气化内容是委实取消不得的。

其二，压抑了温病学说的长处。温病学说的长处，主要体现在对营血分证候（包括闭、脱、痉、厥等危急重证）的辨证论治和理法方药上，它大大地发展、充实和超越了《伤寒论》。六经模式不仅将这种长处一股脑儿囊括于自己的体系中，而且将其割裂分解，分别隶属于各络的固有藩篱之内，使其如鸟入笼，如鱼入网，要想自由地独立地发展提高，何其难哉！数百年来，中医救治急危证的能力之所以不断提高，不仅得力于伤寒学说的熏陶，而且得力于温病学说长处的启迪。二者共存则俱美，合之则两伤。当今之世，欲求中医学向更高阶段发展，而又要压抑温病学说的长处，岂不是南辕北辙。

其三，酝酿着更激烈的争鸣。有人说分久必合，“伤寒温病一体论”是必然趋势。但另一方面，合久也必分。因为现在的合，不是两种学说自然而然、水到渠成的合，而是在很大程度上带着人为的因素。教育界呼声最高，科研界和之者寡，广大的临床医生们，则是漠不关心，或采取等着瞧的态度。所以这种合，必然是暂时的合。随着合的弊病的逐渐暴露，临床医生们是不会永远缄口不言的。所以更激烈的争鸣必将很快地到来。基于以上“利弊”观的分析，作者认为，还是要让三种辨证方法长期共存，独立发展，各自发挥优势，互相取长补短。而不要人为地求苟合，不要一个吃掉两个，不要把“新体系”弄得非驴非马，不伦不类。

（四）寒温辨证方法统一的设想

六经辨证、卫气营血辨证、三焦辨证究竟如何统一？研究寒温辨证统一论的学者，提出了很多有益的设想和方案，或以伤寒六经统一，或以卫气营血统一，或以八纲统一，或以脏腑统一，或以系统论方法统一，绘制了许多外感热病辨证体系的蓝图。［中医专题讲座资料汇编.1977:53]。

1. 以伤寒六经统一辨证　以伤寒六经作为外感热病的辨证纲领，是最经典的寒温统一论。俞根初的《通俗伤寒论》就持这种主张。其突出的观点是，《伤寒论》中所讨论的伤寒，其内容是广义的，包括了温病在内。卫气营血及三焦辨证可以囊括于六经病证之中，这种观点还认为，温病学说只不过是把伤寒学说中的温病部分，进一步发展和具体化。作为外感热病的辨证纲领，必须既是一个生理概念，又是一个病理概念，只有“六经”这一概念才符合上述要求，故主张以伤寒六经统一外感热病的辨证。

2. 以卫气营血统一辨证　不少人根据多年来中西医结合的经验和教训，认为用卫气营血进行外感热病的辨证论治，可取得较好的效果。寒温统一，不应该以伤寒概括温病的形式来实现，而应以统伤寒于温病的形式来完成。或者以卫气营血为纲，补充伤阴、伤阳而作为外感热病的辨证纲领，或者以卫气营血为基础，适当吸收《伤寒论》六经学说中的主要部分，把热性病证候分成邪盛正实、邪衰正虚和邪去正复三个阶段进行辨证论治。

3. 以八纲统一辨证　有人对六经、卫气营血、三焦辨证和八纲辨证的内在联系进行了分析，认为三者都是建立在八纲辨证的基础上，始终贯穿着对八纲辨证的具体运用。六经辨证着重表明外感热病的脏腑气化关系；卫气营血辨证辨明邪在气、在血；三焦辨证突出了以脏腑为病变中心。从而主张伤寒和温病的辨证论治纲领应在八纲的基础上统一起来。或者提出把外感热病，分为实证和虚证两期。在实证期，又分为表证、半表半里证和里证三个阶段；在虚证期，有阳虚和阴虚两种类型。或者提出把寒温统一分为表证、半表半里证和里证三个阶段。在表证又分为表寒虚实和表热虚实，在半表半里证又分为少阳伤寒和少阳温病，在里证又分为里热虚实和里寒虚实等各种类型。或者提出以八纲辨证为纲，脏腑辨证为目，辨病分期，按证论治的寒温统一辨证方案。

4. 以脏腑气血统一辨证　有人认为，六经、卫气营血、三焦的基本病理变化，是脏腑、气血的功能失常，因此，用脏腑气血辨证，可以统一和取代六经、卫气营血、三焦辨证。提出以脏腑为纲，以气血为辨，以八纲为用的统一的寒温辨证方案。

5. 以现代医学生理系统统一辨证　有人把寒温统一分为发热型、神经型、消化型、呼吸型、循环型、其他型六型，下分 34 个具体症状进行辨证论治。或者分为全身症状、局部症状、呼吸系、循环系、消化系、泌尿系、神经系七型，下分 31 个具体症状进行辨证论治。开始了在寒温统一辨证研究上的中西医结合尝试。

6. 以六经系统统一辨证　有人应用现代科学方法论的知识，对六经实质进行了探讨。其观点为六经是个“系统”概念，具有科学的内涵；六经辨证是“系统方法”的萌芽。主张以“六经系统”统一外感病的辨证论治。提出以“六经系统”的组成为纲、以“辨证论治”的主要步骤为目的的六经辨证纲要，为统一外感热病的辨证体系，做了新的探索。

7. 以现代科学方法探讨寒温统一　是在方法论上的一种新进展，不少人主张，我们除了应将《伤寒论》和温病学有机地联系起来学习外，还应吸取近代，尤其是新中国成立后群众的发明创造，再结合现代科学的成就，创立新型的东方外感发热(传染)病学。

五、卫气营血辨证与脏腑辨证的关系

外感温热病的辨证最终落实在“脏腑”的定位上。因为卫气营血辨证虽然可把握温病的病性、病位及传变所独具的特点，但单独运用卫气营血辨证还存在着定位上的不足，难以对疾病进行深入诊断，所以只有将其与脏腑辨证结合起来才是完整的辨证方法，脏腑辨证是温病辨证的基础。清代雷丰《时病论》,对温病的辨证,特别强调了脏腑辨证,如“风温初起”即风热犯肺、“春温初起”即风寒束肺、“暑热袭肺”(暑咳、暑瘵)、“金寒水冷”即燥邪犯肺——“燥气内侵乎肺,交闭藏之令乃发,斯为金寒水冷之咳”(干咳)等证。心包“痰火扰心”(温热、湿温、冬温)、“痰阻心包”(中暑)等证。肠胃“温热已抵于胃”阳明热盛(春温)、阳明温毒发斑、“热胜胃腑”(伏气温病)及“湿热化燥、闭结胃腑”(湿温)、“燥气入里病在肠胃”(秋燥)等证。肝“热极生风”(春温、风温、暑风)。所以,目前临床医生的病历,都要求治疗医生对患者的证候除用卫气营血辨证分析外,还要求用脏腑辨证进行分析。

六、温病发生不全自肺卫开始

叶天士提出“温邪上受,首先犯肺”。故临床医家多从其观点。但根据临床实践,某些温病发病,既不见卫分证候,也不见肺证表现,而直接呈现气分、营分证候或其他脏腑的病理表现。如暑温病,发病急骤,初起即见壮热,烦渴,汗多等热盛阳明气分证,而无卫分见症。叶天士自己亦说:“夏令受热,昏迷若惊,此为暑厥”,“夏暑发自阳明”,即是此意。还有新感、伏气温病。伏气温病,初起即是病发于里,以灼热、烦躁、口渴、溲赤、舌红、苔黄等热郁于里的证候为主要表现,或发于气分,或发于营分,不经过卫分阶段。薛生白在《湿热病篇》中说:“湿热证,始恶寒,或但热不寒,汗出、胸痞、舌(苔)白,口渴不引饮”,湿热病邪的侵入时,邪从上受,直走中焦,伏于膜原,病发阳明(胃)、太阴(脾),故治太阴、阳明之表为始。著名清代温病学家王孟英亦曾说:“伏气温病,自内而发,湿温、疫毒、暑邪夹湿多起于中或下,不能概为始于上焦,在手太阴。”又说:“夫温病究三焦,非谓病必上焦始,而渐及于中焦者有之,暑邪夹湿者亦犯中焦,又暑属火,而心火脏,同气相求,邪极易化,虽始上焦,亦不能必其在手太阴一经也。”因此,温病的发生,不能以始于肺为概括,因为病因不同,感染途径有别,人的体质有差异,起病可以出现多种形式。

七、热入营血为何反不甚渴

《温病条辨·上焦篇》云:“太阴温病,寸脉大,舌绛而干,法当渴,今反不甚渴,热在营中,清营汤去黄连主之。渴乃温之本病,今反不渴,滋人疑惑!而舌绛且干,两寸脉大,的系温病。盖热邪入营,蒸腾营气上升,故不渴。不可疑不渴非温病也。”

“反不甚渴”,即口不甚渴,不是口不渴。是说邪入营分之后,口渴的程度与气分之口大渴相比较,反而轻了一些。热入营分,为何反不甚渴?有以下几点理由进行解释:

其一,是热入营血,能蒸腾营阴上升,上潮于口,故口不甚渴,犹沸水盛于器皿之中,热气上蒸则其盖得湿也。

其二,是气分证是高热、大汗出,而在营分发热不如气分证时高,伤津耗液的程度反不如在气分时重,且经过气分阶段的大渴引饮,多少也补充了一部分水分。

其三,是热在气分耗伤津液,饮水可以自救,而热在营血则是耗伤营阴,营阴亏损,水不能济,故饮水无快意,而饮亦不多。

其四,是热入营分,多见有神志异常,感觉失灵,对口渴未能灵敏地反映出来。

其五,是胃中有蓄瘀之故。热邪深入营血,迫血妄行,热窜血络,在外可见斑疹隐隐,及各种出血症状;在内则因胃为气血之腑,受热邪干扰易于出血,瘀血蓄积胃中,热蕴于瘀血之中,可以蒸发其中的水分上潮于口,故胃中有瘀血亦不欲饮水,而口不甚渴。这与单纯的热盛伤津的口渴不同,与单纯的瘀血内停,阻滞气机,气不布津的渴不欲饮也不同。

【古代文献】

《素问·生气通天论》:冬伤于寒,春必病温。

《素问·金匮真言论》:夫精者,身之本也,故藏于精者,春不病温。

《素问·热论》:凡病伤寒而成温者,先夏至日者为病温,后夏至日者为病暑。

《灵枢·卫气》:其浮气之不循经者,为卫气;其精气之行于经者,为营气。阴阳相随,外内相贯,如环之无端。

《温热经纬·叶香岩外感温热篇》:温邪上受,首先犯肺,逆传心包。肺主气属卫,心主血受营。辨营卫气血,虽与伤寒同,若论治法,则与伤寒大异也。

盖伤寒之邪,留恋在表,然后化热入里。温邪则热变最速。未传心包,邪尚在肺,肺主气,其合皮毛,故云在表。

若病来不解,是渐欲入营也。营分受热,则血液受劫,心神不安,夜则无寐,成斑点隐隐。

气病有不传血分,而邪留三焦,亦如伤寒中少阳病也。彼则和解表里之半,此则分消上下之势。

大凡看法,卫之后方言气,营之后方言血。在卫汗之可也,到气才可清气,入营犹可透热转气。

入血恐耗血动血,直须凉血散血,否则前后不循缓急之法,虑其动手便错,反致慌张矣。

《温热经纬·叶香岩外感温热篇》章虚谷曰:仲景论六经外感,止有风、寒、著、湿之邪;论温病由伏气所发,而不及外感。

仲景辨六经证治,于一经中皆有表里浅深之分,温邪虽与伤寒不同,其始皆由营卫,故先生于营卫中又分气血之浅深,精细极矣。凡温病初感,发热而微寒者,邪在卫分;不恶寒而恶热,小便色黄,已入气分矣;若脉数舌绛,邪入营分;若舌深绛,烦扰不寐,或夜有谵语,已入血分矣。

《温热经纬·叶香岩外感温热篇》雄按:邪始从上受,病在卫分,得从外解,则不传矣。第四章云:不从外解,必致里结。是由上焦气分以及中、下二焦者为顺传。惟包络上居膻中,邪不外解,又不下行,易于袭入,是以内陷营分者,为逆传也。然则温病之顺传,天士虽未点出,而细绎其议论,则以邪从气分下行为顺,邪入营分内陷为逆也。

《伤寒指掌·察舌辨证歌》:舌苔白润而薄,邪在卫分,可汗。

如舌苔白而厚,或兼干,是邪已到气分,只宜解肌清热。

若寒邪化热,过卫入营,或温邪吸入,竟入营分,则舌苔红绛而燥,惟羚、犀为妙品,以能透热入营中也。邪在营分不解,渐入血分,则发热不已,宜清血分之热,鲜生地、牡丹皮之类。

凡舌苔白中带黄,日数虽多,其邪尚在气分留连,可翼汗而解。若舌红绛中仍带黄白等色,是邪在营卫之间。邵评:卫之后方言气,营之后方言血。卫气营血,逐层递进,须认明此四层施治。邪之入先到卫分,不解,然后入气分,营分不解,然后入血分。白内兼黄,仍属气分之热,不可用营分药。白苔边红,此邪入肺,灼干肺津,不可辛温过表,清轻凉散为当。此经辨邪入之路,有卫分、气分、营分、血分之不同,临证时最宜细审。

【研究进展】

一、卫气营血辨证的理论研究

(一)温病辨证分期审证论治体系

张文选[1]认为自“卫气营血辨证”这一概念提出以来,中医界普遍认为温病的辨证纲领就是卫气营血辨证。其实，这一概念仅仅是根据叶天士“卫之后方言气，营之后方言血”一段经文，以及章虚谷等人对此文的阐释总结而成的。它远远不能真实全面地反映叶天士辨治温病的经验；也远远不能适应当前温病临床辨证的实际需要。确切地说，单纯的卫气营血辨证不能作为温病的辨治纲领。相反，在明清温病学著作中，蕴藏着一种比卫气营血辨证更具体、更切合临床实际的辨治学思路，即“辨病分期审证论治体系”（下简称“辨病体系”）。现阶段温病临床上人们尤为关注的辨治方法实质上就是这种辨病体系。

所谓辨病分期审证论治体系的主要内容为：①注重辨病，强调抓不同温病的特征性表现而首先明确病的诊断。主张对临床常见温病以其各自的特征为依据，进行更加具体、更加细致的分类。②认为卫气营血的主要意义在于辨不同温病病机之浅深层次及动态变化，应视为辨温病之卫分期、气分期、营分期、血分期，不应将之称为卫分证、气分证、营分证、血分证。③主张在卫、气、营、血不同病程阶段中再行辨证，辨证的思路一是辨察不同温病病变所在之脏腑经络部位，及其脏腑气血阴阳的变化，抓住不同温病病邪主犯脏腑及病机的脏腑传变规律；二是审察病因的特殊性，寻找特异性病因，建立能揭示不同温病特征的病因学概念，为探索有效的对因疗法提供依据。总之，认为单纯的卫气营血辨证和三焦辨证均不能作为温病的辨证纲领。首先强调辨病，有利于把握疾病的本质。因为具体的病名概念一旦确定，该病自身所具有的本质属性就相应地确定了下来。因此，先辨病而明确病的诊断，将会给温病临床诊治带来不尽之惠，其主要表现在以下方面。

1. 可避免综合辨证的某些局限，提高辨证论治的准确度。临床事实表明：对临床表现的综合概括，往往难以揭示病变的本质，甚至会掩盖本质。上呼吸道感染和流行性出血热早期都会出现发热、微恶寒、头痛的邪郁卫表证，而两病的本质却绝然不同，前者用辛凉解表散可获速效而后者则不能，单纯辛凉疏透不但无助于发热、出血的控制，甚至可能加重病情。这并不是辨证是否有误，而是辨证方法本身的局限。若能首先辨病，找到两病的个性差异，这一难题就可迎刃而解。

2. 有利于把握病概念的完整性，系统认识某病自身固有的发生发展规律，提高临床诊治的预见性。例如麻疹，自明代龚信《古今医鉴》确定麻疹病名并与其他痘疹作出鉴别之后，中医对该病的发生、发展、预后等问题逐渐有了系统的、规律性的认识，以至暗合了西医麻疹的概念，因此，中医对该病的诊断就达到西医的同等水平；在治疗方面，中医具有得天独厚的特色，能够分顺证、逆证、寒热虚实进行辨证施治，疗效之优，不容置疑。

3. 为辨病与辨证相结合的治疗提供了条件。吴又可《温疫论》曾提出过“一病只有一药之到病已，不烦君臣佐使品味加减之劳”的设想。但由于他在这方面实践经验的不足及认识上的局限，除强调用大黄攻逐之外，再没有发现针对每一温病的有效药物，而没有实现他自己的夙愿，但他的这种思想却给后人以很大的启发。喻嘉言受其影响曾提出：邪既入则逐秽为第一义，及顺应病变部位而驱逐病邪、兼以解毒的治疗方法。杨栗山在此基础上采撷陈良佐《二分析义》清热解毒诸方，制订以升降散为基础的治疫 15 方，重清热解毒疗法。余师愚创制清瘟败毒饮一方加减变化以治疫疹。近些年来，在临床上又相继涌现出一些对某种温病有较好疗效的单味药和专病专方，如鱼腥草用于肺炎等。这些治法往往是在明确病的诊断后使用的，也即是针对病因的，现代一般称之为辨病治疗，它与“辨证求因，审因论治”的疗法有着很大区别。通过辨证求出的“因”，常常不一定是疾病发生的原始病因，而是原始病因对人体损害的结果，实际上应把它看做病机的一种特性，而这种病机特性可以是多种疾病在某一阶段的共同反映。因此，“审因论治”的疗法也是非特异性的。“辨病”治疗则不然，它是针对疾病原始病因的，它因病而异，但却不因人而施，所以，它是特异性的疗法。根据吴又可杂气论的观点，每种温病都有其相应的病因，在施治时，把这种对因的"辨病"治疗与传统的、综合的辨证施治结合在一起，才是温病学治疗的完整思想，也才是握机达势，驱邪灭病的真正行之有效的治疗方法。由于各种版本的《温病学》教科书，均未重视吴又可的温疫学说，忽视辨病治疗的思路，从而使辨病治疗的理论未能得到很好的发扬。辨病分期审证论治体系的确立，将有益于阐扬辨病治疗，促进辨病疗法和辨证施治结合运用，从而提高温病的临床疗效。

4. 有利于促进温病分类的科学化。如前所述，古人就有过对单个温病的形象命名，如大头瘟、虾蟆瘟、绞肠瘟、软脚瘟、瓜瓤瘟、疙瘩瘟等；也有过等同、暗合于西医诊断的病名，如麻疹、痄腮等。对这些很能体现疾病个性的分类，不但没有很好地继承发扬，有些反而被抛弃了，造成了温病的类别越分越粗的状态(如四时温病)。随着人们对温病认识的不断深入，对各种温病的病因、发病特点、临床经过及预后等的了解必将日趋增多，肯定会出现更能体现病种特性的分类法，而辨病体系的建立必然会给这种分类奠定思想基础。例如，关于出血热的命名，有人说是伏暑，有人认为是伤寒，有人坚持是疫疹等等，其实疫区一线的中医大都能诊断出血热，从辨病的思路出发，完全可以将其命为"流行性出血热"，或曰"出血热疫"，中西医病名统一，更有利于反映该病的本质，无需将其划归于本来就很笼统的古病名之中。可见，阐明辨病体系，将有利于温病病名分类的具体化、科学化，促进中医辨病与西医诊断的相互接轨。

(二) 对卫气营血辨证的认识

卫气营血辨证是清代医家叶天士创立，他根据临床实践，认为温病的病变过程与伤寒不同，将温病的各种证候概括为卫、气、营、血分证。邹克扬等[2]通过对其在不同历史时期的认识进行探讨，认为叶天士根据《内经》有关营卫气血部位划分的理论，全面吸收《伤寒论》的精华，在六经辨证的启迪下，汲取华佗、巢元方、孙思邈、吴又可、袁体庵等历代医家"病从卫气营血分治"的学术观点，结合温病发生发展及传变规律，参以平生治疗温病的丰富经验，创造性地总结出卫气营血辨证。黄政德[3]则着重论述了张景岳在卫气营血辨证形成中所做出的重要贡献：首先论述了张景岳根据卫气营血生理上具有浅深层次不同的特点，结合《伤寒杂病论》中有关卫气营血病理概念的论述，阐述了温病的病变层次与传变次序，提出景岳运用卫气营血来解释温病的病理特点及其传变的认识，远较《伤寒杂病论》深刻，对卫气营血辨证学说的形成，产生了积极的影响；其次指出叶天士的"在卫汗之可也，到气才可清气，入营犹可透热转气，入血就恐耗血动血，直须凉血散血"的治疗法则及用药特点，在景岳的著作中已基本具备。魏国俊[4]认为，卫气营血辨证，在病位方面是按病位的表里浅深划分；在温邪传变方式方面是由表及里，从横的方面划分了病邪所在位置的深浅；其对于六经辨证体系，既是继承又是补其不足，并为三焦辨证的产生起到了奠基作用。周永学[5]、冯维斌[6]等认为，卫气营血辨证的缺憾在于将复杂多变的温病证候区别为四大类证型，在确定病变脏腑上失之笼统，辨论不细；没有概括温病后期肺胃阴虚、肝肾阴虚及正虚邪恋等证候，有失全面。

二、卫气营血辨证的临床研究

(一) 卫气营血辨证适用于各科病证

程绍民等[7]认为，卫气营血辨证可应用于临床各科疾病的证候辨别，是表明病情进展的时刻表。如外科的痈证，初起患处皮肉之间出现肿胀、结块，轻者无全身症状，重者多有恶寒发热，是病在卫分；病情进一步发展，肿块增大，局部红肿灼热，周身高热不退，是热毒进入气分之象；后期热盛肉腐、成脓，是蕴毒伤及营血。如内科"黄疸"，初起瘟疫毒邪首犯卫分，患者出现发热、恶寒、头痛身疼，或头重身困、四肢酸重疼痛等表证，治疗以麻黄连翘赤小豆汤为主方进行加减。中期病毒损及脏腑，出现湿性黏着缠绵和热毒之邪的酷烈之性的特点，治疗以茵陈蒿汤或逍遥散进行加减治疗，迁延期邪入心营，疫毒湿热深重，加之正气不足，阴血亏虚，或疫毒湿热过盛，直趋心营，或疫毒湿热酿生痰浊，蒙蔽心窍，表现出热扰心神，治疗以丹栀逍遥散加减或口服安宫牛黄丸，晚期由于疫毒湿热之邪伤人，日久不去，导致脏腑功能失调，气血津液代谢失常，疫毒湿热与痰瘀胶结，甚则发展为肝硬化、肝癌；出现动血、出血的症状，以及手掌红赤，很快出现肝性脑病的表现，属于血分证阶段，治疗以犀角地黄汤加减。

（二）临床各科病证卫气营血辨证的应用

1. 传染性疾病　对于流行性乙脑，商让成等[8]以卫气营血辨证理论为指导，采用分期辨证分型，分初期（邪在卫气）、极期（气血两燔、热陷营血）、恢复期（正虚邪恋、痰瘀阻络）3期，并给予预见性治疗措施诊治本病。结果60例中治愈56例，有后遗症2例，死亡2例。提示分期辨证分型之法及预见性截断病原逆传，对提高本病治愈率、降低死亡率、减少后遗症确有明显效果。

2. 呼吸系统疾病　杨效华等[9]根据卫气营血辨证治疗原则，结合风温肺热病病机特点，分为初期（邪犯肺卫）、中期（邪热由卫入气或入营血）、末期（恢复期），辨证施治，疗效较好。魏聿祥[10]运用卫气营血辨证，按温病卫气营血传变的不同阶段，用不同的治疗法则与方药，治疗36例急性肺炎患者，取得了满意的疗效。蒋耀瞳[11]对244例农民肺（霉尘病）采用卫气营血辨证为主，自制抗霉尘药方随证加减，获得较好的疗效。肖和印等[12]报道，东直门医院收治30例SARS患者，在糖皮质激素、抗病毒、机械通气、对症治疗等综合措施基础上，进行中医辨证论治并采用相应中药方剂。结果患者入院时均表现为高热等气分症状，卫分症状极少出现，其中4例病程中出现腹泻。SARS病程中经历气分、气营两燔和血分3个阶段，疫疠犯肺、气分热盛阶段，根据不同证型以清热宣肺、涤痰止咳和清热解毒、泻肺开闭为治则，方用五虎汤合葶苈大枣泻肺汤加减；浊热不解、气营两伤阶段以清气凉营、泻火涤痰为治则，方用清瘟败毒饮合礞石滚痰汤加减；热入营血、蒙闭清窍阶段以凉血清心、涤痰开窍为治则，方用犀角地黄汤合桃红四物汤加减。在营血阶段加用丹参注射液，在气营两伤阶段加用生脉注射液，效果更好。至5月1日转入定点医院时，出院3例，死亡4例，余病情平稳，重症患者已脱离呼吸机，X线胸片示肺部阴影吸收或基本吸收。由此得出结论：SARS发病基本遵循卫气营血辨证规律，中西医结合治疗可明显改善症状，中医活血化瘀治疗应贯穿治疗全过程。黄振炎等[13]报道，运用中医温病卫气营血辨证治疗SARS，早期急症急攻，后期益气健脾，活血化瘀。结果全部患者均治愈出院。可见辨证治疗对SARS有一定疗效。

3. 消化系统疾病　方亚祥等[14]根据病毒性肝炎的病因病机、临床症状及预后转归，以卫气营血辨证精神为指导，将急、慢性病毒性肝炎综合地加以辨证分型，认识到病毒性肝炎的病因是温邪夹湿为主。其中湿邪由表入里或由口而入，多停留在肝胆、脾胃；而温邪由表入里，多停留在营血。治疗时应以清热凉血为主，而将化湿从以前的主导地位转变为辅助地位。至于病毒性肝炎的后期，多见瘀象或虚象，以血瘀和气、阴、血的亏损为主，则应另当别论。李伟林[15]从中医角度对慢性乙肝的发生发展规律、临床表现、组织病理学变化等各方面进行理论探讨，结果发现肝组织病理学分级分期与中医的卫气营血辨证存在一定的相关性。由此得出结论：以肝组织病理学为依据的卫气营血微观辨证，是辨证治疗慢性乙肝的一种新思路。

4. 泌尿系统疾病　殷苏燕[16]运用卫气营血辨证施治 IgA 肾病 30 例，发现该病在病变过程中常有明显的卫气营血变化。初期温热邪气郁于肺卫，内迫营血，卫营合邪，卫分邪阻为主，治宜宣郁透热，以桑菊饮加减，肺卫郁热得宣，热自不迫营血，邪去而营卫通。继之，温热邪气深入气分，内窜营血，气血同病，气分炽热为主，治宜清泄里热，拟导赤散、清营汤加减。若病情进一步发展，邪气深入血分，热毒炽盛，多兼气分证，治宜凉血解毒，宣通气机，拟犀角地黄汤、小蓟饮子加减。在疾病传变过程中常兼有湿阻、气虚等，当辨证施治。

5. 眼科疾病　刘宏[17]认为，眼底出血在营、在血，且逗留于营血间，热邪入营，灼伤营阴，治宜取清营养阴之法，用清营汤灵活化裁治疗眼底出血 56 例，疗效较好。刘莉[18]用清营汤化裁治疗视网膜静脉阻塞 20 例 20 眼，治愈 16 例，占 80.0%；显效 3 例，占 15.0%；好转 1 例，占 5.0%。其中海藻、甘草配伍应用未见有毒副作用。卫气营血辨证与脏腑辨证结合治疗眼底出血是一条可继续探索之路。陈宪民等[19]对角膜炎 120 例 120 眼，应用卫气营血辨证进行治疗，并与 90 例 90 眼应用五轮辨证治疗对比观察，结果发现：浅层型角膜炎 2 组有效率比较差异无显著性（$P>0.05$），而疗程对照组为（14.9±4.49）天，治疗组为（7.6±1.82）天，有显著差异（$P<0.01$），深层型角膜炎临床有效率、疗程比较，2 组差异均有显著性（$P<0.01$），治疗组为优，视力提高 6 例达 1.0 者，2 组差异显著（$P<0.01$）。复发率治疗组 6.67%，对照组 16.67%，2 组比较也有显著性差异（$P<0.01$）。

6. 皮肤科疾病　吴水盛等[20]以解毒化瘀地黄汤治疗皮肤黏膜淋巴结综合征（川崎病）12 例，结果显效 9 例，有效 2 例，无效 1 例，有效率为 91.7%。认为本病的发病机制与时邪疫毒、正虚、气滞、血瘀有关，治以解毒化瘀、清气凉营为主。俞东容[21]认为，皮肤黏膜淋巴结综合征的临床特点为发热、皮疹、手足红斑和硬肿、球结膜充血、舌乳头增生和颈部淋巴结肿大等。应用卫气营血辨证，结合证候特点，在银翘散、清瘟败毒饮、竹叶石膏汤、生脉饮等方的基础上灵活加减运用，可取得较好疗效。

三、卫气营血辨证的实验研究

（一）卫气营血的病理组织学研究

匡调元等[22]从临床病理组织学观察研究中提出，温病卫气营血的传变规律，与现代医学关于急性传染病的发展规律是共通的；认为卫气营血各期之临床见证，是可以用现代病理学实践加以验证的。重庆、成都等学者[23-25]研究报道，在对流行性乙型脑炎、流行性脑脊髓膜炎、钩端螺旋体病、败血症的死亡患者进行尸体的病理解剖中发现，卫分证主要病理学变化属于急性传染病的前驱期或症状明显期之早期，以上呼吸道炎症与体表神经-血管反应为主，局部病理变化主要表现为充血、水肿；气分证主要出现毒血症状及由高热所致体液、电解质代谢紊乱为主，实质脏器混浊肿胀及功能紊乱，可见各种传染病的特异性病变，即可以某一组织或脏器的某部分病变为主，这些改变往往是可逆的；营分证除各种传染病之特殊病变进一步加重外，还以显著的中枢神经系统变性、坏死、凝血功能紊乱以及血管壁的中毒性损害进一步发展为特征；血分证突出表现为多种重要器官如中枢神经、心、肺、肾、肝等损害更严重，机体反应性与抵抗性降低，出现弥散性血管内凝血，暴发型病例往往伴有急性肾上腺皮质功能不全及广泛出血。戴豪良[26]对 15 例热入营血、气阴两虚证患者，进行病理解剖学特征的研究也发现，热入营血、气阴两虚证是一组病程相对较短的全身衰竭、消耗性病证，临床除均有较长时间的高热外，血液中的有形成分也有不同程度的损害；全身脏器、组织存在着较广泛并有一定深度的损伤，病理形态学变化以肝、肾上腺皮质、心、肺、肾等脏器变化为主。

以上研究均表明，邪在卫气分阶段，以组织器官的功能和代谢改变为主，病理变化以充血水肿和实质细胞变性为主，邪在营血分阶段，其病理变化以某些实质脏器或组织的变性坏死为主，同时伴有相应的功能紊乱与失调。

（二）卫气营血的血液流变学与微循环研究

孟宪益等[27]对 35 例各型流行性乙型脑炎患者，进行了血液流变学指标的测定，结果显示营血型（重型）患者的血沉、K 值、红细胞电泳、纤维蛋白原均高于正常值；而卫气型（轻型）仅一项红细胞电泳时间增加，提示各型流行性乙型脑炎患者的血液流变学诸指标的变化，差别有显著性。徐应杼等[28]通过 158 例温病患者的血液流变学各种指标测定，结果发现白细胞总数、中性粒细胞、全血黏度（高、低切变速率）、全血还原黏度、红细胞及白细胞电泳时间、血小板电泳时间、纤维蛋白原、甘油三酯、胆固醇等，在卫气营血各病变阶段，差别均有显著或非常显著意义，符合其传变规律，说明这些指标可作为卫气营血辨证客观指标的参考标准。该研究亦证明卫气营血病变过程，其血液流变学改变属“高黏综合征”，反映温病全过程均有“瘀血”存在，且随卫气营血的演变而逐步加重。可以推论，血浆黏度增高，白细胞总数增多、血细胞表面电荷减少而聚集、单位细胞比容产生增比黏度的能力增强、甘油三酯和胆固醇增加等，均可能为造成“高黏综合征”和“瘀血”的原因。因此，临床治疗温病时，除了遵循卫气营血辨证的传统治法，还要探求降低血黏度和改善微循环的途径。

徐氏等[29]还对 103 例温病患者进行了微循环形态与功能的观察，检测毛细血管襻的清晰度、排列、外形、数目、长度、管径、襻顶亮度、乳头下静脉丛、管壁张力、乳头以及管襻内微血流的流态、襻顶血流、血色、毛细血管襻周围的渗出、出血和毛细血管襻的冷刺激、针刺激、微血管运动计数等十多项指标，然后用积分计算的方法，得出微循环诸指标改变的积分，结果在卫气、卫营、卫血、气营、气血、营血之间，差异皆有高度显著性（$P<0.01$）。表明卫气营血各病变阶段，都存在微循环形态改变与功能障碍，而且随其病程发展而逐渐加重。孙孝洪[30]对卫气营血各阶段微循环特点进行对比，发现营血阶段视野底色绛红，毛细血管管襻不清，有明显“毛边”、“渗血”，管襻区显示不规则“云片”，也说明了营血分证的微循环瘀滞，毛细血管的脆性增加及破损更为严重。

（三）卫气营血的生物化学研究

程远纶等[31]检测了表现为气分证的 60 例肺炎、11 例败血症患者的酸碱平衡失调情况，发现呼吸性碱中毒最多（16 例），其次为代谢性酸中毒及碱中毒（共 26 例），而呼吸性酸中毒比较少，且这些酸碱平衡紊乱多属代偿性，说明气分阶段机体代偿功能尚好，能够在此时及时治疗，病情预后较好。马健等[25]观察了 23 例营血分证病例的血钠、钾、氯水平，结果有 21 例患者的血钠、氯降低，提示高热失水伤津；而增高者仅 2 例，可能与发热、脱水有关；血钾测定结果则相反，仅 2 例降低，其余 21 例均增高，可能由于高热少尿或酸中毒，大量钾离子从细胞内移出所致，这些变化也似可作为辨证的参考指标。许志奇等[32]采用放射免疫分析法，对 51 例温病气分证候表现的患者，进行了血浆皮质醇的动态测定（8、12、24 点），结果血浆皮质醇含量除 8 点与正常人无显著性差异外，其他各时点均高于正常人（$P<0.01$），说明气分阶段正邪斗争十分激烈；血浆皮质醇含量的增高，与机体受到外邪刺激而表现出的应激反应有关，反映出机体正气对外邪发出主动进攻而处于优势地位，符合气分阶段邪虽实而正

亦盛的特点。钱士明[33]对61例流行性出血热患者，按卫气营血不同病变阶段，检测了周围血液中性粒细胞碱性磷酸酶(NAP)、过氧化酶(POX)活力；结果表明，各型患者的NAP阳性率、积分值的差别有非常显著性意义($P<0.01$)，NAP阳性率、积分值低于对照组，二者差别有非常显著性($P<0.01$)，NAP阳性率、积分与血尿素氮、肌酐呈正相关，POX阳性率、积分与血尿素氮、肌酐呈负相关，POX积分与NAP积分呈负相关，NAP阳性率、积分与白细胞计数呈正相关；说明中性粒细胞酶代谢，参与了流行性出血热的卫气营血病变过程。另外，徐应抒等[34]分别对186例患者，进行了卫气营血各阶段血中内毒素含量的动态观察，发现卫气营血各病变阶段均有内毒素血症的存在，但其无规律性变化。可见，卫气营血的病理变化，与热病中电解质、皮质固醇、酶等生化物质的代谢改变有密切的关系。

（四）卫气营血的免疫学研究

吴云山等[35]认为白细胞是人体抗病能力的一种，属“正气”的范畴。根据临床资料观察、分析，卫气营血各病变阶段，白细胞是随着温邪由浅入深、病情由轻到重的发展而增加的，可象征“正气”的盛衰与“邪气”的轻重。邪在卫分，白细胞在$6.1\times10^9\sim10\times10^9$/L($6100\sim10\,000/mm^3$)之间，卫气同病与上相同且有向$11\times10^9\sim15\times10^9$/L($11\,000\sim15\,000/mm^3$)发展趋势，气分亦在$11\times10^9\sim15\times10^9$/L($11\,000\sim15\,000/mm^3$)之间，卫营同病上升至$10\times10^9\sim25\times10^9$/L($10\,000\sim25\,000/mm^3$)之间，营分与血分也多在$16\times10^9\sim25\times10^9$/L($16\,000\sim25\,000/mm^3$)之间。程远纶等[31]通过60例肺炎和11例败血症患者气分阶段的免疫功能测定，发现肺炎组血清IgG、IgM，败血症组血清IgG，均较正常对照组高($P<0.01$，$P<0.05$)；证明气分阶段正气旺盛，免疫能力较强，能动员和增强机体的抗病力，容易祛邪外出，于此阶段积极治疗，对提高温病的治愈率，降低死亡率有重要意义；同时也观察到，这类患者的血清IgA、玫瑰花环结合率无明显变化($P>0.05$)。孟宪益等[27]对35例各型流行性乙型脑炎患者，做了淋巴细胞转化率(LBT)、IgG、IgA、IgM的测定。结果发现各型患者的IgM均增高，IgG的变化不大，IgA均略偏低；卫气型患者LBT偏高，气营型LBT则略低于正常，营血型均偏低，反映了邪陷营血、邪盛正虚与细胞免疫反应低下有关，而卫气型患者的细胞免疫功能亢进，则是正盛邪实的表现。中医对感染性高热急症，采用卫气营血辨证治疗，除了清热解毒药物对病原体的抑制或灭活之外，更重要的是通过调整机体的免疫功能，以达到“祛邪安正”的目的。因此，运用免疫学指标和原理，观察研究卫气营血辨证治疗的机理，对发展卫气营血理论，是有重要意义的。

（五）卫气营血的细胞分子学研究

医家学者从细胞分子学水平研究温病血分证是近年来的成果。如程志强等[36]揭示了从TNF能导致炎症反应引起发热、能促进血凝导致DIC、导致感染性休克三个方面提出TNF是引起温病急性热瘀证的重要介质，有效拮抗TNF是治疗温病急性热瘀证的重要方法。Ishibashi M等[37]认为ET-1是导致局部血管痉挛、微血栓形成及缺血后器官损伤的关键因素并能反映血管内皮损伤的程度及体内瘀血的轻重变化。刘兰林[38]对血热阴伤络瘀证家兔模型研究发现温病血分证血分热毒损伤细胞所致阴伤与外周血单核细胞凋亡有关。吴朝栋等[39]、杨光等[40]实验研究发现DIC模型家兔血浆TNF-α、I-6、IL-8、补体(C5a)活性、亚硝酸根/硝酸根离子(NO_2^-/NO_3^-)及中性粒细胞趋化指数水平均显著升高，且升高水平和组织器官的损害程度相一致。罗燕等[41]研究表明，体温、脉搏、中性粒细胞百分比、WBC、HCT、补体C3、PT、APTT、CRP、IL-1、IL-6、IL-8、IL-10、IL-12P70、TNF共15项指标卫分证、气分证两组比较有明显差异，主要表现在炎症指标和凝血功能改变两个方面。免疫球蛋白和补体 C4 两组比较虽有一定的差异，但无统计学意义。上述 15 项指标与中医证候有总体相关性。说明影响中医证候诊断的因素不一定是单项比较时有显著差异的指标。

四、卫气营血证候动物模型的研究

（一）温病“卫气营血证型”的研究

1. 模型研制过程 熊启逵等[42]根据临床所见胆源性和血源性大肠杆菌败血性温病患者，可表现出典型卫气营血或（和）痉厥闭脱等证候，用从败血性温病患者血中培养、分离出的同一株普通型大肠杆菌所制菌液，按 0.75ml/kg 体重（每毫升含大肠杆菌 27 亿个），经耳缘静脉注入健康白毛家兔，成功地复制了实验性温病卫气营血证候的动物模型；动物模型的病因、症状、体征，均与人体大肠杆菌暴发性败血性温病相似。实验结果表明：①抓住恶寒或寒战、发热渴饮、神经系改变、斑疹出血四大症征特点，对辨证诊断的可靠性获得病理佐证。②大肠杆菌败血性温病的一般发生发展自然转归，与叶天士“卫之后方言气，营之后方言血”的病机演变过程相吻合。③兔大肠杆菌暴发性败血性温病模型，常有稀便、便溏或水样大便等湿热下注，或热结旁流的症状，故认为该组温病动物模型，应命名为湿热类温病卫气营血模型更确切。④舌象的变化，是临床温病辨证的重要依据；该模型所见舌质变化较明显，但舌苔变化尚不显著。刘国强等[43]用肺炎双球菌、大肠杆菌以不同的浓度，不同的剂量，不同的给药方式，分别建立包括卫分证、气分证、营分证、血分证、热毒神昏、暑热惊厥等动物模型，从舌面湿度、舌面酸碱度、血清钾、血清钠、淋巴细胞转化率、溶菌酶含量、病理解剖、血液流变学、微循环、血浆内毒素、细菌培养等指标观察发现，各证相关性强，可作为特异性检查指标。吕文亮等[44]采用大肠杆菌内毒素联合造模的方法，建立了气-营传变证的家兔病理模型，病理进程及症状表现与传统中医理论相关性较高。当模型兔进入营分阶段时，脑脊液 LDH 活性明显升高，提示中枢神经系统实质细胞已受损害，为热入营分、扰乱心神的病理基础，病理切片显示微血管中有血浆-白细胞-红细胞瘀积，说明已经出现了急性 DIC 高凝期的病变。翟玉祥等[45]采用地塞米松、呋塞米（呋喃苯胺酸）及大肠杆菌内毒素联合造模的方法，成功建立了温病营热阴伤证家兔病理模型，发现血清钾、钠皆有所下降，从一个侧面反映了该模型营分阴伤的病理变化，血清中 SOD 活性明显降低，MDA 含量显著增高，反映出营分证阶段阴伤之时还存在着组织细胞的严重损伤，在血液学及血液流变学方面的表现以高凝高黏为主，同时存在着纤溶系统的代偿性激活，可能预示着 DIC 即将形成，揭示了营分血瘀的病理实质，脑脊液中 CK 含量明显升高，反映出脑组织受到了损害，这种变化可能是营热扰心导致神志失常的病理学基础。唐建华等[46]用巴氏杆菌对猪耳静脉进行注射，复制出卫气营血证候动物模型，并分别在卫、气、营、血不同时期处死动物，观察其病理变化，显示卫分期肺瘀血、会厌软骨充血；气分期逐渐出现炎性细胞增生，吞噬作用增强；营分期组织中大量炎性细胞浸润，脾脏和淋巴细胞网状内皮细胞增生；血分期出现脾点状坏死，巨噬细胞减少，心、肝、肾、脑出现明显的坏死灶，炎性细胞坏死。

2. 不同时相的连续性病理变化观察 实验性温病动物模型复制成功之后，曾国祥等[47]又分别在卫、气、营、血各证候的不同时相处死动物，经肉眼和组织切片做常规及多种组织化学特殊染色进行观察，证实了温病卫气营血证候的各个时相，既有病理变化的连续性，更有不同的阶段性。从而论证了温病四时相，是受病机体多种物质变化和病理过程的反应。实验的大体标本观察可见卫分组除双肺轻度充血外，四只动物中三只左肺或和右肺，有少数 0.1～0.5cm 直径的出血点，其余与对照组未见明显差异；气分组除肺、肝、胃、脾、脑、肠等明显充血外，四只动物均出现大小不等、多少不一的点状或片状出血，有的相互融合(约1cm×1cm)，胆囊均充盈，舌苔淡薄、舌质红；营分组肺、肝、肾、脑、胃、肠、心、腹膜、耳静脉、眼结膜等处重度充血水肿，双肺可见较多的点、片状出血，并间有多少不等的针尖至米粒大小的脓点，有的尚可见肝脏脓点的形成，胃肠、心、脾有点状出血，舌苔多呈淡黄、舌质红绛；血分组各只动物除了营分组所述脏器组织的充血水肿、出血，及脓点形成且更严重外，还多伴皮下、心、脑有点、片状出血，肾上腺被膜内严重出血，腹腔内有少量淡红色液体形成，舌质绛紫、苔淡黄晦黯。实验的组织切片观察也发现：①肺、肝、脾的切片组织经 HE 染色观察，其病理变化也是从卫分到血分瘀血逐渐加重；②黏多糖性质的改变，经 AB/PAS 染色观察，在胃幽门腺等处，从卫分到血分，酸性反应呈不同程度的增强；③RNA 在大脑的神经细胞内变化，卫分组与正常对照组相似或偏高，由气分至血分递减，但脾与淋巴结内的 B 淋巴细胞和浆细胞数，则从卫分起递增，营分最高，到血分又下降；④多种胞浆内膜酶、线粒体酶以及溶酶体酶的活性等，在多数组织器官内，从卫分起到营分逐渐增高，到血分虽有不同程度的降低，但有的仍高于正常。

上述的观察结果表明，卫气营血证候的不同时相中，其病理变化的连续性和阶段性的理论，是有实验依据的：①大体改变和 HE 染色的一般病理改变，可将病变分为轻(卫)、中(气)、重(营)和最重(血)四个类型；②脾脏红髓内浆细胞增多的情况，卫分组与对照组差别有显著性($P>0.05$)，卫分组与气分组虽差异无显著性($P>0.05$)，但气分组与营分组差异有显著性($P<0.05$)，营分组与血分组差异无显著性($P>0.05$)，故认为卫气营血四个时相虽然不能截然划分，但至少可分为卫气和营血两大阶段；③黏蛋白的增减与黏多糖性质的变化，亦具有四个时相性；④肝糖原的变化，卫分组比正常对照组偏低，气分组增高，营血分组锐减，以营分组减少为著；⑤RNA 和胞浆内膜酶、线粒体酶、溶酶体酶等多种酶的活性，在连续的病理变化中，也具有时相性，特别是在肝细胞内，能使糖原异生作用的 G-6-P 酶的活性，卫分组均比正常对照组偏低，气分组明显增高，营分组又比正常低，血分组降低更为明显。由此可见，卫气营血的连续性和阶段性的病理变化，是以受病机体的多种物质变化为基础。

3. 超微结构的病理变化观察　王远萍等[48]用电子显微镜技术，对上述模型的兔肺与肝，进行卫气营血证候模型的超微结构病理变化观察。结果发现，肺泡壁上皮细胞内线粒体的肿胀和内质网的扩张程度、胞质内空泡和次级溶酶体的多少、毛细血管的充血和内皮细胞的肿胀及空泡变动性等项变化，表现出从卫分到营分损害逐渐加重，以致在血分时细胞器多呈减少而出现拉空现象；肝细胞内线粒体的肿胀、嵴的减少程度、粗面内质网和滑面内质网的扩张及粗面内质网的脱粒现象、肝细胞内次级溶酶体的增减、肝血窦和毛细胆管的扩张、狄氏间隙内微绒毛的增减程度等方面变化，也表现出肝细胞超微结构的损害，是以卫分到血分逐渐加重，而在血分时细胞器多呈减少的衰竭现象。这些方面的变化，虽然不能将卫气营血四个时期决然划分，但也反映出其连续病理变化过程，也寓有相对的时相性。超微结构的观察方法，把卫气营血辨证研究引入更加深入的层次，也提示了卫气营血证候的病理变化，具有微观结构与功能变化的病理基础。

4. 遥控监测法的观察研究　神志变化是温病卫气营血辨证的证候表现之一。查忠斌等[49]采用遥控监测法，对实验性温病卫气营血证候兔模型皮层脑电图变化，进行了系统的观察分析。结果表明：代表兔中枢神经活动处于兴奋状态的“θ”波，在温病卫气营血证候演变的不同时相中，呈现“W”形的变化；而代表中枢神经受阻抑的“δ”波，则呈现“M”形的变化。说明卫气营血证候传变过程中，神志变化的时相性具有脑电生理学变化的基础。提示脑电图的变化，可作为研究温病病机演变及重症患者的辨证诊断、病情监测和预后判断的一个重要指标。

（二）温病其他证动物模型的研究

1. 温病“湿热证”模型的研究 王瑾等[50]根据湿热证的病因病理学理论及临床的发病症状，主要从“湿”、“热”和“邪毒”三个方面模拟湿热病发病条件，对大鼠施加各种处理因素制备中医温病湿热证的动物模型。结果给大鼠高脂高糖、高温高湿及病原微生物后，模型大鼠红细胞超氧化物歧化酶（SOD）活性显著降低，而丙二醛（MDA）含量显著升高，与临床报道结果相符合。而单纯改变饮食环境条件，大鼠 SOD 活性改变，MDA 水平无显著变化。在三种因素同时作用下，模型大鼠红细胞免疫功能显著改变，大鼠红细胞 C_3b 受体数降低，而免疫复合物花环数升高。结论湿热模型的研究结果表明，临床湿热证与多因素同时作用有关，其造模方法简单，重复性好。

2. 温病“热厥气脱证”模型的研究 仝小林等[51]、张文选等[52]直接用精制大肠杆菌内毒素经兔耳缘静脉注射，第 1 次注 2μg/kg，24 小时后再次注射 3μg/kg，对照组注入等量生理盐。使用内毒素造模时，第 1 次注射内毒素后，出现兔耳充血通红，结膜充血，皮肤、四肢、耳部触之灼热，耸毛，拒食，口渴等表现，提示造模兔已发生类似温病（初期）的病变。第 2 次注射内毒素后，出现兔耳变苍白，摸之发凉，甚至冰凉，皮肤、四肢不温，结膜变浅，甚至苍白，蜷卧不动，或呈半瘫卧、瘫卧状，尿赤或呈褐色，呼吸困难，发绀，软弱无力，反应迟钝，神志委靡等表现，提示病变已深入血分，向热厥气脱发展。同时可见第 1 次注内毒素后，模型兔体温升高，第 2 次再注后体温骤降。观察血液学指标发现，血小板计数（BPC）减少，纤维蛋白原定量（FG）降低，凝血酶原时间（PT）、白陶土部分凝血活酶时间（KPTT）、复钙时间延长，血浆鱼精蛋白副凝固试验（3Ptest）阴性，提示实验动物在第 2 次注内毒素后已发生 DIC，通过肺、脾、心、肾等形态学观察也证实了 DIC 的存在。血液流变学观察，第 2 次注内毒素后，模型兔红细胞聚集性增强，但血液黏度反而降低，与以往研究报道结果相反。本实验研究者通过对以上结果分析，提出即便同样是温病深入血分，但病机仍有深浅层次之别，而血液流变性的不同改变似可作为这种深浅不同层次的一个判别指标。

3. 温病“热毒神昏”、“暑热惊厥”模型的研究 刘国强等[53]用肺炎双球菌、大肠杆菌以不同的浓度，不同的剂量，不同的给药方式分别建立的包括卫分证、气分证（热邪壅肺、阳明热炽、阳明热结、湿热气分、湿热中阻）、营分证、血分证、热毒神昏、暑热惊厥等动物模型，从舌面湿度、舌面酸碱度、血清钾、血清钠、淋巴细胞转化率、溶菌酶含量、病理解剖、血液流变学、微循环、血浆内毒素、细菌培养等指标观察发现，各证相关性强，可作为特异性检查指标。唐建华等[54]巴氏杆菌对猪耳静脉进行注射复制出卫气营血证候动物模型，并分别在卫、气、营、血不同时期处死动物，观察其病理变化，显示卫分期肺瘀血、会厌软骨充血；气分期逐渐出现炎性细胞增生，吞噬作用增强；营分期组织中大量炎性细胞浸润，脾脏和淋巴细胞网状内皮细胞增生；血分期出现脾点状坏死，巨噬细胞减少，心、肝、肾、脑出现明显的坏死灶，炎性细胞坏死。

4. 温病“营热伤阴证”模型的研究 翟玉祥等[55]用地塞米松、呋塞米（速尿）和大肠杆菌内毒素复制“营热阴伤证”家兔模型，以清营汤治疗后，观测体温、血液流变性、凝血指标、脑脊液肌磷酸激酶（CK）、血浆超氧化物歧化酶（SOD）、过氧化脂质（MDA）、血清电解质等的变化。结果显示，清营汤能显著抑制模型兔体温上升、全血黏度增高和血小板数减少，降低血小板聚集率，使缩短的 PT 延长，抑制体外血栓的形成，提高组织纤溶酶原激活物

(tPA)含量,减少纤溶酶原激活抑制物(PAI)含量,提高SOD活性,降低MDA含量,调节血清电解质浓度。表明清营汤具有多方面的药理作用,包括调节体温,降低血液黏度及血小板聚集能力,调节凝血和纤溶功能,提高机体抗过氧化能力,抵御自由基的损伤,并能维护体内电解质的稳定。吕文亮等[56]采用大肠杆菌内毒素联合造模的方法建立了气营传变证的家兔病理模型,病理进程及症状表现与传统中医理论相关性较高。当模型兔进入营分阶段时,脑脊液LDH活性明显升高,提示中枢神经系统实质细胞已受损害,为热入营分,扰乱心神的病理基础;病理切片显示微血管中有血浆-白细胞-红细胞瘀积,说明已经出现了急性DIC高凝期的病变灶,炎性细胞坏死。戴春福[57]在复制温病营分证家兔模型的基础上,以清营汤为清营法代表方,以清营汤加丹参、丹皮、赤芍为化瘀法代表方,腹腔注射后观察脑脊液LDH变化,结果两种方法均使其降低,但化瘀液比清营液作用强。

余海林等[58]认为,温病证候本质及治法的实验研究虽已有了较大的进展,但亦存在着诸多不足。对于卫气营血辨证实验研究的完善:第一,在辨治思路上要认识到温病病机的复杂性,不仅强调温病病机,还要注重瘀血既可作为病变的病理产物,同时又是导致温病病理的一个重要因素,血热炽盛,损伤阴液则是温病病变的重要环节,有了明确的辨证思路才能有目的地进行实验研究。第二,随着分子生物学理论和技术飞速发展,以细胞凋亡及基因芯片为代表的高效、精确的检测手段不断涌现,如何更好更快地运用到卫气营血辨证的研究中去至关重要,使中医宏观辨证与分子水平微观辨证相结合,有利于中医辨证论治的准确性。第三,在模型复制上要加强病证结合模型的研发,依据中西医结合病因塑造的动物模型既遵循了中医的理论指导,又充分运用了现代科学技术手段,弥补了中医研究中微观技术指标欠明确的不足。第四,考虑到人和动物的差异性,在复制动物模型的同时也要加大与临床的结合进行研究。总之,今后对温病学血分证本质与治法的实验研究有待进一步完善,以使对温病血分证的研究更加客观化、微观化,为进一步开拓温病临床治疗的新思路提供科学依据。

参考文献

[1] 张文选. 温病辨证分期审证论治体系初探. 北京中医药大学学报,1995,18(2):8-9

[2] 邹克扬,贾敏. 温病卫气营血辨证源流初探. 贵阳中医学院学报,1993,15(2):11-12

[3] 黄政德. 张景岳对卫气营血辨证学说的贡献. 湖南中医学院学报,1998,18(1):20-21

[4] 魏国俊. 浅析温病卫气营血与三焦辨证. 兰州医学院学报,2002,28(2):9,14-15

[5] 周永学. 三焦辨证临证意义探析. 中医药学刊,2002,20(1):76,84

[6] 冯维斌,岑鹤龄. 试评叶天士的卫气营血辨证. 现代中西医结合杂志,1999,8(12):1919-1920

[7] 程绍民,喻松仁,熊英琼. 六经辨证、卫气营血辨证、三焦辨证和经络辨证的现代研究概况. 中医药临床杂志,2006,18(1):1-6

[8] 商让成,王宝民,张世伟. 辨证治疗流行性乙型脑炎60例. 陕西中医,2002,23(9):771-772

[9] 杨效华,焦扬. 试论风温肺热病的内伤基础——附69例风浪肺热病病型分类. 中国中医急症,1995,4(6):270-271

[10] 魏聿祥. 运用卫气营血辨证治疗36例急性肺炎. 甘肃中医学院学报,1997,14(2):21-22

[11] 蒋耀瞳. 中药治疗农民肺244例. 长春中医学院学报,1994.10(41):35-36

[12] 肖和印,赵吉乎,周绍忠,等. 30例SARS患者的中医辨证诊治研究. 中国中西医结合杂志,2003,10(5):265-267

[13] 黄振炎,杨风仙,林棉. 中医辨证治疗传染性非典型肺炎20例临床体会. 中药药理与临床,2003,19(4):134-135

[14] 方亚祥．龙爱华．卫气营血辨证在病毒性肝炎治疗中的运用．江苏中医药，2003，24(11)：55-56

[15] 李伟林．慢性乙肝从卫气营血辨证的探讨．中国中医基础医学杂志，2002，8(8)：3-4

[16] 殷苏燕．卫气营血辨证施治 IgA 肾病 30 例．中国民间疗法，2001，9(6)：54-55

[17] 刘宏．清营汤治疗眼底出血 56 例．河南中医，2002，22(5)：32-34

[18] 刘莉．清营汤化裁治疗视网膜静脉阻塞．中西医结合眼科杂志，1997，15(4)：206-207

[19] 陈宪民，阚士宇，张尊善．应用卫气营血辨证治疗角膜炎 120 例．山东中医杂志，1999，18(7)：295-296

[20] 吴水盛，易传安．解毒化瘀地黄汤治疗皮肤黏膜淋巴结综合征 12 例．辽宁中医杂志，2000，27(7)：304-306

[21] 俞东容．皮肤黏膜淋巴结综合征证治探讨．湖北中医杂志，1994，16(111)：37-38

[22] 匡调元．中医病理研究．上海：上海科学技术出版社，1980：127

[23] 重庆医学院新医病理学研究小组．以近代病理学观点探讨温病传变的规律性．新医药学杂志，1974(6)：16-18

[24] 张之文．温热病应用活血化瘀法则的探讨．新医药学杂志，1979(1)：34-36

[25] 马健，等．卫气营血证候实质的研究概况．上海中医药杂志，1988(4)：32-33

[26] 戴豪良，等．15 例热在营血、气阴两虚证病理解剖学特征的初步探讨．中医杂志，1986，27(12)：54-56

[27] 孟宪益．从血液流变学探讨流行性乙型脑炎卫气营血辨证的机理．上海中医药杂志，1980(6)：57-58

[28] 徐应抒，等．温病卫气营血的血液流变学实验研究．中西医结合杂志，1986，6(5)：283-285

[29] 徐应抒，等．温病卫气营血证候 103 例的微循环和血液流变学研究．中医杂志，1986，27(8)：39-41

[30] 孙孝洪．清营凉血方药的研究近况．辽宁中医杂志，1982，6(3)：31-32

[31] 程远纶，等．温病气分阶段免疫功能及血气分析的初步观察．四川中医，1983，1(6)：57-58

[32] 许志奇，等．温病气分阶段血浆皮质固醇含量的动态观察．四川中医，1983，1(5)：11-13

[33] 钱士明，陈秋燕．61 例流行性出血热中性粒细胞 NAP、POX 活力测定结果分析．南京中医学院学报，1987(1)：24-25

[34] 徐应抒，等．解毒化瘀汤治疗温病的实验研究．中医杂志，1988，29(1)：48-50

[35] 吴云山，等．对温热病运用卫气营血辨证施治的研究．福建中医药，1962，7(3)：6-8

[36] 程志强，肿瘤坏死因子与温病急性热瘀证的相关性探讨．福建中医学院学报，1999，9(2)：43-45

[37] Ishibashi M，Saito K，Watanobe K，et al. Plasma endothelinlevel in patients with disseminated intravascular coagulation. N Engl J Med，1991，324(2)：1516-1518

[38] 刘兰林．外感热病血分病变辨治规律及本质的研究．南京中医药大学博士论文，2005：93，40.

[39] 吴朝栋，李鸣真，张艳萍，等．中药热毒清对内毒素 DIC 家兔血浆肿瘤坏死因子 2、白细胞介素 6 水平影响的研究．中国中西医结合杂志，1995，15(6)：356-358

[40] 杨光，李鸣真，张艳萍，等．中药热毒清对内毒素性 DIC 家兔血浆白细胞介素 8 和一氧化氮水平影响的研究．中国中西医结合杂志，1996，16(7)：417-420

[41] 罗燕，王卫星．温病卫气分证客观化指标的相关性探讨．中华实用中西医结合杂志，2009，22(2)：72-74

[42] 熊启逵，等．实验性温病卫气营血证候动物模型复制的研究．四川医学，1983，4(2)：65-66

[43] 刘国强，孙守才．用现代科学方法研究温病学．陕西中医学院学报，1998，21(4)：4-6

[44] 吕文亮．刘玲．高清华，等．凉营透气顾阴法对气-营传模型的作用研究．中医药学刊，2002，20(1)：72-73

[45] 翟玉祥．卞慧敏．马健．等．温病营热阴伤证动物模型的建立．中国中医基础学杂志，1998，4(4)：42-44

[46] 唐建华．张荣．白朝勇，等．凡温病卫气营血证候动物模型的病理形态观察．黑龙江畜牧兽医，1994(12)：18-19

[47] 曾国祥，等．实验性温病卫气营血四个时相的病理变化．四川医学，1983，4(3)：129-130

[48] 王远萍，等．实验性温病卫气营血四个时相肺肝超微结构的变化．四川医学，1984，5(1)：6-8

[49] 查忠斌，等．遥控监测实验性温病兔皮层脑电图的变化及其意义的探讨．四川医学，1983，4(5)：260-262

[50] 王瑾，陈宜鸿，赵志玲．中医温病湿热证动物模型实验的研究．解放军药学学报，2002，18(4)：209-211

[51] 仝小林，等．热厥气脱证动脉模型的建立及其动态观察．中国医药学报，1990，5(2)：66-68

[52] 张文选，等．大肠杆菌内毒素家兔温病邪入血分之热瘀气脱证模型建立的初步研究．中国医药学报，1990(4)：70-71

[53] 刘国强，孙守才．用现代科学方法研究温病学．陕西中医学院学报 1998，21(4)：4-6

[54] 唐建华，张荣，白朝勇，等．凡温病卫气营血证候动物型的病理形态观察．黑龙江畜牧兽医，1994(12)：18-19

[55] 翟玉祥，卞慧敏，马健，等．清营汤对营热阴伤证动物模型的作用及其机理．中国实验方剂学杂志，2004，10(5)：14-16

[56] 吕文亮　高清华　周燕萍，等．清热化湿法对温病湿热证模型脂类代谢影响的实验研究．美中，2005，2(5)：40-44

[57] 戴春福．凉营法及化瘀法对家兔 CSE-LDH 的影响．中国中医药科技，1995，2(4)：7-9

[58] 余海林，刘兰林，侯浩彬，等．温病血分证本质及治法的实验研究进展．中国实验方剂学杂志，2007，13(12)：59-62

第三节　三焦辨证概要

【基本内容】

三焦辨证是清代吴鞠通依据《内经》、《难经》及前贤有关三焦的论述，将外感温热病证候归纳为上、中、下三焦病证，借以阐明温热病过程中的病理变化、临床表现及其传变规律的一种辨证方法。

上焦病证，主要包括手太阴肺经和手厥阴心包经的病变。而手太阴肺经证候又多为温病的初起阶段；手厥阴心包经证候乃为肺经温热之邪内陷心包的证候。中焦病证，主要包括足阳明胃经和足太阴脾经病变。阳明胃主燥，邪入阳明易从燥化，多表现为里热燥实证；而太阴脾主湿，邪入太阴易从湿化，多表现为湿温病证，中焦病变证候多为温热病的中期或极期阶段。下焦病证，主要包括足少阴肾经和足厥阴肝经病变，多表现为肝肾阴虚之证，乃属温病的末期阶段。

一、辨三焦病证

（一）上焦病证

上焦病证是指温热之邪侵袭上焦手太阴肺和手厥阴心包所表现的证候。

［临床表现］发热，微恶风寒，咳嗽，微汗，头痛，口干，舌边尖红，脉浮数；或见但热不寒，咳喘，多汗，口渴，苔黄，脉数，甚则神昏谵语或昏愦不语，舌謇，肢厥，舌质红绛。

［机理分析］肺合皮毛，主表统卫。温热之邪袭表犯肺，致使卫气郁遏，肺失宣肃，故见邪在肺卫的发热，微恶风寒，微汗，咳嗽，头痛等表证；口干，舌边尖赤，脉浮数，更是温热伤津、在表之象。

若温热之邪入里，热盛肺壅，肺失肃降，气逆于上，则见咳嗽气喘；热盛于里，充斥身脉，故有但热不寒，苔黄脉数；热盛迫汗伤津，故见多汗，口渴之症。

若肺经之邪不解，内陷而内传心包，心神受扰，则见神昏谵语或昏愦不语；热邪扰心，舌失主宰，故舌謇失灵；热灼伤津而见舌质红绛；邪热内郁，阳气被遏，四末失温，则见肢厥不温。

［辨证要点］①若邪居肺卫，以发热、微感风寒、口干、咳嗽、脉浮数为辨证要点；②若邪热入里，以但热不寒、咳喘汗出、口渴、苔黄为辨证要点；③若逆传心包，以高热神昏、舌謇肢厥、舌质红绛为辨证要点。

（二）中焦病证

中焦病证是指温热之邪侵犯中焦脾胃，邪从燥化或湿化所表现的证候。

［临床表现］身热气粗，腹满便秘，口渴饮冷，口干唇燥，苔黄燥裂，或神昏谵语，脉象数实；或见身热不扬，头身困重，脘腹痞闷，泛恶欲呕，便滞不爽，苔黄而腻，脉象濡数。

［机理分析］胃喜润恶燥，温热之邪内入阳明，则易化燥伤津，故见身热气粗，渴而喜冷，口干唇燥，苔黄燥裂等热盛津伤之象；邪热与肠胃燥屎内结，肠胃降泄不行，故有腹满便秘；燥热内炽，上扰心神，则见神昏谵语。脉象数实，为邪实有热之征。脾喜燥恶湿，温热之邪内犯太阴，则易从湿化，湿热蕴郁中阻，脾胃升降失常，故见脘腹痞闷，泛恶欲呕，便滞不爽；湿遏热伏，郁干肌腠，则有身热不扬；湿性重着，留恋不去，阻滞气机，则见头身困重；舌苔黄腻，脉象濡数，也为湿热之象。

［辨证要点］①邪从燥化，以身热、腹满、便秘、渴饮、苔黄燥、脉数实等为辨证要点；②邪从湿化，以身热不扬、脘满泛恶、苔黄腻、脉濡数等为辨证要点。

（三）下焦病证

下焦病证是指湿热之邪犯及下焦，以劫夺肝肾之阴为主所表现的证候。

［临床表现］身热颧赤，手足心热甚于手足背，口干咽燥，神倦，耳聋，舌绛少苔，脉虚数；或见手足蠕动。甚则瘛疭，心中憺憺大动，甚或时时欲脱。

［机理分析］肾藏真阴，为一身阴液之根本，温病后期，邪热犯及下焦，最易耗损真阴，真阴既耗，神失所养则神倦，耳失所养则耳聋；阴虚生内热，阴虚则阳亢，故有身热颧红，手足心热甚于手足背，口燥咽干，舌绛，脉虚数等虚热之象。

肝为风木之脏，有赖于肾水之涵养，肝又为筋之主，温热久羁下焦，真阴劫耗，水不涵木，筋脉失养，虚风内动，故见手足蠕动，甚则瘛疭，心中憺憺大动。

［辨证要点］下焦病证以阴虚内热、虚风内动为病变特点，临床常以身热颧赤、神倦、耳聋、手足蠕动、舌绛少苔、脉虚数等为主要见症。

二、三焦病证的传变

三焦病证的传变，一般多由上焦手太阴肺经开始，自上而下，传入中焦，继而下焦，此为“顺传”。其标志着病情由浅入深，由轻渐重的病理过程，若病邪从肺卫而直入心包者，称为“逆传”，多因邪热过盛，说明病情危笃。

三焦病证的传变，与感邪的轻重及受病机体抗病能力的强弱密切相关。所以，上焦病证则有邪在肺卫之表、邪热入里或邪犯心包的不同；病传中焦则有邪从燥化、邪从湿化之分；病传下焦则有阴虚内热、虚风内动之别。三焦病证的传变顺序也并非固定不变，临床常有邪犯上焦，经治则愈，并不下传者，亦有上焦病证未罢，而又见中焦病证者；亦有自上焦径传下焦者；亦有起病即见下焦病证者。更有两焦、三焦病证错杂互见者。因此，对三焦病证的辨证也应灵活变通地全面综合分析。

【补充阐发】

一、对三焦生理特点的认识

（一）上焦的生理特点

从结构上，《灵枢·营卫生会》论述："上焦出于胃上口，并咽以上贯膈而布胸中。"上焦实质的结构：从咽喉下部至横膈的上部，包括肺脏、心脏与心包，其中还有气管、食管、纵隔、肺动脉等。"胃上口"的贲门，是在横膈的下部腹腔内，不是在横膈上部的胸腔内，其"咽以上"是头部，不是在胸腔内。所以"上焦出于胃上口，并咽以上"的论述，虽是不符合脏腑外围最大的腑，但"从咽喉至胸膈部分"与"贯膈而布胸中"的论述，也是在上焦胸腔的范围之中。从功能上，《灵枢·营卫生会》说："上焦如雾"，是形容上焦心肺宣发敷布水谷精气的功能，如同雾露弥漫灌溉全身。能将中焦传化来的水谷精微等营养物质，变成细小的颗粒，并传送到全身各个部位。特别是在水液代谢中起濡润各个脏器、组织、皮毛等，如果上焦受邪，宣发功能失调，人体的脏腑组织皮毛就会失于濡养，出现皮肤干裂、口咽干燥、咳嗽喘憋等症状。

（二）中焦的生理特点

《灵枢·营卫生会》指出："中焦亦并胃中，出上焦之后，此所受气者，泌糟粕，蒸津液，化其精微上注于肺脉及化而为血，以奉生身，莫贵于此，故独得行于经隧，命曰营气"；《难经·三十一难》记载："中焦者，在胃中脘，不上不下，主熟腐水谷"。《医学入门》重申"中焦主变化水谷之味，其精微上注于肺，化而为血，行于经隧，以营五脏周身。《经》曰："中焦如沤"，以上明确概括了中焦的位置及功能。水谷由上焦纳入中焦后，通过胃的腐熟，进行消化和吸收，其糟粕下输入下焦，精微物质上注入肺脉化赤为血，营血皆生于中焦，行于脉中，运行周身，营养四肢百骸。"如沤"，生动地概括了中焦的功能，即包括腐熟水谷和化生营血。中焦脏腑包括胃和脾，也涉及胆、胰、十二指肠、小肠等脏器。

（三）下焦的生理特点

《灵枢·营卫生会》说："下焦者，别回肠，注入膀胱，而渗入焉，故水谷者，常并居于胃中，成糟粕，而俱下于大肠，而成下焦"。《经》曰："下焦如渎"。以上明确表明肝肾膀胱大肠为下焦的重要器官，下焦的功能以排泄为主。在肝主疏泄、肾主水的共同作用下，大肠传导糟粕，膀胱为州都之官，气化而出焉，"如渎"形象地描述了下焦的功能。下焦也是元气化生之地，元气是人体生命活动的原动力，由肾中先天之精所化，赖中焦后天水谷之精微所养，然后布于周身。卫气发源于下焦，滋养于中焦，开发于上焦。因此，肝的疏泄，肾的藏精、主水，膀胱主持水液代谢和大肠的传道，共同构成下焦的功能。

三焦的传变，其次序是：始于上焦，至于中焦，终于下焦。吴鞠通在《温病条辨》指出："温病由口鼻而入，鼻气通于肺，口气通于胃，肺病过传心包；上焦病不治，则传中焦，胃与脾也；中焦病不治，即传下焦，肝与肾也。始上焦，终下焦。"但是三焦病证并不是固定不变和截然分开的，在传变过程中，有时上焦病未罢，而又见中焦病证，亦有中焦病证未除而出现下焦病证的，故在临床上应当分辨，不可拘泥于从上到下的传变次序。

二、卫气营血证候与三焦证候的实质区别

长期以来，全国中医院校统编教材之《温病学》与若干温病学专著，对卫气营血与三焦辨证的论述，多是罗列卫气营血与三焦证的基本证型与见证，对其实质与区别并无进一步论述。《温病条辨》是将卫气营血与三焦辨证交混穿插并用的。有人认为，三焦辨证只作为脏腑定位，卫气营血与三焦辨证并存，不易掌握和运用，是该书的一大缺点。有人甚至主张将卫气营血、三焦辨证与六经、脏腑辨证统一起来，这样就从根本上抹杀了它们的本质与特点。如此等等，不一而足。但不难看出，他们多是强调事物的表面现象，夸大了两种不同事物的共性，忽视了对其本质、个性的认识。随着理论与临证的深入，材料的逐渐积累，人们的认识也在逐步深化。

众所周知，温病为温邪所引起的外感急性热病。温邪是外来的邪气，本有温热与湿热之分，侵入人体之后而发病，就其病机本质而言，不外乎损伤人体的阴液与阻滞正常的气机升降出入；且二者又常相互影响。因侧重点不同，二者又有区别。

卫气营血，其具有浅深的分布层次和相应的生理功能。如卫，是人体的一种阳气，其有“温分肉，肥腠理，司开合”的作用。它分布于人体体表，具有保卫作用，部位在最浅层，由肺的宣发而抵达体表。气，为水谷所化生，因肺之宣发而达全身、五脏、六腑，而温养之。它分布部位较卫为深。营，为水谷之气化生面成。所谓“谷入于胃，以传于肺、五脏六腑皆受气”，其“清者为营”。又因其“注之于脉，化以为血”，知营是血的组成部分；“营行脉中”，可见其较气所在部位更深。血，则是血中的营养物质，其部位最深。总之，卫气营血在人体中有浅深不同的分布层次，它是人的生命和人体各种功能活动的物质基础，也是我们研究卫气营血证候本质及传变的基础。

临床实践证明，卫气营血证候，即是“温邪”侵入人体后，“邪气”所在部位的层次分布，且其浅深与卫气营血的分布浅深层次一致。所以卫气营血证候中邪气的浅深，对人体的脏腑、器官的功能及实质的损害，与卫气营血分布的浅深，所涉及的脏腑、器官相一致。而“邪气”为什么会停留在某一个阶段或层次？是怎样深入的？在各个不同阶段的本质区别是什么？弄清这些问题则有利于温病理论与临床水平的提高。

对事物本质的认识，是在实践中得来的。卫气营血证候的本质，存在于临床见证之中。

卫分证，病轻邪浅，临床主要见症为：发热、微恶风寒、咳嗽、口微渴、舌边尖红，苔薄白、脉浮数等。其变化与深入皆由“口干”或“口渴”的程度变化而决定。因卫分证“邪”仅伤肺津或肺阴，且很轻，故只见“口微渴”，若阴伤而“口渴”增重说明“邪气”已深入了。可见阴伤程度的轻重，是决定“邪气”是否传变深入的关键。若热虽重而阴未伤，或阴伤很轻，则邪气并未突破卫分防线，而仍停留在卫分，此与发热的轻重、时间的长短无关。这一点已被大量的临床实践所证明。有的虽发热十余日或更长，体温可高达40℃以上，但邪气仍然停留在卫分而未入气分，此时仍可用卫分方法治疗。为此，我们总结出邪气在卫分的判断标准是：①高热无汗——为卫肺郁闭的结果。②舌苔薄白、口不渴或微渴——邪浅且未伤阴。苔薄白一般只有口干、微渴，不会“口大渴”。③咳喘——肺气郁闭。④脉浮——邪在肺卫之浅层。此时卫分证的特点是肺卫郁为主。因此认为，卫分证的本质是肺经郁热，微有阴伤。

气分证，邪在卫分伤阴后的深入与发展。临床的主要见症为：高热、烦渴，或大便干结，汗出，舌红，苔黄，脉数。“烦渴”即心烦口渴，或大渴，是热伤肺胃之阴的标志。其他见症如发热，舌红、苔黄，汗出，大便干等均随口渴程度的加重而加剧。肺胃阴伤是气分证的本质；

阴伤与邪盛之高热、汗出、苔黄等则是气分证的表现形式；而汗出热不退、烦躁、口苦、腹满等为气机阻滞，邪热蒸灼的结果。所以说气分证的本质是邪热炽盛、肺胃阴伤。

营分证，胃之阴既伤，邪仍不解，进而则深入阴分，伤血中之阴而为营分证。其临床见症是：身热夜甚，口反不甚渴，心烦不寐，或斑疹隐隐，时有谵语，舌红绛，脉细数。营分证中舌绛、脉细、口反不甚渴均为阴伤更重的见证。舌质由红转绛为热入营分，营阴伤血，血变浓稠又为热蒸所致；脉细，为脏阴之亏，脉数乃热象。热入营分，阴伤更重，本应口渴加重，为什么反而不甚渴呢？其原因是：①入营之热内扰心神，可出现神志不清，对渴的反应已不十分清楚，自己已无法分辨渴的程度；②深入于阴分之热，蒸营阴上潮于口，虽阴伤极重，但口中仍有津液濡润，故不觉口渴。

近几年来，一些地方对卫气营血证候的实验研究发现，随着卫气营血证候的变化，微循环功能障碍与血液流变学指标均递增，即为伤阴逐步增重的明显证明。

上海地区对流行性乙型脑炎的观察认为，温病进入营血阶段，其血沉、血沉方程 K 值、红细胞电泳、纤维蛋白原均明显高于正常值，而病在卫气阶段，只有红细胞电泳一项增高，说明这些血液流变学指标的改变是营血分证热伤营阴的结果。也有人对温病营血阶段血中钠、钾、氯进行测试比较，发现热重伤阴患者中，血内钠、氯降低为多见。由此可见，卫气营血证候的传变，热伤阴是其病理基础，卫气营血证候的本质是热伤阴浅深不同层次的分布。

血分证与营分证本质基本相同，只有程度的区别，一般说，血分证除热伤营阴较重外，又见热灼伤血络，热迫血妄行之证。热入营血，未动血者称为营分证，兼见动血者即称为血分证。

综上所述，卫气营血传变，是以邪热伤阴的程度为根据的，卫气营血证，实际是邪热伤阴程度浅深层次的病位分布，虽在不同阶段都兼有不同程度的气机阻滞，但病程阶段的划分依据，仍是阴伤的程度。如同为肺经郁热，卫分证阴伤轻，症见“但咳，身不甚热微渴”；气分证阴伤较重，则见“咳喘气粗，高热，烦渴”。同为心包证，虽皆可见神昏谵语，热陷心包证因伤阴重而舌绛为营分；湿热蒙蔽心包，伤阴轻，见舌红苔腻则为气分。

三焦是依人体脏腑所在部位而划分的三个区域，同时包括了所属脏腑的功能。而“三焦者，决渎之官，水道出焉”，则是所属有关脏腑功能的综合体现。胃上口以上为上焦，脾胃为中焦（胃上口至胃下口），胃下口以下为下焦。其所属脏腑为：上焦心（包括心包）、肺；中焦脾、胃；下焦肝、胆、肾、大小肠、膀胱。人体的水液代谢，营养敷布，废物的排泄，是各个脏腑协作完成的，但就其功能而言，有上焦如雾、中焦如沤、下焦如渎之说。

所谓上焦如雾，主要是肺的宣降功能，即肺的宣发与肃降而布散水谷精微达全身，并由肺的宣降而促进人体气机的升降出入。由于肺与大肠相表里，大便干燥会影响肺气的宣降；而肺气的宣降对大便又有推荡之力；肺为上焦，是水之上源，膀胱为下焦，是水之下流。下焦闭塞，则影响肺的宣降；而肺气宣降又可促使小便通利。因为上焦病，主要是肺的宣降功能障碍的病变，若阴伤不重一般不涉及心与心包。所谓中焦如沤，主要是指脾胃腐熟水谷升清降浊功能。脾升以运化水谷精微，胃降而传输糟粕。脾胃居中焦，是人体气机升降之枢，中焦不畅，则直接影响人体气机升降。因之中焦病是脾胃升降功能阻滞的病变，可为邪阻，也可为阴伤。所谓下焦如渎，主要是指废物源源不断地被排出体外。下焦气机不畅，直接导致大小便的不通或不爽。肝肾同源，邪热耗伤精血也属下焦病候。

可见三焦证的本质，是三焦所属相应脏腑气机升降出入被邪气阻滞的病变。

因此，卫气营血证是温邪伤阴程度浅重不同的浅深层次分布；三焦证是温邪阻滞气机的部位区别。温邪伤阴且阻滞气机，为卫气营血病变涉及三焦；湿热之邪阻滞气机，日久化热又可伤阴，则为三焦病变涉及卫气营血。［谢路．中国医药学报，1995，10(1)：14］

三、三焦辨证与卫气营血辨证比较

（一）三焦辨证与卫气营血辨证异同点

1. 共同点　①三焦辨证和卫气营血辨证皆是温病的辨证纲领，在归纳证候，阐明病机，辨别病位，明确传变，分清轻重，拟定治则等方面，都有着共同的重要意义。②虽然三焦辨证是从“纵”的方面来划分所病脏腑部位，概括温病病变过程、病理变化和传变规律，而卫气营血辨证是从“横”的方面来概括温病的病理变化和传变规律，即所谓“三个阶段”、“四个层次”，但无论是以“纵”的方法，或是“横”的方法，都能概括温病病理和传变。③两种辨证纲领虽然其理论阐述和归纳方法不尽一致，但其主要反映的内容和证候大部分相同。

2. 不同点　①论证方法不同：二者对温病病理变化及其相互传变的阐述，有一“纵”一“横”之别。卫气营血辨证是从四个层次来辨别其发展规律和证候表现，三焦辨证则是从所病脏腑部位来划分病期及分析病理传变。②内容主次和繁略之异：上中下三焦和卫气营血之间不能相互等同，如上焦手太阴肺卫的病变，相当于邪在卫分；热壅于肺而又无表证者，则属气分范围；逆传心包的病变却又属于营分范围。中焦足阳明胃和足太阴脾的病变，虽都属气分范畴，但邪在气分就不能仅限于脾胃之中焦病变。下焦肝肾的病变和邪在血分，其证候表现截然不同，前者是热伤肝肾之阴，其证属虚。后者为耗血迫血，其证属实中有虚。吴氏三焦辨证的下焦证，实是补充了卫气营血辨证之不足。

（二）三焦辨证与卫气营血辨证的关系

1. 三焦辨证与卫气营血辨证既有区别又有联系　因为温邪有温热与湿热之分，侵入人体之后而发病，传变机制虽都损伤人体的阴液与阻滞正常的气机升降出入，但侧重点不同。卫气营血传变，是以邪热伤阴的程度为根据的，如同为肺经郁热，卫分证阴伤轻，症见“但咳，身不甚热微渴”；气分证伤阴较重，则见“咳喘气粗，高热，烦渴”。三焦病证的本质，是以三焦所属相应脏腑气机升降出入被邪气阻滞的病变为主，以脏腑功能代谢障碍为主要表现，如下焦蓄血证，表现为血瘀下焦、少腹痛硬、月经紊乱等症状。

2. 三焦辨证对卫气营血辨证的发展　吴鞠通《温病条辨》是以叶天士卫气营血理论做基础的，在许多方面，又对叶氏学说进行了弘扬和提高。在辨证上，他先辨三焦，再分卫气营血，结合运用。在证候上，对卫气营血辨证更加具体化，如气分证，有上焦的热壅于肺，中焦的热盛阳明，下焦的热移小肠等。在传变上，虽有卫气营血和上中下三焦顺序不同，但都是讲由表及里，由浅入深，由轻到重。所以说两种辨证方法对温病的总体认识是一致的。

3. 三焦辨证与卫气营血辨证具有互补性　卫气营血辨证主要是从横的方向揭示了温病发展变化的规律性，三焦辨证则又从纵的方向阐明了温病的演变规律，纵横结合，则更加明确。卫气营血辨证从浅深不同层次上将温病主要证候归纳为四类，有提纲挈领作用；三焦辨证则更细致地分析了四个阶段不同脏腑的病变，病位更加明确，病证更为具体。在提示病位浅深和病情轻重上，卫气营血辨证更优于三焦辨证，更切合临床实际。在确定病变脏腑即定位上，三焦辨证则更加具体，弥补了卫气营血辨证的不足。在传变规律上，卫气营血对绝大多数温病都适用，但三焦辨证又增添了温病末期的证候和辨治，使温病各期病变及治疗得以全面揭示。

四、外感病辨证简表

（一）外感病初期辨证简表

外感病初期的辨证见表 10-1。

表 10-1　外感病初期辨证简表

证别	临床表现	病机	治法	代表方剂
风寒表实	恶寒重，发热轻，头身疼痛，鼻塞流清涕，无汗而喘，舌苔薄白，脉浮紧	风寒束表，卫阳被遏	辛温发汗，宣肺散寒	麻黄汤 荆防败毒散
风寒表疏	恶风，发热，汗出，头痛，鼻鸣，舌苔薄白，脉浮缓	风寒袭表，营卫失调	辛温解肌，调和营卫	桂枝汤
风热袭表	发热，微恶风寒，少汗或无汗，头痛鼻塞，咳嗽，咽喉肿痛，口微渴，舌苔薄白或薄黄，脉浮数	风热外袭，肺卫失宣	辛凉清解，透汗祛邪	银翘散 桑菊饮
风湿困表	恶寒，发热，头痛，头昏且重，或一身痛胀，或骨节疼痛，无汗，肢体沉重，舌苔薄白而腻，脉濡或浮紧等	风湿外困，卫阳阻遏	解表祛风，散寒除湿	羌活胜湿汤 麻黄加术汤
湿热犯表	身热不扬，微恶风寒，头重痛昏蒙，胸闷不适，或微黄而腻，脉濡数。或兼恶心呕吐，腹胀纳呆等	湿热犯表，郁蒸肺卫	宣化湿热	藿朴夏苓汤
燥邪袭表	发热，微恶风寒，口渴心烦，鼻干咽燥，干咳少痰或痰中带血，头痛少汗，舌苔薄黄少津，脉浮数	燥热袭表，肺津受伤	宣肺透热润燥	桑杏汤

（二）外感病极期辨证简表

外感病极期的辨证见表 10-2。

表 10-2　外感病极期辨证简表

证别	临床表现	病机	治法	代表方剂
热郁少阳	往来寒热，胸胁苦满，神情默默，不欲饮食，心烦喜呕，口苦咽干，目眩，舌苔黄，脉弦，或大便干结，小便短赤等	热郁少阳，病势徘徊，胆气不舒	和解表里，清宣胆热	小柴胡汤 大柴胡汤
热扰胸膈	轻则身微热，心烦懊侬，坐卧不宁，舌苔微黄，脉稍数。甚则壮热，烦躁不安，胸膈灼热如焚，唇焦咽燥，口渴，小便短赤，大便干结，舌红苔黄厚或黄燥，脉数有力	热扰胸膈，郁而不达	清热除烦，凉膈泄热	栀子豉汤 凉膈散
邪热壅肺	身热恶热，汗出口烦渴，咳喘气急，甚则鼻翼扇动，胸痛，咳痰黄稠，舌红苔黄，脉数	邪热迫肺，肺失宣降	清热宣肺	麻杏甘石汤
热炽阳明	身大热，不恶寒反恶热，烦渴引饮。大汗出，小便黄赤，舌苔黄燥，脉洪数	阳明热炽，胃津灼伤	清热生津	白虎汤

续表

证别	临床表现	病机	治法	代表方剂
热结肠道	高热或日晡潮热，汗出口渴，大便秘结，腹满硬痛，拒按，或“热结旁流”，气味恶臭，甚至神昏谵语，小便短黄，舌苔黄燥，或舌焦起刺，脉沉数有力	肠道热结，腑实不通	攻下热结	大承气汤
寒湿阻中	腹满呕恶，食少纳呆，或时腹自痛，喜温喜按，腹泻便溏，倦怠无力，口和不渴，四肢欠温，舌苔白腻，脉迟或缓弱	寒湿阻中，脾阳不振，运化失职	温中散寒除湿	实脾饮 理中汤
暑伤津气	身热汗出，口渴心烦，气短神疲，尿少而黄，舌红少津，脉细数无力	暑热内迫，伤津耗气	清暑益气生津	清暑益气汤
湿热弥漫	身热不扬，或汗出热减，继而又盛，心烦口渴，或渴不多饮，头晕而闷，胸腹胀闷，恶心呕吐，不饥不食，身倦乏力，便溏不爽，小便短黄，或小便黄而混浊，或肤生白痦，舌苔灰黄而腻，脉濡滑或濡数	湿热郁蒸，气机阻滞	清化湿热，宣通内外、分利上下	三仁汤 杏仁滑石汤
热扰心营	高热或身热夜甚，心烦不寐，甚则神昏谵语，躁扰发狂，舌謇肢厥；口不甚渴，或斑疹隐隐，舌质红绛少苔，或舌色深绛，或舌色绛紫，脉细数或洪数。或猝然昏倒，不省人事，身热气粗，脉滑数	邪热内扰，营阴被灼，心神不宁	清营透热，开窍醒神	清营汤
热盛动血	高热，或身热夜甚，神昏躁扰，斑疹透露，其色深红或紫黑，或吐血，或衄血，或便血，或尿血，或非其时而行经血，舌质深绛，脉数	血热炽盛，迫血妄行	清热凉血止血	清热地黄汤
热盛动风	高热神昏，躁扰如狂，手足抽搐，颈项强直，甚至角弓反张，两目上窜，牙关紧闭，舌色红绛，脉弦数或洪数	热盛灼肝，肝风内动	清热息风	羚角钩藤汤

（三）外感病后期辨证简表

外感病后期的辨证见表10-3。

表10-3　外感病后期辨证简表

证别		临床表现	病机	治法	代表方剂
阴液亏耗	余热未尽	夜热早凉，热退无汗，能食消瘦，精神倦怠，舌红少苔，脉细略数	阴津亏损，邪热羁留，肺胃阴亏，失于润养	养阴透热	青蒿鳖甲汤
	肺胃伤阴	低热或热已退，口舌干燥，干咳不已，声音嘶哑或失音，纳食量少，大便干结，舌红少苔或无苔，脉细或略数	肺胃阴亏，失于润养	滋润肺胃	沙参麦冬汤
	肝肾阴亏	低热或手足心热，口舌干燥，头目昏眩，神倦欲眠，或失眠多梦，或耳鸣耳聋，或舌强不语，或肢体痿软不用，或神识痴呆。舌红少苔，或无苔，脉弦或细数	肝肾阴亏，失于滋养	滋养肝肾	加减复脉汤
	虚风内动	手足蠕动，或瘛疭，眩昏神倦，口燥咽干，舌红少苔，脉细	肝肾阴亏，筋脉失养	养阴息风	大定风珠

续表

证别	临床表现	病机	治法	代表方剂
阳气虚衰	形寒肢凉，自汗神疲，舌淡苔白，脉迟无力或沉弱。或腹胀便溏，纳食不振；或肢体浮肿，小便不利；或心悸怔忡，气短喘咳；或小便失禁，遗尿，大便泄泻等	阳气虚弱，失于温运	温补阳气	四逆汤
气阴欲脱	身热骤退，大汗不止，气短喘息，精神委靡，口渴食少，脉虚大，或细数无力	津气亏耗，正气欲脱	益气生津，敛阴固脱	生脉散
阳气欲脱	四肢厥逆，汗多肤凉，头昏气短，或神倦昏睡，面色苍白，脉微欲绝	阳虚欲脱	回阳益气固脱	参附汤

【古代文献】

《灵枢·本输》：三焦者，中渎之腑也，水道出焉，属膀胱，是孤之腑也。

《灵枢·营卫生会》：上焦出于胃上口，并咽以上，贯膈，而布胸中。中焦亦并胃中，出上焦之后，此所受气者，泌糟粕，蒸津液，化其精微，上注于肺脉，乃化而为血，以奉生身，莫贵于此。下焦者，别回肠，注于膀胱，而渗入焉。上焦如雾，中焦如沤，下焦如渎，此之谓也。

《温病条辨·上焦篇》：凡病温者，始于上焦，在手太阴。伤寒由毛窍而入，自下而上，始足太阳。足太阳膀胱属水，寒即水之气，同类相从，故病始于此，古来但言膀胱主表，殆未尽其义，肺者皮毛之合也，独不主表乎。治法必以仲景六经次传为祖法。温病由口鼻而入，自上而下，鼻通于肺，始手太阴。太阴金也，温者火之气，风者火之母，火未有不克金者，故病始于此。必从河间三焦定论。再寒为阴邪，虽伤寒论中，亦言中风，此风从西北方来，乃感发之寒风也，最善收引，阴盛必伤阳，故首郁遏太阳经中之阳气，而为头痛身热等症。太阳阳腑也，伤寒阴邪也，阴盛，伤人之阳也。温为阳邪，此论中亦言伤风，此风从东方来，乃解冻之温风也，最善发泄，阳盛必伤阴，故首郁遏太阴经中之阴气，而为咳嗽、自汗、口渴、头痛、身热、尺热等症。

太阴之为病，脉不缓不紧而动数，或两寸独大，尺肤热，头痛，微恶风寒，身热自汗，口渴，或不渴而咳，午后热甚者，名曰温病。

太阴温病，脉浮洪，舌黄，渴甚，大汗，面赤，恶热者，辛凉重剂，白虎汤主之。

太阴温病，不可发汗，发汗而汗不出者，必发斑疹，汗出过多者，必神昏谵语。

《温病条辨·中焦篇》：面目俱赤，语声重浊，呼吸俱粗，大便闭，小便涩，舌苔老黄，甚则黑有芒刺，但恶热，不恶寒，日晡益甚者，传至中焦，阳明温病也。脉浮洪躁甚者，白虎汤主之。脉沉数有力，甚则脉体反小而实者，大承气汤主之。暑温、湿温、温疟不有此例。阳明之脉荣于面，伤寒论谓阳明病，面缘正赤，火盛必克金，故目白睛亦赤也。谵语重浊，金受火刑，而音不清也。呼吸俱粗，谓鼻息来去俱粗，其粗也平等，方是实证，若来粗去不粗，去粗来不粗，或竟不粗，则非阳明实证，当细辨之。

阳明温病，纯利稀水无粪者，谓之热结旁流。

风热、温热、温疫、温毒、冬温之在中焦，阳明病居多。湿热之在中焦，太阴病居多，暑温则各半也。

湿之入中焦，有寒湿，有热湿，有自表传来，有水谷内蕴，有内外相合。其中伤也，有伤脾阴，有伤胃阳，有伤胃阴，有两伤脾胃。伤脾胃阳者，十常八九；伤脾胃之阴者，十居一二。彼此混淆，治不中家，遗患无穷。临证细推，不可泛论，此统言中焦湿证之总纲也。

《温病条辨·下焦篇》：风温、温热、温疫、温毒、冬温，邪在阳明久羁，或已下，或未下，身热面赤，口干舌燥，甚则齿黑唇裂，脉沉实者，仍可下之。脉虚大，手足心热甚于手足背者，加减复脉汤主之。温邪久羁中焦，阳明阳土，未有不克少阴癸水者，或已下而阴伤，或未下而阴竭。若实证居多，正气未至溃败，脉来沉实有力，尚可假手于一下，即伤寒论中急下以存津液之谓，若中无结粪，邪热少面而虚热多，其人脉必虚，手足心主里，其热必甚于手足背之主表也。

温热误表，津液被劫，心中震震，舌强神昏，宜复脉法，复其津液。

热邪深入下焦，脉沉数，舌干齿黑，手指但觉蠕动，急防痉厥。

下焦温病，热深厥甚，脉细促，心中憺憺大动，甚则心中痛。

《重印全国名医验案类编·火淫病案·温热病》：何廉臣按曰：盖胃为五脏六腑之海，位居中焦，最善容纳，邪热入胃，则不复他传，故温热病热结胃腑，得攻下而解者，十居六七。陆九芝谓温热病热自内燔，其最重者，只有阳明经腑两证，经证用白虎汤，腑证用承气汤，有此两法，无不可治之温病矣。其意专重阳明，若温病决不涉及别经者，其言亦未免太偏。总之温病邪热蒸郁，入于阳明者居多，热在于经，犹属无形之热，其症烦渴，多汗，狂谵，脉洪，此白虎证也。若热结于腑，则齿垢，唇焦，晡热，舌苔焦黄，神昏谵语，脉沉实，此承气证也。只要认证清楚，确系热在于胃，则白虎承气，依法投之，可以取效反掌，切勿因疑生怯，反致因循贻误也。即温病发斑之际，用清营透络，解毒化斑，而斑仍不透，往往用攻下逐毒，腑气一通，而斑始大透。伏邪从斑而解者，亦常见之。

【研究进展】

一、三焦辨证的理论研究

（一）脾胃病治疗当分三焦辨证

张志敏等[1]研究认为，脾胃与三焦不仅在生理病理上紧密联系，而且在治疗上也息息相关。历代医家从不同侧面详辨了脾胃病治疗当分三焦辨证之实，值得在临证过程中认真体会，细细揣摩。

1. 脾胃病病因病机的复杂性及与三焦辨证的联系　脾胃病从部位上讲，包括了口腔、食道、胃肠、肝胆等部位的多种病变；单就症状而言，可以表现为从头面到下肢的全身及局部的不适，如头晕、头痛、胸闷、心悸、呕吐、反酸、呃逆、胃痛、噎膈、泄泻、下利、呕血、便血、虚劳等。虽然这些表现复杂，但从病因病机上讲，都与脾胃功能失常有关。

首先，从发病原因来看，如《金匮要略》所言："千般疢难，不越三条。"然较之脾胃，尤为适宜。如寒邪直中，此天邪发病；暴伤饮食、情志不畅、失治误治，皆人邪为病；先天不足，后天失养，居住失常，寒湿痼冷于下，此地邪所伤。故病邪生于三处，治疗亦当从三处（出之），亦即从上、中、下三焦着手论治。

病机来看，脾胃病的辨证治疗必须综合所有的临证资料，从不同侧面认真分析，做到证治异同，提高临证效果。如溃疡性结肠炎相当于中医学中的泄泻、下利、便秘等范畴，就其发病部位而言，属于下焦之脾胃病，然从病因病机上讲，有因肺气失宣，大肠传导无力者，有因脾不升清，胃失和降者，有因小肠分清泌浊太过或不及者，更有因命门火衰，火不燠土者，审证求因，治疗的方法自有不同。

总之，脾胃病证正是因其部位在上、中、下三焦的不同，感邪方式又有三因之别，在病机上表现病因、病位、病机、临床表现的复杂性和交叉性，故强调在辨证治疗过程中，将脾胃与三焦辨证有机地结合，切不可以偏赅全。

2. 脾胃病证治疗的三焦分证

(1) 脾胃病证之上焦治法：大法宗《内经》之旨“其在上者，因而越之”。如因膈上有痰饮、宿食、郁热等所致咳喘、呕吐、呃逆、厥证等，以及表现为心中懊恼、抑郁不乐、失眠的精神神经症等，均可采用宣通上焦的方法，或探吐，或发汗，或清热。选方如盐汤探吐方、搐鼻散、栀子豉汤、越鞠丸等。

(2) 脾胃病证之中焦治法：此可谓脾胃病治疗中的常用治法，然又有醒脾、运脾、补脾、实脾的不同。①外感六淫所致的脾困证，以化湿为醒脾之要，如平胃散、清震汤、羌活胜湿汤、藿朴夏苓汤等。②痰浊内阻、内伤饮食之脾失健运证，治当以运脾为主，对应之方如苍白二陈汤、保和丸、枳术丸等。③先天禀赋不足或后天调养失宜所致脾胃亏虚证，治当以补脾为要，如治气虚之四君子汤、异功散，血虚之四物汤、归脾汤，阴虚之益胃汤，阳虚之建中汤、四逆辈等。④他脏传脾者，当先实脾，如治肝木侮脾之白术芍药散、逍遥丸。

(3) 脾胃病证之下焦治法：脾胃之下焦病症多见于肠道病变，临床表现为泄泻、下利、腹痛、便秘、肠风等，治多因势利导，然其病位虽同属于下焦，但辨证却有虚实之别，治疗也有先后层次的不同，总之以通下为要。如泄泻的治疗有渗湿健脾、升阳止泻、消积导滞、温阳止泻、收敛止泻诸法，参之方药则有七味白术散、补中益气丸、枳实导滞丸、人参汤、桃花汤等。对便秘的治疗，如用麻仁丸、济川煎以润下，承气辈以攻下，用药多偏甘、寒、凉。

（二）对三焦辨证的认识

三焦辨证由清代著名医家吴鞠通创立，是其温病学说的核心，对温病辨证论治有重要指导意义。杨奕望[2]、崔儒涛等[3]认为，三焦辨证体系的形成经历了一个长期的过程：三焦之理，源于《内经》；《难经》中亦有三焦论述；仲景在《伤寒杂病论》中也多次运用了三焦辨证；叶天士也提出温病可从三焦辨证，但立论甚简。吴鞠通是在近取叶天士，远追《伤寒杂病论》，溯源《内经》，博采众家的基础上，总结出了三焦辨证。崔儒涛[3]、魏国俊[4]、周永学[5]等指出，三焦辨证在定位即确定病变脏腑上更具体，弥补了卫气营血辨证的不足，对卫气营血辨证既有继承又有发展，使二者有机地结合起来。崔儒涛等[3]分析，因受时代的限制，以三焦来划分病程，对各种外感热病的传变规律缺乏客观细致的描述，把始于上焦终于下焦绝对化，不能把整个温病的全过程紧密连接。

二、三焦辨证的临床研究

（一）外感热病证治研究

海霞等[6]报道，对103例确诊SARS患者采用中西医结合的治疗方案，中医采用三焦辨证，按病情分为早期、中期、极期（高峰期）、恢复期4期；西医主要采取营养支持、吸氧、呼吸机辅助通气、抗感染、免疫增强、激光抗炎及对症处理等措施。结果103例中，治愈96例（占93.2%），死亡7例（占6.8%）；退热时间为6.72天±3.95天；肺部病灶完全消失94例（占91.3%），胸部X线片显示病灶吸收时间为18.13天±8.99天；2例呈纤维索条状改变。可见采用中西医结合治疗在干预病程、减轻中毒症状、缩短发热时间和住院时间、减少后遗症、减轻并发症和西药副作用方面有明显作用。

（二）内伤杂病证治研究

1. 白血病　黄礼明[7]认为，急性白血病发热有外感、内伤之分，但以外感为主，温热邪毒及外感六淫是其主要致病原因。急性白血病发热有着三焦的病理变化，临证可用三焦辨证论治，并针对急性白血病热毒较盛、阴液损伤、夹湿及出血等病理变化加以治疗。

2. 泌尿系统疾病 张安平[8]潜心从事肾病研究，认为急性肾炎但从三焦气化失常指导临床辨证，即可收简约灵便之功。程慎修[9]根据临证体会，提出肾炎从三焦论治，即风邪初犯，芳香清利治上焦；水湿浸渍，调平升降理中焦；久病虚损，燮理阴阳补下焦。以三焦为纲，以脏腑气血阴阳为目，对肾炎的辨证论治有提纲挈领的作用。

3. 内分泌系统疾病 任爱华等[10]认为，糖尿病肾病为严重威胁糖尿病患者生命的并发症之一，目前尚乏有效的治疗方法。三焦决渎失职是糖尿病肾病的基本病机，治疗上按三焦辨治，分别施以温心阳益肺气、温脾阳益中气、温肾阳益元气之法，疗效满意。

4. 结石病 曾美莹等[11]根据多年来治疗涎腺结石、胆结石、泌尿系结石的经验，认为受病必有因，受病之处各有部位，虽则均是结石疾病，但由于它们存在的部位有着上、中、下之别，而在治疗上结合上、中、下三焦的生理功能不同，分别予以不同的治疗原则。在"上"之结石，着重痰字，予以化痰方法，使津液得以敷布，结石得排；在"中"之结石给予疏与通的法则，使水谷运行通畅，结石随谷道而下；在"下"之结石，运用滑利小便的方法，使结石随水道而出。

三、三焦辨证的实验研究

一般认为，临床上三焦辨证主要运用于湿温病类的辨证论治，因此通过对湿热证本质及动物模型的探讨而对三焦辨证开展研究。

（一）温病湿热证的本质研究

1. 湿热与病因学的关系 在湿热证的研究中，一些学者把中西医两种医学的病因学说进行了对应性比较，如张琳[12]通过幽门螺杆菌（HP）与慢性萎缩性胃炎辨证分型关系的研究，认为 HP 可归属中医六淫中湿热之邪。张俊富[13]研究了慢性乙型肝炎辨证分型与乙肝病毒（HBV）复制的关系，提出 HBV 感染是慢性肝炎产生湿热的原因，HBV 的复制活跃程度和湿热轻重关系密切。沈庆法[14]则认为慢性肾炎的湿热和各种感染密切相关。

2. 湿热证的病理学研究 组织病理学检查与辨证分型具有一定的相关性。白玉良[15]对病毒性肝炎做肝穿活检，分析表明，肝胆湿热型的病理改变主要特点为肝细胞淤胆，肝细胞胆色素颗粒沉着以及小胆管扩张淤胆等。陈泽霖[16]认为肝胆湿热与肝内淤胆、肝细胞变性、坏死以及炎性细胞浸润有关。韩康玲[17]认为肝胆湿热，病理上主要是慢性迁延性肝炎及慢活肝的早期。危北海[18]提出胃病湿热中阻型主要是胃黏膜的充血、水肿、糜烂或伴出血点等急性炎症改变，而与之相对应的脾虚证则表现为胃黏膜的慢性炎症性质。余江毅[19]认为慢性肾炎肾小球系膜增生可作为湿热证的客观指标；而王付民[20]通过慢性肾炎病理类型与中医分型相关性研究得出了相同的结论。

3. 湿热证的免疫学研究 大量的实验研究表明，湿热证与免疫关系密切，杨春波[21]认为脾胃湿热循环免疫复合物（CIC）显著升高且与血清 IgG 升高呈正相关；郭朋[22]总结了近年来慢活肝湿热型与免疫的关系的研究成果，提出该型细胞免疫功能与其他证型相比多增高，IgG、IgM 升高，血清补体 C3 正常；韩康玲[17]认为慢性乙型肝炎湿热型 PHA 皮试反应低下，IgG、IgA、IgM 升高。桂秀雄[23]则认为湿热型 IgG 显著升高，而 C3 活性花环、稳定性花环变化不明显。张育轩[24]分析文献认为 CIC 阳性率以肝经湿热为主型较多，但也有虚证患者 CIC 的检出率明显高于实证报道。余江毅[19]认为慢性肾炎湿热病理的基础是免疫反应，特别为 CIC 及红细胞免疫复合花环率升高；毛良[25]认为慢性肾炎血清免疫球蛋白、C2

与虚证关系密切，而刘宏伟[26]则探讨了肾小球内沉积的C3和C14与中医的湿热密切相关，C2和C14在肾小球内的沉积可以作为湿热的一项客观指标；刘慰祖[27]测定了慢性肾炎患者补体旁路途径可以作为判断湿热的指标；陈志伟[28]通过慢性肾功能衰竭中医辨证分型与实验室检查关系的研究，建议尿抗体包裹细菌试验（ACBT）加中段尿培养可作为湿热型辨证的客观指标。田学洵[29]观察到胆道手术患者肝胆湿热证免疫功能与病程、年龄多呈负相关，而与近期术后预后多呈正相关。林群莲等[30]发现胃、十二指肠疾病湿热证外周血T淋巴细胞亚群CD3、CD4、CD4/CD8比值与对照组比较差异显著，明显低于正常对照组，与其他各组比较差异不显著，CD8与各组比较均无显著性差异。佟丽等[31]采用红细胞酵母菌混合花环法测定湿热证模型大鼠红细胞C3b受体花环数（E-C3bRR）和红细胞免疫黏附物（E-ICR）花环数。结果发现大鼠外周血中E-C3bRR显著降低，而E-ICR升高。从而认为大鼠温病湿热证模型其红细胞免疫功能发生了显著变化。

4. 湿热证的生化学研究　吴子平[32]研究表明，前列腺素（PG）在胃黏膜的保护和抑制胃酸分泌方面具有重要作用。金敬善[33]观察了胃、十二指肠疾病血、尿PGE_2和PGF_1含量及其与中医证型的关系，发现脾胃湿热组PGE_2升高最明显，PGE_2/PGF_2比值脾胃湿热组也明显高于其他证型组；而王长洪等[34]则测定了胃黏膜组织PGE_2、PGI_2、$PGE_{1\alpha}$、TXA_2的含量，结果显示湿热型、脾胃不和型、脾虚型胃黏膜PGE_2较正常有下降趋势，但各型之间差异不显著，而湿热型TXB_2含量较其他型显著升高。郭朋[22]综合文献认为慢活肝湿热型谷氨酸丙氨酸氨基转移酶（ALT）多长期不降或反复波动，湿热之邪与GPT平行相关；桂秀雄[23]认为该型HBsAg平均滴度最高，半数患者HBsAg阳性，SGPT显著异常，而InTT、γ-球蛋白变化不明显；韩康玲[17]则指出湿热型血清SGPT 77%呈中等度以上升高，A/G比例45%倒置，麝香草酚浊度试验（TTT）62%升高，HBsAg阳性率61%且滴度较高。余江毅[35]认为慢性肾病湿热夹瘀证TG、TC、LDL-C、apoB均显著升高，HDL-C则明显降低，瘀血证TC、LDL-C、HDL-C也有类似改变，但与湿热关系似更密切；余江毅[36]还测定了慢性肾炎湿热证尿唾液酸（SA），尿N-乙酰-β-葡萄糖苷酶（NAG），结果认为尿SA、NAG值可以作为肾炎湿热证的客观辨证指标及疗效参考指标。朱辟疆等[37]对40例表现为湿热证的慢性肾小球疾病进行血浆及尿白介素-6（IL-6）测定，结果湿热证血浆及尿IL-6显著高于健康人及虚证组（$P<0.01$）。

（二）温病湿热证动物模型的研究

1. 湿阻证动物模型　郭金龙[38]根据湿阻的致病因素有外湿、内湿的不同，模拟了伤于外湿和内湿的实验环境，一方面，通过提高空气湿度和温度，模拟长夏季节气候，制造外湿；另一方面，以过食猪脂、蜂蜜的方法损伤脾胃，制造内湿，据此成功地复制了大白兔湿阻证模型。陈孝银等[39]模拟湿邪致病环境，造成了中医湿阻证大鼠模型，并且观察湿阻证大鼠胃肠消化功能以及健脾祛湿方药的影响。

2. 温病湿热证动物模型　王新华[40]在郭金龙复制湿阻证动物模型方法基础上，加用大肠杆菌内毒素，以气候、饮食、感染等多因素模拟建立了温病大白兔湿热证动物模型。吴仕九等[41]以气候、饮食、感染（鼠伤寒沙门菌）等多因素造成了大鼠湿热证动物模型。而程方平等[42]亦运用气候、饮食、感染（大肠杆菌）加中药等多因素造成了大白兔温病湿重于热证的动物病理模型。

3. 病证结合湿热证模型　文献表明，反复小剂量注射牛血清白蛋白造成家兔系膜增殖型肾炎的发病机理，与人类受到反复感染后导致的慢性进行性肾炎完全相似，熊宁宁[43]认为后者亦与中医湿热毒邪致病的病理过程类似，因此该模型具有病、证兼备的特点，反映了湿热证的病理变化，据此，复制了家兔肾炎湿热证模型。

刘伟等[44]认为，减少干扰因素进行单一证的研究，建立证的动物模型是其有效方法，今后应集中人力物力复制一批证的动物模型，余江毅成功复制了家兔肾炎湿热证模型，对该模型的研究结果表明，湿热病理的基础是免疫反应，可以认为它部分反映了湿热证的本质，是能令人信服的。当然，证的动物模型不可能和人类的证候完全相符，有些不十分成熟，但它毕竟是科学研究逐步揭示事物本质的一条重要途径。证的客观化研究的同时，微观指标整体化也应是急需解决的课题，一种证不可能凭单一指标或几个指标就能揭示其本质，湿热证与病因、病理、免疫、生化等密切相关，但如何把诸多因素有机综合起来借以确定其证才是我们工作的最后目的，也只有如此才能把研究成果应用于临床，使中医诊断治疗产生质的飞跃，今后应加强这方面的工作。

参考文献

[1] 张志敏，刁瑞萍．脾胃病治疗当分三焦辨证浅谈．天津中医药，2004，21(6)：491-493

[2] 杨奕望．吴鞠通温病学术观察的由来与特色．上海中医药杂志，1999，(5)：8-9

[3] 崔儒涛，谢建群．吴鞠通学术成就述评．浙江中医学院学报，1999，23(2)：10-12

[4] 魏国俊．浅析温病卫气营血与三焦辨证．兰州医学院学报，2002，28(2)：9-14

[5] 周永学．三焦辨证临证意义探析．中医药学刊，2002，20(1)：76，84

[6] 海霞．广东省中医院治疗非典型肺炎临床经验．天津中医药(非典专辑)，2003，6(20)：24-25

[7] 黄礼明．中医辨治急性白血病发热之思路．上海中医药杂志，2003，37(4)，11-13

[8] 张安平．从三焦气化谈急性肾炎证治．河南中医，2000，20(5)：6-7

[9] 程慎修．肾炎从三焦论治．新中医，1994，(4)：6-8

[10] 任爱华，阚方旭．糖尿病肾病三焦辨治．山东中医杂志，2000，19：328-329

[11] 曾美莹．姜敏莉．治“石”须分上、中、下．光明中医，2003，18(105)：16-18

[12] 张琳．幽门螺杆菌与慢性萎缩性胃炎防治研究．中医杂志，1992，33(7)：411-412

[13] 张俊富．慢性乙型肝炎中医辨证分型和乙肝病毒复制关系的初步研究．中医杂志，1989，(12)：729-730

[14] 沈庆法．湿热病理的探讨．上海中医药杂志，1987，(10)：8-10

[15] 白玉良．病毒性肝炎中医辨证分型与肝脏病理变化关系探讨．中西医结合杂志，1983，3(3)：161-162

[16] 陈泽霖．肝肾阴竭湿热内蕴．中医杂志，1981，(5)：374-376

[17] 韩康玲．慢性肝病中医辨证分型与临床化验及组织病理检查的关系．天津医药，1983，(10)：615-617

[18] 危北海．宏观辨证与微观辨证结合的研究．中西医结合杂志，1991，(5)：301-303

[19] 余江毅．肾病湿热病理的临床分析和实验研究．中国中西医结合杂志，1992，12(8)：458-460

[20] 王付民．慢性肾小球肾炎病理类型与中医分型有关性研究．辽宁中西杂志，1994，21(9)：391-392

[21] 杨春波，傅肖岩，柯晓，等．慢性胃炎脾胃湿热证的免疫组织化学研究．中国中西医结合脾胃杂志，1998，(2)：28-30

[22] 郭朋．中医治疗慢性活动性肝炎近况．山东中医学院学报，1989，(2)：49-50

[23] 桂秀雄．慢性乙型肝炎中医辨证分型与生化免疫指标关系的探讨．江苏中医，1988，(12)：588-590

[24] 张育轩．中西医结合诊治肝病某些化验指标的临床含义及评价(3)．中西医结合杂志，1987，

7(11):594-596

［25］毛良．慢性肾炎患者血清免疫球蛋白、C3 的测定及与中医辨证分型的关系．辽宁中医杂志，1985,20(3):1-3

［26］刘宏伟．原发性肾小球疾病肾小球内补体成分测定与中医辨证分型的关系．辽宁中医杂志，1993,20(3):1-2

［27］刘慰祖．肾小球肾炎患者补体旁路途径活性的测定及中药治疗前后的变化．中西医结合杂志，1986,6(4):210-212

［28］陈志伟．慢性肾功能衰竭中医辨证分型与实验室检查的关系．中西医结合杂志，1988,8(7):395-397

［29］田学洵．胆道手术前后湿热证免疫功能状态的临床观察．江苏中医，1996,17(4):45-47

［30］林群莲，葵师敏．胃十二指肠疾病患者外周血 T 淋巴细胞亚群的观察及与中医证型的关系．中国中西医结合脾胃杂志，1997,5(1):23-25

［31］佟丽，陈江华，吴仕九，等．多因素所致温病湿热证模型大鼠红细胞免疫功能的变化．中国免疫学杂志，1999,5:366-368

［32］吴子平．前列腺素在消化系统中的细胞保护作用．国外医学外科学分册，1985,7(3):1-3

［33］金敬善．胃十二指肠疾病血、尿 PGE_2 和 $PGF_{1\alpha}$ 含量及其与中医证型的关系．中医杂志，1992,33(7):429-430

［34］王长洪，王艳红，周莹，等．胃粘膜前列腺素含量与中医证型的关系．辽宁中医杂志，1994,21(1):11-13

［35］余江毅．慢性肾病瘀血与湿热病理的临床和实验研究．辽宁中医杂志，1995,22(2):91-93

［36］余江毅．血尿 NAG 与肾炎湿热证的关系．中国中西医结合杂志，1993,20(5):48-50

［37］朱辟疆，施荣华，刘永平．慢性肾小球疾病湿热证血浆及尿白介素-6 的改变．浙江中西医结合杂志，1999,9(2):75-77

［38］郭金龙．湿阻证病理造型的实验研究．中医杂志，1988,(8):59-61

［39］陈孝银，劳永生，严灿．湿阻证大鼠胃肠功能的改变及健脾祛湿方药的影响．四川中医，1990,17(1):4-6

［40］王新华．温病湿热证病理造型及实验研究．广州中医学院学报，1990,(3):182-184

［41］吴仕九，杨运高，杨钦河，等．清热利湿法对湿热证动物模型的影响．中国中西医结合脾胃杂志，1999,7(4):200-201

［42］程方平，张腊荣，吕文亮．湿温病湿重于热证病理模型研究．湖北中医学院学报，1999,1(3):25-27

［43］熊宁宁．家兔肾炎湿热证模型的实验研究．辽宁中医杂志，1991,18(4):42-43

［44］刘伟，黄秀深，罗玉熙．吴施国湿阻证动物模型的研究进展．四川中医，2006,24(4):45-46

第四节　经络辨证概要

【基本内容】

经络辨证，是运用经络理论对患者所反映的症状、体征进行分析、综合，从而判断病证属于何经、何脏、何腑及确定其病因、病性、病机的一种辨证方法。经络是人体内独特的运输、传导、联络系统，其内联脏腑，外络肢节，沟通上下。所以，内脏病变可以通过经络反映于体表，而体表受邪又可内传脏腑。明代医家李中梓在《内经知要》中谓："脏腑者，经络之本根；经络者，脏腑之枝叶。谙于经络，则阴阳表里气血虚实，了然于心目。"经络与脏腑，在生理上相互为用，在病理上相互影响，脏腑病变可在经络上出现症状，经络失调又可造成脏腑功能失常。所以，讨论经络证候必然涉及脏腑，而言及脏腑病证又常涉及经络，二者是互相关联不可分割的。例如肺脏疾患，则可内见咳嗽、气喘，外见肺经循行部位的酸痛、麻木；肝脏疾患，除见情志异常外，又常伴有胁肋胀痛等等。可以认为，经络辨证是对脏腑辨证的补充和辅助。特别是在针灸、推拿等专科诊治中，经络辨证更为常用。

经络辨证，以十二经脉病证和奇经八脉病证为主要内容。

一、十二经脉病证特点

十二经脉，包括手三阳、三阴经；足三阳、三阴经。手足三阳经联属于腑；手足三阴经联属于脏。依据各经的具体循行部位及其所联属的脏腑不同，各经脉的证候虽各有不同，但从总体而言，十二经脉病证又都具有以下几个特点：

一是经脉受邪，经气不利，所表现的病证多与该经的循行部位有关。如足太阳膀胱经受邪，可见头、项、腰背、髀、腘、踹、小趾作痛。

二是脏腑病候，以本经所属脏腑见症为多见。如手太阴肺经病证，可见胸满、咳喘等肺气不利、肺气上逆之状。

三是一经受邪可累及他经，而表现有多经合病之象，特别是表里经病状同时并存更为多见。例如脾经病变可兼见胃脘疼痛、嗳气、呕逆等胃经病状；肝经病变可兼见口苦、善太息等胆经之状，甚至可见脘腹胀满、呕吐或泄泻等脾、胃大肠经的病状。十二经病证的辨识是有规律可循的。只要明确经脉循行部位及其联属脏腑，并掌握其病证特点，便可帮助我们辨别病变所在的经脉和脏腑。

二、奇经八脉病证特点

奇经八脉是指循行于十二经脉以外的冲、任、督、带、阴维、阳维、阴跷、阳跷八条经脉而言。奇经八脉具有联系、调节十二经脉和平调人身气血阴阳的作用。

奇经八脉的病证特点决定于各脉的特殊功能及其循行部位。

任、督、冲脉一源而三歧，皆起于下极，任脉行于腹里身前，总任一身之阴，为“阴脉之海”；督脉行于身后脊里，总督一身之阳，为“阳脉之海”；冲脉起于气街，并少阴夹脐而行，与阳明胃、少阴肾联系密切，为十二经气血之要冲，总领诸经气血，为“经脉之海”；带脉环腰一周，使冲、任、督脉互相沟通而共同调气血、主生殖。因此，督、任、冲、带四脉病证，临床多见生殖功能异常或阴阳气血失调诸症，诸如男性性功能减退，妇女经、带、胎孕异常等等，每可以从温督、固冲、调理冲任论治。

阴跷脉起于跟中，循内踝，上行于身之左右，主一身左右之阴；阳跷脉起于跟中，循外踝，上行于身之左右，主一身左右之阳。二脉均能使机关跷捷，其病多表现为肢体痿弱无力、运动障碍。

阴维脉起于诸阴之交，以维系诸阴经；阳维脉起于诸阳之会，以维系诸阳经。阳维脉病多寒热；阴维脉病多见心胸、脘腹、阴中痛等。

奇经八脉病证的辨识，重在明确各脉生理功能特殊性的基础上，分析辨别临床见症的经脉所属。一般生殖功能异常每与督、任、冲、带四脉相关；肢体肌肉运动障碍每与阴、阳跷脉相关；经脉之气的阴阳失调每与阴、阳维脉相关。

【补充阐发】

一、关于“是动病”、“所生病”含义的探讨

十二经脉内属脏腑，外络肢节，循环有序。因此，在病因作用下，受累的经脉以及所络属

的脏腑必然会产生相应的病理变化。《灵枢·经脉》在详述十二经脉循行径路的基础上，列举了每一经脉在病因作用下产生的一系列病候，提出了"是动病"、"所生病"的问题。

关于是动病、所生病的含义，历代注家从不同的角度作了许多有益的探讨和解释。其中具有代表性的观点，主要有以下几种：

1. 是动在气，所生在血　《难经·二十二难》云："经言脉有是动，有所生病，一脉辄变为二病者，何也。然，经言是动者，气也；所生病者，血也。邪在气，气为是动；邪在血，血为所生病，气主呴之，血主濡之。气流而不行者，为气先病也；血壅而不濡者，为血后病也。故先为是动，后所生病也。"这一观点，后世注家多认为是不符合经文本意的。如马莳说："难经二十二难，以是动为气，所生为血，即动生二字，分为气血，乃难经之臆说耳。"张景岳则说："观此以是动为气，所生为血，先病为气，后病为血，若乎近理。然细察本篇之义，凡在五脏，则各言脏所生病，凡在六腑，则或言气，或言血，或脉或筋，或骨或津液，其所生病，本各有所主，非以血气二字，统言十二经者也。难经之言，似非经旨。"

2. 是动在经络，所生在脏腑　张景岳认为，是动病，"则变常而为病"，所生病，即脏腑所生病。如在肺，即为肺所生病；在心，即为心所生病。提出了一个辨别病位在经络、在脏腑的问题。后人加以延伸扩大，推论出是动病在经络，所生病在脏腑的观点。

3. 是动因于外，所生因于内　张隐庵认为，是动病因于外，所生病因于内。凡病有因于外者，有因于内者。有因外而及于内者，有因内而及于外者。有外内之兼病者。本篇统论脏腑经气，故曰肺、手太阴之脉，曰是动，曰所生。治病者，当随其所见之证，以别内外之因，又不必先为是动，后及所生，而病证之毕具也。张氏虽然提出了从病因不同来区别是动病、所生病，但是在临床上，他又主张不必拘执。实际上也无法拘执，因为从经文本身看不出是动病因于外，所生病因于内。

4. 是动病在本经经脉，所生病在本经相连脏腑　《灵枢经白话解》一书认为，是动病，就是指"本经经脉因外部的引动而发生的疾病"；所生病指"与本经相连属的脏腑所发生的疾病"。简言之，是动病，病因是外邪，病位在经脉；所生病，病因是内伤，病位在脏腑。这实际上是上述两种观点的综合。

综观各家之说，大致是从病因和病位两个方面来解释和区分是动病、所生病。如《难经》的在气在血之说，后世的在经在脏之说，都是从病位上来解释的。张隐庵则是从病因上来解释的。但是，不论是从病因还是从病位上，都没有能够圆满地解释或区分是动病和所生病，正如丹波元简所说"盖是动所生，其意不明晰，亦未知孰是"。

《灵枢·经脉》列举十二经脉是动病、所生病和虚实病候的意义，在于提出经络辨证的诊断方法和纲领，古人根据临床经验和当时的人体知识，把大量的、常见的病候，与经脉的循行规律，结合经脉所络属的脏腑的生理病理特点，以及经气的逆顺和调作了广泛的联系，进行了粗略的定位归类，分属于十二经脉。又结合人迎、气口脉象的变化进一步诊断疾病的虚实分类。这一归类，基本上能够通过经络辨证诊断出疾病的部位和性质，为治疗提供依据，如选择针刺的穴位和手法，还可以根据药物的归经规律，按经选药。这样，就有效地指导了临床。

至于是动病和所生病的意义，由于当时对人体实际知识的不足，还不大可能从病位或病因上作出严格的区分和严密的定义。同时，由于经络和脏腑在生理上病理上密切相关，因此，在是动病中，必然既有在经络的证候，又有在脏腑的证候。在所生病中，也是如此。至于所列举的是动病、所生病的证候，仍属举例的性质。如果我们用现代的观点，给是动病、所生病下个严密的定义，勉强去区分是动病、所生病，往往会导致脱离经文本义。

二、十二经病证的特点

十二经病证的特点见表10-4。

表10-4 十二经病证的特点

十二经	临床表现			病症范围	联系脏腑
	脏腑症状	所属部位病证	经脉受邪反应		
肺经	咳喘，气逆，肺胀，胸满	缺盆、肩、背、臑、臂内侧前缘疼痛	寒热汗出，咽喉肿痛	肺、肺系及其经脉所过部位的病证	大肠、胃、肾
大肠经	目黄，口干，喉痹，便秘	齿痛，颈肿，鼻塞，或衄，肩前臑内作痛，食指痛而不能动	经脉所过发热而肿，或身寒而栗	面、齿、五官、咽喉及本经所过部位的病证	肺、胃
胃经	惊惕发狂，不欲见人，登高而歌，弃衣而走，消谷善饥，温淫汗出，溺黄胀满	鼽衄，颈肿，喉痹，膝膑肿痛，缘胸、乳、伏兔、足胫外缘、足背等处痛，足中指不用	洒洒振寒，善呻，数欠，身热，汗自出，恶人与火	面、胃、腹及本经所过部位的病证	脾、心、大肠、小肠
脾经	腹胀，善噫，得后与气则舒，身重不能转侧，食少，溏痢，黄疸	股膝内侧肿痛，足大指不用	舌本强，唇青，食后作呕，胃脘疼痛	脾胃及本经所过部位的病证	胃、心、肺、肠
心经	心痛	嗌干，目黄，胁肋胀满疼痛，臑臂内后廉痛厥，掌中热痛	渴而欲饮，臂厥	心、胸部及神志病	小肠、肺、肾
小肠经		耳聋，目黄，颊肿，颈、颔、肩、臑、肘、臂外侧后缘疼痛	嗌痛颔肿，不可以顾，肩似拔，臑似折	肩、颈、头、眼、耳、咽喉部病证，神志病，本经所过部位病证	心、胃
膀胱经	癫狂	头、颈、背、腰、尻、踹、腘及脚部疼痛，小趾不用	寒热鼻塞，头项强痛，目似脱，项似拔，脊痛腰似折，髀不可以曲，腘如结，踹如裂	头项、腰、背部病证；与本经背俞穴相关的脏腑病	肾、脑、心
肾经	面如漆柴，咳唾而喘，不得卧，善恐易惊，烦心，心痛	嗌干肿痛，脊、股内后廉痛，下肢痿软而厥冷，足心热痛	头昏目眩，腰脊疼痛，口热舌干，咽肿气逆	肾精、元阳及本经所过部位的病证	膀胱、肝、肺、心
心包经	烦心，心痛，心中憺憺大动，甚或喜笑不休	胸胁支满，掌中热	手心热，臂肘挛急，腋肿面赤，目黄	心、胃、胸、胁病，神志病，本经所过部位病	三焦

续表

十二经	临床表现			病症范围	联系脏腑
	脏腑症状	所属部位病证	经脉受邪反应		
三焦经		外眼角痛，颊痛连及耳后，肩、臑、肘、臂外侧痛，小指次指不用	耳聋嗌肿，喉痹，自汗出	侧头、耳、眼、喉部及胸胁病证，本经所过部位病证	心包络
胆经	口苦，善太息，心胁痛，不能转侧	额角、下额及眼外角痛，缺盆肿痛，腋下肿，马刀挟瘿，胸、胁、肋、膝等部外侧直至胫骨诸节皆痛	足外侧发热，汗出，振寒如疟，面微有尘	头颞、胁肋、肝胆疾病，本经所过部位病证	肝、心
肝经	胸胁满或痛，呕逆，飧泄	嗌干，狐疝，遗尿，癃闭	腰痛不可以俯仰，男子㿗病，女子小腹肿	肝、胆及前阴病，本经所过之处病证	胆、肺、胃、肾、脑

三、奇经八脉病证与病机

奇经八脉病证与病机见表10-5。

表10-5　奇经八脉病证与病机

奇　经	病　　证	病　　机
督脉	脊强反折，不得仰俯	经气壅塞阳不运转
任脉	男子内结七疝，女子带下瘕瘕	阴沉于下
冲脉	女子绝孕，胎漏，气逆里急	冲脉失调气虚不摄气逆太过
带脉	腹满，腰溶溶如坐水中，足痿，赤白带下	带脉不和诸经遗热于带
阳跷脉	瞋目，阴缓而阳急	阳气盛
阴跷脉	瞋目，阳缓而阴急	阴气盛
阳维脉	苦寒热，腰痛	阳气不和
阴维脉	苦心痛，腰痛	阴气不和

四、《内经》经络诊断法

郑少祥在《浙江中医杂志》1995年第3期载文，通过对《内经》经络理论的分析认为，经络有如下诊断意义：

1. 依据经络所过部位色泽变化来诊断　《灵枢·邪气脏腑病形》云："见其色，知其病，命曰明。"通过观察经络显露于外色泽的变化是察视经络的主要内容之一。当内在的脏腑发生病变后，通过经络的传导作用，可反映在人的体表上络脉的变化，由于疾病属性不同，"夫络脉之见也，其五色各异，青、黄、赤、白、黑不同"(《素问·经络论》)。《灵枢·经脉》详细地介绍了依据络脉色泽的变化诊断方法："凡诊络脉，脉色青则寒且痛，赤则有热。胃中寒，手鱼之络多青矣;胃中热,鱼际络赤;其暴黑者,留久痹也;其有赤有黑有青者,寒热气也;其青短者,少气也。"通过观察经脉循行部位络脉色泽的变化,以判断某经、某脏腑发生病变,以及疾病的属性,从而决定针刺补泻的方法。现代医家也给予了重视,如刘西安发现患有急性乳腺炎的患者,可在患侧肩胛区内出现数个,或数十个淡红色,如米粒大小,不高出皮肤,压之不褪色的小点,通过挑刺此反应点出血治疗 512 例,其中痊愈者达 389 例[1]。

2. 依据经络所过部位感觉异常来诊断 《灵枢·邪气脏腑病形》云:"小肠病者当耳前热,若寒甚,若独肩上热甚,及手小指、次指之间热;膀胱病者肩上热,若脉陷,及足小指外廉及胫踝后皆热。"该篇概述了脏腑病变表现于外经脉所过部位感觉异常的种种反应。《灵枢·经脉》在叙述十二经脉"是动病"和"所生病"时,各条经脉均有其特殊的感觉异常病候,如"大肠手阳明之脉肩前臑痛,大指次指痛不用";"胃足阳明之脉膝膑肿痛,循膺、乳、气街、股、伏兔、骭外廉、足跗上皆痛,中指不用"等,从而为医者提供了诊断和循经取穴的依据。

3. 依据经脉所过部位形态变化来诊断 《灵枢·经脉》云:"凡此十五络者,实则必见,虚则必下。"《灵枢·邪气脏腑病形》云:"两跗之上脉坚陷者,足阳明病,此胃脉也"等。均说明了当内在脏腑经脉发生病变后,可反映于外经脉形态上的变化,主要指的是络脉的变化。其形态表现各异,如《灵枢·血络论》云:"血脉盛者,坚横以赤,上下无常处,小者如针,大者如箸。"由于这些变化用肉眼能看得见,用手能摸得着,所以作为诊断依据,具有一定的实际变化。故《素问·离合真邪论》要求医者在针刺治疗前"必先扪而循之,切而散之,推而按之,弹而怒之,抓而下之",循着经脉,用上述 5 种手法,详细察看、触摸,以检查是否有异常的变化,从而决定针灸补泻和取穴原则。笔者曾对 60 例胃病患者进行经络检查,用双手拇指指腹在胸 11～12 脊椎棘突两旁,用力均匀由下向上推压,以触及皮下,查有无阳性反应,其结果全部病例均有不同程度异常变化,有的呈点状;有的呈条索状;有的呈圆形结节,而对照组 30 例无胃病史,经检查无 1 例异常反应。

4. 察看一些特定穴的反应来诊断 《灵枢·九针十二原》云:"五脏有疾,应出十二原。"从国内外学者对俞穴机理的研究来看,一些特定穴和内在脏腑确有着密切的关系,如盖国才通过大量病例观察,发现当内在脏腑发生病变后,可在本脏腑所属的原穴上出现,如睑穴表面络脉色泽的变化、压痛、皮下结节、皮肤隆起、凹陷,以及皮肤电阻变化等[2];张菱用高灵敏度测温仪,测定 26 例冠心病患者和 20 例正常人的左右十二经井穴的温度,发现健康组十二经井穴左右温差明显低于疾病组($P<0.05$),从而说明了内脏发生病变时,往往通过经络反应于体表的井穴[3]。其他诸如背俞穴、郄穴等,也是临床上常用的扪诊部位。

5. 依据三部九候脉象变化来诊断 古代三部九候诊脉部位与十二经脉有着密切的关系,在经络切诊中,它是诊断真邪离合的主要依据,如《素问·离合真邪论》云:"审扪循三部九候之盛虚而调之,察其左右上下相失及相减者,审其病脏以期之",以判定邪气在某经,"待邪之至时而发针泻矣",从而把握好针刺补泻的时机。所以该篇一再强调:"刺不知三部九候病脉之处,虽有大过且至,工不能禁也。"此法现代针灸临床虽已不多应用,但笔者以为,在针灸治疗中,运用此法对于判断经气的虚实,及邪气的准确部位,以决定针灸补泻原则仍有一定的意义,不可忽视。

综上所述,察视经络的变化对于针灸治疗有着重要的意义,《内经》所介绍的察视经络方法,扩大了中医诊察疾病的范围,对于临床医生验证和修订所辨病证之性质、部位均有一定的帮助,为创立新的诊治手段打下了良好的基础。

【古代文献】

《灵枢·经脉》:肺手太阴之脉,是动则病肺胀满,膨膨而喘咳,缺盆中痛,甚则交两手而瞀,此为臂厥。是主肺所生病者,咳,上气,喘渴,烦心,胸满,臑臂内前廉痛、厥,掌中热。气盛有余,则肩背痛,风寒汗出中风,小便数而欠。气虚则肩背痛寒,少气不足以息,溺色变。

大肠手阳明之脉,是动则病齿痛颈肿。是主津液所生病者,目黄,口干,鼽衄,喉痹,肩前臑痛,大指次指痛不用。气有余则当脉所过者热肿;虚则寒栗不复。

胃足阳明之脉,是动则病洒洒振寒,善呻,数欠,颜黑,病至则恶人与火,闻木声则惕然而惊,心欲动,独闭户塞牖而处。甚则欲上高而歌,弃衣而走,贲响腹胀,是为骭厥。是主血所生病者,狂疟,温淫汗出,鼽衄,口㖞,唇胗,颈肿,喉痹,大腹水肿,膝膑肿痛,循膺、乳、气冲、股、伏兔、骭外廉、足跗上皆痛,中趾不用。气盛则身以前皆热,其有余于胃,则消谷善饥,溺色黄;气不足则身以前皆寒栗,胃中寒则胀满。

脾足太阴之脉,是动则舌本强,食则呕,胃脘痛,腹胀,善噫,得后与气,则快然如衰,身体皆重。是主脾所生病者,舌本痛,体不能动摇,食不下,烦心,心下急痛,溏瘕泄,水闭,黄疸,不能卧,强立,股膝内肿、厥,足大趾不用。

心手少阴之脉,是动则病嗌干,心痛,渴而欲饮,是为臂厥。是主心所生病者,目黄,胁痛,臑臂内后廉痛、厥,掌中热痛。

小肠手太阴之脉,是动则病嗌痛,颔肿,不可以顾,肩似拔,臑似折。是主液所生病者,耳聋,目黄,颊肿,颈、额、肩、臑、肘、臂外后廉痛。

膀胱足太阳之脉,是动则病冲头痛,目似脱,项似拔,脊痛,腰似折,髀不可以曲,腘如结,踹如裂,是为踝厥。是主筋所生病者,痔,疟,狂,癫疾,头囟项痛,目黄,泪出,鼽衄,项、背、腰、尻、腘踹、脚皆痛,小指不用。

肾足少阴之脉,是动则病饥不欲食,面如漆柴,咳唾则有血,喝喝而喘,坐而欲起,目𥆨𥆨如无所见,心如悬若饥状。气不足则善恐,心惕惕如人将捕之,是为骨厥。是主肾所生病者,口热,舌干,咽肿,上气,嗌干及痛,烦心,心痛,黄疸,肠澼,脊、股内后廉痛,痿厥,嗜卧,足下热而痛。

心主手厥阴之脉,是动则病手心热,臂肘挛急,腋肿,甚则胸胁支满,心中憺憺大动,面赤,目黄,喜笑不休。是主脉所生病者,烦心,心痛,掌中热。

三焦手少阳之脉,是动则病耳聋,浑浑焞焞,嗌干,喉痹。是主气所生病者,汗出,目锐眦痛,颊痛,耳后、肩、臑、肘、臂外皆痛,小指次指不用。

胆足少阳之脉,是动则病口苦,善太息,心胁痛,不能转侧,甚则面微有尘,体无膏泽,足外反热,是为阳厥。是主骨所生病者,头痛,额痛,目锐眦痛,缺盆中肿痛,腋下肿,马刀挟瘿,汗出振寒,疟,胸、胁、肋、髀、膝外至胫、绝骨、外踝前及诸节皆痛,小指次指不用。

足厥阴肝经之脉,是动则病腰痛不可以俯仰,丈夫㿗疝,妇女少腹肿,甚则嗌干,面尘,脱色。是主肝所生病者,胸满,呕逆,飧泄,狐疝,遗溺,闭癃。

《素问·骨空论》:任脉为病,男子内结七疝,女子带下瘕瘕;冲脉为病,逆气里急。督脉为病,脊强反折。此生病,从少腹上冲心而痛,不得前后,为冲疝;其女子不孕,癃,痔,遗溺,嗌干。

《灵枢·寒热病》:阴跷、阳跷,阴阳相交,阳入阴出,阴阳交于目锐眦,阳气盛则瞋目,阴气盛则瞑目。

《素问·刺腰痛》:阳维之脉,令人腰痛,痛上怫然肿。

《难经·二十九难》:阳维维于阳,阴维维于阴,阴阳不能自相维,则怅然失志,溶溶不能自收持。阳维为病苦寒热,阴维为病苦心痛。阴跷为病,阳缓而阴急,阳跷为病,阴缓而阳急。冲之为病,逆气而里急。督之为病,脊强而厥。任之为病,其内苦结,男子为七病,女子为瘕瘕。带之为病,腹满,腰溶溶若坐水中。此奇经八脉之为病也。

【研究进展】

一、经络辨证的理论研究

(一)经穴压痛和经络诊断关系的研究

经络或经穴某些特殊感觉的变化,常常可以反映该经或所属脏腑的病变。十二经脉的"是动病"和"所生病"就是这些感觉变化和脏腑以及全身病变的具体体现。临床上体表的过敏点或较大范围的过敏线(带)不仅对接触、叩击或循摄发生异常过敏,而且皮下组织的硬度也可发生变化,有时还可以扪及圆形或呈索条状的硬结构,这些循经或穴位的变化,成为近代针灸学家临床进行辨证诊断和治疗的依据。

1. 经穴压痛与脏腑的关系　祝总镶等[1]、吴秀锦[2]报道对475例胃、肝、肺、肠、心及肾病的患者进行了穴位检查,发现不同的病在不同的穴位有明显的病理反应。成秀梅[3]的总结表明,穴位反应随病情的转化而变化,病愈时则反应消失,例如胃的疾患可以在腹部的上脘、中脘,背部的胃俞、脾俞和四肢梁丘、足三里等处有压痛;肝的疾患在右期门、日月、膈腧、肝俞、胆俞、中都、阳陵泉等处有压痛;呼吸系统疾患常在大杼、风门、肺俞以及前臂的肺经有关穴位出现压痛等;肠道疾患和阑尾炎在上巨虚有压痛;结肠炎在三阴交有压痛;肾炎、泌尿系结石在肾俞、承山有压痛;冠心病在内关、冠心点有压痛。

2. 经穴压痛与疾病的关系　刘澄中等[4]认为募穴主深、久之病,俞穴主初、浅之病,郄穴主急症。并以触到结节、索条状物及指下感觉硬胀为阳性征象,认为孔最主呼吸道、皮肤疾患;郄门主神经衰弱、高血压疾患;阴郄主心血管疾患;温溜主大便不调;左养老主疝气,右养老主阑尾炎;中都主肝炎、眼目疾患及高血压;地机主消化不良、脾胰疾患。另外,发现若同时在几个郄穴触到结节条索,则另有不同主病,如孔最、水泉同时触之者则为结核;中都、水泉同时触之者为脑神经耳目疾患;金门、水泉同时触之者主肾炎;会宗、中都同时触之者主肝炎、肝硬化;中都、地机、水泉同时触之者主肝硬化重症;中都、地机同时触之者主妇女病及血液病。

3. 相关经穴的特殊压痛反应　进入20世纪80年代以来,由于循经感传现象的再发现,以及各种生理学和生物物理学方法证实经络系统的客观存在,因而穴位和经络诊断研究工作也有了发展。盖国才等[5]根据经络是人体内的一种信息传递系统的原理,认为经络一方面将体内病变和功能改变以信息方式传递到体表穴位上,另一方面将物理性或化学性刺激,以信息方式传送到内脏达到治疗作用,并开始在临床上将已经明确诊断的患者为对象,观察其脏腑病变与相关经穴上所出现的特殊压痛反应。以十二经的募穴、俞穴、郄穴作为定位穴,把临床治疗某种疾病效果好的穴位作为定性穴,二者结合起来进行辨病诊断。确定了157个穴位,用于126种疾病的诊断。盖氏[6]对208例患者验诊了35种疾病,符合率达到96.6%。这一结果显示经络穴位压痛,有其相对特异性作用,并进一步将此总结成较完整的"穴位压痛辨病诊断法",被一些诊疗机构应用。

4. 循经证候群的研究　刘澄中等[4]对循经性疼痛和异样感现象作了大量研究,并证实古人论述的循经证候群客观存在。吴秀锦等[2]对经络和穴位的感觉和形态异常进行了观察，方法是用拇指或食指的指腹在穴位上轻压和滑动，通过患者的感觉和术者指下的感觉进行判断，结果发现疾病的轻重与相关穴位的压痛和穴位下面出现的阳性反应物（即结节和索条）有平行关系。侯湘等[7]更进一步对穴位索条状物的出现和内脏疾病的关系进行了研究，例如在检查血管神经性头痛、颈肩臂痛患者时，发现相关的部位组织失去了柔软，均匀而有弹性的组织结构可触到索条状、结块状或弥漫的皮下硬变、粘连、增厚和压痛，在肯定这些穴位下索条状异常结构的出现和这些疼痛症状相关的前提下，采用穴位注射透明质酸酶的方法以分解这些异常的结缔组织，结果症状得到缓解，索条状硬结消失。成秀梅[3]、卞玉荣[8]等认为，穴位压痛不仅有助于辨病，而且有助于辨证，如阳明头痛在阳白压痛；太阳头痛在天柱压痛；外感风寒头痛常在攒竹、天会压痛；高血压头痛在期门压痛者为肝火上亢。

（二）对经络辨证的认识

经络辨证是在经络学说基础上，对经脉循行路线、经络与脏腑的关系及其经穴的作用、经脉病候和经络调节功能规律进行总结归纳的重要辨证方法。陆汎[9]详细论述了经络辨证的历史沿革，指出《足臂十一脉灸经》中即有灸经治病的方法，是经络辨证理论的雏形；《内经》、《难经》作了进一步阐述和发挥；晋朝王叔和《脉经》详细记载了辨十二经脉、奇经八脉病证的脉象诊断，丰富了经络辨证的脉诊内容；宋代名医朱肱《类证活人书》中的据经络、依脉证而辨病的见解，给后人很大启发；金元时期张元素在《珍珠囊》中创立了药物归经理论，拓宽了经络辨证的运用范畴；李杲《用药法象》、王好古《汤液本草》也在此基础上有所发展；朱震亨《丹溪心法》补充了十二经脉病候，滑伯仁《十四经发挥》将任督二脉与十二经并论；明代李时珍《奇经八脉考》详细论述了奇经阴阳失调和奇经虚实证，至今仍广泛应用于临床。经络辨证贯穿于中医生理、病理、诊断、治疗等各个方面，几千年来指导着针灸及其他各科的临床实践。

二、经络辨证的临床研究

（一）神经系统疾病研究

杨光福等[10]认为，中风病急性期过后，往往脏腑症除，经络症显，病初阳经症突出，病久阴经症显见，采用“辨经论治、随证配穴”的方法，辨病中何经而选穴，观症所在而配穴，重视整体，突出局部，治疗中风病70例，疗效满意。邓宁[11]根据经络辨证，选取舌三针为主穴，进行针刺治疗。结果58例患者中35例基本治愈，18例好转，5例无效，可见观察治疗中风后遗症流涎病的效果较满意。

（二）消化系统疾病研究

杜亚平等[12]以脏腑经络辨证为指导原则，运用HD-91-Ⅱ型肝病治疗仪治疗慢性肝病50例，治疗2个月后，患者临床症状和主要体征的改善率分别为96.0%和90.0%。于庆春等[13]根据经络辨证选用不同穴位，应用经络导平仪治疗慢性结肠炎12例，患者病程1～5年，治疗1个疗程后，大便正常，无其他不适6例，基本正常4例，大便次数减少1例，无效1例，基本正常6例随访2年，未再复发。

（三）泌尿系统疾病研究

尿失禁古称“遗溺”，庄兆虹[14]临床辨证分型有肝气虚型、脾气虚型、肾气不足型、湿热下注型4种，采用脏腑经络辨证选穴，依照病情配合艾灸。上述4型治疗例数分别为13、18、14、15例，治疗评定分为2级：尿失禁症状消失，排尿自如者为痊愈；尿失禁症状仍存在为无效。此4型总治愈率为91.67%。

（四）运动系统疾病研究

高祥生等[15]报道，以经络辨证与循经取穴，配合刺络拔罐法。治疗肩周炎136例，取得满意效果。丁道宝[16]根据经络辨证，采用肩周六穴为主治疗肩周炎20例，并与普通针灸取穴及“肩三针”疗法进行了对比观察，效果显著。“经脉所过，主治所及”，经络辨证对针灸治疗腰椎间盘突出症有着重要的指导意义。胡英华[17]提出腰椎间盘突出症的病变主要属于督脉和足太阳膀胱经的病变，督脉与膀胱经经脉闭阻，经气不通，则可出现腰椎间盘突出症的一系列症状。在临床治疗中可根据病变表现，结合经络辨证，选取相应经脉的腧穴，以提高临床疗效。

（五）生殖系统疾病研究

张镇等[18]报道，已故知名老中医朱汝藩先生在几十年临证中，根据妇女的生理特点，重视经络辨证和药性归经，他的经验方调经汤、白带汤历经数十载，在临床上加减应用确有较好疗效。

三、经络辨证的实验研究

（一）经络经穴诊断研究

近年来许多学者[19-20]应用现代科学手段，从声、光、电、热等不同的方面对经络经穴诊断进行了深入广泛的研究，并建立了很多客观指标。成秀梅[3]认为，在疾病过程中出现“良导络”、“良导点”，是由于交感神经兴奋性提高的结果，而交感兴奋性提高是可用电流量的多少来测定的，故通过测定电流量的多少来诊断为何病经。孙国杰等[21]报道，通过穴温探测进行肿瘤病粗选性的普查研究。探测仪器为DTC-1型探温仪，探测部位为新大郄和新内郄，左右两侧温差大于0.5℃为阳性，准确率为77.4%，所以穴温可以作为反映和探索内脏病变的客观指标之一。为临床诊断和治疗疾病提供了参考。盖氏[5]应用红外线热像仪对人体背腧穴进行观察，发现如果某穴位的明暗度与周围有明显差异或左右不对称，即为异常显示，并在有明确诊断的患者中进行试验，结果患病脏腑所属的背腧穴，大多数都出现了异常显示，与临床诊断对照，其符合率为95%左右。

（二）经络穴位诊断的客观指标研究

房兴业[22]报道，随着对经络现象研究逐渐客观化和对经络实质研究的逐步深入，近年来应用现代科学手段，从声、光、电、热等不同的方面对经络经穴诊断进行了研究，并建立了一些客观指标。尤其是在电、热等方面其研究成果有的已应用于临床，从而使经络穴位诊断的研究由对主观感觉的描述逐步转入到客观的实验记录。

1. 经穴皮肤电阻测量的研究　从20世纪50年代开始，我国一些学者就开始对经穴电阻进行了测定，70年代至今不少人对经络路线的皮肤是否真正具有低阻抗进行较多的研究。包凤芝等[23]利用“恒流式皮肤电阻率测定仪”测定皮肤电阻作为研究体表与内脏病变的相关指标，结果表明正常人与病患者的皮肤电阻率差异明显，以左右侧电阻率与中位数相比较，远离中位数的一侧为病经，提示相对应的脏腑有疾病存在。这对于辅助诊断某一疾病有一定的意义。萧友山[28]认为在疾病过程中出现“良导络”、“良导点”是由于交感神经兴奋性提高的结果，而交感神经兴奋性提高是可用电流量的多少来测定的，故通过测定电流量的多少来诊断何经为病，并进一步研究认识到要“知内脏之害”，只须测定其原穴的左右电流量，观其左右差，就可判定病在哪一经。并指出聋哑多三焦、肾经有病；神经衰弱多肝、胆、肾经有病等。祝总镶[1]指出眩晕患者的井穴一般呈低电阻值，但其络穴尤其是足部的络穴则呈高电阻值，治疗后呈平衡化倾向。侯湘等[7]根据“经络体系和机体组织小血管运动的控制调节功能相关”的设想，测定十二经脉的前臂和小腿的各区段的电阻抗，并绘成图像，所绘图像的阻抗值是该部位组织血流容积变量的函数，反应区段组织的血流状况，发觉该图像具有循经变异性，如急性心肌炎可见心包经高幅波，其首波波幅和相邻的肺经、心经比较增高40％～50％；偏头痛患者出现三焦经的三峰波改变；慢性虚证患者见低幅波等。尽管对经穴的电学特性尚未取得完全一致的结论，但多数研究者最后均认为皮肤低阻点的分布，确有其循经特点。

2. 经穴光、热学失衡现象的研究　何广新[24]研究认为，左右两侧经脉线和穴位的失衡现象，除可以反映在经络的电学特性上，还可以反映在光、热学特性的差异上。王本显[25]报道，20 世纪 60 年代初就有人用加热的方法发现两侧十二经井穴对热的反应灵敏度，因不同疾病而有差别，这种差别可作为诊断有关疾病虚实状况的依据。成秀梅[3]对肺心病患者做了经络知热感测定的观察和分析，提出心包经是直接反映右心功能情况的特殊经脉，肯定了经络知热感测定在肺心病诊断中的应用价值。林惠兰等[26]对肝实热证患者的太冲、肝俞进行了穴温测定，结果与正常人比较平均穴温均增高，其中肝实热盛的重型组肝俞穴温比健康人组增高 0.7℃，太冲穴温增高 1.55℃，二者差异有非常显著性的意义。严智强等[27]对冠心病患者针刺前后井穴温度失衡状态作了观察，并与健康人组对照，结果发现疾病组患者治疗前穴温左右差值显著高于健康人组，而针刺后又趋于健康人组水平。李佩群等[28]对经细胞学检查诊断为肺癌患者的定性穴——新大郄、定位穴——肺俞的穴温及两侧对应穴的温度进行测定，并与健康人比较，其结果有非常显著性意义。所以穴温可以作为反映和探索内脏病变的客观指标之一。利用人体冷光信息对穴位诊断进行研究，建立客观指标也是近年来引人注目的项目。严智强等[27,29]根据人体在新陈代谢过程中伴随可见光的产生和变化，通过对体表冷光进行研究，发现无论是特定穴或非特定穴，都分别具有较非穴部位非常显著的高发光特性，正常人双侧相同部位发光对称，而患者有左右发光不对称的穴位，称其为病理发光信息点。这种病理发光信息点在心脏病表现在少冲、少泽；感冒表现在少商；肌肉痉挛表现在商阳、中冲；高血压患者表现在中冲等。

3. 经穴力学失衡现象的研究　祝总镶等[1]报道，应用经络穴位的力学特性诊断脏腑疾病的研究，主要是根据膀胱经的背俞穴分别与十二经密切相关，而利用各背俞穴对毫针的抵抗力的差别来判断各经病证的虚实。方法是先将毫针刺入背俞穴，深度为 5mm，然后应用一个张力计将毫针以每分钟 20mm 的速度提起，同时记录皮肤对毫针提起时的阻力，称为“经穴力”。正常的“经穴力”值为 24，超过者为实，不足者为虚，两侧同一背俞穴的差异反映该经的失衡。说明通过经穴力学的测定可以显示经络的虚实状况。

除此以外，还有人通过对穴位的声发射信号、液晶热像图和辐射场照相术等方面对经络诊断开展了一些研究，但尚有待进一步深入。

参 考 文 献

[1] 祝总镶，等．针灸经络生物物理学．北京：北京出版社，1989

[2] 吴秀锦．内脏体表联系的观察——150 例胃、肝病患者的穴位反应//全国针灸针麻学术讨论会论文摘要(一)．1979：230-232

[3] 成秀梅．经络穴位诊断法的研究概况．江苏中医，1990(10)：4-6

[4] 刘澄中．循经性疼痛与循经性异感//全国针灸针麻学术讨论会论文摘要．1979：223-225

[5] 盖国才．穴位诊断法．北京:科学技术文献出版社,1981
[6] 盖国才,等．穴位诊断法发展概况//第二届全国针灸针麻学术讨论会论文摘要．1984:175-177
[7] 侯湘．关于经络经穴实质的讨论意见．第二届全国针灸针麻学术讨论会论文摘要,1984:45
[8] 卞玉荣．经络辨证治疗头痛118例．中国针灸,1986(4):11-13
[9] 陆汎．浅谈经络辨证的历史沿革．山西中医,1996,12(3):36-37
[10] 杨光福,卢智．魏风菊,等．辨经论治治疗中风70例疗效观察．中国针灸,2002(9):437-438
[11] 邓宁．舌三针治疗中风后遗症流涎病疗效观察．针灸临床杂志,2001,17(12):27-29
[12] 杜亚平．杨杰．HD-91-Ⅱ型肝病治疗仪治疗慢性肝病50例．中西医结合肝病杂志,1999,9(4):46
[13] 于庆春,仇永全．经络导平仪治疗慢性结肠炎．山东医药,1995,35(7):57-59
[14] 庄兆虹．针灸分型治疗尿失禁体会．中医研究,2000,13(4):60-61
[15] 高祥生,申玉涛．经络辨证与循经取穴治疗肩周炎的临床研究．针灸临床杂志,2001,17(12):10-12
[16] 丁道宝．针灸肩周六穴治疗肩周炎的对比观察．中医药信息,2005,22(2):36-38
[17] 胡英华,王喜臣,张欣．浅谈腰椎间盘突出症的经络辨证．长春中医学院学报,2003,19(2):6-8
[18] 张镇,张立易,崔瑞琴,等．朱汝藩妇科临床经验简介．甘肃中医,1998,11(3):38-33
[19] 蓝大田．经络多元诊疗仪及其应用．中国针灸,1989(6):35-38
[20] 李豫．中国经络诊断仪和治疗仪治色觉障碍的初步研究．云南中医杂志,1991(1):37-39
[21] 孙国杰,盛灿若,严洁．针灸学．上海:上海科学技术出版社,1997:36-38
[22] 房兴业．中医经络诊断中经穴电位测量方法的研究．航天医学与医学工程,1991,(3):208-209
[23] 包凤芝．经线——经穴电阻率变化学脏腑疾病相关的分析．中国针灸,1984(3):19-21
[24] 何广新．经络失衡临床意义的实验观察．中国针灸,1985(6):22-24
[25] 王本显．国外对经络问题的研究．人民卫生出版社,1984
[26] 林惠兰．第二届全国针灸针麻学术讨论会论文摘要．1984:131-133
[27] 严智强,等．人体十二经脉穴位冷光规律探讨．中国针灸,1984,4(2):24-26
[28] 李佩群,等．多穴温探索内脏与体表的联系．中国针灸,1988,8(2):32-33
[29] 严智强,等．人体经穴病理发光信息的研究——300名受试者观测结果．中医杂志,1981,22(8):51-52

下篇　诊断综合运用

第十一章

诊法与辨证的综合运用

诊法与辨证是认识疾病的前后阶段。病情资料的完整、准确，是正确辨证的必要前提，而辨证思维、技巧的熟练，又为及时掌握病情提供了条件。因此，诊法与辨证是诊察与判断、感性认识与理性认识的关系。

第一节　病情资料的综合处理

【基本内容】

所谓病情资料，是医生运用望、闻、问、切等诊法所收集到的临床表现，它包括病史、症状和体征，以及临床实验检测结果等，是诊病、辨证的依据。

一、病情资料属性的分类

病情资料可划分为如下 5 类。

（一）必要性资料

是指这种资料对某些疾病或证候的诊断是必须见到的，缺少了就不能诊断为这种病或证。所谓必要性资料，一般是指病证的主症。任何病或证都有各自的主症，是辨病或辨证的主要依据，所以在诊法过程中，要善于及早确定主症，并围绕主症进行收集资料和病情分析。如胃脘痛是胃疡的主症，它就是胃疡的必要性资料，无它则一般不能诊断为胃疡，但是也不能仅凭胃脘痛就诊断为胃疡，因为胃疡必然还会有其他一些症状，同时也不能将所有的胃脘痛都诊断为胃疡，因为胃脘痛还可见于胃瘅、胃络痛、胃癌等胃的多种疾病之中。

（二）特征性资料

又称特异性资料。是指这种资料仅见于该种病或证，而不见于其他的病或证，但该种病证又并不一定都见到这种症状。因此，只要出现这种资料，即可诊断为该种病证，若没有这种资料，但也不能排除该病证的可能性。如尿中夹有砂石只见于石淋，而不见于其他疾病，故只要见到尿中有砂石，便可诊断为石淋，但是尿中没有砂石也不能排除石淋的可能性；又如五更泄，常是肾阳虚衰的特征性资料；寒热往来有定时，常是疟疾的特征性资料。此外，特征性资料还可包括一些非异性资料的有机组合，如阳明经证的大热、大汗出、大烦渴、脉洪大等，“四大症”组合在一起，则对阳明经证的诊断具有特异性。

（三）偶见性资料

是指这些资料在某些病证中的出现率较少，或可出现，或可不出现，随个体差异、病情变化而定。一般认为，偶见性资料对于诊断的价值不大。如咳嗽对于表证来说，健忘对于癫狂病来说，便是偶见性资料。又如少阳病小柴胡汤证以“往来寒热，胸胁苦满，嘿嘿不欲饮食，心烦喜呕”等为常见症，而“胸中烦而不呕，或渴，或腹中痛，或胁下痞硬，或心下悸、小便不利，或不渴、身有微热，或咳者”（《伤寒论》第95条），即为其偶见性资料。

（四）一般性资料

是指对任何病证的诊断既非必备性，又非特异性，只是具有一般诊断意义的资料。比如口和不渴，食纳减少，或者是脉弦，舌淡红苔薄白，可以在很多疾病中出现，而对任何证或病的诊断意义都不是很大。但是，一般性资料不等于没有意义，因为当此一般性资料与其他资料组合在一起的时候，便可显示出其临床意义。比如神疲、乏力、不欲食、思睡、脉沉无力等，这些表现单独出现时，只能是一般性资料，甚至几乎多数患者都有可能出现，但当它们组合在一起，或者其中某些症状表现突出时，则提示有气虚或湿的可能。

（五）否定性资料

是指对于某些病或证的诊断具有否定意义的某些症状或某些阴性资料，亦即某一病或证在任何情况下都不可能出现的资料。比如四肢厥冷而胸腹灼热者，必不是真寒证；面色浮红而下肢厥冷、小便清长者，定然不是实热证。本恶寒者不恶寒，说明不再是表证；有恶寒发热等表证而无汗出，说明并非太阳中风。又如肝风内动证可由多种病机导致，若患者“动风”时并无发热的症状，显然不属于热极生风。因此，若能把握住相关病证的否定性资料，则往往能将类似病证加以鉴别而使诊断变得果断迅速。

总之，必要性资料和特征性资料是诊断病证的主要依据；偶见性资料提示诊断的可能性，但难以确定诊断；一般性资料具有综合定性的意义；否定性资料则能为鉴别诊断提供依据。因此，在病情资料中，不仅要有揭示病证的阳性症状或体征，而且要有鉴别病证的阴性症状或体征。

二、病情资料的综合分析

（一）判断病情资料的完整性和系统性

患者的临床症状和体征多种多样，对病情资料的收集应力求完整而具有系统性。如果忽视病情资料的完整性，有遗漏或过于简单，往往导致漏诊、误诊；若忽视病情资料的系统性，杂乱无章、主次不明，则往往难以下结论。所以，在收集临床资料时，要求从诸诊合参的原则出发，发挥医者的主导作用，将诸种诊法综合运用，多层次、多角度、多方面收集病情资料，而不能只凭一个症状或体征便仓促作出诊断，不应片面强调或夸大某种诊法的作用，而必须对患者进行全面而系统的调查。此外，还要发掘疾病深层次的社会、心理因素，按整体观察的原则，要做到诊察局部与审察全身，以及察形与神、察机体与环境等的统一。

（二）评价病情资料的准确性和客观性

为了使病情资料真实可靠，必须准确地运用每一种诊法，不允许有“按寸不及尺，握手不及足”（《伤寒论·序》）的不认真态度；同时应防止主观性和片面性，避免先入为主、主观臆测或暗示的方法。对有诊断或鉴别诊断意义的病情资料之或有或无、或轻或重，应当明确，并尽量争取予以分级量化，不能含糊其辞、似是而非。应采用实事求是的态度，对病情资料进行反复调查和动态观察，以及借用一些客观检查手段（包括现代医学的实验检测等），以证实病情资料的可靠性，这些都是正确诊断的前提。患者由于受到文化程度、年龄、对病情关心程度、敏感性及耐受力等因素的影响，也会对医者判断病情的准确性和客观性产生一定的影响，因此，评价病情资料的准确与客观与否，还要看患者是否如实地、准确地反映了病情。

（三）分析病情资料的一致性程度

大多数情况下，症状、体征等各种病情资料所提示的病理意义，即所主病证是一致的，可用统一的病机来解释，称脉症相应、舌脉相应、症舌相符等。这种病情资料单纯、明显，临床意义一致的病例，说明疾病的本质不甚复杂，因而有脉症相应为顺、舌脉相符为吉之类说法。

但是在八纲辨证中提到的寒热真假、虚实真假，即所谓热深厥深、虚阳浮越、至虚有盛候、大实有羸状等，其表现则有典型的不一致性。这说明病情各方面的资料表现不一致，临床意义不相同，甚至似乎存在着矛盾的情况，即所谓脉症不相应、舌脉不符、症舌相反等，这在临床上也是客观存在的，它反映了疾病过程中的特殊规律，体现了疾病的复杂性。

病情资料不一致的原因可有多个方面。如由于病情发展的特殊性，因果交替、标本相错，有的症状、体征已经发生了变化，而有的尚停留在原有状态，未被感知，或舌脉等未引起明显变化等，同样均提示着病情的性质或趋势；或是病情本来就很复杂，有多种病机存在，寒热夹杂、虚实相兼、多病同存等等，不同的病情资料反映着不同的病理本质；此外还可能受到治疗措施等的影响，如热性病可因大量输液而小便并不短黄，长期使用肾上腺皮质激素可致舌红而胖大等。

前人有所谓舍症从脉、舍脉从症，舍舌从脉、舍脉从舌，舍症从舌、舍舌从症之类提法，就是说当临床上的病情资料所示病理本质不一致时，应重点抓住反映疾病本质的那些资料进行分析判断，而可以舍弃某些未反映病理本质的资料。

其实任何病情资料都有一定的临床意义，都可能是“真”而并不是“假”，即使是不一致，甚至是矛盾的资料，都有可能反映着不同的病机，关键在于能否用中医学理论去正确分析、认识其中的机制，因此，临床时我们切不可简单地舍弃某些病情资料。要说“舍”，只能说是舍弃那些常规的、一般的认识，只能说是医者未能了解其所提示的特殊的临床意义罢了。如数脉虽然主热，但当心阳亏虚时亦常见数脉；阳虚者虽多见小便清长、自汗，但阳虚不能气化、蒸腾津液时则又可见尿少、口渴、无汗；舌有裂纹多主阴津耗损，舌短一般主风痰阻络或危重病情，然而舌之裂纹与舌短亦有属于先天生理性者；腹胀满痛、拒按、便秘一般属里实证，若又见脉迟，则是因邪气阻滞而脉气不畅之故，并非就是寒证。如果只知其常而不知其变，只知其一而不知其二，自然便会对某些特殊现象难以理解而以为是假象，其实是也反映着一定的病机。因此，医者应当全面掌握病情资料，熟悉中医学理论，并善于分析思考，方可从纷纭复杂的病情中把握病证的本质。

【补充阐发】

一、證、证、症、候的沿革与证候的本来含义

韦黎在《中国医药学报》(1996 年第 2 期)载文，专论“證、证、症、候研究”。指出：《说文解字》对證的解释是“告也，从言，登声”。对证的解释是“谏也”，谏的解释是“证也”，二字互训。历经 1000 多年的沿革，到清代段玉裁的《说文解字注》里，证随之演变为證的俗字。其在证字条下注云：“今俗以证为證验字，遂改吕览之证为證。”段玉裁以后，证在文字学中几乎形存实亡。證是包括证的含义在内的规范字，而且其含义不断引申、扩大。最典型是成书于 1915 年的《中华大字典》。其中證的含义共 8 项：告也；验也；兼也；谏也；则也；候也、质也；病證也；六證。而证的含义仅 2 条：谏也；人名(《唐书・宗室表》之司农卿证)。因此应该说，證也是历代中医用以表述疾病状态的规范字。

症，首见于宋・李昴英的《文溪词》(“症候转危，景象愈蹙”)，不过此处并非指疾病，而是譬喻当时环境。最早以症指示疾病者，是明・万历进士谢肇淛的《五杂俎・物部》(“人有阴症寒疾者”)。但此二人皆非医家，而且明代医书中确未见过症字。清代《康熙字典》中没有

症字。症字在中医文献中出现是清代乾隆年以后的事。如 1744 年出版的《方症会要》，全书在应当用證的地方全部代之以症。但在乾隆以后 150 年的《中华大字典》虽将症字收入，却对症的解释只有 3 个字——“俗證字”。1926 年谢观编撰的《中国医学大辞典》亦无症字，1973 年出版的《中医名词术语选择》和 1979 年出版的《简明中医辞典》中都没有症字的影子。因此从文字沿革的角度来看，中医文献中症字至今仍不是约定俗成的规范字。

候，《说文解字》释为“伺望也”，原指在路旁等待、观望宾客的到来。段玉裁在《说文解字注》中云：“凡觑伺皆曰候，因之以时为候。”从段玉裁之注来看，候字包含空间与时间两方面含义：一有观察到的现象之义，二有对现象观察的过程之义。“候”，《辞源》有“射有张布谓之候”的古代用法，即是把“候”作为射箭的靶子讲；我们可引申为标志或征象的意思。《黄帝内经》、《诸病源候论》等古代医著，都把“候”作为病证表现用，如病候、证候等。所以候与症的意思相同，皆指疾病的症状和表现，二者合用也是这个意思。但症状往往指单个的临床表现，证候则多表示两个以上或一组症状。

在中医学里，最早把證与候连成一个词的是南北朝时期的陶弘景。他在《肘后方》序中说：“其论诸病證候。”从此證候就成为中医学中的一个专用名词术语了。《说文解字》之后的 200 年左右，由此推之，陶氏之言證的含义应最接近證、候二字的原来含义，即包括患者告诉的和医师观察的两方面的病理状态及其变化过程。1947 年编撰的首版《辞海》解释说：“證者，谓之体内病发现于外，如事物之有对證。候者，病之转变，随乎时期旧说七日为一候是也。合言之则曰證候。”这一解释与《中国医学大辞典》證字的解释相似，但将患者告诉的證与医师观察的候都归于證，是其不足之处。不过它从候字的另一层含义上强调了疾病演变的时间特性，也是难能可贵的。

《黄帝内经》只有一处用到證字，即《素问·至真要大论》“气有高下，病有远近，證有中外，治有轻重，适其至所为故也”。但在《素问·五运行大论》中“夫候之所始，道之所生，不可不通也”之说，指出了候就是临床所获知的各种表现，也就是说，證候是中医学研究的对象，代表了中医学的本质属性。其实，證候的论述在《黄帝内经》中无处不在、无处不有，只是当时没有规范出證候这一个词而已。应该说《黄帝内经》中举凡象、候、色脉、病能（“能”，古字为“态”字之通假字），以及所有关于疾病表现与转化的描述，都是关于證候的描述。《伤寒杂病论》中没有證候一词，不过各篇篇名的“辨某病某病脉證并治”的“脉證”二字，其实就是證候一词的原形。该书与《肘后方》及《说文解字》在同一时代，故其基本意思应该是一致的。

文字沿革是文化变迁、发展的正常现象，所以 1964 年 3 月 7 日由国家颁布的汉字《简化字总表》的出现和简化字的推选是无可厚非的。问题在于证作为證的简化字的同时，症却成为与证并存的新的规范字，而不再是證的俗字了。由含义单一的一个字变为证、症并存的两个字，对这两个字的重新解释，以及与其组成的概念的重新定义，则成为中医面临的首要困惑。40 多年来，几乎在此期间的每一本书、每一篇文章都存在着证、症不规范和规范不合理的问题。连 1980 年新修订的《辞海》，也是此一处称症候，彼一处称证候，令人莫衷一是。

对于表述中医研究对象与本质属性的中心字与中心概念的长期不规范问题，一方面是发端于文字沿革，另一方面是中医在西医学术观点的强大冲击下，概念逐步肢解，理论日趋淡化的反映。因为语词是概念的载体，概念是理论思维的细胞，概念不规范，则必然导致理论思维的混乱。

二、关于“症”的音义

《简化字总表》颁布后，症字变为两声字。症的读音一为(zhèng)，是医学专用字，即症状；一为(zhēng)，是繁体字癥的简化字。

一声的症字，源于中医“癥瘕积聚”之说，凡腹内聚而不散的结块，即谓癥瘕，以后引申为“事情弄坏或者不能解决的关键”，成为社会用语。近年来由于症状与证候相混淆，中医文献中症状一词比比皆是，又因为症状与证候常常缩写(误写)为症，进一步导致与癥瘕之症相抵牾的局面。

20世纪随着西医学在中国的广泛传播，从翻译伊始，症字在中文的西医文献中便是一个规范字了。症状(symptom)一词首见于西医文献，一般是指患者主观不舒适、不正常的感觉或某些病态改变，如头痛、发热、咳嗽、呼吸困难等，这是通过患者的主诉和对患者的问诊而得来的。医师通过对患者的体格检查而得到的客观表现称为体征(sign)，如杂音、啰音、肝脾肿大等。广义的症状可包括体征。

在中医学中，症虽为古代證字的俗字，但现代已约定为指症状。然而中、西医学对“症”的认识仍有差别：

1. 观察内容有侧重　如中医非常重视分部位望神色、望舌、切诊中的切脉象，西医学却重视不够；除患者主诉外，中、西医的问诊内容各随其理论特点而差异很大；中医的闻诊(包括闻声音、气味)西医往往不大关注。而西医的体征检查大多是中医所没有的。

2. 说明病性有不同　西医重视症状的特异性，即症状与病灶、致病因子之间直接的、必然的关系，如干性、湿性啰音与肺疾病，心区杂音与心脏病，麦氏压痛点反跳痛与阑尾炎，麻疹黏膜斑与麻疹等等。中医望、闻、问、切所获知的证候大多是非特异性的，如弦脉主寒、主饮、主痛、主肝气不舒，又为春季之正常脉象；咳嗽除外感、内伤，属寒、属热外，《黄帝内经》中早就有五脏咳、六腑咳之说。所以，只有联系中医基础理论，并在医师的理论思维中从感性的具体抽象概括，形成对疾病病理机制的判断后，这时与病理机制完全相应的证候，才具有诊断的价值，即特异性。

3. 临床意义的差别　西医的症状“是认识疾病的向导，并能为诊断疾病提供重大的线索”，但不是诊断的根本依据，一旦经过实验室检查或者以某种仪器查明致病因子或病灶后，症状在疾病诊断和治疗上的意义随之淡化。而中医的证候及其变化，始终是临床诊断的主要依据，贯穿于辨证论治的全过程，有时甚至以其作为疾病的病名。

三、证的概念的演变

张展在《北京中医学院学报》1984年第5期《证候探微》一文中，认为：按照人类认识发展的道路，先辈们在漫长的岁月中，首先接触到的不过是各种疾病的表象及其外部联系，这里，证(证候)概念还不可能产生，人们所熟悉的仍然是各种病症概念。如成书时间早于《黄帝内经》的长沙马王堆出土的医简，其中未见证(证候)的名称及有关概念的记述。但是，随着时间的推移和医疗实践的持续，在不同病种的患者当中，一些同样的现象或情况反复出现于医者的面前；而且在同一种疾病的患者群中，又常遇到某些具有一定差异性的病状态或类型。这就促使古代医家在病种病名和患者的具体病情之间不断地觉察到异中之同、同中之异。当这样的诊断学思维材料积累到一定程度时，便在认识上产生了由感性向理性的推移，在识“病”的基础上独树一帜形成了辨“证”的概念，对于不同的病种，证(证候)概念可以反映疾病的共性，而对于患同一种疾病的不同患者，则证（证候）又在一定程度上揭示其个体差异。

杨维益在《中医杂志》1996年第6期发表“关于中医证的概念及其定义的思考”一文，具体分析了证的概念的演变。

由于人们对客观对象的认识是不断深化的，并且客观对象本身也是发展变化的，所以任何概念的内涵和外延都不是一成不变的，而是不断发展变化的。在古代，“证”这一词语所表达的概念与症状的“症”同义。如《素问·至真要大论》中提出“病有远近，证有中外”。这里的“证”，指的是症状。以后，《难经·十六难》中的“是其病，有内外证”，也是把症状称为证。但是，在中医辨证论治的经典著作《伤寒论》中，就存在着两种认识。如第16条中的“观其脉证，知犯何逆，随证治之”。这里的证，前者为临床的表现即症状，后者是诊断的结论。同一书中，对证就有不同的解释，致使近世医家对证的概念产生了无休止的争论。秦伯未提出证是证据，是现象，在医学上代表疾病的临床表现。朱颜也认为证是整个外观病象的总和，相当于综合征或症候群。他们的观点与《伤寒论》将证解释为症状的原意相近。以后，与《伤寒论》将证当做诊断的结论类似。

1986年，方药中等将证的范围加以扩展，认为“证”就是判断疾病性质的各种证据（注：不是单一的证据，而是证据的集合体）。凡与疾病有关的各种因素如患者年龄、性别、平素健康状况、直接病因、发病季节、气候、时间、地域、临床表现、病程、治疗情况等，均属于中医学中证的范围。综合分析上述有关的各种证据，对不同患者的患病状况，作出不同的相应判断，就是辨证。方氏等把天时、地理、体质等诸因素及疾病临床表现统统归入证内，融天、地、人、病于一炉，使“证”成为一个复杂的庞然大物。以后，有人进一步提出，“证”是反映疾病本质的阶段性诊断，有动态的概念，证在疾病中可呈有一定规律的飘移，由甲证转为乙证，还可由乙证返回甲证。综上所述，一些学者认为证是具有丰富的内涵，在一定条件下可以向其他证转化的疾病概念。

日本的有地滋更进一步提出证是由遗传因子或遗传因子加上环境因子所形成的在临床上的综合病理、生理变化的反应，以及针对这种临床表现的治疗依据。客观指标有白细胞抗原（HLA）、血液黏度等。这就是说，证与遗传基因有关。换言之，构成证的某些因素可能是固定不变的。但是，由于证可随疾病发展而改变，与遗传基因有关的证显然只能是少数。对于多数的证来说，这个观点有待商榷。

在20世纪80年代，人们提出“病”、“证”及“症”三个词所表达的概念的区别。“病”是对疾病全过程的特点与规律所作的概括；“证”是对疾病某些阶段本质的反映，受疾病的特殊本质所制约；“症”是疾病的单个症状、体征，是病或证的外在表现，是诊病或辨证的依据。这样就把“证”与“症”区别开了。

目前多数人认为中医的证（也称证候），是在中医理论的指导下，对通过四诊所收集的症状、体征进行综合分析，得出的诊断性结论。是对疾病发展到某一阶段的病因、病位、病性，正邪关系及病势等所作的高度概括，反映了疾病发展过程中某阶段的疾病变化实质。按照上述定义，“证”的内涵应包括疾病在某一阶段的病因、病位、病性、正邪关系及病势等。

【古代文献】

《素问·疏五过论》：凡欲诊病者，必问饮食居处，暴乐暴苦，始乐后苦，皆伤精气。精气竭绝，形体毁沮，暴怒伤阴，暴喜伤阳，厥气上行，满脉去形，愚医治之，不知补泻，不知病情，精华日脱，邪气乃并。此治之二过也。

诊有三常，必问贵贱。封君败伤，及欲侯王。故贵脱势，虽不中邪，精神内伤，身必败亡。始富后贫，虽不伤邪，皮焦筋屈，痿躄为挛。医不能严，不能动神，外为柔弱，乱至失常，病不能移，则医事不行。此治之四过也。

凡诊者，必知终始，有知余绪。切脉问名，当合男女。离绝菀结，忧恐喜怒，五脏空虚，血气离守，工不能知，何术之语。尝富大伤，斩筋绝脉。身体复行，令泽不息。故伤败结，留薄归阳，脓积寒炅。粗工治之，亟刺阴阳，身体解散，四肢转筋。死日有期。医不能明，不问所发，唯言死日，亦为粗工。此治之五过也。凡此五者，皆受术不通，人事不明也。

故曰：圣人之治病也，必知天地阴阳，四时经纪。五脏六腑，雌雄表里。刺灸砭石，毒药所主。从容人事，以明经道。贵贱贫富，各异品理。问年少长，勇怯之理。审于分部，知病本始。八正九候，诊必副矣。

《素问·阴阳应象大论》：善诊者，察色按脉，先别阴阳。审清浊而知部分；视喘息、听音声而知所苦；观权衡规矩而知病所主；按尺寸，观浮沉滑涩而知病所生。以治无过，以诊则不失矣。

《医学源流论·脉症与病相反论》：症者，病之发现者也。病热则症热，病寒则症寒，此一定之理。然症竟有与病相反者，最易误治，此不可不知者也。如冒寒之病，反身热而恶热；伤暑之病，反身寒而恶寒；本伤食也，而反易饥能食；本伤饮也，而反大渴口干。此等之病，尤当细考，一或有误，而从症用药，即死生判矣。

《医门棒喝·四诊合参与脉症从舍论》：望、闻、问、切，名曰四诊，医家之规矩准绳也。四诊互证，方能知其病源，犹匠之不能舍规矩而成器皿也。盖望者，望面色之明晦、舌苔之有无，以辨病邪之轻重进退也。闻者，闻声音之怯壮、语言之伦次，以辨神气之爽昧强弱也。问者，问得病之由、痛苦之处，以辨内伤外感、脏腑经络，尤为紧要也。切者，切脉之浮、沉、迟、数、有力、无力，以辨虚实阴阳，而与外证参合逆顺吉凶也。殊不知一脉所主非一病，一病所现非一脉，若不察外症，而凭脉用药，未有不误人性命者。

又如病热者，其脉则数，若热甚伤气，其脉反迟。此一病所现，非止一脉矣。有实证而脉反微弱似虚者，以其邪气壅遏也，有虚证而脉反强旺似实者，以其元气发露也。由此类推，难以枚举。故有舍脉从症者，审其脉假而证真也；有舍症从脉者，审其症假而脉真也。阳证见阴脉者死，阴证见阳脉者生。可见自古医圣，莫不以脉症互印，是四诊之不可偏废，岂不彰彰乎哉？然则自谓切脉即能知病，而无藉于四诊者，其技果能超出轩岐、扁鹊、仲景乎？抑亦自欺，而又欲欺人乎？明者察诸，慎勿自误，而追悔莫及也。

《医碥·脉症从舍》：凡脉症不相合，必有一真一假，须细辨之。如外虽烦热，而脉见微弱者，必虚火也；腹虽胀满，而脉见微弱者，必胃虚也。虚火、虚胀，若堪攻乎？此宜从脉之真虚，不从症之假实也。其有本无烦热，而脉见洪数者，非火邪也；本无胀滞，而脉见弦强者，非内实也。无热、无胀，其堪泻乎？此宜从症之真虚，不从脉之假实也。

《医学阶梯·审症论》：病有相似，症有不同。有寒症，有损症，有顺症，有逆症，有危症，有险症，有杂症，有坏症，症之名状，不一其等。如斯，诸症务要审辨清白，若审辨不清，生死立决！医者岂可藉三指以定法，恃眼界以明高？凡遇疑难之症，辨而又辨，审而再审，尚有疑似难明，何况粗浮见解，其能尽症之理者几希？

《医学阶梯·症中症论》：凡有病必有症，有症必有论，论清则症明，症明则病易疗，非可以模棱两端，取效于疑似之间也。古人审病论症，着定七情、六淫十三字，千病万症，不能越此。然辨病定症，义颇深奥。

即如论六淫，则风有中风、伤风；寒有中寒、伤寒，暑有中暑、伤暑；湿有中湿、伤湿；燥有内燥、外燥；火有实火、虚火也。如论杂病，心痛、腰空、脊强、寒热、逆气、内结诸症，认病不的，愈治愈深。夫心痛之病，始自胃气，继归心包血少，养血不应，理气不效，久则方知阴维为病，苦心痛也。其腰空之病，尽归肾虚，及至补肾，亦不应手，方知带脉为病，腰溶溶如坐水中也。脊强之病，均认太阳非寒即湿，及至散寒驱湿，漠不相关，方知督脉为病，脊强反折也。寒热之病，外感认作少阳，内伤认作少阴，清寒热而不废，滋阴降火而不痊，方知阳维为病若寒热也。逆气之病，有平肝而泄肺者，有理气而降气者，用之不应，方知冲脉为病，逆气而里急也。内结之病，有不知名状者，又有不知治疗者，不知任脉为病，男子内结七疝，女子带下瘕聚也。

《笔花医镜·卷一·望闻问切论》：望者，看形色也；闻者，听声音也；问者，访病情也；切者，诊六脉也。四事本不可缺一，而唯望与问为最要，何也？盖闻声一道，不过审其音之低高，以定虚实；嗽之闷爽，以定升降，其他则无可闻者。切脉一道，不过辨其浮沉以定表里，迟数以定寒热，强弱以定虚实。其他则胸中了了，指下难明，且时大时小，忽浮忽沉，六脉亦难定准，故医家谓据脉定证，是欺人之论也。惟细问情由，则先知病之来历；细问近况，则又知病之深浅。而望其部位之色，望其唇舌之色，望其大小便之色，病情已得八九矣。而再切其脉，合诸所问所望，果相符否？稍有疑义，则默思其故。两两相形，虚与实相形，寒与热相形，表与里相形，其中自有把握之处，即可定断，慎斯术也以往，其无所失矣。

《医宗说约·问诊论》：望、闻、问、切，察病之四法也。望色、闻声、切脉，古人反复言之。至'问而知之之谓工'，先哲尚未发明，不无有疑焉。何以故？如至病家，问其泻痢，以知其泻痢；问其寒热，以知其寒热，则浅矣！必非古人之意也。即至病家，问其病起于何日？曾食何物？曾有怒劳、房欲等事？及问初起何症？后变何病？今口渴思饮否？喜热喜冷否？口中淡苦否？思食否？胸中宽否？腹中有无痛处否？大小便如常否？足冷暖否？及平日劳逸喜怒忧思，并喜食何物？种种问法，实为活人之捷径。然以此而尽古人问而知之之义，尤未也。予于静定之中，若有所悟。盖今人之病，如咳嗽、发热、泻痢诸病，俱病之总名也。一症之中，各有火、有寒、有痰、有气、有虚、有实，致症之原不同。因此一问，舍病名而治病原，庶合古人之心也。昔丹溪翁名擅千方，亦不过每症分出寒、热、虚、实、痰、火、血、气等件，随症调治。

《王氏医存·脉象主病不可拘泥》：表有风、寒、热、燥者，脉浮。而虚弱之病至阳脱时，久病临危时，脉皆浮。病在脏者，脉沉。而暴怒者、腹痛极者、水肿者、瘟疫汗不能出者，脉皆沉。寒病脉迟。而伤暑、滞食、困水及冷风迫汗，凝滞其气血者，脉皆迟。热证脉数。而内痛甚者、汗将出者、虚阳将越者，及泻痢、疮疡、初产、喘咳，脉皆数。故须参之望、闻、问以辨之。

【研究进展】

一、诊法原理的探讨

毫无疑问，"望、闻、问、切"是中医学诊断疾病的四种最基本的方法，在几千年的不断补充和发展完善中，现代中医学"四诊"的主要内容有了较大的发展，"四诊"的概念也新增了部分内涵，其诊断疾病的基本理论和方法，也发生了深刻的变化。主要反映在诊法研究中的主观和客观的具体统一、局部诊法与整体诊法的统一以及"四诊"在微观领域的延续等等。

但是，中医研究的是整体层次上的机体反应状态及其运动、变化。具体地说，中医在不打开人体"黑箱"、不干扰活的生命过程的条件下，把人作为一个整体并与自然、社会联系起来进行考察。主要依靠望、闻、问、切四诊所收集的机体反应状态（即脉象、舌象、神色形态、症状等)，从状态及机体运动过程总结人的生理与病理规律，是有其道理的，即传统的“四诊”诊察疾病的方法并不会因现代科技的进步而失去意义。因为中医学诊断疾病、治疗疾病都是要在辨证准确的基础上进行，所以，获取、收集辨证信息的方法和手段只有在继承传统的“四诊”诊察疾病的特色上，创新发展。

(一) 整体诊法理论

传统“四诊”的直观效应是辨证的基础，中医的基本特征之一是辨证论治，而传统的辨证方法是在八纲辨证、脏腑辨证、卫气营血辨证、三焦辨证以及经络辨证、气血津液辨证等具体形式下进行，辨证要素决定了辨证的准确与否，病位、病因、病性等这些辨证要素的建立，“望、闻、问、切”四诊具有独特的直观效应。中医临床辨证依靠四诊的方法而收集的研究对象，与直观的研究自然界的物候、气候不同，主观上显然有医生的刻意索求，客观上又存在有会思维、能讲话的研究客体(患者)的主动提供。因此，可以全面、具体、真实地把握客体的生理与病理状态。可见，不论是“辨证”信息的获得形式，还是“辨证”与“辨病”相结合的诊治模式，主体意识和客观实在都是为了达到信息的高度综合。整体观要求用“望、问、闻、切”四诊综合考察，来为辨证提供信息。中医学的整体观主要体现在 3 个方面。

1. 天人一体　天人时空合一是我们民族传统的思维方式。中医学将这种观念用于认识人的生命活动，集中体现在“生气通天”的论述中。其含义除认定天人阴精阳气对流互化以维持人体新陈代谢外，还表述自然节律通过其各种作用影响人体，并使人体形成适应这种节律的稳定功能结构。

2. 形神一体　中医将蕴涵于身形之中的生命现象及其活动机制概括为神，认为形与神互相依存，互济互利，共为一体；从生命现象出发，取一个脏之名，却不囿于形态系统界限，按五行类属原则，把生命活动过程中包括精神活动在内的所有功能活动，自然、社会、心理等相关因素组合为五大类，作为规范形神一体的模式，因而，五脏被视为生命中枢。

3. 心身一体　中医学对心身关系的认识有两个基本点，一方面是明确心身对立、互化互用的辩证统一关系，并融进自己的基本概念、理论模式和临床诊治体系，如“五神藏”理论。另一方面是将形态特征、功能类属于精神活动特点进行心身一体的综合归类分型，如阴阳五态人、五行五形人，为判断个体对不同病因的易感性、病理变化的倾向性服务，是辨证论治的重要依据。

整体观使中医学将天人、形神、心身合为一体。建构了五脏为中心的功能活动系统的理论，这种理论对于认识、分析和把握人体适应复杂多变的自然环境，躯体与功能、精神的辩证统一关系等生命活动机制及客观规律，有着重要的理论价值和临床指导意义。可见，中医学整体观对中医学理论体系的创立有着丰富的内涵，同样对中医诊法理论具有指导作用。

中医诊断学是揭示疾病、证候变化规律的基本方法和思维的科学，人体以脏腑、经络、皮、肉、脉、筋、骨和气血组成一个整体，其生命活动具体体现于精、气、神，诊断学的任务，首在知其生命之常，“揆度奇恒”，然后以常衡变。即在识其生命正常活动的基础上，然后别知疾病的异常变化。而这一“视死别生”的诊断方法，从人的声、色、臭、味和舌、脉等方面，运用望、闻、问、切四诊，凭着神圣工巧的敏察，“司外揣内”、“司内揣外”地以生命活动之常而察疾病、证候之变。“人法天地”，而人体生命的活动，“合于天地之道”，五脏藏于内，声色显于外，浑束而为一。日月丽天，绕地球环转不失其光明之影；司天在上，司泉在下，如水与镜，不失其照应之形；动静有常，刚柔推荡，如鼓与响，不失其传应之声。“动摇则应和”，人体内外相应的变化，与天地时序变化息息相关。是以五音五色之彰明于外者，乃五脏之气所著，假如五脏波荡于内则五音不彰，五色不明。发病是一定的邪气，侵袭一定的脏腑，引发一定的病机，反映一定的病形。因此，邪气、脏腑、病形，是诊病辨证，谨守病机、各司其属的关键所在。

五脏受病，从脉变角度来说，其变无不以寒热、阴阳、气血为总领，而脉亦未出乎缓、急、大、小、滑、涩六者之变。《灵枢·邪气脏腑病形》："心脉急甚者为瘛疭，微急为心痛引背，食不下；缓甚为狂笑，微缓为伏梁，在心下，上下行，时唾血；大甚为喉吤，微大为心痹引背，善泪出；小甚为善哕，微小为消瘅；滑甚为善渴，微滑为心疝引脐，小腹鸣；涩甚为喑，微涩为血溢，维厥，耳鸣，癫疾。"其他肝肺脾肾，均有缓急大小滑涩六脉之变所主的病证，这又从脉候的外应，以知内脏所病的真谛，为诊断思维的途径之一。

（二）局部诊法理论

中医局部诊法是中医诊断学的重要组成部分。它是在中医理论指导下，通过对人体某一部位、器官、组织、成分和信息等的直接观察，或借助仪器设备与现代方法的检测，从而对疾病进行诊断（包括中医辨证、辨病）的方法。与中医通过宏观观察、整体综合分析来进行诊病、辨证相对而言，它含有"微观"的概念。因此，也称为中医微诊。局部诊法主要采用比较的方法，以常测变，去认识各种病理征象。如以正常人群的面色、脉象、形体、姿态等特征，与病变个体的表现作比较；有时还以疾病过程中前后不同时期的局部临床表现作比较；或以全身表现与局部表现的性质特点作比较等，由此寻找诊断疾病的依据。从而形成了中医学诊断疾病的特点特色。

局部诊法有其悠久的历史，3000多年前的《周礼·天官》记载："以五气、五声、五色，视其死生"，"两之以九窍之变，参之以九脏之动"。说明古人在当时已认识到，通过望色以及观察体表某些器官的变化，可以推测内脏的病变和了解疾病的预后，这是有关微诊较早的文字记录。春秋战国时代的著名医学家扁鹊，就擅长于"切脉、望色"而言病之所在，并以此著称于世。《黄帝内经》在理论和方法上为中医微诊奠定了基础。历代医学家对于眼、耳、鼻、舌以及面部、四肢等的诊察分别都有详细的阐述，并形成了许多有价值的学术思想。

1. 以表知里，司外揣内　司外揣内就是指通过观察事物外在的表象，以揣测分析其内在变化的一种认识方法。对局部诊法而言，司外揣内的"内"是指机体内部脏腑器官。"外"是指机体的表象，包括通过望、闻、问、切等所获得的全部信息。中医学认为，人是一个有机的整体，不仅同自然界有密切的联系，而且人体体表组织器官与体内脏腑、局部与全身也有密切的联系。人体的这种整体联系，是以五脏为中心，通过经络的作用而实现的。脏腑虽居于内，但其生理和病理变化，必然会在相应的体表组织器官上反映出来，其中就包括形体组织、五官九窍在神、色、形、态、运动等方面的征象。医师通过洞察和触摸按压等诊察方法加以了解，并运用中医理论进行综合分析，便可推断体内脏腑的病变。所以《丹溪心法》指出："欲知其内者，当以观乎外；诊于外者，斯以知其内。盖有诸内者，形诸外。"说明局部诊法的基本原理是"以表知里"、"司外揣内"和"以我知彼"（《素问·阴阳应象大论》）。

2. 身形五脏论、缩影理论与生物全息理论　《素问·调经论》说："夫心藏神，肺藏气，肝藏血，脾藏肉，肾藏志，而此成形。志意通，内连骨髓，而成身形五脏。"此段经文说明身体每个部位及组织都有五脏六腑之气血灌注和功能表现，所以审察人体面部、寸口、舌体、耳部等狭小区域内的变化，便能测知全身五脏六腑的生理、病理状态，这就是"身形五脏论"的观点。根据中医学理论，人体是一个有机的整体，局部与整体是辨证的统一，人体每一局部区域内的生理病理变化，都蕴涵着五脏六腑、气血阴阳的整体信息，即某一局部常具有全身"缩影"的特征，如头、面部、舌部、眼部、耳部、寸口、尺肤、躯干、第二掌骨侧、足部等，均是全身的缩影，这就是“缩影理论”。而生物全息学说的提出，也与受到《黄帝内经》上述有关理论的启发，通过对生物体形态的研究有关。上述理论说明了从身体某一局部所反映出来的信息，因为包含了全身、整体的信息，所以可推知整体的病变，也就是说，局部诊法具有“见微知著”的价值。因而临床上有不少“神医”在临证时，不问病史、不闻气味等，而只望患者的面部，或眼睛，或耳部，或只切脉，或只按腹等就能诊断出患者的内部疾患。故局部诊法是中医四诊的延伸、精细与深入。

3. 网络学说和第三平衡论　我们知道，人体内脏与体表之间的联系是通过经络来进行的。经络系统又是由十二经脉、奇经八脉、十五络脉、十二经别、十二经筋、十二皮部以及许多孙络、浮络等所组成。如仅十二经脉就通过手足阴阳表里经的联结而逐经相传，构成了一个周而复始、如环无端的传注系统，其中阴经属脏络腑，阳经属腑络脏。经脉不仅具有《灵枢・海论》所说“夫十二经脉者，内属于脏腑，外络于肢节”，即沟通内外、联系肢体的作用，而且还有运行气血、营养周身的作用，如《灵枢・本脏》说：“经脉者，所以行血气而营阴阳，濡筋骨，利关节者也。”由于经络在人体内如网络一样四通八达，故有人将体表内脏之间的通路与作用系统，称为网络系统，或称为第三平衡论和整体区域全息论。也就是说，由于经络的联系和经络输注气血的作用，临床上通过诊察局部，就可测知经络及其相应脏腑的病变。

二、从客观指标加深对“证”的认识

中医学历来以“有诸内则形诸外”作为临床辨证的法宝，传统理论对“诸内”，的认识，是通过临床四诊资料，综合分析后进行推断的结果。但是传统理论对“诸内”的认识，无不从外候推断，如《素问・脉要精微论》曰：“头者，精明之府，头倾视深，精神将夺矣。背者胸中之府，背曲肩随，府将坏矣。腰者肾之府，转摇不能，肾将惫矣。”后世医家莫不以此为宗，即使有新的认识和体会，基本方法并无改变。如张景岳《类经・脉色类》说：“因脉以知其内，因色以察其外。脉色明则参合无遗，内外明则表里具见，斯可万全无失矣。”此言四诊中可凭脉与色区分内外。实质上，脉与色均属外候表现。此言“内外明”也仅为切脉观色所推断的结果。这一传统方法，自然不能满足现代中医发展的需要，随着医学科学的发展，中医学也在不断地深化其自身的辨证水平。因此，对传统的“诸内”认识，不论内容、意义上，都发生了本质上的差异，对中医“四诊”客观化的认识和要求越来越高。

由于现代医学检测手段的进步，揭示了疾病的实质病态，这是前人不可想象的，如果我们仍然停留在前人的认识水平上，辨证论治的水平就不能提高。近代很多医学家已注意到这一状况，不少报道应用现代医学的检测结果，指导辨证论治，提高了疾病的诊疗水平。如“微观辨证”、“隐性症状辨证”等的提出，都给人以启发性意义。但这些认识，还不能准确地运用中医基本理论反映其病理机制，不能概括此类内在的病理表现。现代研究提出了“内症”（内在症状）的概念。40 年来中医非常重视四诊客观化研究，在追求指标的定性、定量、规范时，研究出了扩展传统中医“四诊”范围的临床脉象仪、舌象仪、经络诊断仪等，使中医传统“四诊”理论和方法在新的技术革命的冲击下焕发了青春。“望、闻、问、切”在传统的基础上发生了深刻的变化。

有人总结了某些较为普遍一致微观指标的诊断意义。如早期根据临床三大常规的结果，在血常规中白细胞增高时，于辨证中加入清热解毒药；对症状不明显的糖尿病，根据血糖升高而按中医“消渴”论治；大便潜血试验阳性则按“便血”辨证等。此类无明显临床症状而又经现代医学检验确诊的疾病，使中医在所谓“无症可辨”的情况下有了辨证的依据。经不少医家的努力，发现以中医理论结合现代医学检验结果和参照西医诊断认识进行辨证论治，确能提高中医临床诊治水平。如“胸痹”，由于对冠心病病理的明确，认识到“心脉瘀滞、心失所养”的病机，从而对“真心痛”的确实含义有了进一步的理解。胆石症的认识，也是得益于现代医学的检查，因而在原有理论基础上，发展形成了中医对该病的病机“湿热郁滞、肝胆不利”的认识。有人认为，通过B超检查，根据B超观察胆囊的状态、功能，可以作为判断虚实辨证的微观指标。

可见，随着中医四诊研究与现代科技手段和方法的结合，“望、闻、问、切”的概念得以更新和延续。上文所说的“内症”概念，不同于传统的“诸内”认识，“内症”是指凭中医传统四诊难以发现的证候，故言“内在症状”。这类内症是通过现代医疗仪器或实验室检验发现的客观事实，并非传统凭外部证候的主观推断，因此更具科学性。相对于内症而言的“外候”，基本上指传统认识的四诊方法，是中医学整体辨证的依据和理论精华。通过内症与外候的结合进行辨证，较之传统的四诊辨证，应该更能反映疾病的客观和本质。

参考文献

[1] 孟庆云．中医理论研究四十年．中国中医基础医学杂志，1995，1(4)：9-11
[2] 陈少宗．走出中西医结合研究中的误区．医学与哲学，1996，17(5)：247-249
[3] 瞿岳云．祖国医学“缩影”理论初探．辽宁中医杂志，1982，9(5)：10-12
[4] 朱文锋．中医学所揭示的“生物全息律”．上海中医药杂志，1982(8)：44-46
[5] 孟昭威．第三平衡系统——经络系统．中国针灸，1983(1)：25-27
[6] 彭清华，等．中国民间局部诊法．长沙：湖南科学技术出版社，1995

第二节　辨证思维方法

【基本内容】

辨证的过程主要是在对感性阶段的病情资料进行分析的基础上，在正确的思维方法的指导下，运用辨证的基本知识，进行推理活动，求得证名诊断。

一、辨证基本内容的掌握

辨证基本内容可概括为辨病位与辨病因病性两个方面。

（一）辨病位

辨病位，即确定疾病现阶段证候所在的位置，其中又可分为空间性位置和层次（时间）性位置。大的位置概念有表证、里证（以及半表半里证），以及上、下证。心、心神（或称脑、心包）、肺、脾、肝、肾、胃、胆、小肠、大肠、膀胱、三焦，以及胞宫、精室、清窍、咽喉、口唇、齿龈、头、鼻、目、肌肤、筋骨、经脉、经络、胸膈、脑络、脉络等等，皆为空间病位概念。层次性病位可有不同的称呼，如卫分、气分、营分、血分，太阳、阳明、少阳、太阴、少阴、厥阴，上焦、中焦、下焦等，皆有浅深层次的含义。辨病位不仅要区分证之表里，并一般以脏腑辨证为主。

（二）辨病因病性

辨病因病性，就是辨别导致疾病当前证候的本质性原因，亦即疾病现阶段证候的本质属性。辨证中涉及的病因病性概念，可有笼统与具体之分。虚、实，阴、阳，标、本等，属于抽象的病性概念。辨病因病性的具体内容主要有：风、寒、暑、湿、燥、火、热、毒（疫病），脓、痰、饮、水、食积、虫积、石，气滞、气逆、气闭、血瘀、血热、血寒，气虚、气陷、气不固、气脱、血虚、血脱、阴虚、亡阴、阳虚、亡阳、阳亢、阳浮、津液亏虚、精亏、髓亏、营亏等等。辨病因病性首应区分证之寒热虚实，并以病因与气血津液辨证为主。

二、辨证与诊法的关系

诊法与辨证是不可分割的，二者之间是诊断过程中感性材料与理性结论之间的辩证关系。同时临床往往是边诊边断、边断边诊。

举例：若患者主诉咳嗽，前人的理论有咳嗽“不离于肺”、“不止于肺”之说。因此，证候“咳嗽”，在医生头脑中首先应该考虑的可能是肺的病变，但同时也应考虑其他脏器病变的可能，如果肯定病位在肺，那又是肺的什么病？什么证？这就是辨证、思考。要对此作出结论，显然仅孤立地凭咳嗽一个病状是难以确定的，此时便要进一步通过诊法获取全面的资料。经过检查，如果并有气喘、咳痰等症，而其他脏器的病状不明显，则可知病位确实在肺，需进一步明确病种与证候，如果检查肺部无特异性病理改变，则一般可诊为肺咳，若胸部紧闷、哮鸣有声则应为哮病，再结合舌、脉、面色、痰的色质、全身其他症状等进而辨别证的寒热虚实性质。

从上可见，临床诊断是一个诊法与辨证相互结合、交替应用的过程。通过诊法所收集的病情资料是否准确、全面，症状、体征的主次轻重是否清楚，是辨证准确与否的前提。而诊法的运用，往往又是在辨病、辨证思考的同时，根据分析的线索、可能、疑问等，而进行有目的的询问、检查。

三、辨证的逻辑思维方法

辨证过程中的基本思维形式，主要有分析、综合、推理与判断。临床常用的辨证思维方法有以下几种。

（一）类比法

又称对比法。即将患者的临床表现和已知的某一常见证进行比较，若二者主要特征相吻合，此证之诊断便可成立。如患者表现为发热、腹痛、里急后重、大便少而夹有脓血，这是痢疾具有特征性的典型表现，因而据之而诊断为痢疾并不困难。潮热、盗汗、颧红、舌红少苔、脉细数等是阴虚证的证候，当这些症状组合出现时，即可诊断为阴虚。因此，熟练掌握各常见病证的临床表现及诊断要点，是采用类比法的先决条件。类比法具有迅速、简捷的特点，它不需要作更大范围内的思考，当病情不复杂而表现又很典型时，类比法诊断的准确性就较高。临床上常用的从病分证，再从其常见证型中选择最符合患者病情的某证作为诊断，这便是类比法。

（二）归纳法

当病情资料很多，或者比较复杂时，最宜采用的方法是归纳法。归纳法是将患者表现的各种证候，按照辨证的基本内容进行分类归纳，从而抓住疾病本质的思维方法。比如某患者以黄疸为主诉，且有胁肋胀痛、右胁下肿块，知病位在肝；又有恶心欲呕、腹胀、便溏不爽，则知脾胃亦已受病；身热、口苦、尿黄、舌红、苔黄、脉数等，其病性属热；渴不欲饮、苔腻、脉滑以及恶心、便溏等，为有湿邪之征；胀痛、腹胀，又为气滞的表现；胁下肿块且触痛明显，说明有血瘀的可能。这样将分散的各个症状进行归纳分析，便可全面认识病情，并做到条理清晰。此病涉及肝、脾胃、湿、热、气滞、血瘀等，在中医理论指导下进行综合判断，其辨证主要为肝脾湿热证。

（三）演绎法

是对病情进行层层深入的辨证分析方法。如患者前晚淋浴受寒而于夜间新起恶寒，头身疼痛，知其属外感病范畴；昨日但发热，已不恶寒，并有口渴、舌红、脉数，是为表证已不存在，而是里热证；现咳嗽明显、气喘、咳黄黏痰，则知病位在肺，故本证为肺热炽盛证。另外，根据脏腑、气血等的生理基础，而推导其病理变化，以及"久痛入络"、"久病及肾"等；或者根据适合于病情最恰当的方剂，再据该方的适应证，而得出证名诊断，即所谓"以方测证"，也都可视之为演绎法。

（四）反证法

又称否定法。是指从反面寻找不属于某证的依据，通过否定而达到确定诊断的目的，这对类似证候难以从正面进行鉴别时，是比较好的辨证思维方法。如《伤寒论》第61条说："下之后，复发汗，昼日烦躁不得眠，夜而安静，不呕，不渴，无表证，脉沉微，身无大热者，干姜附子汤主之。"六经皆有"烦躁"，究竟是何证呢？仲景用"无表证"否定其为太阳病证；用"不呕"否定其为少阳病证；用"不渴"否定其为阳明病证。而结合"脉沉微，身无大热"，便可确认其为少阴阳虚证。

此外，尚有所谓"预测法"，即根据疾病发生发展的一般规律，判断或预测新的证型，如原为长期腹部隐痛、腹泻便溏、畏冷，一般为脾阳虚证，当出现完谷不化时，则为脾肾阳虚之证；"试探法"或称试治法，是指通过治疗而肯定或否定某证，如便秘多日，不知属实属虚？可稍与小承气汤试攻之，药后转矢气者为燥结腑实，药后便溏者属脾虚。对于一些疑难杂病、疑似证、危急重症的诊断，还应运用特殊的思维方法。如对疑难杂病，常有经验再现、线索追溯、病因穷举以及试验性治疗等；有名望的中医之所以对疑难杂病辨证准确且疗效好，无不与其有丰富的辨证论治的临床经验有关。对疑似证的诊断与鉴别，关键在于应有求异的思维，因疑似证之间的临床表现相似，但症状特点及病因病机方面则不全相同。对危急重症的诊断，应准确、果断、迅速，并注意诊治并举，急救为先。

四、辨证的步骤

有的书上主张将辨证分解为探求病因、落实病位、分辨病性、判断病情、阐释病机、确定证名等若干步骤，这实际上是通过辨证而应明确的基本内容。在辨别病位病性等时，应注意以下问题。

（一）以主症为中心进行辨证

通过主症的辨析常可确定病变位置。如以新起小便淋漓涩痛为主者，病位在膀胱；白睛猝然红赤、生眵流泪为主者，病位在目等。有时主症对明确病性亦有特殊的意义，如潮热虽可由外感或内伤等诸种病变导致，但其一般多提示阳热亢盛或阴液亏虚；自汗多属阳气亏虚；盗汗常说明阴虚内热；水肿为水湿内停等等。

（二）全面分析以判断病因病性

由于疾病病性的寒热虚实、痰湿瘀滞等等，一般不是凭一两个症便可确定的，而是要综合全部资料进行判断。因此，辨证时除应抓准主症以外，也应注意对其余症状、体征的分析认识。如以胃脘疼痛为主症的患者，其病位一般责之于胃，但寒、热、虚、实、伤食、气滞、血瘀、虫扰、毒邪刺激等等均可导致，要分辨其真正属于何证，则必须结合其他症状、体征，才能得出结论。

（三）个别症状可能是辨证的关键

有时个别关键症状的发现与正确认识，可能成为分析鉴别的重要依据。比如阴虚火旺的患者与虚阳浮越的患者，都可出现头面部的“头热”现象，而阴虚与阳虚的本质正好相反，到底是阴虚还是阳虚？下肢的不冷或冷、小便的短黄或清长等，往往是辨别的关键。

五、中医证名的具体要求

（一）内容要准确全面

一个规范的证名，一般应包括有病位、病性，有的虽由于病位笼统（如阳明经证、余热未清证、亡阴证等），或病位已从病名诊断中（如痄腮、肛痈、瞳神紧小、股骨骨折等）得到明确等原因，而可不标明病位外，但是病性或病因是绝不可少的，否则就不称其为证名。

（二）证名要精练规范

常用的证名一般只有4个字左右，其用词是非常精练的，应具有高度的概括性，应当规范，符合中医理论。如风热犯肺证、肝郁血瘀证、脾肾阳虚证、瘀阻脑络证等，每个字都代表一定的本质，每个证名都有各自的特异性。因此证名所用的词不能随意生造，应符合中医理论特色，要既能反映证候的本质，又能为中医界所理解。

（三）证候变则证名亦变

由于疾病是一个邪正斗争不断变化的过程，因此疾病中所表现的证候也是会不断变化的。原来是薄白苔，现已为黄腻苔；昨日恶寒发热，今日但热不寒；原为病势剧烈，日久已是虚象为主；昨日尚在气分，明日可能已入营分或血分等，病情有了一定的变化，自然其证候本质有可能不同。因此，一旦证候变化，其证名诊断也应随之而变。

（四）不能受证型的拘泥

临床较为常见、典型的证，可称为证型。书本所列各证及其所述证候，都是常用而公认、证候典型的证。故辨证时应力求以单一证概括全部临床表现，首先考虑常见、典型证的诊断。但临床上的证候却不一定典型、单纯，可能数证兼夹、复合，故病情复杂者，可考虑兼夹、复合证的诊断。

总之，辨证诊断要既全面又精练，既灵活又规范，以能准确地揭示疾病当前阶段的病理本质为总的要求，从而指导当前的治疗。

六、辨证诸法的综合运用

中医学在长期的医疗实践中，创立出了八纲辨证、脏腑辨证、经络辨证、六经辨证、卫气营血辨证、三焦辨证以及辨病因（六淫、疫疠等）、病性（气、血、津液）等多种辨证归类的方法。熟悉各种辨证方法的特点及其相互关系，有利于临床时的正确运用。

八纲辨证是辨证的基本纲领，表里、寒热、虚实、阴阳可以从总体上分别反映证候的部位和性质。脏腑辨证、经络辨证、六经辨证、卫气营血辨证、三焦辨证，是八纲中辨表里病位的具体深化，即以辨别疾病现阶段的病位（包括层次）为纲，而以辨病因病性为具体内容。其中脏腑辨证、经络辨证的重点是从“空间”位置上辨别病变所在的脏腑、经络，主要适用于“内伤杂病”的辨证；六经辨证、卫气营血辨证、三焦辨证则主要是从“时间”上区分病情的不同阶段、层次，主要适用于“外感时病”的辨证。辨病因病性则是八纲中寒热虚实辨证的具体深化，即以辨别病变现阶段的具体病因病性为主要目的，自然也不能脱离脏腑、经络等病位。其中辨病因主要是讨论六淫、虫、食等邪气的侵袭或停聚为病，与六经、卫气营血、三焦等辨证的关系较为密切;辨病性主要是分析气、血、津液等正气失常所表现的变化,与脏腑辨证的关系尤为密切。总之,八纲是辨证的纲领;辨病因病性是辨证的基础与关键;脏腑、六经、卫气营血、三焦等辨证,是辨证方法在内伤杂病、外感时病中的具体运用。

临床可根据具体的病情而灵活选择恰当的方法进行辨证。一般可首先分析一下是属于外感时病还是内伤杂病,并用八纲进行分析,以初步明确基本病性与病位。如果是内伤杂病,一般以脏腑辨证为主,结合病因与气血津液辨证等进行辨证;如果是外感时病,一般可选用卫气营血辨证及六经辨证的三阳病证,并注意结合六淫、疫病等内容进行辨证。至于三焦辨证,其实质是将三焦所属部位的常见证进行归类,临床很少单独运用;六经辨证中的三阴病证实际上是脏腑辨证的内容;经络辨证主要是针灸推拿诊疗时运用较多,经络循行部位的证候明显时,亦应根据经络理论进行辨证。

【补充阐发】

一、诊断的思维方式与特征

中医学属于传统医学范畴,其理论体系中的名词术语深奥晦涩难懂,一词多义、多词一义普遍存在,对疾病的描述还停留在直观的基础上,对病证的诊断主要依据较原始的症状与体征,推理成分较多,给学医者带来了很大的困难。但中医学在几千年的临床实践中发展起来的独特的辨证思维体系经久不衰,且能经受住西医的冲击,因此,应研究中医辨证的思维方式与特征,揭示其合理内涵,从而提高辨证的准确性。一般认为,人类自身的思维活动可划分为抽象思维、形象思维与灵感思维三大类。抽象思维属逻辑学范畴,而后二者为非逻辑思维。在中医诊断思维过程中,医者不可能纯粹单一地以某种思维进行推理,往往不自觉地将多种思维方式交织运用。

(一)诊断的整体性思维

所谓整体性思维,是从整体而非局部的方式进行诊断,其主要特征是强调诊断过程的整体性原则,主张把患者的外在征象始终作为一个有机联系的整体进行分析,在辨证思维中体现出整体、联系、有序、动态的特点。因为,中医学将人体看做一个有机的整体,局部病变是全身病变在局部的反应,同时又可以反作用于全身;此外,人与自然环境、结构与功能、精神情志与形体器官等具有整体性,故辨证的整体思维,不仅注意局部病变,且注重从宏观整体上去认识病证,对病证的诊断强调动态分析,且呈时空性的有序观察,从阴阳、表里、寒热、虚实等多个侧面来概括证候。

(二)诊断的发散性思维

所谓发散性思维,是指一种寻求变异,将一个现象从多方面考虑以得出病证诊断结论的思维方式。思维活动常常是随机应变,触类旁通,思维的方向具有多角度、多层次、多侧面的特点。中医辨证诊断遵循一种发散性思维,在诊断病的过程中,常以主症定病名,然后根据病因学说辨析病因,根据寒热、虚实、气血等辨析病性,根据脏腑、经络等明确病位等。这种发散性思维又多运用联想推理,即以患者主诉的症状为原始依据,以医生所具备的知识和经验为基础,运用演绎、类比方法,对症状进行联想、分析,从而判断病证的病因、病性、病位等。中医对于常见多发性病证尤其是疑难病症的诊断,常常以类比、演绎进行联想式的发散性思维,展开想象的“翅膀”,从不同方向在思维的天空中进行探索,以寻求对病证诊断的最佳答案。如患者主诉头晕眼花,中医诊断为“眩晕”病,依据中医理论,在医生的头脑中就应联想发散到造成眩晕的病因病机有肝、风、痰、火、血虚、气虚、阳亢等等可能。

（三）诊断的直觉性思维

所谓直觉性思维，是在实践经验基础上形成的，对客观事物的一种比较迅速的、直接综合判断的思维方式。直觉的灵感，是由于在长期沉思之后，在处理信息时突然出现的一种稍纵即逝的过程，通常也称之为“顿悟”。直觉或顿悟，似乎是“不假思索”而偶然产生的，但其实是“水到渠成”的必然结果；只有平常“众里寻她千百度”，方能出现“蓦然回首，那人却在灯火阑珊处”的景象。这种直觉性思维在诊断中广泛运用，可以帮助医生在复杂的证候群中抓住主要矛盾。在中医典籍中，就记载着扁鹊望齐侯之色，仲景决王仲宣生死等典型的、流传千古的医疗佳话，这些古医者与其说似乎有某种“超然脱俗”的特异本能，倒不如说这反映了他们独特而高超的直觉思维能力。临床上错综复杂的病证往往瞬息突变，甚者生死易如反掌，这就要求医生具有对病证敏锐的思维洞察力，才能在病证丛生的关键时刻茅塞顿开，从而得出正确的诊断结论。

（四）诊断的形象性思维

所谓形象性思维，是借助具体形象进行思考的一种思维方式。中医学中经常运用“比类取象”的方法来阐释人体生理、病理，因而长于运用形象性思维对病证进行诊断。中医诊断不可缺少形象性思维的活动形式，这是因为：中医医生在缺少仪器观察条件下，多采用直接观察，依靠视、听、嗅、触等感觉器官的协调配合来开展四诊活动以获取感性材料，具有笼统而模糊的特点；中医形象性思维活动中，主要的思维工具是意象和形象性语言，并以其反映病证形象的主要特征；中医习惯于“比类取象”，用自然界中具体事物的形象特征、运动变化规律来描述形色变化、舌脉特征、病证的本质及变化等。

二、辨证的基本要求

（一）以主症为中心进行辨证

在四诊过程中，以主症为中心进行收集病情资料，可使病情资料系统条理、重点突出、主次分明。到了辨证阶段，仍应抓主症并以主症为中心进行辨证。若辨不清谁是主症，谁是次症，势必将辨证引入歧途。如患者见咳嗽、痰稀色白、恶寒发热、头身疼痛、无汗、苔薄白、脉浮紧等，主症是咳嗽、痰稀色白时，应辨为风寒束肺证；主症是恶寒发热、头身疼痛、无汗时，则辨为太阳伤寒表实证。

以主症为中心进行辨证，要注意结合其他症状，即要以多数症状作为辨证依据，因为不同的症状，都是从不同侧面反映证的属性；虽然主症能反映证的本质，但是进一步综合其他症状，则能更全面揭示证的本质。如咳嗽、痰稀色白均为风寒束肺证、寒邪客肺证、饮停于肺证的主症，但若结合有恶寒发热、头身疼痛等则可辨为风寒束肺证；若结合有气喘、形寒肢凉、脉迟等则可辨为寒邪客肺证；结合咳痰量多呈泡沫状、胸闷、心悸、倚息不能平卧、苔白滑等则辨为饮停于肺证。

次症或个别症状虽然在辨证中一般只是辅助资料，但也要注意其在辨证中应有的诊断意义，如寒热、虚实的错杂证；尤其要注意少数个别症状和多数症状出现相反属性时，应引起高度警惕，如寒热、虚实的真假等。

（二）以单一证概括全部表现

临证时，对患者的临床表现应力求以一种证型来概括；如果用多种证型来解释，势必抓不住重点，治疗目的性亦不强，给立法遣方用药带来不便。但是，由于病证的复杂性及脏腑的相关性，也有一种以上证的复合、兼夹存在的可能性。因此，若出现了难以用单一证型来概括临床表现时，可以考虑有复合证、兼夹证的存在。如肝胃不和证、虚中夹实证、脾气虚兼血瘀证等。

（三）首先考虑常见与多发证

常见与多发证是临床上经常见到的，所以应首先考虑到此种诊断，这种方法可以简化辨证的复杂性。但是对于疑难杂病、危急重症等，则应考虑到少见与罕见证的可能性，如怪病从痰、瘀论治等。对久治不愈的患者，尤应考虑到罕见证之可能性。一般认为，各辨证体系中所列，诸如脾气虚证、血虚证、太阳中风证、卫分证、气分证等均为常见、多发证。

（四）辨证需不断修正和补充

证候有由不典型到典型、由简单到复杂的过程，再因其他因素的干扰，使证候的临床表现出现差异。所以辨证有一个从表到里、从现象到本质、从感性到理性的认识过程。所提出的初步证名诊断是一种假说，其正确与否还有待于验证，尤其在复诊中应对前次诊断进行认真分析，故辨证需不断予以修正和补充完善。如咳嗽，初起由外邪犯肺所致，病变以肺为中心，病机为肺气不宣；若病久反复发作或治疗不当，可由实转虚，病变渐累及心、肾等脏。

（五）注意处理各种辩证关系

中医整体观视人为一个有机整体，天人相应、形神合一，以及机体脏腑、气血、经络、内外、上下相互联系，因此辨证应注意机体与环境、形与神、局部与整体间的辩证关系。而疾病是邪正斗争的过程，且证是反映疾病阶段性的病机特征，因此辨证还应注意邪气与正气、病与证的辩证关系。就证候的临床表现而言，一般现象与本质是一致的，但特殊情况下，现象与本质不一致，如寒热、虚实的真假；同一证候由于发生在不同疾病中或发生在不同患者上，其临床表现亦不尽相同；此外，既要重视中医宏观辨证的依据，也不可忽视化验、仪器检查的结果。所以，辨证应注意现象与本质、共性与个性、宏观辨证与微观辨证等的辩证关系；且不应忽视社会因素、体质因素、心理因素等诸多方面对病证的影响。

（六）掌握证的特点，鉴别证间差异

每一证均有其临床特点。所谓辨证要点是对该证临床表现的高度概括，起到以点带面的作用。因此，掌握证的辨证要点，以利于本证的诊断和鉴别诊断，从而提高辨证的准确性。如气虚证以全身功能活动低下的表现为辨证要点，血虚证以体表皮肤黏膜组织呈现淡白及全身虚弱为辨证要点。但对于辨证要点又不可僵化看待，因它的运用主要适宜于典型证候的诊断与鉴别，而对于复杂证候应综合多方面的特点，切忌以偏概全。

（七）分清证的主次，注意主证转化

在复合、兼夹证等复杂证候中，应辨明其起主要作用的证候，即主证。辨主证仍要以主症为中心，通过抓主症而得；也可从病因病机进行比较，分析什么证最能反映其病理本质，且对病情发展起关键作用，那么它就是主证。如有一位胁痛患者，证候比较复杂，既有胁肋胀痛、头晕目胀、情绪不宁等肝气郁结表现，又有纳呆、腹满、便溏等脾虚表现，且每因情志不舒而诱发或加重以上诸症。若按发病原因及病理机制分析，应辨肝气郁结为主证，而脾虚证则为次证或兼夹证。主证并不是始终不变的，在诸如体质、药物、情志、饮食、调护等一定条件作用下便可以转化。如寒证与热证、虚证与实证之间的转化。又如胃脘痛者，病情急性期症见胃脘灼痛、吞酸嘈杂、烦躁易怒、脉弦等，辨为肝胃不和证；经过疏肝和胃药物治疗及饮食调护后，患者胃脘灼痛、吞酸嘈杂二症消失，却出现纳食不馨、腹胀便溏、倦怠肢软、脉由弦转细，此为脾虚证。可见主证已由实转虚。

（八）详审病证标本，区分先后次序

辨证之标本，即区分证候矛盾双方的主次关系，是辨证的重要内容之一。所谓本，是指发生病证的根本，为主要矛盾或主要矛盾方面；所谓标，是指病证表现于外的现象，为次要矛盾或次要矛盾方面。以病因论，引起证发生的病因为本，而临床表现为标；以邪正双方关系来说，正气为本，邪气为标；以证本身言，原发证、旧证是本，继发证、新证是标。故一切复杂的证候，总不离乎标与本，辨出标与本，从而抓住病变的主要矛盾或主要矛盾方面，进而按标本缓急的原则确定治疗。如脾肾阳虚证，若因肾阳虚衰不能温养脾阳，致脾肾阳气俱伤，则原发肾阳虚证为本，继发脾阳虚证为标。

（九）辨明寒热虚实，识别真假本质

在辨证过程中，典型证候的典型症状较易识别，但不典型的证候中，有些症状互相矛盾，甚至出现假象，则较难识别。如最常见的是寒热、虚实的真假，即所谓“真寒假热”、“真热假寒”、“大实有羸状”、“至虚有盛候”；还有危急重症濒死的患者出现“回光返照”的假神等。因此，要辨清孰真孰假，不为假象所迷惑。辨明真假，首先要注意其出现的时机性，因为真假易出现在“极”的关键之时，如寒极、热极时分别出现似热、似寒的假象，大实、至虚时分别出现羸状、盛候等；其次应从四诊合参中，找出关键性指征，如古人多以脉象为根据识别虚实真假，诚如张景岳说：“虚实之要，莫逃乎脉。如脉之真有力、真有神者，方是真实证；似有力、似有神者，便是假实证。”此外，脉与症不相应的情况下，也要辨明真假，或舍症从脉，或舍脉从症。

三、辨证的主要步骤

对辨证论治步骤的研究，具有代表性的有秦伯未三步、方药中五步（原为七步）、郭振球七步、任应秋十步及欧阳琦三段十步、肖德馨三段十二步。其中有仅就辨证过程设立步骤者，也有集诊察、辨证、论治为一体，综合设立步骤者。步骤差异主要在“诊察”、“论治”方面，就辨证过程而言，各家认识大致相同，因辨证的目的是寻找疾病发生发展某一阶段的病因、病性、病位等，并确定证名。所以辨证就要探求病因、分清病性、落实病位等，并最终确定证名。其具体内容有如下 7 个方面。

（一）探求病因

探求病因是指询问病史找病因，通过审症求病因。辨病因就是探求病证发生的根本原因，是辨证的主要内容。任何病证都可寻求到其发病的原因，一般可通过问诊，直接询问发病时的各种因素，如湿痹多因久居湿地、淋雨涉水所致，泄泻多因饮食不洁、过食生冷所致，肝气郁结多因情志不畅、肝失疏泄等。但有些病因不能直接获得，故对病因的探求更重要的是通过审症求因，即从对病情资料的分析来探求病证之因。如外感风邪发病，病因是风寒或是风热，只有对临床表现的分析才可以认识；又如气滞、瘀血、食积、痰饮等病理变化作为继发性病因，也是通过审症而求得的。

（二）落实病位

落实病位是指明确病变所在的上下表里、脏腑经络、官窍形体等。致病因素作用于人体而发病时，一般总是有一定的部位，如脏腑、经络、五官九窍、四肢百骸以及气血津液等都可能成为病位。病位不仅要落实在脏腑等具体部位上，而且应该结合从生理病理变化去探求病位之所在。另外，病证传变的层次也可视做病位，如表与里是病位，卫、气、营、血是病位等。辨病位在辨证中具有重要意义，因为病位不同，症状有异。常用定病位的方法有如下 4 种。

1. 表里定位法　是病证横向传变的定位方法，在外感病证中运用广泛，六经病证中，太阳主表，少阳为半表半里，三阴主里；而卫气营血病证，病位由表入里顺序排列。

2. 上下定位法　是病证纵向传变的定位方法，在六淫邪气致病和湿热温病辨证中运用。如风邪侵上，湿邪伤下；湿热温病辨证中有上、中、下三部位之不同。

3. 气血定位法　是辨别病证在气、在血的定位方法，通常运用于杂病辨证中。一般新病入气，久病及血；病轻浅者位在气分，病深重者在血分。

4. 脏腑定位法　是辨别证候在不同脏腑部位的定位方法。此定位法涉及的范围较广。结合脏器与病因方面的关系定位，如风伤肝、火伤心、湿伤脾、燥伤肺、寒伤肾等；结合脏器与季节相应的关系定位，如春病位在肝、夏病位在心、长夏病位在脾、秋病位在肺、冬病位在肾等；结合脏腑所属经络循行路线定位，如肝之经脉绕阴器、抵少腹、布胁肋等，因此上述部位的病症可定位在肝；结合五脏与五体、五志、五液等的关系定位，如肝开窍于目、在体为筋、其华在爪、在志为怒、在液为泪，故以上方面的病症变化可定位在肝；结合脏腑与体表局部的对应关系定位，如寸关尺脉分候脏腑等；结合脏腑各自生理特点和临床病理表现定位，如肺主气，肺病证表现有咳嗽、气喘、吐痰或咯血等，因此见咳、痰、喘等可定位在肺。

（三）分辨病性

分辨病性是指区分寒热虚实病性及具体的痰、湿、瘀、滞、虫、食，气血津液精髓的亏虚等。辨病性就是分清证候性质。病证的发生，根本在于邪正斗争引起的阴阳失调，故病性总体表现为阴阳的偏盛偏衰；但具体表现在寒热、虚实的属性上，所以寒热、虚实是最基本的病性。

1. 寒热定性　可从病因的寒热定性，如感受寒邪多为寒证，感受热邪多为热证。但主要从临床表现特点定性，如寒证以冷、凉为特点，热证以温、热为特点。一般证的寒热属性，在外感时病中，常可揭示邪气的性质；在内伤杂病中，则常揭示体内阴阳盛衰的变化，如阳盛则热、阴盛则寒，阳虚则外寒、阴虚则内热等。但应注意在某些情况下，病性与病因不一致，如阳盛体质的人，感受寒邪可从阳化热而表现为热证。也应注意在内伤杂病中，某些证并无明显的偏寒偏热的属性，如脾气下陷证、肾精不足证等。

2. 虚实定性　从病因病性定性，邪气盛则实，故六淫、痰饮、食积、瘀血等有形之邪所致病证可定性为实；精气夺则虚，故先天不足、后天失养、久病重病、房劳过度等所致病证可定性为虚。从体质特点定性，素体强壮者多实，素体虚弱者多虚。从临床表现特点定性，凡机体处于虚弱、衰退、不足状态，抗病能力低下者，可定性为虚；凡机体处于亢奋、有余、兴奋状态，邪正交争剧烈者，可定性为实。

对病证属性的定性，除寒与热、虚与实两端以外，同样要注意他们之间的错杂与真假。

（四）阐释病机

阐释病机是指根据中医学理论，将证候的因、性、情、势综合起来进行分析，作出全面统一的机制解释。辨病机就是阐明病证发生发展变化的机制，也就是将病因、病位、病性等内容有机地结合起来，揭示其内在的联系，得出对病证发生发展变化的整体、动态的全面认识。因为病因、病位、病性等都只是侧重于病变过程中某一方面的认识，而证候的病机，则能全面解释临床表现发生的机制。病机主要从临床症状的分析而确立，有的单一症状或体征即可反映病机，如盗汗为阴虚，舌红苔少亦为阴虚；但有的症状病机复杂，需结合多方面病情资料分析，如潮热有阳明腑实、湿温、阴虚等多种病机。

（五）判断病情

判断病情是指辨别病情的轻重、标本、缓急，以及阻、积、闭、扰、虚、衰、亡、脱等。辨病情就是辨别疾病浅深、轻重的程度。一般表证病较轻浅，里证病较深重。辨病情相对于辨病性而言，是定量的方法，早在《黄帝内经》即有"揆度"之称，以判定病情之深浅，还有"五度"、"十度"等诊法，但仍有待完善。

（六）审度病势

审度病势是指把握病变发展演变的趋势，推测病证的转归与预后。详审病势的目的在于从整体动态的思维中，推测病证的预后和转归。辨病势要将病证特点、患者体质、病邪性质、感邪轻重、治疗作用等因素结合考虑。如外感时病病势急，内伤杂病病势缓；体质强者抗病能力亦强，病证亦趋好转，否则易趋恶化；感受火热之邪病势多急，感受寒湿之邪病势多缓；感邪轻预后较好，感邪重预后较差；治疗正确，药中病机则病愈，否则失治误治，则病当传变。

（七）确定证名

确定证名是指通过对病因、病性、病位、病势等的高度概括，提出完整而规范的证名诊断。辨证名就是确定辨证的最后结论。证名要求用规范性术语高度概括疾病所处阶段性的病理变化。对证名的确定，必须以辨病因、辨病性、辨病位、辨病机、辨病势、辨病情等为依据，其中病因、病性、病位、病机是基本。如肝胆湿热证，病位在肝胆，病性为湿热；风寒束肺证，病因为风寒，病位在肺，病机为束。

以上实际上是通过辨证而应明确的基本内容，并非辨证的步骤。因为辨证的步骤不可能诸病一律、前后固定不变，有的可能是先定病位，有的则是先辨因、性，还有的是先察情势，所以对辨证步骤不能机械地理解。

四、证所反映的基本内容

张震在《北京中医学院学报》1984 年第 5 期《证候探微》一文中，认为证（证候）是经过医生仔细认察之后，用以说明病情状况的一种专门术语。此种术语，具有一定的优越性，为中医学所特有。因为它可以在概括疾病共性的基础上，进而不同程度地揭示每个患者的病机特点和个体差异性，比较集中地反映疾病的原因、性状、部位、范围、动态等多方面的信息，从而给医者提示处治疾病的具体方向。

中医学所说的"证"，基本上是从病体内部阴阳失调状态、正邪消长趋势等有关功能变化特点等方面，集中地反映疾病的原因、性状、部位、范围、动态等病理要素的综合性诊断概念。因此，其内容是比较丰富的。若就证所反映的人体病理变化的本质属性以及功能变化的主要特点而言，大约包含如下内容：①标志着人身对于致病因素的一些最基本的反映状态和类型；②按照中医学理论体系揭示病理变化的范围、部位和功能异常的特点；③反映中医病因学和发病论的基本观点或某些特有观念；④概括了某些外感性疾病发展过程中固有的阶段性，并在一定程度上提示可能出现的定向演进趋势或动态变化。

按照这个定义，证为中医学专用术语，自然不等于症状（体征）。证的概念内涵有五：①系四诊获知的包括患者主观讲述与医师客观诊察两方面的临床表现，与西医学的体征以及仪器、实验室检查的客观标准有本质的区别。②证在时间和空间两方面反映了疾病过程，包括了疾病表现上的连续性、因果性、相互依存的关系。③"整体层次"，包括人身整体与天人相应两方面。④"机体反应状态"，是疾病在生物、自然流露的表现的总和。⑤证候的不断变化，源于病理机制的不断变化。

总之，证的内容常由两种病机要素所构成，这是一切证候赖以存在的基础。现在所用的八纲辨证、脏腑辨证、六经辨证、卫气营血和三焦辨证等概念，都从各个不同的侧面反映着证的内容。它们的巧妙组合和互补，便构成各式各样的具体证候。

肖敏材则认为，将"证"作为中医的诊断概念，在规定"证"的含义时，应当考虑下列要素：①"证"不是患者的异常感觉，也不是医生通过四诊所获得的病的征象。②"证"是医生运用中医理论对四诊获得的"资料"进行分析后得出的病情诊断。所谓"资料"，主要是指证候(包括脉舌)，同时还包括患者的体质、精神状态、社会环境、自然环境(如季节、气候、地域)和治疗反应等。③"证"一般不会表现为单个证候，而是由一些相互关联的证候构成的。④不同的"证"用一定的名称代表，证名的构成应当包括病因病机、病理性质、病变部位，以及疾病阶段、发病特征等，每一证名常包含上述两个以上的因子。

五、证名的表述形式

张震在《北京中医学院学报》1984 年第 5 期撰写的《证候探微》一文中，认为现在用来表述证概念的普遍形式，一般以气血、阴阳、虚实、寒热等为核心，再与脏腑、六淫、六经、卫气营血、三焦、痰、食等有关概念有机地结合而共同组成。临床习用的各种具体的证候名称，多半属于复合形式，其概括能力一般比较强。因此，运用证名形式表达具体诊断概念时，通常要求医者从每个病员实际情况出发，具体问题具体分析，尽可能地概括其病况、病性、病位、病因等主要内容，然后用相应的简洁恰当的术语明白晓畅地表达出来。

由于临床的证候内容丰富，故其证名表达形式自然也是多种多样的。从形式与内容相互关系的性质看，则用来表述证候的形式尚可进一步划分为内在形式与外部形式两种。证名形式与内容之间的关系不是随心所欲和漫无边际的，并非同一个病理内容可以随意采取任何一种形式去表达，也不是用一种形式便可以随意表达出任何的病理内容，更不可含糊其辞而使概念处于模棱两可之间。归根结底，形式仍是由内容决定的，所以证候名称应该力求具体而确切，忌用笼统含混之词或使用外延太宽的名词术语。在表述每一具体证候时，应防止外部形式的无原则膨胀，文字当力求简洁扼要、精练确切，用词一般以 4～8 个字为宜，否则易使人感到烦琐啰唆，其内在形式一定要做到结构严谨、术语恰当、符合逻辑。只有这样，才能获得表述中医证候诊断概念的最佳形式。

朱文锋对中医学"证"的命名形式进行了分析。认为由于历史的原因，中医学的证名，很不规范。其常见的命名形式可归纳为以下数种：

(1) 病位加病因命名：如肝火证、胃寒证、膀胱湿热证、食积胃肠证、虫积肠道证等。

(2) 病位加病性命名：如肝郁气滞证、脾肾阳虚证、心脾气血两虚证、瘀滞胞宫证等。

(3) 病位、因、性加病理名词命名：如寒湿困脾证、痰热壅肺证、瘀阻脑络证、风毒蕴肤证、暑湿袭表证、热毒攻喉证、热入血室证、痰蒙心神证等。

(4) 病位加病势命名；如肺气上逆证、肝阳上亢证、热毒内陷证等。

(5) 病位加病因、病性命名：如胃热津亏证、胆郁痰扰证、瘀痰滞膈证等。

(6) 病位加病性、病势命名：如脾虚气陷证、蛔结肠闭证、肾气不固证等。

(7) 单以病性病机命名：如气不摄血证、气随血脱证、虚阳浮越证、气滞血瘀证等。

(8) 病位或病性笼统的证名：如邪留三焦证、心脾两虚证、心肾不交证、肝胃不和证、冲任失调证、表寒里热证、湿热下注证等。

(9) 单以病因病性命名：如血热证、痰饮证、暑证、寒证、气虚证、亡阳证、阴虚火旺证、风水相搏证、余毒未尽证等。

(10) 以特定含义命名：如太阳经证、太阳腑证、厥阴病证、水不涵木证、木火刑金证、坎离不交证等。

(11) 病位病性均模糊的命名：如上盛下虚证、邪伏膜原证、营卫不和证、脏腑亏虚证、疫毒内侵证等。

(12) 以疾病分期代替辨证：如出疹期、成脓期、恢复期、初期、末期等。

(13) 以主症代替证名：如喘证、哮证、感证、汗证、脓耳变证、痿证、痛证、消渴证等。

(14) 证与病或症结合命名：如湿热痢疾、痰痫、风寒咳嗽、血虚头痛等。

(15) 以方剂命名：如桂枝汤证、小柴胡汤证、大承气汤证等。

(16) 其他形式：如善证、恶证、顺证、逆证、术后遗毒证等。

上述(1)～(7)条所举，对疾病的病位与病因病性的揭示比较准确，因而是规范的证名。(8)～(12)条所举，则还不够标准，在对病位或病因病性难以具体明确的情况下允许使用。(13)～(16)条则为不规范的、非正式的名称，未能揭示证候的本质，因而不应该作为证名使用。总之，中医"证"的命名形式多样，杂乱而不规范。今后应加强证名规范的研究，在医教研工作中要尽量使用规范的证名。

六、"证"的结构与层次

张震在《北京中医学院学报》1984 年第 5 期《证候探微》一文中，认为客观事物和现象，一般都遵循着有秩序分层次的自然结构法则，中医学的"证"同样也有其自身的结构和层次。如表证与里证，大体上便反映出一种以空间因素为坐标的圈层式结构层次；而温病的卫分证、气分证、营分证、血分证，以及伤寒的六经证候等，则明显地包含着以时间等因素为坐标的连续式层次结构，处于连续层次中的各种证之间，不仅具有相邻的关系，而且还有相继的关系。所以，叶天士曾经指出，"大凡看法，卫之后方言气，营之后方言血"等。至于各种脏腑证候，则又属于平面或扇形等层次结构。

不同层次的证，虽然具有相对的独立性，且各有其自身的特色，但是各有关层次的证之间实际上又常处于普遍联系和相互作用的状态中，因此，它们除了自身所固有的特点外，通常还遵循着一些共同规律。若用现代层次分析法去探寻证候的结构规律，则中医学的证既有其核心，也有基础部分的定位标志，以及这些成分共同组成的、由简到繁的各种具体证。一般地说：如虚、实、寒、热、气、血、阴、阳等的病机与症状，即证的核心，或可称为"核心证"。又如心、肝、脾、肺、肾、卫、气、营、血等的病机与症状，即是证候的定位标志，或可视为"病位证"。而如阴虚、气虚、血虚、阳虚、气滞、气逆、血瘀、湿热、痰浊等，则是核心构成的比较基础的部分，可称为"基础证"。基础证，实际上也就是用来划分证候门类的一些最基本的中医诊断学概念，至于已经揭示出病位，标明了病变所在的各种更为具体的证名概念，如肾阴虚、肺气虚、肝气郁滞、膀胱湿热、热入营血、热结阳明、脾肾阳虚等，则是由基础证与病位证共同合成的"具体证"。具体证也就是中医日常用以表述疾病诊断概念的、比较规范化的证名。

具体证，特别是具体的复合证，其目的均在于较全面而有重点地反映不同病员现实的病机特点，尽可能地去揭示疾病原因、表明病况、确定病性、标出病位等，以便指明治疗方向。因此，对于各种具体证，尤其是多级复合证，其组织结构都应主次分明、严谨有序。通常宜将主证排列于首，次要证或兼夹证居后，这样才便于议法论治、选方用药。如"湿热阻中、气滞血瘀”这一证名，“湿热”当是主证，“阻中”标出病位，表明湿热之邪，阻滞于中焦脾胃；气滞血瘀则是合并证或继发证，故列于后。前者是病理变化的主流，后者属于次要矛盾，但在整体病机中亦占一定的地位，有时甚至可互为因果、彼此影响。因此，治疗措施宜在明确重点的基础上统筹兼顾、合理安排。据此选方用药，才能做到方向明确、心中有数，从而使临床治疗具有更强的针对性。

综上所述，中医学的证，从总的方面看来无疑存在着三个大的层次，即核心证、基础证、具体证。而具体证的形成，又有赖于病位证的补充。这样的层次结构似乎可以更加接近于自然，在一定程度上改变原来八纲证候、六淫证候、六经证候、气血证候、脏腑证候、卫气营血证候及三焦证候相互并列的状态，使中医证候层次更加分明，结构趋于立体化，有利于进一步去探索更加接近于自然的、最优的层次结构模式。这样既能从根本上增强中医证概念本身的稳定性，同时各种具体证候命名的规范化和诊断依据的标准化，这对于肩负辨证论治任务的医生来说，其复杂程度不但不会增加，反而更能以简驭繁。

七、证候分类的思考

运用科学方法进行分类，可使复杂的认识对象归于系统化和条理化，从而有助于我们去把握其相互间的内在联系，并为进一步探索更深的客观规律创造条件或提示方向。科学的证候分类法，应当具有明确的划分原则和统一的分类标准。首先，须使分出的类别名称与实际内容相应而且相称，保证各子项之和正好与母项相等。例如气虚证、血虚证、阳虚证、阴虚证(包括精亏、津伤、液耗等)，这些“子证”之和便恰好相当于虚证这一“母证”。其次，证候分类必须有一个统一的标准，否则便易出现分类过宽或分类重叠的现象。如单纯使用八纲证候分类，则觉过于广泛。若令伤寒六经证候与温病卫气营血证候长期并列，则从有关证候的主要病机和临床表现看，如伤寒阳明经证与温病气分热炽之证便有较多的重叠。同时，科学的分类法还要求严格地按照一定的层次逐级进行，否则便可能产生越级划分的逻辑错误，如把所有的证候直接分为伤寒证候、温病证候、气血津液证候、脏腑证候等，使之作为一级划分标准，则不但难以体现级间的内在联系，而且未免有越级之嫌。反之，若首先把所有的证候先从大范围内按病因分为外感诸证与内伤诸证两大类，然后再细分，则比较符合现代分类学原则。但是即便如此划分，也不能完全脱离现象分类法的影响，仍带有一定的人为性质，并未达到深刻的本质的自然分类的要求，因此不能充分反映有关证候的本质特征和内在联系。

现行证候分类法，形成于20世纪50年代，是在前人认识基础上的重要发展。此种分类法符合证候概念的认识发展史，体现了分类工作的时代需要和一定的先进性。但是和现代科学分类学原则尚有距离，所以难以概括中医学领域内各科证候的现状和全貌，不易准确地反映各证候系统之间的内在联系与相互关系，不能适应中医学术发展的要求。因此，进一步探索更合理的分类法，就成为完成证候规范化工作的当务之急。

八、证型的含义与局限

“证型说”是20世纪60年代在中西医辨病与辨证相结合的形势下逐步形成的。其基本形式是将西医或中医的某一疾病，分为几个不同的证候类型进行治疗。应当承认，作为中、西医在临床上相互合作或配合的初级形式，辨证分型有其一定积极意义，因为它是一种经验性概括，归纳了疾病的常见、典型证候，便于初学者掌握。但是“型”者，模型也，模型是固定不变的，而中医学的辨证论治极其灵活复杂，不能照几个简单的证型而对号入座。因为，

①证型之“型”只突出了疾病的空间属性而淡忘了疾病的时间属性。②“证型说”把疾病演变的真实的、活生生的过程人为地简单化、固定化了。

其实，不论中医还是西医的某一种疾病，从辨证论治的观点来看，疾病无论是从时间上或是空间上，都是相互依存交织的不断变化的病理机制。所以用有限的几个证型来代替无数的不断变化的病理机制和临床表现，丢掉的恰恰是中医圆机活法的辨证法灵魂。

九、“辨证”含义的演变

“辨证”一词，源出《伤寒论》。《伤寒论》序中提出“平脉辨证”，各篇均以“辨某某病脉证并治”为篇名，显然其“辨证”是“分析证候”之意。

最早使用“辨证施治”一语的中医文献是明・周之千的《慎斋遗书》。该书卷二专列“辨证施治”一篇，简述了辨证施治的重要性和某些症状的辨析要点。周氏言道：“见病医病，医家大忌。盖病有标本，多有本病不见而标病见者，有标本相反而不相符者。若见一证，即医一证，必然有失。惟见一证，而能求其证之所以然，则本可识矣。”不难看出，周氏之“辨证”，是要从分析症状而求得病本，而不是现代意义上的辨证。又秦景明《症因脉治》原序说：“先辨其症，次明其因，再切其脉，据症、据因、据脉用治，庶节节可证，而法不谬施。”也明确道出了“辨证”一词的本意。

今人对“辨证”一词含义的理解，已表现出脱离原意的倾向，作“确定证（证候）”解。究其原因，在于中医界已倾向于把“证”作为中医对病情的诊断，将“辨证论（施）治”理解为“确定证，然后对证进行治疗”。

在中医和中西医结合队伍中，有不少人主张“辨证论治与辨病论治相结合”。他们把中医的诊断总称为“证”，而把西医的诊断总称为“病”。这样，“辨证”的含义，就无限地扩大了，已不是“分析证候”，而是代表中医对整个病情的诊断。

朱文锋在《辽宁中医杂志》1987 年第 1 期谈到辨证的含义时，指出当前对于辨证的概念有多种不同的理解：一是指对病状（症状、体征）的辨识及分析其临床意义。如发热是属于潮热还是壮热，疼痛性质是刺痛还是胀痛，其病性是属于阴虚还是热盛，是瘀血还是气滞等。又如眼科的常见证候辨证，就包括辨痒痛、辨视觉、辨眵泪、辨翳膜、辨红肿、辨外障内障等，亦主要是对症、征的辨析。这种认识是辨证的最早本义。二是指对疾病不同阶段特点的划分，如外感温热病分为卫分证、气分证等，顿咳的辨证分为初咳期、痉咳期、恢复期等，皆称为辨证。其实，疾病的分期严格地说并不等于辨证，因为任何疾病都可以分期，而各病的每个期的证候并不相同，期不能完全揭示疾病某阶段的病因病性、病位等本质。三是指根据症状、体征等临床资料，在中医学理论指导下，进行综合分析，以认识疾病现阶段的病理本质，并作出具体证名诊断的过程。这是当前对辨证所作的准确定义。四是将对病情善恶、顺逆判断称为辨证，如麻疹、疮疡等病，都强调辨证当审善恶顺逆。五是指对病种的辨别。如第 5 版《中医外科学》（上海科学技术出版社，1985 年）指出：“红丝疔的辨证是，有红丝一条发于手臂或小腿部，迅速走窜，伴有明显全身症状，有时不消可以化脓，甚或走黄。”其对乳癖的辨证指出：“多发于青年妇女，肿块为卵圆形，单个，边界清楚，平滑，活动度大。”显而易见，这些都是指的辨病。六是指对原始致病因素的辨别。如第 5 版《中医诊断学》（上海科学技术出版社，1984 年）的疫病证候、七情证候、饮食劳伤、外伤等。这些内容其实属于病因学，而不属辨证学。

从上可见，由于以往对症、证候、证名等概念未严格区分，因此使得“辨证”的概念也随之泛化，“辨证”变成了中医“诊断”的通用词。应当明确，根据约定，只有上述第三种才是当代所指的辨证。

十、“证”与“病理过程”的关系

李振英、王克万在《辽宁中医杂志》1986 年第 8 期发表《试论“证”与“病理过程”的相关关系》一文，认为中医所说“证”与西医所说“病理过程”有许多共同之处。西医以疾病为临床医学单位，中医以证为临床医学单位，这是各自的理论体系所决定的。由于两种体系的传统理论，在人们头脑中所形成的思维定式法则影响的结果，多年来只把注意力集中于病与证的结合，而忽略中医的证与西医的病理过程的相互关系。

中医以“证”作为认识和处理疾病的临床单位，西医认识疾病的临床单位是疾病，而不是病理过程，但其处理疾病一般是以临床过程为临床单位。证与病理过程虽不在同一医学体系，但二者可能有许多共同特征，同时设想证与病理过程还可能有共同的病理生理学基础，即必然的内在联系。

证是对疾病发展过程中一定阶段所表现出来的症状、体征及其内在生理病理学变化的综合，包括病因、病位、病性及正邪消长等因素。病理过程是指疾病时所发生的某些功能、代谢和结构的变化，是具有一定时相发展的综合过程，它较疾病为单纯，但比病理反应复杂。证与病理过程的内涵及共同特征可有以下几点：

（1）二者都是研究疾病过程的一个横断面，即在疾病发展的一定阶段探求人体生理、病理状况的综合，并通过证与病理过程的建立，达到时间、空间的统一。

（2）二者都没有研究疾病那样的严格特异性，在疾病过程中出现的证与病理过程可以是单一的，也可以是复合的，可出现于同一疾病的不同阶段，也可出现于不同疾病的同一阶段。就不同疾病而言，它们本身呈横向发展，并在有关疾病中起着横向联系的作用。

（3）二者的外部表现包括症状和体征，其内在因素则都包括病因、病位、病性和机体反应性等生理、病理状况。

（4）二者都是基于整个有机体的生理、病理状况（即整体观念）而建立的，并且都已经或正在广泛、深入地研究患病机体与外界环境的密切关系。

（5）证与病理过程都可以是多因素、多层次、多变量的。

证与病理过程虽然具有以上共同特征，但二者所赖以产生的历史根据不同，因此它们之间又存在着认识层次上的明显差别。中医证的建立，其优越性在于对宏观世界的高度概括，即主要从高层次来认识疾病。病理过程毕竟是脱胎于“细胞病理学”，主要沿着分析的、还原的方法，其优越性在于对微观世界的精密分析，即主要从低层次来认识疾病。

以往在“中西医结合”的途径上，总是把西医的病与中医的证拉在一起，无形中打破了中医的理论体系。因为西医的病主要是从纵向发展上探求疾病的规律；中医的证则主要是从横向联系中探求疾病的规律。一个纵向发展的与一个横向发展的事物之间，可以找到一个交叉点，但一般说来不可能存在着平行的相关关系；而病理过程和证都是从横向发展中探求疾病规律的，所以完全有可能在二者之间找到平行的相关关系。而且，如果能够具体分析两种医学理论体系的长短，从而扬长避短、取长补短，则证与病理过程两个概念有可能在多层次上找到统一性。

十一、中医辨证误诊原因分析

误诊是医生对患者所患病证的一种错误诊断，包括将某种病证诊断为另一种病证，将有病诊断为无病或将无病诊断为有病，以及将两种或两种以上的病证（如合病、并病、复合证、兼夹证）诊断为其中某一种病证。误诊无疑会导致治疗上的失误，任何医生都应力求避免。导致误诊的原因有主、客观两方面的因素，客观上，病证的复杂性、多变性、不典型性，是误诊出现的基础；倘若加上医者主观因素，如四诊不全、思维僵化、惑于辨病，就直接导致了误诊。此外，因历史不同，时代对医学要求不同，中医必须掌握一定的西医基本诊断知识，方可避免误诊。

（一）四诊不全导致误诊

临床病情资料收集完备与准确，是正确诊断的前提。在临床诊断中，任何方面的临床资料，甚至有些微不足道的线索有时也是不容忽视的，否则若四诊不全，忽视诸诊合参，忽视整体观念，病因病史不明等，均易导致误诊。徐建在《临证失误原由综述》[吉林中医药，1993，(3)：41]一文中，分析临证失误的原因为：

1. 因季节导致误诊　如某医曾治一热在气分、热重于湿的湿温患者，其时正值仲春之季，因误投白虎汤而致病势反增。经仔细辨证，终以苍术白虎汤而愈。其按曰："本案机械地看季节，为其失误的原因之一。长夏虽是湿温病的好发季节，其他春、秋、初冬亦有湿温发生。"

2. 因病史不详导致误诊　如某医曾治一脑外伤综合征患者，因将中气不足，清阳不升，清空失养之虚证误为实证治疗，或从痰治，或从瘀治，而头痛始终未已。经详尽病史，方悟其头痛属虚，终以益气聪明汤而愈。

3. 因拘于舌脉导致误诊　如某医曾治一黄腻苔患者，因拘于舌象而辨为肝胆湿热，中州受困，而久治不愈。转诊后，他医亦多治以清热利湿之法，而舌苔黄腻如初。后经一老中医会诊，见脉濡缓，结合临床见证，舍苔从脉，辨为脾胃虚寒、湿浊不化之证，投以健脾益气温中的香砂六君子丸而收功。

4. 因诊察不全而导致误诊　如某医曾治一阴道流血水伴外阴生小疙瘩 40 余天的患儿，经中医辨证后，服中药治疗，数日后，患儿不能坐板凳，走路不便，经仔细诊察，乃发现阴道口有一白果大小之海绵块，异物取出后，仅以外洗方善后而愈。患儿病情之所以拖延 50 余天，其误在于幼儿主诉能力低，医生亦未详细诊察所致。

（二）认识僵化导致误诊

1. 认识的绝对性　有的将症状视为绝对可信。症状是患者的自我感觉，或多或少带有主观性，有些症状可能因患者主观描述不清，或夸大病情程度而不甚可靠，因此，若不进行仔细分析，就可能凭借虚假的症状导致误诊，甚至将诈病诊为危重病。有的将继往的诊断视为绝对错误。在不少复诊转诊病例中，对于未见明显疗效的既往诊治，乙医生往往会对甲医生的诊治别出心裁地予以修改，或"另辟蹊径"而辨出新的证，或作出新的病名诊断。其实，对于既往的诊治，不能一律视为误诊误治，否则就可能将本来正确但尚未见效的诊治误判为"误诊"，从而作出新的诊断、拟出新的治疗，而导致真正的误诊。

2. 认识的片面性　典型的病证是经过科学抽象而总结出来的，书本上所述病证与临床或多或少存在一定的差异，故必须将病证与个体结合在一起加以分析，否则易导致误诊。如同一疾病，有的患者反应轻微而症状不明显，有的却症状很重而病情变化很快，因此对病证的诊察不应忽视个体的差异性。此外，医者未能系统分析病情，过高估计自己的临床经验，都可能导致误诊。

3. 认识的固定化　临床病证经常处于动态的变化过程，病证早期一般症状不典型，到一定的阶段才充分表现出来，随着病情的发展，又可能有兼夹或合并之病证，因而是一个从无到有、从少到多、从简单到复杂的过程。因此，只有动态观察才能把握住病变的全过程，才能明确疾病之新久、深浅、预后之顺逆，否则误诊难以避免。诚如徐大椿《医学源流论》所言："故识病之人，当直指其病在何脏何腑，何筋何骨，何经何络，或传与不传，其传以何经始，以何经终，其言历历可验，则医之明者矣。"

（三）思维定式导致误诊

所谓思维定式，是指由一定的思维所形成的决定同类后继思维活动的趋势，包括经验性思维定式与理论性思维定式，这种思维定式容易导致误诊。《名医类案》中载一患者小便不利，目睛突出，腹胀如鼓，膝以上坚硬，皮肤欲裂，饮食不振，李东垣按常法利小便，以甘淡渗泄之药治疗，然不效；方思王冰语"无阴则阳无以生，无阳则阴无以化"，甘淡气薄皆阳热，独阳则阴无以气化，乃以滋肾丸而愈。这一案例告诉我们，即便是著名医家在诊疗中，往往也因其经验思维定式导致误诊。冷方南《名医误诊挽治案析》[云南中医杂志，1983，(2)：28]一文，曾重点对近代名医误诊误治案进行了剖析。把患者的症状、体征与先贤固定的经验相对照而进行辨证，总以古人为是，把某些学术经验当成是不可逾越的鸿沟，这是经验性思维定式的一种表现。另一常见表现是医者将自己以往诊治某病证的经验奉为准绳，或墨守成规，出现所谓的"经验再现"，这往往形成以牢固而潜在的经验思维定式处理而误诊。思维定式也受到医生知识结构的影响，当前临床分科越来越细，医生往往把自己诊治病证的思维局限于本专科上，如一头痛患者，内科医生怀疑为脑血管疾病，五官科医生怀疑为内耳疾病，神经科医生怀疑为神经衰弱。理论性思维定式多发生于刚毕业的医生，无经验积累，面对复杂多变的具体病证，只照搬书本知识，必然束手无策而致误诊，因书本所述仅为典型的病证。

（四）基于辨病所致误诊

现代中医具备一定的西医关于疾病诊疗知识是非常必要的，但不应与中医辨证等同起来，若生搬硬套，往往弄巧成拙而导致误诊。而这种现象目前在中医、中西医结合界普遍存在，如将西医的"××炎"与中医的"火"、"热毒"等同，将"血液流变学异常"的相关疾病与中医"血瘀证"等同。如某医曾治一泌尿系感染患者，因惑于西医病名诊断，将西医的"炎"同中医的"火"两种不同学术体系的概念等同起来，未细辨证，投以清热泻火、祛湿利尿之八正散而致病情加重，而此案实属肾阳衰弱，膀胱气化无力，开阖失司，治以温补肾阳、益气通窍，投济生肾气丸加减而效。

十二、中医辨证的不足

辨证是中医诊断学的特色之一，由于历史的原因，辨证只局限于通过机体外在的变化，通过类比，进行归纳、分析、推理而得出证名结论。现象虽可以反映本质，但不能代表本质，因病有内异外同，亦有外异内同者，况且还有许多假象。在临床辨证中，虽有舍症从脉或舍脉从症，以及寒热真假的判断，但不易掌握；临床病情资料的收集亦受主客观因素的影响，具有个体经验性；且辨证标准不统一，由此导致同一患者，因不同的医家而辨证不一，甚至得出相反的结论。这些均不利于中医学术的继承与发展，不利于中医临床诊治水平的提高。此外，体内已有微小的变化但不足以出现外在变化时，如无症状性病毒携带者，这常使中医陷入"无症可辨"的困境。

辨证代替不了辨病，因病是根本，证是对疾病现阶段的本质反映，辨病是解决基本矛盾，而辨证则只是解决疾病当前的主要矛盾。在中医学发展史上，一直存在着以疾病为对象进行专病专方专药诊治的模式。当今，由于西学东渐，为了有别于西医学，学者们认为辨证论治为中医学特色之一，也正因为如此，在强调辨证的特色同时，人们渐渐忽略了辨病论治同样也是中医诊治疾病的重要手段，因而在中医界广泛存在着重辨证轻辨病的负面影响，致使中医辨病发展缓慢。而辨证论治的范围似乎在无限扩大，但是否某证可见于一切病之中？而某病也可以辨出一切证？临床是否一切病、症均可以或均有必要进行辨证论治？

不可否认，辨证论治对某些病、症的治疗的确具有良好的效果，其特色至少体现在：其一，临床上，疾病表现错综复杂，在目前对许多疾病认识不清且缺乏针对性治疗的前提下，辨证论治不仅可能在某种程度上改善症状，调整机体状态；且能因人、因时、因地治疗，是较高级的对症处理。其二，临床上，对于诸如“身体不适”的第三状态，不需辨病同样可辨证治疗，从而弥补无病可辨、可治的不足。

但辨证论治并非中医诊治病证的唯一最高层次，辨证存在的问题主要有：它受主客观不确定因素的影响，加之所辨得的病因（如六淫、七情等）、病性（寒、热、虚、实，气虚、血虚、气滞、血瘀等）、病位（肝、心、脾等）都是代名词，故“司外揣内”究竟“揣”到了什么？是否能根据表面症状来如实推测内部的病变？不难看出，依据症状、体征获得的辨证结论，属于较原始的诊断，难以反映病变的本质。在此情况下，有学者提出微观辨证、“潜证”等概念，认为这样就可以弥补宏观辨证的不足之处。但微观辨证与西医辨病有无异同？微观指标的植入是否就有利于中医辨证？如是否认为纤维镜下有红肿、糜烂就是“热证”？某些生化指标的低下就认为是“××虚证”？这些微观指标的改变是反映病的特性还是证的共性？此外，新的病种如艾滋病、综合征不断出现，如林丽蓉等编著的《医学综合征大全》（中国科学技术出版社，1994），就收集了2242个综合征，而中医证似乎凝固不变，故现行教科书中所列常见证，是否能满足临床辨证的需要？即能否以不变应万变？对此不能不产生怀疑。

中医辨病也存在局限，尤其在病、证、症概念混淆不清的情况下，有必要结合西医学之现代诊断手段辨病，以摆脱中医无证（症）可辨的困境。目前，中医辨证结合西医辨病已成为不可抗拒的潮流。与此同时，应加强中医自身学术体系的建设，如进行中医病名、证名的规范化，加强中医病名的诊断，明确辨证的适用范围等。

【古代文献】

《素问·疏五过论》：帝曰：凡未诊病者，必问尝贵后贱，虽不中邪，病从内生，名曰脱营。尝富后贫，名曰失精。五气留连，病有所并，医工诊之，不在脏腑，不变躯形，诊之而疑，不知病名。身体日减，气虚无精，病深无气，洒洒然时惊。病深者，以其外耗于卫，内夺于荣。良工所失，不知病情。此亦治之一过也。

《顾松园医镜·格言汇纂·乐集》：医者临证，当知常知变，辨证当由表及里，去伪存真，切忌只看表面，不察实质。

《温氏医案·咳嗽》：医不难于用药，而难于认症。

《医彻·医箴·疗医》：医之临病，胜于临敌。运筹帷幄之中，决胜千里之外，良将是也，存乎呼吸之间，而远退二竖之舍，良医是也。察色不可不精，审声不可不详，持脉不可不静，辨症不可不细。既责其有，又责其无，既求其始，又虑其后，既达其常，又通其变，必使有济无损，有利无害，慊于己而无怨于人，庶明德可积，冥谴可逃矣。

《医学源流论·卷上·躯壳经络脏腑论》：故识病之人，当直指其病在何脏何腑，何筋何骨，何经何络，或传或不传，其传以何经始，以何经终。其言历历可验，则医之明者矣。

《时病论·自序》：甚矣，医道之难也！而其最难者，尤莫甚于知时论证，辨体立法。盖时有温、热、凉、寒之别，证有表、里、新、伏之别，体有阴、阳、壮、弱之殊，法有散、补、攻、和之异，设不明辨精确，妄为投剂，鲜不误人。

《本草思辨录·自序》：人知辨证之难，甚于辨药；孰知方之不效，由于不识证者半，由于不识药者亦半。证识矣而药不当，非特不效，抑且贻豁。

【研究进展】

一、辨证体系的合理内核

“辨证”一词，首见于《伤寒杂病论·自序》。几千年来，历代中医学家从没有停止过对“辨证”的研究。从临床辨证、辨病到辨证与辨病相结合，从审因辨证、审机论治到系统辨证方法的研究，以及对“证”、“症”、“病”、“症(作为病名)”等概念的规范和“证”本质的客观化研究，其目的都是为了建立一个中医辨证的统一体系，达到辨证诊断的规范化、客观化、定量化，加快中医现代化的进程。

中医辨证学是辨证逻辑方法在中医学体系的运用，凝聚着历代医家的智慧，蕴藏着极为丰富的临床经验和理性思维，充满着辨证法思想，长期以来一直指导着中医医疗实践，是中医理论体系中不可分割的一部分。它的发展体现了认识论中的由低级向高级、由实践到认识再到实践的辩证过程。

中医辨证学思想，从《黄帝内经》奠定辨证论治的哲学基础，仲景创立疾病辨证的主体思想，到后期历代医家不断补充完善，创立了许多具体辨证方法，形成了一个庞大的宏观辨证系统。但由于整个中医学的发展研究缺乏规范统一性，各辨证方法之间未能达成协调统一的原则。八纲辨证、脏腑辨证、卫气营血辨证、三焦辨证以及经络辨证、气血津液辨证等，都是在稳定的知识结构和历史环境下产生的，有其各自相对的局限性，但它们之中存在着合理的内核。

中医辨证学的结构体系，在现行的“十一五”国家级规划教材《中医诊断学》(中国中医药出版社，2007 年第 2 版)中，是以“八纲”作为辨证的总纲，来领含其他辨证方法。并指出八纲的内容，阴、阳、表、里、寒、热、虚、实，在《黄帝内经》中早有论及，仲景更具体地运用于伤寒与杂病的诊疗，张景岳、程钟龄等对其进行了阐发。但“八纲”是辨证理论的高度概括，很少涉及临床各科疾病辨证的具体内容。“八纲”在于作为中医辨证学的思想纲领，具有宏观整体指导作用的合理内核。

脏腑辨证实际始于《中藏经》，复经孙思邈、钱乙等人增益，最后确定于张洁古。脏腑辨证是现今临床运用最多的一种辨证方法，它包括对五脏六腑的生理功能、病理变化的认识过程，它需要对疾病产生的病因、病性、病机有全面深刻的了解，是八纲辨证的具体实现，其他辨证方法，如六经辨证、卫气营血辨证、三焦辨证等，其结果又能回到脏腑辨证的轨迹上来。可以说脏腑辨证既是八纲与其他辨证方法联系的桥梁，又是所有辨证方法所以实现的归宿。

六经辨证与卫气营血辨证、三焦辨证，都是对急性热病共性规律的反映，但是它们表现了不同的层次，反映了不同的疾病传变规律。伤寒六经辨证，不仅继承了《素问·热论》的六经证候分类及其顺序，而且有所发展，使原来的六经实证、热证发展为既有实证和虚证，也有热证及寒证，客观反映了各种急性热病正邪阴阳消长的共性规律，卫气营血辨证吸取了《黄帝内经》营卫学说的概念，将急性热病的共性规律，分为卫、气、营、血四个层次阶段，体现了动态的变化过程，可反映正邪消长的变化，但没有和脏腑定位紧密结合。三焦辨证认为温病过程的主要病机变化是由上焦传至中焦，再到下焦，即急性热病由浅入深的发展过程。可以说，卫气营血与三焦辨证重在定病位的浅深层次，体现了纵向传变的过程。因此，温病学派多将其结合起来判断病情以及预后。

由于中医辨证学从一诞生就是在“圣人”哲学思想下产生的朴素的唯物主义世界观，仲景伤寒六经辨证体系的建立，自然是当时中医理论的一次伟大创举。它通过对疾病的病因、病位、病性、病势等客观因素的了解、分析、综合、归纳，形成了一个高度概括、高度理性的辨证结论“证”的表述，代表了当时世界医学的领先水平。然而，也正是这一划时代的辨证论治的思想体系，领导并统治了中医辨证体系几千年。后世华佗《中藏经》的脏腑辨证、叶天士《外感温热篇》的卫气营血辨证、吴鞠通《温病条辨》的三焦辨证理论等，都未能超脱出这一经典医学理论的影响。在一个漫长的历史时期，中医辨证体系的研究，都处在一个相对固定的和封闭的医学哲学体系和思维方式上的规范，尚未能建立起一个理想的、规范的辨证统一体系。而建立规范的、统一的中医辨证体系的必要性是中医现代化、社会化的前提。

二、辨病与辨证相结合

病与证是不同的诊断概念，各自从不同的角度对疾病本质作出判断。为了使病的诊断与证的诊断相互补充，加深对疾病本质的认识，人们提出了辨病与辨证相结合的问题。

（一）中医学自身的辨病与辨证相结合

病与证的结合，首先应是中医学自身的辨病与辨证相结合。为此，对病、证、症的概念及相互关系进行了研究，指出病是对疾病全过程的特点与规律所作的概括，而证是对疾病当前阶段的病位、病因、病性等所作的结论。病注重从贯穿疾病始终的根本矛盾上认识病情，而证则主要是从反应状况上认识病情。因此，只有辨证与辨病相结合，才有利于对疾病本质的全面认识。那种认为中医只辨证而不辨病的观点，或者只重视辨证而忽略辨病的做法，或者认为辨证与辨病相结合就是指西医的诊病与中医的辨证相结合，显然都是错误的。

应该说，辨病即诊断，是治疗的前提，中医强调“先议病”，“必须识病”，“能识病名而后求其病之所以生”，而求其病之所以生者，即为辨证之义。中医强调辨证论治，重视异病同治与同病异治，但中医的辨证是疾病在某一特定条件、特定阶段，在证候表现的异同中辨别病邪、病位、病性，以指导治疗，而对疾病全过程中各个阶段的相互联系以及各个阶段的特点和规律则认识不足，因而只有空间的概念，缺乏时间的概念，仍带有片面的、静止的观点。应该审病因、察病位、明病性、析病势的进退，从而掌握治疗的主动权，这便需要通过诊病而获得。所以说中医学本身，应当是既要重视辨证，又要注意辨病。

不可否认，一方面由于内、妇、儿等科疾病，其病变部位多在内部脏腑，中医学往往只能通过外部表象来推测内部的病理变化，因而这些科对病的认识应该说还是很不够的，其所谓病名也多数是主症，所以在不少情况下，还谈不上真正的辨病论治。为补其不足，于是注重从整体上考察机体的反应状况，从而创立了辨证论治这一法宝，从而大大丰富了中医学对疾病的处理能力。另一方面，骨伤、皮肤、肛肠、疮疡等科疾病，其病变部位偏于体表，对病的确定比较容易，因而这些科的病种分化、病名确立，也都比较完备，自然也就比较重视针对病种进行治疗，而其相对的则是对整体反应性的“证”重视不够，有的甚至只注重手法、外治等疗法，几乎未开展辨证论治。

作为对疾病作出完整的认识处理来说，上述两种情况都是不够的，内、妇、儿等科不能永远满足于只是主症性“病”的诊断，而应当加快对“病”的研究，认清各病的本质，分化病种，确定病名，对病的诊断认识深化，必然会探讨针对病的治疗方法，因而可提高辨病论治的水平。

现有的各种辨证方法，对骨伤、皮肤、肛肠等科来说，往往缺乏特异性和针对性，因而这些科应当在辨证论治上深入开展研究，创立更加符合自身特点的辨证论治方法。因此，从中医学今后发展的趋势与要求来说，辨病与辨证相结合也是十分必要的，中医学自身在辨病与辨证两方面若都有新的发展，则对整个中医学术将起到很大的促进作用。

（二）西医辨病与中医辨证相结合

辨病与辨证相结合，其次才是西医的诊病与中医的辨证相结合。西医所说的病，是完整的诊断概念，病的诊断一旦确定，则治疗等问题往往迎刃而解。西医的病之下虽也有分期、分型之类的判断，但没有像中医所说证的特殊含义，也就是说，西医的分期、分型远没有像中医的辨证那么受到重视。尤其是某些按西医辨病治疗效果不佳的患者，有时按中医辨证治疗竟取得意想不到的疗效。同时，人们也发现，中医所说的病，往往是一些主要症状，并不是真正意义上的独立疾病，中医所说的一个病（症），如发热、咳嗽、眩晕、胃脘痛等等，实际上可见于西医所说的多种疾病之中。对于许多无病状的疾病，仅靠望闻问切则有时会无证可辨，如肾炎浮肿消退后的尿异常，中医认为已是“阴平阳秘”而无症可辨，不必再治，这不可否认是中医辨病的局限性。所以在中西医结合，西医学习中医的过程中，自然提出了西医的辨病与中医的辨证相结合的问题，辨证与辨病互补，成为中、西医学临床结合的主要途径之一。

同时从深层次上说，西医学以微观辨病、实验定量为核心，而中医是以宏观辨证、动态时空过程的定性为核心，辨证是中医学认识核心之精髓。因此，辨病与辨证相结合，有利于全面揭示疾病的本质，可以促进医学模式的转化。中西医学的有机结合，需要具有中医、西医两套学识，这就决定了他们诊疗疾病的思维逻辑，既不是因袭原来西医的一套，也不是走传统中医的老路，而是中医辨证和西医辨病相结合。

中医的“证”主要反映患者机体在疾病当时的反应状态。因为机体中没有哪一种细胞、组织、器官不参加由内环境不断变化着的条件所引起的适应性反应。因此机体在患病当时的状态，就是机体组织的功能、代谢、结构、神经体液调节、免疫反应平衡受到病因干扰影响，产生生理病理变化和抗病反应时的特定状态。用辨证手段直接地把握机体这种病理性偏倾状态，用针灸、中药等调整机体潜藏着的自稳调节功能，综合调动机体抗病能力，重建内环境平衡，这是中医辨证论治的优势。正是由于机体在患病当时的反应状态在许多疾病中有共同的规律，才可以理解为什么今天仍然能用辨证的方法有效地治疗古人没有见到过的放射病、化学药物中毒等疾病，甚至对目前西医仍感棘手的疾病（如慢性肝炎、结缔组织病），也能通过辨证找到一些有效治法，是不足为奇的。中医的辨证施治虽然有许多优越性，但证是多种因素相互作用的综合反映，显得笼统。辨证施治与辨病治疗相结合，既能对疾病的病因和特异性病理有深入的认识，又不失时机地看到机体抗病的反应状态，从而可拓宽对疾病的纵横剖视。因此，西医是从病原因子致病特点和病理损害的多样性，具体地区别疾病的千差万别；中医是从机体对病因反应的复杂性，深刻揭示疾病的千变万化，从不同角度反映疾病的发生发展规律。其各自的长处，恰是对方的短处，相互取长补短是中西医临床结合的途径。

王琦等在《北京中医学院学报》撰文《辨证论治近三十年概况》总结了中医学研究“辨证与辨病的关系”时指出：第一，它们是共性与个性的辩证关系。对病而言，同病异证时，病是共性，证是个性；对证而言，同证异病时，证是共性，病是个性。因此，辨证与辨病相结合将有利于阐明疾病的共性与个性的关系，更深刻地认识疾病的本质。而在治疗上，则不但可以从辨证出发“同病异治”、“异证同治”，从而充分发挥二者的长处，提高临床诊疗水平。第二，它们是原因与结果的关系。病与证是因果关系，“证”是各种不同疾病的表现形式，由辨证方能识病，识病后才能施治，所以辨证与辨病应该统一起来，逐步走向辨西医之病而论治，使更多的疾病在西医明确诊断基础上进行针对性治疗。第三，它们是整体功能与局部形态的关系。辨证论治反映了整体功能的病变规律，辨病论治则主要反映病原及局部形态方面的改变，二者结合将使疾病的诊断具有病原、病理解剖、病理生理三重意义，从而加深对疾病的认识。匡调元则从功能、结构、代谢相统一的角度指出，证——整体功能性定型反应形式与病——局部结构性定型反应形式之间存在着一个缺口，由于功能、结构都是以代谢为基础的，是代谢的两种不同表现形式，因此，证与病可以在以生命物质的功能——代谢过程为主轴的人体新系上统一起来。第四，它们是基本矛盾与主要矛盾的关系，辨病论治是抓疾病全过程的基本矛盾，辨证论治则是认识和解决疾病过程某一阶段的主要矛盾，二者结合才能更全面地诊断疾病。胡春福等在《论现代中医临床三种主要思维方法》一文（中国中医药报，1996）中，认为辨证与辨病相结合的要求和优势主要表现在：

1. 宏观辨证与微观辨病互补　中医与西医由于方法和认识论上的差异，形成了各自的概念体系和指标系统，辨证是从社会、自然、群体、系统、器官等宏观上认识疾病的本质特征，重视整体失调；而辨病是从细胞、分子等微观水平上，反映病因、病理和机体反应状态的实质，即偏重局部损伤。把这两种思维材料综合、归纳起来进行演绎、推理，不仅符合中医学的整体观念，而且更有利于对病情转变等动态变化的把握和治疗方案的优化，同时也弥补了医患主、客体思维的缺陷。如对恶性肿瘤和并发症的辨治，中西并用疗效较好。所以，宏观辨证结合微观辨病指标，可以产生微观辨证方法，辨病结合辨证思维方法，也可产生整体医学思路。

2. 动态平衡与稳定进展结合　中医的证候，是疾病过程中某一阶段表现于外的病理态势、趋向和邪正关系的概括，辨证是对疾病横向性综合判断。从诊治反馈机制上认识，“证”处于相对平衡状态和不断地运动变化中，即动态平衡，其灵活性大于稳定性。西医的疾病，是对贯穿于生命活动过程中机体结构各方面的病变指标和内在联系的概括，辨病是对疾病的纵向性综合认识，其变化进展易于量化和客观化。所以从中医临床思维上把二者的特性合理地结合起来，不仅是同病异治、异病同治的根本思想，而且还可以提高临床疗效。如常用西医诊断结合中医辨证分型论治，中医辨证论治，西医测效，西医专病，中医专方研究；中医惩前，西医毖后等。

3. 抓住本质与纠正现象统一　一般而言，“证”虽然从中医学上认为是对病因、病机、病势的概括，但其“候”意仍具有现象范畴上的意义。诚然，本质与现象是相对而言的，如临床常有可辨之证却一时未发现病源；或有病变指标，却无证可辨。从治疗反馈上也有证候消除，病变指标仍在；或病理指标消失，而证候仍在。所以辨证和辨病那种认识能透过现象接近或反映病变实质，则其抓住本质的概率就大，因此辨证结合辨病是对疾病现象和本质统一的把握。

三、统一辨证体系的内容与特色

中医学素来重视人体本身的统一性、完整性，认为人体是一个有机的整体，在结构上是不可分割的，在功能上是相互协调、相互为用的，在病理上是相互影响的。因此，整体理论在传统中医诊断方面具有指导性的作用，这是中医学的基本理论，亦是宏观辨证的指导思想。

传统的中医辨证学研究，大都是从局部思路，建立对各疾病的辨证方法。各辨证方法之间，彼此独立性强，相互联系少，现代研究希望建立一套比较理想的辨证统一体系，实现辨证诊断规范化。有人提出的“二纲六要多变”的三层辨证模式，亦是以“阴阳”二纲为辨证之总纲，以其他六项“表里寒热虚实”为“六要”，“六要”中各个侧面的多种变化，如病因、病位、病势、脏腑、经络、气血津液等因素的影响为“多变”。然而，用分层模式建立辨证统一体系，似乎还是显得笼统，尤其是缺少临床实际考虑。

朱文锋长期从事中医辨证学之研究，从辨证的错综复杂事物中，把握住其内部本质的联系特点，总结、吸收其合理内核，形成了以宏观整体思想为指导、以临床实际为目的的辨证学思想。运用科学的综合分析，辨证思维、客观定量等方法，创立了一整套完整的中医辨证统一体系——“症状-辨证要素-证名”辨证统一体系。通过对传统的八纲辨证、病因辨证、气血津液辨证、脏腑辨证、六经辨证、卫气营血辨证、三焦辨证以及《素问·标本病传论》等篇的审知标本，《灵枢·逆顺肥瘦》等篇的辨别体型气质等中医辨证方法和现代研究机制探讨等方法的科学思维、综合分析，从中医辨证的复杂性分析各种辨证方法的相互联系，明确规定、充分把握每一辨证的基本内容。将辨证要素概括为辨病位、辨病性、辨病势，其具体内容包括基本病位，分：心、心神（有时称心包）、肺、脾、肝、胆、小肠、大肠、膀胱、胸膈（或称上焦）、表、半表半里、里、经络、筋骨关节等；基本病因病性，分：风、寒、暑、湿、燥、火热、痰、饮、水停、虫积、食积、血瘀、血热、气滞、气逆、气陷、气虚、血虚、阴虚、阳虚、精亏、津液伤、亡阴、亡阳、阳亢、阳浮、不固以及动风、动血、闭、厥等，共约50项。并由此组合成各种不同的证名，如肝胆湿热证、心脾气血虚证等。又以脏、腑、体为辨病位下的3个子系统，各证都可归属于3个子系统之中，自然3个子系统之间，在病证上有着相互传变、合病的病理关系。从而建立起以辨病位为纲，以辨病因病性为具体内容的辨证统一体系。

四、“证”实质的研究

证的实质研究，自20世纪50年代后期开始受到广泛重视。据不完全统计，全国约有26个省市地区及解放军的约百余个单位从事这方面的研究。研究内容涉及概念探讨、证候规范化、疾病辨证、宏观与微观辨证、证的实质、体质与证的关系、证的动物模型等，其中以证的实质与证的动物模型两个方面研究进展较大。

自侯灿于20世纪60年代从病理学角度探讨证的实质以来，研究证实质的工作均围绕着组织结构及代谢的病理改变进行。如陈泽霖等对1980～1984年生前诊断明确、死后系统尸检的患者进行检查，发现无论诊断为阳虚、阴虚、热证、瘀血、气滞证的患者，均有一定病理形态改变，揭示中医的“证”具有病理学基础。

八纲辨证方面，通过实验，从病理生理学角度提出：八纲是机体对致病诱因的典型反应状态的概况。其中，阴阳分别是机体功能或热量不足或过剩的表现，寒热分别是以热量不足或过剩为其共同发病原因的反应状态；虚实分别是以功能不足或亢进为其共同发病学原因的反应状态；表里分别是不伴有或伴有功能或能量代谢深刻障碍的反应状态。70年代进一步从病理解剖学角度提出，表证多为上呼吸道炎症；里证多见于内脏器官的实质性损害；寒证为内脏器官呈慢性炎症过程，并有全身及局部瘀血、缺血及水肿等；热证则多急性炎症、充血与出血；虚证多有组织器官与内分泌腺的变性或萎缩；实证多有急性炎症、瘀血、便秘等。70年代后期邝安坤等从更高层次的亚细胞水平对阴、阳虚证进行研究，通过观察20多种疾病，发现阴虚患者血浆中的cAMP占优势，阳虚患者则为cGMP占优势，治愈后可恢复正常，揭示血浆中cAMP与cGMP含量的改变是阴、阳虚的特征之一。由于环核苷酸系统兼有双向与单向调节作用，故cAMP、cGMP与阴、阳之间不适于进行简单对比，需要进一步研究。在研究寒热的本质方面，除了从能量代谢角度如基础代谢率、红细胞糖酵解和氧利用率、ATP含量、T_3、T_4等方面进行研究外，近年，从机体的神经-内分泌调节，特别是自主神经-肾上腺系统所作的研究较为系统，使寒热的实质获得部分阐明。

脏腑辨证方面，有研究发现血清T_4含量与心肾阴虚，血浆睾酮含量与肾虚，心肺功能及血流动力学变化与心、肺气虚等有关。有人以人型呼吸窘迫综合征及肺与大肠的黏液组织化学病变探索“肺与大肠相表里”的关系；也有从感觉神经性耳聋患者血清铁的变化、醛固酮在豚鼠耳蜗中的分布等探讨中医的“肾”与耳的关系；或从自主神经功能、环核苷酸cAMP/cGMP比值、血黏度、小肠吸收功能等方面研究肝郁脾虚证等。这些研究表明，脏腑辨证的研究，已从单纯研究某脏的生理功能、病理变化发展至脏腑之间的关系(肺与大肠相表里、肝脾相克)，内脏与组织器官之间的关系(肾开窍于耳、肝开窍于目)，标志着研究已日趋深入。

肾阴虚与肾阳虚证，从神经内分泌学、自主神经与能量代谢、免疫功能等方面，找到了相对可信的客观指标，如肾阳虚在不同靶腺(肾上腺、甲状腺、性腺)轴有不同环节、不同程序之功能障碍。肾阳虚的病理发源地似在下丘脑。肾阳虚多呈副交感神经功能亢进等。并且，对阴虚证、阳虚证、脾虚证、血瘀证，以及八纲辨证、卫气营血辨证等都研究出了一些有意义的辨证客观指标。气虚证的实验室指标除心肺功能、消化功能、内分泌腺功能、免疫功能等改变外，近年又发现血中铜、锌、镁、环核苷酸、多巴胺羟化酶、α-抗胰蛋白酶等出现一定改变。血瘀证的实验室指标集中在观察血液流变性及血液黏度的改变，具有“浓”、“黏”、“凝”、“聚”的特点。

五、宏观辨证与微观辨证的结合

“宏观”与“微观”是相对的概念。一般而论，医学研究的对象，是以“人体”为基本单元。医学研究，以“人体”为基本单元，向“微观”的精、深层次方向发展，如器官水平、组织水平、细胞水平、分子水平等，无疑是科学的进步。然而，以“人体”为基本单元，向“宏观”的广、高层次发展，如考虑环境因素、社会心理因素、人天关系等，同样也是科学的进步。因此，宏观研究与微观研究，应当是结合、互补的关系。

宏观辨证实际上是指中医传统的辨证方法，且多强调辨证的规范化内容，其方法论依据是“有诸内必形诸外”，因而可“司外揣内”地来认识疾病，由此而产生了“证”的概念，所谓微观辨证，实际上是企图用某种或某些生理生化指标作为描述证候内在依据的一种方法，多强调辨证的客观化标准，其方法论依据则恰恰相反，是“有诸外必根诸内”。

宏观辨证与微观辨证不是绝对独立的，是中医辨证学两个层次的研究方法。宏观辨证与微观辨证相结合，它的方法论本质就是要阐明内外之间、宏观与微观之间、上一层次与下一层次之间的联系。因此可以说，宏观辨证与微观辨证相结合，是中医研究与中西医结合的一大方法学进步，它对当代中医学术的发展产生了深远的影响。

但是传统的宏观辨证与现代的微观辨证，毕竟属于两个不同的认识层次。二者的参照与结合，需要经过反复的比较和深入的探索，绝不可能一蹴而就，在其发展过程中必然会出现正确与错误并存、发展与混乱同在的复杂情况。因此通过对诸如血瘀与活血化瘀研究这类微观工作开展较多的课题的分析比较，以探讨宏观辨证与微观辨证相结合的方法学问题，对于中医现代化研究的正确与深入地开展具有重要的意义。

微观辨证的一些指标为中医辨证提供了一定的客观依据，特别是在“无证(症)可辨”的情况下，有助于发现和揭示疾病的本质——“证”。但是中医根据自身理论和疾病中的临床表现所辨出来的“证”，与通过微观指标分析所得出的有关“证”的概念，其间存在着较多的歧义，即通过宏观所辨得的证与微观辨证指标的改变不一定相符，因此不能简单地以微观辨证代替宏观辨证。

在宏观辨证方面，存在许多问题值得研究，如辨证分类的体系、方法有多种，互相交织，名实异同，尚未建立起完整统一的辨证体系；每一“证”的内涵、外延、诊断依据等并未完全确定、统一，很不规范；对导致各证的内外因素、转归等的认识并不深刻，缺乏流行病学的统计资料等。

在微观辨证方面，现代研究不少，积累了一定的资料，但存在着不少问题，如在设计上有许多没有真正按照中医的学术体系，而是“断章取义”；多为独立的、单指标、非同步的研究，难以反映病证的复杂性、相关性和因果关系；对研究结果的分析与评判，往往离开临床实际和整体综合分析，因而常出现每病都有“瘀”、人人皆有“虚”的结论，难以被中医界所承认。

因此，对于宏观辨证与微观辨证相结合，应当注意以下几点：①宏观辨证与微观辨证的理论、原理不同，是不同认识层次、不同认识方法、不同学科体系的不同概念与理论，其所使用的语汇虽可相似，但其内涵与外延则不完全相等；②要给微观辨证指标赋予某种辨证意义，需要经过严格的对比观察，避免只重阳性符合率的片面性；③宏观辨证的证应当规范化，应坚持中医自身的科学规范与概念体系，这是与微观辨证相结合的前提；④宏观辨证与微观辨证相结合，必须以宏观的证效相关为基础，微观指标只是参照，不能以微观指标代替宏观辨证；⑤微观指标的选择及其辨证意义分析，应考虑到“病”和“证”的不同，不能简单化一。

在坚持传统的宏观辨证理论、概念与方法的前提下，参照并检验现代科学提供的微观指标，通过逐病逐证的研究，将证的特异性从病的普遍性中区别开来，以此为基础归纳出可反映证的特征性的微观指标，并将其纳入宏观辨证的体系之中，同时可作为认识和解释“证”本质的部分依据，这便是宏观辨证与微观辨证相结合的意义所在。

六、数学方法在中医诊断中的运用

（一）计量诊断的意义

中医学是一门极其灵活、复杂的科学。中医诊断所研究的对象——症、病、证等，缺乏精确的数学描述，症状体征的性质状态具有不确定性，症状隶属的病、证具有模糊性，临床诊断主要是靠人脑的思维、理解，即所谓经验。病状繁杂、缺乏数学上的精确描述，这是中医辨证的特点，也是中医学现代化研究中存在的主要缺陷。

科学的深化意味着对象的复杂化，复杂的事物又难于数学化、定量化，这是科学发展所面临的一个重要困难，也是中医学实现现代化的难点所在。然而，马克思曾说：“一门科学只有成功地运用数学时，才算达到了真正完善的地步。”随着科学技术的发展，过去一直被认为是数学禁区的学科，如生物学、心理学、语言学、社会学等，都迫切要求数学化、定量化。中医学也不能永远与数学无缘，有人认为实现中医研究和运用的数学化、定量化，是实现中医现代化的重要途径。二十多年来，许多学者积极探索运用数学的方法进行中医辨证诊断，取得了一定的成效，获得了宝贵的经验。尤其是模糊数学在中医学中的成功运用，为提高中医诊断的客观性、定量化，开辟了一个崭新的天地，找到了一个很好的工具，使中医学与高新技术有机结合起来，缩小了二者之间的反差。

运用数理统计技术实现中医量化诊断，通常就是先将已知的一定数量的确诊病例（参照组）的症状和体征，按照一定的数学模型，经过统计计算归纳成一定的数学公式。当待诊病者就诊时，将其症状体征存在与否和（或）轻重程度，按事先规定的计量标准转换成为变量，代入公式即可得出以数量或概率大小表示的诊断结果。

（二）用于辨证研究的常用数学方法

1. 概率与贝叶斯条件概率模型　概率是描述某一事件发生的可能性大小的一个量度，用P(A)表示事件A出现的可能性，则P(A)称为事件A的概率。肯定出现的事件称为必然事件，它的概率为1；肯定不出现的事件称为不可能事件，它的概率为0；有可能出现，也有可能不出现的事件称随机事件，它的概率介于0与1之间。

贝叶斯公式是概率论中的一个重要公式，在医学诊断中得到了广泛的应用。运用贝叶斯公式做医学诊断的数学模型，其思维过程是分别计算出患者的一组症状出现时患各种可能疾病的概率，然后按概率的大小作出诊断。

然而贝叶斯条件概率模型要求事件具有独立性，即所作诊断的疾病之间是互斥的，对于同一个患者只能患其中一种疾病，不允许出现两种及以上的诊断。但是中医的辨证诊断不可能是互斥的结论，即症与证之间并不是彼此单一的固定关系，而是一个症对多种病证都有诊断意义，证与证之间也并不是完全互斥的。因此，中医诊断难以满足事件独立性的要求，则贝叶斯条件概率模型对于中医诊断来说，并不是理想的数学方法。

2. 最大似然法　与贝叶斯条件概率模型相似，最大似然法也是医学中常用的概率模型，它是贝叶斯条件概率模型的简化。由于在实际应用时，很难确切地得到各证型的发病率，因此只能根据所研究的病证中，各症状出现的频率，将其换算成各症状对各证型相应的诊断指数（诊断指数在0～10之间取值），编制成量化诊断表，然后通过累积求和，取其中最大值的病或证作为最大似然诊断。

最大似然法运用于中医鉴别诊断，虽然有其缺陷，同样要求各变量独立，诸事件互斥。但是它具有直观性的优点，易为临床医师接受，而且诊断正确率亦较高，所以目前仍为医学界广泛应用。如颜文明等采用各种中医杂志、医案中的虚证病历资料351例，从235项症状指标中，求出气、血、阴、阳四虚证的条件概率，根据条件概率与诊断指数的整数之间的对应换算关系，制成气血阴阳四虚证鉴别诊断指数表，从指数表上取出某一病例各指标相应的计量值，然后分别将对应Y_1（气虚证）、Y_2（血虚证）、Y_3（阴虚证）、Y_4（阳虚证）的计量值相加，获得四证的四个数值，比较四个数值的大小，数值最大的即为计量鉴别诊断中最大可能的证候。用所得的计量鉴别诊断指数表对351例病例进行回顾性检验，结果符合率气虚证为64.6%，血虚证为100%，阴虚证为98.9%，阳虚证为88.3%，四证平均符合率为87.9%。对58例病例进行前瞻性检验，结果也是气虚证符合率较低，为66.6%，阴虚证为83.3%，阳虚证为77%（因血虚证病例太少，故未做前瞻性检验）。从而为中医虚证的研究提供了一个比较客观的诊断标准。

3. 多因素差别分析法　多因素差别分析法是数理方法在计量诊断方面的运用。判别和回归分析不要求证或症具有独立性和排斥性，所以它更适合于中医病证诊断的特点。现代开展中医微观辨证，或中医诊断客观化研究过程中，在病证诊断确定，研究类型较少的情况下，采用逐步回归分析法和逐步差别分析法，计算各微观指标、定量数据对所研究病证诊断的函数值，对鉴别病证具有较好的作用。

有人在考查血瘀证的辩证关系时，对冠心病血瘀证作了逐步回归分析，对92例冠心病患者48项检查的电子计算机分析表明：当方差分析值F=2时，选出心前区疼痛、舌质紫黯、红细胞变形性等19项因素对冠心病血瘀证的贡献最大，并经此建立了回归方程，与临床诊断的符合率为89%，有人利用无创性心功能检测的有关参数，用fisher差别分析法，建立了心气虚证诊断的差别函数等。

方永奇等将566例患者分为痰证组与非痰证组，经卡方检验，将有意义的症状体征进行逐步判别分析，建立了痰证宏观辨证的方程式。结果显示，痰证主要辨证指标为咳痰、喉中痰鸣、舌苔腻、脉滑，次要指标为胸腹痞满、嗜睡、肥胖、口干不饮、恶心呕吐、口眼歪斜。宏观辨证的回代检验结果表明，该辨证标准的敏感度为0.923、特异度为0.929、准确度为0.926，具有临床实用价值。

颜文明等还根据逐步回归分析法和逐步判别分析法，演算出气、血、阴、阳四虚证气阳回归公式、气血回归公式、气血判别公式、气阳判别公式等多级判别公式。在进行回顾性检验时还发现，用多级判别分析法所得到的确诊符合率较最大似然法要高。然而在多元回归方程的建立中，其统计因素是有限的，远远不能满足病证诊断复杂性的要求，而复杂性与精确性之间存在着不相容原理。因此仍应辩证地看待多元回归判别分析的准确性。

4. 模糊数学诊断模型　模糊数学是运用数学方法研究和处理具有“模糊性”现象的数学。自1965年美国自动控制论专家、应用数学家扎德(L. A. Zadeh)发表《模糊集合》的著名论文，创立模糊数学以来，利用这一新兴数学分支已经在许多学科领域研究中取得了世人瞩目的成就。

现实生活中充满着模糊事物、模糊概念，许多事物是模糊不清的，并不都是是非、有无、非此即彼的现象，而是亦此亦彼，是一个渐变的过程，其边界是模糊不清的，用数学表示则并不都是简单的二值逻辑，而是可以在1与0之间连续取值。扎德运用“模糊集合”作为表现模糊事物的数学模型，在此基础上逐步建立隶属函数运算、交换规律，通过研究就有可能对现实世界中大量模糊现象及其复杂的模糊系统进行定量的刻画和处理，从而在处理模糊现象方面、模拟人脑对复杂事物作出精确判断方面具有独到之处。

要用经典数学的方法研究中医学及辨证诊断，试图对中医学的基本规律建立起各种精确的微分方程，其结果可能是劳而无功的。统计数学的方法，中医学运用起来也感到“别扭”。比如医学诊断中常用的贝叶斯公式、最大似然法等，它们要求各个病证、各个症状之间都互相独立，这在实际上是不可能的；其诊断的基本原理，是从既得的大量临床资料统计中，根据已知各病证之各种症状出现的频率，作为对病情进行判断的基础，即根据事前概率，计算事后概率，然而由于中医学的灵活性，目前尚难找到可供作处理的大量临床资料。同时还应看到，人类推理(包括中医学对病情的判断)所根据的信息，本质上是“可能性”，而不是出现的频率高低，如五更泄泻在临床上出现的频率并不高，但对脾肾阳虚的诊断价值却很大，而脉弦、缓，苔薄白等，在许多病证中出现的频率都会很高，但在诊断上的区分意义却不很大。

最近兴起的模糊数学，比较接近中医学认识事物的思维规律和处理信息的过程。模糊数学采用隶属度的方法，确定相互关联的事物之间的隶属关系，即建立隶属函数。隶属函数是模糊数学促使模糊性向精确性转化的具体表现。同时模糊数学的截割理论，可以充分利用中介过渡的信息，通过演算规则及变换原理，最后在一个适当的阈值上进行截割，作出非模糊的判断。这就是质量互变的原理。模糊数学方法可以处理中医诊断的模糊概念，因而已成为中医学比较理想的数学工具。对此，孙益鑫在《论模糊数学与中医学》一文中，作了深入的阐发。

5. 特尔菲方法　特尔菲方法是20世纪40年代末，由美国的思想库兰德公司的物理学家诺曼·达尔琦(Norman Dalkey)和未来学家奥拉·海尔默(Olaf Helmer)共同研制的一种直观预测技术。50年代初，美国兰德公司在实施美国空军委托的一项称为“特尔菲计划”的研究中正式予以使用。经过50、60年代的研究和发展，到70年代，已基本完善，并成为一种广为适用的预测方法和决策工具，已在人口、食品生产、核能源、空气污染、气候控制、自动化、教育、医学、农业、人才管理等领域运用。特尔菲方法是一种远期发展直观预测技术，它以匿名方式经过有控制的几轮函询征求专家们的意见，通过对每一轮专家意见的汇总、整理、反馈，使每一个专家有机会根据专家组的意见重新分析判断，提出新的意见，经过多次反复，使专家们的意见趋向一致的一组程序。

模糊集合中隶属函数的确定方法是多种多样的，没有一个统一的模式，其本质上是客观的，但允许带有一定的主观性。通常隶属函数是根据经验或模糊统计而定。中医诊断带有很大的经验成分，主要依据患者的自我感觉，常缺乏精确的定量标准，如何把医生的临床经验变成隶属函数值呢？即中医诊断如何进行模糊定量，并通过模糊计量而达到模糊判别，特尔菲方法便是一种比较理想的、进行模糊评估计量的方法，它可以通过多轮反复征询、逐步修正，而集合多数专家的临床经验，使模糊的经验变成为定量的数据。因此，中医学借用特尔菲方法，通过研究和预测与某证或某病相关的因素、症状或体征，并给予分级的赋权值处理，从而可制定出病证诊断标准，为临床诊断特别是计算机诊疗专家系统的研制服务。

（三）中医诊疗专家系统的建立

所谓“专家系统”，是一个具有大量专门知识与经验的程序系统。它应用人工智能技术，根据一个或多个人类专家提供的特殊知识、经验进行推理判别，模拟人类专家作决定的过程，来解决那些需要专家决定的复杂问题。简言之，专家系统是一种计算机程序，它可以以专家的水平(有时超过专家)完成专门的、一般是困难的专业任务。

专家系统一般由知识库、数据库、推理机、解释部分、知识获取部分等组成。其中知识库的设计与建造，是专家系统中的关键性工作，专家系统性能的高低取决于知识库的可用性、确实性、完善性。设计专家系统的实质，就是实现人的知识向系统的转移，因此，知识的获得、表示和运用便是设计专家系统的基本技术，它需要领域专家和计算机工作者的相互沟通与协作。评价一个专家系统，一般是评其符合率，而其准确率则基本取决于专家水平的高低。

随着学科间的相互渗透，计算机技术在中医领域得到了广泛应用。在中医药专家和工程技术人员的共同努力下，研制出了一批中医专家诊疗系统。这些诊疗系统在医理设计、程序设计、选择合理的数学模型以及确定相应的数据结构等方面进行了有益的尝试，从而使一些名老中医的宝贵经验得以保存，并在临床应用中取得了初步效果。这些专家系统涉及内、外、妇、儿、五官等科，如有关幼波肝病诊疗系统，罗元恺痛经辨证施治系统，邹云翔中医肾系统计算机诊疗、教学、护理和咨询系统，姚贞白妇科专家诊疗系统及医学智能通用编辑系统，计算机模拟钱伯煊月经病诊疗系统，梁宗翰儿科脾胃病专家诊疗系统，张怀安眼底四病专家诊疗系统，计算机模拟李敬之胸痹诊疗系统，李玉奇慢性胃炎辨证施治系统，中医妇科多专家咨询系统，孙同郊乙型肝炎专家系统等等。

在实现多病种的辨证论治综合诊疗系统方面，主要有袁冰等人设计的通用大病域辨证论治系统和朱文锋等人研制的中医辨证论治电脑系统。中医辨证论治电脑系统，是在研究中医辨证论治思维原理和基本规律的基础上，建立起完整的辨证论治统一体系，并用计算机技术、模糊数学理论等研制成的全病域中医辨证论治系统。系统编制有650个病状，130多个病种，48项辨证基本要素，1500个标准证名模式，常用方剂250个，中药650味，对病证有8种判断处理方法，能对内、妇、儿等科诸种疾病进行中医诊断和治疗。

七、专科特色辨证的研究

（一）研究专科辨证的必要性

中医学对病、证的诊断，从整体上看，内、妇、儿等科对“病”的认识较为笼统，不够深刻，对“证”的辨析则比较精确；其他专科对疾病的诊断则较为具体，但对辨证却相对不足，缺乏特征性。现有的八纲辨证、脏腑辨证、卫气营血辨证、六经辨证等，主要都是适用于内妇儿科，特别是适用于内科疾病的辨证，对于其他专科辨证的特异性反映不够。怎样才能满足中医临床各科的实际需要，实现中医辨证论治的全面指导作用？

对于专科辨证的要求，应是在中医辨证论治基本思想的指导下，实现专科辨证在形式上、内容上的具体化。首先，在形式上要冲破局限于大内科辨证体系的格局，实现分专科辨证模式；其次，在内容上要使辨证要素（病位、病性、病势等）具有各专科的临床特点。否则，中医学的辨证论治研究，不可能再有大的前进。因此，要真正体现中医辨证论治的基本思想，提高中医临床各专科防治疾病的水平，应在中医辨证论治思想的指导下，反映具有各自特色的辨证论治基本规律，正确地建立临床各专科辨证模式，包括五官辨证、伤科辨证、外科辨证、推拿按摩科辨证、肛肠科辨证、皮肤科辨证等。这对于完善中医辨证体系的研究，具有重要的实际意义和理论价值。

（二）专科特色辨证的特异性

辨证主要是辨别疾病当前阶段的病位与病因病性。在辨病因病性方面，主要是寒热虚实、痰饮水湿、气滞血瘀、阴阳气血虚等等，临床各科都是辨这些内容，科别之间一般没有项目上的区别，只是侧重有所不同。以眼科为例说明：

1. 以往辨证的局限性　以往眼科、耳鼻喉科辨证虽也曾提到有独特的辨证内容，如第5版《中医眼科学》（上海科学技术出版社，1985年）的“教学大纲”提出，眼科常用辨证方法，除八纲辨证、脏腑辨证等之外，眼科独特的辨证方法有辨外障与内障、辨红肿、辨眵泪、辨翳与膜、辨视觉、辨痛痒。但这实际上主要是分析症状的辨证意义，它与八纲辨证、脏腑辨证等不能相等。五官的病证，虽均可归属于以五脏为中心的辨证框架之中，离不开阴阳气血等中医学理论体系，但证名中往往只提示所属脏腑，而显不出病在五官的特点。笼统地称为“肝火上炎证”、“风热内扰证”，炎于何处？扰在何方？不能使人一目了然，病位不太确切。与内、妇、儿科同用一名而实则有别，往往不能更准确地指导临床治疗用药，从而影响疗效。因此，只有建立各临床专科独立实用的辨证体系，反映各专科辨证的不同特点，才能达到临床辨证论治的准确效果。这主要应从病位上加以区别。

2. 眼科特色辨证——五轮辨证　中医眼科根据《秘传眼科龙木论》关于五轮学说的理论，首先提出了“五轮辨证”。即以眼的五个轮位与五脏分属的理论为依据，以“轮”辨病位为主的一种眼科辨证方法。眼睑属脾为肉轮，两眦属心为血轮，白睛属肺为气轮，黑睛属肝为风轮，瞳神属肾为水轮。其实五轮辨证早已存在，诊察眼病时，可按其所属的轮位推断，如两眦赤烂属心经积热；白睛红赤为肺经有热；白睛红赤并见赤脉侵入黑睛，有星点翳膜者，为肝肺风热炽盛等。然而这种把轮位的病变直接归属于某脏或某经的辨证方法，虽指出了病位所在，但有时带有勉强，例如角膜（黑睛）溃疡等病变，常可因外伤所致，并不一定有肝脏或肝经的证候。同时，这种病位仍显得笼统，即证名中并未突出其病位在眼的特点，因而难以通过证名理解其确切病位，而常与脏腑或某经的其他证相混淆。

有鉴于此，眼科辨证既然可以通过轮位再推之于"脏（或经）"而命证名，其实不如直接以"目"或"轮"作为病位而命证名。于是《中医病证诊断疗效标准》已有风火入目、风湿凌目等证名，明确指出其病位是在"目"。而最新制定的《中医临床诊疗术语·证候部分》中，更有气轮内热证、肉轮血瘀证、风轮湿热证、水轮阴亏证、血轮实热证等，这实际上已建立起了独具特色的眼科——"五轮辨证"体系，使病变的位置更为准确，不仅是指明了病位在目，而且可避免与脏腑病证的混淆。

在眼科的影响下，耳鼻咽喉口齿科现在也提出了自己独具特色的辨证内容，即直接以器官定病位，而不满足于以脏腑、经络的划分或归属定病位的局限，于是提出了"耳窍辨证"、"鼻窍辨证"、"口齿辨证"等，且有毒火犯耳证、风寒袭鼻证、气滞痰凝咽喉证、湿热蒸齿（龈）证、血瘀舌下证等证名。

（三）专科特色辨证的要求与意义

五官科疾病的辨证，除应注意从病位上体现其准确以外，在辨病因病性上也要有各自的特点，即这些证型可能有全身性的气滞血瘀、阴虚火旺等证候，但也可能全身证候不明显，而可有专科的特点，如鼻甲肿胀色淡白、白睛赤脉紫胀、眼底色黯晦而脉络细涩、声带振动乏力、口腔肌膜腐溃等。这样辨病因病性的内容也就会更加具体，更具有针对性。

建立五官辨证体系存在的问题是，五官具体证名与脏腑笼统证名容易混淆，即如何避免诊断上的歧义。如肺胃热（火）毒上攻咽喉，表现以咽喉红肿疼痛，吞咽困难，甚至溃烂、化脓，口气臭秽，壮热口渴，舌红苔黄，脉数有力等为常见症的证候，即可诊断为热毒攻喉证，又可称为胃（肺）火上炎证。因此应当明确，临床诊断应当选用使辨证更为具体、准确的证名，而避免使用定位定性笼统的证名。

此辨证内容的提出，完善了中医的辨证体系，能较突出地反映出五官科的辨证特点，克服了以往将五官科疾病的证候笼统地称为肝胆火旺、肝肾阴血亏虚、肺热炽盛、肾精亏虚等诸如大内科的证名。从而使临床辨证用药更为精确，如肝胆火旺证一般用黄芩、黄连、丹皮、栀子等味，而气轮热毒证则需用野菊花、千里光、青葙子等。当然，五官辨证体系还刚刚提出，目前只是一个框架，需要中医五官科临床专家在医疗实践中不断修改完善，使之准确、实用。但应看到这是一种中医临床辨证体系的创新之举，对于发展五官科的辨证认识和实现五官科辨证规范化具有重要意义。

同样，中医学其他专科亦可有自己独立的辨证体系，关键的问题是要能根据各专科的特点特色和临床实际，正确地确定各自的辨证要素，包括辨病因、辨病位、辨病性。如皮肤的病变，既不宜因其病变在体表而称为"表证"，也不能因为肺主皮毛而称为肺的病证，若明确将其病位定为"皮""肤""毛发""肌肤"等，则能提出较为确切的证名，如：风毒蕴肤证、虫毒蕴肤证、湿毒蕴结肌肤证、湿痰蕴结肌肤证、虫毒风热结肤证、瘀滞肌肤证、寒凝血涩肌肤证等。这样既体现了中医学辨证论治的实质精神，又具体明确了皮肤科疾病的病因、病位、病性等辨证要素，另外，像肛肠疾病中的"内痔"，临床有分一期、二期、三期，又有分一度、二度、三度之说，是分期辨证，还是按度辨证呢？仅用脏腑辨证体系来进行辨证分型论治，显然感到有不足之处。骨伤科、外科疾病的临床辨证，则更具各自的特点特色。

因此，若皮肤、肛肠、骨伤、外科等都能根据自己的临床特点，逐步建立各自的辨证模式，提出各自具有特征性的辨证内容，使临床辨证更为具体、准确，则将是对中医辨证学的创新发展。

八、临床常见标准证名

中华人民共和国国家标准《中医临床诊疗术语·证候部分》共收证名 800 条，分为 14 类。具有同义词的证名，用“;”排在正名之后。临床诊断时，应使用正名，避免使用同义词。证名中用方括号[ ]所括起的部分，表示放在括号中间的词可以代替部分前面的词。证名中用圆括号( )所括起的部分，表示可以省略。

(一) 基本虚证类

1　气虚证

2　气陷证

3　气脱证;元气虚脱[衰败]证

4　血虚证

4.1　血虚动[生]风证

4.2　血虚风燥[盛]证;血虚肤燥生风证

4.3　血虚津亏证

5　血脱证

6　阴(液亏)虚证

6.1　阴虚阳浮证

6.2　阴虚血燥证

6.3　阴虚动血证

6.4　阴虚动风证

6.5　阴虚津亏证;阴津亏虚证

7　亡阴证;阴脱证

8　阳虚证;阳气(亏)虚证;虚寒证;阳虚内寒证

9　亡阳证;阳脱证

10　虚阳浮越证

11　气血两虚证

11.1　气随血脱证

11.2　气不摄[统]血证

11.3　气血两虚动风证

12　气阴两[亏]虚证

13　阴血亏虚证

14　阴阳两[亏]虚证

14.1　阴损及阳证

14.2　阳损及阴证

14.3　阴竭阳脱证

15　津液亏虚证

15.1　津亏[伤]证

15.2　液亏[脱]证

16　津气亏虚证

17　精气亏虚[不足]证;精亏证

18　精血亏虚证
19　髓亏证
20　卫(气亏)虚证;卫表不固证
21　营(气亏)虚证

(二) 基本实证类

1　外风证
1.1　风邪犯表[外袭]证
1.2　风湿犯表[外袭]证;风湿证
1.3　风热外袭[侵]证;风热证
1.3.1　风重于热证
1.3.2　热重于风证
1.3.3　风热俱[壅]盛证
1.3.4　风热疫毒证
1.4　风热痰毒[凝]证;风热夹痰证
1.5　风湿夹毒[毒聚]证
1.6　风热夹湿证
1.7　风湿化热[火]证;风湿郁热[热郁]证
1.8　风寒化[郁]热证
2　寒凝证;外寒证
2.1　寒湿阻[凝]滞证;　寒湿(内阻)证
2.2　寒凝气滞证
2.3　寒凝血瘀证
2.4　寒湿化热证
2.5　寒湿瘀滞证
2.6　真寒假热证
2.7　寒热错[夹]杂证
2.8　血寒(凝滞)证
3　暑热(内郁)证
3.1　暑湿(内蕴)证;暑湿热郁证
3.2　暑热动风证
3.3　暑闭气机证
4　湿(浊困)阻证;湿邪阻滞证;水湿内停[停聚][浸渍][泛溢]证
4.1　湿阻气滞证
4.2　湿热(蕴结)证;湿热内蕴[壅盛]证
4.2.1　湿重于热证
4.2.2　热重于湿证
4.3　气分湿热证
4.4　湿热蕴蒸证
4.5　湿热塞滞证
4.6　湿热侵淫证

4.7　湿热毒蕴[疫毒]证
4.8　湿热瘀阻证
5　外燥证
5.1　温燥证;燥热证
5.2　凉燥证;寒燥证
6　火[邪]热炽盛证;实火[热]证
6.1　气分(热盛)证;热炽气分证
6.2　营分(热盛)证;热炽营分证;营热炽盛证
6.3　血分证;血热(内扰)证;热炽血分证
6.3.1　血热动血证
6.3.2　血热动风证
6.3.3　血热风盛证
6.3.4　血热化燥证
6.3.5　血热瘀滞[结]证
6.3.6　血热夹湿证
6.4　热入营血证
6.5　卫气同病证
6.6　气营两燔证
6.7　气血两燔证
6.8　热盛动风证
6.9　热盛动血证
6.10　热盛[郁]气滞证
6.11　热(极肢)厥证;真热假寒证
6.12　热盛酿脓证;热盛肉腐证
7　痰证;痰浊(阻滞)(凝聚)证
7.1　风痰证
7.2　寒痰证
7.3　湿痰证;痰湿(阻滞)(内阻)证
7.4　热痰证
7.5　燥痰(蕴结)证
7.6　痰气互[郁]结证
7.7　痰瘀互[搏]结证;瘀痰内阻证;血瘀痰凝证
7.8　痰瘀化热证
7.9　痰热气滞证
7.10　痰热内扰[阻][盛]证;痰热搏[蕴]结证;痰火郁结[内扰]证
7.11　痰热内闭证
7.12　痰热动风证
7.13　痰结毒滞证
7.14　痰食互结证
7.15　痰虫互[搏]结证

7.16　痰湿瘀滞证
7.17　痰核留结证
8　水饮内停证;饮证
9　水停[气]证
10　气滞证;气机阻滞[郁结]证
10.1　气滞血瘀证;气血瘀滞证
10.2　气滞[郁]痰凝[阻]证
10.3　气滞湿阻[困]证
10.4　气滞热壅证
10.5　气郁[滞]化火[热]证
10.6　气滞水停证
11　气(机上)逆证
12　气闭证;气机塞闭[闭塞]证
13　血瘀证;瘀血内阻[阻滞]证
13.1　血瘀气滞证;瘀滞证
13.2　血瘀动血证
13.3　血瘀[瘀滞]化热证
13.4　血瘀水停证
14　邪毒炽盛证
14.1　毒邪流窜证
14.2　风毒(炽盛)证
14.3　火[热]毒(炽盛)证;热毒蕴结[壅滞]证
14.4　火毒流窜证
14.5　热[火]毒入[陷]营证
14.6　热[火]毒内陷[闭]证
14.7　湿毒(蕴结)证
14.8　风火热毒证
14.9　毒入营血证
14.10　虫毒(结聚)证
14.11　疫毒(侵袭)证
14.12　疫毒内闭证
14.13　脓毒(蕴积)证
14.14　食毒证
14.15　燥毒证
14.16　胎毒(蕴结)(内阻)证
14.17　阴[寒]毒证
14.18　蛇毒内攻证
15　食积证;乳食内积证
16　虫积证
17　石阻证

17.1　石阻气机证
17.2　石阻气闭证
18　真实假虚证
(三) 虚实夹杂证类
1　气虚夹实证
1.1　气虚发热证
1.2　气虚痰结[阻]证
1.3　气虚湿困[阻]证
1.4　气虚水停证
1.5　气虚寒凝证
1.6　气虚痰阻证
1.7　气虚血瘀[凝]证
1.8　气虚外感证
2　血虚夹实证;瘀热内郁证
2.1　血虚夹瘀证
2.2　血虚夹痰[痰阻]证
2.3　血虚寒凝证
2.4　血虚外感证
2.5　血虚风袭证
2.6　血虚内热证
3　阴虚夹实证
3.1　阴虚内热证;虚热证
3.2　阴虚火旺[炽][炎]证,虚火证
3.3　阴虚阳亢证;虚阳偏亢[旺]证
3.4　阴虚血热证
3.5　阴虚外感证
3.6　阴虚热郁[郁热]证
3.7　阴虚气滞证
3.8　阴虚血瘀[瘀热]证
3.9　阴虚水停证
3.10　阴虚湿阻[困]证
3.11　阴虚湿热证
3.12　阴虚痰热证
3.13　阴虚痰湿[浊]证;阴虚痰[湿]阻证
3.14　阴虚热盛证
3.15　阴虚毒盛证
4　阳虚夹实证
4.1　阳虚气滞证
4.2　阳虚湿困[阻]证
4.3　阳虚饮停证;寒饮内停证

4.4　阳虚水泛[停]证
4.5　阳虚血瘀证
4.6　阳虚痰凝[阻]证
4.7　阳虚寒凝证
4.8　阳虚外感证
5　津亏热结证
6　正虚邪恋[留]证
6.1　气虚邪恋[留]证
6.2　气虚毒滞[恋]证
6.3　气虚余热证
6.4　正虚毒恋证
6.5　正虚毒陷证
6.6　阴虚邪[毒]恋证
6.7　血虚邪[毒]恋证
6.8　阳虚邪[毒]恋证
6.9　阴虚余热证
6.10　正虚脓毒证
7　风热血[化]燥证
7.1　寒凝阳虚证;阴盛阳虚[衰]证
7.2　寒凝血虚证
8　暑伤津气证
9　邪热伤阴证
9.1　血热伤阴[阴虚]证
9.2　火热[热盛]伤阴证
9.3　热盛伤津[液耗]证
9.4　热伤营阴证
10　痰热阴虚[伤阴]证
11　血瘀风燥[盛]证
12　余毒未清证
12.1　热毒伤血证
12.2　热[火]毒伤阴证
12.3　余热未清证
12.4　余毒攻窜证
12.5　余毒凝滞证
13　实中夹虚证
14　邪陷正脱证
15　内闭外脱证

(四) 心系证类

1　心气(亏)虚证
2　心气虚血瘀证

3　心气血两虚证
4　心气阴两虚证
5　心阳(亏)虚证
5.1　心阳暴脱证
5.2　心阳虚脱证
6　心阳气虚证
7　心阳虚血瘀证
8　心血(亏)虚证
9　心阴(亏)虚证
10　心阴血虚证
11　心阴虚火旺[阳亢]证
12　心阴虚血瘀证
13　心阴阳两虚证
14　心血瘀阻[滞]证;心脉瘀[痹]阻证
15　痰阻心脉证
16　寒滞心脉证
17　心脉气滞证;气滞心脉证
18　饮停心包证
19　心火炽[亢]盛证;心经积热证
20　心火上炎证
21　心热阴虚证
22　热闭心包[神]证;热陷[入]心包证
23　热[火]扰心神证
24　热入心营证
25　血热扰神证
26　暑热闭神证;暑入[闭]心包证
27　痰火[热]扰神[心]证;痰火闭窍证
28　痰迷[蒙][阻][闭]心窍[神]证
29　痰湿蒙闭心窍[神]证
30　风痰闭神[窍]证
31　浊毒闭神[窍]证
32　气闭神厥证
33　心虚神怯证
34　瘀阻脑络[窍]证
35　囊虫侵脑证
36　惊恐伤神证
37　忧伤神气证;忧郁伤神证
38　心神不宁证

(五) 肺系证类

1　肺气(亏)虚证

2　肺气阴两虚证
3　肺阳虚证;肺虚寒证
4　肺阴(亏)虚证;肺虚热证
5　肺卫气虚(不固)证;肺虚表疏证
6　肺虚邪恋证
7　阴虚肺燥证;肺燥津亏[阴虚]证
8　肺热炽[塞]盛证;肺实热[火]证,邪热壅肺证
9　肺热阴虚[津伤]证;阴虚肺热证
10　肺热移肠证
11　风热犯肺证
12　风热闭肺证
13　肺经风热证
14　肺经郁火[热]证
15　肺热血瘀[瘀滞]证
16　邪郁[侵]肺卫证
17　暑伤肺络证
18　痰热[火]壅[蕴]肺证
19　痰热闭肺证
20　痰浊[湿]阻[蕴]肺证
21　痰瘀[瘀痰]阻肺证
22　风寒袭[束]肺证
23　风寒闭肺证
24　寒饮停肺证;饮邪客[犯]肺证;肺寒饮停证
25　肺郁水停证
26　肺热饮停证;热饮阻肺证
27　寒痰阻[停]肺证
28　表寒肺热证
29　燥邪[气]犯[伤]肺证
30　凉燥袭肺证;燥寒犯肺证
31　温燥袭[伤]肺证
32　燥痰结[阻]肺证
33　肺燥郁热证
34　肺燥肠热证
35　肺燥肠闭证
36　瘀阻肺络证;瘀血停[乘]肺证
37　热[火]毒闭肺证
38　麻毒闭肺证
39　虫毒犯[侵]肺证
40　气郁伤肺证

（六）脾系证类

1　脾气（亏）虚证
2　脾[中]气下陷证；脾虚气陷证
3　脾气不固证
4　脾气郁结证
5　脾不统[摄]血证
6　脾阳（亏）虚证；脾阳虚衰证；脾虚寒证
7　脾阴（亏）虚证
8　脾虚营亏证
9　脾虚血亏证
10　脾虚血燥证
11　脾虚动风证
12　脾阳虚动风证
13　脾虚气滞证
14　脾（气）虚水泛[停][湿]证
15　脾阳虚水泛[停]证
16　脾虚湿困[蕴][盛][泛]证；脾虚夹湿证
17　脾虚湿热证
18　脾虚痰湿证
19　脾虚食积[夹食]证
20　脾虚虫积证
21　湿热蕴[困]脾证；脾经湿热证
22　痰热蕴脾证
23　脾经风热证
24　脾经热毒证
25　寒湿困[蕴]脾证；湿困脾阳证；太阴寒湿证；寒湿中阻证
26　思伤脾气证；思虑伤脾证
27　胃气（亏）虚证
28　胃气阴两虚[亏]证
29　胃气虚血瘀证
30　胃气上逆证
30.1　胃热[火]气逆证
30.2　胃寒气逆证
30.3　胃滞气逆证
31　胃阳虚证
31.1　胃阳虚气滞证
31.2　胃阳虚血瘀证
32　胃气滞血瘀证
33　胃阴（亏）虚证；胃虚热证
34　胃阴虚气滞证

35　胃阴虚血瘀证
36　胃火[热](炽盛)证;胃实热证
37　胃热气滞证
38　胃热津伤[亏]证
39　胃热阴虚证
40　胃燥津伤[亏]证
41　寒邪犯胃证;寒滞胃脘证;胃(实)寒证
42　寒饮停胃证;胃寒饮停证;痰饮停胃证
43　瘀阻胃络证;胃脘瘀血证
44　寒滞肠道证
45　肠道[大肠]湿热证
46　肠道实热证
46.1　小肠实热证;心移热膀胱证
46.2　肠热阴虚证
46.3　肠热气滞证
47　大肠[肠道]热结[实热]证
48　热毒蕴肠证
49　肠道[燥]津亏证;大肠津[液]亏证
50　血虚肠燥[结]证
51　阴虚肠燥证;肠燥阴虚证
52　血热肠燥证
53　湿阻[滞][蕴]肠道证
54　肠道寒湿证
55　肠道[小肠]气滞证
56　虫积肠道[小肠]证
57　蛔结肠闭证;虫积[阻]肠闭证
58　虫扰魄门证
59　风伤肠络证;肠风络伤证
60　肛门热毒证
61　肛门湿热证
62　气血瘀滞肛门证
63　脾胃气虚证
64　脾胃[中焦]阴虚[虚热]证
65　脾胃[中焦]阳虚[虚寒]证
66　脾胃[中焦]阳虚[虚寒]气滞证
67　脾胃气阴两[亏]虚证
68　脾胃[中焦]实热[积热][热盛]证
69　脾胃[中焦]湿热证;湿热中阻证
70　湿困脾胃证
71　胃热脾虚证

72　脾胃[中焦]不和[气滞]证
73　胃肠湿热证
74　胃肠实[积]热证
75　食滞[积]胃肠证
76　食滞胃热证
77　胃肠气滞证;气滞胃肠证
78　瘀滞胃肠证;肠胃瘀滞[血瘀]证
79　寒滞胃肠证
80　痰湿[浊][饮]中阻证
81　肠道瘀滞证

(七) 肝系证类

1　肝阴(亏)虚证;肝虚热证;肠热腑实证;热结肠燥证
2　肝血(亏)虚证
3　肝气(亏)虚证
4　肝阳(亏)虚证;肝虚寒证
5　肝阳上亢[上扰][亢盛]证
6　肝[风]阳暴亢证
7　肝阴虚阳亢证;阴虚肝旺证
8　肝郁(气滞)证;肝气郁结[滞]证
9　肝郁血虚证;血虚肝郁证
10　肝郁血瘀证;肝血瘀滞证;肝瘀气滞证
11　肝郁阴虚证;阴虚肝郁证
12　肝瘀化热证
13　肝(血)瘀(阻)证;肝经血瘀证;瘀滞肝络证
14　肝虚血瘀证;血虚肝瘀证;肝瘀血虚证
15　肝阴虚血瘀证
16　肝气虚血瘀证
17　肝[气]郁化火证;肝经郁热证
18　肝郁血热证
19　肝郁痰火[热]证;痰热郁结证
20　肝瘀痰结[阻]证
21　肝火炽[旺][亢]盛证
22　肝火上炎证
23　肝经火旺[盛]证
24　肝经风热证
25　肝经湿热证
26　肝郁[滞]湿热证
27　热毒淤[瘀]肝证
28　肝热气滞证
29　肝热血瘀证

30　肝热阴虚证
31　寒滞肝脉[经]证;肝经实寒证;肝寒证
32　肝风内动证
32.1　肝阳化风证
32.2　肝热动风证;热动肝风证
32.3　肝阴虚动风证
32.4　肝血虚动风证
33　胆气(亏)虚证;胆虚气怯证
34　胆郁痰扰证
35　胆热痰扰证;胆经痰火证
36　虫扰胆膈[腑]证
37　肝胆湿热证
38　肝胆火旺[郁热][实热][火热]证
39　胆经郁热证;胆火[热]证
40　肝胆湿热气滞证
41　肝胆湿热瘀滞证
42　肝胆瘀滞证
43　肝胆气滞证

(八) 肾系证类

1　肾气(亏)虚证
2　肾气[虚]不固证
3　肾虚水泛[停]证
3.1　肾(气)虚水泛[停]证
3.2　肾阳虚水泛[停]证
4　肾阳虚证;元阳亏虚[虚衰]证;命门火衰证
5　肾阴虚(热)证;真阴[肾水]亏虚证
6　肾阴虚火旺[内热]证;相火偏旺证
7　肾精[气]亏虚证
8　肾虚髓亏证
9　肾阴阳两虚证
10　肾虚[经]寒湿证
10.1　肾虚寒凝证;阳虚肾寒证
10.2　肾虚寒痰证
10.3　肾虚血瘀证
11　湿热蕴肾证,肾经湿热证
12　脓毒蕴肾证;肾经脓毒证
13　膀胱湿热证
13.1　膀胱湿热气滞证
13.2　膀胱湿热血瘀证
14　膀胱蕴[实][积][蓄]热证;热积膀胱证

15　膀胱蓄水证
16　膀胱蓄血证
17　膀胱虚寒证
18　寒凝[滞]胞宫证;胞宫寒滞证
19　痰凝[阻]胞宫证;痰湿凝结胞宫证
20　瘀阻胞宫证;瘀滞胞脉证
21　胞宫虚寒[阳虚]证
22　胞宫湿热证;湿热蕴胞证
23　胞宫血[积]热证
24　冲任失[不]调证
25　冲任不固[亏损]证
26　冲任瘀阻证;瘀阻[滞]冲任证
27　热入血室证
28　湿热阻滞精室证
29　痰湿阻滞[凝结]精室证;痰阻精室证
30　瘀(血)阻(滞)精室证;精室瘀阻证
31　瘀浊阻滞精室证;精室瘀浊证
32　惊恐伤肾证;恐伤肾气证

(九)脏腑兼证类

1　心肾阴虚[虚热]证
2　心肾不交证;心肾阴虚阳亢[火旺]证
3　心肾阳虚[虚寒]证
4　水气凌心证;肾水凌心证;心肾阳虚水泛证
5　心肾气虚证
6　心肾气阴两虚证
7　心肾阴阳两虚[亏虚]证
8　心肺气虚证
9　心肺阴虚证
10　心肺气阴两虚证
11　心肺阴虚血瘀证
12　心肺阳虚证
13　心肺热盛[实热][火旺]证;热炽心肺证
14　心肾火热证
15　心脾两虚证
16　心脾气虚证
17　心脾阳虚[虚寒]证
18　心脾气血两虚证
19　心脾积[实]热证
20　心肝火旺[实热][热盛]证
21　心肝血瘀证

22 心肝血虚证
23 心肝阴虚证
24 心肝血虚夹瘀证
25 心肝气血两虚[亏虚]证
26 心肝气虚血瘀证
27 心胆气虚(不宁)证;心虚胆怯证
28 肝肾(精血)亏虚[损]证
29 肝肾阴虚(虚火)证
30 肝肾阴虚阳亢[虚阳偏亢]证;水不涵木证;肾虚肝旺[亢]证
31 肝脾两虚证
32 肝脾气血两虚证
33 肝脾气阴两虚证
34 肝郁[滞]脾虚证;肝脾不调证
35 肝旺脾虚证;肝木侮土证;脾虚肝旺证
36 肝脾[中焦]湿热证
37 肝脾气滞证
38 肝脾血瘀[瘀滞]证
39 肝热脾虚证
40 肝胃不和[调]证;肝气犯胃证
41 肝胃热盛[积热]证
42 肝火犯胃证
43 肝胃气滞证
44 肝胃气滞血瘀证;肝胃瘀滞证
45 肝胃气虚血瘀证
46 肝胃气滞阴虚[阴虚气滞]证
47 肝胃阴虚证
48 肝胃阴虚血瘀证
49 肝胃虚寒证
50 肝火犯肺证;木火刑金证
51 肝肺风热证
52 肝肺热盛[实热][实火]证
53 肝肾气逆证
54 肝郁肾虚证
55 脾肺两虚[气虚]证;土不生金证
56 脾肺气阴两虚证
57 脾肾阳虚[虚寒]证
58 脾肾气虚证
59 脾肾两虚[亏虚]证
59.1 脾肾气虚水停证
59.2 脾肾阳虚水停证

60　脾肾(气虚)不固证;脾肾气(虚下)陷证
61　肺肾阴虚证
62　肺肾气虚证;肾不纳气证;肾失摄纳证
63　肺肾阳虚证;水寒射肺证
64　暑伤肺胃证;暑耗肺胃津气[气阴]证
65　肺胃风热证
66　肺胃火热[热盛]证
67　肺胃阴(津亏)虚证
68　毒陷心肝证
69　肺虚肠脱证
70　脾虚肠脱证
71　肾虚肠脱证
72　肝肠气滞证

(十) 卫表肌肤证类

1　邪袭卫表证;卫表证
2　风袭表疏证;风邪袭表证;表虚证
3　风寒[寒邪]束表证;表实寒证
4　风热犯表[卫]证;风热表证;卫分证
5　风湿袭表证;湿郁卫分[表]证;表湿证
6　暑湿袭表证
7　外[风]燥袭表证
8　风毒犯表证
9　温毒袭表证;热[火]毒袭表证
10　风湿蕴肤证
11　风毒蕴肤证
12　湿毒蕴结肌肤证;肌肤湿毒证
13　热[火]毒蕴结肌肤证;肌肤热毒证
14　虫毒蕴[袭]肤证
15　寒湿蕴肤证
16　湿热瘀结肌肤证;肌肤湿热证
17　湿痰蕴结肌肤证;肌肤痰湿证
18　风热郁滞肌肤证;风热蕴肤证;肌肤风热证
19　虫毒侵袭肌肤证;肌肤虫毒证
20　虫毒风热结肤证
21　虫毒湿热结肤证
22　风水(相搏)证;风袭水泛[停]证
23　表闭水停证
24　瘀滞肌肤证;肌肤瘀滞证
25　寒凝血涩肌肤证
26　肌肤失养证

(十一) 头面官窍证类

1　实邪犯头证

1.1　风寒犯头证

1.2　风热犯头证

1.3　风热痰毒犯头证

1.4　风湿犯头证

1.5　风痰上扰[攻]证

1.6　痰浊[湿]犯头证

1.7　风[肝]阳上扰证

1.8　瘀血犯头证

1.9　瘀热犯头[上蒙]证

1.10　热毒壅聚头面证

1.11　肝火犯头证

2　实邪犯目证

2.1　风热[火]犯[攻]目证

2.2　风湿凌目证

2.3　外伤目络证

2.4　虫积化疳证

3　气轮证

3.1　气轮风热证;风热外袭白睛证

3.2　气轮湿热证;湿热郁结白睛证

3.3　气轮[白睛]血瘀证

3.4　气轮热毒证

3.5　气轮阴虚证

4　血轮证

4.1　血轮实热证

4.2　血轮虚热证

5　肉轮证

5.1　肉轮血瘀证

5.2　肉轮风热证;胞睑风热外袭证

5.3　肉轮热毒证

5.4　肉轮湿热证;胞睑湿热侵淫证

5.5　肉轮痰湿证

5.6　肉轮气虚证

5.7　肉轮血虚证

6　风轮证

6.1　风轮风热证

6.2　风轮湿热证

6.3　风轮热毒证

6.4　风轮阴虚证

7　水轮证
7.1　水轮实热证
7.2　水轮痰火证
7.3　水轮痰湿证
7.4　水轮阴亏证
7.5　水轮气虚证
7.6　水轮气虚血亏证
7.7　水轮气虚血瘀证
7.8　水轮气滞血瘀证
7.9　水轮水湿停聚证
7.10　水轮痰瘀互结证
7.11　水轮火邪伤络证
7.12　水轮血脉痹阻证
7.13　水轮络痹精亏证
8　耳窍证
8.1　肝火燔耳证
8.2　热毒犯耳证
8.3　风热犯耳证
8.4　湿热犯耳证
8.5　痰湿犯耳证
8.6　邪恋耳窍证
8.7　气滞耳窍证
8.8　血瘀耳窍证
8.9　阴虚耳窍失濡证
8.10　阳虚耳窍失煦证
8.11　气虚耳窍失充证
8.12　血虚耳窍失养证
8.13　血虚耳燥证
9　鼻窍证
9.1　风寒袭鼻证
9.2　风热犯鼻证
9.3　湿壅鼻窍证
9.4　痰聚鼻窍证
9.5　痰热犯鼻证
9.6　湿热蒸鼻证
9.7　燥伤鼻窍证
9.8　火毒犯鼻证
9.9　肺热熏鼻证
9.10　气血瘀滞鼻窍证
9.11　气虚鼻窍失充证

9.12　血虚鼻窍失养证
9.13　阴虚鼻窍失濡证
9.14　阳虚鼻窍失煦证
10　咽喉证
10.1　风寒袭咽[喉]证
10.2　风热侵咽[喉]证
10.3　痰湿凝阻咽喉证
10.4　气滞痰凝咽喉证
10.5　痰毒塞喉证
10.6　湿热蒸喉证
10.7　热[火]毒攻喉证；胃火燔咽证
10.8　气滞声带证
10.9　瘀(血瘀)阻声带证
10.10　瘀(血瘀)阻咽喉证
10.11　气虚咽喉失充证
10.12　阴虚咽喉失濡证
11　齿龈证
11.1　风火[热]犯齿[龈]证
11.2　胃火燔龈证
11.3　胃火燔齿证
11.4　湿热蒸齿[龈]证
11.5　火毒犯齿[龈]证
11.6　火毒犯龈证
11.7　血瘀齿龈证
11.8　阴虚齿燥证
11.9　虚火灼龈证
11.10　血虚龈肉失养证
11.11　血虚齿槽失养证
11.12　气虚齿动证
12　口舌证
12.1　风邪犯唇[口]证
12.2　毒火攻唇[口]证
12.3　湿热蒸口[唇]证
12.4　虚火灼口[唇]证
12.5　血虚唇[口]燥证
12.6　湿热蒸舌证
12.7　热[火]毒攻舌证
12.8　血瘀舌下证
13　邪犯清窍证
13.1　燥干清窍证

13.2　瘀阻清窍证

13.3　湿蒙清窍证;湿浊蒙窍证

13.4　痰蒙清窍证;痰浊上蒙[扰]证;痰湿蒙窍证

(十二) 经脉筋骨证类

1　风中经络证;风邪袭络证

1.1　风痰入[阻]络证

1.2　风热中[阻]络证

1.3　寒滞经脉证;风寒袭[阻]络证

1.4　风毒入络[脉]证

1.5　火[热]毒窜[入]络证

1.6　湿热阻络证

1.7　寒湿阻[入]络证

1.8　痰湿阻络[痹]证

1.9　瘀热入络证;血热伤络证;热蕴络瘀证

1.10　瘀血阻络证;瘀阻脉络证

1.11　虫湿壅络证

2　经气不利证

2.1　风胜行痹证

2.2　寒胜痛痹证

2.3　湿胜着痹证

2.4　热邪阻痹证

2.5　湿热阻痹证

2.6　风寒湿凝滞筋骨证;风寒湿阻证

2.7　寒湿犯腰证

2.8　痰湿犯腰证

2.9　湿热犯腰证

2.10　瘀血犯腰证

2.11　伤损筋骨证;筋伤骨断证

2.12　瘀滞筋骨证

2.13　络伤出血证;外伤络损证

2.14　外伤瘀滞证

2.15　痰湿流注(经脉筋骨)证

(十三) 其他证类

1　邪扰胸膈证

1.1　热扰胸膈证

1.2　热实结胸证

1.3　寒实结胸证

1.4　痰热结胸证

1.5　痰气阻膈证

1.6　痰瘀阻膈证

1.7 饮停胸胁证
1.8 瘀阻[滞]胸胁证;胸络不和证
1.9 瘀血阻膈证;膈下瘀阻证
2 湿热弥漫三焦证;三焦湿热证
3 上焦湿热证
4 中焦湿热证
4.1 中焦实热证
4.2 中寒虫扰证
5 下焦湿热证
5.1 湿热下注证
5.2 瘟毒下注证
6 邪犯少腹证
6.1 少腹血瘀证
6.2 少腹气滞证
6.3 少腹热滞证
6.4 少腹湿热阻滞证
6.5 少腹瘀滞证
6.6 少腹瘀热证
7 邪入少阳证
8 邪伏膜原证
9 胎毒蕴热证
10 营卫不和证
11 术后遗毒证
12 表寒里热证
13 表热里寒证
14 表里俱[实]寒证
15 表里俱[实]热证
16 上盛下虚证
17 上热下寒证
18 上寒下热证

(十四)期、度、型等

1 六经病证
1.1 太阳病证
1.1.1 太阳经证
1.1.1.1 太阳中风证
1.1.1.2 太阳伤寒证
1.1.2 太阳腑证
1.1.2.1 太阳蓄水证
1.1.2.2 太阳蓄血证
1.2 阳明病证

1.2.1　阳明经证

1.2.2　阳明腑证

1.3　少阳病证

1.4　太阴病证

1.5　少阴病证

1.5.1　少阴寒化证

1.5.2　少阴热化证

1.6　厥阴病证

2　分期

2.1　初[一]期

2.2　中[二]期

2.3　后[三]期

2.4　晚期

2.5　疹前期

2.6　见形期

2.7　出疹期

2.8　收没期;疹回期

2.9　成痈期

2.10　酿脓期

2.11　成脓期

2.12　溃脓期

2.13　溃后期

2.14　未破损期

2.15　破损期

2.16　发作期

2.17　缓解期

3　分度

3.1　一度

3.2　二度

3.3　三度

参考文献

[1] 侯灿．"八纲"病理生理学的一些实验研究．中医杂志,1965(5):37-39

[2] 匡调元．中医病理研究．上海:上海科学技术出版社,1980

[3] 邝安坤,等．阳虚(甲状腺功能减退)和阴虚(甲状腺功能亢进)患者血浆环核苷酸的对比．中医杂志,1979,20(7):21-23

[4] 梁子钧,等．从血液流变学和血流动力学探讨中医的"血瘀"和"活血化瘀"．新医药学杂志,1978(4):5-7

[5] 王旭东．辨证论治法的历史观、辨证观．中国医药学报,1988,3(1):53-55

[6] 郭振球．中医辨证学的基本规律．北京中医学院学报,1984,7(2):2-4

[7] 肖德馨．辨证论治步骤的探讨．北京中医学院学报,1984,7(1):5-7

[8] 王琦,等．辨证论治近三十年研究概况．北京中医学院学报,1984,7(3):5-6
[9] 陆广莘．论辨证与辨病问题．中国医药学报,1990,5(2):3-5
[10] 李华．从中西医学特点探讨中西医结合途径．中国中西医结合杂志,1994,14(7):443-445
[11] 匡萃璋．论宏观辨证与微观辨证相结合的方法学问题．中国医药学报,1992,7(5):3-5
[12] 中国中西医结合学会心血管学会．冠心病中医辨证标准．中西医结合杂志,1991,11(5):257-259
[13] 黄惠勇．中医辨证学发展及合理内核．中医诊断学杂志,1995(1):34-35
[14] 朱文锋．建立辨证统一体系之我见．北京中医学院学报,1984,7(3):2-3
[15] 罗仁,等．肾虚证流行病学调查报告．第一军医大学学报,1992(4):357-359
[16] 黄惠勇．中医辨证学现代研究述评．湖南中医学院学报,1996,16(1):56-58
[17] 孔炳耀．试论内症与外候结合的辨证意义．中医药学报,1996(1):3-5
[18] 匡调元．中医基础理论研究思路与方法学探讨．中西医结合杂志,1982,2(2):115-117
[19] 刘殿祥．试论中医辨证论治的新思路、新方法．天津中医学院学报,1993(2):6-8
[20] 罗仁．辨病与辨证层次观．中西医结合杂志,1985,5(7):48-50
[21] 孙益鑫．论模糊数学与中医学．中国医药学报,1996,11(1):15-17
[22] 颜文明,等．中医气虚、血虚、阴虚、阳虚的计量鉴别诊断．科学探索,1983,3(2):53-55
[23] 方永奇,等．痰证宏观辨证的计量化研究．辽宁中医杂志,1995,22(11):490-492
[24] 赵天敏．略论最大似然法计量诊断在中医辨证鉴别诊断中的应用．云南中医杂志,1994,15(4):39-41
[25] 高汉章,等．中医辨证诊断的数学模型．中国医药学报,1987,2(6):27-29
[26] 张衍芳．模糊数学在中医辨证中的应用．中医研究,1992,5(1):25-27
[27] 杨景灿．中医专家系统的知识表示和推理策略．中国中医药科技,1994(4):36-38
[28] 秦笃烈,等．中医计算机模拟及专家系统概论．北京:人民卫生出版社,1989
[29] 国家中医药管理局．中医临床诊疗术语·证候部分．北京:国家标准出版社,1997

第十二章

中医疾病诊断概要

第一节　中医疾病诊断思路

【基本内容】

中医诊断由两部分内容组成，一是病名诊断，一是证名诊断，而病名诊断又称之为疾病诊断。

病名诊断是中医诊断不可缺少的主要内容。临床时，运用中医理论，对四诊所得各种临床资料（包括病史、症状、体征、理化检测指标等）进行综合分析，根据各有关病种的定义及诊断依据，全面考虑该病种的基本规律及特征，最后确定患者所患疾病的名称，这一诊断思维过程，称之为“辨病”。

一、“病”的概念与意义

疾病是中医学中的重要概念，深刻认识疾病的本质及疾病诊断的价值，使辨病（病名诊断）与辨证（证名诊断）有机结合、相得益彰，才能全面掌握疾病发生、发展、演化的内在规律，提高中医的诊断水平。

（一）“病”的概念

1. “病”的含义　《说文解字》谓：“疾，病也。”《辞海》谓：“疾甚曰病”，“病：失去健康的状态。”可见，疾、病概念一致，差别仅为疾轻病重，二者可通称、互换或合称。病的含义有广义与狭义之分。

（1）广义的病：是与健康相对而言，泛指人体一切失去健康的状态。

中医学从整体出发，认为健康是人体自身的生理活动与其所处的外界环境处于相互协调的动态平衡状态。健康与疾病是相对而言的，二者之间并无截然的界限。一般地说，疾病是在病因的作用下，机体邪正斗争、阴阳失调，出现具有一定发展规律的演化过程，具体表现出若干特定的症状和各阶段的相应证候。

由此可见，广义的疾病是一个笼统的概念。它包括各类疾病，各具体病种的症状（症状和体征）、证候以及病因病机等内容。

（2）狭义的病：指具体的病种。包括该病种的病因病机、主要临床表现、演化趋势、转归预后等全过程的特点与规律。

临床上，我们显然不能满足于是“疾病”（广义）还是健康的简单结论，而是要根据患者的有关资料，具体地诊断出疾病的病种（狭义的病）及其证，即作出病名诊断和证名诊断，才有临床意义。

2. 病名和病候　各具体病种又分病名与病候。

(1) 病名：是医学上对各具特异性的具体病种赋予的一个特定名称，是对该具体疾病全过程的特点(病因、病机、主要临床表现)与规律(如发病条件、演化趋势、转归预后等)所作的病理概括与抽象。病名是对该病种的本质性认识，也是该病种的代名词。例如：因湿热邪毒壅积于胆，胆汁及气血瘀滞而化热，出现以右上腹痛、呕吐、发热等为主症，或经X线检查见到肿大的胆囊阴影，或结石阴影，或经B超检查可见胆囊壁增厚的毛糙现象，或有结石反射波的胆腑急性实热性疾病，称为胆瘅及胆石。

(2) 病候：候，《辞海》谓："候，随时变化之情形，如火候，气候。"引申为随时间变化而发生变化的表现、征象。

病候：即症状，又称病状、病形、病能(态)，即指疾病的典型临床表现。例如虚眩病(病名)的病候为：眩晕，面白，疲乏，短气，舌淡，脉弱，血压长期低于正常值，收缩压＜90mmHg(12kPa)等。

3. 症、证、病的关系　中医辨证虽始于识病，但症、证、病的概念常混淆不清。在古代，"证"、"症"以及"征"相通，在医学上均指疾病的征象、证据、验证，常无严格区分，但现在已有较为明确的区分。

(1) 症：即症状，指患者患病时所发生的异常现象。包括患者主观的痛苦感觉(如头痛、腹胀、眩晕等)，称自觉症状，亦称症状；通过医生诊察而得知的病态改变(如水肿、目赤、舌红、脉数等)，称他觉症状，亦称体征。

(2) 证：释为证明、证据。"证"是中医学的特有概念，包括证名与证候。证名是对该具体证所赋予的特定名称，是对疾病所处一定阶段的病位、病因、病性、病机、病势等所作的综合概括。证候，是指能反映该证本质的特定临床表现。

症、证、病均是中医诊断学中的基本概念，在明确概念的基础上，要弄清由症这个点构成的证、病纵横交错的关系。

症状，是疾病的临床表现，是诊病辨证最基本的依据。症状是认识疾病的客观标志，是原始资料，属临床资料之一。然而，症状只是病、证的外在征象，不能代表疾病的本质。认识症只是诊病、辨证的初级阶段，属感性认识阶段。而病与证，才代表疾病的本质，要使认识上升到高级阶段、理性认识阶段，则必须诊病、辨证。症状与病、证的关系，就是现象与本质的关系。要作出病名与证名诊断，就必须通过四诊全面收集症状等临床资料，并进行综合分析，透过现象看本质，才能对病、证作出准确诊断。

病与证都是对疾病本质的认识，均包括病位、病因、病性、病机、主要临床表现等基本内容，均以症状作为诊断的主要依据。但二者是从不同角度去认识疾病本质，各有特点。病是对该疾病全过程的基本矛盾的认识，概括该具体病种全过程的特点与演化规律。证是对疾病处于某一阶段主要矛盾及其矛盾主要方面的认识，具阶段性。病是位于较证更高一层次的概念，病的本质一般规定着证的变动范围及证的表现特点，病可分为若干个阶段，即可形成各个不同的证。正如徐灵胎所说"证之总者谓之病，一病总有数证"。但在疾病发展过程中，由于病机相同或相近，同一证可出现在不同的病种之中。也就是说，一种病可包含数个不同的证，一种证可见于数种病之中。因而病与证可理解为具有纵横交错的相互关系。故临床上又可出现同病异证及异病同证的情况。

同病异证：指数名患者，病名诊断相同，而证名诊断各异。即所患病种相同，但因各患者的内外环境、诊治经过、病变阶段不同，可表现为不同的证。这主要是疾病阶段性的体现。

异病同证：指数名患者，病名诊断不同，而证名诊断相同。即所患病种不同，但因各患者体质相似，对不同的病因发生了相同的或相似的反映，或谓邪正斗争的机制相同或相似，而在病变过程中出现了病位、病性、病机基本相同的证。例如同一肾阳虚证，可见于阳痿、哮病、肾水等多种疾病过程中。

（二）病名诊断的意义

每一病种是对该具体疾病全过程的特点与规律所作的病理概括。临床上，病名一经确定，该病的病位、病因、病性、主要症状以及病变趋势、发展阶段、转归预后、治疗原则即可明确。即是说，病名是对该具体疾病的总体认识，是指导临床辨证论治的纲领。它不能由西医病名或证名代替，否则必然难以按照中医有关"病"的概念进行思维，从而影响诊疗效果。

1. 把握病证规律　临床上，具体病种（即病名）明确之后，便可根据该病的一般发展规律，把握全局，采取积极有效的治疗措施。提倡早期诊断，早期治疗，以提高疗效。例如：麻疹的根本矛盾是麻疹病毒内伏体内，"麻为阳毒，以透为顺"，为其演化治疗规律。其初期阶段，易与感冒、风疹、肺热病等相混淆，若不能及时明确病种，就会限于祛风解表的一般治疗之中，不能有意识地"透疹"，选用辛凉透发的方药。若能早期明确麻疹诊断，其选方用药便胸有成竹，并从疹点的透发情况以及伴随症状判断病之顺逆，谨防出现邪毒内陷引起麻毒闭肺或麻毒化火，熏蒸心包，引起肝风。

每一规范病名的定义，均具备了"病"的各项基本内容。因此，病名诊断有利于把握病证发展规律，可综观全局，防止片面性。

2. 指导病证治疗　诊断的目的是为了治疗疾病，病名诊断不但决定着治疗原则，也指导着辨证施治的具体应用，并指导围绕某病的临床研究方向。

（1）可专病专方专药专法：历代医家在长期实践中总结了大量的专方专药以及专门治疗手段以治疗某病的经验。这种简捷、迅速、针对性强、疗效确切的方法，是中医学术发展和中医临床的一个重要内容。专病专方：如肠痈用大黄牡丹皮汤或薏苡附子败酱散；脏躁用甘麦大枣汤；蛔厥用乌梅丸。专病专药：如茵陈治黄疸；常山截疟；海藻、昆布治瘿。专病专门治法：如枯痔法治痔疮；心理疗法治郁病等。

（2）指导同病异治与异病同治：同病异证而异治：作为一个具体病种来说，总有其独特的能够区别于其他病种的病因、病机、主要临床表现、演化规律，有一整套论治原则与方药。只要病名诊断相同，其治疗原则与方药从大方向上就会一致。但因人而异，或在疾病的不同阶段出现了不同的证（即证名不同），按辨证论治的原则应分别采取一些不同的治法，但这些属于同中之异。同病异治是强调了异的一面，并非完全不同。例如肺痨病，虽有肺阴亏损、阴虚火旺、气阴耗伤、阴阳两虚等不同的证，应分别施治，但滋阴杀虫的总原则则应始终贯穿于各证治疗之中。异病同证而同治：任何证都要受到该病基本病机的制约和影响。虽然临床上不同的疾病，由于体质及功能对病邪的反应性相同，有时可出现相同的证，但这只是大体情形相同，若仔细分析，由于各证处于不同的病种之中，各证之间具有不容忽视的差异性，这是异中之同。异病同治是强调了同的一面。但这也只能是大体相同的治法，而不是完全一概而论。因为治疗时，必须考虑各病的基本病机和治疗目标，治法各有侧重或谓区别。例如脾肾阳虚证均可出现于久泄和肾水之中，治疗均应温补脾肾，但久泄应在温补的同时佐以固肠止泻，肾水则应佐以化气利水。

（3）指导疾病恢复期治疗：每一具体病种的病程大约多长时间是一定的。不少病的临床症状经正确治疗可很快消失，但其病理改变的恢复则需较长时间。例如肾水，初期所见水肿及小便不利的症状，可能容易解除，以后则需较长时间的巩固治疗，其病理变化才能得以彻底转变而告病愈，而不能因症状消失，“无症可辨”而停止治疗，以防症状反复发作而加重病情。

另外，在临床工作中，出具诊断证明、劳动力鉴定及判断疗效、评定科研成果、分析医疗事故等各项工作，均需以明确规范的病名诊断作为依据。其次，病名诊断亦有利于临床诊疗工作的开展及学生对临床各科的学习。目前医院分科与疾病种类是有直接关系的。临床各科的教科书亦以病为纲、按病辨证论治。若忽视诊病，将会给临床诊疗及学习带来诸多不便。

3. 提高论治的水平　辨证是中医诊断的特色，但中医亦历来重视辨病。辨证与辨病是从不同角度去认识疾病的本质，各有其优势与不足。临床时只有将二者结合起来，互相补充，才能使中医的诊断更全面、更准确，论治水平才能提高。

（1）以病为纲，以证为目：先辨病，再辨证，可起到提纲挈领、纲举目张的作用。从病、证的概念及其关系上可看出：病是位于较证高一层次的病变全过程的概念，证是处于病下属的病变阶段性概念。因此，病为纲，证为目。临床诊断程序一般为：根据各种病情资料，对照各有关病种的定义及诊断依据，首先确定病种名称。病名即定，其病变的发生、发展、传变、转归及所含哪些证型，就有一定的规律。在此基础上去辨证，一般可缩小诊断范围，减少盲目，使辨证简便、准确。

（2）从病辨证，认识深化：辨病必须发展到辨证，辨证又能促进辨病，这样对病证本质的认识才可不断深化。辨病可识大局，掌握疾病发展的总规律，抓住贯穿疾病始终的基本矛盾，但是缺乏对疾病不同阶段的具体把握。因此，辨病仍显笼统、粗略，而辨证就可补其不足。证反映了疾病阶段性的主要矛盾及其主要矛盾方面。临床治疗时既强调辨病，也强调辨证。若只辨病不辨证，就无法对疾病目前阶段进行恰当、准确的治疗，为使对疾病的诊疗由粗到细，由笼统到具体，就必须立足当前，从辨病发展到辨证。只有辨病、辨证二者结合，才能体现出中医的诊疗特色。

其次，辨证亦有助于对病的认识。因为病的基本机制约束和影响着病下各证，那么证便可反映病的一些基本特点及传变规律。尤其在疾病初期，病情尚不明显，症状不够典型，病种一时难以确定时，若能准确地辨证，抓住疾病现阶段的病位、病性、病机，并进行积极治疗与动态观察，不但可促其好转向愈，又可佐证和鉴别病种，加深对病的认识。即使是已知的病，通过不断的辨证论治，亦可达此目的。如初诊患者以水肿为主症，其病种尚难确定，可以水肿待查作为初步诊断，同时据症辨证论治，在治疗过程中完善各项检查，并不断总结分析，逐步认识病种，最后确诊是风水、皮水，还是肾水。

总之，辨病是为了了解疾病发展的总特点与基本规律，重点在于全过程；辨证是为了了解疾病目前阶段的主要矛盾及其性质，重点在于现阶段。病名诊断有利于提高辨证的预见性、简捷性；证名诊断又有助于辨病具体化、针对性。辨病与辨证互相结合，可使中医诊断相得益彰，日趋完善。

二、中医疾病的命名

病名是中医学在长期临床实践中产生和发展起来的主要概念，是中医学术体系的重要内容。回顾中医学对疾病命名的沿革，分析中医病名的命名形式及其优点与不足，进而确定中医命名的基本原则，规范中医病名，有利于发扬中医学术，加深对中医特色、疾病本质的认识。

（一）中医疾病命名的概况

中医对病名很早就有认识，历代医籍中记载有大量的病名。远在商周时期的甲骨文中，就有疾目、疾首等病名记载，关于龋齿诊断比国外早700多年。《周礼·天官·疾医》指出：

“四时皆有病疾：春时有痛首疾，夏时有痒疥疾，秋时有疟寒疾，冬时有咳上气疾。”《山海经》记载有癫疾、蛊、骨疽等38种病名。

《黄帝内经》所载病名达200多种。《素问》中的“热论”、“咳论”、“痿论”、“痹论”以及《灵枢》中的“癫狂”、“痈疽”、“胀论”等都是论病专篇，各篇均详细阐述疾病产生的原因、病理变化、临床特征及治疗原则。《伤寒杂病论》所提病名达160种，以六经论伤寒病，以脏腑论杂病，均以病为纲，病脉证治并重，奠定了疾病诊断的基础。

晋隋时期，对于疾病的认识更为具体。如《肘后备急方》对天花、麻风等病基本上能从发病特点和临床症状上作出诊断。《刘涓子鬼遗方》对痈、疽、疮、疖等外科疾病诊断亦较明确。《诸病源候论》更是以病为纲，从源分候，全书共67门，列临床各科疾病，病下分症。其中以内科病为主，对于其他各科疾病也有详细记录，如外科仅金疮就有27种、眼科病38种、妇科病140多种。同时对一些传染病、寄生虫病、妇科、儿科等病名、证候的鉴别、病因病机等，均有不少精辟的论述。

唐宋以后，历代医家对各科疾病的认识逐渐深刻，临床医学的发展趋向专科化，出现了大量综合论述各科疾病的医著及专科医著。尤其是明清医家在温病方面的分类、命名以及鉴别诊断有了较完整的认识。如《时病论》对时行温热病名进行了系统整理，共分8类76病。《证治准绳》、《景岳全书》、《医宗金鉴》等书，以及近代临床各科中医教材，基本上都是按科类病，病下辨证论治。

总之，中医病名起源很早，历代都有发展。随着医学的进步，各科病种的鉴别越来越细，病名越来越多。但若使病名更科学、更严谨，充分发挥其应有的作用，则需有深入研究、系统整理、规范统一的细致工作过程。

（二）中医疾病命名的原则

进行病名规范研究，或是保留原有病名，或对原名予以修改、分化，或是重新定义，或是创立新名，其目的在于使病名更能反映该病的本质，有利于病种间的鉴别，提高病名诊断的实用价值。然而对于古代的万千病名，根据什么原则进行分析、取舍或修正？对于新的病种，又根据什么原则确定其病名？《荀子·正名》指出：“名无固实，约之以命实，约定俗成谓之实名。名无固善，径直而不拂，谓之善名。必将有循于旧名，必将有作于新名”，“惟名以系实，实以覆名”。荀子关于事物命名的约定公义、径直不拂、沿用继承、创立新名、名实相符等原则，同样适用于中医病名规范的研究。

1. 继承为主　各种具体的疾病，大部分已为前人所发现，并赋予了当时认为是恰当的病名。因此，病名规范应以中医原有病名为基础，尤应注意继承和挖掘古代的善名。对于历代沿用，并能说明该病之特征的病名，如落枕、交肠病、儿枕痛等，自然均可采用。某些病名虽不能直接说明该病的本质属性，但已习用公认者，如强中、下疳、风痱、脏躁、百合病等，仍可采用。

后世少用，而古代实际已有之病名，应注意加以发掘，不必重新定名，如逆生、肠覃、卑惵、胃缓、鼻息肉、肺胀、大瘕泄、气胎、蝶斑疮、肾劳等等，都是很好的病名，不可遗忘。尤应指出，现代临床各科，尤其是内科教材，所载病名甚少，而不少医生仅从其中选取病名，置许多具体病名于不用，因而古代许多好的病名有被遗弃的危险。

2. 切合临床　病名是医家对客观病情的抽象，它应当以临床实践为基础。由于古代认识水平的局限，有的将疾病命名建立在推导、类比的基础上，以致有的病名不一定有客观的疾病存在，如五脏咳、六腑咳、五疔、五崩、五膈、五噎、五脏疟、六经疟等，对于这诸多病名的判断取舍，都必须以临床实践作为基础，临床确有者肯定之，否则应予废弃。

古代因检测手段所限，不少病只能据其主症等而作笼统的病名诊断，如胃脘痛、癥瘕、泄泻、崩漏等，其实这些名称可能实际上包含着多种不同的疾病，现在的认识已有很大的进步，若病名仍停留在原有水平，不予分化，则远不能满足当前中医诊断的实际需要。

3. 创新合理　人们对疾病的认识是在不断发展的，新的病种也会不断出现或被发现，因而旧的病名概念、分类系统不可能一成不变，创立新名、革新概念是势所必然。古代病名是古人创定的，现代的新病应当由今人来研究。

但是，在创立新的病名时，一是要查明以前是否确无其病，或者确无恰当的病名，若以前已有，则一般不宜另创，而应尽量尊重创始之名，若有不恰当处，则加以改进即可。二是新名要符合中医学理论体系，即与中医学的基本理论、诊疗知识相适应，而能为广大中医药工作者所易于理解、接受，并不致产生惰性思维。

对于病种的确立、分化，参照西医学的认识是有益的，但由于中西医理论体系的差异，故一般不宜直接沿用西医病名，否则名实难以相符，如隐窝炎、乳腺增生病、霍奇金病等，其实中医已有肛痈、乳癖、恶核、瘰疬等颇为精当的名称，若舍中名而用西名，则很不恰当。当然，某些新病中医尚无合适病名可取时，如艾滋病、农药中毒等，中医用之亦未尝不可。对于那些中西理论、概念已趋统一的病名，如各种骨折、寄生虫病、气胸等，则无需名分中西，因其对中医诊疗思维并不产生不利影响。

4. 弃劣择善　当一个病有多个名称时，应选择最能反映该病本质，有利于病种间的鉴别，易为临床所掌握运用的名称作为正式病名，其余作为异名或舍弃，如肾囊痈显然要比子痈之名为妥，白睛溢血要比色如胭脂症之名为好。又如内眦处按之脓出，甚至红肿成疮的病变，有漏睛、漏睛脓出、窍漏、眦漏等名，由于“睛”、“窍”的概念较“眦”为笼统，而“眦漏”之名既能指明病变的准确部位，又能说明病理性质，故宜作为规范病名。

对于某些病名辞意隐僻，理涩神怪，病候不定，未能反映病的本质，含义不确切，甚至容易产生误解的病名，如“髓溢”（指牙齿日长，渐至难食）、“痢风”（指痢后发生的鹤膝风）、“肾岩”（实指阴茎癌）、“胞漏疮”（阴囊处起粟作痒，破流脂水）、“痰包”（实际仅指舌下囊肿）等，以及某些过于隐僻而不径捷的病名，如“人面疮”（肘、膝部生疮，溃后疮面如人面）、“上水鱼”（腘窝摺纹两梢处的肿疡）、“马脾风”（小儿急喘）、“土疳”（即针眼）等，均应予舍弃，改用能反映其本质属性的病名。

总之，中医病名应坚持中医学的理论体系，以临床实践为基础，保持和发扬中医病名贵简明、重性状之特色。在原有病名的基础上，或保留沿用，或改造修正，或分化补充，或创立新名，或严格定义，通过吸取精华、革弊创新之分析整理研究，使中医病名达到科学、严谨、规范、公认、乐用之目的，使病名更能反映该病的本质，以提高疾病诊断的临床实用价值。

（三）中医疾病命名的形式

由于各医家认识疾病的角度不同，多从各自的学术特点出发，又缺乏必要的交流，所以对疾病命名的标准及形式很不统一。但不管病名如何，多能符合“病”的概念，在长期临床实践中发挥了不可低估的指导作用。

总结中医对各种疾病的命名形式，可归纳为以下诸种：

1. 本质属性式　疾病的本质属性包括病位、病因、病性、主要症状等诸多因素，抓住其中最能代表疾病本质的某些因素命名疾病，便有助于认识疾病的本质。如耳胀、厌食、视歧、胎动不安等，是以主要症状命名；麻疹、上胞下垂、黄胖病、解颅等，是以主要体征命名；中暑、蛔虫病、破伤风、毒蛇咬伤、食蟹中毒等，是以主要病因命名；感冒、脏躁、痰厥、疔疮等，是以病理性质命名；春温、秋温、冬温、暑温等，是以时令气候而命名。

2. 形象寓意式　某些疾病在体表有其特殊的体征，便以其外在病状结合比喻命名，使其形象生动，便于记忆，如狐臭、雀目、鱼鳞风、绣球风、崩漏、乳蛾等；有的病名含有特殊的寓意，如疟疾（病情酷疟）、霍乱（挥霍之间，便致缭乱）、恶阻（有孕而恶心，阻其饮食）等。

3. 特征组合式　将几种本质属性组合起来命名疾病，这样的病名限定清楚、具体明确、清晰可辨，便于鉴别诊断。如病位加病理命名的胸痹、肺痈、肌痿等；病因加病性命名的蛔厥、暑疖、气瘤等；病因加病位命名的脏毒、脐风、肺虫病等；病因加体征而命名的蚕豆黄、漆疮、湿疹等；病位加主症而命名的腹痛、耳鸣、心悸等；病位加体征而命名的脐疝、旋耳疮、白睛溢血等；病理加体征而命名的呃逆病、抽筋痧、女劳疸等。

4. 附加条件式　在病名上添加限定条件词，便于突出该病特点。如天行赤眼、时疫发斑、疫痢等突出其传染性；暴瘖、慢惊风、休息痢、千日疮等提示病之新久缓急；经行发热、子嗽、产后郁冒、梦遗、童子痨、老人淋等阐述了发病条件。另外如脱肛痔、痿痹等，实际上是两病组合为一个病名。

（四）正确认识中医病名

如何正确认识中医病名，在总结经验的基础上，使中医病名统一、规范，是继承、发展中医学术，提高中医医疗及教学科研水平的重要课题。

1. 中医病名的优势　中医病名用字少，一般是2～4个字，有的甚至只有1个实词，如瘟黄、鹅口疮、缠腰火丹、哮、痢等。具有简捷、精练、重视主症、重视整体病机的优点与特色。很多中医病名是很科学的，见其名便知其义，便于掌握，如破伤风、痄腮、丹毒等；有些病名一直为国内西医所沿用。现代的疾病病种，多数已有了中医病名，并具备中医学特色，能够说明该病特点，如落枕、疰夏、大瘕泄等。

2. 中医病名的不足　由于病名用字少，限定不足，且有相当数量的症状、体征病名，因而对疾病的内在本质，如病因、病性、病位等不能完全概括。另外，中医病名中病、证、症的概念时有混淆，有的病名定义欠妥，内涵外延不清，有的病种分化不够，病类与病种名称概念不清，还有一些主症性病名，如咳嗽、水肿、泄泻等，并不是真正具有独立意义的“病”。

（五）中医病名的应用

1. 中医病名诊断标准　为了达到确诊和鉴别诊断的目的，对每一规范病种均应列出统一的若干条诊断标准（或谓诊断依据），其中可包括一些必要的现代理化检测指标。充分利用现代科学的检测仪器及检测指标，并加强其与中医理论及临床的联系与接轨，用以充实中医诊断的内容，促进中医诊法客观化，提高中医诊断的准确性，是很有必要的。若诊断标准不统一，诊断结果的可信度就不高，临床经验及科研成果就难以推广。

2. 中医病名诊断形式　在诊断思维及表达技巧上可借鉴西医的合理成分来补充中医的不足。以往中医对疾病的诊断，一般只列1个病名，实际上多种疾病并存，或同类各病种之间出现相兼、转化的情况是较多的。例如既患感冒，又有肩痹宿疾；或肝瘅→肝着→肝癥→臌胀→肝绝。病名诊断时，对此种情形应表达清楚，按其因果、主次、缓急、秩序分别列出。

若因各种原因，疾病名称一时难以确认时，可仿效西医的诊断形式，以“××（主症）待查”、“××病待删”或“××病?”等作为初步诊断，此时即可利用中医辨证优势，先行治疗，并在治疗过程中，进一步完善各种检查，动态观察病情变化，待查之后，某病的诊断依据具备或不具备，再作最后诊断，或诊断有误再行修正诊断。

【补充阐发】

一、健康与疾病的概念

传统的健康概念，主要是指生理功能状态良好，没有疾病或病征。这是一个比较抽象的概念。随着社会及医学的发展，人们对健康的认识逐渐深化。1948 年，世界卫生组织在其签署的章程中对健康提出了新的定义，随后世界卫生组织又重新修改了关于健康的定义："健康不仅仅是躯体没有疾病，而且还要具备心理健康、社会适应良好和道德健康。"新的健康概念比起传统的健康概念显然深刻、科学得多，它把"健康"这个高级生物——人的基本要求与社会及其文化因素紧密联系起来。新的健康概念不仅是对人们身体的判定，也是对人们的精神和社会行为的判定；它表明人的健康不仅是生理与心理精神的统一，而且也是人与环境、社会的统一；认定健康应当是整个社会努力的结果。什么是疾病？这是一个难以确切回答的模糊概念，因而以往对其有许多不同的解释。实际上疾病与健康是相对而言的，而二者之间没有截然可分的界限。

一般来说，"疾病"是指在一定的致病因素（包括六淫、七情、遗传、饮食营养、劳逸、外伤等等）的作用下，机体与环境的关系失调，机体内部的阴阳气血发生紊乱，生理状态被破坏，出现了功能或形态、神志活动等方面的异常变化，并反映为一定的症状或体征的邪正交争的病理过程。

实际上，有时对于机体的一些变动情况，到底是生理现象还是病理现象，是构成了疾病还是没有发生疾病，并不能作出绝对的判断。更何况一名临床医生不可能只满足于是有病还是无病的简单结论，而是应根据病史和临床表现等，具体地诊断出疾病的病名和证名。因此，所谓"疾病"是一个非常广泛而笼统的概念，它可以包括各种具体的病种、证候、病状、病因、病机等内容。

二、病名与辨病的概念

由于各种疾病的病因、病机、病状、过程等各有不同，因而临床上对各具特色的病种，应当赋予一个特定性的名称，这就是"病名"。如感冒、痢疾、消渴、痛经、红丝疔、股骨骨折、凝脂翳、鼻渊、喉癌等等。因此，每一具体病名是医学上对该具体疾病全过程的特点（如病因、病机、主要临床表现等）与规律（如发病条件、演变趋势、转归预后）所作出的病理性概括与抽象，是对该具体病变的本质性认识。

临床上，根据患者的病状、病史等特点，对照医书上所规定的各病的定义与特性，医生经过分析，从而判别病种、确定病名的思维过程，称之为"辨病"，其所作出的判断，即"病名诊断"。

病名是反映疾病全过程的总体属性、特征或规律的概念，它是由病因、病位、主症或特征等某一方面或几方面综合后得出的。由于病名是指疾病的全过程，概括了整个病程中各种证型，所以它不需要像证名一样出现多样性的综合和抽象，而只要能体现出疾病的主要矛盾或发生、发展规律就可以了。

三、中医病名诊断的意义

中医学历史上是重视病名诊断的。在中医历代医籍中，记载有大量的病名，如《诸病源候论》就将黄疸分为二十八候，《圣济总录》更有九疸、三十六黄之分。不少中医病名的命名也非常科学，如破伤风、天行赤眼、鹅口疮、舌菌、阴吹等，精练准确，见名知义，易于掌握。有的病名如痢疾、霍乱、疟疾、白喉、哮喘、痛风、感冒、子痫、麻风等，一直为国内西医所沿用。

病名是中医在长期临床实践中产生和发展起来的重要概念，患者询问所患为何病，疾病结论及证明所书为病名，临床各科教材及著作都是以病为纲。因此，病名是中医学术体系的重要内容。

病名诊断是中医诊断不可缺少的部分，它不能由“辨证”或西医病名所替代，否则都必然难以按“病”的概念进行思维，从而影响诊疗效果。因为“辨病论治”的前提是正确的病名诊断，这样才能有针对性地选择适当方药，正如《旧唐书·许胤宗传》所说“夫病于药，有正相当者，唯须单用一味，直攻彼病，药力既纯，病即立愈”。吴又可《温疫论》亦说：“能知一物制一气，一病只须一药之到而自已，不烦君臣佐使品味加减之劳矣。”又如对于消渴病的诊断与预后，《外台秘要·消渴消中门》中即有尿甜的发现。《证治要诀·消渴》则指出：“三消久病而小便不臭反作甜，气在溺桶中滚涌，其病为重。”《医宗金鉴·消渴》指出消渴的并发症有“湿多舌白滑者，病久则传变水肿泄泻；热多舌紫干者，病久则发痈疽而死也”。这些都是对消渴病的特殊本质的认识。说明临床应当重视对病的本质的认识，而不能满足于只是辨证论治。

正由于每一种病都有各自的因机可查、规律可循、治法可依、预后可测，所以，应当高度重视病名诊断的临床意义。诚如朱肱《南阳活人书》所说“因名识病，因病识证，如暗得明，胸中晓然，无复疑虑，而处病不差矣”。叶天士《外感温热篇》亦说：“必灼见其初终转变，胸有成竹，而后施之以方”，否则“前后不循缓急之法，虑其动手便错，反致慌张矣”。

四、中医病名中存在的问题

中医病名有自己的优点和特色，但也不可否认，其中存在不少问题。在病名规范研究中，有必要加以认识，并予以改进。

1. 病、证、症概念的混淆　病、证、症在古代常无严格的区分，以致混淆互用，有病反称证者，如郁证、痫证、疟证等，有证反作病者，如痰饮、瘀血、气逆、气滞涩等。有的医书还将病、证作为互词，如尤在泾《伤寒贯珠集》曰：“伤寒一证，古称大病。”吴坤安《伤寒指掌·自序》亦曰：“世之伤寒，正病绝少，类证殊多，寒证绝少，热病殊多。”《诸病源候论》所列1739候，这些“候”是指病还是证，抑或是症，尚难说定。内、妇、儿科疾病，常以主症为病名，以致在很多情况下，其所指不知是病还是症，难以区别。

2. 一病多名，多病同名　如历节风就有历节、白虎、白虎历节、痛风以及鹤膝风、行痹、痛痹等名，痢疾又有肠澼、下利、滞下等称呼。张仲景既将“太阳病，发热，汗出，恶风，脉缓者”名为中风，又将“半身不遂，或但臂不遂者”认为是“中风使然”，后人为加以区别，又有真中风、类中风、外中风、内中风、似中风之谓，淋病本指小便滴沥涩痛为主的病变，古代却又称之为癃，过去亦有将性病称为淋病者。

3. 病名的内涵与外延不够明确　有的病名由于对其概念缺乏明确规定，尤其对病情的演变规律、与近似病种的鉴别等研究和阐述不够，因而对同一患者，各人的理解不一，论证不同，从而造成混乱、误解。如现在所指的脚气病，与唐以前所称脚气的含义相同，但宋元以降所谓之脚气，大约不过指寻常的脚痛、脚痹之类。又如“关格”，在《灵枢》中本指阴阳偏盛，不得相荣的病理概念，后来引申为病名，称小便不通为关，呕吐不已为格，小便不通而呕为关格，其实即癃闭之类；又有指呕吐而渐见大小便不通为关格者；亦有以大便不通名为内关，小便不通名为外格，二便俱不通曰关格者。

此外，病种分化不够，不少属于主症性的病类名；病类与具体病名的概念混淆，有的病名过于隐僻，有的病种的子项分名过于繁杂；有的虽有名而无具体病情论述等，也都是古代中医病名中存在的问题。

五、中医病名混乱的原因辨析

1. 缺乏统一的命名标准　中医学术已有数千年的历史，在古代不可能制定统一的疾病命名标准，每位医家只能根据自己的见解而给定病名。因而各种病名称谓，有恰当者，有不恰当者，有互相交错者，甚至有抵触矛盾者，其实不足为奇。

中医学对疾病的认识有一个发展过程，开始认识的一般只是症，后来才由症发展到对病的认识，然后进一步认识到一种病中有不同的证，这之间并无明显界限，因而症、病、证出现混淆，也是可以理解的。

2. 学术交流少且有流派之分　由于历史的局限，古代医家难以穷尽所有医籍及其所含病名，又无临床会诊的可能，因而学术难以交流，往往是各承师说，临证各定病名。如有的为了自己学术观点的需要，将所有的外感病都混称伤寒，以致伤寒病名，五花八门，应有尽有，难怪雷丰《时病论》专有"辟俗医混称伤寒"之论，曰："尝闻专治伤寒家，有温病伤寒、热病伤寒、痧证伤寒、疮疡伤寒等名。不知温病、热病皆伏气，痧因沙秽，疮因湿热，岂可混称为伤寒乎？尤其夹痰伤寒、夹食伤寒、夹气伤寒、夹血伤寒等名，揆厥由来？痰、食、气、血，是伤寒之兼证，又岂可混称为伤寒乎？……至时俗混称伤寒之证，更为不通，见初起呕吐者，谓为龌龊伤寒，泄泻者，为漏底伤寒；胁痛者，为刺胁伤寒；寒不甚寒，热不甚热，绵绵难愈者，为瘪疲伤寒，即徽俗谓之混沌伤寒。名目极多，难以枚举。"更有的医者，本来识病不真，而胡凑病名，正如吴鞠通《温病条辨·伪病名论》所说："病有一定之名，近有古无今有之伪名，盖因俗人不识本病之名而伪造者，因而乱治，以致误人性命。"

3. 书目编纂造成的影响　不少医籍的书名虽称之为"病"，但在编辑上并非都能以具体而独立的病名为纲目，而是病、证、症、病类等混为一团，罗列各种名称，而对其间的关系、鉴别比较，则论述不够。如余云灿所编《古代疾病名候疏义》，共有703个名目，虽曰"病疏"，而实际上只是将《尔雅》、《说文》、《十三经》等书中有关疾病方面的字、词等进行注疏，其中大量的是症，若将其均作病名看待，则显然不妥。其他如《诸病源候论》、《万病回春》、《杂病源流犀烛》、《万病验方大全》、《杂病广要》等书所列病目，也不全都是真正的病。读者若不究其实质，皆以病名对待，则临床上不免造成病名混乱。

【古代文献】

一、疾病概念

《素问·疏五过论》：医工诊之，不在脏腑，不变躯形，诊之而疑，不知病名。身体日减，气虚无精，病深无气，洒洒然时惊。病深者，以其外耗于卫，内夺于荣。良工所失，不知病情。此亦治之一过也。

《儒门事亲·汗下吐三法该尽治病论》：夫病之一物，非人身素有之也，或自外而入，或由内而生，皆邪气也。

《医学源流论》：凡人所苦，谓之病。

《伤寒寻源》：所谓病者，悉由阴阳之偏也。仲景治病诸法，第就其阴阳之偏胜，济其偏而病自已。故有时阳气亢极，但用纯阴之剂，不杂一毫阳药，非毗于阴也，育阴正以济阳；有时阴气盛极，但用纯阳之剂，不杂一毫阴药，非毗于阳也，扶阳正以济阴。其有阴阳气虽偏胜，而尚未至于偏极者，阳药方中，必少加阴药以存津；阴药方中，必少加阳药以化气。虽有时寒热互投、补泻兼进，似乎处方之甚杂，其实原乎阴阳互根之理，济其偏胜以协于中。

《子午流注针经·流注指微针诗赋》：疾居荣卫，荣者血也，卫者气者，由肠胃受谷化血气所为也。上焦出气，以温分肉，而养筋通腠理；中焦出气如露，上注溪谷而渗孙脉。津液和调，变化而为血，血和则孙脉先满，乃注络脉，皆盈乃注经脉。阴阳以张，因息乃行，行有纪纲，周有道理，与天合同，不得休止，切而调之。调护失度，致生其疾。疾者，百病之总名也。百病之始，缘因风寒暑温饥饱劳逸而得之，或起于阴，或起于阳，所伤各异，虚实不同。或着孙脉，或着络脉，或着经脉，或着于冲、任脉，或着于肠胃之膜原，邪气浸淫，不可胜论。

《世补斋医书·不谢方》：疾病二字，世每连称。然今人之所谓病，于古但称为疾，必其疾之加甚，始谓之病。病可通言疾，疾不可遽言病。病之为言，困也，谓疾至此困甚也。

《中国分省医籍考·江西省·医说》：邪气有所侵犯之谓病，正气有所亏虚之谓病。外攘以克其邪之谓治，内修以复其正之谓治。精于察脉，精于辨证，以究其病，而或短于治者有焉。脉证病俱善而又善于治，此医岂易遇哉！

《医权初编》：脏气之偏者为病，药气之偏者为毒。

《清代名医何元长医案·疟疾门》：夫"疾"、"病"、"证"、"候"，先世之遗言也。疾字从矢，谓六淫之中人也，此外因也；病字从丙从内，谓之从五脏者，其蒸徐徐，与七情比而为祟，此内因也；证字从干，证之证如病在太阳而头痛者，病在阳明而齿痛者，皆证也；候之为言，每一疾病俱有几候，即以中风一病而言，凡有三候，有中脏候，有中腑候，有中血脉候。

《医学源流论·知病必先知症论》：凡一病必有数症，有病同症异者，有症同病异者，有症与病相因者，有症与病不相因者。盖合之则曰病，分之则曰症。

《理瀹骈文·序》：人在气交之中，凡呼吸吐纳之气，皆天地之元气也。其或疾风暴雨，祁寒褥暑，山岚瘴疠之所触连，以及情志之自贼，饥饱劳役之伤，卒暴之变，元气因之而戕，则病生焉。

二、疾病命名

《素问·评热病论》：黄帝问曰：有病温者，汗出辄复热，而脉躁疾不为汗衰，狂言不能食，病名为何？岐伯曰：病名阴阳交，交者死也。

《素问·腹中论》：黄帝问曰：有病心腹满，旦食则不能暮食，此为何病？岐伯曰：名为鼓胀。帝曰：有病胸胁支满者，妨于食，病至则先闻腥臊臭，出清液，先唾血，四肢清，目眩，时时前后血，病名为何？何以得之？岐伯曰：病名血枯，此得之年少时，有所大脱血，若醉以入房，气竭肝伤，故月事衰少不来也。

《素问·奇病论》：帝曰：病胁下满气逆，二三岁不已，是为何病？岐伯曰：病名曰息积。帝曰；人有身体髀股䯒皆肿，环脐而痛，是为何病？岐伯曰：病名曰伏梁。帝曰：有病口甘者，病名为何？何以得之？岐伯曰：此五气之盗也，名曰脾瘅。帝曰：有病口苦，取阳陵泉，口苦者病名为何？何以得之？岐伯曰：病名曰胆瘅。帝曰：人生而有病颠疾，病名曰何？安所得之？岐伯曰：病名为胎病。

《素问·长刺节论》：病在少腹，腹痛不得大小便，病名曰疝，得之寒。病在筋，筋挛节痛，不可以行，名曰筋痹。病在肌肤，肌肤尽痛，名曰肌痹。病在骨，骨重不可举，骨髓酸痛，寒气至，名曰骨痹。

《难经·五十六难》：五胜之积，各有名乎？以何月何日得之？然。肝之积名曰肥气，心之积名曰伏梁，脾之积名曰痞气。

《难经·五十七难》:泄凡有几，皆有名不? 然。脾泄，有大肠泄，有小肠泄，有大瘕泄，名曰后重。……肺之积名曰息贲，肾之积名曰贲豚。

《金匮篇解》:中医最难榷理者莫如病名，一病数名，一名数称。初学之士，其不蹙额疾首者几希! 皆缘著书漫不措意，随意定名。若循名以求病，必多错误。欲救其弊，惟有以病求名，以证定法，最为适当。

《寓意草·先议病后用药论》:从上古以至今时，一代有一代之医，虽神圣贤明，分量不同，然必不能舍规矩准绳，以为方圆平直也。故治病必先识病，识病然后用药，药者，所以胜病者也。识病，则千百药中，任举一二种用之且通神;不识病，则歧多而用眩。

《寓意草·与门人定议病式》:依经断为何病者，名正则言顺，事成如律度也。

《侣仙堂类辨·问因论》:盖得其因，则能定其名，能定其名，则知所以治也。

《医经精义·谢利恒序》:仆于中国医学源流论中，曾言中西汇通为今后医家之在业。然其人必深通西洋医术，又真能读中国之古书，详考脉症，确知中国古人所谓某病者，即西洋所谓某病，或某与某病确有相同之处。盖中西医学，立说不同。生理之名词，既有出入;病理之推求，更有细菌、六淫之异。故据疾病以言名，则名不同;以言因，则因不同;以言理，则理亦不同。倘非中西各有深刻之研究，乌能实现汇通之道哉!

【研究进展】

一、中医病名研究的进展

中医诊断应包括病名和证名诊断，而病名与证名的判断都主要是以症状和体征作为依据。因而在中医学中，有疾病、病名、证候、证名、病状、病类等概念，且常常混淆不清。20世纪80年代初，卫生部原中医司将中医病证规范列入重点科研课题以来，各地在规范化研究方面进行了大量的尝试。1990年6月，中国中医学会在长沙召开的“全国中医病名证候规范化研讨会”期间，通过对460余篇应征论文的评审，并听取了60余位与会代表的发言，会后以会议秘书组的名义发表了“研讨会纪要”，对病、证规范化研究进行了总结交流。

经过许多专家的多年辛勤钻研，尤其是国家中医药管理局医政司的领导与组织、支持，使中医病名与证名规范研究在许多方面都已取得了一些可喜的阶段性成果。《中国医药学报》、《中国中医药信息》、《北京中医药大学学报》、《辽宁中医杂志》、《中医诊断学杂志》等均开辟了专题讨论。国家中医药管理局主持制定的中医药行业标准《中医病证诊断疗效标准》、中华人民共和国国家标准《中医病证分类与代码》相继公布。1997年制定了中华人民共和国国家标准《中医临床诊疗术语》，已正式颁发实施，其中对病名、证名等有较为完整、系统的规定。

二、中医病名分化的研究

以往内、妇、儿等科的所谓“病”，实际上大部分属于“病类”的概念，如风温、温毒、伤寒、痹证、厥证等，各自都包括多种具体病种;或者是以主症(或体征)作为辨证论治的基本纲目，如咳嗽、发热、胃脘痛、泄泻、带下、崩漏等，其实都不是指某一具体的病，而是多种病共有的突出表现;有的书虽将疟、痢、痫、哮等作为病类对待，其下分若干病名，但实际上则只是一种病的不同类型或证候，内科病名中真正可视做具体和独立病种者很少，仅有感冒、肺痈、肺痨、胸痹、消渴、痫、痈、霍乱、疰夏等名。因此，病种的分化势在必行。病种的分化、更名，则必然要对重新给定的病名作出恰当而准确的定义。

（一）主症作为病名的辨析

病名是医学上对疾病本质认识所作的概括。疾病的本质一般应包括致病因素、病理性质、主要症状或体征、演变规律及预后等。在一个用词很简短（常为1～4个字，一般为2个字）的中医病名中，要全面反映出该疾病的所有本质属性是很困难的，因而实际上往往只能提取其中一两个本质属性作为疾病的病名。

以疾病独特的致病因素、内在的病理性质作为病名，固然是好的，但应该看到，无论是中医学或西医学，对疾病的认识水平，至今仍然还是比较肤浅的，或者说是不完整的。如疾病的形成往往是多因素的影响，病理变化往往涉及多个层次结构，单一病因、局部病变的结论不一定正确。对许多疾病的病因、病理，并没有真正、完全认识。因此，对于疾病的病名，事实上很多是以其所反映的主要征象——症状或体征，进行命名的。如麻疹、白喉、顿咳、肛瘘、高血压、糖尿病、各种骨折等，其病名都没有脱离症状或体征。

症状与体征，在对疾病诊断的意义上，既有相同之处，又有不同之处，其同就在于都是疾病所反映的现象，医生通过对这些现象进行逻辑思维。其异就在于症状是患者的主观感觉，这种感觉有真切、灵敏的一面，现在能将生物信息还原为理化信息者仍然不多、不易，以致目前对患者的许多自觉症状，如痛、胀、酸、麻、晕等，尚缺乏科学而简便可靠的检测方法，但又不可否认这些感觉的真实存在。然而干扰感觉的因素很多，如各人可有不同的阈值范围，尤其是容易受到心理因素的影响，因而显得不够客观，缺乏明确的定性定量标准。体征是可由医生检测得到的客观表现，并可借助仪器扩大或延伸人体感觉的认识范围，因而对体征的认识可以较为精细、准确。在临床诊断时，应当将症状与体征等综合起来进行分析判断。

以往的中医学病名中，尤其是内、妇、儿科疾病中，不少是以主症作为“病名”，如眩晕、腹痛、心悸等。严格地说，这些都确实只是症，而不是真正的病，因为它只是疾病的现象，而不是内在本质。在每一个主症中可能包含着多种不同的病变，如肺痿、肺痨、肺痈、肺癌、哮病，都可有咳嗽的主症；腹泻可见于痢疾、肠痨、大瘕泄、霍乱、肠痈等疾病之中。从这点来说，如果简单地将主症一概作为病名，显然是不够严谨的。

然而，若认为主症一概不能作为病名，而必须以疾病内在的病理本质作为病名的话，那也是不符合中医学当前的客观实际的。同时，主症也是疾病的本质属性之一，以主症作病名有利于临床的掌握和运用。西医学的心绞痛、小舞蹈病、硬皮病、肢端肥大症、躁狂抑郁症、尿崩症等，同样是以主症（征）作为病名，麻疹、白喉、消渴、痢疾等，其实也属主症（征）性病名，谁也没有对其合理性提出疑义。因此，不能简单认为中医学以主症作病名不科学。

实际上，病名只是客观疾病的一个代名词，西医学有不少是以外国人名字命病名者，所以问题的实质并不在于主症能否作为病名，而关键在于能否对其作出准确的定义，并从概念、标志上严格区分该主症是独立作为病种的名称，抑或仍只是作为症状。

在病名规范研究时，对于涉及病种较少、特征明显、界定清楚的主症，如呃逆、黄汗、遗精、阳痿、厌食、遗尿等，可直接定名为“病”；对于涉及病种较多的主症，如腹痛、胃脘痛、咳嗽等，则应尽可能地将其病种进行分化，并逐一作出严格定义，指明其内涵，规定其外延，而不是笼统地以主症作为病名。同时，仍可保留常见主要症状，如心悸、眩晕、泄泻等，作为病种尚未确定时的暂时性诊断使用，并用以指导辨证论治。但在临床应用时，要尽量争取作出因、性病名诊断，而不以主症待查之类的诊断形式为满足。

（二）病名分化的必要性

由于中西医是不同的医学体系，因此保留中医学的病名是十分必要的，然而现有中医临床各科教材总计才有500种左右的疾病名称，尤其是内科杂病仅列49种，确实显得不够，且其中不少是属于病类名称，或仅为主症性病名，确非真正独立的病种，对于不同的疾病，难以从全过程的角度深刻提示其特殊本质。因此，中医病名的分化是非常必要的，中医诊断不能永远停留在主症性或病类性病名诊断的水平。国际疾病分类(ICD-9)已收疾病名称54 000多种(含某些不正规的名称)。早在《诸病源候论》中便收载病变1739候，张震研究员主编的《中医疾病的整理研究》(内部资料)共收病名3744种，其中虽不少同病异名和重复名称，或仅是证候而非独立的病种，但可肯定中医内科疾病绝不只是数十种，因而病名的分化是客观的需要，也只有分化才能与国际上对疾病分类是由简到繁、由粗到细的总倾向保持一致。

其实有些病中医学虽将其归于一类，但亦认识到其间的差异。如“水肿”现一般视做一病，其实为水肿病类，并非单一病种，早在《金匮要略》就有风水、皮水、正水、石水、心水、肺水、脾水、肝水、肾水等之分。在病名规范时，如果我们据此而对各种水肿的病位、病性加以区别，分为若干具体病种，并给予严格定义，那就既不是简单地取消水肿的概念，而以肾炎之类病名相替代，并且又加深了对疾病本质的认识，而不至于笼统地称之为水肿，既保持了中医学的理论与特色，又不会在名与实上出现“肾炎不炎”的悖论，且有利于中西医学的对照、结合。

又如所谓“厥证”，《黄帝内经》便已区分为尸厥、气厥、风厥、阳厥、骨厥、寒厥、热厥、煎厥、暴厥、薄厥等名。《素问·痹论》等书中早已将“痹证”分为风寒湿痹、周痹、众痹、血痹、五脏痹等名称，这说明各科疾病病名的分化，也是有基础的，是完全可能的。古人已尽可能对症状性名称进行了分化，而如果现在仅以水肿、厥证、痹证等诊断为满足，则显然不合时宜。

实际上不少疾病的中西医认识在本质上无多大区别，只是称谓有别，同时由于中医学重辨证，而对病名未加考究，或受检查手段的局限，对病位等还分辨得不够细致，如各种“痨”、“癌(岩)”病的命名等，今若将其结合病位而对其病种进行分化，使认识判断更精细、更准确，则不仅不会对中医诊疗思维产生负迁移，并且有利于认识的深化、学术的发展。

既然要分化病种，势必要增加一些新的病名，除了尽量继承古代已有之善名而用之以外，创立新的病名也是允许的，只是要做到合理、准确。其实既然古代医家能够创立出千百种名称，那么现在为达到分化病名，使之有利于诊断与鉴别，而改造、新创一些病名又未尝不可。

(三) 中医病名分化的方法

为了既保持中医学的特色，而又使病名得以分化、具体，可有以下措施：

1. 参照西医学的病种，而扩展中医学的鉴别分化认识。因为西医学所列病种较齐全，区分较细，鉴别较明显，可补中医认识之不足。但对其病种要用中医术语定名，否则名称与理论便难以相符，甚至产生诊疗思维的负迁移。如可考虑将肾结核、肠结核分别称为肾痨、肠痨，将非特异性溃疡性结肠炎定名为大瘕泄(按：“大瘕泄”之名出自《难经·五十五难》，有人认为即指痢疾，但《医贯》认为是一种似痢证。用大瘕泄命名该病正好合拍，盖“大”者病位在大肠，“瘕”者假也，似痢而非痢，“泄”者言其主症)，将肠道阿米巴定名为奇恒痢(按：非通常之痢疾也)等。这样，既保持了中医病名的特色，又可将许多具体病种分化开来，而不致再笼统地称做痨病、胁痛、腹泻等名。

2. 充分运用病理类别与具体病位间的共性与个性关系，进行推导以扩充病名。如“虚劳”实际为病类概念，是对各种虚损进行辨证论治，并非独立的具体病名。我们在病名分化时，则可将虚损为主要特点的疾病归入“虚劳病类”，并具体分为神劳(神经衰弱)、髓劳(再生障碍性和再生不良性贫血)、血劳(缺铁性、失血性贫血等)、瘿劳(甲状腺功能减退)、肾劳(肾上腺皮质功能减退)等。又如中医有“郁证”之名,并有气、血、痰、火、湿、食六郁之分,然皆属辨证的概念,根据“郁”乃情志怫郁而气机郁滞之义,可考虑设“郁病类”病变,所指相当于神经症、抑郁症、轻度的反应性精神病、自主神经功能紊乱等病症。并可分为神郁、心郁、胃郁、肠郁、脏躁、百合病等具体病种。这样,既有病类的共性,又有各病的不同特点,从而有利于加深对疾病本质的认识。

3. 充分运用中医学的病理名词,对主症所见的常见病变进行区分。如“胃脘痛”的常见病种可有胃疡(胃及十二指肠溃疡)、胃痞(萎缩性胃炎)、胃胀(肥厚性胃炎)、胃缓(胃无力、胃下垂)、胃癌、胃石、胃瘅(急性胃炎)、蛔厥(胆道蛔虫)等。又如食道癌、贲门痉挛等,临床较常见,中医以往一般皆称为噎膈,且进食梗隔的原因尚有其他,而癌与非癌其本质大不相同,因此,若将食管癌独立命名,而将贲门痉挛称做食管痹,将食管的炎性病变称做食管瘅,而只将其他因素所致之进食梗塞称做噎膈,则对疾病本质的提示要深刻、具体得多。

4. 对具有中医学特色,符合中医学原理,临床实际存在的病名,即使西医学目前尚无相应的恰当病种,或认为无特异性者,仍应保留。如肺痿、脾约、鹤膝风、缩阴病、风痱等。

(四) 中医病名的科学内涵

每一疾病的定义,是对该疾病全过程的病理本质(如病因病机、病位病性、临床特征)与规律(如演变转归)等所作的概括性论述,是该病的总纲。由于中医病名的简要,只起着代名词、纲目的作用,因此,每病的定义,则是对该病认识的科学性、准确性的根本体现,务必十分严谨,要做到全面、准确、精练、逻辑性强。在中医古籍中,有许多疾病的定义是非常简洁、准确的。如《灵枢·痈疽》指出:“寒邪客于经络之中则血泣,血泣则不通,不通则卫气归之,不得复反,故痈肿。……发于足指,名脱疽,其状赤黑,死不治;不赤黑,不死。不衰,急斩之,不则死矣。”又如《金匮要略·疮痈肠痈浸淫病脉证并治》指出:“肠痈者,少腹肿痞,按之即痛,如淋,小便自调,时时发热,自汗出,复恶寒,其脉迟紧者,脓未成,可下之,当有血;脉洪数者,脓已成,不可下也,大黄牡丹汤主之。”两书分别对脱疽、肠痈的因机证候、诊治预后等作了非常简洁而精辟的论述。

但是也应看到,有不少病种的定义至今仍不够科学、严谨,如第5版《中医内科学》教材(上海科学技术出版社,1985年)在“咳嗽”的概述中称:“咳嗽是肺系疾病的主要证候之一”,“咳嗽既是具有独立性的证候,又是肺系多种疾病的一个症状。本篇讨论范围,重点在于以咳嗽为主要表现的病证”。这里,对疾病、症状、证候、病证等概念是混乱的。如果以咳嗽作为“病”的话,其严格地定义应该是:“咳嗽是肺系疾病的常见症状。肺咳(按:国家标准所定病名)是指外邪袭肺,或痰饮停肺等,致使肺失清肃,而以咳嗽为突出表现的肺系非特异性病变。其新起病程短者为暴咳,病久而反复发作者为久咳。”所谓“非特异性”即指不是因肺痨、肺痈、肺痿、肺胀、肺癌、肺尘埃沉着病(尘肺)、肺热病等特殊病变所致,亦即在排除肺系诸特异性病变的基础上,病位在肺,且以咳嗽为主症的病变,称为“肺咳”。这实际上就基本类似于西医所称气管-支气管炎的诊断了。因而“肺咳”作为病名有其确切的概念,可以作为独立病种供临床应用。

按照逻辑学的规定,在给概念下定义时,不得直接、间接包含有被定义的概念。我们如果在给疾病下定义时,只是说“头痛是以头痛为主要表现的病变”;“膨胀者,腹部膨胀如鼓者是也”等,这显然是不合逻辑要求的,犯了“同语反复”、“循环定义”的错误,失去了作为病名定义的意义。

为使病名诊断规范,各独立的具体病种之间一般应当互斥,应将似是而非的病种加以区别。对同一种病名概念，不允许有多个不同的含义，否则就会造成混乱。以“疝”为例，对其含义古代有多种解释，有泛指体腔内容物向外突出的病症，有指生殖器、阴囊、睾丸等部位的病变，有指腹部剧烈疼痛，兼有二便不通的病症等。假如不对“疝”的本质属性作出统一的规定，则疝病的范围就无法确定，病名规范就不可能真正实现。逻辑学要求定义必须是相应对称的，即定义概念的外延与被定义概念的外延是相等的，否则就会出现“定义过宽”或“定义过窄”的错误。前面所指三种“疝”的含义都显得定义过宽，难道前阴部的一切病症、所有腹痛而二便不通都可称为“疝”？如果体腔内容物向外突出的病症都称为“疝”的话，那么脱肛、阴挺、腹部外伤致肠胃暴露于外者，是否也可称为“疝”呢？相反，有的书称“疝气是指少腹痛引睾丸，或睾丸肿痛的一种疾病”，则又定义过窄，若如此，则脐疝、水疝等均不得称为“疝”了。因此，“疝”的定义应以“体腔内容物向外突出，而其外仍有皮肤包护的病变，以及阴囊部肿大为主的病变”较为确切，并可据此对各种病的名称进行分辨扬弃。

对于每一病种的定义，应力求完整而准确，争取做到无懈可击，比如“肺痿”的病理，一般认为是“肺叶枯萎”。然经X线检查则发现有的并无形质异常。因此，若将“肺叶枯萎”改为“肺叶萎弱”则更为妥当，它既可是阴津枯燥而肺叶不荣，又可是阳虚失煦而肺叶不用，肺之津气不能正常输布，故转化为浊唾涎沫。又如《坤宁集》称“凡九窍有肉突出，皆名为痔”，若如此，那么胬肉攀睛、阴挺等，皆为“肉突出”，岂不是亦可称为“痔”，可见此说有“定义不全”的错误。

对于一种真正具有独立意义的具体疾病，如哮病、胸痹（心痛）、痫病、消渴、蛔厥、砂石淋、肌痿、蛲虫病、钩吻中毒等，应遵循属加种差的定义法，而给该病下定义，其一般形式可为：××（病名）是始因所致（因机），以（主要表现）为特征的××（病位）××性（类）疾病。

三、规范病名的应用

医学是一种高度积累性的事业，任何规范都没有、也不可能解释所有的客观事实，更不能束缚人们对疾病认识的不断发展，因而国际疾病分类虽已历百余年，但现在还在继续修订，并有各国不同的适用本。中医病名规范研究，是一项学术性很强的工作，它不可能一蹴而就、一劳永逸，需要有不断修订、完善的过程。

国家标准对疾病的病名与定义进行了规定，病种分化较为齐全，病名已增加至千余种，每一病种的定义较为严格、全面，这对发展中医学术，提高诊疗水平，应当有益。但尚不能说就已经完善无误了，其中还有一些困难尚难克服，如有的西医病种（如布氏杆菌、豆状核变性、甲状旁腺功能亢进等），还难以按中医学理论命以恰当的名称；有的病种之间，如胃热病、类霍乱、肾水、肾厥、肾衰等之界限与鉴别，也不一定完备与准确；有的病名虽然古已有之，如血风劳、奇恒痢、肝着等，但赋予了新的或特定的含义，在认识上有一个适应的过程；有的病名还似乎不伦不类、不中不西，并不十分恰当，可能还要更改，不断实践，不断完善。中医界要互相理解、支持和共同奋斗。

中医过去对疾病的临床诊断，一般只列出一个病名，实际上有的患者可能是多病同存，病种间又可兼并和转化，如胆胀可合并胆石；患感冒，又有肩痹宿疾；某些肝病的全过程，可有肝热病→肝着→肝积→臌胀→肝绝等病名。因此数病同存而有多个诊断，或随病情转变而有不同病名，都是允许的，它与病间互斥（即同一病变不允许既可诊断为甲病，又可命名为乙病）是不同的概念。

借鉴西医在诊断思维、表达技巧上的合理成分，对中医临床诊断是有裨益的。如西医学有“发热待查”、“某病待删”、“某病?”等诊断形式，中医学可以仿效，对于主症突出而对具体病名尚难以确定时，不妨先以某某(主症)待查作为初步诊断，并进行辨证论治，采用“腹痛待查”、“疫斑热?”之类诊断用语，乃是一种科学的求实态度。

为了达到确诊和鉴别目的，对每病列出若干条诊断依据，其中包括某些必要的检测指标，如“癌”、“痨”的确诊指标，胃部的X线或胃镜观察指标，消渴的血糖与尿糖指标等，是有必要的。因为，当代中医已不是几百、几千年前的中医了，选用某些必要的客观指标，“洋为中用”，有助于提高诊断的准确性。

相对而言，规范病名的诊断要求是比较严格的，临床上的病变则不一定都会“规范”，尤其是对于缺乏条件的医院，或学识不丰的医生来说，则不一定能按规范病名作出准确诊断。因此，理论上的规范与临床实际应用会有一定的矛盾与差距，误诊、漏诊、诊断不完整，规范病名不能完全反映、满足临床的实际等，总是会存在的。这只能通过不断学习，在应用中获得提高，不断地得到修正、完善，而不能因噎废食，不能因此而放宽对病名规范的要求。

参考文献

[1] 朱文锋．内科疾病中医诊疗体系．长沙：湖南科学技术出版社，1994

[2] 朱文锋．论中医病名规范之研究．辽宁中医杂志，1985，12(1)，1-3

[3] 朱文锋．从中医教材看病、证规范．中国医药学报，1989，4(4)：53-55

[4] 陆广莘．论辨证与辨病问题．中国医药学报，1990，5(2)：3-5

[5] 朱文锋．中医疾病的命名形式与原则．陕西中医，1985，6(1)：7-9

[6] 朱文锋．略论中医内科病名的分化．湖南中医学院学报，1994，14(1)：1-3

[7] 朱文锋，等．中医内科病名的分化研究．中国中医药信息杂志，1995(11)：41，1996(2)：46-48

第二节　中医疾病的分类

【基本内容】

中医疾病分类，是根据一定的分类原则，将中医疾病划分为具有一定从属关系的若干类别。正确地对疾病进行分类，不仅有利于诊断思维，比较异同，进行鉴别以明确诊断，同时，通过学习分类，可加深对疾病本质的认识和理解，合理安排科研，促进诊疗发展。

一、中医疾病分类的概况

中医疾病的分类历史起源甚早。甲骨文时期，就按部位进行分类，《周礼·天官》有按科分病诊治的记载。《黄帝内经》中主要是脏腑分病，亦有按五体、病因、病机及经络分病，标准不统一，看不出有明显的分类体系。如痹证(病)，因风、寒、湿三气各有偏胜，分为行、痛、着痹；又因邪气侵入皮、肉、筋、脉、骨而成为五体痹；又因邪气内舍五脏六腑，而又有脏腑痹。

汉·张仲景《伤寒杂病论》，奠定了疾病分类的基础。他首先将各种疾病分为“伤寒”与“杂病”两大类，这是第一级分类。其次，将“伤寒”分为太阳、阳明、少阳、太阴、少阴、厥阴六大类病，将“杂病”按医学分科分类，有内科病、外科病、妇产科病及其他疾病，这是第二级分类。然后，将病位、病因、病性相同或相近的分为一篇，如肺痿、肺痈、咳嗽上气为一篇，呕吐、哕、下利为一篇，这是第三级。在此基础上再次划分，如水气病中一开始就指出“病有风水，有皮水，有正水，有石水，有黄汗”等，这是第四级。这种对疾病的分类方法，概念清楚、层次分明、纲目合理、标准统一，在当时确实达到了极高水平。

至晋代，人们对疾病的认识较前更为具体、深刻。如《肘后备急方》指出，对当时疾病的分类，皆能“分别病名，以类相续，不相混杂”。隋朝《诸病源候论》对疾病首先按科分类，有内、外、妇、儿、眼等科，次分各具体病种，在当时是较为完整的分类方法。后世医家又陆续有所发展，如《千金方》、《外台秘要》、《名医类案》、《医学入门》、《证治准绳》、《景岳全书》、《医宗金鉴》、《杂病源流犀烛》等书，在疾病类目和病种上有所增加，其分类形式，基本上是两种：一是以部位或脏器为主，二是以医学分科为主。这些都促进了疾病分类学的发展。但至今中医学尚无疾病分类的专著出现。

二、中医疾病分类的方法

依据疾病的本质属性，按照一定的标准，将具有同样特性的疾病组织在一起，是谓疾病分类。同类疾病可具有某些共同的或相似的性质和特点。疾病本质属性可表现在病因、病位、病性、临床特征等多方面，因此，可根据需要从不同角度提取某一方面的特征作为分类的轴心（或称依据），建立起一个分类系统。疾病分类轴心的选择，主要根据有两点：一是选择最能说明疾病本质的特征，或病位，或病因，或病性，或临床特征；二是便于指导就诊分科，便于病案统计及科学研究。但是任何以单一轴心对疾病进行分类，都各有利弊，很难将所有疾病归类概括，不能完全满足各方面的需要。

（一）病位分类法

即以疾病所在的脏器、形体组织或部位作为分类疾病的主要依据。

如脑系病类、眼病类、耳鼻咽喉口齿病类、心系病类、肺系病类、脾胃病类、肝胆病类、肾系病类、肛肠病类、男子前阴病类，妇女经带病类、皮肤病类等，主要是按部位而划分的。有的在大类之下又可分为若个子类，如眼病可分为胞睑病、两眦病、白睛病、黑睛病、瞳神病及外伤等其他病，脾胃病可分为食管病、胃病、肠病、胰病、脾病等。每类及其子类中包括若干独立的病种，如肺系病类包括肺热病、肺咳、哮病、肺胀、肺络张、肺痈等等；肛肠病类包括内痔、外痔、混合痔、裂肛、肛痈、肛瘘、脱肛、肛门湿疡、息肉痔、锁肛痔等等。

以病位为主的疾病分类法，其优点是疾病的定位明确，与解剖、生理的系统性基本一致，病种概括较为完全，缺点是较难反映病理共性，病种多而病性各异，某些传染病、部位不明、涉及多个脏器组织的病不便归入。

（二）病性分类法

即以疾病的病理性质作为分类疾病的主要依据。如《黄帝内经》的热论、痹论、痿论、厥病、痈疽等篇，分别对病性相同的一类疾病进行讨论。临床上的许多疾病，都可按其基本病性归入劳病类、痨病类、郁病类、厥病类、绝（脱）病类、癥积病类、瘤病类、癌病类、痹病类、痿病类、淋病类、虫病类、中毒病类、痈疡病类、疔病类、癣病类、骨折病类、脱位病类、月经病类、内障病类、翳病类、疫病类、外感热病类等等。有的类之下亦可再分子类，如痈疡病类可分为内痈类、外痈类；痹病类可分为内脏痹、肢体痹。每类及其子类中包括若干独立的病种，这些病种一般是据病位不同而异名，如内痈类包括肺痈、肠痈、肝痈、胰痈等；外痈类包括颈痈、乳痈、腋痈、腹皮痈、脐痈等；内脏痹包括脑络痹、心痹、胸痹、食管痹、肠痹等。肢体痹包括三痹（行痹、痛痹、着痹）、尪痹、热痹、肌痹、皮痹、脉痹、血痹、骨痹、偏痹、肩痹、项痹、腰痹、膝痹等。

以病性为主的疾病分类法，优点是疾病的病理性质明确、病机的共性突出，有利于指导治疗，其缺点是打乱了病位的系统性，病种难以全部概括，许多病只好归入“其他病类”。

（三）病状分类法

病状分类法，即以疾病的突出表现（症状或体征）作为分类疾病的依据。由于有的疾病是以主症作为病名，因而临床便可将以主症命名的病种归于一类，如黄（疸）病类、水（肿）病类、痛病类、出血病类等。每类之下可包括若干独立的病种，如水肿病类可有心水、肺水、脾水、肾水、风水、皮水、石水、正水等；厥心痛、厥头痛、头风痛、面风痛、气腹痛、干胁痛、痛经、经行乳房胀痛、儿枕痛等，都可以是独立的病种而归于痛病类。

以病状为主的疾病分类法，其优点是疾病的主症突出，临床易于掌握，但病状毕竟只是疾病的现象，多数疾病不宜以主症作为病名，因此，以病状分类疾病的方法，其应用范围是有限的。

（四）科属分类法

科属分类法，即以历史所形成的医学分科为基础，对疾病进行分类。历代许多医著基本上都是按科分类疾病，如《景岳全书》的伤寒典、杂证谟、妇人规、小儿则、痘疹诠、外科钤；《证治准绳》分为杂病证治准绳、伤寒证治准绳、疡医证治准绳、幼科证治准绳、女科证治准绳；《医宗金鉴》有伤寒心法要诀、杂病心法要诀、妇科心法要诀、幼科心法要诀、痘疹心法要诀、外科心法要诀、眼科心法要诀、正骨心法要旨等。

以科属为主的疾病分类法，其优点是体现了各科诊疗的特点，有利于指导就诊，但有的疾病的归属合理性尚值得研究，如肠痈应划属内科还是外科？蝶斑疮是皮肤病还是外科病，抑或是内科病等。

总之，对疾病可从不同角度进行分类，而各种分类形式均各有利弊，均难将所有疾病全部概括，分类不彻底，不能满足各方面的需要。因而在实际中只能采用混合轴心进行疾病分类，即以某一种轴心（如病位、病性或病状）为主，将其他分类方法结合其中，起辅助作用。但在同一级的分类上，则必须是相同的轴心，不能允许混合轴心存在，否则便会造成混乱。通过学习分类，可从疾病所反映的病位、病性、病状等各方面特性进行分析比较，鉴别异同，从而抓住疾病的本质，作出正确的疾病诊断。

【补充阐发】

一、中西医病名的主要异同

中、西医的病名，一般都是由一些基本因素（本质属性）的相互组合而构成的，这些基本要素主要是各种病因、病性（病理）、病位和病状。在病位方面，中西医的大体解剖名称是相同的，但中医学的认识较笼统，而西医学的概念更精细，且在各组织器官的生理、病性（病理）方面，中西医理论体系有所不同。在病因、病性（病理）方面，中西医的概念基本不同；中医称风寒湿热、痰饮瘀血、阴阳虚实、劳瘴痹厥、痈疽翳障等等，西医则称菌毒、变态、免疫、炎症、综合征、亢进、减退、衰竭等等，而气、血、水、脓、毒、火（炎）等，则中西医均可将其视做基本的病理（病性）改变。

对于疾病的命名诊断，西医有病因（原）性诊断、病理解剖性诊断、病理生理性诊断等，并且注意几个方面的结合而作出完整的诊断。因而其病名冗长、复杂、限定清楚，至于临床表现，西医虽视其为诊断的重要依据，但一般不作为诊断用词。与之不同，中医学将主症既视做诊断依据，又常直接用以组成病名，至于病因与病性、病位诊断，则并非每一病名所必备，而可通过辨证诊断来补充，因而中医病名显得极其精练，并不是将所有本质属性概括无遗。

西医命名重菌毒、重病灶，而中医命病名重病状、重性理，并常结合时令等而命名，这是中西医在病名诊断上的主要差别，也是中西医病名难以一一对应的主要原因。

某些病原体所引起的疾病，尤其是许多传染病、寄生虫病等，如伤寒、霍乱、麻疹、鼠疫、白喉、百日咳、淋病、鼻疽、破伤风、麻风、狂犬病、蛔虫病、蛲虫病、绦虫病等，中西医病名基本相同。分析其原因，可能是一个中西医认识互相渗透的过程，即根据某病的表现，先按中医诊断定名，然后寻找该病的病原体，并以中医名称对该病原体命名或译名，如麻疹病毒、白喉杆菌、淋病双球菌、疟原虫、破伤风杆菌等，从而使中西医病名及认识趋同。但中医病名所指的病，如伤寒、淋病、霍乱等，常不限于该病原体所致疾患，因而这些病名的中西概念，又不完全相等。这些都可作为我们开展病名规范研究时的借鉴。

二、病名与证候、证名的关系

从文字学及中医学的历史考证，“證”、“证”、“症”以及“征(徵)”字的含义有互通之处，在医学上都是指疾病的征象、特征、验证、证据。然而，在近代中医学中，已逐渐约定了证、症、征的各自含义，有进一步规范的必要。

疾病中所表现的各种现象，即为“病状”，古代亦有称为病形、病候、病能、病之形能者。病状主要包括“症”和“征”两部分，症即症状，指患者主观可以体会到的异常感觉，如疼痛、耳鸣、恶心、腹胀等。征即体征，指医生或患者自己可以发现的客观病理征象，如面色白、舌苔黄、脉涩、下肢水肿等，并指通过仪器设备检测所得到的病理指标，如血压高、大便中有虫卵、血红蛋白低等。

症状和体征，又可统称为“症”。“症”是机体有了病变时的各种单个的(不是指有内在联系的一组)客观表现。是判断病种、进行辨证的主要依据，但它毕竟只是疾病的现象，而不是病变的本质。疾病过程中，各个具有内在联系的一组症状和体征，可将其称为“证候”，其意义则与单个症状或体征有所不同。

现代中医学所指的“证”，已经赋给了其特殊的含义，实际上一般是指有别于病名概念的证名，如痰热壅肺证、脾阳虚证、暑伤津气证等。“证”是中医学的特有概念，是对疾病所处一定阶段的病性、病位等所作出的病理性概括，是对致病因素与机体反应性两方面情况进行综合分析，而对疾病当前本质所作出的结论。证名是病变当前本质的代名词，其所反映出的特定的、具有内在联系的一组症状或体征，即为“证候”。故证的本质决定了表现的证候，而通过证候可以作出本质性的证名判断。

证名是中医病名之下对疾病进一步进行诊断的概念，它反映了疾病发展过程中某一阶段的本质。证名是通过对疾病的病因、病位、病机等多方面的概括和抽象形成的，所以现在往往把证名或证型与证候混同起来，其实是不够严谨的。证是指证名或证型而言，而候当表现或征象讲，也就是构成某一证型的症征。我们通常说要证候规范化、标准化，就是要确定各种证型的症征，使各种证名的诊断有明确标准。

按照现代中医学的约定：症即病状，包括症状与体征，是疾病表现的单个现象；病指病名，代表该具体疾病全过程的本质性特征；证指证名，是对疾病过程中一定阶段的本质所作的结论。

症、病、证三者，含义各不相同，但都统一于“疾病”的总概念之中，都是由疾病的病理本质所决定。症是辨病、辨证的主要依据，病的本质一般规定病的表现和证的变动。病代表疾病全过程的根本矛盾，证代表病变当前的主要矛盾。病的全过程可以形成不同的证，而同一证又可见于不同的病之中，因而病与证可理解为具有纵横交叉的相互关系。

三、症、病、证概念的混淆应予纠正

既然症、病、证三者是密切相关，又有严格区别的不同概念，那么中医学就应当纠正症、病、证称呼混淆的现象，而使症名、病名、证名规范。

如内科所列哮证、厥证、痫证、虫证、淋证、痹证、痿证，儿科的疮证，耳鼻喉科的脓耳变证等，实际上都应是病名，或者是一大类病（病类）的概念，有的书甚至称疟疾、感冒、痢疾等为疟证、感证、痢证者，均属不妥，应明确其为独立的病而不是证。

虽然中医学有不少病名是据主症而命名，即所谓"症病名"，如麻疹、白喉、偏头痛、脱肛、遗精等，但当这一主症一旦作为病名时，它便成了该病本质的代名词，而不再是单个症状的概念了。所以，伤科的所谓平足症，眼科的蟹睛症、白涩症等，都不能称症而应属病。

中医诊断学中有所谓"舍证从脉"、"舍证从舌"的提法，既然证为疾病当前的病理本质，自然不能舍弃，可舍者只能是某个症状，因而应改称"舍症从脉"、"舍症从舌"。《伤寒论》中的所谓太阳病、阳明病等，实际上都不是指疾病的全过程，而只是疾病过程中某一阶段的病理变化，因而较接近证的概念，而不是真正独立的病种。

以往常将某病种的不同病因病性、不同表现，即不同的证，称做不同的病，如久疟、虚疟、湿疟、温疟、瘅疟、痰疟，其实疟疾才是独立的具体病种，温、湿、痰等均属证的范畴，因而这些名称实际是证、病合称的"证病名"，不能将其一一视为独立的病。

【古代文献】

《素问·热论》：今夫热病者，皆伤寒之类也。

《难经·五十八难》：伤寒有五，有中风，有伤寒，有湿温，有热病，有温病，其所苦各不同。

《诸病源候论》：风病诸候，虚劳病诸候，腰背病诸候，解散病诸候，伤寒病诸候，时气病诸候，热病诸候，温病诸候，疫病诸候，疟病诸候，黄病诸候，冷热病诸候；气病诸候，脚气病诸候，咳嗽病诸候，淋病诸候，小便病诸候，大便病诸候，五脏六腑病诸候，心痛病诸候，腹痛病诸候，心腹痛病诸候，痢病诸候，湿病诸候，九虫病诸候，积聚病诸候，癥瘕病诸候，疝病诸候，痰饮病诸候，癖病诸候，痞噎病诸候，脾胃病诸候，呕哕病诸候，宿食不消病诸候，水肿病诸候，霍乱病诸候，中恶病诸候，尸病诸候，注病诸候，蛊毒病诸候；血病诸候，毛发病诸候，面体病诸候，目病诸候，鼻病诸候，耳病诸候，牙齿病诸候，唇口病诸候，咽喉心胸病诸候，四肢病诸候，瘿瘤等病诸候，丹毒病诸候，肿病诸候，丁病诸候，痈疽病诸候，瘘病诸候，痔病诸候，疮病诸候，伤疮病诸候，兽毒病诸候，蛇毒病诸候，杂毒病诸候，金疮病诸候，腕伤病诸候，妇人杂病诸候，妇人妊娠病诸候，妇人将产病诸候，妇人难产病诸候，妇人产后病诸候；小儿杂病诸候。

《医学纲目·序例》：凡治法皆以正门为主，枝门旁考之。假如心痛门为正门，其下卒心痛、胎前心痛、产后心痛等枝门，皆以心痛正门治法为主，其卒痛、胎前、产后则旁考以佐之也。

《景岳全书》：伤寒典：伤寒总名，风寒辨，六经证，传经辨，阴证阳证辨，三阳阳明证，两感，表里辨，三阳阴证辨，温病暑病。杂证谟：诸风，非风，厥逆，伤风，风痹，汗证，痉证，瘟疫，疟疾，瘴气，寒热，暑证，火证，虚损，劳倦内伤，关格，饮食，脾胃，眩晕，怔忡，不寐，三消，咳嗽，喘促，呃逆，郁证，呕吐，霍乱，恶心，吞酸，反胃，噎膈，嘈杂，肿胀，积聚，痞满，泄泻，痢疾，心腹痛，胁痛，腰痛，头痛，面病，口舌，眼目，耳症，鼻症，声喑，咽喉，齿牙，遗精，淋浊，遗溺，血证，痰饮，湿证，黄疸，脚气，痿证，阳痿，疝气，脱肛，癫狂痴呆，癃闭，秘结，诈病，痨风，诸虫，诸毒，诸气，死生。妇人规：经脉类，胎孕类，产育类，产后类，带浊遗淋类，乳病类，子嗣类，癥瘕类，前阴类。小儿则：撮口脐风，惊风，急惊风，慢惊风，大惊卒恐，惊啼，发搐，夜啼，发热，外感发热，内热证，吐泻，霍乱吐泻，吐乳，腹胀腹痛，痞块，癫痫，溺白，变蒸。痘疹诠：麻疹，痘疮。外科钤：肿疡，溃疡，疮疡，发背，脑疽，耳疮，鬓疽，痄腮，瘰疬，疔疮，时毒，肺痈肺痿，乳痈乳岩，胃脘痈，腹痈，肠痈，附骨疽，臀痈，流注，鹤膝风，多骨疽，下疳疮，便毒，杨梅疮，囊痈，悬痈，脱疽，脚发，足跟疮，肾脏风疮，臁疮，天疱疮，赤白游风，翻花疮，痔漏，跌打损伤，杖疮，破伤风，类破伤风，斑疹丹毒，瘤赘。

《杂病广要》：外因类：中风，中暑，中湿，中寒，疟，痉（附破伤风），历节，脚气。内因类：虚劳，骨蒸，水饮，痰涎，水气，胀满，积聚，寒疝（附㿗病），奔豚气，黄瘅（附黄胖），消渴（附强中），痼冷积热，恶寒发热，汗证。诸气病。诸血病：吐血，唾血，咳血，血衄，鼻大衄、九窍四肢出血，眼衄，舌上出血，齿间出血，肌肤出血，小便血，大便血，瘀血。脏腑类：脏腑总论，癫狂，惊悸，健忘，不眠，嗜眠，霍乱，关格，脾胃病，伤食，伤酒，呕吐，哕，恶心，噫醋，嘈杂，痞满，膈噎，蚘虫，胃脘痛，泄泻，咳嗽，喘（附短气少气），喑，肺痈，滞下，大便不通（附大便失禁），大小便不通（附交肠）肠痈，痔（附脱肛），遗精，赤白浊，小便多，小便不通，淋病。身体类：痹（附舌麻），痿（附阴痿），厥，头痛，眩晕，胸痹心痛，腹痛，胁痛，腰痛，身体痛（附身麻），肩背痛，臂痛（附臂细），四肢诸痛，疠。

《六气感证要义·凡例》：外感之证，不出风寒暑湿燥火六气。曰伤寒者，对杂证而言之。若对内伤而言，则伤寒亦同为外感。

【研究进展】

一、中医疾病分类的研究

分类是认识客观事物发展的必然手段之一，通过分类可使知识系统化，可以得知该门科学系统有关事物的相互联系和发展变化，启发发现新事物。疾病诊断实际上就是要把各种各样的病变从“疾病”这个总概念中分别开来，因而从某种角度来讲，医学是分类的学问。

疾病分类无论在理论上或实践上都是一个复杂的问题，“国际疾病分类（ICD）”，从 1893 年制订以来，约每 10 年进行一次修订，现已至 ICD-10。我国接受 ICD 较晚，20 世纪 80 年代开始，现已在全国推广，但尚未编制出 ICD 的中国适用本。

中医学以往也有疾病分类，病名规范必然要涉及分类的问题，因而有必要在了解疾病分类的历史、明确分类的规则、比较各种分类法的利弊的基础上，探讨新的疾病分类框架。

（一）中医疾病分类的规则

科学分类的根据是事物的本质属性，即把事物根据一定的标准，按照同样的特性组织在一起，但是事物的本质属性可有多个方面，因而可根据需要或认识角度的不同，而提取特性作为分类的依据，所以，任何分类方法都不是尽善尽美、概括无遗的。

疾病的分类，应当遵循划分的一般规则，主要包括：①划分的标准必须统一，否则就会混淆根据；②划分的子项必须互斥，即不能互容，否则便难以鉴别；③划分的母项与子项必须相称，否则会多出子项或划分不全；④划分必须按层次逐级进行，不能超级划分。

具体地说，中医疾病分类，应注意以下问题：

1. 明确概念与标志　《荀子·正名》指出：“故万物皆众，有时而又欲遍举之，故谓之物。物也者，大共名也。推而共之，共则有共，至于无共然后止。有时而又偏举之，故谓之鸟兽。

鸟兽者，大别名也。推而别之，别则有别，至于无别然后止。”这就是说，事物有共性和个性，用共性归类事物，大至无共为止，用个性分别事物，小至无别方止。

疾病是总概念，其下可分若干大类，大类再分小类，然后才是具体的病种，而有的病种又可分为若干型或者分病。在这里，“病类”与具体“病名”是不能混淆的概念，应该严格区分。在医籍中与临床上，虽都称之为“病”，但病类只是归类病种，如胃病、牙病、月经病、肛门病、春温、风温、暑温，下至所谓血证、虫病、厥证、痰饮、脱位、淋病，上至温病、伤寒病、杂病、久病、急性病、外科病、妇科病等，都是不同性质、级别的病类概念，不能用以作为临床诊断名称。只有诸如感冒、疰夏、蛔虫病、痛病、尪痹、阴挺、脑骨骨折、沙眼、喉喑、鼻渊等具体病名，才是独立病种，才能正式作为诊断名称，急喉喑、慢喉喑，疫毒痢、休息痢、间日疟、正疟、痛痹、着痹、行痹等，则是具体病种下面的分病名，亦可作为正式诊断名称，且更为具体。

2. 划分的标准必须统一　对各种各样的疾病，如何对其分级归类？每一级以什么作为划分的标准？这是在疾病分类研究时，必须首先考虑到的。每一级的划分标准必须统一，这是一条规则，否则就会造成“混淆根据”，就会导致将某病或子类病既可划属此，又可归入彼。

如《杂病源流犀烛》将所有疾病分为脏腑门、奇经八脉门、六淫门、内伤外感门、面部门、身形门六大部分，不仅既有按部位分，又有按病因分的弊端，而且互相混淆而难以划分，如感冒是归于六淫门，还是归入外感门？这是因为同级的划分标准不同所致。

又如《圣济总录》将各科病证分为六十多门，如诸风门、伤寒门、肝脏门、胆门、消渴门、胸痹门、大小便门、面体门、眼目门、妊娠门、小儿门，这就更是将病因、脏腑、部分、器官、医学分科、病种等混同并列了，划分的标准极不规范。

当然，仅按某一个特性作为划分的标准，往往难以概括全面，总会有一些无法归类的中间环节。其处理办法一般可用“其他”、“杂项”、“特列”等形式解决，而不允许同级有多个标准并存的现象。

3. 划分的母项与子项应当相称　划分的母项与子项相称，就是说母项的外延等于各子项之和，各个子项都应符合母项的内涵。

如内脏痿病类是指多因久病正虚，或年老体弱，内脏失却温煦濡养，以致脏器萎缩，气机痿弱的一类慢性虚弱性病变，因而内脏痿就应当包括肺痿、胃痿、脾痿、脑痿等子项之痿病，否则就会遗漏子项，出现“划分不全”；而各子项之疾病都应符合母项内脏痿的规定，否则就不应当将其纳入。

由于新的病种的出现，医学认识的不断发展，因而划分不全的现象是会时常存在的，但对疾病进行分类时，应尽量将现有病种归纳得完整、准确一些，并及时进行补充、修改。若是子项不合母项的内涵，则应特别引起重视，最好能修正子项的名称，或更改归属，如《金匮要略》将黄汗划归水气病类就有不妥；又如将针眼称做土疳则容易将思维引入“疳”病的歧途。

(二) 中医疾病分类轴心的选择

要建立一个分类系统，必须对事物的特性有所了解，选择恰当的特征作为分类的轴心(或称依据)。选择轴心的主要因素，一是事物的哪种特性(如疾病的病因、病位、临床特征等)最能可靠地收集、说明事物的本质；二是分类的目的性(如指导就诊分科、病案分类统计、科学研究等)。

评价分类系统的标准，一般应考察其先进性——能反映本门科学当代认识发展的先进水平；准确性——类与类之间彼此独立、互斥、不互含；本质性——最有利于反映事物的本质特性；一致性——所有同义语应能编于同一类；详尽性——同类之子项尽力包括齐全，“杂项”越少越好；适合需要——有利于达到分类的目的；适合来源——有利于对原始材料的充分利用。

事物的命名与事物的分类密切相关。一般而论，命名法一方面指导事物命名，同时又是分类法的基础。因为事物应根据一定的法则而命名，各种事物名称不同，则可分属不同的类。于是命名法在一定程度上可起到分类法的作用。

由于中、西医学理论体系、疾病名称不同，因而中、西医学的疾病分类也不尽相同。但是中、西医学均存在着疾病分类原则不一、分类粗细不等、划分不全等问题，从而形成多轴心分类、一病可划归多处等矛盾。

西医的病名诊断，包括病因、病理生理、病理解剖等内容，于是对疾病就可分别选择病因、病位、临床特性、病理等作为分类的轴心，而每一分类轴心都各有利弊，都不能满足疾病分类法各方面的需要。因此，国际疾病分类(ICD)也是利用混合轴心进行分类。

以往之中医病名，多数是以病因、病位为词头，病性、病状为词尾，如风温、痰喘、肺痈、耳衄等，也有单以病因、病理、病位等而命名者。因而中医的疾病分类同样可以选择病变位置(如肺系、心脉、肝胆、五官等)、病理性质(如劳、痨、厥、郁、骨折、疔、疝、翳等)、病状特征(如痛、水肿、出血、疸等)以及病因等作为轴心。同样各有利弊，均非尽善之法。

此外，中、西医都有按医学分科而对疾病进行分类的方法，如内科疾病、外科疾病、眼科疾病等。

(三) 中医疾病分类的框架

在中医病名规范研究中，对疾病的分类已有多种意见。

1. 先分科，再分类　①内科：分四时病类、时行病类、温毒病类、头痛眩晕病类、咳喘病类、胸痛心悸病类、神志病类、厥逆闭脱病类、虚劳病类、斑疹出血病类、痹痿病类、黄疸消渴病类、呕逆胀痛病类、肿胀病类、疝瘕积聚病类、癌瘤类、大便异常病类、小便异常病类、遗精早泄病类、虫病类、地方病类；②外科：分疖病类、痈疡病类、疽病类、疔病类、流痰流注病类、疮病类、风癣病类、瘿瘤病类、外伤病类、肛肠病类；③妇科：分月经病类、带下病类、妊娠病类、临产病类、产后病类、妇人杂病类；④儿科：分新生儿病类、四时瘟疫病类、咳喘病类、吐泻病类、惊痫病类、佝偻病类、小便异常病类、虫积病类、出血病类、其他病类；⑤眼科：分胞睑病类、白睛病类、两眦病类、黑睛病类、内障病类、其他病类；⑥耳鼻喉科：分耳病类、鼻病类、咽喉病类、口腔病类；⑦骨伤科：分骨折类、脱位类、伤筋类、内伤类。[欧阳倚．临床必读]

2. 首按外感、杂病、外伤分篇，次按病性、科属分章，再按病类分节　第一篇外感，下分伤寒病，温热病(含温病类、热病类)，时令病(含感冒类、暑邪类、疟疾类、痢疾类、霍乱类)，瘟疫病(含瘟病类、疫病类、其他类)，地域病等五章；第二篇杂病，下分内科病(含风病类、痉病类、暑病类、消渴类、痛病类、痹病类、痫病类、癫病类、狂病类、积聚类、痞病类、癖病类、癥病类、瘕病类、痿病类、厥病类、水病类、历节类、淋病类、浊病类、郁病类、极病类、气病类、湿病类、绝病类、胀病类、痰饮类、结胸类、泄泻类、黄疸类、斑疹类、眩晕类、惊恐类、咳嗽类、哮喘类、汗病类、噎膈类、瘰疬类、瘤病类、瘿病类、虚劳类、虫病类、血病类、卒中类、痧病类、其他类)，外科病(含疮病类、痈病类、疽病类、痿病类、疝病类、发病类、毒病类、丹病类、疔病类、疡病类、疖病类、痔病类、其他类)，妇产科病(含月经病类、妊娠病类、乳房病类、产后病类、带下病类、前阴病类、其他病类)，儿科病(含胎病类、疳积类、惊风类、痧痘类、脐病类、发育类、其他病类)，五官病(含眼病类、耳病类、鼻病类、喉病类、齿病类)，皮肤病(含癣病类、疥病类、疵

病类、其他类)六章;第三篇外伤,下分骨伤、金创、跌挫伤、虫兽伤四章。[张震.中医疾病整理研究]

3.九大类别专科　①中医内科,下分心脏内科、肝胆内科、胃肠内科、肺脏内科、脑脊内科、泌尿内科、神经精神内科、风湿内科、内伤内科、中风内科;②中医儿科;③中医妇科;④中医外科,下分皮肤外科、疮疡外科等;⑤中医伤科,下分外伤挫伤科、接骨脱臼科等;中医耳鼻喉科,中医眼科,中医痔科,针灸科。[台湾卫生署(1987年拟订).中医临床分类别专科]

以上所选几家之见解各有一定依据,但因疾病分类上存在的固有矛盾尚难完全克服,所以这些分类法也还有不足之处,并且很难评判孰优孰劣。

4.《中医临床诊疗术语·疾病部分》　疾病分类对各种疾病可按病因、病性(理)、病位、病状、临床分科等分类而有多个轴心,或者综合运用而为混合轴心。中医疾病分类的基本轴心主要应是两种,一种是以病变部位(多为病名之词头)为主的分类法,一种是以病理性状(多为病名之词尾)为主的分类法。

中华人民共和国国家标准《中医临床诊疗术语·疾病部分》的分类为:①传染病、寄生虫病类;②脑系病类;③心系病类;④肺系病类;⑤脾系病类;⑥肝系病类;⑦肾系病类;⑧男性前阴病类;⑨颈瘿病类、乳房病类;⑩疮疡病类;⑪皮肤病类;⑫妇女经、带、杂病类;⑬胎、产及其疾病;⑭新生儿病、小儿特发病;⑮眼病类;⑯耳鼻咽喉口齿病类;⑰肛肠病类;⑱躯体痹、痿、瘤等病类;⑲时行病,中毒及其他病类;⑳症状性名称。

骨伤科疾病因已采用现代解剖名称命名,故未纳入。

这种分类是采用以部位脏器为主的综合分类法,并且考虑到了临床分科归类的特点。这种疾病分类与国际疾病分类的思路靠近(国际疾病分类的类目为:第一章传染病和寄生虫病;第二章肿瘤;第三章内分泌营养和代谢疾病及免疫疾患;第四章血液和造血器官疾病;第五章精神疾患;第六章神经系统和感觉器官疾病;第七章循环系统疾病;第八章呼吸系统疾病;第九章消化系统疾病;第十章泌尿生殖系统疾病;第十一章妊娠、分娩和产褥期的并发症,第十二章皮肤和皮下组织疾病;第十三章肌肉骨骼系统和结缔组织病;第十四章先天异常;第十五章起源于围产期的若干情况;第十六章症状、体征和不明确的情况;第十七章损伤和中毒。

当前中医内、妇等科所列病症,约有半数实际上是主症,或为病类概念,均可见于多种疾病。故该分类最后列有症状等不确定情况,当临床对某病的诊断暂不能确定时,可以"××待查"的形式作为暂时性诊断,并进行辨证论治。

二、中医临床常见标准病名

中华人民共和国国家标准《中医临床诊疗术语·疾病部分》收930个标准病名,并有症状性名称49个。标准中具有同义词的病名,用";"排在正名之后。临床诊断时,应使用正名,避免使用同义词。病名中用方括号[　]所括起的部分,表示放在括号中间的词可以代替部分前面的词。病名中用圆括号(　)所括起的部分,表示可以省略。

(一)传染病、寄生虫病类

1　(时疫)霍乱

2　鼠疫

3　春温[瘟]

4　暑温[瘟]

5　软脚瘟
6　时行感冒
7　麻疹
8　白喉
9　百日咳;咳
10　烂喉丹痧
11　痄腮
12　肝热病
13　肝瘟;瘟[疫]黄
14　痢疾
14.1　暴痢
14.2　疫毒痢
14.3　休息痢
14.4　噤口痢
14.5　奇恒痢
15　湿温[瘟]
16　疫斑热
17　温[瘟]毒发斑
18　稻瘟病
19　疟疾
19.1　瘴疟
19.2　久疟
20　狂犬病
21　沙虱病
22　炭疽;疫疔
23　麻风
24　梅毒
24.1　下疳
24.2　横痃
24.3　杨梅疮[疹]
24.4　杨梅结毒
24.5　梅毒攻心
24.6　梅毒致痪
24.7　胎传梅毒
25　花柳毒淋
26　赤[扁]虫病
27　肺(吸)虫病
28　寸白虫病;绦虫病
29　囊虫病
30　包虫病

31　丝虫病
32　黄胖[肿]病;钩虫病
33　蛔虫病
34　蛲虫病
35　鞭虫病
36　肝虫病
37　蛊虫病
37.1　急性蛊虫病
37.2　慢性蛊虫病
37.3　晚期蛊虫病

（二）脑系病类

1　痛病
2　癫病
3　狂病
4　癫狂病
5　多寐
6　不寐
7　卑惵
8　神劳
9　脏躁
10　百合病
11　中风
11.1　出血中风
11.2　缺血中风
12　风[喑]痱
13　厥[真]头痛
14　风厥
15　气[郁]厥
16　血[脉]厥
17　痰厥
18　冷[阴][寒]厥
19　酒厥
20　尸厥
21　中恶;卒忤
22　脑痨
23　脑瘤
24　脑络痹
25　脑萎
26　痴呆
27　颤病;脑风

28　口僻;面瘫
29　偏头风[痛]
30　面风痛
31　颅脑痈
32　脑鸣
33　晕动病
34　头部内伤

(三) 心系病类

1　心痹
2　心衰
3　肺心病
4　心瘅
5　心动悸
6　胸痹(心痛)
7　厥[真]心痛
8　高原胸痹
9　心厥
10　支饮
11　风眩
12　虚眩
13　蓄血病
14　血劳
15　髓劳
16　紫癜病
17　血溢病
18　恶核
19　血脱
20　液脱

(四) 肺系病类

1　肺热病
2　肺咳
2.1　暴咳
2.2　久咳
3　哮病
4　肺胀
5　肺络张
6　肺痿
7　肺痈
8　肺痨
9　肺癌

10　肺水
11　肺厥
12　肺衰
13　尘肺
14　悬饮
15　干胁痛

（五）脾系病类

1　呃逆病
2　膈疝
3　食管瘅
4　食管痹
5　食管癌
6　胃疡
7　胃瘅
8　胃络痛
9　胃痞
10　胃胀
11　胃缓
12　食瘕
13　胃反
14　胃癌
15　饥[食]厥
16　伤食
17　厌食
18　食亦
19　胃石
20　胃饮
21　类霍乱
22　暴泻
23　久泄
24　大瘕泄
25　伏梁
26　肠瘤
27　肠癌
28　肠痨
29　小肠瘅
30　肠痈
31　气腹痛
32　肠郁
33　肠痹

34　肠结
35　脾约
36　脾瘅[消]
37　脾水
38　肥气
39　胰瘅
40　胰胀
41　胰痈
42　胰癌
43　消渴
44　消渴厥

（六）肝系病类

1　肝痈
2　肝痨
3　肝癖[痞]
4　肝著[着][胀]
5　肝积
6　臌胀
7　肝瘤
8　肝癌
9　肝厥
10　胆疸
11　血疸
12　蚕豆黄
13　胆瘅
14　胆胀
15　胆石
16　胆癌
17　蛔厥

（七）肾系病类

1　风水
2　皮水
3　石水
4　肾水
5　正水
6　溢饮
7　肾瘅
8　肾著[着]
9　肾痈
10　肾垂

11 肾痨
12 肾癌
13 肾厥
14 肾衰
14.1 急性肾衰
14.2 慢性肾衰
15 热[急]淋
16 劳淋
17 石淋
18 痨淋
19 膀胱癌
20 癃闭
21 遗尿
22 尿崩
23 小便不禁
24 尿道瘘
25 缩阴病
26 黑疸

(八) 男性前阴病类

1 子痈
1.1 急性子痈
1.2 慢性子痈
2 子痰
3 子岩
4 子隐
5 (肾)囊痈
6 脱囊
7 绣球风;肾[阴]囊风
8 血疝
9 筋病
10 水疝
11 阴茎痰核;玉茎疽
12 包茎
13 旋螺风
14 阴[龟]头痈
15 肾岩翻花;阴茎岩
16 马口异位
17 遗精
17.1 梦遗
17.2 滑精

18　早泄
19　阳痿
20　强中
21　不育
21.1　精少
21.2　精薄
21.3　精冷
21.4　精凝
21.5　脓精
21.6　无精
21.7　不射精
22　血精
23　天宦
24　精癃
25　精浊

（九）颈瘿病类、乳房病类

1　气瘿
2　肉瘿
3　瘿痈
4　石瘿
5　瘿气
6　瘿劳
7　侠瘿瘅[瘤]
8　乳痈
9　乳疽
10　粉刺性乳痈
11　乳痨
12　乳瘘
13　乳发;脱壳乳痈
14　乳癖
15　乳疠
16　乳核
17　乳衄
18　乳癌
19　乳疳
20　乳泣
21　乳头风;乳头
22　乳头湿疹
23　乳悬

（十）疮疡病类

1 疖

1.1 暑[热]疖

1.2 石疖;有头疖

1.3 软疖;无头疖

1.4 蝼蛄疖;鳝拱头

1.5 疖病;多发性疖

1.6 发际疮

1.7 坐板疮

2 疔疮

2.1 颜面部疔疮

2.1.1 唇疔

2.1.2 鼻疔

2.1.3 眉疔

2.1.4 颧疔

2.1.5 承浆疔

2.1.6 人中疔

2.2 手足部疔疮

2.2.1 蛇眼疔

2.2.2 蛇头疔;瘭疽

2.2.3 蛇肚疔;中节疔

2.2.4 托盘疔

2.2.5 蛇节疔

2.2.6 蛀节疔

2.2.7 合谷疔;虎口疔

2.2.8 蛇背疔

2.2.9 沿爪疔

2.2.10 水白疔

2.2.11 足底疔

2.3 红丝疔

2.4 烂疔

2.5 疔疮走黄

3 丹毒

3.1 内发丹毒

3.2 抱头火丹

3.3 流火;腿游风

4 痈;发

4.1 颏痈;承浆痈

4.2 颧痈

4.3 托腮痈

4.4 颊车痈
4.5 颈痈;夹喉痈
4.6 腋痈
4.7 臂痈
4.8 冬瓜串
4.9 肘痈
4.10 腕痈
4.11 丫痈
4.12 (穿)胁痈
4.13 脐痈
4.14 腹皮痈
4.14.1 中脘痈
4.14.2 冲痈
4.14.3 吓痈
4.14.4 幽痈
4.14.5 少腹痈
4.15 胯腹痈
4.16 腰带痈
4.17 悬痈
4.18 股疽
4.19 伏兔疽
4.20 膝痈
4.21 膝弯痈;委中毒;腘窝毒
4.22 黄瓜痈
4.23 环项发
4.24 锁喉痈
4.25 臀痈
4.26 手背发
4.27 三里发
4.28 腓踹发;鱼肚痈
4.29 足背发
5 有头疽
5.1 玉顶疽;百会疽
5.2 眉心疽
5.3 鬓疽;太阳疽
5.4 颧疽
5.5 脑疽
5.6 夭疽
5.7 天柱疽
5.8 背疽

5.9　肩疽
5.10　对脐发疽
5.11　膻中疽
5.12　脐上疽
5.13　石榴疽
5.14　厉疽
5.15　疽毒内陷
6　无头疽
6.1　附[多][咬][朽]骨疽
6.1.1　急性附骨疽
6.1.2　慢性附骨疽
6.2　环跳疽
6.3　尾闾发
6.4　井疽;溃[穿]心冷漏
6.5　胫疽
6.6　足踝疽
7　发颐
8　无名肿毒
9　流注
9.1　暑湿流注
9.2　余毒流注
9.3　瘀血流注
9.4　髂窝流注
10　流痰;骨痨
10.1　附骨痰
10.2　龟背痰
10.3　肾俞虚痰
10.4　肾俞漏
10.5　蜣螂蛀
10.6　腕疽
10.7　鹤膝痰[风]
10.8　穿拐痰
10.9　足跟疽
11　瘰疬
11.1　马刀挟瘿
11.2　鼠瘘
11.3　蟠蛇疬;锁颈疬
11.4　缺盆疽
11.5　胁疽
11.6　肋疽

11.7　渊疽

12　臁疮

12.1　内臁疮

12.2　外臁疮

13　大脚风;象皮腿

14　褥[席]疮

15　脱疽

16　股肿

17　青蛇毒

18　青筋腿

19　瘘管

20　窦道

21　水火烫伤

22　冻疮

23　毒蛇咬伤

24　破伤风

25　猛兽伤

(十一) 皮肤病类

1　热(气)疮;火燎疮

2　蛇串疮;蛇丹;缠腰火丹

3　疣

3.1　疣目;千日疣;枯筋箭

3.2　扁瘊

3.3　鼠乳;水瘊

3.4　线瘊

4　臊疣

4.1　肛门臊疣

4.2　外阴臊疣

5　黄水疮;滴脓疮;脓窝疮

6　(白)秃疮

7　肥疮;癞头疮

8　鹅掌风

9　脚湿气;臭田螺

10　灰指甲

11　灰趾甲

12　田螺疱

13　脚蚓

14　脚气疮

15　圆癣;钱癣;金钱癣

16　阴癣

17　摄领疮;牛皮癣;顽癣
18　汗斑;紫白癜风
19　疥疮
20　湿疮[疡]
20.1　眉底疮;恋眉疮
20.2　旋耳疮;月蚀疮
20.3　瘸疮
20.4　四弯风
21　汗淅疮
22　唇湿
23　瘾疹;风疹块
24　风土[土风]疮
25　风瘙痒
26　顽湿结聚
27　血风疮
28　蛇皮癣
29　风热疮;血疳疮
30　白疕;白壳疮
31　油风脱发
32　发蛀脱发
33　白屑风
34　面游风
35　(肺风)粉刺;酒刺
36　酒皶鼻
37　漆疮[毒]
38　药毒[疹];膏药风
39　粉花疮
40　日晒疮
41　水渍疮
42　火斑疮
43　溻皮疮
44　恶虫叮咬伤
44.1　蠼螋伤
44.2　蜈蚣螫伤
44.3　蜂螫伤
44.4　蝎螫伤
44.5　蜘蛛咬伤
44.6　松毛虫伤
44.7　射工伤
45　虱病

46　蚂蝗咬伤
47　野屎风;粪块毒
48　水毒
49　痱痛[子]
50　紫癜风
51　天疱疮
52　火赤疮
53　松皮癣
54　猫眼疮;雁疮
55　瓜藤缠
56　红蝴蝶疮;蝶斑疮
57　蝶疮流注
58　流皮漏
59　狐惑
60　白驳风
61　雀斑
62　黧黑斑
63　皲裂疮;手足皲裂
64　鸡眼;肉刺
65　手足逆胪;倒刺
66　胼胝;牛程蹇;脚垫
67　腓踹疽;驴眼疮
68　蟹足肿
69　登豆疮
70　翻花疮
71　石疽
71.1　上石疽
71.2　中石疽
71.3　下石疽
72　茧唇
73　乌白癞
74　蝣蜒疮

(十二) 妇女经、带、杂病类

1　月经先期
2　月经后期
3　月经先后无定期
4　月经过多
5　月经过少
6　经期延长
7　痛经

8　闭经
9　崩漏病
9.1　崩中
9.2　漏下
10　经间期出血
11　经行乳房胀痛
12　经行发热
13　经行头痛
14　经行身痛
15　经行泄泻
16　经行吐衄
17　经行口糜
18　经行风疹块
19　经行眩晕
20　经行浮肿
21　经行情志异常
22　绝经前后诸症
23　经断复来
24　带下病
25　不孕
26　性冷
27　梦交
28　热入血室
29　盆腔炎
30　石瘕
31　肠覃
32　阴户囊肿
33　宫颈息肉
34　阴挺
35　阴吹
36　阴痒
37　女阴湿疹
38　阴燥
39　阴疮
40　尿瘘
41　粪瘘
42　女阴损伤

（十三）胎、产及其疾病

1　早孕
2　假孕

3　多胎
4　异位妊娠
5　葡萄胎
6　恶阻;妊娠呕吐
7　胎漏
8　胎动不安
9　滑胎
10　胎萎不长
11　胎水过少
12　胎水过多
13　暗产
14　堕胎
15　小产
16　早产
17　过期不产
18　死胎
19　胎死不下
20　胞阻;妊娠腹痛
21　子肿;妊娠肿胀
22　子眩;妊娠眩晕
23　子痫
24　子悬;胎气上逆
25　子烦;妊娠心烦
26　子喑;妊娠失音
27　子嗽;妊娠咳嗽
28　子淋;妊娠小便淋痛
29　转胞;妊娠小便不通
30　妊娠痛痒症
31　孕痈
32　妊娠下肢抽筋
33　妊娠风疹
34　妊娠疱疹
35　妊娠偏头痛
36　妊娠贫血
37　妊娠紫癜
38　妊娠消渴
39　难产
39.1　交骨不开难产
39.2　胎位异常难产
39.3　胎儿异常难产

40　胞衣[膜]先[早]破
41　脐带绕颈
42　胞衣不下
43　滞产
44　新产出血[血崩]
45　晚期产后出血
46　产后血晕
47　产后痉病
48　(产后)恶露不下
49　(产后)恶露不绝[净]
50　产后腹痛;儿枕痛
51　产后大便难
52　产后小便不通
53　产后小便失禁
54　产后小便淋痛
55　产后发热
56　产褥中暑
57　产后汗症
58　产后身痛
59　缺乳;乳汁不行
60　产后乳汁自出
61　血风劳;产后劳

(十四) 新生儿病、小儿特发病

1　初生不啼;闷脐生
2　初生不乳
3　初生儿呕吐
4　初生儿腹泻
5　初生大便不通
6　初生小便不通
7　初生儿喘促
8　鹅口疮;雪口
9　胎黄
10　脐风
11　奶[胎]癣
12　脐疮
13　脐湿
14　脐血
15　脐突[疝]
16　滞颐
17　燕口疮;口吻疮

18　解颅
19　夜啼
20　奶[假]麻[疹]
21　臀红;湮尻疮
22　赤游丹
23　疳病
23.1　疳气
23.2　疳积
23.3　干疳
24　积滞
24.1　乳积
24.2　食积
25　肺炎喘嗽
26　佝偻病
27　呆小病
28　小儿痴呆
29　小儿惊风
29.1　急惊风
29.2　慢惊风
30　(小儿)客忤
31　五硬
32　五迟
33　五软

(十五) 眼病类

1　针眼
2　胞生[睑]痰核
3　椒疮
4　粟疮
5　睑[风]弦赤烂
6　迎风赤烂
7　眦帷赤烂
8　胎风赤烂
9　风赤疮痍
10　胞肿如桃
11　胞[睥]虚如球
12　上胞下垂;睢目,睑废;睑皮垂缓
13　胞轮[眼胞]振跳
14　目劄;目连札
15　睑内结石
16　鸡冠蚬肉

17　鱼子石榴
18　倒睫拳毛
19　风牵出睑
20　睥[皮]翻粘睑
21　睥肉粘轮
22　眼丹
23　冷泪
24　窍[眦]漏;漏睛
25　漏睛疮
26　赤脉传睛
27　胬肉攀睛
28　暴风客热
29　天行赤眼
30　天行赤眼暴翳;暴赤生翳
31　金疳;赤带抱轮
32　火疳;乌轮赤晕
33　白膜侵睛
34　白睛青蓝
35　白睛溢血
36　白涩症
37　(时复)目痒
38　赤丝虬脉
39　黄油障
40　聚星障
41　银星独见
42　偃月侵睛;枣花障
43　花翳白陷
44　凝脂翳
45　黄液上冲
46　旋螺尖起
47　黑翳如珠
48　蟹睛病;蟹睛突起
49　正漏
50　混睛障;气翳
51　风轮赤豆
52　赤膜下垂;垂帘障[翳]
53　血翳包睛
54　宿翳
54.1　冰瑕翳
54.2　云翳

54.3　厚翳
54.4　斑脂翁
55　睛黄视渺
56　瞳神紧小
57　瞳神[人]干缺
58　五风内障
58.1　青风内障
58.2　绿风内障
58.3　黄风内障
58.4　乌风内障
58.5　黑风内障
59　雷头风
60　圆翳内障;如银内障
61　惊振内障
62　胎患内障
63　云雾移睛
64　视直如曲
65　视瞻昏渺
66　青盲
67　高风内障[雀目]
68　暴盲
69　血灌瞳神
70　眯目飞扬
71　惊振外障
72　振胞瘀痛
73　物损真睛;真睛破损
74　酸碱伤目
75　电光伤目
76　热烫伤目
77　神水将枯
78　疳积上目;疳眼
79　目偏视;风牵偏视
80　突起睛高
81　辘轳转关
82　鹘眼凝睛;鱼睛不夜
83　近视;能近怯远
84　远视;能远怯近
85　老视
86　视物易色
87　(小儿)通[斗]睛

88　目倦;视疲劳
89　视歧;复视
90　目闭不开
91　逆经赤肿

(十六) 耳鼻咽喉口齿病类

1　耳疖
2　耳疮
3　耳廓痰包
4　断耳疮
5　耳胀
6　耳闭
7　脓耳
8　脓耳变症
8.1　耳根毒
8.2　脓耳口眼㖞斜
8.3　黄耳伤寒
9　耳瘘
10　耳眩晕
11　异物入耳
12　耳蕈[菌]
13　耵耳
14　耳痔
15　聋哑
16　暴聋
17　久聋
18　鼻疳[疮]
19　伤风鼻塞
20　鼻窒
21　鼻槁
22　鼻鼽
23　鼻渊
24　鼻息肉;鼻痔
25　鼻窦痰包
26　鼻血瘤
27　鼻损伤
28　鼻腔异物
29　颃颡岩
30　乳蛾
30.1　急乳蛾
30.2　慢乳蛾

30.3　石蛾
31　喉痹
32　喉痈
32.1　喉关痈
32.2　里喉痈
32.3　颌下痈
32.4　上腭痈
33　喉喑
33.1　暴喑
33.2　久喑
33.3　产后喑
34　急[锁]喉风
35　喉咳
36　梅核气
37　异物梗喉
38　喉癣[痨]
39　喉息肉
40　喉瘤
41　咽喉菌
42　龋齿
43　牙痈
44　牙咬痈
45　牙宣
46　齿[牙]槽风;穿腮毒
47　牙岩
48　牙疳
49　走马牙疮
50　飞扬喉
51　口疮[疳]
52　口糜
53　唇风;驴嘴风
54　唇裂
55　唇菌
56　舌痈
57　重舌;莲花舌
58　舌菌[岩]
59　木舌
60　结(连)(绊)舌
61　口舌痰包
62　涎石

63 腮岩

（十七）肛肠病类

1 内[里]痔

2 翻花痔;嵌顿痔

3 外痔

3.1 皮痔

3.2 气痔;[脉]痔

3.3 葡萄痔

4 混合痔

5 裂肛;肛裂

6 肛痈

7 脏毒

8 肛瘘[漏]

9 穿肠瘘

10 脱肛

11 肛肠痒;肛痒风

12 肛门湿疡[顽湿]

13 息肉痔

14 悬珠痔

15 肛门失禁

16 肛门狭窄

17 肛门挛急

18 锁肛痔

（十八）躯体痹、痿、瘤等病类

1 三痹

1.1 行[风]痹

1.2 痛[寒]痹

1.3 著[湿]痹

2 尪痹

3 热痹

4 肌[肉]痹

5 筋痹

6 皮痹

7 血痹

8 脉痹

9 骨痹

10 偏痹

11 脊痹

12 落枕

13 顽痹

13.1　项痹
13.2　肩痹
13.3　腰痹
13.4　膝痹
13.5　足跟痹
14　肢痹
15　痛风
16　肌[肉]痿
17　筋痿
18　痿躄
19　肢痰;痿痹
20　气瘤
21　血瘤
22　血痣
23　肉瘤
24　筋瘤
25　胶瘤
26　脂[粉]瘤
27　骨瘤
28　发瘤
29　骨蚀
30　(腓踹)转筋
31　肉痉
32　眉棱骨痛
33　胁肋痛
34　侏儒
35　肥胖病
36　干燥病
37　脚气
37.1　干脚气
37.2　湿脚气
37.3　脚气冲心
38　青腿牙疳
39　糙[癞]皮病
40　黄汗
41　狐臭
42　狐疝;病气
43　腿风

(十九) 时行病、中毒及其他病类

1　感冒

2　风疹[痧]

3　水痘

4　湿阻；冒[伤]湿

5　伤暑

6　中暑

6.1　暑脱

6.2　暑厥[闭]

6.3　暑风[痉]

7　疰夏

8　夏季热

9　钩吻中毒；断肠草中毒；水莽草中毒

10　雷公藤中毒；黄藤木中毒；红药；中毒

11　乌头类中毒

12　杏仁中毒

13　毒蕈中毒

14　菜乌紫病

15　食物中毒

16　食郁肉中毒

17　食鱼蟹类中毒

18　煤气中毒

19　自缢

20　溺水

21　电击伤

(二十) 症状性名称

1　发热

2　抽搐

3　自汗

4　盗汗

5　头痛

6　眩晕

7　失眠

8　健忘

9　嗜睡

10　神昏

11　目盲

12　耳鸣

13　耳聋

14　鼻衄

15　牙痛

16　齿衄

17　失音
18　咳嗽
19　气喘
20　咳血
21　胸痛
22　心悸
23　心痛
24　呕吐
25　呕[吐]血
26　噎膈
27　胃脘痛
28　嘈杂
29　脘痞
30　胁痛
31　黄疸
32　腹痛
33　腹水
34　癥积;腹内包块
35　泄[腹]泻
36　便秘[闭]
37　便血
38　腰痛
39　崩漏
40　带下
41　尿血
42　尿浊
43　水肿
44　关节痛
45　瘫痪
46　震颤;颤症[振]
47　紫斑
48　出疹
49　皮肤瘙痒

参考文献

[1] 欧阳锜,等. 临床必读. 北京:中国中医药出版社,1993
[2] 方药中,等. 实用中医内科学. 上海:上海科学技术出版社,1985
[3] 朱文锋,等. 中医疾病分类的方法和基本框架. 中国医药学报,1995,10(3):4-6
[4] 国家中医药管理局. 中医病证诊断疗效标准. 南京:南京大学出版社,1994
[5] 国家中医药管理局. 中医临床诊疗术语·疾病部分. 北京:中国标准出版社,1997

第十三章

中 医 病 案

病案是有关临床诊疗的书面记录。迨至晚清，由于西方医学的渗入，中医病案也逐渐向“医案”和“病历”两种形式分化，2000年国家中医药管理局医政司颁布的《中医病案规范》已正式将中医病案划分为“医案”和“病历”。应该指出，医案和病历虽然都是有关患者的临床资料、诊断依据、治疗方案、疗效观察、总结认识的真实记录，但二者在写作形式、具体内容和写作要求上都有所区别(表13-1)。

表13-1　医案与病历的比较

	写作要求	具体内容	写作形式
医　案	强调“按”字，突出心得体会和学术思想	记录病状、诊断、治疗内容，多加有“按语”、“评论”、“体会”，可据“案”而发挥	形式多样，要求具备病案基本要素，较注重文辞修饰
病　历	强调“历”字，突出诊疗经过，写作及时而详尽	记录症状体征、实验室检查、诊断、治疗内容，注重翔实客观	必须按统一的格式书写，规范的医学术语与表达方式，不强调文辞修饰

第一节　医　　案

【基本内容】

一、医案的含义与意义

医案是古代医家在长期医疗实践中逐步形成的医疗活动记录档案。

医案是在中医理论指导下，通过具体的医疗实例，记录医家辨病、辨证、立法、处方的实际操作过程，并经常留下医家的心得体会的特殊文体，是中医学宝贵遗产中重要的组成部分。近代名医章太炎指出：“中医之成绩，医案最著。”

医案在中国医学发展史中起着不可替代的推动作用，它不仅是医家个人或对他人的经验总结的手段，还是不断充实和发展中医理论体系的方法，是体现中医科学价值的真凭实据。在促进中医学术思想交流，教育中医后人方面，同样有着重要的意义。此外，医案作为一种特殊的档案，还是史学研究与司法的重要证据。2000多来年，历代有价值的医案，将中医的学术精华世代相传，发扬光大，流传至今。医案是医家学术的能力的表达方式之一，学习医案的阅读与写作，是中医工作者知识结构中不可缺少的一个环节。

二、医案的沿革与特点

(一) 医案的历史沿革

中医医案的起源可以追溯到殷商时代。在殷代甲骨“卜辞”中,已有巫医、医事的记载。《周礼·天官》记载:“医师掌医之政令,聚毒药以共医事。……岁终则稽其医事,以制其食。十全为上,十失一次之,十失二次之,十失三次之,十失四为下。”说明在当时就有医事登记制度,根据医生医疗水平的高低来制定医生的待遇,《周礼·天官》的另一段记载则更接近医案的特征:“疾医掌养万民之疾病。……凡民之有疾病者,分而治之。死终则各书其所以,而入于医师。”春秋战国时期的《左传》、《吕氏春秋》等书中,也有许多当时的名医的医事活动记载。这个时期的医疗活动文字记载虽然还不是医案,但对后来医案的形成有很大的影响与推动作用。

西汉名医淳于意是史料记载的“诊籍”首创者,《史记·扁鹊仓公列传》中收载了淳于意诊治的25个医案,记录了患者的姓名、职业、地址、病因、症候、诊断、治疗,还客观地记录了经他诊治后患者疾病的转归和预后,其中2例还有复诊记录。与之前医事活动记载的主要区别在于,“诊籍”是完整的病案资料记载,是从诊疗疾病的角度论述治法、预后、体会,目的是为日后医疗活动积累经验而作,因而能够客观地反映他的医疗实际情况。在25例“诊籍”中,有15例为治愈病例,10例为死亡病例。淳于意根据病例的不同,在记载辨病治法之外,有的还阐述了辨证体会或将患者的饮食起居、性格特征与判断预后结合,或指出治疗不及时可能导致的后果。“诊籍”为后世的医案开创了书写的最初模式。

自西汉淳于意创“诊籍”之后,古代医家经历了以医案作为方书、医论、药物的附案论证,到医案专著问世的漫长历史时期,唐·刘禹锡的《传信方》,唐·孙思邈的《备急千金要方》,唐·陈藏器的《本草拾遗》,宋·钱乙《小儿药证直诀》,宋·许叔微《类证普济本事方》,宋·寇宗奭的《本草衍义》等书,都或在方、论、药之后附医案以证实其疗效,或设有专章集录的医案,这种形式一直绵延流传,成为历代许多医家善用的医著形式。

第一部医案专著的问世,始于宋·许叔微的《伤寒九十论》,在这部著作中,许叔微首次以医案分论,每论首记病例与诊治经过之后,以《黄帝内经》、《难经》、《伤寒论》等医籍论述结合个人的学术见解加以剖析,阐发对各个病案从病机到处方用药的心得经验,为后世的医案专著作出典范。此后,医案专著就成为记载历代医家中医医疗实践与发扬中医学术之长的特殊文体著作,保留下更多历代有价值的中医医案。

明清两代,随着中医学日臻成熟,医案研究的发展已形成两大趋势,一是各类医案著作大量出版,达到了历史上的高峰,二是医案学的形成。

明代的医案著作体裁多样,除一般医案著作外,还出现了专题医案、专科医案。较具影响力的有:汪机的《石山医案》,诊法上重视四诊合参,尤长于望诊与脉诊,治病善取各家之长,不拘泥于成方;薛己的《薛氏医案》,收书24种,以收录严谨、切合实用著称,书中方、论、案并举,加之薛己对一些名著的注释发挥,更是影响深远;孙一奎的《孙文垣医案》,精于辨证,治疗能融合前人学术经验,提出个人的新的见解。在明代医案学研究中,江瓘父子历经39年收集、整理、编类、评注而于1552年成书的《名医类案》,是我国古代医学史中医案研究专著的重要里程碑。全书集录明以前历代名医治案,并按病证分类编纂。使散在的医案成为系统完整、可比较的医案学研究巨著。《名医类案》的问世对当时的医学有很大的推动作用,《四库全书总目》评价此书的作用为“可为法式者固十之八九”。

清代是古代中医发展的鼎盛时期，由于社会生产力的发展，医学也随之发展，名医辈出，医学著作达到中国古代医学史上数量最多的时代，医案著作也达三四百种之多，人们越来越重视医案在临床医疗实践中的指导作用，医案的写作质量有所提高。清·叶桂的《临证指南医案》以病为纲，分为89门，涉及内科、妇科、儿科各病，亦多温病治案，虽然有些医案过于简略，但体现了叶氏辨证精确，善于抓住主症的特点，由于本书切合临床实用，故流传甚广；尤怡的《静香楼医案》以其善辨标本缓急，方法严谨而活用经方，被柳宝诒收入《柳选四家医案》；王士雄的《回春录》示人以辨证求因，随证施治，不拘成方，尤擅长于温热病的治疗；张聿青的《张聿青医案》是一部理法方药结构严谨的医案；吴瑭的《吴鞠通医案》记载有许多连续治疗的完整病案，内容详明，有利于后学在研究治疗全过程中学习识病与治病的规律；清·魏之琇为续补明·江瓘父子《名医类案》而编撰的《续名医类案》，收集明以后各家医案，《名医类案》与《续名医类案》两部书共收集明清以前各家医案8000余个，加以分类、评注，所涉医家医案广泛，反映各学术流派的医疗经验，时至今日，这两部书仍是中医医案学中最浩大的卷帙，起到了“宣明往范，昭示来学”的作用，开启了医案学研究的新阶段。清代医案著作中，俞震的《古今医案按》是选“案”精良，附“按”精确的又一重要著作。其他如柳宝诒集清代江南四大名医尤怡、曹仁伯、王旭高、张仲华的部分医案编成《柳选四家医案》，因该书理法方药完备，按语简明中肯，便于学习，亦流传甚广。

明清时期医案学发展的另一个重要贡献是开展了对医案书写格式规范化研究。明代医家韩懋在《韩氏医通》中对病案书写作了较全面的格式规定与改进，在“式云：某处有某人，某年月日”之后，提出“望形色、闻声音、问情状，切脉理、论病原，治方术”的“六法兼施”。明·吴昆在《脉学精华》中提出的“脉案格式”又补充了韩懋的不足。乃至清代名医喻嘉言所著《寓意草》专列《与门人定议病式》，是在总结前人对病案格式成功经验的基本上，提出的在当时较为完善的病案格式，对今天的病历书写也有直接的借鉴意义，从《名医类案》到《寓意草》，标志着明清两代医案学发展的速度与成果。

近代与现代中医医案的主要特征是文字较通俗，内容较完整，在医案分类编排上更与现代临床衔接，已独立成为中医学的一门学问，现代医案著作中，较有影响的有何廉臣的《全国名医医案类编》，该书从征集当时各地名医的医案中选辑三百余案，分上下二集。何廉臣在书中将中医病案特色与西医病案书写基本格式相结合，设计了病案记录的基本格式，包括患者姓名、年龄、职业，所患疾病的病名、原因、证候、诊断、疗法、处方、效果等项目，为中医古代病案向中医现代病历转化作出了有益的尝试。秦伯未的《清代名医医案精华》，本着“名医是尚，而菁华是撷”的精神，从大量的清代医案中“择优选辑”专收符合医案体例的内科医案，重视治疗用药的变化，案语阐发病理“透辟精警”，是一本治学严谨的医案专著。徐衡之、姚若琴的《宋元明清名医类案》内容通俗易读，易使读者领会治案用意。

新中国成立后，全国各地都组织编写了大量的名老中医医案，丰富了祖国医药学的宝贵遗产。

（二）医案的写作特点

医案是对临床诊疗经过及心得体会与学术思想的实录，因而，医案的写作不同于一般的文学写作，它必须以真实的临床治疗经过为载体，在中医理论的指导下，总结归纳出个案或类案的经验体会或阐发对某中医理论的认识。一般来说，医案的写作特点有以下几点：

1. 取材精当　要写出一份好的医案就要选好病案素材。选择病案素材首先要有典型性，典型并不是指简单，而是指要能够反映经验体会、学术思想、主线明确的病案，即能够反映鲜明的学术特点的病案。第二是选材可多样性，成功的病案是医案著作的选材主题，它从正面启发后学者的思维，丰富后学者的知识，而失败的病案也可以成为选材的对象，从失败之中总结的经验、教训，同样可以取得拓展眼界、提高鉴别能力的作用。清代名医谢映庐在这方面就作出了有益的尝试，他在《得心集医案》中收集的250余例医案，其中大多是失治误治或久治不愈的失败医案，从中探究失败的原因，告诉人们如何规避错误。第三是要求病案素材的真实性，所提供的病案素材要有原始医案素材根据，并能提供核查线索，反对主观臆造或抄袭拼凑与任意修改医案的错误做法。这就要求医案的写作者必须有长期丰富的临床经验与深刻的洞察能力，还要有长时间的病案积累。

2. 形式不拘　医案的素材，要能够反映疾病的全貌与诊治的完整过程。古代医案尤其是明代以前的医案多是治后总结的笔记体医案，常常在临床资料方面过于简略；清代以后临证体医案明显多了起来。临证体医案素材更为真实可信，更可使后学者身临其境般地体验诊疗过程；现代医案一般要求其素材为翔实的临床第一手材料，更接近于现代中医病历的规范格式。其写作形式不拘，因人而异。

3. 突出"按"、"评"　临床医家书写医案的目的是为了通过具体病历的诊治经过，总结交流个人的经验体会，阐发一定的学术思想，因此，在选择了好的病案素材以后，写作的重点应放在"按语"、"评论"、"体会"这些对诊治目的与结果起画龙点睛作用之处。写作的基本要求是要在中医理论的指导下进行深入的阐发，或规律的揭示，或理论的发挥，或纠正谬误。这就要求医案书写者要有相当的中医理论基础与对中医理论体系完整的认识，只有在长期理论积累的基础上厚积而发，才能言之有物。现代名医秦伯未曾说："医非学养深者不足以鸣世，书非抉择严者不可以为法。"具体写作可分两种类型，一是对个案的经验总结，重点应放在阐明一个观点，总结主要的体会上；二是对类案的研究归纳，重点应放在揭示某种规律，提出某种新的认识甚至新的理论上。应当指出的是，医学流派间常存在不同的学术见解与学术争鸣，在书写医案过程中发挥个人见解应从正面论述，客观、中肯地评价不同的学术见解，共同推进中医理论与临床的发展。

4. 文辞精练　医案的作用在于通过临床诊疗实践，阐明理论性的结论，重点在于"按语"、"评论"、"体会"这些反映作者学术思想的内容，故写作上要注意避免堆砌临床资料，即使是复杂的临床资料，也应通过作者的提取，凸显最关键的部分。"按语"、"评论"、"体会"等虽是全文的重点，但不宜冗长，不宜采用医学论文的形式书写，而当以精练的语言提纲挈领地表达作者所要阐发的学术思想。医案的用词在病案部分一般要求使用规范的医学术语，对症状的描述不宜采用文学修辞，但在"按语"、"评论"、"体会"等部分，可给予适当的修辞，修辞的目的是要使言简意赅，而不是盲目追求文辞华丽。同时，医案的写作还要注意整体的逻辑性、合理性。全文立意明确，前后呼应，理法方药贯通，理论基础雄厚，经验体会将全文中心推向高潮，学术思想给人以深刻印象。

三、医案的常见形式与要求

由于医案的创作年代长，涉及医家流派多，各个年代的文化特点与各流派师承的学术观点、写作技巧不同，形成了中医医案学不同形式和特点的医案。归纳起来，主要有以下七种医案形式：

（一）正叙法

正叙法是最常见的医案书写基本形式，依照临床诊病过程顺序记录，基本相当于现代中医医案书写格式，在七种病案书写形式中，是较规范的一种形式。可以引导读者的思路和作者一起从接触患者开始，直至理法方药确立。最终，在一种如亲身体验之中品味作者的心得体会，领会作者的学术思想，引起读者与作者的思想共鸣。因其易于读懂，易于仿效，故尤其适合于初学中医者阅读学习、书写。

正叙法的书写要求是依次记录患者的姓名、性别、年龄、职业、婚姻、症状、体征，简要描述病因病机，治法方药。后面还可加"按"等内容。例如：

崔百原，年四十余，为南勋部郎，患右胁痛，左手足筋骨俱痛，艰于举动者三月，医作偏风治之，不效。孙视其色苍神困，性多躁急，脉左弦数，右滑数。时当仲秋，曰：此湿痰风热为痹也。脉之滑为痰，弦为风，数为热，盖湿生痰，痰生热，热壅经络，伤其荣卫，变为风也。非假岁月不能愈，与二陈汤加钩藤、苍耳子、薏仁、红花、五加皮、秦艽、威灵仙、黄芩、竹沥、姜汁饮之，数日手足之痛渐减，胁痛如旧，再加郁金、川芎、白芥子，痛俱稍安，嘱其慎怒内观，以需药力，遂假归调养半年而愈。（引自《续名医类案》）

（二）倒叙法

倒叙法是指在病案书写时，首先列出疾病的病因病机，然后叙述患者的症状、体征，也有医案寓症征于病因病机的描述之中，最后立法处方。这种书写形式在古代医案中也是很常见的，往往是长期临证而练就面对患者的症状叙述，舌脉体征快速反应的记录形式，给读者以提纲挈领之感。写作上要求提炼病因病机重点，突出病因病机在病案中的主导作用。症状体征相应简短，依病因病机而归纳罗列。这种书写形式在语感上更具权威性，言简意赅，使人印象深刻。例如：

心营与肾水交亏，肝气夹肝阳上逆。胸中气塞，口内常干，手震舌掉，心烦不寐。即有寐时，神魂游荡，自觉身非己有，甚至便溏纳少，脾胃亦衰，脉形细小无神，而有歇止之象，逐证施治，似乎应接不暇，因思精神魂魄，必令各安其所，庶得生机勃勃，否则悠悠忽忽，恐难卜其旋元吉。拟许学士真珠母丸法。石决明、人参、归身、犀角、龙齿、茯神、生地、麦冬、枣仁、炙草、怀药、沉香，另珠粉四分先服。（引自《柳选四家医案》）

（三）夹叙夹议法

夹叙夹议法是指一边描述临床症状体征，一边从病因、病机、病性、病位、病势等方面予以分析，然后处方用药。这种书写形式与现代病历的证候分析及倒叙法中寓症征于病因病机的描述法有类似之处，只是倒叙法是病因病机分析在前，症状体征记录在后，夹叙夹议法是症状体征记录在前，病因病机分析在后。写作时要求分清主症与兼症，主要病因病机与次要病因病机，文体应简洁，如夹有议论，也应简要，全文首尾应呼应。这种书写形式反映了作者临证时的辨证思路，读者可以从中领略临证辨证的特点。例如：

痰饮咳嗽已久，其源实由于脾肾两亏。柯氏云："脾肾为生痰之源，肺胃为贮痰之器也。"近增气急，不得右卧，右卧则咳剧，肺亦伤矣。肛门漏疡，迩来粪后有血，脾肾亏矣，幸胃纳尚可。议从肺脾肾三经同治，然年已六旬，宜自知爱养为要，否则虑延损症。熟地、五味子、炮姜、半夏、陈皮、茯苓、阿胶、款冬花、冬术、归身、川贝。（引自《清代名医医案精华》）

（四）详述法

详述法是指详细描述诊治经过，是正叙法的详写。详细记录发病经过与诊治过程，并详细阐述对病理、治法原理的经验体会。详细的诊治过程记录给人以真实感，甚至有如身临其境的感觉，更可以学习观摩医案作者如何在临证细节上观察病情，判断转归与预后，立法处方。写作要求是：病案内容要全面，细节完整，在朴实平淡的描述中应突出病理的重点与转折点，医者的应变能力，诊治特色与经验体会。古今仿此编写的医案较多，例如：

卢兄年四十九岁，自来大便下血，脉沉迟涩，面黄神倦者，二年矣。九月间，因劳倦发热，自服参苏饮二帖，热退，早起小劳遇寒，两手背与面紫黑，昏仆。少时却醒，身大热，妄语口干，身痛至不可眠，丹溪脉之，三部不调，微带数，重取虚豁，左手大于右手，以人参二钱半，带节麻黄、黄芪各一钱，白术二钱，当归五分，与三五帖。得睡，醒来大汗如雨，即安。两日后，再发胁痛咳嗽，若睡时，嗽不作而妄语，且微恶寒。诊其脉似前，而左略带紧，丹溪曰：此体虚再感寒也，仍以前药加半夏、茯苓，至十余帖，再得大汗而安。后身倦不可久坐，不思饮食，用补中益气去凉药，加神曲、半夏、砂仁。五七十帖而安。（引自《古今医案按》）

（五）逐诊记叙法

逐诊记叙法是依照患者就诊的日期或诊次先后，对治疗过程进行逐次记叙，相当于现代的病历写作。逐诊记叙法适用于绝大多数的临床医疗需要，尤其是慢性疾病需经多次或长期复诊者。逐诊记叙法由于治疗层次清楚，过程完整，可以让读者动态地分析病情，观察变化，从而学习诊治的方法。写作要求是按病历书写规则初次就诊要详记，现代临床首次记录较多使用正叙法或详述法。复诊重点记录诊治后好转的症状、体征或未好转或新出现的病状体征，治法方药的调整，每次诊治的时间要记录。例如：

蒋某，男，48岁，1989年10月8日初诊。

病情：自1987年8月患心肌梗死，经医院抢救后病情缓解。仍遗留下胸痛时作，中脘满闷，不思饮食，乏力头晕等症。观其舌质红苔黄腻厚，脉濡缓，时有结代，血压偏高。证属湿浊不化，气机阻滞，升降失常。治宜宣郁化湿，疏调升降。佐以活血通络方法。嘱其改变一直以卧床休息为主的习惯，每日早晚走路锻炼各1～2小时，饮食宜清淡。

处方：荆芥6g，防风6g，蝉衣6g，片姜黄6g，旋覆花10g（包煎），代赭石10g（先煎），半夏10g，薤白10g，瓜蒌30g，佩兰10g（后下），杏仁10g（后下），焦三仙各10g。

二诊（1989年10月15日）：服药7剂，心情舒畅，胸痛未作，头晕乏力见轻，胸脘胀满见舒，食欲好转，舌红苔白，脉滑数，湿郁渐化，仍以前法进退。

处方：荆芥6g，防风6g，蝉衣6g，僵蚕10g，片姜黄6g，赤芍10g，丹参10g，大腹皮10g，槟榔10g，香附10g，焦三仙各10g，水红花子10g。

三诊（1989年10月29日）：服上方2周，饮食二便正常，精神振作，未见其他不适，改为益气养阴方法。

处方：荆芥6g，防风6g，沙参10g，麦冬10g，炙甘草10g，丹参10g，赤芍10g，香附10g，郁金10g，焦三仙各10g，炒槐花10g，水红花子10g。

1个月后，去医院复查：心电图大致正常，血压正常。并能参加一些体育活动。（引自《赵绍琴临床经验辑要》）

（六）中西医合叙法

中西医合叙法一般以记叙中医诊疗情况为主，同时记叙西医的实验室检查、诊断，如有结合西医治疗者则必须记叙西医治疗的药物、剂量、用药途径等。这是近代乃至现代中西医结合医案的主要形式，对促进中医学的发展及中医现代化有积极的作用，可以帮助读者从现代医学的病理和诊断上了解中医诊断的实质、中医治疗的科学内涵。写作要求是以中医诊疗临床资料为主，西医诊断明确，实验室检查依据充分，中西医医学术语用语准确。例如：

张××，男，43岁，1973年8月22日。

病情：自1972年6月开始，反复发作头晕、憋气、心悸、心前区不舒及停跳，平时心率

40～50次/分。上述症状发作时心率30～40次/分，伴有停跳5～8次/分。自1973年5月起发作频繁，每次发作持续2～3小时。经××医院诊断为“病态窦房结综合征”，住院2个月。经用阿托品、异丙基肾上腺素、706代血浆等各种西药治疗，效果不好，故来我院门诊要求中医治疗。

诊查：阵阵心慌，胸闷憋气，心烦，夜寐梦多，舌红体瘦，脉象沉迟，按之弦细且滑。检查：血压120/80mmHg，心率46次/分，发育正常，呼吸平稳，颈静脉无怒张，两肺无异常，心界不大，心律整，心脏各瓣膜区未闻及病理性杂音。腹部无压痛，肝脾未触及，下肢无水肿。

辨证：从脉象沉迟、心慌气憋来看，似属心虚气弱，肝肾两亏。细诊两手寸关，沉取略弦且滑。夫沉则主里，迟司脏病，滑脉为痰，弦乃郁象；舌瘦尖红，心烦梦多，乃肝肾阴虚，虚热上扰，心阴不足为本，阴损及阳，心阳又虚是标。

治法：治疗必须养其心阴，助其心阳，滋补肝肾，泄其虚热，调理阴阳，平衡升降。

处方：北沙参30g，麦门冬15g，枸杞子15g，金樱子10g，淡附片（先煎透）12g，菟丝子12g，熟地黄18g，桂枝9g，仙茅9g，仙灵脾9g，党参9g。（引自《中国现代名中医医案精华》）

（七）述误引正法

述误引正法是指通过讲述临床诊断失误的医案，引导读者从中吸取教训，领悟如何正确地认识疾病，判断病因病机、立法处方方法的医案写作方法。这种写作方法独树一帜，在某种程度上更易给读者以启迪。写作要求是要从“反”例中推出“正”理，论据应充分合理，应当充分体现“述误引正”的启发性意义。值得注意的是，引起诊治失误的病理一般较为复杂，在写作时应着重层层释疑，步步解惑。将复杂的病情分解成易于辨识的若干内容，才能便于说理，更能为读者接受。例如：

孙一奎治马二尹，年五十五，过食鳗肉卷饼，心腹胀痛，市医遂用硝黄下之，大便不行，胀痛愈增，继至者，以木香槟榔丸、大小承气汤，连服十日，胀痛益甚，粒米不进，大便并不行，小水亦仅点滴，后医以硝黄不效，杂进备急丸、白饼子、十枣汤、黑白丑之属，服数日，不惟大便不行，并小便点滴亦无矣，胀不可言。众医大叫称怪，一人为灸中脘三十壮，毫不为动，因断三日后当死。孙至，观其色苍黑，神藏不露，声音亮，惟腹大如覆箕，不能反侧。诊其脉，两手皆滑大，两尺尤为力。询其病源，阅其前方，骇然以为未闻未见也，因思一治法，先进香砂六君子汤，参术各用二钱，众医皆惊，谓中满胀痛，二便俱闭，如何用补，况苍黑之人，尤忌参术乎。孙曰：此非鼓胀证，乃内伤证也，当始伤时，犹在上鬲，法当用吐，经所谓在上者因而越之也，不用吐而用下药以伤其脾，脾伤则失运动之职，是以愈下愈伤，愈伤愈胀，脾气全然不动，药亦全然不行矣，故用六君子以醒其脾，香砂以助其运动，再用吐法，吐出前药，始有生机。（引自《古今医案按》）

以上是医案常用的七种形式，在写作时可根据病案材料及作者所需表达经验体会、学术思想的不同而灵活运用。

【补充阐发】

一、医案的起源与发展

1. 医案起源的探讨　医案的起源很早，甲骨卜辞中有“壬戌，卜，亘贞，有疾齿，唯有壱”，意即在壬戌这天，由名叫亘的贞人（执行占卜的人）占卜殷王患了的齿疾，认为有鬼神作祟。此段卦辞虽然简短，但已含病案的基本内容。

1975年出土的云梦秦简中，有一枚对麻风病作出明确诊断的竹简，论述有人怀疑某人得了麻风病，便叫他请医生检查。医生经过询问、诊察后说，患者眉毛脱落，鼻梁塌陷，刺激鼻腔也不打喷嚏，两足畸形，足底溃疡，手上无毛，说话声音嘶哑，是患了麻风病。可以认为，这是秦代留下来的1例接近于医案形式的记载。

2. 秦汉晋唐医书中的医案　汉代司马迁在《史记·扁鹊仓公列传》中记载了仓公的25例"诊籍"，是事后用回忆追述的方式写下的病案小结，其内容包括患者姓名、证候、脉象、病情经过、病机分析、诊断、治法、疗效、预后等。后世医案包含的项目，在"诊籍"中几乎全可找到。

在现存最早的医学经典《黄帝内经》中，亦可找到医案的痕迹。如《素问·奇病论》云："岐伯曰：此五气之溢也，名曰脾瘅。夫五味入口，藏于胃，脾为之行其精气，津液在脾，故令人口甘也，此肥美之所发也。此人必数食甘美而多肥也。肥者，令人内热；甘者，令人中满。故其气上溢，转为消渴。治之以兰，除陈气也。"其内容包括了症状、病因、病机、诊断、治法和药物等，可以视做一例类似咨询的医案记载。

张仲景《伤寒杂病论》可以说是从大量个案中提炼出来的规律，如《金匮要略·痰饮咳嗽病脉证并治》中第35～40条，便是叙述服小青龙汤后出现的各种变化和随之而变的治疗方法，很像1例痰饮咳嗽的病案。

3. 方、论、药书附案的开创和医案专著的产生　在中医医案发展史上，从懂得医案的重要性到自觉利用医案为著书立说服务，这是一个飞跃，其重要的标志是方、论、药附案的开创。

以方附案方面，如孙思邈《备急千金要方·卷二十一》有二首"治一切丁(疔)肿方"，方后孙思邈写道："余以正观四年，忽口角上生丁肿，造甘子振母为帖(贴)药，经十日不差。余以此药涂之得愈。已后常作此药以救人，无有不差者。"

医论后附案，孙思邈在消渴门中有"内消"论："寻夫内消之为病，当由热中所作也。小便多于所饮，令人虚极短气。夫内消者，食物消作小便也，而又不渴。"论后附上梓州刺使李文博一案，使读者对内消之病有更具体的认识。

医案附于药物之后，用以说明其功效者，如《本草拾遗》在"女萎"条下载："晋楼绍有胸中寒诊(疢)，每酒后苦唾，服之得愈。"

唐代虽开创了方、药、论附案的先河，但并不普遍，到了宋代方逐渐被固定下来。钱乙《小儿药证直诀·中卷》保存的23例医案，上挂病证之阐述，下连证治方药之效验，是方论附案的一种新形式。许叔微《普济本事方》收录370余方，不少方后都附有亲验医案。《本草衍义》以书证药，且注入自身在实践中目见亲验的大量材料，对各药考订阐述。宋代许叔微的《伤寒九十论》为我国第一部医案专著，全书以医案为单位编序，每论首记病例和治疗经过，然后以典籍为据，阐发病机与处方用药的心得，故又名《伤寒治验九十论》。

4. 明代的医案研究　明代的医案有了新的发展，不但数量、类型日益增多，内容格式更加具体完整，而且出现了对医案进行全面整理研究的专著。现存比较著名的明代个案专集有汪机的《石山医案》、薛己的《薛氏医案》、程仑的《程原仲医案》、孙一奎的《孙文垣医案》、卢复的《芷园臆草存案》、易大艮的《易氏医案》、喻昌的《寓意草》等，还出现了像聂尚恒《奇效医述》、王肯堂《医学穷源集》这样的专题医案集。

明代医家开始对医案的内容、格式进行探讨，是医案成为专门学问的一个重要标志。如公元1522年韩懋在《韩氏医通》中明确指出，写医案要有一定的格式，"凡治一病，用此或一纸为案。首填某地某时，审风土与时令也。次以明聪望之闻之，不惜详问之，察其外也。然后切脉，论断处方，得其真也。各各填注”。从而提出了“六法兼施”的内容，即望形色、闻声音、问情况、切脉理、论病原、治方术六大部分。1584年吴昆在《脉语》中，对韩懋的“六法兼施”作了修改和完善，把病案格式规定为七部分内容，即：①书某年、某月、某地、某人；②书其人年之高下，形之肥瘦长短，色之黑白枯润，声之清浊长短；③书其人之苦乐病由，始于何日；④书初时病症，服某药，次服某药，再服某药，某药少效，某药不效；⑤书时下昼夜孰甚，寒热多少，喜恶何物，脉之三部九候如何；⑥引经旨以定病名，某症为标，某症为本，某症为急当先治，某症为缓当后治，某症当补，某症当泻；⑦书当用某方，加减某药，某药补某脏，某药泻某脏，君臣佐使之理，吐下汗和之意，一一详尽。明末喻昌在《寓意草》中列“与门人定议病式”一篇，专门讨论医案的规范化格式。吴、喻二人所定的医案内容，已初步达到了现代病案记录的基本要求。

医案成为专门学问进行研究的又一标志是江瓘父子编著的我国医学史上第一部总结研究医案的专著——《名医类案》。该书成于1552年，共12卷，分205门。集明以前医案之大成，内容涉及临床各科，所加按语，起到了“宣明往范，昭示来学”的作用。

5. 蔚为大观的清代医案　清代医案不仅大量出现，并有其特点。

(1) 个人医案大量涌现：如马俶的《印机草》、高鼓峰的《四明医案》、吕留良的《东庄医案》、叶天士的《临证指南医案》、徐灵胎的《洄溪医案》、程杏轩的《杏轩医案》、顾金寿的《吴门治验录》、王孟英的《王氏医案》、谢映庐的《得心集医案》、王旭高的《王旭高医案》、余听鸿的《诊余集》等。

(2) 实录医案逐渐盛行：这种医案是医家在门诊或出诊时，当场留下的诊疗记录。如《临证指南医案》、《丁甘仁医案》等。

(3) 医案汇编不拘一格：如有合编类：是以病症为纲汇编各家医案，其中有影响的是魏之琇的《续名医类案》和俞震的《古今医案按》等；合刊类：如有吴子音的《三家医案合刊》、王文镕合辑的《沈俞医案合钞》、姜成之编录的《龙砂八家医案》、柳宝诒选评的《柳选四家医案》等；专科类：如《马培之外科医案》、余听鸿编辑的《外证医案汇编》；专题类：如沈瑶的《沈鲁珍驳正医宗必读案》、沈源的《奇症汇》等。

(4) 医案研究日趋活跃：自《名医类案》开评注医案先河后，清代较有影响的评按医案集有《东庄医案》、《四明医案》(杨乘六评按)，《印机草》(周学海评注)，《临证指南医案》(徐灵胎批注，华岫云等人附论)，《洄溪医案》(王孟英评按)，《续名医类案》(魏玉衡评按)，《古今医案按》(俞东扶评按)，《王旭高医案》(方耕霞评按)等等。这些按语和批注，对各家医案或钩玄提要，或发微补阙，或褒长贬短，或质疑驳误，使读者在阅读时，易于抓住要领，吸取精华。

6. 医案书写向病历的过渡　19世纪后半叶至20世纪初，随着西方医学在我国的广泛传播和发展，中西医汇通派开始形成，吸取西医病案书写的优点，创立了病历体医案的新形式。这种医案在记录患者的姓名、年龄、籍贯、住址、职业等后，即标明病证名，然后分项记录病因、证候、诊断(含治则治法)、处方、方解(有的无)、效果等。有时候在效果之后还有说明，或问、附记等项，阐发医理或药理。这种医案形式，融合了传统医案和西医病案书写的长处，发扬了中医的特色，也有利于查考、统计和总结，从而具备了现代病案的某些功能。

如何廉臣在保持中医学特点的基础上，借鉴西医病案的写法，精心设计了医案的八项程式：一病者(包括姓名、性别、年龄、住址等)；二病名；三病因；四证候；五诊断；六疗法；七处方；八效果。并照此程式，登报向全国征求“初中末俱全之验案”，得到了包括名医张锡纯、丁甘仁、周小农、肖琢如等人的热烈响应和支持，从千余篇来稿中共选出371则验案，编成《全国名医验案类编》。这种类似西医病历的书写格式,使传统医案中有关理法方药和辨证论治的记述得到了更有条理的体现。

二、中医医案的分类

传统医案的分类,有多种形式。如从现代病案的书写要求来分,可分为完整(或大致完整)的医案和不完整的医案;从中医专业来分,可分为内科、外科、妇科、儿科、针灸科等各科医案;从治疗所采用的方法和方药剂型来分,可分为外治医案、膏方医案等;从疾病的缓急难易来分,可分为调理医案、急诊医案、疑难医案、常见病医案;从诊治的序次来分,可分为初诊医案、复诊医案;从治疗的正确与否及效果来分,可分为验案(成功医案)、误案(失败医案,或称坏案)等等。如果从医案写就的时间来划分,则不外乎临证体和笔记体两大类。

1. 临证体叙述式医案　这一般是指医家在诊病当时留下的诊疗记录,也称"脉案",常直接写在处方笺上。它的前半部分是案语,概括患者就诊的症状、患病经过、引发原因及分析病机,提出诊断,列出治法等;后半部分为处方的具体内容。有的临证体医案在事后曾进行过适当的整理,如按一定格式拆开来分项记述,或在案后加上按语之类的内容。这种医案的优点是真实可靠,能反映医家诊疗的原貌,但往往过于简略,或缺乏条理性。

临证体医案据其写作文体的不同,又可将其分为叙录式、骈文歌体式、病历式三类。

(1) 叙录式医案:在临证体医案中,用比较自由的散文体叙录的医案占大多数,写法繁简不一,形式多样,可分为八类:第一类是仅列主症,或脉象,或舌象,不及其余。这类医案虽然简要,但因资料欠完整,故给读者带来困难。第二类是仅点明辨证结果或治疗大法,其余皆略。这类医案虽主症因机等已隐含其内,但仍嫌笼统而不完整。第三类是只谈病因和治法,略于病机、症状和舌脉。虽有理法而无脉症,给经验总结带来困难。第四类是以分析病因、病机为主,在分析中顺便带出脉症,然后确立治法及处方。此类医案往往说理过于冗长,不易综合分析,也不易读写。第五类是病因、病机、病史、症状、诊断、治疗等交融一体,夹叙夹议,互为阐发。其优点是概括性强,能表达诊疗中的关键,体现中医学理论和辨证论治精神,反映医家的经验,但仍欠条理,且往往有论虚大于言实之感。第六类是先概括性地阐明病机,后叙述症状、脉舌,再提出治疗意见与处方。此类医案具有理法突出,简洁明了等优点。第七类是先列症、因、脉、治、方药各项,然后针对诊治过程中的重点、难点、疑点,自设问答,提要钩玄,答疑解惑。此类自设问答部分最宜细看,是医家经验之谈,对提高诊疗水平大有裨益。第八类是先记述症状、病情经过和就诊的脉象、舌脉,然后分析病因、病机,最后下诊断、列治法、出方药。此类医案比较客观,内容记述完整,条理清晰,朴实无华。

(2) 骈文歌体式医案:是指用骈文或歌体写成的医案,除医学价值外,还有一定的文学鉴赏价值。

(3) 病历式医案:是将传统医案的内容拆开,按病者、病名、病因、证候、诊断、疗法、处方、效果等分项记述。这类医案具有条理清晰,使读者对医案的脉因证治、理法方药等各项内容一目了然,且内容记载更为详尽,使医案的稽查、统计等价值得以充分发挥,可为整理研究提供宝贵的资料。

2. 笔记体式医案　笔记体式医案是医者诊后用回忆追述的方式写下的医案,是事后经过医生本人提炼加工后形成的诊疗经验谈。一般有四个特点:一是诊疗过程交代得比较清楚;二是能比较详细地反映医家的临床思维、决策过程和辨证用药经验;三是大多为疑难危重或有发明、有新意的医案,平庸者较少,富有启迪性;四是文字连贯,有分析、有体会,易读好懂。据其写作风格不同，又可大致分为四种：一为过程式，是注重于反映诊疗过程的医案，有助于学者把握病证的传变规律和医家相应的治疗对策；二为夹议式，这类医案在追述诊疗过程中，穿插了大段议论，或阐述病机，或说明药理，或引经据典，或借题发挥，种种不一；三为问答式，一般是通过回答有针对性的提问，将医家在诊治疾病过程中独到经验和认识提示出来；四为日记式，是指保存在日记中的医案，它在追述时，把诊治疾病的经过与记事结合在一起。

【古代文献】

《重订名医类案·叙》：《内经》以五运六气、三部九候原生人之疾病，诊有一定之法，刺有一定之针，此所谓案也。

其言也立，言立而案存，后虽有良医不能易，所谓南山可移，此案不可动也。

吾观太史公之传淳于意，则意之医案也；陈寿之传华佗，则佗之医案也；李延寿之传徐父伯，则父伯之医案也。后史以医为小道，传方术者略而不书，而案之存于史者盖寡。诸医之良者，自传其术，幸而不终至于泯没。江氏赅而存之，意良善也。书久残失而字句讹谬，吾友魏玉璜氏精于医术，能穷其源，附以己见而议论不至混淆。鲍以文氏，博于考索，能知其故，刊其讹字而汤齐不致贻误。

语云：医者意也。黄帝有问岐伯，即知其人之病之由；雷公有问黄帝，即知其人之病之由。以意决之也，此即黄帝、岐伯之医案也。若其病不应脉，当思其病；脉不应病，当思其脉；药不应病，当思其药。三者相参，思之，思之，其有不合者寡矣！医之有案，盖未有出此三者。遵其道而用之，人人皆可以为良医，人人皆可以立案。

《重订名医类案·序》：医之有案，实权舆于左氏传、太史公。魏晋以降，多散见于史集，至丹溪始有专书，皆其门人所日记，亦小说、杂记之属。宋·张季明作《医说》十卷，首述轩岐，以发其宗，次列证治，以穷其变，又此编之鼻祖也。至于分门别类，间有未精审者，是在览者之鉴别。

【研究进展】

一、医案整理研究的意义

个案总结是中医的传统。千百年来，医家的直接经验，通过医论、医案等形式流传于世。如今重视个案整理仍有重要意义。首先，个案整理有利于总结、交流老中医经验。其次，个案内孕育着新的理论或新的研究课题。整理个案是由特殊到一般的第一个认识过程，治疗疾病的规律性包含在有效的个别医案之中。如用东垣益气聪明汤治疗高血压眩晕，黄连降心火作用与降低尿儿茶酚胺等科研成果，都源于个案总结。

个案总结也存在明显的不足，它仅是实例而没有数量和对照，难以准确地反映出规律性，重复性差，但也不能因此否定个案的作用。医疗实践是一个一个患者的实践，个案总结是大量病例总结的基础。为了克服其不足，应根据已经发现的有效个案显示的苗头，进一步开展科学研究，揭示其中的规律。依据对照、可重复、随机化三原则设计科研方案，将取得的结果进行重复验证与扩大验证。这种对同一个病或同一个证的治疗，经过众多病例的验证，是医案整理的高级形式，可能取得更有价值的创造性成果，甚至填补医学空白，对促进中医学术的发展和繁荣，能产生积极的影响。

前人给我们留下了难以计数的个案，分布于医案专著及中药、方剂、医话、史书等各类医籍中。系统开展医案的校勘，汇编各派医家的医案，类编名家验案，分科系统整理历代医案，发掘整理名家医案的精华等工作，可使各个流派、各位医家的学术思想、技术专长及诊疗经验得到继承和发扬。从而提高诊疗水平，并为科研人员提供许多有价值的信息或研究课题。

可见，积极开展医案整理研究工作，既能更好地继承古今医家的学术思想和医疗经验，有利于开展学术交流，亦能很好地发掘其中的精华，繁荣学术，为医疗、教学、科研服务。

二、医案整理研究的原则

历代医案的整理研究工作，大多出自一人或数人手笔，医家平时诊病缺乏较为完善的病案管理制度，医案编写缺乏规范可行的通则，各行其是，出现了种种弊端，如同夏应堂在《全国名医验案类编》序中所言："研辞琢句，俪白妃黄，或则洋洒千言，或则寥落数字，但论词华，不言医理，举凡病理、病症、诊断、处方，均所不问，徒夸辞藻之工，实乖医案之例，乃一二文学之士，倡之于前，便佞之徒，步之于后，相传辗转，风气遂成，此一弊也。理无全胜，学有专长，但出一编，必求全品，徒夸博洽，不问精粗，其方之合否不顾也，其治之效否不顾也，以多为贵，以博为能，如灵胎所谓记账簿者也，此二弊也。上工全九，中工全八，症有不治，药无十全，乃好大喜功，侈言治验，或出门人之手，为师讳过，或属自编之案，为己掩瑕，伪造验方，妄言效案，一若有治必愈，无病不痊，大言炎炎，欺人欺世，后人得之，真赝难辨，此三弊也。零缣断锦，剩玉残金，首尾不全，始末无考，虽珍敝帚，终属残葩，病变之转移无寻，治疗之步骤莫考，其效其否，固不可知，其是其非，又焉能晓，此四弊也。更或有案无方，但仰高深而莫测，更或有方无案，徒瞻方药而兴嗟。凡此诸端，悉为通病，各家名集，均所不免。"

因此在医案整理中，第一必须要求真实，即入选的医案必须真实可靠，尊重原始记录。第二医案应当完整，首尾俱全，资料完整，效果明显，理法分明，方药齐全。第三是应当规范，应根据《中医病案书写规范》的精神，结合医案内容，作出若干规定，按统一规则整理。第四要做到可读，包括医案事实鲜明，分析清楚，文字流畅，一目了然，医案的内容要真正反映医家的学术思想与独到的医疗经验，具有新意，能启迪后学，增进他人学识。

三、医案整理研究的步骤

第一，医案的收集。筛选高质量医案是编好医案专著的关键。可选医家祖传秘方或本人验方诊治的典型验案；医家运用辨证论治原则，古方新用等方面的验案；运用药物、毒药、配方等方面具有独特经验的医案；对疑难病、少见病等获得满意疗效的医案；运用新理论、新思路、新技术、新疗法、新药等而获效的医案；能反映某医家学术思想、独特经验的医案；科研成果中典型的医案等。

第二，医案的加工。主要是文字加工和体例加工。

第三，医案的别类。据医案的范围等，可采用不同的分类方法。如个人独著医案一般可以科为纲，以病证为目。数位医家合编或类编的医案，常以人为纲，以病证为目；亦可以病证为纲进行分类。也有按人体部位、方证等进行分类的。

第四，医案的评析。即针对某案或某类病证撰写按语、总评、眉批、夹注、自注等形式的理论分析，阐隐发微、析疑解惑、褒贬分明，帮助读者掌握案中精义。其中按语的形式最为常见，按语的撰写内容常为言其得失、引经述理、类案比较、注释关键、质疑辨误、言明特点等。

四、医案整理研究的方式

医案整理可以编撰医书，如编著名家医案，汇编各家医案，类编各家医案，以及用注、疏、辨、设等方式整理研究前人医案著作。

医案整理还可撰写论文，如个案整理研究、专题研究等。

医案可以运用计算机进行辅助整理。如将古今医案输入计算机，进行分类归纳、统计分析，并可编制名老中医的诊疗程序等。

几十年来中医医案的整理研究工作中，广大学者在辨证论治规律、医家经验的总结等方面做了大量的研究，取得了许多成果。但由于中医古今医案浩如烟海，用传统人工的整理研究方式过于耗时、耗力，限制了整理研究工作的全面开展，制约了其发展速度。

如今，随着计算机技术的不断发展与成熟，人们运用现代信息化手段来收集、整理中医医案，已成为一种新的方式。但早期在医案的利用、整理研究仍较为单一，主要有：姜良铎在董建华的指导下，运用统计学原理对古今700多医家10 009则温病医案进行分析，著成《温病诊断指标及证治方药规律的研究》一文。揭示了温病临床诊治规律，确定了疗效标准。其他诸如周鸣心对《傅青主女科》的方药特点进行的分析。再有就是将研究成果转化为实用技术——虚拟专家诊疗仪。较早研制成功的有中国中医研究院（现为中国中医科学院）西苑医院研制的模拟钱伯煊诊治痛经的诊疗仪，北京市中医医院研制的关幼波治疗肝病诊疗仪，以及北京中医药大学东直门医院研制的董建华治脾胃病诊疗仪等。

随着人们研究的深入，认识的不断提高，开始设想建立中医医案数据库，并出现了有一定规模的数据库。如北京的中医医案数据库，上海的古今医案查询统计分析系统。但这些系统更多地用于查询，其他的功能并没有很好地开发。继而山东借助自制医案录入程序进行医案数据录入，建立了中医历代医案数据库，并对332个常见临床症状及110个常见临床证型的有关内容进行了统计，得出了相应结论，但仍然较为单一。

目前，人们设想建立大型、齐全（古今各个时期）、成熟、开放的具有分析功能的中医医案数据库，便于医案的统计分析。研发中医医案管理数据库，便于从多角度统计分析医案的特点，将其作为中医医案全部信息的一个医案资源平台。通过这个平台，可从不同方面对医案进行广泛的研究，使中医医案更好地发挥其应有的作用。这项工作首先要将中医医案中的主要元素进行分析、拆解、录入，形成数据库的元数据，再通过这些数据，可以快速地分类检索、分类查询、分类统计，并根据要求，采用频次统计、多元分析等技术手段对大量数据进行分析和挖掘，把最有价值的信息区分出来，并进行结果表述。既可以对单一医家，或同一时期医家对疾病的认识与诊断、治疗方式、用药特点及学术观点进行分析研究，也可以对数据库中所有医家进行综合研究，探求发病规律、发病特点等全方位的研究。诸如：①疾病与证、证素的关系；②证与舌、脉的关系；③病、证的规律与治疗用药配伍规律；④药物用量与治疗效果的关系。

总之，通过大量数据进行的分析研究，避免了片面性，也克服了前面所说的个案实例没有数量与对照的问题，使得找到更多的实例作为佐证与对照成为可能，从而使分析的结论更为真实可信。应当看到，准确、全面、规范、有效的医案元数据的提取，是数据库发挥良好作用的前提，这是一项庞大而艰巨的工作。但无论如何运用现代化信息技术，能使中医病案得到更加广泛与深入的研究，是中医病案的发展趋势，有较好的发展前景。

参考文献

[1] 陶广正. 中医医案学的历史与成就. 中医文献杂志，2002，9(4)：50-54

[2] 任任. 从医案看辨证. 浙江中医学院学报，2005，2(29)：13-14

[3] 茅晓．江瓘父子医案特色．浙江中医杂志，2001，36(3)：93-95
[4] 王庆其．名医临床经验总结刍议．中医文献杂志，2003，10(4)：33-36
[5] 刘新军，顾眉君．病案学．北京：中国劳动社会保障出版社，2002：1-58
[6] 彭兆丽，孟浦，成于珈．医疗机构病历书写规范．北京：科学出版社，2003：83-91
[7] 朱文锋．中医诊断学．北京：人民卫生出版社，1999：935-937

第二节　病　　历

【基本内容】

一、病历的含义与意义

病历是指医务人员在医疗活动过程中形成的文字、符号、图表、影像、切片等资料的总和，包括门(急)诊病历和住院病历。病历书写则是指医务人员通过问诊、查体、辅助检查、诊断、治疗、护理等医疗活动获得有关资料，并进行归纳、分析、整理形成医疗活动记录的行为。

近50年来，随着大批中医院的建立，对中医病历书写的规范要求日趋迫切，书写的内容也日趋完备。1953年卫生部将诊籍、医案、病历等，统一定名为“病案”。以后又多次对中医病案的书写和管理进行研究，并提出明确的规定与要求。1983年，卫生部中医司制定并试行《中医病历书写格式和要求》，1992年，国家中医药管理局颁布《中医病案书写规范》，2000年重新颁布《中医病案规范》，2002年卫生部、国家中医药管理局发布《中医、中西医结合病历书写基本规范(试行)》，这些都是国家行政管理部门的法规，使我国的病历书写和管理不断完善，成为医疗机构重要的档案材料，使病历在我国医学科学事业中发挥重要作用。虽然中医病案已分化为“医案”和“病历”两种形式，但临床提倡更多地使用病历的形式记录。

自2010年7月1日起，卫生部、国家中医药管理局联合颁布的《中医病历书写基本规范》(国中医药医政发[2010]29号)已正式施行，2002年版《中医、中西医结合病历书写基本规范(试行)》等亦同时废止。

病历作为第一手信息资料，对医疗、教学、科研、医院、司法等工作起着十分重要的作用。

1. 医疗　病历是医务人员对患者进行诊治的科学记录，不仅记录疾病发生、发展、变化、转归、诊治等全部过程，而且反映了医务人员在诊治过程中的思维活动。因此，病历是保证患者得到正确诊断和治疗的先决条件之一，也是复诊、转诊、会诊等的重要资料。因此，病历书写是临床医师必要的基本功，它反映着临床医务工作者医疗技术、科学作风和文化修养的水平。

2. 教学　病历是教学中理论联系实践最有价值的资料，对培养学生独立分析和解决实际问题的能力起着重要作用。因此，指导学生书写病历是教学中不可缺少的环节，也是学生临床实践的重要步骤。

3. 科研　病历是临床科研的宝贵资料，通过对大量病历内容的统计分析，可总结极有学术价值的科学资料。

4. 管理　病历建设是医院科学管理的一项重要内容。同时病历是考察医务人员工作质量、态度和业务水平的重要依据。因此，写好病历，能促进医疗质量的提高。

5. 司法　病历是分析医疗事故、解决医疗纠纷、判定法律责任、处理医疗保险等事项的重要资料和依据。医院和所有临床工作人员以及患者均须对病历资料慎重保管，不可丢失。

二、中医病历的内容与要求

参照《中医病历书写基本规范》(2010版),中医病历的基本要求和主要内容如下:

(一) 基本要求

1. 病历是指医务人员在医疗活动过程中形成的文字、符号、图表、影像、切片等资料的总和,包括门(急)诊病历和住院病历。

2. 中医病历书写是指医务人员通过望、闻、问、切及查体、辅助检查、诊断、治疗、护理等医疗活动获得有关资料,并进行归纳、分析、整理形成医疗活动记录的行为。

3. 病历书写应当客观、真实、准确、及时、完整、规范。

4. 病历书写应当使用蓝黑墨水、碳素墨水,需复写的病历资料可以使用蓝或黑色油水的圆珠笔。计算机打印的病历应当符合病历保存的要求。

5. 病历书写应当使用中文,通用的外文缩写和无正式中文译名的症状、体征、疾病名称等可以使用外文。

6. 病历书写应规范使用医学术语,中医术语的使用依照相关标准、规范执行。要求文字工整,字迹清晰,表述准确,语句通顺,标点正确。

7. 病历书写过程中出现错字时,应当用双线划在错字上,保留原记录清楚、可辨,并注明修改时间,修改人签名。不得采用刮、粘、涂等方法掩盖或去除原来的字迹。

上级医务人员有审查、修改下级医务人员书写的病历的责任。

8. 病历应当按照规定的内容书写,并由相应医务人员签名。

实习医务人员、试用期医务人员书写的病历,应当经过本医疗机构注册的医务人员审阅、修改并签名。

进修医务人员由医疗机构根据其胜任本专业工作实际情况认定后书写病历。

9. 病历书写一律使用阿拉伯数字书写日期和时间,采用24小时制记录。

10. 病历书写中涉及的诊断,包括中医诊断和西医诊断,其中中医诊断包括疾病诊断与证候诊断。

中医治疗应当遵循辨证论治的原则。

11. 对需取得患者书面同意方可进行的医疗活动,应当由患者本人签署知情同意书。患者不具备完全民事行为能力时,应当由其法定代理人签字;患者因病无法签字时,应当由其授权的人员签字;为抢救患者,在法定代理人或被授权人无法及时签字的情况下,可由医疗机构负责人或者授权的负责人签字。

因实施保护性医疗措施不宜向患者说明情况的,应当将有关情况告知患者近亲属,由患者近亲属签署知情同意书,并及时记录。患者无近亲属的或者患者近亲属无法签署同意书的,由患者的法定代理人或者关系人签署同意书。

(二) 门(急)诊病历书写内容及要求

1. 门(急)诊病历内容包括门(急)诊病历首页[门(急)诊手册封面]、病历记录、化验单(检验报告)、医学影像检查资料等。

2. 门(急)诊病历首页内容应当包括患者姓名、性别、出生年月日、民族、婚姻状况、职业、工作单位、住址、药物过敏史等项目。

门诊手册封面内容应当包括患者姓名、性别、年龄、工作单位或住址、药物过敏史等项目。

3. 门(急)诊病历记录分为初诊病历记录和复诊病历记录。

初诊病历记录书写内容应当包括就诊时间、科别、主诉、现病史、既往史,中医四诊情况,阳性体征、必要的阴性体征和辅助检查结果,诊断及治疗意见和医师签名等。

复诊病历记录书写内容应当包括就诊时间、科别、中医四诊情况,必要的体格检查和辅助检查结果、诊断、治疗处理意见和医师签名等。

急诊病历书写就诊时间应当具体到分钟。

4. 门(急)诊病历记录应当由接诊医师在患者就诊时及时完成。

5. 急诊留观记录是急诊患者因病情需要留院观察期间的记录,重点记录观察期间病情变化和诊疗措施,记录简明扼要,并注明患者去向。实施中医治疗的,应记录中医四诊、辨证施治情况等。抢救危重患者时,应当书写抢救记录。门(急)诊抢救记录书写内容及要求按照住院病历抢救记录书写内容及要求执行。

(三) 住院病历书写内容及要求

1. 住院病历内容包括住院病案首页、入院记录、病程记录、手术同意书、麻醉同意书、输血治疗知情同意书、特殊检查(特殊治疗)同意书、病危(重)通知书、医嘱单、辅助检查报告单、体温单、医学影像检查资料、病理资料等。

2. 入院记录是指患者入院后,由经治医师通过望、闻、问、切及查体、辅助检查获得有关资料,并对这些资料归纳分析书写而成的记录。可分为入院记录、再次或多次入院记录、24小时内入出院记录、24小时内入院死亡记录。

入院记录、再次或多次入院记录应当于患者入院后24小时内完成;24小时内入出院记录应当于患者出院后24小时内完成,24小时内入院死亡记录应当于患者死亡后24小时内完成。

3. 入院记录的要求及内容

(1) 患者一般情况包括姓名、性别、年龄、民族、婚姻状况、出生地、职业、入院时间、记录时间、发病节气、病史陈述者。

(2) 主诉是指促使患者就诊的主要症状(或体征)及持续时间。

(3) 现病史是指患者本次疾病的发生、演变、诊疗等方面的详细情况,应当按时间顺序书写,并结合中医问诊,记录目前情况。内容包括发病情况、主要症状特点及其发展变化情况、伴随症状、发病后诊疗经过及结果、睡眠和饮食等一般情况的变化,以及与鉴别诊断有关的阳性或阴性资料等。

1) 发病情况:记录发病的时间、地点、起病缓急、前驱症状、可能的原因或诱因。

2) 主要症状特点及其发展变化情况:按发生的先后顺序描述主要症状的部位、性质、持续时间、程度、缓解或加剧因素,以及演变发展情况。

3) 伴随症状:记录伴随症状,描述伴随症状与主要症状之间的相互关系。

4) 发病以来诊治经过及结果:记录患者发病后到入院前,在院内、外接受检查与治疗的详细经过及效果。对患者提供的药名、诊断和手术名称需加引号(“”)以示区别。

5) 发病以来一般情况:结合“十问”简要记录患者发病后的寒热、饮食、睡眠、情志、二便、体重等情况。

与本次疾病虽无紧密关系,但仍需治疗的其他疾病情况,可在现病史后另起一段予以记录。

(4) 既往史是指患者过去的健康和疾病情况。内容包括既往一般健康状况、疾病史、传染病史、预防接种史、手术外伤史、输血史、食物或药物过敏史等。

（5）个人史，婚育史、月经史，家族史。

1）个人史：记录出生地及长期居留地，生活习惯及有无烟、酒、药物等嗜好，职业与工作条件及有无工业毒物、粉尘、放射性物质接触史，有无冶游史。

2）婚育史、月经史：婚姻状况、结婚年龄、配偶健康状况、有无子女等。女性患者记录经带胎产史，初潮年龄、行经期天数、间隔天数、末次月经时间（或闭经年龄）、月经量、痛经及生育等情况。

3）家族史：父母、兄弟、姐妹健康状况，有无与患者类似疾病，有无家族遗传倾向的疾病。

（6）中医望、闻、切诊应当记录神色、形态、语声、气息、舌象、脉象等。

（7）体格检查应当按照系统循序进行书写。内容包括体温、脉搏、呼吸、血压，一般情况、皮肤、黏膜，全身浅表淋巴结，头部及其器官，颈部，胸部（胸廓、肺部、心脏、血管），腹部（肝、脾等），直肠肛门，外生殖器，脊柱，四肢，神经系统等。

（8）专科情况应当根据专科需要记录专科特殊情况。

（9）辅助检查指入院前所做的与本次疾病相关的主要检查及其结果。应分类按检查时间顺序记录检查结果，如系在其他医疗机构所作检查，应当写明该机构名称及检查号。

（10）初步诊断是指经治医师根据患者入院时情况，综合分析所作出的诊断。如初步诊断为多项时，应当主次分明。对待查病例应列出可能性较大的诊断。

（11）书写入院记录的医师签名。

4. 再次或多次入院记录，是指患者因同一种疾病再次或多次住入同一医疗机构时书写的记录。要求及内容基本同入院记录。主诉是记录患者本次入院的主要症状（或体征）及持续时间；现病史中要求首先对本次住院前历次有关住院诊疗经过进行小结，然后再书写本次入院的现病史。

5. 患者入院不足24小时出院的，可以书写24小时内入出院记录。内容包括患者姓名、性别、年龄、职业、入院时间、出院时间、主诉、入院情况、入院诊断、诊疗经过、出院情况、出院诊断、出院医嘱、医师签名等。

6. 患者入院不足24小时死亡的，可以书写24小时内入院死亡记录。内容包括患者姓名、性别、年龄、职业、入院时间、死亡时间、主诉、入院情况、入院诊断、诊疗经过（抢救经过）、死亡原因、死亡诊断、医师签名等。

7. 病程记录是指继入院记录之后，对患者病情和诊疗过程所进行的连续性记录。内容包括患者的病情变化情况及证候演变情况、重要的辅助检查结果及临床意义、上级医师查房意见、会诊意见、医师分析讨论意见、所采取的诊疗措施及效果、医嘱更改及理由、向患者及其近亲属告知的重要事项等。

中医方药记录格式参照中药饮片处方相关规定执行。

病程记录的要求及内容：

（1）首次病程记录是指患者入院后由经治医师或值班医师书写的第一次病程记录，应当在患者入院8小时内完成。首次病程记录的内容包括病例特点、拟诊讨论（诊断依据及鉴别诊断）、诊疗计划等。

1）病例特点：应当在对病史、四诊情况、体格检查和辅助检查进行全面分析、归纳和整理后写出本病例特征，包括阳性发现和具有鉴别诊断意义的阴性症状和体征等。

2）拟诊讨论（诊断依据及鉴别诊断）：根据病例特点，提出初步诊断和诊断依据；对诊断不明的写出鉴别诊断并进行分析；并对下一步诊治措施进行分析。诊断依据包括中医辨病辨证依据与西医诊断依据，鉴别诊断包括中医鉴别诊断与西医鉴别诊断。

3）诊疗计划：提出具体的检查、中西医治疗措施及中医调护等。

（2）日常病程记录是指对患者住院期间诊疗过程的经常性、连续性记录。由经治医师书写，也可以由实习医务人员或试用期医务人员书写，但应有经治医师签名。书写日常病程记录时，首先标明记录时间，另起一行记录具体内容。对病危患者应当根据病情变化随时书写病程记录，每天至少 1 次，记录时间应当具体到分钟。对病重患者，至少 2 天记录一次病程记录。对病情稳定的患者，至少 3 天记录一次病程记录。

日常病程记录应反映四诊情况及治法、方药变化及其变化依据等。

（3）上级医师查房记录是指上级医师查房时对患者病情、诊断、鉴别诊断、当前治疗措施疗效的分析及下一步诊疗意见等的记录。

主治医师首次查房记录应当于患者入院 48 小时内完成。内容包括查房医师的姓名、专业技术职务、补充的病史和体征、理法方药分析、诊断依据与鉴别诊断的分析及诊疗计划等。

主治医师日常查房记录间隔时间视病情和诊疗情况确定，内容包括查房医师的姓名、专业技术职务、对病情的分析和诊疗意见等。

科主任或具有副主任医师以上专业技术职务任职资格医师查房的记录，内容包括查房医师的姓名、专业技术职务、对病情和理法方药的分析及诊疗意见等。

（4）疑难病例讨论记录是指由科主任或具有副主任医师以上专业技术任职资格的医师主持、召集有关医务人员对确诊困难或疗效不确切病例讨论的记录。内容包括讨论日期、主持人、参加人员姓名及专业技术职务、具体讨论意见及主持人小结意见等。

（5）交（接）班记录是指患者经治医师发生变更之际，交班医师和接班医师分别对患者病情及诊疗情况进行简要总结的记录。交班记录应当在交班前由交班医师书写完成；接班记录应当由接班医师于接班后 24 小时内完成。交（接）班记录的内容包括入院日期、交班或接班日期、患者姓名、性别、年龄、主诉、入院情况、入院诊断、诊疗经过、目前情况、目前诊断、交班注意事项或接班诊疗计划、医师签名等。

（6）转科记录是指患者住院期间需要转科时，经转入科室医师会诊并同意接收后，由转出科室和转入科室医师分别书写的记录。包括转出记录和转入记录。转出记录由转出科室医师在患者转出科室前书写完成（紧急情况除外）；转入记录由转入科室医师于患者转入后 24 小时内完成。转科记录内容包括入院日期、转出或转入日期，转出、转入科室，患者姓名、性别、年龄、主诉、入院情况、入院诊断、诊疗经过、目前情况、目前诊断、转科目的及注意事项或转入诊疗计划、医师签名等。

（7）阶段小结是指患者住院时间较长，由经治医师每月所作病情及诊疗情况总结。阶段小结的内容包括入院日期、小结日期，患者姓名、性别、年龄、主诉、入院情况、入院诊断、诊疗经过、目前情况、目前诊断、诊疗计划、医师签名等。

交（接）班记录、转科记录可代替阶段小结。

（8）抢救记录是指患者病情危重，采取抢救措施时作的记录。因抢救急危患者，未能及时书写病历的，有关医务人员应当在抢救结束后 6 小时内据实补记，并加以注明。内容包括病情变化情况、抢救时间及措施、参加抢救的医务人员姓名及专业技术职称等。记录抢救时间应当具体到分钟。

（9）有创诊疗操作记录是指在临床诊疗活动过程中进行的各种诊断、治疗性操作（如胸腔穿刺、腹腔穿刺等）的记录。应当在操作完成后即刻书写。内容包括操作名称、操作时间、操作步骤、结果及患者一般情况，记录过程是否顺利、有无不良反应，术后注意事项及是否向患者说明，操作医师签名。

（10）会诊记录（含会诊意见）是指患者在住院期间需要其他科室或者其他医疗机构协助诊疗时，分别由申请医师和会诊医师书写的记录。会诊记录应另页书写。内容包括申请会诊记录和会诊意见记录。申请会诊记录应当简要载明患者病情及诊疗情况、申请会诊的理由和目的，申请会诊医师签名等。常规会诊意见记录应当由会诊医师在会诊申请发出后48小时内完成，急会诊时会诊医师应当在会诊申请发出后10分钟内到场，并在会诊结束后即刻完成会诊记录。会诊记录内容包括会诊意见、会诊医师所在的科别或者医疗机构名称、会诊时间及会诊医师签名等。申请会诊医师应在病程记录中记录会诊意见执行情况。

（11）术前小结是指在患者手术前，由经治医师对患者病情所作的总结。内容包括简要病情、术前诊断、手术指征、拟施手术名称和方式、拟施麻醉方式、注意事项，并记录手术者术前查看患者相关情况等。

（12）术前讨论记录是指因患者病情较重或手术难度较大，手术前在上级医师主持下，对拟实施手术方式和术中可能出现的问题及应对措施所作的讨论。讨论内容包括术前准备情况、手术指征、手术方案、可能出现的意外及防范措施、参加讨论者的姓名及专业技术职务、具体讨论意见及主持人小结意见、讨论日期、记录者的签名等。

（13）麻醉术前访视记录是指在麻醉实施前，由麻醉医师对患者拟施麻醉进行风险评估的记录。麻醉术前访视可另立单页，也可在病程中记录。内容包括姓名、性别、年龄、科别、病案号，患者一般情况、简要病史、与麻醉相关的辅助检查结果、拟行手术方式、拟行麻醉方式、麻醉适应证及麻醉中需注意的问题、术前麻醉医嘱、麻醉医师签字并填写日期。

（14）麻醉记录是指麻醉医师在麻醉实施中书写的麻醉经过及处理措施的记录。麻醉记录应当另页书写，内容包括患者一般情况、术前特殊情况、麻醉前用药、术前诊断、术中诊断、手术方式及日期、麻醉方式、麻醉诱导及各项操作开始及结束时间、麻醉期间用药名称、方式及剂量、麻醉期间特殊或突发情况及处理、手术起止时间、麻醉医师签名等。

（15）手术记录是指手术者书写的反映手术一般情况、手术经过、术中发现及处理等情况的特殊记录，应当在术后24小时内完成。特殊情况下由第一助手书写时，应有手术者签名。手术记录应当另页书写，内容包括一般项目（患者姓名、性别、科别、病房、床位号、住院病历号或病案号）、手术日期、术前诊断、术中诊断、手术名称、手术者及助手姓名、麻醉方法、手术经过、术中出现的情况及处理等。

（16）手术安全核查记录是指由手术医师、麻醉医师和巡回护士三方，在麻醉实施前、手术开始前和病人离室前，共同对病人身份、手术部位、手术方式、麻醉及手术风险、手术使用物品清点等内容进行核对的记录，输血的病人还应对血型、用血量进行核对。应有手术医师、麻醉医师和巡回护士三方核对、确认并签字。

（17）手术清点记录是指巡回护士对手术患者术中所用血液、器械、敷料等的记录，应当在手术结束后即时完成。手术清点记录应当另页书写，内容包括患者姓名、住院病历号（或病案号）、手术日期、手术名称、术中所用各种器械和敷料数量的清点核对、巡回护士和手术器械护士签名等。

（18）术后首次病程记录是指参加手术的医师在患者术后即时完成的病程记录。内容包括手术时间、术中诊断、麻醉方式、手术方式、手术简要经过、术后处理措施、术后应当特别注意观察的事项等。

(19) 麻醉术后访视记录是指麻醉实施后，由麻醉医师对术后患者麻醉恢复情况进行访视的记录。麻醉术后访视可另立单页，也可在病程中记录。内容包括姓名、性别、年龄、科别、病案号，患者一般情况、麻醉恢复情况、清醒时间、术后医嘱、是否拔除气管插管等，如有特殊情况应详细记录，麻醉医师签字并填写日期。

(20) 出院记录是指经治医师对患者此次住院期间诊疗情况的总结，应当在患者出院后24小时内完成。内容主要包括入院日期、出院日期、入院情况、入院诊断、诊疗经过、出院诊断、出院情况、出院医嘱、中医调护、医师签名等。

(21) 死亡记录是指经治医师对死亡患者住院期间诊疗和抢救经过的记录，应当在患者死亡后24小时内完成。内容包括入院日期、死亡时间、入院情况、入院诊断、诊疗经过(重点记录病情演变、抢救经过)、死亡原因、死亡诊断等。记录死亡时间应当具体到分钟。

(22) 死亡病例讨论记录是指在患者死亡一周内，由科主任或具有副主任医师以上专业技术职务任职资格的医师主持，对死亡病例进行讨论、分析的记录。内容包括讨论日期、主持人及参加人员姓名、专业技术职务、具体讨论意见及主持人小结意见、记录者的签名等。

(23) 病重(病危)患者护理记录是指护士根据医嘱和病情对病重(病危)患者住院期间护理过程的客观记录。病重(病危)患者护理记录应当根据相应专科的护理特点书写。内容包括患者姓名、科别、住院病历号(或病案号)、床位号、页码、记录日期和时间、出入液量、体温、脉搏、呼吸、血压等病情观察、护理措施和效果、护士签名等。记录时间应当具体到分钟。

采取中医护理措施应当体现辨证施护。

8. 手术同意书是指手术前，经治医师向患者告知拟施手术的相关情况，并由患者签署是否同意手术的医学文书。内容包括术前诊断、手术名称、术中或术后可能出现的并发症、手术风险、患者签署意见并签名、经治医师和术者签名等。

9. 麻醉同意书是指麻醉前，麻醉医师向患者告知拟施麻醉的相关情况，并由患者签署是否同意麻醉意见的医学文书。内容包括患者姓名、性别、年龄、病案号、科别、术前诊断、拟行手术方式、拟行麻醉方式，患者基础疾病及可能对麻醉产生影响的特殊情况，麻醉中拟行的有创操作和监测，麻醉风险、可能发生的并发症及意外情况，患者签署意见并签名、麻醉医师签名并填写日期。

10. 输血治疗知情同意书是指输血前，经治医师向患者告知输血的相关情况，并由患者签署是否同意输血的医学文书。输血治疗知情同意书内容包括患者姓名、性别、年龄、科别、病案号、诊断、输血指征、拟输血成分、输血前有关检查结果、输血风险及可能产生的不良后果、患者签署意见并签名、医师签名并填写日期。

11. 特殊检查、特殊治疗同意书是指在实施特殊检查、特殊治疗前，经治医师向患者告知特殊检查、特殊治疗的相关情况，并由患者签署是否同意检查、治疗的医学文书。内容包括特殊检查、特殊治疗项目名称、目的、可能出现的并发症及风险、患者签名、医师签名等。

12. 病危(重)通知书是指因患者病情危、重时，由经治医师或值班医师向患者家属告知病情，并由患方签名的医疗文书。内容包括患者姓名、性别、年龄、科别，目前诊断及病情危重情况，患方签名、医师签名并填写日期。一式两份，一份交患方保存，另一份归病历中保存。

13. 医嘱是指医师在医疗活动中下达的医学指令。医嘱单分为长期医嘱单和临时医嘱单。

长期医嘱单内容包括患者姓名、科别、住院病历号(或病案号)、页码、起始日期和时间、长期医嘱内容、停止日期和时间、医师签名、执行时间、执行护士签名。临时医嘱单内容包括医嘱时间、临时医嘱内容、医师签名、执行时间、执行护士签名等。

医嘱内容及起始、停止时间应当由医师书写。医嘱内容应当准确、清楚,每项医嘱应当只包含一个内容,并注明下达时间,应当具体到分钟。医嘱不得涂改。需要取消时,应当使用红色墨水标注“取消”字样并签名。

一般情况下,医师不得下达口头医嘱。因抢救急危患者需要下达口头医嘱时,护士应当复诵一遍。抢救结束后,医师应当即刻据实补记医嘱。

14. 辅助检查报告单是指患者住院期间所做各项检验、检查结果的记录。内容包括患者姓名、性别、年龄、住院病历号(或病案号)、检查项目、检查结果、报告日期、报告人员签名或者印章等。

15. 体温单为表格式,以护士填写为主。内容包括患者姓名、科室、床号、入院日期、住院病历号(或病案号)、日期、手术后天数、体温、脉搏、呼吸、血压、大便次数、出入液量、体重、住院周数等。

三、中医病历书写的重点内容

中医病历书写的重点内容是主诉、现病史和中医病证诊断。

(一) 主诉

1. 主诉的确定　主诉是指患者就诊时最感痛苦的症状或体征及其持续时间。主诉往往是疾病的主要矛盾所在,具有重要的诊断价值。主诉是调查、认识、分析、处理疾病的重要线索。主诉需要医生经过问诊或检查、分析思考以后确定。主诉的确定对临床具有重要的意义:①提示病情的轻重缓急及其救治原则,如以大出血、昏迷等作为主诉者,常应急救处理。②确定询问或检查的主次和秩序,因为询问和检查首先都应围绕主诉进行。③确定病种和辨别病位或病性的主要依据,如寒热定时发作常为疟疾;胃脘痛多为病位在胃等。④决定现病史与既往史书写的内容,因为二者一般是以主诉所定时间作为区分的界限。

2. 主诉的书写要求　主诉的书写,要求重点突出,高度概括,简明扼要。①主诉只能写症状或体征,而不能用病名、证名代替症状、体征。如写感冒 2 天、风湿痹证反复发作 3 年、患肺痨 9 个月等,都是错误的。②主诉为主要症状或体征,主诉一般只允许有 1~3 个,如“恶寒发热无汗 1 天”中的无汗就不应是主诉,因为无汗虽对辨证有意义,但它不是主要痛苦。③主诉的时间要书写清楚,每一主诉都必须有明确的时间,如年、月、日、时、分钟等,对于 2 个以上复合主诉应按主诉出现的时间先后排列,如反复性咳嗽、咳痰 30 年,发热、气喘 5 天。④主诉症状的确切部位、性质、程度等尽可能将其描述清楚,如阵发脐腹部绞痛、经常头晕、右肋下肿块、呕出蛔虫等。⑤主诉应是精练的医学术语,如心里想呕、晚上睡不着、肚子内有包等,都是不允许的,而应是恶心、失眠、腹内肿块等。

(二) 现病史

1. 现病史与既往史的划分　现病史是指患者当前所患病症的情况,包括本次疾病的发生、演变与诊治的全部过程,以及就诊当时的全部自觉症状。既往史是指患者过去健康与疾病的情况。

二者的时间界定主要是根据主诉所定病症及其所记时间为准,即主诉所述病症及其时间之内者属现病史的内容,主诉所述病症及其所定时间以外的其他疾病则属既往史的内容。

实际上现病史与既往史有时难以截然划分。因为现在与过去是相对的概念，现在就诊的疾病可能既往已经存在，而既往所患疾病现在可能并未消除，若所指为同一病症，属何种病史，便要以主诉所定的时间为准。同时主诉只能提症状(含体征)，且主诉只有 1～3 个，而临床就诊时的症状则有很多，这许多的症状孰为现在，孰为既往，其界定主要根据是否为主诉所指的病症。正确地划分现病史与既往史，不仅首先要确定好主诉的内容及其时间，并且也要根据病情进行综合分析。

2. 现病史的书写要求　现病史的书写要求是系统、完整、准确、翔实。具体要求如下：

(1) 发病原因、发病诱因、发病缓急等，要记录确切，确实弄清与主要疾病有关的方方面面。切忌提笔就写“无明显诱因”，以防失实。应写明患者主要症状出现、加重、发展的时间，一般而言，病史在 1 年以上者精确到季或月，1 年以内者精确到旬或周，1 个月以内者精确到天，1 天以内者精确到时或分。

(2) 入院前在其他医院的检查、诊断和治疗要详细记录(描述时宜加引号)，尤其是检查内容及结果，治疗的药物、方法、时间及效果要写具体就诊医院，不能写“当地医院”或“某医院”，以便于判定和评估检查其治疗水平及可信性。

(3) 现在症状应书写清楚。中医辨证主要是根据现在表现的症状、体征，故现在症状应作为现病史中的一项专项内容，可围绕主症、伴随症及结合“十问”的内容进行书写。

(三) 病证诊断

中医病历书写中所规定的“诊断”内容，应包括中医诊断和西医诊断，中医诊断又包括病名诊断和证名诊断。中医病名、证名诊断应当注意：

1. 使用中医病名、证名　病历书写要使用中医的病名、证名，而不能以西医病名、综合征等代替，也不能只满足于从教材所列举的名称中选取病名和证名，而应从临床实际出发，准确给疾病和证候下结论，所用病名和证名，一般应以中华人民共和国国家标准《中医临床诊疗术语》所列为依据。

2. 病名证名不能合一诊断　病名与证名是不同的诊断概念，如“血虚眩晕”、“风寒肺咳”、“肾虚腰痛”、“湿热痢疾”等，则是将病名与证名合并为一进行诊断，因而是不对的。

3. 注意多病并存诊断的顺序　若现存有几种病，应按重要的、急性的、本科的在先，次要的、慢性的、他科的在后的顺序分行排列，如感冒、肩痹、内痔、闭经。

4. 不能即时确诊者的诊断形式　若对具体病种尚不能当即明确诊断时，可采用“××(症)待查”、“暑瘟待删”、“疫毒痢?”等诊断形式，但当病名诊断一旦明确，则应及时予以纠正。

5. 注意中医证名的正确应用　证名诊断一般应将病位、病性等综合为一个完整名称，如肝瘀气滞证、脾虚湿困证、脾肾阳虚证、水气凌心证等。有多种病存在时，不能每种病后分别写一个证，而应是一个全面、统一的证名。证名不能只有病位而无病性，如“里证”、“手太阴肺经证”等，均不得作为正式的证名诊断。同时也不能将证名写成病机分析，如“肝郁血瘀，气血不利，不通则痛”等，其后面两句均非证名所应有的内容，而是病机阐释，故应删除。

6. “期”、“型”等代替证名诊断　在外科、骨伤科、小儿科中有些病种目前允许以“期”、“型”等代替正式的证名诊断，如成脓期、溃后期、痉咳期、凹陷型、横断型等。此即教材所说“病类与证类名称当另行写出”的意思，如包括中脏腑、中经络，初期、晚期，阳证、阴证等，最好是写在“(　)”内，并排在正式病名或证名之后。

四、中医病历的书写格式

（一）门诊病历

1. 门诊初诊记录

姓名：＿＿＿＿＿＿性别：＿＿＿＿年龄：＿＿＿＿病案号：＿＿＿＿

科别：＿＿＿　＿＿＿年＿＿月＿＿日

问诊：＿＿＿＿＿＿＿＿＿＿＿＿＿＿＿＿＿＿＿＿＿＿＿＿＿

主诉：患者最痛苦的主要症状（或体征）及持续时间。

病史：主症发生的时间、病情发展变化的情况、诊治经过及必要的既往病史等。

望、闻、切诊：与诊断有关的望、闻、切诊的阳性所见，必要的体格检查等。舌象（舌体、舌质、舌苔、舌底脉络）。脉象（两周岁以下小儿需察指纹）。

实验室检查及特殊检查结果。

辨证分析：归纳四诊所得的主症、阳性体征、舌象、脉象等，扼要分析病位、病因、证候属性、病机转化。

诊断：含中医病（症）名，证名及西医病名诊断。可写疑似诊断，但门诊3次仍未确诊者，应请上级医师会诊，协助诊断。

治法：根据辨证写出指导用药的立法。

方药：运用成方可写方名及加减，自拟方可不写方名。每行写四味药，药物名称右上角写特殊煎、服法，右下角写剂量“g”，亦可写“克”。

医嘱：进一步诊治建议、护理、饮食宜忌等。

医师签全名：×××

2. 门诊复诊记录

科别：＿＿＿　＿＿＿年＿＿月＿＿日

记录前次诊疗后四诊变化情况，如治法及方药发生变动，应作简要辨证分析。如有上级医师的诊治意见亦应记录在案。也可按病情变化、望闻切诊、简要病机、治法、方药、修改诊断等分项书写。右下方正楷签全名。

（二）急诊病历

1. 急诊初诊记录　除同门诊病案初诊记录的书写形式外，还应记录：①患者急诊时间和医师检查时间，除上述年、月、日外，要加上时刻，如08:30、15:20、22:30等。②急救措施、实施时间，用药及药物剂量、使用方法等。③向家属交代病情及家属意见。④会诊及上级医师诊查时间、所提的诊治意见。⑤抢救无效或死亡者，应记录抢救措施、经过、用药情况（剂量及用法）及参加抢救的医师、护士姓名。

2. 急诊留观记录　书写格式同住院记录。

（三）入院记录

姓名：＿＿＿＿＿＿＿＿	出生地：＿＿＿＿＿＿＿＿
性别：＿＿＿＿＿＿＿＿	职业：＿＿＿＿＿＿＿＿
年龄：＿＿＿＿＿＿＿＿	民族：＿＿＿＿＿＿＿＿
婚况：＿＿＿＿＿＿＿＿	入院日期：＿＿＿年＿＿月＿＿日＿＿时
病史陈述者：＿＿＿＿＿	记录日期：＿＿＿年＿＿月＿＿日＿＿时
发病节气：＿＿＿＿＿＿	可靠程度：＿＿＿＿＿＿＿＿

主诉：患者就诊的主要症状、体征及持续时间。要求重点突出，高度概括，简明扼要。

现病史：系统记录患者本次疾病从发病到就诊前疾病的发生、发展、变化和诊治经过。应当按时间顺序书写，记录的内容要求准确具体，具有鉴别意义的阴性症状亦应列入。内容应包括：①起病情况：发病时间地点、起病缓急、前驱症状、可能的病因和诱因。②主要症状、特点及演变情况：要准确具体地描述每一个症状的发生、发展及其变化。③伴随症状：描述伴随症状的有关情况。④结合中医"十问"，记录目前情况。⑤诊治情况：如果入院前经过诊治，应按时间顺序记录与本病有关的重要检查结果及所接受过的主要治疗方法（药物治疗应记录药物名称、用量、用法等）及其使用时间、效果。诊断名称应加引号。⑥与本次疾病虽无紧密关系，但仍需治疗的其他疾病情况，可在现病史后另起一段予以记录。⑦如果怀疑自杀、被杀、被打或其他意外情况者，应注意真实记录，不得加以主观推断、评论或猜测。

既往史：系统全面记录既往健康与疾病情况，防止遗漏。包括以下内容：①既往健康状况：虚弱还是健康。②疾病史，传染病、地方病、职业病史，应按时间顺序记录诊断、治疗情况。③预防接种史、手术外伤史、输血史、药物（及食物）过敏史等。

个人史：①患者的出生地及经历地区，特别要注意自然疫源地及地方病流行区，说明迁徙年月。②居住环境和条件。③生活及饮食习惯、烟酒嗜好程度，性格特点。④过去及目前的职业及其工作情况，粉尘、毒物、放射性物质、传染病接触史等。⑤其他重要个人史。⑥婚育史：结婚年龄、配偶健康状况等。女性患者要记录经带胎产情况。月经史记录格式为：

$$\text{月经初潮年龄}\frac{\text{每次行经天数}}{\text{经期间隔天数}}\text{闭经年龄或末次月经时间}$$

家族史：记录直系亲属及与本人生活有密切关系亲属的健康状况与患病情况。

体格检查：

（1）生命体征：体温（T）、脉搏（P）、呼吸（R）、血压（BP）。

（2）一般状况：望神、望色、望形、望态、声音、气味、舌象、脉象。

（3）皮肤、黏膜：皮肤、黏膜。

（4）全身浅表淋巴结：淋巴结。

（5）头部及其器官：头颅、眼、耳、鼻、口腔。

（6）颈部：形、态、气管、甲状腺、颈脉。

（7）胸部：胸廓、肺脏、心脏、血管。

（8）腹部：肝脏、胆囊、脾脏、肾脏、膀胱。

（9）直肠肛门：直肠、肛门。

（10）外生殖器：外生殖器。

（11）脊柱：脊柱。

（12）四肢：四肢、指（趾）甲。

（13）神经系统：感觉、运动、浅反射、深反射、病理反射。

（14）经络与腧穴：经络、腧穴、耳穴。

专科检查：根据专科需要记录专科特殊情况。

辅助检查：采集病史时已获得的与本次疾病相关的主要检查及其结果。应当写明检查日期，如系在其他医疗机构所做检查，应当写明该机构名称。

诊断依据：汇集"四诊"资料，运用中医临床诊断思维方法，分析归纳中医辨病、辨证及鉴别诊断的依据；从病史、症状、体征和辅助检查等方面总结出西医疾病诊断及鉴别诊断的依据。

初步诊断：中医诊断：疾病诊断（包括主要疾病和其他疾病）

证候诊断（包括相兼证候）

西医诊断：包括主要疾病和其他疾病

（如有修正诊断、确定诊断、补充诊断时，应当书写在原诊断的左下方，并注明修改日期，修改人员签名，并保持原记录清楚、可辨。）

实习医师（签名）：×××

经治医师（签名）：×××

附：住院病历体格检查基本内容

（1）生命体征

体温（T）　　脉搏（P）　　呼吸（R）　　血压（BP）

（2）一般情况

望神：包括神志、精神状况、表情等。

望色：面容、色泽、病容等。

望形：包括发育、营养、体型、体质等。

望态：包括体位、姿势、步态等。

声音：语言清晰度、语言强弱如前轻后重、低微，异常声音如咳嗽、呃逆、嗳气、哮鸣、呻吟等。

气味：是否正常、有无特殊气味等。

舌象：舌体的形质、动态、舌下脉络、舌色、苔质、苔色、有无津液等。

脉象：各种脉象。

（3）皮肤、黏膜：包括色泽、纹理、弹性、温度、汗液、斑疹、白痦、疮疡、瘢痕、肿物、血管征、蜘蛛痣、色素沉着等，并明确记录其部位、大小及程度。

（4）全身浅表淋巴结：有无瘰疬（臀核），若有，应记录其大小、活动度、部位、数目、压痛、质地等。

（5）头部及其器官

头部：有无畸形、肿物、压痛、头发情况（疏密、色泽、分布），有无疖、癣、瘢痕。

眼：眉毛（有无脱落）、睫毛（倒睫）、眼睑（水肿、下垂、闭合、㖞斜）、眼球（活动情况，震颤、斜视）、结膜（充血、水肿、苍白、出血、滤泡）、巩膜（黄染、充血）、角膜（混浊、瘢痕、反射）、瞳神（大小，两侧是否等大、等圆、得神、失神、神呆）、对光反应等。

耳：耳廓形状，外耳道是否通畅、有无分泌物，乳突有无压痛，听力情况等。

鼻：有无畸形、中隔偏曲或穿孔，有无鼻甲肥大或阻塞，鼻腔分泌物性状、出血（部位、数量），鼻旁窦有无压痛及嗅觉情况等。

口腔：口唇（颜色、疱疹、皲裂、溃疡），牙齿（龋齿、缺齿、义齿、残根，并注明其位置），齿龈（色泽、肿胀、溢脓、出血、铅线、萎缩），口腔黏膜有无发疹、出血、溃疡及腮腺导管口情况，扁桃体（大小及有无充血和分泌物、假膜），咽（充血及反射等），悬雍垂（是否居中）等。

（6）颈部

是否对称，有无抵抗强直、压痛、肿块，活动是否受限。颈动脉有无异常搏动及杂音，颈静脉有无怒张。有无肝颈静脉回流征。气管位置是否居中。有无瘿瘤（如有，应描述其形态、硬度、压痛，有无结节、震颤及杂音）。

（7）胸部

胸廓：是否对称，有无畸形、局部隆起、凹陷、压痛，有无水肿、皮下气肿、肿块，静脉有无怒张及回流异常。

乳房：大小，有无红肿、橘皮样外观、压痛，有无结节、肿块。若有，应记录其部位、大小、活动度、数目、压痛、质地等。

肺脏：呼吸类型、动度（两侧对比是否对称）、呼吸速度和特征、肋间隙（增宽、变窄、隆起或凹陷）。语颤、摩擦音、皮下气肿、捻发音。叩诊音（清音、浊音、鼓音、实音，异常者应注明部位）。肺肝浊音界、肺下界、呼吸时肺下缘移动度。呼吸音的性质（肺泡音、支气管肺泡音、管状性呼吸音）、强度（减弱、增强、消失）、有无干湿性啰音，语音传导有无异常。有无胸膜摩擦音、哮鸣音。

心脏：心尖搏动的性质及位置（最强点），有无震颤或摩擦感（部位、时间和强度）。心脏左右浊音界（表13-2）。心脏搏动的节律、频率，心音强弱、分裂，肺动脉瓣区第二音与主动脉瓣区第二音的比较，额外心音、奔马律等。有无心脏杂音及杂音的部位、性质、心动期间的传导方向、何处最响、强度。心包摩擦音、心律不齐时应比较心率和脉率。锁骨中线距正中线多少厘米。

表13-2　心脏左右浊音界示意表

右（cm）	肋间	左（cm）	右（cm）	肋间	左（cm）
	Ⅱ			Ⅳ	
	Ⅲ			Ⅴ	

血管：桡动脉的频率、节律，有无奇脉，股动脉及肱动脉有无枪击音。毛细血管搏动征，射枪音，水冲脉，动脉异常搏动，Duroziez征（杜罗济埃征）。

（8）腹部

视诊：对称、大小、膨隆、凹陷、呼吸运动、皮疹、色素、条纹、瘢痕、体毛、脐疝、静脉曲张与血流方向、胃肠蠕动波、腹围测量（有腹水或腹部包块时）。

触诊：腹部柔软、紧张，有无压痛、反跳痛（压痛部位其程度），拒按或喜按。

叩诊：有无移动性浊音、包块（部位、大小、形态、软硬度、压痛、移动度）。

听诊：鼓音，有无移动性浊音。肠鸣音，有无气过水声，血管杂音及其部位、性质等。

肝脏：大小、质地、边缘钝或锐、压痛。表面光滑与否，有无结节。肝浊音界。如有肝大，应图示。

胆囊：可否触及、大小、形态、压痛。

脾脏：可否触及、大小、硬度、压痛、表面光滑度及边缘钝或锐。脾浊音界。如有脾大，应图示。

肾脏：大小、硬度、叩击痛、移动度。

膀胱：可否触及、上界，输尿管压痛点。

（9）直肠肛门

直肠：根据需要进行检查。

肛门：有无红肿、痔疮、裂口、瘘管、脱肛。

（10）外生殖器

男性：阴茎、阴囊有无肿胀、硬结、溃疡及形态改变。

女性：根据需要由妇科医生负责检查。

（11）脊柱

有无畸形、强直、叩压痛，运动度是否受限，两侧肌肉有无紧张、压痛。

（12）四肢

肌力、肌张力，有无外伤、骨折、肌萎缩。关节有无红肿、疼痛、压痛、积液、脱臼，活动度，有无畸形（强直），下肢有无水肿、静脉曲张。指（趾）甲（荣枯、色泽、形状等）。

（13）神经系统

感觉：痛觉、温度觉、触觉、音叉振动觉及关节位置觉。

运动：肌肉有无紧张及萎缩，有无瘫痪（部位和程度，系弛缓性或痉挛性），有无不正常的动作，共济运动及步态如何。

浅反射：腹壁反射、跖反射、提睾反射及肛门反射。

深反射：二、三头肌反射，桡骨膜反射，膝腱反射及跟腱反射。

病理反射：在一般情况下检查 Hoffmann 征、Babinski 征，脑膜刺激征（颈强直测试或 Kernig 征）。

（14）经络与腧穴

循经络检查有无异常，腧穴有无压痛，耳穴有无反应，络脉（粗细、色泽）。

（四）病程记录

病程记录分为“首次病程记录”和“日常病程记录”。首次病程记录应由住院医师书写，病程记录可由实习医师书写，上级医师审阅修改。“首次病程记录”要求及时完成。“日常病程记录”入院及手术后前 3 天至少每日记录 1 次，之后，一般每周记录 2 次，危、急重症患者则要求随时记录，实行新的诊疗措施应随时记录。

1. 首次病程记录　首次病程记录是指患者入院后由经治医师或值班医师书写的第一次病程记录，应当在患者入院 8 小时内完成。内容包括：

（1）一般项目：患者姓名、性别、年龄、主诉、入院时间（年、月、日、时）、入院途径（门诊、急诊或转院）。

（2）病例特点：包括重要病史、基本生命体征、症状体征，已经取得的辅助检查和特殊检查结果。

（3）诊断依据及鉴别诊断：同入院记录。

（4）诊疗计划：制订诊治计划，目前进行的诊疗措施，治法、方药；对调摄、护理、生活起居宜忌的具体要求。

经治医师或值班医师：×××

2. 日常病程记录　日常病程记录是指对患者住院期间诊疗过程的经常性、连续性记录。

日常病程记录的内容主要有：

______年____月____日

（1）病情变化及治疗情况，特别要注意对生命体征的检查和记录。在病情平稳阶段，要记录患者一般情况，如神志、精神、情绪、饮食、大小便等；病情骤然出现变化时，要对病情的变化进行详细记录，并对可能的预后（如合病、并病等）进行分析判断。

（2）各项检查的回报结果，以及前后对比变化及其分析等。

(3) 新开医嘱、停用医嘱及其依据。若变更治法及用药,要求有理有据。

(4) 原诊断的修改、新诊断的确定,均应说明理由。

(5) 详细记录诊疗操作的情况(如腰穿、骨穿、胸穿等)。

(6) 与患者本人、法定代理人或近亲属、关系人谈话的内容。必要时请对方签字。

(7) 上级医师查房记录,内容包括查房医师的姓名、专业技术职务、补充的病史和体征、诊断依据与鉴别诊断的分析及诊疗计划等。

此外,尚有疑难病例讨论记录,交、接班记录,转科记录,会诊记录,阶段小结,抢救记录,手术记录等,应据诊疗活动及时书写。

医师签全名:×××

五、中医病历示例

(一) 门诊病历示例

门诊手册封面

姓名:××× 性别:男 年龄:40 岁 工作单位:××××××××

住址:××市××街××号 药物过敏史:无

初诊病历记录

就诊时间:××××年 3 月 18 日 14 时 科别:中医内科

主诉:突发头晕目眩 12 小时,伴恶心、耳鸣。

病史:

患者昨晚 9 时看电视时无明显诱因自觉左耳高调耳鸣,继而头晕倒地,睁眼即觉周围天旋地转,闭目稍舒。时感恶心,但无呕吐。今晨由家人抬来就诊。现感头晕胀痛,目眩,耳鸣,恶心,口舌干苦,胸闷不舒,不欲饮食。发病时神志清楚,语言正常,无头痛、心悸、抽搐、吐涎沫及恶寒、发热。小便黄、大便干。

既往身体健康,否认风眩、颈椎病、痫病、传染病史及其他精神、神经系统疾病史。否认药物过敏史。平素喜食辛辣、烟酒,性情急躁。

体格检查:

T 37.5℃,P 98 次/分,R 21 次/分,BP 16/10kPa。

神志清楚,语言清晰,诊查合作。皮肤温润,无黄染、水肿。周身浅表淋巴结无异常发现。痛苦面容,面色潮红。蜷卧于床,不欲睁眼,眼球水平震颤阳性。左耳听力减退。唇赤。双肺叩诊清音,呼吸音正常,无啰音。心尖搏动及心浊音界正常,心率 98 次/分,律齐,无杂音。腹平软,无压痛、叩痛、反跳痛。未扪及肝、脾、肾。脾及双侧肾区无压痛、叩痛。脊柱无异常发现。四肢活动自如,肌力、肌张力正常。

舌质红,苔黄腻。脉弦滑。

辅助检查:

血常规:Hb 120g/L;WBC 7.5×10^9/L,N 0.68,L 0.32。

尿常规:尿黄、清,尿蛋白微量,镜检无异常。

诊断:中医诊断:耳眩晕

肝阳上亢,痰热动风证

西医诊断:梅尼埃病

处理:

（1）中医治疗：平肝潜阳、清热化痰息风。天麻钩藤饮合定痫汤加减。

天麻 15g	钩藤 12g(后下)	栀子 12g	黄芩 10g
牛膝 12g	半夏 12g	胆南星 10g	天竺黄 12g
生大黄 10g	石决明 30g(先煎)	磁石 30g(先煎)	赭石 15g(先煎)

水煎服，1剂/日，共3日。

（2）甘油试验。

（3）右侧卧位休息，避免强光、噪音刺激。

（4）注意饮食、起居。戒烟酒，忌肥甘，避免劳累和精神过度紧张。治疗期间予半流质低盐饮食。

（5）3月21日复诊。

医师：（签名）×××

（二）入院记录示例

姓名：×××	常住地址：××市××街××××号
性别：男	入院日期：2009年2月23日9时10分
年龄：59岁	记录时间：2009年2月23日9时30分
民族：汉族	病史陈述者：患者本人
婚况：已婚	可靠程度：可靠
职业：干部	发病节气：雨水前1天
出生地：××市	

主诉：突发左侧半身不遂，伴口角㖞斜5天。

现病史：1999年2月17日由于家庭纠纷而生闷气，次日10时许在工作时，突感心悸、气促、胸部闷痛，即去医务室就诊，予硝酸甘油0.3mg舌下含服，氨茶碱0.1g口服，半小时后症状略有好转。下楼时，骤然心悸加重，头晕倒地。被扶起时，发现左侧肢体完全不能活动，失语，口角向右㖞斜，两眼向左凝视，冷汗频出，双手发冷，喘促，烦躁不安。即送××人民医院急诊，当时查体：BP 16/20kPa，心率132次/分，心律绝对不齐，心尖区闻及双期杂音，心电图示"二尖瓣P波，心房纤颤"。西医诊断为"脑栓塞；风湿性心脏病，二尖瓣狭窄并关闭不全，心房纤颤"。予"注射用烟酰胺"200mg加"10%葡萄糖注射液"250ml静滴，1次/日；"维生素E胶囊"0.1g，2次/日；"阿司匹林片"40mg，1次/日；"三磷腺苷片"20mg，3次/日；"20%甘露醇注射液"125ml，静滴，1次/8小时。下午6时眼球已无偏斜，但心悸、半身不遂未好转。至2月23日，半身不遂仍无好转，遂由亲友抬来我院求治，门诊以"缺血中风，心痹；脑栓塞，风湿性心脏病"收住院治疗。现左侧肢体不能活动，语言欠流利，口角㖞斜，头痛沉胀如裹，胸闷，气促，心悸，难于平卧，咳嗽、咳黄稠痰，食少，恶心，下肢水肿，夜寐不安，神疲倦怠，尿少，2月18日以来未解大便。

既往史：既往体质较差，1979年2月起有咽部疼痛反复发作及"风湿性关节炎"病史，但1990年3月以来无关节肿痛。1989年5月因心悸、气短，曾在××医院经心脏超声检查诊为"风湿性心脏病"，经治（具体不详）未愈，症状时有发作。否认肺痨、肝热病等常见传染病史及其接触史，否认肾脏、血液、内分泌及神经系统疾病史。否认外伤、手术、中毒、输血史。

个人史：出生于××市，曾去过广东、东北、苏杭等地。住地潮湿。工作、生活条件一般。喜食辛辣，吸烟12年（约10支/日），嗜酒（约250ml/d）。性情急躁。长期从事管理工作。否认粉尘、毒物、放射性物质接触史。否认药物、食物及其他过敏史。25岁结婚，配偶健康状况较好，育1男1女，身体健康。

家庭史：母亲年过八旬，健在。父亲因"脑出血"于××××年64岁时去世。

体格检查：

T 36.5℃　　P 96次/分　　R 21次/分　　BP 16/20kPa

整体状况：神志清楚，诊查合作。发育正常，营养较差。急性病容，表情痛苦，神疲倦息。体型正常（身高约170cm、体重63kg）。被动斜坡卧位。面白颧红，呈二尖瓣面容。语言不清，声音低怯，呼吸短促，咳声时作。未闻及异常或特殊气味。舌体偏胖，边有齿痕，伸舌向右㖞斜，舌质黯，苔中心黄而腻，舌底脉络色紫黯迂曲，脉促。

皮肤、黏膜：皮肤颜色、纹理正常，温润，弹性欠佳，无斑疹、蜘蛛痣、疮疡、瘢痕及异常色素沉着、皮下结节、肿块，无瘀斑、紫癜、肌肤甲错及腧穴异常征，皮肤划痕征阴性，黏膜无异常发现。

淋巴结：全身浅表淋巴结无肿大、粘连及压痛。

头部及其器官：头颅大小正常，无畸形、肿物及压痛，无疖、癣、瘢痕。毛发稀疏，白发过半，光泽尚可，分布正常。目窠微陷，双目欠神。眉毛无脱落，无倒睫。眼睑无水肿、下垂、闭合或歪斜。眼球活动自如，无震颤或斜视。结膜红润，无充血、水肿、出血或滤泡。巩膜无充血，无黄染。角膜清澈无瘢痕，角膜反射存在。瞳孔大小正常，双侧等大、等圆，对光反射灵敏。耳廓红润，形状正常。外耳道通畅，无分泌物、耳瘘。乳突无压痛。听力正常。鼻无畸形，鼻翼微有扇动，左侧鼻唇沟变浅。鼻中隔居中，无穿孔。无鼻甲肥大或阻塞。鼻腔见有少量稠涕，无异常气味或出血。鼻旁窦无压痛。嗅觉灵敏。唇色黯淡，轻度发绀，无疱疹、皲裂或溃疡。口角向右㖞斜，伸舌偏左。牙齿黄垢，排列不整，左下磨牙有1枚阙如，无龋齿、义齿。齿龈稍黯，无肿胀、溢脓、出血、铅线或萎缩。口腔黏膜无疱疹、出血或溃疡。扁桃体无肿大、充血、假膜或分泌物。咽部红润，无红肿充血。腭垂居中。

颈部：颈项双侧对称，活动自如，无抵抗强直、压痛或肿块。颈动脉搏动正常，无杂音。颈静脉稍充盈，呈见青筋暴露。肝颈静脉回流征阳性。气管居中。甲状腺无肿大、压痛、结节、震颤及杂音。

胸部：胸廓外形正常，双侧对称，肋间隙正常，无局部隆起、凹陷、压痛、水肿、皮下气肿或肿块，无压痛及叩击痛，无静脉怒张及回流异常。双乳房无异常发现。混合呼吸，速率正常，双侧呼吸活动度对称，语颤正常。双肺叩诊清音，下界正常，呼吸音略低，下部可闻及散在细湿啰音，语音传导正常，无胸膜摩擦音、哮鸣音。心尖搏动位于左锁骨中线上第4、5肋间，无负性心尖搏动及心前区弥散性搏动，无震颤或心包摩擦感。心浊音界向左右两侧扩大（表13-3）。

表13-3　心脏左右浊音界表

右(cm)	肋间	左(cm)	右(cm)	肋间	左(cm)
3	Ⅱ	3	5	Ⅳ	7
4	Ⅲ	5		Ⅴ	10

心率126次/分，心律绝对不齐，心音强弱不一，心尖区可闻及收缩期吹风样杂音3级，向左腋下传导，并闻及舒张期隆隆样杂音。未闻及心包摩擦音。桡动脉脉率96次/分，律不齐，脉搏短绌。股动脉及肱动脉无枪击音。未发现其他异常周围血管征。锁骨中线距正中

线 8cm。

腹部：腹部对称，大小正常，呼吸运动正常，无膨隆、凹陷、皮疹、瘢痕、黄染、异常色素沉着及条纹。无脐疝、静脉曲张、胃肠蠕动波。全腹柔软，无压痛、反跳痛、叩击痛及异常包块。叩诊鼓音。肠鸣音 1～2 次/分，无移动性浊音、气过水声及血管杂音。肝于右锁骨中线肋下 4cm、剑突下 6cm 可及，质地中等偏软，表面及边缘光滑、无结节，有轻触痛。未扪及胆囊，墨菲征阴性。未扪及脾脏、肾脏及膀胱。双肾区无压痛、叩击痛。

直肠肛门：无异常发现。

外生殖器：无异常发现。

脊柱四肢：脊柱生理曲度存在，无畸形、强直、叩压痛，活动自如，两侧肌肉无紧张、压痛。四肢形态正常，无外伤、骨折、肌萎缩。四肢关节无红肿、疼痛、压痛、叩痛及脱臼，无畸形或关节强直。指、趾甲红润，有光泽，形状正常。双下肢轻度水肿。

神经系统：右侧肢体关节活动自如，肌力、痛觉、触觉、温度觉及关节位置觉正常。左侧肢体不能活动。左上下肢肌力均为 0 级，肌张力减弱，浅感觉减退。左侧膝反射亢进，左侧 Babinski 征阳性。右侧肱二、三头肌反射正常，腹壁反射、跖反射、提睾反射、膝腱反射及跟腱反射均正常。脑膜刺激征阴性。

辅助检查：

血常规：Hb 120g/L；WBC 7.5×10^9/L，N 0.75，L 0.25。

尿常规：黄、清，蛋白微量，镜检无异常。

肝功能：HBsAg 正常。

脑脊液：正常。

心电图：二尖瓣 P 波，心房纤颤。

诊断依据：

辨病辨证依据：①患者起病急，主要表现为头晕倒地，左侧半身不遂，口舌㖞斜，发病前曾有生闷气的诱因，可诊为“缺血中风”；症以半身不遂为主，而神志清醒，故属中经络。②患者久有心悸、气短，此次发病又有胸部闷痛，冷汗频出，唇舌黯，舌底脉络色紫黯迂曲，脉促，神疲倦怠，声音低怯，为“心痹”之表现。③久居湿地，风寒湿邪内侵，流注经脉，合而为痹，脉痹不已，内舍于心，痹久损伤心气，心气不足，血行无力，滞于脉中而为瘀血，心络痹阻故心悸、胸闷；心病日久，由心及脾，脾失健运，痰浊内生，复加性情急躁，肝阳易亢，一遇情志相激，肝阳上扰，内风旋动，气血上僭，痹阻脑络，风痰瘀血阻滞经脉，发为中风，而见半身不遂、口舌㖞斜、语言謇涩；心气不足，阳气不振，气不化水，水湿内停，泛溢肌肤，故肢肿尿少；痰蕴化热，内阻于肺，清肃失司，故咳喘痰稠；痰热扰动心神则夜寐不安；痰结火郁，腑气不通则大便秘结；痰浊内阻，阻遏气机，清阳不升，则头痛沉胀如裹；气机失调，胃气上逆，故食少、恶心；舌黯、苔黄腻、舌底脉络色黯迂曲、唇黯、脉促，均为心气不足，痰热、瘀血阻滞之象。综观舌、脉、症，主病在心、脑，涉及肺、肝、脾、胃。以心气不足为本，痰热、瘀血、肝阳上扰为标，为本虚标实之证，总属痰热动风、瘀阻脑络之缺血中风；气虚痰结、心血瘀阻之心痹。患者年近花甲，宿疾病程日久，新病发病急骤，预后欠佳。

西医诊断依据：①起病急骤，左侧半身不遂，浅感觉减退，鼻唇沟变浅，口舌㖞斜，两眼向左凝视，语言不利，左侧膝反射亢进、Babinski 征阳性，神志清楚，脑脊液检查正常，无颅内压增高或脑膜刺激征，有“风湿性心脏病”病史，符合脑栓塞的表现。②心悸，胸闷，气促，难于平卧，血压正常，二尖瓣面容，肝颈静脉回流征阳性，心浊音界向左右两侧扩大，心律绝对不齐，心音强弱不一，心尖区可闻及双期病理性杂音，脉搏短绌，下肢水肿，心电图示“二尖瓣P波，心房纤颤”，符合风湿性心脏瓣膜病（二尖瓣狭窄并关闭不全、心房纤颤、心功能Ⅲ级）的表现。

初步诊断：

中医诊断：疾病诊断：1. 缺血中风

　　　　　　　　　　2. 心痹

　　　　　证候诊断：心气亏虚，痰热动风，瘀阻脑络证

西医诊断：1. 脑栓塞（右侧）

　　　　　2. 风湿性心脏瓣膜病

　　　　　　二尖瓣狭窄并关闭不全

　　　　　　心房纤颤

　　　　　　心功能Ⅲ级

实习医师：×××

经治医师：×××

【补充阐发】

一、注重病历书写的内涵质量

内涵质量是病历的中心部分，是衡量病历质量的关键所在。应着重注意以下几个方面：

1. 主诉必须简明扼要，准确地反映出患者最痛苦的主要症状、部位及时间，一般不宜用诊断或检查结果来代替。

2. 现病史要符合该病的发病规律和演变过程，时间准确，主次分明，条理清晰；重点写明起病诱因、时间、形式、始发症状、主要症状和伴随症状（包括部位、性质）、病情演变过程、诊治经过及特殊疗法，对有鉴别诊断意义的阴性症状也应描述。现病史是否完整准确，对诊断治疗具有重要参考作用，亦是体现医生文字水平和业务水平的主要依据。

3. 辨证分析是病案的核心内容，是指导治疗的关键所在。根据四诊所得资料，病证结合地进行病因病机分析，标本分析，类证鉴别，预后转归分析，做到思路清晰，有理有据，能够明确病位，证候属性，标本缓急，虚实程度，从而得出辨证结论，确立治法治则。

4. 上级医师查房记录，能代表及反映一个科室医疗水平的高低。主要是对疑难危重急症能够作出明确诊断，并提出相应的诊断依据，对不能作出明确诊断的病例提出可疑诊断及进一步确诊的思路和方法；对病情及病势发展的顺逆，需要进一步做的检查项目，对治则治法、方药调整、疾病预后、护理要求等要有较全面的分析；并对疑难病能引证古今文献进行分析，使三级医师查房制度及上级医师指导作用在病案中体现出来。

二、中医病历质量控制的措施

中医病历质量控制是中医医院实施分级管理最重要的基础性工作，是中医医院能否上等达标的关键，是进行医院分级管理评审的主要客观依据，为强化病历质量管理，可采取如下措施：

1. 形成三级质控制度　首先是领导重视，人人参与，层层把关。实行住院医师、科室、医院三级质量控制制度，使各级医务人员明确病历质量在医院分级管理中的重要性及对病历质量应负的责任。医院成立中医病历管理委员会并下设质控办公室，并有专人负责，在业

务副院长直接领导下行使对各科室病历进行协调、指导、检控的职能。各科室设立病历质控员，由主治医师及以上职称者担任。各临床科主任、护士长对本科室的医护病历质量负有全面指导、督促和检查的责任，组织本科室人员反复学习《医院分级管理标准》及有关规定，认真学习《中医病历书写规范》并切实执行，有效地提高他们的业务素质和责任心；科室主治医师、总住院医师、质控员积极协助科主任负责本科室病历质控的日常具体工作，对本科病历质量负有具体管理责任；住院医师严格按照规定书写病历，把好质量关，对实习医生病历书写及病程记录负责修改、检查、督促，经住院医师签署实习医生所书写病历全部纳入住院医师工作业绩范围内。

2. 具体措施

(1) 医院医疗质量控制办公室每年对新分配的医师进行全院性病历规范培训、学习。

(2) 科室质控员协助科主任督促完成本科每份出院病历评分工作，严格把关，杜绝丙级病历。

(3) 院级质控员按《中医院分级管理标准》中住院病历评分标准评审每份归档病历，并分科室统计出中医疾病诊断准确率、入院证候诊断准确率、甲级病历率、丙级病历率、辨证论治优良率、质量控制办法、辨证使用中成药率等，归纳各科病历中所存在的不足之处，上报医院。

(4) 医院质控办每月对当月病历书写情况进行小结，写成书面材料向医院领导汇报，上报医院办公室实行奖金挂钩，并及时向各科主任通报病历书写情况。

(5) 医院每年举办一次病历质量评比和优劣病历展览，对优良者给予奖励，对劣质病历进行曝光批评；每季度组织科室自查、医院抽查的形式进行病历检查，找出存在的问题，定出改进措施，并进行一定的奖罚制度；对病历书写质量低劣者或给予延期转正，或作为考核业务水平的重要依据及晋升定级的参考条件。

【古代文献】

《寓意草·与门人定议病式》：某年，某月，某地，某人。年纪若干？形之肥瘦长短若何？色之黑白枯润若何？声之清浊长短若何？人之形志苦乐若何？病始何日？初服何药？次后再服何药？某药稍效，某药不效？时下昼夜孰重，寒热孰多？饮食喜恶多寡？二便滑涩无有？脉之三部九候，何候独异？二十四脉中何脉独见？何脉兼见？其证或内伤，或外感，或兼内外，或不内外。依经断为何病？其标本先后何在？汗、吐、下、和、寒、温、补、泻何施？某药宜用七方中何方，十剂中何剂，五气中何气，五味中何味？以何汤名为加减和合？其效验定于何时？一一详明，务令纤毫不爽，起众信从，允为医门矜式，不必演文可也。某年者，年上之干支，治病先明运气也。某月者，治病必本四时也。某地者，辨高卑燥湿五方异宜也。某龄、某形、某声、某气者，用之合脉，图万全也。形志苦乐者，验七情劳逸也。始于何日者，察久近传变也。历问病症药物验否者，以之斟酌己见也。昼夜寒热者，辨气分血分也。饮食二便者，察胃肠乖和也。三部九候，何候独异，推十二经脉受病之所也。二十四脉见何脉者，审阴阳表里无差忒也。依经断为何病者，名正则言顺，事成如律度也。标本先后何在者，识轻重次第也。汗、吐、下、和、寒、温、补、泻何施者，求一定不差之法也。七方：大、小、缓、急、奇、偶、复，乃药之制，不敢滥也。十剂：宣、通、补、泻、轻、重、滑、涩、燥、湿，乃药之宜，不敢泛也。五气中何气，五味中何味者，用药最上之法，寒热温凉平，合之酸苦甘辛咸也。引汤名为加减者，循古不自用也。刻效于何时者，逐款辨之不差，以病之新久五行定痊期也。

【研究进展】

一、记录现在症的常用术语

(一) 寒热

1. 恶寒 微恶寒，背恶寒，寒战，恶风，微恶风寒，畏冷(寒)，腹部冷，下肢冷，四肢凉，四肢厥冷，关节冷，(某局部)冷。

2. 寒热 恶寒发热，恶寒重发热轻，发热重恶寒轻；寒热往来，寒热往来无定时，寒热往来有定时。

3. 发热 潮热，微热，长期低热，壮热，烦热，午后潮热，身热夜甚，夜热早凉，骨蒸发热，身热不扬，手足心热，五心烦热，烦躁觉热，劳累发热，头面烘热，(某局部)灼热。

(二) 出汗

无汗，少汗，微有汗出，大汗淋漓，喜汗出，自汗，盗汗，左/右/上/下半身无汗，但头汗出，汗出不彻，手足心出汗，(某局部)出汗，汗出如油，汗出粘手，汗质(液)清冷。

(三) 疼痛

1. 疼痛部位 头痛，头顶痛，偏头痛，前额痛，后头痛，眉棱痛；目痛，鼻痛，牙齿痛，咽喉痛，口腔痛，舌痛；头项强痛，身痛，肢体痛，背痛，肩痛，腰痛，腰脊痛，腰痛连足，骨节痛，足跟痛；胸痛，虚里疼痛，乳房疼痛，胁痛，腹痛，左上腹痛，右上腹痛，脐痛，脐腹痛，小腹痛，少腹痛；阴器痛，肛门痛；(某局部、器官)疼痛。

2. 疼痛性质 冷痛，灼痛，胀痛，刺痛，窜痛，绞痛，挛痛，牵掣痛，游走痛，酸痛，重痛，闷痛，空痛；隐痛，剧痛；阵发痛，持续痛；痛处固定；痛无定处。疼痛喜按，疼痛拒按，疼痛喜冷，疼痛喜温，得食痛减，得气行(嗳气、矢气、肠鸣等)痛减，活动痛缓；夜间痛甚。

(四) 饮食口味

1. 不欲食 久不欲食，食少，食欲不振，纳谷不馨，纳呆，厌食，厌食油腻，恶闻食臭，进食无味，饥不欲食，拒食。

2. 多食 多食易饥，消谷善饥。

3. 偏食 饮食偏嗜，喜食异物，嗜食生冷，嗜食肥甘，嗜食辛辣，喜食香燥，嗜酒。

4. 口渴 口不渴，口干，口微渴，口大渴，口渴引饮，渴不欲饮，渴喜冷饮，渴欲饮热，但欲漱水不欲咽，口不渴。

5. 口味 口淡，口苦，口酸，口甜，口咸，口腻，口黏。

6. 呕吐 食后呕吐，纳药呕吐，朝食暮吐，暮食朝吐，呕吐急迫，干呕，呕吐酸水，呕吐苦水，水入即吐。

(五) 二便

1. 便秘 大便秘结，经常便秘，大便干燥，大便硬结，便如羊屎。

2. 泄泻 泻下如注，久泄不止，泻下不爽，滑泻，水泻，五更泄，晨泄，大便稀，便稀如水，大便溏泄(便溏)，便如蛋汤，便如黄糜，便如鱼脑，泡沫样大便，大便清冷，完谷不化。

3. 便质异常 溏结不调，大便先干后溏，大便时结时稀，大便变细，大便变扁，大便灰白，大便脓血，便下黏液，大便酸腐，大便臭秽，大便下虫，便血，大便带血，便血量多，便血量少，便血鲜红，便血黯红，黑便。

4. 排便感异常 里急后重，腹痛欲泻，排便不畅，大便艰难，排便无力，大便不净，便意频数，大便失禁，遗尿，肛门灼热。

5. 尿量异常　尿多(小便量多)，尿多如崩，尿少(小便短少)，无尿，尿闭，小便不利，夜尿多。

6. 尿色、尿质异常　尿清，尿黄，尿黄褐，尿短黄，血尿，尿血鲜红，尿血淡红，尿中带血丝，尿中夹血块，尿血棕红；尿白，小便混浊，小便中有沉淀，尿如脂液，尿如乳糜，尿后溢浊，尿中有砂石，尿中泡沫。

7. 排尿感异常　尿频(小便频数)，余沥不尽，小便灼热，排尿疼痛，小便急迫，小便中断，遗尿，小便失禁，小便淋漓不尽，排尿无力，排尿艰涩，小便点滴而出，尿细如线。

(六) 睡眠

失眠，睡中易惊，睡后易醒，早醒，不易入睡，睡眠不实，夜寐不安，梦多，噩梦纷纭，梦呓，梦游。

嗜睡，饭后欲睡，突然入睡。喜伏卧，喜蜷卧。

(七) 全身不适

1. 头晕，头昏，头重，头胀，头闷，头如蒙，头中鸣响，头皮麻木，头痒。

2. 神疲，困倦；健忘；心烦，性急，易怒；喜哭，抑郁，苦闷，忧思，焦虑，喜叹气；善悲；恐惧，胆怯，善恐；多疑；易惊。

3. 视物不清，视物模糊，视物昏蒙，视力下降；眼花，眼前黑影，眼前如蚊蝇飞舞，眼前生花，眼前闪光，眼前云雾飘移，荧星满目；视歧，妄见，复视，视物变形，视物颠倒，视定反动，视直如曲，视正反斜，视大为小，视小为大，视瞻有色，视物易色；目胀，眼干燥，眼沙涩；眼球胀硬；羞明；目痒，目痒如虫行，眼内迎风作痒；雀目；视野缩窄；不辨三光；失明；视近物不清；视远物不清。

4. 耳鸣，突起耳鸣，经常耳鸣，耳鸣如雷，耳如蝉鸣；重听；听力减退，耳聋，猝然耳聋，间歇耳聋；耳内蒙闭，耳内胀闷，耳内堵塞。

5. 鼻不闻香臭，嗅觉减退；鼻塞，交替性鼻塞，持续性鼻塞，间歇性鼻塞。鼻痒；鼻内酸胀，鼻内胀痛；鼻内干燥，鼻内灼热，鼻气灼热，口鼻气冷。

6. 咽干，喉干；咽痒，喉痒，咽喉灼热，咽部堵塞感，咽部紧缩感，咽喉不适；咽喉异物感，咽中如有梅核，咽中如有炙脔；吞咽不利，吞咽困难，吞食梗塞。

7. 颈酸，颈部发胀，项强，项背拘急。

8. 胸闷，胸部胀闷，憋气；气短，喜太息，气下坠感，胁胀，心悸，惊悸，怔忡，心慌。

9. 乳房发胀，乳房瘙痒，乳头痒。

10. 恶心，见食泛恶，食后泛恶，时时泛恶；心中懊侬，脘胀，食后脘胀，胃脘痞闷，嘈杂。

11. 腹胀，大腹胀，小腹胀，少腹胀，食后腹胀；胁下胀闷；腹部柔软喜按，腹部下坠感，腹部重坠，小腹空坠，少腹下坠，脐下悸动，肛门坠胀气从少腹上冲；肛门异物感。

12. 背胀，腰胀，腰酸，腰部僵硬，腰部如绳束，腰部沉重，腰部重坠，腰部转侧不利，腰部俯仰不便。

13. 梦交，阳痿，早泄，射精过快，遗精，梦遗，滑精，血精，精液清冷，精液稠黏，精液量少，精液量多；性欲淡漠。

14. 身体沉重，四肢沉重，患肢沉重，下肢沉重，头重脚轻；身体困倦，四肢软弱，四肢无力，膝软无力，腿软，握力减弱；四肢/上肢/下肢/肌肉酸胀，患肢发胀，患病半身发胀；身体酸楚，腿酸，膝酸；筋惕肉跳。

15. 身麻，半身麻木，麻木不仁，四肢麻木，肩麻，臂麻，手麻，腿麻，足麻，指/趾尖麻木，口唇发麻，舌麻，舌木，(某局部)麻木；舌痒，手足瘙痒，手痒，足痒，脐痒，阴囊瘙痒，前阴瘙痒，肛门瘙痒，(某局部)瘙痒。

(八) 月经带下

1. 经期、经量　月经提前，月经推后，月经先后不定期，经闭不行，经期延长，经血非时而下，经血不畅，月经间期阴道流血；月经量少，月经量多，经血如崩，月经淋漓不断；过早绝经。

2. 经色、经质　月经色淡，经色鲜红，经色深红，经色黯红，经色紫黯；月经稠厚，月经黏稠，月经清稀，经血夹块。

3. 带下　带下量多，带下绵绵不断；带下色白，带下色黄，带下色红，带下杂见五色；带下夹血，带下如水，带下清稀，带下如涕，带下黏稠，带下秽浊，带下气腥，带下腐臭，带下如脓，带下如豆渣状，带下如泡沫状。

4. 恶露　恶露不畅，恶露不下，恶露量少，恶露黏稠，恶露有块，恶露色红，恶露紫黯，恶露色淡，恶露不净，恶露量多，恶露清稀，恶露臭秽。

二、记录脉象、舌象的常用术语

(一) 脉象

1. 常见脉　脉浮，脉沉，脉迟，脉数，脉虚，脉实，脉洪，脉细，脉弦，脉紧，脉滑，脉涩，脉濡，脉弱，脉缓，脉结，脉代，脉促，脉微，脉散，脉芤，脉小，脉大，脉伏，脉牢，脉疾，脉动，脉短，脉长，脉革。

2. 怪脉　釜沸脉，鱼翔脉，虾游脉，屋漏脉，雀啄脉，解索脉，弹石脉。

3. 反关脉，斜飞脉，无脉，趺阳脉搏动减弱、消失，太溪脉在，太溪脉搏动减弱/消失。

4. 小儿指纹　指纹浮露，指纹沉隐，指纹郁滞；指纹分支/弯曲/环形，指纹单支/斜形；指纹增粗，指纹变细；指纹色红，指纹色紫黑，指纹色青，指纹色淡；指纹现于风关，指纹现于气关，指纹现于命关，指纹透关射甲；指纹增长，指纹缩短。

5. 鱼际络脉　鱼际络脉青，鱼际络脉黑，鱼际络脉红赤。

(二) 舌象

1. 舌色　舌淡红，舌淡白，舌枯白；舌红，舌绛；舌紫，舌青；舌有白星，舌如杨梅，舌有红星，舌如猪腰，舌色赭黑，舌如火柿；舌有紫斑，舌有瘀点。

2. 舌形　舌荣，舌枯，舌老，舌嫩，舌胖大，舌肿胀，舌有齿痕，舌瘦薄，舌起芒刺，舌有裂纹；舌短缩，舌卷，绊舌。

3. 舌态　舌体痿软，舌纵不收，舌体强硬，舌体歪斜，舌颤动，吐舌，弄舌，啮舌。

4. 其他舌质　舌干，舌如砂皮，舌如干荔；舌光；舌生疮，舌面生疔；舌溃疡；舌破裂出血，舌出血；舌下痰包，重舌，莲花舌；舌下络脉青紫，舌下络脉瘀曲，舌菌。

5. 苔色　苔白，苔薄白，苔白厚，苔白干，苔如积粉，苔如雪花；苔黄，苔淡黄，苔深黄，苔焦黄，苔黄白相兼，苔如黄瓣；苔灰黑，苔灰，苔黑，苔如霉酱；苔色绿。

6. 苔质　苔薄，苔厚；苔润，苔滑，苔燥，苔糙，苔有裂纹；苔腻，苔垢腻，苔黏腻，苔滑腻，苔燥腻，苔白腻，苔黄腻；苔松，苔腐，苔如脓腐，苔如霉，苔霉腐。

7. 苔形　剥苔，苔前剥，苔中剥，苔根剥，苔花剥，苔类剥，舌剥如地图；苔偏外，苔偏内，苔偏左、右；有根苔，无根苔。

三、记录望、闻、按诊的常用术语

（一）神识情志

神志模糊，神昏，昏倒，昏厥，突然昏仆，循衣摸床，撮空理线，妄见，精神恍惚；表情淡漠，神情呆滞，反应迟钝，动作失灵，神识痴呆；烦躁，情绪不宁，狂躁，神志错乱，神志狂乱，詈骂不避亲疏，登高而歌，弃衣而走；喜笑无常；忽哭忽笑。

（二）面色

面色无华，面色少华；面色晦黯，面色青，面色紫黯，面色黑，面色灰黑，面色熏黑；面色黄，面色淡黄，面色萎黄；面色乍黄乍白，面色青黄；面色白，面色㿠白，面色忽青忽白，面色苍白，面色淡白；面色红赤，面色潮红，面红如妆，颧红，腮部发红，满面通红。

（三）身体形态

1. 形体　消瘦，大肉尽脱，肌肉萎缩，肥胖，肢体浮肿。

2. 动态　身振摇，角弓反张，全身抽动，肢体震颤，惊跳；瘫痪，软瘫，硬瘫，截瘫，半身不遂；不能站立，站立不稳，不能久立，不能坐起；不能直立挺胸；屈曲蜷卧，仰卧伸足，卧起不安，辗转不宁；抱膝而坐，坐而喜伏，坐而喜仰；步履艰难，跛行。

（四）言语、声音、气味症状

1. 言语　言语不清，言语不利，言语謇涩，言语断续，言语错乱，独语，失语，谵语，郑声，喃喃自语，沉默寡言，言语无休，小儿言语迟缓。

2. 声音

（1）语声：语声低微，言语无力，少气懒言；声浊，声重，声音低沉（声低），声音高亢；失音，语声难出，声音嘶哑。

（2）咳喘：咳嗽，呛咳，干咳；咳声洪亮，咳声嘶哑，咳声重浊；咳嗽顿作，咳后有鸡鸣回声，咳如犬吠；哮鸣，喉中水鸡声，喉中痰鸣，喉中声如拽锯；气喘息粗。

（3）其他声音：鼾声不止，鼾声如雷；喷嚏，喷嚏频作。呵欠，呵欠频作；叹息，时时叹息；呕声壮厉，吐物无声，干呕有声；呃逆频作，呃声低沉，呃声高亢；嗳气，嗳气频作，嗳声响亮，嗳声低弱；胃中振水声，腹鸣，腹部转侧有水声，肠鸣辘辘，矢气多，矢气频作，无矢气；呻吟，呻吟喊叫，小儿啼哭，小儿哭声延绵，小儿哭声嘶哑，小儿哭声洪亮，小儿哭声细弱，小儿哭声尖锐；啮齿，睡中啮齿。

3. 气味　口臭，口中苹果气，口中尿臊气，口气腥；嗳气酸馊，嗳气臭腐；痰腥，痰臭；矢气臭秽，矢气腥臭，矢气腐臭，矢气酸臭，矢气无臭；大便臭如败卵，大便腥臭，大便腐臭，大便酸臭，大便无臭秽；尿臊，尿无臊气，尿有异气。

（五）痰涎、呕吐物症状

1. 痰涎　吐痰，痰多质稠，痰多质稀，痰少质稠，痰少质稀；痰色白，痰色绿，痰色黄；泡沫痰，铁锈色痰，脓痰，痰中夹血，咯鲜血；痰滑易咳，痰黏难咳；口角流涎，口涎不收，流涎，涎多，多唾。

2. 呕吐物　呕吐不消化食物，呕吐清水，呕吐痰涎，呕吐馊腐，呕吐粪汁，吐蛔，呕血，呕吐鲜血，呕吐咖啡样物。

（六）头面颈项症状

1. 头颅　头大，头小，头方，囟门不闭，前囟宽大，颅缝开解，前囟凹陷，前自高凸；头皮下肿块，头皮血肿，头皮囊肿，疖肿串空头皮。头倾，头摇，头偏向左、右侧。

2. 头发　头发花白，头发全白，头发干枯，头发无泽，头发结穗，头发枯黄；脱发，头发稀疏，斑秃，全秃。

3. 面部症状　面部黑斑，面部褐斑，面部白斑，面部黄斑，面部红斑，面颊红斑，面部青/紫斑。额上青筋显现；颜面浮肿，面部肿胀，颜面抽动，面肌颤动，口角抽动；苦笑面容；面部生疖，颜面生疔，面部痤疮，面部瘢痕。颐颌肿胀，腮部漫肿，腮颊肿胀（腮肿）；腮颊腐溃，前腮溃脓，腮管溢脓，腮颊流脓。

4. 眼部症状

（1）眼睑症状：眼睑浮肿/水肿/下垂/生疱/肿核，胞睑色红/色黯/青紫，胞长菌瘤；睑弦潮红/赤烂，拳毛倒睫/稀疏/乱生；睑板色淡/色赤，睑内结石；睥肉粘连，胞肉胶凝，皮翻粘睑，睥急紧小；目剳，眼胞振跳，睑不能闭，目闭不开，睡后露睛。

（2）两眦症状：眦角赤烂，大/小眦赤脉传睛，眦生胬肉；经常泪下，遇风泪下，流冷/热泪；泪窍溢脓；大眦肿核；眵多，眵泪，眵黄，眵绿，眵白，目眵结块。

（3）白睛症状：目黄，目赤，巩膜斑点，白睛蓝斑，白睛浅层红赤，抱轮红赤，白睛混赤；白睛溢血，白睛赤脉纵横，暴露赤眼；白睛浮肿，白睛结节，白睛形如虾座，白睛泡状颗粒；眦部黄斑，鸡冠蚬肉。

（4）黑睛症状：黑睛生翳，黑睛星翳/花翳，翳如秤星/丝缕/螺盖/凝脂/腐渣，黑翳如珠，玉翳遮睛，翳如斑脂/浮云/冰瑕，黑睛厚翳，五花翳膜，旋螺尖起；膜入瞳仁；黑睛积脓；目如蟹睛；黑睛赤泡；黑睛混浊；白膜侵睛；偃月侵睛；黑睛赤脉；赤脉下垂；赤膜上冲，血翳包睛；睛珠干枯。

（5）瞳神症状：对光消失，通瞳，瞳神散大/缩小/不圆/欹侧；瞳神淡绿/淡青；瞳神积血；神水混浊；瞳神闭锁，瞳神膜闭；重瞳子；晶珠混浊；白翳黄心；晶珠全/半脱位，目失光华。

（6）眼位改变症状；目偏视，神珠将反，目下/上视，目直，睛珠颤转；目光呆滞，目睛晦黯；睛珠突胀/突赤；珠突出眶，眼突；眼球深陷。

5. 耳部症状　耳流滋水；耳道/耳内流脓，耳脓清稀，耳脓稠浊，耳脓如豆腐渣，耳脓臭秽，耳脓色黄/色红/色青/色白。耳廓糜烂/肿胀，耳廓糜烂渗液/结痂，耳后缝糜烂渗液/结痂；耳后皮肤充血；耳廓肿起柔软；耳后完骨部红肿；耳廓枯槁。

6. 鼻部症状　鼻衄，流清涕，流浊涕，脓涕，脓涕量多，脓涕带血，脓涕臭秽，涕稀如水；鼻气恶臭。鼻尖肿起，鼻准红赤；鼻梁凹陷；鼻部青紫肿起。

7. 口腔齿龈咽喉症状

（1）口唇症状：口唇干燥，口唇皲裂，口眼歪斜，唇沟歪斜，口唇嚅动；唇沟变浅，唇裂，口唇脱皮，口唇溃破，唇肿，唇上硬结，唇肿如杨梅/如茧/如粟；口唇破溃翻花，唇上赘疣；口唇色赤/色淡（淡白）/苍白/紫黯（青紫）/黯黑，环口色青，唇鲜红/紫红/黯红/樱红。张口困难，口张不合，口软唇弛。

（2）口腔症状：口腔溃烂/糜烂/水疱/血泡；口中白屑；口腔黏膜斑，口腔黏膜鲜红/青紫/淡白；两颊麻疹黏膜斑，两颊黏膜白腐斑块，上腭黏膜白腐，上腭血泡，上腭痈肿，上腭腐溃。

（3）齿、龈症状：牙龈色红/鲜红/黯红/晦黯/淡白/色黑/色蓝/青紫；龈上白色斑块；牙龈红肿/硬肿/萎缩/溃烂/溢脓/渗血，龈肉腐溃/高肿/光亮，牙龈流紫黑血水，牙根宣露，龈肉瘘口溢脓。牙齿松动/脱落/缺蚀/残根/疏豁/空洞/发黄/积垢/黄斑/黑斑/焦黑；齿燥如枯骨，牙槽骨腐坏。牙关紧闭，口开合不利，口噤不开；咀嚼困难，咀嚼无力。

（4）咽喉症状：咽喉红肿，咽喉溃烂，咽喉白膜。

8. 颈项症状　颈项活动受限，颈项强直；小儿颈项软弱无力。颈粗，颈细；颈脉怒张，颈脉搏动明显，颈项肿胀；颈前瘿肿，瘿肿随/不随吞咽移动，瘿肿柔软/坚硬；颈部肿块如串珠，颈部臖核肿大/肿硬/肿痛。

（七）胸腹腰背症状

1. 胸部症状

（1）呼吸：呼吸喘促，张口抬肩，气息弱，气息微弱，呼吸胸高肋陷。

（2）胸廓：胸廓变形，胸廓扁平，桶状胸，鸡胸，肋间胀满，左/右侧胸廓隆起/塌陷。

（3）虚里：虚里动微不显，虚里动而应衣，虚里洪大而搏，虚里动而欲绝。

2. 乳房症状

（1）乳房：乳房小，乳房增大，乳内肿块，乳内结核，乳房肿大；乳房皮肤色红（潮红），乳房皮肤橘皮样改变；乳房溃破，乳房生痈，乳房瘘管；男子乳房发育；乳房下垂。

（2）乳晕、乳头：乳晕黯黑/湿烂/皲裂；乳头脱皮/破裂/皲裂/糜烂/腐脱/内缩/抬高。

（3）乳汁：乳汁不通，产后乳少，产后无乳，溢乳，产后乳自溢，乳汁清稀，乳汁浓稠，乳窍溢脓，乳窍脓黄，乳窍溢血，乳窍挤出粉刺样分泌物。

3. 脘腹症状

（1）胁下：胁下痞块，左胁下痞块，右胁下痞块。

（2）脘腹：脘部痞硬，脘坚满，胃脘拘急。

（3）大腹：腹部凹陷，腹凹如舟，腹大，腹大如鼓，腹部膨隆；大腹坚满，腹部拘急，腹硬拒按；腹内包块，腹中包块柔软/坚硬，腹中包块推之可移/不移。

（4）小腹：小腹坚满，少腹坚满；小腹包块，右/左下腹包块；膀胱膨胀；脐下动悸。

（5）脐；脐突，脐肿，脐红，脐边青黑，脐流脓水，脐中潮湿，脐糜烂，脐部瘘管，脐部出血。

（6）其他：蜘蛛痣；白痦；玫瑰疹；腹部生疮/痈；腹部青筋暴露。

4. 背肩腰臀症状　驼背，脊柱歪斜，脊柱侧弯，脊椎凸出；肩耸，肩塌，肩凝；臂部外突，臂部疖肿，臂部生痈；臀部痈/疖，臀部皮肤潮红，臀部溃烂；腰部屈伸不利，腰部痈/疖。

（八）四肢症状

1. 四肢形状　四肢瘦削，上肢/下肢/四肢萎缩，足萎；关节肿大/红肿/畸形；肢端肥大，指大如杵；鹤膝，膝外翻，膝内翻。

2. 四肢动态　肢体痿弱，手软下垂，足软弛缓，手撒，足下垂，四肢拘急，四肢抽搐，转筋，握拳，四肢震颤；手足蠕动/瘛疭，手舞足蹈，手颤，下肢颤抖，手掌屈伸不利，手指屈伸不利。

3. 四肢肿胀　四肢肿胀，单侧肢肿，上肢/下肢肿胀，手肿，手背肿如覆碗，掌肿如托盘，指/趾肿，指通肿，足肿，肢体血肿，足踝水肿。

4. 四肢色泽　肢体发绀；指/趾黯红/青紫/苍白/紫黑/变黑坏死，手骨节脱落/干枯/湿烂；手掌赤痕。

5. 指、趾甲甲床淡白/青紫/淡红/残缺；指/趾甲菲薄腐烂，趾甲增厚；指（趾）甲色灰/色白/无泽/色黄/色黑，指/趾甲色斑，指/趾甲下脓肿，指/趾甲溃空/脱落，指/趾甲下血肿，甲房肿胀/溃烂，甲下胬肉突出；甲沟红肿/湿烂/色白；甲旁红肿；甲向内嵌，甲板翘起/萎缩/高低不平。

6. 其他症状　手足脱节，手掌脱皮/裂开，鸡眼，足/趾底鸡眼，手掌/足底角化；手足生疔；小腿溃疡，足背溃破腐烂，足底溃疡；前臂内侧红丝，小腿内侧红丝；下肢青脉显露，下肢青脉硬结。

（九）男性前阴症状

1. 阴茎、包皮　阴茎短小/粗长/肿胀/湿疹/白斑，阴茎背部结节，阴茎溃烂、腐脱，阴茎部漏尿，阴茎勃起弯曲，阴茎隐缩。龟头丘疹/结节/疣状肿物/红肿/溃烂/破烂。包茎，包皮过长/水肿/嵌顿。

2. 阴囊、睾丸　阴囊瘙痒/肿大/水肿/硬肿/紧缩；阴囊皮肤顽厚/光亮/裂开/紫黑/发红/黯红/潮湿/溃烂；阴囊溃破/流脓/瘘管；阴囊内肿物，阴囊偏坠一侧；阴囊透光阳性/阴性。睾丸肿大/坚硬，睾丸表面光滑/不光滑，睾丸部肿块，副睾硬结，睾丸外露。精索增粗/坚硬/结节/筋脉如蚯蚓状。

（十）肛门症状

1. 肛门皮肤　肛门皮肤潮湿/潮红/溃疡/糜烂，肛门周围湿疹；肛门边缘皮赘，环状赘皮，赘皮柔软/肿胀/发红。

2. 肛周包块　肛门周围肿胀；肛门部包块；肛门部皮肤结节隆起，肛门结节柔软/坚硬/黯紫。

3. 痔核　痔核脱出肛门，痔核可/不能自行还纳，痔核表面光滑，痔核嵌顿/柔软/糜烂/出血/鲜红/黯红/灰白/青紫。

4. 瘘管　肛门周围皮肤见瘘口，瘘口高突/凹陷，瘘口色鲜红/色灰白，瘘口部脓水清稀/黄稠，瘘口部流脓血；肛周皮下窦道，肛周皮下可触及条索状物。

5. 脱出物　肛门松弛；肛门脱出物柔软无弹性/壁厚有弹性，肛门脱出物色淡红/鲜红/紫红/黄白，肛门脱出物有蒂/无蒂/宽蒂。

（十一）疮疡症状

1. 疮肿　疮痈高肿，痈肿结块/漫延/平塌下陷/坚实/木硬，疖肿簇生，肿疡作痒，疮肿范围局限/不局限，疮疡根脚收束/散漫/大/小/坚牢，疮肿而宣浮，疮肿根深坚硬如钉，痈疡中软/绵软/有波动感，痈疮表面光软无头/皮薄光泽，痈疡扪之有捻发感/不应指，痈疡溃破，疮形如脐。

2. 疮色　疮疡表面色红/晦黯/色黑/色紫/色黄/色灰白/有紫血泡。

3. 疮脓　疮疡有脓头，疮疡脓头如粟粒，疮顶陷黑无脓；疮口流脓，脓稀薄/稠厚，脓稀似痰，脓似粉浆/蟹沫，脓夹血样液，脓夹血块，脓夹败絮样物，脓腥臭/腐臭/恶臭，脓色黄/色白/色灰/色绿/色黑，脓出不畅，脓液畅泄，脓出痛减/痛剧，脓腐不透/旁串，指按有脓流出/有脓不流，脓液淋漓不止。

4. 疮面　疮口糜烂/干枯/凹陷/不敛，疮口凹陷不平/如岩石/如碟，疮口边缘不齐/削直/外翻/胬肉翻出，疮口上方有青筋显露，疮口上方动脉搏动消失，疮口死骨脱出，疮口纸捻探之有锯齿感，疮口外翻如菜花/如泛莲/如杨梅，疮边如缸口/如空壳；疮面湿润/糜烂，疮面光白板亮如镜，疮面色红/潮红/如牛肉，疮面肉色晦黯/灰白，疮面收口，疮面新肉生长/肉芽生长/新肉不生，疮面不知疼痛/痛觉减退/痛觉消失；疮疡溃后如蜂窝，溃疡底部有珍珠样结节，疮臭如鼠尿，疮疡溃后如蝼蛄窜穴，腐肉脱落，疮内有脓腔。

5. 疮周　溃疡周围色素沉着/皮肤湿疹/肌肤紧张/皮肤水肿，疮疡周围黯红/紫黯/乌黑/有灰绿色水疱，溃疡作痒。

6. 瘢痕　疮面愈后瘢痕，瘢痕结节/高突/坚硬/凹陷，瘢痕色白/色红/色紫/色黑，瘢痕光薄柔软。

7. 窦道　体表有窦道，窦道周围湿疹/脓疱/色素沉着。

（十二）皮肤症状

1. 感觉　皮肤/肌肤麻木，肌肤不仁，皮肤感减退/消失/过敏，皮肤搔之不知痛楚，皮肤蚁行感。

2. 润燥　皮肤干燥/皲裂/干瘪起皱/粗糙，皮肤油腻/潮湿/流滋/潮湿浸淫，皮沟加深，皮峭隆起，皮肤萎缩，肌肤甲错。

3. 胀硬破烂　皮肤紧张/肿胀/增厚/变硬/光亮/濡软；皮肤溃烂；皮肤苔癣；皮肤擦破/抓痕/血痕/损伤出血/裂开。

4. 肤色　皮肤色素沉着/减退；皮肤色黑/棕色/色紫；皮肤发白/白化/苍白/皖白；皮肤色黄/萎黄/黯黄/色黄如橘；肤色潮红/丹红，皮肤色赤按之退色/不退色。

5. 斑点　皮肤见白/黑色细纹；皮下瘀斑；皮肤红斑，局部皮肤红斑，皮肤斑点，红斑对称分布，红斑中心萎缩，皮肤花斑/白斑/紫斑，斑色玫瑰红/鲜红/丹红/紫红/晦黯；皮肤红点/瘀点/黑点/白点；皮肤丝状红缕，蜘蛛痔，朱砂掌。

6. 疹　皮肤丘疹，皮疹瘙痒，皮疹搔破出血，皮疹搔之不知痛痒，皮疹细小/稠密/稀疏/浸淫成片/糜烂，皮疹色红/黯红/淡红/不红/紫红/色褐/色白；皮疹如刺，皮疹顶端脓疱，皮疹中央凹陷，皮疹挤出白汁；皮疹脱屑/不脱屑；皮疹结黄痂/结脓痂/结干痂/结血痂/结厚痂/结湿痂，皮疹痂下长颗粒肉芽。

7. 疱　水疱混浊/饱满/晶亮/澄清/枯瘪，水疱周围红晕/中央凹陷，水疱大小相似/不一，水疱壁薄/壁厚，水疱色白；皮肤脓疱；皮肤血疱。

8. 风团　风团时隐时现，风团色红/色白/色如云彩，风团堆垒成片，风团瘙痒。

9. 鳞屑　皮肤鳞屑，鳞屑易/不易脱落，鳞屑如糠秕，鳞屑厚/薄，鳞屑色白/色灰/色黑/色黄，鳞屑下毛囊孔增多，皮疹脱屑，头皮/手掌/足部脱屑。

10. 肉芽、结节　肉芽色淡/红活/晦黯，肉芽发痒，肉芽烧灼感；皮肤结节，结节大/小，结节柔软/坚硬，结节色红/黯红/鲜红/紫红/色黑/色褐。

11. 其他　烧伤创口基底红活/晦黯/色白/潮湿，烧伤结焦痂，烫伤起泡/脱皮，烫伤皮肤色赤；创口出血/干瘪/血肿/整齐/不整齐；咬伤牙痕；体毛干枯/脱落，眉毛脱落，阴毛脱落。

（十三）肿瘤、臀核

1. 肿块形状　体表生肿瘤，肿瘤浮浅/根深；肿块对称发生，肿瘤头大蒂小，肿瘤悬垂；肿块如覆碗/如堆粟，数个肿块连成一片，肿块如疙瘩叠起，肿块紧贴于骨，肿块扪之呈分叶状；肿块边界清楚/不清，肿块推之可移动/不动，肿块柔软/有弹性/绵软/坚实/石硬。

2. 肿块表面　肿瘤表面与皮肤粘连，肿块表面光滑/高低不平，瘤体表面血络丛集，瘤体表面血络黯红/紫蓝，瘤体表面青筋垒垒，瘤体青筋盘曲成团块，瘤体青筋盘曲如蚯蚓，颈部瘤体青筋显露。

3. 肿块溃破　瘤体溃破，瘤破脂浆溢出，瘤溃臭秽，瘤顶有针头大小黑色凹陷，瘤中挤出有臭味的脂浆，瘤破流黄浊液体，瘤体红烂无皮，瘤体疮口出血如喷射状，瘤体透骨穿腮。

4. 脊核　脊核肿大，结核累累/如豆，脊结成块，脊核结块按之坚实，脊核结块石硬，脊核结块推之可移/不移。

四、中医病历的管理与应用

(一) 加强中医病历的管理

现代中医病历是患者就诊时医疗活动的全部原始记录。能客观反映患者诊疗经过和健康变化状况,故应按照一定要求集中保管。只有按照一定要求集中保管起来的疾病医疗记录资料,才是病历。病历不能是一份份孤立的疾病医疗记录材料,必须是有内在联系的、客观而全面地反映患者发病过程和医疗效果的整体,现代中医病历作为档案的一个门类,是国家档案宝贵财富的组成部分。

第一,中医病历记载着前人从事中医临床实践的成果和智慧结晶,可以传之后代,为后人造福。当今不少成果,就是在前人诊疗经验基础上,总结整理和提高而形成的。

第二,中医病历是中医学教学和科研的宝贵资料。临床科研中的病例资料,往往并非一人一时所能积累,而是要借助他人所写病历,现有很多中医科研论文,都是通过对病历的研究而完成的。

第三,中医病历是医务人员辛勤劳动的纪实,其中有成功的经验,也有失败的教训,有典型病例,也有疑难杂病。这些都为提高医疗质量和技术水平提供了一个方面的依据。分析研究中医病历,能够促进医疗质量的提高。

第四,中医病历是评价中医医院管理水平、考核中医医务人员业务能力和医德的主要依据。对医院实行分级管理和评定的依据,很大一部分来自对病历的检查结果。还可从中衡量医护人员的责任心、业务水平、辨证施治能力和道德品质。

第五,中医病历也是医疗法律上的重要依据,为处理医疗纠纷和伤残事故以及为有关社会调查提供法律依据。

第六,中医病历可以从一个方面反映社会状况,具有广泛的社会性。有关部门可从病历中随机抽取一定数量的病历进行统计,分析常见病、多发病、死亡病种排列等,以便采取防治措施等。

(二) 中医病历的管理方法

要提高中医病历的利用价值,首先要管理好病历。病历管理必须做到:

1. 集中统一管理。

2. 维护病历的完整与安全。

3. 便于查找利用。为此,病历的收集要及时;病历的整理要科学;病历的登记要科学(包括住院患者登记、出院患者分科和分病区登记、死亡登记、传染病登记、恶性肿瘤登记、诊断质量登记等)。

4. 病历的保管要妥善。要严格控制病历室的温度和湿度;防光、防火、防鼠、防霉、防尘、防虫等。

(三) 中医病历的检索应用

应用电子计算机管理和使用病历势在必行。国家中医药管理局与湖北中医学院附属医院已编制了中医病历管理的计算机软件,在推广应用中受到病历管理和统计工作者的好评。

1. 病人姓名索引卡　是为了根据病人姓名查找门诊或住院病历的目的而编制的。每建立一份病历,都要按病人的姓名、性别、住址、病区或科、主要诊断、病历号等项目填写一张卡片,病历号是唯一的,其他则是用来鉴别、查找的。

2. 疾病名称和手术名称分类卡　是病历最基本的查考工具。中医病证名称,应以中华人民共和国国家标准《中医临床诊疗术语》和《中医病证分类与代码》为准，并可参考中医院校全国规划教材及国家中医药管理局发布的《中医病证诊断疗效标准》。

参考文献

[1] 卫生部．病历书写基本规范(试行)．中国卫生质量管理，2002，7(4)：21-24

[2] 庄则豪，王承党，陈玉丽．病历书写教学的常见问题与对策．福建医科大学学报：社会科学版，2004，5(1)：51-53

[3] 谭冬玲．依法依规抓好病历书写质量．中国病案，2003，4(12)：22

[4] 杨平．从证据角度谈病历的书写．中国卫生事业管理，2004，19(8)：480-482

[5] 王世琦．认真书写病历的重要性．中国病案，2003，4(6)：30-31

[6] 邹崇祺，郑友丽，温俊．病历书写时限质量控制研究与应用．广西中医学院学报，2004，7(3)：144-146

[7] 丁世幸．关于中医医院住院病历书写的若干想法．中医药管理杂志，2004，14(3)：59-60

[8] 刘禹仁．病历书写要点与注意事项．中国病案，2003，4(1)：19-20

[9] 杨留洪．中医内科病历主诉书写体会．江苏中医，2000，21(12)：46-47

[10] 王怡．病历书写中的问题与法律的关系．中国病案，2002，3(2)：23-24

[11] 王仁忠，杜晓燕．病历书写必须注入法律意识．中国病案，2004，5(8)：23-24

《中医药学高级丛书·中医外科学》（第2版）

《中医药学高级丛书·中医妇产科学》（第2版）

《中医药学高级丛书·中医儿科学》（第2版）

《中医药学高级丛书·中医眼科学》（第2版）

《中医药学高级丛书·中医耳鼻咽喉口腔科学》（第2版）

《中医药学高级丛书·中医骨伤科学》（上、下册）（第2版）

《中医药学高级丛书·中医急诊学》

《中医药学高级丛书·针灸学》（第2版）

《中医药学高级丛书·针灸治疗学》（第2版）

《中医药学高级丛书·中药炮制学》（第2版）

《中医药学高级丛书·中药药理学》（第2版）